COMMENTAR

ZUR

PHARMACOPOEA GERMANICA

EDITIO II.

HERAUSGEGEBEN

VON

DR. HERMANN HAGER.

MIT ZAHLREICHEN IN DEN TEXT GEDRUCKTEN HOLZSCHNITTEN.

ZWEITER BAND.

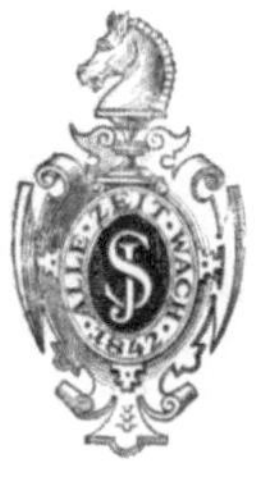

BERLIN.

VERLAG VON JULIUS SPRINGER.

1884.

ISBN 978-3-642-51793-8   ISBN 978-3-642-51833-1 (eBook)
DOI 10.1007/978-3-642-51833-1
Softcover reprint of the hardcover 2nd edition 1884

Vorrede.

——

An die Bearbeitung dieses Commentars ging ich in freudiger Stimmung heran, welche aber sehr bald durch Auslassungen eines bekannten pharmaceutischen Fachblattes eine Herabstimmung erfahren sollte. Ich habe es indessen verschmäht, auf jene Angriffe zu antworten in dem Bewusstsein, dass ich mit Fleiss und Sorgsamkeit bestrebt gewesen bin, alles das zu geben, was man von einem guten, praktisch-brauchbaren Commentar zur Pharmakopoe verlangen kann und muss, nicht zu wenig, aber auch nicht zuviel und nichts überflüssiges. Dass übrigens mein Bewusstsein nicht auf Selbsttäuschung beruht, beweisst sowohl die Aufnahme, welche auch trotz aller Concurrenz dieser neue Commentar bei meinen Fachgenossen gefunden hat, als auch die Mittheilung meines Verlegers, dass bis zur Stunde, noch vor Erscheinen des Schlusses, mehr denn 2500 Exemplare bezogen worden sind. Mir steht eine bald 53-jährige Praxis in der Pharmacie zur Seite und dürfte mich dieselbe wohl in die Lage versetzen, zu erkennen, was nothwendig und was überflüssig ist.

Nur bezüglich eines Vorwurfs möchte ich mich rechtfertigen: wie auch ein ausgezeichneter Gelehrter in einer Besprechung meines frühern Commentars sich äusserte, sollen hie und da Wiederholungen zu verzeichnen sein und es wurde in dieser Beziehung auf die Feuergefährlichkeit des Aethers hingewiesen. Dazu bemerke ich, dass der Commentar kein Roman, keine Abhandlung ist, welche man von Anfang bis zu Ende durchzulesen pflegt, dass vielmehr ein Commentar eine Aufschichtung wissenschaftlicher und praktischer Thatsachen und Momente ist, er also ein Buch darstellt, welches man in zweifelhaften Fällen um Rath frägt, in welchem man heute über diesen, morgen über jenen Gegenstand der Pharmacie Belehrung und Auskunft sucht. Wenn sich daher an 2 oder 3 verschiedenen Stellen die Warnung wiederholt, die Feuergefährlichkeit des Aethers stets zu beachten oder diesen oder jenen Geruch oder Staub zu meiden etc., so geschah dies stets mit Absicht und Bedacht, wozu mich nur Pflichtgefühl und Humanität drängten. Denn derjenige, welcher sich über die Aufbewahrung des Aethers informiren will, glaubt nicht, sich zuerst über die Darstellung desselben unterrichten zu müssen, obgleich unter diesem Rubrum die Feuergefährlicheit besprochen wurde. Was ein Verweisen auf diese oder jene Pagina bedeutet, weiss ich sattsam aus eigener Erfahrung. Desshalb habe ich die praktische Wiederholung vorgezogen, weil es auf ein Paar Zeilen Satz mehr wahrlich nicht ankommt.

Dass von Seiten des Herrn Reichskanzlers die Abfassung der Pharmakopoe in lateinischer Sprache gefordert wurde, um diesem Werke einen universalen oder internationalen Charakter zu wahren, es jedem Apotheker und Arzte in der Welt verständlich zu machen, ist mit Dank anzuerkennen, zumalen Deutschland von sechs Völkern umgränzt ist, von welchen ein jedes seine besondere Sprache hat. Man hätte nur die lateinische Uebersetzung einem in der medicinischen Wissenschaft bewanderten, des in der Botanik und Pharmacie eingebürgerten Lateins kundigen Manne übertragen sollen. Dies ist nicht geschehen! Die Folge der unwissenschaftlichen Fassung dieser Pharmakopoe ist voraussichtlich, dass man eine dritte Ausgabe in deutschsprachlicher Fassung der Welt übergeben wird, um sie für den Ausländer unverständlich zu machen. Die sprachlichen Ungehörigkeiten habe ich nur an einigen Stellen einer Kritik unterzogen, denn hätte ich an jeder Stelle dies thun wollen, so wäre der Commentar um viele Druckbogen vermehrt worden.

Die Fehler in den chemischen und botanischen Bezeichnungen sind sehr zahlreich, während in der 1. Ausgabe nur einige wenige aufzufinden waren. Die Correctur wurde eben nicht in die rechte Hand gegeben, und mag mancher Fehler durch den lateinischen Uebersetzer zu Tage getreten sein. Soviel steht fest, diese 2. Ausgabe hat eine Fassung, welche einen mit Liebe an seinem Fache hängenden Pharmaceuten niemals erfreuen kann und wird. Was man erwartete, ist nicht in Erfüllung getreten. Hoffentlich werden die ausländischen Pharmaceuten die deutsche Pharmacie nicht nach dieser 2. Ausgabe der Pharmakopoe bemessen.

Im Uebrigen ging ich bei Bearbeitung des vorliegenden Commentars von den Anforderungen aus, welche ein Apotheker, der in seiner Officin Gehülfen und Lehrlinge beschäftigt, an einen Commentar zu einer lateinisch gefassten Landespharmakopoe zu stellen pflegt. Für einen jeden derselben, welche auf einer verschiedenen Stufe der Fachbildung und der Erfahrung stehen, soll ein Commentar rathgebend, unterweisend, belehrend und erklärend zur Hand gehen und die Pharmakopoe, welche sich einer lakonischen Kürze im Texte befleissigt und auf Unfehlbarkeit keinen

Anspruch machen darf, ergänzend, vervollständigend und verbessernd, den Fortschritten in der praktischen und theoretischen Pharmacie entsprechend, behandeln. Wesentlich ist der Umstand für einen Apotheker, die häufigen Irrthümer und daher ungehörigen Forderungen der Pharmakopoe dem Apothekenrevisor schwarz auf weiss nachzuweisen, oder über den Unterschied der Handelswaaren, über die Art der Verfälschungen und Verwechselungen und deren Nachweiss Angaben aufzufinden. Der jüngere Pharmaceut wünscht ausser diesen Punkten Belehrung und Erklärung des Textes der Pharmakopoe und sucht nach Anweisungen über Aufbewahrung, Handhabung, Behandlung, Dispensation der Arzneistoffe, sowie nach Erklärungen chemischer und pharmaceutischer Vorgänge. Die im Commentar befindliche Uebersetzung der Pharmakopoe ist möglichst wörtlich wieder gegeben und weicht daher vielfach von dem Texte der im Buchhandel befindlichen deutschen Ausgabe der Pharmakopoe ab.

Den chemisch-pharmaceutischen Theil bearbeitete ich mit der Erwägung, dass noch einige Apotheker die Darstellung chemisch-pharmaceutischer Präparate in ihren Laboratorien vornehmen, und der Fabrikant, welcher diese Präparate im Grossen darstellen will, zugleich eine Anweisung haben muss, diese Präparate von der vorschriftsmässigen Qualität und mit dem richtigen Gehalte zu liefern. Die Construction und Anwendung wichtiger Apparate in dieser Beziehung findet man durch Wort und Bild erklärt.

Die chemischen Processe erklärte ich nach der heute giltigen Structur-Theorie, und sind derselben entsprechend die Atom- und Molecular-Gewichte angegeben.

Bei der Commentation des Textes der Pharmakopoe, welcher die organischen Drogen, die vegetabilischen und animalischen Arzneistoffe behandelt, habe ich die anatomischen Verhältnisse meist nur so weit erläutert, als der von der Pharmakopoe gegebenen Charakteristik der Droge entspricht. Ein tieferes Eingehen hierbei auf Anordnung, Structurverhältnisse und Formen der Gewebe-Elemente schien mir im Allgemeinen zwecklos und auch nicht passend in den Rahmen eines Commentars zu einer Pharmakopoe.

Jeden Arzneistoff, welcher mir in Beziehung auf Aufbewahrung, Zerkleinerung, Pulverung, Dispensation, Anwendung, Gabengrösse besonderer Erklärung bedürftig erschien, habe ich entsprechend behandelt und erklärt, so dass alle die im Gange der pharmaceutischen Praxis sich etwa einstellenden Fragen auch ihre Beantwortung erhalten.

Die Angaben über Anwendung und Wirkung der Arzneistoffe sind kurzgefasst, genügend, auch den jungen Arzt über den Werth des Medicaments zu instruiren und dem Apotheker eine Andeutung zu geben, mit welcher Umsicht und Vorsicht die Arzneistoffe zu behandeln sind, um

ihre Wirkung zu sichern und zu erhalten, und ihn auch über die Gabengrösse zu unterrichten, damit er sich vor Uebertretungen schütze.

Ein vollständiges alphabetisches Inhaltsverzeichniss erleichtert den
Gebrauch des zwei Bände umfassenden Werkes.

Möge dieser Commentar sich auch ferner bei meinen Fachgenossen
der gleichen, guten Aufnahme erfreuen, wie sie der von mir verfasste
Commentar zu den neuesten Pharmakopoen Norddeutschlands, 1853, der
Commentar zur Pharmacopoea Borussica, editio VII, 1865, und der
Commentar zur Pharmacopoea Germanica ed. I, 1874 gefunden haben.

Frankfurt a. d. Oder, im Mai 1884.

Dr. Hager.

Berichtigung.

Bd. I, S. 472, Zeile 16 von oben lese man: Brom kostet das kg circa 5 Mark,
    Jod 15 Mark.
Bd. I, S. 576 lese man: *Croton niveum* statt *Croton niveus.*
Bd. I, S. 775 lese man: Pilocarpin statt Polycarpin.

Bd. II, S. 251, Zeile 14 von unten lese man: geht in Lösung in geringen Mengen
    in Arsensäure über (statt: geht in geringen Mengen in Lösung in
    Arsensäure über).
Bd. II, S. 488 lese man: Fructus Tamarindi statt Fructus Tamarindorum.

Fructus Anisi.

Anis; Gemeiner Anis.   Semen Anīsi vulgāris.   *Semences d'anis.*
Anise-seed.

Die Früchte der *Pimpinella Anisum.*   Sie sind wenig über ihrer
Basis bis zu 3 mm breit, gegen die Spitze stark verdünnt, bis zu 5 mm
lang, von mattglänzender *(coloris opalini)*, grünlichgrauer Farbe, von 10
geraden glatten, wenig helleren Rippen *(nervis)* durchzogen, mit kleinen
Borsten voll besetzt.   Sie sind von stark gewürzhaftem Geruche und
Geschmacke.

Pimpinella Anisum LINN.   Gemeiner Anis.
Synon. *Anisum vulgare* GAERTNER.
Fam. **Umbelliferae.**   Sexualsyst. **Pentandria Digynia.**

Dieses einjährige Doldengewächs stammt aus der Levante, wird aber im
südlichen Europa, auch bei uns in Thüringen und im Magdeburgischen cultivirt.
Die trocknen Früchte derselben sind unter dem Namen A n i s ein bedeutender
Handelsartikel.   Die aus Spanien und dem Magdeburgischen kommenden werden

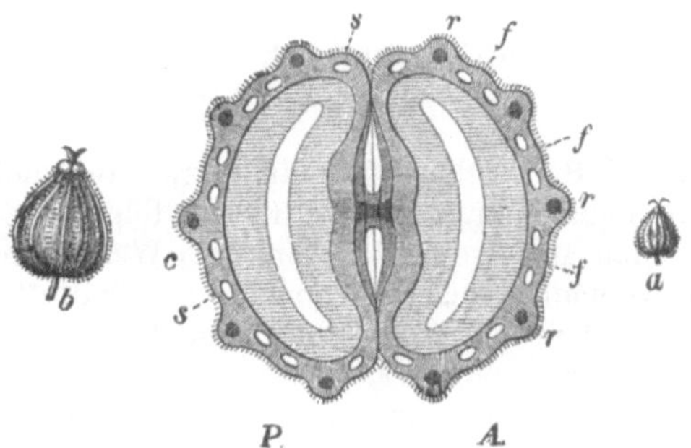

Frucht von Pimpinella Anisum. *a* zweifache Lin.-Vergr., *b* 3—4-fache Lin.-Vergr.,
c Querdurchschnitt, stark vergrössert, *r* Rippen, *f* Furchen, *s* Oelstriemen.

am meisten geschätzt.   Sie sind 3—4 mm lang, 2—3 mm breit, konisch-eiförmig,
grau- oder grüngelblich, mit sehr kleinen weichen angedrückten borstenför-
migen Haaren dicht besetzt, auf dem Rücken jeder Halbfrucht 5-rippig mit
breiten flachen Thälchen oder Furchen, meist mit den Fruchtstielchen versehen, von gewürzhaftem Geruche und süsslich erwärmendem Geschmacke.

Ein aus Italien kommender Anis, P u g l i a - A n i s, ist noch einmal so gross
als der D e u t s c h e oder T h ü r i n g i s c h e, mehr konisch geformt und lang-

stieliger, jedoch eine gute Sorte. Verwerflich ist der Russische, welcher
kleiner als der Deutsche und schwärzlich, schmutzig und stets mit anderen
Früchten untermischt ist.

Der Anis ist sehr häufig absichtlich mit Sand und kleinen Lehm-
stückchen untermischt, welche Verfälschung aber leicht durch Anschauung

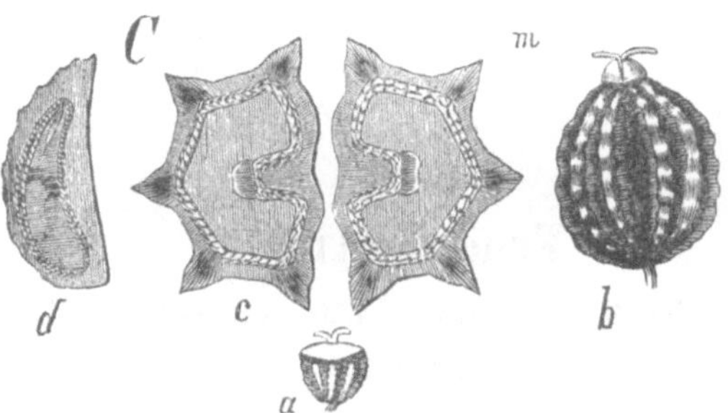

Frucht von Conium maculatum. *a* unreife Frucht (3-fache Lin.-Vergr.), *b* reife Frucht
(6—7-fache Lin.-Vergr.), *c* Querdurchschnitt, *d* Längendurchschnitt einer Theilfrucht.

aufzufinden ist. Einige Male hat man ihn mit Schierlingsfrüchten *(Fructus Conii)* untermischt angetroffen. Diese gefährliche Fälschung ist einiger
Maassen schwer mit der Loupe zu erkennen, und zwar an den helleren, fadenförmigen, bei unreifen Früchten gekerbten, bei reifen aber wellenrandigen,
leicht in die Augen fallenden Hauptrippen.

Bestandtheile des Anises sind 2—3 Proc. flüchtiges Oel (siehe *Ol. Anisi*),
welches, wie auch bei den übrigen Doldengewächsen, vorzugsweise in der
Schale und den Rippen der Früchte enthalten ist, über 3 Proc. grünliches
fettes Oel, welches sich in dem inneren Kerne der Halbfrucht befindet, Harz,
viele Kali- und Kalksalze.

Prüfung der Anisfrüchte auf Beimischung von Sand, Coniumfrüchten,
ausgezogenen Anisfrüchten etc.

Die den Anisfrüchten anhängende Erde sollte nur bis zu $^1/_2$ Proc.
zulässig sein, eine grössere Beimischung die Waare aber unverkäuflich machen,
denn hierin liegt Betrug.

Behufs Prüfung auf Beimischung bereits extrahirter oder der Destillation
unterworfener Waare kann man (nach HAGER) in folgender Weise verfahren:

Giebt man in einen Reagircylinder von 2 cm Weite circa 4 ccm Anis und
10—12 ccm eines 30-volumprocentigen Weingeistes, schüttelt eine halbe Minute
recht kräftig durcheinander und stellt dann eine halbe Stunde bei Seite, so
findet man bei einer sehr guten Waare zwei Schichten, eine untere Anis-
schicht und eine obere ziemlich klare und kaum gefärbte Flüssigkeitsschicht.
Vielleicht schwimmen am Niveau der letzteren nur einige wenige (5—6) sogenannte taube Früchtchen. Bei mittlerer Waare wird die Zahl der schwimmen-
den Körnchen vielleicht eine doppelt so grosse sein. Extrahirter Anis ergiebt
hier eine untere und oberste Schicht von gleicher Höhe. Ist die obere Anis-
schicht $^1/_3$ so stark wie die untere, so ist eine Beimischung von extrahirtem
Anis höchst wahrscheinlich. Die russische Waare giebt gewöhnlich eine obere
Schicht, welche halb oder $^1/_3$ so stark ist als die untere, ein Beweis der
schlechteren Waare.

Wenn sich der Anis hiernach verdächtig erweist, so schreitet man zur
Extractbestimmung. 10 g der abgesiebten lufttrocknen ganzen Früchte extrahirt man unter wiederholtem Aufgiessen von Wasser, Aufkochen, Decanthiren

und Coliren durch Glaswolle, dampft die Colaturen ein und trocknet so weit aus, bis sich der Rückstand mit einem Messer mit abgeflachter Spitze von der Wandung der Porzellanschale staubig abstossen lässt. 10 g guter Anis geben mindestens 1,8 g staubig trocknes Extract, mittlere Waare 1,6—1,7 g. Zwei russische Sorten ergaben a) 1,2 und b) 1,43 g Extract. Der Normativgehalt könnte zu 16 Proc. angenommen werden. Es enthielte dann die Sorte a ungefähr 25 Proc., die Sorte b ungefähr 10 Proc. extrahirten Anis.

Die Verfälschung der Anisfrüchte mit den Früchten von *Conium maculatum* ist in neuerer Zeit wieder beobachtet worden und ist A. POEHL in Petersburg diesem Gegenstande eingehend und vielseitig experimentirend näher getreten (pharm. Centralh. 1878, S. 103, Petersb. med. Wochenschrift 1877, Nr. 36). Die Schwierigkeit der Unterscheidung der Coniumfrüchte von den Anisfrüchten, der innere Bau dieser ersteren Früchte lassen die Vermuthung aufkommen, dass Bastarderzeugungen, Zwischenstufen-Gebilde zwischen *Pimpinella Anisum* und *Conium maculatum* existiren. POEHL konnte nur durch den Nachweis von Coniin die Anwesenheit der Coniumfrüchte constatiren. Man extrahirt mit Aether, schüttelt diesen Auszug mit angesäuertem Wasser aus, macht die filtrirte wässrige Lösung alkalisch und schüttelt sie mit Aether aus. Ein in diesen Aether eingetauchtes Stück Papier lässt nach dem Abdunsten des Aethers den Coniingeruch deutlich wahrnehmen.

Eine einfache und sichere Reaction ist die Prüfung des chemischen und physikalischen Verhaltens des filtrirten Anis-Aufgusses (10-proc.), mit kochendheissem destill. Wasser hergestellt. — Der Aufguss ist gelbbraun und sauer reagirend. — 1) Ein 2-faches Vol. Weingeist erzeugt keine oder kaum eine Trübung. Ebenso werden durch — 2) ein gleiches Vol. Pikrinsäurelösung, — 3) Gerbsäure, — 4) Mercurichlorid, — 5) Jodjodkalium, auch nicht in dem mit (1 Tropfen) verdünnter Schwefelsäure versetzten Aufgusse (3 ccm) Trübungen oder Fällungen bewirkt. — 6) Brombromkalium bewirkt eine schwache Opalescenz, aber in mit wenig Schwefelsäure angesäuerter Flüssigkeit eine Trübung. — 7) Silbernitrat bewirkt schwache Trübung, welche durch Aetzammon total verschwindet. Beim Aufkochen der ammoniakalischen Flüssigkeit tritt Reduction ein, graues Silber scheidet ab, aber ohne Wandbeschlag oder einen Silberspiegel zu hinterlassen. — 8) Ferrichlorid färbt olivengrün. — 9) Ammoniumoxalat, auch Oxalsäure erzeugen Trübungen, jedoch — 10) Baryumchlorid eine nur äusserst geringe Trübung. — 11) Mercuronitrat bewirkt weissliche Fällung, der Niederschlag steigt beim Erhitzen nach oben und beim Kochen tritt geringe Reduction, ein Grauwerden, ein. — 12) Kalische Kupferlösung, ferner — 13) Aetznatron verhalten sich indifferent. —14) Chininhydrochlorid bewirkt starke Trübung, ebenso—15) Cupriacetat. — 16) Gegen Aurichlorid verhält sich der Aufguss fast wie derjenige aus der Coniumfrucht. Man vergleiche darüber unter den Reactionen der Coniumfrüchte.

Enthielten die Anisfrüchte mehrere Procente Coniumfrüchte, so werden sich einige Reactionen anders verhalten, besonders mit Aurichlorid. Mit 10 Proc. Coniumfrüchten verfälschter Anis wurde mit der 10-fachen Menge kochendheissen dest. Wassers infundirt und nach einer Stunde, also nach dem Erkalten, filtrirt. Dieser Aufguss zeigt folgendes Verhalten. — 1) Weingeist erzeugt eine geringe Opalescenz. — 2) Pikrinsäure verhält sich indifferent, — 3) Gerbsäure bewirkt schwache, in schwefelsaurer Lösung stärkere Trübung, — 4) Mercurichlorid eine geringe Opalescenz. — 5) Jodjodkalium trübt unbedeutend, jedoch auf Zusatz von 1 Tropfen verdünnter Schwefelsäure auf 1 ccm Aufguss, entsteht durch Jodjodkalium eine starke Trübung. — 6) Brombromkalium bewirkt mässige Trübung, in der mit 1 Tropfen verdünnter Schwefelsäure auf 1 ccm versetzten Flüssigkeit aber eine starke Trübung. — 7) Silbernitrat erzeugt starke Trübung, welche durch Aetzammon völlig schwindet, auch beim Erhitzen bis auf 80° C. nicht wieder hervortritt. Beim Aufkochen erfolgt Reduction, graues Silber scheidet ab neben einer sehr geringen Spur Wandbelag. — 8) Ferrichlorid färbt olivengrün. — 9) Ammoniumoxalat trübt stark, Oxalsäure nur schwach. — 10) Baryumchlorid erzeugt nur schwache Opalescenz. — 11) Mercuronitrat bewirkt Fällung, welche beim Aufkochen an das Niveau der Flüssigkeit tritt und dann Reduction mit sehr schwachem Wandbelag erzeugt. — 12) Kalische Kupferlösung wird nicht reducirt, — 13)

Aetznatron lässt klar. — 14) Chininhydrochlorid trübt auch. — 15) Cupriacetat bewirkt Trübung. — 16) Aurichlorid trübt, beim Kochen durch 2 Minuten erfolgt Reduction unter Abscheidung braunen Goldes ohne Wandbeschlag. Das Nähere hierüber vergleiche man unten über die Reactionen der Coniumfrüchte.

Die 10 Proc. Coniumfrüchte im Anis werden durch die Reactionen sub 1—3—4—5—7—9 und 16, im letzteren Falle ganz besonders verrathen.

Die Coniumfrüchte in 10-proc. wässrigen Aufgusse verhalten sich vom Anisfruchtaufgusse in folgenden Punkten abweichend. — 1) Ein zweifaches Vol. Weingeist erzeugt schwache Trübung. — 3) Gerbsäure erzeugt eine mässige, in mit wenig verd. Schwefelsäure versetztem Aufgusse eine stärkere Trübung. — 5) Jodjodkalium bewirkt schwache, in mit 1 Tropfen verd. Schwefelsäure auf 1 ccm des Aufgusses versetzter Flüssigkeit eine starke Trübung. — 8) Ferrichlorid färbt grünlich braun. — 9) Sowohl Oxalsäure, als auch Ammoniumoxalat bewirken starke Trübungen. — 14) Chininhydrochlorid bewirkt nur mässige Trübung. — 16) Mit Aurichlorid entsteht eine schwache Trübung, beim 2—3 Minuten langen Kochen tritt Reduction ein unter allmählich sich bildendem goldglänzendem Wandbelag, welcher im durchfallenden Lichte blau erscheint. Der Anisaufguss giebt ein gleiches Resultat, aber der Aufguss der Anisfrüchte, welche mit Coniumfrüchten vermischt sind, verhält sich auffallend anders, denn beim Kochen (2 Minuten hindurch) tritt Reduction ein, indem die Flüssigkeit im auffallenden Lichte dunkelbraun erscheint und ferner keinen Wandbeschlag bildet. Eine Erklärung dieses auffallenden Verhaltens fehlt bis jetzt.

Der Geschmack des Anises ist dem darin enthaltenen flüchtigen Oele entsprechend aromatisch süss, an Fenchel erinnernd, der Geruch mild und süsslich.

Anwendung. Anis ist eines der milden blähungstreibenden, magenstärkenden, krampfstillenden, überhaupt aber ein den Geschmack schlecht schmeckender Medicamente verbesserndes Mittel, von welchem auch grosse Dosen vertragen werden können.

Die Ph. hat den Sternanis, *Fructus Anisi stellati,* obsolet zu machen versucht, was wir dankend anerkennen müssen, weil diese Waare mit fast ähnlichen, aber giftigen Früchten durchmischt in den Handel kommt. Die giftigen (*Fructus Illicii religiosi*) unterscheiden sich 1) durch eine etwas kleinere Form, 2) durch eine übermässig runzlige, höckrige Fläche der Basis und der Seiten der Carpellen und 3) steht die Stelle, in welcher die Frucht auf dem Stiele sitzt, erhaben vor oder liegt in gleicher Fläche mit der Basis der Frucht, während diese Stelle bei dem Sternanis mehr oder weniger vertieft liegt.

Fructus Aurantii immaturi.

Unreife Pomeranzen. Poma Aurantii immatūra; Aurantia immatūra. *Orangettes; Oranges immatures; Petits grains. Immatures bitter oranges; Orange pease.*

Die kugeligen, unreif gesammelten, harten, 5—15 mm messenden Früchte von *Citrus vulgaris.* Demjenigen, welcher den unteren Theil quer durchschneidet *(dissecanti),* kommen unter der grobkörnigen Oberfläche von graugrünlicher oder bräunlicher Farbe viele Oelhöhlen und 10 oder 8, seltener 12, zu einer Mittelsäule sich vereinigende Fächer zur Anschauung. Die Früchte sind sowohl von stark gewürzhaftem Geruche als auch solchem Geschmacke; hierzu kommt noch, dass die äusseren Schichten reich an bitterer Substanz sind.

Citrus vulgaris Risso. (Bitterfrüchtiger) Pomeranzenbaum.
Synon. *Citrus Aurantium, α amara* Linn. *Citrus Bigaradia* Duhamel.
Fam. **Aurantiaceae.** Sexualsyst. **Polyadelphia Icosandria.**

In den Ländern, wo der Pomeranzenbaum wächst, besonders in Frankreich sammelt man die unreif abgefallenen oder seltner die unreif gepflückten Früchte desselben, trocknet sie und bringt sie als unreife Pomeranzen in den Handel. Sie sind erbsen- bis kirschengross (0,5 — 2,0 cm im Durchmesser) kugelrund, hart, grünlichschwarz, graubraun oder graugrün und haben auf ihrer Oberfläche kleine Vertiefungen, welche ausgetrocknete Oelbläschen sind. Am Grunde findet sich ein scheibenförmiger Fruchtnabel. Ihre Bestandtheile sind dieselben wie in den Pomeranzenschalen, nur ist der Gehalt an Bitterstoff grösser, an ätherischem Oele geringer. Die unreifen Pomeranzen werden meist nur im contundirten Zustande zur Darstellung von bitteren magenstärkenden Tincturen und Elixiren gebraucht. Beigemischte Früchtchen von *Citrus medica*, welche nicht bitter schmecken, erkennt man an der länglichen Form, die nicht bitteren Früchtchen einiger

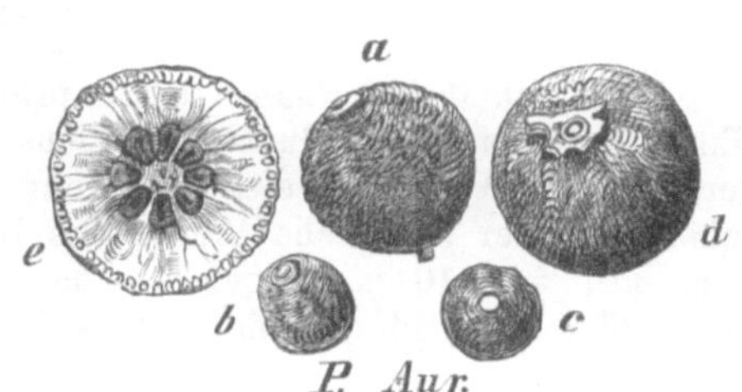

a, b, c, d unreife Pomeranzen verschiedener Grösse, a und b von der Seite, d von oben, c von unten gesehen, den Fruchtnabel zeigend, e Querdurchschnitt.

Varietäten des Pomeranzenbaumes durch den Geschmack. Die nicht kugelrunde, sondern mehr längliche Form ist der beste Verräther der nicht bitteren Früchte, welche oft in Massen beigemischt angetroffen werden.

Bestandtheile. Nach LEBRETON enthalten sie flüchtiges Oel, Chlorophyll, Hesperidin, eine etwas adstringirende bittere Substanz, Citronensäure, Aepfelsäure, Gummi, Eiweiss, Faser und mehrere pflanzensaure, phosphorsaure, schwefelsaure Salze. Das Hesperidin ist besonders in dem weissen Marke der Schalen enthalten. Es ist im reinen Zustande ein indifferenter weisser krystallinischer geruchloser Körper. BRANDES nennt den bitteren Bestandtheil der Pomeranzen Aurantiin.

Aufbewahrung. Man bewahrt die unreifen Pomeranzen ganz und nur eine geringe Menge als feines Pulver in gleicher Weise wie *Cort. fruct. Aurantii* auf.

Anwendung. Die unreifen Pomeranzen gehören zu der Reihe der aromatisch-bitteren Mittel und werden besonders als ein kräftigendes Stomachicum benutzt. Die kleinen Früchtchen dienen auch als Fontanell-Einlage (zum Offenhalten der Fontanellen).

Der Apotheker GORLIER (zu Meaux in Frankreich) schied vor einem Decennium den bitteren Stoff der unreifen Pomeranzen ab, nannte ihn *Aurantium* und empfahl ihn als Substitut des Chinins. Obgleich damit gute Heilerfolge erzielt wurden, ist die Sache doch wieder in Vergessenheit gerathen.

Fructus Capsici.

Spanischer Pfeffer; Türkischer Pfeffer; Paprika. Piper Indicum; Piper Hispanicum. *Poivre rouge; Piment des jardins; Piment rouge ou enragé; Poivre de Guinée ou d'Inde; Capsique.* Guinea pepper; Red pepper; Cayenne pepper.

Die Früchte des *Capsicum annuum* (und auch des *Capsicum longum*). Sie sind kegelförmig, 5—10 cm lang, an der Basis *(infima parte)* bis zu

4 cm dick, von einer dünnen Schale umgeben, mit glatter, glänzender
Oberfläche von rother oder gelb- oder auch braun-rother Farbe. Sie
sind grössten Theils hohl und nur ihr unterer Theil umfasst viele
scheibenförmige, gelbliche, ungefähr 5 mm im Durchmesser haltende
Samen. Sie sind von scharf brennendem Geschmack.

Capsicum annuum Fingerhut. Taschenpfeffer.
Fam. **Solanaceae** s. **Solaneae.** Subord. **Baccatae.** Sexualsyst. **Pentandria
Monogynia.**

Diese einjährige Pflanze ist ursprünglich in Indien, dem wärmeren Amerika und in Afrika zu Hause. Bei uns wird sie in Gärten gezogen. Es giebt
verschiedene Abarten, welche sich nur durch die Form ihrer Früchte unterscheiden. Der Spanische Pfeffer des Handels ist die nicht gänzlich gereifte,
konische, 5 — 10 cm lange, an der Basis 3 — 4 cm breite, getrocknete,
glänzende, mehr oder weniger dunkel- oder hellrothe oder gelbrothe Beere.

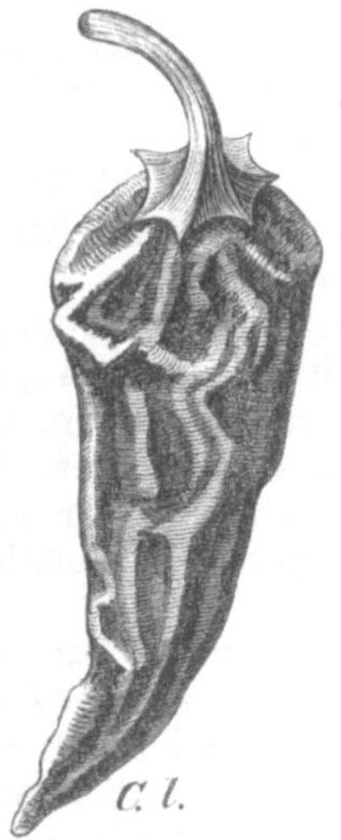

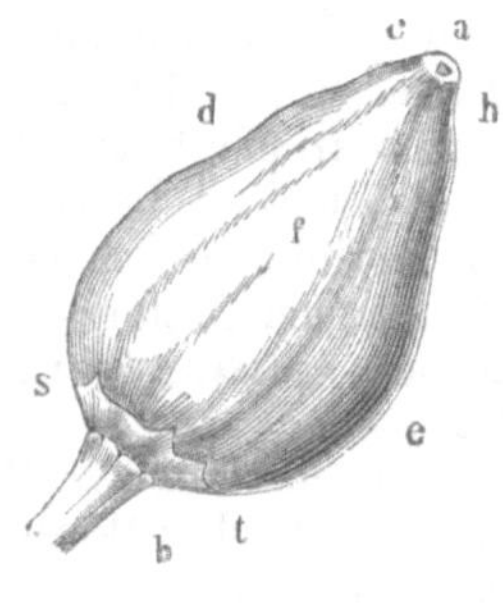

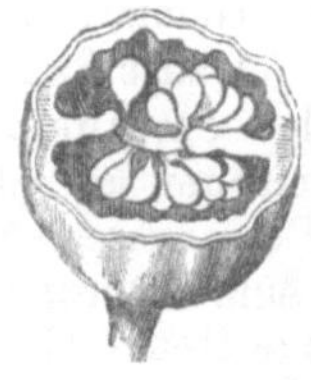

| Trockene Frucht von *Capsicum longum*. | Frische reife Beerenfrucht von *Capsicum annuum*. ½ Grösse. | Dieselbe quer durchschnitten. |

Sie besteht aus einem grünen becherförmigen 5-eckigen Kelche, einer dünnen
lederartigen Hülle, hohl oder mit einem schwammigen häutigen Marke und 2
bis 3 Fächern, gefüllt mit einer Menge gelblicher, rundlicher oder nieren-
förmiger, platter Samen. Die Früchte von *Capsicum annŭum* stehen aufrecht an der Pflanze und haben einen geraden, die von *C. longum*, welche
herabhängen, haben daher einen gekrümmten Stiel. Letztere repräsentirt besonders die Paprikafrucht des Handels.

Im frischen Zustande besitzt die Frucht einen betäubenden, im trocknen
gar keinen Geruch, aber einen scharfen, feurigen, brennenden Geschmack,
reizt beim Reiben oder Pulvern zu heftigem Niesen und erregt auf die Haut
gebracht brennendes Jucken, Entzündung, selbst Blasen. Der Geschmack der
Samen ist brennender und schärfer als der des Pericarps. Die Capsicumfrüchte müssen gehörig trocken, von schöner Farbe, nicht schwärzlich oder
von Würmern zerfressen sein. Um sie zu pulvern, werden sie vorher klein

geschnitten, mit wenig Traganthschleim angerührt oder befeuchtet und dann getrocknet.

Jetzt kommt auch Cayennepfeffer (von *Capsicum fastigiatum* BL., Ost-Indien) in ganzen Früchten in den Handel. Diese Früchte sind von der Form der Capsicumfrüchte, aber nur circa $^1/_4$ so gross. Sie sind etwas milder im Geschmack. Unter dem Namen Paprika versteht man gewöhnlich ein grobes Pulver aus Spanischem oder Cayennepfeffer und Mehl.

Beim Einfassen, Zerschneiden, Verpacken und Pulvern des Spanischen Pfeffers muss man behutsam und vorsichtig sein, damit man den Staub davon nicht einathme. Derselbe erzeugt bei Vielen Unwohlsein, Erbrechen, Niesen, Anschwellung der Nase und heftige Entzündung der Schleimhäute der Nase und der Mundhöhle.

Bestandtheile. BRACONNOT fand in 100 Th. des Spanischen Pfeffers: 1,9 scharfes Oel, 0,9 Wachs mit rothem Farbstoff, 9,0 braune Stärkemehlsubstanz, die durch Jod nicht gebläut wird (nach BERZELIUS Pektinsäure), 6,0 gummiähnlichen Stoff, 5,0 stickstoffhaltige Materie, 67,0 Holzfaser, 6,0 citronensaures Kali, 3,4 phosphorsaures Kali, Chlorkalium. Der scharfe Stoff ist von BUCHHOLZ Capsicin genannt worden. Er scheint sich den Fetten und Harzkörpern anzureihen. FELLETAR hält ihn für ein dem Coniin ähnliches Alkaloïd. RAYBAUD erhielt aus 50 kg Früchten 2 g flüchtiges Oel.

BUCHHEIM stellte 1873 aus den Capsicumfrüchten eine ölige braunrothe, die Haut röthende Flüssigkeit, Capsicol, her, aus welcher THRESH 1876 eine krystallisirende, nicht flüchtige, aber scharfe Substanz abschied, welche er Capsicin nannte.

Capsicin oder Capsicumroth scheint der wirksame Bestandtheil der Capsicumbeere zu sein. Mittelst Aethers oder Petroläthers lässt es sich leicht dem Fruchtgehäuse entziehen. Es bildet eine weiche rothbraune Substanz, welche kaum in Wasser, leicht in Weingeist, Amylalkohol, Chloroform, Benzol, Petroläther, Oelen löslich ist. Die Lösung in heisser Aetzkalilauge lässt es auf Zusatz von Säuren wieder fallen. Auf die Haut wirkt es röthend, selbst blasenziehend.

Anwendung. Die Capsicumfrüchte sind ein scharfes Aromaticum, welches bei Dyspepsie, Dysenterie, Schwäche, Gicht in Folge der Schwäche, Paralyse Anwendung findet in Gaben zu 0,05—0,1—0,2 g drei- bis fünfmal den Tag über. Als Dosis maxima pro die können 2 g angenommen werden. Es wirkt ferner als Aphrodisiacum und äusserlich als Rubefaciens. Den Arabern dient es als ein Mittel gegen Haemorrhoidalleiden in Gaben zu 0,5 g.

Fructus Cardamomi.

Malabarischer Cardamom; Kleiner Cardamom. Fructus Cardamōmi minōres; Cardamomum minus vel Malabaricum.

Cardamomes. Cardamoms; Malabar-Cardamoms.

Die Fruchtkapseln der *Elettaria Cardamomum*. Sie sind rund-dreikantig und kahl. Aus denselben sammle man die Art von hellerer, gelblichgrauer Farbe, 1—2 cm lang und ungefähr 1 cm dick. Eine jede der drei Klappen ist von ungefähr 12 dicken Nerven der Länge nach durchzogen. Die Kapsel, mit einem 1—2 mm langen Schnäbelchen gekrönt, enthält ungefähr 20 g braune, unregelmässigkantige, runzelige, in 3-facher verticaler Ordnung aufgestellte Samen. Diesen nur allein ist der sich deutlich kundgebende *(argutus)*, milde kampherartige Geruch und Geschmack eigenthümlich.

Elettaria Cardamomum White et Maton. Kleiner Kardamom.
Synon. *Alpinia Cardamomum* Roxbourgh, *Amomum Cardamomum* DC.
Fam. **Zingiberaceae** s. **Scitamineae.** Sexualsyst. **Monandria Monogynia.**

Die kleinen oder Malabarischen Cardamomen sind die Fruchtkapseln mit den Samen der *Elettaria Cardamōmum*, welche in Gebirgen auf Malabar sowohl wild wächst, als auch angebaut wird.

Die Kapseln sind 1—2 cm lang, ungefähr halb so breit, dreiseitig, dreifächerig, zerbrechlich, gleichsam papierartig, gestreift, gelblich weiss und glatt.

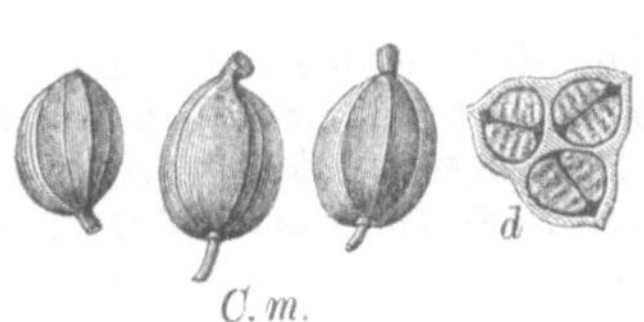

Cardamom. min. Mittlere Grösse.
d Durchschnittfläche.

Jede Kapsel enthält ca. 20 kleine, runzelige, mehr oder weniger braune oder graubraune, innen weissliche Samen, welche zerquetscht einen durchdringenden kampferartigen Geruch und einen starken gewürzhaften Geschmack haben. 100 Th. kleiner Cardamom bestehen aus 71 Th. Samen und 29 Th. Schalen. Die Schalen sind geruch- und geschmacklos. Zur Darstellung des gepulverten Cardamoms werden die Samen aus den häutigen Kapseln herausgenommen.

Nicht angewendet sollen werden: die aus den Kapseln bereits herausgenommenen Samen *(Cardamomum excorticatum)*, wie sie häufig im Handel vorkommen und die Samen einer anderen Scitaminee sind, ferner die anderen weniger gewürzhaften Cardamom-Sorten, wie

1) Ceylon-Cardamom, *Cardamomum longum* s. *Zeylanicum*, mit 2,5 bis 4,0 cm langen und 7—10 mm dicken, graubraunen, stark gerippten Kapseln.

2) Runder oder Siam-Cardamom, *Cardamomum rotundum*, mit 10 bis 15 mm langen und eben so breiten, convex-dreiflächigen, nicht gestreiften, mehr kugligen, schwachkantigen Kapseln. Er kommt selten im Europäischen Handel vor.

3) Banda-Cardamom mit bis zu 5 cm langen Kapseln.

4) Madagascar-Cardamom mit eiförmigen, bis zu 5 cm langen Kapseln.

5) Grosser Cardamom, Java- oder Bengalischer Cardamom, *Cardamomum majus* s. *Javanicum*, mit rundlich-eiförmigen, 2—3 cm langen, 1—2 cm dicken, oben geflügelten, graubraunen, stark gerippten Kapseln. Die mattgrauen Samen sind feinstreifig. Die 9—13 Rippen treten beim Einweichen in Wasser flügelähnlich hervor.

Siam-Cardamom kommt von *Amomum Cardamomum* L., der Ceylon-Cardamom von *Elettaria media* Link, Java-Cardamom von *Amomum maximum* Roxb.

Aufbewahrung, Pulverung. Die ganzen Cardamomkapseln werden in Blech- oder Glasgefässen aufbewahrt, das mittelfeine Pulver in verstopfter Glasflasche. Behufs der Darstellung des gepulverten Cardamoms werden die Samen aus den häutigen Kapseln herausgenommen und, ohne sie vorher zu trocknen, in ein mittelfeines Pulver verwandelt. Die leeren Kapseln werden weggeworfen. Zur Darstellung von Tincturen und Elixiren durch Digestion, werden die ganzen Cardamomfrüchte, die Kapselschale sammt Samen, letztere kurz zuvor durch Zerstossen im Mörser in ein grobes Pulver verwandelt, angewendet.

Das feine Pulver ist gelblich oder vielmehr chamois. Mit destill. Wasser geschüttelt bleibt anfangs der gelbliche Antheil im Wasser suspendirt und am Grunde sammelt sich schnell ein graubrauner gröberer Bodensatz, dann senkt sich auch der gelbliche feinere Theil zu Boden und das überstehende Wasser ist farblos. Wäre es nur um ein Geringes gefärbt, so liegt auch eine Verfälschung vor. Gegen weisses Papier gehalten und in 1,5 cm dicker Schicht muss jedoch ein sehr blassgelblicher Farbenton zugelassen werden. Erhitzt in einem Theelöffel bis zur Entflammung, muss nach dem Auslöschen der Flamme und ohne weitere Erhitzung die Masse völlig verglimmen und ein wenig Kohle enthaltende dunkle Asche zurückbleiben.

Bestandtheile. Nach Trommsdorf enthalten 1000 Th. Samen: flüchtiges Oel 46, fettes Oel 104, pflanzensaures Kali mit Farbstoff 25, Stärkemehl 30, stickstoffhaltigen Schleim mit phosphorsaurer Kalkerde 18, gelbfärbenden Stoff 3, stärkemehlhaltige Holzfaser 773. Das flüchtige Oel, von welchem der kleine Cardamom 3—4 Proc. enthält, besitzt den Geruch und Geschmack der Samen. Die Asche enthält Natron, Eisen und Spuren von Kupfer in Verbindung mit Schwefelsäure, Kohlensäure und Chlorwasserstoffsäure. Diese Samen hindern die Gährung nicht.

Anwendung. Der kleine Cardamom ist ein nach Geschmack und Geruch sehr angenehmes Aromaticum, auch ein vortreffliches Stomachicum und Carminativum. Man giebt ihn zu 0,3—0,6—1,0 g zwei- bis dreimal täglich.

Fructus Carvi.

Kümmel; Kümmelsamen; Garbe. Semen Carvi. *Semences de carvi*; *Cumin de près*. *Caraway*.

Die meist in ihre beiden Hälften zerfallenen Früchte von *Carum Carvi*. Sie sind fast sichelförmig, nach oben und unten sich verdünnend, bis zu 5 mm lang und 1 mm dick. Von den 4 Thälchen derselben, welche von 5 zarten hellfarbigen Rippen *(nervis)* berandet sind, enthält ein jedes einen Oelgang *(unaquaeque meatus oleïferos continet singulos)*, auf der Fuge zwei (Oelgänge). Sie sind sowohl von sehr starkem eigenthümlichem Geruche als auch ähnlichem Geschmacke.

Carum Carvi Linn. Kümmel. Garbe.!
Fam. **Umbelliferae.** Sexualsyst. **Pentandria Digynia.**

Dieses zweijährige Doldengewächs wächst zwar bei uns auf Wiesen und Triften, wird aber viel angebaut. Die Früchte werden immer von der angebauten Pflanze geerntet, weil sie nicht nur grösser, sondern auch gewürzreicher sind. Die Theilfrüchtchen sind circa 5 mm lang und 1 mm dick. Die Kümmelfrüchte, von welchen unsere Pharmakopoe eine genügende Beschreibung giebt, könnten mit den Früchten von *Aegopodium Podagraria* L. verwechselt oder verfälscht werden. Diese sind dunkelbraun und striemenlos.

Ein nicht seltenes Verfälschungsmaterial ist ein Kümmel, welcher bereits einer Destillation unterworfen war. Dieser ist von etwas braunerer Farbe und ohne Geruch und Geschmack, kann aber mit Kümmelöl aromatisirt sein. Eine Waare, welche nach der Berechnung 10 Proc. extrahirter oder tauber Früchte, sowie eine solche, welche über $^1/_2$ Proc. Sand oder Lehm enthält, sollte als eine verfälschte oder unbrauchbare Waare zurückgewiesen

werden. Zur Prüfung giebt man in einen Reagircylinder von 2 cm Weite
4 ccm des Kümmelsamens, schüttelt mit 15 ccm Wasser von mittlerer Temperatur eine Minute kräftig durcheinander und stellt dann 15 Minuten bei Seite.
Die Mischung ergiebt 2 Schichten, eine untere Kümmelschicht und eine obere
Wasserschicht, an deren Niveau sich nur einige wenige Früchtchen (4—10)
schwimmend erhalten. Extrahirte oder sehr alte Waare giebt 3 Schichten.
Die obere ist ungefähr $^1/_2$ so stark als die unterste. Wendet man in Stelle
des Wassers eine Mischung von 50 ccm Wasser mit 20 ccm gesättigter Kochsalzlösung an und agitirt nach dem Schütteln einige Male sanft, so sammelt
sich nach einer halben Stunde der Kümmel am Grunde der Flüssigkeit und nur
einige wenige Körnchen finden sich am Niveau schwimmend, dagegen bilden sich

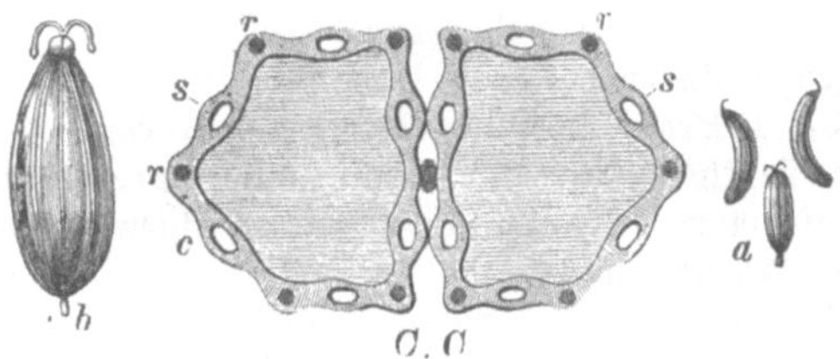

Frucht von Carum Carvi. *a* Theilfrüchte und ganze Frucht in natürlicher Grösse,
b 3—4-fache Lin.-Vergr., *c* Querdurchschnitt, *r* Rippen, *s* Furchen und Oelstriemen.

bei 3 — 4 Jahre altem oder extrahirtem Kümmel eine unterste und oberste
Schicht, beide ziemlich von gleichem Volumen. Die obere Schicht aus dem Salzwasser wird abgenommen, abgewaschen und getrocknet und als extrahirte
Waare dem Gewichte nach bestimmt. Ergiebt diese Probe einen Gehalt an
extrahirter Waare, so geht man behufs Bestimmung dieser letzteren zur Extractbestimmung mittelst Extraction mit kochendem Wasser über. Der Normativgehalt an pulvrig-trocknem Extract beträgt 12,5 Proc. Beträgt er weniger denn 12 Proc., so ist auch die Gegenwart extrahirten Kümmels sicher.

Aufbewahrung. Man bewahrt die Kümmelfrüchte, nachdem sie von der
Spreu und anderen Unreinigkeiten (Thonstückchen, Sand etc.) durch Abschlagen
in einem Siebe befreit sind, in blechernen Gefässen auf. Alljährlich im October
ersetzt man den alten Vorrath durch eine Waare der jüngsten Ernte. Als
feines Pulver hält man nur eine geringe Menge in einer Glasflasche, grobes
Pulver ebenfalls in mässigem Umfange (300—500 g) in Blechgefässen vorräthig.
Das grobe Pulver findet zu Viehheilmitteln Verwendung.

Bestandtheile. Circa 0,5 Proc. flüchtiges Oel (in den Striemen) und 7
Proc. fettes Oel (im Eiweisskörper), etwas eisengrünender Gerbstoff, Harz,
Wachs etc.

Anwendung. Der Kümmel ist ein angenehm gewürzhaft schmeckendes
Stimulans und Carminativum, auch bei uns in Deutschland ein beliebtes Gewürz
im Brote, Käse und in anderen Speisen. Man giebt ihn zu 0,5—2,0 mehrmals täglich in Pulvern, im Aufguss, in Theespecies (in letzteren im contundirten Zustande). Circa ein gehäufter Theelöffel gekaut und der Athem davon
kleinen Kindern während eines Krampfanfalles in das Gesicht gehaucht wirkt
beruhigend und wird auch häufig von Hebeammen executirt.

Fructus Colocynthidis.

Koloquinten.   Colocynthis; Poma Colocynthĭdis.   *Coloquinte.*
Colocynth.

Die geschälten kugeligen Früchte von *Citrullus Colocynthis*. Das
weisse welke lockere, sehr bitter schmeckende Fruchtgewebe lässt sich
leicht in 3 verticale Theile zerbrechen, von welchen viele Samen umschlossen sind.

Vorsichtig aufzubewahren. Stärkste Einzelngabe 0,3g,
stärkste Tagesgabe 1,0g.

Citrullus Colocynthis Arnott. Koloquintengurke.
Synon. *Cucumis Colocynthis* Linn.
Fam. **Cucurbitaceae.** Sexualsyst. **Monoecia Monadelphia.**

Dieses Gurkengewächs ist eine einjährige Pflanze Aegyptens, Arabiens,
Syriens, Cyperns, auch des südlichen Spaniens. Seine dem Anscheine nach
3 fächerige, bei genauerer Betrachtung aber 6 fächerige Frucht *(pepo)* ist kugelig,
ungefähr von der Grösse einer Faust, mit einer gelben glatten dünnen Schale
überzogen, inwendig schwammig, weiss, leicht, von süsslich ekelhaftem Geruch
und einem äusserst bitteren, scharfen,
widrigen Geschmack. Im Innern enthält sie
weissgelbliche harte kleine ovale platte glatte
süssölige Samen. Zu uns werden die getrockneten, ihrer äusseren Schale beraubten Früchte
gebracht. Die besten sind die grösseren,
weissen, unschadhaften, sehr trocknen, leichten
Früchte, die sogenannte Aegyptische Sorte.
Kleiner und reichsamig, daher weniger gut,
sind die Syrischen und Cyprischen Koloquinten.

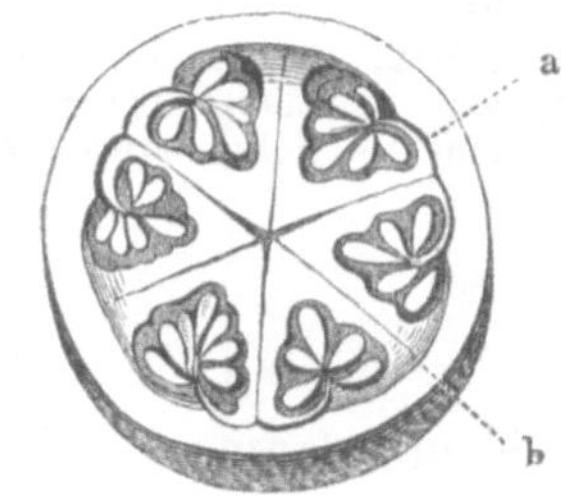

Koloquinte im Querdurchschnitt.
b primäre Scheidewand, *a* parietaler
Samenträger als Zweig der secundären
Scheidewand.

Der medicinische Werth liegt in dem weissen
Marke, daher die Samen vor ihrer Verwendung
abgesondert werden müssen. Es findet sich
häufig eine ähnliche Kürbisfrucht untergeschoben, welche sich aber theils durch
ein gelbes oder bräunlichgelbes Aussehen, theils durch das fehlende Mark und
an der Oberfläche durch kleine Erhabenheiten, verursacht durch die darunter-
liegenden Samen, leicht kenntlich macht. Obgleich sie in ihrer chemischen
Beschaffenheit der guten Koloquinte ähnlich ist, so ist es fraglich, ob sie
diese in der Wirkung auch ersetzt.

Bestandtheile. Meissner fand in 100 Th. des Markes: 4,25 bitteres fettes
Oel, 13,25 bitteres Hartharz, 14,41 bitteren Extractivstoff, 0,6 Proteïnstoffe,
10,0 nicht bitteren Extractivstoff, 9,5 Gummi, 3,0 Schleim, 17,0 gummigen
Extractivstoff durch Kali ausgezogen, 5,3 phosphorsaure Kalkerde und Magnesia, 19,25 Faser, 5,0 Wasser. Das bittere Harz und der bittere Extractivstoff sind in Aether unlöslich, aber leicht löslich in Weingeist. Der wirksame
Stoff ist das Colocynthin, eine gelbbräunliche harzähnliche Masse, in Weingeist und Wasser löslich, in Aether, Ammon und alkalischen Laugen wenig
löslich. Nach Walz ist es ein Glykosid.

Die Koloquinten gehören zu den drastischen Arzneimitteln, werden aber nur entweder als *Colocynthis praeparata* oder als Extract, im Aufguss in Klystiren angewendet. Die Abkochung braucht man auch als Mittel gegen kleine Insekten, besonders gegen Wanzen.

Anwendung. Die *Colocynthis praeparata* oder die zerschnittene Frucht im Aufgusse giebt man zu 0,05—0,1—0,2 g einige Male am Tage als Drasticum und Emmenagogum. Die Ph. normirt die Maximaleinzelgabe zu 0,3, die Maximaltagesgabe zu 1,0.

Die Koloquinten sind selbst in Gaben, welche diese Maximalgaben nur wenig überschreiten, ein starkes Gift. Eine Gabe zu 1,0 g kann blutige Stuhlgänge, Kolik, Erbrechen, selbst auch Tenesmus, Priapismus etc. und schliesslich den Tod herbeiführen. Es ist daher angezeigt, mit den kleineren Gaben zuerst vorzugehen. Das Extract, in verdünntem Weingeist gelöst und auf den Unterleib eingerieben, vermag starken Stuhlgang zu bewirken.

Fructus Colocynthidis pulverati s. praeparati. Da sich das von dem Samen befreite Koloquintenmark wegen seiner schwammigen Beschaffenheit nicht pulvern lässt, so verfährt man nach alt hergebrachter Weise folgender Maassen:

Man zerschneidet das von dem Samen befreite Mark und stösst es in einem Mörser mit ¹/₅ seines Gewichts gepulv. Arabischem Gummi und etwas warmem Wasser zu einer Pasta, die man scharf (bei 40—60⁰ C.) im Wasserbade austrocknet und dann pulvert. Das Pulver wird, nochmals übertrocknet, alsbald in trockne, gut zu verstopfende Glasfläschchen gebracht, weil es hygroskopisch ist. Es wird zuweilen als Drasticum hydragogum, bei profusen Leukorrhöen zu 0,05—0,1—0,2 g, äusserlich zu Einreibungen auf den Unterleib und in Klystieren angewendet. Der Zusatz von Arabischem Gummi kommt bei der Dispensation nicht in Abrechnung und wird sein Gewicht durch die beseitigten wirkungslosen Samen gleichsam ausgeglichen.

Kritik. Dass nur das Mark Verwendung findet, die Samen zu beseitigen sind, hätte wohl deutlich ausgedrückt werden können. Die 1. Ausg. der Ph. unterliess dies nicht! — Sollen etwa die wirkungslosen Samen nicht beseitigt werden?

Fructus Foeniculi.

Fenchelsamen.   Semen Foenicŭli.   *Semences de fenouil.*
Fennel-seeds.

Die bräunlichgrünen, bis höchstens ungefähr 8 mm langen und 3 mm breiten Arten der Früchte von *Foeniculum vulgare.* Zwischen den hellen Rippen *(nervos)*, von welchen die randständigen sehr stark hervortreten, schimmern dunkele Oelgänge hindurch. Meist ist die Frucht in ihre beiden Hälften (Theilfrüchte) zerfallen. Geschmack und Geruch sind gewürzhaft süss.

Foeniculum vulgare Gärtner. Fenchel.
Synon. *Foeniculum officinale* Allione. *Anethum Foeniculum* Linn.
Fam. **Umbelliferae.** Sexualsyst. **Pentandria Digynia.**

Der Fenchel ist ein Staudengewächs, welches im südlichen Europa, auch hier und da in Deutschland angebaut wird. Die Frucht besteht in einer 5—8 mm langen, 2—3 mm dicken, grau- oder braungrünlichen Spaltfrucht, deren Halbfrüchte oval, oft gekrümmt, auf der einen Seite (Berührungsfläche) mit 2 starken grauschwarzen, durch eine helle Leiste getrennten Oelstriemen, auf der anderen bauchig und mit 5 gekielten gelblichen Rippen gezeichnet sind. Die Thälchen zwischen den Rippen sind breit, flach dunkelbraun, je mit einem Oelstriemen. Der Geruch ist angenehm gewürzhaft, der Geschmack gewürzhaft, süsslich anisähnlich. Der Römische, Kretische oder Italienische Fenchel, *Fructus Foeniculi Romani*, kommt aus Italien. Er besteht aus Spaltfrüchten, welche um die Hälfte bis doppelt so gross als der gewöhnliche Fenchel, auch blässer an Farbe, aber weit süsser und ölreicher sind. Seine

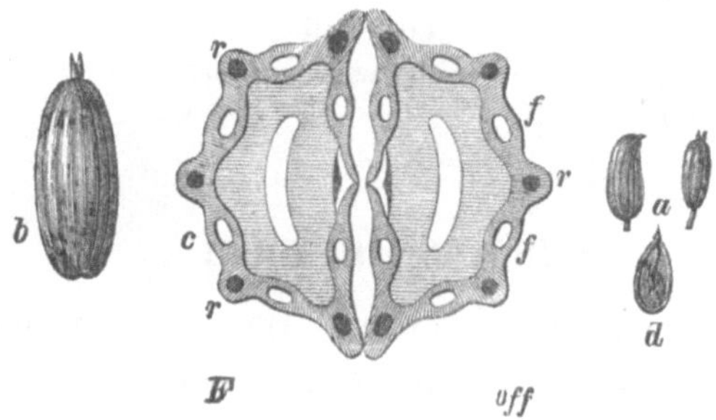

Früchte von *Foeniculum vulgare*. *a* in natürlicher Grösse, *b* vergrössert, *d* Theilfrucht, *c* Querdurchschnitt, *r* Rippen, *f* Furchen mit den Oelgängen.

Mutterpflanze (*Foeniculum dulce* DC.) ist eine Varietät von der obigen. Die Rippen der Frucht sind stärker, schärfer gekielt, die Thälchen schmäler. Die Farbe ist röthlich-braun. Der aus Apulien kommende Fenchel gleicht dem in Deutschland gewonnenen.

Der wilde oder bittere Fenchel wird im südlichen Frankreich geerntet und kommt selten nach Deutschland. Die Halbfrüchte sind kaum mehr denn halb so gross wie die der Deutschen Waare. Bei einer Länge von 4—5 mm beträgt die Breite wenig über 1 mm. Der Geschmack lässt etwas Bitteres erkennen.

Der Indische Fenchel (von *Foeniculum Panmorium* DC., einer Varietät des *Foeniculum vulgare* GAERTNER) kommt aus Bombay nach England. Die Halbfrüchte sind kürzer, aber verhältnissmässig breiter als die der Deutschen Sorte.

Prüfung. Der Fenchel kommt auch verfälscht mit derjenigen Frucht in dem Handel vor, aus welcher bereits das flüchtige Oel abdestillirt ist. Zur Erkennung dieser Fälschung ist die Schwimmprobe nicht anwendbar, dagegen zeigen die extrahirten oft ein dunkleres Colorit. Das wässrige Extract, bis zur staubigen Trockne gebracht, betrage mindestens 15 Proc. der luftrocknen Früchte. HAGER fand es zu 14,8—15,5—16,0 Proc. Letztere Menge ergab eine Sächsische Waare. Neben der Bestimmung des Extractgehaltes ist folgende colorimetrische Probe anwendbar. Man giebt in zwei cylindrische Flaschen gleiche Mengen einer guten und der fraglichen Waare, füllt die Flaschen mit gleichen Mengen Wasser von gleicher Temperatur, schüttelt jede Flasche nach dem Verkorken gleich viele Minuten kräftig und stellt sie entkorkt in ein Gefäss mit kaltem Wasser, welches man bis auf 50—70° C. erwärmt und dann erkalten lässt. Nun filtrirt man und betrachtet die Filtrate im Reagircylinder von gleicher, circa 1 cm betragender Weite, für sich und auch jedes Filtrat mit einem gleichen Volumen destill. Wasser verdünnt. Die Intensität der Farbe muss ziemlich eine gleiche sein. Die mit 10 Proc. extrahirter Waare vermischte Frucht giebt schon einen helleren Farbenton.

Ein guter Fenchel hat die Eigenthümlichkeit, in starker Kälte in Massen lagernd mit weiss-glimmernden Krystallen zu beschlagen. Es verdunstet das flüchtige Oel, an die Luft tretend sich zu Krystallen verdichtend. Diese Erscheinung ist ein Zeichen der Güte und keine Verfälschung, wie man behauptet hat.

Bestandtheile. Fenchelfrüchte enthalten 2,5 — 3,5 Proc. flüchtiges Oel, 10 — 12 Proc. fettes Oel, wenig Zucker.

Aufbewahrung. Der Fenchel wird, von Steinchen und Sand gereinigt, ganz und als grobes und feines Pulver in Blech- oder Glasgefässen vorräthig gehalten, das Pulver aber in gläsernen Gefässen aufbewahrt.

Anwendung. Der Fenchel ist ein beliebtes Carminativum, welches im Aufguss mit Milch allgemein den kleinen Kindern, welche der Mutterbrust entbehren, gereicht wird.

Fructus Juniperi.

Wachholderbeeren; Kaddigbeeren.   Baccae Junipĕri.   *Baies de genièvre.   Juniper - berries.*

Die Früchte von *Juniperus communis.* Sie sind kugelig, beerenähnlich, fast 9 mm messend. Die schwarzbraune glänzende Oberfläche ist gleichsam mit einem bläulichen Reife behaucht. Der Scheitel derselben ist mit 3 Näthen, der Grund (die Basis) mit zwei dreifachen Wirteln brauner Blättchen besetzt. Das Fruchtfleisch von stark gewürzhaftem süssem Geschmacke schliesst 3 senkrecht sitzende, harte, eckige, mit einigen Oelschläuchen versehene Samen ein.

Juniperus communis Linn. Gemeiner Wachholder.
Fam. **Coniferae.** Sexualsyst. **Dioecia Monadelphia.**

Der Wachholder ist ein durch ganz Deutschland und in dem nördlichen Europa in sandigen Haidegegenden wild wachsender Strauch, der in wärmeren Gegenden zu einem 7 — 10 m hohen Baume wird.

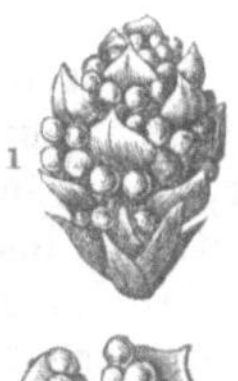
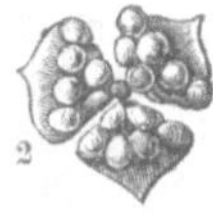
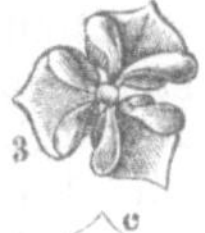
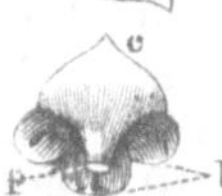

Junip. comm. 1. Männliches Blüthenkätzchen (4 - fache Lin.-Verg.). 2. Ein Antherenwirtel von unten, 3. ein solcher von oben gesehen. 4. Anthere von der hinteren Seite gesehen (vergr.). *f* Filament, *c* Connectiv, *l* Antherenfläche.

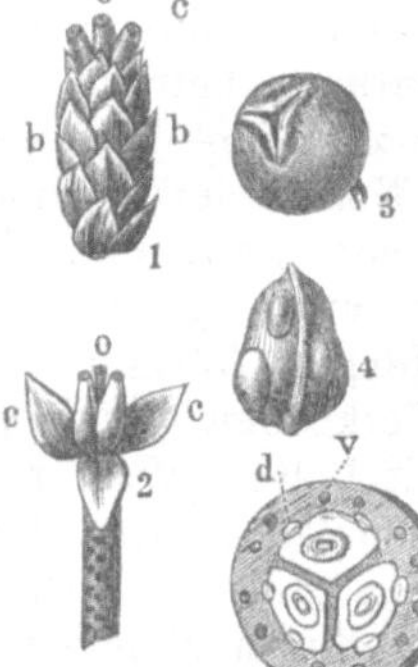

1. Weibliches Kätzchen (3-fache Lin. - Vergr.). *b* Bracteen, *c* Fruchtblätter, *o* drei Ei'chen, jedes an der Spitze vom Keimloch durchbohrt. 2. Weibliches Kätzchen von den Bracteen befreit. *c* Fruchtblätter, *o* Ei'chen. 3. Frucht in nat. Gr., an ihrer Spitze die Spur der drei verwachsenen Fruchtblätter (Karpellblätter). 4. Ein mit den Oeloder Harzdrüschen besetzter Same (vergr.). 5. Querdurchschnitt der Zapfenbeere. *d* Oeldrüschen am Samen, *v* Balsamgänge.

Seine gelben Blüthen (des weiblichen Strauches) treten im April und Mai hervor, nach welchen die im ersten Jahre grünen (unreifen) und erst im zweiten Jahre schwarz werdenden (reifen) beerenartigen Früchte folgen. Die männlichen Sträucher tragen nur männliche Blüthen und deshalb keine Früchte.

Diese Früchte, Wachholderbeeren, sind also die im zweiten Jahre gereiften Scheinbeeren *(baccae spuriae)*. Die Wachholderbeere ist nämlich nicht die Frucht einer Blüthe, sondern sie verdankt ihre Entstehung drei weiblichen Blüthen, welche in einem knospenartigen Kätzchen zusammenstehen. Die Deckblätter oder Schuppen *(bracteae)* derselben werden fleischig, ihre Ränder haften an einander, endlich verwachsen sie auch mit den Spitzen und bilden eine erbsengrosse beerenartige Scheinfrucht, eine Zapfenbeere, an deren Spitze man noch deutlich die Narben der Verwachsung bemerkt. Im frischen Zustande enthalten sie ein gelblich röthliches Fleisch, welches nach dem Trocknen zu einer gelblichen schwammigen Masse wird. Frisch sind sie mit einem blassblauen Reife bedeckt. Sie enthalten 3 sehr harte fast dreikantige braune Samen.

Die trockne Frucht ist fast kugelig, 5—7 mm im Durchmesser (erbsengross), schwarzbraun glänzend oder blau bereift, am Grunde von 3 äusseren grösseren und 3 inneren, einen 6-eckigen Stern bildenden braunen Schuppen unterstützt, oben (an der Spitze) dagegen mit einem durch drei bogenförmige, nach der Mitte zu erhabene Nähte gebildeten Dreieck. Innen ist sie dreisamig, mit einem bräunlichgrünen Marke und kleinen Balsamgängen gefüllt. Die Samen sind dreikantig eiförmig, unten angewachsen, auf Rücken- und Bauchfläche mit ungleich grossen, gewöhnlich in 2 Reihen stehenden Oelbläschen besetzt. Reif haben sie einen gewürzhaften Geruch und einen gewürzhaften süssen Geschmack.

Die aus Italien in den Handel gebrachten Wachholderbeeren sind besonders schön, voll und gross. Sie verdienen den Vorzug.

Grüne, braune oder rothe, leicht zerbrechliche, verschrumpfte Beeren müssen verworfen werden, ebenso auch zu alte, deren flüchtiges Oel meist verharzt ist. Die frischen Beeren werden im Herbst gesammelt. Sie dürfen übrigens nicht durch künstliche Wärme getrocknet werden. Da die Ph. vom Geruche nichts erwähnt, so könnte man daraus entnehmen, dass auch die in künstlicher Wärme getrockneten Wachholderbeeren, die geruchlosen, verwendbar seien, die Erhaltung des Geruches ist und bleibt aber eine wesentliche Aufgabe des Apothekers, denn Arzt und Publicum würden eine geruchlose Waare für eine schlechte und verwerfliche halten.

Bestandtheile sind: in Procenten circa 1,3 flüchtiges Oel, 6—8 Harz, 3 wachsartiger Stoff, 20—30 Traubenzucker, 2 äpfelsaure Kalkerde, 6—8 Schleim (Pektin), 30—40 Pflanzenfaser. Mit Juniperin hat man einen gelblichen, eigenthümlichen, der Chrysophansäure verwandten Bestandtheil bezeichnet. Ritthausen fand in den Beeren in Proc. 10,55 stickstofffreie, in Schwefelsäure und Aetzlauge lösliche Substanz, 5,41 Proteïnsubstanz, 12,24 Fett, Harz, äth. Oel, 14,36 Traubenzucker, 11,7 andere in Wasser lösliche Substanz neben 10,77 Wasser und 31,6 Cellulose. Donath fand in den frischen Beeren in Proc. 1,86 Ameisensäure; 0,94 Essigsäure; 0,24 Aepfelsäure; 0,37 bitteren Stoff; 29,65 Traubenzucker; 0,73 Pektin; 15,83 Cellulose; 4,45 Proteïn; 11,33 Fett, Harz, Oel und 29,44 Wasser.

Anwendung. Die Wachholderbeeren werden als harn- und schweisstreibendes Mittel bei Wassersucht, chronischen Schleimflüssen der Harn- und Geschlechtsorgane, bei Blasenlähmung, rheumatischen und gichtischen Leiden gebraucht. Der Harn nimmt Veilchengeruch an. Sie dienen als Räuchermittel bei ansteckenden Krankheiten, besonders aber als Gewürz des Pferdefutters, auch in der Oekonomie bei Bereitung von Wildbraten.

Fructus Lauri.

Lorbeeren.   Baccae Lauri.   *Baies de laurier.*   *Laurel-berries;*
Bay-berries.

Die Beeren von *Laurus nobilis.* Sie sind länglichrund oder kugelig, höchstens 15 mm (im Durchmesser) haltend. Die kaum einen halben Theil eines Millimeters dicke, aussen braunschwarze, innen braune Fruchtschale ist von einem bräunlichen, in die beiden Samenlappen zerfallenden Samen fast ausgefüllt. Die Lorbeerfrucht ist von stark gewürzhaftem, bitterem und zugleich etwas herbem Geschmacke.

Laurus nobilis LINN. Gemeiner oder edler Lorbeerbaum.
Fam. **Laurineae.** Sexualsyst. **Enneandria Monogynia.**

Der Lorbeerbaum, welcher eine Höhe von 8—10 m erreicht und wegen seines schönen Wuchses, seiner immergrünen Blätter und seines balsamischen Geruches seit den ältesten Zeiten hochgeschätzt ist, stammt aus Kleinasien und gedeiht in allen Ländern, welche am Mittelländischen Meere liegen.

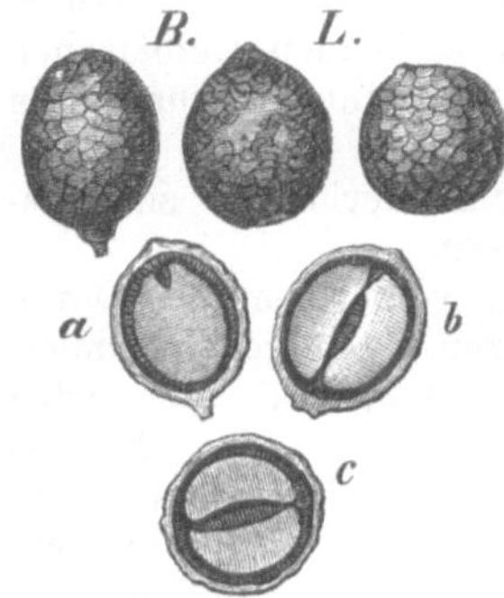

B. L. Trockne Lorbeerfrüchte in natürlicher Grösse. *a* und *b* im Verticaldurchschnitt, *c* im Horizontaldurchschnitt.

Die Frucht, Lorbeere genannt, ist eigentlich eine Steinfrucht *(drupa)*. Sie ist länglich eiförmig, an beiden Enden abgestumpft, einer kleinen Kirsche sehr ähnlich, 8—15 mm lang, 6—10 mm dick. Die frische Frucht hat eine etwas glänzende bläulichschwarze Oberhaut; getrocknet ist diese bräunlich-schwarz, papierartig und runzelig. Innerhalb der leicht zerbrechlichen Fruchtschale befindet sich ein ähnlich gestalteter brauner glatter fester Samenkern, welcher sich leicht in zwei Samenlappen theilen lässt und einen eigenthümlichen starken gewürzhaften Geruch und balsamisch-bitteren fettigen Geschmack hat.

Wenn die Ph. von einem Geruche nichts erwähnte, so würde man einen Fehltritt thun, wollte man riechende Lorbeeren wegwerfen, annehmend, dass sie geruchlos sein müssen.

Bestandtheile. Die Lorbeeren enthalten nach BONASTRE in 500 Th.: 4 flüchtiges Oel, 5 krystallinische Materie, Laurin genannt, 64 grünes fettes Oel, 25,5 Stearin, 8 Harz, 129,5 Satzmehl, 86 gummiges Extract, 32 bassorinartigen Stoff, 0,6 Säure, 2 unkrystall. Zucker, 94 Parenchym, 32 Feuchtigkeit, Spuren Eiweiss, 7,2 salzigen Rückstand. — Phaïosinsäure, Laurelsäure, Lauretin sind Bestandtheile, welche nach späteren Analysen in den Lorbeeren gefunden sind. Laurinsäure nannte man den sauerstoffhaltigen Theil des flüchtigen Oeles.

Aufbewahrung. Die Aufbewahrungsgefässe sind am besten gläserne. Man bewahrt die Lorbeeren ganz und als mittelfeines Pulver vor Tageslicht geschützt auf.

Anwendung. Die Lorbeeren, obgleich seit undenklichen Zeiten als Medicament benutzt, werden heutigen Tages von den Aerzten nicht mehr beachtet. Das ländliche Publikum benutzt sie dagegen noch häufig als ein Amarum und

Aromaticum gegen Wechselfieber, bei Amenorrhöe, zur Beförderung der Wehen, gegen Kolik, äusserlich gepulvert in Salben gegen Scabies oder im Aufgusse zu Bädern. Die innerliche Gabe ist zu 0,5—1,0—1,5 g einige Male des Tages zu normiren.

Fructus Papaveris immaturi.

(Unreife) Mohnköpfe. Capĭta vel Capsŭlae Papavĕris. *Capsules de pavots. Poppy capsules; Poppyheads.*

Die unreifen gesammelten und getrockneten Früchte von *Papaver somniferum.* Sie sind von graugrünlicher Farbe, fast kugeliger Gestalt, 3—3,5 cm messend, nach Beseitigung der Samen 3—4 g schwer. Sie sind mit einer grossen mehrlappigen flachen Narbenscheibe gekrönt und die Basis geht wulstig in den Fruchtstiel über. Bevor man die unreifen zerschnittenen Mohnkapseln anwendet, entferne man die Samen. Sie sind von bitterem Geschmacke.

Papaver somniferum Linn. Gartenmohn.
Fam. **Papaveraceae.** Sexualsyst. **Polyandria Monogynia.**

Die bei uns kultivirten Mohnarten *(Papāver somnifĕrum nigrum)* mit schwarzem Samen und purpurfarbenen Blumenblättern, und *(P. somnif. album)* mit weisslichem Samen und weisslichen Blumenblättern, liefern die unreifen Mohnfrüchte, *(Fructus Papaveris immaturi).* Diese werden im Juli, wenn sie die Grösse einer Wallnuss haben, gesammelt und getrocknet.

Sie sind dann 3—3,5 cm dick, kugelig oder eiförmig, gekrönt mit der sitzenden, 10—15-strahligen Narbe und gestützt durch kurzen ringförmig verdickten Stiel. Die Kapsel ist kahl, frisch blaugrün bereift, trocken grau-

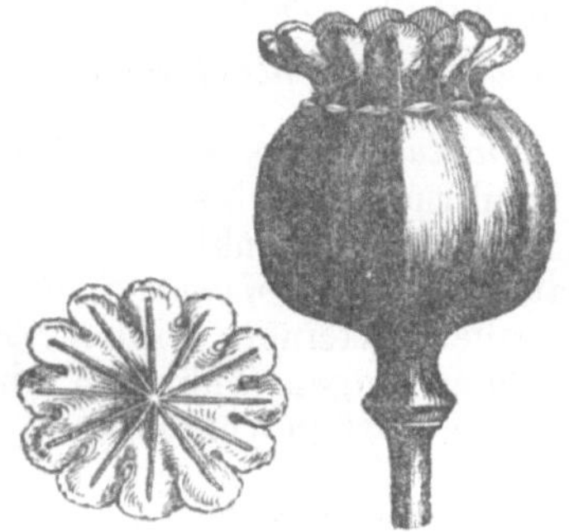

Kapselfrucht von Papaver somniferum, Variet. nigrum. Links die Narbe von oben gesehen.

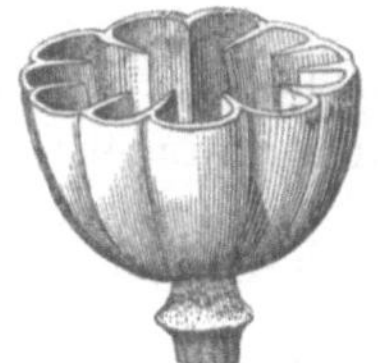

Querdurchschnitt einer Kapselfrucht des Mohns.

grünlich, schwach 10—15-rippig, einfächerig, innen mit 10—15 circa 6 mm breiten wandständigen Samenträgern. Der Geschmack ist widrig bitter, nach dem Trocknen vermindert und nur bitterlich; der Geruch der frischen Früchte ist stark narkotisch, verschwindet jedoch beim Trocknen gänzlich. Die frischen Kapseln enthalten einen weissen bitteren, narkotisch riechenden Milchsaft.

Einsammlung und **Aufbewahrung.** Die unreifen Mohnfrüchte werden im Monat Juli gesammelt und ganz, wie sie sind, an einem luftigen schattigen

Orte, zuletzt an einem lauwarmen Orte getrocknet. Erst dann werden sie klein geschnitten, durch Absieben von den Samen befreit, in Speciesform und nur eine kleine Menge als grobes Pulver in dicht geschlossenen Glas- oder Blechgefässen aufbewahrt. 100 Th. frische Früchte geben 14 Th. trockne aus.

Bestandtheile. Diese sind entfernt denen des Opiums ähnlich. Die trocknen Früchte sollen in Procenten 0,05—0,1 Morphin, Narkotin (ein Gehalt von 0,25 Morphin, wie er vorgekommen sein soll, wäre als eine besondere Ausnahme anzusehen, ebenso ein Gehalt von 0,15 Narkotin), indifferentes Papaverin, Papaverosin (ein geschmackloses krystallisirendes Alkaloïd), Mekonsäure, Weinsäure, Harzsubstanz u. d. gl. enthalten. KRAUSE fand (1874) neben Narkotin und Mekonsäure 0,0021 Proc. Morphin, FRICKER dagegen 0,109—0,129 Proc. Alkaloïde. Der Alkaloïdgehalt wird immer verschieden sein, denn z. B. ergaben am 8. Juli gesammelte Kapseln getrocknet 0,212 Proc. Alkaloïd, die am 24. Juli von demselben Acker gesammelten Kapseln nur 0,102 Proc. (HAGER).

Anwendung. Die Aerzte wenden die Mohnfrüchte zu beruhigenden, schmerzlindernden Kataplasmen, im Decoct zu Waschungen, Klystieren an. Die innerliche Anwendung als Decoct ist eine höchst seltene. Gabe 0,5—1,0—2,0 zwei- bis dreistündlich. Der Gebrauch der Abkochung als Schlafmittel für kleine Kinder ist sehr verwerflich. Ein öfterer Gebrauch macht Kinder dumm und blödsinnig, auch sind viele Fälle bekannt geworden, wo Kinder durch dieses Mittel getödtet wurden. Als Schlafmittel dürfen die Mohnkapseln im Handverkauf also nicht abgegeben werden.

Fructus Phellandrii.

Wasserfenchel; Ross- oder Pferdefenchel; Pferdesamen. Semen Phellandrii aquatĭci; Semen Foenicŭli aquatĭci. *Semences (fruits) de fenouil aquatique; Semences de phellandrie. Waterfennel-seeds.*

Die reifen Früchte von *Oenanthe Phellandrium.* Sie sind selten in die beiden Theilfrüchte zerfallen. Jede Theilfrucht ist bis 5 mm lang, 2 mm breit und zeigt in der hellgelben Fuge zwei dunkle ölführende Kanäle, umschlossen von zwei holzigen Randrippen *(nervis marginalibus),* auf dem dunkelbraunen gewölbten Rücken aber 3 feinere Rippen *(nervos)* und in jedem der 4 dazwischen liegenden engen Thälchen einen etwas dunklen Oelgang. Der Geschmack ist scharf gewürzhaft.

Oenanthe Phellandrium LAMARCK. Wasserfenchel.
Synon. *Phellandrium aquaticum* LINN.
Fam. **Umbelliferae.** Sexualsyst. **Pentandria Digynia.**

Dieses Doldengewächs findet sich in ganz Deutschland in Gräben und stehenden Wässern. Die Früchte werden im August gesammelt und an der Luft getrocknet.

Die trockne Frucht ist braun oder röthlich-braun, länglich, fast stielrund, nach oben etwas verdünnt, am Grunde abgerundet, fast 5 mm lang, mit dem 5-zähnigen Kelche und dem konischen Stempelpolster nebst 2 Griffeln gekrönt. Beide Theilfrüchtchen (Merikarpien) hängen meist aneinander und sind auf der Berührungsfläche mit den Schenkeln des zweitheiligen Fruchtträgers verwachsen. Jedes Theilfrüchtchen hat 5 breite stumpfe, im Querschnitt weiss erscheinende, innen holzige Rippen, von denen die am Rande stehenden breiter und stärker sind. In den Furchen liegen einzeln die Oelstriemen, ohne hervorzutreten. Auf der Berührungsfläche finden sich 2 schmale vertiefte braune Oelstriemen, getrennt durch eine helle Leiste (den angewachsenen Fruchtträger). Im Querschnitt zeigt sich der Eiweiss-körper dunkelfarbig, sternförmig. Geruch und Geschmack sind eigenthüm-

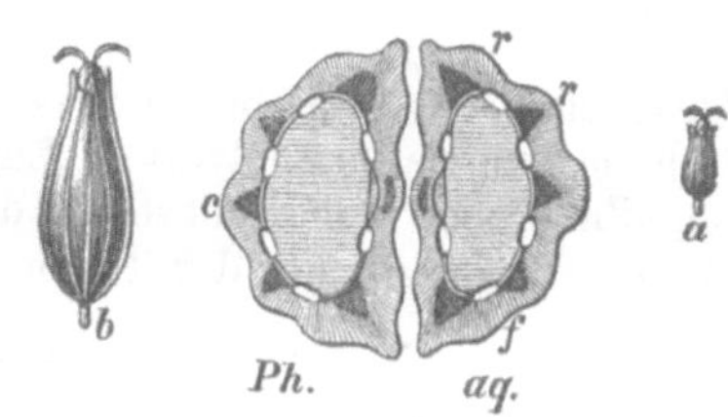

Frucht von *Phellandrium aquaticum*. *a* in natürl. Grösse, *b* 3-fache Lin.-Vergr., *c* Querdurchschnitt, *r* Rippen, *f* Furchen.

lich und nicht angenehm. Die Ph. nennt den Geschmack scharf-gewürzhaft, den Geruch hält sie vielleicht für nebensächlich und nicht der Erwähnung werth, obgleich er dem Gehalte an flüchtigem Oele entspricht.

Im **Handel** kommt zuweilen ein dunkelbrauner bis schwarzbrauner, sogenannter gestroemter Wasserfenchel vor. Derselbe besteht aus den unreifen Früchten, die in Haufen geschüttet eine Gährung durchgemacht haben und dann getrocknet sind. Diese Waare ist zu verwerfen. Auf dieselbe bezieht sich auch die Angabe der Ph., dass nur die reifen Früchte in Anwendung kommen dürfen.

Verwechselt soll der Wasserfenchel werden mit den Früchten von:
Sium angustifolium L. Synon. *Berŭla angustifolia.* Früchte kleiner breit-eiförmig, in den breiten Thälchen an der inneren sehr dicken Fruchtwand 3 Oelstriemen enthaltend.
Cicūta virōsa L., Wasserschierling. Früchte grünlich, weit kleiner, mehr kugelig (breiter als lang), mit schwarzen Rippen und braunen Thälchen, beide gleich breit.
Sium latifolium L. Früchte kleiner, länglich-eiförmig, mit 5 stumpfen erhabenen schmutzig-weissen Rippen und 3-striemigen grünlich-braunen Thälchen, so breit wie die Rippen.

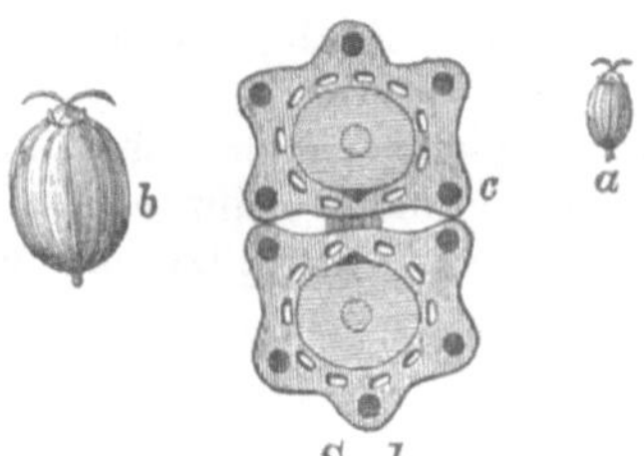

Frucht von *Sium latifolium*. *a* in natürl. Grösse, *b* 2½-fache Lin.-Vergr., *c* Querdurchschnitt.

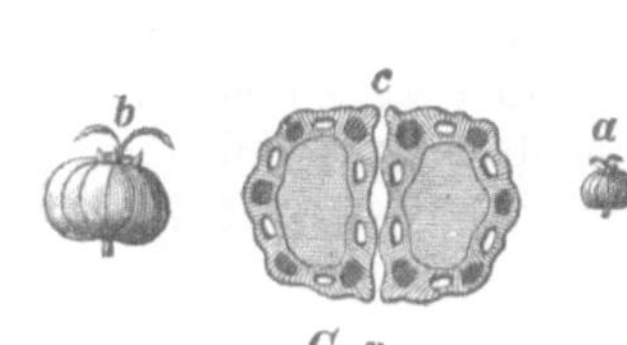

Frucht von *Cicuta virosa*. *a* in natürl. Grösse, *b* 3-fache Lin.-Vergr., *c* Querdurchschnitt.

Aufbewahrung. Man bewahrt den Wasserfenchel ganz in weissblechenen, grob- und feingepulvert in gläsernen oder weissblechenen Gefässen. Die Erhaltung seines Gehaltes an flüchtigem Oele ist Hauptaufgabe und obgleich die Ph. einen geruchlosen Wasserfenchel officinell gemacht hat, so wolle sich jeder Apotheker die Aufgabe stellen, den Geruch des Wasserfenchels möglichst zu conserviren. Der zu pulvernde Wasserfenchel darf keiner künstlichen Wärme ausgesetzt werden.

Bestandtheile. In 100 Th. der trocknen Früchte des Wasserfenchels sind enthalten: 0,8—1 gelbes flüchtiges Oel, 5 fettes Oel, 2—3 wachsartige Substanz, 5 Harz, 8—10 Extractivstoff, 3—4 gummiähnlicher Stoff, 65—70 Pflanzenfaser, 5—8 Feuchtigkeit.

Anwendung. Man giebt die Wasserfenchelfrüchte zu 0,5—1,0—2,0 g gewöhnlich im Aufguss, gepulvert in Latwergen mehrmals täglich gegen Husten, Lungenphthisis, bei Tuberkulose, in der Veterinärpraxis zu 20,0—40,0 g den Pferden bei Kropf (daher der Name Pferdesamen).

Fructus Rhamni catharticae.

Gelbbeeren; Amselbeeren; Rainbeeren; Kreuzbeeren; Kreuzdornbeeren; Schissbeeren.   Baccae Spinae cervīnae; Baccae Rhamni cathartĭcae.   *Baies de nerprun, de Noirprun; Nerpruns. Berry of the buckthorn; Rheinberry; French-berry; Yellow berry.*

Die Früchte von *Rhamnus cathartica.* Sie sind kugelig, von ungefähr 1 cm Ausdehnung, unterhalb gestützt von einer höchstens 3 mm breiten achtstrahligen Kelchscheibe. Das glänzend schwarze Fruchtfleisch schliesst 4 holzige einsamige Fächer ein. Die frisch gesammelten Früchte liefern einen violettgrünen, sauer reagirenden, süsslich, hintennach unangenehm bitter schmeckenden Saft, welcher auf Zusatz irgend einer alkalischen Flüssigkeit eine grünlichgelbe, durch irgend eine Säure eine rothe Farbe annimmt.

Rhamnus cathartica Linn. Wegedorn oder Kreuzdorn.
Fam. **Bhamneae.** Sexualsyst. **Pentandria Monogynia.**

Dieser glattrindige Strauch oder strauchartige Baum wächst an Wegen, Hecken, in Gebüschen, Laubwäldern. Der Stengel ist aufrecht, die Spitze der Aeste ist ein Dorn *(rami spinescentes)*, die Blätter sind gesägt, länglich oder eirund, glänzend und gestielt; die kleinen gelbgrünen Blumen sind dioecisch 4-männig und sitzen büschelweise auf kurzen Stielen zwischen den Blättern. Blüthezeit ist Mai und Juni.

Die 4-samigen Früchte oder Beeren *(drupae quadricoccae)* sind unreif grün, reif aber kugelrund *(globosae)*, erbsengross, schwarz, glänzend, an der Basis von dem kreisrunden Unterkelch unterstützt, an der Spitze mit einer

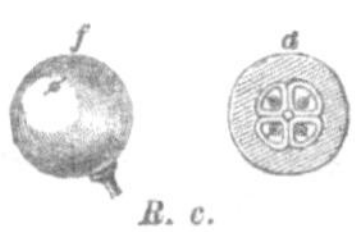
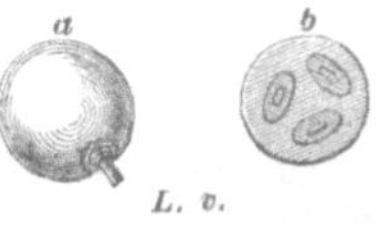
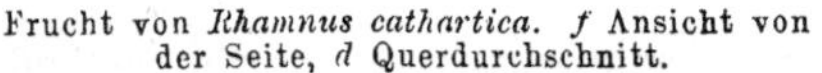

Frucht von *Rhamnus cathartica.* *f* Ansicht von der Seite, *d* Querdurchschnitt.   Frucht von *Ligustrum vulg.* *a* Frucht, *b* Durchschnitt einer 3-samigen Frucht.

Hervorragung versehen und enthalten einen violettgrünen oder dunkelbraungrünen Saft, sowie 4, seltener weniger, knorpelige, dunkelbraune, dreiseitige, einsamige Steinfächer (Steinkerne, *pyrēnae*). Sie riechen unangenehm und haben einen anfangs süsslichen, dann ekelhaft bitteren, etwas scharfen Geschmack. Sie werden im September und Oktober gesammelt. Der frisch ausgepresste grünschwärzliche Saft der Beeren wird zu einem Syrup gekocht; auch werden die getrockneten Beeren, welche an Wirksamkeit einer halb so grossen Quantität Sennesblätter gleichen, im Handverkauf verlangt.

100 Th. frische Beeren geben nach gelinder Gährung durch Auspressen circa 55 Th. Saft.

Die Kreudornbeeren können mit den Beeren des Faulbaums, *Rhamnus Frangŭla*, und der Rainweide, *Ligustrum vulgare*, verwechselt werden. Die Früchte des Faulbaums reifen im August und September, enthalten aber 2 bis 3 flache bräunlichgelbe harte Steinkerne, ein blasseres Fleisch und haben einen süsslichen Geschmack. Die Beeren der Rainweide sind nicht völlig kugelrund, sondern etwas länglicher oder fast kugelrund *(subglobosi fructus)*, 2-, 3- bis 4-samig, und enthalten ein roth violettes Fleisch. Diese reifen gewöhnlich etwas später als die des Kreuzdorns.

Bestandtheile. Aus den nicht ganz reifen Früchten des Kreuzdorns wird Saftgrün, Blasengrün *(Succus virĭdis)* bereitet. Der Saft der reifen Früchte ist grün, säuerlich, unangenehm süsslich-bitter. Er enthält Citronensäure, Essigsäure, Zucker, gelben Farbstoff (Rhamnin, Quercetin). Der Saft wird durch Alkalien gelblichgrün, durch Säuren roth gefärbt.

Rhamnin ist (nach FLEURY) eine in körniger oder blumenkohlähnlicher Form ausscheidende, kaum krystallisationsfähige, blassgelbe Substanz, welche in kaltem Wasser, Weingeist und Aether unlöslich ist, in heissem Wasser aufquillt, in heissem Weingeist aber löslich ist. Alkalien lösen es mit safrangelber Farbe. WINKLER sonderte aus dem eingedickten Safte der Kreuzdornbeeren einen amorphen hochgelben, in Aether unlöslichen, in Wasser und Weingeist löslichen, drastisch wirkenden Bitterstoff, welchen er Rhamnocathartin nannte.

Das Saftgrün, Blasengrün *(Succus viridis)* des Handels ist der eingedickte, mit den Beeren gegohrene Kreuzdornbeerensaft, versetzt mit Alaun und etwas Potasche. Es kommt gewöhnlich in Thierblase eingefüllt in den Handel. Das nochmals gelöste, durch Filtration gereinigte und wiederum eingedampfte Saftgrün stellt das sogenannte Chemischgrün dar.

Anwendung. Die trocknen Kreuzdornbeeren werden im Aufguss als ein mildes Diureticum und Abführmittel gebraucht. Aus dem Saft der frischen Beeren wird *Syrupus Rhamni catharticae s. Spinae cervīnae* bereitet, welcher mild abführend wirkt.

Rhamnus cathartica und *Rh. saxatilis* liefern die Ungarischen Gelbbeeren, *Rh. infectoria* L. die Persischen Gelbbeeren, *Grains d'Avignon. Graines d'Angora, de Tokat, d'Ischkilipp* sind Persische Gelbbeeren, zum Theil entnommen von *Rh. amygdalīnus u. saxatilis.*

Fructus Vanillae.

Vanille. Silĭqua Vanillae. Vaniglia. *Vanille.*

Die nicht ausgereifte Frucht von *Vanilla planifolia.* Der Länge nach tief *(alte)* gefurchte, nicht geöffnete, 2—3 dm lange, höchstens 1 cm dicke, am unteren Theile in den gebogenen Stiel sich verdünnende Schoten. Die glänzende schwarzbraune Oberfläche ist oft mit weissen Krystallchen besprengt. In das sehr wohlriechende schwarze salbenartige Fruchtmus sind unzählige, höchstens den vierten Theil eines Millimeters dicke Samen eingebettet.

Vanilla planifolia ANDREWS.
Fam. Orchideae. Sexualsyst. Gynandria Diandria.

Vanilla planifolia ANDREWS, *V. aromatica* SCHWARTZ, *V. Pompōna*
SCHIEDE und noch eine Menge anderer Vanillenarten sind strauchartige, an
Baumstämmen aufklimmende Orchideen des heissen Amerikas, woselbst sie in
vielen Gegenden mit Sorgfalt cultivirt werden. Die Cultur hat grossen Einfluss auf den Vanillingehalt der Früchte. Vanillaarten sind jetzt auch nach
Java und Ceylon verpflanzt. Die Früchte, welche unter dem Namen Vanille
in den Handel kommen, sind die nicht ganz reifen beerenartigen einfächerigen
Kapseln, 15—25 cm lang, 5—9 mm breit oder dick, an den beiden Enden
verschmälert, am unteren Ende stark gekrümmt, braun, etwas glänzend, biegsam, der Länge nach tief gefurcht. Das Fruchtgehäuse ist auf dem Querschnitt dick und fleischig, angefüllt mit sehr kleinen schwarzen glänzenden
Samen, die an drei wandständigen Samenträgern entspringen und mit Hilfe
eines klebrigen Balsams, womit sie überzogen sind, aneinander kleben. Das
Fruchtgehäuse schmeckt säuerlich und hat keinen Werth, die Samen aber
sind die Substanz, welche den Geruch und Geschmack der Vanille bedingen.
Reift die Vanillenfrucht, so öffnet sie sich und entleert sich ihres Samenin-
haltes in Form einer balsamähnlichen Masse.

Die Samenkapseln werden vor der Reife gesammelt, und nachdem sie,
in wollene Tücher gehüllt, nachgereift sind und ihr Arom entwickelt haben,
etwas übertrocknet und in Blechkisten verpackt nach Europa gebracht. Um
das Eintrocknen dieser Früchte zu verhindern, sollen sie häufig von den
Sammlern mit fettem Oele *(Oleum Palmae Christi)* oder mit Perubalsam
eingerieben werden.

Es sind verschiedene Sorten im Handel, von welchen die langschotige,
mit Krystallen besprengte, sogenannte bereifte oder krystallisirte Vanille *(Vanille du Ley*, Spanisch: *Baunilha de Ley)* als die beste geschätzt wird. Die Kapseln müssen sich etwas weich anfühlen, ohne die
Finger zu beschmutzen, ein feuchtes, auf eine Fülle von Samen hindeuten-
des Ansehen haben und nirgends verletzt sein. Diese Vanille hat den
feinsten Geruch. Eine sehr feine Sorte dieser Art mit dünnwandigem
Fruchtgehäuse *(la Corrienté)* kommt selten nach Deutschland. Es sind
circa 25 cm lange Schoten. Geringere Sorten haben sämmtlich kürzere oder
magere Schoten.

Eine geringere Sorte ist z. B. Pompona- oder Guayra-Vanille
(Vanilla Pompona oder *Bova)*, von stärkerem, aber weniger feinem Va-

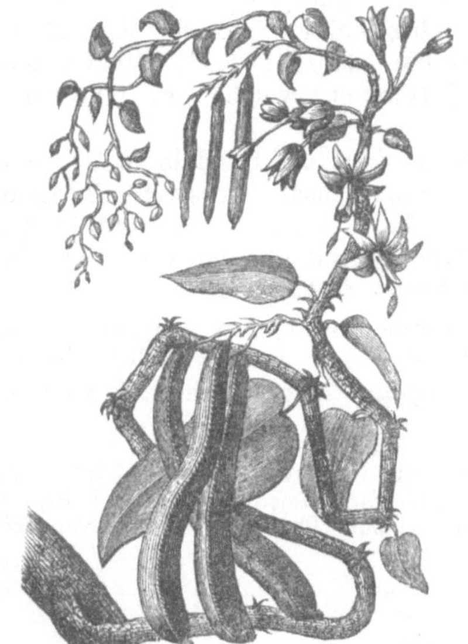

Zweig einer Vanillapflanze mit Blüthen u. Früchten
(¹⁄₄ Lin.-Gr.).

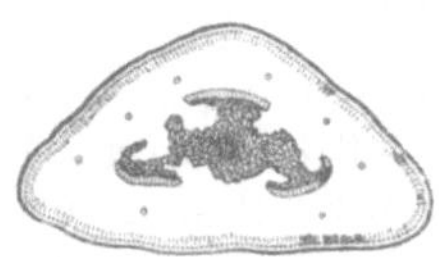

Querdurchschnitt der Vanilla.
3-fache Lin.-Vergr.

nillegeruch. Die Länge ihrer Schoten beträgt höchstens 18 cm. Sie hält sich nicht gut. Sehr geringe Sorten sind ferner Guyanische Vanille, Palmen-Vanille, Brasilianische Vanille, welche sämmtlich aus kurzen und mageren Schoten bestehen.

Zu verwerfen sind die aufgeschlitzten oder mageren, sehr trocknen Schoten, sowie die mit Perubalsam oder einem anderen Balsame abgeriebenen und wohl gar mit Zuckerkrystallchen bestreuten Schoten. Man scheint es zu verstehen, die Schoten zum Theil zu entleeren, ohne dass eine Verletzung, welche hier in einem Längsschnitte besteht, in die Augen fällt.

Aufbewahrung. Die Vanille wird in Blechgefässen oder Gläsern aufbewahrt. Manche Kaufleute bewahren sie mit gröblichem Zuckerpulver überstreut auf. Diese Methode ist natürlich in der pharmaceutischen Praxis nicht anwendbar.

Bestandtheile. Vanille enthält in Proc. circa 12 fettes Oel und Wachs, 4 Harz, 16,5 Zucker und Extractivstoff, 4,5 Aschenbestandtheile und Vanillin (1,5—2,75 Proc.), einen säuerlich reagirenden süss-schmeckenden Stoff, welcher sich in langen nadelförmigen Prismen auf den Vanillenkapseln absetzt, wenn diese eng und dicht verpackt und längere Zeit einer Wärme von circa 25° C. ausgesetzt sind. BLEY hielt das Vanillin für ein Stearopten, STOKKEBYE für eine Säure. Heute wird es künstlich dargestellt. Java-Vanille enthält 2,75 Proc., Bourbon-Vanille 2,5 Proc., Mexikanische 1,5—1,7 Proc. Vanillin.

Bestimmung des Vanillins in der Vanille. Die Chemiker FERD. TIEMANN und WILH. HAARMANN geben folgendes Verfahren an: Fein geschnittene Vanille (10 Th.) wird unter Maceration mehrmals mit Aether (circa 250 Th.) extrahirt, worin sich das Vanillin so vollkommen löst, dass der Rückstand geruch- und geschmacklos ist. Nachdem der Aether theilweise verdunstet ist, wird der Rückstand mit einem Gemisch aus gleichen Theilen Wasser und einer nahezu gesättigten Lösung von Natriumsulfit (20 Th.) vermischt. Nach heftigem Schütteln sondert sich die gelb gefärbte Aetherschicht von der fast farblosen wässrigen Lösung ab. Erstere wird wiederum mit concentrirter Natriumsulfitlösung und Wasser geschüttelt, die Aetherschicht von der wässrigen Lösung getrennt und letztere mit der beim ersten Schütteln erhaltenen zusammengebracht. Diese Flüssigkeit enthält nun alles in der Vanille enthaltene Vanillin in Verbindung mit schwefligsaurem Natrium. Um diese Verbindung zu zerstören, fügt man Schwefelsäure (auf je 100 CC. der Natriumsulfitlösung 150 CC. einer aus 3 Vol. conc. Schwefelsäure und 5 Vol. Wasser gemischten Säure) hinzu, welche die Schwefligsäure in Freiheit setzt. Durch vorsichtiges Erhitzen wird die Schwefligsäure fast vollständig ausgetrieben, ohne dass ein Verlust an Vanillin eintritt. Schüttelt man nun die Lösung mit Aether, so geht die gesammte Menge des darin befindlichen Vanillins in diesen über, und kann durch Abheben, vorsichtiges Abdestilliren bei 50 bis 60°, und Verdunstenlassen des Aethers leicht in völlig reinem Zustande gewonnen werden. Dasselbe wird über Schwefelsäure getrocknet, bis keine Gewichtsabnahme mehr stattfindet. Vanillin ist eine Säure, $C_8H_8O_3$, welche mit vielen Basen krystallisirende Salze bildet.

Anwendung. Die Vanille wird in der Pharmacie und Therapie nicht nur als angenehmes Aromaticum und Geschmackscorrigens, sondern auch als Carminativum und Aphrodisiacum, sowie in hysterischen Leiden angewendet und hier entweder in der Mischung mit Zucker oder in Form der Tinctur gegeben. Die Gabe der Samenmasse ist 0,3—0,4—0,5 g mehrmals täglich. Das künstlich dargestellte Vanillin dürfte die Vanille passender ersetzen.

Vergiftungen ohne tödtlichen Ausgang nach dem Genuss von Speisen, welche mit Vanille aromatisirt waren, sind einige Male beobachtet worden, jedoch wurde in keinem der Fälle eine Untersuchung der Vanille oder der betreffenden Speise veranlasst. Die Vergiftungssymptome bestanden gewöhnlich in Diarrhoe und Neigung zum Erbrechen.

Nach VON SCHROFF soll man die Vanilleschoten mit Acajouöl, um ihnen ein glänzendes Aussehen zu geben, bestreichen, und dieses Oel soll giftig sein. Das flüssige Acajouharz kommt von *Cedrela odorata* L. und enthält nach anderen Berichten keine giftigen Stoffe.

Vanilla saccharata, Vanilla cum Saccharo, Pulvis Vanillae saccharatus, Elaeosaccharum Vanillae, Vanilla pulverata, Pulvis Vanillae, Vanillenzucker. 10 Th. einer guten Vanille werden mit 20 Th. Milchzucker und 70 Th. hartem raffinirtem Rohrzucker zu einem Pulver gemacht und zwar wird die Vanille in sehr kleine Querschnittstücke zertheilt und dann zuerst mit dem Milchzucker zerstossen und zerrieben, das Pulver durch ein Sieb geschlagen, der Rückstand mit einer genügenden Portion Rohrzucker wiederum zerstossen und zerrieben, durch ein Sieb geschlagen, der Rückstand aufs Neue in gleicher Weise mit Zucker behandelt etc. Nach Verbrauch von 70 Th. Zucker dürfte dann kein Vanillenrest verbleiben. Der Rohrzucker darf nicht vorher besonders getrocknet werden. Nachdem die durch das Sieb (für mittelfeine Pulver) geschlagenen Portionen wohl durcheinander gemischt sind, werden sie in einem gut verkorkten Glasgefäss aufbewahrt. Vanillinzucker ist ein Gemisch aus 1 Th. Vanillin und 100 Th. Zucker.

Der Vanillezucker wird meist nur als Geschmackscorrigens und in Pulvermischungen oder zum Conspergiren von Pillen angewendet.

Kritik. Es ist auffallend, dass die Ph. bei vielen Früchten, bei denen es auf einen starken Geruch wesentlich ankommt, vom Geruch keine Notiz nimmt.

Fungus Chirurgorum.

Wundschwamm (Feuerschwamm). Boletus (Bolētus igniarĭus) Chirurgōrum; Agarĭcus Chirurgōrum; Fungus quernus. *Amain. Germain - ainder.*

Der zusammenhängende Lappen von schön brauner Farbe, wie er nicht weicher und lockerer aus dem Gewebe des Pilzhutes, welchen *Polyporus fomentarius* liefert, ausgeschnitten werden kann. Der Chirurgenschwamm, welcher mit Hilfe des Mikroskops aus nichts anderem als aus fadenförmigen Zellen bestehend erkannt wird, saugt die doppelte Menge Wasser schnell auf. Dieses ausgepresst und abgedampft darf nicht mehr als nur einen höchst geringen Rückstand hinterlassen. Verworfen werde der Schwamm, welcher unter dem Namen präparirter Feuerschwamm oder auch Zündschwamm *(fomes)* so bereitet wird, dass man ihn in eine Lösung von Kaliumnitrat oder anderen Salzen eintaucht.

Polyporus fomentarius Fries. Zunderlöcherschwamm.
Cryptophyta, Fungi, fam. **Hymenomycetes.** Sexualsyst. **Cryptogamia Fungi** L.

Der Wundschwamm wird besonders aus Ungarn und Böhmen in den Handel gebracht. *Polypŏrus fomentarĭus* liefert den besten Wundschwamm. Man findet ihn besonders auf alten Buchen- und Eichenstämmen, erkennbar an dem sitzenden, fast dreischneidigen, polsterförmigen, russbraunen und weisslich grauen, innen weichen Hute, dessen Rand und sehr enge Poren russbraungraugrün, später rothbraun gefärbt sind. In den Monaten August und September wird er gesammelt, mittelst eines Messers von der äusseren härteren Rinde und der unteren röhrigen Substanz, dem Hymenium, befreit. Dieser innere, zwischen Rinde und Hymenium liegende, aus Pilzgewebe bestehende, hellzimmtbraune Theil wird in Wasser geweicht, auch wohl mit schwacher Aschenlauge digerirt, gewaschen, getrocknet und dann mit einem hölzernen Hammer geklopft, bis er sich zwischen den Fingern wie Gemsleder ziehen lässt.

Polyporus igniarius FRIES, Feuerlöcherpilz, liefert auch Wundschwamm, jedoch eine sehr schlechte Waare und sollte er wegen seiner Härte nicht als Wundschwamm angewendet werden. Im frischen Zustande unterscheidet er sich schon durch seine dünnere, festere und härtere Substanz. Der Hut ist dick, stumpf, von weissgrauer oder schmutzig rothbrauner Farbe, mit zimmtfarbigen Löchern. Die Oberfläche der jüngeren Pilze ist rauhhaarig, die der ausgewachsenen kahl. Man findet sie an Weiden-, Kirschen- etc. Stämmen.

Um aus diesen Schwämmen Zündschwämme zu machen, werden sie in kochender Aschenlauge erweicht, mit Salpeterlösung getränkt, getrocknet und geklopft. Eben wegen seines Gehalts an Salpeter kann der gewöhnliche Feuerschwamm des Handels nicht als Wundschwamm gebraucht werden.

Ein guter Wundschwamm muss weich und zart sein, an Wasser nichts Salzartiges abgeben und angezündet weder mit einer Flamme brennen, noch mit Geräusch oder mit oder ohne Sprühen kleiner Fünkchen verglimmen. Ist man genöthigt, Zündschwamm verwenden zu müssen, so darf derselbe nur in Wasser geweicht, ausgedrückt und getrocknet werden, um ihn in Wundschwamm zu verwandeln.

Der Wundschwamm ist ein mechanisches Mittel, das Bluten aus Wunden zu stillen. Zu Moxen muss er salpetrisirt sein.

Selten entnimmt der Wundarzt den Wundschwamm aus Apotheken, sondern wendet ohne Nachtheil den gewöhnlichen salpetrisirten Feuerschwamm an, nachdem er ihn auch wohl mit Wasser ausgewaschen und getrocknet hat.

Im Commentar zur Oesterreichischen Ph. von Dr. AUG. VOGL, 1880, S. 64, wird *Fungus chirurgorum* mit *Fungus Bovista*, Bovist, bezeichnet, auch von *Lycoperdon Bovista* L. und *L. caelatum* BULL. abgeleitet und richtig dieser Ableitung entsprechend beschrieben, der Wundschwamm unter *Fungus igniarius* gleichfalls richtig characterisirt, aber auch mit *Fungus chirurgorum* bezeichnet. Der als Wundschwamm dienende Theil des Bovists soll das dem reifen Capillitium anhängende Filzgewebe der Peridie sein.

Früher benutzte man nämlich den Staub des Bovists auch als Blut-stillendes Mittel, indem der Staub mit dem aus der Wunde vordringenden Blute eine deckende Kruste bildet. Dem Bovist, Buff-Fist, Wolfsrauch, gehören die Namen *Bovista Chirurgorum, Crepĭtus Lupi*, weil er, abgesehen von botanischen Begriffen, mit einem Schwamme keine Aehnlichkeit hat.

Galbanum.

Mutterharz. Gummi-resīna Galbănum. *Galbanum.*

Ein Gummiharz von *Ferula*-Arten (*Peucedanum*-Arten), welche im nördlichen Persien einheimisch sind, höchst wahrscheinlich von *Ferula galbaniflua* und *Ferula rubicaulis*. Es besteht entweder aus einzelnen oder, wie es häufiger vorkommt, aus unter einander zusammengeklebten Körnern von bräunlicher oder gelblicher, oft schwach grünlicher Farbe, welche alsbald auf frischem Bruche nicht weisslich erscheint. Auch bildet es eine ziemlich gleichmässige, braune, leicht weichwerdende Masse. Galbanum ist von stark aromatischem Geruche und zugleich bitterem, nicht sonderlich *(haud ita)* scharfem Geschmacke. Das mit der dreifachen Menge destill. Wasser übergossene Galbanum nimmt nach Zusatz eines Tropfens Aetzammons eine bläulich schillernde Farbe an. Salzsäure, welche man eine Stunde über Galbanum stehen lässt, wird schön roth, welche Farbe nach Zusatz von etwas Weingeist und beim Erwärmen auf 60° C. vorübergehend (zeitweise) dunkel violett wird.

Zum pharmaceutischen Gebrauch verwandele man es durch Kälte erstarrt in Pulver und befreie es mit Hilfe eines Siebes von den Unreinigkeiten.

Ferŭla galbaniflŭa BOISSIER. **Ferula rubicaulis** BOISSIER.
Fam. **Umbelliferae.** Sexualsyst. **Pentandria Digynia.**

Geschichtliches. Das Mutterharz (chelbenah) haben schon die alten Israëliten dem Materiale zugemischt, welches sie zum Räuchern in dem Tempel anwendeten. Auch HIPPOKRATES († 364 vor Chr.) und THEOPHRASTOS (300 vor Chr.) kannten es als Arzneisubstanz. DIOSKORIDES hielt es für den Saft von *Narthex*, einer in Syrien einheimischen Pflanze. Es wurde das Mutterharz immer viel und häufig als Medicament angewendet, hat aber seit 50 Jahren an seinem Rufe Einbusse erlitten, so dass seine Anwendung nur noch in Pflastern geschieht.

Vorkommen. Das Galbanum kommt aus Persien und wird über Ostindien und aus der Levante nach Europa gebracht. Im Grunde kennt man die Mutterpflanze dieses Gummiharzes noch nicht genau, doch scheint das vorstehend genannte, im nördlichen Persien einheimische Doldengewächs darauf Anspruch zu haben.

Handelssorten. Das Galbanum kommt in verschiedenen Sorten im Handel vor:

1. Galbanum in Körnern oder in Thränen, *Galbănum in granis s. lacrўmis.* Es bildet erbsen- bis nussgrosse rundliche wachsglänzende Körner von weissgelblicher bis röthlichbrauner Farbe, im Bruche weiss oder weissgelblich. Diese Sorte enthält weniger flüchtiges Oel, als die folgende, riecht also auch schwächer und wird daher nur als Probewaare gehalten.

2. Galbanum in Massen oder Kuchen, *Galbanum in massis s. in placentis*, durchsprengt mit Galbanum in Körnern *(amygdaloides)* ist die für den medicinischen Gebrauch vorzuziehende Waare. Es bildet unförmige, etwas weiche, in der Wärme leicht zerfliessende, hellere oder dunklere grünlichbraune Massen, in welchen mehr oder weniger in einander geflossene hellere Körner gelagert sind. Der Geruch ist eigenthümlich balsamisch, der Geschmack mässig scharf und bitter.

Diese Waare ist nur dann verwerflich, wenn sie sehr dunkelfarbig und mit Sand, Sägespänen und ähnlichen Unreinigkeiten vermischt ist. Etwa beigemischte und mit Galbanumkörnern beklebte Wurzelstücke sind ebenfalls zu beseitigen.

Eigenschaften. Die äusseren Eigenschaften sind vorstehend angegeben. Da Beimischungen fremder Gummiharze, auch von Sand, weisser oder farbiger Thonerde, Aluminiumsilicaten etc. vorgekommen sind, so hat die Bestimmung des spec. Gew. einen wesentlichen Werth. Ein feiner brauner Sand scheint eine sehr gewöhnliche Beimischung zu sein. Da derselbe durch Pulverung nicht zu beseitigen ist, so dürfte eine Reinigung des Gummiharzes nach dem von EUGEN DIETERICH angegebenen Modus (S. 305) nicht zu umgehen sein. In dem *Galbanum in massis* finden sich neben Sand auch 5—10 Proc. vegetabilischer Rudera.

Das spec. Gewicht schwankt je nach dem Gehalt an flüchtigem Oele zwischen 1,100—1,130. Das spec. Gew. des gereinigten Gummiharzes schwankt zwischen 1,180 und 1,195.

Weingeist löst 70—80 Proc. der Masse auf. Das Verhalten dieser Lösung gegen Säuren ist unten angegeben. — Wasser mit Galbanum verrieben bildet eine milchähnliche Flüssigkeit. — Wasser mit Galbanum geschüttelt und dann mit wenig Aetzammon versetzt liefert eine bläulich-fluorescirende Flüssigkeit.

Conc. Schwefelsäure löst Galbanum mit blutrother Farbe. Die Lösung mit vielem Wasser verdünnt und mit etwas Aetzammon versetzt, zeigt blaue Fluorescenz. — Uebergiesst man das Gummiharz mit conc. Salzsäure und erwärmt gelinde oder man lässt einige Stunden maceriren, so nimmt sie und das Gummiharz eine rothe Farbe an, welche beim Erwärmen auf Zusatz von wenig Weingeist in Violett oder Blau übergeht (FLÜCKIGER). Die Ph. lässt nur 1 Stunde maceriren, welche Zeit, wenigstens bei dem gereinigten Mutterharze zu 3—4 Stunden zu verlängern ist. *Asa foetida* in gleicher Weise behandelt ergiebt einen grünlich rosenrothen Farbenton und Ammoniakgummiharz giebt keine Farbenreaction. Dieser Salzsäurereaction liegt die Bildung von etwas Resorcin im Contact mit Umbelliferon zum Grunde, welches Resorcin zwar mit Salzsäure nicht, aber bei Gegenwart von Gummi, Schleim, Zucker, Weingeist eine violette oder blaue Farbenreaction ergiebt. Obgleich auch Ammoniakgummiharz mit Aetzkali geschmolzen Resorcin ausgiebt, so färbt es dennoch nicht, mit heisser Salzsäure behandelt, dieselbe roth, weil wahrscheinlich das Umbelliferon nur in Spuren gegenwärtig ist.

Nach Angabe der Ph. soll man das Galbanum eine Stunde mit Salzsäure maceriren oder wohl so lange maceriren, bis diese sich roth gefärbt hat, dann soll man sie bis auf 60⁰ erwärmt mit wenig Weingeist versetzen, wodurch eine dunkelviolette Färbung entsteht. Wenn man die Salzsäure nach der Maceration mit Wasser verdünnt, so erfolgt schöne Fluorescenz.

Wird conc. Salpetersäure mit Galbanum geschüttelt, so färbt sich das Gummiharz nach und nach blutroth, dann gelbgrünlich, nach dem Erwärmen gelbgrün.

Die weingeistige Lösung wird auf Zusatz von conc. Schwefelsäure purpurfarben, dagegen mit conc. Salzsäure versetzt erst röthlich, dann blass violett, hierauf bläulich, beim Erwärmen blauviolett, schliesslich blau. Die weingeistige Lösung mit Salpetersäure reichlich versetzt wird nach einiger Zeit zunächst blassröthlich, beim Erwärmen violett, endlich grünlich und gelb (AUG. VOGL). Diese Reactionen dürften wohl als beste Identitätsreactionen anzuerkennen sein.

Jene Fluorescenz verdankt das Galbanum einem reichlichen Gehalte an Umbelliferon ($C_6H_4O_2$), welches in Wasser gelöst und mit etwas Alkali versetzt eben eine starke blaue Fluorescenz ergiebt. Asa foetida und Ammoniakgummiharz enthalten nur wenig davon, daher wird auch das damit geschüttelte Wasser auf Zusatz von etwas Aetzammon nur eine unbedeutende Fluorescenz wahrnehmen lassen. Diese verschwindet auf Zusatz von Säure.

Aufbewahrung, Pulverung. In Betreff des Pulverns und der Aufbewahrung gilt hier dasselbe, was unter *Ammoniacum* S. 304 und 305 erwähnt ist. Das Pulver ist frisch gelblich, wird aber mit der Zeit braun.

Bestandtheile. Das Mutterharz besteht aus circa 66 Th. Harz und 20 Th. Gummi. PELLETIER fand in 100 Th.: 66,86 Harz; 19,28 Gummi; 7,25 Unreinigkeiten, Holzfaser etc. und ausser Spuren von äpfelsaurem Kalk noch 6,34 flüchtiges Oel. MEISSNER fand in 500 Th.: 329 Harz; 113 Gummi;

9 Traganstoff; 1 Extractivstoff mit Aepfelsäure; 10 Feuchtigkeit und 14 Rückstand von vegetabilischen Theilen. Das flüchtige Oel, welches man durch Destillation mit Wasser erhält, ist dem Terpentinöl isomer zusammengesetzt und farblos. Durch trockne Destillation bei circa 140° C. gewinnt man ein azurblaues oder grünblaues aromatisches Oel aus dem Galbanum, aus welchem Krystalle (Umbelliferon) ausscheiden.

Der Umbelliferongehalt beträgt nach FLÜCKIGER etwa 0,8 Proc. Derselbe Autor fand im Mutterharz 7 Proc. flüchtiges Oel und 60 Proc. Harz. Dieses ist in Aether und den Lösungen der Alkalien, selbst in Kalkmilch löslich, zum Theil löslich in Schwefelkohlenstoff. Mit Aetzkali geschmolzen liefert das Harz 6 Proc. Resorcin. (HLASIWETZ.) Mit Salpetersäure behandelt giebt es Camphresinsäure und Styphninsäure (Trinitroresorcin) aus.

Anwendung. Das Galbanum wird als Emmenagogum, Stimulans und Expectorans gebraucht und wirkt innerlich genommen in milderem Grade als Asa foetida. Man giebt es in Emulsionen oder Pillen zu 0,3—0,6—0,9 g mehrmals täglich. Aeusserlich ist es als erweichendes und reifmachendes Mittel bei indolenten Geschwüren und bei Drüsenanschwellungen geschätzt, daher ein häufiger Bestandtheil der Pflaster.

Gallae.

Galläpfel. Gallae Halepenses v. Levantĭcae v. Turcĭcae. *Noix de galle*; *Galles.* *Gallnuts*; *Oak apples.*

Die Auswüchse auf den jüngeren Trieben einer orientalischen Art von *Quercus Lusitanica*, entstanden durch den Stich der Gallwespe *(Cynips Gallae tinctoriae)*. Ihr Durchmesser beträgt nicht mehr denn 25 mm. Die obere Hälfte der kugeligen oder birnförmigen Oberfläche ist höckerig und faltig. Der untere Theil bei den durchlöcherten Gallen ist mit einem 3 mm weiten Loche versehen, was wohl öfter bei den leichteren gelblichen als bei den schwereren graugrünlichen Gallen angetroffen wird. Das innere Gewebe ist sehr dicht und von weisslicher bis brauner Farbe.

Quercus Lusitanica WEBB, Variet. **infectoria** DC. Galläpfel-Eiche.
Syn. *Quercus infectoria* OLIVIER.
Fam. **Cupulifĕrae** RICH. Sexualsyst. **Monoecia Polyandria.**

Herkommen. Zu der Familie der Ichneumoniden (Schlupfwespen) gehört eine Reihe Gallwespen-Arten *(Cynipĕdae, Cynipsĕrae)*, deren Legebohrer eine haarförmige Borste ist. Die Spitze des Legebohrers ist rinnenförmig und an den Seiten gezähnt. Mit diesem Werkzeuge sägen die Weibchen in verschiedene jüngere Pflanzentheile Löcher, in welche sie ihre Eier legen. Dadurch wird ein Zufluss der Pflanzensäfte nach der verwundeten Stelle und ein Auswuchs bewirkt, welcher Gallapfel oder Knopper heisst und das Wohnhaus der Larve des Insectes ist. Das Ei wächst mit dem Gallapfel. Die entstehende Larve weilt in diesem 4—6 Monate, verpuppt sich darin, durchnagt nach ihrer Ausbildung alsdann den Gallapfel und entschlüpft. Das Insect, welches in die Knospen der Eichen bohrt und seine Eier hineinlegt, also die Veranlassung zur Entstehung der officinellen Galläpfel ist, bezeichnet man mit *Cynips Gallae tinctoriae* OLIV. *(Diplolĕpis Gallae tinctoriae* FAB.). Es giebt jedoch noch eine grosse Menge anderer *Cynips*-Arten, welche nicht allein auf der oben erwähnten Eiche, sondern auch auf anderen Eichenarten, wie *Quercus Aegilops, Q. Cerris, Q. Esculus* etc. leben und die Entstehung der Galläpfel veranlassen. Die Galläpfel sammelt man meist, wenn das aus dem Ei sich entwickelnde Insect, welchem der Gallapfel als Wohnung dient, diesen noch nicht durchbohrt hat.

Handelssorten. Es kommen eine Menge Galläpfelsorten in den Handel, von welchen fast eine jede wieder in helle (weisse, gelbe) und in dunkle (blaue, grüne, schwarze) Waare sortirt wird. Die dunkle Waare ist an Gewicht schwerer und gerbstoffreicher. Sie ist gewöhnlich vor dem Auskriechen des Insectes gesammelt, während die hellen Galläpfel nach dieser Zeit eingesammelt sind. Diese letzteren sind daher auch durchbohrt.

Man unterscheidet im Handel Türkische, Europäische und Chinesische Galläpfel, von welchen nur die ersteren für den medicinischen Gebrauch zugelassen sind. Von diesen ist die wichtigste Sorte die Aleppische (*Gallae Halepenses* s. *Turcicae*) in schwarzer oder dunkelgrüner Waare. Sie ist die schwerste und gerbstoffreichste, daher beste und officinelle Sorte. Der Gerbstoffgehalt beträgt 60 bis 70 Proc. Beim Einkauf sehe man darauf, dass sie nicht meist durchbohrt, aber dunkel, schwer und dicht, ihre Masse fest und spröde, ihre Oberfläche mit warzenartigen Stacheln bedeckt ist, und die Aepfel nicht die Grösse einer Büchsenkugel übersteigen. Die aus dieser Sorte ausgesuchten Bruchstücke und kleinsten Galläpfel kommen auch wohl unter dem Namen Sorian-Galläpfel in den Handel.

Die Sorten der Galläpfel von Morea, Smyrna, Istria, ferner Senegalische, Berberische, Marmoriner, Französische, Ungarische, Italienische etc. sind sämmtlich eine leichtere Waare, deren Gerbstoffgehalt zwischen 20 bis 50 Proc. schwankt und welche sich zwar zur Färberei und Tintenfabrikation, weniger aber zur Darstellung des Tannins eignen. Seit 25 Jahren kommt eine Waare unter dem Namen Chinesische und Japa-

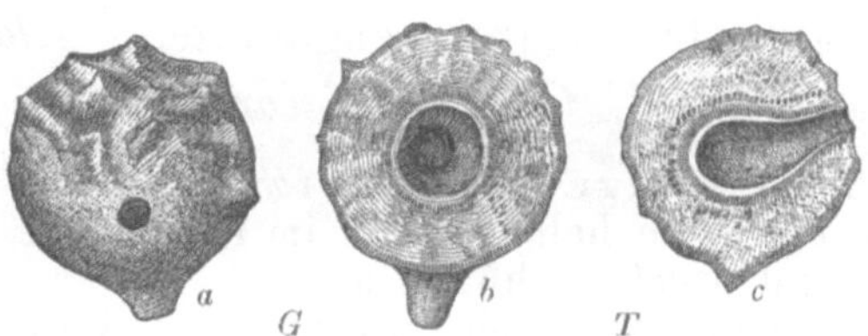

Galläpfel. *a* ein ganzer mit Flugloch, *b* u. *c* derselbe im Durchschnitt.

nesische Galläpfel auf den Markt. Diese Galläpfel sind hohle walzenförmige oder blasenförmige Auswüchse, oder sie bilden zackige, der Ingwerwurzel ähnliche, aber hohle Gestalten von graubrauner Farbe und mit matter kurzfilziger Oberfläche. Sie sind gemeiniglich 3—5 cm lang, 1,5—3 cm breit, 1,3—2 cm dick. Die Dicke der Galläpfelsubstanz, die im Bruche hornartig durchscheinend ist, beträgt 1—2 mm. Der Gerbstoffgehalt steigt bis zu 75 Proc. Auch enthalten sie 2—3 Proc. Fett und Harz. Diese Auswüchse sollen auf *Rhus semialata* Mourray, *β Osbeckii,* durch den Stich von *Aphis Chinensis* Doubleday entstehen. Obgleich der Gerbstoff derselben dem aus den Türkischen Galläpfeln ähnlich ist, so zeigt er sich z. B. bei Fällungen von Alkaloïden verschieden und ist er zur Tintenbereitung nicht verwendbar.

Eigenschaften. Die Türkischen Galläpfel (blaue, grüne, schwarze Galläpfel) sind allein die officinellen. Sie sind mehr oder weniger kugelig,

1—2 cm Durchmesser, in einen kurzen Stiel verschmälert, hauptsächlich auf der oberen Hälfte mit stachelähnlichen Höckern, welche oft durch erhabene Leisten verbunden erscheinen, besetzt, schwer, hart, spröde, selten mit einem Flugloche versehen, dunkler oder blasser grünlichgrau, matt. Auf dem Querschnitt sind sie gelblich-weiss oder graubraun, gegen die Mitte mit einer röthlichgelben Schicht, welche die abgestorbene Larve der oben erwähnten Gallwespe einschliesst.

Gerbsäurearm und nicht officinell sind die hellen (weissen, gelben) oder Europäischen Galläpfel. Diese sind leichter, röthlichgelb, nicht höckerig und meist mit einem Loche (Flugloche) versehen. Sie sind mitunter den schweren und dunklen Galläpfeln beigemischt.

Aufbewahrung. Die Galläpfel werden gewöhnlich in hölzernen Kästen an einem trockenen Orte ganz, contundirt und in gut verstopftem Glasgefässe auch als feines Pulver, geschützt vor ammoniakalischer Luft aufbewahrt.

Bestandtheile sind in 100 Th. circa 65 Gerbsäure, 2 Gallussäure, 2 Ellagsäure und Luteogallussäure, 0,75 flüchtiges Oel und Chlorophyll, 2—3 Extraktivstoff, 2 Gummi, 2 Stärkemehl, 1—2 Zucker, 12 Holzfaser, Albumin, verschiedene Salze.

Anwendung. Galläpfel werden innerlich und äusserlich als kräftiges Adstringens angewendet, innerlich bei Vergiftungen mit Metallsalzen, Alkaloïden zu 0,5—1,0 g halbstündlich oder stündlich mit Zuckerwasser, äusserlich in Pulverform mit Talcum oder Lycopodium vermischt oder im Aufguss bei wunden Hautstellen, übermässiger Thätigkeit der Schleimhäute etc., häufig aber in der Technik und besonders zur Darstellung der schwarzen Tinte gebraucht.

Gelatina Carrageen.

Irländisch-Moosgallerte.　　Karrageengallerte.　　*Gélatine de carragaheen.*　*Gelatine of carrageen.*

Einen (1) Th. Carrageen mit vierzig (40) Th. dest. Wasser übergossen lasse man eine halbe Stunde im Dampfbade stehen, alsdann seihe man durch und drücke schwach aus.

Diese Colatur dampfe man nach Zusatz von zwei (2) Th. Zucker unter Abnahme des Schaumes bis auf zehn (10) Th. Rückstand ab.

Man bereite sie nur, wenn sie verordnet ist.

Carrageen- oder Irländisches Moos ist nothwendig vor der Kochung mit kaltem Wasser in einem Blechsiebe abzuwaschen, um den daranhängenden Staub und Schmutz zu beseitigen. Damit ferner eine recht klare appetitliche Gallerte erlangt werde, ist das mit dem Zucker versetzte Decoct in der Weise über freiem Feuer einzukochen, dass sich die trübenden Theile an dem Niveau der kochenden Flüssigkeit an der Gefässwandung ansammeln und weggenommen werden können. Endlich giesst man die klare Flüssigkeit in ein vorher erwärmtes, topfförmiges Porcellan- oder Glasgefäss und lässt sie darin in der Ruhe erkalten. Das Carrageen-Gelée wird nicht vorräthig gehalten und nur zur Dispensation bereitet.

Unter *Gélatine de carragaheen* versteht man in Frankreich ein Präparat in trockner Form von dem Aussehen eines durchscheinenden Leimes, zu dessen

Darstellung man die obige zuckerhaltige Abkochung bis fast auf den dritten Theil ihres Volumens eindampft, dann auf Weissblechtafeln, welche mit Cacaobutter abgerieben sind, ausgiesst und in der Wärme des Trockenofens trocken macht.

Carrageenzucker, *Saccharolatum Carrageen*, ist ein Pulver, bereitet durch Eindampfen der Abkochung aus 1 Th. Carrageen und 4 Th. Zucker.

Gelatina Lichenis Islandici.

Isländisch-Moosgallerte.   Gelatīna Lichēnis Islandĭci.   *Gelée de lichen d'Islande.*

Drei (3) Th. Isländisches Moos mit hundert (100) Th. dest. Wassers übergossen lasse man unter öfterem Umrühren eine halbe Stunde hindurch im Dampfbade stehen, alsdann seihe man durch und drücke schwach aus.

Diese Colatur dampfe man nach Zusatz von drei (3) Th. Zucker unter Umrühren und Beseitigung des Schaumes bis auf zehn (10) Th. ein.

Man bereite sie nur, wenn sie verordnet wird.

Es ist an dieser Vorschrift zu tadeln, dass sie nur eine halbe Stunde im Wasserbade erhitzen lässt. Um die Moosstärke in Lösung zu bringen, ist mindestens eine Stunde Wasserbadwärme oder besser ein 5 Minuten langes Aufwallen über freiem Feuer erforderlich. Auch hier muss, wie bei der Bereitung der Carrageengallerte erwähnt ist, das mit dem Zucker versetzte Decoct über freiem Feuer aufgekocht und abgeschäumt werden.

Glandulae Lupuli.

Hopfenmehl; Lupulin.   Glandŭlae Lupŭli.   *Lupuline.*
Hop glands.

Die Blüthendrüsen von *Humulus Lupulus*. Ein gröbliches, ungleichmässiges, anfangs klebendes, bräunlich-gelbes Pulver. Ausser wenigen Trümmern der Hopfenpflanze, welche nicht zu vermeiden sind, dürfen dem durch das Mikroskop Schauenden nicht Beimischungen zu den Hopfendrüsen sichtbar sein. Werden diese eingeäschert, so darf nur weniger denn 10 Proc. Asche zurückbleiben. Werden die Hopfendrüsen mittelst Aethers erschöpft, so darf der Rückstand nicht über 30 Proc. hinausgehen. Wird der Aether (des Auszuges) bei gelinder Wärme abgedunstet, so hinterbleibt ein braunes weiches Extract, das sehr starke Arom des Hopfens darstellend.

Sie müssen vor (Tages-) Licht geschützt und auch nicht länger als ein Jahr aufbewahrt werden.

Humulus Lupulus Linn. Hopfen.
Fam. **Urticaceae.** Sexualsyst. **Dioecia Pentandria.**

Geschichtliches. Obgleich der Hopfen und seine Theile schon seit 800 Jahren im Gebrauch sind, so ist der hauptsächlichste, das Hopfenarom einschliessende Theil, das Hopfenmehl, erst seit 50 Jahren erkannt und speciell als Arzneimittel in Anwendung gekommen, indem Desroches in seiner *Diss. medica de humuli lupuli viribus* etc. (1803) darauf aufmerksam machte.

Yves, ein Arzt zu New-York (1820), nannte das Hopfenmehl **Lupulin** und fand diese Drüschen nicht allein auf den Schuppenblättern der weiblichen Blüthe, sondern auch auf jungen Blättern, Trieben, von welchen sie abfallen, wenn sich diese dem Schlusse ihrer Entwickelung nähern. Dass man aus diesem Grunde in alter Zeit auch junge Hopfenblätter und Triebe zum Bierbrauen benutzte, lässt sich aus einer Klage in England zur Zeit Heinrich's des IV. (1425—1426) gegen ein Individuum entnehmen, welches dem Biere ein schlechtes Kraut mit Namen *Hopp* beizumischen pflegte. Ein Decennium später wurde die Anwendung des Krautes *Hops* überhaupt verboten.

Herkommen. Das das Hopfenmehl liefernde Gewächs, der Hopfen, ist eine perennirende, kletternde, strauchartige Urticacee, welche an Zäunen, Hecken und in Wäldern wild vorkommt, aber in besonderen Hopfengärten cultivirt wird. Die reifen Zapfen werden Ende August und Anfangs September gesammelt und getrocknet von den Brauern zur Würzung des Bieres vorräthig gehalten, von welchen sie der Pharmaceut alljährlich im October frisch beziehen kann. Die Kätzchen sind rundlich und bestehen aus lose spindelförmig stehenden, häutigen, netzadrigen Schuppen (Bracteen), welche aussen am Grunde mit jenen mehligen, lose ansitzenden, goldgelben Drüsen besetzt sind.

Wenn man die jungen Blätter und Triebe des Hopfens trocknet und im Siebe bereibt, so kann man ebenfalls eine reichliche Lupulinernte machen.

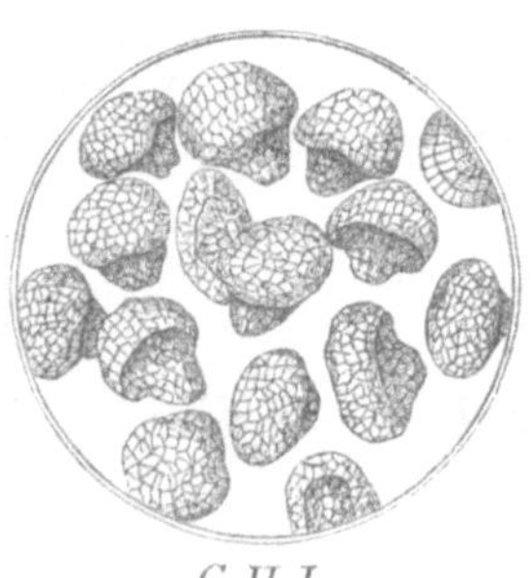

Glandulae Lupuli. 50-mal vergr.

Eigenschaften. Das Hopfenmehl besteht aus 0,15—0,25 mm grossen Drüsen, welche auch Geruch, Geschmack und Wirkung des Hopfens bedingen. Sie sind von verschiedener, unter sich abweichender Gestalt und bestehen aus einer zelligen Membran *(cuticula)*, welche goldgelbe, glänzende kleine runde, nach dem Trocknen eingestülpte Bläschen, gefüllt mit einem gelben Balsam und flüchtigem Oel, bildet. Später werden die Drüsen braungelb oder röthlichgelb, und nach langer Aufbewahrung verharzt sich ihr Oelgehalt. Wegen dieses letzteren Umstandes sollen sie jährlich erneuert werden. Der Geruch ist gewürzhaft und betäubend, der Geschmack gewürzhaft bitter. 40 Th. frisch getrocknete Hopfenzapfen geben durch Abschlagen 4—5 Th. Lupulin.

Aufbewahrung. Durch ein passendes Sieb sondert man die das Hopfenmehl verunreinigenden Pflanzentheile in der Weise ab, dass das Hopfenmehl durch die Maschen des Siebes fällt und die gewöhnlich gröberen Pflanzentheile zurück im Siebe verbleiben. Mit dem Hopfenmehl füllt man kleine trockne Flaschen vollständig an, verkorkt dicht und bewahrt diese mit dunkelfarbigem Papier umhüllt an einem kühlen Orte (wo man auch die *Olea aetherea* bewahrt) auf. Man vergesse nicht, das Datum der Sammelungszeit auf dem Etiquett zu notiren. In dieser Weise aufbewahrt, halten sich diese Drüschen 2—3 Jahre hindurch vollständig gut, doch ist es wohl angezeigt nach Anordnung der Ph. eine jährliche Erneuerung vorzunehmen. Uebrigens dürften Brauer das alte Hopfenmehl gern in den Gebrauch nehmen.

Die Reinigung vom Sande geschieht in der Weise, dass man das

Hopfenmehl in ein etwas konisch gehöhltes Gefäss giebt, so dass dieses zu $^3/_4$ seines Rauminhaltes gefüllt ist. Durch anfängliches Umrühren der ganzen Schicht und darauf folgendes Erschüttern sowohl seitwärts wie nach oben und unten bringt man es dahin, dass der schwere Sand nach und nach zu Boden sinkt. Dann nimmt man circa $^2/_3$ der oberen Schicht heraus und sucht das untere Drittel in einem kleineren Gefässe in gleicher Weise behandelnd zu schichten. Die unterste sandige Schicht wird durch Schlämmen mit Wasser vom Sande befreit, das nasse Hopfenmehl ausgepresst und getrocknet. Der Sandstaub wird schliesslich mittelst feinen Siebes abgesondert.

Bestandtheile. PERSONNE fand im Hopfenmehl Valeriansäure, ein grünes flüchtiges Oel, zusammengesetzt aus Valerol und einem Kohlenwasserstoff ($C_{10}H_{16}$) vom Geruche des Thymians, einen stickstoffhaltigen, leicht zersetzbaren Bitterstoff (Lupulin oder Lupulit), gegen 66 Proc. Harz und etwas Wachssubstanz. WAGNER giebt als Bestandtheile noch Hopfengerbsäure und gelben Farbstoff an. LERMER bezeichnet den Bitterstoff mit Hopfenbittersäure.

GRIESMAYER wies 1874 in den Hopfenblüthen (Zäpfchen) Trimethylamin und eine Spur eines flüssigen und flüchtigen Alkaloïds, welches er Lupulin nannte, nach. Letzteres riecht dem Conicin ähnlich und nimmt eine violette Farbe an, wenn man es mit Kaliumchromat und Schwefelsäure behandelt. Die Aschenbestandtheile betragen 7,5—8 Proc. Näheres im Handbuch der pharm. Praxis.

Prüfung, Verfälschung. Sand bildet das häufigere Verfälschungsmaterial und meist trifft man ihn als Verunreinigung an. Wenn man das Hopfenmehl mit einer fast 1,390 specifisch schweren Lösung von 54 Th. kryst. Zinksulfat in 46 Th. Wasser bei 20º C. kräftig durchschüttelt, so steigt die gute Waare nach oben, während der Sand und wenig Hopfenmehl, welches aus Zellentrümmern besteht, sich am Grunde sammelt. Einfacher ist die Einäscherung, und sollen nach der Anforderung der Ph. kaum 10 Proc. Asche erlangt werden. Sie lässt also 1—2 Proc. Sand als etwas Unvermeidliches zu. Aether soll mindestens 70 Th. aus dem Hopfenmehl lösen. Wäre der zuletzt bei höchstens 60º C. eingedampfte Aetherauszug erkaltet nicht weich, so wäre dies ein Zeichen einer alten, Jahre hindurch gelagerten Waare, denn damit wird eine Verharzung des flüchtigen Oeles angedeutet.

Anwendung. Hopfenmehl gilt als Stimulans, Tonicum, Antiscorbuticum und mildes Narcoticum. Es wird daher in Gaben zu 0,3—0,6—1,0 einige Male des Tages gegen Harnblasenlähmung, Incontinentia urinae, als Antaphrodisiacum, bei Erethismus der Genitalorgane, Menstrualkolik, Schlaflosigkeit, nervöser Aufregung, Migräne, Verdauungsschwäche etc., am besten in Pulver und Pillen angewendet.

Glycerinum.

Glycerin; Oelsüss. Glycerīnum; Glycerina. *Glycérine. Glycerine.*

Eine klare, farb- und geruchlose, süsse, neutrale, syrupdicke Flüssigkeit von 1,225—1,235 spec. Gew., welche in jedem Verhältnisse in Wasser, Weingeist, Aetherweingeist, aber nicht in Aether, Chloroform und fetten Oelen *(oleis sebacicis)* löslich ist.

Das Glycerin mit 5 Th. Wasser verdünnt darf weder durch Schwefelwasserstoffwasser noch durch Schwefelammoniumflüssigkeit verändert werden, auch nicht durch Silbernitrat, sowie durch Baryumnitrat, durch Ammoniumoxalat und Calciumchlorid eine Trübung erleiden.

In offener Schale bis zum Aufkochen erhitzt und dann angezündet muss es ohne Rückstand verbrennen. Auf eine ammoniakalische Silbernitratlösung darf es bei Lufttemperatur innerhalb einer Viertelstunde nicht reducirend einwirken. Mit einem gleichen Volumen Aetznatronflüssigkeit erhitzt darf es sich weder färben, noch Aetzammon freilassen, auch mit verdünnter Schwefelsäure erhitzt darf es keinen unangenehmen ranzigen Geruch ausduften.

Geschichtliches. Das Glycerin wurde 1779 von Scheele entdeckt, als er das Wasser, womit er Bleipflaster ausgewaschen hatte, untersuchte. Er nannte es Oelsüss, später erhielt es den Namen Scheele'sches Süss. Pasteur fand es vor mehreren Jahren unter den Producten der weinigen Gährung (circa 3 Proc. von der Menge der vergohrenen Glykose).

Theorie. Das Glycerin (Propylglycerin) wurde, als die Radicaltheorie Gültigkeit hatte, als ein indifferentes Oxydhydrat des hypothetischen Radicals Lipyl oder Glyceryl betrachtet, dessen Oxyd, mit Fettsäuren verbunden, die Fette des Thier- und Pflanzenreiches constituire. Durch Einwirkung von Alkali auf die Fette trat dieses Lipyloxyd oder Glyceryloxyd aus der fettsauren Verbindung aus, unter Aufnahme von Wasser und Umwandlung in Glyceryloxydhydrat (Glycerin) und unter Entstehung eines fettsauren Alkalis (Seife). Chevreul hatte bereits die Ansicht aufgestellt, dass die Fette den zusammengesetzten Aethern analog constituirt seien, und diese Ansicht hat durch die Forschungen anderer Chemiker alle Wahrscheinlichkeit gewonnen. Wenn Essigäther (Essigsäure-Aethyläther) mit Kaliumoxydhydrat oder Kaliumhydroxyd behandelt wird, entsteht essigsaures Kalium und das Aethyl verbindet sich im Moment seiner Abscheidung mit Wasser und bildet damit den chemisch indifferenten Weingeist (Aethylhydroxyd, Aethyloxydhydrat), welcher zur Reihe der einsäurigen (einatomigen) Alkohole zählt. Aehnlich verhalten sich unter denselben Umständen die Fettsubstanzen, nur dass das Glycerin, $C_3H_5(OH)_3$, einen dreiwerthigen Alkohol repräsentirt.

Die Fette des Thier- und Pflanzenreichs sind daher dreifachfettsaure Glyceride, d. h. Verbindungen von 1 Mol. Glycerin mit 3 Mol. Fettsäure. Das Glycerin kann als ein dreisäuriger (dreiwerthiger) Alkohol mit 1, 2 und 3 Mol. Fettsäure zusammengesetzte Aether bilden. Es verbindet sich z. B. mit 1 Mol. Stearinsäure zu Monostearin, mit 2 Mol. derselben Säure zu Distearin, mit 3 Mol. zu Tristearin, oder 1, 2, 3 Atome Hydroxyle können 1, 2, 3 Mol. einer Fettsäure ersetzen, um die entsprechenden Glyceride darzustellen.

$$
\begin{array}{lll}
\text{Glycerin, } C_3H_8O_3 & \text{Glycerintrioleïn} & \text{Glycerindioleïn} \\
CH_2 \cdot OH & CH_2 \cdot O \cdot C_{18}H_{33}O & CH_2 \cdot O \cdot C_{18}H_{33}O \\
\quad | & \quad | & \quad | \\
CH \cdot OH & CH \cdot O \cdot C_{18}H_{33}O & CH \cdot OH \\
\quad | & \quad | & \quad | \\
CH_2 \cdot OH & CH_2 \cdot O \cdot C_{18}H_{33}O & CH_2 \cdot O \cdot C_{18}H_{33}O.
\end{array}
$$

Wie schon bemerkt, sind diese Verbindungen den zusammengesetzten Aethern anderer Alkohole analog und können auch wie diese künstlich erzeugt werden. Gewöhnlich benennt man dreifachsaure Glyceride in folgender Art: Stearin, Palmitin, Oleïn, Butyrin, oder auch Tristearin, Tributyrin, Tripalmitin, Trioleïn. Die meisten thierischen und vegetabilischen Pflanzenfette sind Triglyceride und aus ihnen wird daher das Glycerin in grossen Mengen dargestellt.

100 Theile Fettsubstanz liefern circa 9 Theile Glycerin. Die Zersetzung der Fettsubstanz in Fettsäure und Glycerin erfolgt beim Verseifen mittelst der fixen Alkalien und alkalischen Erden, des Bleioxyds, aber auch bei Einwirkung von Säuren, wie Schwefelsäure, und gewisser Chlormetalle, wie des Zinkchlorids, selbst schon durch überhitzten Wasserdampf.

$$
\left.\begin{array}{l}
\text{Tripalmitin} = C_3H_5(O \cdot C_{16}H_{31}O)_3 \\
\text{und Natriumhydroxyd} = 3NaOH
\end{array}\right\} \text{ergeben} \left\{\begin{array}{l}
C_3H_5(OH)_3 = \text{Glycerin und} \\
3C_{16}H_{31}NaO_2 = \text{Natriumpalmitat (Seife).}
\end{array}\right.
$$

Die Spaltung der neutralen Fette in Glycerin und Fettsäuren durch überhitztes Wasser unter Hochdruck erklärt folgendes Schema

$$
\left.\begin{array}{l}
\text{Tripalmitin} = C_3H_5(O \cdot C_{16}H_{31}O)_3 \\
\text{und Wasser} = 3H_2O
\end{array}\right\} \text{ergeben} \left\{\begin{array}{l}
C_3H_5(OH)_3 = \text{Glycerin} \\
3C_{16}H_{32}O_2 = \text{Palmitinsäure.}
\end{array}\right.
$$

Darstellung. Früher wurde das Glycerin in den pharmac. Laboratorien aus dem frischbereiteten Bleipflaster mit Wasser ausgezogen, der Auszug mit Schwefelwasserstoff (zur Fällung etwa gelösten Bleioxyds) behandelt, das Filtrat, wenn es gefärbt war, durch thierische Kohle filtrirt und im vollheissen Wasserbade eingedampft. Dieses Glycerin war gewöhnlich etwas gelblich, andererseits büsste das Bleipflaster durch den Verlust an Glycerin viel an seiner Geschmeidigkeit ein. Jetzt wird das Glycerin nur fabrikmässig dargestellt und als gewöhnliches mehr oder weniger unreines und als reines Glycerin in grossen Massen in den Handel gebracht, weil es nicht allein in der Medicin, sondern auch in der Technik eine verbreitete Verwendung findet. — Als Nebenproduct gewinnt man es bei der Stearinsäurebereitung (Stearinkerzenfabrikation). Die Fette verseift man mit Aetzkalk, mit welchem sie eine in Wasser unlösliche Seife geben, extrahirt aus dieser das Glycerin mit Wasser, dampft die Lösung zur Syrupdicke ein, löst in starkem Weingeist, lässt absetzen, filtrirt, destillirt den Weingeist ab und digerirt den Rückstand mit Bleioxyd (zur Abscheidung von vorhandenen Resten Fettsäure). Das Filtrat wird nach der Behandlung mit Schwefelwasserstoff und nach der Filtration durch Thierkohle im Vacuum oder Wasserbade zur gehörigen Consistenz gebracht. — Nach REYNOLD gewinnt man aus der Unterlauge der Seifensieder das Glycerin, indem man diese durch Eindampfen concentrirt und, nachdem die Salze herauskrystallisirt sind, in eine Destillirblase bringt, um das Glycerin durch überhitzten Wasserdampf daraus abzudestilliren. — WILSON leitet unter hohem Drucke überhitzten Wasserdampf (von 260—315⁰ C.) in Palmöl, das sich in einer Destillirblase befindet. Dadurch wird das Palmöl in Palmitinsäure, Stearinsäure und Glycerin zersetzt, und die Zersetzungsprodukte destilliren über, in der Vorlage 2 Schichten bildend. Die obere Schicht enthält die fetten Säuren, die untere das Glycerin. Bei dieser Destillation hat man darauf zu sehen, dass dem Fette auch genügend Wasserdampf zugeführt wird und der Dampf die angegebene Temperatur nicht überschreitet, im anderen Falle entsteht theilweise Akroleïn. Ist das Glycerin noch sehr gefärbt, so wird es mit thierischer Kohle behandelt und nochmals mit überhitztem Wasserdampf destillirt. Man vergl. unten.

Obgleich man in Deutschland wusste, dass nur durch Destillation ein reines Glycerin gewonnen werden kann, so versuchte man dennoch mehrere Jahre hindurch eine chemische Reinigung des rohen käuflichen Glycerins. Die hauptsächlichsten Verunreinigungen dieses letzteren sind Calciumchlorid, freie fette Säuren, braune färbende Substanz. Zur Beseitigung dieser Stoffe schüttelte man das rohe Glycerin zuerst mit etwas Kalkmilch, suchte nach der Filtration das Calciumchlorid durch Zusatz von basischem Wismuthoxalat zu zersetzen, nämlich das Chlor als das schwerlösliche Wismuthoxychlorid und die Kalkerde als Oxalat abzuscheiden, und endlich etwaige mineralische und auch färbende Stoffe durch Digestion mit thierischer Kohle zu beseitigen. Obgleich auf diese Weise ein scheinbar reines Präparat gewonnen wurde, so konnte dasselbe, wie HAGER nachgewiesen hat, nicht als Medicament verwendet werden, denn es erzeugte auf der Haut eingerieben Pusteln, in Wunden Entzündung. Wie sich durch weitere Untersuchungen ergab, ist nur das durch Destillation gewonnene und gereinigte Glycerin zu therapeutischen Zwecken verwendbar.

Die Reinigung des Glycerins durch Destillation, auf welches Verfahren G. F. WILSON und G. PAYNE 1855 ein Patent erhielten, ist als ein grosser Fortschritt zu bezeichnen. Das durch überhitzten Wasserdampf unter Luftabschluss neben Fettsäure überdestillirende Glycerin ist nicht rein. Es wird gesondert und im Vacuum auf circa 1,150 spec. Gew. eingedampft, in den Destillirapparat gegeben und anfangs unter Einströmen von Wasserdampf von 100—110⁰ C. so lange behandelt, als das Destillat sauer reagirt. Der Wasserdampf strömt mittelst eines fein durchlöcherten Rohres in das Glycerin ein. Hört das Destillat auf sauer zu sein, so lässt man überhitzten Wasserdampf (von 170—180⁰ C.), welcher eine Temperatur von 200⁰ C. nicht überschreiten darf, einströmen, mit welchem Dampfe das Glycerin überdestillirt. In verschieden abgekühlten Condensatoren sammelt man das Destillat. Im ersten Condensator sammelt sich wasserfreies Glycerin, in dem folgenden ein nur wenig Wasser enthaltendes Glycerin, in den weiter folgenden mehr wasserhaltiges Glycerin an.

Beim Eindampfen der Glycerine, was wohl meist in Vacuumapparaten geschieht, ist eine Temperatur von 150⁰ und darüber zu vermeiden, denn das concentrirte Glycerin auf 150⁰ erhitzt entzündet sich leicht und bricht in Flamme aus.

Handelssorten. Wie schon bemerkt ist, kommt das Glycerin von verschiedener Reinheit und Güte in den Handel und zwar rohes, raffinirtes und destillirtes. Das rohe Glycerin ist mehr oder weniger gelb bis

braun gefärbt und enthält bis zu 20 Proc. Calciumchlorid, Calciumsulfat, Buttersäure oder andere Fettsäuren und kann nur zu einigen gewerblichen Zwecken,
wie in der Gerberei, benutzt werden. Das raffinirte Glycerin (Nr. 1 ist
wasserhell, Nr. 2 gelblich) ist auf chemischem Wege gereinigtes Glycerin und
enthält meist noch starke Spuren Chlorcalcium, oft selbst Spuren Buttersäure
und Ameisensäure an Calcium oder Ammonium gebunden. Ist die Sorte Nr. 1
auch frei von Chlorcalcium und den anderen erwähnten Verunreinigungen, so
enthält sie immer noch Stoffe, welche bei gewöhnlicher Temperatur auf eine
ammoniakalische Silberlösung reducirend wirken und seine Verwendung als
Medicament unthunlich machen. Von dem destillirten Glycerin giebt es
wiederum mehrere Sorten, welche z. B. Spuren Chlorcalcium und verschiedene
Wassermengen enthalten, dann ein chemisch-reines Glycerin mit einem
spec. Gew von 1,255 und endlich ein chemisch reines von 1,225—1,235 Gew.
(27—28º B.), von den Drogisten mit *Glycerinum purissimum* oder mit *Glycerinum destillatum purum* (Ph. Germ. II) bezeichnet, welches den Anforderungen
der Pharmakopoe entspricht. In einigen Preislisten werden in Stelle der Zahl
des spec. Gew. die Grade des BEAUMÉ'schen Aräometers angegeben.

Für technische und ökonomische Zwecke eignet sich das billigere *Glycerinum raffinatum depuratum*. Die Signatur trage die Bemerkung: *ad us.
technic.* Zur Conservirung von Genusswaaren, zum Einmachen der Früchte
sollte nur das officinelle Glycerin Verwendung finden.

Eigenschaften. Das reine officinelle Glycerin ist eine neutrale, dickfliessende, klare, farblose, geruchlose, süss und schwach erwärmend schmeckende,
sehr hygroskopische Substanz, welche bei — 40º C. nicht erstarrt (aber rein
und wasserfrei bei — 8º C. krystallisirt), bei 290º siedet, im luftleeren oder
mit Wasserdampf angefüllten Raume auch schon bei 200º unverändert überdestillirt, über 100º mit den Wasserdämpfen in kleinen Mengen verdampft,
selbst in dünner Schicht oder in minutiöser Zertheilung an der Luft bei gewöhnlicher Temperatur langsam verdunstet. Trotz dieses letzteren Umstandes
ist das Glycerin als eine nicht eintrocknende Substanz zu betrachten. Mit
Wasser, Weingeist und Aetherweingeist giebt es in allen Verhältnissen klare
Mischungen, in Weingeist enthaltendem Aether ist es zum Theil löslich, aber
unlöslich in Aether, Chloroform, Benzin etc. Mit conc. Schwefelsäure, auch
mit Aetzkalilauge lässt es sich, ohne irgend eine physikalische sichtbare Veränderung zu erfahren, mischen und es bleibt noch unverändert, wenn die alkalische Mischung im Wasserbade erwärmt wird. In beiden Fällen der Mischung findet eine Selbsterwärmung statt.

An der Luft langsam eingedampft, bräunt sich das Glycerin, stärker erhitzt
verdampft es in dichten, weissen, leicht entzündlichen Dämpfen, bei plötzlich
einwirkender Hitze zersetzt es sich zum Theil in Kohlensäure, Acroleïn, brennbare Gase, und zuletzt hinterbleibt ein leichter kohliger Anflug, welcher bei
Glühhitze endlich ganz verschwindet.

An Lösungsfähigkeit übertrifft Glycerin das Wasser, denn es löst in
grösserer Menge alkalische Erden, Alkaloïde, Metalloxyde, viele schwerlösliche
Salze, und zeigt auf anderer Seite in Betreff der Lösungsfähigkeit Aehnlichkeit mit verdünntem Weingeist.

Versetzt mit ammoniakalischer Silbernitratlösung und bis zum Aufkochen
erhitzt, wird metallisches Silber in Gestalt eines Silberspiegels abgeschieden.
Das mit Wasser verdünnte Glycerin, mit ammoniakalischer Silbernitratlösung
gekocht, lässt braungraues Silbermetall fallen, ohne einen Metallspiegel zu
bilden. Ohne Erhitzung, also bei gewöhnlicher Temperatur, erfolgt auch nach
längerem Stehen keine Reduction.

Mit Wasser verdünnt und im Contact mit Bierhefe tritt das Glycerin bei einer Temperatur von 20—30⁰ langsam in eine Art Gährung ein, unter theilweiser Bildung von Propionsäure. Beim Erhitzen mit Oxalsäure spaltet es, ohne sich dabei zu verändern, die Oxalsäure in Ameisensäure und Kohlensäure.

Beim Zusammenschmelzen mit Kalihydrat wird es unter Aufnahme von Wasser und unter Entwickelung von Wasserstoffgas in Essigsäure und Ameisensäure umgesetzt.

Mit Phosphorsäure und Schwefelsäure geht Glycerin Verbindungen (Glycerinphosphorsäure, Glycerinschwefelsäure) ein, welche der Aethylphosphorsäure und Aethylschwefelsäure entsprechen.

In Berührung mit kalter concentrirter Salpetersäure liefert das Glycerin eine giftige, durch Hammerschlag heftig explodirende Nitrosubstanz, Nitroglycerin, welches im unreinen Zustande auch NOBEL's sches Sprengöl, mit Infusorienerde gemischt Dynamit genannt und als Sprengmittel in Stelle des Schiesspulvers gebraucht wird.

Das Erstarren des Glycerins in der Winterkälte ist ein Zeichen, dass es fast oder ganz wasserfrei ist. Die Krystalle sind von rhombischer Gestalt. Das officinelle Glycerin gefriert nicht und schützt das damit bis zu einem gleichen Gewichte vermischte Wasser, bei circa 15⁰ C. Kälte zu erstarren. Krystallisirtes Glycerin zeigte die Firma SARG's SOHN & Co. auf der Wiener Weltausstellung. Auch die Firma MARSH & HARWOOD zu New-York liefert Glycerin, welche bei — 4 bis 5⁰ C. erstarrt.

Das spec. Gewicht des wasserfreien Glycerins ist bei 10⁰ = 1,270, bei 15⁰ = 1,267, bei 20⁰ = 1,264. Das spec. Gewicht des officinellen Glycerins, welches einen Wassergehalt von 6 — 10 Proc. hat, ist 1,225 — 1,235 bei 15⁰ C. Das Glycerin von dieser Eigenschwere ist dicklich fliessend oder von Syrupconsistenz, und es verdient sogar für die pharmaceutische Praxis ein Glycerin von nur 1,225 spec. Gewicht den Vorzug, weil seine leichtere Fluidität die Dispensation am wenigsten erschwert.

LENZ's Tabelle der spec. Gew. der Mischungen aus Wasser und Glycerin bei 12 — 15⁰ C.

Proc. Glycerin	spec. Gewicht	Proc. Glycerin	spec. Gewicht	Proc. Glycerin	spec. Gewicht	Proc. Glycerin	spec. Gewicht	Proc. Glycerin	spec. Gewicht
100	1,269	80	1,215	60	1,158	40	1,104	20	1,049
99	1,266	79	1,212	59	1,155	39	1,101	19	1,047
98	1,263	78	1,210	58	1,153	38	1,098	18	1,044
97	1,261	77	1,207	57	1,150	37	1,096	17	1,042
96	1,258	76	1,204	56	1,148	36	1,093	16	1,039
95	1,255	75	1,201	55	1,145	35	1,090	15	1,037
94	1,253	74	1.199	54	1,143	34	1,088	14	1,034
93	1,250	73	1,197	53	1,140	33	1,085	13	1,032
92	1,247	72	1,194	52	1,137	32	1,082	12	1,029
91	1,245	71	1,191	51	1,134	31	1,079	11	1,027
90	1,242	70	1,188	50	1,132	30	1,077	10	1,024
89	1,239	69	1,185	49	1,129	29	1,074	9	1,022
88	1,237	68	1,182	48	1,126	28	1,071	8	1,019
87	1,234	67	1,179	47	1,123	27	1,068	7	1,017
86	1,231	66	1,176	46	1,121	26	1,066	6	1,014
85	1,229	65	1,173	45	1,118	25	1,063	5	1,012
84	1,226	64	1,170	44	1,115	24	1,060	4	1,009
83	1,223	63	1,167	43	1,112	23	1,058	3	1,007
82	1,221	62	1,164	42	1,110	22	1,055	2	1,004
81	1,218	61	1,161	41	1,107	21	1,052	1	1,002

Prüfung. Die Pharmakopoe fordert ein geruch- und farbloses, rein süss schmeckendes Glycerin von 1,225—1,235 spec. Gewicht. Der pharmaceutischen Praxis convenirt das erstere kleinere Gewicht, obgleich es durch einen Wassergehalt bis zu 16 Proc. bedingt ist. Der rein süsse milde Geschmack wird nicht immer bei dem nicht genügend reinen Glycerin aus Fabriken angetroffen, und findet man oft einen mehr oder weniger ausgeprägten scharfen Nachgeschmack. Ein solches Glycerin ist für den medicinischen Gebrauch zu verwerfen. Zu bemerken ist, dass sich reines Glycerin bei gewöhnlicher Temperatur gegen Reagentien (Kalihypermanganat ausgenommen) völlig indifferent erweist.

Die Prüfung auf Reinheit laut Vorschrift der Pharmakopoe geschieht mit dem Glycerin, welches mit einem 3—5-fachen Gewichte destillirten Wassers verdünnt ist.

1) Das mit Wasser verdünnte Glycerin muss sich gegen rothes und blaues Lackmuspapier (Lackmustinctur) indifferent verhalten, also völlig neutral sein (alkalische Substanzen, freie Säuren). — 2) Durch Schwefelwasserstoffwasser und auch — 3) durch Schwefelammonium darf es weder getrübt, noch gefärbt werden (metallische Verunreinigungen) — 4) Silbernitrat, — 5) Baryumnitrat, — 6) Ammoniumoxalat und — 7) Calciumchlorid dürfen weder sofort, noch im Verlaufe von 5 Minuten Trübungen noch Niederschläge erzeugen, was geschehen würde, wenn Verunreinigungen mit Chloriden, Sulfaten, Kalkerdesalzen und Oxalsäure oder Oxalaten vorlägen. Um auch gleichzeitig die Abwesenheit von Magnesiumsalzen zu constatiren, koche man die Mischung mit der Ammoniumoxalatlösung einige Male auf, in welchem Falle das Magnesiumoxalat seine Auflöslichkeit in Wasser einbüsst und Trübung eintritt. — 8) Zur Prüfung der Flüchtigkeit giebt man auf das äussere Drittel eines dünnen Objectglases ein Tröpfchen des Glycerins, erfasst das entgegengesetzte Ende des Objectglases mit einer Klammer oder einer Zange und erhitzt unter Hin- und Herbewegen über dem Cylinder einer mit mässiger Flamme brennenden Petrollampe mit Rundbrenner, so dass eine allmähliche und langsame Verdampfung erfolgt. Es darf schliesslich kein das Glas völlig trübe machender Rückstand hinterbleiben. Der in Form eines dünnen Beschlages bleibende Rückstand eines angeblich reinen Glycerins ergab z. B. bei 100-facher Vergrösserung ein wunderschönes Bild von Krystallgebilden, wie sie dem krystallisirenden Salmiak eigen sind. Ein Ammonsalz konnte es nicht sein, da die Erhitzung bis über 300° C. hinausgetrieben und Arsensäure nicht gegenwärtig war. Ueber die Verdampfung oder Verbrennung in einem Porcellan- oder Platintiegel vergleiche man unten. Ob ein Glycerin existirt, welches auf Glas verdampft keinen sichtbaren Rückstand hinterlässt, bin ich nicht in der Lage zu beantworten, denn 4 Sorten für höchst rein ausgegebene und dazu patentirte Glycerine hinterliessen Flecke. Das etwa zulässige Maass dieser Flecke würde ich dahin präcisiren, dass diese, das Objectglas auf ein horizontal liegendes weisses Papier, auf den unbedruckten Rand eines Blattes der Pharmakopoe gelegt, von dem Beschauenden kaum erkannt werden dürfen, wenn die Augen soweit entfernt werden, als ein Lesen des Pharmakopoetextes noch möglich ist. Sollte ein Glycerin keinen Verdampfungsfleck hinterlassen, so wären auch die Proben 2, 3, 4, 5, 6 überflüssig. — 9) Man giebt in ein Reagirglas circa 1 ccm Aetzammon, dazu 10 Tropfen Silbernitratlösung und zu dieser klaren Mischung circa 3 ccm des Glycerins, mischt und stellt bei einer Temperatur, welche 20° C. nicht überschreitet, eine Viertelstunde beiseite. Es müssen während dieser Zeit sowohl Klarheit wie Farblosigkeit der Flüssig-

keit völlig unverändert bleiben. Im anderen Falle tritt nämlich eine Reduktion des Silbers ein, entweder eine Färbuug oder die Bildung grauen Silbers, als Beweis einer Verunreinigung mit Ameisensäure oder vielmehr Formiat, Aldehydkörpern, Spuren Akroleïn und ähnlichen Stoffen. — **10**) Gleiche Vol. Glycerin und Aetznatronlauge im Wasserbade (wenigstens nicht über freier Flamme) erhitzt, dürfen eine mit Mercuronitratlösung befeuchtete Spitze eines dem Reagircylinder eingesetzten Dütchens aus Filtrirpapier nicht schwärzen (Ammonsalze), sich auch nicht bräunen (Glykose, Saccharose, etc.). Eine blassgelbliche Färbung wäre zu übersehen. — **11**) Das mit etwas verdünnter Schwefelsäure vermischte und bis zu 100⁰ C. (im Wasserbade) erwärmte Glycerin darf keinen unangenehmen ranzigen Geruch erkennen lassen, im anderen Falle liegen Monoglyceride von Fettsäuren, Empyreuma und Aehnliches als Verunreinigungen vor. Die Ph. schreibt hier nur ein gelindes Erwärmen vor, obgleich ein stärkeres Erwärmen am Platze ist.

Eine Verunreinigung mit Salpetersäure speciell zu eruiren, wird nicht gefordert, denn die Proben 1 und 10 würden die Consequenzen dieser Verunreinigung entdecken. Diese Verunreinigung direct nachzuweisen, bediene man sich der Dütchenprobe, wie solche unter Hydrargyrum oxydatum näher beschrieben ist. Das Dütchen aus Filtrirpapier wird mit Kaliumjodidlösung benetzt, das Glycerin mit einigen Körnchen Kochsalz und $^1/_4$ Vol. conc. Schwefelsäure versetzt und gemischt. Das Papier wird eine gelbe bis braune Farbe annehmen, wenn Stickstoffsäuren gegenwärtig sind. Die ammoniakalische Silberlösung sub 9 beginnt erst bei 60⁰ C. sich zu färben und bei 70⁰ Reduction zu erleiden, wenn das Glycerin rein ist.

Bei der Prüfung des Glycerins durch Verdampfung hatte ich auch ein Glycerin mit Oxalsäure gemischt auf dem Objectglase verdampft und fand ich in dem Rückstande dunkle undurchsichtige Ausscheidungen, wie ich sie bei der Prüfung des arsenhaltigen Essigs (Bd. I, S. 10) beobachtet hatte. Bei der Prüfung nach HAGER's Methode (Bd. I, S. 112) erhielt ich eine Silberreduction und Schwärzung des mit Silbernitrat benetzten Pergamentpapiers. Ob nun diese Verunreinigung mit Arsen eine zufällige war oder sie öfter vorkommen kann, lasse ich dahingestellt sein, jeden Falles dürfte sich die Probe empfehlen circa 1 ccm des Glycerins mit 0,5 ccm Oxalsäurelösung zu mischen, davon 1 Tropfen auf einem Objectglase einzudampfen und den Rückstand unter dem Mikroskop zu mustern. Finden sich schwarze oder dunkele Körperchen vor, so wäre eine andere Reaction auf Arsen in Anwendung zu bringen. Die Figuren für diese Reaction finden sich Bd. I, S. 10 und 113.

Notizen zur Prüfung des Glycerins. Die Bestimmung des spec. Gew. des Glycerins ist eine sehr Zeit raubende wegen der anhängenden Luftbläschen. Die nöthige specifische Schwere lässt sich empirisch erkennen, wenn ein Tröpfchen des Glycerins auf ein Objectglas gegeben dasselbe die Form eines Kugelsegments im Verlaufe von fast 10 Minuten bewahrt, oder wenn man in einen ca. 1 cm weiten Reagircylinder 1,5—2 ccm Glycerin giebt und darauf 1 ccm Schwefelkohlenstoff auffliessen lässt. Es bleibt das genügend consistente Glycerin trotz gelinder Schwenkung des Cylinders in seiner Lage, und Schwefelkohlenstoff sinkt nicht zu Boden, obgleich er specifisch schwerer ist. Ein dünneres Glycerin würde alsbald nach oben steigen.

Wird 1 ccm reinen Glycerins in einem Porcellantiegelchen unter Verdampfung bis zur Rothgluth erhitzt, so resultirt meist etwas eines schwarzen Rückstandes, welcher aber in der Rothgluth völlig verschwindet. Das Verdampfen eines ausgebreiteten Tropfens auf einem Glasstreifen geht in der oben sub 8 angegebenen Weise weit leichter vor sich und der Rückstand ist bei sehr reinem Glycerin ein wenig trüber Fleck, welcher nur durch einen weisslichen Rand angedeutet wird. Bei weniger reinem Glycerin ist der Fleck grauweisslich, ähnlich dem Beschlage mit Wasserdampf.

Die Prüfungen mittelst Baryumnitrats, Ammoniumoxalats und Calciumchlorids (sub 5, 6, 7) erfordern ein Beiseitestehen von 4—5 Minuten, um auch die Gegenwart entfernter Spuren Sulfat, Calciumsalz, Oxalat zu erkennen. Da auch Magnesiumsalz gegenwärtig sein könnte, so ist ein Aufkochen der Mischung mit Ammoniumoxalat nicht zu vergessen.

Die Prüfung auf Gummi, Dextrin, Glykose, Zucker etc. ist überflüssig, wenn das Verdampfende auf dem Objectglase trotz starken Erhitzens (was unter Hin- und Herbewegen des Objectglases geschehen muss) keine Bräunung oder Verkohlung erleidet.

Es giebt noch einige Reactionen, welche bei genauer Prüfung des Glycerins nicht zu unterlassen sind. Z. B. geben gleiche Vol. einer reinen concentrirten Schwefelsäure und reinen Glycerins gemischt eine farblose Flüssigkeit, in welcher im Moment der Mischung keine Gasentwickelung (ähnlich einer Kohlensäureentwickelung) stattfinden darf. Da das Glycerin Luft absorbirt enthält und diese in Folge der durch die Mischung entstehenden Erhitzung in Bläschen entweicht, so ist dieser Vorgang dennoch leicht von einer Gasentwickelung zu unterscheiden. Letztere ist an dem eigenthümlichen prasselnden Geräusche zu erkennen, wenn man die Oeffnung des Reagircylinders an den Gehörgang legt. Eine Gasentwickelung zeigt ein die Haut reizendes Glycerin an.

Werden 3 Th. absoluter Weingeist mit 3 Th. Aether gemischt mit 1 Th. Glycerin versetzt, so erhält man durch Schütteln eine klare Mischung. Spuren Glykose, Saccharose, Gummi Arabicum würden, wären sie gegenwärtig, eine trübe Lösung bilden.

Filtration des Glycerins. Hierzu ist die Verwendung des Filtrirpapiers Nr. 597 von SCHLEICHER & SCHUELL oder eines anderen weichen Papiers unter gelindem Drucke zu empfehlen. Der Trichter muss bedeckt sein und der Raum, wo die Filtration vorgenommen wird, kann eine Wärme bis zu 50⁰ C. haben, bei welcher Wärme die Filtration leicht vor sich geht.

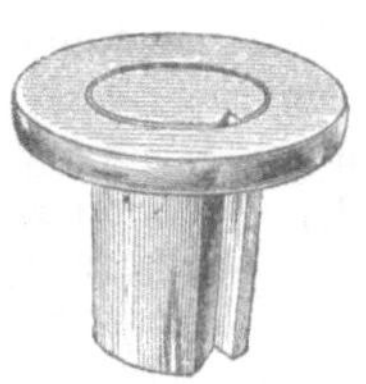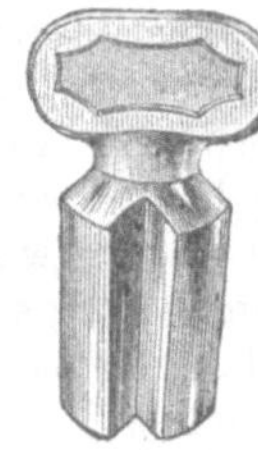

Glasstopfen auf Standgefässe 'des Glycerins im Dispensirlokal.

Aufbewahrung. Dieselbe erfordert keine besonderen Vorsichtsmassregeln. Das Standgefäss in der Apotheke schliesse man nur mit einem Glasstopfen, wie wir ihn für die Gefässe mit Copaivabalsam (I, S. 433) gebrauchen.

Anwendung. Dem Glycerin wohnen keine besonderen Heilkräfte bei, seine Anwendung verdankt es nur seiner Eigenschaft, hygroskopisch zu sein, nicht einzutrocknen und süss zu schmecken. Es ist ein oft benutztes Ersatzmittel der Fette für den äusserlichen Gebrauch, jedoch wurde erwiesen, dass es von der Haut nicht resorbirt wird. Innerlich hat man es gegen Dysenterie, als Genussmittel in Stelle des Zuckers bei Diabetes, auch in Stelle des Leberthrans angewendet. Aeusserlich bewährt es sich allein und mit anderen entsprechenden Mitteln gegen die meisten Hautleiden, besonders bei Personen mit runzeliger oder rauher Haut, wie man sie bei an Kropf und an Flechten Leidenden antrifft. Es ist von vielem Werthe gegen spröde, aufgesprungene, wunde Haut, Lippen, Brustwarzen, gegen schmerzhafte Haemorrhoidalknoten, bei Vertrocknung des Gehörganges und anderen Ohrenkrankheiten, aber nie in concentrirter Form, sondern mit 20—30 Proc. Wasser verdünnt. In der Cosmetik benutzt man es in Stelle der Fette zu Haarölen und Haarpomaden (es macht aber das Haar starr und rauh). In allen Fällen der arzneilichen Anwendung ist es mit einem Fünftel bis Viertel seines Gewichtes Wasser zu verdünnen, weil es begierig Wasser aufnimmt und dadurch auf zarter Haut, den Schleimhäuten, in Wunden (wie der Weingeist) ein brennendes Gefühl erzeugt. Da das reine Glycerin schwer zur Gährung neigt, so hat es einigermaassen conservirende Eigenschaften und wird deshalb Getränken und Limonaden zugesetzt, auch mit Rohrzuckersyrup vermischt zum Einmachen der Früchte, zum Scheelisiren der Weine verwendet. Leicht erhärtenden Pillenmassen und Tablettenmassen setzt man 3—5 Proc. Glycerin zu. In der

Technik ist die Verwendung eine sehr grosse, weil es nicht gefriert und leicht austrocknende Mischungen feucht erhält. Für diese Zwecke reicht meist ein unreines Glycerin aus, in der Photographie verwendet man jedoch ein reines Glycerin. Eine im Wasserbade bewirkte Mischung aus Glycerin und Leim bildet eine dichte Gallerte, aus welcher Buchdruckerwalzen geformt werden, welche aber auch in der Hauswirthschaft zum Bedecken von Substanzen, welche mit Luft in Berührung Schimmel ansetzen, vortheilhaft zu verwenden ist. Mit Farbe gesättigt dient das Glycerin als Druckerschwärze. Unter dem Namen *Saccharin* setzt man es dem Weine, Essig, Mostrich, auch dem Biere zu, um dieses für den überseeischen Transport zu conserviren. Mittelst Glycerins extrahirt man den Hopfen, um mit dem Glycerinhopfenextract das Bier zu aromatisiren. Der Papiermasse zugesetzt ergiebt es ein Material für biegsames weiches Papier. Die Glycerinschlichte ist für die Mousselinweber unersetzbar. Brüchiges Leder kann damit zähe gemacht werden. In den Gasometern schützt es das Wasser vor dem Einfrieren, für schwimmende Compasse der Schraubendampfer ist es unentbehrlich. Zum Aufbewahren anatomischer Präparate wird es viel gebraucht. Endlich ist das Glycerin ein Constituens für **Kittmischungen** für Oelgefässe, Oel-, Petrollampen etc. Es giebt mit Aetzkalk, Calciumhydroxyd, Bleioxyd, gebranntem Gyps allmählich erstarrende Kitte.

Gossypium depuratum.

Gereinigte Baumwolle; Charpie-Baumwolle; Wundbaumwolle.
Lana gossypĭna; Pilli Gossypii. *Coton épuré ou dépuré.* *Cotton-wool; Wound dressing-cotton.*

Die Samenhaare von *Gossypium herbaceum, Gossypium arboreum* und anderer *Gossypium*-Arten.

Sie sei weiss, von fremden Stoffen völlig, von Fett fast frei.

Sie darf nicht mehr denn 0,6—0,8 Proc. Asche hinterlassen, gefeuchtetes Reagenspapier nicht verändern und muss in Wasser sofort untersinken.

Gossypium herbaceum Linn. **Gossypium arboreum** Lamark.
Fam. **Malvaceae.** Subord. *Hibisceae.*

Diese und viele andere, wie *Gossypium Indicum, G. Barbadense, G. hirsutum, G. religiosum, G. latifolium, G. vitifolium etc.* im südlichen Asien und Afrika wildwachsende, aber in den wärmeren Theilen aller Erdtheile cultivirte Sträucher oder strauchartige Malvaceen liefern in ihrer Samenwolle die sogenannte Baumwolle. Die Kapselfrucht springt reif in 3—5 Klappen auf und umfasst mit einer trockenen Schale 3, 4 bis 5 Fächer, worin sich gewöhnlich 6—8 eirunde, mit Samenwolle besetzte Samenkörner befinden. Die Frucht der ersteren *Gossypium*-Art ist reif z. B. von der Grösse eines Taubeneies. Sobald die Frucht im März und April ihre Reife erlangt hat, springt sie auf und die Samenwolle tritt wulstig, aber locker hervor und wird an jedem Morgen eingesammelt. Von der sich überlassenen Frucht löst sich nämlich im Laufe des Tages unter der Sonnenhitze die Samenwolle und wird vom Luftzuge theils fortgerissen, theils mit Staub, welchen der Wind mit sich führt, verunreinigt.

Nachdem die Früchte von der Samenwolle befreit sind, wird die Staude dicht über dem Erdboden abgeschnitten, worauf die Wurzel neue Sprossen treibt. Auf diese Weise behandelt, soll man im Jahre dreimal Ernte halten. Die Samen werden zur weiteren Cultur, als Viehfutter und zur Gewinnung eines fetten Oeles verbraucht.

Die käufliche Baumwolle ist die mittelst verschiedener Maschinen von Samen, Staub, Schmutz völlig gereinigte. Die erste Reinigungsmaschine ist die Egrenirmaschine, mittelst welcher an den Productionssorten vor der Verpackung die Baumwolle von den gröberen Unreinigkeiten befreit wird. In den Fabriken wird die weitere Reinigung zunächst durch den Wolf oder Zausler, welcher eine Auflockerung bewirkt, dann mit der Schlag- oder Flackmaschine behandelt. Letztere hat Flügelwellen, welche die Baumwolle klopfen, und Ventilatoren, welche einen starken, den Staub und Schmutz wegblasenden Luftstrom bewirken. Hierauf kommt die Baumwolle in eine zweite Schlag- oder Wattenmaschine, welche die Baumwolle zu dünnen Platten walzt und auf Cylinder aufwickelt. In dieser Wickelform gelangt die Baumwolle erst in eine grobe, dann eine feine Krempelmaschine, Karden-, Kratzmaschine, welche die Baumwollenfasern in eine parallele Lage bringt und von allen noch anhängenden Unreinigkeiten befreit. Die aus dieser Maschine kommende Baumwolle ist die Waare, welche die Ph. gereinigte Baumwolle, der Drogist Charpiebaumwolle nennt. Um den Zweck der Maschine voll zu erreichen, wird die Baumwolle gefettet. Diese Waare schliesst die Ph. aber aus.

Die Baumwollenfaser ist eine einzige, bis zu 6 cm lange gestreckte Pflanzenzelle, welche vor der Reife der Frucht einen körnigen Inhalt umfasst, nach der Reife aber leer ist und eine glatte, schrauben- oder pfropfenzieherähnlich gewundene oder auch wellig gebogene Bandfaser darstellt. Zuweilen ist sie gitterartig schief gestreift. Diese Form lässt die Baumwollenfaser von jeder anderen Faser unterscheiden. Die Breite ist nicht an ein und demselben Haare eine gleiche und gegen die Mitte gewöhnlich stärker als an den

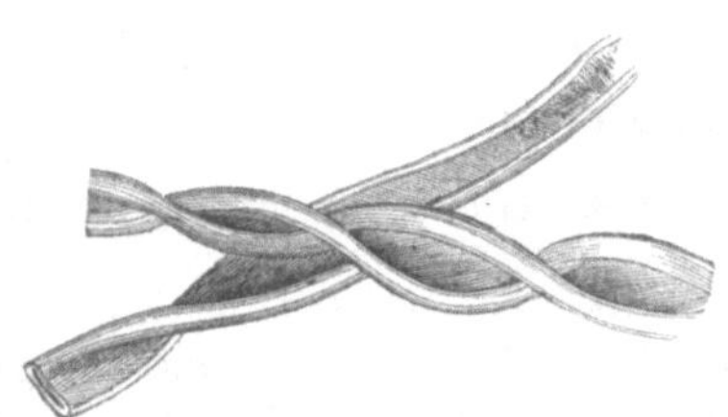

Baumwollenfaser. 200-fache Vergr.

Enden. Die Breite beträgt 0,012—0,038 mm.

Ausser diesen Haaren findet man auf den Samen noch einen Haarbesatz, bestehend aus 0,5—3 mm langen Härchen, welche man als Grundwolle unterscheidet. Der Bau dieser Härchen ist nicht verschieden von dem der langen Samenhaare. Die Grundwolle hängt nur in wenigen Exemplaren der Baumwolle an.

Das spec. Gew. der Baumwolle variirt zwischen 1,470 und 1,500. Die Baumwolle ist ferner hygroskopisch und nach dem Austrocknen vermag sie fast den dritten Theil ihres Gewichtes Feuchtigkeit aufzunehmen. In chemischer Beziehung repräsentirt sie die Cellulose, jedoch scheint die deckende Cuticula der chemischen Zusammensetzung der Cellulose nicht zu entsprechen, denn während Jod die aus der Lösung abgeschiedene Cellulose blau färbt, färbt es die Cuticulatrümmer gelb. In ammoniakalischer Kupferoxydlösung schwillt die Cellulose gewöhnlich gallertartig an, während die Cuticula meist unberührt bleibt. Die Baumwolle enthält trotz der scheinbaren Farblosigkeit Spuren eines gelben Farbstoffes, welcher durch Säuren röthlich oder rosenroth, durch Alkalien grün wird. Durch ein Gemisch von conc. Schwefelsäure und Salpetersäure wird sie in Colloxylin (Collodwolle) und in Pyroxylin (Schiess-baumwolle) übergeführt. Man vgl. Collodium, Bd. I, S. 564. In Aetzalkali-lauge schwillt die Faser an, sich verkürzend, und zeigt auf dem Querschnitt statt eines Oblongums fast eine Scheibe mit einer centralen punktförmigen Höhlung. Eine so veränderte Baumwolle nennt man mercerisirte. Heisse Aetzkalilauge verwandelt die Baumwolle in eine dem Stärkekleister ähnliche Masse. Feuchte Baumwolle unterliegt in der Wärme der Verwesung unter Aufnahme von Sauerstoff und Bildung von Kohlensäure. Mit fettem Oele ge-tränkte kann sogar bei warmer Lufttemperatur der Selbstentzündung verfallen. GALLETLY fand, dass bei der mit Rüböl gefetteten Baumwolle bei 77° C. über 6 Stunden zur Selbstentzündung, bei der mit Baumöl gefetteten bei 84° C. $1^2/_3$ Stunden erforderlich waren. Trockne rohe Baumwolle giebt circa 1,83 Proc. Asche aus, getrocknete gereinigte circa 1 Proc., luftfeuchte gereinigt 0,66—0,8 Proc.

Prüfung. Die Ph. fordert von dem vom Drogisten bezogenen *Gossypium depuratum*, dass es nicht gefettet sei, angefeuchtet auf Reagenspapier auf-gedrückt weder eine alkalische noch saure Reaction zeige und nur 0,6 bis 0,8 Proc. Asche ausgeben dürfe. Die Einäscherung dürfte zu umgehen sein, indem man ein kleines Bäuschchen Baumwolle mit 5-proc. Salzsäure an-feuchtet und einen Tropfen der ausgedrückten Flüssigkeit auf einem Objekt-glase verdampft. Es darf kein mit blossem Auge sichtbarer Rückstand, welcher unter dem Mikroskop Krystalle erkennen lässt, zurückbleiben. Die Ein-äscherung ist, obgleich die gelockerte Baumwolle leicht zu Kohle verbrennt, eine beschwerliche Operation.

Anwendung. Die gereinigte oder gekrempelte Baumwolle findet zu ver-schiedenen Zwecken für den äusseren Gebrauch Anwendung z. B. zur Her-stellung aromatisirter, gekampferter, carbolisirter, jodirter, ferrichloridirter, blutstillender etc. Baumwolle, zur Herstellung von Moxen, zum Bedecken ver-brannter Körperstellen, Brandwunden, Wunden, Erysipelas, zum Umhüllen des Jods, ferner zur Darstellung der Collodiumwolle.

Baumwollenwatte, *Sagēna gassypĭna*, ist, wenn sie gefordert wird, in guter Qualität vom Kaufmann zu entnehmen.

English lint ist ein lockeres Baumwollengewebe, welches zu ähnlichen Zwecken wie die gereinigte Baumwolle, auch als Charpie verwendet wird.

Gummi Arabicum.

Arabisches Gummi; Acaciengummi; Mimosengummi. Gummi
Mimōsae. *Gomme Arabique. Arabic gum.*

Hauptsächlich erzeugt von *Acacia Senegal (Acacia Verek)*, welche in den am oberen Nil gelegenen Gegenden wächst. Vorzuziehen sind die nur wenig gefärbten, leicht in klare rissige Splitter zerbrechenden Arten. Das mit einem doppelten Gewichte Wasser übergossene Gummi muss sich zu einem klebenden, geruchlosen, blassgelblichen, fade schmeckenden *(saporis insipidi)* Schleime zwar nur langsam, aber voll-ständig auflösen. Der Schleim des Arabischen Gummis darf sich, in jedem Verhältnisse mit Bleiacetat zusammengemischt, nicht trüben, durch Weingeist aber werde er gefällt und mit Ferrichloridlösung muss er sich zu einer steifen Gallerte verdicken. In der gummösen Lösung, wenn sie selbst in 5000 Theilen nur 1 Th. des Gummis enthält, muss auf Zusatz von Bleiessig (Bleisubacetatlösung) ein Niederschlag entstehen.

Acacia Senegal WILLDENOW. Synon. *Acacia albida* DELILE,
Acacia Varek GUILLEMIN et PERROTTET. Syn. *A. Senegalensis* AITON.
Acacia Nilotica DELILE. Synon. *Acacia Arabica*. WILLDENOW.
Acacia tortilis HAYNE. Synon. *Mimosa tortilis* FORSKAL.
Acacia Ehrenbergiana HAYNE.
Acacia Seyal DELILE. Synon. *Mimosa Seyal* FORSKAL.
Fam. **Leguminosae Mimoseae.** Sexualsyst. **Monadelphia Polyandria.**

Geschichtliches. Das Acaciengummi oder Arabische Gummi haben die Egypter schon 2000 Jahre vor Chr. gekannt und zu Zwecken der Malerei und des Schreibens gebraucht. Eine Gummilösung nannten die alten Egypter *Kami*, woraus wohl das griechische κόμμι und das lateinische *gummi* entstanden sein mögen. THEOPHRASTOS (circa im 3. Jahrh. v. Chr.) erzählt von dem Gummi als einem Erzeugniss der ἄκανϑα (Stachelpflanze), von welchem Baume bei Theben im oberen Egypten grosse Wälder vorhanden seien. STRABO (mehrere Jahre v. Chr.), welcher Egypten bis an die Grenze Aethiopiens bereiste und Arsinoë (jetzt Medinet-Feyoum in Mittelegypten) speciell beschreibt, erwähnt Aehnliches wie THEOPHRASTOS. DIOSKORIDES erwähnt das κόμμι ἐκ τῆς ἀκακίας. Die Verwendung in technischer Beziehung scheint nach der neronischen Zeit nur eine seltene gewesen zu sein, weil eben die Zufuhr fehlte. Ungefähr vor 300 Jahren kam das Gummi wieder in den Gebrauch. Die alten Römer nannten das Gummi *Gummi acanthinum* (Dorngummi). NICOLAUS DAMASCENUS (welcher zur Zeit STRABO's lebte) nannte das Gummi schon *Gummi Arabicum*.

Herkommen. Die angeführten Akazien sind im Gebiete des Rothen Meeres, in Oberegypten, der Libyschen Wüste und Arabien zu Hause. Sie sind entweder Bäume oder Sträucher. Sie schwitzen freiwillig oder aus der verwundeten Rinde einen klaren Saft aus, welcher an der Sonne erhärtet und dann gesammelt als Gummi in den Handel gebracht wird. Die ungefärbten oder wenig gefärbten, von Schmutztheilen freien Stücke werden ausgesucht und als *Gummi electum album* oder *albissimum* unterschieden. Die gefärbteren gelben, braunen oder schmutzigen Sorten (Naturell-Waare) eignen sich nicht für den pharmaceutischen Gebrauch.

Wie FLUECKIGER fand, so ist das farblose Arabische Gummi oder Kordofan Gummi mit dem Senegal-Gummi identisch und beide Sorten, obgleich im Aussehen verschieden, sollen einer und derselben *Acacia* und zwar der *Acacia Varek* oder *Acacia Senegal* entstammen. FLUEKIGER führt mit beiden Namen nur eine Acacienart auf, welcher noch das Syn. *Mimosa Senegal* L. zukommt.

Handelssorten. Obgleich das Arabische und das Senegal-Gummi demselben Baume entstammt, so unterscheiden die Drogisten dennoch beide Sorten sowohl nach ihrem äusseren als auch nach ihrem chemischen und physikalischen Verhalten.

Sorte I. Die beste oder gute Sorte des Arabischen Gummis, Mimosen-Gummi, Kordofan-Gummi, *Gummi Arabicum album* oder *albissimum* (Ia), besteht aus rundlichen, weissen oder wenig gelblichen, runzeligen, mehr oder weniger rissigen, auf der Oberfläche undurchsichtigen, brüchigen und leicht zerbrechlichen, auf dem Bruche kleinmuscheligen Stücken von der Grösse einer Erbse, Haselnuss bis Wälschen Nuss. Im Bruche sind sie kantig, spaltig, durchscheinend, glasglänzend, mehr oder weniger irisirend. Sie geben ein weisses Pulver. Der Geruch dieses Gummis ist äusserst schwach, der Geschmack süsslich schleimig fade, nicht säuerlich. Es ist in 1 bis 2 Th. Wasser von 15—20⁰ C. löslich. Die Lösung reagirt kaum sauer, ist dicklich, schleimig und durchsichtig. Die Lösung in heissem Wasser schäumt. Es enthält ungefähr 15 Proc. Wasser, wovon etwas über 10 Proc. beim Trocknen im Wasserbade verloren gehen, und besteht hauptsächlich aus einer Verbindung des Arabins mit Kalkerde (arabinsaurer Kalkerde). Spec. Gew. 1,40—1,45.

Die Sorte *Gummi Arabicum Ia albissimum electum* ist diejenige, welche der Apotheker ganz und gepulvert vorräthig hält. Die Sorte *Gummi Arabicum IIa electum* wird zur Darstellung der *Mucilago Gummi Arabici* verwendet.

Eigenschaften. Das Arabische Gummi hat ein specifisches Gewicht von 1,4—1,5 und besteht hauptsächlich aus saurem arabinsaurem Calcium nebst kleinen Mengen Kali, Magnesia und Spuren Phosphorsäure. Der Aschengehalt beträgt 3—4 Proc. Die Gummisäure, Arabinsäure ($C_{12}H_{20}O_{10} + H_2O$), auch Arabin genannt, reiht sich in mancher Beziehung den Kohlehydraten (wie Stärkemehl, Dextrin, Zucker) an, besitzt aber auch die Eigenschaften einer Säure. Durch starkes Trocknen wird sie langsamer oder schwieriger löslich in Wasser. Durch Kochen mit verdünnter Schwefelsäure liefert sie Glykose. Das Gummi giebt mit zwei Th. Wasser eine syrupdicke, etwas opalisirende Lösung. Durch die dickliche schleimige Beschaffenheit seiner Lösung eignet es sich zu Mischungen, in welchen in Wasser unlösliche Substanzen in Suspension erhalten werden sollen. In Weingeist und Aether, sowie in Oelen ist es unlöslich. Vom Weingeist wird es aus seinen Lösungen gefällt. Mit alkalischen Basen, einigen Metallen und Salzen geht es Verbindungen ein, welche mehr oder weniger löslich in Wasser sind. Durch Bleizuckerlösung wird es nicht gefällt, auch die damit vermischte Lösung durch Aetzammon nicht verändert. Der Niederschlag, welcher selbst in den verdünntesten Lösungen beim Vermischen mit Bleiessig erhalten wird, besteht im getrockneten Zustande aus 58—62 Proc. Gummi und 38—42 Proc. Bleioxyd. Auf kalische Kupferlösung wirkt Gummilösung bei 60—70⁰ C. nicht reducirend. Erst nach dem Kochen erfolgt eine sehr geringe Abscheidung von Cuprooxyd. Wird einer conc. Gummilösung Borax zugesetzt, so gesteht sie zu einer gallertartigen Masse, welche durch freie Säuren, Kaliumtartrat, Zucker wieder flüssig wird. Gummilösungen lassen sich nicht durch Eiweiss klären. Die Auflösung des Gummis geht in keine sichtbare Gährung über, wird aber nach längerer Zeit sauer. Verdünnte Lösungen schimmeln.

Durch Trocknen des Gummis in der Wärme des Wasserbades, auch durch viele Tage währendes Austrocknen bei 50⁰ C. verliert es 10—15 Proc. Feuchtigkeit, es löst sich dann weit schwieriger im Wasser und reducirt in der Wasserbadwärme leicht kalische Kupferlösung. Total ausgetrocknet ist es in Wasser nicht mehr löslich.

II. Das Senegalgummi, *Gummi Senegal*, welches von Akazien im Norden des Senegals gesammelt wird. Die gute Sorte *(electum)* besteht meist aus rundlichen oder kugeligen, selten eckigen, grösseren oder wurmförmig gedrehten, mitunter innen hohlen, klaren, glänzenden, gelblichen, harten Stücken. Die Bruchfläche ist grossmuschelig glasartig, das Licht einfach reflectirend, also nicht irisirend. Der Geschmack ist säuerlich und schleimig fade. Das Pulver ist weiss und in geringem Grade hygroskopisch. Beim Auflösen in heissem Wasser schäumt es wenig, im Uebrigen gleicht es dem Arabischen Gummi. Das Senegalgummi findet wegen seines säuerlichen Geschmacks in der pharmaceutischen Praxis ausser zur Bereitung der Tinte keine Anwendung. Ein Gleiches gilt vom Geddagummi, Suakingummi,

Embavigummi, Torgummi, Kalkuttagummi, welche den schlechteren
Sorten angehören.

Zur Unterscheidung des Arabischen Gummis vom Senegalgummi giebt
es nur wenige Reactionen. Die im Folgenden verzeichneten Reactionen beziehen
sich auf eine 10-proc. Lösung. Indifferent verhält sich dieselbe gegen Pikrinsäure, Gerbsäure, Mercurichlorid, Mercurinitrat, Jodjodkalium,
Brombromkalium, Silbernitrat, Baryumchlorid, Cupriacetat. Mit Mercuronitrat entsteht eine weissliche Trübung, welche unter Agitiren aufgekocht unbedeutende oder kaum eine Reduction erleidet. Silbernitrat trübt nicht, auf
Zusatz überschüssigen Aetzammons erfolgt geringe Opalescenz und im Wasserbade
eine gelbrothe Färbung der Flüssigkeit. Oxalsäure trübt stark, das Arab. Gummi
zuweilen noch einmal so stark als das Senegalgummi. Ammoniumoxalat trübt
stets gleichmässig stark. Eine 10-proc. Stannochloridlösung zu $^1/_2$ Vol. trübt
Arab. Gummi entweder stark weiss oder nur schwach opalescirend, Senegalgummi
nur schwach opalescirend oder lässt klar. Der einzige chemisch-physikalische Unterschied besteht darin, dass die mit Plumbiacetat versetzte Gummilösung klar bleibt,
aber auf Zusatz von überschüssigem Aetzammon die Senegalgummilösung gelatinös
starr macht, die Arab. Gummilösung aber flüssig lässt, oder erstere Lösung giebt
mit Bleiessig eine gelatinös starre, mit der anderen Lösung eine tropfbar flüssige
Mischung. Dass ich auch Arabisches Gummi vor mir hatte, welches sich bei dieser
Reaction wie Senegalgummi verhielt, muss ich hervorheben. Die Sorte Arabisches
Gummi, welches mit Stannochlorid eine Fällung gab, blieb auch in der Mischung
mit Bleiessig flüssig. Mit conc. Schwefelsäure übergossen verändert sich das
Gummi im Verlaufe einer Stunde nicht. Im Verlaufe eines Tages färbt sich die
Säure roth, zuletzt schwarzbraun. Genau genommen findet in keinem der chemischen
Verhältnisse, wenn man die saure Reaction des Senegalgummis unbeachtet lässt, ein
sicherer Unterschied statt.

Pulverung. Das Gummi wird von dem anhängenden Staube und von far-
bigen Verunreinigungen befreit in ein mittelfeines Pulver verwandelt. Das
Gummipulver, welches zu Oelemulsionen gebraucht wird, darf
nicht ausgetrocknet sein. Es empfiehlt sich daher nur ein mittelfeines
Pulver, weil zur Darstellung eines höchst feinen Pulvers eine vorausgehende
Austrocknung des Arabischen Gummis nicht zu umgehen wäre. Zum Pulvern
ist stets nur eine sehr reine Waare zu verwenden und das Absieben des
Pulvers in sehr gut gereinigten Sieben auszuführen.

Verfälschung. Eine mehrmals vorgekommene Verfälschung ist diejenige
mit Dextrin, doch ist dieselbe nicht schwer zu erkennen. Zunächst wird eine
dünne Lösung des dextrinhaltigen Gummis auf kalische Kupferlösung in
der Wärme des Wasserbades stark reducirend einwirken, welche Reaction
aber auch scharf getrocknetes Gummi giebt, also bei Prüfung des Gummipul-
vers nicht anwendbar ist. Eine andere Prüfung ist die mit Silbernitrat. Zu
circa 4 ccm der 10—12-proc. Lösung des Gummis setzt man 12—15 Tropfen
der Argentinitratlösung und dann 1,5—2 ccm Aetzammonflüssigkeit und erhitzt
im Wasserbade. Während reines Gummi hier nur eine gelbrothe Flüssigkeit
liefert, erfolgt bei Gegenwart von Dextrin starke Reduction und Ausscheidung
grauen Silbermetalls. Folgende Reaction ist vorzugsweise zu beachten. Circa
6 ccm der dünnen Gummilösung werden mit 5—6 Tropfen Ammoniummolyb-
daenatlösung und 2 Tropfen reiner Salpetersäure versetzt und aufgekocht.
Bei reinem Gummi erfolgt keine Farbenreaction, bei scharf ausgetrocknetem
Gummi resultirt eine bläulich schillernde Färbung, bei Gegenwart von Dextrin
aber eine mehr oder weniger gesättigt blaue Flüssigkeit.

Die Lösung von Gummi, welches durch Schwefligsäure gebleicht ist, kann
entweder mit Baryumchlorid eine weisse Trübung geben oder durch verdünnte
Schwefelsäure getrübt werden, vielleicht dann selbst einen schwach tingirten
ammoniakalischen Cochenilleaufguss entfärben.

Anwendung und **Wirkung** des Arabischen Gummis. Eine erhebliche arzneiliche Wirkung ist nicht vorhanden. Eingeführt in die Verdauungswege wird es nicht resorbirt und unverändert mit den Faeces abgeschieden. Man hat ihm bisher in der Reihe der reizmildernden und entzündungswidrigen Arzneimittel einen Platz angewiesen. Dass es in kleinen Mengen retardirend auf den Stuhlgang wirke, ist eine unbegründete Annahme, und deshalb die Herabdrückung des Gewichts des Gummis in Ricinusölemulsionen zwecklos. In grösseren Mengen (5,0—10,0 g ein- bis zweistündlich) ist es immerhin als ein Demulcens und besonders bei entzündlichen und katarrhalischen Affectionen des Darmkanals, des Schlundes, des Kehlkopfes und der Bronchien nützlich. Aeusserlich benutzt man das Pulver zum Stillen der Blutungen aus Blutegelstichen, zum Bestreuen von Brandwunden, aufgesprungenen Brustwarzen, Lippen etc.

Die pharmaceutische Verwendung ist sehr vielfältig und dient das Gummi bald als Constituens, Corrigens und Adjuvans zur Darstellung von Oel-Emulsionen, Pasten, Pillen, Pulvern, Trochisken, Pflastern etc.

Die Anwendung als Klebmittel und Glanzmittel ist eine allgemein bekannte.

Gutti.

Gutti; Gummigutt. Gummi-resīna Gutti; Gummi Guttae; Cambogia; Gambogium. *Gutte. Gommegutte; Camboge.*

Das Gummiharz der *Garcinia Morella.* Bis 7 cm lange, walzenförmige oder gebogene und zusammengeflossene Massen von grünlich-gelber Farbe, welche leicht zu gelbrothen, flachmuscheligen, undurchsichtigen Splittern zerbrechen. Ein Theil Gutti, mit 2 Th. Wasser zusammengerieben, giebt eine schön gelbe, brennend schmeckende Emulsion aus, welche auf Zusatz eines (1) Th. Aetzammonflüssigkeit klar wird und eine feuerrothe, später braune Farbe annimmt. Nach der Neutralisation des Aetzammons *(liquore Ammonii caustici neutralisato)* entfärbt sich die Flüssigkeit unter Abscheidung gelber Flocken.

Vorsichtig aufzubewahren. Stärkste Einzelngabe 0,3 g, stärkste Tagesgabe 1,0 g.

Garcinia Morella Desrousseaux.
Synon. *Garcinia Gutta* Wight. *Hebradendron gambogioïdes* Graham.
Fam. Cluseaceae. Sexualsyst. Polyandria Monogynia.

Geschichtliches. Gutti wurde seit den ältesten Zeiten als Farbematerial von den Völkern des östlichen Asiens benutzt. Nach Europa kam es vor 300 Jahren, indem es zuerst der Holländische Admiral Van Neck einführte. Im Anfange des 17. Jahrh. veröffentlichte Michaël Reuden zu Leipzig eine Schrift oder einen Brief „über ein neues Purgirgummi". Parkinson, Apotheker zu London, schrieb (1640) über *Cambugio* oder *Aurum catharticum* und die Londoner Pharmakopoe von 1650 führte das Gutti als *Gutta Gamba* und *Ghitta jemu* auf.

Herkommen. Der oben benannte, in Siam und auf Ceylon einheimische, eine Höhe von 15 m erreichende Baum wurde (1864) von Hanbury als die Mutterpflanze des Gutti bestimmt.

Handelssorten. Man unterscheidet im Handel 4 Gummiguttsorten: von

Siam, Ceylon, Mysore und Borneo, von welchen jedoch hauptsächlich das von Siam über England in den Europäischen Handel gebracht wird.

Das Siamesische Gummigutt, Siamgutti, *Gutti Siamense*, kommt in zwei verschiedenen Formen vor:

1. Röhrengutti (*Gutti electum* der Kaufleute) ist eine vorzügliche Waare. Es kommt selten noch in Bambusrohr, gewöhnlich davon befreit, in 3—5 cm dicken, 10—20 cm langen, walzenförmigen, aussen von den Eindrücken der Innenfläche des Bambusrohres, worin das flüssige Gummigutt erstarrte, der Länge nach gestreiften, gelbbraunen, schmutzig-gelb bestäubten Stücken, die zuweilen theilweise in einander geflossen sind, in den Handel. Spec. Gew. 1,2.

2. Kuchen- oder Schollengutti ist eine schlechte Waare, welche unförmige Stücke bildet, an denen man die Eindrücke des Bambusrohres nicht beobachtet. Es enthält 5—10 Proc. Stärkemehl, und seine Emulsion wird daher durch Jod dunkelgrün gefärbt. Ist es von Höhlungen durchzogen und löcherig, matt und braunroth, so kann es nicht zu medicinischen Zwecken verwendet werden.

Auf der Oberfläche mattes, braunrothes, im Bruche nicht glänzendes, oder körniges, rauhes wenig dichtes, vielmehr löchriges, krümliges, auch wohl mit Sand verunreinigtes, auch mit Reisstärke, Stärkemehl, Dextrin, Rindenpulver verfälschtes Gutti ist verwerflich. Ein schlechtes Gutti kommt auch aus Amerika von einigen *Hypericum*-Arten.

Eigenschaften. Das als Medicament verwendbare Gutti bildet meist cylindrische, grünlichgelbe, leicht zerbrechliche Stücke, im Bruche breitmuschlig, glatt und wachsglänzend, an den Kanten etwas durchscheinend, zerrieben citronengelb, geruchlos, anfangs geschmacklos, hinterher süsslich und im Munde brennend. Es ist in Weingeist bis zu 80 Proc., in Aether zu einem geringeren Theile löslich. Mit Wasser zerrieben giebt es eine hellgelbe Emulsion, mit Aetzammon, Aetzkalilauge oder mit einer Lösung eines Alkalicarbonats eine dunkel orangegelbe, später braune Lösung, aus welcher das Harz durch Säuren mit citronengelber Farbe ausgefällt wird. Die weingeistige Lösung ist neutral oder nur sehr schwach sauer.

Bestandtheile. Gummigutt besteht aus 70 bis 80 Proc. Harz, 15—20 Proc. Gummi, 5—10 Proc. Wasser, circa 1 Proc. Phloroglucin und einigen Unreinigkeiten. Alkalien befördern seine Auflösung in Wasser und Weingeist. Aetzkali giebt mit Gutti eine blutrothe Lösung, welche sich mit Wasser und Weingeist ohne oder unter geringer Trübung mischen lässt. Wird gepulvertes Gutti mit Aether extrahirt und die ätherische Lösung eingedampft, so bleibt ein zerbrechliches dunkelorangefarbenes Harz (Gambogiaharz, Gambogiasäure, Gummiguttgelb) als Rückstand. Dieses Harz ist unlöslich in Wasser, aber löslich in Weingeist, Aether, Chloroform, Schwefelkohlenstoff, Aetzammon, heisser Natriumncarbonatlösung.

Prüfung. Die Lösung in Aetzammon ist klar (Stärke, Rindenpulver, Sand bleiben ungelöst) und wird durch wenig Oxalsäure nicht oder höchst unbedeutend getrübt, so dass die Durchsichtigkeit der Flüssigkeit kaum gestört ist. Die ammoniakalische Lösung, mit etwas Silbernitrat versetzt und aufgekocht, erleidet keine Reduction, im anderen Falle liegt eine Verfälschung mit Dextrin vor. Die Prüfung auf Dextrin ist nur bei der Waare *in massis* gefordert. Zur Prüfung auf Stärkemehl wird der in Aetzammon oder Weingeist ungelöst bleibende Theil mit verdünnter Jodlösung befeuchtet. Eine grüne oder grünblaue Färbung zeigt Stärkemehl an.

Aufbewahrung. Gutti wird in Stücken und nicht gepulvert vorräthig gehalten, da die kleinen Mengen, welche in der Receptur vorkommen, sehr gering sind und sich leicht im Mörser zerreiben lassen. Seinen Stand hat es in der Reihe der starkwirkenden Arzneikörper (Tabula C.).

Im Handverkauf werde es nur in kleinen Mengen und mit Vorsicht, zur Verwendung als Farbe, abgegeben.

Anwendung. Gutti ist ein starkes Irritans und Drasticum und erzeugt starke wässrige Stuhlausleerungen, nach starken Gaben Erbrechen. Man giebt es zu 0,02—0,05—0,1—0,2 zwei- bis viermal täglich bei hydropischen Leiden, besonders wo Diuretica contraindicirt sind, und gegen Bandwurm. Die stärkste Einzelgabe normirt die Ph. zu 0,3, die stärkste Tagesgabe zu 1,0.

Gutti wird auch zu Lacken und als Tuschfarbe gebraucht. Wenn es zu letzterem Zwecke in der Apotheke gefordert wird, so gebe man es nicht nur in kleiner Quantität (besonders an Kinder) ab, sondern mache auf die Giftigkeit aufmerksam, besonders dass man nicht daran lecken dürfe. An Maler kann es in jeder Menge abgegeben werden. Letal wirkende Gaben sind für Kinder 1,0—2,0, für Erwachsene 3,0—4,0, für Schafe 5,0—10,0, für Pferde 20,0—30,0, für Rinder 50,0—70,0 g. Die Wirkungen zu grosser Gaben bestehen in Koliken, Leibschmerzen, Erbrechen, Durchfall, Fiebererscheinungen, Absterben der Extremitäten, Hinfälligkeit und Tod.

Herba Absinthii.

Wermuth. Summitātes Absinthïi. *Absinthe*; *Grande Absinthe.*
Wormwood; *Absinthium.*

Die Blätter und blühenden Zweigspitzen der *Artemisia Absinthium,* sowohl der wildwachsenden wie der angebauten. Die grundständigen (?) dreieckig-rundlichen, langgestielten Blätter sind dreifach-gefiedert. Die äussersten Abschnitte sind zungenförmig oder 3- bis 5-theilig. Die mittleren Stengelblätter *(folia petioli media)* sind doppelt gefiedert, die oberen Nebenblätter *(bracteae)* des sehr ästigen rispenförmigen Blüthenstandes sind ungetheilt-lanzettlich. Aus den Blattwinkeln neigen sich die einzelnen, fast kugligen, 3 mm fassenden Blüthenkörbchen nach Aussen. Diese enthalten viele gelbe drüsige röhrenförmige Blüthen. Blätter und Stiele *(petioli)*, besonders des wildwachsenden Wermuths, sind mit einem weichhaarigen Filze bekleidet, in welchem zahlreiche Oeldrüschen geborgen sind. Das Kraut ist von stark gewürzhaftem Geruche und solchem stark bitterem Geschmacke.

Artemisia Absinthium Linn. Wermuth.
Synon. *Absinthium vulgare* Gaertner.
Fam. **Compositae.** Trib. **Artemisiaceae.** Sexualsyst. **Syngenesia superflua.**

Der Wermuth ist ein durch ganz Europa in trocknen steinigen, besonders bergigen Gegenden wild wachsendes, 1—1,3 m hohes Staudengewächs. Blätter und die blühenden Spitzen der Pflanze werden in den Monaten Juli und August gesammelt, getrocknet und dann geschnitten in blechernen oder dichten hölzernen, mit Blech ausgeschlagenen Kästen aufbewahrt. 9 bis 10 Th. frisches Kraut geben 2 Th. trocknes. Klima und Boden haben auf die Bestandtheile

in quantitativer Beziehung einen nicht geringen Einfluss. Der in Thüringen
z. B. angebaute Wermuth ist reicher an Absintheïn, als der im nördlichen
Deutschland wild wachsende Wermuth.

Bestandtheile. Bei 40⁰ C. vorsichtig getrocknetes Wermuthkraut enthielt
in 100 Th. bis 0,5 flüchtiges graugrünes bitteres Oel von dem Geruche des
Krautes; 4,6 bitteres braunes Harz; 5,2 Eiweiss; 2,0 Satzmehl; 0,8 Wermuthbitter; 51,2 Cellulose; 16,2 bitteren extractiven Stoff; 2,9 äpfelsaures Kali;
3,6 salpeters. Kali; 5,0 phosphors., schwefels. salzs. Kali, Natron- und Kalksalze; 8,8 Feuchtigkeit. Wermuthbitter, Absintheïn (Absynthiïn), ist
eine neutrale farblose, sehr bitter schmeckende, in Weingeist und Aether lösliche, in Wasser kaum lösliche, bei 80⁰ schmelzende, krystallinische Substanz.
Es scheint ein Aldehydkörper zu sein. Seine Zusammensetzung entspricht
der Formel $C_{40}H_{56}O_8$, H_2O.

Anwendung. Das Wermuthkraut ist ein Tonicum, Stomachicum, Febrifugum, Stimulans, Emmenagogum, selbst Vermifugum, welches man zu 1,0—
1,5—2,0 im Aufguss einige Male des Tages giebt bei Magenschwäche Dyspepsie, Anämie, Amenorrhoe, Dysmenorrhoe, intermittirenden Fiebern, Schwäche,
Eingeweidewürmern.

Kritik. Die seit Decennien eingeführten lateinischen botanischen Kunstausdrücke haben in der Ph. Germ. ed. II nicht die Beachtung gefunden, welche sie in
den früheren Ausgaben der in Deutschland giltigen Pharmakopöen fanden. Der an-
gehende Pharmaceut wird durch die unrichtige Anwendung dieser Kunstausdrücke
und durch Anwendung ungewöhnlicher Bezeichnungen für Pflanzentheile in diesem
Theile seines Wissens rein verwirrt. Um nun nicht die immer und immer tadelnden
Kritiken zu wiederholen, bin ich über viele Fehler in den botanischen Kunstaus-
drücken mit Stillschweigen hinweg gegangen und habe in der Uebersetzung des
Textes der Ph. durch beigefügte Einklammerungen mit lateinischem Texte die wichtigsten Fehler oder die ungewöhnlichen Ausdrucksweisen angedeutet. Im vorliegenden Texte finden wir z. B. *Folia petioli media*. *Petiolus* hat von jeher die Bedeutung
Blattstiel, Blüthenstiel und Fruchtstiel erhalten (als Deminutiv von *pes* bedeutet es Füsschen) und die alten Römer bezeichneten damit den Stiel des Obstes.
Den Stengel der Wermuthpflanze würde der Botaniker und auch der Nicht-Botaniker
mit *caulis* bezeichnen. Warum die Ph. diesen letzteren Ausdruck selten anwendet,
dafür aber gewöhnlich *petiolus* gebraucht, bin ich nicht in der Lage, erklären zu
können. Mit der falschen Auffassung hängen im vorliegenden Artikel auch die *Folia
amplexicaulia*, *longe petiolata* zusammen. Solche botanische Missgriffe kommen auch
da vor, wo man sie für nicht möglich gehalten hätte. So begegnen wir unter Gummi
Arabicum *saporis insipidi*. Wenn wir auch diese Ausdrucksweise in JULIUS FIRMICUS
MATERNUS, Bd. II, 12 (333 nach Chr.) antreffen, so passt sie nie für eine Pharmakopoe,
denn diese ist kein Tummelplatz für Sprachübungen und scherzhafte Diastrophen.

Im folgenden Artikel (*Herba Cannab. Ind.*) liest man von weiblichen Stengeln
(*caules feminei*) und unter *Herba Cochleariae* wird *petiolus* wiederum für Stengel, und
foliolum für das einfache kleine Blatt gebraucht, obgleich mit letzterem nur das
Theilblatt eines zusammengesetzten Blattes bezeichnet werden kann.

Unter *Herba Conii* sehen wir die stengelumfassenden Blätter auf circa
20 cm langen Blattstielen sitzen! Der Uebersetzer in das Lateinische, welcher kein
Botaniker war, glaubte wahrscheinlich bodenständig mit *amplexicaulis* wiedergeben
zu müssen. Ferner hört man an dieser und anderen Stellen von gesägten oder säge-
förmigen Zähnen (*dentes serrati*), welche Worte wahrscheinlich mit Sägezähnen
zu übersetzen sind. Unter *Herba Hyoscyami* stossen wir auf *folia basilaria* und
einige Zeilen weiter auf: *folia petiolata sunt sessilia*. Dass der übersetzende Lateiner
nicht gewusst haben sollte, dass *petiolatus, a, um*, mit einem Stiel versehen,
gestielt zu übersetzen ist, wird kaum denkbar erscheinen. Hier soll es mit am
Stiele sitzend wiedergegeben werden. Wenn man das komische *basilaris* schuf,
dann brauchte man sich nicht zu schämen, *folia caulina* zu sagen, wie es von jeher
geschah, während man die wurzelständigen Blätter mit *folia radicalia* bezeichnete.
Das botanische Latein scheint man absichtlich vernachlässigt zu haben, wie wir in
den Artikeln mit *Flores* überschrieben deutlich herauslesen. Die Blumenblätter
z. B. bezeichnet man mit *folia corollae* (man vergl. sub *Flor. Tiliae*).

Dass die Kräuter, Blüthen, Blätter getrocknet vorräthig zu halten sind, ist höchst selten erwähnt und könnte man in die Lage kommen, dass nur die frischen Vegetabilien in den Gebrauch zu ziehen seien. Der pharmaceutischen Ordnung wollte man kein Recht gewähren. Dass man mit diesem Ausspruch keinem Irrthume verfällt, ersehen wir daraus, dass man z. B. den *Folia Salviae, Menth. pip., Menth. crisp., Melissae* etc., ferner den *Fructus Juniperi, Phellandrii* keinen Geruch zugesteht, *Folia Nicotianae, Herba Cannabis Indicae* für unschuldige Kräuter ansieht u. dergl. mehr.

Herba Cannabis Indicae.

Indischer Hanf.   Herba Cannăbis Indĭcae.   *Chanvre Indien.*
Indian hemp.

Die Spitzen der weiblichen Stengel mit den reifenden Früchten von *Cannabis sativa* unter der Benennung *Bhang* im nördlicheu Indien eingesammelt oder die von dieser Pflanze abgestreiften warzig-rauhhaarigen Blätter. Die schmal lanzettlichen sägezähnigen Blättchen sind entweder zerbrochen oder bilden, wenn sie mit der abgeblühten Aehre zusammengeklebt sind, einen dichten Knäuel. Von den holzigen Stengeln und den eiförmigen gekielten, bis zu 5 mm dicken Früchten dürfen nur wenige vorhanden sein. Der Indische Hanf muss mehr grün als braun und von stark und eigenthümlich gewürzhaftem Geruche sein und unter dem Mikroskope betrachtet viele ölführende Drüschen erblicken lassen. Er ist von unbedeutendem Geschmacke.

Cannabis sativa (Indica) Linn. Gunjah. Haschisch.
Fam. **Urticaceae.** Sexualsyst. **Dioecia Pentandria.**

Geschichtliches. Dass die Hindus schon vor der christlichen Zeitrechnung den Hanf als Arznei- und Berauschungsmittel benutzten, ergiebt sich aus den Schriften damaliger Zeit. Herodot erwähnt, dass die Scythen aus dem Hanfe Gewebe machten und sie Räucherungen mit Hanfkörnern liebten. Der Zaubertrank Nepenthes der alten Egypter ($\nu\eta\pi\varepsilon\nu\vartheta\acute{\eta}\varsigma$, $\acute{\varepsilon}\varsigma$, Kummer verscheuchend) war unzweifelhaft aus dem Hanfe bereitet, was auch Royle annimmt. Araber, Egypter, Perser haben den Hanf seit alter Zeit als ein Anregungs- und Belebungsmittel in verschiedener Weise gebraucht. Die französische Expedition unter Napoleon nach Egypten hat die Europäer mit dem Indischen Hanfe bekannt gemacht, doch erst vor 20 Jahren wurde dieser Hanf in den deutschen Arzneischatz eingeführt.

Herkommen. Die in Indien, ihrem eigentlichen Vaterlande, wachsende Hanfpflanze variirt einigermaassen von der bei uns cultivirten, denn sie ist etwas kleiner und ästiger, und die unteren Blätter stehen nicht gegenüber. Es soll ihr Bast sich mehr verholzen und sich weniger zur Fabrikation von Geweben und Seilen eignen. Diese Unterschiede sind im Ganzen zu unwesentlich, als dass diese Hanfpflanze eine eigene Art repräsentiren könnte. In chemischer Beziehung und in Betreff der physiologischen Wirkung der Bestandtheile waltet jedoch eine grosse Verschiedenheit ob.

Eigenschaften. Dieser Hanf besteht aus den zusammengepressten, meist verblühten weiblichen Aehren, unter der Lupe betrachtet, mit ausgeschwitzten Harztröpfchen besetzt. Der Stengel ist angedrückt behaart. Die unteren Blätter sind wie beim Hanfe handförmig, 5—9-schnittig, doch nicht der Droge beigemischt. Die oberen Blätter sind minderschnittig, die obersten ungetheilt,

tief und scharf gesägt, lanzettförmig, einnervig mit randläufigen Secundär-
nerven. Sämmtliche Blätter sind scharfrauhhaarig. Die Blattsegmente nennt
die Ph. *foliola*. Die paarweise stehenden Blüthen sind durch ein lanzett-
förmiges Deckblatt gestützt und als die Ausläufer des Stengels und der Zweige
zu gedrungenen achselständigen Aehren gruppirt. Die einzelne Blüthe ist
wiederum von einem behaarten, eiförmigen, aber spitzauslaufenden, mit Drüschen besetzten Deckblatte, gleich einer Scheide, unterstützt. Gewöhnlich
sind schon die einsamigen Früchte ausgebildet von dem letzteren Deckblatte
eingeschlossen vorhanden, damit ist aber auch die Bescheinigung gegeben,
dass die weibliche Pflanze vorliegt. Früchte dürfen nur wenige vorhanden sein.

Der Staub der Droge unter dem Mikroskop betrachtet lässt verschieden
grosse dickwandige, theils farblose, theils scheinbar punktirte, theils mit
Wärzchen besetzte, theils an der Basis sich stark verdickende einfache Haare
neben einer reichlichen Menge kugeliger, rundlicher, länglicher oder fast vier-
eckiger, gelb, braun und rothbraun gefärbter Harzzellen erkennen.

Diese Harz-Drüschen, welche die Ph. mit *glandulae oleiferae* bezeichnet,
sind ein wesentliches Unterscheidungsmerkmal des Indischen Hanfes von dem
Europäischen. Dieses Harz wird in Indien sogar gesammelt und unter Namen
wie Churrus, Tschers, Momeka, als Berauschungsmittel gebraucht, theils
verschieden zubereitet genossen, theils mit Tabak oder anderen Kräutern vermischt angewendet. Es ist ein sehr giftiger Körper, von welchem 0,1g genügt,
um den Tod herbeizuführen. Dieses Harz (Cannabin, Haschischin) wird
von Alkalien nicht gelöst und schmilzt schon unter 50 ^{0} C. Das mit absolutem
Weingeist aus dem Hanf gewonnene Extract wird sich nur wenig in verdünnter
Aetzkalilauge lösen, wodurch also in zweifelhaften Fällen der Indische Hanf
von dem Europäischen unterschieden werden kann. Neben dem Harze ist
der andere wichtige Bestandtheil ein ätherisches Oel, leichter als Wasser,
bestehend aus dem flüssigen Cannabén ($C_{18}H_{20}$) und einem starren krystallisirenden Theile, dem Cannabénhydrid ($C_{18}H_{22}$).

Handelssorten. Der Indische Hanf kommt in zwei Sorten in den Europäischen Handel.

1. Bhang, Siddhi, Sabzi, Hashih oder Guaza ist die am meisten
vorkommende Handelssorte, welche aus den von den Stengeln befreiten, getrockneten Blüthenästen besteht, welche wegen der geringeren Harzausschwitzung
wenig an einander kleben, bräunliche Aeste und graugrüne Blätter haben,
und deren Deckblättchen mit rothbraunen Drüsen besetzt sind. Diese Waare
beschreibt unsere Pharmakopoe.

2. Gunjah oder Ganga, die bessere Waare, wurde bisher seltener im
Deutschen Handel angetroffen. Dieser Hanf kommt aus Kalkutta in fast 1 m
langen und 8 cm dicken, schmutzig-braunen Bündeln, deren jedes 24 Hanf-
pflanzen (die nach der Blüthe getrockneten Pflanzen), welche von den grösseren
Blättern befreit sind, fasst und deren Blüthenzweige in Folge einer starken
Harzausschwitzung und Pressung zu dichten Schwänzen zusammenkleben. Der
Geruch ist stark narkotisch. Die Aschentheile betragen 18—20 Proc.

Aufbewahrung. Wenn in dem Staube des Krautes bei der mikroskopischen
Schau käferähnliche Milben (bei 120-facher Vergr. von der Grösse des Mai-
käfers) beobachtet werden, so ist das Kraut zu verwerfen. Dieses wird ganz
in Blechgefässen und nur eine geringe Menge als feines Pulver in einer Glasflasche am schattigen Orte aufbewahrt. Man bereitet daraus eine Tinctur und
ein Extract. Obgleich das Kraut von sehr starker Wirkung ist, hat man es
dennoch nicht in Tabula C aufgenommen.

Anwendung. Der Indische Hanf gilt als Anodinum, Antispasmodicum, Hypnoticum und Stimulans in Nervenleiden, wird aber selten in Substanz, sondern in Form des Extractes und der Tinctur angewendet. Als eine sehr starke Dosis ist 1,5 g, als stärkste Tagesgabe 6,0 g anzunehmen, welche Gaben und die darüber hinausgehenden man ohne ein ! auf dem Recepte nicht dispensiren sollte.

Herba Cardui benedicti.

Kardobenediktenkraut; Benedictenthee.   Folia Cardüi benedicti.
Chardon bénit.   Blessed thistle.

Die Blätter und blühenden Zweige von *Cnicus benedictus (Carbenia benedicta)*. Die Stengel-umfassenden (?), fast fusslangen Blätter sind buchtig-gefiedert mit gesägten rundlichen stacheligen Zähnen und einem geflügelten Stiele versehen. Die grossen, einzeln stehenden Blüthenköpfchen sind mit breit-eiförmigen, scharf-zugespitzten, spinnwebig-behaarten Deckblättern umhüllt und von einem hart-stacheligen Hüllkelche eingeschlossen. Die (Blüthen-) Köpfchen enthalten gelbe röhrenförmige Zwitterblüthchen. Der Geschmack ist bitter.

Cnicus benedictus Linn. Spec. plant. ed. I. Kardobenedikten. Spinndistel.
Synon. *Centaurea benedicta* Linn. Spec. plant. ed. II. *Cnicus benedictus* Gaertner.
Fam. **Compositae.** Trib. **Cynareae.** Sexualsyst. **Syngenesia frustranea.**

Diese Composite, welche die Ph. mit dem wunderbaren Namen *Carbenia benedicta* nebenbei belegt, ist im westlichen Asien und im südlichen Europa eine wildwachsende, bei uns häufig angebaute einjährige Pflanze. Während der Blüthe (im Juli bis Anfangs August) sammelt man die beblätterten Blüthenspitzen und die Blätter, welche getrocknet und dann zerschnitten aufbewahrt werden. 5 Th. frisches Kraut geben 1 Th. trocknes, welches geruchlos ist.

Für die Bezeichnung *Cnicus* setzte Adanson vor 100 Jahren *Carbeni*, aus welcher Bezeichnung man wahrscheinlich *Carbenia benedicta* geschaffen hat, — gewiss ein recht überflüssiges Synonym. Mit *folia amplexicaulia* sind auch hier wohl *bodenständige* Blätter bezeichnet, denn diese verschmälern sich in einen Blattstiel.

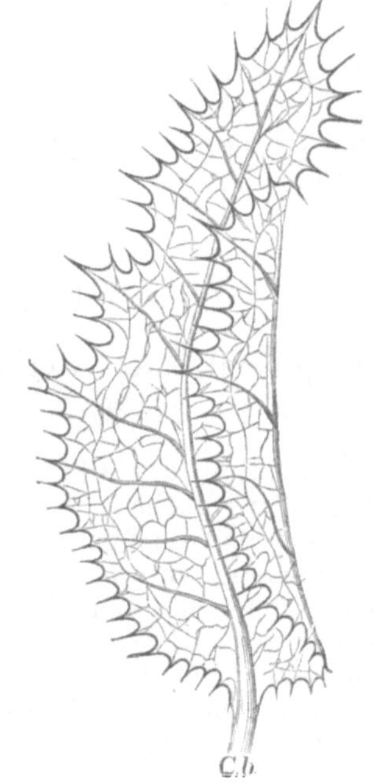

Oberes sitzendes Blatt von Cnicus benedictus.

Dem Kardobenediktenkraut können fälschlich Blätter ähnlicher Gewächse substituirt sein.

Cnicus benedictus LINN. Bitterdistel, heilige Distel, Bernhardinerkraut.	Blätter auf beiden Seiten zottig-behaart, buchtig-fiederspaltig, am Rande dornig-gezähnt, bitter. Untere 10—20 cm, obere 7—10 cm lang. Nervatur weisslich hervortretend. Blüthenköpfchen kugelig. Hüllblättchen an ihrer Spitze mit gefiedertem Dorn.
Cirsium oleracĕum SCOPOLI. Gemüse-Distel.	Blätter glatt oder nur zerstreut fein behaart, schwach stachelicht-gewimpert, die grösseren fiederspaltig mit spitzen Lappen, die kleinen meist nur gezähnt, nicht bitter.
Onopŏrdon Acanthĭum LINN. Esels- oder Krebs-Distel.	Blätter spinnenwebig-filzig (weissfilzig), buchtig gezähnt.
Silўbum mariānum GAERTN.	Blätter kahl und glänzend, weissgefleckt.

Bestandtheile. Das trockne Kraut giebt $^1/_3$ seines Gewichts wässriges und $^1/_7$ weingeistiges Extract. 100 Th. lufttrocknes Kraut ergaben 5 harzartigen Stoff; 13 Schleim und Gummi; 0,3 flüchtiges Oel; 24 bitteren Extractivstoff; 2,5 Kaliumacetat, 5 Kaliumnitrat und Calciumnitrat; 1,6 Calciummalat; 3,4 Calciumsulfat und andere Erdsalze, 37,5 Holzfaser mit Eiweissstoff, 8,5 Feuchtigkeit und 0,2 Cnicin, einen krystallinischen, bitteren, indifferenten Stoff.

Anwendung. Das Kardobenedictenkraut wurde zu den Pest-Zeiten als ein überaus kräftiges Pestmittel, auch als Prophylacticum gegen Pest geschätzt, in späterer Zeit als Mittel gegen Wechselfieber gebraucht. Da es bei manchen Personen schon in Dosen von 2 g (im Aufguss) Uebelkeit, auch Durchfall bewirkt, so hat es an seinem Rufe Einbusse erlitten und kommt nur noch zuweilen als Hausmittel bei Dyspepsie und Magenbeschwerden in Anwendung. Die erwähnte Wirkung wird von mancher Seite bestritten werden und zwar mit Recht, denn das im Süden Europas wachsende Kraut ist von jener starken Wirkung, während das bei uns angebaute Kraut eine weit mildere, mehr eine Bitterstoff-Wirkung äussert. Gabe im Aufguss 0,5—1,0—1,5 g zwei- bis dreimal täglich.

Herba Centaurii.

Tausendgüldenkraut; Rother Aurin.   Herba Centaurĭi minōris.
Herbe à mille florins; *Petite centaurée*.   *Centaury tops.*

Die zur Zeit der Blüthe eingesammelten, über der Erde hervorragenden (oberirdischen) Theile von *Erythraea Centaurium*. Die kantigen, bis zu 20 cm und darüber langen, zu 2 mm und darüber dicken Stengel sind doldenartig verzweigt. Die 5 rothen Lappen der Blumenkrone schliessen sich nach dem Trocknen. Die sitzenden ganzrandigen Blätter stehen sich je 2 gegenüber, sind am Grunde des Stengels bis zu 4 cm lang, ungefähr 2 cm breit, an den oberen Theilen des Stengels kleiner und spitzer. Die ganze Pflanze ist unbehaart (kahl, *calva*). Sie ist von bitterem Geschmack.

Erythraea Centaurium PERSOON. Tausendgüldenkraut.
Synon. *Gentiana Centaurium* LINN. *Chironia Centaurium* SMITH.
Fam. **Gentianeae.** Sexualsyst. **Pentandria Monogynia.**

Diese einjährige Pflanze wächst bei uns wild an den Rändern der Aecker und auf Wiesen. Sie wird 20—30 cm hoch, hat 4—6-kantige, unterhalb einfache, nach oben 2—3-spaltige Stengel mit elliptischen glatten, ganzrandigen, 3—5-nervigen, gegenüberstehend-sitzenden Blättern und rosenfarbenen trichterförmigen Blumen mit 5-spaltigem flachem Saume und 5 etwas abstehenden Kelchlappen. Einzelne Blumen sind achselständig; die oben an den Enden stehenden Blumen bilden Doldentrauben. Dieses bittere Kraut wird im Juli bis August gesammelt und von den Landleuten häufig in fast faustdicken Bündeln mit der Wurzel zum Verkauf gebracht. In diesem Falle werden die Wurzeln durch Abschneiden beseitigt, das frische Kraut geschnitten und ge-

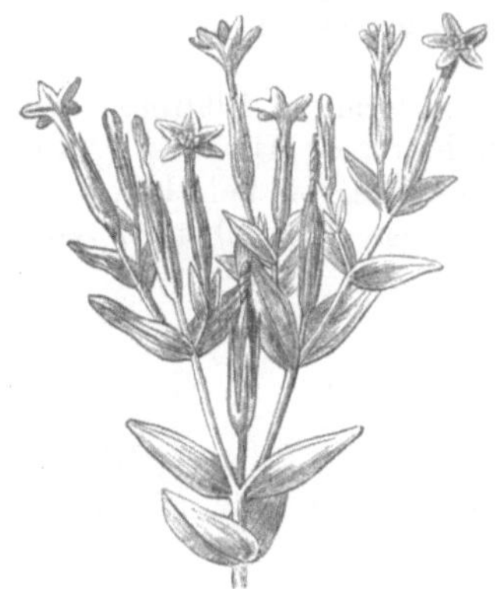

Blühende Zweigspitze des Tausendguldenkrauts (²|₃ Grösse).

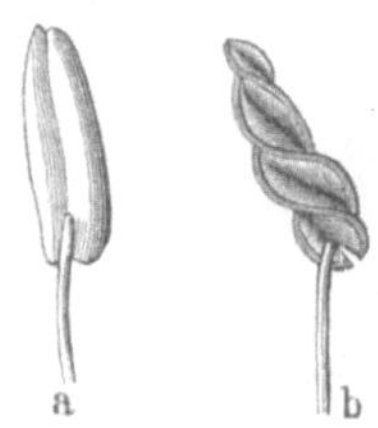

a Frisch entwickeltes Staubgefäss des Tausendguldenkrauts (vergr.), *b* deflorirtes (ausgestäubtes) Staubgefäss (vergr.).

trocknet. 4 Th. frisches Kraut geben 1 Th. trocknes. Häufig ist dem officinellen Kraute das von *Erythraea pulchella* FRIES oder *Erythraea ramosissima* PERSOON beigemischt. Dieses hat einen sehr ästigen, schon an der Basis gabelästigen, circa 12 cm hohen Stengel und fast fünfnervige Blätter. Auch die auf sumpfigen Triften vorkommende *Erythraea linarifolia* PERSOON mit ihren schmalen feingewimperten Blättern findet man beigemischt. In Geschmack und Wirkung sind diese Arten der *E. Centaurĭum* völlig gleich. *Silēne Amerĭa*, welche als Verwechselung dienen könnte, hat nicht kantige Stengel. In England wird das Tausendgüldenkraut durch *Herba Chiratae (Chirettae)* von *Ophelia Chirata* GRIESBACH ersetzt.

Das Tausendgüldenkraut enthält einen dem Gentianin ähnlichen Bitterstoff, ferner das krystallisirende geschmacklose, am Lichte sich rothfärbende, indifferente Erÿthrocentaurin, Schleim, Satzmehl, etwas flüchtiges Oel.

Das Tausendguldenkraut gehört zu den bitteren magenstärkenden Arzneimitteln, aus welchem ein Extract bereitet wird.

Herba Cochleariae.

Löffelkraut; Skorbutkraut. *Cochlèaria*; *Cranson*. *Scurvy-grass*.

Das Kraut der *Cochlearia officinalis*, zur Blüthezeit gesammelt, zugleich mit den sehr lang gestielten Blättern der noch nicht blühenden Pflanzen. Die Blätter der letzteren sind 2—3 cm breit, eiförmig oder herzförmig und stumpf. Die oberen Blättchen des Stengels sind spitz

eiförmig, am Rande jedweden Theiles (jeder Hälfte) mit einzelnen oder
bis zu drei Zähnen gesägt, und umfassen mit tiefherzförmigem Grunde
den Stiel *(petiolum)*. Die weissen Blüthen vergegenwärtigen den Bau,
wie er der Familie der Cruciferen eigen ist. Die Schötchen, kaum
0,5 cm lang, welche an dünnen 1—2 cm langen Stielen hängen, enthalten
in jedwedem der beiden Fächer 4 rothbraune Samen.

Das zerquetschte Löffelkraut dunstet einen scharfen Geruch, wie
er dem schwarzen Senfe eigen ist, aus und ist von scharfem salzigem
Geschmacke. Beim Trocknen wird es geruch- und geschmacklos.

Cochlearia officinalis LINN. Löffelkraut.
Fam. **Cruciferae.** Sexualsyst. **Tetradynamia siliculosa.**

Diese zweijährige Pflanze variirt häufig in der Form der Blätter. Die 2—
3 cm breiten Wurzelblätter sind langgestielt, herzförmig-rund, an dem
Rande ausgeschweift, völlig unbehaart und einiger Maassen fleischig. Da das
Löffelkraut eine 2-jährige Pflanze ist, so sind diese Wurzelblätter von der

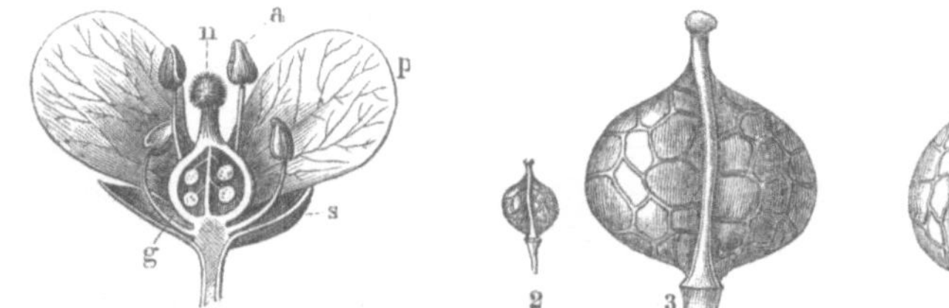
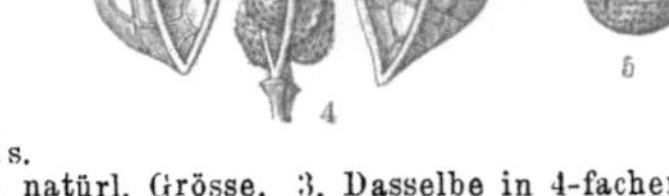
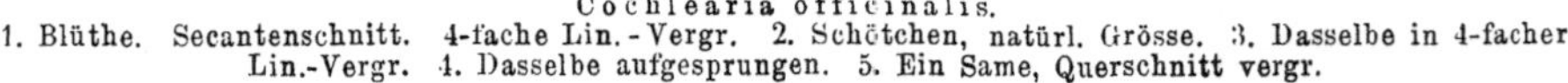

Cochlearia officinalis.
1. Blüthe. Secantenschnitt. 4-fache Lin.-Vergr. 2. Schötchen, natürl. Grösse. 3. Dasselbe in 4-facher
Lin.-Vergr. 4. Dasselbe aufgesprungen. 5. Ein Same, Querschnitt vergr.

Pflanze im ersten Jahre ihres Alters zu sammeln, denn sie fehlen meist an
der blühenden 20—30 cm hohen Pflanze oder sind vertrocknet. Die wechsel-
ständigen oberen Stengelblätter sind stengelhalbumfassend, im Uebrigen

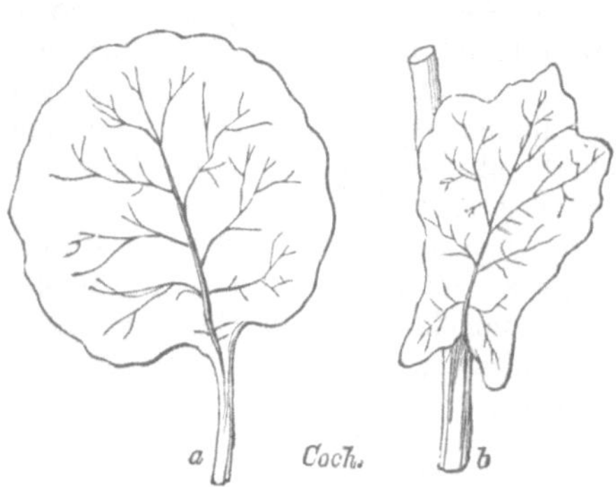

gewöhnlich eirund, buchtig-gezähnt.
Die unteren Stengelblätter sind gestielt. (Was die Ph. bei den Blättern
„mit Zähnen gesägt" bezeichnet,
ist schwer zu errathen.) Die Blüthen
sind weiss, endständige Doldentrauben
bildend, die Schötchen aufgeschwol-
len, fast kugelig, 8-samig. Der Geschmack ist kressenartig brennend
und bitter, der Geruch des frisch zerriebenen Krautes scharf und stechend
senfartig.

Einsammlung. Das Kraut wird
im Mai bis Anfang Juni sowohl von
der blühenden wie nicht blühenden

a Wurzelblatt, *b* Stengelblatt.

Pflanze gesammelt und alsbald zur Darstellung des *Spiritus Cochleariae* verwendet. Haben die unteren Stielchen seiner Blüthentrauben bereits Früchte
angesetzt, so ist es immer noch zu gleichen Zwecken verwendbar. Um jeder
Verwechselung vorzubeugen, bestelle man beim Gärtner die ganze oberirdische
Pflanze, welche man dann zerschnitten (10 Th. entsprechen 8 Th. Kraut) in
die Destillirblase giebt.

Verwechselungen sollen vorkommen mit:

Cochlearia Anglica LINN. Wurzelblätter eiförmig, Stengelblätter länglich lanzettförmig und herzförmig. Weniger scharf.

Ranunculus Ficaria LINN. Blätter langgestielt, herzförmig. Blüthen gelb.

Bestandtheile. Die Schärfe des Krautes beruht in einem geringen Gehalte eines äusserst flüchtigen Oeles, welches in der Art der Bildung und der äusseren Beschaffenheit nach mit dem Senföle viel Aehnlichkeit hat. Die wässrige Lösung des Bitterstoffes des Löffelkrautes liefert nach F. L. WINKLER's Versuchen mit Myrosin des gelben Senfs flüchtiges Löffelkrautöl. Nach Dr. GEISSELER's jun. Untersuchungen ist das flüchtige Oel sehr scharfschmeckend, stickstofffrei, aber schwefel- und sauerstoffhaltig, von 0,942 spec. Gew. und mit flüchtigem Senföl nicht identisch.

Anwendung. Die *Cochlearia officinalis* L., die Wurzel der *Cochlearia Armoracia* L., *Sisymbrium Nasturtium* L. (*Nasturtium officinale* R. BR.), *Sisymbrium officinale* SCOPOLI (*Erysimum officinale* L.) wurden, da sie dieselben Bestandtheile haben, von jeher als Scorbutmittel gebraucht. *Cochlearia officinalis* hat deshalb auch die Namen Scharbockskraut, Scorbutkraut erhalten. Man zerquetscht das frische Kraut und legt es auf die Scorbutgeschwüre, während der daraus bereitete *Spiritus Cochleariae* mit Wasser gemischt zum Mundausspülen gegen Scorbut und unvermischt zum Bereiben des Zahnfleisches oder zum Eintröpfeln in den hohlen Zahn als Zahnschmerzmittel in Anwendung kommt. Den Namen *Cochlearia* verdankt die Pflanze der löffelähnlichen concaven Form der Blätter (*cochlear*, Löffel).

Herba Conii.

Schierlingskraut. Herba Conīi maculāti; Herba Cicūtae. *Ciguë (Feuilles de Ciguë); Grande ciguë. Hemlock (-leaves).*

Blätter und blühende Zweigspitzen von *Conium maculatum*. Die stengelumfassenden (richtiger bodenständigen) Blätter sind von breit eiförmiger Gestalt, länger als 20 cm, sitzend auf eben so langen Stielen und dreifach gefiedert; ihre letzten schmalen Theilungen und die gesägten Zähne (Sägezähne) sind abgerundet und in eine sehr kurze trockenhäutige Spitze auslaufend, wodurch sich auch die Abschnitte der gestielten, um Vieles kleineren und minder gefiederten Blätter auszeichnen. Stiele (Blattstiele, *petioli*) und Blätter sind mattgrün und völlig unbehaart (kahl, *calva*). Sie riechen unangenehm nach Coniin, besonders beim Zusammenreiben mit Aetznatronlauge. Sie sind von widerlich salzigem, bitterlichem, scharfem Geschmack.

Vorsichtig aufzubewahren! Stärkste Einzelgabe 0,3 g, stärkste Tagesgabe 2,0 g.

Conium maculatum LINN. Gefleckter Schierling.
Fam. **Umbelliferae.** Sexualsyst. **Pentandria Digynia.**

Der gefleckte Schierling, *Conium maculatum*, ist eine zweijährige, 1,5 bis 2 m hohe Pflanze und wächst bei uns in mehreren Gegenden auf Schutthaufen, an Mauern, alten Gebäuden, auf Kirchhöfen und an schattigen feuchten Orten, an Gräben, Dämmen etc.

Das officinelle Schierlingskraut ist sehr leicht an der Uebereinstimmung folgender 6 Merkmale zu erkennen. — 1. Es ist völlig glatt oder kahl, also nicht mit Haaren, Borsten etc. besetzt, aber frisch meist bläulich bereift. — 2. Stengel und die grösseren Zweige sind rund, hohl, nur leicht gestreift und in den allermeisten Fällen nach unten zu mit rothbraunen oder purpurfarbenen Flecken bezeichnet. — 3. Die tieffiederspaltigen (2- und 3-fach gefiederten) Blätter sind auf der oberen Fläche dunkelgrün und matt, auf der unteren blassgrün und etwas glänzend. Die länglich runden äussersten Blattläppchen endigen in kleine weissliche Stachelspitzchen. Der Blattstiel ist hohl. Die unteren Blätter sind gestielt, die oberen an kurzer Scheide sitzend (*Folia amplexicaulia*, stengelumfassende Blätter, wie die Ph. angiebt, sind nicht vorhanden). — 4. Eine vielblättrige zurückgeschlagene Doldenhülle. Die Hüllchen sind einseitig, bestehen aus 3—4 Blättchen und sind kürzer als das Döldchen. — 5. Der eiförmige Fruchtknoten mit 10 gekerbten Rippen. — 6. Der mäuseartige oder entfernt cantharidenähnliche Geruch, welcher beim Zerreiben der Blättchen in der Hand oder beim Zerreiben mit Sodalösung besonders hervortritt. Verwechselt wird der Schierling mit:

Chaerophyllum bulbōsum LINN. Kälberkropf, Knollenkörbel.	Stengel gestreift mit angeschwollenen Gliedern, von denen die unteren mit steifen Haaren besetzt sind. Blätter besonders auf den Rippen mit wenigen kurzen Haaren besetzt. Keine Doldenhülle. Hüllchen vielblättrig. Fruchtknoten dünn-länglich, nicht gerippt.
Chaerophyllum temŭlum L. Taumelkörbel.	Stengel fest und markig. Blätter auf beiden Seiten behaart. Keine Doldenhülle. Hüllchen vielblättrig. Fruchtknoten nicht gerippt.
Chaerophyllum hirsūtum L.	Stengel rauh behaart, Blätter meist rauh behaart. Hüllblättchen und Blumenblätter gewimpert.
Anthriscus silvestris HOFFM., s. *Chaerophyllum silvestre* L. Wilder Körbel, Tollkörbel.	Nicht gefleckter, aber gefurchter Stengel, unterhalb mit steifen Haaren besetzt. Blätter unterhalb auf dem Hauptnerven und am inneren Rande der Scheide *(vagina)* mit Haaren besetzt, Blätter am Rande gewimpert. Keine Doldenhülle. Die Hüllchen sind vielblättrig. Fruchtknoten nicht gerippt.
Aethūsa Cynapium L. Hundspetersilie, Gartenschierling.	Blätter auf beiden Seiten glänzend mit lanzettförmigen Lappen. Blattstiel rinnig und nicht hohl. Hüllchen halbirt und 3-blätterig. Die 3 Blättchen der Hüllchen sind meist länger als das Döldchen. Kugelige Fruchtknoten mit ungekerbten Rippen.
Cicūta virōsa L. Wasserschierling.	Spaltfrüchte mit flachen Rippen und einstriemigen Furchen. Blätter hochgrün, kahl, am Rande knorpelig und durch sehr kurze, anliegende Borsten gewimpert und scharf, die Sägezähne der Fiederstücken laufen in eine weisse Spitze aus.

Es unterscheidet sich also der gefleckte Schierling durch die völlige Glätte (das Unbehaartsein), den sehr geringen Glanz seiner Blätter, durch das scheinbar trockne weissliche Stachelspitzchen des äussersten Blattheiles und durch den Fruchtknoten mit gekerbten Rippen und den eigenthümlichen Geruch.

Ueber die Früchte des Schierlings vergl. man unter *Fructus Anisi* Bd. II, S. 2.

Ein gutes trocknes Schierlingskraut hat einen Coniingeruch, einen widrigen, an Mäuseharn erinnernden Geruch, welcher beim Befeuchten mit Aetznatronlauge besonders kräftig hervortritt. Der Geschmack ist etwas scharf und mässig bitter. Das mit dem Blühen beginnende Kraut soll am wirksamsten sein. Ein trocknes Schierlingskraut verliert auch bei bester Aufbewahrung in 2 Jahren seinen Coniingehalt.

Einsammlung und **Aufbewahrung.** Im Juni und Juli werden die mit Blüthen versehenen, also zweijährigen Pflanzen eingesammelt, die dickeren Stengel und Aeste aber verworfen. 6 Th. frisches Kraut geben 1 Th. trocknes. Es wird das getrocknete Kraut zerschnitten, fein und grob gepulvert, da es hygroskopisch ist, alsbald in gut verstopften Gefässen aus Weissblech oder Glas neben anderen Narcoticis (in der Reihe der Tabula C) aufbewahrt und alljährlich erneuert, was zu erwähnen oder vielmehr anzuordnen die Ph. vergessen hat. Getrocknet ist das Kraut graugrün oder gelblich. Der in überaus feuchter Witterung zur Blüthe gelangte Schierling ist Coniin-reicher als ein in trockner Zeit zur Blüthe gelangender.

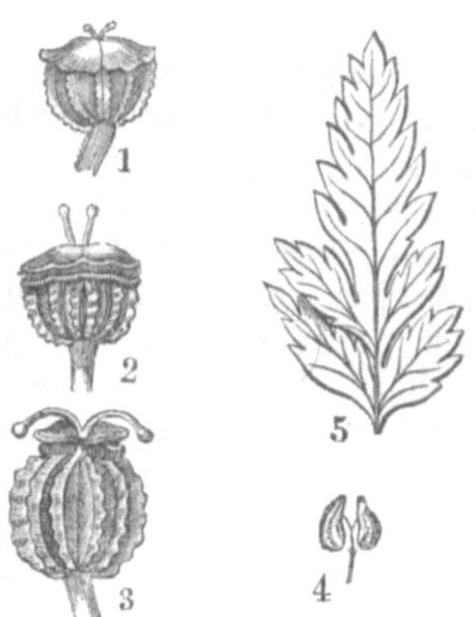

Conium maculatum. 1. Pistill aus der Knospe 4-fache Lin.-Vergr., 2. aus der Blüthe, 3. Frucht nach der Blüthe, 3—4-fache Lin.-Vergr., 4. Frucht mit getrennten Theilfrüchtchen. Natürl. Grösse. 5. Eine Fieder des Blattes.

Bestandtheile. Das frische blühende Kraut des Schierlings enthält 60—65 Proc. Saft und giebt durch Destillation mit Wasser eine kleine Menge flüchtigen scharfen Oels von dem Geruche der Pflanze aus. Ausserdem enthält der Schierling etwas Essigsäure, schwefelsaure, salzsaure und salpetersaure, äpfelsaure, phosphorsaure Salze des Kalium, Calcium, Magnesium, Eisens, Mangans und zwei giftige alkaloïdische Stoffe, das Coniin und Conydrin (vergl. unter *Coniïnum* im Handb. d. pharm. Praxis und besonders im Ergänzungsbande).

Das chemische und physikalische Verhalten des Schierlingskrautes ist mit einem filtrirten Aufgusse aus 10g Kraut und 100ccm destill. Wasser von 100⁰ C. zu eruiren. — 1) Mit 2 Vol. Weingeist gemischt findet Schleimabsonderung statt, welche sich theils an dem Niveau, theils auf dem Grunde der Flüssigkeit ansammelt. — 2) Mit 2 Vol. Pikrinsäurelösung erfolgt keine Veränderung. — 3) Mercurichlorid ist indifferent, jedoch beim Aufkochen erfolgt ein flockiger, sich schnell absetzender Niederschlag. — 4) Jodjodkalium und auch — 5) Brombromkalium bewirken nur sehr schwache, kaum erkennbare Trübungen, ebenso — 6) Kaliumcadmiumjodid, jedoch beim Erwärmen erfolgt eine flockige, zunächst an das Niveau tretende Ausscheidung. — 7) Kaliummercurijodid bewirkt kaum eine Trübung, auch nicht beim Erwärmen. — 8) Silbernitrat bewirkt eine flockige Trübung, welche auf Zusatz von Aetzammon verschwindet, dann aber nach 3-maligem Aufkochen eine dunkle Färbung annimmt, ohne dass Reduction eintritt, denn nach dem Verdünnen mit Wasser erhält man eine klare braungelbe Flüssigkeit. — 9) Aurichlorid bewirkt Trübung, beim Aufkochen eine schwarz-violette Färbung, unter Abscheidung von reducirtem Golde. — 10) Platinichlorid bewirkt flockige Trübung, beim Aufkochen einen solchen Niederschlag, welcher auf Zusatz von Salzsäure nicht in Lösung übergeht. Reduction erfolgt kaum. — 11) Ferrichlorid scheidet bräunlich-grüne Flocken ab. — 12) Oxalsäure und auch — 13) Ammoniumoxalat bewirken starke weissliche Niederschläge. — 14) Baryumchlorid trübt kaum. — 15) Mercurinitrat bewirkt hellfarbige Fällung, beim Aufkochen tritt keine erkennbare Reduction ein. — 16) Kalische Kupferlösung erleidet auch beim Aufkochen keine Reduction. — 17) Cupriacetat trübt stark. — 18) Natriumcarbonat und auch Aetznatron trüben nicht, aber beim Erhitzen bis zum Aufkochen. — 19) Aetzammon trübt nicht, ebenso — 20) Chininhydrochlorid. — 21) Wird der mit Aetznatron versetzte Aufguss erhitzt und ein mit Mercuronitrat genetzter Glasstab genähert, so erfolgt Schwärzung des letzteren, als Beweis, dass der Schierling auch Ammoniumsalz enthält. Die Reagentien sub 2, 4 und 5 liefern Trübungen, wenn je 2 ccm des Aufgusses zuvor mit einem Tropfen verdünnter Schwefelsäure versetzt worden sind.

Anwendung. Der gefleckte Schierling ist ein narkotisches Sedativum, Resolvens und Anticatarrhale, in der Wirkung sich dem Bilsenkraute anschliessend. Es gehört zu den stark narkotischen Arzneimitteln. Man giebt es innerlich zu 0,1—0,2—0,3 g als ein auflösendes und alterirendes Mittel gegen Skrofeln, Drüsengeschwülste, Krebs etc., auch als schmerzlinderndes und krampfstillendes Mittel und *Antaphrodisiacum* etc. In ähnlichen Fällen wird es auch äusserlich gebraucht. In starken Gaben wirkt es giftig und tödtlich. Die Pharmakopoe normirt die stärkste Einzelngabe zu 0,3, die Gesammtgabe auf den Tag zu 2,0 g. Gegenmittel: Strychnin mit Opium.

Herba Hyoscyami.

Bilsenkraut.   Folia Hyoscyämi.   *Feuilles de jusquiame.*

Hyoscyamus leaves; *Henbane leaves.*

Die Blätter und blühenden Stengel von *Hyoscyamus niger*. Die grundständigen *(basilaria)* Blätter sind höchstens 30 cm lang, bis zu 10 cm breit, länglich eirund, in den Blattstiel verlaufend, auf dem Rande beider Seiten mit 3, selbst 6 grossen Zähnen gekerbt (3—6 grossen Kerbzähnen). Die Stengelblätter *(folia petiolata!)* sind kleiner, sitzend, die obersten auf jeder Blattseite einfach gezähnt. Die schön gestaltete, zarte, blassgelbliche, mit violetten Adern durchzogene Blumenkrone ist 5-lappig. Die trockenhäutige zweifächerige Fruchtkapsel öffnet sich mit ringsum abspringendem Deckel. Die Blattstiele (Stiele?) und die Nerven auf der unteren Blattfläche sind reichlicher mit weichen Haaren bekleidet als die oft selbst kahle Blattspreite. Das getrocknete Bilsenkraut hat sowohl einen unbedeutenden Geruch als auch solchen Geschmack. Zur Darstellung des Extractes wende man die oberirdischen Theile der blühenden Pflanze an.

Vorsichtig aufzubewahren. Stärkste Einzelngabe 0,3 g, stärkste Tagesgabe 1,5 g.

Hyoscyamus niger Linn.   Schwarzes Bilsenkraut.
Fam. **Solaneae** Juss.   Ord. **Capsulares.**   Sexualsyst. **Pentandria Monogynia.**

Das schwarze Bilsenkraut ist eine ein- und zweijährige Pflanze, welche an Hecken, Wegen, Zäunen, auf Schutt durch ganz Deutschland wächst. Der zottige aufrechte ästige, 0,3—1,0 m hohe Stengel trägt abwechselnd stehende, obere sitzende, fast den halben Stengel umfassende, untere gestielte, am Blattstiel herablaufende, eiförmig längliche, weisslichgraugrüne, kleberig-zottig-behaarte, geaderte, unterseits etwas glänzendere, 10—30 cm lange, 3—11 cm breite Blätter. Die Stengelblätter sind buchtig gezähnt (auch fiederspaltig gesägt), die Wurzelblätter fiederspaltig gebuchtet, mit lanzettförmigen Lappen. Die Blätter der einjährigen Pflanze sind nie fiederspaltig gebuchtet. Die ungestielten Blüthen bilden am Ende der Zweige eine mit Blättern durchsetzte, lockere einseitige Aehre. Der an seinem Grunde bauchige Kelch hat einen 5-spaltigen Saum. Die Blumenkrone ist stumpf 5-lappig, mit einem unteren breiteren Lappen und purpurroth geadert. Die Frucht ist eine 2-fächrige, an ihrer Basis bauchig-erweiterte Kapsel, welche durch ein sich rundum lösendes Deckelchen aufspringt. Die Pflanze blüht bei uns von Juni bis August. Die Blätter der zweijährigen Pflanze, welche mehr fiederspaltig sind, hält man für heilkräftiger. Eine Verwechselung mit den Blättern einer anderen *Hyoscyamus*art ist nicht möglich, weil bei uns nur *Hyoscyamus niger* vorkommt. Einige Varietäten derselben, wie *Hyoscyamus agrēstis* KITAIBEL

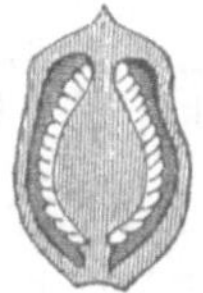

Verticaldurchschnitt eines Pistills (vergr.), den verdickten, centralständigen, der Scheidewand angewachsenen Samenträger zeigend.

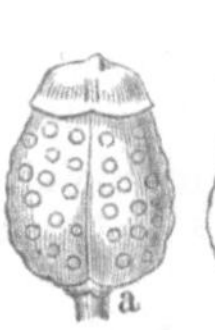

a Die von dem bleibenden Kelche befreite Fruchtkapsel, oberhalb deckelartig. *b* Dieselbe nach der Reife (deckelartig aufspringend). Vergr.

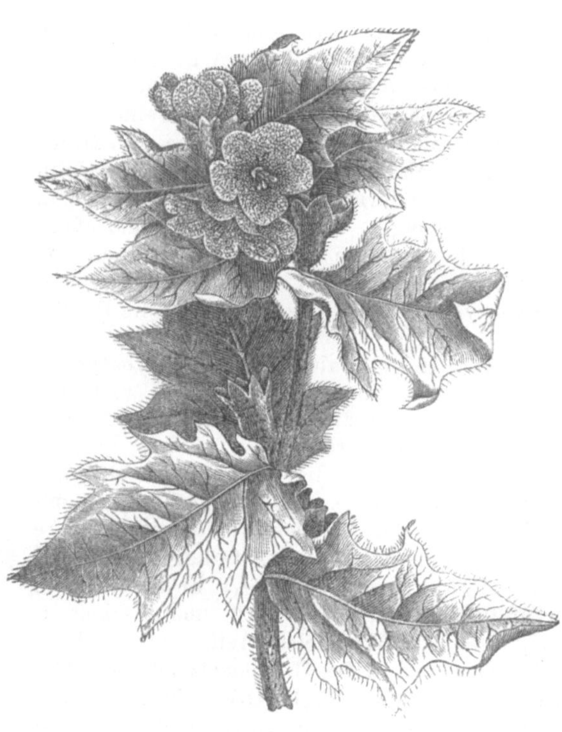

Blühender Zweig von Hyoscyamus niger. ¹|₂ Grösse.

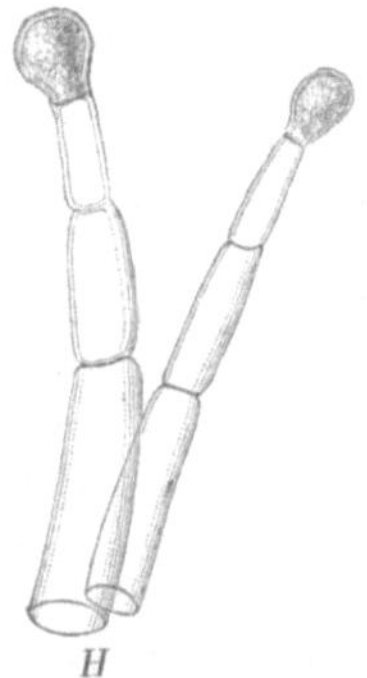

Haare vom Bilsenkraute. Vergr.

und *Hyosc. pallĭdus* KITAIBEL, erstere eine auf magerem Boden vegetirende, 1-jährige Varietät, letztere mit blassgelben Blüthen sind selten, dazu nur meist vereinzelt vegetirend, übrigens in medicinischer Hinsicht dem *Hyoscyamus niger* gleichwerthig. Die Blätter von *Datura Stramonium* L. sind kahl (nicht zottig). Bezüglich des falschen und ungewöhnlichen lateinischen Textes vergleiche man die Notizen auf S. 50.

Einsammlung und **Aufbewahrung.** Die Blüthezeit des Bilsenkrautes beginnt im Juni und erreicht ihr Ende im August. Die Blätter und blühenden Zweige werden von der blühenden, zweijährigen Pflanze im Juni gesammelt, an der Luft möglichst schnell getrocknet und geschnitten, grob- und feingepulvert in weissblechenen oder in gläsernen Flaschen, welche mit guten Korken verstopft werden, in der Reihe der starkwirkenden Arzneistoffe und vor Tageslicht geschützt, jedoch, wenn es sein kann, nicht über ein Jahr aufbewahrt. 6—7 Th. geben 1 Th. trocknes Kraut. Beim vorsichtigen Trocknen nehmen die Blätter eine graugrüne Farbe an, bewahren aber ihren eigenthümlichen jedoch nur gering auftretenden narkotischen Geruch. Die mit den jungen blühenden Zweigspitzen gesammelten Blätter, Zweige und Stiele werden alsbald zur Bereitung des Extractes verwendet.

Bestandtheile. In dem frischen Bilsenkraute sind ca. 0,15, in den trocknen Blättern ca. 0,3 Proc. eines wahrscheinlich an Aepfelsäure gebundenen, sehr giftigen Alkaloïds, Hyoscyamin, enthalten, welches im reinen Zustande geruchlos ist, scharf und widrig schmeckt und in farblosen seidenglänzenden stern- und büschelförmigen Nadeln krystallisirt. Nach Thorey krystallisirt es aus Chloroform in rhombischen Tafeln, aus Benzin in Nadeln; die Aether- und Amylalkohollösung hinterlassen es im amorphen Zustande. Unreines Hyoscyamin ist amorph und von betäubendem tabaksähnlichem Geruche. G. Merk erhielt das Hyoscyamin in Form einer weichen gefärbten Masse, welche in einem Wasserstoffgasstrome destillirt als eine farblose, wie Oel fliessende, in Weingeist und Aether leicht, in Wasser weniger, in Benzin und Chloroform nur theilweise lösliche, an der Luft gelb bis braun werdende Flüssigkeit von Coniingeruch gesammelt wurde. Es reagirt alkalisch und sättigt die Säuren vollständig. Seine Salze sind schwierig krystallisirbar. Es wirkt auf die Pupille dilatirend.

Nach Angabe von Reichhardt und Höhn spaltet sich das Hyoscyamin beim Kochen mit Aetzbaryt in ein flüchtiges Alkaloïd, Hyoscin, und eine der Benzoësäure nicht unähnliche Säure (Hyoscinsäure, $C_9H_{10}O_3$), analog dem Atropin mit den Spaltungsproducten Tropin und Tropasäure.

Nach H. Höhn (chem. Centralblatt 1870) sind die Bestandtheile des Bilsenkrautes folgende: 1) Hyoscyamin ($C_{17}H_{23}NO_3$). Bei der Destillation mit Kalilauge lieferte es eine wahrscheinlich mit der Atropasäure identische Säure und eine ölähnliche Base (vielleicht dem Coniin verwandt), ferner Ammon und methylaminähnliche Körper. — 2) Hyoscerin ($C_{16}H_{30}O_3$) krystallisirt in mikroskopisch kleinen weissen, sternförmig gruppirten, geruch- und geschmacklosen Nadeln, unlöslich in Wasser, löslich in Weingeist, Aether und Chloroform, Lackmus röthend, nicht sublimirbar, bei 210° C. schmelzend, bei stärkerer Hitze sich bräunend. — 3) Hyoscypikrin ($C_{27}H_{52}O_{14}$), ein gelbliches, zerrieben weisses, geruchloses, bitter schmeckendes, in Wasser und Weingeist leicht lösliches Glykosid. Das daraus resultirende Spaltungsproduct ($C_{14}H_{24}O_4$) ist gelblich-weiss, bitter und kratzend schmeckend, unlöslich in Wasser, löslich in Weingeist und Aether, bei 204° schmelzend. — 4) Hyoscyamusharz ($C_{55}H_{70}N_2O_{16}$) ist hellgelb und bitterlich von Geschmack, in weingeistiger Lösung Lackmus röthend, löslich in conc. Schwefelsäure und in Aetzlauge mit dunkel orangegelber Farbe. Ist besonders im Samen vertreten.

A. Ladenburg berichtet (Ber. d. d. chem. Ges. XIII, 257 etc.) 10 Jahre später als Höhn, dass Hyoscyamin beim Erhitzen mit Barytwasser auf 60° C. eine der Tropasäure ähnliche Säure ausgebe, auch sei die beim Zerlegen des Hyoscyamins durch Baryumhydrat entstehende Base, das Hyoscin ($C_{17}H_{23}NO_3$) dem Tropin ($C_8H_{15}NO$) sehr ähnlich.

A. Ladenburg und G. Meyer fanden, dass Hyoscyamin, Daturin und Duboisin mit einander identisch und Tropeïne sind. Ueber Hyoscyamin vergl. man Ergänzungsband zum Handb. der ph. Praxis S. 560, 561.

Das chemische und physikalische Verhalten des Bilsenkrautes lässt sich mit dem aus 15 g Kraut und 150 ccm destill. Wasser von 100° C. bewirkten filtrirten Aufgusse eruiren. Um ihn zu filtriren, muss man die Colatur einen Tag beiseite stellen und dann unter Decanthation in das Filter giessen. Der Auszug ist braungrün und ungemein schleimreich. — 1) Mit 2 Vol. Weingeist gemischt erfolgt fast Gelatinirung ohne Trübung. — 2) Pikrinsäure (2 Vol.) lässt klar. — 3) Gerbsäure trübt mässig. — 4) Mercurichlorid bewirkt höchst nur eine unbedeutende, beim Aufkochen aber starke Trübung. — 5) Jodjodkalium trübt stark, aber — 6) Brombromkalium nicht oder kaum. — 7) Kaliumcadmiumjodid lässt klar, bewirkt aber Gelatinirung. — 8) Kaliummercurijodid trübt nicht. — 9) Silbernitrat trübt stark und zwar gelatinirend. Ein Ueberschuss Aetzammon macht fast klar und beim Aufkochen erfolgt Reduktion ohne Wandbeschlag. — 10) Aurichlorid lässt anfangs klar, trübt sich und beim Aufkochen erfolgt Reduction unter violetter Färbung nebst violettem Wandbeschlag. — 11) Ferrichlorid bewirkt unter Grünfärbung starre Gelatinirung, — 12) Oxalsäure gelatinöse Abscheidung ohne merkliche Trübung und Ammoniumoxalat trübt kaum oder nicht. — 13) Baryumchlorid wirkt gelatinirend und kaum oder nicht trübend. — 14) Mercuronitrat wirkt unter starker weisslicher Trübung gelatinirend. — 15) Aetzkali wirkt gelatinöse Erstarrung und aus der kalten Mischung treten Ammondämpfe hervor, erkennbar an der Schwärzung der mit Mercuronitrat benetzten Spitze einer Filtrirpapierdüte — 16) Kalische Kupferlösung wird beim Aufkochen kaum merklich reducirt. — 17) Cupriacetat erzeugt gelatinöse Erstarrung und höchst unbedeutende Trübung. — 18) Natriumcarbonat trübt kaum. — 19) Aetzammon lässt flüssig und klar, färbt aber dunkler. — 20) Chininhydrochlorid trübt kaum oder nicht. — Der Bodensatz aus der Colatur unter dem Mikroskop betrachtet lässt eine Menge runder mehr oder weniger kugliger, gelber Zellen erkennen, von denen die grösseren kleinere Zellen einschliessen und durch Jodwasser nicht blau oder violett gefärbt werden. Wird der Aufguss mit nur wenig verdünnter Schwefelsäure (auf 2 ccm 1 Tropfen) versetzt, so erfolgen sub 6, 7, 8 geringe Trübungen. Man vergl. auch unter *Extractum Hyoscyami* S. 696 u. 697.

Anwendung. Das Bilsenkraut ist ein Stupefaciens, Anodinum, Antispasmodicum und Mydriaticum, also ein der Belladonna verwandtes Narcoticum, dessen Wirkung sich besonders auf den Blutumlauf unter Verminderung der Pulsfrequenz erstreckt. Andererseits wirkt es beruhigend und schlafmachend, dem Opium ähnlich, ohne wie dieses den Stuhlgang zurückzuhalten. Man wendet es daher bei krampfhaften und entzündlichen Leiden der Athmungs-, Verdauungs- und Harnwerkzeuge innerlich und äusserlich an und giebt es zu 0,1—0,2—0,4 g vier- bis fünfmal täglich oder zu 0,1—0,15—0,2 g zweistündlich. Die Pharmacopoea Germanica normirt die stärkste Einzeldosis zu 0,3, die stärkste Gesammtdosis auf einen Tag zu 1,5 g.

Herba Lobeliae.

Lobelienkraut; Indianischer Tabak.   Herba Lobeliae inflātae.
Lobélie enflée.   Lobelia; Indian tobacco.

Lobelia inflata, während sie blüht, abgeschnitten, getrocknet und meist in Backsteinform gepresst. Die Blätter sind ungestielt, eiförmig, schwach gekerbt, am Rande mit Drüschen und kleinen Borsten (Börstchen) besetzt. Ueber die weisslichen, zweilippigen Blüthen ragt ein spitzeiförmiges Deckblatt hervor. Die reichlich vertretenen braunen, kaum 0,5 mm dicken Samen befinden sich in 2 Fächern der bauchigen, von dünnen Häuten umgebenen und mit dem 5-theiligen Kelche gekrönten Kapselfrucht eingeschlossen. Diese Samen besitzen noch mehr als das Kraut einen unangenehmen scharfen kratzenden Geschmack.

Loblia inflata Linn.   Aufgeblasene Lobelie.
Fam. **Lobeliaceae** Juss.   Sexualsyst. **Pentandria Monogynia.**

Diese einjährige Pflanze ist in Nordamerika allgemein und blüht daselbst vom Juli bis November. Sie enthält im frischen Zustande, wie auch die übrigen Pflanzen dieser Gattung, einen sehr scharfen weissen Milchsaft, welcher von einigen für narkotisch gehalten wird. Von den Ureinwohnern Amerikas wurde sie schon als Emeticum und als harn- und schweisstreibendes Mittel gebraucht und als Indian-Tabak unterschieden. 1829 wurde sie nach Europa gebracht und als Arzneimittel empfohlen. In grossen Gaben wirkt sie, wie die Erfahrung gelehrt hat, tödtend.

Man hat diese Pflanze auch im südlichen Deutschland anzubauen versucht, doch ohne Erfolg, denn das cultivirte Kraut ist von geringerer Wirkung. Selbst Linné, dieser grosse Naturforscher und Botaniker, hatte 1740—1743 diese Lobeliacee cultivirt, konnte aber damit keine besonderen physiologischen Wirkungen erzielen, obgleich sie in Amerika schon zu jener Zeit als Antasthmaticum gebraucht wurde.

Handelswaare. Das Lobelienkraut kommt im zusammengepressten Zustande und zwar zu parallelepipedischen Stücken (nach der Ph. in Form der Mauersteine) zerschnitten, z. B. 4 cm dicken und 8—10 cm langen Packeten, in den Handel. Es wird also in dem Heimatslande der Lobelia das frische grob zerschnittene Kraut zu 4—6 cm dicken Tafeln zusammengepresst getrocknet und der auf diese Weise gebildete Kuchen dann mit einem scharfen Messer in 4—6 cm breite Stücke zerschnitten und aus diesen 200 und 400 g schwere Packete gemacht mit der Signatur z. B.: *Lobelia. D. M. Neu-Libanon, N. Y.* oder *Lobelia, herb, Lobelia inflata* Botanic Garden *N. Y.*

Eine Prüfung auf dem chemischen und physikalischen Wege ist nothwendig, denn die botanische Bestimmung ist kaum durchzuführen.

Eigenschaften der *Lobelia inflata.* Der Stengel ist 30—60 cm lang, kantig, verästelt, zum Theil röthlich, unten rauhhaarig, oben gewöhnlich kahl. Die unteren kurzgestielten, und die oberen sitzenden Blätter stehen wechselnd, sind 5—10 cm lang, länglich-eiförmig, ungleich kerbiggesägt, schwach behaart, die oberständigen kleiner und in Bracteen übergehend. Die kleinen Blüthen stehen nach unten einzeln, nach oben in endständiger Traube. Der Fruchtknoten ist unterständig, aufgeblasen, fast kugelig,

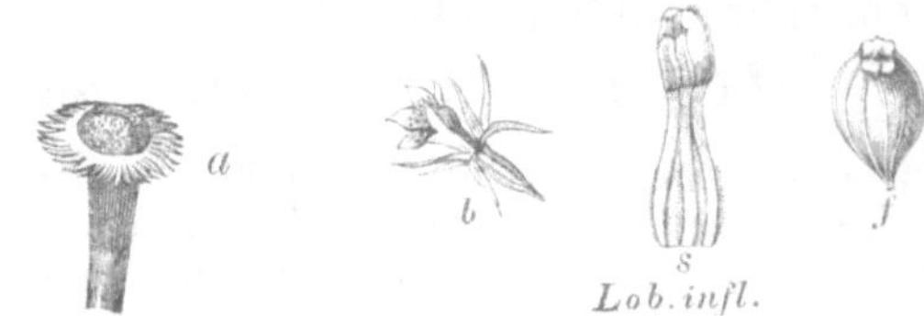

a Narbe mit Griffel, b Blüthe, s Staubgefässröhre, f Fruchtkapsel.

geripmt, zweifächerig, vieleiig, der Kelch 5-theilig, so lang wie die Blumenkrone, die Blumenkrone 5-spaltig, 2-lippig, blassblau. Die Antheren sind zu einer in der Blumenkrone verborgenen Röhre verwachsen. Der Geschmack des Krautes ist anfangs schwach, hinterher scharf und stechend, an Tabak erinnernd, der Geruch schwach eigenthümlich, nicht angenehm. Das frische Kraut ist reich an

L. i.
Lobelia inflata.

Milchsaft. Eine Unterschiebung des Krautes von einer in denselben Gegenden einheimischen Labiate, der *Scutellaria lateriflora* L., wird angegeben.

Scutellaira lateriflora L. Stengel 4-kantig, Blätter gegenständig, gestielt, lanzettherzförmig, Fruchtknoten viertheilig, Kelch 2-lippig. Geschmack nicht scharf.

Das Kraut der bei uns cultivirten Pflanze ist nicht von gleicher arzneilicher Kraft, obgleich das Gegentheil behauptet wird.

Aufbewahrung. Obgleich das Lobelienkraut der Reihe der starkwirkenden Arzneikörper angehört, also in der Tabula C. seinen Platz haben sollte, so zählt es die Ph. doch zu den unschuldigen Kräutern. Man bewahre es, da es einen widrigen Geruch besitzt, in Blechgefässen geschnitten, eine geringe Menge in einer Glasflasche als feines Pulver auf. Da schon 5g einen gesunden Menschen tödten können, so dispensire man es mit Vorsicht.

Bestandtheile. Pereira fand (1842) in dem Kraute: ein flüchtiges scharfes Princip (flüchtiges Oel); Lobelin; Lobeliasäure; Harz. W. Bastik stellte das Lobelin, als eine dickölige durchsichtige (nach Reinsch eine gelbliche gummiähnliche, hygroskopische), nicht unzersetzt flüchtige, tabakähnlich schmeckende, alkalische Substanz dar. Nach Colhoun ist das Lobelin ein dem Nicotin ähnliches giftiges Alkaloïd, in der Pflanze an Lobeliasäure gebunden. Enders stellte das scharfe Princip dar und nannte es Lobelacrin, ein Glykosid, welches schon beim Kochen in Wasser sich in Lobeliasäure und Zucker spaltet. Das Lobelin ist nach Procter eine hellgelbe, gewürzhaft riechende und stechend tabakähnlich schmeckende, ölähnliche, alkalische Substanz, leichter als Wasser, wenig löslich in Wasser, leicht löslich in Weingeist, Aether, Chloroform, beim Erhitzen nicht ohne Zersetzung flüchtig. Es bildet gut krystallisirende Salze. Es giebt Niederschläge mit Kaliumjodid, Gerbsäure, Kaliumquecksilberjodid, Silbernitrat, Goldchlorid. Es unterscheidet sich vom Coniin und Nicotin dadurch, dass es in wässriger Lösung mit Mercurichlorid keinen Niederschlag giebt. Aus alkalischer Flüssigkeit lässt es sich durch Ausschütteln mit Aether sammeln. Es ist weniger giftig als Coniin und Nicotin.

Das chemische und physikalische Verhalten des Lobelia-Krautes ist mit einem filtrirten Aufgusse zu eruiren, bereitet aus 10g des Krautes und 100ccm destill. Wasser von 100° C. Der Aufguss hat eine gelbbraune Farbe. — 1) Mit 2 Vol. Weingeist gemischt wird Schleim ausgeschieden, es erfolgt also eine entsprechende Trübung, — 2) mit gleichem Vol. Pikrinsäure keine Reaction, aber — 3) mit Gerbsäure eine starke Trübung. — 4) Mercurichlorid trübt nicht, wohl aber beim Erwärmen. — 5) Jodjodkalium trübt sehr unbedeutend, dagegen bewirkt — 6) Brombromkalium eine mässige Trübung. — 7) Kaliumcadmiumjodid, auch — 8) Kaliummercurijodid trüben nicht, letzteres aber, wenn der Aufguss mit Essigsäure schwach angesäuert ist. — 9) Silbernitrat trübt stark. Aetzammon löst die Trübung und beim Aufkochen erfolgt Reduction ohne Wandbeschlag. — 10) Aurichlorid bewirkt schwache Trübung und beim Aufkochen erfolgt violette Färbung und Reduction mit violettem Wandbeschlag im durchfallenden, mit Metallbeschlag im auffallenden Lichte. — 11) Ferrichlorid färbt grünlichbraun. — 12) Oxalsäure bewirkt hellfarbige Fällung, so auch Ammoniumoxalat, — 13) Mercuronitrat sehr starke hellfarbige Fällung. Beim Aufkochen treten nur im Schaume einige graue Mercuropartikel auf. — 14) Kalische Kupferlösung wird nicht reducirt. — 15) Cupriacetat bewirkt Trübung, ebenso — 16) Natriumcarbonat. — 17) Aetznatron lässt klar, bewirkt aber beim Erwärmen Trübung. Ein mit Mercuronitrat benetzter Glasstab genähert wird nicht geschwärzt, ein Beweis der Abwesenheit von Ammonsalzen. — 18) Chininhydrochlorid bewirkt Trübung.

Anwendung. Die Lobelie ist ein Narcoticum, wenn auch milder in der Wirkung als Nicotiana. In starken Gaben bewirkt sie Erbrechen, Magenschmerz, Durchfall, Eingenommenheit des Kopfes, Schwindel, Verengung der Pupille, Convulsionen, Tod. In kleinen Gaben wirkt sie Erbrechen erregend, abführend, schweisstreibend, krampfstillend, reizmildernd. Speciell findet sie bei Asthma, Croup, Diphtheritis, Keuchhusten in Gaben von 0,15—0,3—0,5 g Anwendung. Von vielen Aerzten wird sie für ein specifisches Antasthmaticum gehalten. Als stärkste Einzelgabe sind 0,6, als stärkste Tagesgabe 2,5 g anzunehmen. Zum Klystier im Aufguss (bei eingeklemmten Brüchen) 2,0—3,0—4,0 (!) zu 150,0 Colatur.

Die Verwendung des Lobelienkrautes zu Cigaretten gegen Asthma findet häufig statt.

Herba Meliloti.

Steinklee; Bärenklee; Meliloten; Mililotenklee; Mottenkraut.
Summitātes Melilōti. *Mélilot*. *Melilot*.

Die Blätter und blühenden Zweige von *Melilotus officinalis* und *Melilotus altissimus*. Die ungefähr 1 cm langen Blattstiele tragen zwei gegenüber stehende Blättchen und ein gestieltes oft etwas längeres Endblättchen *(foliolum terminale)*. Sämmtliche 3 Blättchen sind abgestutztlanzettlich, spitz gezähnt und bis zu 4 cm lang. Die zahlreichen gelben Schmetterlingsblüthen hängen von den gestreckten (Blüthen-) Trauben nur einseitig herab. Die kleinen einsamigen, auch 2- bis 3-samigen runzeligen Früchte sind an *Melilotus officinalis* kahl und braun, an *Melilotus altissimus* aber mit schwärzlichen Haaren besetzt und deutlicher zugespitzt. Der Steinklee hat kräftigen Wohlgeruch.

Melilotus officinalis Desrousseaux. Syn. *Melilotus arvensis* Wallroth.
Melilotus altissimus Thuillier. Syn. *Melilotus officinalis* Willdenow, *Melilotus macrorrhizus* Persoon.

Erstere ist eine zweijährige, die andere eine einjährige und auch zweijährige Staudenpflanze, beide wachsen in Mittel-Europa an Wegen, Hecken,

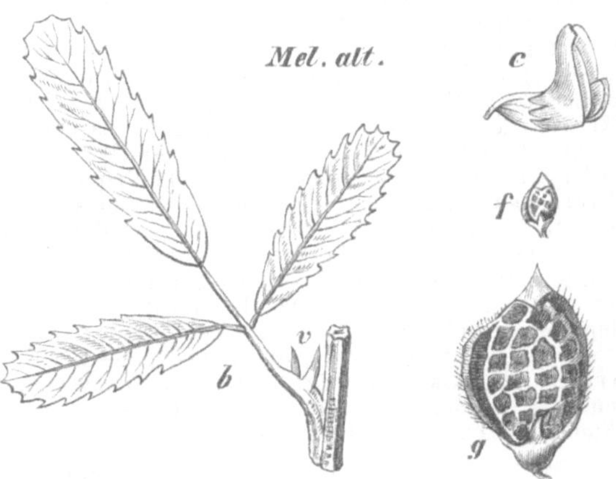

Mélilot. altissim. b ein Blatt mit den Nebenblättchen *v*, *c* eine Blüthe, *f* eine Frucht, *g* dieselbe vergrössert.

Gebüschen, Gräben, Flussufern, auf Feldern, Grasplätzen, wüsten Stellen. Sie treiben aufrechte, bis zum 65 cm hohe, ästige Stengel mit gestielten dreizähligen Blättern und länglichlanzettförmigen, abgestutzt stumpfen, gesägten Blättchen und fast pfriemenförmig-borstenartigen Afterblättchen. Die gelben Blumen stehen hängend in lockeren langen Trauben.

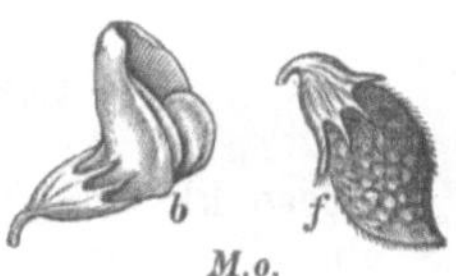

Melilotus officinalis.
b Blume, f Frucht (vergr.).

Die erstere Art unterscheidet sich durch Flügel in der Blüthe, welche länger als der Kiel sind und eine stumpfe stachelspitzige kahle querfaltige Hülsenfrucht. Die andere Art hat Flügel, Kiel und Fahne gleich lang und eine kurz zugespitzte und zerstreut behaarte, netzrunzelige Hülsenfrucht, welche reif schwarz ist.

Der Geruch beider Melilotus-Arten ist eigenthümlich gewürzhaft, dem der Tonkobohnen ähnlich, der Geschmack schleimig, bitterlich, etwas scharf.

Einsammlung und **Aufbewahrung.** Im Juli, weniger gut im August, werden die Blüthenspitzen von der 2-jährigen Pflanze gesammelt, von den Stengeln die Blüthen und Blätter abgestreift, getrocknet und in Blech- oder Glasgefässen aufbewahrt. 4 Th. des frischen blühenden Krautes geben 1 Th. trocknes, welches als mittelfeines Pulver zur Darstellung des *Emplastrum Meliloti*, als grobes Pulver zu den *Species emollientes* verwendet wird.

Verwechselungen können vorkommen mit dem Kraute von:
Melilotus vulgaris WILLD. Synon. *Melilotus albus* DESR. Blüthen weiss. Hülse stumpf-stachelspitzig kahl.
Melilotus dentatus WILLD. Blüthen gelb, geruchlos. Nebenblätter eingeschnitten-gesägt. Flügel kürzer als die Fahne.
Melilotus Petitpierraneus KOCH. Blüthen blassgelb. Früchte querrunzligfaltig, kahl.

Bestandtheile. Das Melilotenkraut enthält flüchtiges Oel, Harzstoffe, Extractivstoff, nur wenig Gerbstoff, pflanzensaure Kali- und Kalksalze, einen neutralen krystallisirbaren Körper, Cumarin (circa 0,1 Proc.), und eine eigenthümliche, in Aether lösliche Säure, Melilotsäure ($C_9H_{10}O_3$). Cumarin findet sich auch in den Tonkobohnen und den Fahamblättern, im Waldmeister, der Gartenraute etc.

Anwendung. Früher hielt man den Steinklee für ein Hustenmittel, heute benutzt man ihn zuweilen als mild aromatisches zertheilendes und schmerzlinderndes Adstringens äusserlich zu Umschlägen oder Waschungen profus eiternder Wunden, zu Einspritzungen, zum Zertheilen entzündeter Drüsen, der Geschwülste, Milchknoten, rheumatischer Gelenkanschwellungen etc. Er ist sicher ein sehr unschuldiges Kraut.

Herba Serpylli.

Quendel; Feldkümmelkraut; Wilder Thymian. *Serpolet.*
Mother of thyme; Wild thyme.

Die beblätterten und blühenden, bis zu 1 mm dicken Zweige von *Thymus Serpyllum.* Die rundlich-eiförmigen oder schmal lanzettförmigen drüsenreichen Blätter sind höchstens 1 cm lang, 7 mm breit und ver-

5*

schmälern sich in den zu 3 mm langen Blattstiel. Die zahlreichen Scheinquirle der kleinen weisslichen bis purpurfarbenen Lippenblüthchen stehen in endständigen Köpfchen. Das Quendelkraut ist sowohl von sehr gewürzhaftem Geruch als auch solchem Geschmacke.

Thymus Serpyllum Linn. Quendel.
Fam. **Labiatae.** Sexualsyst. **Didynamia Gymnospermia.**

Diese kleine strauchartige, in Rasen sich ausbreitende Labiate wächst bei uns überall an sonnigen trocknen Orten und wird in Gärten cultivirt. Ihre

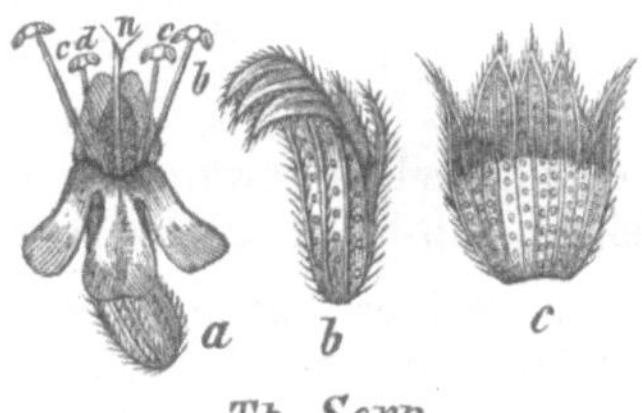
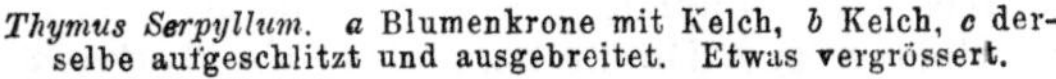
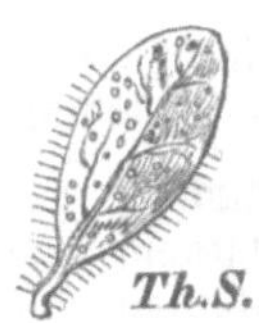

Th. Serp.   *Th. S.*

Thymus Serpyllum. *a* Blumenkrone mit Kelch, *b* Kelch, *c* der-   Blatt von Thymus Serpyllum.
selbe aufgeschlitzt und ausgebreitet. Etwas vergrössert.   2-fache Lin. Grösse.

niedergestreckten bis zu 30 cm langen, dünnen, stumpfvierkantigen, besonders an den Kanten flaumhaarigen röthlichen Stengel treiben aufsteigende blüthentragende Zweige mit eirunden oder lanzettlichen, an der Basis gewimperten, ganzrandigen, stumpfen, glatten, auf beiden Seiten vertieft drüsigpunktirten Blättern und röthlichen, seltener weissen, in kopfförmigen oder traubenartigen Scheinwirteln stehenden Blumen. Diese Pflanze variirt sehr in der Grösse und Form der Blätter und Blumen und im Geruch. Die Varietät *Th. Serp. Chamaedris* Fr. hat elliptische rundliche plötzlich in den Stiel verschmälerte Blätter. Die Var. *Th. Serp. angustifolium* Schreb. hat längliche oder linealische, allmählich in den Stiel verschmälerte Blätter. Der Geschmack ist etwas bitter, gewürzhaft, citronenartig, der Geruch dem Geschmacke ähnlich. Viele Varietäten, wie *Thymus silvestris, — exsĕrens, — parviflōrus* werden auch in Stelle des *Thymus Serpyllum* eingesammelt, Varietäten aber von geringem Geruche sind zu verwerfen. Vorzüglich ist die Varietät *Thymus citriodōrus* Schreber, welche einen melissenartigen Geruch hat und auf Kalk- und Kiesboden vorkommt.

Einsammlung und **Aufbewahrung.** Im Juni und Juli wird das blühende Kraut gesammelt, im Schatten oder an einem tief schattigen Orte getrocknet und zerschnitten in Blechbüchsen oder gläsernen Gefässen vor Sonnenlicht geschützt aufbewahrt. 7 Th. frisches Kraut geben 2 Th. trocknes.

Bestandtheile des blühenden Quendels sind nach Herberger: flüchtiges Oel, zweierlei fettige Materien, Unterharz, Gerbstoff, bitterer Extractivstoff, eigenthümlicher Farbstoff, Eiweiss, Holzfaser, verschiedene äpfelsaure, schwefelsaure und salzsaure Kali-, Kalk- und Talkerdesalze. Das frische Kraut liefert fast 0,2 Proc., trocknes Kraut, höchstens 0,5 Proc. flüchtiges Oel, welches den Heilwerth des Krautes repräsentirt und ein Trocknen im Schatten nöthig macht.

Anwendung. Der Quendel ist ein mildes Excitans, Stomachicum und Antispasmodicum, welches selten eine innerliche, meist eine äusserliche Anwendung findet, besonders zu Kräuterkissen und Bädern.

Herba Thymi.

Thymian; Gartenthymian; Römischer Quendel. *Thym. Thyme.*

Die beblätterten blühenden Zweige des wildwachsenden und cultivirten *Thymus vulgaris*. Die etwas dicken, bis zu 9 mm langen, höchstens 3 mm breiten Blätter sind sitzend oder kurzgestielt, am Rande zurückgerollt, fast stumpf nadelförmig, mit grossen Oeldrüschen versehen, bald mehr, bald weniger behaart. Ueber den borstigen, drüsenreichen Kelch ragt die blassröthliche zweilippige Blumenkrone hervor. Es ist dieses Kraut von sehr gewürzhaftem Geruche und Geschmacke.

Thymus vulgaris Linn. Thymian. Römischer Quendel.
Fam. **Labiatae.** Sexualsyst. **Didynamia Gymnospermia.**

Diese perennirende, im südlichen Europa einheimische, bei uns selten wild wachsende, wohl aber in Gärten häufig cultivirte Pflanze treibt 15—30 cm hohe holzige Stengel mit vielen dünnen kurz- und weissbehaarten Aesten. Die Blumen sind röthlich, selten weisslich. Die gegenständigen Blätter sind gestielt, circa 1 cm lang, eiförmig, in den Blattstiel verschmälert, stumpf, ganzrandig, am Rande zurückgerollt, oberhalb mit vertieften Oeldrüsen versehen, auf der unteren Fläche fein grau-behaart, sparsam drüsig punktirt und nicht gewimpert. Die Scheinquirle sind achselständig, unterhalb entfernt, gegen die Spitze der Zweige gegenseitig genähert. Der 2-lippige Kelch ist am Schlunde mit einem Kranz von Haaren geschlossen. Die Blumenkronen sind röthlich. Der

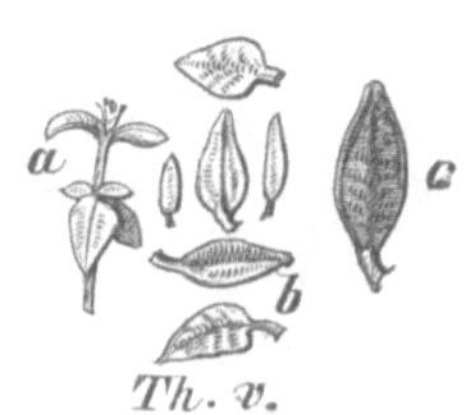

Thymus vulgaris. a Eine Zweigspitze, b Blätter in natürlicher Grösse, c ein Blatt, vergr.

Geschmack ist aromatisch, etwas bitter und kampferartig, der Geruch angenehm gewürzhaft.

Die Pflanze blüht im Sommer. 3 Th. geben 1 Th. getrocknetes Kraut.

Es enthält durchschnittlich ein Proc. flüchtiges Oel, 6 Proc. Harz, ferner Extractivstoff, Gummi, Eiweiss, Salze.

Ueber Anwendung, Einsammlung und Aufbewahrung wäre hier noch das zu erwähnen, was unter *Herba Serpylli* bereits angeführt ist, denn beide Drogen sind sich in den betreffenden Beziehungen ähnlich.

Herba Violae tricoloris.

Freisamkraut; Dreifaltigkeitskraut; Stiefmütterchenthee. Herba Jaceae; Herba Violae tricoloris. *Pensée sauvage*; {*Herbe de la Trinité. Pansy; Heart's ease.*

Das blühende, mit hohlem eckigen Stengel versehene Kraut der wildwachsenden *Viola tricolor*. Die Stengel sind bis zum mittleren Theile besetzt mit breiten, langgestielten, am Rande ausgeschweiften Blättern. Die oberen Blätter sind mehr gesägt, kürzer gestielt. Die nicht kleinen Nebenblätter sind leierförmig-fiederspaltig, oft mit einem sehr grossen Endlappen. Die Blüthenstiele sind bisweilen länger als 5 cm, oberhalb gekrümmt und tragen eine ungleich 5-blättrige, gespornte, fast lippenförmige, blass-violette oder mehr weisslich-gelbliche Blumenkrone.

Viola tricolor Linn. Stiefmütterchen.
Fam. **Violarieae.** Sexualsyst. **Pentandria Monogynia.**

Diese einjährige, 15—25 cm hohe Pflanze wächst bei uns überall auf Aeckern, in Gärten etc. Die Wurzel treibt mehrere niederliegende, ästige, 3—4-kantige, scharfe Stengel mit abwechselnden, länglicheirunden, stumpfen, am Blattstiele herablaufenden, eingeschnitten-gekerbten, wenig scharfen, circa 4 cm langen Blättern, leierförmig-fiederspaltigen Afterblättern, deren mittelster Lappen gekerbt ist, und mit achselständigen einblüthigen, oben hakenförmig gekrümmten Blumenstielen, unregelmässigen Blumenkronen und krugförmig runden Blumennarben. Die Früchte bilden eiförmige Kapseln, welche 3-klappig aufspringen und zahlreiche kleine weisse Samen ausschütten. Diese Pflanze variirt ungemein in Form und in der Farbe der Blumenblätter. Man

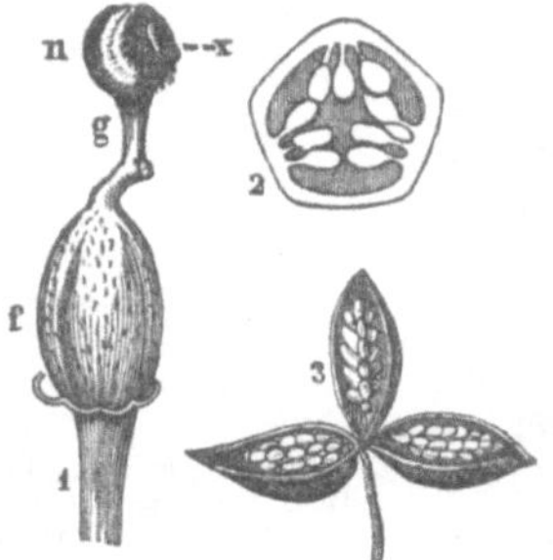

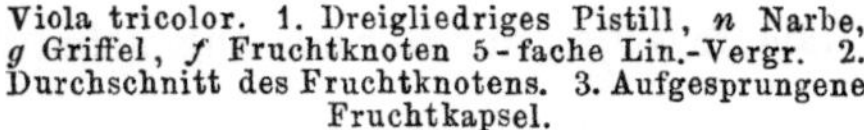

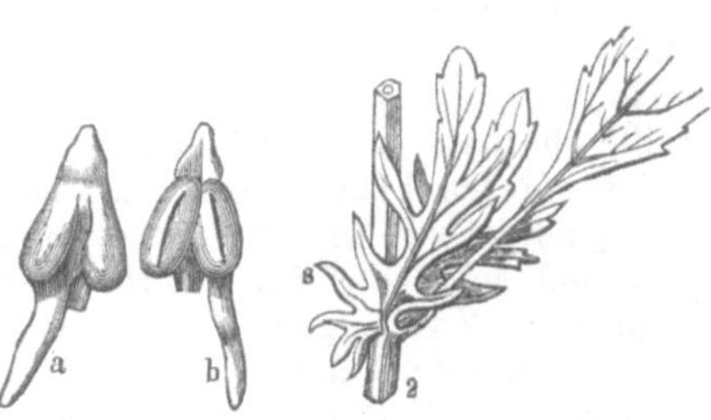

Viola tricolor. 1. Dreigliedriges Pistill, *n* Narbe, *g* Griffel, *f* Fruchtknoten 5-fache Lin.-Vergr. 2. Durchschnitt des Fruchtknotens. 3. Aufgesprungene Fruchtkapsel.

4. Die beiden unteren, an der Basis gespornten Antheren. Vergr. *a* von hinten, *b* von vorne gesehen. 2. Nebenblätter. Natürliche Grösse.

unterscheidet *V. tricol. grandiflora* (*V. bicŏlor.* Hoffm.), deren Blumenkrone grösser als der Kelch und violett oder blau, weiss und gelb ist; und *V. tricol. parviflora* (*V. arvensis* Mourray), deren Blumenkrone kürzer oder eben so lang als der Kelch und weisslich-violettfarben ist. Der Geruch ist schwach, der Geschmack schleimig, schwach bitterlich, etwas scharf. Im Sommer wird die blühende Pflanze eingesammelt, getrocknet und geschnitten aufbewahrt. 10—11 Th. geben 2 Th. trocknes Kraut.

Die Pflanze enthält einen gelben Farbstoff, Schleim, Harz etc.

Anwendung. Das Freisamkraut gilt als Tonicum, Alterativum, Depurans, Sudorificum und daher als Antiscrofulosum. Man giebt es im Aufgusse besonders skrofulösen oder an Hautkrankheiten leidenden Kindern. 10 g mit 200 ccm heissem Wasser übergossen und colirt und mit Zucker versüsst ergeben eine den Tag über zu verbrauchende Flüssigkeit für Kinder von 4—6 Jahren. Für Kinder von 10 Jahren sind 15—20 g des Krautes eine Tagesgabe.

Hirudines.

Blutegel. Hirudïnes. *Sangsues. Leeches.*

Der Deutsche Blutegel, *Sanguisuga medicinalis*, ist auf dem meist grünen Rücken mit sechs rothen, schwarz gefleckten Längsstreifen gezeichnet, der Bauch ist von hellerer gelbgrüner Farbe und schwarz gefleckt. Der Ungarische Blutegel, *Sanguisuga officinalis*, zeigt auf dem Rücken sechs breitere, gelbe Längsstreifen, welche mit schwarzen Punkten oder oft mit breiteren schwarzen Flecken durchsprengt sind. Der Bauch dieses Egels ist hellgrün, mit einem schwarzen Streifen eingefasst und ohne Flecke. Das Gewicht der Egel betrage 1—5 g.

Sanguisuga medicinalis SAVIGNY. Deutscher oder grauer Blutegel.
Sanguisuga officinalis SAVIGNY. Ungarischer oder grüner Blutegel.
Vermes annulăti (Annelïdes, Ringelwürmer). Ord. **Gymnodermăta** (Nacktwürmer).
Endobronchiăta (Kiemenlose). Fam. **Hirudinĕa.**

Naturgeschichte. Diese Blutegel leben in ruhigen Gewässern und nassem moorigem und morastigem Erdboden, ersterer im nördlichen Europa, letzterer in Ungarn, der Wallachei, Oberitalien. Sie kommen zwischen den Monaten Mai und Oktober zum Vorschein und verkriechen sich während der kälteren Jahreszeit in den feuchten Boden, welcher die Wasserbassins umgiebt.

Sie sind 5—18 cm lange, an den Enden verschmälerte, glatte, weiche, 90 bis 100-fach geringelte (fusslose, *apŏda*), wirbellose Thiere mit rothem Blute. Die äusseren Sinnesorgane (Tastorgane) bestehen in (10) kleinen schwarzglänzenden drüsigen Punkten, welche in Form eines Hufeisens auf der oberen Seite des Kopfendes

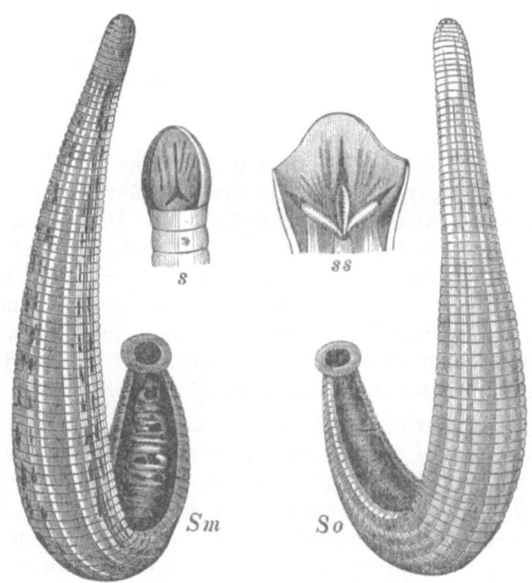

S. m. Sanguisuga medicinalis.   *S. o.* Sanguisuga officinalis.
s Mundsaugnapf, *ss* derselbe aufgeschlitzt und ausgebreitet.

sitzen und deshalb von Einigen für Augen gehalten werden. Am Ende des vorderen, stark verschmälerten Körpertheils ist die dreieckige Mundöffnung (Mundsaugnapf) mit drei zugeschärften, am gebogenen Rande feingekerbten Zähnen. Das hintere Ende des oberhalb mässig gewölbten, unterhalb fast flachen, 6 bis

12 mal länger als breiten lanzettlichen Körpers endigt in eine flache napfförmige Scheibe (Aftersaugnapf). Diese bildet das Schwanzende. Dicht über der Scheibe am Rücken befindet sich der After. Die Respirationswerkzeuge bestehen in runden flachen Bläschen seitwärts von dem Darmkanale, auf jeder Seite zu 16, welche nach Aussen auf der Bauchseite zwischen den Ringen münden. Aus diesen Organen wird zugleich Schleim abgesondert. Die Blutegel bewegen sich durch Zusammenziehen und Ausstrecken der Muskeln. Mund und Schwanzscheibe, mit welchen sie sich an Gegenständen festsaugen und festhalten, dienen gleichsam als Füsse. Die Egel sind Zwitter. Am vorderen Theile des Körpers auf der Bauchseite, zwischen dem 27. und 28. Ringe, befindet sich der männliche Geschlechtstheil und von diesem etwas entfernt nach dem Schwanzende zu zwischen dem 32. und 33. Ringe der weibliche Geschlechtstheil. Die Egel begatten sich gegenseitig im Frühjahr und pflanzen sich durch Eier fort, deren mehrere (6 bis 15) in einen weissen Schaum, welcher zu einer schwammighäutigen kokonförmigen Hülle erhärtet und den jungen Thierchen Schutz gewährt, gelegt werden. Nach ungefähr 30 Tagen kriechen die Jungen ohne Metamorphose aus dem Kokon. Ihre Nahrung besteht in Blut, welches sie warm- und kaltblütigen Thieren aussaugen. In Ermangelung des Blutes scheinen sie auch thierische Schleimstoffe zu sich zu nehmen. Einmal mit Blut gesättigt, können sie Jahre lang ohne Nahrung existiren.

Sanguisūga (*Hirudo*) *medicinālis* SAVIGNY, Deutscher Blutegel, und *Sanguisūga officinalis* SAVIGNY, Ungarischer Blutegel, sind die bei uns gebräuchlichsten Blutegelarten. Von beiden hat die Pharmakopoe eine genügende Beschreibung gegeben. Zuweilen findet man im Handel *Sanguisuga interrupta* MOQUIN-TANDON, bei welchem die farbigen Längsstreifen durch in Reihen stehende gelbe Punkte ersetzt sind. Die Egel variiren in der Zeichnung und Farbe ausserordentlich. In Folge der Begattung zweier Blutegel verschiedener Arten, vielleicht auch durch Einfluss des Alters, Wassers, Bodens und Klimas entstehen sogar in Zeichnung und Färbung Varietäten, welche den Charakter der Art mehr oder weniger verwischen. Soweit die Erfahrung lehrt, sind die auf dem Rücken mit rostfarbenen, rothen, bräunlichen oder gelben Längslinien oder solchen farbigen, in Längsreihen gestellten Punkten gezeichneten Blutegel mit spitz zulaufendem Kopfende passend für den medicinischen Gebrauch. Sie haben, wenn sie gesund sind, eine den unbrauchbaren Egeln gemeiniglich mangelnde Eigenschaft, sich nämlich kugelig zusammen- zuziehen, wenn sie in die Hand gelegt und dann durch Schliessen derselben schwach gedrückt werden. Die verschiedenen Arten derselben zeigen sich in der Sauglust und Saugkraft verschieden. *Sanguisuga medicinalis* ist z. B. gieriger, saugt aber nicht so lange und so viel, wie man an *Sanguisuga officinalis* beobachtet hat, welches Thier weniger gierig ist.

Handelswaare. Die Blutegel sind ein bedeutender Handelsartikel und werden aus Russland, Ungarn, Polen in grossen Mengen nach Deutschland, Frankreich, England und Amerika transportirt. In Deutschland und Frankreich zieht man sie auch mit mehr oder weniger Glück in künstlich angelegten Teichen. Die STÖLTER'sche Anstalt für Blutegelzucht in Hildesheim hat einen Weltruf und versorgt Deutschland und das Ausland mit den besten Blutegeln. Die liberalen Principien, unter welchen jene Anstalt den Absatz an Blutegeln fördert, setzen den Apotheker überhaupt in den Stand, zu jeder Zeit gute saugfähige Blutegel dispensiren zu können.

Unbrauchbare Blutegelarten, welche mit dem medicinischen Egel Aehnlichkeit haben und bei uns angetroffen werden, ermangeln gänzlich der buntfarbigen Linienzeichnung. Es sind 3 Arten. 1. *Nephĕlis tesselāta* SAVIGNY (*Hirūdo octoculāta* BERGM.), ein kleiner 3—6 cm langer, flacher, glatter, grau-, grünlich- oder gelb-brauner, oft verschieden gefleckter, an den Seitenrändern mehr oder weniger durchscheinender Ringelwurm. Er lebt in schwach fliessenden Wässern. 2. *Hirudo fusca* (*Pseudobdella* BLAINVILLE). Ein glatter grünlicher oder grünlich-chocoladenbrauner, auf dem Bauche graugrüner oder olivengrüner, fast walzenförmiger Egel, von der Grösse des medicinischen. Diese Art ist sehr selten. Sie wurde mir mehrere Male zum Kauf angeboten. 3. *Haemōpis sanguisōrba* SAVIGNY (*Hirudo sanguisūga* LINN.), Pferdeegel, Rossegel. Er hat die Grösse des medicinischen Egels, der Rücken ist schwarzgrün, der Bauch gelbgrün; die Seiten, mitunter auch der Rücken sind braungefleckt. Eine bei uns häufig vorkommende Abart ist *Haemopis nigra* SAVIGNY (*Haemopis vorax* JOHNSON). Sie hat einen schwarzen Rücken und einen mehr oder weniger dunkelen aschgrauen Bauch. Diese 3 als unbrauchbar aufgeführten Blutegelarten sind unschädliche Thiere, welche nicht einmal im Stande sind, die Haut eines Menschen zu sprengen. Sie leben von dem Fleische und dem Blute kleiner Amphibien, von Regenwürmern, Wassermolusken und todten Thieren. Bemerken muss ich jedoch noch, dass es eine brauchbare Varietät des medicinischen Egels *(Sanguisuga medicinalis nigra)* giebt, welche einen fast schwarzen Rücken hat und von HUZARD sogar zu den Pferdeegeln gerechnet wird. Näher betrachtet, ermangelt jedoch diese Varietät nicht völlig eines bräunlichen oder röthlichen Randstreifens, auch zieht sich dieser Egel beim Drücken in der Hand kugelig zusammen.

Einkauf. Den Bedarf bezieht man entweder vom Blutegelhändler oder man kauft die Egel, welche von den Landleuten gelegentlich gefangen werden. Erstere versenden die Egel in angefeuchteten Beuteln oder in sogenannter Muttererde (Erde, worin Blutegel leben). Im Winter bei Frostkälte darf die Sendung nicht sogleich in ein geheiztes Lokal gebracht werden, sondern man besprengt den kalten Beutel mit seinem Inhalt mit kaltem Wasser und legt ihn an einen Ort, dessen Temperatur einige Grade über 0 ist, zum allmählichen Aufthauen. Eine Kälte von 8° C. macht den Egel unbeweglich, tödtet ihn aber nicht, wenn die Erwärmung bis über 0° langsam an einem kühlen Orte stattfindet. Ein starker Temperaturwechsel oder schnelle Erwärmung, sowie eine Kälte über 10° oder eine anhaltende Kälte von 5 bis 10° tödtet ihn oder macht ihn krank. Von entfernt wohnenden Egelhändlern bezieht man daher seinen Winterbedarf im November und Anfangs December. Man hat sich vor dem Ankauf von Egeln, welche an Menschen gesogen haben, zu hüten, denn wie die Erfahrung ergeben hat, können diese Egel Krankheiten verursachen, an welchen die ersten Gebraucher der Egel litten. Diese Egel sind walzenförmiger und straffer. Beim Betupfen der Mundöffnung mit etwas verdünntem Essig lassen sie dann dunkelrothes Blut von sich. Auch kann man sie zu demselben Zwecke auf einen Teller, welcher mit Asche bestäubt ist, legen. Diese Proben sind der Gesundheit der Thiere schädlich. Man muss sie wenigstens alsbald nach der Probe in frischem Wasser abwaschen. Seine Gesundheit und Kräftigkeit giebt der Blutegel durch eine muntere Bewegung und auch dadurch zu erkennen, dass er sich beim Drücken in der Hand kugelig zusammenzieht. Das Hantiren mit Blutegeln erfordert stets mittelst reinen Wassers gewaschene Hände.

Aufbewahrung. Der Blutegel bedarf zu seiner Existenz in erster Linie Luft und Feuchtigkeit. Die Aufbewahrung in den Apotheken besteht gemeiniglich darin, dass man die gesunden Egel in ein weiches, möglichst kalk- und eisenfreies Wasser von + 10 bis 16° C. in einem gläsernen Topfe (Zuckerhafen), welcher mit Leinwand tektirt wird, setzt. Dieser Topf wird an einen schattigen Ort gestellt, dessen Temperatur nicht unter + 8° fällt und nicht über 20° steigt und welcher auch nicht mit ammoniakalischen, sauren oder sonst scharfen Gas- und Luftarten angefüllt ist. Sobald das Wasser trübe wird oder sich färbt, oder wenn Schleimfäden darin herumschwimmen, wird es durch ein gleiches Wasser von ungefähr derselben Temperatur ersetzt. Hierbei muss jedesmal zuvor der Schleim, welchen die Egel in Menge an die Wandungen des Gefässes abzusetzen pflegen, abgerieben und entfernt und auch die Egel in einem Durchschlage, unter sanfter Bewegung mit der Hand und unter gelindem Aufgiessen von Wasser abgewaschen werden. Im Sommer giebt man den Egeln wöchentlich 2—3-mal, in den anderen Jahreszeiten wöchentlich 1—2-mal frisches Wasser. Wie schon bemerkt, soll man ein weiches Wasser aus einem Bache oder Brunnen, aber kein Regenwasser verwenden. Das Gefäss selbst wird nur halb oder besser zu $1/3$ angefüllt und versteht es sich auch von selbst, dass man es nur mässig mit Egeln bevölkert. Auf längere Zeit die Blutegel zu bewahren, nimmt man ein mehr flaches als tiefes, oben offenes, gut ausgelaugtes Holzgefäss, welches man mit lockerer Leinwand schliesst, legt in dasselbe lockere, mit weichem Wasser ausgewaschene, von Eisenkies und Kalkmergel freie, feuchte Torferde, Moorerde oder mergelfreien Thon oder Stücke einer frischen schwarzen Erde, in welcher sich Egel aufzuhalten pflegen, und stellt in das Gefäss eine Schale mit weichem Wasser. Dieses wird wöchentlich erneuert, die Torferde 3-wöchentlich untersucht, von etwa vorhandenen Egelkadavern gereinigt und mit weichem Wasser abgewaschen. Faulende vegetabilische und ammoniakalische Substanzen, stinkende, ätzende überhaupt riechende Gasarten, hat man von den Egeln entfernt zu halten. Auch hüte man sich vor Berührung mit Seife, Fetten, Alkalien, Säuren etc. Solche Stoffe machen sie krank und unfähig zum Saugen oder tödten sie.

Ueber die Aufbewahrung der Blutegel in Caragaheen sagte ein Apotheker im Neu. Jahrb. d. Pharmacie: Es sind jetzt zehn Wochen, dass ich in einem sogenannten Blutegeltopfe 50 Blutegel von stärkster Mittelsorte nach einem Vorschlage eines Collegen in mit Wasser getränktem Caragheen aufbewahre, und fünf Wochen, dass ich den Versuch mit anderen 50 Stück in einem zweiten gleichen Topfe mache. Ich habe seither täglich das Wasser in den Töpfen erneuert, oder vielmehr das Caragheen mit frischem Brunnenwasser abgespült, bin bis heute ohne Verlust geblieben, und die Egel sind gesund und saugkräftig. Ein reiner Pferdeschwamm ersetzt das Caragahenmoos.

In den Handlungen für pharm. Geräthschaften (GEORG WENDEROTH in Cassel, WARMBRUNN, QUILITZ & Co. in Berlin) erhält man porcellanene Blutegelbehälter mit porcellanenem Siebeinsatze, welche Gefässe sich sehr praktisch und Blutegel conservirend erweisen.

Kleiner Egelsumpf. Hat man nur wenige Blutegel zu halten, so genügt ein grosses Hafenglas, in welches man bis zur Hälfte seiner Höhe Wasser giebt. Dann stellt man ein Rasenstück hinein, entnommen von einer feuchten Wiese (in Ermangelung ein Stück frischer Torferde), welches dicht von Graswurzeln durchzogen, mit dem Messer an seiner unteren Fläche glatt geschnitten und an seinem Seitenumfange so beschnitten ist, dass es in das Glasgefäss leicht eingelegt und aus demselben herausgenommen werden kann. In den erdigen Theil bohrt man einige Löcher. Durch das Centrum des Rasenstückes ist ein Birkenstab mit Querholz gesteckt, so dass die

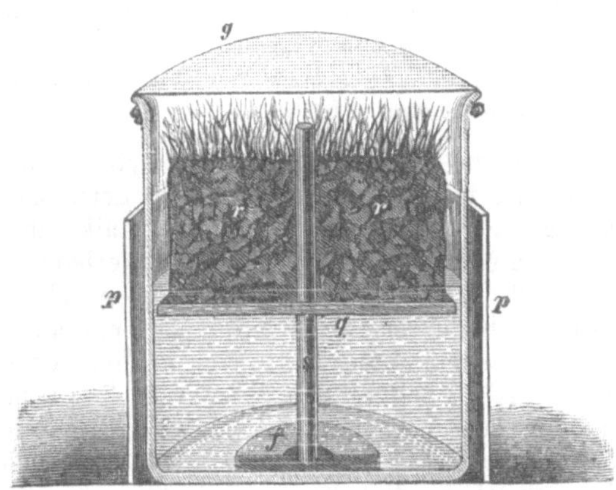

Kleiner Egelsumpf im Höhendurchschnitt. *pp* Pappring, *g* Gaze, *s* Stab, *q* Querleiste, *rr* Rasenstück.

untere Seite des Rasens gestützt ist und in das Wasser nur 1 cm tief eingetaucht. Zwischen Rasen und Glaswandung muss der Raum so weit sein, dass er für die Bewegung eines dicken Egels ausreicht. Der grüne Theil des Rasens liegt mit der Oeffnung des Glases in gleicher Höhe. Geschlossen wird das Gefäss mit lockerer Gaze. Das Gefäss stellt man so, dass der Rasen, den man mit der Scheere kürzt, belichtet ist. Um das Licht von dem Wasser abzuhalten, genügt ein Ring von Pappe.

Es ist darauf zu sehen, dass sich kein Schimmel ansetze. Gewöhnlich schlagen die Egel ihren Wohnsitz in dem erdigen Theile des Rasens auf, aus welchem sie aber leicht herausgenommen werden können. Je nach der Jahreszeit wird der Rasen jeden 3. oder 7. Tag mit Wasser gewaschen oder einige Male untergetaucht und auch das Wasser im Hafen erneuert.

Krankheiten, welchen der in Gefangenschaft lebende Blutegel unterliegt, sind:

1. Knotenkrankheit (*nodositas*) auch Knorpelkrankheit, metallische Krankheit genannt. Der Blutegel ist schlaff, zieht sich beim Drücken in der Hand nicht kugelig zusammen, und sein Körper zeigt unregelmässige knotige Verdickungen. Im Anfange der Krankheit ist der Egel nur etwas schlaff, beim sanften Drücken zwischen Daumen und Zeigefinger fühlt man aber deutlich in seinem Körper kleine Verhärtungen. Diese nehmen in wenigen Tagen in Menge zu und wachsen nach und nach oft zu so grossen Knoten, dass der Egel eine ganz widerliche Gestalt annimmt. Der Ausgang dieser Krankheit ist tödtlich. Das Absterben der Egel ist ein sehr langsames. Nicht selten findet man die eine Hälfte des Thieres noch lebend, während die andere schon in Verwesung übergegangen ist. In dem Behälter, wo die Knotenkrankheit auftritt, greift sie gewöhnlich so um sich, dass kein einziger Egel verschont bleibt. Krankheitsursachen sind: starker Temperaturwechsel, Unreinigkeit, schlechtes oder hartes Wasser, Druck, Uebervölkerung des Reservoirs. Sowie man diese Krankheit bemerkt, sucht man die Egel mit fühl- und sichtbaren Knoten heraus und bringt diese in ein grösseres Reservoir, in welchem das Wasser täglich erneuert wird. Die durch Knoten verunstalteten Egel wirft man weg.

2. Schleimkrankheit (*dysblennia*). Diese ist gleichfalls contagiös und besteht in einer übermässigen Schleimabsonderung, die so überhand nimmt, dass die Egel in wenigen Tagen an Entkräftung sterben. Das Wasser, in welchem sich die Egel befinden, gleicht nach Verlauf von 1 bis 2 Tagen einer Leinsamenabkochung. Der todte Egel ist walzenförmig aufgedunsen mit klaffenden Saugnäpfen. Ursachen der Krankheit sind: Wasser, welches Kalk- und andere Salze enthält und Wärme über 20° C.

3. Hungertyphus (Gelbsucht) tritt in sehr verschiedenen Formen oder im Verein mit anderen Krankheiten auf. Der Blutegel kann allerdings ohne Nachtheil über ein Jahr, der ausgewachsene sogar 1¹/₂ Jahr lang ohne Nahrung existiren, nach dieser Zeit aber, besonders in der Gefangenschaft, in welcher er häufig durch übermässige Schleimabsonderung sehr erschöpft ist, wird die Darreichung von Nahrungsstoffen nothwendig. Den hungrigen, oder richtiger, nahrungsbedürftigen Egel erkennt man daran, dass sein Körper nicht rund und voll ist, die Seiten etwas faltig und völlig gerunzelt sind und er beim Drücken in der Faust nur ein geringes Bestreben zeigt, sich kugelig zusammenzuziehen. Aus Mangel an Nahrung wird er schwach und zum Saugen wenig tauglich. Die lebendige oder kräftige Farbenzeichnung seiner Haut wird häufig matter und heller. Er stirbt plötzlich. Sobald einige Thiere erlegen sind, gesellt sich gemeiniglich die Schleimkrankheit hinzu und es entwickelt sich ein contagiöses Leiden, welches auch die gesunden und kräftigen Egel nicht verschont. Das beste Mittel ist, die nahrungsbedürftigen Egel abzusondern und zu füttern. Die Nahrung besteht in Fröschen, von welchen ein mittelgrosser auf 30 mittelgrosse Egel ausreicht. Einige Pharmazeuten füttern die Egel mit Zuckerwasser (ungefähr 4 g Zucker oder 8 g Honig auf 500 g Wasser). Diese Fütterung ist keine richtige, auch darf man die Egel nicht einen halben Tag in diesem Wasser lassen, wenn man nicht andere Krankheiten veranlassen will. Die natürliche Nahrung des officinellen Blutegels ist Blut. Das Blut kaltblütiger Thiere verdaut er am leichtesten und schnellsten. Zu der Assimilation des Blutes warmblütiger Thiere bedarf er über ein halbes Jahr. Dieses letztere Blut giebt auch unter gewissen Umständen Veranlassung zu einer Krankheit, nämlich der

4. Ruhr (*dysenteria*). Die Blutegel zeigen im ersten Stadio dieses Leidens völliges Wohlbefinden, sondern aber von Zeit zu Zeit eine rothgefärbte schleimige oder dünne Flüssigkeit durch Mund und After ab. Zuletzt gesellt sich gewöhnlich die Schleimkrankheit hinzu und die Egel sterben.

Sobald man Krankheitserscheinungen bemerkt, besonders wenn nach und nach in einem Gefässe Blutegel sterben, hat man zuvörderst seine Bemühung auf die Beseitigung aller Umstände zu richten, welche Krankheitsursachen sein und werden können. Reinlichkeit in jeder Hinsicht, Wechseln der Gefässe, Vertheilung der Blutegel in mehrere Gefässe, öfteres Darreichen eines reinen weichen Wassers, Vermeidung starken Temperaturwechsels sind zu beachten. In allen Krankheitsformen des Blutegels scheint eine gute gepulverte Holzkohle Heil- und Schutzmittel zu sein. Man scheuert damit nicht nur die Gefässe aus, man mischt sie auch in feiner Speciesform reichlich dem Wasser bei, und zwar stets mit bestem Erfolge. 0,1 g Salicylsäure auf 4—5 Liter Wasser soll ebenfalls ein Schutzmittel sein.

Dispensation. Es dürfen nur gesunde und zum Saugen fähige Blutegel dispensirt werden. Mit reinen Fingern oder einem für diesen Zweck bestimmten Sieblöffel aus Porcellan oder Horn nimmt man die Egel aus dem Vorrathsgefässe und bringt sie in ein reines Salbentöpfchen aus Porcellan oder Glas und tectirt dasselbe mit reiner ausgewaschener Leinwand oder solchem Shirting. Auf die Egel in diesem Töpfchen noch Wasser zu giessen ist gerade nicht nothwendig. Es genügt, wenn sie gehörig feucht sind. Man unterscheidet grosse *(Hirudines magnae)*, mittelgrosse *(H. mediae)* und kleine *(H. parvae)*. Das Gewicht der kleinsten Egel ist zu 1,0 — 2,0 g, das der mittelgrossen zu 2,5 — 3,5 g, und das der grössten zu 4,0 — 8,0 g anzunehmen. Hieraus ergiebt sich, dass die bis 15 g schweren Mutteregel, und auch die sogenannten Spitzen nicht zu dispensiren sind. Für Kinder wählt man aus Vorsicht nur Egel von 1,0 — 2,0 g, weil grosse Egel durch ihren Biss leicht feine Arterien öffnen und auf diese Weise starke Blutungen verursachen können. Andererseits ist es verständig da die Spitzen anzuwenden, wo man keine Narben von deu Egelbissen erzeugen will.

Es ist nichts Seltenes, dass die Blutegel in die Apotheke zurückgebracht werden, weil sie angeblich nicht saugen, obgleich sie untadelhaft sind. Viele der Apotheker pflegen diese Blutegel mit frischem kaltem Wasser zu begiessen und sie dann unter dem Vorgeben, dass es andere seien, wieder zurück zu geben. Dieses Verfahren ist ein ganz richtiges. Die abgematteten und vielleicht vielfach gequälten Thierchen werden dadurch erfrischt und sauglustig. Ein frisches kaltes Wasserbad (von + 8 bis 10°) vor dem Ansaugen, eine völlig reine, mit warmem Wasser gereinigte und mit reiner Leinwand abgeriebene Hautstelle, sehr reine Hände oder feuchte Leinwand, an welchen kein Seifenwasser haften darf, zum Anfassen des Blutegels sind wenige, aber nothwendige Bedingungen, unter deren Erfüllung der Blutegel selten den Dienst versagt.

Man hat verschiedene Reizmittel, die Blutegel sauglustig zu machen, aber keines derselben verdient Empfehlung.

Zur Stillung der Blutung nach Egelbissen dienen Feuerschwamm, dickes Filtrirpapier, Ferrichloridlösung etc.

Man hat auch künstliche Blutegel construirt. HEURTELOUP's (höhrtluh's) Instrument ist ein kreisförmiges Messer, welches auf die Haut gesetzt um seine Axe in eine rotirende Bewegung gesetzt wird.

Hydrargyrum.

Quecksilber. Hydrargȳrum; Mercurĭus vivus; Argentum vivum.
Mercure. Mercury; Quicksilver.

Ein flüssiges, beim Erhitzen flüchtiges Metall. Spec. Gew. 13,57.

Geschichtliches. Obgleich das alte Testament, auch HERODOT Quecksilber nicht erwähnen, so scheinen es die Aegyptischen Magier der frühesten Zeit gekannt zu haben. ARISTOTELES erzählt, dass DAEDALUS (1300 v. Chr.) in eine hölzerne Venus Quecksilber gegossen habe, um ihr Bewegung zu geben. Das Quecksilber habe er von Memphis'schen Priestern empfangen. PLINIUS und DIOSKORIDES erwähnen bereits die Darstellung des Metalls aus Zinnober. Nach PLINIUS wurden zu Rom jährlich 10000 Pfd. Quecksilber aus Zinnober, welcher aus Spanien (Almaden) gebracht wurde, destillirt. AVICENNA gebrauchte es äusserlich als Medicament. Die Römer nannten das Quecksilber *Argentum vivum*, die Griechen $\acute{v}\delta\varrho\acute{\alpha}\varrho\gamma v\varrho o\varsigma$ (von $\acute{v}\delta\omega\varrho$, Wasser $\ddot{\alpha}\varrho\gamma v\varrho o\varsigma$, Silber). Die alten Alchymisten gaben ihm wegen seiner Beweglichkeit und Flüchtigkeit den Namen *Mercurius*.

Vorkommen. Man findet das Quecksilber in der Natur nur in einigen Gegenden der Erde, seltener gediegen als Jungfernquecksilber, in grosser Menge aber geschwefelt als Zinnober (HgS). Der natürliche Zinnober ist gemeiniglich mit anderen Bergarten vermischt, z. B. in Idria mit bituminösem Mergel, Quecksilberlebererz, Stahlerz, mit Schiefer und Sandstein (Ziegelerze) etc. Ein seltenes Quecksilbererz ist das Quecksilberhornerz (Hg_2Cl_2). Gediegen findet man das Quecksilber bei Idria in Krain, bei Mörsfeld und Moschellandsberg (Rheinbayern), zu Nevada und Utah (Nord-Amerik. Freistaaten), bei Almaden (Spanien), in Californien, Mexico etc.

Gewinnung. Die grösste Menge Quecksilber, welche in den Handel gebracht wird, ist aus dem natürlichen Zinnober dargestellt. Man vermischt denselben entweder mit ungelöschtem Kalk (in Rheinbayern) oder mit Hammerschlag, füllt ihn in gusseiserne Retorten, welche in einen Galeerenofen eingesetzt werden, und destillirt das Quecksilber in thönerne, mit Wasser zum Theil gefüllte Vorlagen über. Im ersten Falle entstehen aus der Mischung Schwefelcalcium, schwefelsaures Calcium und Quecksilber, im zweiten Falle Schwefeleisen, schweflige Säure und Quecksilber. An einigen Orten (wie zu Idria in Krain und zu Almaden in Spanien) wird der Zinnober durch Flammenfeuer unter Luftzutritt erhitzt, damit der Schwefel zu schwefliger Säure verbrenne, und der Dampf durch eine Reihe von Kammern oder grossen Gefässen geleitet, in welchem das Quecksilber sich verdichtet und ansammelt. Das Quecksilber, welches

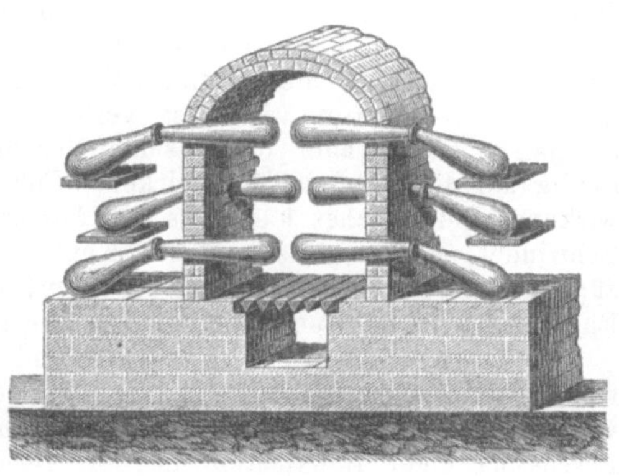

Galeerenofen.

man gediegen findet, wird durch Leder gepresst, um es von den gröberen Unreinigkeiten zu befreien. Es wird in grossen Flaschen von Schmiedeeisen oder in Säcken von Schaffellen (aus Spanien), selbst in Bambusrohr eingeschlossen (aus China) in den Handel gebracht. Ergiebige Quecksilberminen giebt es besonders in Californien, Mexico, Peru.

Handelswaare. Das Quecksilber des Handels ist nicht rein und enthält bis zu 2 Proc. fremde Metalle, wie Blei, Wismuth, Kupfer, Antimon, Zinn, Silber, auch Staub, Sand und andere Unreinigkeiten. Einen stärkeren Gehalt an gedachten Metallen erkennt man daran, dass die Oberfläche des Quecksilbers beim Stehen an der Luft etwas matter wird oder die obere Metallfläche einen grauen matten Anflug zeigt, das Metall beim Herablaufen von einer Porcellan- oder Papierfläche kleine längliche Metallpartikel (Schwänzchen) oder einen schwärzlichen Staub hinterlässt und geschüttelt in einer trocknen Flasche zu einem schwärzlichen Pulver wird, oder bei geringer Verunreinigung matte Metallpartikel an der Flaschen-Wandung hängen lässt. Die Ursache dieses Verhaltens liegt darin, dass die fremden Metalle mit dem Quecksilber Amalgame bilden, welche schwerflüssiger und leichter sind und daher auf der Oberfläche des Quecksilbers schwimmen. Die Waare, welche die Ph. gehalten wissen will, ist die von den Drogisten mit *Hydrargyrum depuratum* bezeichnete. Insofern die Ph. völlige Flüchtigkeit beim Erhitzen fordert, schliesst sie das gewöhnliche *Hydrargyrum metallicum* der Drogisten aus. Dieser logischen Folgerung stehen auch wieder andere Momente entgegen, denn zur Darstellung des *Hydrargyrum jodatum* schreibt sie *Hydrargyrum depuratum* vor, welches unter dieser Bezeichnung k e i n e Aufnahme in die Ph. fand. Hiernach versteht die Ph. unter *Hydrargyrum* das gewöhnliche, circa 1 Proc. Verunreinigungen enthaltende, und unter *Hydrargyrum depuratum* ein nach irgend einer Methode gereinigtes Quecksilbermetall. Es wird somit dem Apotheker gestattet werden müssen, beide Sorten Metall vorräthig zu halten, aber der Signatur der unreinen Sorte ein *impurum* zuzufügen, weil ein Revisor in dem nur mit *Hydrargyrum* signirten Gefässe die reinere Waare anzutreffen glauben könnte.

Aufbewahrung, Dispensation. Das Quecksilber wird in starken mit Korkstopfen zugepfropften Flaschen, welche in hölzernen oder blechernen Büchsen stehen, aufbewahrt. Es erfordert beim Abwägen alle Vorsicht, weil es eine leichtbewegliche und zugleich schwere Flüssigkeit ist. Es ist nöthig das Gefäss oder die Hornschale, in welche man es hineinwägt, in ein weiteres Gefäss zu stellen. Das Umgiessen aus einem in das andere Gefäss geschehe immer unter Beihilfe eines Glastrichters. Man soll mit Quecksilber nicht in dem Dispensirlokale oder in einem Wohnzimmer arbeiten. Das Metall, was auf die Erde verschüttet wird, ist verloren und l ä s s t s i c h n i c h t w i e d e r s a m m e l n, kann aber durch seine Verdunstung Jahre hindurch sehr nachtheilig auf die Gesundheit einwirken. Fühl- und sichtbare Zeichen dieser Einwirkung sind bleiches kachektisches Aussehen, fahler Rand des Zahnfleisches, Schwindel, Eingenommenheit des Kopfes, Mattigkeit, Appetitlosigkeit, Entzündung und Anschwellung der Drüsen, Speichelfluss, Zittern der Glieder, Engbrüstigkeit, Lähmung, Schlagfluss. Die Einwirkung ist langsam schleichend.

Beim unvorsichtigen äusserlichen und innerlichen Gebrauch des Quecksilbers und seiner Präparate tritt später oder früher Mercurialvergiftung ein, von welcher der Speichelfluss nur ein Theilsymptom ist. Häufig liegt die Erzeugung einer Intoxication in der Absicht des Arztes. Die Quecksilbermittel müssen daher mit Vorsicht abgegeben werden.

Für den **Handverkauf** wird das Quecksilber auf bekannte Weise mit Gänsefederkielen abgemessen, auch hat man jetzt hölzerne starke Standflaschen mit stählernem Hahn, aus welchem das Quecksilber in sehr dünnem Strahle abläuft. In kleinen Mengen giebt man es in Gänsefederkielen oder Papiercylindern, auch wohl in Paraffinpapierkapseln mit Sigellack geschlossen ab.

Eigenschaften. Das reine und gereinigte Quecksilber ist bei gewöhnlicher Temperatur eine zinnweisse, stark metallisch glänzende, geruch- und geschmacklose, stark erhitzt völlig flüchtige, bei 357^0 C. destillirende und einen farblosen Dampf bildende Flüssigkeit. Sein spec. Gewicht ist bei $+ 17^1/_2{}^0$ C. $= 13,555$, bei $+ 4^0 = 13,588$. Bei einer Kälte von -40^0 wird es fest und krystallisirt in Octaëdern. Nicht nur in der Wärme, auch bei gewöhnlicher Temperatur verdunstet es, wovon man sich überzeugen kann, wenn man eine Goldmünze über Quecksilber, welches sich in einer Flasche befindet, aufhängt.

Das Gold überzieht sich nach einiger Zeit mit einer Quecksilberhaut. Auch mit den Dämpfen des kochenden Wassers verdunstet es. Durch Schütteln mit Flüssigkeiten, viel mehr noch durch Reiben mit pulvrigen Stoffen lässt es sich zu einem matten grauen Pulver *(Aethiops)* zertheilen. Dasselbe besteht aus kleinen, mit den blossen Augen nicht unterscheidbaren Kügelchen, welche durch die Zwischenlagerung von Theilen des damit vermischten fremden Körpers getrennt sind. Das feine Zertheilen des Quecksilbers in dieser Art nennt man das Tödten *(mortificatio)* oder die Extinkion *(extinctio)* des Quecksilbers.

Das Quecksilber gehört zu den edlen Metallen. Nicht zu sehr verdünnte Salpetersäure löst dasselbe schon bei gewöhnlicher Temperatur; die conc. Schwefelsäure oxydirt es beim Erhitzen unter Bildung von schwefligsaurem Gase. Chlorwasserstoffsäure wirkt selbst beim Erhitzen nicht auf das Quecksilber. Mit Chlor, sowohl in Gasform als gelöst in Wasser, sowie mit Brom und Jod verbindet es sich schnell und leicht. Die Verbindungen des Quecksilbers werden durch Hitze zersetzt und verflüchtigt und geben mit trocknem kohlensaurem Natrium vermischt und destillirt oder in einer Glasröhre erhitzt metallisches Quecksilber aus. Blankes Kupferblech in eine quecksilberhaltige Flüssigkeit gestellt bedeckt sich nach einiger Zeit mit einer grauen Quecksilberschicht, welche sanft gerieben Glanz annimmt und durch Erhitzen wieder verschwindet. Verbindungen von Quecksilber mit anderen Metallen nennt man Amalgame, jedoch verbinden sich Eisen, Mangan, Kobalt, Nickel nicht direct damit. Das Atom- und Moleculargewicht des Quecksilbers ist = 200. Dieses Metall ist zweiwerthig.

Reinigung des Quecksilbers. Dieselbe ist von zweierlei Art, eine mechanische und eine chemische. Die mechanische Reinigung geschieht mit der gewöhnlichen Waare, dem *Hydrargyrum metallicum* der Drogisten, wenn dasselbe zu Salben, Pflastern oder als mechanisches Agens bei chemischen und physikalischen Operationen Anwendung finden soll. Man giebt circa 1 kg oder weniger in eine trockne Flasche, mit nicht zu enger Oeffnung, so dass dieselbe annähernd zu $^1/_6$ gefüllt ist, giebt dazu kleine Schnitzel aus starkem Fliesspapier, so dass die Flasche zu $^3/_4$ gefüllt ist und betropft das Papier mit destill. Wasser, damit die Schnitzel mässig feucht sind, aber nicht zusammen ballen können. Nach Verschluss der Flasche mit einem Kork und Aufsetzen einer Tectur wird die Flasche kräftig und wiederholt geschüttelt, bis jedes Schnitzel eine graue Farbe und eine krause geballte Form angenommen hat. Das Schütteln kann in Pausen geschehen, jedoch mit der Vorsicht, dass die Flasche nicht der Hand entfällt, denn die Zerstreuung des Quecksilbers in dem Zimmer macht dasselbe unbewohnbar oder vergiftet alle diejenigen, welche sich darin aufhalten. Durch sanftes Rütteln sammelt man das Quecksilber am Grunde der Flasche und nach dem Oeffnen derselben wird es durch eine gut ausgewaschene Futter-Gaze in folgender Weise colirt. In ein Glas mit 4—5 cm weiter Halsöffnung wird das Gazestück so gelegt, wie man ein Colatorium über ein Gefäss placirt, nur dass man die Vertiefung des Gazestückes bis zur Hälfte des Glasgefässraumes herab drückt. Dann giesst man das Quecksilber hinein, setzt einen Kork dicht schliessend auf und tectirt mit Papier dicht und fest. Durch starkes Hinundherschütteln fliesst das Quecksilber glänzend durch die Gaze und alle Unreinigkeiten, Papierzaser etc. bleiben zurück. Diese Operationen werden über einer grossen irdenen Schüssel ausgeführt. Wäre das Metall etwa noch feucht, was man an dem Hängenbleiben von Metallkügelchen am Glase erkennt, so giebt man einige trockne Fliesspapierschnitzel in das Glas, verschliesst und schüttelt.

Diese Methode der Reinigung giebt gute Resultate und ist zweckentsprechender als das früher übliche Coliren durch ein aus Canzeleipapier gefaltetes und mittelst Nadelstiche (von Innen nach Aussen) perforirtes, in einen gläsernen Trichter eingesetztes Filter. Ersetzt man das Canzeleipapier durch ein rauhes starres Filtrirpapier, so wird der Zweck einigermassen erreicht. Diese Operation nimmt man an einem freien Orte (auf dem Hofe) ebenfalls über einer grossen Schüssel vor.

Die chemische Reinigung liefert ein reines Quecksilbermetall, wie es zur Darstellung chemischer Präparate erforderlich ist. Es giebt mehrere Methoden, von denen die besseren hier erwähnt sein mögen.

1) Die Destillation aus einer gläsernen Retorte unterlässt man aus Rücksicht auf die Gesundheit. — 2) Circa 1000 g Quecksilber, 20 g Ferrichloridflüssigkeit (1,280 spec. Gew.) und 90 g Wasser werden in einer starkwandigen Glasflasche kräftig durch einander geschüttelt, bis das Quecksilber eine völlige Zertheilung erfahren hat und die Mischung einen gleichmässigen Brei darstellt. Man stellt die Mischung 1—2 Tage an einen kalten Ort bei Seite, decanthirt die wässrige Flüssigkeit, wäscht das Metall mit verdünnter Salzsäure und zuletzt mit heissem Wasser ab, etc. Diese Methode giebt sehr gute Resultate, ist aber etwas zu umständlich und mit 3—4 Proc. Verlust verbunden, indem sich stets auch etwas Mercurochlorid bildet. Die fremden Metalle werden in Chloride verwandelt, während eine entsprechende Menge des Ferrichlorids in Ferrochlorid übergeht. Die Mischung des Quecksilbers mit der Ferrichloridlösung geht unter Schütteln sehr rasch vor sich und das Ganze bildet anfangs anscheinend ein graues feuchtes Pulver. — 3) Die leichteste und bequemste, obgleich weniger gute Methode, ist die von der ersten Ausgabe unserer Pharmakopoe recipirte, nach welcher 100 Th. Quecksilber in einer starken Flasche mit 5 Th. reiner Salpetersäure. welche mit 5 Th. Wasser verdünnt ist, kräftig durchschüttelt, an einen kalten Ort gestellt werden. Das Durchschütteln wird 4 Tage hindurch viele Male wiederholt, der Stopfen der Flasche aber nach jedem Durchschütteln bei Seite gelegt, um den Gasen freien Austritt zu lassen. Man giesst dann die Säure ab und wäscht durch Aufgiessen und Abgiessen von Wasser das Quecksilber sorgsam ab. Das Abtrocknen des Quecksilbers geschieht in der Art, dass man in einem Kasserol einige Lagen Fliesspapier ausbreitet, das Metall darauf giesst und auf die Oberfläche des Quecksilbers ein Blatt Fliesspapier legt. Das nasse Quecksilber in eine Porcellanschale zu geben und im Wasserbade so lange zu erhitzen, bis alles Wasser verdampft ist, muss als eine höchst gesundheitsschädliche Operation aufgefasst werden.

Giebt das Quecksilber mit nicht zu concentrirter Salpetersäure eine klare Lösung, so enthält es weder Zinn noch Antimon. Entfernte Spuren Gold und Silber hindern seine Verwendung zu Arzneikörpern nicht.

Anwendung. Ausser zur Darstellung von Mercurialpflaster und Salbe wird es auch, aber im gereinigten Zustande zur Darstellung des *Hydrargyrum jodatum* angewendet. Seine technische Verwendung ist eine bedeutende, besonders zu physikalischen Instrumenten, wozu nur ein Quecksilber brauchbar ist, welches trotz Schüttelns mit Luft dennoch eine reine metallische glänzende Oberfläche beibehält. In den Bergwerken dient es zur Extraction von Gold und Silber.

Hydrargyrum bichloratum.

Quecksilberchlorid; Aetzsublimat; Aetzender Quecksilbersublimat; Mercurichlorid. Hydrargyrum bichlorātum corrosīvum; Hydrargyrum perchlorātum; Mercurius corrosivus (Sublimatus corrosivus). Mercurius sublimatus corrosivus. *Deutochlorure de mercure; Bichlorure de mercure; Sublimé corrosif. Bichloride of mercury; Corrosive sublimate.*

Weisse, durchscheinende, strahlig-krystallinische Stücke, welche zerrieben ein weisses Pulver ausgeben, in einem Reagircylinder erhitzt schmelzen und sich verflüchtigen. Spec. Gew. 5,3.

Sie lösen sich in 16 Th. kaltem, in 3 Th. siedendem Wasser, 3 Th. Weingeist und 4 Th. Aether. Die wässerige Lösung ist von saurer Reaction und wird durch Zusatz von Natriumchlorid neutral, dieselbe wässrige Lösung mit Salpetersäure angesäuert giebt auf Zusatz von Silbernitrat einen weissen, durch reichlichen Zusatz von Schwefelwasserstoff einen schwarzen Niederschlag *(sedimentum)*.

Nachdem aus ebenderselben (wässrigen Lösung) durch Schwefelwasserstoff das Quecksilber gefällt worden ist, so stellt das Filtrat eine farblose Flüssigkeit dar, welche abgedunstet *(exhalatus)* keine Spur eines Rückstandes hinterlässt. Wird das auf diese Weise gewonnene Schwefelquecksilber mit verdünnter Aetzammonflüssigkeit zusammengeschüttelt, so darf die durch Filtration erlangte angesäuerte Flüssigkeit auf Zusatz von Schwefelwasserstoffwasser kein Schwefelarsen ausscheiden.

Höchst vorsichtig aufzubewahren. Maximaleinzelngabe 0,03 g, Maximaltagesgabe 0,1 g.

Geschichtliches. GEBER (im 8. Jahrh.) lehrte bereits die Bereitungsweise des Aetzsublimats durch Sublimation aus einem Gemisch von Quecksilber, Eisenvitriol, Alaun, Kochsalz und Salpeter. RHAZES und AVICENNA, Arabische Aerzte des 10. und 11. Jahrh., erwähnen ihn, im Uebrigen soll er den Chinesen noch weit früher bekannt gewesen sein. Im 16. Jahrh. galt er als Arcanum gegen Lustseuche und VAN SWIETEN lehrte die richtige Anwendung. In Holland und Venedig gab es Sublimatfabriken. 1700 machte KUNKEL die jetzt noch befolgte Darstellungsweise bekannt. Von jeher wurde diesem Chlorid die Eigenschaft ätzend, *corrosivum* beigelegt, um es sicher von anderen Quecksilberpräparaten zu unterscheiden. Die neuste Deutsche Pharmakopoe findet es überflüssig, diese Eigenschaft im Namen auszudrücken. Ob diese Aenderung einen Fortschritt bekundet? Die Antwort muss der Praxis überlassen bleiben.

Darstellung. In den chemischen Fabriken stellt man den Aetzsublimat nach verschiedenen Methoden und durch Sublimation dar. Gemeiniglich werden 5 Th. Quecksilber mit 6—7 Th. conc. Schwefelsäure in gusseisernen Gefässen so lange erhitzt, bis eine Probe des schwefelsauren Quecksilbers mit Chlorwasserstoffsäure keinen Kalomelniederschlag erzeugt. Werden 1 Mol. Quecksilber (Hg) und 2 Mol. Schwefelsäure (H_2SO_4) zusammen erhitzt, so entsteht Mercurisulfat ($HgSO_4$) und anhydrische Schwefligsäure (SO_2) entweicht. Das Mercurisulfat wird nun mit mehr als 2 Mol. Kochsalz oder Natriumchlorid (NaCl) vermischt und das Gemenge einer schnellen Sublimation unterworfen. Beide Verbindungen tauschen in der Hitze ihre Bestandtheile gegenseitig aus, und das flüchtige Mercurichlorid setzt sich in dem kälteren Theile des Sublimirgefässes (Kolben, Retorte) als ein krystallinisches Sublimat an, während Natriumsulfat (Na_2SO_4) als nicht verdampfbarer Theil zurückbeibt. Da bei dieser Operation gemeiniglich kleine Mengen Quecksilberchlorür (Mercurochlorid) entstehen und um andererseits die Hitze des Gemisches in ihrer Vertheilung auf den oberen kälteren Theil des Sublimirgefässes zu hemmen, mischt man etwas Manganhyperoxyd (Braunstein) hinzu, bedeckt auch das Gemisch mit einer Mischung aus Braunstein und Sand.

Die im Vorhergehenden erwähnten Vorgänge zur Darstellung des Aetzsublimats oder Mercurichlorids erklären folgende Schemata:

Quecksilber		Schwefelsäure		Mercurisulfat		Schwefligsäureanhydrid		Wasser
Hg	und	$2H_2SO_4$	geben	$HgSO_4$	und	SO_2	und	$2H_2O$

Mercurosulfat		Natriumchlorid		Natriumsulfat		Mercurichlorid.
$HgSO_4$	und	$2NaCl$	geben	Na_2SO_4	und	$HgCl_2$

Nach einer anderen Darstellungsweise werden 10 Th. Quecksilber, 8 Th. ge-

trocknetes Kochsalz, 6 Th. Manganhyperoxyd zusammengemischt, bis die Quecksilberkügelchen verschwunden sind, und dann schnell unter Umrühren 11 Th. conc. Schwefelsäure hinzugefügt. Die Masse wird flüssig und stösst Chlor- und Chlorwasserstoff-
Dämpfe aus. Nachdem die Masse hart geworden, wird sie zerrieben und in einer
Retorte sublimirt. Aus dem Gemisch aus Kochsalz, Mangansuperoxyd und Schwefelsäure wird Chlor entwickelt, welches sich mit beigemischtem Quecksilber verbindet
und damit Quecksilberchlorid oder Mercurichlorid bildet.

Zur Darstellung des Mercurisulfats werden häufiger 60 Th. Quecksilber mit
30 Th. Schwefelsäure und 50 Th. einer 25proc. Salpetersäure gekocht, bis sich eine
Probe mit Salzsäure klar mischt. Dann wird das zur Trockne eingedampfte Salz mit
Kochsalz der Sublimation unterworfen

Quecksilber   Schwefelsäure   Salpetersäure   Mercurisulfat   Stickoxyd   Wasser

$3\,Hg$ und $3H_2SO_4$ und $2HNO_3$ geben $3HgSO_4$ und $2NO$ und $4H_2O$

Handelswaare. Man unterscheidet einen Aetzsublimat in Krustensublimat-
form, wie ihn die Ph. Germ. ed. II auch fordert, und eine gereinigte oder
resublimirte Waare. Die erstere enthält gewöhnlich bis zu 0,5 Proc. Mercurochlorid (Kalomel) und bis zu 0,25 Proc. Mercuriarseniat, welche beide
Verunreinigungen auch in Spuren in der reineren Sorte angetroffen werden.
GRANVILLE fand die letztere Verunreinigung zuerst auf. Der Prüfungsmodus,
welchen die Ph. vorschreibt, lässt Spuren Arsen übersehen und den Mercuro-
chloridgehalt erwähnt sie nicht. Wenn ein Revisor im Sublimat Spuren Arsen
auffindet, so kann dem Apotheker, welcher die Waare vorlegte, nicht die
Schuld beigemessen werden, denn er bereitet den Sublimat nicht. Ein ein-
sichtsvoller Revisor prüft den Sublimat nicht auf Arsen. Hier steht der Sublimat mit dem Wismuthsubnitrat in Betreff des Arsensäuregehaltes in gleichem
Niveau. Vielleicht geht die Zwickauer Sublimat-Fabrik nach dieser Mahnung
daran, ein total reines Präparat zu liefern.

Eigenschaften. Der Aetzsublimat, wie er gewöhnlich im Handel vorkommt, bildet (schnell sublimirt) weisse durchscheinende, strahlig-krystallinische,
wenig cohaerente Salzmassen, durch langsame Sublimation aber dargestellt
kleine weisse glänzende vierseitige rechtwinklige octaëdrische Krystalle, welche
keinen gelben Strich geben und wie der strahlig-krystallinische zerrieben
ein völlig weisses Pulver darstellen. (Letztere Waare in Krystallen erwähnt die Ph. nicht, ist also nicht officinell.) Der Aetzsublimat ist ohne Geruch, von widrigem, ätzend scharfem Metallgeschmack und wirkt höchst giftig.
Zu seiner Auflösung sind 16 Th. kaltes von 0^0, 12 Th. kaltes von 20^0 C.,
4 Th. warmes von 80^0 C., 2 Th. siedendes Wasser, 3 Th. kalter, $1^1/_2$ Th.
siedender Weingeist, 4—5 Th. Aether erforderlich. Bei 260^0 C. ungefähr
schmitzt er, bei 300^0 siedet und verdampft er. Beim Verdampfen der Lösungen verflüchtigt sich mit den Dämpfen des Lösungsmittels auch Mercurichlorid. Die wässrige Auflösung reagirt schwach sauer, welche Reaction jedoch durch Gegenwart der Chloride der Alkalien aufgehoben wird. Vom
Lichte wird der Sublimat nicht zersetzt, wohl aber in seiner Auflösung, Mercurochlorid (Quecksilberchlorür) scheidet aus, Sauerstoff entweicht und die
Flüssigkeit enthält Chlorwasserstoff. Organische Substanzen, wie Zucker, Gummi,
Extracte, Süssholzextract, Fette, Harze zersetzen ihn langsam unter Abscheidung von Mercurochlorid, besonders schnell im Sonnenlichte und auch
in der Wärme.

Das Mercurichlorid oder Quecksilberchlorid ist 5,3-mal schwerer als
Wasser. Schwefelsäure, Salpetersäure, überhaupt Sauerstoffsäuren zersetzen
es nicht. Salpetersäure und Salzsäure lösen es in bedeutender Menge. Silbernitratlösung erzeugt in einer Mercurichloridlösung einen weissen, Kaliumjodid
einen scharlachrothen und Zinnchlorür oder Stannochlorid einen schwarz-
grauen Niederschlag. Im Allgemeinen verhält sich das Quecksilberchlorid

oder Mercurichlorid gegen Reagentien wie Quecksilberoxyd- oder Mercurisalze, jedoch bewirken Natriumphosphat, Oxalsäure und rothes Blutlaugensalz in seiner Auflösung keinen Niederschlag, während die beiden ersteren in Mercurisalzlösungen weisse, letzteres einen gelben Niederschlag erzeugen. Schwefelwasserstoff in unzureichender Menge in eine Aetzsublimatlösung geleitet, erzeugt darin einen weissen Niederschlag (HgCl$_2$ + 2HgS). In hinreichender Menge zugesetzt entsteht schwarzes Schwefelquecksilber. Die fixen Aetzalkalien, in unzureichender Menge der wässrigen Aetzsublimatlösung zugesetzt, erzeugen einen rothbraunen Niederschlag, welcher aus Quecksilberoxyd und Chlorid besteht. In überschüssiger Menge zugesetzt wird der Niederschlag in gelbes Oxyd verwandelt (vergl. *Hydrarg. oxyd. flavum*). Wird der Sublimatlösung vor der Fällung Zucker, Gummi, Schleim, Opiumtinktur u. dgl. m. zugesetzt, so entsteht oft kein Niederschlag und erst nach längerer Zeit sammelt sich ein grauer oder graubrauner Bodensatz, welcher aus Mercurochlorid und metallischem Quecksilber besteht. Bemerkenswerth ist die Einwirkung des Eiweisses auf Mercurichlorid. Wird zu einer wässrigen Lösung dieses letzteren in Wasser gelöstes, sowohl animalisches als vegetabilisches Eiweiss gemischt, so entsteht sogleich ein weisser flockiger, in Wasser wenig löslicher Niederschlag, eine Verbindung von Eiweiss mit Mercurioxyd. Die abfiltrirte Flüssigkeit enthält Chlorwasserstoff. Es ist daher gelöstes Eiweiss ein brauchbares Gegengift des Aetzsublimats. Auch der Kleber theilt diese Eigenschaft des Eiweisses.

Das Mercurichlorid ist eine Chlorsäure und giebt mit Chlorobasen Verbindungen, welche Chlorohydrargyrate genannt worden sind. Das sogenannte Alembrothsalz ist ein Doppelchlorid dieser Art und besteht aus Ammoniumchlorid und Mercurichlorid.

Mercurichlorid erhält die Formel HgCl$_2$, Mol.-Gew. 271.

Prüfung. Obgleich die von der Ph. vorgeschriebene Prüfung nach pharmaceutischer Seite hin neu ist, so hat man dem Modus faciendi aber doch das älteste Gepräge, welches aus Gesundheits- und anderen Rücksichten stets gemieden werden sollte, aufgedrückt. Man soll das Quecksilber aus der wässerigen Lösung mittelst Schwefelwasserstoffgases vollständig ausfällen. Dadurch werden 2 Objecte gesammelt, nämlich *a*) ein Niederschlag aus Mercurisulfid und *b*) ein Filtrat, aus verdünnter Salzsäure bestehend. Bei Gegenwart von Arsensäure (Arsenigsäure existirt im Sublimat nicht) wird der Niederschlag sub *a* auch Arsenosulfid enthalten, indem H$_2$S reducirend auf die Arsensäure (H$_3$AsO$_4$) einwirkt, diese zu Arsenigsäure (H$_3$AsO$_3$) reducirt und mit dieser sich in Arsenosulfid (As$_2$S$_3$) und Wasser umsetzt. Wird der mit Wasser sub *a* gesammelte Niederschlag gehörig ausgewaschen und mit Aetzammon geschüttelt, so löst dieses das Arsenosulfid, welches durch Abstumpfen des Ammons mit Säure als gelber Niederschlag ausscheidet.

Das sub *b* gesammelte Filtrat darf in Menge von 1—2 Tropfen auf einer Glasscheibe, einem Objectglase abgedunstet keinen leicht sichtbaren Rückstand hinterlassen. Im anderen Falle sind Verunreinigungen mit Ammoniumchlorid, den Chloriden der Alkalien und solcher Metalle gegenwärtig, welche sich nur aus saurer Lösung durch H$_2$S fällen lassen. Ein arsenfreies Mercurichlorid dürfte nur selten im Handel angetroffen werden.

Die practische Prüfung besteht bei dieser Waare, welche im Grossen in besonderen Laboratorien bereitet wird, einfach darin, dass man die Menge des in Aether nicht löslichen Theiles begrenzt, denn ohne einen unbedeutenden Gehalt an Mercurochlorid und Arseniat ist diese Waare im Grossen nicht herstellbar. Sollte man in Stelle der gewöhnlichen Schwefelsäure bei der

Darstellung eine arsenfreie anwenden, so trifft man eben nicht selten in dem Quecksilbermetall Spuren Arsen an und müsste auch dieses im gereinigten Zustande in Anwendung kommen. Wenn dann das kg um eine Mark theuerer werden würde, so dürfte diese kleine Last wohl ertragen werden. Der in Aether nicht lösliche Theil sollte über 0,25 Proc. nicht hinausgehen. Wäre der Sublimat total darin löslich, so liegt auch ein höchst reiner Sublimat vor. *Ph. Suecica* fordert einen in Aether total löslichen Sublimat, ebenso *Ph. Austriaca.* Nun ist er aber wegen des Gehaltes an Mercurochlorid nie total in Aether löslich. Es sind dies also unberechtigte Forderungen. Man zerreibe den Sublimat zu feinem Pulver und gebe davon 2g nebst circa 10g Aether (0,726 spec. Gew.) in ein tarirtes Kölbchen oder Fläschchen, schliesse es dicht mit einem Kork (nicht mit Glasstopfen) und bewirke die Lösung unter rotirendem Schütteln, das Gefäss mit den Fingern am Halse haltend (um die Handwärme fernzuhalten). Nach einer halben Stunde ist Lösung erfolgt. Geschüttelt ist sie klar oder schwach weisslich trübe. Man lässt völlig absetzen und decanthirt den Aether, giesst wieder ca. 3g Aether auf, schüttelt, lässt absetzen, decanthirt und wiederholt dies noch einmal. Das Gefäss wird an einem lauwarmen Orte ausgetrocknet und dann im Gewichte controlirt. Sein Gewicht darf nicht über 0,01g vermehrt sein. Der nicht gelöste Rückstand ist ein weisses oder weissliches krystallinisches Pulver, welches mit 3g 5-proc. Aetzammonflüssigkeit übergossen graue Partikel abscheidet. Verdunstet man einen Tropfen der klaren filtrirten ammoniakalischen Flüssigkeit, mit einem Glasstabe auf ein Objectglas übertragen vorsichtig in der Wärme des Luftzuges einer brennenden Petrollampe, so hinterbleibt ein Fleck, welcher nach stärkerem Erhitzen im schräg auffallenden Lichte betrachtet einen bräunlichen bis braunen Rand erkennen und welcher Fleck durchweg einen bräunlichen Ton wahrnehmen lässt und sich als Ammoniumarseniat ergiebt. Unter dem Mikroskop erblickt man in dem Rande, auch wohl hier und da im Fleckfelde braune, gelbe, selbst dunkele undurchsichtige Theile. Setzt man der ammoniakalischen Flüssigkeit etwas Oxalsäure hinzu und lässt einen Tropfen auf dem Objectglase soweit verdampfen, dass etwas des Randes vom Fleck erhalten bleibt, so erkennt man unter dem Mikroskop in den grauen Krystallmassen das metallische Arsen. Hier und da auf dem Felde des Fleckes finden sich auch wohl noch dunkele Arsenpartikel. Man vergl. auch Bd. I, S. 462 und 463, die Erkennung der Arsensäure im Wismuthsubnitrat betreffend.

Bezweckt man nur den Arseniatnachweis, so kann man wie beim Wismuthsubnitrat vorgehen und den in Aether oder Weingeist unlöslichen Theil des gepulverten Aetzsublimats mit 5-proc. Aetzammon schütteln, filtriren und von dem Filtrat auf dem Objectglase 1—2 Tropfen abdampfen und erhitzen. Mercuriarseniat ist weder in Aether noch in Weingeist löslich, in Wasser schwer löslich.

Aufbewahrung. Mercurichlorid wird als eine sehr giftige und auch bei gewöhnlicher Temperatur in Spuren flüchtige Substanz in starken gläsernen oder porcellanenen Gefässen, welche dicht geschlossen sind, mit aller Vorsicht neben den anderen starken Giften, wie Arsenik, Blausäure aufbewahrt. Es vom Lichte entfernt aufzubewahren, ist nicht absolut nothwendig. Nur seine wässrige und weingeistige Lösung erleidet durch das Sonnenlicht eine Zersetzung unter Abscheidung von Kalomel. Um es zu pulvern, zerreibt man es in porcellanenen Mörsern, und um das schädliche Stäuben hierbei zu verhindern, besprengt man es mit einigen Tropfen Weingeist. Bei der Darstellung von Medicamenten, welche Mercurichlorid enthalten, müssen metallene

Geräthschaften stets vermieden werden. Man hüte sich, den Staub des Mercurichlorids aufzuathmen, auch rieche man nicht an dem geöffneten Standgefässe und nehme man das Zerreiben zu Pulver an einem Orte vor, wo ein Luftzug den etwa entstehenden Staub wegführt.

Anwendung. Aetzsublimat oder Mercurichlorid ist Alterans, Antiplasticum, Antisyphiliticum, Parasiticidum, Causticum und Antisepticum. Es gehört das Mercurichlorid zu den stärksten ätzenden Metallgiften. Seine ätzende Wirkung auf die thierische Haut besteht darin, dass es sich mit dem Albumin derselben verbindet und sie auf diese Weise zerstört. Im verdünnten Zustande wirkt es auf die Häute nur reizend, das Gewebe zusammenziehend und daher entzündungswidrig. Man giebt es innerlich zu 0,003—0,01—0,03 g ein- bis zweimal täglich in den secundären Formen der Syphilis, bei rheumatischen Leiden, Hydrocephalus, Endzündung der Hirnhäute etc. Die Pharmakopoe normirt die stärkste Gabe zu 0,03; die Gesammtgabe auf den Tag zu 0,1 g. Aeusserlich gebraucht man es bei syphilitischen und nicht syphilitischen Hautausschlägen, chronischen, rheumatischen und gichtischen Leiden, chronischen Katarrhen des Mundes, Mastdarms, der Harnröhre etc. (Zu Pinselungen der Mundhöhle und des Rachens 1,0 auf 50,0 — 80,0, zu Injectionen in die Harnröhre 0,1 auf 50,0 — 100,0, in die Scheide 0,25 auf 100,0 — 150,0, zu Augenwässern 0,01 auf 20,0 — 50,0, zu Klystieren 0,1 auf 100,0 — 200,0, zu Aetzsolutionen 0,5 auf 10,0 — 25,0, zu Waschungen 0,1 auf 50,0 — 100,0. Opium mindert die corrosive Wirkung.) Innerlich werden als Gegengifte Hühner-Eiweiss, Schwefeleisen, Schwefel, Mehlbrei gegeben, nach dem Einathmen von Sublimatdämpfen eine Lösung des Kaliumchlorats *(Kali chloricum)* als Mundwasser angewendet. Man übersehe nicht, dass bei äusserlicher Anwendung Aetzsublimat stets verdunstet und die Luft vergiftet.

Die antiseptische Wirkung ist eine sehr relative, insofern das Mercurichlorid durch Albuminoïde und Schleimstoffe eine Zersetzung erleidet und dann die antiseptische Wirkung aufhört, man müsste es denn in überwiegender Menge anwenden. Da es ein flüchtiges Gift ist, so kann mit seiner Anwendung als Antisepticum viel Unheil angerichtet werden. Um nur ein Beispiel anzuführen, sei ein Fall erwähnt, wo in einem Hause die hölzerne Treppe mit einer Farbe angestrichen war, welcher man Sublimat, um den Wurmfrass zu verhindern, beigemischt hatte. Der Inhaber des Hauses verfiel in eine Körperschwäche, besonders Leiden des Zahnfleisches und der Zähne, die Mitbewohner des Hauses ähnlichen, wenn auch geringeren Leiden, und als trotz allen Forschens nirgends Ursachen zu diesen Erscheinungen aufzufinden waren, stellte sich schliesslich jener vor mehreren Jahren gemachte Farbenanstrich als Ursache heraus. Um sich von der Flüchtigkeit dieses Giftes eine Vorstellung zu machen, destillire man Aether über Mercurichlorid und verdunste einige Tropfen des Destillats auf einem Objectglase. Man wende den Aetzsublimat so weit als möglich weder als Desinficiens, noch als Antisepticum an.

Kritik. Dass die Verfasser der Ph. von der constanten Verunreinigung des käuflichen Aetzsublimats mit Mercurochlorid (wovon sie nichts erwähnen) und Arseniat nicht nähere Kenntniss hatten, muss auffallen. Das Agitiren mit Schwefelwasserstoff, besonders in den Räumen der Officin ist des Anstandes, aber auch der Gesundheit halber möglichst zu vermeiden und nur im Nothfalle, wenn kein anderer Ausweg vorliegt, zulässig. Hier, wo man es mit einem in Aether leicht löslichen Salze zu thun hat, war das Schwefelwasserstoff-Verfahren wohl zu vermeiden, denn Mercuriarseniat und die Chloride der Alkali- und Erdmetalle, ferner die Chloride der Metalle, welche hier als Verunreinigungen in Betracht kommen, sind in Aether nicht löslich. Hätte man die Aetherlösung versucht, so hätte man auch gefunden, dass das käufliche Mercurichlorid nur bis auf die Verunreinigungen in Aether löslich ist, dass Mercurochlorid und Mercuriarseniat als unlösliche Theile zurückbleiben. Genug! Der vorliegende Artikel lässt keinen Fortschritt erkennen.

Hydrargyrum bijodatum.

Mercurijodid; Rothes Quecksilberjodid; Rothes Jodquecksilber.
Hydrargўrum bijodātum rubrum; Mercurĭus jodātus ruber; Hydrargyrum jodatum rubrum; Deutojodurētum Hydrargўri. *Bijodure ou Deutojodure de mercure. Bijodide of mercury.*

Man löse vier (4) Th. Mercurichlorid in achtzig (80) Th. destill. Wasser und fünf (5) Th. Kaliumjodid in fünfzehn (15) Th. destill. Wasser.

Nachdem diese Lösungen unter Umrühren gehörig durchmischt worden sind, trockne man den entstandenen, durch Filtration gesammelten (filtrirten, *filtratum*) und mit destill. Wasser ausgewaschenen Niederschlag in einer Wärme von 100° C.

Ein scharlachrothes Pulver, welches in einem Glascylinder erhitzt gelb wird, dann schmilzt und sich darauf verflüchtigt. In Wasser ist es kaum, wohl aber in 130 Th. kaltem und 20 Th. siedendem Weingeist löslich.

Die erkaltete weingeistige Lösung sei farblos, reagire nicht sauer und werde auf Zusatz von Aetzammon nur *(dumtaxat)* braun gefärbt, aber nicht getrübt. Das mit dem Mercurijodid geschüttelte destill. Wasser darf weder durch Schwefelwasserstoffwasser noch durch Silbernitrat verändert werden.

Höchst vorsichtig aufzubewahren. Stärkste Einzelgabe 0,03 g, stärkste Tagesgabe 0,1 g.

Werden Lösungen aus 1 Mol. Mercurichlorid und 2 Mol. Kaliumjodid gemischt, so resultiren als Niederschlag von schön rother Farbe Mercurijodid und Kaliumchlorid, welches letztere in Lösung übergeht.

Mercurichlorid oder Quecksilberbichlorid (271)		Kaliumjodid $(2 \times 166 = 332)$		Mercurijodid oder Quecksilberbijodid (454)		Kaliumchlorid $(2 \times 74,5 = 149)$
$HgCl_2$	u.	$2KJ$	ergeben	HgJ_2	u.	$2KCl$

Zur Zersetzung von 4 Th. Quecksilberchlorid sind nach der stöchiometrischen Rechnung 4,9 Th. Kaliumjodid erforderlich.

$$\overset{HgCl_2}{271} : \overset{2KJ}{332} = 4 \text{ Th.} : 4,9 \text{ Th.}$$

Da das Kaliumjodid gemeiniglich etwas Feuchtigkeit enthält, so kommen in der Praxis 4 Th. Mercurichlorid auf 5 Th. Kaliumjodid der stöchiometrischen Berechnung ziemlich gleich. Ein Ueberschuss an Kaliumjodid ist nämlich zu vermeiden, weil er auf das gefällte Mercurijodid auflösend wirkt, dagegen giebt wieder ein Ueberschuss von Mercurichlorid Veranlassung zur Bildung einer schwerlöslichen Doppelverbindung aus Mercurijodid mit Mercurichlorid $(HgJ_2, 2HgCl_2)$.

Der im Anfange der Mischung mehr gelbe Niederschlag nimmt sehr bald eine schön rothe Farbe an. Das Auswaschen des Niederschlages mit kaltem destillirtem Wasser geschieht so lange, bis das Abtropfende mit Silberlösung höchstens eine schwache Trübung giebt. Da das Präparat nicht gang unlöslich in Wasser ist, so verwendet man auch nur die nothwendigste Menge Wasser zum Auswaschen. Zweckmässig ist es bei Darstellung grösserer Mengen, den Niederschlag in einen Glastrichter zu geben, dessen Abflussrohr mit einem zusammengeknitterten lockeren Fliesspapier leicht verstopft ist, und dann das Auswaschen gleichsam durch Deplacirung zu bewirken. Den Niederschlag trocknet man auf einer doppelten Lage Fliesspapier ausgebreitet an einem gut lauwarmen Orte, dessen Temperatur um 20° C. liegt und 25° C. nie überschreiten sollte, obgleich die Ph. eine Trockenwärme von 100° C. vorschreibt. Die Verf. der Ph. hatten von der Flüchtigkeit dieses Jodids schon bei mittlerer Temperatur keine Vorstellung. Uebrigens darf das Trocknen in keinem Wohnraume vorgenommen werden, denn Vergiftungen würden die Folge sein; man gehe also mit aller Vorsicht vor. Die Oesterreichische Ph. schreibt sogar, aber wohl mit reiflicher Ueberlegung, ein Trocknen bei gewöhnlicher Lufttemperatur *(temperatura ordinaria)* vor. Beim Auswaschen und beim Trocknen hat man auch den Einfluss des Sonnenlichtes zu vermeiden. 100 Th. Aetzsublimat geben wenig mehr als 160 Th. Jodid.

Da der Aetzsublimat grössere oder kleinere Spuren Mercuriarseniat enthält, welches in Wasser schwerer löslich ist, so lasse man die Aetzsublimatlösung absetzen oder giesse sie durch ein kleines Filter, welches man mit Wasser nachwäscht.

Man kann auch das Mercurijodid direct durch Zusammenreiben von 60 Th. Quecksilber mit 76 Th. Jod in einem Porcellanmörser unter bisweiligem Zusatz von Weingeist darstellen, das Präparat ist jedoch dann nicht ganz frei von Merurojodid. Löst man dasselbe in einer kochend heissen concentrirten Lösung von Kochsalz, so bleibt das Jodür ungelöst und lässt sich durch Filtration absondern. Beim Erkalten der Kochsalzlösung scheidet sich das Mercurijodid in schönen lebhaftrothen Krystallen ab, welche mit kaltem Wasser abgewaschen werden. Man kann auch das Gemisch in kochendem Weingeist lösen und durch Krystallisation aus dem Weingeist chemisch rein gewinnen.

Eigenschaften. Das officinelle Mercurijodid ist ein feines krystallinisches, schweres, lebhaft scharlachrothes, geruch- und geschmackloses Pulver, welches schon bei 20—22° C. unbedeutend verdunstet, beim Erhitzen sich aber schnell verflüchtigt oder sublimirt und unter Einfluss des Sonnenlichtes sich schwach bräunt. Es ist in Wasser fast unlöslich, aber in 130 Th. kaltem und in 15 Th. heissem 90-proc. Weingeist, ferner in 60 Th. Aether und leicht in Kaliumjodid-, auch Natriumchloridlösung, in fetten Oelen, Chloroform etc. löslich. Die Lösungen sind sämmtlich farblos. Ueber Mercurijodid destillirter Aether, noch mehr der darüber destillirte Weingeist enthält starke Spuren Mercurijodid in Lösung. Auf einer Glascheibe abgedunstet hinterlässt der Aether eine fast farblose Krystallmasse. Die Flüchtigkeit des Mercurijodids ist zwar eine schwächere als die des Mercurichlorids, dennoch ist sie ausreichend, die Atmosphäre mit Mercurijodiddampf zu vergiften.

Aus seiner Auflösung in heisser Kaliumjodidlösung (in 2 Mol. Kaliumjodid in heisser concentrirter wässriger Lösung sind 3 Mol. Mercurijodid löslich) scheidet es sich beim Erkalten in kleinen rothen, spitzen Oktaëdern (dem quadratischen Systeme angehörend) ab, und aus der vom Mercurijodid getrennten Flüssigkeit scheidet durch Krystallisation ein Doppelhaloidsalz, $K_2Hg_2J_6$, $3H_2O$ aus. Beim Erhitzen verwandelt es seine rothe Farbe in Gelb, weiter erhitzt schmilzt es und sublimirt zuletzt in Form hellgelber rhombischer Tafeln (dem rhombischen System angehörend). Es ist also das Mercurijodid dimorph, und seine Farbe wird durch diesen Dimorphismus bedingt. Berührt oder ritzt man die durch Sublimation erhaltenen gelben Krystalle mit einem spitzen harten Körper, so wird der berührte Punkt scharlachroth und von da aus pflanzt sich die Färbung durch die ganze zusammenhängende

Krystallmasse fort. Beim Aufbewahren geht das gelbe Präparat in das rothe über. Auch bei der Fällung der Aetzsublimatlösung entsteht zuerst die gelbe Modifikation, welche aber schnell scharlachroth wird. Es ist ungefähr in 6500 Theilen kaltem Wasser, leichter in Salzsäure, Ammonsalzen, Kaliumchlorid-, Kaliumjodid-Lösungen löslich. Die unedlen Metalle entziehen ihm Jod; die Alkalien bilden damit unter Abscheidung von Quecksilberoxyd eigenthümliche Verbindungen, in welchen das Mercurijodid die Rolle einer Säure vertritt, z. B. $4HgJ_2$ und K_2O geben HgO und $K_2Hg_3J_8$ (Kaliummercurijodid). Mit Aetzammon giebt es eine weisse Verbindung Mercurijodidammoniak (HgJ_2H_3N), welche an der Luft Ammoniak verliert und roth wird ($= NH_2HgJ + HgO$). Mit Mercurichlorid verbindet es sich zu einem gelben Pulver ($HgJ_2 \cdot HgCl_2$) und zu weissen Krystallen ($HgJ_2 \cdot 2HgCl_2$). Schwefelwasserstoff mit überschüssigem Mercurijodid liefert Mercurimercurosulfojodid ($Hg_3S_2J_2$). Spec. Gew. des pulvrigen rothen Mercurijodids ist $= 6,2$, die Formel ist HgJ_2, Mol. Gewicht 454.

Prüfung. Dieselbe lässt das Mercurijodid einmal mittelst Wassers, zweitens mittelst Weingeistes behandeln. — **1**) Von dem Mercurijodid werden circa 0,5 g mit 7—8 ccm destill. kaltem Wasser kräftig geschüttelt und in ein zuvor genässtes Doppelfilter gegeben. Das Filtrat in 2 gleiche Theile getheilt wird einerseits mit einigen Tropfen Silbernitratlösung versetzt. Es darf dadurch keine Trübung, wohl aber, da Mercurijodid nicht völlig unlöslich in Wasser ist, eine höchst schwache Opalescens entstehen. Eine die Durchsichtigkeit der Flüssigkeit störende Trübung deutet auf eine Verunreinigung mit Kaliumchlorid, Kaliummercurichlorojodid etc., also auf ein ungenügendes Auswaschen des Präparats. Die andere Hälfte des wässrigen Filtrats wird mit 3—4 Tropfen verdünnter Essigsäure und dann mit Kaliumferrocyanid (Blutlaugensalz) versetzt. Es darf nur eine Gelbfärbung, aber in den 2 ersten Minuten keine Trübung oder Opalescenz eintreten, die Mischung muss klar erscheinen. Im anderen Falle liegen Verunreinigungen mit fremden Metallen (Kupfer, Blei, Zink etc.) vor. Die letztere Reaction ersetzt die mit Schwefelwasserstoffwasser, welche hier ganz am unrichtigen Platze ist, weil eben Mercurijodid in Wasser in Spuren löslich ist.

2) Circa 0,4 g Mercurijodid wird mit 10 ccm Weingeist (90-proc.) übergossen und unter Agitiren bis zum Aufkochen erhitzt, der Weingeist heiss decanthirt, auf den Rückstand weitere 5 ccm Weingeist aufgegossen und in gleicher Weise bis zum Aufkochen erhitzt. Es müsste nun völlige Lösung erfolgt sein. Auf dem Boden des Reagircylinders wird man meist gelbliche oder farblose Partikel wahrnehmen. Man decanthirt daher den heissen Weingeist behutsam, giesst noch 2—3 ccm Weingeist auf, erhitzt und decanthirt. Um die Partikel, welche aus Mercurojodid und Mercuriarseniat bestehen, aber nur eine unwägbare Menge repräsentiren dürfen, wenn das Mercurijodid nicht verwerflich sein soll, auf ihre Bestandtheile zu prüfen, übergiesst man sie mit circa 1 g Aetzammon und 1 ccm Wasser. War Mercurojodid, was auch an seiner gelben Farbe zu erkennen ist, gegenwärtig, so erfolgt eine Ausscheidung schwarzer Partikel. Man giesst nun die ammoniakalische Flüssigkeit durch ein kleines Filter und giebt 1—2 Tropfen des Filtrats auf das äussere Drittel eines dünnen Objectglases, dampft dieselben in der Weise ein, wie oben S. 84 unter Mercurichlorid angegeben ist, und erhitzt den Rückstand stark. Unter dem Mikroskop erblickt man braune und dunkle Massen, welche sich als Ammoniumarseniat mit ausgeschiedenem Arsen erkennen lassen. Da diese Verunreinigung eine Folge des arseniathaltigen Mercurichlorids ist, so kann sie auch nicht beanstandet werden. Die Verf. der Ph. scheinen davon keine Kenntniss gehabt zu haben. Der decanthirte Weingeist reagire nicht sauer, was einen Mercurichloridgehalt anzeigen würde.

Aufbewahrung. Durch Licht wird das Mercurijodid bräunlich und in der Farbe unansehnlich. Man bewahrt es daher in gut verstopften Glasgefässen vor Licht geschützt und zwar neben Aetzsublimat und den anderen Giften auf. Da Mercurijodid bei gewöhnlicher Temperatur, wenn auch in sehr geringem Maasse, flüchtig ist, so hüte man sich, dasselbe zu verstreuen, offen und frei liegen zu lassen etc.

Anwendung. Das Mercurijodid ist an energischer Wirkung dem Aetzsublimat gleich, ein Alterans, Antisyphiliticum und Antiscrofulosum. Meistens wird es in Salbenform (0,5—1,5 auf 100 Fett) bei scrofulösen, syphilitischen, krebsartigen Geschwüren, Lupus etc. gebraucht. Innerlich giebt man es zu 0,005—0,01—0,02 g in Pillen oder weingeistiger Lösung. Die Pharmakopoe normirt die stärkste Einzelngabe zu 0,03, die Gesammtgabe auf den Tag zu 0,1 g.

Kritik. Da die Ph. den Arsengehalt des Mercurichlorids erwähnte, so musste sie auch consequenter Weise diese Verunreinigung im Mercurijodid beanstanden und wegen der Schwerlöslichkeit des Mercuriarseniats bei Darstellung des Mercurijodids eine filtrirte Sublimatlösung vorschreiben. Wahrscheinlich wusste man nicht, in welcher Form Arsen im Sublimat vertreten ist. Wenn auch durch die Filtration der Sublimatlösung das Arseniat nicht völig zu beseitigen ist, so wird wenigstens seine Menge gemindert.

Welchen Zweck mögen die Verf. wohl im Sinne gehabt haben, als sie zur Austrocknung des Mercurijodids eine Wärme von 100° C. vorschrieben? Dass ihnen die Gesundheit der Apotheker ein gleichgiltiger Gegenstand gewesen sein sollte, ist sicher nicht anzunehmen. Dass der Zufall es fügen kann, eine grössere Anzahl Menschen an der Gesundheit stark zu schädigen durch dieses Trocknen des Mercurijodids, liegt nahe. Wenn der Apotheker den Niederschlag z. B. in der Ofenröhre seines Wohnzimmers, wo er sich mit der Familie aufhält, oder auf dem Dampfapparate des Laboratoriums trocknet, so dürfte ein solcher Zufall vorliegen. *Ph. Austriaca* lässt Mercurijodid bei gewöhnlicher Temperatur trocknen, nicht einmal bei lauer Wärme. Wenn der bei 35° siedende Aether bei der Destillation über Mercurijodid reichliche Spuren dieses Jodids im Destillate erkennen lässt, so kann man sich von dem Giftdampfe bei 100° C. eine Vorstellung machen. Solche gefährliche Anordnungen mussten in einer Pharmakopoe vorkommen, welche im Jahre 1882 das Licht der Welt erblickte! In meinem Commentar zu den Ph. Nord-Deutschlands 1855 sagte ich bereits, dass die Trockenung bei gelinder Wärme geschehen müsse. Heute constatire ich aber durch Experiment, dass schon bei 25° C. eine schwache Verdunstung stattfindet.

Obgleich die Ph. ferner zugiebt, dass das Mercurijodid in Wasser nicht unlöslich ist, so lässt sie dennoch das mit dem Jodide geschüttelte Wasser mit Schwefelwasserstoffwasser versetzen, mit der Forderung, dass dieses keine Veränderung hervorbringen dürfe. Gleiches fordert sie von der Silbernitratlösung, aber sowohl das eine wie das andere Reagens bringt im Verlaufe einer Minute eine geringe Veränderung hervor, weil eben Mercurijodid in Wasser nicht völlig unlöslich ist. Es kommt eben darauf an, ob man das Mercurijodid mit dem Wasser $^1/_2$ oder 3 Minuten schüttelte oder dieses Wasser eine Temperatur von 10° oder 20° C. zeigte. Es können dann in dem Wasser kaum oder auch ziemliche Spuren des Jodids in Lösung übergegangen sein.

Im lateinischen Texte finden wir wieder eine atopische Ausdrucksweise, nämlich einen filtrirten Bodensatz oder Niederschlag, *sedimentum filtratum.*

Die Beseitigungen des Adjectivs *rubrum* und des Adjectivs *flavum* bei *Hydrargyrum jodatum* werden wahre practische Apotheker alle Zeit als eine *laesio ordinis pharmaceutici* beurtheilen. Hoffentlich werden die Aerzte dem alten Modus weitere Folge geben und der Apotheker die alte Signatur bestehen lassen. Der Unterschied der Wirkung beider Jodide ist ein zu bedeutender und — Vorsicht ist immer nöthig.

Hydrargyrum chloratum.

Quecksilberchlorür; Mercurochlorid; Quecksilberprotochlorid; Calomel. Hydrargӯrum chlorātum mite laevigātum; Hydrargyrum muriatĭcum mite; Mercurĭus dulcis; Aquĭla alba; Calomĕlas. *Calomel; Protochlorure de mercure (par sublimation); Mercure doux. Mild muriate of mercury; Subchloride of mercury; Calomel.*

Durch Sublimation hergestellte, strahlig-krystallinische Stücke von 7,0 spec. Gewicht, welche ein gelbliches, bei 100-facher Vergrösserung unter dem Mikroskop als klare *(luculenter)* Krystalle erscheinendes Pulver ausgeben. Sie sind weder in Wasser noch Weingeist löslich *(solvuntur)*. In einem Reagircylinder erhitzt verflüchtigen sie sich, ohne jedoch vorher zu schmelzen.

Das Mercurochlorid mit Aetznatronlauge erwärmt muss sich, jedoch kein Ammon ausdunstend, schwärzen. Angefeuchtet, auf blankes Eisen aufgetragen, darf es innerhalb einer Minute keine grauschwarze Flecke erzeugen.

Vorsichtig und vor Licht geschützt aufzubewahren.

Hydrargyrum chloratum vapore paratum.

Durch Dampf bereitetes Quecksilberchlorür oder Mercurochlorid; Dampfkalomel. Hydrargyrum chlorātum mite vapore paratum; Calomĕlas vapōre parātus. *Calomel à la vapeur. Protochlorure de mercure pulvérulent. Calomel prepared by steam.*

Ein weisses Pulver, dargestellt durch schnelle Abkühlung des Mercurochloriddampfes. Durch heftiges (starkes) Reiben wird es gelblich. Unter dem Mikroskope bei 100-facher Vergrösserung erscheint es in klaren Krystallen. Es ist weder in Wasser noch in Weingeist löslich, und in einem Reagircylinder erhitzt verdampft es, aber ohne vorher zu schmelzen.

Das Salz mit Aetznatronlauge erhitzt muss schwarz werden, ohne Ammongas freizulassen. Wenn es angefeuchtet auf blankes Eisen gegeben ist, so dürfen innerhalb einer Minute keine grauschwarzen Flecke entstehen.

Vorsichtig und vor Licht geschützt aufzubewahren.

Geschichtliches. OSWALD KROLL und BEGUIN führen den Kalomel in ihren Schriften (1608 und 1609) zuerst an. BEGUIN nannte ihn *Draco mitigātus* zum Unterschiede vom Aetzsublimat, den die Alchymisten mit *Draco* (Drachen) bezeichneten. Im Jahre 1735 theilten die Herausgeber der *Pharmacopoea Edinburgensis* eine Vorschrift zu seiner Darstellung mit, nach welcher ein Gemisch von 4 Th. Aetzsublimat und 3 Th. Quecksilber sublimirt wurde. SCHEELE war es zuerst, welcher im Jahre 1778 die Darstellung des Kalomels auf nassem Wege, durch Präcipitation, lehrte. In neuerer Zeit stellt man einen feinzertheilten Kalomel dadurch her, dass man nach Josiah Jewell Kalomeldämpfe durch Wasserdämpfe verdichtet. Den in letzterer Weise dargestellten Kalomel hat auch unsere Pharmakopoe neben dem sublimirten recipirt. In der Natur findet man ihn, wiewohl sehr selten, krystallisirt als Quecksilberhornerz. Kalomel aus καλός, schön, und μέλας, dunkelgrau, schwarz, gebildet, bezeichnet ein schönes Präparat aus schwarzer Masse.*)

Kalomelarten. Unsere Pharmakopoe will jedenfalls wie die erste Ausgabe nur das auf trocknem Wege bereitete oder sublimirte und dann durch Lävigation in ein feines Pulver verwandelte Mercurochlorid dispensirt wissen, wenn der Arzt Kalomel ohne die Bezeichnung *vapore paratus* vorschreibt. Es ist eben nicht gleichgiltig, welches der beiden Präparate dispensirt wird. Das sublimirte ist von weit milderer Wirkung als das dampfförmig niedergeschlagene. Es existirt auch ein Kalomel, welcher in wässriger Flüssigkeit erzeugt und niedergeschlagen, also auf nassem Wege bereitet ist, sogenannter präcipitirter Kalomel, welcher in seiner Wirkung noch den dampfförmig niedergeschlagenen übertrifft. Will der Arzt diesen präcipitirten Kalomel dispensirt wissen, so hat er dies stets mit den Worten *Calomelas praecipitatus* anzudeuten.

Darstellung. *Calomelas sublimatus* wird in chemischen Fabriken dargestellt und zwar in verschiedener Weise. Die zuerst angeführte Methode wurde früher im pharmaceutischen Laboratorium befolgt.

Es werden 4 Th. Aetzsublimat, um ein Stäuben desselben zu vermeiden, mit etwas Wasser besprengt zu Pulver zerrieben und mit 3 Th. Quecksilber bis zur völligen Tödtung dieses letzteren gemischt. Diese Operation ist leicht und in kurzer Zeit ausgeführt, wenn man den gepulverten Aetzsublimat stark mit Wasser anfeuchtet und das Quecksilber nach und nach in 3 bis 4 Portionen während des Reibens zusetzt.

Das feuchte graue Gemisch wird nun ausgetrocknet. Man giebt es in ein porcellanenes Kasserol, stellt dieses in ein Sandbad und erhitzt mit allmählich gesteigerter Feuerung und unter bisweiligem Umrühren, bis nach Verjagung der Feuchtigkeit ein darauf gestellter Kolbenboden weiss beschlägt. Diese Operation, welche wegen der giftigen Quecksilberdämpfe an einem zugigen Orte vorgenommen wird, erspart eine zweite Sublimation, denn durch sie entfernt man neben der Feuchtigkeit auch überschüssiges Quecksilber und Aetzsublimat, welche das Präparat verunreinigen und eine zweite Sublimation nöthig machen. Nach einer anderen Vorschrift wird Aetzsublimat und Quecksilber unter Zusatz von Weingeist zusammengerieben, welcher allerdings bei gelinder Wärme leichter verdunstet, aber die Kalomelbildung weniger fördert.

Das wieder erkaltete Gemisch wird zerrieben und in Medicinflaschen mit sehr dünnem Boden, oder in sogenannte Leuchtkugeln, deren sich die Schuhmacher bedienen, gethan, so dass es den dritten Theil des Gefässes anfüllt. Diese Sublimirgefässe setzt man nun so in das Sandbad, dass sich unter dem Boden eine 0,5 cm dicke Sandschicht befindet und das Niveau des Sandes um 1,5 cm höher reicht als das Gemisch in den Gefässen. Die Mündungen derselben verschliesst man lose mit Stopfen aus Kreide, und erhitzt bei allmählich gesteigertem Feuer, bis der Boden des Gefässes leer ist. Man zieht dann die Gefässe aus dem Sande, überfährt ihren oberen Theil mit einem kalten feuchten Schwamm, und sprengt nach dem völligen Erkalten unter Umfahren der mittleren Gefässwandung mit einem glühenden Eisenstabe und Aufgiessen von kaltem Wasser den Boden des Gefässes ab. Das Sublimat wird gesammelt und von Glassplittern, von etwa daran sitzenden Quecksilberkügelchen und Aetzsublimat mittelst Wassers befreit. Hat man die Mischung vor der Sublimation nicht wie oben angegeben erhitzt, so ist das erste Sublimat bedeutend mit metallischem Quecksilber verunreinigt, und es wird eine zweite Sublimation nöthig. Am Boden des Sublimirgefässes bleibt eine äusserst geringe Menge eines roth-braunen Pulvers zurück, welches von Unreinigkeiten aus dem Aetzsublimat und

---

*) Calomelas wurde bisher gewöhnlich als Neutrum gebraucht. Μέλας ist das Masculinum des Adjectivs von μέλας, μέλαινα, μέλαν, es kann daher Calomelas nur ein Masculinum sein. Hiernach ist es wohl richtiger zu sagen „der" Kalomel.

dem Quecksilber herrührt. Den Vorgang bei dieser Darstellungsweise erklärt folgende Formel:

Mercurichlorid (271)   Quecksilber (200)   Mercurochlorid (471)

$HgCl_2$ und Hg geben Hg_2Cl_2.

Durch das Zusammenreiben beider Substanzen des Mercurichlorids und Quecksilbers mit Wasser wird die Bildung des Mercurochlorids gefördert und durch das Erhitzen der gut feuchten Mischung vervollständigt. In Folge dieser bis zur beginnenden Sublimation des Mercurochlorids erhöhten Hitze entweichen überschüssige Mengen Quecksilber oder Mercurichlorid. Im Fabrikbetriebe verwandelt man 4 Th. Quecksilber durch Kochen mit 5 Th. conc. Engl. Schwefelsäure in Mercurisulfat, reibt dieses gut getrocknet mit 4 Th. Quecksilber unter Besprengen mit Wasser und Erwärmen zusammen, macht das Gemisch trocken, mischt 3 Th. gepulvertes und stark ausgetrocknetes Kochsalz hinzu und sublimirt. Der chemische Process bei vorstehend angegebener Darstellungsweise ergiebt sich aus folgenden Formeln:

Quecksilber   Schwefelsäure   Mercurisulfat   Wasser   Schwefligsäureanhydrid

Hg und $2H_2SO_4$ ergeben $HgSO_4$ und $2H_2O$ und SO_2

Mercurisulfat   Quecksilber   Mercurosulfat

$HgSO_4$ und Hg ergeben Hg_2SO_4

Mercurosulfat   Natriumchlorid   Natriumsulfat   Mercurochlorid

Hg_2SO_4 und $2NaCl$ geben Na_2SO_4 und Hg_2Cl_2

Die Darstellung des *Calomelas praecipitatus*, des in fein zertheilter Form auf nassem Wege gewonnenen Kalomels besteht in einer Lösung des Mercuronitrats und Fällung dieser Lösung mit Chlorwasserstoffsäure oder Ammoniumchlorid oder Natriumchlorid, oder darin, dass man Mercurichlorid in der 50-fachen Menge Wasser löst und in die Lösung gasige Schwefligsäure leitet.

Mercurichlorid   Schwefligsäure-   Mercurochlorid   Chlorwasser-   Schwefel-
($2\times271=542$)   anhydrid   Wasser   (471)   stoff   säure

$2HgCl_2$ und SO_2 und $2H_2O$ geben Hg_2Cl_2 und $2HCl$ und H_2SO_4.

Die Darstellung des *Calomelas vapore paratus*, des als Dampf niedergeschlage-

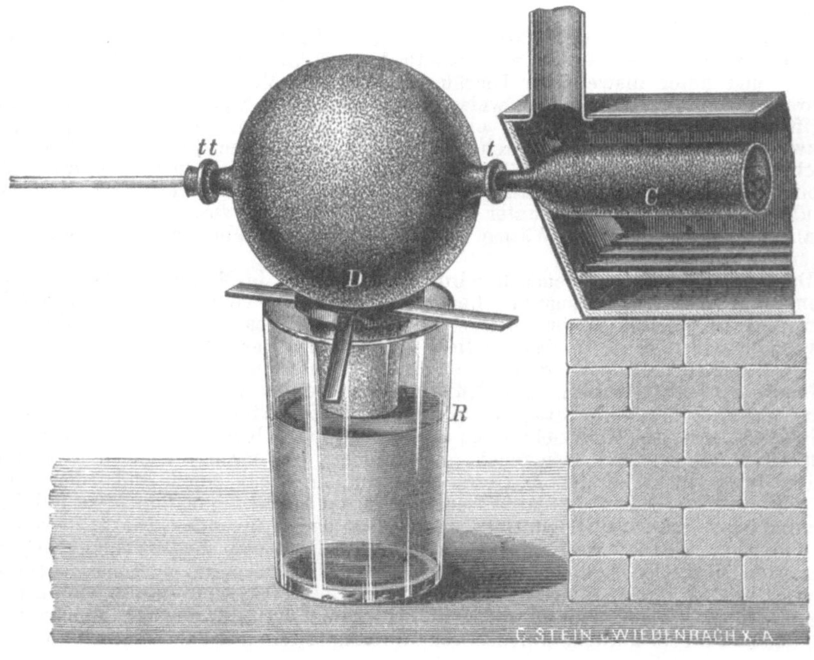

Apparat zur Darstellung des Dampfkalomels, Calomel à la vapeur.

nen Kalomels oder Dampf-Kalomels, *Calomel à la vapeur*, besteht darin, dass man in einem Raume Kalomeldämpfe und Wasserdämpfe sich begegnen lässt. Ein

Gefäss aus feuerfestem Thon (C) wird mit sublimirtem Kalomel beschickt, in einen passenden Ofen gelegt und mit dem Dampfballon (D) in Verbindung gesetzt. Dieser Dampfballon oder Condensator ist ebenfalls aus feuerfestem Thon und Steingut gearbeitet und hat zwei Tubusöffnungen (tt und t), welche sich gegenüberliegen, und eine Mundöffnung von 8—10 cm Weite. Er wird, gehalten durch einen Ring mit vier Armen, die Mundöffnung nach unten, so auf ein zum Theil mit Wasser gefülltes Glasgefäss gesetzt, dass seine Mundöffnung circa 3 mm in das Wasser eintaucht. In den Tubus tt ist ein gläsernes, circa 0,5 cm weites Dampfrohr eingesetzt, welches den Dampfballon mit einem kleinen Wasserdampfentwickeler verbindet. Das mit Kalomel beschickte Gefäss wird durch Kohlenfeuer erhitzt und zu gleicher Zeit das Wasser im Dampfentwickler in ruhiges Kochen gebracht und darin unterhalten, welcher Zustand durch ein Thermometer controlirt wird. Der Kalomeldampf wird schon bei der Temperatur des 100° heissen Wasserdampfes verdichtet und senkt sich als ein höchst feines Pulver in das im Reservoir (R) befindliche Wasser. Das Pulver wird gesammelt, auf ein leinenes Colatorium gebracht, mit destillirtem Wasser ausgewaschen und getrocknet.

Lävigation des sublimirten Kalomels. Die erste Ausgabe der Ph. Germ. charakterisirte das Pulver aus dem sublimirten Kalomel bereitet. Die zweite Ausgabe, welche als eine Verbesserung der ersten Ausgabe gilt, charakterisirt die Sublimatstücke, ohne anzuordnen, dass bei der Lävigirung ein Auswaschen mit Wasser und Weingeist geschehen muss, um dem Kalomel-Sublimatkuchen das ihm stets anhängende Gift, Mercurichlorid, nothwendig zu entziehen. Dass in manchen Apotheken der Lehrling mit der Lävigirung des sublimirten Kalomels beschäftigt und an ein Auswaschen des Lävigats nicht gedacht wurde, wird mancher Apotheker noch in der Erinnerung bewahren. Unsere Ph. lässt hier den Fortschritt vermissen.

Abgesehen von besonderen Lävigirvorrichtungen, welche sich zuweilen in pharm. Labaratorien vorfinden, lässt sich das Lävigiren auch in innen nicht glasurten, also rauhen Pulverreibschalen oder Mixturmörsern sehr bequem ausführen und zwar um so leichter, wenn man das porcellanene Pistill beschwert und den Mörser erwärmt. Eine Vorrichtung dieser Art ist unter *Unguentum Hydrargyri cinereum* beschrieben und durch Zeichnung erläutert. Die Anwendung eines weiten Mixturmörsers hat den Vortheil, die zerriebene Kalomelmasse leichter abschlämmen zu können. Der Kalomel wird nämlich unter Zusatz von destillirtem Wasser so lange zerrieben, bis er mit Hilfe einer einfachen Loupe keine glänzenden Partikel mehr erkennen lässt, er also zu einem unfühlbaren Pulver geworden ist. Diese Operation würde, in einem Zuge bis zu Ende geführt, eine sehr ermüdende sein. Ist dagegen die Masse schon eine Zeit lang gerieben, so vermischt man sie mit destillirtem Wasser, bis der Mörser damit zu $^2/_3$ angefüllt ist, legt das abgespülte Pistill bei Seite und schlämmt unter gemässigtem Rühren mit einem hörnernen Spatel das feine Pulver behutsam in ein Filter oder auch in ein passendes Gefäss. Der im Mörser verbleibende gröbere Rückstand wird wieder 1—2 Stunden gerieben und dann das Abschlämmen in gleicher Weise wiederholt. Unter abwechselnder Wiederholung des Reibens und Schlämmens lassen sich 1000 g Kalomel in einem halben Tage beseitigen. — Verwerflich ist die Verwendung von Präparirgefässen aus Serpentin, ebenso Reibsteine aus Marmor oder weicher Steinmasse, Glas. Von diesen Substanzen reibt sich mehr oder weniger ab, und das Präparat wird mit fixen Stoffen (Detrit) verunreinigt. Der vollständig lävigirte Kalomel wird auf eine doppelte Lage Fliesspapiers, welche man über ein leinenes Colatorium ausgebreitet hat, gebracht, mit kaltem destillirtem Wasser ausgewaschen, bis das Ablaufende durch Aetzammon nicht im geringsten verändert wird, oder ein Tropfen des Ablaufenden auf einem Objectglase abgedampft keinen Rückstand hinterlässt also jeder Rückhalt an Mercurichlorid beseitigt ist, dann im Trockenschrank getrocknet und zerrieben. Oder man giebt den präparirten Kalomel in eine Flasche mit weitem Halse und übergiesst ihn mit einem doppelten Vol. Weingeist, schüttelt während einer Stunde kräftig durcheinander, lässt absetzen, decanthirt, ersetzt den abgegossenen Weingeist durch eine neue Portion Weingeist und giesst die agitirte Mischung auf ein mit einem Bogen Fliesspapier bedecktes Colatorium, den Inhalt der Flasche durch Nachgiessen von Weingeist in das Colatorium überspülend, wäscht mit Weingeist aus und trocknet den Kalomel bei lauer Wärme. **Der Weingeist kann durch directe Rectification nicht brauchbar gemacht werden, denn das Destillat enthält Mercurichlorid, durch Schütteln mit etwas Kalkhydrat und Filtration wird er aber rectificirbar gemacht.** Während der Lävigation und des Trocknens vermeide man alle Einwirkung des grellen Tageslichtes. **Ein Auswaschen des lävigirten Kalomels mit Wasser ist nothwendig,** denn man wird kaum einen sublimirten Kalomel antreffen, der nicht wenigstens Spuren Mercurichlorid enthielte, weil er eben durch Sublimation stets eine geringe Zerlegung in Mercurichlorid und Quecksilber erfährt. Das dem sublimirten Kalomel anhängende Arseniat (Mercuriarsenochlorid?) ist durch Auswaschen mit kaltem Wasser nicht zu beseitigen.

Eigenschaften. Der sublimirte Kalomel bildet ziemlich weisse, vierseitige, pyramidale Säulen, gewöhnlich aber derbe schüsselförmige glänzende Stücken von krystallinischem Gefüge, radial-fasrigem Bruche und gelbem Strich. Fein zerrieben stellt er ein höchst feines gelblichweisses schweres Pulver dar, welches unter dem Mikroskop betrachtet aus durchscheinenden, grösseren und kleineren Krystallbruchstücken besteht. Dieser lävigirte Kalomel hat wie der präcipitirte die Eigenthümlichkeit, klümperig zu cohäriren, kleine Klümpchen zu bilden, weshalb er nicht zum Inspergiren verwendbar ist.

Der als Dampf niedergeschlagene Kalomel bildet ein völlig weisses zartes trocknes Pulver, welches durch Erhitzen oder durch Schlagen zwischen zwei harten Körpern oder unter dem Drucke des Pistills im Porcellanmörser gelblich wird. Unter dem Mikroskop erscheint er in nicht gleich grossen durchsichtigen prismatischen Krystallen, welche kleiner als die Krystallbruch-

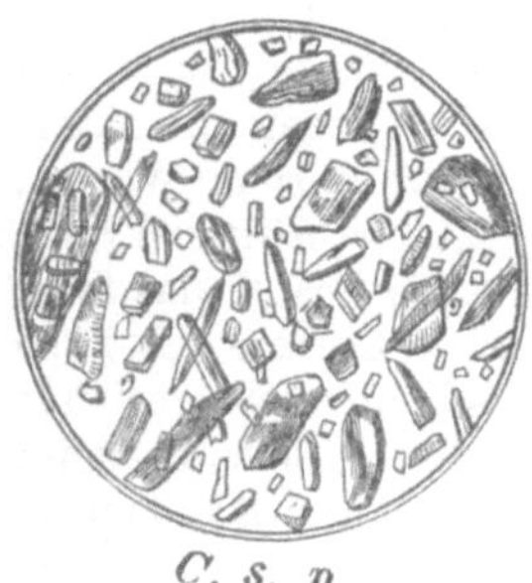

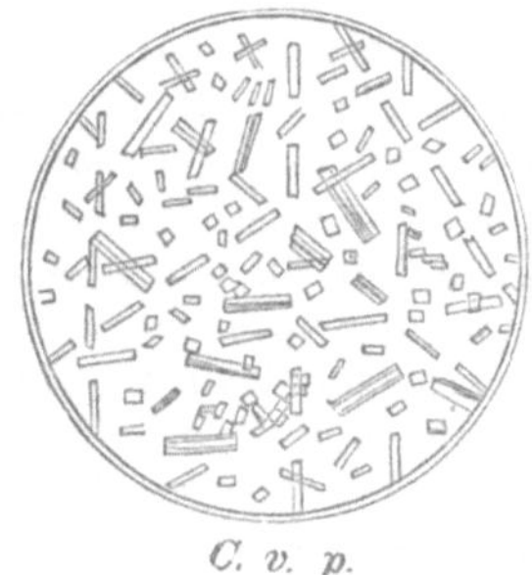

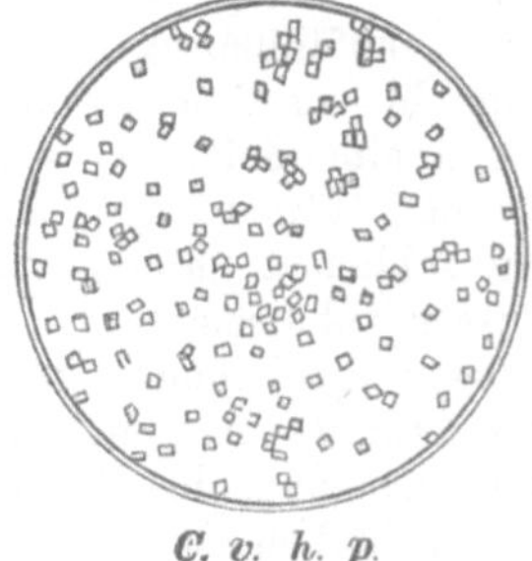

C. s. p.	*C. v. p.*	*C. v. h. p.*
Präparirter sublimirter Kalomel, ca. 150-fache Vergr.	Als Dampf niedergeschlagener Kalomel, ca. 150-fache Vergr.	Auf nassem Wege präcipitirter Kalomel, ca. 150-fache Vergr.

stückchen des lävigirten Kalomels sind. Da er nicht klümperig cohärirt, eignet er sich allein zum Inspergiren. **Der auf nassem Wege niedergeschlagene Kalomel** ist dem als Dampf niedergeschlagenen ähnlich, jedoch sind, unter dem Mikroskop betrachtet, seine Krystallchen um ein Vielfaches kleiner und unter sich von gleicher Grösse, daher in der Wirkung der kräftigste. Im Uebrigen ist Kalomel ohne Geruch und Geschmack.

In der Hitze wird der Kalomel gelb und verflüchtigt sich alsdann nahe der Rothgluth, ohne zu schmelzen, in weissen Dämpfen. Diese sind 8,21-mal schwerer als die Luft. Durch mehrmals wiederholte Sublimation wird er theilweise in Mercurichlorid und Metall zerlegt. Spec. Gew. des sublimirten $= 7,2$ bis $7,5$. Sonnenlicht zersetzt ihn unter Bildung von Chlorid und Metall, und er nimmt dadurch einen grauen Ton an. Wasser und Weingeist lösen ihn nicht auf, zersetzen ihn aber in ihrer Siedehitze in derselben Art, so dass das Abfiltrirte in Folge eines Mercurichloridgehalts durch Schwefelammonium schwarz oder durch Aetzammon weiss getrübt wird. Aehnlich, besonders in der Wärme, wird er auch zersetzt durch die Einwirkung von Chlormetallen, wie von Salmiak, Kochsalz. Chlorwasserstoffsäure löst ihn unter Entwickelung von Wasserstoff erst bei anhaltendem Kochen zu Chlorid auf. Salpetersäure löst ihn ebenfalls beim Kochen unter Stickoxydentwickelung auf. Erhitzte Schwefelsäure erzeugt mit ihm unter Entwickelung von schwefliger Säure Mercurisulfat und Sublimat. Wird Kalomel mit einer hinreichenden Menge kohlensaurem Alkali, Aetzlauge oder Kalkwasser geschüttelt, so wird er schwarz unter Bildung von Mercurooxyd oder Quecksilberoxydul. Gebrannte Magnesia wirkt ähnlich. Kohlensaure Erden wirken ähnlich, aber weit langsamer. Goldschwefel und Kermes zerlegen ihn etwas schon beim Zusammenreiben, vollständiger in der Wärme bei Gegenwart von Wasser unter Erzeugung von Chlorantimon und Schwefelquecksilber. Durch schwarzes Schwefelantimon und auch durch Schwefel wird er nicht verändert. Jod verwandelt ihn in Mercurichlorid und in Mercurojodid und Mercurijodid. Cyan und blausäure- oder cyanwasserstoffhaltige Stoffe zersetzen ihn allmählich unter Bildung von Mercurichlorid und Mercuricyanid. Zucker bewirkt bei Gegenwart von Feuchtigkeit eine geringe Umsetzung in Mercurichlorid.

Aetzammonflüssigkeit und Ammoniumcarbonat verwandeln den Kalomel in ein schwarzgraues Pulver, welches nach KANE aus Mercurochlorid und Mercuroamid, Mercuroammoniumchlorid ($= HgCl + HgNH_2$) besteht und früher unter dem Namen *Mercurius cinereus Saunderi* als Medicament gebraucht wurde. Hg_2Cl_2 u. $2NH_4OH$ geb. $Hg_2Cl \cdot NH_2$ u. NH_4Cl u. $2H_2O$. Dieses Mercuroammoniumchlorid entspricht seiner Constitution nach dem Ammoniumchlorid (NH_4Cl), nur sind H_2 durch Hg_2 ersetzt und wäre seine Formel in NH_2Hg_2Cl umzusetzen.

Mercurochlorid erhält die Formel Hg_2Cl_2. Moleculargewicht 471.

Aufbewahrt wird der Kalomel in verschlossenen gläsernen oder porcellanenen Gefässen unter Abhaltung des Tageslichtes. Kalomel enthaltende Arzneien dürfen über eine Woche nicht aufbewahrt werden, weil in sehr vielen Mischungen eine theilweise Umsetzung des Kalomels in das giftige Mercurichlorid nicht ausgeschlossen ist. Selbst einfache Mischungen aus Zucker und Kalomel in feuchter Luft aufbewahrt enthielten nach längerem Liegen nachweisbare Spuren Mercurichlorid. Da den meisten Vegetabilien eine mehr oder weniger saure Reaction eigen ist, so ist um so eher Gelegenheit gegeben, damit vermischten Kalomel zur Bildung von Mercurichlorid zu disponiren. Man hat diese durch die Erfahrung constatirte Angabe durch entsprechende Experimente zu widerlegen versucht, aber nicht alle möglichen Umstände und Einflüsse in Erwägung gezogen, welche die Umsetzung in Mercurichlorid anregen oder begünstigen. Jedenfalls erfordert es die Vorsicht, Kalomel in organischen Gemischen nicht über eine Woche aufzubewahren, oder solche länger als eine Woche aufbewahrte Mischungen nicht zu dispensiren. Diesen Bemerkungen liegt Erfahrung zum Grunde.

Prüfung. Der sublimirte Kalomel enthält sowohl in Wasser lösliche, als darin unlösliche Verbindungen als Verunreinigung, denn bei der fabrikmässigen Darstellung wendet man nicht reine Substanzen an. Verunreinigungen sind Silberchlorid, Bleichlorid, Mercurichlorid, Mercuroarseniat, Mercuriarseniat, Natriumchlorid, Kieselerde, Silicate. Die durch Auswaschen nicht zu beseitigenden Verunreinigungen müssten als unvermeidliche zugelassen werden.

1) Die Prüfung des lävigirten Kalomels auf Reinheit erstreckt sich zuvörderst auf einen Gehalt an fixen Stoffen, welche bei dem im Handel bezogenen präparirten oder lävigirten Kalomel, wie soeben erklärt wurde, selten fehlen und zum Theil von den Lävigirmaschinen herrühren, selbst das Porcellan wiedersteht der Abreibung nicht ganz. Ein nur sehr unbedeutender fixer Rückstand, welchen man beim Erhitzen einer Probe des präparirten oder lävigirten Kalomels im Probircylinder erhält, ist also zu übersehen. Der dampfförmig präcipitirte Kalomel muss natürlich total flüchtig sein und darf auch keine Spur eines Rückstandes hinterlassen.

2) Die Prüfung auf Mercurichlorid geschieht in der Weise, dass eine kleine Portion von dem mit Wasser angefeuchteten Kalomel auf blankes Eisen gestrichen, innerhalb einer Minute das Eisen nicht schwärzen darf. Diese Probe ist eine unzuverlässige, denn mit einer Spur Sublimat verunreinigter Kalomel liess das Eisen blank. Man nehme statt des Eisens zuvor blank geputztes Messing, welches innerhalb einer Minute von feuchtem Kalomel nicht verändert wird. Ein besseres Verfahren ist folgendes: Man durchschüttelt eine Portion des Kalomels mit ungefähr der 10-fachen Menge kaltem destillirtem Wasser, giesst durch ein doppeltes Filter, welches vorher mit der Spritzflasche angenässt ist. Das Filtrat versetzt man mit Silbernitrat, in welchem Falle bei Gegenwart von Mercurichlorid eine weisse Opalescenz oder Trübung entsteht. Da Silberlösung ein sehr scharfes Reagens auf Chlor ist, so zeigt es selbst sehr entfernte Spuren Chlorid an.

3) Da das Präparat auch mit einem auf nassem Wege bereiteten Kalomel vermischt sein kann, so schüttelt man jene mit Wasser behandelte Probe Kalomel mit kalter verdünnter Essigsäure, giesst durch ein doppeltes angenässtes Filter und prüft das Filtrat mit Silberlösung. Eine dadurch entstehende Trübung würde, wenn die Probe auf Mercurichlorid negativ ausfiel, einen Gehalt an einer Quecksilberamidverbindung anzeigen. Die Pharmakopoe lässt zu demselben Zwecke den Kalomel mit Aetzkalilauge übergiessen und auf Ammon reagiren. Diese Reaction ist weit weniger empfindlich, als die vorstehend angegebene. Zur Ausführung dieser letzteren Probe giebt man in ein Reagirglas circa 1 g Kalomel und dazu 2 ccm Aetznatronlauge, setzt eine mit Mercuronitrat befeuchtete Filtrirpapierdüte auf und erwärmt. Bei Gegenwart ammoniakalischer Luft färbt sich der befeuchtete Theil der Düte sofort schwarz.

4) Prüfung auf Arseniat. Dieselbe ist nicht nothwendig auszuführen, weil ein Arseniatgehalt eine eingebürgerte Verunreinigung des sublimirten Kalomels ist und durch Auswaschen mit Wasser oder Weingeist kaum beseitigt werden kann. Die Ph. hatte von dieser Verunreinigung keine Nachricht, da ich sie erst in neuerer Zeit in allen den mir zugekommenen Proben lävigirten Kalomels auffand. Zum etwaigen Nachweise übergiesst man 2 g des lävigirten Kalomels mit 5—6 g Aetzammon, schüttelt wiederholt, verdünnt nach Verlauf einer Viertelstunde mit 2—3 ccm Wasser, filtrirt und dampft, da das Filtrat nicht selten auch neben Ammoniumarseniat Silberchlorid enthält, zur

Trockne ein, die Erhitzung zuletzt bis auf 120° steigernd, nimmt den Rückstand mit Wasser auf und weist in dem Filtrate Arsen nach, wie dies auf S. 84 näher angegeben ist.

5) Die Versicherung, dass der Kalomel aus sublimirtem bereitet und kein auf anderem Wege dargestellter ist, gewinnt man leicht durch das Mikroskop. Es ist zwar die gelblichweisse Farbe des lävigirten sublimirten charakteristisch, doch es kann ein solcher Kalomel mit auf nassem Wege bereitetem vermischt vorliegen oder auch ein auf nassem Wege bereiteter, welcher einige Tage hindurch dem Tageslichte ausgesetzt war, untergeschoben sein. Dass die Partikel des präparirten Kalomels unter dem Mikroskop durchweg als durchscheinende oder durchsichtige Massen erscheinen müssen, wie die Ph. angiebt, dürfte sich nicht bestätigen. Erscheinen die Partikel als dunkle Massen, so ist der Kalomel dennoch nicht zu verwerfen, sondern, wenn sonst rein, ein guter. Präcipitirter und Dampf-Kalomel bilden Krystalle.

Anwendung. Kalomel gilt als Alterans, Antiphlogisticum, Purgativum, Cholagogum und auch Vermicidum. Er wirkt unter starker Darmreizung abführend unter Vermehrung der Gallensecretion. Die nach dem Gebrauch auftretenden Stuhlgänge sind stinkend, breiig und grasgrün und enthalten mehr oder weniger Gallenbestandtheile. Er findet eine häufige Anwendung bei Entzündungen und Fieberkrankheiten, gegen Wassersucht, bei Milz-, Herz-, Leber- und Lungenleiden (hier in Dosen bis zu 3,0 g einmal täglich). Während des Gebrauchs ist der Genuss von Chlormetallen, wie Kochsalz (gesalzene Speisen), Salmiak, bitteren Mandeln, Bittermandelwasser, Kirschlorbeerwasser, Jodpräparaten, Brommetallen sorgfältig zu vermeiden, weil selbige eine theilweise Umsetzung des Kalomels in giftiges Mercurichlorid verursachen. Man giebt ihn nach Umständen in kleinen und in grösseren Dosen, als Purgans zu 0,1—0,2 —0,5—1,0, als Alterans zu 0,02—0,03—0,06 g ein- bis dreimal täglich. Kinder vertragen Kalomel gemeiniglich besser als Erwachsene. Die Dosis für Kinder ist je nach dem Alter 0,02—0,03—0,05 g zwei- bis viermal täglich. Ein mehrtägiger Gebrauch hat leicht Speichelfluss zur Folge. Aeusserlich benutzt man ihn, besonders den Dampf-Kalomel, welcher nicht wie der präparirte und der präcipitirte die Eigenschaft hat, zusammenzuballen, zum Einstreuen, zu Streupulvern oder Einstäubungen bei Hornhautflecken, in Schlund und Kehlkopf, auch in Klystiren, selbst durch subcutane Injectionen wird er applicirt. Zu letzterem Zwecke eingnet sich nicht der präparirte Kalomel.

Nach meinen Erfahrungen soll man den Kalomel nur dann anwenden, wenn er durch ein anderes Nichtquecksilbermittel nicht zu ersetzen ist. Das Gebiss kommt früher oder später in Mitleidenschaft und findet eine frühzeitige Einbusse. Kinder, welchen Kalomel gegeben war, hatten später als Erwachsene immer ein übermässig defectes Gebiss.

Es sei hier erwähnt, dass viele französische Aerzte den Kalomel mit *Précipité blanc* bezeichnen.

Kritik. Im Anfange dieses Jahrhunderts wurde *Mercurius dulcis* durch *Hydrargyrum muriaticum mite*, in den 30 er Jahren durch *Hydrargyrum chloratum mite* verdrängt und nun nach einem halben Jahrhundert wagt es unsere Ph. dieses dem Arzte und Apotheker geläufig gewordene, sie vor Irrthum schützende Adjectiv zu streichen — als ob Arzt und Apotheker unserer Zeit weniger leicht dem Irrthume verfallen könnten! Hier liegt in der That ein Irrthum vor und fügen wir hier denselben Wunsch bei, welchem wir schon in der Kritik unter *Hydrargyrum bijodatum* Ausdruck gaben, denn — Vorsicht ist immer nöthig.

Dass man scharf hervorheben musste, den präparirten Kalomel nur immer mit Weingeist gehörig ausgewaschen zu dispensiren, ist der practische Apotheker der Ansicht. Die Verf. der Ph. theilten diese Ansicht nicht.

Hydrargyrum cyanatum.

Mercuricyanid; Quecksilbercyanid; Cyanquecksilber. Hydrargȳrum cyanātum; Hydrargyrum Borussicum s. zooticum; Cyanuretum hydrargyricum; Mercurius hydrocyanicus. *Cyanure de mercure*; *Hydrocyanate de mercure*; *Prussiate de mercure*; *Bicyanure de mercure*. *Cyanide of mercury*.

Farblose, durchscheinende, säulenförmige Krystalle, in 12,8 Th. kaltem, 3 Th. kochend heissem Wasser und in 14,5 Th. Weingeist löslich, in Aether schwerlöslich.

In einem Reagircylinder mit gleichviel Jod schwach erhitzt entsteht ein zuerst gelbes, alsdann roth werdendes, darüber hinweg weisses, aus nadelförmigen Krystallen bestehendes Sublimat.

Die wässrige 5-proc. Lösung, mit Salpetersäure schwach angesäuert und einigen Tropfen Silbernitratlösung versetzt, darf keinen Niederschlag ergeben. Das auf Platinblech vorsichtig erhitzte Salz muss sich völlig flüchtig erweisen.

Höchst vorsichtig aufzubewahren. Stärkste Einzelngabe 0,03g, stärkste Tagesgabe 0,1g.

Geschichtliches. BRERA, Arzt zu Mailand, wandte im Anfange dieses Jahrhunderts das Mercuricyanid zuerst gegen Syphilis athletischer Personen mit Erfolg an. CHAUSSIER, THEER, HORN versuchten es bei primärer und secundärer Syphilis. Unser grosse SCHEELE hatte diese Verbindung zuerst dargestellt und von DEFOSSES und DÖBEREINER wurden besondere Vorschriften zur Darstellung bekannt gemacht.

Darstellung. Das Destillat (Blausäure), erhalten durch Destillation bis zur Trockne aus 100 Th. Kaliumferrocyanid, 60 Th. conc. Schwefelsäure und 130 Th. Wasser, wird mit 70—75 Th. oder so viel lävigirtem rothem Quecksilberoxyd (Mercurioxyd) geschüttelt, bis der Blausäuregeruch verschwunden ist. Dann wird noch etwas Blausäure hinzugesetzt, um die Bildung von Mercurioxycyanid zu verhindern, die Flüssigkeit mit einem gleichen Vol. heissem dest. Wasser verdünnt, erhitzt, filtrirt, das Filtrat durch Abdampfen und Beiseitestellen in Krystalle gebracht und die Krystalle über Glaswolle gesammelt. Im Fabrikbetriebe befolgt man folgende Vorschrift: In einem porcellanenen Kasserol übergiesst man 20 Th. reines Quecksilber mit 11 Th. reiner conc. Schwefelsäure und nach und nach mit 16 Th. Salpetersäure von 1,185 spec. Gewicht unter Umrühren. Wenn die Entwickelung rother Dämpfe nachlässt, dampft man im Sandbade unter bisweiligem Umrühren (an einem luftigen Orte) zur Trockne ein und erhitzt bis auf ungefähr 150 ⁰ C. Oder man trägt unter Umrühren in 11 Th. conc. Schwefelsäure allmählich 22 Th. lävigirtes Mercurioxyd ein und macht die gebildete Salzmasse im Sandbade trocken. Das in dieser oder jener Weise dargestellte Mercurisulfat wird zerrieben, mit einer heissen Lösung von 20 Th. kryst. Kaliumferrocyanid in 200 Th. Wasser in jenem Kasserol vermischt, $^{1}/_{4}$ Stunde gekocht, unter Nachwaschen des Filters filtrirt, das Filtrat zur Trockne eingedampft und der Rückstand mit der achtfachen Menge Weingeist digerirt. Es wird noch heiss filtrirt und das Filtrat zur Krystallisation bei Seite gestellt. Der Weingeist, womit man das Filter nachwusch, und die Mutterlauge werden vermischt, auf den vierten Theil des Volumens eingeengt und zur Krystallisation gebracht. — Eine bequemere Darstellungsweise ist nach DÖBEREINER 2 Th. lävigirten Mercurioxyds und 4 Th. reinen Berlinerblaus mit 20 Th. Wasser einige Stunden zu digeriren, dann bis zum Kochen zu erhitzen und das Filtrat in Krystalle zu bringen.

Eigenschaften. Mercuricyanid, welches äusserst giftig ist, bildet weisse, mehr oder weniger durchsichtige, quadratische Säulen und Pyramiden. Es ist ohne Geruch, aber von scharfem, ekelhaft metallischem Geschmacke. 1 Th. wird von 13 Th. kaltem, 3 Th. heissem Wasser, 15 Th. kaltem, 4 bis 5 Th. heissem Weingeist gelöst. Die Lösungen sind neutral und verändern Lackmus nicht. Schwefelsäure, Salpetersäure, Alkalimetallcarbonate und Aetzalkalien zersetzen es nicht. Chlorwasserstoffsäure bildet damit Mercurichlorid und Cyanwasserstoff. Schwefelwasserstoff fällt daraus Schwefelquecksilber unter Bildung von Cyanwasserstoff. Kaliumjodid giebt damit einen rothen, im Ueberschuss der Kaliumjodid- oder Mercuricyanidlösung auflöslichen rothen Niederschlag. Mit vielen Sauerstoffsalzen und Haloidmetallen geht es Doppelverbindungen ein. Beim Erhitzen in einem Reagircylinder über der Weingeistflamme zerspringen die Krystalle, schmelzen und zersetzen sich in Cyan und Quecksilber, wovon ersteres zum Theil entweicht, zum Theil in eine isomerische Varietät, **Paracyan**, übergeht und als eine kohlige Substanz zurückbleibt. Mercurioxycyanid bildet kleine nadelförmige Krystalle.

Mercuricyanid erhält die Formel $HgCy_2$ oder $Hg(CN)_2$. Moleculargewicht 252.

Prüfung. Auf dem Platinbleche oder in der Löthrohrflamme muss es sich völlig verflüchtigen lassen und mit Wasser eine neutrale Lösung geben. Das Zerspringen der Krystalle umgeht man, wenn man das Präparat zu Pulver zerrieben und nur in geringer Menge (circa 0,1 g) auf das Platinblech giebt. Die Operation geschehe an einem zugigen Orte und hüte man sich die Dämpfe aufzuathmen. Die 5-proc. wässrige Lösung (3 ccm), mit Salpetersäure (4 Tropfen) schwach angesäuert, soll auf Zusatz von Silbernitrat keinen Niederschlag, welcher Mercurichlorid anzeigen würde, ergeben. Diese Probe ist eine sehr scharfe. Ersetzt wird sie durch folgende: 3 ccm der weingeistigen Mercuricyanidlösung versetzt man mit 5—6 Tropfen Aetzammon und kocht auf. Bei Gegenwart von Chlorid erfolgt eine weisse Trübung. Mit der wässrigen Lösung ist diese Reaction nicht ausführbar, denn dieselbe bleibt klar. Die wässrige Mercuricyanidlösung wird weder durch Aetzammon, noch durch Aetzalkali, Kaliumjodid, Silbernitrat etc. verändert. Das sehr kleine nadelförmige Krystalle bildende Salz enthält Mercurioxycyanid. Ein solches wird in heissem Wasser gelöst und mit Blausäure neutral gemacht zur Krystallisation befördert, um es in das officinelle Mercuricyanid zu verwandeln.

Aufbewahrung. Mercuricyanid gehört zu den directen Giften und ist daher in der Reihe derselben aufzubewahren und mit derselben Vorsicht wie der Aetzsublimat zu behandeln.

Anwendung. Das Mercuricyanid wurde aufs Neue vor einigen Decennien als ein auf Darm- und Lymphsystem weniger (?) heftig als der Sublimat einwirkendes Mercuripräparat bei primärer und secundärer Syphilis, auch gegen Leberverhärtungen, Hautausschläge verschiedener Art etc. empfohlen. Gaben sind 0,002—0,02 zwei- bis dreimal täglich. Stärkste Einzelngabe 0,03 g, stärkste Gesammtgabe auf den Tag 0,1 g. Zu Augenwässern 0,05 auf 80,0—100,0, in Salben gegen entzündeten, schuppigen, feuchten Herpes 1 auf 40—60.

Hydrargyrum jodatum.

Quecksilberjodür; Mercurojodid; Gelbes Jodquecksilber. Hydrargўrum iodātum s. jodatum flavum (s. virĭde); Hydrargyrum subjodatum; Protoiodurētum Hydrargўri. *Protojodure de mercure.*
Protojodide of mercury; Green jodide of mercury.

Gereinigtes Quecksilber acht (8) Theile und Jod fünf (5) Theile. Das Jod reibe man allmählich unter Besprengen mit einigen Tropfen Weingeist mit dem Quecksilber zusammen, bis keine Quecksilberkügelchen mehr wahrgenommen werden können und das Pulver eine gleichmässige grünlich-gelbe Farbe angenommen hat. Alsdann wasche man dasselbe mit Weingeist aus und trockne es vor Tageslicht *(a luce remotum)* geschützt.

Ein grünlichgelbes amorphes Pulver von 7,6 spec. Gewicht, höchstwenig in Wasser löslich, in Weingeist und Aether unlöslich. Mit Schwefelsäure und Manganhyperoxyd erhitzt entwickelt es reichliche Joddämpfe. In der Wärme sei es flüchtig. Mit 20 Th. Weingeist durchschüttelt muss es eine Flüssigkeit ausgeben, welche filtrirt durch Schwefelwasserstoff kaum verändert wird.

Höchst vorsichtig und vor Tageslicht geschützt aufzubewahren. Stärkste Einzelngabe 0,05g, stärkste Tagesgabe 0,2g.

Darstellung. Nach der von der Pharmakopoe gegebenen Vorschrift werden 2 At. oder 2 Mol. gereinigtes Quecksilber mit 2 At. oder 1 Mol. Jod, also in einem Gewichts-Verhältniss wie 8 : 5 gemischt.

$$\overset{2Hg}{2 \times 200} : \overset{2J}{2 \times 127} = 8 : 5,08.$$

Die Verwandtschaft beider Stoffe zu einander ist gross, und die Verbindung geht unter heftiger Erhitzung vor sich. Theils diese letztere zu mindern und eine etwa daraus erfolgende Verflüchtigung von Jod zu verhindern, theils die Berührung beider Stoffe zu unterstützen, besprengt man sofort mit Weingeist. In einen porcellanenen geräumigen Mörser giebt man unter freiem Himmel oder an einem luftigen Orte im Schatten 8 Th. Quecksilber, schüttet dazu 5 Th. trocknes reines doppelt sublimirtes Jod und alsbald etwas (1 Th.) Weingeist (oder Wasser) und reibt anfangs einige Male mässig, dann aber schnell und kräftig durcheinander. Das Gemisch erhitzt sich und stösst mit Weingeistdämpfen auch einige Joddämpfe aus. Man giebt sodann noch schnell etwas (1 Th.) Weingeist hinzu und fährt in dem Reiben mit dem Pistill fort. Das Gemisch färbt sich zuerst wegen Bildung von Mercurijodid roth, wird dann aber schon nach Verlauf von 4—5 Minuten dunkelgrünlichgelb. Der letztere Farbenton ist ein Beweis, dass die Bildung des Mercurojodids vollendet ist. Das Besprengen mit Weingeist oder mit Wasser ist stets nothwendig, beim trocknen Reiben würde eine erheblichere Menge Jod verdampfen, und das Präparat einen Stich ins Graue annehmen. Man rührt das grünlichgelbe Pulver nun mit kaltem Weingeist an und spült es damit in ein doppeltes Papierylter, lässt abtropfen, wäscht mit etwas Weingeist nach und trocknet den Filterinhalt an einem schattigen, gelind warmen Orte. Das Auswaschen ist unerlässlich, weil sich in dem Präparat nach vollendeter Mischung stets kleine Mengen des sehr giftigen Mercurijodids vorfinden. Statt des Weingeistes kann auch Wasser genommen werden, jedoch trocknet das durch Weingeist angefeuchtete Präparat bei gelinder Wärme schnell aus, während das mit Wasser angefeuchtete unter dem Einflusse der Trockenwärme gewöhnlich die Bildung von Spuren Mercurijodids veranlasst. Grössere Mengen als 130 g des Mercurojodids bereite man nach dieser Vorschrift nicht, denn mit der Grösse der Mengen wächst die Heftigkeit der bei der Mischung erfolgenden Hitze, welche sich unter Umständen bei grossen Massen bis zur Explosion steigern kann. Das Quecksilber befindet sich um ein Geringes gegen Jod im Ueberschuss, wodurch die Bildung von Mercurijodid zurückgehalten wird.

Alle Quecksilberpräparate, welche zu trocknen sind, darf man nur einer lauen Wärme (30° C.) aussetzen, weil viele derselben schon bei gewöhnlicher Temperatur, wenn auch nur in Spuren, verdunsten und daher die umgebende Luft vergiften. Das Mercurojodid würde bei einer über 30° C. hinausgehenden Wärme auch die Bildung kleiner Mengen Mercurijodids zulassen. Man trockene das Präparat mit Papier bedeckt, also im Schatten, nur bei schwach lauer Wärme (27—32° C.) an einem zugigen Orte.

Eine andere Bereitungsmethode ist, 24 Th. auf nassem Wege bereiteten Kalomel mit 15 Th. Kaliumjodid in einem Mörser unter Anfeuchten mit Wasser zu zerreiben und innig zu mischen. Die Mischung wird erst mit Wasser, dann mit kaltem rectif. Weingeist ausgewaschen und getrocknet. Ausbeute 47 Th. Mercurojodid. Hg_2Cl_2 und $2KaJ$ geben Hg_2J_2 und $2KaCl$. Dieses Präparat soll jedoch stets metallisches Quecksilber enthalten, weil das Kaliumjodid ein grosses Bestreben hat, Mercurijodid zu bilden und es Hg_2J_2 in HgJ_2 und Hg umsetzt.

Die Reinigung des Quecksilbers ist unter Hydrargyrum S. 79 angegeben.

Eigenschaften. Mercurojodid (Quecksilberjodür) ist ein schweres, amorphes, dunkelgrünlichgelbes, geruch- und geschmackloses Pulver, unlöslich in kaltem Weingeist, fast unlöslich in kaltem Wasser, völlig flüchtig beim Erhitzen (spec. Gew. 7,6—7,7). Lichteinfluss zersetst es ziemlich rasch, indem es zum Theil in Jodid und metallisches Quecksilber zerfällt. Die Farbe geht hierbei allmählich ins Olivengrüne und Graue über. Es muss von Mercurijodid völlig frei sein.

Beim langsamen Erhitzen zersetzt es sich unter Dunkelviolettfärbung in Mercurijodid und Quecksilber, stärker erhitzt schmilzt es zu einem schwarzbraunen Fluidum und verflüchtigt sich. Bei der Behandlung mit Chlorwasserstoff bildet sich daraus Mercurichlorid und Mercurijodid, mit Salpetersäure Mercurinitrat und Mercurijodid, mit Kaliumjodidlösung Mercurijodid und metallisches Quecksilber. Das Mercurojodid ist die dem Mercurooxyd oder Oxydul entsprechende Jodverbindung des Quecksilbers. Seine Formel ist Hg_2J_2. Das Moleculargewicht 654. Die dem Mercurioxyde entsprechende Jodverbindung ist das rothe Mercurijodid (*Hydrargyrum bijodatum*). Eine dritte constante Jodverbindung, Mercuromercurijodid, von schön gelber Farbe, welche bei der Fällung einer Mercuromercurinitratlösung mit Kaliumjodid erzeugt wird, entspricht der Formel Hg_4J_6. Die Bezeichnung des Mercurojodids mit *Hydrargyrum jodatum flavum* ist wegen Existenz dieser gelben giftigeren Verbindung ganz unpassend und die Bezeichnung *Hydrargyrum jodatum viride* die richtigere. Von den adjectiven Bezeichnungen hat unsere heutige Ph. zum Vortheil oder Nachtheil, die Zukunft wird es lehren, keine Notiz genommen.

Das auf nassem Wege, durch Fällung hergestellte Mercurojodid darf dem officinellen Präparate nicht substituirt werden, weil es eine stärkere Wirkung hat. Da es sehr kleinkörnige Krystallchen bildet, so ist es auf mikroskopischem Wege leicht zu erkennen.

Prüfung. Eine kleine Probe, im Porcellantiegel erhitzt, muss sich vollständig verflüchtigen, eine andere Probe, mit Weingeist geschüttelt und durch ein doppeltes Filter gegossen, muss ein farbloses Filtrat geben, welches auf Zusatz von Schwefelwasserstoffwasser kaum verändert wird, oder besser mit Silbernitratlösung höchstens eine opalescirende Trübung giebt, welche also die Durchsichtigkeit der Flüssigkeit in keiner Weise stört. Eine minimale Spur Mercurijodid lässt nämlich die Pharmakopoe in Rücksicht auf die Praxis zu, denn auch das bestens ausgewaschene Präparat zeigt nach einigen Wochen Aufbewahrung schon minimale Mercurijodidspuren. Erfolgt mit Silbernitrat, welches dem H_2S vorzuziehen ist, eine etwas starke Opalescenz, so ist das Präparat durch Auswaschen mit Weingeist zu repariren. Durch Prüfung mit dem Mikroskop lässt sich das officinelle Präparat, welches amorph ist, erkennen. Das durch Fällung hergestellte bildet undurchsichtige, sehr kleine Krystalle.

Aufbewahrung. Das Mercurojodid wird in dunkelfarbigen Glasfläschchen oder besser in eine Blechbüchse eingestellt an einem dunklen Orte neben Mercurichlorid und anderen starken Giften aufbewahrt.

Anwendung. Mercurojodid oder Quecksilberjodür ist Alterans, Antisyphiliticum und Antiscrophulosum. Es entspricht in seiner Wirkung dem Kalomel. Einige Aerzte geben es unter denselben Cautelen wie den Kalomel zu 0,01—0,02—0,04 g in Fällen, wo sie neben der Quecksilberwirkung zugleich eine Jodwirkung beabsichtigen. Die Pharmakopoe normirt die stärkste Einzeldosis zu 0,05, die Gesammtdosis auf den Tag zu 0,2 g. Das durch Fällung hergestellte krystallinische Präparat wirkt stärker und die Gaben desselben wären auf 0,006—0,012—0,03 g zu reduciren.

Kritik. In der Vorschrift zu dem Mercurojodid lesen wir *Hydrargyrum depuratum*, welches die Ph. zu recipiren für überflüssig hielt. Unmöglich können wir ein solches Vorgehen der pharmaceutischen Ordnung entsprechend anerkennen. Die zweite *laesio ordinis pharmaceutici* glaubt Arzt und Apotheker in der Beseitigung des Adjectivum *viride* zum Unterschiede von dem *Hydrargyrum bijodatum rubrum* zu erblicken, denn Irren ist menschlich und — Vorsicht ist immer nöthig. Die Wirkungskraft beider Mittel ist doch um das 10-fache verschieden. Eine gefährliche *laesio* ist noch der Mangel der Angabe der Temperatur, bei welcher das Trocknen des Präparats auszuführen ist.

Hydrargyrum oxydatum.

Mercurioxyd; Rothes Quecksilberoxyd; Rother Quecksilberpräcipitat; Rother Präcipitat. Hydrargȳrum oxydātum rubrum; Mercurïus praecipitātus ruber. *Oxyde rouge de mercure; Précipité {rouge. Red oxyde of mercury.*

Rothes krystallinisches Pulver von 11,0 spec. Gewicht. Fein zerrieben ist es matt gelblichroth. In Wasser ist es unlöslich, in verdünnter Salzsäure und verdünnter Salpetersäure leicht löslich. Im Reagircylinder erhitzt zeigt es sich unter Abscheidung von Quecksilbermetall flüchtig.

Mit 8,3-proc. Oxalsäurelösung geschüttelt darf es kein weisses Salz ausgeben. Wird 1 g mit 5 ccm Wasser und 5 ccm Schwefelsäure gemischt, dann nach dem Erkalten mit 1 ccm Ferrosulfatlösung überschichtet, so darf da, wo sich beide Schichten berühren, keine braune Zone entstehen.

Die 1-proc. wässerige, mit Hilfe der Salpetersäure hergestellte Lösung muss klar sein und auf Zusatz von Silbernitrat nur opalescirend getrübt werden.

Höchst vorsichtig und vor Tageslicht geschützt aufzubewahren. Stärkste Einzelngabe 0,03 g, stärkste Tagesgabe 0,1 g.

Geschichtliches. Das rothe Quecksilberoxyd war schon im 8. Jahrh. bekannt. RAIMUND LULL, in der letzten Hälfte des 13. Jahrh., erwähnt dasselbe und die Bereitung aus dem salpetersauren Quecksilber durch Erhitzen. Gegen Ende des 17. Jahrhunderts stellte man es durch andauerndes Erhitzen in offenen lang- und äusserst enghalsigen Kolben dar und nannte es „für sich niedergeschlagenes Quecksilber", *Mercurius praecipitatus per se.* Diese letztere Darstellungsweise war langwierig, wenig ergiebig und wegen der andauernden Heizung kostspielig, wesshalb sie keinen Eingang in das pharm. Laboratorium fand.

Die **Darstellung** des rothen Quecksilberoxyds oder Mercurioxyds in pharmaceutischen Laboratorien bietet nur geringen materiellen Vortheil, jedoch führt sie mancher aus, um ein tadelloses Präparat zu erhalten und um das lästige Lävigiren des käuflichen zu umgehen. 100 Th. gereinigtes Quecksilber werden in einem Kolben unter Digestionswärme in 180 Th. Salpetersäure (1,185 spec. Gew.) gelöst. Die Lösung wird an einem luftigen Orte in einer porcellanenen Schale, zuletzt um das Spritzen zu verhindern unter Umrühren mit einem Porcellanstabe zur Trockne eingedampft, der trockne Rückstand in einem porcellanenen Mörser zu einem Pulver zerrieben und mit 100 Th. gereinigtem Quecksilber unter schwachem Besprengen mit Wasser (um das Stäuben zu verhüten) zusammengerieben, bis alle Quecksilberkügelchen verschwunden sind. Diese Operation ist nicht schwierig und in sehr kurzer Zeit beendigt. Das Pulver breitet man in einem irdenen glasurten oder porcellanenen, mehr flachen als tiefen Kasserol in daumdicker Schicht aus und erhitzt es unter Umrühren mit einem porcellanenen Spatel über einem sehr gelinden Kohlenfeuer und an einem zugigen oder freien Orte so lange, bis es eine bläulichschwarze Farbe angenommen hat und die Entwickelung salpetriger Dämpfe aufhört. Das nach dem Erkalten rothgelbe Pulver wird in getheilten Portionen in einem Mixturmörser mit etwas stark verdünnter Aetzkali- oder Aetznatronlauge feingerieben und in eine Flasche gespült, in dieser noch mit warmem destillirtem Wasser gemischt und unter bisweiligem Umschütteln einen Tag bei Seite gestellt. Man wäscht endlich durch Auf- und Abgiessen von dest. Wasser einige Male aus, giebt das Oxyd auf ein über Leinwand gespanntes, an den Rändern befeuchtetes, doppeltes Papierfilter, wäscht es in diesem vollständig mit destillirtem Wasser aus und trocknet es bei gelinder Wärme (25—30° C.).

Beim Auflösen des Quecksilbers in Salpetersäure resultirt unter Entwickelung von Stickoxyd (NO) eine Lösung von Mercuro- und Mercurinitrat.

Quecksilber		Salpetersäure		Wasser		kryst. Mercuronitrat		Stickoxyd
6Hg	und	$8HNO_3$	und	$2H_2O$	ergeben	$3[Hg_2(NO_3)_2 + 2H_2O]$	und	2NO
3Hg	und	$8HNO_3$			ergeben	$3[Hg(NO_3)_2]$ u. $4H_2O$	und	2NO
						Mercurinitrat		

Wird das gesammelte Mercuro-Mercurinitrat mit Quecksilber gemischt erhitzt, so wirkt die Salpetersäure des Nitrats auf das Quecksilber, dasselbe in Oxyd verwandelnd, und da durch die Hitze z. B. $Hg_2(NO_3)_2$ in 2HgO und $2NO_2$ zerfällt, so ergiebt sich als Endresultat Mercurioxyd. Da das Erhitzen nicht bis zum schwachen Glühen gesteigert werden darf, weil dasselbe eine Zersetzung des Oxyds in Quecksilber und Sauerstoff veranlassen würde, so finden sich in der pulvrigen Masse kleine Mengen basischer salpetersaurer Quecksilberoxydverbindungen. Um diese zu zersetzen und die Salpetersäure zu beseitigen, geschieht das Zerreiben mit verdünnter Aetzkalilösung.

Bei der Darstellung im Grossen wird ein ähnliches Verfahren beobachtet, nur erhitzt man das Gemisch aus Quecksilber und Nitrat in grossen Tiegeln ohne alle Bewegung der Masse, bis die salpetrigen Dämpfe aufhören zu erscheinen. Auf diese Weise wird ein Präparat in rothen harten krystallinischen Schuppen erhalten. Diese geben beim Lävigiren ein rothgelbes Pulver. Man unterscheidet in chemischer Beziehung eine **rothe** und **gelbe Modifikation** des Mercurioxyds, von welchen das oben im pharmaceutischen Laboratorium bereitete **krystallinische** die rothe Modification darstellt. Das im folgenden Kapitel (S. 106 u. f.) beschriebene Präparat ist die **gelbe** oder **amorphe** Modification.

Handelswaare. Das käufliche Mercurioxyd enthält gemeiniglich etwas basisches Nitrat und muss nach dem beschwerlichen Lävigiren mit verdünnter Aetzkalilauge digerirt und dann ausgewaschen werden. Das käufliche **lävigirte** Präparat enthält auch wohl kleine Mengen fixer Stoffe, von den Lävigirgefässen herrührend, oder es ist wohl gar mit Zinnober, Bleioxyd, rothen Erden verfälscht. Zum Theil kommen auch fremde Metallstoffe dadurch hinein, dass die Fabrikanten das käufliche Quecksilber zu Oxyd verarbeiten.

Eigenschaften. Das lävigirte **rothe Quecksilberoxyd** oder **krystallinische Mercurioxyd** bildet ein unfühlbares rothgelbes schweres Pulver ohne Geruch, aber von schwachem, ekelhaft metallischem Geschmacke. Beim Erhitzen verflüchtigt es sich vollständig, auch ist es in Salpetersäure wie in Salzsäure klar löslich. Unter Einfluss des Lichtes färbt es sich schwärzlich, indem es in Sauerstoff und metallisches Quecksilber zerfällt. In Wasser ist es in Spuren löslich und ertheilt demselben eine schwache alkalische Reaction, metallischen Geschmack und die Eigenschaft, durch Schwefelwasserstoff gebräunt zu werden. Spec. Gew. 11,1.

Beim jedesmaligen Erhitzen wird die rothe Farbe schwarzroth, ins Bläuliche spielend, beim Erkalten aber wieder gelbroth. Beim Glühen zerfällt es in Sauerstoff und Quecksilberdampf. An leicht oxydirbare Körper giebt es beim Erhitzen den Sauerstoff ab. Mit Kohle oder Schwefel gemengt verpufft es beim Erhitzen heftig, mit Phosphor schon durch Daraufschlagen. Sauerstoff kräftig anziehende Körper reduciren es zu metallischem Quecksilber, so wässrige phosphorige Säure, kochende schweflige Säure, wobei Phosphorsäure oder Schwefelsäure entstehen. Fällt man ein in Wasser gelöstes Mercurisalz durch Kali, so wird das Oxyd als pomeranzengelbes Pulver abgeschieden und bildet kein Hydrat. Es ist eine starke Base, denn wenn man es mit den conc. Lösungen der Chloride der Alkalien in Contact bringt, so nimmt die Mischung alkalische Reaction an und unter Bildung von Aetzalkali entsteht Mercurichlorid.

Natriumchlorid   Mercurioxyd   Wasser   Kaliumhydroxyd   Mercurichlorid

$$2NaCl \text{ und } HgO \text{ und } H_2O \text{ ergeb. } 2KOH \text{ und } HgCl_2.$$

Aus den Chloriden des Zinks, Nickels, Eisens, Kobalts, Kupfers scheidet das Mercurioxyd unter Bildung von Mercurichlorid die betreffenden Metallhydroxyde aus. Die Bromide und auch die Jodide jener Metalle ergeben fast ein gleiches Verhalten, nur ist Mercurioxyd in überschüssiger Kaliumjodidlösung löslich.

Die Formel des Mercurioxyds ist HgO, sein Mol. Gew. 216.

Prüfung. 1) **Völlige Flüchtigkeit.** Circa 0,02 g des Mercurioxyds in einen völlig trocknen, etwas langen Reagircylinder gegeben und mit einer Weingeistflamme erhitzt, müssen sich total verflüchtigen unter Zerfallen in Quecksilber und Sauerstoff. Das Metall setzt sich im kälteren Theile als ein grauer Reif an. Ein mit der Lupe erkennbarer Rückstand wird immer verbleiben, denn das gereinigte Quecksilber, woraus das Oxyd hergestellt wird, enthält immer noch Spuren fixer Metalle. — 2) **Es muss frei sein von Mercurooxyd und Quecksilbermetall.** Zu einer Mischung aus je 2 ccm reiner Salzsäure und Wasser in einem Probirgläschen giebt man ungefähr 0,6 bis 0,7 g des Mercurioxyds und schüttelt um. Es erfolgt eine klare Lösung. Ist dieselbe weisslich trübe, so deutet dies auf ein Quecksilbermetall oder Mercurooxydgehalt, auch auf Spuren Silbergehalt, und bleibt ein ungelöster Rückstand, der auch nach dem Erwärmen der Lösung nicht verschwindet, so kann er aus Quecksilber, Zinnober und anderen in Salzsäure unlöslichen Stoffen bestehen. Lässt man die eine weisse Trübung verursachende Substanz absetzen, decanthirt die Flüssigkeit, verdünnt den Rest mit Wasser und giesst durch ein weisses Papierfilter, so sammelt man auf demselben die fragliche Substanz, welche beim Befeuchten des Filters mit Aetzammonflüssigkeit schwarze Punkte bildet, wenn sie aus Mercurochlorid (Kalomel) besteht. Das käufliche Präparat ist selten frei von Spuren Mercurooxyd. — 3) Es soll kaum merkliche Spuren Silber, Antimon, Zinn etc. enthalten. Zu 3 ccm Salpetersäure, verdünnt mit 3 ccm Wasser, gebe man ca. 0,5 g des Mercurioxyds. Unter Agitiren soll eine klare oder doch fast klare Lösung erfolgen. Eine trübe Lösung deutet auf Antimon, Zinn und andere fremde in verdünnter Salpetersäure nicht lösliche Stoffe. Wäre die Lösung klar und gäbe in 2 Hälften getheilt mit Silbernitrat eine Trübung, so läge eine Verunreinigung mit Chlorid vor (eine Opalescenz lässt die Ph. zu); gäbe sie mit Salzsäure versetzt eine Trübung, welche stärker als eine Opalescenz ist, so liegt eine zu starke Verunreinigung mit Silber vor. — 4) Es muss von Nitrat und Nitrit frei sein. Zur Erkennung dieser Verunreinigung zieht die Ph. die früher übliche Reaction mit Schwefelsäure und Ferrosulfatlösung heran, welche hier besser durch folgendes Verfahren zu ersetzen ist. In einen kurzen Reagircylinder giebt man circa 2 ccm conc. Schwefelsäure, etwa 0,5 g des Mercurioxyds, ein Körnchen Kochsalz und 2—3 ccm Wasser und setzt auf den Cylinder eine Düte aus Filtrirpapier, welche am unteren Ende, der Spitze, mit etwas Kaliumjodidlösung genässt ist. Unter sanftem Agitiren erhitzt man über einer Weingeistflamme, wenn die Reaction nicht alsbald eintreten sollte. Entwickeln sich nämlich salpetrige Dämpfe, so färbt sich die Dütenspitze braun bis dunkelbraun, darüber gewöhnlich bläulich. Statt der Kaliumjodidlösung kann auch die volumetrische Stärkelösung genommen werden und es wird dann eine blaue Färbung eintreten. Selbst Ferrosulfatlösung kann das Kaliumjodid ersetzen, und dasselbe bräunt sich, doch ist diese Reaction weniger scharf. — 5) Eine Unterschiebung oder Beimischung eines durch Fällung hergestellten

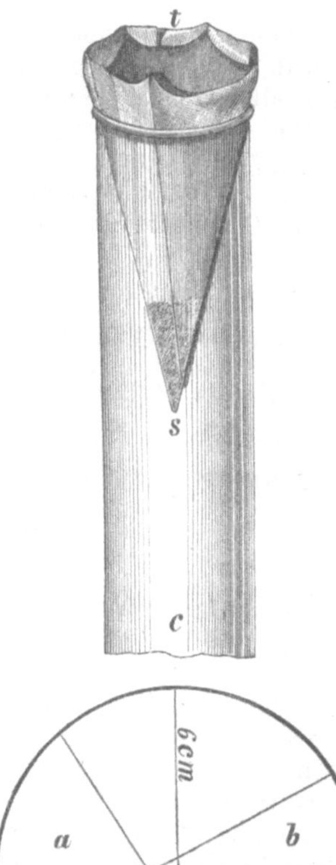

Prüfung auf salpetrige Dämpfe. *ab* Ein Scheibensegment Fliesspapier, ca. 15 cm lang und 6 cm breit wird zu einer Düte geformt, so dass *a* nach Innen, *b* nach Aussen zu liegen kommt. Nach der Umschlagung des Randes *t* und Benetzung der Spitze *s* mit Kaliumjodidlösung, Ferrosulfatlösung etc. wird die Düte auf den Probircylinder mit dem betreffenden Inhalte (Nitrat, Schwefelsäure, ein Körnchen Kochsalz, Wasser) dicht aufgesetzt.

Mercurioxyds (*Hydrargyrum via humida paratum*) wird erkannt, wenn man 2 ccm Oxalsäurelösung mit circa 0,3 g Mercurioxyd schüttelt und nach 5 Minuten filtrirt. Ein Tropfen des Filtrats auf einem Objectglase ausgebreitet und im Zuge einer brennenden Petrollampe langsam abgedunstet muss einen durchscheinenden krystallinischen Fleck hinterlassen. War gefälltes Mercurioxyd gegenwärtig, so zeigt der Fleck stark weisse, nicht durchscheinende Stellen oder Fleckchen innerhalb seiner Fläche. Letzteres Mercurioxyd geht nämlich schneller eine Verbindung mit Oxalsäure ein.

Aufbewahrung. Das lävigirte rothe Mercurioxyd ist vor dem Einflusse des Tageslichtes und vor Staub sorgsam zu bewahren. Man hält es in gut verstopften Glas- oder Porcellangefässen neben Aetzsublimat und den anderen Giften.

Anwendung. Mercurioxyd ist Alterans, Stimulans, Cicatricans, Antisyphiliticum etc. Es findet selten innerlich Anwendung in Gaben von 0,005—0,01 —0,03 g ein- bis zweimal täglich, eine ähnliche Anwendung wie der Aetzsublimat, zuweilen auch bei Typhus, äusserlich in gleichen Fällen wie der Aetzsublimat, besonders aber gegen katarrhalische oder skrofulöse Augenleiden, bei Hornhautflecken, Wucherungen der Bindehaut etc.

Das rothe Quecksilberoxyd wirkt langsamer als das auf nassem Wege bereitete, wird auch, äusserlich angewendet, weit langsamer von der Haut resorbirt. Die Pharmakopoe normirt die grösste Einzeldosis zu 0,03, die stärkste Gesammtdosis auf den Tag zu 0,1 g.

Hydrargyrum oxydatum via humida paratum.

Präcipitirtes Quecksilberoxyd; Gelbes Quecksilberoxyd; Gelbes Mercurioxyd. Hydrargȳrum oxydātum via humĭda parātum; Hydrargyrum oxydatum flavum. *Oxyde jaune de mercure.*
Yellow oxide of mercury.

Zwei (2) Th. Mercuricḥlorid gelöst in zwanzig (20) Th. warmem destill. Wasser setze man einer kalten Mischung, zusammengesetzt aus sechs (6) Th. Aetznatronlauge und zehn (10) Th. destill. Wasser unter Umrühren so allmählich hinzu, dass die Wärme der Mischung 30⁰ C. nicht überschreite.

Den Niederschlag (Bodensatz) sammle man, wasche ihn mit warmem destill. Wasser aus und trockne ihn bei einer Wärme von 30⁰ C.

Gelbes amorphes Pulver von 11,0 spec. Gew., unlöslich in Wasser, leicht löslich sowohl in verdünnter Salzsäure wie in verdünnter Salpetersäure. In einem Probircylinder erhitzt erweist es sich unter Abscheidung von metallischem Quecksilber flüchtig.

Mit 8,33-proc. Oxalsäurelösung zusammengeschüttelt giebt es ein weisses Oxalat aus. Die mit Salpetersäure hergestellte 1-proc. wässrige Lösung muss klar sein und auf Zusatz von Silbernitrat höchstens opalescirend getrübt werden.

Höchst vorsichtig und geschützt vor Tageslicht aufzubewahren. Stärkste Einzelgabe 0,03 g, stärkste Tagesgabe 0,1 g.

Geschichtliches. Vor ungefähr 20 Jahren wurde das gelbe Quecksilberoxyd, d. h. ein auf nassem Wege gefälltes Quecksilberoxyd, von PAGENSTECHER als Medicament, besonders zu Einreibungen und Einstreupulvern, weil es leichter und schneller resorbirt werde, empfohlen. Von den Wiener Aerzten wurde dieses Präparat vielseitig versucht und in den Arzneischatz eingeführt. Dies ist auch der Grund, warum die neue Oesterreichische Pharmakopoe das rothe (oder präparirte) Quecksilberoxyd gar nicht recipirt hat. Wenn daher auf einem von einem Arzte in Oesterreich verfassten Recepte *„Hydrargyrum oxydatum“* vorgeschrieben ist, so ist auch nur das gelbe Oxyd zu dispensiren.

Ueber die Unterscheidung des rothen und gelben Quecksilberoxyds wurden schon vor 30 Jahren von namhaften Chemikern Erklärungen gegeben. Arbeiten über diesen Gegenstand existiren von PELOUZE, MILLON, BERZELIUS, MARCHAND. Trotz der Untersuchungen durch diese gelehrten Männer machte sich eine Zeit lang die Ansicht geltend, dass das gelbe Quecksilberoxyd ein Hydrat oder eine Hydroxydverbindung sei.

Allotropie der Quecksilberverbindungen. Bei mehreren Verbindungen des Quecksilbers treffen wir eine auffallende Eigenthümlichkeit an, welche man mit Allotropie bezeichnet. Quecksilbersulfid, Quecksilberjodid und Quecksilberoxyd können nämlich bei einer und derselben Constitution unter zwei chemisch oder physikalisch verschiedenen Formen auftreten. Das Mercurisulfid oder Schwefelquecksilber, HgS, kann eine schwarze und eine rothe Substanz darstellen, denn das durch Schwefelwasserstoff gefällte ist schwarz, das sublimirte oder der Zinnober roth. Ebenso erhält man durch Sublimation ein Mercurijodid in gelben Krystallen, welche beim Zerreiben unter Freilassung von Wärme ein rothes Pulver geben, andererseits bildet das aus wässriger Lösung gefällte oder aus einer Lösung in Kaliumjodidlösung krystallisirte Jodid ein rothes krystallinisches Pulver, beziehentlich rothe Krystalle. Mercurioxyd tritt ebenfalls je nach Art der Bereitung in zwei allotropischen Modificationen auf und zwar als eine rothe und eine gelbe, welche beide Modificationen auch chemisch verschieden sind. Die rothe Modification, welche wir mit a-Mercurioxyd bezeichnen wollen, ist im vorhergehenden Abschnitt sattsam besprochen. Die gelbe Modification, b-Mercurioxyd, entsteht im Allgemeinen bei Fällung einer Mercurisalzlösung durch einen Ueberschuss von Lösungen der fixen Aetzalkalien oder der fixen Alkalicarbonate. Das b-Mercurioxyd, mit einer kalten Lösung der Oxalsäure übergossen, verbindet sich mit dieser sofort zu weissem Oxalat, während das a-Mercurioxyd oder rothe Oxyd nach mehrtägigem Contact oder unter längerer Einwirkung der Wärme die Oxalatverbindung eingeht. Uebergiesst man ferner das b-Mercurioxyd mit einer wässrigen Mercurichloridlösung (Quecksilberchloridlösung) und erhitzt bis zum Aufkochen, so bildet sich braunes bis schwärzliches Oxymercurichlorid. Das a-Mercurioxyd dagegen bleibt unter den gleichen Umständen unverändert und geht erst nach längerer Einwirkung der Siedhitze des Wassers in die erwähnte Verbindung über.

Darstellung. Die Vorschrift der Ph. entspricht allen Anforderungen, welche wir im Commentar zur 1. Ausgabe der Ph. Germ. aufstellten, um wirklich ein amorphes Mercurioxyd zu erlangen. Die 1. Ausgabe der Ph. liess eine warme conc. Aetzsublimatlösung in eine kochendheisse Aetznatronlösung eingiessen, mit kochendem Wasser den Niederschlag auswaschen und das Resultat war ein Gemisch von amorphem Mercurioxyd mit metamorphem und krystallinischem oder des gelben Quecksilberoxyds mit dem rothen. Während das amorphe Oxyd mit Oxalsäure sofort eine weisse Salzverbindung eingeht, erforderte das Präparat der 1. Ausg. der Ph. $1/_2$—1—2 Stunden Zeit dazu. Trotzdem ich im Commentar eine Anweisung zur Darstellung eines rein amorphen Oxyds gegeben hatte, so arbeitete man in den chemischen Laboratorien genau nach der Ph. (ed. I), denn den Aussetzungen in HAGER's Commentar Glauben entgegen zu tragen, war man nicht geneigt. Aus einigen chem. Fabriken bezogenes gelbes Mercurioxyd bestand aus rothem und gelbem Oxyd. Die Herren Apotheker werden ihren etwaigen Vorrath, bezogen vor 1883, beseitigen müssen und das Präparat der heutigen Ph. anschaffen.

Man befolge genau die Vorschrift der Ph. und wende nur die Aetzsublimatlösung und die verdünnte Natronlauge an, wenn die Temperaturen derselben auf annähernd 30⁰ C. herabgegangen sind, dieselben etwa 28 bis 32⁰ C. anzeigen. Auch das destill. Wasser, womit der Niederschlag ausgewaschen wird, sei höchstens 35⁰ C. warm. Die Trocknung des Niederschlages geschehe im Dunkeln und auch nur bei lauer Wärme (27—32⁰ C.).

Um eine vollständige Zersetzung des Mercurichlorids zu sichern, lässt die Vorschrift einen Ueberschuss der Aetznatronlauge anwenden, denn

$$\underset{\substack{\text{Mercurichlorid}\\(271)}}{HgCl_2} \quad : \quad \underset{\substack{\text{Natriumhydroxydlösung}\\(2\times266{,}7=533{,}4)}}{2(NaOH+12{,}6\,aq)} \quad = \quad \underset{\text{Mercurichlorid}}{2\ \text{Th.}} \quad : \quad \underset{\substack{\text{Natronlauge}\\(1{,}163\ \text{sp. G.})}}{3{,}94\ \text{Th.}}$$

Mit diesem Ueberschusse wird auch die Arsensäure beseitigt, welche immer in dem sublimirten Mercurichlorid als Arseniat vorhanden ist. Der chemische Process entspricht der Formel:

$$\underset{\text{Mercurichlorid (271)}}{HgCl_2} \quad \text{und} \quad \underset{\text{Natriumhydroxyd}}{2NaOH} \quad \text{ergeb.} \quad \underset{\text{Mercurioxyd (216)}}{HgO} \quad \text{u.} \quad \underset{\text{Natriumchlorid}}{2NaCl} \quad \text{u.} \quad \underset{\text{Wasser}}{H_2O}$$

Die Ausbeute beträgt $271 : 216 = 200 : x (= 159{,}4)$. Es würden also 200 g Aetzsublimat 159,4 g gelbes oder amorphes Mercurioxyd ausgeben.

Damit die Ausscheidung des Mercurioxyds gesichert bleibt, wird die Mercurichloridlösung zur verdünnten Aetznatronlauge unter Agitiren zugesetzt. Würde man umgekehrt verfahren, so würde auch die Abscheidung von Mercurioxychlorid ($HgCl_2+HgO$ oder $+ 2, 3HgO$) nicht ausbleiben, welches mit dunkelbrauner Farbe niederfällt und erst durch Einwirkung von Natronlauge zersetzt wird. Die Verbindung $HgCl_24HgO$ (Quateroxychlorid oder Tetroxychlorid) zeichnet sich sogar durch eine gewisse Beständigkeit aus.

Eigenschaften. Das gelbe Quecksilberoxyd oder Mercurioxyd bildet ein schweres, höchst feines, rothgelbes Pulver, welches sich im Ganzen dem rothen Quecksilberoxyd ähnlich verhält, und wie dieses durch längeren Einfluss des Sonnenlichtes eine Reduction erleidet, sich aber durch eine etwas grössere Löslichkeit in Wasser und Weingeist und auch dadurch unterscheidet, dass es seinen Sauerstoff leichter und schneller an oxydirbare Substanzen abgiebt, von Ammoniumacetat- und Ammoniumchloridlösung gelöst, ferner von Oxalsäurelösung schnell in weisses Oxalat verwandelt und endlich beim Erhitzen mit einer weingeistigen Mercurichloridlösung in braunes bis schwarzes Oxychlorid übergeführt wird.

Aufbewahrung. Das gelbe Mercurioxyd verhält sich gegen Sonnenlicht dem rothen Oxyde ähnlich, auch ist es so giftig wie letzteres, es muss daher vor Licht, so wie vor dem Contacte mit ammoniakalischer Luft geschützt und im Giftschranke neben den anderen Giften aufbewahrt werden.

Prüfung. Dieselbe stimmt mit derjenigen des rothen Oxyds (Hydrargyrum oxydatum S. 104) überein, nur soll das gelbe Oxyd mit Oxalsäurelösung in kurzer Zeit eine weisse Verbindung darstellen. Man gebe gleiche Th. (circa 0,3 g) des gelben Oxyds und der krystall. Oxalsäure in einen kleinen Mörser, feuchte mit Wasser an, zerreibe und gebe dann noch 12 Th. Wasser (circa 3 ccm) hinzu. Unter Agitiren muss im Verlaufe einer halben Stunde eine weisse Mischung hervorgehen. Ferner muss die aus ca. 0,3 g des Oxyds, 30 ccm Wasser und etwas Salpetersäure hergestellte Lösung klar sein und in derselben durch Zusatz von einigen Tropfen Silbernitratlösung höchstens eine Opalescenz, aber keine Trübung hervorgebracht werden. Eine Spur Chloridgehalt lässt die Ph. also zu.

Anwendung. Meist wird das gelbe Quecksilberoxyd in Mischungen für den äusserlichen Gebrauch angewendet. Die Dosis für den innerlichen Gebrauch ist dieselbe wie vom rothen Quecksilberoxyd, von welchem die stärkste Einzeldosis zu 0,03 g, die Gesammtdosis auf den Tag zu 0,1 g von der Pharmakopoe festgesetzt sind, obgleich die gelbe Modification in der Wirkung schneller und heftiger vorgeht.

Hydrargyrum praecipitatum album.

Weisser Quecksilberpräcipitat; Weisser Mercuripräcipitat; Weisser Präcipitat. Hydrargȳrum amidāto-bichlorātum; Hydrargyrum ammoniato-muriatĭcum; Hydrargyrum bichloratum ammoniatum; Mercurĭus praecipitatus albus. *Mercure précipité blanc.**) *Lait mercuriel; Amidochlorure de mercure. Ammoniated mercury; White precipitate.*

Zwei (2) Th. Mercurichlorid, gelöst in vierzig (40) Th. warmen destill. Wassers, setze man nach dem Erkalten langsam drei (3) Th. oder soviel Aetzammonflüssigkeit hinzu, dass letztere wenig vorwaltet. Den im Filtrum gesammelten Bodensatz wasche man nach dem Abfliessen der Flüssigkeit mit achtzehn (18) Th. destill. Wasser aus und trockne ihn vor (Tages-) Licht geschützt in einer Wärme von 30° C.

Eine weisse Masse oder amorphes Pulver, unlöslich in Wasser, leicht löslich in erwärmter Salpetersäure. Erwärmt man es mit Aetznatronlauge, so wird unter Entwickelung von Ammongas gelbes Quecksilberoxyd ausgeschieden.

Wird der weisse Mercuripräcipitat in einem Reagircylinder stark erhitzt, so schmilzt er zwar nicht, ist aber unter Zersetzung flüchtig. Mit Salpetersäure, welche mit gleichviel Wasser verdünnt ist, erhitzt, muss er sich lösen. Weder an Wasser, noch an Weingeist darf er Antheile abgeben.

Höchst vorsichtig und vor (Tages-)Licht geschützt aufzubewahren.

Geschichtliches. Ein ähnliches Präparat wurde zuerst von RAIMUND LULL im 13. Jahrh. dargestellt, indem dieser Mönch eine Lösung von salpetersaurem Quecksilber und Salmiak mit Pottasche versetzte. Die Zusammensetzung des weissen Quecksilberpräcipitats wurde (1836) von KANE, später von ULLGREN mit vieler Genauigkeit geprüft. Diese wiesen nach, dass das aus der Quecksilberchloridlösung mittelst Aetzammons gefällte Präparat keinen Sauerstoff enthalte, vielmehr eine aus Quecksilberchlorid und Quecksilberamid bestehende Verbindung sei. In der ersten Hälfte dieses Jahrhunderts und vor dieser Zeit stellte man nur den schmelzbaren weissen Präcipitat dar, indem eine

---

*) Die Franzosen nennen den auf nassem Wege dargestellten Kalomel „*Précipité blanc*". Man hüte sich daher, auf diese Benennung auf einem Recepte eines Franzosen den sehr giftigen weissen Präcipitat zu dispensiren. Auf diesen Umstand hinzuweisen halte ich mich verpflichtet, weil manche Lehrbücher für Pharmaceuten (z. B. das von Dr. CLAMOR MARQUART, bearbeitet von HALLIER und LUDWIG) *précipité blanc* als Synonym des weissen Quecksilberpräcipitats aufführen. (Notiz a. d. Commentar 1874.)

Lösung aus gleichen Theilen Mercurichlorid und Ammoniumchlorid durch Natriumcarbonat gefällt wurde. Erst nach 1850 gaben die Pharmakopoen zu dem nicht schmelzbaren Präcipitat, wie solches auch noch heute officinell ist, die entsprechende Vorschrift.

Darstellung. Die Darstellung des weissen Quecksilberpräcipitates muss streng nach dem Wortlaut der Vorschrift geschehen. Geringfügige Abänderungen an letzterer sind stets von Einfluss auf die Zusammensetzung. Die Vorschrift unserer Pharmakopoe bezweckt ganz besonders ein Präparat von stets gleicher chemischer Beschaffenheit. Die Darstellungsweise hat keine Schwierigkeiten. Den Sublimat zerreibt man zu einem groben Pulver und löst ihn unter Umrühren mit einem Glasstabe in dem circa 80^0 C. warmen destill. Wasser, welches sich in einem gläsernen Kolben oder einem porcellanenen Topfe befindet. Ist die erkaltete Lösung auch klar und schwämmen selbst keine Unreinigkeiten darin herum, so decanthire man sie dennoch durch ein Bäuschchen angefeuchteter Baumwolle, um sie von den am Boden liegenden Partikeln Mercurochlorid und Arseniat zu befreien; ist die Lösung aber trübe, so muss sie filtrirt werden, wobei man das Filter mittelst der Spritzflasche mit wenigem destill. Wasser nachzuwaschen nicht vergessen darf.

Der klaren Mercurichloridlösung wird unter Umrühren langsam die Aetzammonflüssigkeit zugegossen. Im umgekehrten Falle würde, wie wir unten sehen werden, ein Präcipitat von veränderter Zusammensetzung entstehen. Den Niederschlag sammelt man alsbald auf weissem Fliesspapier, welches man über ein angefeuchtetes leinenes Colatorium ausgebreitet hat, bei kleiner Menge Präcipitat aber in einem Spitzfilter, wäscht nach dem Abtropfen der Flüssigkeit mit der vorgeschriebenen Menge kaltem destillirtem Wasser aus, lässt abtropfen, breitet das Colatorium mit Niederschlag auf Dachziegeln, grössere Mengen des Präcipitats aber auf einer 3-fachen Lage Fliesspapier aus und lässt sie vor dem Einfluss des Tageslichtes geschützt in gelinder Wärme (circa 30^0 C.) trocken werden. Fällt man die heisse Lösung oder wäscht man mit heissem Wasser aus, so wird der Niederschlag theilweise zersetzt und statt eines schönen weissen Präparates erhält man ein gelbliches. Auch das Auswaschen mit vielem Wasser verändert das Präparat auf ähnliche Weise. Da der Aetzsublimat sowie der weisse Präcipitat sehr giftige Körper sind, so muss man beim Auflösen des ersteren und beim Sammeln und Trocknen des Niederschlages mit Vorsicht zu Werke gehen, ein Verstreuen verhüten und ist eine besondere Reinigung der gebrauchten Gefässe nicht zu unterlassen.

Das Austrocknen ist ein wesentlicher Theil der Darstellung, denn das Präparat mit 10 Proc. Wassergehalt erscheint so trocken wie das mit 1 Proc. Wasser. Bei einem so stark wirkenden und giftigen Präparate musste genau angegeben werden, wie weit die Austrocknung zu vollziehen ist. Da 100 Th. Aetzsublimat 92 Th. Ausbeute in völlig trocknem Zustande ergeben, so hätte die Vorschrift in Bezug auf 2 Th. Sublimat eine Austrocknung bis auf 1,85 bis 1,87 Th. anordnen müssen. Liegt das durch Pressung vom grösseren Theile seiner Feuchtigkeit befreite Präcipitat in dicker Lage vor, so muss es mittelst Glas- oder Hornmessers in dünne Scheiben zertheilt werden, um die Austrocknung zu erleichtern.

Theorie. Wenn man Natriummetall in einem Strome Ammoniakgas, Ammongas, erhitzt, so entsteht Natriumamid $2NH_3 + 2Na = 2NH_2Na + 2H$. Amid entspricht also der Formel NH_2. Amidverbindungen treten auch auf, wenn Mercurichlorid und Aetzammon in Lösungen auf einander wirken. Eine Amidverbindung repräsentirt ein Ammon, in welchen in Stelle eines Atoms H ein anderes Radical eingetreten ist.

I. Wird nach der Vorschrift der 1. Ausgabe der Ph. 1 Mol. Mercurichlorid $(HgCl_2)$ in wässriger Lösung zu 2 Mol. Aetzammon (NH_3) gemischt, so tritt aus

1 Mol. des letzteren H_1 aus, um das zweite Molecül Ammon in Ammonium (NH_4) zu verwandeln, welches als solches mit der Hälfte des Chlors aus dem Mercurichlorid Ammoniumchlorid (NH_4Cl) bildet. Dadurch ist das 1. Mol. des Ammons in Amid (NH_2) umgesetzt, welches mit dem Reste der Bestandtheile des Mercurichlorids Mercurichloridamid bildet.

Mercurichlorid (271) Ammoniak (2×17) Ammoniumchlorid Mercuriamichlorid (251,5)
$$HgCl_2 \quad\text{und}\quad 2NH_3 \quad\text{ergeben}\quad NH_4Cl \quad\text{und}\quad NH_2HgCl.$$

Letztere Verbindung hat daher den Namen Mercuriamichlorid, Quecksilberchloramidid erhalten. Betrachtet man diese Verbindung nach der Substitutionstheorie als ein Ammoniumchlorid, in welchem 2 Mol. Wasserstoff (H_2) durch 2 Mol. Quecksilber vertreten sind, so erhält sie den Namen Dimercurammoniumchlorid und die Formel lautet $\left.\begin{array}{l}Hg''\\Hg''\\H^4\end{array}\right\} N_2Cl_2$ oder $HgCl_2 . (NH_2)_2Hg$; Mol. Gew. 503.

Man kann also diese Verbindung bestehend aus Mercurichlorid ($HgCl_2$) und Mercuriamidid, $(NH_2)_2Hg$ auffassen, insofern Hg ein zweiwerthiges Metall ist.

II. Das Mercurichloramidid wird im Gegensatze zu der nach einer älteren Vorschrift gewonnenen Verbindung gemeiniglich unschmelzbarer weisser Präcipitat genannt, weil es beim Erhitzen sich verflüchtigt, ohne vorher zu schmelzen. Jene alte Vorschrift liess eine wässerige Lösung aus gleichen Theilen Ammoniumchlorid und Mercurichlorid (dem sogenannten Alembrothsalz oder dem Salz der Weisheit) durch eine Lösung eines fixen Alkalicarbonats fällen. Der Niederschlag war dann nach der Formel $HgCl_2 . (NH_2)_2Hg . (NH_4Cl)_2$ zusammengesetzt, d. h. der Niederschlag repräsentirte eine Verbindung 1 Mol. Dimercuriammoniumchlorids mit 2 Mol. Ammoniumchlorid. Dieser Niederschlag schmilzt beim Erhitzen zuerst zu einer gelben Flüssigkeit, ehe er sich vollständig verflüchtigt; daher seine Unterscheidung als schmelzbarer weisser Präcipitat.

III. Wird nach Vorschrift der II. Ausgabe der Ph. Germ. die Aetzammonflüssigkeit allmählich der Mercurichloridlösung hinzugesetzt, so ist während der Fällung das Mercurichlorid ($HgCl_2$) im Ueberschuss gegenwärtig und es resultirt, wenigstens im Anfange der Fällung, ein Niederschlag, dessen Zusammensetzung der Formel $(HgCl_2)_3 . (NH_2)_2Hg$ (Mol.-Gew. 1045) entspricht. Es ist also als eine Verbindung von 3 Mol. Mercurichlorid mit 1 Mol. Mercuriamidid zu betrachten. Die Dämpfe aus dieser Verbindung sind schwerer als aus dem Niederschlage nach I hergestellt und liefern in den Reagircylindern verdampft mehr grauen Quecksilberbeschlag.

IV. Wird der Niederschlag mit viel kaltem oder heissem Wasser ausgewaschen, so entstehen Ammoniumchlorid und Mercurioxyd, der Niederschlag wird gelblich und repräsentirt ein Mercurioxyamichlorid oder Mercurioxychloridamid, $HgCl_2(NH_2)_2Hg . HgO$. Um nun die Bildung dieser Verbindung zu verhindern, ist in der Vorschrift das Maass der Auswaschflüssigkeiten genau festgestellt.

Beim Erhitzen entweicht aus dem weissen Präcipitat zuerst Aetzammon, bei stärkerer Hitze Stickstoff, Ammoniumchlorid (Salmiak), Mercurichlorid, Mercurochlorid und endlich Quecksilber. Wird Mercurichloramidid mit einer Lösung des Salmiaks erwärmt, so entsteht daraus eine Verbindung, welche MITSCHERLICH Quecksilberchloridammoniak nannte, und jenen schmelzbaren weissen Präcipitat darstellt.

Eigenschaften. Der weisse Quecksilberpräcipitat bildet ein völlig weisses, lockeres und zugleich schweres Pulver oder solche leicht zerreibliche Stücke. Es ist in Wasser und Weingeist fast unlöslich, aber klar löslich in verdünnter Salpetersäure. Mit Aetzkali- oder Aetznatronlauge übergossen, färbt er sich unter Ammonentwickelung gelb. Beim Erhitzen verflüchtigt er sich, ohne vorher zu schmelzen.

Prüfung. 1) Eine linsengrosse Menge des Mercuripräcipitats in einem Reagircylinder erhitzt muss sich unter Bräunung und ohne zu schmelzen verflüchtigen und das Verflüchtigte im kälteren Theile des Cylinders sich als ein weisses oder grauweisses Sublimat ansetzen. Eine mikroskopisch kleine Spur Nichtflüchtiges wird fast immer beobachtet werden. — 2) Mit einem Ueberschuss einer mit gleichviel Wasser verdünnten Salpetersäure muss eine wasserklare Lösung resultiren. Um diese zu fördern, ist ein Erhitzen nothwendig. — 3) An Wasser soll es nichts Lösliches abgeben. Diese Forderung ist ohne alle Erwägung aufgestellt, denn das Auswaschen ist begrenzt und kein vollständiges. Man gebe in ein Reagirglas eine erbsengrosse Menge des Präcipitats, zerdrücke es mit einem Glasstabe, giesse 3 ccm destill. Wasser auf und nach öfterem Schütteln filtrire man durch ein mit Wasser ausgewaschenes Filter. Giebt man nun vom Filtrat 1—2 Tropfen auf ein Objectglas und verdampft über dem Zuge einer brennenden Petrollampe, so hinterbleiben weisse Ränder, welche sich unter dem Mikroskop zum Theil als Salmiakkrystallgruppen, zum Theil als Mercurimasse erkennen lassen, denn es erscheinen die scheinbar weissen Ränder farbig. Es ist also der Päcipitat nicht total unlöslich in Wasser. Nimmt man die Prüfung nach altem Modus vor und dampft im Porcellangefäss ein, so werden sich dem Beschauenden andere Auffassungen aufdrängen. — 4) An Weingeist soll es ebenfalls nichts Lösliches abgeben. Hier kommen dieselben Erscheinungen zur Beobachtung, wenn man das Verdampfen auf einem Objectglase vornimmt. Von einer absoluten Unlöslichkeit in Weingeist kann nicht die Rede sein.

Aufbewahrung. Sonnenlicht wirkt reducirend auf den weissen Präcipitat, und unter theilweiser Bildung von Mercurochlorid wird er gelblich oder grau. Er ist daher vor Licht geschützt und als sehr giftige Substanz in der Reihe der directen Gifte aufzubewahren.

Anwendung. Eine innerliche Anwendung hat der weisse Präcipitat nicht gefunden, meist wird er mit Fett (1 : 10—20) gemischt gegen Scabies, Flechten, Venusblüthchen, Hornhautgeschwüre etc. verwendet. Wiederholter und starker Gebrauch hat Speichelfluss zur Folge. Seine Mischungen mit Jod sind explosiv. Uebergiesst man nach V. SCHWARZENBACH ein Gemenge grosser Stücke Jod und weissen Präcipitat mit Weingeist, so bilden sich anfangs sehr schöne Krystalle von Quecksilberjodid; nach einiger Zeit explodirt aber das Gemenge mit grosser Heftigkeit. Trocken lassen sich beide Körper ohne alle Gefahr zusammenreiben; man kann das Gemenge sogar stark hämmern, ohne dass etwas Anderes als die Bildung von Jodquecksilber erfolgt; bei Zusatz von Weingeist zu dem fein geriebenen Gemenge erfolgt aber die Explosion sehr rasch. Es wird dabei Jodstickstoff gebildet, von welchem einzelne umhergeschleuderte Theilchen nach der Explosion noch aufgefunden wurden.

Kritik. Die vorgeschriebene Menge des zum Auswaschen dienenden Wassers ist zu klein bemessen, um der Forderung zu genügen, dass das Präparat an Wasser und Weingeist nichts Lösliches abgeben dürfe. Ferner ist eine absolute Unlöslichkeit in Wasser und Weingeist nicht zu erkennen. Man hätte doch in dieser Beziehung kunstgerechter experimentiren müssen.

Welche Gründe mögen vorgelegen haben, die Vorschrift der Ed. I zu verändern und die Aetzammonflüssigkeit der Sublimatlösung zuzusetzen? Die Frage ist keine gleichgültige, denn man kann auch zu dem Glauben kommen, dass diese Abänderung auf dem Wege des Versehens oder Irrthums geschehen ist. Nach meinem Dafürhalten ist das Präparat in jener oder dieser Ordnung hergestellt, ein und dasselbe, weil der Ammoniakzusatz ein begrenzter und ein gleich grosser ist.

Wie ungenügend man den Gegenstand erwog, lässt sich daraus entnehmen, dass man die Austrocknung dem Ungefähr überliess und dem Auswaschen zu enge Grenzen setzte.

Infusa.

Aufgüsse. Infūsa. *Infusions*.

Aufgüsse, zu welchen die Menge der zu verwendenden Substanzen nicht vorgeschrieben ist, bereite man so, dass aus einem (1) Th. der Substanz zehn (10) Th. Colatur gewonnen werden.

In Betreff derjenigen Arzneikörper, von welchen die Maximalgabe festgestellt ist, muss vom Arzte angegeben werden, wieviel von der Substanz zu verwenden ist.

Zur Herstellung eines Aufgusses werde die Substanz in einem passenden Gefässe mit kochendem destill. Wasser übergossen, unter bisweiligem Umrühren fünf Minuten den Dämpfen des siedendheissen Wasserbades ausgesetzt und alsdann die erkaltete Flüssigkeit durchgeseiht.

Da die Ph. einige giftige oder starkwirkende Substanzen nicht mit einer Maximalgabe bedacht hat, so ist zur Vorsicht anzurathen. Solche stark wirkenden Substanzen sind unter *Decocta* Bd. I, S. 626, aufgeführt und hier nachzuschlagen, denn geschieht ein Vergiftungsfall, so schützt, wie die Erfahrung ergiebt, der Wortlaut der Pharmakopoe nicht vor Bestrafung.

Da in der Preuss. Taxe im Gegensatze zur Pharmakopoe in Stelle des destill. Wassers Brunnenwasser zu nehmen ist, so dürfte sich diese Anordnung nur auf die Fälle beziehen lassen, in welchen die Arznei auf Staats- oder Gemeinde-Rechnung geliefert wird, denn alle die Privatpersonen, welche für Hygiene Interesse haben, werden wünschen und auch verlangen, dass dem von der Ph. gemachten erfreulichen Fortschritte auf dem Felde der Hygiene Genüge geschehe.

Ueber die Darstellung der Aufgüsse vergl. man Technik der pharm. Receptur von HAGER.

Infusum Sennae compositum.

Wiener Trank; Wiener Tränkchen; Laxirtränkchen; Zusammengesetzter Sennaaufguss. Aqua laxatīva Viennensis; Infusum laxativum. *Tisane de séné composée.*

Zerschnittene Sennesblätter, fünf (5) Th., übergossen mit dreissig (30) Th. kochendem destill. Wasser, erhitze man fünf Minuten hindurch im Dampfbade. Nach dem Erkalten seihe man durch und löse in der Colatur fünf (5) Th. natronisirten Weinstein (*Tartarus natronatus*) und zehn (10) Th. gewöhnliche Manna.

Die beiseite gestellte und abgesetzte Flüssigkeit betrage nach der Colatur vierzig (40) Th.

Die Vorschrift differirt von derjenigen der 1. Ausg. der Ph. Germ. durch eine grössere Menge Manna und Colatur und die Anforderung des Absetzenlassens. Der Aufguss soll also ziemlich klar sein.

Auch diese Vorschrift lässt den Apotheker in Zweifel, ob dieser Aufguss stets frisch zur Dispensation bereitet werden soll oder nicht. Nach meinem Dafürhalten richtet sich der Apotheker nach dem Verbrauch. Wird er täglich oder alle zwei Tage gebraucht, so kann er auch bei einer sorgfältigen Aufbewahrung sehr wohl auf 10 Tage vorräthig gehalten werden, und zwar mit der selbstverständlichen Bedingung, dann den etwa vorhandenen Vorrath wegzuwerfen. Kommt der Sennaaufguss selten vor, so bereite man ihn jedes Mal frisch. Hierzu diene folgende Uebersicht der Quantitätsverhältnisse der Ingredienzien.

Fol. Senn.	1,25	1,88	2,5	3,75	5,0	6,25	7,5	8,75	10,0	11,25	12,5
Aq. dest.	7,5	11,25	15,0	22,5	30,0	37,5	45,0	52,5	60,0	67,5	75,0
Tart. natr.	1,25	1,88	2,5	3,75	5,0	6,25	7,5	8,75	10,0	11,25	12,5
Manna	2,5	3,75	5,0	7,5	10,0	12,5	15,0	17,5	20,0	22,5	25,0
Colatur	10,0	15,0	20,0	30,0	40,0	50,0	60,0	70,0	80,0	90,0	100,0

In der vorigen Ausgabe des Commentars bemerkte ich Folgendes:

Die Conservirung des Sennaaufgusses in offener, zum Theil gefüllter Glasflasche hat eine sichere Dauer von zwei Tagen, in einem dicht verkorkten Glase dagegen läuft man Gefahr, dass der Aufguss einen mulstrigen oder einen Kahmgeschmack annehmen könnte, welcher oft unbedeutend, manchen Leuten höchst widerlich ist. Versetzt man den Aufguss mit circa 3 Proc. Borax, so lässt er sich eine doppelt so lange Zeit sicher unverdorben aufbewahren. Dieser Boraxzusatz, obgleich ganz unschädlich, widerstreitet dem gewohnten pharmaceutischen Pflichtgefühl, bis auch er einmal, wie in der Vorschrift zur *Tinctura Rhei aquosa*, die Schranken durchbrechen und als ein berechtigter zugelassen werden wird. Vorläufig befolge man folgende Art der Aufbewahrung auf circa 8—10 Tage. Das fertige Laxirtränkchen lasse man einen halben Tag absetzen, colire es nochmals durch Leinwand und fülle damit 40—50-Gramm-Flaschen bis fast zur Mündung an, stelle sie in ein Wasserbad und erhitze sie bis auf circa 90° C. (um alle atmosphärische Luft auszutreiben). Dann lasse man die Flaschen bis auf circa 60° erkalten und schliesse sie mit Spitzkorken in der Weise, dass dieser noch einen Theil der Flüssigkeit verdrängt, binde die Korke fest und bewahre die Gefässe in umgekehrter Stellung an einem schattigen kühlen Orte. Die Veränderung, welche hierbei das Laxirtränkchen erleidet, ist ein Klarwerden und die Bildung eines Bodensatzes, welcher letztere bei der Dispensation vorher durch Umschütteln mit der klaren Flüssigkeit wieder zu vereinigen ist.

Eine Zeit lang war es Gebrauch, ein *Infusum Sennae compositum inspissatum*, das Laxirtränkchen in Extractform, vorräthig zu halten, um dieses in Wasser gelöst als Laxirtränkchen zu dispensiren. Wie die Praxis ergeben hat, ist die Wirkung dieser Flüssigkeit nicht mehr derjenigen des vorschriftsmässig bereiteten Laxirtränkchens gleich, wie es scheint nur halb so gross, bewirkt auch daher weniger oder seltener Leibschneiden. Die Darstellung des eingedickten Laxirtränkchens hat also kein Interesse mehr und kann wohl mit Stillschweigen übergangen werden.

Jodoformium.

Jodoform. Iodoformĭum; Carbonĕum jodatum; Iodurētum Carbonĕi. *Iodoforme*; *Iodure de formyle*. *Iodoform*.

Kleine glänzende sechseckige, fettig anzufühlende Plättchen oder Tafeln von citronengelber Farbe und durchdringendem safranartigem Geruche. In einer Wärme gegen 120° schmelzen sie, mit den Dämpfen des kochenden Wassers verflüchtigen sie sich, in Wasser sind sie fast nichtlöslich, aber löslich in 50 Th. kaltem und ungefähr 10 Th. siedendem Weingeist, auch in 5,2 Th. Aether.

Beim Erhitzen muss sich Jodoform flüchtig erweisen. Mit Wasser geschüttelt darf das Filtrat weder durch Silbernitrat noch durch Baryumnitrat eine Veränderung erleiden.

Vorsichtig aufzubewahren. Stärkste Einzelngabe 0,2g, stärkste Tagesgabe 1,0g.

Geschichtliches. Dieses Jodpräparat wurde 1822 von SERULLAS, einem Franzosen, entdeckt. DUMAS erforschte die Zusammensetzung und BOUCHARDAT führte es in den Arzneischatz ein. Es enthält 90 Proc. Jod und lässt sich in Rücksicht auf seinen therapeutischen Werth als ein Jod in milder Form betrachten.

Darstellung. Nach FILHOL giebt man eine Lösung von 200 Th. krystall. Natriumcarbonat in 1000 Th. destill. Wasser nebst 100 Th. 90-proc. Weingeist in einen Kolben mit langem Halse, welchem man einen Glastrichter aufsetzt, erhitzt im Sand- oder Wasserbade auf 60—70° C. und setzt in Portionen (circa je 10,0 g) allmählich 100 Th. reinen Jods hinzu. Hat sich eine Entfärbung der Flüssigkeit eingestellt, so lässt man erkalten und sondert nach Verlauf von 3—4 Stunden das als Bodensatz vorhandene Jodoform in einem Filter. Das Filtrat giebt man in den Kolben zurück, und erhitzt nach Zusatz von 200 Th. krystall. Natriumcarbonat und 100 Th. Weingeist wiederum bis auf circa 70° C. Nach geschehener Lösung des Natriumcarbonats leitet man langsam Chlorgas ein, so lange eine Abscheidung von Jod und auch Entfärbung stattfindet. Man wird hierzu das Chlor nöthig haben, welches man aus 155 Th. Salzsäure von 1,123 sp. Gew., oder 200 Th. Salzsäure von 1,180—1,182 sp. Gew. mittelst Manganhyperoxyds erlangt. Man stellt bei Seite, sammelt nach einem Tage das abgeschiedene Jodoform und prüft das Filtrat mittelst Chlorwassers auf einen Gehalt an Jod. Wäre von diesem noch etwas vorhanden, so giebt man noch circa 20 Th. Natriumcarbonat und 10 Th. Weingeist hinzu, leitet etwas Chlorgas in die Flüssigkeit, erwärmt und stellt einen Tag bei Seite. Das gesammelte Jodoform wird auf dem Deplacirwege mit möglichst wenig Wasser ausgewaschen und, an einem lauwarmen Orte auf Fliesspapier ausgebreitet, schnell abgetrocknet. Besser geschieht die Abtrocknung an einem kühlen geschlossenen Orte über Schwefelsäure. Die Ausbeute beträgt höchstens 72 Th. Jodoform auf 100 Th. des verwendeten Jods. Es lohnt sich, die Mutterlauge einzutrocknen, mit etwas Holzkohle vermischt in kleinen Portionen in einen glühenden eisernen Tiegel einzutragen, den Glührückstand auszulaugen, das Filtrat einzutrocknen und zu künstlichen jodhaltigen Soolbädern zu verwenden.

Ausgiebiger und bequemer ist die Methode BOUCHARDAT's. 100 Th. Kaliumbicarbonat gelöst in 1000 Th. destill. Wasser, filtrirt und gemischt mit 250 Th. Weingeist, werden in einen langhalsigen Kolben oder eine Retorte eingetragen, in welcher sich bereits 100 Th. Jod befinden. Nach dem Anlegen einer Vorlage erwärmt man allmählich bis circa 80° und setzt, wenn Entfärbung stattgefunden hat, aufs Neue 25 Th. Jod hinzu. Dies wiederholt man so oft, jedoch mit 20 und 10 Th. Jod, als Lösung und Entfärbung stattfindet. Ist man an dem Punkte angelangt, wo man zu viel Jod zugesetzt hätte, so lässt man halb erkalten, vermischt die Lösung mit der etwa überdestillirten Flüssigkeit und versetzt allmählich mit kleinen Mengen verdünnter Aetzkalilauge, bis Entfärbung eingetreten ist. Man giesst nun die Flüssigkeit in ein reines Porcellangefäss und stellt sie bedeckt einen Tag an einen Ort von mittlerer Temperatur, sammelt dann den Bodensatz in einem Deplacirtrichter und wäscht ihn mit kaltem destill. Wasser aus, bis einige Tropfen der ablaufenden Flüssigkeit, auf einer Glasscheibe verdampft, aufhören einen Rückstand zu hinterlassen. Endlich trocknet man das Jodoform wie oben angegeben. Es muss zur Darstellung eine filtrirte Lösung des Kaliumbicarbonats und ein reines Jod zur Verwendung kommen. Im anderen Falle ist eine Lösung des noch feuchten Jodoforms in einem circa 15-fachen Vol. heissem Weingeist, ein Klarabgiessen oder eine Filtration dieser heissen Lösung und ein Ausscheidenlassen des Jodoforms in der Kälte erforderlich. Die weingeistfeuchte Krystallmasse trocknet an der Luft ziemlich schnell ab. Die weingeistige Mutterlauge stellt man, nachdem sie durch Destillation auf ein halbes Volumen eingeengt ist, zur weiteren Abscheidung von Jodoform bei Seite. Die Ausbeute beträgt höchstens 35 Proc. von der Menge des verarbeiteten Jods.

Die oben gewonnene wässrige Mutterlauge wird eingedampft, mit dem zehnten Theile ihres Gewichts Holzkohlenpulver vermischt, portionsweise in einen glühenden eisernen Tiegel eingetragen und aus dem Glührückstande durch verdünnten Weingeist **Kaliumjodid** extrahirt. Hier, bei dieser Methode geht kein Jod verloren.

Theorie der Jodoformbildung. Chloroform ($CHCl_3$) lässt sich als ein dreifach gechlortes Sumpfgas oder zweimal gechlortes Methylchlorid ansehen. Dem Chloroform parallel sind Bromoform ($CHBr_3$) und Jodoform (CHJ_3). Letzteres entsteht bei Einwirkung von Jod auf ein Gemisch von Alkali und Weingeist unter gleichzeitiger Bildung von Formiat (Ameisensäure-Salz).

Kaliumhydroxyd   Jod   Weingeist   Kaliumformiat Kaliumjodid Jodoform   Wasser
$$6KOH \text{ u. } 8J \text{ u. } CH_3.CH_2.OH \text{ geb. } CHO_2K \text{ u. } 5KJ \text{ u. } CHJ_3 \text{ u. } 5H_2O$$

Natriumhydrat   Jod   Aethylalkohol   Natriumformiat   Natriumjodid
$$6\left({Na \atop H}\right\}O\right) \text{ und } 4\left({J \atop J}\right\}\right) \text{ und } {C_2H_5 \atop H}\right\}O \text{ geben } {CHO \atop Na}\right\}O \text{ und } 5\left({Na \atop J}\right\}\right) \text{ und }$$

Jodoform   Wasser
$$CHJ_3 \text{ und } 5\left({H \atop H}\right\}O\right)$$

Es werden also $^3/_8$ des Jods zur Bildung des Jodoforms und $^5/_8$ des Jods zur Bildung von Kalium- oder Natriumjodid verbraucht. Lässt man nun Chlor auf das Kaliumjodid einwirken, so wird Jod abgeschieden und bei Gegenwart von Weingeist zur Bildung von weiteren Mengen Jodoform disponibel gemacht. Statt des Aetzkalis oder Aetznatrons können auch bei Mitwirkung einer Wärme von circa 70° die Carbonate des Kaliums und Natriums bei der Darstellung des Jodoforms zur Verwendung kommen; im letzteren Falle wird Kohlensäure frei. Jodoform giebt Weingeist nicht allein aus, auch viele andere Stoffe lassen sich zur Jodoformbildung verwenden, wie Aceton, Aldehyd, Amylen, Butylalkohol, Propylalkohol, Methylalkohol, Essigäther, Meconsäure, Milchsäure, Chinasäure, viele flüchtige Oele, Arabisches Gummi, Zucker und einige andere.

Eigenschaften. Das Jodoform bildet hexagonale safranartig riechende, glänzende, citronengelbe, zerreibliche, fettig anzufühlende, sehr kleine Krystallplättchen, im Grossen dargestellt und aus Weingeist langsam krystallisirt circa

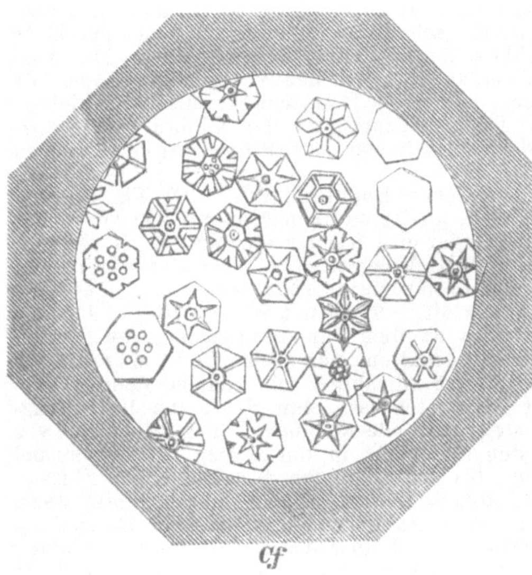

linsengrosse, säulenförmige oder tafelförmige Prismen von ca. 2,000 spec. Gew., löslich in 14000 Th. Wasser von 15° C., in 75 Th. 90-proc. Weingeist, in 10 Th. solchem kochenden Weingeist, auch löslich in 5,5 Th. Aether, ferner in Chloroform, Petroläther, ätherischen und fetten Oelen, leicht löslich in Schwefelkohlenstoff. Bei 115° C. schmelzen die Krystalle zu einer braunen Flüssigkeit, und stärker erhitzt entwickeln sich Joddämpfe, Jodwasserstoff und andere Zersetzungsproducte und ein kohliger Rückstand hinterbleibt, welcher erst durch Glühung auf Platinblech ohne einen Rückstand zu hinterlassen verbrennt. Jodoform ist schon bei gewöhnlicher Temperatur merklich flüchtig und destillirt mit den

Jodoformkrystalle in kleiner Menge aus Weingeist dargestellt. Stark vergrössert. Oben rechts zwei glatte Krystalle, wie man sie aus Zuckerlösung fällt.

Dämpfen des kochenden Wassers unverändert über. Wässerige Aetzlauge wirkt kaum zersetzend, aber weingeistige Aetzkalilösung zersetzt das Jodoform unter Bildung von ameisensaurem Kalium und Kaliumjodid.

Jodoform oder Trijodmethan erhält die Formel CHJ_3, Mol. Gew. 394. (Methan $= CH_4$).

Prüfung. Wesentlich ist, dass das Jodoform trockne Krystalle darstellt, mit circa 6 Th. Aether eine völlig klare Lösung giebt und mit Wasser geschüttelt an dieses nichts abgiebt. Die Prüfung der völligen Flüchtigkeit geschieht in einem langen trocknen Reagircylinder, in welchen man nicht mehr denn 0,1 g der Krystalle giebt. Man erhitze anfangs mässig, zuletzt bis zur Rothgluth. Hierbei zerfällt das Jodoform in Jod und Methylenjodid (CH_2J_2) und dieses wiederum in Jod und andere Verbindungen. Unter dem Mikroskop erblickt man über dem Jodsublimat schöne Methylenjodidkrystalle zum Theil durch Jod gefärbt, wenige nicht gefärbt neben gelbbraunen Tröpfchen. Schliesslich bleibt an der Stelle, wo das Jodoform lag, ein schwarzer feiner Beschlag, selten ist diese Stelle unbedeckt. Beim Erhitzen auf Platinblech bleibt kein Rückstand, doch nehme man diese Operation in einem Ofenzuge oder im Freien vor.

Die richtigere Prüfung auf Stoffe, welche in Folge ungenügenden Auswaschens vorhanden sein können, besteht in einer Durchschüttelung einer Portion Jodoform mit kaltem destill. Wasser, Abfiltriren und Prüfung des Filtrats mit **Silbernitrat** und **Baryumnitrat**. Das Filtrat darf weder sofort eine weisse Trübung geben, noch nach einstündigem Stehen sich schwärzlich oder farbig trüben.

Aufbewahrung. Diese geschehe nach Anordnung der 1. Ausg. der Ph. Germ. in Glasgefässen mit Glasstopfen. Dieser Glasstopfen lässt sich in Wirklichkeit auch durch einen Korkstopfen ersetzen, denn dieser schliesst dichter und wird selbst bei einer Aufbewahrung des Jodoforms über Jahr und Tag in keiner Weise angegriffen. Die Aufbewahrung soll eine vorsichtige sein, es hat also das Jodoform einen Platz in der Tabula C.

Anwendung. Das Jodoform hat wegen seines grossen Jodgehalts, welcher 90 Proc. seines Gewichtes ausfüllt, wegen der vortrefflichen Eigenschaft, keine örtliche Reizung zu verursachen, ferner wegen des milden Geruches und Geschmackes innerliche und äusserliche Anwendung in Stelle des Jods gefunden. Es soll bei Scrofeln, Kropf, Rhachitis, Syphilis, cancrösen Leiden, verschiedenen Hautkrankheiten befriedigende Dienste leisten. Im Uebrigen ist es eine giftige Substanz, wenn auch weit weniger giftig als Jod. Man giebt es zu 0,03—0,05 — 0,1 g drei- bis viermal täglich in ätherweingeistiger Lösung, Pulvern oder Pillen. Die **stärkste Einzelgabe** normirt die Pharmakopoe zu 0,2, die **stärkste Tagesgabe** zu 1,0 g. Zu Salben mischt man es durch Lösung von 1 Th. Jodoform in 8—10 Th. Fett in der Wärme des Wasserbades. Man hat das Jodoform auch als desinficirendes Räucherungsmittel empfohlen, ohne dass es jedoch bessere Dienste leistet, als schwache Chlorräucherungen. Die beste äusserliche Anwendung des Jodoforms ist die mittelst einer Pflastermischung. Mit der weingeistigen Lösung besprengt man die Kräuter zu den Cigaretten gegen Asthma.

Kritik. Im zweiten Alinea des lateinischen Satzes stossen wir auf ein *Jodoformium filtratum ne Argento nitrico, neve etc. mutetur.* Die Unmöglichkeit der Ausführung dieser Procedur musste doch in der Correctur erkannt werden. Solche Ausdrucksweisen sind in einer Pharmakopoe nicht passend und auch in der 1. Ausgabe nie vorgekommen. Nur das mit dem Jodoform geschüttelte Wasser kann und soll filtrirt werden.

Jodum.

Jod. Iodum; Jodīna. *Iode. Iodine.*

Schwarzbraune, metallisch glänzende, krystallinische, trockne, rhombische, eigenthümlich riechende Tafeln oder Plättchen, welche erhitzt violette Dämpfe ausgeben, die Stärkelösung blau färben, in ungefähr

5000 Th. Wasser und in 10 Th. Weingeist so löslich sind, dass sie eine braun gefärbte Flüssigkeit liefern. Mit Aether und auch mit Kaliumjodidlösung ergeben sie eine reichliche, braungefärbte, mit Chloroform und auch mit Benzol eine violette Lösung.

In der Wärme muss das Jod flüchtig sein.

Schüttelt man 0,5 g des Jods mit 20 ccm Wasser, versetzt einen Theil des Filtrats mit Natriumsulfitlösung bis zur Entfärbung, alsdann mit einem Körnchen Ferrosulfat und 1 Tropfen Ferrichloridlösung, sowie mit etwas Aetznatronlauge und erwärmt, so darf die Flüssigkeit auf Zusatz überschüssiger Salzsäure keine blaue Farbe annehmen. Ein anderer Theil der entfärbten Lösung mit Aetzammonflüssigkeit reichlich versetzt und darauf mit Silbernitrat ausgefällt, liefere eine Flüssigkeit, welche, nach Beseitigung des Silberjodids durch Filtration, nach Uebersättigung mit Salpetersäure eine Trübung erleiden, aber keinen Niederschlag ausgeben darf.

0,2 g Jod mit 0,5 g Kaliumjodid in 50 ccm Wasser gelöst und mit der volumetrischen Stärkelösung versetzt müssen zur Entfärbung 15,5 bis 15,7 ccm der volumetrischen Natriumthiosulfat-Lösung erfordern.

Vorsichtig aufzubewahren. Stärkste Einzelngabe 0,05 g, stärkste Tagesgabe 0,2 g.

Geschichtliches. Jod ist ein einfacher metalloïdischer Stoff und ein Haloïd. Es wurde 1811 von dem Soda- und Salpeterfabrikanten COURTOIS in Paris in der Mutterlauge des Vareks entdeckt. Die chemische Natur des Jods wurde von H. DAVY, GAY-LUSSAC und VAUQUELIN dargethan. GAY-LUSSAC gab ihm dem Namen Iod, Iodine (in deutscher Sprache: Jod, Jodine), wegen der violetten Farbe des Dampfes (denn ἰώδης, veilchenfarbig).

Vorkommen. Jod ist in der organischen und anorganischen Natur ausserordentlich verbreitet, man trifft es jedoch immer nur in geringen Mengen an, gewöhnlich in Verbindung mit metallischen Grundlagen der Alkalien und alkalischen Erden, im Meerwasser (300,000 Th. enthalten fast 1 Th. Jod), in Seepflanzen (*Fucus*- und *Ulva*-Arten), Seethieren (Badeschwamm, Tintenfisch etc.), in Steinkohlen, manchen bituminösen Schiefern, in den Phosphoriten von Amberg (Bayern), in manchem Steinsalz, in Salzsoolen, besonders in derjenigen der Saline Sulza (Sachs.-Weim.), im Perusalpeter (Natronsalpeter), in vielen Mineralquellen, auch in dem Mexikanischen Silbererze von Albaradon und in Schlesischen Zinkerzen. Viele Süsswasserpflanzen enthalten Spuren Jod. In der Ackererde, selbst in der Luft sind Jodspuren angetroffen. Die wichtigsten Mineralquellen Deutschlands, welche Jod enthalten, sind zu Aachen, Baden, Achern, Berg (bei Stuttgart), Burtscheid, Dölau bei Halle, Elster (Sachsen), Ems, Heilbrunn (Oberbayern), Homburg v. d. H., Kissingen, Krankenheil bei Tölz, Landeck bei Glatz, Levern (Westphalen, Annaquelle), Lippspringe, Mergentheim a. d. Tauber, Mondorff (Luxemburg), Neuhaus bei Neustadt (in Franken), Orb, Salzbrunn (bei Kempten), Salzschlirf (Fulda), Sebastiansweiler (Würtemberg), Seebruch (bei Vlotho), Soden (im Spessart), Weilbach (Nassau), Wiesbaden.

Gewinnung und **Darstellung.** Der Jodverbrauch zu medicinischen und technischen Zwecken hat eine enorme Jodproduction und in Frankreich und in Grossbritannien bedeutende Jodfabriken hervorgerufen. Die Schottischen und Irischen Fabriken produciren jährlich circa 90,000 kg, die Französischen circa 30,000 kg. In diesen Fabriken wird das meiste Jod aus den Mutterlaugen, welche man bei Darstellung von Kalisalzen aus Varek und Kelp erhält, gewonnen. Varek oder Kelp ist die Asche, welche durch Einäscherung von Seetangen (z. B. *Fucus digitatus*) gewonnen wird. Die an den Küsten der Normandie gewonnene wird **Varek**, die in Irland und Schottland gewonnene **Kelp** genannt. In neuerer Zeit lässt man die Seetange einer Gährung unterliegen, um sie dann leichter trocknen und in Asche verwandeln zu können. Die Lösungen, welche man durch Auslaugen des Vareks erhält, enthalten hauptsächlich Kaliumchlorid, Natriumchlorid, Kaliumsulfat und Jodverbindungen. Sie werden in Bleipfannen eingedampft. Bis zu einem gewissen Concentrationspunkte scheidet Natriumchlorid aus. Nachdem dieses mit einem Schaumlöffel entfernt ist, bringt man die Flüssigkeit in Krystallisationsgefässe, in welchen sich Kaliumsulfat, Natriumcarbonat und ein Theil des Kaliumchlorids in Krystallen absondern. Die Mutterlauge, welche hier erhalten wird, ist natürlich eine gesättigte Lösung der aus-

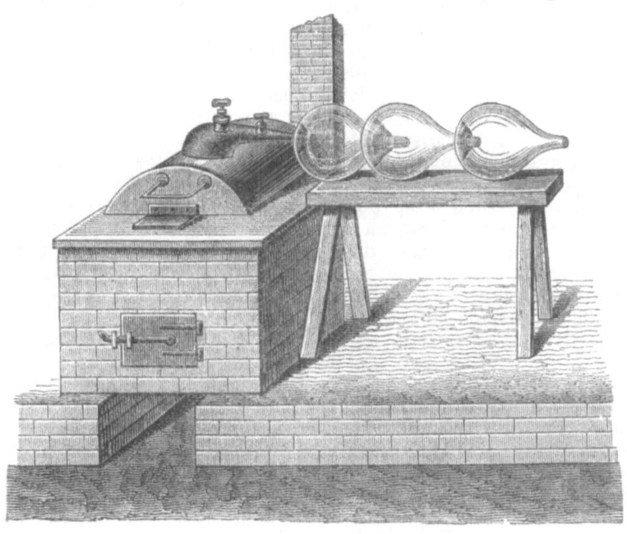

Bleikessel mit thönernem Helm, beschickt mit Jodlauge, Braunstein und Schwefelsäure.

geschiedenen Salze, enthält aber die löslichen Chlor-, Brom- und Jod-Verbindungen von Kalium, Natrium, Magnesium, Calcium etc. Die Mutterlauge, **Jodlauge** genannt, wird mit Schwefelsäure stark sauer gemacht und aufgekocht. Dadurch werden Schwefelverbindungen, schwefligsaure, unterschwefligsaure und kohlensaure Salze zersetzt und die daraus entstandenen gasigen Säuren verflüchtigt. Nachdem man nun noch das Glaubersalz hat herauskrystallisiren lassen, wird die Jodlauge mit Braunstein und Schwefelsäure aus einem Kessel von Blei mit Helm von Thonmasse bei gelinder Hitze der Destillation unterworfen (in England). Die Vorlagen bilden ein System gläserner Aludeln, welche einer besonderen Abkühlung nicht bedürfen. Die Destillation ist beendigt, sobald beim Oeffnen der Tubulatur des Helmes keine Joddämpfe mehr hervortreten. Der chemische Process ist hier ähnlich wie bei der Chlorgasentwickelung. In Frankreich lässt man durch die Jodlauge Chlorgas streichen. Die Jodmetalle werden hierbei durch das stärkere Chlor zersetzt, Jod wird frei und scheidet sich als wenig löslich grössten Theils ab. Da ein Ueberschuss von Chlor auch das Brom freimachen und auch Chlorjod erzeugen würde, so wird eine kleine Menge der

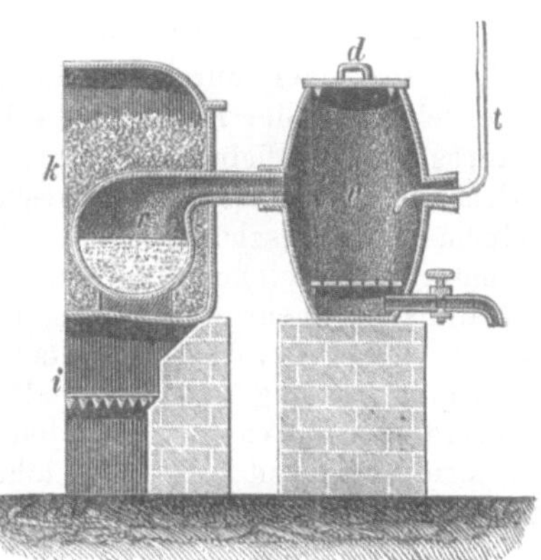

Jodsublimationsretorte (r) im gusseisernen Kessel (k) liegend, nebst Vorlage (v).

Flüssigkeit öfters geprüft, ob sie noch durch Chlor oder schon durch Kaliumjodid gefällt wird. Im ersteren Falle fehlt es noch an Chlor, im letzteren ist davon schon zu viel. Das abgeschiedene Jod wird gesammelt, gewaschen und über Schichten trockner Asche getrocknet. Die Asche selbst bedeckt den Boden einer verschliessbaren Kiste, damit das Jod in einem verschlossenen Raume abtrocknen kann. Das getrocknete Jod wird durch Destillation oder vielmehr Sublimation aus Retorten von Steingut gereinigt. Diese Retorten (r) stehen zu 6 bis 8 in 2 Reihen nach entgegengesetzten Seiten in einem ganz mit Sand gefüllten gusseisernen Kessel (k), welcher durch eine unterhalb angebrachte Feuerung (i) geheizt wird. In den Hälsen der Retorten kann sich kein Jod ansetzen und diese verstopfen, indem sie von Sand umgeben sind und dadurch heiss gehalten werden. Dicht vor dem Sandbade mündet der Hals der Retorte in die Vorlage (v). Diese ist mit einem beweglichen Deckel (d) geschlossen und hat einen doppelten Boden, von welchen der obere durchlöchert ist, um das sich verdichtende Wasser abfliessen zu lassen. Ein Seitentubulus enthält ein offnes Rohr (t) für die fortzuleitenden Wasserdämpfe. Diese Vorlagen dienen zu mehreren Destillationen, ehe man sie ausleert. Die Mutterlauge, aus welcher das Jod durch Chlor gefällt ist, wird in einem Bleigefäss zur Trockne eingedampft, dann mit Braunstein und Schwefelsäure erhitzt und der austretende Bromdampf unter Wasser oder conc. Schwefelsäure aufgefangen uud verdichtet.

Jod wird auch aus den Mutterlaugen bei Reinigung des Chilisalpeters (Natriumnitrat), welcher nach NÖLLNER 0,059—0,175 Proc. Jod enthält, abgeschieden. Zu Tarapaca sollen daraus täglich 40kg Jod gewonnen werden. Das gegenwärtig in der Fabrik der Société nitrière zu Tarapaca auf Veranlassung von THIERCELIN eingeführte Verfahren der Jodgewinnung besteht darin, die Mutterlaugen vor dem Raffiniren des Rohsalpeters mit einem Gemenge von Salpetrigsäure oder Schwefligsäure und Natriumbisulfit zu versetzen. Dadurch wird aus den Mutterlaugen alles Jod in Form eines schwarzen Niederschlages abgeschieden.

Das gefällte Jod bringt man in ein grosses steinzeugenes Gefäss, dessen Boden mit mehreren Lagen von Quarzsand, dessen Körner von unten nach oben an Grösse abnehmen, versehen ist. Nachdem das Jod abgetropft hat, schöpft man es, ohne die untere Jodschicht aufzurühren, mit einem irdenen Löffel in einen dickwandigen Kasten aus Gyps, welcher die im Jod vorhandene Feuchtigkeit schnell aufsaugt. Dieses Jod, welches immer noch etwas Wasser und grosse Mengen von Salzen, gewöhnlich nur circa 50 Proc. Jod enthält, kommt entweder sofort in den Handel, oder wird vorher der Sublimation unterworfen.

In Lille (Frankreich) stellte man schon seit Jahren neben der Superphosphatfabrication aus Französischen Phosphoriten Jod dar. Nach THIERCELIN soll man in 2000 Th. Phosphoriten 1 Th. Jod antreffen. Die Abscheidung des Jods aus Natriumjodid ergeben folgende Formeln:

Natriumjodid Manganhyperoxyd Schwefelsäure Natriumdisulfat Manganosulfat Jod Wasser
$$2NaJ \quad u. \quad MnO_2 \quad u. \quad 3H_2SO_4 \text{ geb. } 2NaHSO_4 \quad u. \quad MnSO_4 \quad u. \quad 2J \text{ u. } 2H_2O$$

Natriumjodid Chlor Natriumchlorid Jod
$$NaJ \quad \text{und} \quad Cl \quad \text{geben} \quad NaCl \quad \text{und} \quad J.$$

Handelssorten. Im Handel unterschied man bisher 2 Sorten Jod, nämlich Englisches oder unreines Jod (*Jodum Anglicum*) und Französisches oder gereinigtes oder resublimirtes Jod *(Jodum bissublimatum s. resublimatum)*. Letzteres ist das officinelle, ersteres ist nur zur Darstellung von Jodpräparaten im Grossen verwendbar. Das resublimirte bildet dünne trockne Tafeln, und in einem Glase geschüttelt bleibt davon nichts an der Glaswandung hängen, was unter den gleichen Umständen beim Englischen stattfindet. Dieses bildet krystallinische, mehr oder weniger krümliche Massen und ist feucht. Es enthält bis zu 8 Proc. Wasser. Das resublimirte Jod ist völlig trocken und bedarf keiner Prüfung auf Jodgehalt. Das gewöhnliche Jod ist verfälscht und verunreinigt mit Wasser, Cyanjodid (CNJ), welches farblose Nadeln bildet, Jodchlorid (Chlorjod, JCl), welches hyacinthrothe Krystalle bildet, Kohle, Graphit, Sand.

Eigenschaften. Das Jod ist ein auf den thierischen Organismus äusserst energisch und zersetzend einwirkender Körper von anhaltend scharfem Geschmacke und widrigem Geruche. Es bildet chlorähnlich riechende, herb und scharfschmeckende, bei gewöhnlicher Temperatur feste, an der Luft langsam verdunstende, völlig trockene, leicht zerreibliche, dem Graphit ähnlich metallisch glänzende, krystallinische Schuppen, Blättchen oder Tafeln, welche in Wasser wenig, in 10 Th. Weingeist, auch in Aether, Chloroform, Schwefelkohlenstoff leicht, selbst in fetten Oelen löslich sind. Jod ist leicht löslich in den wässerigen Lösungen der Schwefligsäure, des Kaliumjodids und Natriumthiosulfats. Spec. Gewicht circa 4,948. Das Jod schmilzt bei 115° C., bei 180° siedet es und verwandelt sich in einen sehr schweren Dampf von dunkelvioletter Farbe. Spec. Gew. des Dampfes 8,7. Bei langsamer Verdichtung des Dampfes krystallisirt das Jod in spitzen Rhombenoktaëdern. Verdampfung des Jods findet auch, wie schon erwähnt ist, bei gewöhnlicher Temperatur statt und zwar nicht unbedeutend. Auf den Organismus wirkt es eingenommen oder eingeathmet energisch und giftig. Es färbt Haut und Papier (vorübergehend) braun. 4500 Th. Wasser lösen ungefähr 1 Th. Jod, enthält jedoch das Wasser Ammonsalze, Chloride, Jodide, Bromide, Gerbsäure, so wird Jod in grösserer Menge gelöst. 0,3 g Gerbsäure reichen hin, um 1,0 g Jod in 200 g Wasser zu lösen. Die wässrige Jodlösung ist braungelb, giebt im Sonnenlicht nicht Sauerstoff aus und bleicht auch nicht. In Schwefelkohlenstoff, Chloroform und Steinöl löst es sich je nach seiner Menge mit mehr oder weniger gesättigter röthlichvioletter Farbe, in Weingeist und Aether mit rothbrauner Farbe. Schwefelkohlenstoff wird davon am stärksten gefärbt. Merkwürdig ist das Verhalten gegen einige ätherische Oele. Einige lösen es nur unvollkommen auf, mit anderen fulminirt es, d. h. es entsteht eine Verpuffung unter Entwickelung violetter Joddämpfe. Stärkemehl wird durch Jodlösung tief blau gefärbt, in Folge einfacher Adhäsion. Beim Erhitzen entfärbt sich das Jodstärkemehl, beim Erkalten tritt die Färbung wieder ein. Ferrichlorid scheidet aus den Jodalkalimetallen und Joderdmetallen Jod aus.

$$\underset{\text{Kaliumjodid}}{2KJ} \quad \text{u.} \quad \underset{\text{Ferrichlorid}}{Fe_2Cl_6} \text{ geben aus } \underset{\text{Ferrochlorid}}{2FeCl_2} \quad \text{u.} \quad \underset{\text{Kaliumchlorid}}{2KCl} \quad \text{u.} \quad \underset{\text{Jod}}{2J.}$$

In der wässerigen Lösung des Natriumthiosulfats *(Natrium subsulfurosum)* löst sich Jod farblos auf unter Bildung von Natriumjodid und Natriumtetrathionat. Vergl. unter Prüfung.

Das Atomgewicht des Jods ist = 127, das Moleculargewicht = 254.

Prüfung. Dieselbe erstreckt sich nach der Ph. auf die völlige Flüchtigkeit, einen Gehalt an Cyanjodid oder Cyanjod, Jodchlorid oder Chlorjod und schliesslich auf den Jodgehalt. Das erstere Prüfungsmoment ist geboten, die übrigen Prüfungsmomente in der vorgeschriebenen Ausführung sind überflüssig oder doch zum Theil einfacher zu gestalten, wenn man sie dem ersten Prüfungsmomente anschliesst. Da nur das völlig trockene Jod in Plättchenform, welches in einem Glase stark geschüttelt keine Partikel an der Glaswandung hängen lässt, oder welches auf Canzleipapier aufgeschüttet und dann sofort wieder abgeschüttet keine tiefbraune Flecke hinterlässt, officinell ist, so hat man damit ziemlich eine Gewähr, ein fast völlig reines und trocknes Jod vor sich zu haben und dem entsprechend dürfte der folgende Prüfungsgang der kürzeste, einfachste und daher wohl der beste sein, wenn man beachtet, dass die grossen Jodplättchen gewöhnlich rein sind, die Trümmer, der sogenannte Grus, aber fast immer unrein zu sein pflegen.

Prüfung auf völlige Flüchtigkeit und Chlorjod- und Cyanjodgehalt. In einen 15—18 cm langen Reagircylinder giebt man von den Jodplättchen-Trümmern circa 0,3 g. Diese Trümmer erlangt man in der Weise, dass man das Standgefäss auf den Kopf stellend sanft schüttelt, dadurch die kleineren Plättchentrümmer über dem Stopfen liegend sammelt und nur an einem zugigen Orte den Stopfen theilweise lockert oder aufzieht, so dass die kleinen Stückchen in einen untergestellten Porcellanmörser niederfallen. Man muss nämlich mit Jod stets so agiren, dass man von dem Joddampfe nichts aufathmet, denn dieser scheinbar unbedeutende Dampf ist für die Luftwerkzeuge ungemein Gefahr drohend. Die 0,3 g höchstens betragenden Jodtrümmer werden in dem Reagircylinder so erhitzt, dass die oberen $^4/_5$ des Cylinders kalt bleiben. Fast die Hälfte des Cylinders füllt sich mit violettem Dampf. Man lässt erkalten, wobei sich der Dampf verdichtend an die Wandung in Krystallen ansetzt. Das Erhitzen und das Erkaltenlassen muss in kurzen Pausen 5—6-mal wiederholt werden. Dann erst findet man den Boden und den unteren Theil des Cylinders leer und klar.

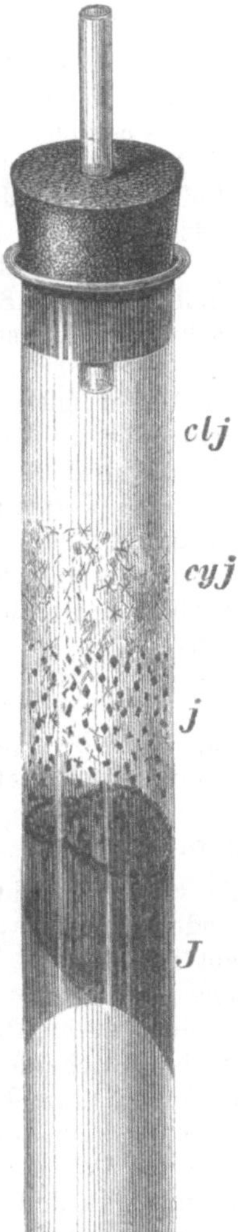

Fixe Stoffe, welche das Jod enthält, würden am Boden des Cylinders zurückbleiben. Chlorjod giebt sich als brauner Dampf zu erkennen, welcher specifisch leichter denn Joddampf ist, also höher in dem Cylinder aufsteigt und die obere Hälfte des Cylinders gelbbraun färbt. Ist dieser leichtere Dampf (*j* bis *clj*) nur hellbraun, so ist das Chlorjod nur in einer solchen Menge vertreten, wie sie von der Ph. zugelassen wird. Ist dieser Dampf dunkelbraun, so ist das Jod zu verwerfen. Bei Gegenwart von Cyanjodid findet man dieses nach dem ersten oder zweiten Erhitzen als Wandbeschlag dicht über dem Jodsublimat, bestehend aus feinen zarten farblosen nadelförmigen Krystallhäufchen, welche mit blossem Auge, besser mit einem Vergrösserungsglase erkannt werden. Um das Cyanjodid im Jod zu erkennen, giebt man auf eine Glasscheibe eine dünne Jodschicht und bedeckt diese mit einer zweiten Glasscheibe. Dann revidirt man mit blossem oder bewaffnetem Auge. Die Cyanjodidkrystallnadeln im Jod sind 3—5-mal grösser als im Sublimat im Reagircylinder, also nicht schwer zu erkennen.

Das resublimirte Jod ist gewöhnlich frei vom Cyanjodid, es werden also bei der Sublimation keine farblosen Krystalle auftreten, dagegen wird in den meisten Fällen beim ersten Erhitzen ein schwacher brauner Dampf über den schweren Joddämpfen erscheinen, denn Spuren Chlorjodid sind meist vorhanden.

Das Chlorjod, Jodchlorid oder Jodmonochlorid (JCl) ist rein hyacinthroth oder rothbraun, leicht flüchtig, schmilzt bei 25^0 C. und löst sich leicht in Wasser unter Abscheidung von Jod, auch der Dampf zersetzt sich unter Bildung von Jodterchlorid und Jod, welches sich an die Wandung des Glases ansetzt und dieses gelbbraun färbt. Unter dem Mikroskop erscheint das Chlorjod an der Glaswandung in Form gelbbrauner Tröpfchen.

Cyanjod, Cyanjodid, Jodcyan (CNJ oder CyJ) bildet farblose, höchst flüchtige, nadelförmige Krystalle. Es ist sehr giftig, flüchtiger als Jod und in Wasser leicht löslich. Den Gehalt im resublimirten Jod fand HAGER in einem Falle zu annähernd 0,02 Proc., während in andern Sorten Jodresublimat keine Spur anzutreffen

Reagircylinder ($^2/_3$ Grösse) mit Jodsublimatbeschlag (*Jj*). Cyanjodidbeschlag *cyj*. Chlorjoddampf von *J* bis *clj*.

war. Jene 0,02 Proc. (mit 17 Proc. Cyangehalt) dürften als eine unwesentliche Verunreinigung aufzufassen sein, KLOBACH fand in einer gewöhnlichen Jodsorte 0,94 Proc. Diese Jodsorte ist nicht officinell.

Wenn das Jod trocken ist, sich beim Erhitzen völlig flüchtig erweist, dabei nur einen hellbraunen Dampf und keinen farblosen Krystallbeschlag ergiebt so liegt wirklich kein Grund vor, den Jodgehalt zu bestimmen, denn dann ist es doch nur Jod mit einer kleinen Spur Chlorjodid. Die Bestimmung des Jods nach Vorschrift der Ph. beruht auf der Formel

$$\underset{\substack{\text{Natriumthiosulfat}\\(2\times248=496)}}{2(Na_2S_2O_3 + 5H_2O)} \text{ und } \underset{\text{Jod }(2\times127=254)}{2J} \text{ geben } \underset{\substack{\text{Natrium-}\\\text{jodid}}}{2NaJ} \text{ und } \underset{\substack{\text{Natrium-}\\\text{tetrathionat}}}{Na_2S_4O_6} \text{ und } 10\ H_2O.$$

Wenn also die mit Stärkelösung versetzte Lösung des Jods (0,2 g) in Kaliumjodidlösung mit der volumetrischen $^1/_{10}$-Natriumthiosulfatlösung versetzt wird, bis Entfärbung eintritt, so erfordert 1 g Jod 78,74 ccm der Thiosulfatlösung (denn 254 : 20000 = 1 : 78,74). 0,2 Jod würden (78,74 $\times$ 0,2 =) 15,75 ccm der Lösung beanspruchen. Da die Ph. nur 15,5—15,7 ccm zulässt, so gewährt sie einen Feuchtigkeitsgehalt und Unreinigkeiten bis zu 1,5 Proc.

Die Prüfung auf Cyanjodid nach der Ph. besteht in der Ueberführung des Jods in Natriumjodid und des Cyans in Natriumcyanid und in der Ueberführung des Cyans im letzteren in Berlinerblau, Ferroferricyanid, durch Zusatz von Ferro- und Ferrisalz nebst etwas Aetznatron und schliessliches Ansäuren mit Salzsäure nach den Formeln:

$$\underset{\text{Cyanjodid}}{CNJ} \text{ u. } \underset{\text{Natriumsulfit}}{Na_2SO_3} \text{ u. } \underset{\text{Wasser}}{H_2O} \text{ geb. } \underset{\text{Natriumjodid}}{NaJ} \text{ u. } \underset{\text{Natriumcyanid}}{NaCN} \text{ u. } \underset{\text{Schwefelsäure}}{H_2SO_4.}$$

Die gebildete Schwefelsäure verdrängt sowohl das Jod wie das Cyan aus der Verbindung mit Natrium und scheidet sie als Wasserstoffsäuren, HJ und HCN, ab. Durch Zusatz von Natronlauge und Ferrosalz wird aus dem Cyanwasserstoff zunächst Natriumcyanid und aus diesem Natriumferrocyanid erzeugt

$$\underset{\text{Natriumcyanid}}{6NaCN} \text{ u. } \underset{\text{Ferrosulfat}}{FeSO_4} \text{ geb. } \underset{\text{Natriumferrocyanid}}{Na_4Fe(CN)_6} \text{ u. } \underset{\text{Natriumsulfat}}{Na_2SO_4}$$

und wird nach Zusatz von Ferrisalz Salzsäure zugesetzt, so fällt Berlinerblau nieder

$$\underset{\text{Natriumferrocyanid}}{3Na_4Fe(CN)_6} \text{ u. } \underset{\text{Ferrichlorid}}{2Fe_2Cl_6} \text{ geb. } \underset{\text{Ferroferricyanid}}{2Fe_23Fe(CN)_6} \text{ u. } \underset{\text{Natriumchlorid}}{12NaCl.}$$

Zur Erkennung des Chlors aus dem Chlorjod, welches zu ungefähr 0,8 Proc. zugelassen wird, soll die aus dem Jod durch Natriumsulfit in Lösung gewonnene Jodwasserstoffsäure mittelst Silbernitrats als Jodsilber, welches in Aetzammon nicht löslich ist, ausgefällt werden. Wird nun das Filtrat, welches das in Aetzammon lösliche Silberchlorid enthält, mit Salpetersäure übersättigt, so scheidet das Silberchlorid aus. Dieses soll nur als eine Trübung auftreten, nicht als ein Niederschlag.

Aufbewahrung. Jod wird in gläsernen, mit gut schliessenden Glasstopfen (nicht Korkpfropfen) versehenen und mit Paraffinpapier tektirten Flaschen, welche wiederum in ein porcellanenes oder weissblechenes Gefäss gestellt sind, also recht wohl verschlossen an einem kühlen Orte unter den Separandis, also vorsichtig aufbewahrt. Selbst die besten Glasstopfen verhindern nur unvollkommen eine Verdampfung des Jods. Nicht allein wirken die Joddämpfe wie die Chlor- und Bromdämpfe sehr nachtheilig auf die Gesundheit, sondern auch die metallenen Geräthschaften in der Officin, besonders die Stahltheile an den Waagen, werden stark von den Joddämpfen angegriffen. Ebenso berühre man das Jod nie mit den blossen Händen, mit metallenen Löffeln oder Spateln. Die hörnernen Löffel und Waageschalen, welche mit Jod in Berührung kommen, dürfen nicht feucht sein und müssen zuvor mit einem trocknen Tuche abgerieben werden. Das Abwägen grösserer Jodmengen geschieht am besten an einem luftigen freien Orte, nie in geschlossenem Raume.

Das Riechen an Jod unterlasse man, denn es kann ein Phthisis veranlassen, selbst wenn eine nur schwache Veranlagung zu dieser Krankheit vorhanden ist. Die Erfahrung lieferte Beweise dieser Annahme.

Anwendung. Jod gilt alt Alterans, Depurativum, Reconstituens, Antisy-

philiticum, Antiscrofulosum, Resolutivum und Causticum. Es ist ein heroisch
wirkender Arzneistoff. Innnerlich wirkt es reizend und ätzend, vermehrt die
Secretion des Magensaftes und erscheint in den Excretionen der Speichel-
drüsen und Nieren als Natriumjodid wieder. In starken Gaben wirkt das Jod
oder seine Salze giftig, auch erzeugt es bei anhaltendem Gebrauch oder beim
längeren und öfteren Athmen in einer stark jodhaltigen Luft eine Intoxication,
Jodismus, Jodkrankheit genannt, doch verhält es sich damit wie mit den
Arsenikessern. Einige Personen zeigen eine solche Idiosynkrasie gegen Jod,
dass bei ihnen schon nach Gebrauch kleiner Mengen Jodsalze toxische Erscheinungen eintreten. Andere können viel und lange Jod und seine Verbindungen gebrauchen und dabei recht gesund bleiben. Jodismus offenbart sich
durch Versagen der Sinne, Ohnmachten, Betäubung, Magendarmkatarrhe, Entzündung der Rachenschleimhäute, Hautausschläge.

Man giebt das Jod zuweilen zu 0,01—0,03—0,05 g 2—3-mal täglich in
Pulvern, Pillen, Solution gegen Kropf, Skrofulose, Tuberkulose, chronische
Hautausschläge, Drüsenanschwellungen, bei secundärer und tertiärer Syphilis,
chronischer Gicht, Neuralgien, Wechselfiebern, verbunden mit Sumpfkachexie,
Erbrechen der Schwangeren, Speckleber, Fettsucht etc.

Die stärkste Einzelgabe ist nach der Ph. 0,05, stärkste Tagesgabe 0,2 g. Es kommt sehr darauf an, in welcher Mischung Jod gegeben
wird, denn es hat wie das Chlor die Eigenthümlichkeit in den Elementarbe-
stand vieler Körper einzutreten und damit seine caustischen Eigenschaften
einzubüssen z. B. mit vielen Syrupen, Tincturen, Aetherverbindungen, Stärkemehl und Gerbstoff enthaltenden Körpern, Milch.

Die Mischung des Jods mit Ammon oder Ammoniumsalzen, so wie
Körpern, welche leicht Sauerstoff abgeben, vermeide man.

Mischungen, welche freies Jod enthalten, dürfen nicht mit metallischen
Löffeln eingenommen werden, sondern mit porcellanenen Löffeln oder in Spitz-
gläschen.

Aeusserlich wird es angewendet in Dampfform (gebettet in Baumwolle und bedeckt mit Guttaperchablatt z. B. auf Saugbrüste), als Inhalation
bei Phthisis (gebettet in Baumwolle und auf den inneren Boden eines Glas-
hafens gelegt) täglich höchstens 0,015 g. Jodcigarren geben keinen Joddampf
aus, besser sind Jod-Räucherkerzchen. Auch als Schnupfpulver
(1 Jod, 100 Kampfer), ferner zu Injectionen in Kaliumjodidlösung gelöst, zu
Einreibungen (1 : 20—40 Fett), zu Mund- und Gurgelwässern (0,1 Jod, 0,25
Kaliumjodid und 100—150 Aq.), Waschungen (2 : 150—200 Spir. oder Aq.
mit 3—4 Kal. jodat.), Augenwässern 0,05 : 100—120), Bädern (Vollbad 10
bis 15 g nebst 15—20 g Kal. jod. oder 500—800 Kochsalz) wird es verwendet. Jodirte Baumwolle, *Gossypium jodatum*, Handb. d. pharm.
Praxis II, S. 209.

Kritik. Der Prüfungsvorgang und die Jodbestimmung, wie sie von der Ph.
vorgeschrieben sind, erscheinen überflüssig, denn in der Prüfung auf völlige Flüchtigkeit bietet sich die Gelegenheit, die Verunreinigungen genau zu erkennen. Ist das
Jod trocken und ziemlich rein und völlig sublimirbar, welcher Zweck läge dann
wohl vor, die Gehaltsbestimmung noch auszuführen? Hat man diese Prüfung wohl
ohne besondere Erwägung und ohne Sublimirexperiment entworfen? Hätte die Ph.
keine *lamellae siccae* gefordert, dann wäre der Prüfungsgang, wie ihn die Ph. vorschreibt, auch unumgänglich nothwendig gewesen.

Warum die Ph. in dem Texte (*lamellae*) *crystallinae, siccae, rhombicae* sagt, *crystallinae* von *rhombicae* getrennt hat, ist auch schwer zu ergründen — jedoch der
lateinische Verfasser war, wie wir aus anderen Fällen wissen, in der Physik und Chemie
ein Fremdling, und so wurde *siccae* zufällig eingeschoben. Dass die Correctoren dies
aber zuliessen, muss befremden.

Kali causticum fusum.

Aetzkali; Aetzstein. Kali hydrĭcum fusum; Lapis caustĭcus chirurgōrum. *Potasse à la chaux; Potasse fondue; Potasse caustique à la chaux; Pierre à cautère. Caustic potash.*

Trockne, weisse, schwer zerbrechliche, sehr ätzende Stücke oder cylindrische Stäbchen, welche an der Luft feucht werden und auf der Bruchfläche ein krystallinisches Gefüge zeigen. Die wässerige Lösung mit Weinsäure im Ueberschuss gesättigt ergiebt einen weissen krystallinischen Bodensatz.

In 2 Th. Wasser gelöst und mit 4 Th. Weingeist gemischt darf sich nach kurzem Beiseitestehen ein nur sehr geringer Bodensatz absetzen. Dieselbe Lösung *(eadem solutio)* mit 15 Th. Kalkwasser gekocht, dann filtrirt, ergebe eine Flüssigkeit, welche, in überreichliche Salpetersäure eingegossen, nicht aufbrausen darf. Eine 5-proc. mittelst verdünnter Schwefelsäure hergestellte Lösung (des Kali caust.) mit einem Vol. Schwefelsäure und 2 Vol. Ferrosulfatlösung versetzt darf keine braungefärbte Mittelzone ausgeben.

Wird 1g des Aetzkalis in 100ccm Wasser gelöst und mit Salpetersäure im Ueberschusse gesättigt, so darf nach Zusatz von je 4 Tropfen Baryumnitrat und Argentinitrat (-Lösung) nicht eher als nach Verlauf von 2 Minuten eine Trübung entstehen.

Vorsichtig aufzubewahren.

Geschichtliches. Vor 150 Jahren stellte man einen *Lapis Prunellae* dadurch her, dass man geschmolzenem Salpeter nach und nach $^1/_8$ Schwefel hinzusetzte. Im letzten Drittel des vorigen Jahrhunderts trat dieses Präparat als *Nitrum tabulatum* in abgeänderter Form auf, indem *Lapis infernalis alcalinus sive Causticum Potentillae,* dargestellt aus Potasche und Aetzkalk, dafür eingetreten war. Manche Pharmakopoen setzen in Stelle der Potasche Spanische Soda.

Darstellung. Aetzkali in Stangen wird jetzt von unseren chemischen Fabriken so rein und billig in den Handel gebracht, dass man das früher gebräuchliche *Kali causticum siccum* in grober Pulverform selten noch antrifft und kleine benöthigte Mengen Aetzkalilauge durch Lösung des geschmolzenen Aetzkalis in Stangen in Wasser ex tempore darstellt.

Wird die Schmelzung in einem polirten eisernen Gefäss vorgenommen, so bleibt eine Verunreinigung mit Eisen nicht aus. Das passendste Schmelzgefäss ist von reinem Silber, von der Form der Pflasterschmelzpfännchen mit geschweiftem Ausguss und in einen eisernen Ring mit langem Stiel und hölzernem Handgriff mit Hilfe von Hartloth eingenietet. Die Schmelzung geschieht über Kohlenfeuer oder Gasflamme. Bei Anwendung von Kohlenfeuer bedeckt man das Gefäss mit einem passenden Deckel. Die Form besteht aus Eisen, ist polirt und wird, ehe man die Kalimasse hineingiesst, ungefähr bis auf 30—50° C. erwärmt. Sie darf weder mit Oel noch mit Talg ausgestrichen werden. Es genügt, wenn man ihre Kanäle mit einem trocknen Tuche gehörig ausreibt. Nach dem Erkalten der eingegossenen Masse werden die Hälften der Form getrennt und die Stäbe behutsam mit einem eisernen Spatel herausgestossen. Ein Berühren der Stäbe mit den Fingern hat man zu vermeiden, weil sie dadurch an ihrer Weisse verlieren. Da das Aetzkali sehr hygroskopisch ist, müssen die Stangen auch sofort in gut zu verkorkende trockne Flaschen gebracht werden.

Ein Zusatz von Kalisalpeter, um recht weisse Stangen zu erhalten, ist nicht statthaft, man hüte sich vielmehr, Staub oder Schmutz in die geschmolzene Masse fallen zu lassen. Da Kaliumcarbonat in dem geschmolzenen Kaliumhydroxyd nicht löslich ist, sich theils am Boden des Schmelzgefässes absetzt, theils mit einem heissen silbernen

Löffel bei Seite geschoben werden kann, so kann auch aus einem kohlensäurehaltigen
Aetzkali ein ziemlich kohlensäurefreies Präparat gewonnen werden.

Der Darstellung des Aetzkalis in Stangen geht diejenige des trocknen Aetzkalis
(*Kali causticum siccum*) voraus, welches früher officinell war und in Form eines groben,
blendend-weissen Pulvers in den Handel kam. Im pharmaceutischen Laboratorium
wurde es selten bereitet, weil gewöhnlich der dazu nöthige starke, rein silberne Kessel
und silberne Spatel zu fehlen pflegten. Das Abdampfen der Aetzkalilauge in eisernen

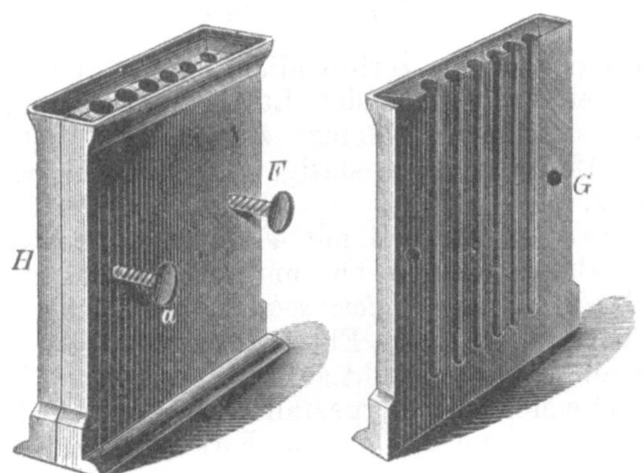

Lapisform oder Gussform zu Lapis causticus. *H* ganze Form, *G* eine Hälfte derselben.

Gefässen bis zur Trockne ist unthunlich, denn concentrirte Kalilaugen greifen in der
Hitze das Eisen an, sie färben sich und setzen beim Erkalten Eisenocher ab. Der
silberne Kessel ist hier nicht zu entbehren. In dem Maasse die Lauge beim Abdampfen concentrirter wird, schäumt sie beim Kochen mehr und mehr in Folge der
Zersetzung der krystallisirbaren Verbindung $2KOH + 3H_2O$. Deshalb ist der Kessel
auch nur zur Hälfte mit conc. Lauge anzufüllen. Durch Nachgiessen von Lauge hält
man den Kessel stets halb gefüllt. Wenn die Lauge bis zu einem spec. Gewicht von
1,4—1,45 concentrirt ist, setzt man sie, wohlverdeckt und vor Kohlensäure geschützt,
bis zu zwei Tagen an einem kühlen Orte bei Seite, um ihr Zeit zum Absetzen der
darin etwa vorhandenen Mengen Kaliumsulfat und Kaliumcarbonat zu gönnen. Nach
dem Klarabgiessen giebt man sie dann in den silbernen Kessel zurück und dampft
unter Umrühren weiter ein. Sobald das nun eintretende Schäumen nachlässt und die
Masse ruhig fliesst, oder ein Tropfen auf einem kalten Metallbleche schnell zu einer
harten spröden Salzmasse erstarrt, wird die Masse mit einem erwärmten silbernen
Spatel durch anhaltendes Umrühren unter allmählicher Verminderung der Hitze in ein
grobes Pulver verwandelt. Diese Arbeit wird hintereinander und schnell ausgeführt, damit das Präparat keine Kohlensäure aus der Luft aufnimmt, auch hat man
das Hineinfallen von Staub so viel als möglich zu verhindern. Der Kessel darf daher
auch nicht auf einem Windofen, sondern er muss auf einem Feuerloch geheizt werden,
wo die Kohlensäure aus der Feuerung in den Schlott weggeführt wird. Wird die bis
zur Schmelzung erhitzte Masse auf ein blankes eisernes Blech ausgegossen oder lässt
man sie in dem Gefässe erkalten, so erhält man das Präparat in krystallinischen
Stücken.

Eigenschaften. Das trockne weisse Aetzkali ist ein Kaliumhydroxyd oder
nach alter Ansicht Kalihydrat, welches je nach dem Maasse der Hitze, welche
beim Eintrocknen angewendet wurde, mehr oder weniger Feuchtigkeit enthält.
Der gesammte Wassergehalt kann fast 25 Proc. betragen, ohne dass es davon
feucht erscheint. Das geschmolzene Aetzkali (*Kali hydricum fusum*) enthält
dagegen 16—16,5 Proc. Wasser. Wasserfreies Kali wird dadurch gewonnen, dass man 2 Atm. Kalium mit 2 Mol. Kaliumhydroxyd bei abgehal-
tener Luft erhitzt. 2K und 2KOH geben $2K_2O$ und H_2. Das wasserfreie
Kali ist eine weisse spröde Masse von 2,65 spec. Gewicht, welche in der
Rothglühhitze schmilzt und in starker Rothglühhitze verdampft. Mit Wasser,
zu welchem es eine sehr grosse Verwandtschaft hat, verbindet es sich unter

Wärmeentwickelung, welche bei grösseren Mengen sich selbst bis zum Glühen steigert. Es bildet damit Kaliumhydroxyd, KOH, die Verbindung von Kali mit 16,07 Proc. Wasser, es ist sehr weiss und hart, löst sich in Wasser unter Erhitzung und auch in Weingeist, denselben nach und nach bräunend, auf. Ein Th. Wasser löst bei mittlerer Temperatur zwei Th. Kaliumhydroxyd unter einer Wärmeentwickelung von circa 100° C.

Tabelle

über den Gehalt an Kaliumhydroxyd (KOH) in Aetzkalilaugen von verschiedenem spec. Gew. Temperatur 15° C.

Proc. KOH	spec. Gewicht	Proc. KOH	spec. Gewicht	Proc. KOH	spec. Gewicht	Proc. KOH	spec. Gewicht
49,40	1,5319	35,40	1,3521	23,30	1,2101	11,45	1,0951
48,85	1,5238	34,90	1,3458	22,85	1,2050	10,90	1,0909
48,30	1,5158	34,30	1,3395	22,50	1,2000	10,50	1,0868
47,70	1,5079	33,70	1,3333	21,90	1,1950	10,10	1,0827
47,10	1,5000	33,20	1,3272	21,40	1,1901	9,65	1,0787
46,45	1,4922	32,70	1,3211	20,95	1,1852	9,20	1,0746
45,80	1,4845	32,25	1,3151	20,50	1,1803	8,70	1,0706
45,20	1,4769	31,80	1,3091	20,00	1,1755	8,20	1,0667
44,60	1,4694	31,25	1,3032	19,50	1,1707	7,80	1,0627
44,00	1,4619	30,70	1,2973	19,05	1,1660	7,40	1,0588
43,40	1,4545	30,25	1,2905	18,60	1,1613	6,80	1,0549
42,75	1,4472	29,80	1,2857	18,10	1,1566	6,40	1,0511
42,10	1,4400	29,35	1,2800	17,60	1,1520	6,00	1,0473
41,50	1,4328	28,90	1,2743	17,15	1,1474	5,60	1,0435
40,90	1,4267	28,45	1,2687	16,50	1,1423	5,05	1,0397
40,40	1,4187	28,00	1,2632	16,10	1,1383	4,50	1,0360
39,90	1,4118	27,50	1,2576	15,70	1,1339	4,00	1,0323
39,40	1,4049	27,00	1,2522	15,25	1,1294	3,50	1,0286
38,90	1,3981	26,50	1,2468	14,80	1,1250	3,05	1,0249
38,35	1,3913	26,10	1,2414	14,30	1,1206	2,60	1,0213
37,80	1,3846	25,60	1,2361	13,80	1,1163	2,15	1,0177
37,35	1,3780	25,10	1,2308	13,35	1,1120	1,70	1,0141
36,90	1,3714	24,65	1,2255	12,90	1,1077	1,30	1,0105
36,40	1,3649	24,20	1,2202	12,45	1,1035	0,90	1,0070
35,90	1,3585	23,75	1,2152	12,00	1,0992	0,45	1,0035

(Aus SCHAEDLER's Technologie der Fette und Oele.)

Bei Zu- oder Abnahme der Temperatur um je 1° C. vermehrt oder vermindert sich das spec. Gewicht bei einem Kaliumhydroxydgehalt

von 47—50 Proc. circa um 0,0006
„ 35—46 „ „ „ 0,0005
„ 24—35 „ „ „ 0,0004
„ 15—23 „ „ „ 0,0003.

Aus der Luft zieht das Kaliumhydroxyd nebst Wasser auch begierig die Kohlensäure an. Noch unter der Glühhitze schmilzt es und fliesst wie Oel. Bei starker Rothglühhitze verdampft es, ohne dabei das Hydratwasser zu verlieren. Auf die meisten Pflanzen- und Thierstoffe wirkt es verändernd oder zerstörend. Es schmeckt ätzend-alkalisch und fühlt sich zwischen den Fingern, deren Oberhaut es auflöst, fettig an. Aus conc. Lösungen und nach langem Stehen krystallisirt das Kaliumhydroxyd in Verbindung mit Wasser (=2KOH +3H$_2$O). Diese Verbindung ist es, welche beim Erhitzen der concentrirten Kalilaugen das Schäumen verursacht.

Das geschmolzene Aetzkali oder der Aetzstein bildet 10—20 cm lange, bis zu 6 mm dicke, krystallinisch weisse, auf dem Bruche krystallinisch durchscheinende Stangen, welche alle Eigenschaften des Aetzkalis theilen. Sind die Stangen stark mattweiss, so enthält ihre obere Schicht bereits Kaliumcarbonat. Sieht man von den gewöhnlichen Verunreinigungen des Präparats ab, so stellt es das einfache Kaliumhydroxyd oder Kalihydrat dar, eine Verbindung von Kaliumoxyd mit 16,07 Proc. Wasser.

Das Atomgewicht des Kalium (K) zu 39 angenommen, ergiebt für K_2O ein Mol. Gew. = 94, für KOH (Kaliumhydroxyd, Kalihydrat) = 56.

Prüfung. 1) Es muss sich 1 Th. des Aetzkalis in 2 Th. Wasser unter Selbsterwärmung ziemlich klar und farblos lösen. — 2) Diese Lösung mit der 4-fachen Menge 90-proc. Weingeist (oder 3 ccm der Aetzkalilösung mit 19 ccm Weingeist) gemischt darf nach halbstündigem Stehen nur einen sehr unbedeutenden Bodensatz (Kaliumcarbonat, Kaliumsulfat) gebildet haben. — 3) Die sub 1 gewonnene Lösung (3 ccm) mit der 15-fachen Menge (59,5 ccm) Kalkwasser aufgekocht muss ein Filtrat ergeben, welches in überschüssige (6 ccm) Salpetersäure von 1,185 spec. Gew. eingegossen kein Aufbrausen, eine Kohlensäureentwickelung, verursacht. Hiernach sind 3,5—4 Proc. Kaliumcarbonat in Aetzkali zugelassen, was den Verhältnissen ziemlich entspricht. Das Aufsteigen einiger Luftbläschen ist nicht mit dem Aufbrausen der Kohlensäure zu verwechseln. — 4) Die Prüfung auf Gehalt an Kaliumnitrat durch die sogenannte Schichtprobe mit Schwefelsäure und Ferrosulfatlösung kann wohl als veraltet durch die bequemere und schärfere Dütenprobe (Bd. II, S. 105) ersetzt werden.

Man giebt in einen 10—14 cm langen Reagircylinder ca. 3,5 ccm conc. Schwefelsäure, eine erbsengrosse Menge Natriumchlorid und darauf mittelst Spritzflasche (also in dünnem Strahle) 5—7 ccm destill. Wasser und mischt beide Flüssigkeiten gehörig unter rotirender Agitation durcheinander, so dass auch das Natriumchlorid in Lösung übergeht. Dann wirft man, nachdem man ein Dütchen aus Filtrirpapier, an seiner Spitze mit Kaliumjodidlösung benetzt, zur Hand gelegt hat, circa 1 g des Aetzkalis in die verdünnte Säure und setzt das Dütchen auf. Ist Salpetersäure resp. Kalisalpeter stark (zu 1—2 Proc.) im Aetzkali vertreten, so wird sich die Dütenspitze auch alsbald färben. Bei nicht sofort erfolgender Färbung erhitzt man auch wohl den Boden des Cylinders bis zum Aufkochen der Flüssigkeit. In diesem Falle würden selbst entfernte Spuren Salpetersäure eine Färbung der Dütenspitze herbeiführen. Nach dem Einwerfen des Aetzkalis in die in Folge der Mischung mit Wasser noch sehr heisse verdünnte Säure steigt die Temperatur bis über 100° C., so dass ein weiteres Erhitzen nicht nothwendig ist, wenn nämlich die Dütenspitze sich nahe, nur 2—3 cm über dem Niveau der Flüssigkeit befindet. Bei einem weiteren Abstande ist ein Erhitzen bis zum Aufkochen immer erforderlich.

Die Mischung der Schwefelsäure mit dem Wasser muss eine vollständige sein, denn wäre noch concentrirte Säure am Grunde der Mischung und man wirft das Aetzkali hinein, so kann eine gefährliche Explosion erfolgen. Mit der Dütenprobe geht man nicht nur sicherer in der Reaction, sie ist auch weniger umständlich und zeitraubend. Ein Zusatz von Natriumchlorid ist hier angezeigt, weil auf das etwa vorhandene Kaliumnitrat nur eine verdünnte Schwefelsäure einwirkt und die Bildung von Untersalpetersäure oder Salpetrigsäure nicht mit Sicherheit zu erwarten ist. — 5) Von der sub 1 erlangten Lösung werden 3 g mit 98 ccm Wasser verdünnt, mit 6 ccm Salpetersäure gemischt und nun mit 4 Tropfen Baryumnitrat-, dann mit 4 Tropfen Silbernitrat-Lösung versetzt. Erst nach 2 Minuten darf eine Trübung eintreten, es kann also in dem Aetzkali circa 0,04 Proc. Sulfat und 0,03 Proc. Chlorid vertreten sein. Diese Forderung streift an das kaum Mögliche und wäre eine im Verlaufe einer halben Minute eintretende geringe Opalescenz zulässig. Die Darstellung eines so reinen Aetzkalis würde eine sehr theure werden, welchem Umstande die Arzneitaxen keineswegs Rechnung tragen. Man vergl. auch Kritik.

Die **Aufbewahrung** des geschmolzenen Aetzkalis sei eine solche, dass dieses weder Feuchtigkeit noch Kohlensäure aus der Luft aufnehmen kann. Man füllt mit den Aetzstangen starke cylindrische Hafengläser, verschliesst diese mit einem von Paraffinpapier umhüllten Korkstopfen möglichst dicht und stellt das Glas oder die Gläser in mit Deckel versehene Weissblechgefässe mit Kalkdosen. Einfach ist die Aufbewahrung in Hafengläsern mit Gummiring und Deckel versehen, welcher letztere mit Blechschraubenkapsel festgelegt wird. Bei dieser Verwahrung ist die äussere Luft total abgeschlossen. Aetzkali findet in der Reihe der starkwirkenden Arzneikörper seinen Platz.

Anwendung. Aetzkali ist ein tief in das organische Gewebe eindringendes, schmerzhaftes Aetzmittel. Man braucht es als solches zum Zerstören von Warzen, zur Oeffnung von Abscessen, Bildung künstlicher Geschwüre, zum Aetzen von Schankern, schlecht eiternden Bubonen, vergifteten Wunden (vom Biss wüthender Thiere), zur Darstellung des Wiener Aetzteiges etc. Man dispensirt ihn in kleinen Flaschen, man überzieht ihn auch wohl (wenn der Arzt es verlangt) mit Siegellack, indem man die ganze kalte Stange in geschmolzenen Siegellack taucht.

Kritik. Dass die Ph. bezüglich der Verunreinigung mit Sulfat und Chlorid eine etwas zu scharfe Forderung gestellt hat, kann man aus den vorgeschriebenen bezüglichen Reactionen unter *Liquor Kali caustici* entnehmen, welche Reactionen sich den Verhältnissen der Handelswaare eher anschliessen.

Kalium aceticum.

Essigsaures Kalium; Kaliumacetat. Kali aceticum; Terra foliāta Tartări. *Acetate de potasse*; *Terre foliée de tartre.*
Acetate of potash.

Ein weisses, schwach glänzendes, unbedeutend alkalisches, an der Luft schnell zerfliessendes *(dilabens)* Salz, löslich in 0,36 Th. Wasser und 1,4 Th. Weingeist.

Die wässrige Lösung färbt sich auf Zusatz von Ferrichlorid dunkelroth und auf Zusatz von einem Ueberschuss Weinsäure ergiebt sie einen weissen krystallinischen Bodensatz (Niederschlag).

Die 5-proc. wässrige Lösung darf weder durch Schwefelwasserstoffwasser, noch durch Schwefelammonium, noch nach Zusatz von verdünnter Salpetersäure durch Baryumnitrat verändert, letztere Lösung auch auf Zusatz von Silbernitrat höchstens opalescirend getrübt werden.

Geschichtliches. Wie es scheint, hat schon PLINIUS (im 1. Jahrh. n. Chr.) das Product aus der Verbindung der Essigsäure mit Kali gekannt, RAYMUND LULL wusste das essigsaure Kalium zu bereiten, jedoch erst BUCHHOLZ und DÖRFFURT gaben gegen Ende des vorigen Jahrh. Vorschriften zur Darstellung, indem sie Bleizucker mit kohlensaurem oder schwefelsaurem Kalium zersetzen liessen.

Darstellung. Die gewöhnliche Darstellung besteht in der Uebersättigung einer heissen concentrirten Lösung des Kaliumhydriumcarbonats (Kaliumbicarbonats) mit käuflicher Essigsäure von 1,050—1,055 spec. Gew., Filtration der Lösung und Eintrocknen derselben im Sandbade. Damit das Salz alsbald weiss und rein gesammelt werden kann, müssen die vorbemerkten Materialien möglichst rein sein. Wäre die Lösung etwas gefärbt, was sich bisweilen wegen geringen Gehalts der Essigsäure an brenzlichen Stoffen ereignet, so ist eine Digestion der Acetatlösung mit gereinigter thierischer Kohle nicht zu umgehen.

Die oben erwähnte Gewinnung des Kaliumacetats als Nebenproduct bei Darstellung eines reinen Bleiweisses geschieht in folgender Weise. Man löst einerseits 130 Th. Bleizucker in der 6-fachen Menge Wasser, andererseits 70 Th. Kaliumhydriumcarbonat (Kaliumbicarbonat, welches nur Spuren Chlorid enthält) in der 8-fachen Menge Wasser, colirt jede der Lösungen durch Leinwand und mischt sie. Das angegebene Gewichtsverhältniss des Kaliumsalzes zum Bleisalze reicht gewöhnlich aus, die Fällung des Bleicarbonats vollständig zu machen. Es ist nothwendig, das Kaliumbicarbonat bis zum Vorwalten zuzusetzen. Man filtrirt dann eine Probe der Flüssigkeit ab und übersättigt mit verdünnter Schwefelsäure. Bleibt sie nach Verlauf einer Viertelstunde klar, so enthält sie kein Bleisalz mehr. Im anderen Falle wäre noch etwas des Kaliumcarbonats zuzusetzen.

Die Filtrationen geschehen durch vorher mit destill. Wasser genässte, nicht zu kleine Filter.

Eine kleine Menge des Filtrats prüft man auch wohl mit Schwefelwasserstoffwasser auf Bleigehalt. Färbt sie sich oder giebt sie einen braunschwarzen Niederschlag, so müsste durch das ganze Filtrat Schwefelwasserstoff geleitet werden. Meist reichen wenige Blasen dieses Gases zur vollständigen Beseitigung des Bleies aus. Den Schwefelbleiniederschlag lässt man absetzen und filtrirt dann aufs Neue. Die löslichen Acetate der Alkalien und Erden lösen Spuren Carbonat und Sulfat des Bleies. Das nun gesammelte Filtrat versetzt man mit verd. Essigsäure bis zu einem geringen Ueberschuss und dampft in einer porcellanenen Schale, welche in einem Sandbade steht, ein. Wenn hierbei die Flüssigkeit so concentrirt ist, dass sich an ihrer Oberfläche Salzhäutchen zeigen, muss umgerührt und unter Umrühren die Salzmasse, welche eine lockere Beschaffenheit behält, bei 115—130° zur Trockne gebracht werden. Die Ausbeute beträgt gemeiniglich soviel, wie das verarbeitete Kaliumhydriumcarbonat.

Der Bleicarbonatniederschlag aus 130 Th. Bleiacetat wird behufs Umwandlung in Bleiweiss mit 60 Th. 10-proc. Aetzammon gemischt und nach mehrstündiger Maceration mit Wasser ausgewaschen und getrocknet.

Aus der gereinigten Pottasche lässt sich ein Kaliumacetat von der Reinheit, wie sie die Pharmakopoe fordert, nicht erzielen. Das Kaliumbicarbonat ist hier das genügend reine, daher auch das billigere Material. Die Zersetzung des Bleiacetats mittelst Kaliumsulfats (schwefelsauren Kalis) liefert, da sie nie vollständig ausfällt, ein Präparat, welches Kaliumsulfat enthält. Ein besseres Resultat bietet dann immer noch die Darstellung durch Wechselzersetzung von Bleizucker und gereinigter Pottasche, wenn letztere durch Krystallisation bereitet ist und wenig Kaliumchlorid enthält.

Die Darstellung des Kaliumacetats aus Kaliumcarbonat und Essigsäure ergiebt folgendes Schema:

Kaliumcarbonat	Essigsäure	Kaliumacetat	Kohlensäure-anhydrid	Wasser
K_2CO_3 und	$2C_2H_4O_2$ geben	$2C_2H_3KO_2$ und	CO_2 und	H_2O

Eigenschaften. Das trockne Kaliumacetat bildet eine (nicht sauer riechende) fast neutrale oder äusserst schwach alkalische, schneeweisse, etwas glänzende, nicht sehr schwere, schuppig oder blättrig krystallinische, pulvrige Salzmasse von erwärmendem, mild stechend-salzigem Geschmacke, welche an der Luft schnell Feuchtigkeit anzieht und zerfliesst. Bei mittlerer Temperatur ist es in circa $^1/_2$ Theil Wasser und $1^1/_2$ Th. Weingeist löslich. Siedendes Wasser löst die achtfache Menge seines Gewichtes Kaliumacetat, welche Lösung bei 165⁰ siedet. Trocknes Salz mit Jod zusammengerieben liefert eine blaue Mischung, welche gelöst braun ist.

Mit der Luft in Berührung zersetzt sich die wässrige Lösung allmählich unter Absetzen von Schleim und Bildung von kohlensaurem Kalium. In der Hitze schmilzt es ungefähr bei 280⁰ C., bei 360⁰ entweicht Essigsäure und nach dem Glühen bleibt ein durch Kohle graugefärbtes kohlensaures Kalium zurück. Das officinelle Präparat enthält gewöhnlich 4—5 Proc. Wasser. Aus sehr conc. Lösungen schiesst es bei starker Abkühlung in grossen farblosen Prismen an, welche Krystallwasser enthalten. Die Formel des wasserfreien Kaliumacetats ist $C_2H_3KO_2$, Mol. Gew. 98.

Da Ferrisalz mit Essigsäure eine rothe Reaction erzeugt, so färbt Ferrichlorid der Kaliumacetatlösung zugesetzt ebenfalls roth und wird die Kaliumacetatlösung mit Weinsäure reichlich versetzt, so entsteht das schwerlösliche Kaliumhydriumtartrat (Kaliumbitartrat, Monokaliumtartrat, Weinstein).

T a b e l l e

über den Gehalt der wässrigen Kaliumacetatlösungen.
Temperatur 20⁰ C. (nach HAGER).

Proc. Kalium-acetat	spec. Gewicht	Proc. Kalium-acetat	spec. Gewicht	Proc. Kalium-acetat	spec. Gewicht	Proc. Kalium-acetat	spec. Gewicht
50	1,2726	40	1,2132	30	1,1563	20	1,1017
49,5	1,2695	39,5	1,2103	29,5	1,1535	19,5	1,0990
49	1,2664	39	1,2074	29	1,1507	19	1,0963
48,5	1,2633	38,5	1,2045	28,5	1,1479	18,5	1,0937
48	1,2603	38	1,2016	28	1,1452	18	1,0911
47,5	1,2573	37,5	1,1987	27,5	1,1424	17,5	1,0884
47	1,2543	37	1,1959	27	1,1397	17	1,0857
46,5	1,2513	36,5	1,1930	26,5	1,1369	16,5	1,0831
46	1,2484	36	1,1901	26	1,1342	16	1,0805
45,5	1,2454	35,5	1,1873	25,5	1,1315	15,5	1,0779
45	1,2425	35	1,1845	25	1,1288	15	1,0753
44,5	1,2395	34,5	1,1816	24,5	1,1260	14	1,0701
44	1,2365	34	1,1788	24	1,1233	13	1,0649
43,5	1,2336	33,5	1,1760	23,5	1,1205	12	1,0598
43	1,2307	33	1,1731	23	1,1178	11	1,0546
42,5	1,2277	32,5	1,1703	22,5	1,1151	10	1,0496
42	1,2248	32	1,1674	22	1,1124	9	1,0445
41,5	1,2219	31,5	1,1646	21,5	1,1097	8	1,0394
41	1,2190	31	1,1618	21	1,1071	7	1,0344
40,5	1,2161	30,5	1,1590	20,5	1,1044	5	1,0245

Das spec. Gewicht der Lösung vermindert oder vermehrt sich zwischen 8—20⁰ C. bei Ab- und Zunahme der Wärme um 1⁰ bei einem Salzgehalt von 40—50 Proc. durchschnittlich um 0,0005

„ 30—40 „ „ „ 0,00042

„ 20—30 „ „ „ 0,0003.

Aufbewahrung. Das noch warme trockne Salz wird in vorher erwärmte trockne Gläser gegeben und diese mit guten Korkstopfen und Tecturen dicht verschlossen. Das trockne Salz ist selten Gegenstand der Receptur. Pillen- und Pulvermischungen damit werden feucht und schmierig. Es dient meist nur zur Darstellung des *Liquor Kalii acetici*.

9*

Prüfung. Kaliumacetat muss sich in zwei Theilen destill. Wasser völlig lösen und damit eine nur sehr schwach alkalisch reagirende, klare, farblose Flüssigkeit geben. Die 5-proc. wässerige Lösung darf weder durch Schwefelwasserstoffwasser noch durch Schwefelammonium getrübt oder gefärbt werden, noch nach Zusatz von verdünnter Salpetersäure durch Baryumnitrat getrübt werden, widrigenfalls das Salz im letzteren Falle mit schwefelsaurem Salze, im ersteren Falle mit metallischen Stoffen verunreinigt ist. Eine Spur Kaliumchlorid in dem Kaliumacetat wird von der Pharmakopoe zugelassen, so dass die wässrige, mit verdünnter Salpetersäure versetzte Lösung nur durch Silbernitrat sehr schwach getrübt werden darf. Diese Spur Chlorid ist nicht zu vermeiden und wird meist in etwas stärkerer Spur angetroffen werden.

Anwendung. Essigsaures Kalium wird im Organismus des thierischen Körpers in Kaliumcarbonat verwandelt, wirkt also wie dieses, ohne die Magenhäute im gleichen Maasse anzugreifen. Da die Kaliumsalze meist durch die Nieren ausgeschieden werden, so findet sich das Kali im Harne und macht es diesen meist alkalisch. Man giebt es zu 1,0—2,0—3,0 g zwei- bis dreistündlich theils als harntreibendes, gelind eröffnendes, auflösendes Mittel bei Wassersucht, Nierenleiden, Gicht- und Steinbeschwerden, Milzanschwellungen, Entzündungen der Brustorgane etc.

Kritik. In diesem Artikel stossen wir wieder auf einen lateinischen Missgriff, denn seit Jahrhunderten haben die Lateiner der Chemie *dilabor, dilapsus sum, dilabi* mit zerfallen, verwittern übersetzt. *Sal dilapsum* war und ist ein verwittertes Salz, z. B. *Natrium sulfuric. dilapsum.* Allerdings hatte der Lateiner unserer Ph. in der Chemie und ihrer geschichtlichen und sprachlichen Entwickelung keine Erfahrung, es mussten aber die Correctoren solche Missgriffe nicht zulassen, selbst wenn sie Cicero sanctionirt haben würde. Wenn die erste Ausgabe *sal deliquescens* setzte, so hat sie damit gerade nicht ciceronisches Talent bewiesen, aber sie ist bei der Wahrheit und dem alten Usus geblieben. *Dilabi* bedeutet übrigens in erster Linie auseinanderfallen, in zweiter Linie zerfliessen.

Kalium bicarbonicum.

Saures od. doppelt-kohlensaures Kalium; Kaliumbicarbonat; Hydrokohlensaures Kalium; Kaliumhydriumcarbonat. Kali carbonĭcum acidŭlum. *Bicarbonate de potasse. Bicarbonate of potash.*

Farblose, durchscheinende, in 4 Th. Wasser langsam lösliche, in Weingeist unlösliche Krystalle von alkalischer Reaction und beim Uebergiessen mit Säuren aufschäumend. Die wässerige Lösung scheidet auf Zumischung überschüssiger Weinsäure einen krystallinischen Niederschlag aus.

Die 5-proc. wässerige Lösung, reichlich mit Essigsäure gesättigt, darf weder durch Baryumnitrat noch durch Schwefelwasserstoffwasser verändert werden. Dieselbe mit Salpetersäure versetzte Lösung darf auf Zusatz von Silbernitrat nur opalescirend getrübt werden.

Wenn von 5 g des Kaliumbicarbonats mit 5 ccm kalten Wassers übergossen nach 10 Minuten langem Stehen, die Lösung klar abgegossen und selbe mit 45 ccm Wasser verdünnt worden ist, so darf auf Zusatz von 2 Tropfen der Mercurichloridlösung kein rothbrauner Niederschlag ausscheiden.

Geschichtliches. Das Kaliumbicarbonat stellte Carthäuser in der Mitte des vorigen Jahrhunderts (1757) zuerst dar, indem er eine Mischung von Pottasche mit kohlensaurem Ammonium erhitzte. Pelletier bereitete es durch Sättigung einer Pottaschenlösung mit Kohlensäuregas und das Salz erhielt den Namen *Sal alcali vegetabile aëratum*, mit Luftsäure völlig gesättigtes Alkali. Hermbstädt schlug 1797 vor, reine Pottasche längere Zeit in Räume zu stellen, deren Luft viel Kohlensäure enthalte. Die Erzeugung des Kaliumbicarbonats durch Sättigen der Weinsteinasche mit Kohlensäure wurde von Wöhler angegeben.

Schon vor 25 Jahren wurde ein Kaliumbicarbonat in grossen säulenförmigen Krystallen von England, wo man es bei der Weinsäurebereitung als Nebenprodukt gewann, nach dem Continent gebracht und in unseren chemischen Fabriken zur Darstellung des reinen kohlensauren Kaliums verbraucht.

Darstellung. Bequeme und billige Gelegenheit dazu haben die Apotheker, welche Kohlensäure-Wässer darstellen und viel Kohlensäuregas bei der Entluftung des Wassers im Mischgefäss und beim Abfüllen des Wassers auf Flaschen in die Luft schicken.

25 Th. rohe gute Pottasche (Illyrische) werden mit 25 Th. kaltem Wasser übergossen und unter bisweiligem Umrühren einige Tage an einem kühlen Orte stehen gelassen. Die decanthirte klare Lösung wird mit etwas Wasser dünner gemacht, colirt, in einen eisernen Kessel gebracht, mit 3 Th. mittelfein gepulverter Holzkohle gemischt und unter Umrühren abgedampft, bis die noch heisse Masse die Consistenz eines derben Extractes hat. Man stellt sie mit dem Kessel einen Tag über in den Trockenschrank, lässt sie gröblich pulvern und mischt sie dann durch Umrühren in einer weiten flachen Schüssel mit 1 Th. Kohlenpulver, welches man vorher durch Besprengen mit Wasser so weit feucht gemacht hat, dass es nicht mehr stäubt, vielmehr krümlich zusammenbackt. Die Schüssel, mit einer 2- bis 3 fingerbreithohen Schicht dieser schwarzen Mischung gefüllt, wird in einen dichten Kasten (oder ein Fass) mit Deckel gestellt, in dessen unterem Theile sich ein Tubus befindet, welchen man je nach Gelegenheit mit Hilfe eines 1 cm weiten Kautschukrohres mit dem Abblaserohre des Mischgefässes oder des Füllhahnes in Verbindung setzt. Die Pottaschenmasse zieht die zuströmende Kohlensäure begierig an und erhitzt sich bis auf 75^0 C., wenn auf einmal viel Kohlensäure hinzutritt. Da aber selten sofort die nöthige Menge Kohlensäure disponibel ist, so rührt man am zweiten Tage vor dem weiteren Zulassen von Kohlensäure die Pottaschenmasse um. Giebt eine Probe davon mit destill. Wasser gelöst und filtrirt mit einer Aetzsublimatlösung keinen Niederschlag mehr, so ist auch die Sättigung vollendet. Selbstverständlich können mehrere Schüsseln mit kohliger Pottaschenmasse in dem Kasten übereinander gestellt werden. Sollte der Geschäftsbetrieb nicht im ersten und zweiten Tage die nöthige Menge Kohlensäure disponibel machen, so kann die Pottaschenmasse auch mehrere Tage stehen, nur hat man sie dann öfters umzurühren, wenn sie etwa sehr feucht geworden sein sollte. Die mit Kohlensäure gesättigte Pottaschenmasse zieht nicht Feuchtigkeit an. Man giebt sie in einen steingutenen, im Sandbade stehenden Topf und übergiesst sie mit 35 bis 40 Th. (ihrem $1^1/_3$fachen Volum) destill. Wasser von 75^0 bis höchstens 79^0 C., rührt um, erwärmt im Sandbade, so dass die Flüssigkeit $1/_2$ Stunde auf 75^0 verharrt, filtrirt heiss und stellt das Filtrat 2 Tage lang an einen kalten Ort. Die Mutterlauge im Wasserbade bei 60 bis 70^0 eingeengt giebt weitere Krystalle. Die letzte Mutterlauge wird eingetrocknet und stark erhitzt als rohe Pottasche zu anderen Zwecken verbraucht. Die gewonnenen Krystalle werden nach dem Abtropfen umkrystallisirt. Hierbei ist zu bemerken, dass das Kaliumbicarbonat in 2 Th. Wasser von 75^0 C. löslich ist, dass seine Lösung bei 80^0 C. bereits anfängt Kohlensäure in Menge abzugeben, und sie bei gleichzeitigem Gehalt von einfach kohlensaurem Kalium Krystalle des Kaliumsesquicarbonats absetzt. Um ein volldoppelkohlensaures Salz zu erlangen, ist es zweckmässig, das Anschiessen in Krystallen in einer Kohlensäureatmosphäre vor sich gehen zu lassen. In einem Fasse, welches mit dicht schliessendem Deckel geschlossen werden kann, bedeckt man den Boden mit einer Schicht Kreide und giesst durch ein in den Deckel eingesetztes Glasrohr mit 10 Th. Wasser verdünnte Schwefelsäure im Verlaufe von mehreren Stunden nach und nach ein.

Die rohe Pottasche wird durch Behandeln mit gleichviel kaltem Wasser soweit gelöst, als Kaliumcarbonat nebst Kaliumchlorid, Kaliumsilicat und kleine Spuren Kaliumsulfat in Lösung übergehen. Bei der Sättigung des Kalis mit Kohlensäure wird die Kieselsäure abgeschieden. Kaliumchlorid und Kaliumsulfat bleiben nach dem Auskrystallisiren des Kaliumbicarbonats in den Mutterlaugen gelöst.

100 Th. Illyrische Pottasche oder 85 Th. gereinigte Pottasche 'geben circa 100 Th. Bicarbonat und Abfälle, welche sich auf Pottasche wieder verarbeiten lassen. Auf diesem Wege kostet das Bicarbonat höchstens das $1^1/_2$-fache von dem Preise der rohen Pottasche. Uebrigens kann auch die gereinigte gepulverte Pottasche mit angefeuchteter Kohle einfach gemischt dem Zutritt der Kohlensäure ausgesetzt werden. Die Absorption derselben durch die Mischung ist dann nur etwas gemässigter.

Hat man keine disponible Kohlensäure, zufällig aber eine grosse Menge zerfallenen Ammoniumcarbonats, so kann man auch auf folgende Weise verfahren: Man bereitet sich aus 20 Th. Illyrischer Pottasche und 30 Th. kaltem Wasser eine klare Lösung, giebt dieselbe in einen Kolben, schüttet dazu 9 Th. zerfallenes und daher nicht verkäufliches kohlensaures Ammonium und 5 Th. Wasser. Den Kolben, welcher nur halb angefüllt sein darf, setzt man nach Aufsetzen eines Gasleitungsrohres und Sicherheitsrohres (wie unter *Liquor Ammonii caustici* angegeben ist) in ein Wasser- oder Sandbad, das nicht über 75^0 erhitzt werden darf, und leitet das sich entwickelnde Ammoniakgas in 13 Th. kalten destill. Wassers. Die Gasentwickelung geht bei allmählich zu vermehrender Erhitzung im ruhigen Tempo vor sich und die Operation ist beendigt, wenn bei einer Temperatur des Sand- oder Wasserbades von 70—75⁰ C. keine Gasblasen mehr hervortreten. Das Ammoniumcarbonat giebt hierbei seine Kohlensäure an das kohlensaure Kalium, dieses in Bicarbonat verwandelnd, und Ammongas entweicht. Aus dem Kolben giesst man die heisse Masse in einen Topf, lässt sie einen Tag an einem kalten Orte stehen, bringt sie dann auf ein leinenes Colatorium, wäscht sie auf demselben mit etwas kaltem destill. Wasser ab, löst sie unter Digestion in heissem destill. Wasser von höchstens 75⁰ C., filtrirt und bringt das Filtrat zur Krystallisation. Der Salmiakgeist, den man hierbei gewinnt, lässt sich zur Darstellung des *Liquor Ammonii acetici*, auch im Handverkauf verbrauchen. Aus 20 Th. Pottasche erreicht man circa 20 Th. Bicarbonat, 15—20 Th. Salmiakgeist und 3—4 Th. Rückstände, welche als rohe Pottasche zur Schwefelkaliumbereitung verwendbar sind.

Beim Hindurchleiten von Kohlensäuregas durch eine gereinigte Pottaschenlösung wird gleichfalls doppelkohlensaures Salz erzeugt, die Kohlensäure wird aber nur sehr langsam aufgenommen. Muss diese dazu besonders dargestellt werden, so wird nicht der geringste Vortheil dabei erreicht. Das Gasleitungsrohr verstopft sich sehr leicht durch Ansetzen von Krystallen, die Pottaschenlösung darf also nicht zu concentrirt sein.

Nach WÖHLER's Bereitungsweise wird Weinstein unter mässigem Glühen verkohlt, und auf die gröblich gepulverte angefeuchtete Masse Kohlensäuregas geleitet. Mit Begierde und unter Erhitzung wird das Kohlensäuregas von der kohligen Masse aufgesogen. Die Kohle ist hier der Ueberträger der Kohlensäure zum Monocarbonat. Aus 2 Th. rohem Weinstein erhält man kaum 1 Th. Kaliumbicarbonat und dazu kommen die Entwickelung von Kohlensäure und die Glühung. Das Präparat ist dann zwar ein ziemlich reines, aber es kommt auf das 2,3-fache des Preises von Weinstein zu stehen. LIEBIG veränderte das vorstehende Verfahren dahin, dass er 4 Th. gereinigte Pottasche mit 1 Th. Stärkemehl vermischen und verkohlen und den kohligen Rückstand auf gleiche Weise behandeln liess. Wie wir weiter oben gesehen haben, sind diese Verfahrungsweisen der Darstellung ohne Werth, da eine Mischung aus Kohle und Pottasche ganz dieselben Dienste leistet.

Nach einem Patent der Société anonyme zu CROIX wird ein Gemisch aus 1 Th. Kaliumchlorid mit 4 Th. des käuflichen Trimethylamins mit Kohlensäure gesättigt. Es erfolgt die Bildung von Trimethylaminbicarbonat, welches sich mit dem Kaliumchlorid in Trimethylaminhydrochlorid und Kaliumbicarbonat umsetzt, welches letztere in der Mischung nicht in Lösung übergeht. Kälte, Druck und Umrühren fördern den Vorgang.

Eigenschaften. Kryst. Kaliumbicarbonat, Kaliumhydriumcarbonat, ist luftbeständig, ohne Geruch, schmeckt mild salzig, schwach alkalisch und reagirt schwach alkalisch. Es krystallisirt in farblosen durchsichtigen rhombischen Säulen oder Tafeln. Es ist in 4 Th. kaltem, in einem doppelten Gewicht heissem Wasser von 70—75⁰ C. löslich, in Weingeist äusserst wenig löslich. Beim Erwärmen seiner Lösung über 80⁰ beginnt ein Theil seiner Kohlensäure zu entweichen, beim Kochen entweicht die Hälfte des Kohlensäuregehaltes und einfaches Kaliumcarbonat bleibt zurück. Für sich im trocknen Zustande erhitzt, verliert es sein zweites Mol. Kohlensäure erst bei einer Hitze von 350⁰ C. vollständig. Die wässrige Lösung des Kaliumbicarbonats mit Mercurichloridlösung gemischt ist klar oder kaum opalescirend, wird aber beim Schütteln mit Luft trübe und rothbraunes Mercurioxyd scheidet aus (man vergl. unten am Schlusse der Prüfung).

Die Formel des Kaliumbicarbonats oder richtiger Kaliumhydriumcarbonats, auch Monokaliumcarbonat, ist $KHCO_3$. Mol. Gew. 100. Da dem Kaliumcarbonat die Formel K_2CO_3 zukommt, so nennt man dieses auch wohl Dikaliumcarbonat. Dem entsprechend lässt sich das Kaliumhydriumcarbonat wegen seiner Formel $KHCO_3$ auch als Monokaliumcarbonat unterscheiden. In der Mitte beider liegt das Sesquikaliumcarbonat $= K_3H(CO_3)_2$.

Die Bildung des Bicarbonats aus dem Monocarbonat erklärt folgendes Schema

$$\underset{\text{Kaliumcarbonat}}{K_2CO_3} \quad \text{u.} \quad \underset{\text{Wasser}}{H_2O} \quad \text{u.} \quad \underset{\text{Kohlensäureanhydrid}}{CO_2} \quad \text{geb.} \quad \underset{\text{Kaliumhydriumcarbonat}}{2KHCO_3}.$$

Aus einer concentrirten wässrigen Lösung, welche gleichviel Mol. Mono und Dicarbonat enthält, schiessen Krystalle an, bestehend aus Kaliumsesquicarbonat.

100 Th. Wasser lösen nach POGGIALE's Versuchen Kaliumbicarbonat:

bei	0^0 C.	10^0	20^0	30^0	40^0	50^0	60^0	70^0
	19,6	23,3	26,9	30,57	34,2	37,9	41,4	45,3 Th.

Die wässrige Lösung ist keine constant bleibende und geht nach und nach unter Kohlensäureverlust in eine Kaliumsesquicarbonatlösung über.

Prüfung. Das Kaliumbicarbonat bildet trockne durchsichtige oder durchscheinende Krystalle. Feuchte Krystalle deuten auf eine Verunreinigung mit einfach kohlensaurem Salze. Wenn diese trocknen Krystalle mit 4—4,5 Th. Wasser eine völlig oder fast klare und farblose Lösung ergeben, so dürfte schwerlich eine Verunreinigung mit Schwermetallen oder ein Natriumbicarbonatgehalt vorliegen. Wenn diese Lösung aufgekocht klar bleibt, so liegt sicher keine Verunreinigung mit Schwermetallen vor.

Laut Vorschrift der Ph. soll — **1**) die mit Essigsäure übersättigte 5-proc. wässrige Lösung durch Baryumnitrat keine Trübung (Sulfate) erleiden, — **2**) dieselbe Lösung durch Schwefelwasserstoffwasser weder gefärbt noch getrübt werden (Zink, Blei, Kupfer). — **3**) Dieselbe essigsaure Lösung noch mit wenigen Tropfen Salpetersäure und dann mit Silbernitrat versetzt darf höchstens eine Opalescenz, also keine directe Trübung erleiden. Damit ist eine Spur Kaliumchlorid im Bicarbonat zugelassen, was auch den Verhältnissen entspricht. Diese Lösung erhitze man nun bis auf 70—80 ^{0} C. Tritt eine geringe Schwärzung oder Bräunung ein, so liegt auch eine Verunreinigung mit wenig Kaliumthiosulfat (Kaliumhyposulfit) vor, indem sich daraus Schwefelsilber bildet. Würde nach Zusatz des Silbernitrats sehr bald eine Dunkelfärbung der weissen Trübung folgen, so ist das Thiosulfat in stärkerer Menge vertreten und das Kaliumbicarbonat zu verwerfen. — **4**) Die von der Ph. vorgeschriebene Prüfung auf Monocarbonatgehalt beruht auf einer Methode, welche der beste Chemiker zu ergründen nicht in der Lage sein dürfte und zwar aus dem Grunde, weil eine frische Lösung von gleichen Theilen Kaliumbicarbonat und Kaliumsesquicarbonat sich gegen jene 2 Tropfen Mercurichlorid ebenso verhält, wie die Lösung des Kaliumbicarbonats. Dadurch dass 5 g des Bicarbonats nur mit 5 g Wasser 10 Minuten in Berührung gelassen werden, glaubt man, dass in das Wasser zunächst das löslichere, etwa gegenwärtige Monocarbonat übergehen müsse. Dies ist nun aber nicht der Fall, sondern es geht neben Bicarbonat das Monocarbonat als Sesquicarbonat in Lösung über. Daher kommt es, dass bei einem Monocarbonatgehalt bis zu 10 Proc., wie der Versuch ergiebt, die von der Ph. angegebene Indifferenz zwischen Flüssigkeit und den 2 Tropfen Mercurichlorid constant bleibt. Diese

Reaction ist somit eine den Zweck verfehlende. Die Trockenheit der Krystalle bietet ja eine Garantie des Bicarbonats. Wenn man in einem Reagircylinder einen kleinen Streifen rothen Reagenspapieres mit 4—5 g des Salzes schüttelt, so ist dieses trocken, wenn das Papier ohne Verlust seiner Röthe oder ohne bläuliche Punkte verbleibt.

Uebrigens ist das Verhalten zwischen Kaliumbicarbonat, Sesquicarbonat und Mercurichlorid ein eigenthümliches. Wenn man zu reinem Bicarbonat in frischer 5-proc. Lösung $^1/_{10}$ Vol. Mercurichloridlösung setzt, so erfolgt eine klare Mischung, ist das Bicarbonat monocarbonathaltig, so nimmt die Mischung eine geringe Opalescenz an. Stellt man die klare Lösung beiseite, ohne zu schütteln, so bleibt die Flüssigkeit mehrere Stunden unverändert, dann aber sammelt sich am Grunde ein rothbrauner Niederschlag, ohne dass eine Trübung eintritt oder vorausgeht. Schüttelt man dagegen die klare Mischung, so setzen sich je nach dem Maasse und der Dauer des Schüttelns nach und nach gelbrothe bis braune Beschläge an die Glaswandung über dem Niveau der Flüssigkeit an, diese wird trübe und die Zersetzung tritt vollständig ein und rothbrauner Niederschlag erfolgt. Die frisch bereitete Sesquicarbonatlösung, 4 ccm mit 45 ccm Wasser verdünnt ergab auf Zusatz von 2 Tropfen Mercurichlorid keine Veränderung. Hatte die Sesquicarbonatlösung im offenen Gefässe einen halben Tag gestanden, dann trat auf Zusatz des Mercurichlorids sofort ein Niederschlag ein. Das Verhalten der Bicarbonat- und Sesquicarbonatlösung gegen Mercurichlorid ist also verschieden, je nachdem man sie frisch bereitet oder nach längerem Stehen oder nach starkem Umschütteln in Action setzt. Die einen Tag gestandene Lösung eines reinen Bicarbonats giebt mit Mercurichlorid im Contact sofort eine weisse, schnell sich färbende Trübung, während die frisch bereitete Lösung mit wenig Mercurichloridlösung eine klare Mischung liefert.

Anwendung findet das Kaliumbicarbonat als Medicament nicht und dient es nur zur Darstellung des *Liquor Kalii acetici* und einiger künstlichen Mineralwässer.

Kalium bichromicum.

Zweifach-chromsaures Kalium; Dichromsaures Kalium; Kaliumdichromat. Kali chromĭcum rubrum. *Chrômate acide de potasse; Bichrômate de potasse. Bichromate of potash.*

Ziemlich grosse, tief gelbrothe, in 10 Th. Wasser lösliche Krystalle, welche beim Erhitzen zu einer braunrothen Flüssigkeit schmelzen.

Die 5-proc. wässrige Lösung ist von saurer Reaction; sie färbt sich mit einem gleichen Vol. Weingeist erhitzt nach Zusatz von Salzsäure grün. Vorsichtig aufzubewahren.

Geschichliches. Das Kaliumdichromat wurde im zweiten Decennium dieses Jahrhunderts erkannt und durch Calcination des Chromeisensteins mit $^1/_4$ Th. Salpeter hergestellt. Nach 1820 verbesserte Strohmeyer die zu Röraas (Norwegen) geübte Darstellungsmethode. Jacquelain, Ward, Tilghman und Swindell gaben später verbesserte Anweisungen der Darstellung. Als Hilfsmittel bei chirurgischen Operationen (zu Moxen, als Beizmittel) wurde dieses Salz erst in Mitte dieses Jahrhunderts versucht.

Darstellung. Dieselbe geschieht vorzugsweise aus Chromeisenstein (Chromeisenerz, Chromit), einem dem Magneteisenstein isomorphen Erze, welches hauptsächlich aus Ferri-oxyd und Chromoxyd besteht (Cr_2FeO_4). Durch die Schmelzung mit Kalisalpeter wurde neben Ferrioxyd Kaliumchromat (K_2CrO_4) erzeugt, welches letztere man durch Salpeter-säure in Kaliumdichromat überführte. Nach jetzt üblichen Methoden der Darstellung wird die Ueberführung des Chromoxyds in Chromsäure durch den Luftsauerstoff be-wirkt. 2 Th. geglühter und fein gemahlener Chromeisenstein werden mit 3 Th. Aetz-kalk und 1 Th. Pottasche gemischt und im Flammenofen unter Umrühreu rothglühend erhalten. Das Resultat ist ein Gemisch aus Ferrioxyd, Kalkerde, Calciumchromat $(CaCrO_4)$ und Kaliumchromat (K_2CrO_4). Beide Chromate werden mittelst Wassers extrahirt und das Calciumchromat durch Zusatz von Kaliumsulfat oder Kaliumcarbonat in Kaliumchromat übergeführt. $CaCrO_4$ und K_2SO_4 geben K_2CrO_4 und $CaSO_4$ oder $CaCrO_4$ und K_2CO_3 geben K_2CrO_4 und $CaCO_3$. Durch Zusatz von Salpetersäure oder Schwefelsäure wird das Monochromat in Dichromat $(K_2Cr_2O_7)$ verwandelt. $2K_2CrO_4$ und $2H_2SO_4$ geb. $K_2Cr_2O_7$ und $2KHSO_4$ (Kaliumhydriumsulfat, Kaliumbisulfat).

Im **Handel** existirt ein für technische und ein für chemische Zwecke be-stimmtes Dichromat. Das letztere (1 kg = 2,40 Mk.) ist sehr rein und mit *purum* bezeichnet. Das erstere (1 kg = 1,50 Mk.) wird für das officinelle angesehen, weil die Ph. keine Reactionen auf Reinheit angiebt.

Eigenschaften. Kaliumdichromat krystallisirt in wasserfreien rothen tri-klinoëdrischen Säulen oder Tafeln von 2,69 spec. Gewicht. Es ist in 10 Th. Wasser von 15° C. und in gleichviel siedendem Wasser löslich, unlöslich in Weingeist, Aether etc. Die wässrige Lösung reagirt sauer, schmeckt bitter-herb, wirkt in Folge seiner oxydirenden Kraft auf thierisches Gewebe ätzend, überhaupt als starkes Gift. Sie nimmt beim Kochen eine dunklere Färbung an.

In der Glühhitze zerfällt das Salz in Sauerstoff, welcher entweicht, und in Ka-liumchromat und Chromoxyd, welche als Rückstand verbleiben. $2K_2Cr_2O_7$ zerfällt in O_3 und Cr_2O_3 (Chromoxyd) und $2K_2CrO_4$. Mit Schwefelsäure erhitzt, bildet es unter Sauerstoffentwicklung Chromalaun, $Cr_2(SO_4)_3.K_2SO_4$, in der Kälte aber scheidet Chromsäure ab (man vergl. *Acidum chromicum*). Salzsäure mit dem Dichromat erhitzt bildet damit Kaliumchlorochromat. $K_2Cr_2O_7$ und $2HCl$ liefern $K_2Cr_2O_6Cl_2$ und H_2O. Bei stärkerer Erhitzung entsteht Chromchlorid (Cr_2Cl_6), Kaliumchlorid und freies Chlor. Durch Einwirkung von conc. Salpetersäure resultiren Kaliumtrichromat $(K_2Cr_3O_{10})$ und Kaliumtetrachromat $(K_2Cr_4O_{13})$. Schwefelwasserstoff wirkt reducirend ein unter Abscheidung von Chromoxyd und Schwefel, bei Gegenwart fremder freier Säuren unter Abscheidung von Schwefel und Bildung eines Chromisalzes. — Chrom giebt nämlich zwei Arten Salze aus, indem es in den einen als Basis, in den anderen als Säure auftritt. In der ersten Art zeigen sich H_2CrO_2 und $H_6Cr_2O_6$ als Basen, z. B. im Chromalaun oder Kaliumchromisulfat, $Cr_2K_2(SO_4)_4 + 24aq.$ Die Verbindungen H_2CrO_4, ferner $H_2Cr_2O_7$ sind Säuren und liefern Chromat und Dichromat.

Kaliumdichromat ist eine Verbindung des Kalium mit 1 Mol. Dichromsäure, also ein neutrales Salz, oder eine neutrale Verbindung des Kalium mit Dichromsäure $(H_2Cr_2O_7)$. Seine Formel ist $K_2Cr_2O_7$, sein Mol. Gewicht 295,2. Die Bezeichnung: saures Salz wäre hier eine ganz falsche.

Das gelbe Salz, Kaliumchromat erhält die Formel K_2CrO_4. Mol. Gew. 194,6.

Nach KREMERS wird 1 Th. Kaliumdichromat gelöst von

0°	10°	20°	40°	60°	80°	100° C.
20,14	11,8	7,65	3,43	1,98	1,37	0,98 Th. Wasser.

Die bei 15° C. gesättigte Lösung hat ein spec. Gew. von 1,0618 (ALLUARD).

Prüfung. Die Reaction, welche die Ph. mit der 5-proc. Lösung vor-nehmen lässt, ist nur eine Identitätsreaction. Das Kaliumdichromat in Kry-stallen, wie es im Handel vorkommt, ist ziemlich oder fast rein, jedoch ist einige Male eine Verfälschung mit Kaliumsulfat vorgekommen. Verunreinigungen und zwar immer nur in sehr geringem Maasse sind Kaliumsulfat, Kaliumchlorid oder Calciumchromat. Die verdünnte mit Salpetersäure reichlich versetzte Lösung darf mit Baryumnitrat und Argentinitrat versetzt nur eine schwache Trübung (Sulfat und Chlorid) erleiden. Zur Reaction auf Kalkerde ist die verdünnte Lösung ammoniakalisch zu machen und mit Ammoniumoxalat zu ver-setzen.

Aufbewahrung. In der Reihe der starkwirkenden Arzneikörper. Bei der Abgabe im Handverkauf wende man Vorsicht an.

Anwendung. Kaliumdichromat ist ein heftiges Irritans, Emeticum und Causticum, ein starkes Gift, seine Anwendung erfordert daher alle Vorsicht. Von der Chromsäure unterscheidet es sich nur in sofern, als seine ätzende Wirkung nur halb so stark ist. Man hat es als Antisyphiliticum und Expectorans empfohlen, doch wird von anderer Seite hier eine Heilwirkung bestritten. Es giebt sich am besten in Pillenform mit Argilla und Wasser, weil organische Substanzen zersetzend einwirken. Die Einzelgaben sind 0,005—0,01—0,015 g 2—3-mal täglich. Als stärkste Tagesgabe ist 0,1 g anzunehmen. Chrom ist nach dem Gebrauche im Harne nachzuweisen. Subcutan injicirt wirkt es leicht tödtlich. Mit Glycerin bringe man es nicht in Verbindung.

Aeusserlich findet es in Pulverform oder in Solution (10,0—20,0 auf 100,0 Wasser) als Causticum bei Condylomen, scrofulösen, krebsartigen Geschwüren, Polypen, besonders Nasenpolypen, Warzen und anderen Excrescenzen Anwendung. Auch wird es zur Tränkung von Papier zur Herstellung von Moxen gebraucht.

In der chemischen Analyse findet es häufige Anwendung. In der chemischen Technik dient es zur Darstellung einer grossen Reihe von Farbmaterialien, als Beize auf Türkischroth, zur Herstellung von Zündmassen und Zündrequisiten, zur Reinigung des Weingeistes und Holzessigs. In der Photographie benutzt man die von Talbot erkannte Eigenschaft einer Kaliumdichromat enthaltenden Leimlösung, welche eingetrocknet und durch die Sonne belichtet, sich in Wasser unlöslich erweist.

Mit dem Tode endigende Vergiftungsfälle sind mehrere vorgekommen. Man hüte sich daher, von dem Salze zu verstreuen (Kinder fanden in Cottbus auf der Strasse von dem Salze einige Krystalltrümmer, welche aus einer Tonne herausgefallen waren, leckten daran und verstarben). Man behandele dieses Chromat wie ein sehr starkes Gift!! Ebenso das gelbe oder Monochromat.

Kalium bromatum.

Bromkalium; Kaliumbromid.   Kalïum bromātum; Kali hydrobromicum.   *Bromure de potassium.*   *Bromide of potassium.*

Weisse, würfelförmige, glänzende, an der Luft beständige Krystalle, löslich in 2 Th. Wasser und 200 Th. Weingeist. Die wässerige Lösung mit nur wenig Chlorwasser versetzt und mit Aether oder Chloroform geschüttelt, färbt diese letzteren rothgelb; mit einem Ueberschuss Weinsäure versetzt und kurze Zeit beiseite gestellt bildet sie einen weissen krystallinischen Bodensatz.

Kaliumbromid, mit dem Oehre des Platindrahtes gefasst, muss die Flamme von Anfang an violett färben. Dasselbe zerrieben auf einer weissen Porcellantafel ausgebreitet und mit einem Tropfen verdünnter Schwefelsäure versetzt, darf sich nicht sofort gelb färben. Einige Fragmente dieses Salzes, auf befeuchtetes rothes Reagenspapier gelegt, dürfen die Berührungsstellen nicht sofort violettblau färben. 1 g des Salzes in 10 ccm Wasser gelöst färbe nach Zusatz einiger Tropfen Ferrichloridflüssigkeit zugesetztes Chloroform nicht violett. 20 g der 5-proc.

Lösung dürfen sich, mit 4 Tropfen Baryumnitratlösung versetzt, nicht trüben.

10 ccm der wässerigen Lösung, von welcher 100 ccm 3 g völlig ausgetrocknetes Kaliumbromid enthalten, dürfen nach Zusatz einiger Tropfen Kaliumchromatlösung, nicht mehr als 25,6 ccm der volumetrischen Argentinitratlösung bis zur dauernden Röthung erfordern.

Geschichtliches. Kaliumbromid wurde 1826 zuerst von dem Apotheker BALARD, dem Entdecker des Broms, dargestellt. Als ein Bestandtheil mehrerer Mineralwässer (Homburg, Soden, Kreuznach, Bourbonne-les-bains) hat es schon seit langer Zeit Anwendung in der Heilkunst gefunden, indem man seine therapeutische Wirkung derjenigen des Kaliumjodids einigermaassen nahe kommend glaubte. Ein Französischer Arzt, mit Namen POURCHÉ, wendete Kaliumbromid zuerst direct (in Stelle des Kaliumjodids) an und führte es somit in den Arzneischatz ein.

Vorkommen. Kaliumbromid ist ein Bestandtheil vieler Mineralwässer und des Meerwassers und wird auch in der Asche der Meerpflanzen angetroffen. In reichlichen Mengen kommt es im Stassfurter Steinsalzlager vor.

Darstellung. Dieselbe stimmt mit derjenigen des Kaliumjodids überein, nur dass in Stelle von je 10 Th. Jod 6,3 Th. Brom zu nehmen sind, denn das Atomgewicht des Jods ist 127 und das des Broms 80.

Eigenschaften. Kaliumbromid bildet geruchlose, luftbeständige, oft ziemlich grosse, weisse, glänzende, würflige, zu Säulen verlängerte oder zu Tafeln verkürzte Krystalle von stark salzigem Geschmack, 2,6 spec. Gewicht, löslich in 2 Th. Wasser von 0^0, $1^1/_2$ Wasser von 20^0, 1 Th. kochendem Wasser, 180 Th. 90-proc. Weingeist. Beim Erhitzen der Krystalle decrepitiren diese mit eminenter Heftigkeit. Es schmilzt in dunkler Rothgluth ohne sich zu zersetzen und in starker Rothgluth oder in der Weissgluth verdampft es. Eine gesättigte Kaliumbromidlösung siedet bei 112^0. Die wässerige Lösung mit Mercurichlorid versetzt verändert sich nicht, ebensowenig auf Zusatz von Ferrichloridlösung. Chlor macht Brom frei, wird daher eine Kaliumbromidlösung mit wenig Chlorwasser versetzt, so scheidet Brom ab, welches in gegenwärtigen Aether mit röthlichgelber Farbe übergeht. Chlorwasser im Ueberschuss bewirkt die Bildung des farblosen Chlorbroms. Concentrirte Schwefelsäure und auch solche Salpetersäure scheiden zum Theil freies Brom ab, die verdünnten Säuren lassen die Kaliumbromidlösung ungefärbt. Ferrichlorid scheidet nicht Brom ab, wohl aber bei Gegenwart von Kaliumjodid (HAGER, ph. Centralh. 1871, Nr. 6).

Prüfung. Nach den Anforderungen der Ph. soll Kaliumbromid frei sein von 1) Natriumbromid, 2) Bromat (bromsaurem Salz), 3) Kaliumcarbonat, 4) Kaliumjodid, 5) Sulfat und 6) laut Gehaltsbestimmung frei von mehr als 2 Proc. Kaliumchlorid. Das vorgeschriebene Prüfungsverfahren ist, ausgenommen das erste, kurz, bündig und sicher. — 1) Man wird ein Krystallstückchen, wie die Ph. angiebt, mit dem Oehre eines Platindrahtes fassen und es in die Flamme einer Weingeistlampe bringen. Es soll gleich von Beginn an eine violette Kali- und keine gelbe Natronflamme das Krystallstück umhüllen.

Diese Procedur wäre eine eminent gefährliche, denn gerade Kaliumbromid decrepetirt mit einer Heftigkeit, dass das schauende Auge des Experimentators gefährdet ist und der Erblindung ausgesetzt wird. Die Decrepitate fliegen nach allen Seiten. Um sich davon zu überzeugen gebe man 3 Krystallchen in einen lose mit Stopfen geschlossenen Reagircylinder und erhitze in der Weise, dass die Oeffnung des Cylinders nach der entgegengesetzten

Seite vom Gesicht des Experimentators gerichtet ist. Die von der Pharmakopoe vorgeschriebene Erhitzung eines Krystalls in einer
Weingeistflamme unterlasse man!! Man stelle eine weingeistige Lösung
her, giesse dieselbe auf einen kleinen Porcellanteller und zünde sie an. Die
Flamme muss unterwärts eine bläuliche, die Flammenränder können gelb sein,
denn ein total natriumfreies Kalisalz existirt kaum. Die Probe der Ph. lässt
sich auch dahin modificiren, dass man einige Krystalle in ein feines Pulver
verwandelt und ein doppelt gerolltes Platinöhr mit Wasser befeuchtet mit dem
Pulver belastet. In diesem Zustande findet keine Decrepitation statt. — 2)
Auf eine weisse Porcellanfläche giebt man (nach BILTZ) einen Tropfen ver·
dünnter Schwefelsäure und streut in denselben einige pulverförmige Körnchen
des Bromids, hergestellt durch Zerdrücken einiger Krystalle mit dem Pistill.
Es darf keine gelbe Färbung eintreten, im anderen Falle liegt eine Verunreinigung mit Bromat oder bromsaurem Salze vor.

$$\underset{\text{Kaliumbromid}}{5KBr} \text{ u. } \underset{\text{Kaliumbromat}}{KBrO_3} \text{ u. } \underset{\text{Schwefelsäure}}{6H_2SO_4} \text{ ergeb. } \underset{\text{Kaliumdisulfat}}{6KHSO_4} \text{ u. } \underset{\text{Brom}}{6Br} \text{ u. } \underset{\text{Wasser}}{3H_2O.}$$

Ist die Färbung stark gelb, so liegt circa 0,5 Proc. Bromat im Bromid vor.
Wenn dieser Gehalt auch noch kleiner wäre, so genügt er, dem Kaliumbromid
einen gewissen Grad von Giftigkeit beizulegen. Ein solches Bromid darf nicht
dispensirt werden. — 3) Eine Portion der Krystalltrümmer auf ein Stück
rothen Reagenspapiers gelegt, darf dieses nicht an den Berührungsstellen sofort bläuen. Eine sofortige Bläuung würde einen zu starken Gehalt an Natriumcarbonat bekunden. Nach BILTZ's Versuchen färbt ein Gehalt von 1
Proc. K_2CO_3 sogleich stark blau, 0,5 Proc. sogleich blau, 0,2 Proc. sogleich
violettblau, 0,1 Proc. nach einiger Zeit violettblau. Hiernach wäre bis 0,1
Proc. zulässig, was wiederum eine etwas starke Forderung ist, denn es ist eine
Eigenthümlichkeit des Kaliumbromids beim Trocknen Spuren Brom zu verlieren und eine alkalische Reaction anzunehmen. Die Alkalinität beschränkt
sich auf die äusserste Schicht des Krystalls, daher sind 1g kleiner Krystalle
alkalischer als 1g schwerer Krystalle. Zur Probe nehme man daher immer
einen grossen Krystall, nehme ein feuchtes Reagenspapier, dem keine
Wasserschicht aufliegt und erfasse das „sofort“ in seiner schärfsten Bedeutung. — 4) 1g Kaliumbromid in 10ccm Wasser gelöst und mit einigen
Tropfen Ferrichloridlösung versetzt färbt dazu gegossenes (1ccm) Chloroform
nicht violett. Ferrichlorid scheidet aus Kaliumbromid kein Brom ab, aus einer
Kaliumjodidlösung scheidet es aber Jod ab (und sind beide Haloïdsalze zugleich in der Lösung vertreten, so scheidet es auch Brom ab). Nimmt Chloroform eine violette Färbung an, nachdem man dasselbe durch Wendung des
Reagircylinders nach Oben und Unten die Flüssigkeitsschicht sanft durchwandern liess, so enthält das Bromid auch Jodid und ist zu verwerfen. —
5) 1g des Bromids in 19g Wasser gelöst soll auf Zusatz von 4 Tropfen
Baryumnitratlösung nicht getrübt werden, es soll das Kaliumbromid also
frei von Sulfat sein. Da auch 10ccm einer 10-proc. Lösung durch 4—5
Tropfen Baryumnitratlösung keine Trübung erfahren, so dürften der scharfen
Abmessung des Reagens und der Salzlösung wohl keine besonderen Zwecke
zum Grunde liegen. Eine Trübung darf nicht sofort eintreten. — 6) Von dem
zerriebenen und dann scharf, jedoch nur bei gelinder Wärme (circa 40 ° C.)
ausgetrockneten Salze werden 1,5g in Wasser gelöst, die Lösung bis auf
50ccm aufgefüllt, davon 10ccm mit einigen (2 Tropfen) Kaliumchromatlösung
und dann nach und nach mit der $^1/_{10}$-Normal-Silbernitratlösung versetzt, bis
eine bleibende Röthung eintritt und das entstandene Silberchromat trotz Agi-
tirens nicht mehr schwindet. Es sollen nicht mehr denn 25,6ccm Silberlösung

verbraucht werden. Ein grösseres Vol. würde auf mehr denn 2 Proc. Kaliumchlorid hindeuten.

1 Mol. KBr = 119 erfordert 1 Mol. $AgNO_3$ = 170 zur Bildung eines Mol. AgBr. — 1 Mol. KCl = 74,5 erfordert 1 Mol. $AgNO_3$ = 170 zur Bildung von 1 Mol. AgCl.

Da das Silbernitrat durch eine $^1/_{10}$-Normallösung vertreten wird, so erfordern z. B. 11,9 g Kaliumbromid oder 7,45 g Kaliumchlorid 1000 ccm der Silberlösung. Je mehr das Kaliumbromid Kaliumchlorid enthält, um so mehr Silberlösung würde es auch beanspruchen. In 10 g der von der Ph. vorgeschriebenen Lösung des Kaliumbromids sind 0,3 g des Salzes enthalten. Wenn 11,9 g Kaliumbromid 1000 ccm der $^1/_{10}$-Normal-Silberlösung beanspruchen, so erfordern 0,3 g (11,9 : 1000 = 0,3 : x =) 25,21 ccm Silberlösung. Enthielte das Salz 2 Proc. Kaliumchlorid, so würden in 0,3 g enthalten sein 0,294 Kaliumbromid, welche (11,9 : 1000 = 0,294 : x =) 24,7 ccm der Silbernitratlösung beanspruchen. Hiernach wären (25,6 — 24,7 =) 0,9 ccm Silberlösung für Kaliumchlorid und zur Silberchromatbildung disponibel. Rechnen wir 0,81 ccm der Silberlösung für Kaliumchlorid und 0,09 ccm für Silberchromatbildung, so entsprechen jene 0,81 ccm Silberlösung genau einem Gehalte von 2 Proc. Kaliumchlorid im Kaliumbromid, denn 1000 : 7,45 = 0,81 ccm : x = 0,006 g, ferner sind 0,294 + 0,006 = 0,3 g, der in 10 ccm Kaliumbromidlösung enthaltenen Menge Salz.

Ist das Silber als Bromid und Chlorid abgeschieden, so tritt weitere hinzugesetzte Silberlösung mit dem Chromat in Wechselwirkung und bildet rothes Silberchromat. Nachdem man 25 ccm der Silberlösung zu der Kaliumbromidlösung unter Agitiren hat zufliessen lassen, ist die folgende Silberlösung nur tropfenweise zuzugeben und nach jedem einfallenden Tropfen stets zu agitiren. Um die eintretende rothe Färbung sicher zu erkennen, betrachtet man, wenn man die Reaction nicht in weisser Porcellanschale vornimmt, die Flüssigkeit gegen ein Stück weissen Papiers. Das Kaliumbromid ist, wie oben auseinander gesetzt wurde, um so weniger mit Kaliumchlorid verunreinigt, je weniger die nöthige Silberlösung 25,2 ccm übersteigt.

Die Chloridbestimmung auf maassanalytischem Wege, wie unsere Ph. vorschreibt, ist der allein beste und sicherste Weg. Die Fällung mit Silbersalz und das Behandeln des Niederschlages mit Ammoniumcarbonatlösung, welche nur das Silberchlorid löst, wie ich vor Jahren durch Experiment nachwies, ist umständlich und Zeit raubend.

Kritik. Hier bei Kaliumbromid sagt die Ph. ganz richtig, dass 10 ccm der Lösung, welche in 100 ccm 3 g Kaliumbromid gelöst enthält, mit volumetrischer Silberlösung auf den Bromid- und Chlorid-Gehalt zu prüfen sei. Wie wenig sich aber die Verfasser dieser Ph. scharfer Consequenz zuneigten, ergiebt der entsprechende Passus unter *Ammonium bromatum* und *Natrium bromatum*, wo sie nicht nur bei ersterem Salze 10 ccm einer Lösung aus 3 g Salz und 100 ccm Wasser, sogar bei letzterem Salze 10 ccm einer Lösung aus 3 g Salz und 100 T h e i l e n Wasser verwenden lassen. — Solche Missgriffe und Fehler sind auffallend und sind in der ersten Ausgabe nicht vorgekommen. Wenn ich unter Ammoniumbromid diesen Gegenstand in der Commentation mit dem Texte unter Kaliumbromid übereinstimmend machte, so dürfte ich wohl damit den richtigen Weg eingeschlagen haben. Wenn die Verf. der Ph. wussten, dass Kaliumbromidkrystalle in der Flamme heftig decrepitiren, so mussten sie zu der Flammenreaction eine weniger Gefahr drohende Anweisung geben.

Aufbewahrung. Man bewahre das Kaliumbromid in geschlossenem Gefässe vor Staub geschützt und halte es nicht für ein sehr unschuldiges Salz. Aus diesem Grunde schliesse man es in ein Gefäss ein, welches in das Standgefäss eingestellt wird.

Anwendung. Kaliumbromid wird als Sedativum, Anästheticum, Hypnoticum, Antiscrophulosum, Antisyphiliticum und Antaphrodisiacum gebraucht. Es stimmt in seinen Wirkungen auf den Organismus nur theilweise mit denen des Kaliumjodids überein. Es ist ein vortreffliches Nervinum und hat sich als Mittel gegen Reizungszustände der Geschlechtssphäre, erhöhte Erregung des Nervensystems, übermässige Reizbarkeit, Zustände der Geisteskranken, welche sich durch übermässige Begierden und Neigungen kund geben, Hypochondrie, Schwermuth, Trieb zum Selbstmord, ferner gegen Epilepsie als Folge heftiger Gemüthsbewegungen, Ausschweifungen, erhöhter Sensibilität, Hysterie etc., auch bei Epilepsie convulsivischen Charakters bewährt. Es wirkt beruhigend, schlafmachend (bei nervöser Schlaflosigkeit), bei Migräne, nervösen Schmerzen etc. Man giebt es nach Umständen zu 0,2—0,3—0,5 g alle 2—3 Stunden oder zu 0,5 — 1,0 — 1,5 — 2,0 g zwei- bis dreimal täglich. Aeusserlich kommt es in Fomentationen, Klystieren, Gurgelwässern, Inhalationen etc. als reiz- und krampfmilderndes Mittel in Anwendung. Sehr grosse Gaben und ein zu langer Gebrauch sind nicht ohne nachtheilige Wirkungen, welche sich durch Herabsetzung der Thätigkeit der Sinnesorgane, Gedächtnissschwäche, Verdauungsstörungen etc. zu erkennen geben. Der Bromismus ist auch die Folge zu starker Gaben und lange Zeit andauernden Gebrauches und kennzeichnet sich durch Schwindel, Taumeln, Schlafsucht, Muskelschwäche, Hinfälligkeit, Diarrhoe, Gefühllosigkeit der Haut, Stumpfsinnigkeit etc.

Kalium carbonicum.

Reines kohlensaures Kalium; Kaliumcarbonat. Kali carbonĭcum purum; Kali carbonicum e Tartăro; Sal Tartari. *Carbonate de potasse*; *Sous-carbonate de potasse; Sel de Tartre.*
Carbonate of potash.

Ein weisses, in gleichviel Wasser klar lösliches Pulver von alkalischer Reaction, welches nicht weniger denn 95 Proc. Kaliumcarbonat enthält. Die wässerige Lösung mit einem Ueberschuss Weinsäure versetzt scheidet einen weissen krystallinischen Niederschlag *(sedimentum)* aus.

Das an das Oehr eines Platindrahtes geheftete Salz in einer Flamme gehalten theile derselben die ihm eigenthümliche violette, nicht andauernd gelbe Farbe mit.

Die 5-proc. wässerige Lösung darf weder durch Schwefelammonium, noch durch Ammoniumcarbonat verändert werden. Dieselbe (Lösung) muss nach starkem Zusatz von Silbernitrat einen rein weissen Niederschlag geben, welcher gelinde erwärmt keine dunkle Farbe annehmen darf. Mit wenig Ferrosulfat und Ferrichloridlösung versetzt, dann gelinde erwärmt darf sie nach der Uebersättigung mit Salzsäure keine blaue Farbe annehmen. 2 Vol. der mit verdünnter Schwefelsäure bewirkten Salzlösung dürfen nach Zusatz von 1 Vol. Schwefelsäure und 2 Vol. Ferrosulfatlösung keine braunfarbige Zwischenzone ergeben.

Die wässerige 5-proc., mit Essigsäure übersättigte Lösung darf weder durch Schwefelwasserstoffwasser, noch durch Baryumnitrat verändert werden. Dieselbe (Lösung) mit Salpetersäure versetzt, darf sich auf Zusatz von Silbernitrat nach zwei Minuten nur opalescirend trüben.

2g des Salzes erfordern nothwendig 27,4 ccm der volumetrischen Salzsäure zur Sättigung.

Geschichtliches. Das Kaliumcarbonat scheint schon den alten Griechen und Römern bekannt gewesen zu sein. GEBER im 8. Jahrh, stellte es durch Verbrennen der Weinhefe und des Weinsteins dar, GLAUBER 1654 durch Verpuffen des Salpeters mit Kohle *(Nitrum alkalisatum* s. *fixum)*, später durch Verpuffen des Weinsteins mit Salpeter gemicht *(Sal Tartari)*. BLACK gab 1755 zuerst die chemische Zusammensetzung des kohlensauren Kalis an. In den früheren Jahrhunderten war die Pottasche oder das Kaliumcarbonat ausser durch *Nitrum fixum* im unreineren Zustande durch Aschen von Thieren und Pflanzen, wie *Cinis bufonum, Sal Genistae, Absinthii, Cinnamomi, Sal Sanguinis Hirci* etc. vertreten. Gegen Schluss des vorigen Jahrhunderts kam die Pottasche unter dem Namen *Cineres clavellati crudi* in den Handel. Weil man das durch Auslaugen der Asche von Holzarten gewonnene unreine Salz in Töpfe eindrückte und so lange erhitzte und glühte, bis es weiss geworden war, so erhielt das unreine Salz (um 1780) den Namen Pottasche (Topfasche). Das aus Kräutern hergestellte Kaliumcarbonat unterschied man als Kräutersalz *(Sal herbarum)* und hielt das Weinsteinsalz, *Sal Tartari verum,* aus Weinstein durch Glühung für sich oder mit Salpeter bereitet, für das reinste Kaliumcarbonat. Das durch Reinigung der Pottasche gewonnene Salz nannte man *Sal alcali depuratum,* gereinigtes Pflanzenalkali. In neuerer Zeit stellt man Pottasche aus Kaliumchlorid und Kaliumsulfat, welche dem Mineralreiche entnommen sind, dar und unterscheidet das Präparat als Mineralpottasche.

Darstellung. Das Kalium carbonicum der vorliegenden Ph. ist das *Kali carbonicum purum* der vorigen Ausgabe der Ph. und der vordem gültigen Pharmakopöen. Die Bezeichnung *purum* war nöthig, weil auch ein *Kali carbonicum depuratum* existirte. Die einfachste und kürzeste Darstellungsweise des reinen Kaliumcarbonats besteht in einer Erhitzung des reinen Kaliumbicarbonats, welches im Handel als *Kalium bicarb. purissimum* zu einem mässigen Preise zu erlangen ist. Werden 2 Mol. Kaliumbicarbonat oder Kaliumhydriumcarbonat ($KHCO_3$) bis auf 350° C. erhitzt, so zerspringen die Krystalle, Kohlensäureanhydrid und Wasser entweichen und wasserleeres kohlensaures Kalium (K_2CO_3) bleibt zurück. Je reiner das Kaliumhydriumcarbonat ist, um so reiner wird sich dann das Kaliumcarbonat erweisen. Ist jenes Salz in wässriger Lösung, so verliert es die Hälfte der Kohlensäure schon in der Wasserkochhitze, trocken und in Krystallen erfordert es aber eine über 250° C. hinausgehende Hitze, wenn die Abtrennung der Hälfte seines Kohlensäuregehaltes vollständig geschehen soll. In einen recht blanken eisernen (besser silbernen) Kessel, der auf einen gut geheizten Windofen gesetzt ist, wirft man die vorher scharf getrockneten Krystalle des Kaliumbicarbonats nur in solcher Menge hinein, dass der Boden des Kessels mit einer höchstens daumbreitdicken Schicht bedeckt ist. Mit einem blanken eisernen Spatel rührt man öfter um. Sobald die Entwickelung von Wasserdämpfen aufhört, ist die Operation beendigt. Man schüttet die Masse in eine erwärmte Schale und giebt aufs Neue eine Portion des Kaliumbicarbonats in den Kessel. Wollte man grössere Mengen des Salzes in dieser Art erhitzen, so würde es, da es ein schlechter Wärmeleiter ist, nicht vollständig oder erst durch schwache Glühhitze von der auszutreibenden Kohlensäure und dem Wasser befreit werden. Der Versuch, ob das erhitzte Salz noch Wasser ausdunstet, besteht darin, dass man einen kalten grossen gläsernen klaren Deckel oder eine Glasscheibe schnell dem erhitzten Salze nähert. Die geringste Feuchtigkeitsmenge beschlägt die Glasfläche. Das meiste bisher in den Handel gebrachte reine kohlensaure Kalium ist aus dem Bicarbonat dargestellt und enthält gewöhnlich noch kleine Mengen Bicarbonat. Wahrscheinlich nimmt man die Darstellung in porcellanenen Schalen vor, in denen die nöthige Erhitzung sich weniger prompt ausführen lässt. 10 Th. Bicarbonat liefern fast 7 Th. Monocarbonat. Das noch warme Salz wird sofort in recht trockne Flaschen eingefüllt, die man mit Korkstopfen schliesst. Die Darstellung im pharmaceutischen Laboratorium ist lohnend.

Eine neuere Darstellungsweise ist die, Kaliumoxalat mit $^1/_8$ Kalisalpeter zu einem Pulver gemischt in kleinen Portionen in einen glühenden Porcellantiegel einzutragen und nach der Verpuffung schwach zu glühen. Auch allein durch Erhitzen des Kaliumoxalats stellt man das Kaliumcarbonat her.

Ehe man die Darstellung aus dem Bicarbonat kannte, geschah sie noch nach der vor mehr denn 100 Jahren geübten Methode durch Verpuffen eines gut ausgetrockneten Gemisches aus 2 Th. gereinigtem Weinstein und 1 Thl. gereinigtem Kalisalpeter. Dies Gemisch schüttete man in mindestens einer Menge von 2 Kilog. in einem erwärmten eisernen Tiegel (Grapen) zu einem kegelförmigen Haufen auf, welcher an seiner Spitze mit einer glühenden Holzkohle angezündet wurde. Waren Theile der Masse der Verpuffung (Verbrennung) entgangen, so wurde die Einäscherung durch Glühung vervollständigt. Die kohlige Asche wurde mit Wasser ausgelaugt und das Filtrat eingetrocknet. In Folge der Verpuffung werden Kohlenstoff und Wasserstoff der Weinsäure in dem Weinstein durch den Sauerstoff der Salpetersäure des Kalisalpeters zu Kohlensäure und Wasser oxydirt. Ein Theil der Kohlensäure wird von der Gesammtmenge des Kalis aus dem Weinstein und dem Kalisalpeter aufgenommen, der übrige Theil entweicht mit dem Wasser und dem Stickoxydgase, dem Reste der zersetzten Salpetersäure. Das Präparat enthält aber stets kleine Mengen Cyanverbindungen, was von WACKENRODER bestätigt wurde

Nach WACKENRODER wurde gepulverter gereinigter Weinstein in einem eisernen oder irdenen Tiegel, welcher innen mit einer Stärkekleisterschicht überzogen war, eingeäschert. Der Kleisterüberzug bildet nämlich beim Glühen eine kohlige Schicht, welche die Berührung des entstehenden Kaliumcarbonats mit der Kieselsäure des Gefässes verhindern soll. Beim Glühen des Weinsteins bildet der Sauerstoff der Weinsäure mit dem Kohlenstoff und dem Wasserstoff derselben flüchtige Produkte, wie Kohlensäure, Wasser, Kohlenwasserstoff etc. Da er nicht ausreicht, allen Kohlenstoff zu oxydiren, so bleibt ein Theil desselben unverbrannt und färbt den Glührückstand grauschwarz. Die aus der kohligen Masse durch Auslaugen gewonnene Lösung wurde in einem porcellanenen oder blanken eisernen Gefäss zur Trockne gebracht. Diese Methoden der Darstellung haben nur noch historischen Werth.

Eigenschaften. Das officinelle reine kohlensaure Kalium ist ein trocknes, weisses, grobkörniges oder ein weisses, krystallinisches, grobes, hygroskopisches Pulver, geruchlos, alkalisch reagirend, von laugenhaftem Geschmacke. Es enthält gewöhnlich bis zu 6 Proc. Kaliumbicarbonat und bis 4 Proc. Wasser (hygroskopische Feuchtigkeit). An der Luft zieht es soviel Feuchtigkeit an, dass es zerfliesst. Es ist farblos in gleichviel Wasser, nicht in Weingeist löslich. In der Rothglühhitze schmilzt es, in der Weissglühhitze verdampft es. Mit Säuren übergossen braust es stark auf. Es erhält wasserfrei die Formel K_2CO_3. Mol. Gew. 138.

Aufbewahrt wird es wegen seiner hygroskopischen Eigenschaft in mit Korken gut verstopften Glasflaschen.

Prüfung. Nach den Anforderungen der Ph. soll das Kaliumcarbonat frei sein 1) von Natriumcarbonat, 2) von Eisen, Zink und Thonerde, 3) von Sulfit und Thiosulfat, Schwefelkalium, 4) Kaliumcyanid, 5) Nitrat und Nitrit, 6) Zink, Kupfer, Blei, 7) Sulfat. 8) Von Chlorid soll es ferner fast frei sein. 9) Der Kaliumcarbonatgehalt soll mindestens 94,5 Proc. (also nicht mindestens 95 Proc.), wie im ersten Alinea in der Ph. angegeben ist, betragen.

1) Eine kleine Menge mit dem gefeuchteten Platindraht aufgenommen, soll in der Weingeistflamme diese nicht dauernd gelb färben. Diese Reaction ist nicht immer angebracht, weil ein Kaliumcarbonat total von Natrium frei selten im Handel vorkommt, und eine Spur Natrium genügt, die Flamme gelb erscheinen zu lassen.

Einfacher ist es circa 0,3 g des Kaliumcarbonats mit 16 Tropfen verdünnter Essigsäure zu lösen und die Lösung mit 4—5 ccm absolutem Weingeist zu mischen. Giebt man einen Tropfen dieser Mischung auf eine Glasscheibe (4 cm breit, 9—10 cm lang) und dunstet denselben über dem Cylinder einer mit kleiner Flamme brennenden Petrollampe ab, so tritt während des Eintrocknens das reine Kaliumacetat in kleinen, weissen, zu Scheiben und Punkten gruppirten Krystallen auf. Die eingetrocknete Fläche lässt deutlich mit blossem Auge durchweg weisses und theils diaphanes krystallinisches Gefüge erkennen. Unter einer Glasglocke nimmt die Krystallfläche Feuchtigkeit auf und schliesslich bildet sie eine gleichmässige feuchte Fläche, durch keine hervorragenden Punkte unterbrochen. Enthält das Kaliumcarbonat mehr als 1 Proc. Natriumcarbonat, so ist die Krystallbildung in sichtbarer Form gestört und die eingetrocknete Fläche erscheint dem nackten Auge mehr einem Wasserdampfbeschlage ähnlich, die Krystallbilder, die weissen Punkte und Scheibchen fehlen und nach dem Wiederfeuchtwerden ragen in der Fläche kleine Punkte (Natriumacetatkrystallreste) hervor. Ist nur wenig Natriumcarbonat ($^1/_2$—1 Proc.) im Kaliumcarbonat vertreten, so besteht die Fläche aus Stellen mit Krystallgefüge und Stellen wie mit Wasserdampf beschlagen, und nach dem Feuchtwerden sind nur wenige hervorragende Punkte wahrzunehmen. Noch deutlicher tritt der Natriumcarbonatgehalt hervor, wenn man 0,3 g des Kaliumcarbonats mit 20—22 Tropfen der 25-proc. Ameisensäure übersättigt und nach dem Aufbrausen mit 3,5—4 ccm absol. Weingeist vermischt. Bei reinem Kalisalze ist die Mischung klar, bei mehr als 3 Proc. Natriumcarbonatgehalt trübe. Giebt man nun 1—2 Tropfen auf ein grosses Objectglas und verdampft über dem Cylinder einer Petrollampe mit kleiner Flamme, so bildet sich bei reinem Kalisalze vor dem krystallinischen Erstarren eine gleichmässige klare feuchte Schicht, während bei Gegenwart von Natriumsalz diese Schicht wie mit feinem Sandstaube bestreut erscheint und das im grösseren Maasse, je mehr Natriumsalz vertreten ist. Nach 2-stündigem Liegen ist die Krystallschicht wieder flüssig geworden und in der reinen Kaliumschicht fehlen die hervorragenden Punkte (Natriumformiatkrystallrudimente), nicht aber in der Schicht des unreinen Salzes.

2) Die 5-proc. Lösung darf weder durch Schwefelammonium, noch durch Ammoniumcarbonat verändert werden. Durch ersteres Reagens wird Eisen durch eine schwarze, Zink durch eine weisse Trübung angezeigt. Eine zweite Portion der 5-proc. Lösung mit $^1/_3$ Vol. Ammoniumcarbonatlösung gemischt würde eine allmählich auftretende weissliche Trübung erleiden, wenn Aluminiumverbindungen als Verunreinigung vorliegen. Da hier nur Spuren in Betracht kommen, so muss man die Mischung wenigstens einige Minuten beiseite stellen. — **3**) Wird der 5-proc. Kaliumcarbonatlösung eine reichliche Menge Silbernitrat zugesetzt, so erfolgt ein weisser (niemals ein rein weisser, *pure album praecipitatum*) Niederschlag, welcher einen Stich ins Gelbliche hat. Er ist nur dann rein weiss, wenn auch Kaliumbicarbonat gegenwärtig sein sollte. Stellt man das Reagirglas in heisses Wasser, so darf der Niederschlag weder eine graue, noch graugelbe, braune bis schwarze Färbung annehmen, in welchen Fällen Schwefelverbindung, Spuren Sulfit oder auch Thiosulfat gegenwärtig sind. — **4**) Giebt man in einen grossen Reagircylinder einige Körnchen kryst. Ferrosulfats, löst dieselben in einigen Tropfen Wasser, giebt nun 4 bis 5 ccm der 5-proc. Kaliumcarbonatlösung, hierauf 5—6 Tropfen Ferrichloridlösung hinzu und alsdann bis zum Ueberschuss nach und nach Salzsäure, so tritt entweder bald oder nach dem Erwärmen eine blaue Färbung ein, je nachdem eine Verunreinigung mit vielem oder wenigem Kaliumcyanid vorliegt. —

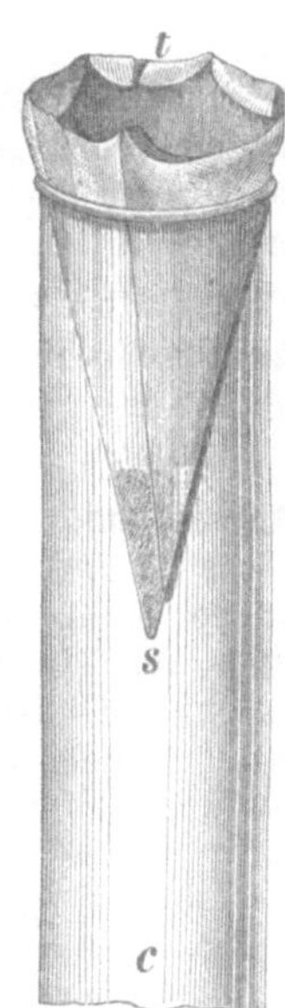

5) Circa 1 g des Salzes mit 3,5—4 ccm verdünnter Schwefelsäure allmählich versetzt giebt eine Lösung, welche mit einem halben Vol. conc. Schwefelsäure und dann mit einem gleichen Vol. (4 ccm) Ferrosulfatlösung so zu versetzen ist, dass die Flüssigkeiten ziemlich 2 Schichten bilden. Es soll nun jene braune, auf Nitrat und Nitrit hinweisende Zone nicht eintreten. Hier wird man bequemer mit der Dütchenprobe (S. 105) zum Ziele kommen. Man gebe in einen nicht zu langen Probircylinder circa 1 g des Kaliumcarbonats, ca. 3 ccm verdünnte und 2 ccm conc. Schwefelsäure, auch ein kleines Körnchen Natriumchlorid und setze ein Dütchen auf, dessen Spitze mit Kaliumjodidlösung befeuchtet ist (Fig. auf S. 145). Tritt keine Bräunung des Dütchens ein, so erhitze man die Flüssigkeit. Wenn auch dann die Bräunung ausbleibt, so liegt auch keine Verunreinigung mit Nitrat oder Nitrit vor. — 6) Eine mit Essigsäure übersättigte 5-proc. Lösung wird in drei Theile getheilt. Ein Theil soll auf Zusatz von Schwefelwasserstoffwasser keine Veränderung erleiden. Eine weissliche Trübung würde auf Zink, Sulfitsalz, auch Thiosulfat, eine dunkle oder schwarze auf Kupfer, Blei hinweisen. — 7) Der zweite sub 6 reservirte Theil der essigsauren Lösung darf durch Baryumnitrat keine Trübung (Sulfat) erleiden und — 8) der dritte Theil der essigsauren Lösung darf nach Zusatz von etwas Salpetersäure und Silbernitrat erst nach Verlauf von 2 Minuten eine schwache opalescirende Trübung aufweisen. Diese Forderung geht wieder zu weit und dürfte ein Kaliumcarbonat mit so entfernter Spur Chlorid höchst selten anzutreffen sein. Eine Minute Spatium dürfte sich den Verhältnissen allenfalls anschliessen. — 9) Wäre das Kaliumcarbonat frei von Verunreinigungen befunden, so ist noch der K_2CO_3-Gehalt volumetrisch zu bestimmen. Wenn 69 K_2CO_3 1000 ccm der Normal-Salzsäure zur Sättigung beanspruchen, so werden 27,4 ccm nur 1,89 g K_2CO_3 sättigen, das Salz soll also mindestens 94,5 Proc. (2 : 1,89 = 100 : 94,5) K_2CO_3 enthalten, obgleich im ersten Alinea ein Mindestgehalt von 95 Proc. gefordert wird. Auch in diesem letzten Alinea ist wiederum die Bezeichnung „mindestens" vergessen worden zu notiren. Hätte die Ph. statt 2 g besser 2,3 g (6,9 : 3 = 2,3) zu lösen und zu titriren angeordnet, so hätten die verbrauchten ccm Normal-Salzsäure mit 3 multiplicirt auch die Procentzahl des Gehaltes an Kaliumcarbonat angegeben. Mindestens hätten dann von der Säure 31,5 ccm verbraucht werden müssen, denn 31,5 × 3 = 94,5. Dass man von dieser einfachen Praxis nirgends in der Ph. Notiz nahm, ist ein Beweis von dem chemischen Standpunkte, von welchem aus die Ph. bearbeitet wurde.

Aufbewahrung. Da das Kaliumcarbonat ein sehr hygroskopisches Salz ist, so bewahre man es in nicht zu grossen, mit Korkstopfen dicht geschlossenen Flaschen. Glasstopfen halten die Luftfeuchtigkeit nicht zurück.

Anwendung. Innerlich genommen wird das kohlensaure Kalium mit dem Harn wieder abgeschieden. Es wirkt dabei reizend auf die Nieren. Man wendet es daher in Gaben von 0,2—0,5—1,0 g als Diureticum und Lithontripticum an, ferner bei skrofulösen, rhachitschen, rheumatischen, gichtischen etc. Leiden. Es ist gewöhnlich das Alkalicarbonat, welches zur Bereitung von Saturationen benutzt wird, wenn der Arzt die Art des Alkalicarbonats nicht speciell angegeben hat. Aeusserlich wirkt es erweichend, Geschwüre reifend, reizend und ätzend, die Lösung (1 : 10 bis 20) wird auch gegen ekzematische Zustände, Sommersprossen, Muttermäler, Hautflecken, bei Pityriasis, Prurigo, Akne etc. gebraucht. Zu Bädern, Waschungen, Umschlägen verwendet man die rohe Pottasche.

Kritik. Den Anforderungen der Ph., dass das Kaliumcarbonat fast frei sein müsse von Natrium und Chlorid, dürfte nur in seltenen Fällen genügt werden, denn ein solches Kaliumcarbonat ist eine seltene Waare. Vielleicht bezweckt man durch die scharfen Anforderungen eine Anregung auf die chemischen Fabriken, ein reines Kaliumcarbonat, und zwar solches hauptsächlich aus dem Kaliumbicarbonat herzustellen.
Auch dieser Artikel ermangelt einer sicheren Durcharbeitung, insofern im 1. Alinea

gesagt wird, dass das Salz mindestens 95 Proc. Kaliumcarbonat enthalten müsse, und im letzten Alinea nur ein Gehalt von 94,5 Proc. verlangt wird, ohne denselben als Mindestgehalt zu charakterisiren. Wenn das Präparat nun letzterem Gehalte genügt, so ist es nach dem Inhalte des ersten Alinea verwerflich und wenn es der Anforderung des ersten Alinea genügt, dann erst ist es für die pharmaceutische Praxis zu verwenden. Da ähnliche abweichende Angaben auch bei der rohen Pottasche vorkommen, so scheint ein Rechenfehler vorzuliegen.

Da das Silbercarbonat frisch gefällt zwar weiss ist, aber stets einen gelblichen Ton zeigt, so muss es wieder auffallen, wenn die Ph. es mit *pure album* bezeichnet. Nur wenn etwas Kaliumbicarbonat gegenwärtig ist, scheidet das Silbercarbonat sehr weiss aus, die sehr reine Weisse hängt also von einem Umstande ab, der hier ausgeschlossen sein sollte — oder ist etwa der rein weisse Niederschlag eine neue Entdeckung, von welcher die Welt noch nichts weiss? Die Identitätsreaktion mittelst Weinsäure passt auch auf Natriumcarbonat, ist also als eine zwecklose aufzufassen.

Tabelle

über den Gehalt der wässrigen Lösungen des reinen kohlensauren Kalium oder Kaliumcarbonats (K_2CO_3). Temperatur $17,5^0$ C. (nach HAGER).

Proc. K_2CO_3	spec. Gewicht	Proc. K_2CO_3	spec. Gewicht	Proc. K_2CO_3	spec. Gewicht	Proc. K_2CO_3	spec. Gewicht
52	1,569	39	1,404	26	1,256	13	1,122
51,5	1,562	38,5	1,398	25,5	1,251	12,5	1,117
51	1,555	38	1,392	25	1,245	12	1,112
50,5	1,548	37,5	1,386	24,5	1,240	11,5	1,107
50	1,542	37	1,380	24	1,235	11	1,102
49,5	1,535	36,5	1,374	23,5	1,229	10,5	1,097
49	1,529	36	1,368	23	1,224	10	1,092
48,5	1,522	35,5	1.363	22,5	1,219	9,5	1,087
48	1,516	35	1,357	22	1,213	9	1,082
47,5	1,509	34,5	1,351	21,5	1,208	8,5	1,077
47	1,503	34	1,345	21	1,203	8	1,073
46,5	1,495	33,5	1,340	20,5	1,198	7,5	1,068
46	1,489	33	1,334	20	1,192	7	1,064
45,5	1,483	32,5	1,329	19,5	1,187	6,5	1,059
45	1,478	32	1,323	19	1,182	6	1,054
44,5	1,472	31,5	1,318	18,5	1,177	5,5	1,050
44	1,466	31	1,312	18	1,172	5	1,045
43,5	1,459	30,5	1,306	17,5	1,166	4,5	1,041
43	1,453	30	1,300	17	1,161	4	1,036
42,5	1,447	29,5	1,295	16,5	1,156	3,5	1,032
42	1,441	29	1,289	16	1,151	3	1,027
41,5	1,435	28,5	1,284	15,5	1,146	2,5	1,022
41	1,429	28	1,278	15	1,141	2	1,018
40,5	1,422	27,5	1,273	14,5	1,136	1,5	1,013
40	1,416	27	1,267	14	1,132	1	1,009
39,5	1,410	26,5	1,262	13,5	1,127	0,5	1,004

Das spec. Gewicht der Lösung vermehrt oder vermindert sich zwischen 8—20⁰ C. bei Ab- und Zunahme der Wärme um 1^0 C. bei einem Salzgehalt

von 40—50 Proc. durchschnittlich um 0,0007
„ 30—40 „ „ „ 0,0005
„ 20—30 „ „ „ 0,0003
„ 10—20 „ „ „ 0,0002

Kalium carbonicum crudum.

Rohes kohlensaures Kalium; Rohes Kaliumcarbonat; Pottasche.
Cinĕres clavellāti. *Carbonate de potasse cru; Potasse. Pearlash;*
Impure Potash.

Ein weisses trocknes körniges Pulver, welches in gleichviel Wasser
fast vollständig löslich und von alkalischer Reaction ist und mindestens
90 Proc. Kaliumcarbonat enthält. Die 5-proc. wässerige Lösung mit
einem Ueberschusse Weinsäure gesättigt, lässt unter Aufbrausen einen
weissen krystallinischen Niederschlag fallen.

Zur Sättigung von 2g dieses Salzes sind 26 ccm der Normal-Salzsäure erforderlich.

Geschichtliches. Die Pottasche scheint schon in frühester Zeit bekannt
gewesen zu sein, wenigstens benutzten schon die Kinder Israëls die Lauge
aus Holzasche zum Reinigen der Wäsche. ARISTOTELES, auch spätere Römische
Schriftsteller erwähnen die Bereitung aus der Asche. Da man die eingedampften Aschenauszüge in Töpfen eintrocknete und erhitzte, so nannte man
das Product Pottasche, denn Pott ist noch heute der vulgäre Namen für Topf.

Vorkommen in der Natur. Kohlensaures Kalium trifft man in vielen
thierischen Flüssigkeiten, auf dem Wege der Assimilation aus pflanzensauren
Kaliumsalzen erzeugt, an. Ferner findet man es in vielen Mineralwässern, welche
es verwitterten Mineralien entziehen. Da die Erdkrume in Menge kieselsaure
Kaliverbindungen (Feldspath) enthält, welche durch die Kohlensäure der Luft
unter Abscheidung von Kieselsäure in kohlensaures Kalium verwandelt werden,
so ist es erklärlich, wie letzteres unter Beihilfe des Wassers in die Pflanzen
übergeht und in diesen als oxalsaure, weinsaure, essigsaure etc. Kalisalze
wiedergefunden wird.

Darstellung. Obgleich die Ph. die Pottasche vegetabilischen Herkommens obsolet und die Mineral-Pottasche officinell gemacht hat, so möge die Herstellung
ersterer Waare dennoch als Unterrichtsgegenstand Erwähnung finden. Die Pflanzen-
asche enthält neben dem Kaliumcarbonat (circa 15 Proc.) schwefelsaures und kieselsaures
Kalium, Kaliumchlorid, Natriumchlorid, kohlensaures, phosphorsaures und schwefelsaures Calcium, Magnesia, Kieselerde, Eisenoxyd und Maganoxyd. Die Gewinnung
der Pottasche in grösster Menge findet da statt, wo das Holz einen geringen Werth
hat, wie in Russland, Illyrien, Ungarn, Nordamerika. In einigen wenigen Gegenden
wird auch die Asche der Kräuter, des Laubes, kleiner Sträucher zu Pottasche verarbeitet. Die Asche wird in hölzernen Bottichen (Aescher), welche einen doppelten
Boden haben, auf welchem mittelst Strohes ein unvollkommenes Filter hergestellt ist,
ausgelaugt. Um conc. Lösungen zu gewinnen, werden die dünneren Laugen zum Auslaugen frischer Asche verwendet. Das Eindampfen der Lösungen geschieht in flachen
eisernen Pfannen, bis sie dickflüssig (gar) geworden sind und eine herausgenommene
Probe krystallinisch erstarrt. Bei mässigem Feuer wird nun ausgetrocknet und so
die rohe Pottasche (der Fluss) als eine braune, bis zu 10 Proc. Wasser haltende
Masse gewonnen. Die braune Farbe der Masse hat ihren Grund in den beigemischten
organischen Stoffen. Um diese zu zerstören und das anhängende Wasser zu entfernen, wird die rohe Masse in Flammenöfen (siehe unter *Natrium carbonicum*) geglüht. Zuerst giebt man eine schwache Hitze, um das Wasser zu verjagen, erhöht
dieselbe aber dann soweit, dass die färbenden organischen Substanzen verbrennen,
ohne dass die Masse schmilzt. Diese wird während dieser Operation mit eisernen
Krücken umgerührt. Die calcinirte Pottasche (*cineres clavellati*) wird nach dem Erkalten alsbald in Fässer eingeschichtet. Die Rückstände der Branntweinbrennereien
aus Zuckersyrup, der sogenannten Melasse der Rübenzuckerfabriken, werden auch
auf Pottasche verarbeitet. In den Weinländern werden auch die in den Weinfässern

sich absetzenden Hefen (welche viel Weinstein enthalten), Weintrestern und Traubenkämme eingeäschert und auf Pottasche verarbeitet.

Die Rückstände (Schlämpe) der Branntweinbrennereien aus dem unkrystallisirbaren Syrup, der Melasse, der Rübenzuckerfabriken werden eingedampft und eingeäschert. Dieser Aschenrückstand (Pottaschenfluss) enthält nun neben Kaliumcarbonat, Kaliumsulfat, Kaliumchlorid, auch viel kohlensaures Natrium. Er wird ausgelaugt, die Lauge concentrirt und, nachdem nach mehrtägigen Beiseitestehen das Kaliumsulfat und Kaliumchlorid meist herauskrystallisirt sind, noch weiter eingedampft und zur Krystallisation gebracht. Es scheidet dann ein gut krystallisirendes Doppelsalz, aus Kaliumcarbonat und Natriumcarbonat bestehend ($KNaCO_3 + 12H_2O$), aus, welches beim Schmelzen in seinem Krystallwasser krystallwasserfreies Natriumcarbonat fallen lässt, während Kaliumcarbonat in Lösung bleibt. Diese Lösung und die Mutterlauge von dem Doppelsalze werden eingetrocknet und calcinirt als Pottasche aus Rübenmelasse in den Handel gebracht. Sie enthält aber häufig noch 15—20 Proc. Natriumcarbonat.

In neuerer Zeit wird Pottasche auch aus rohem Kaliumchlorid in einigermassen ähnlicher Weise dargestellt, wie die Soda. Dieses LEBLANC'sche Verfahren wurde von H. GRÜNEBERG (1861) besonders verbessert. Das hierzu nothwendige Kaliumchlorid wird aus dem Carnallit des Stassfurter Salzlagers in bedeutenden Massen producirt. Die Darstellung der Pottasche aus Varec und Kelp (vergl. unter *Jodum*), dürfte nur selten im Grossen zur Ausführung kommen.

Die Fabrikation nach dem LEBLANC'schen Verfahren hat an Umfang zugenommen und wird bei Magdeburg in der chem. Fabrik Buckau, in Kalk bei Cöln, in Stassfurth betrieben. Das bei dieser Darstellung in der Pottasche gewöhnlich vertretene Kaliumferrocyanid wird durch Krystallisation abgeschieden. Man vergl. unter *Natrium carbonicum crudum*.

Schönit ($K_2SO_4 . MgSO_4 . 6H_2O$) und schönithaltiges Kaliumsulfat, wie man es aus den Stassfurter Abraumsalzen sammelt, wird mit Kreide und Steinkohlengrus gemischt, calcinirt und ausgelaugt. Das entstandene Calciumsulfid bleibt ungelöst.

Zu Moabit bei Berlin haben DE GROUSILLIERS und WERNER SIEMENS die fabrikmässige Darstellung auf Grund des sogenannten Ammoniakprocesses eingeführt, wobei Kaliumchlorid in Kaliumcarbonat umgesetzt wird. Es werden Ammoniumdicarbonat und Kaliumchlorid in Wechselwirkung gesetzt und das entstandene Kaliumdicarbonat durch Erhitzen in Monocarbonat übergeführt. Man vergl. unter *Natrium carbonicum*.

Nach ENGEL (chem. Centralbl. 1881, S. 392) führt man Kaliumchlorid in Carbonat über, wenn man die Kaliumchloridlösung mit Magnesiumcarbonat unter Hineinleiten von Kohlensäure zersetzt. Es entsteht Magnesiumdicarbonat, welches mit dem Kalium ein unlösliches Doppelcarbonat bildet, während ein übriger Theil der Magnesia in Magnesiumchlorid übergeht. $3MgCO_3 + 2KCl + CO_2 = 2(MgCO_3 . CO_3HK) + MgCl_2$. Dieses Doppelcarbonat erhitzt verliert seine Kohlensäure und es resultirt daraus Magnesiumcarbonat und Kaliumcarbonat. $2(MgCO_3 + CO_3HK)$ werden zu $2MgCO_3$ und CO_3K und $H_2O + CO_2$.

Da das Kaliumcarbonat von der Formel $K_2CO_3 + 2H_2O$ in Krystallen anschiesst und zwar bei einer Concentration von 1,6 der Mutterlauge, so liegt damit auch eine Darstellungsweise der Pottasche vor.

Nach E. SIERMANN wird Schwefelkalium mit Thonerde, jedoch mit weniger Thonerde als zur Bildung des Aluminats nöthig ist, gemischt und geglüht. Es entsteht Kaliumaluminat und Schwefligsäure, welche in Bleikammern geleitet wird. Die geglühte Masse wird ausgelaugt und die Lösung mit Kohlensäure behandelt, wobei Thonerde ausscheidet und Kaliumcarbonat in Lösung bleibt.

Man lässt auch Ammoniumcarbonatdämpfe aus der Leuchtgasbereitung auf Kaliumsulfidlösung einwirken und es entstehen Kaliumcarbonat und Schwefelammonium, welches in Dämpfen abgesondert wird.

In Frankreich und Belgien gewinnt man Schafwoll-Pottasche aus dem Wollschweisse. Die Wollwaschwässer werden eingedampft, eingetrocknet und geglüht, wobei Ammon und Leuchtgase als Nebenproducte gesammelt werden. Ein Vliess soll bis zu 150 g Kaliumcarbonat ausgeben. Das Wollwaschwasser, welches man in den Kammgarnspinnereien sammelt und mit Kalkerde behandelt absetzen lässt, liefert eine Masse, welche getrocknet Suinter genannt und zur Gasbereitung verwendet wird. Sie liefert im verkohlten Rückstande Pottasche. Der Wollschweiss (*suintate de potasse*) wird zu Rheims aus den ersten Wollwaschwässern gesammelt und auf Pottasche und Leuchtgas verarbeitet.

In den Ländern, in welchen der Weinbau florirt, bereitet man aus den Weingelägern, den Weintrestern, der Weinhefe, dem rohen Weinstein durch

Calcination Pottasche. Weinhefekuchen sollen 16 Proc. Pottasche liefern. Dieselbe enthält immer grössere oder kleinere Spuren Phosphat (A. VOGEL).

Handelssorten. Man unterscheidet die käufliche Pottasche je nach den Ländern, von wo sie in den Handel gebracht wird.

1) Die Illyrische Pottasche gilt als die beste Handelswaare, denn sie ist rein weiss, trocken, in kleineren oder grösseren formlosen Stücken mit einem Kaliumcarbonatgehalt über 80 Proc. An Natriumcarbonat enthält sie circa 3 Proc., Kaliumsulfat 5—8 Proc., Kaliumchlorid 2—4 Proc., unlösliche Theile 2—3,5 Proc. und Feuchtigkeit 4—7 Proc.

2) Die Amerikanische weisse Pottasche steht der vorerwähnten nahe, besonders die New-York-Sorte, etwas weniger die Boston-Sorte, welche letztere gewöhnlich in Folge Spuren Kaliummanganats einen bläulichen Farbenton zeigt, während erstere sehr weiss und frei von kaustischem Kali ist. Die sogenannte rothe Amerikanische Pottasche ist eine geringe Waare, enthält auch kaustisches Kali.

3) Geringwerthige Sorten sind die Deutsche, Danziger, Russische, Polnische oder Podchinskische, Toscanische, Ungarische, Vogesische, welche sich durch den Mangel reiner Weisse und durch graue, röthliche, bläuliche, gelbliche Farben unterscheiden. Ihr Kaliumcarbonatgehalt geht selten über 60 Proc. hinaus. Eisenoxyd, Kupferoxyd, Manganate verursachen die Färbung.

4) Mineral-Pottasche *Kali carb. albissimum Germanicum* (officinelle Pottasche) ist die aus mineralischen Kalisalzen hergestellte Pottasche, welche meist in den Seifensiedereien oder in der chemischen Technik Verwendung findet. Es ist die Waare, welche die Ph. als officinelle gelten lässt. Eine Probe Mineral-Pottasche fand ich bestehend in Proc. aus 95,2 Kaliumcarbonat, 1,3 Natriumcarbonat, 0,8 Kaliumsulfat, 1,56 Kaliumchlorid und 1,1 Feuchtigkeit. Eine Buckauer Pottasche enthielt (1879, WAGNER's Technologie) 97,3 Kaliumcarbonat, 0,29 Natriumcarbonat, 0,49 Kaliumsulfat, 1,23 Kaliumchlorid, 0,69 Feuchtigkeit.

Prüfung. Die Forderung, dass 2 g dieser Pottasche durch 26 ccm Normal-Salzsäure, welche nur 89,7 Proc. K_2CO_3 anzeigen, gesättigt werden müssen, hat einen gleichen Werth wie die analoge Forderung bei *Kalium carbonicum*. Hätte man sie durch ein „mindestens" präcisirt, so wäre sie wenigstens eine annähernd richtige. Oben fordert man einen Mindestgehalt von 90 Proc., am Schlusse lässt man einen Gehalt von 89,7 Proc. zu. Die kunstgerechte Gehaltsbestimmung führe man in folgender Weise aus. Ungefähr 100 g der Pottasche zerstösst und zerreibt man im Porcellanmörser und nimmt von der Mischung in Grammen den 3. Theil eines $^1/_{10}$ Mol. des Kaliumcarbonats ($K_2CO_3 = 69$), also (6,9 : 3 =) 2,3 g löse sie in einer weissen Porcellanschale in 5—6 ccm Wasser, erhitze bis auf 60—80° C., versetze mit etwas Lackmustinctur und setzte unter Umrühren von der Normal-Salzsäure hinzu, gegen den Schluss vorsichtig tropfenweise, bis das Blau in Roth überzugehen strebt. Hätte man 6,9 g der Pottasche verwendet, so würde jeder ccm der Salzsäure auch 1 Proc. Kaliumcarbonat anzeigen. Da nur der 3. Th. eines $^1/_{10}$-Mol., also 2,3 g Pottasche Verwendung fanden, so muss die Zahl der verbrauchten ccm Salzsäure mit 3 multiplicirt werden, um den Procentgehalt an Kaliumcarbonat zu erfahren. Nur die Mineral-Pottasche dürfte über 90-procentig befunden werden. Enthält die Pottasche reichlich Natriumcarbonat, so steigt ihre Procentigkeit bedeutend, denn das Mol. Gewicht des Na_2CO_3 ist nur 53.

Den Zweck, welchen die Anführung der Identitätsreaction mit Weinsäure verfolgt, wird man schwer ergründen, denn Natriumcarbonat in gleicher Lösung giebt mit derselben Säure ebenfalls ein schwerlösliches saures Salz, welches zu Boden fällt, im Uebrigen nur etwas löslicher als das saure Kaliumsalz ist. Versetzt man eine Lösung aus 2,7 g krystallirtem oder 1 g wasserfreiem Natriumcarbonat in 20 g Wasser mit 3 g Weinsäure, so erhält man einen krystallinischen Niederschlag, welcher nach 1—2 Minuten mit sammt dem Wasser zu einer Masse gesteht.

Ueber die Prüfung auf Natrongehalt wolle man im Handbuch der pharm. Praxis das Nähere nachsehen.

Um einen starken Gehalt an Natriumcarbonat zu erkennen, mache man den Versuch mit Essigsäure oder Ameisensäure, wie unter *Kalium carbonicum* S. 144 angegeben ist.

Aufbewahrung. Diese geschieht am besten in möglichst dicht geschlossenen Steingut- oder starken Glasgefässen und zwar an einem trocknen Orte (Materialkammer).

Anwendung. Man bereitet aus der Pottasche ein reines, auch wohl ein gereinigtes kohlensaures Kalium, in der Technik und chemischen Industrie dagegen hat sie eine sehr verbreitete Verwendung. Als Arzneistoff wird sie kaum angewendet, hin und wieder als Zusatz zu Fuss- und Handbädern oder in Gemischen von Schleimstoffen, Honig etc. als Umschlag zur Reifung von Geschwüren, Panaritien etc.

Kalium chloricum.

Chlorsaures Kalium; Kaliumchlorat. Kali muriaticum oxygenātum; Chloras potassicus s. kalicus. *Chlorate de potasse; Oxymuriate de potasse; Sel de Berthollet. Chlorate of potash.*

Farblose, glänzende, blätterige oder tafelförmige, luftbeständige Krystalle, löslich in 16 Th. kaltem, in 3 Th. siedendem Wasser und in 130 Th. Weingeist. Die mit Salzsäure erwärmte wässerige Lösung färbt sich unter reichlicher Chlorentwickelung grüngelb. Dieselbe (wässerige) Lösung mit einem Ueberschuss Weinsäure versetzt scheidet einen weissen krystallinischen Niederschlag aus.

Die 5-proc. wässerige Lösung darf weder durch Schwefelwasserstoffwasser, noch durch Ammoniumoxalat, noch auch durch Silbernitrat verändert werden. Das in einem bedeckten Tiegel geglühte Salz muss einen in Wasser löslichen Rückstand hinterlassen, welcher nicht alkalisch reagiren darf.

Geschichtliches. Das Kaliumchlorat wurde zuerst von HIGGINGS dargestellt, aber erst von BERTHOLLET 1786 der Zusammensetzung nach richtig erkannt. Die medicinischen Eigenschaften dieses Salzes wurden gegen Mitte dieses Jahrhunderts durch HERPIN zu Genf erkannt, welcher es zuerst gegen mercurielle Stomatitis anwendete und 1855 die damit gewonnenen Heilwirkungen veröffentlichte.

Darstellung. Kaliumchlorat wird in chemischen Fabriken bereitet. Wenn man in eine Flüssigkeit, die ein fixes Alkali oder eine alkalische Erde enthält, Chlorgas leitet, so entsteht bei niederer oder mittlerer Temperatur unterchlorigsaures Salz (vergl. *Calcaria chlorata*), bei fortgesetztem Hineinleiten, besonders aber in der Wärme, wird chlorsaures Salz gebildet. Man stellt das chlorsaure Kalium dadurch her, dass man in eine erwärmte Aetzkali- oder Pottaschenlösung von 1,33 spec. Gew., welche in mehreren, durch Bleiröhren mit einander verbundenen Flaschen enthalten ist, Chlorgas leitet, bis die Lösung gelblich gefärbt erscheint und Chlorgas nicht mehr absorbirt wird. Unter Entweichen der Kohlensäure bilden sich hierbei 5 Mol. Kaliumchlorid und 1 Mol. Kaliumchlorat.

$$\underset{\text{Kaliumcarbonat}}{3K_2CO_3} \text{ und } \underset{\text{Chlor}}{6Cl} \text{ geben } \underset{\text{Kaliumchlorid}}{5KCl} \text{ und } \underset{\text{Kaliumchlorat}}{KClO_3} \text{ und } \underset{\text{Kohlensäure-anhydrid}}{3CO_2}$$

$$\underset{\text{Kaliumhydroxyd}}{6KOH} \text{ und } 6Cl \text{ geben } 5KCl \text{ und } KClO_3 \text{ und } \underset{\text{Wasser}}{3H_2O}.$$

Da während der Durchleitung des Chlorgases sich ein Theil des Kaliumchlorats (und das sich anfänglich bildende 2-fach kohlensaure Kalium) ausscheidet, so müssen die Gasleitungsröhren sehr weit sein, damit sie sich nicht verstopfen. Nach beendigter Operation wird die erhaltene Lauge bis zum Sieden erhitzt, um etwa noch vorhandenes unterchlorigsaures Kalium in chlorsaures umzuwandeln und das ausgeschiedene chlorsaure Kalium völlig zu lösen. Die Lösung wird zur Krystallisation bei Seite gestellt. Die Mutterlauge enthält Kaliumchlorid. Da dieses Salz geringen Werth hat, so leitet man das Chlor in warme dünne Kalkmilch, welche sich in hölzernen, mit Blei ausgeschlagenen Fässern befindet und durch eine Rührvorrichtung in Bewegung gesetzt wird. Die chlorsaures Calcium enthaltende Flüssigkeit wird nun mit Kaliumchlorid versetzt, durch Abdampfen in bleiernen Pfannen eingeengt und zur Krystallisation gebracht. Chlorsaures Kalium krystallisirt und Calciumchlorid bleibt in der Mutterlauge. Durch das Einleiten von Chlor in die Kalkmilch bilden sich 1 Mol. Calciumchlorat und 5 Mol. Calciumchlorid.

$$\underset{\text{Chlor}}{12Cl} \text{ und } \underset{\text{Calciumhydroxyd}}{6Ca(OH)_2} \text{ geben } \underset{\text{Calciumchlorid}}{5CaCl_2} \text{ und } \underset{\text{Calciumchlorat}}{Ca(ClO_3)_2} \text{ und } \underset{\text{Wasser}}{6H_2O}.$$

Wird der Lösung Kaliumchlorid zugesetzt, so bilden sich durch doppelte Wahlverwandtschaft Kaliumchlorat und Calciumchlorid

$$\underset{\text{Calciumchlorat}}{Ca(ClO_3)_2} \text{ und } \underset{\text{Kaliumchlorid}}{2KCl} \text{ geben } \underset{\text{Kaliumchlorat}}{2KClO_3} \text{ und } \underset{\text{Calciumchlorid}}{CaCl_2}.$$

Aus Chlorkalk, der seine Bleichkraft verloren hat, kann man auch durch Zusatz einer kochenden Kaliumchloridlösung chlorsaures Kalium gewinnen.

Das rohe chlorsaure Kalium ist mit Kaliumchlorid, auch oft mit Manganochlorid verunreinigt, mitunter mit Kalisalpeter verfälscht. Durch Auflösen in der 3-fachen Menge kochendem Wasser und Krystallisirenlassen an einem kalten Orte wird es gereinigt. Während des Krystallisirens findet ein schönes Farbenspiel statt.

Eigenschaften. Kaliumchlorat bildet luftbeständige, neutrale, farblose, perlmutterglänzende, durchsichtige Plättchen oder 4- und 6-seitige rhomboïdale Tafeln, welche einen dem Salpeter ähnlichen kühlend-salzigen Geschmack haben und unter Zurücklassung eines neutralen Salzrückstandes auf glühenden Kohlen unter Funkensprühen verpuffen. Es ist bei 0^0 in 30 Th., bei 15^0 in $16\frac{1}{2}$ Th., bei 50^0 in 5 Th. Wasser löslich. Eine gesättigte siedende Lösung enthält in 100 Th. Wasser 60 Th. des Salzes. Beim Erhitzen schmilzt das Salz noch unter der Rothglühhitze und zersetzt sich unter Entweichen eines Drittels seines Sauerstoffs zuerst in Kaliumchlorid (KCl) und überchlorsaures Kalium, Kaliumhyperchlorat $(KClO_4)$.

$$\underset{\text{Kaliumchlorat}}{2KClO_3} \text{ erhitzt geben } \underset{\text{Kaliumchlorid}}{KCl} \text{ und } \underset{\text{Kaliumhyperchlorat}}{KClO_4} \text{ und } \underset{\text{Sauerstoff}}{2O}.$$

Beim stärkeren Erhitzen wird auch das Kaliumhyperchlorat zersetzt, indem aller Sauerstoff entweicht und neutrales Kaliumchlorid als Rückstand verbleibt. Nach längerem oder stärkerem Glühen verdampfen Spuren des Chlorids und der Rückstand zeigt eine Andeutung alkalischer Reaction. 100 Th. Salz geben 39,15 Sauerstoff aus. Vermengt man das Kaliumchlorat mit etwas Braunstein, so erfolgt die Entwickelung von Sauerstoff und die vollkommene Zersetzung des Salzes schon bei schwacher Hitze. Durch Chlorwasserstoffsäure und Schwefelsäure wird das Kaliumchlorat zersetzt. Erstere entwickelt daraus Chlorgas und Chlorigsäure. Conc. Schwefelsäure zersetzt es heftig unter Abscheidung von Ueberchlorsäure und Chlorigsäure. Mit brennbaren Körpern in Berührung zersetzt es sich durch Stoss, Schlag, Reiben unter Explosion.

Kaliumchlorat erhält die Formel $KClO_3$. Mol. Gew. $= 122,5$.

Prüfung. Dieselbe wird mit der 5-proc. wässrigen Lösung vorgenommen. Diese soll 1) weder durch Schwefelwasserstoffwasser, welches hier auch durch Kaliumferrocyanid ersetzt werden könnte, eine Trübung oder Färbung (metallische Verunreinigungen, besonders Blei), — 2) noch durch Ammoniumoxalat (Kalkerde), — 3) noch durch Silbernitrat (Kaliumchlorid) getrübt werden. — 4) Das in einem Tiegel geglühte Salz soll einen in Wasser löslichen, nicht alkalisch reagirenden Rückstand hinterlassen, was der Fall sein würde, wenn eine Verfälschung mit Kalisalpeter vorläge. Einfacher ist es von dem Salze soviel als eine Erbse im Umfange in einen trocknen Reagircylinder zu geben und mit einer Weingeistflamme (10—15 Minuten) zu erhitzen. Bei reinem Salze findet Schmelzung und Gasentwickelung statt und nach Beendigung der letzteren gesteht das Salz zu einer weissen Masse, bei Gegenwart von Kalisalpeter findet die Gasentwickelung unter stärkerem Schäumen statt und dauert, ehe ein Erstarren eintritt, 2—3-mal längere Zeit. Man übergiesst die Salzmasse nach dem Erkalten mit 1—2 ccm Wasser und klare Lösung erfolgt, welche bei salpeterfreiem Salze neutral ist, bei einem salpeterhaltigen aber alkalisch reagirt. Dieses Verfahren ist einfacher und auch das bessere, denn beim Glühen im Tiegel kann in Folge starker oder länger dauernden Gluth der Rückstand des salpeterfreien Salzes eine schwache Alkalinität annehmen. Zeigt der geglühte Rückstand eine pfirsichblüthrothe Farbe, so deutet dieselbe auf Mangan und zeigt er eine gelbliche Farbe, so liegt eine Verunreinigung mit Eisen vor. Das im Handel bezogene Salz hat man einige Male bleihaltig angetroffen.

Aufbewahrung. Man bewahre dieses Salz in geschlossenem Glas- oder Porcellangefäss, und obgleich in der Reihe der unschuldigen Substanzen, so rechne man es dennoch zu den starkwirkenden Mitteln, derjenigen Handhabung eine grosse Vorsicht erfordert, wie aus den folgenden Notizen hervorgeht.

Anwendung. Man wendet das chlorsaure Kalium oder Kaliumchlorat in Krankheiten an, in denen man einen Mangel an Sauerstoff annimmt, wie bei allen bösartigen Leiden der Schleimhäute der Mund- und Rachenhöhle, z. B. beim Skorbut, Mundfäule, Diphtheritis, Speichelfluss, Croup und vielen anderen Arten Stomatitis, ferner bei Leberleiden und Syphilis, schlecht eiternden Wunden etc. nicht nur äusserlich, sondern auch innerlich zu 0,1—0,3—0,5 g mehrmals des Tages. Stärkere Gaben können tödtlich wirken. Nach den gemachten Erfahrungen sind als stärkste Tagesgaben anzunehmen: für Erwachsene 6,0 g, für Kinder von 10—14 Jahren 4,0 g, für Kinder von 5—9 Jahren 3,0 g, für Kinder unter 5 Jahren 2,0 g, für Säuglinge 1,0 g. Ein Mann von 31 Jahren starb nach Verbrauch von 11,75 g während 2 Tagen am dritten Tage plötzlich an Convulsionen (d. prakt. Arzt 1882, Nr. 11). Mancher Magen verträgt das Salz nicht und schon kleine Gaben können gastritische Erscheinungen hervorrufen. In der Pyrotechnik wird es viel gebraucht. Beim Mischen mit brennbaren Körpern kann es gefährliche Explosionen bewirken. Dies ist wohl zu beherzigen. Mit brennbaren Körpern, wie Salicylsäure, Kohle, Harzpulver, Schwefel, Schwefelmetallen, Phosphor, Stärke, vermischt, verpufft es beim Zerreiben im Mörser oder durch Stoss äusserst heftig. Schon bei nicht grossen Mengen können sich auf diese Weise gefährliche Explosionen ereignen. Deshalb gelte es als unabänderliche Regel, **niemals das chlorsaure Kalium mit brennbaren Körpern in einem Mörser zusammen zu reiben oder zu stossen.** Man zerreibe es für sich in einem reinen Mörser, besprenge es auch wohl dabei mit einigen Tropfen Wasser oder schwachem Weingeist und vermische dann das Pulver behutsam und entfernt vom Lichte mit den brennbaren Stoffen, wie sie oben angegeben sind, auf einem Bogen Papier mit einer Federfahne oder den Fingern.

Die Mischung sehr gefährlicher explosiver Substanzen sollte man refüsiren.

Für den innerlichen Gebrauch werde es nie mit Kaliumjodid verbunden oder ein Kaliumchloratgebrauch schliesst nothwendig einen gleichzeitigen Kaliumjodidgebrauch aus. Es entsteht nämlich aus der gegenseitigen Begegnung beider Salze Kaliumjodat. Pillen aus Kaliumchlorat und Carbolsäure können explosiv werden.

Das Kaliumchlorat wird im Handverkauf abgegeben, und wenn der Apotheker dies nicht thut, so geschieht es von dem Kleindrogisten. Man schaue in das Leben des unteren Publicums und man wird oft die Frage stellen: ist an dem Tode dieses oder jenes Kindes nicht etwa das missbrauchte Kaliumchlorat schuld?

Man vergl. die Notizen in HAGER's Ergänzungsbande zum Handbuch der pharm. Praxis S. 596 u. f.

Kritik. Wenn man vom Chloralhydrat eine Maximalgabe festzustellen für nöthig hielt, musste man consequenter Weise auch für Kaliumchlorat eine solche vorschreiben, denn jene Maximalgabe ist nicht grösser oder geringer als diese. Ein *caute servetur* konnte auch nicht weggelassen werden, wenn man es bei Kaliumjodid für nothwendig hielt. Waren die vielen Vergiftungsfälle durch Kaliumchlorat den Verf. der Ph. nicht bekannt geworden?

Kalium jodatum.

Jodkalium; Kaliumjodid.   Kalĭum jodātum; Kali hydroiodĭcum.

Jodure de potassium. Jodide of potassium.

Weisse, würfelförmige, an der Luft nicht feucht werdende Krystalle von scharf salzigem, hintennach bitterem Geschmack, löslich in 0,75 Th. Wasser und in 12 Th. Weingeist. Die wässerige, mit etwas Chlorwasser versetzte Lösung mit Chloroform geschüttelt färbt dasselbe violett. Dieselbe (Lösung) mit einem Ueberschusse Weinsäure versetzt lässt nach einigem Beiseitestehen einen weissen krystallinischen Bodensatz fallen.

Das Kaliumjodid am Oehre eines Platindrahtes befestigt und erhitzt muss schon von Anfang an die Flamme violett färben. Einige Bruchstücke auf befeuchtetes rothes Reagenspapier gelegt, dürfen dieses nicht sofort violettblau färben. Die 5-proc. wässerige Lösung darf weder durch Schwefelwasserstoffwasser verändert werden, noch nach Zusatz verdünnter Schwefelsäure zugegossene Stärkelösung sofort blau färben. Bewirkt man eine reichliche Gasentwickelung mittelst Zinkmetalls und Salzsäure und giesst eine mit Stärkelösung versetzte Kaliumjodidlösung dazu, so darf keine Blaufärbung entstehen.

20 ccm der 5-proc. Lösung dürfen durch 10 Tropfen Baryumnitratlösung nach 5 Minuten keine Trübung erleiden. Dieselbe Lösung mit einem Körnchen Ferrosulfat und 1 Tropfen Ferrichloridlösung nach Zusatz von Aetznatronlauge gelind erwärmt darf nach reichlichem Uebersättigen mit Salzsäure keine blaue Farbe annehmen.

Wenn 0,2 g des Kaliumjodids in 2 ccm Salmiakgeist gelöst unter Umschütteln mit 13 ccm volumetrischer Silbernitratlösung ausgefällt werden, so darf das Filtrat nach der Uebersättigung mit Salpetersäure innerhalb 10 Minuten nur in so weit getrübt werden, dass es noch Durchsichtigkeit zeigt.

V o r s i c h t i g aufzubewahren.

Geschichtliches. Das Kaliumjodid, den Chemikern bereits bekannt seit Entdeckung des Jods, wurde vor ungefähr 60 Jahren von COINDET in den Arzneischatz eingeführt.

Darstellung. Nicht allein in der Medicin, auch in der Technik, besonders in der Photographie, ist der Verbrauch dieses Haloidsalzes ein so grosser geworden, dass es fabrikmässig und dabei sehr rein und schön dargestellt wird und seine Darstellung im pharmaceutischen Laboratorium aufgehört hat, eine vortheilhafte zu sein. In der chemischen Praxis vorkommende Darstellungsmethoden, wie solche von theoretischem Interesse sind, mögen erwähnt und erklärt werden.

I. 150 Th. destill. W a s s e r werden in eine porcellanene Schale, dazu 10 Th. E i s e n f e i l e oder E i s e n d r a h t und 30 Th. J o d gegeben. Man erwärmt die Schale unter Umrühren im Dampfbade, bis die anfangs braune Flüssigkeit farblos ist. Nun giesst man die Flüssigkeit von dem nicht gelösten Eisen ab, wäscht letzteres mit Wasser nach, löst in den gemischten Flüssigkeiten noch 10 Th. J o d und giesst die Lösung nach und nach in eine kochende Lösung von 33 Th. K a l i u m b i c a r b o n a t in 120 Th. W a s s e r. Wäre das Ferroferrihydroxyd nicht vollständig gefällt, so ist noch etwas gelöstes K a l i u m b i c a r b o n a t hinzuzusetzen. Man filtrirt und bringt das Filtrat, nachdem es mit Jodwasserstoffsäure neutral gemacht ist, zur Krystallisation. Diese Vorschrift bezweckt erst die Darstellung von Ferrojodid, Fe J, und dann durch weiteren Zusatz von Jod die Ueberführung desselben in Ferroferrijodid. Wird die Lösung dieser Verbindung nun durch Kaliumbicarbonat zersetzt, so bildet sich ein Niederschlag von Ferroferrihydroxyd und Kaliumjodid bleibt in Lösung, Kohlensäure entweicht.

$$\underset{\text{Eisen}}{4\,Fe} \quad \text{und} \quad \underset{\text{Jod}}{10\,J} \quad \text{geben} \quad \underset{\text{Ferrojodid}}{2\,FeJ_2} \quad + \quad \underset{\text{Ferrijodid}}{Fe_2J_6}$$

$$\underset{\substack{\text{Ferroferrijodid}}}{2FeJ_2\,.\,Fe_2J_6} \text{ u. } \underset{\substack{\text{Kaliumhydrium-}\\\text{carbonat}}}{10KHCO_3} \text{ geb. } \underset{\text{Ferrobydroxyd}}{2FeH_2O_2} + \underset{\text{Ferrihydroxyd}}{Fe_2H_6O_6} \text{ und } \underset{\text{Kaliumjodid}}{10KJ} \text{ und } \underset{\substack{\text{Kohlensäure-}\\\text{anhydrid}}}{10CO_2}.$$

Fällt das Eisen als Ferroferrihydroxyd (Oxyduloxyd) aus, so ist es schwerer und körniger und lässt sich leichter auswaschen, behält aber dennoch kleine Mengen Jod hartnäckig zurück. Fällt man das Eisen aus dem Ferrojodid, so ist der Niederschlag voluminöser und die Fällung weniger vollständig, so dass die abfiltrirte Kaliumjodidlösung beim Abdampfen gelblich wird und Eisenoxyd absetzt. Dieser letztere Fall tritt auch bei dem Verfahren nach der vorliegenden Vorschrift ein, wenn die Lösung des doppelkohlensauren Kaliums nicht total kochend heiss ist, weil sich bei geringerer Temperatur unter Beihülfe der Kohlensäure etwas Ferrocarbonat, welches bei der Fällung immer entsteht, auflöst. Das Auswaschen des Eisenoxydniederschlages müsste soweit fortzusetzen sein, bis eine Probe des Abtropfenden in Mercurichloridlösung keine Reaction erzeugt.

Vor ungefähr 20 Jahren hat VON LIEBIG eine umständliche, aber theoretisch interessante Vorschrift zur Darstellung von Jodmetallen gegeben. In eine Porcellanschale bringt man (nach PETTENKOFER) 1 Th. Phosphor und 36 Th. warmes Wasser und giebt unter beständigem Umrühren nach und nach feingeriebenes Jod ($13^1/_2$ Th.) hinzu, so lange eine farblose Flüssigkeit entsteht und dann noch so viel Jod, dass die Flüssigkeit gelblich erscheint. Es entstehen hierbei Phosphorsäure und Jodwasserstoff. P und 5J und $4H_2O$ geben H_3PO_4 und 5HJ. Auf dem Boden des Gefässes restirt etwas amorpher Phosphor. Die klar abgegossene Flüssigkeit wird mit einer Kalkmilch (aus 8 Th. Aetzkalk) bis zur schwach alkalischen Reaction versetzt. Es bildet sich hierbei Calciumphosphat und Calciumjodid. Ersteres bildet einen Bodensatz, letzteres bleibt gelöst. Die davon filtrirte Flüssigkeit wird mit einer Lösung von 9 Th. Kaliumsulfat in 45—50 Th. kochendem Wasser vermischt, bei Seite gestellt, dann das entstandene Calciumsulfat im Filtrum gesammelt, abgewaschen und ausgepresst, das Filtrat aber, welches neben Kaliumjodid auch etwas Calciumsulfat und Calciumjodid enthält, mit Kaliumcarbonat versetzt, so lange Calciumcarbonat ge-

fällt wird. Die Flüssigkeit wird zur Krystallisation gebracht. Ausbeute circa 16 Th.
Kaliumjodid.

Eine Vorschrift, welche gewöhnlich auch der Darstellung des Jodkaliums im
Grossen zu Grunde gelegt wird, ist folgende: Einer in einem eisernen Kessel gelind
erwärmten, frisch bereiteten Aetzkalilauge (1,33 spec. Gew.) wird allmählich Jod
zugesetzt, bis die Flüssigkeit gelblich erscheint. Nachdem man von dem Gewichte
des verwendeten Jods den zehnten Th. des Pulvers gut ausgeglühter und ausgewaschener Holzkohle zugesetzt hat, bringt man das Ganze unter Umrühren zur
Trockne. Dann bedeckt man den Kessel und erhitzt, bis der Boden des Kessels dunkelroth glüht oder bis zur beginnenden Schmelzung der Masse. Diese Masse wird nun
in gleichviel Wasser gelöst und die filtrirte Lösung an einem warmen Orte zur Krystallisation gebracht, bis nur noch wenig Mutterlauge übrig ist. Die gesammelten
Krystalle werden nach dem Abtropfenlassen in einer flachen Schale in einer Temperatur von 80—100° einige Tage erhitzt und ausgetrocknet, um den Krystallen ein
porcellanartiges Aussehen zu geben. Dieses Salz soll immer noch Spuren Jodat enthalten.

Arbeitet man nach dieser Vorschrift im Kleinen, so darf man nur eine von Kaliumchlorid möglichst freie Aetzkalilauge verwenden, weil Kaliumchlorid und Kaliumjodid isomorph sind und gleichzeitig krystallisiren. Bei der Darstellung im Grossen
findet ein abweichendes Verhalten statt und es werden auch aus einer Kaliumchlorid
enthaltenden Kaliumjodidlösung anfangs reine Kaliumjodidkrystalle gewonnen. Durch
wiederholtes Umkrystallisiren kann das Kaliumchlorid vom Kaliumjodid bis zu einem
gewissen Punkte geschieden werden. Auch wird hier ein unreines Jod verarbeitet,
die Mutterlaugen aber auf Jod ausgenutzt, was bei der Darstellung im Kleinen nicht
der Mühe lohnt. Den chemischen Vorgang erklären folgende Schemata:

Kaliumhydroxyd		Jod		Kaliumjodat		Kaliumjodid		Wasser
$6KHO$	und	$6J$	geben	KJO_3	und	$5KJ$	und	$3H_2O$

Kaliumjodid		Kaliumjodat		Kohlenstoff		Kaliumjodid		Kohlensäure-anhydrid
$10KJ$	und	$2KJO_3$	und	$3C$	geben	$12KJ$	und	$3CO_2$.

Behufs der Krystallisation des Kaliumjodids dampft man die filtrirte Lösung bis
zu dem Punkte, wo einige Tropfen, auf einer Glasscheibe agitirt, Krystallchen abzuscheiden beginnen, ab und überlässt sie an einem 50—60° warmen Orte der Krystallisation. An einem kalten Orte efflorescirt die Lösung, d. h. die Krystalle steigen
über den Rand des Gefässes hinweg.

Die in der Wärme anschiessenden Krystalle sind etwas weniger durchsichtig.
Sie nehmen durch Trocknen in einer über 100° C. hinausgehenden Temperatur eine
porcellanartige Weisse an, welche zunimmt, wenn das Kaliumjodid Spuren Kaliumcarbonat enthält. Sonst sind die Krystalle durchscheinend. Da sich das Spuren Kaliumcarbonat enthaltende Salz an der Luft weiss erhält, das total neutrale Salz aber gelblich wird, so kann diese geringe Verunreinigung nicht beanstandet werden.

Reinigung des käuflichen Kaliumjodids. Das durch den Handel bezogene
Kaliumjodid ist oft stark alkalisch, enthält auch wohl kleine Mengen jodsaures Kalium.
Um nun aus diesem käuflichen Präparate, wenn es den Anforderungen der Pharmakopoe
nicht entspricht, ein reines Salz darzustellen, löst man es in der doppelten Menge
destill. Wasser und leitet Schwefelwasserstoff hinein, bis die Flüssigkeit danach riecht.
Der Schwefelwasserstoff (H_2S) zersetzt das Kaliumjodat nach folgendem Schema:
KJO_3 und $3H_2S$ geben KJ und $3H_2O$ und S. Schwefel scheidet ab. Man prüft die
Flüssigkeit, ob sie etwa schwefelsäurehaltig geworden ist, weil bei Gegenwart grösserer
Mengen Kaliumjodats der Schwefel nicht vollständig niederfällt und sich stets etwas
Schwefelsäure bildet. Wäre diese Verunreinigung eingetreten, so giebt man eine
entsprechende Kleinigkeit kohlensaures Baryum dazu und schüttelt einige Male gut
um. Dann wird erwärmt, bis der Geruch nach Schwefelwasserstoff verschwunden ist,
die Flüssigkeit erkalten gelassen, filtrirt und mit Jodwasserstoffsäure neutralisirt, oder
man beseitigt H_2S durch Zusatz von wenig Jodlösung und neutralisirt das entstandene
HJ durch Kaliumcarbonat. Jodwasserstoffsäure, von der man im Ganzen nur eine
Kleinigkeit gebraucht, stellt man durch Einleiten von Schwefelwasserstoff in destill.
Wasser, in welchem sich feinzertheiltes Jod befindet, und durch Filtration dar. Die
neutrale Kaliumjodidlösung wird sofort in einer flachen Porcellanschale bis zum Erscheinen eines Salzhäutchens abgedampft und zur Krystallisation an einen heissen
Ort gesetzt. Enthielt das Kaliumjodid kein Kaliumchlorid, so kann man auch die
conc. Lösung eintrocknen, den Salzkuchen zerstückeln und scharf austrocknen. Die
Krystalle werden dann kleiner und durchscheinend sein. Dieses Verfahren, aus einem
käuflichen, billigen Kaliumjodid ein reines darzustellen, ist immer noch vortheilhafter,

als die Bereitung des reinen Salzes im pharmaceutischen Laboratorium. Da das Corrigiren an dem käuflichen Präparat sich nur auf unwesentliche Mengen jodsauren und kohlensauren Kaliums erstreckt, so ist es auch ohne alle umständlichen und zeitraubenden Operationen auszuführen. Enthält das käufliche Präparat mehr als Spuren Kaliumchlorid oder wohl gar mehrere Proc. Natriumjodid, so ist es allerdings vortheilhafter, von der Reinigung kleiner Portionen abzustehen.

Um das Kaliumjodat zu beseitigen verfährt man sicher und bequem, wenn man die Salzlösung mit einer äquivalenten Menge Zink in kleinen Stücken versetzt und zwischen den Zinkstücken 2 oder 3 Kupferblechstreifen placirt und unter öfterem Umrühren 2 Tage bei 30—40° C. macerirt. Eisen wirkt noch kräftiger für sich allein, nur scheidet das gebildete Ferrioxyd Jod aus dem Kaliumjodid ab.

Eigenschaften. Kaliumjodid bildet farblose, glänzende, durchscheinende oder porcellanartig weisse, würflige Krystalle, von scharfem salzigem, etwas bitterem Geschmack. Die Lösung ist neutral oder sie reagirt schwach alkalisch, wenn das Salz Spuren Kaliumcarbonat enthält. Dieser Gehalt conservirt das Salz und erhält es weiss. Das total reine neutrale Kaliumjodid wird an der Luft gelblich in Folge Einwirkung von Kohlensäure und Ozon. 4 Th. Kaliumjodid erfordern zur Lösung 3 Th. Wasser von mittlerer Temperatur oder 2 Th. heisses Wasser. Beim Auflösen im Wasser erfolgt eine starke Temperaturerniedrigung. Es ist in 10—12 Th. 90-proc. und 40 Th. wasserfreiem Weingeist löslich. Die weingeistige Lösung (mit 90-proc. Weingeist) lässt sich mit einem halben Vol. Aether mischen, ohne nach dem Schütteln Salz fallen zu lassen. Seine Lösungen vermögen reichlich Jod aufzulösen. 1 Mol. Kaliumjodid in concentrirter Lösung vermag bis zu 2 Atome Jod zu lösen und bildet damit eine schwarzbraune Flüssigkeit. Es schmilzt noch unter der Rothglühhitze und verdampft allmählich in offenen Gefässen bei derselben Temperatur.

Aus freies Jod enthaltenden Lösungen krystallisirt es in Octaëdern. Das spec. Gew. des krystall. Salzes ist $= 2,9 — 3,0$. Feuchte Krystalle werden an der Luft nur sehr allmählich durch Kohlensäure zersetzt unter Abscheidung von Jodwasserstoff, welcher sich mit dem Sauerstoff der Luft in Jod und Wasser umsetzt (die Ursache dieses etwa schnell eintretenden Vorganges ist meist durch einen Natriumjodidgehalt bedingt). Aus der wässrigen Lösung des Jodkaliums scheiden Ferrisulfat, Ferrichlorid, Platinichlorid, Chlor, Brom, rauchende Salpetersäure und conc. Schwefelsäure Jod ab, welches auf Stärkekleister reagirt, dasselbe blau färbt, oder Chloroform oder Schwefelkohlenstoff violettroth färbt. Verdünnte Schwefelsäure scheidet nur Jodwasserstoff, in der Siedehitze aber Jod ab. In seinen Auflösungen bringt Silbernitrat einen gelblichen, käsigen Niederschlag von Silberjodid hervor, welcher sich in Aetzammon nicht auflöst. Mercurichlorid fällt rothes Mercurijodid. Kaliumhypermanganat führt es in jodsaures Kalium über. Bleiacetat fällt gelbes Bleijodid (PbJ_2) aus.

Kaliumjodid erhält die Formel KJ. Mol. Gew. 166.

Die wässrigen Kaliumjodidlösungen haben folgende spec. Gew. bei 17,5° C.
bei 50 Proc. 1,546 bei 30 Proc. 1,275 bei 20 Proc. 1,170 bei 10 Proc. 1,078
„ 40 „ 1,398 „ 25 „ 1,221 „ 15 „ 1,123 „ 5 „ 1,037
Im Manuale pharm. II, S. 166 findet sich eine vollständige Gehaltstabelle.

Aufbewahrung. Das Jodkalium, wenn es trocken und nicht zu sehr mit Kaliumcarbonat verunreinigt ist, hält sich in verstopften Glasgefässen gut. Da das Salz aber häufig Feuchtigkeit enthält, so muss man es auch vor Sonnenlicht bewahren, welches die Zersetzung durch die Kohlensäure der Luft unterstützt. Es gehört in die Reihe der Tabula C und muss daher in der Reihe der starkwirkenden Arzneikörper aufbewahrt werden.

Prüfung. Dieselbe erstreckt sich laut Ph. 1) auf einen Natriumjodid-,

2) zu starken Kaliumcarbonatgehalt, 3) Verunreinigung mit Metallen, 4) mit Kaliumjodat, 5) auf Verfälschung mit Nitrat, Natriumnitrat, 6) auf Verunreinigung mit Sulfat, 7) mit Kaliumcyanid und 8) mit Chlorid und Bromid.

1) Die zu Pulver zerriebene, mit dem befeuchteten Platinöhr aufgenommene Krystallmasse darf die Flamme des Weingeistes nicht gelb, vielmehr von Beginn der Operation an nur violett färben. Man hüte sich, einen Krystall des Salzes mit dem Platinöhr aufzunehmen und in die Weingeistflamme zu bringen, denn der Krystall decrepitirt mit grosser Heftigkeit und ist dadurch das Auge oder das Gesicht des Experimentirenden gefährdet. Einfacher ist es, von dem zerriebenen Salze eine erbsengrosse Menge in 5 Tropfen Wasser zu lösen, mit 2 ccm Weingeist zu mischen und die Flüssigkeit in einen Theelöffel gegossen anzuzünden. Diese Reaction ist etwas zu scharf, und hätte man einen schwachen gelben Farbenton der Flamme zulassen sollen. Hoffentlich werden die Fabrikanten zur Darstellung des Kaliumjodids ein möglichst natronfreies Kali verwenden. — **2**) Von dem zerriebenen Salze etwas auf feuchtes (nicht nasses) rothes Reagenspapier gestreut und dann sogleich wieder herunter geschüttet, darf keine blauen Punkte hinterlassen. Damit wird eine Spur Kaliumcarbonat zugelassen, welche Spur das Kaliumjodid vor Gelbwerden schützt. — **3**) Die 5-proc. Lösung darf durch S c h w e f e l w a s s e r s t o f f w a s s e r keine Färbung oder Trübung erleiden (metallische Verunreinigungen würden meist auch das Kaliumjodid färben oder seine wässerige Lösung trüben). — **4**) Diese 5-proc. Lösung mit etwas volumetrischer Stärkelösung versetzt darf nach Zusatz von verdünnter Schwefelsäure keine Blaufärbung erleiden. Beim Mischen jener Lösung mit verdünnter Schwefelsäure findet bei Gegenwart von Jodat eine Abscheidung von Jod statt und es entsteht eine blaue Färbung (jodirte Stärke). Die Schwefelsäure macht nämlich Jodwasserstoffsäure frei, und diese setzt sich mit der Jodsäure in Wasser und Jod um (5HJ und HJO_3 geben $2H_2O$ und 6J). Das Jod färbt das gegenwärtige Stärkemehl blau. — **5**) Giebt man zu verdünnter S a l z s ä u r e, worin man einige Stückchen Z i n k geworfen hat, etwas der mit S t ä r k e l ö s u n g versetzten Kaliumjodidlösung, so darf keine Violett- oder Blaufärbung eintreten, im anderen Falle liegt eine Verfälschung mit Nitrat vor. Die frei werdende Salpetersäure wird zu Salpetrigsäure reducirt und scheidet als solche Jod ab. Die Dütenprobe (S. 105) ist hier weniger am Platze. Man vergleiche unten: gekürzter Prüfungsgang. — **6**) 20 ccm der 5-proc. Kaliumjodidlösung sollen durch 10 Tropfen B a r y u m n i t r a t l ö s u n g nach 5 Minuten keine Trübung erleiden, d. h. auf geradem Wege gelesen, das Salz muss f r e i v o n S u l f a t sein. Um sicher zu gehen, hat man nach 5 Minuten nachzusehen, ob etwa eine Trübung erfolgte. — **7**) Man versetzt 5 ccm der 5-proc. Kaliumjodidlösung mit einem Körnchen kryst. F e r r o s u l f a t und einem Tropfen F e r r i c h l o r i d, mischt, versetzt nun mit 1 ccm A e t z n a t r o n l a u g e und erwärmt. Uebersättigt man die Flüssigkeit mit S a l z s ä u r e, so scheidet Berlinerblau aus, wenn Kaliumcyanid gegenwärtig war. Diese Verunreinigung kann durch das zu der Darstellung nöthige Kaliumcarbonat in das Kaliumjodid hineinkommen. — **8**) Genau 0,2 g des K a l i u m j o d i d s werden in 2 ccm A e t z a m m o n f l ü s s i g k e i t gelöst und mit 13 ccm der $^1/_{10}$-N o r m a l-S i l b e r l ö s u n g ausgefällt. Das ausgeschiedene Silberjodid ist so gut wie nicht löslich in Aetzammon, wohl aber Silberbromid und Silberchlorid. Wenn man daher in dem Filtrate das freie Ammon durch Salpetersäure abstumpft, scheidet die eine oder die andere Silberverbindung aus. Das mit 3 ccm Salpetersäure übersättigte Filtrat soll innerhalb 10 Minuten nicht so stark getrübt werden, dass es undurchsichtig ist. Geringe Spuren Chlorid oder Bromid werden also zugelassen.

Mit Rücksicht darauf, dass dem Kaliumjodid auch fremde Salzkrystalle beigemischt sein können, sollte man zur Prüfung nur eine Lösung von circa 20 Krystallen verschiedener Grösse anwenden oder man sollte die Prüfung in folgender Weise abändern:

Gekürzter Prüfungsgang. Man streue die Krystalle auf ein dunkelfarbiges Papier und beachte die Farbe, Durchsichtigkeit, Undurchsichtigkeit, auch die Form der Krystalle. Wird eine Abweichung bemerkt, so breche man ein Stückchen des Krystalles ab und betupfe es mit Bleiacetatlösung. Kaliumjodid färbt sich damit sofort gelb. Dann zerreibe man 10—15 verschieden grosser Krystalle und Bruchstücke zu Pulver und führe nach der Prüfung in der Weingeistflamme folgende Prüfung aus:

Man wägt von circa 5 g des zerriebenen Kaliumjodids genau 1 g ab, übergiesst es in einem mit Kork zu schliessenden Fläschchen mit 12 ccm 90-proc. Weingeist und bewirkt unter Umschütteln die Lösung, welche im Verlaufe einer halben Stunde erfolgt sein kann. Im Verlaufe einer Stunde muss sie bei mittlerer Temperatur (15—17 ° C.) vollendet sein. Verunreinigungen wie Carbonat, Jodat, Sulfat, Nitrat des Kalium, Kaliumcyanid, Kaliumchlorid bleiben ungelöst. Kaliumbromid geht nur in Spuren in den Weingeist über, so auch das Carbonat. War die Lösung eine vollständige, so setzt man zu 2 Vol. dieser Lösung 1 Vol. Aether, schüttelt und stellt beiseite. Die Lösung muss nach dem Schütteln klar werden, und darf nach einer Stunde keinen Bodensatz aufweisen. Die mit Aether versetzte Lösung wird gewöhnlich etwas gelblich in Folge des Gehalts des Aethers an Spuren Ozon.

Die Flammenreaction und die vorstehende Ausführung der Lösung in Weingeist und Aether dürften genügen, die Reinheit des Kaliumjodids zu erkennen.

Prüfung (sub 2) auf Kaliumcarbonat mit feuchtem Reagenspapier hat nur einen relativen Werth, insofern die Art der Ausführung, die Grösse der Salzpartikel, die Temperatur, der Feuchtigkeitsgehalt des Papiers nicht ohne Einfluss sind. Richtiger ist es die 5-proc. Kaliumjodidlösung mit einem gleichen Vol. Kalkwasser zu mischen. Es darf keine Trübung, höchstens eine schwache Opalescenz erfolgen.

Zur Bestimmung des Natriumjodidgehaltes zerreibt man das Kaliumjodid zu Pulver und zieht es unter Schütteln mit einem Gemisch aus 1 Vol. absolutem Weingeist und 2 Vol. Aether in tarirter Flasche aus. Auf 2 g ausgetrockneten Kaliumjodidpulvers dürften im Ganzen 10 ccm Aether und 5 ccm absol. Weingeist genügen. Flasche mit Salzinhalt wird in lauer Wärme ausgetrocknet und der Gewichtsverlust als Natriumjodid bestimmt. Die Dauer der Schüttelung darf nur je 10 Minuten währen.

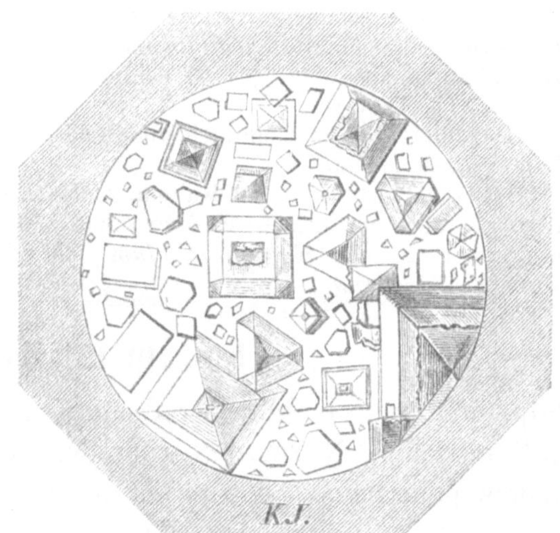

Weingeistige Kaliumjodidlösung auf Glas freiwillig eingetrocknet bei 50-facher Vergr.

Der Gehalt an Natriumjodid ergiebt sich auch aus folgendem Experiment. Wird Kaliumjodid in weingeistiger Lösung zu 2—3 Tropfen auf eine Glasscheibe gegeben und dünn auseinander ·gestrichen .der freiwilligen Verdunstung überlassen, so resultirt nach einigen Stunden eine Fläche mit kleinen trocknen Krystallen, von welchen die grösseren mit blossem Auge betrachtet weiss und perlmutterglänzend erscheinen, die kleineren durchsichtig sind. Sie bilden mit der Lupe, besser unter dem Mikroskop betrachtet, quadratische, rechteckige, stumpfdreieckige etc. Formen. Enthält das Kaliumjodid reichlich Natriumjodid, so erscheinen die grösseren Krystalle nicht weiss, sondern farblos durchsichtig. Reines Natriumjodid in gleicher Weise behandelt, bildet meist eine feuchte Fläche mit wenigen formlosen Krystallabscheidungen. Uebrigens kann man dem zu Pulver zerriebenen Kaliumjodid durch Schütteln mittelst eines Gemisches aus 2 Vol. Aether und 1 Vol. absolutem Weingeist das Natriumjodid entziehen, und einige Tropfen der Lösung auf Glas abdunsten lassen.

Anwendung. Kaliumjodid geht im Organismus in Berührung mit Natriumchlorid in Natriumjodid über. Seine Wirkung entspricht dem des Jods, ist aber eine weit mildere. Ein anhaltender Gebrauch grösserer Dosen ist von nachtheiligem Einfluss auf den Organismus. Es ist ein kräftiges Alterans, Depurativum, Antiscrofulosum, Antisyphiliticum und Resolutivum. Man giebt es in leichten Fällen zu 0,05—0,1—0,15 g zwei- bis dreimal täglich, in schwereren Fällen zu 0,2—0,3—0,5 g zwei- bis viermal täglich bei scrofulöser oder syphilitischer Diathese, Kropf, Drüsenanschwellungen, Gicht, chronischem Rheumatismus, Hautleiden, Venusblüthchen etc. Aeusserlich wird es in allen entsprechenden Arzneiformen angewendet, in Gurgelwässern (zu 1,0—2,0—4,0 auf 100—150 Aq.), zu Klystieren (1,0—2,0—4,0 auf 150), subcutan (0,1 bis 0,2 g), zu örtlichen Bädern (5,0—7,5 auf 1000), in Salben etc.

Da das Kaliumjodid zu den starkwirkenden Arzneikörpern gehört, so ist es angezeigt eine Tagesgabe über 10 g durch Ausrufungszeichen vom Arzte verificiren zu lassen.

In Arzneimischungen verträgt sich das Kaliumjodid nicht mit *Kalium chloricum* (Kaliumchlorat), *Kalium jodicum* (Kaliumjodat), *Aq. Amygdal. amar.*, Emulsionen aus bitteren Mandeln, Säuren, Metallsalzen, narkotischen Alkaloïden.

Der gleichzeitige Gebrauch von Kalomel, *Kalium chloricum* etc. kann üble Folgen haben.

Da auch das Jodat des Kalium, *Kalium jodicum*, Kaliumjodat, in den Arzneigebrauch gezogen wird, aber schon mehr zu den giftigen Salzen gehört, so verwechsele man *Kalium jodatum* nicht mit Kaliumjodat, *Kali jodicum* s. *Kalium jodicum.*

Kalium nitricum.

Salpetersaures Kalium; Salpeter; Kalisalpeter; Kaliumnitrat. Kali nitricum; Nitrum; Nitrum depuratum; Nitrum prismaticum; Azotas potassicus. *Nitrate de potasse; Azotate de potasse; Sel de nitre; Salpêtre. Nitrate of potash.*

Prismatische (säulenförmige), farblose, durchsichtige, luftbeständige Krystalle oder krystallinisches Pulver. Sie sind löslich in 4 Th. kaltem Wasser, in weniger als die Hälfte des Gewichtes kochendem Wasser, fast unlöslich in Weingeist.

Die wässerige Lösung mit einem Ueberschuss Weinsäure versetzt lässt einen weissen krystallinischen Niederschlag fallen. Dieselbe (Lösung) mit Schwefelsäure versetzt nimmt nach Zumischung von Ferrosulfatlösung eine braunschwarze Farbe an.

Die 5-proc. wässerige Lösung muss neutral sein. Sie darf weder durch Schwefelwasserstoffwaser, noch durch Baryumnitrat, noch durch Silbernitrat verändert werden.

Geschichtliches. Der Kalisalpeter wird schon in den Schriften Geber's (eines Arabischen Chemikers des 8. Jahrh. n. Chr.) als Medicament erwähnt. Das *neter* im alten Testament und das *nitrum* und *νίτρον* der alten Römischen und Griechischen Schriftsteller scheinen sich nur auf Natron (Soda) zu beziehen. Wahrscheinlich verwechselte man den natürlich vorkommenden Salpeter mit dem in ähnlichen Verhältnissen vorkommenden Natriumcarbonat, oder man hielt beide Substanzen für identisch. Roger Baco (im 13. Jahrh.) beschrieb den Salpeter und definirte mehrere Eigenschaften desselben, jedoch erkannte zuerst Lemery 1717, nach anderen Angaben Boyle 1667 die näheren Bestandtheile.

Vorkommen des Salpeters und seine Bildung in der Natur. Man findet den Kalisalpeter in der Natur fertig gebildet. Er wittert in heissen Himmelsstrichen an manchen Orten in beträchtlichen Mengen aus der Erde aus. Er ist ein häufiger Bestandtheil der Pflanzensäfte. Wenn stickstoffhaltige organische Substanzen, wie Blut, Harn, Fleisch etc., der fauligen Gährung unterliegen, so bildet kohlensaures Ammon einen Hauptbestandtheil des Produktes dieser Entmischung. Bei Gegenwart von Alkalien und alkalischen Erden enthalten die Gährungsprodukte dagegen kein kohlensaures Ammon, sondern Salpetersäure. Die Bildung der Salpetersäure beruht hier auf der Oxydation des im Ammon befindlichen Stickstoffs. Daher kann sich auch Salpetersäure stets da bilden, wo Ammon mit alkalischen Substanzen unter Beihülfe einer angemessenen Temperatur und der Feuchtigkeit in Berührung kommt. Leitet man z. B. nach Dumas über Kreidestücke, welche mit Pottaschenlösung getränkt sind, bei einer Temperatur von 80—100° C. einen Strom feuchten Ammongases, so bildet sich allmählich in den Kreidestücken salpetersaures Kalium. Da die atmosphärische Luft nicht arm an Ammoniumcarbonat ist, so ist auch die Bildung des Salpeters *(sal petrae)* an und in porösen Gebirgs- und Erdschichten, welche mit Luft und Regen in Berührung kommen und Alkalien und alkalische Erden zu Bestandtheilen haben, selbst bei Abwesenheit verwesender und faulender stickstoffhaltiger Stoffe erklärlich. Die Gegenwart von Humuserde, welche sich durch ihre Oxydationsfähigkeit und ihr Bestreben, Sauerstoff aus der Luft anzuziehen, auszeichnet, befördert hierbei nicht wenig die Oxydation des Stickstoffs im Ammon. Das Klima der warmen Erdstriche ist besonders der Salpeterbildung günstig. In vielen Gegenden Ostindiens, Egyptens, Persiens, Spaniens, Italiens, Ungarns u. s. w. bilden sich im Boden fortwährend salpetersaure Salze, welche von der Bodenfeuchtigkeit gelöst werden und beim Verdunsten derselben an der Oberfläche des Bodens zurückbleiben. Diese salpeterhaltige Erde wird als Kehrsalpeter (und Gayerde) gesammelt. Auch Ozonsauerstoff und atmosphärische Luft im Contact mit Alkalien fördern die Salpeterbildung.

Künstliche Salpeterbildung. Während der ersten Revolution errichtete man in Frankreich Salpeterplantagen oder Salpeterhütten. In diesen wurden aus Gemischen von thierischen Abfällen, Pflanzenüberresten, Dammerde, Erde aus Viehställen, Harn, Mergel, Bauschutt, Kalkstein, Asche etc. 0,6 bis 1m hohe Haufen

(Faulhaufen) gemacht, welche man feucht hielt, öfters mit Harn oder Jauche begoss und wöchentlich 1- bis 2-mal umarbeitete. Die Salpeterbildung dauerte hier 2 bis 3 Jahre. Da die Gewinnung der Salpetererde auf diese Weise eine sehr kostspielige war, so haben die meisten Salpeterplantagen ihren Betrieb einstellen müssen. Die Salpetererde (Kehrsalpeter, Gayerde) enthält neben salpetersaurem Kalium noch Calciumnitrat, Magnesiumnitrat, Gyps, Ammonsalze, Kochsalz, Kaliumchlorid, Calciumchlorid, Magnesiumchlorid, erdige und färbende organische Stoffe. Um nun den Salpeter abzusondern, laugte man sie aus und versetzte (brach) die Lösung mit Pottasche, um die Erden auszufällen. Aus der Lösung sammelte man durch Eindampfen und Krystallisation gelbe oder braune Salpeterkrystalle (Rohsalpeter), welche viel Kochsalz und Kaliumchlorid enthielten. Der Rohsalpeter wurde nun raffinirt, um ihn für technische Zwecke, zur Bereitung des Schiesspulvers etc. tauglich zu machen. Dies geschah gemeiniglich durch eine wiederholte gestörte Krystallisation. In dem natürlichen Salpeter fand GOPPELSRÖDER immer Spuren Nitrit.

    Conversionssalpeter. Den meisten Kalisalpeter bereitet man aus dem Chilisalpeter (rohem Natriumnitrat) durch Zersetzung mittelst Pottasche, Kaliumchlorid, Aetzkali etc.

    Natriumnitrat oder Chilisalpeter und Kaliumchlorid zusammengemischt, wechseln gegenseitig ihre Bestandtheile nicht aus, beim Eindampfen in der Siedhitze aber entstehen Kaliumnitrat und Natriumchlorid. Da 1 Th. Kalisalpeter $^1/_2$ Th. kochendes Wasser, Kochsalz aber $2^1/_2$ Th. kochendes Wasser zur Lösung bedarf, so ist erklärlich, dass letzteres mit steigender Concentration der abdampfenden Lösung ausscheidet und durch Auskrücken von der Kalisalpeterlösung getrennt werden kann. Das Auskrücken geschieht auf einer schiefen Fläche (Eisenplatte), so dass die dem Natriumchlorid anhängende Kalisalpeterlösung in den Kessel zurückfliesst. Wenn eine Abscheidung von Natriumchlorid nicht mehr stattfindet, rührt man die Lösung, so dass der Kalisalpeter in kleinen Krystallen, Krystallmehl, abscheidet. Dieses Krystallmehl wird in Deplacirgefässen mit Wasser ausgewaschen (gedeckt), dann in kochendem Wasser gelöst und in Krystalle gebracht.

    Die Darstellung aus Chilisalpeter und Pottasche (Natriumnitrat und Kaliumcarbonat) hat einen analogen Verlauf. Aus der Wechselzersetzung resultiren Kaliumnitrat und Natriumcarbonat, welches beim Einsieden der Lösung als krystallwasserfreies Natriumcarbonat $(Na_2CO_3 + H_2O)$ ausscheidet.

    LANDMANN, GENTELE und später SCHNITZER führten die Umsetzung des Natronsalpeters in Kalisalpeter durch Aetzkalilauge ein. In eine heisse Aetzkalilauge von 1,5 spec. Gew. wird Chilisalpeter eingetragen und zur Krystallisation beiseite gestellt. Die Mutterlauge wird wieder bis auf 1,5 spec. Gew. gebracht und mit Natronsalpeter versetzt. Kalisalpeter scheidet in Krystallen ab. Es soll ein ziemlich reiner Kalisalpeter gewonnen werden.

    Die aus dem Chilisalpeter gewonnene Waare nennt man zum Unterschiede von der Salpeterplantagen-Waare Conversionssalpeter.

Handelswaare. Der sogenannte raffinirte Salpeter des Handels ist nach pharmaceutischen Begriffen der rohe Salpeter. Er enthält nicht nur Chlormetalle, Natronsalpeter, Glaubersalz etc., er ist oft sehr schmutzig oder bräunlich gefärbt. Er bildet ein Gemisch trüber, kleiner und grosser, 6-seitiger Krystalle mit vielem Gruswerk vermischt, welche sich nicht vollkommen trocken anfühlen und in kleinen Höhlungen Theile der Mutterlauge einschliessen.

Im Handel unterscheidet man gewöhnlich zwei Arten gereinigten Salpeter und zwar zweifach gereinigten oder gereinigten krystallisirten Englischen *(Kali nitricum bisdepuratum s. dep. crystall. Anglicum)* in farblosen, grossen, säulenförmigen Krystallen, und einen sogenannten chemisch reinen in Pulverform. Letzterer ist nach der unten zuerst angegebenen Reinigungsmethode gewonnen und entspricht im Allgemeinen den Forderungen der Pharmakopoe. Heute trifft man ihn sogar ganz frei von Kaliumchlorid an, während er andererseits mehr oder weniger Natriumnitrat enthält. Dieses letztere ist immer der Fall, wenn er ein nicht total trocknes Pulver bildet, oder wenn er, obgleich scheinbar trocken, in seinen Standgefässen zu Massen zusammenbackt, welche beim Drücken mit den Fingern wieder in trocknes Pulver zerfallen. Auch Kaliumphosphat hat man darin angetroffen.

Zur **Darstellung** eines reinen Salpeters aus einem rohen löst man letzteren in der $2^1/_2$-fachen Menge heissem Wasser, versetzt die Lösung bis zur alkalischen Reaction mit gereinigter Pottaschenlösung, sondert die als kohlensaure Salze gefällten Erden durch Filtration ab, macht die Lösung mit roher Salpetersäure neutral, filtrirt die heisse Flüssigkeit und bringt die bis auf ein halbes Volum abgedampfte Flüssigkeit zur Krystallisation. Die aus dieser Operation gewonnenen Krystalle des Kalisalpeters (oder käuflichen raffinirten Salpeters) löst man in der $1^1/_2$-fachen Menge kochendem destill. Wasser, colirt durch Leinwand und rührt bis zum Erkalten. Der sich abscheidende Salzbrei wird in ein Deplacirgefäss gebracht und aus ihm die Mutterlauge auf dem Wege der Verdrängung durch kaltes dest. Wasser entfernt, bis ein Tropfen des Ablaufenden mit Silbernitratlösung nur eine opalescirende Trübung giebt. Passende Deplacirgefässe sind thönerne Zuckerhutformen oder ähnlich hohe, aber möglichst enge Formen, deren untere Oeffnung mit ausgewaschener Schafwolle lose verstopft ist. In dieses Gefäss wird nun das feuchte Krystallmehl (a) gebracht, etwas eingedrückt, seine obere Fläche geebnet und mit einer doppelten Scheibe Fliesspapier so bedeckt, dass deren Ränder an der Wandung des Gefässes etwas in die Höhe stehen. Auf diese Papierscheibe giesst man nun mehrere Male eine 2—3cm hohe Schicht destill. Wasser. Dieses dringt allmählich in die Salzmasse und verdrängt die Mutterlauge. Für kleine Portionen genügen auch Weinflaschen, deren Boden abgesprengt ist. Das ausgewaschene chloridfreie Krystallmehl wird auf porcellanenen Schüsseln ausgebreitet und im Trockenschrank vor Staub geschützt getrocknet. Durch Eindampfen der Mutterlauge und Krystallisation gewinnt man wieder einen raffinirten Salpeter. Die Ausbeute an reinem Salpeter aus dem käuflichen gereinigten beträgt circa 60 Proc. Er bildet ein grobkörniges Krystallpulver.

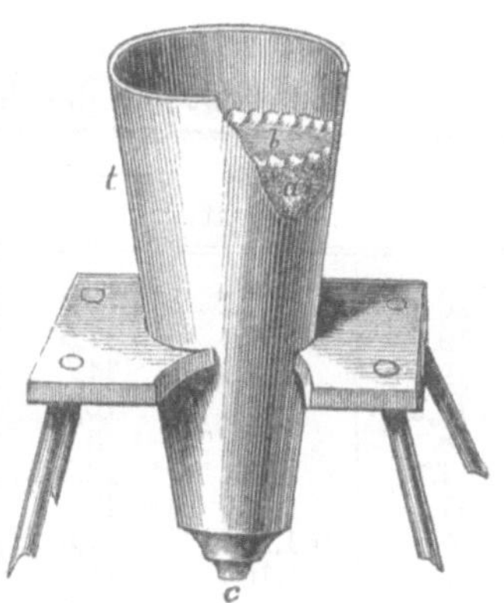

Um ein reines, total chlorfreies Salz darzustellen, befeuchtet man (nach GROTE) gepulverten gereinigten, von Schwefelsäure freien Salpeter mit einer genügenden Menge Salpetersäure, erhitzt in einer Porcellanschale im Sandbade, bis die freigemachten chlorigen und salpetrigen Dämpfe verflüchtigt sind, löst den Salzrückstand in destill. Wasser und sondert den Kalisalpeter durch Krystallisation oder nach einer der vorhin beschriebenen Methoden, welche übrigens, wenn das Auswaschen des Salzbreies gut ausgeführt wird, auch ein chlorfreies Präparat gewähren. Jene Dämpfe hüte man sich einzuathmen.

Eigenschaften. Der officinelle Kalisalpeter bildet entweder ein trocknes schneeweisses krystallinisches Pulver oder solche farblose, luftbeständige, mehr oder weniger grosse, gestreifte, sechsseitige, rhombische Prismen, löslich in weniger als $^1/_2$ Th. kochendem und in 4 Th. Wasser von mittlerer Temperatur. Seine Lösungen sind neutral. Er ist geruchlos und hat einen kühlenden, schwach bitteren Geschmack. Er krystallisirt gemeiniglich in langen gestreiften sechseckigen Säulen, mit 2 breiten Flächen und 2-flächiger Zuspitzung. Diese Krystalle enthalten longitudinale, mit Mutterlauge gefüllte Höhlungen, weshalb sie auch beim Zerreiben ein feuchtes Pulver geben. Durch freiwillige Verdunstung der gesättigten Lösung, überhaupt durch eine langsame Krystallisation gewinnt man vollkommen solide Krystalle. Krystallisirt der Kalisalpeter aus einem Tropfen seiner Lösung, so bildet er Rhomboëder, also dem hexagonalen Systeme angehörende Krystalle.

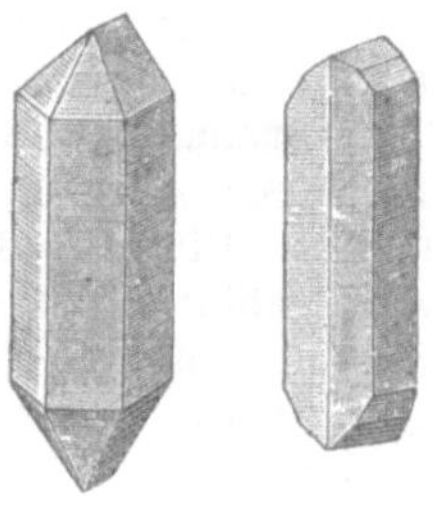

Gewöhnliche Formen der Salpeterkrystalle.

Er ist somit dimorph. Spec. Gewicht der Krystalle $= 1,930$. Nach GAY-LUSSAC lösen 100 Th. Wasser bei 0^0 C. 13,32 Th., bei 50^0 85,0 Th., bei 80^0 170,8 Th., bei 100^0 246,15 Th. Die Gegenwart von Natriumchlorid und von Calciumnitrat vermehrt seine Löslichkeit. Er schmilzt noch vor der Rothglühhitze (bei 340 ^{0} C.) ohne Zersetzung zu einer farblosen Flüssigkeit, welche unter Zusammenziehung zu einer weissen undurchsichtigen fasrigen Masse erstarrt. Beim Glühen entwickelt er Sauerstoffgas und verwandelt sich in salpetrigsaures Kalium, Kaliumnitrit (KNO_2), welches beim weiteren Erhitzen Sauerstoff und Stickoxyd ausgiebt, bis zuletzt reines Kali zurückbleibt. Dieses letztere lässt sich jedoch nur nach einem sehr anhaltenden Glühen und bei kleinen Mengen erreichen. Mit brennbaren Körpern verpufft er in der Hitze heftig, indem er dieselben oxydirt. Auf glühende Kohlen geworfen, verpufft er mit Funkensprühen und hinterlässt einen alkalisch reagirenden Rückstand. Kalisalpeter oder Kaliumnitrat erhält die Formel KNO_3. Mol. Gew. 101.

Tabelle

über den Gehalt der Kalisalpeterlösungen bei 17,5 ^{0} C. (HAGER).

Proc. KNO_3	Spec. Gewicht	Proc. KNO_3	Spec. Gewicht	Proc. KNO_3	Spec. Gewicht	Proc. KNO_3	Spec. Gewicht
20	1,134	15	1,099	10	1,065	5	1,032
19,5	1,130	14,5	1,096	9,5	1,061	4,5	1,028
19	1,127	14	1,092	9	1,058	4	1,025
18,5	1,123	13,5	1,089	8,5	1,055	3,5	1,022
18	1,120	13	1,085	8	1,051	3	1,019
17,5	1,116	12,5	1,082	7,5	1,048	2,5	1,016
17	1,113	12	1,078	7	1,045	2	1,012
16,5	1,109	11,5	1,075	6,5	1,042	1,5	1,009
16	1,106	11	1,072	6	1,038	1	1,006
15,5	1,103	10,5	1,068	5,5	1,035	0,5	1,003

Prüfung. Dieselbe erstreckt sich nur auf metallische Verunreinigungen mittest Schwefelwasserstoffwassers, auf Sulfat mittelst Baryumnitrats und auf Chlorid mittelst Silbernitrats. Eine Reaction auf Natriumnitrat ist nicht angegeben. Derselben dürfte einfach durch die Flammenreaction genügt werden. Man schüttelt 1 ccm der wässerigen Lösung mit 3 ccm Weingeist und zündet die in einen Theelöffel gegossene Flüssigkeit an. Sie darf nicht mit gelber, sondern muss mit violetter Flamme brennen.

Aufbewahrung. Diese geschieht in geschlossenen Glas- oder Porcellangefässen, um Staub und Luft abzuhalten. Obgleich der Kalisalpeter in der Reihe der mildwirkenden Arzneikörper seinen Standort hat, so halte man ihn keineswegs für mildwirkend, denn 10—20 g innerlich genommen können tödtlich wirken.

Anwendung. Kalisalpeter ist Diureticum, Sedativum, Antistimulans, Antiphlogisticum oder Antipyreticum und Antiplasticum. Er soll auf den Faserstoff des Blutes auflösend wirken und das venöse Blut arteriell machen. Daher gehört er zu den entzündungswidrigen, kühlenden, das Durstgefühl vermindernden und diuretischen Mitteln. In grossen Dosen oder anhaltend gebraucht wirkt er reizend und verdauungsstörend. Gaben zu 10,0—20,0 auf einmal genommen können den Tod herbeiführen. Man giebt ihn in Mengen von 0,3—0,6—1,0 g in verdünnter Lösung zwei- bis dreistündlich bei Entzündungsleiden der Athmungswerkzeuge und Congestionen, Gelenkrheumatismen, ferner als schleimlösendes und diuretisches Mittel. Bei Entzündungen des Darmkanals und der Harnwerkzeuge meidet man ihn. Nach MARTIN SOLON (1843) werden bei acutem Gelenk-Rheumatismus 20,0—40,0—50,0 im Verlaufe von 24 Stunden gut vertragen. Von Tagesgaben über 20 g ist abzurathen. Wahrscheinlich wendete SOLON einen Natronsalpeter-haltigen Kalisalpeter an. Als Gegengift gelten schleimige und gerbstoffhaltige Getränke. Aeusserlich gebraucht man ihn in Form erbsengrosser Krystallbruchstücke zu Kältemischungen, in Lösung (3,0—5,0 auf 100,0) zu Mund- und Gurgelwässern, (5,0—10,0) zu Klystieren. In der Hauswirthschaft dient er, dem Kochsalz in kleiner Menge zugesetzt, zum Einpökeln des Fleisches.

Kalium permanganicum.

Uebermangansaures Kalium; Kaliumhypermanganat; Kaliumpermanganat. Kalium hypermanganicum; Kali supermanganicum; Kali oxymanganicum. *Permanganate de potasse. Permanganate of potash.*

Dunkelviolette, fast schwarze, wie Stahl glänzende Prismen, welche in 20,5 Th. Wasser gelöst eine blaurothe Flüssigkeit ausgeben. Die $^1/_{10}$-proc. wässerige Lösung ist ohne Wirkung auf Reagenspapier und wird durch Ferrosalze, Schwefligsäure, Oxalsäure, Weingeist und auch andere reducirende Körper entfärbt. Viele leicht brennbare Substanzen, mit dem trocknen Salze zusammengerieben, springen flammend auseinander (explodiren).

0,5g des Salzes mit 2g Weingeist und 25g Wasser bis zum Aufkochen erhitzt und dann filtrirt, liefern eine farblose Flüssigkeit, welche mit Baryumnitrat oder Silbernitrat versetzt sich nur opalescirend trüben darf, und auch versetzt mit verdünnter Schwefelsäure und Zinkmetall nach Zusatz der volumetrischen Stärkelösung keine blaue Farbe annehmen darf.

Geschichtliches. Kaliumhypermanganat wurde 1820 von Forchhammer entdeckt, jedoch Mitscherlich studirte 1831 zuerst die Eigenschaften und chemischen Verhältnisse dieses Salzes, wobei er die Uebermangansäure auffand. Man benutzte es als Reagens und Oxydationsmittel, bis es sich 1857 als mildes Causticum und Desinficiens in den Arzneischatz einführte.

Darstellung. Kaliumhypermanganat, eine Verbindung von Kalium und Uebermangansäure, wird durch Zersetzung des mangansauren Kalium durch Wasser, und das Kaliummanganat durch Oxydation eines Gemisches aus Kali und Manganhyperoxyd dargestellt.

Kalium-   Mangan-
hydroxyd   hyperoxyd   Sauerstoff   Kaliummanganat   Wasser
$$2KHO \text{ und } MnO_2 \text{ und } O \text{ geben } K_2MnO_4 \text{ und } H_2O$$

   Mangan-
Kaliummanganat   Wasser   Kaliumpermanganat   hyperoxyd   Kaliumhydroxyd
$$3K_2MnO_4 \text{ und } 2H_2O \text{ zerfallen in } 2KMnO_4 \text{ und } MnO_2 \text{ und } 4KHO.$$

Die Oxydation behufs Erzeugung des Kaliummanganats geschieht durch den Sauerstoff der Luft oder durch Kalisalpeter oder Kaliumchlorat oder vielmehr durch den Sauerstoff der Säuren dieser Salze. 100 Th. trocknes Aetzkali, 80 Th. Manganhyperoxyd und 70 Th. chlorsaures Kalium werden zu einem feinen Pulver gemischt, mit 25 Th. destill. Wasser angefeuchtet, eingetrocknet und unter bisweiligem Umrühren so lange (eine Stunde ungefähr) schwacher Rothglühhitze unterworfen, bis eine Probe mit etwas Wasser eine dunkelgrüne Lösung giebt. Die glühende breiartige Masse, meist aus Kaliummanganat (K_2MnO_4) bestehend, wird auf eine Eisenplatte ausgegossen, gepulvert, mit der circa 15-fachen Menge oder soviel kochendem destill. Wasser behandelt, dass eine violettrothe Lösung entsteht. Diese lässt man absetzen, decanthirt sie, filtrirt sie durch Schiessbaumwolle oder Glaspulver und bringt sie, nachdem sie durch verdünnte Salpetersäure annähernd neutral gemacht ist, rasch durch Abdampfen und Beiseitestellen zur Krystallisation.

Nach WOEHLER, welcher das vorerwähnte Mengenverhältniss angegeben hat, soll man das Aetzkali mit der kleinsten Menge Wasser lösen, nun den gepulverten Braunstein hinzusetzen, zum Kochen erhitzen, dann das Kaliumchlorat eintragen, zur Trockne eindampfen etc. Das Eindampfen zur Trockne kann bei der Darstellung im Grossen in eisernen Kesseln, das Glühen der trocknen Masse in eisernen Tiegeln, das Concentriren der Kaliumhypermanganatlösung in kupfernen Kesseln geschehen. Hatte man nicht die Lösung der Schmelze mit Salpetersäure neutralisirt, und man leitet in die Mutterlauge aus der Krystallisation Chlorgas bis zur Umsetzung der grünen Farbe in Roth, so scheidet noch eine erhebliche Menge Kaliumhypermanganat in kleinen Krystallen aus. Bei Verwendung von 80 Th. Braunstein gewinnt man fast 45 Th. gut krystallisirten Kaliumhypermanganats.

Eine weit grössere Ausbeute gewinnt man nach G. STAEDELER, wenn man die in Pulver verwandelte Schmelze mit einem gleichen Gewichte Wasser übergossen einige Stunden zum Aufweichen bei Seite stellt, dann eine gleiche Menge Wasser hinzusetzt und so lange Chlorgas hineinleitet, bis die grüne Farbe der Mischung in Roth verwandelt ist. Man verdünnt nun mit dem 4-fachen Volumen Wasser, filtrirt durch Collodium- oder Glaswolle, dampft das Filtrat bis auf den 5. Theil des Volumens ein und setzt zur Krystallisation bei Seite. Die Ausbeute beträgt gegen 85 Proc. (nach STAEDELER 90 Proc.) vom Gewicht des verarbeiteten Braunsteins. $2K_2MnO_4 + Cl_2 = 2KCl + 2KMnO_4$.

Ein Kaliumpermanganat zu technischen Zwecken bereitet man aus 1000 kg Kalilauge von 1,44 spec. Gew., welche man mit 210 kg Kaliumchlorat eindampft und während dem nach und nach unter Umrühren mit 360—380 kg Manganhyperoxyd versetzt und weiter erhitzt, bis die Masse ruhig fliesst. Man rührt nun bis zum Erkalten und erhält auf diese Weise eine trockene pulvrige Masse, welche in besonderen eisernen Kesseln bis zu Rothgluth erhitzt wird und halb geschmolzen erkaltet eine krystallinische Masse darstellt. Diese wird mit Wasser behandelt, die Lösung nach dem Absetzen zur Krystallisation gebracht etc. Ausbeute 190—200 kg Kaliumpermanganat

Manganhyper- oxyd $(6\times87,2)$	Kaliumchlorat $(2\times122,5)$	Kaliumhydroxyd (12×56)	Kaliummanganat $(6\times197,2)$	Kaliumchlorid $(2\times74,5)$	Wasser (6×18)
$6MnO_2$ und	$2KClO_3$ und	$12KOH$ geben	$6K_2MnO_4$ und	$2KCl$ und	$6H_2O$.

Beim Behandeln mit Wasser zerfällt das Kaliummanganat in Manganhyperoxyd-(hydrat) und Kaliumhypermanganat.

Kaliummanganat $(3\times197,2)$	Wasser (6×18)	Kaliumpermanganat $(2\times158,2)$	Kaliumhydroxyd (4×56)	Manganhyper- oxyd $(87,2)+$Wasser (4×18)
$3K_2MnO_4$ und	$6H_2O$ geben	$2KMnO_4$ und	$4KOH$ und	$MnO_2 + 4H_2O$

Die von TESSIÉ DU MOTAY angegebene Verwandelung der Mangansäure in Uebermangansäure mittelst Bittersalzes, Magnesiumsulfats, basirt auf folgendem Vorgange:

Kalium- manganat	Magnesium- sulfat	Kalium- permanganat	Mangan- hyperoxyd	Kalium- sulfat	Magnesium- oxyd
$3K_2MnO_4$ und	$2MgSO_4$ geben	$2KMnO_4$ und	MnO_2 und	$2K_2SO_4$ und	$2MgO$

Kaliummanganat, mangansaures Kalium (K_2MnO_4), früher mineralisches Chamäleon genannt, stellt eine dunkelgrüne Substanz dar, welche wegen Gehalts freien Alkalis mit Wasser eine tiefgrüne Lösung giebt, überhaupt in alkalischem Wasser ohne Veränderung löslich ist, nach Sättigung des freien Alkalis mit einer Säure aber mit heissem Wasser in Berührung in Manganhyperoxydhydrat $(MnO_2.H_2O)$ und Kaliumhypermanganat umgesetzt wird.

Wird eine Kaliummanganatlösung im Contact mit Luft gelassen, so wirkt die Kohlensäure der Luft auf das freie Alkali sättigend und die vorbemerkte Umsetzung geht allmählich vor sich und zwar unter einem Farbenwechsel, welcher aus dem Grün des Kaliummanganats und dem Roth des Hypermanganats resultirt. Daher hatte es den Namen mineralisches Chamäleon, *Chamaeleon minerale*, erhalten.

Handelswaare. Es giebt 3 Sorten im Handel, ein rohes Kaliumpermanganat oder Chamäleon *(Kalium permanganic. crudum)*, welches hauptsächlich Kaliummanganat neben Kaliumchlorat und Kaliumchlorid enthält, ferner ein sehr reines Salz *(crystall. purum)* und eine Sorte, welche in der Mitte beider Sorten liegt, ein gereinigtes *(depuratum)* oder Mittelpermanganat, welches aus Krystallbruchstücken besteht und bei Darstellung des reinen Salzes aus der zweiten und dritten Krystallisation gesammelt wird. Das officinelle

Salz ist das aus der ersten Krystallisation gesammelte und reine Kaliumpermanganat.

Das Natriumhypermanganat kann nicht in trocknen Krystallen hergestellt werden, aus welchem Grunde es kein geeigneter Handelsartikel geworden ist.

Eigenschaften. Kaliumpermanganat oder übermangansaures Kalium bildet im reinen Zustande ziemlich luftbeständige, neutrale, dunkelroth-schwarze, grünlich metallisch-glänzende, rhombische, dem Kaliumhyperchlorat isomorphe Krystalle, welche zerrieben ein rothes Pulver darstellen, mit Wasser eine tiefpurpurrothe Lösung geben und in 16 Th. Wasser von 15^0 und in 3 Th. Wasser von 100^0 C. löslich sind. Diese Lösung bezeichnet man herkömmlich mit Chamäleonlösung.

Beim Erhitzen wird das Kaliumpermanganat unter Abgabe von 3 At. oder 10,5 Proc. Sauerstoffgas in Kaliummanganat, Kali und Manganhyperoxyd (Manganhyperoxydkali, $KH_3Mn_4O_{10}$) verwandelt. Im Contact mit oxydirbaren anorganischen und organischen Stoffen giebt es leicht und schnell Sauerstoff (Ozon, activen Sauerstoff) ab, im trocknen Zustande zuweilen unter Feuererscheinung oder Verpuffung, in wässriger Lösung dagegen geht die Oxydation unter Abscheidung von Manganihydroxyd oder auch von Manganhyperoxyd vor sich, bei Gegenwart von Mineralsäuren unter Entfärbung der purpurrothen Lösung und Bildung eines Manganosalzes.

Aetzalkali verwandelt das Kaliumpermanganat in wässriger Lösung in Kaliummanganat unter Sauerstoffentwickelung und Verwandlung der rothen Farbe der Lösung in Grün. Die Carbonate des Kalium und Natrium, auch Ammoniumsalze verhalten sich indifferent, dagegen wirkt Aetzammon zersetzend und entfärbend. Schwefelsäure und Salpetersäure zersetzen das trockne Kaliumpermanganat in Manganhyperoxydhydrat und Sauerstoffgas, in der Wärme in Manganoxyd oder Manganoxydul und Sauerstoff. Verdünnte Salzsäure wirkt kaum zersetzend, concentrirte dagegen unter Chlorentwickelung. Die Kaliumpermanganatkrystalle mit Phosphor bis auf 70^0, mit Schwefel bis auf 177^0 erhitzt, explodiren heftig. Beim Erhitzen trockner Mischungen mit Arsen, Antimon, Kohle verbrennen diese unter Feuererscheinung. Gegen Zink und Kupfer verhält sich das Permanganat indifferent, Quecksilber wird davon leicht, Aluminium und Magnesium erst in der Siedehitze oxydirt. Organische Substanzen, wie Gerbsäure, Gallussäure, verbrennen beim Zusammenreiben mit dem Permanganat. Mit conc. Schwefelsäure übergossen entwickelt es langsam Sauerstoff (Ozon). Wird diese Mischung mit ätherischen Oelen in Contact gesetzt, so entflammen sich letztere unter Explosion, während Schwefelkohlenstoff, Weingeist, Benzin damit ohne Explosion in Flamme ausbrechen. Viele organische Substanzen werden durch die Permanganatlösung braun gefärbt, die braune Farbe wird aber durch Salzsäure oder verdünnte Schwefelsäure zerstört, indem diese das braune Manganhyperoxydkali zersetzen und Kalium- und Manganosalze bilden. Ueber die Einwirkung der Reductionsmittel auf Permanganat vergleiche man Chem. Centralblatt 1878, S. 163.

Da die organischen Körper auf das Kaliumpermanganat desoxydirend einwirken, so kann auch die Lösung desselben (die Chamäleonlösung) nicht durch Papier filtrirt werden, wohl aber durch Glaswolle.

Die chemische Formel des Kaliumhypermanganats ist $KMnO_4$ oder MnO_4K (= 158,2), die Molekularformel ist $K_2Mn_2O_8$, das Moleculargewicht also = 316,4, denn $K_2Mn_2O_8$ im Contact mit oxydirbaren Körpern giebt 3 At. Sauerstoff (O_3 = Ozon) ab.

Aufbewahrung. Kaliumpermanganat in Berührung mit organischen Substanzen, wie Papier, Kork, erleidet eine Zersetzung und bewirkt eine Zerstörung dieser Substanzen, welche auch trocken immer eine gewisse Menge Feuchtigkeit enthalten und wegen dieses Gehaltes die Einwirkung des Permanganats unterstützen. Daher geschieht die Aufbewahrung nur in Flaschen mit Glasstopfen. Obgleich das Kaliumpermanganat stark kaustische Eigenschaften besitzt und einem kaustischen Gifte gleich kommt, hat man von einer vorsichtigen Aufbewahrung Abstand genommen.

Für Desinfectionszwecke gewöhnlicher Art hält man das Mittelpermanganat vorräthig. Wenngleich es theurer ist als das rohe, so liefert es dennoch $2^1/_2$-mal mehr Ozon als das rohe. Die Signatur dieser Mittelwaare wäre mit *Kalium permanganic. venale* zu ersetzen.

Das rohe Kaliumpermanganat des Handels, welches gewöhnlich zu Desinfectionszwecken Verwendung findet, ist eine mehr oder weniger krystallinische, dunkelgrüne oder grünlichrothschwarze, krümlige oder pulvrige Substanz, welche wesentllich aus Kaliummanganat, Kalisalpeter, Kaliumchlorid, Kaliumchlorat besteht. 100 Th. entsprechen im günstigen Falle 33,3 Th. Kalihypermanganat, ist daher gegenüber der Mittelsorte mit 80—90 Proc. Gehalt eine theure Waare.

Die Mischung des Kaliumpermanganats mit organischen und anderen leicht oxydirbaren Substanzen, Jod, Brom, Schwefel, Schwefelverbindungen, Metallpulvern etc. unter Stossen und Reiben in einem Mörser kann gefährliche Detonationen und Explosionen zur Folge haben.

Prüfung. Das Salz in schönen trocknen ganzen Krystallen bedarf einer Prüfung nicht, denn Trockenheit, Farbe und Glanz der Krystalle bilden gleichzeitig Garantie der Reinheit. Die von der Ph. angegebene Reaction ist nur eine empirische. Es sollen 0,5 g des Salzes mit 25 g dest. Wasser und 2 g Weingeist gemischt und aufgekocht ein farbloses Filtrat ergeben, welches nur entfernte Spuren Kaliumsulfat und Kaliumchlorid enthalten, also mit Baryumnitrat und Silbernitrat höchstens eine opalescirende Trübung ergeben darf. Der Weingeist wird in Essigsäure verwandelt, die Flüssigkeit entfärbt sich und Manganhyperoxydkalium scheidet als brauner Niederschlag ab.

Aethylalkohol		Kaliumhypermanganat		Kaliumacetat		Wasser		Manganhyperoxydkalium
$3C_2H_6O$	und	$2K_2Mn_2O_8$	geben	$3C_2H_3KO_2$	u.	$3H_2O$	und	$KH_3Mn_4O_{10}$.

Die Prüfung auf Kalisalpeter besteht darin, dass man das vorerwähnte Filtrat mit verdünnter Schwefelsäure und Zink versetzt, die Wasserstoffentwickelung in Gang bringt und dann volumetrisch Zinkjodid enthaltende Stärkelösung dazu giebt. Es darf sich keine Blaufärbung einstellen, denn die hierbei entstehende Salpetrigsäure macht Jod frei. Hier ist die Dütenprobe besser am Orte. Man versetzt 6 ccm des Filtrats mit 2—3 ccm conc. Schwefelsäure und einem Körnchen Kochsalz und setzt dem Reagircylinder eine Filtrirpapierdüte auf, deren Spitze mit Kaliumjodidlösung genetzt ist. Bei Gegenwart von Salpetersäure würde sofort eine Bräunung der Dütenspitze eintreten. (Man vergl. S. 105.)

Will man den Kaliumpermanganatgehalt in einem Salze bestimmen, z. B. in den geringeren Sorten Permanganat, so führe man die volumetrische Prüfung nach folgendem Schema (dem Ferrosulfat die Formel $FeSO_4 + 7H_2O = 278$ gebend) aus:

Ferrosulfat		Kalium-permanganat		Schwefelsäure		Ferrisulfat		Kaliumhydrium-sulfat
$10FeSO_4$	und	$K_2Mn_2O_8$	und	$9H_2SO_4$	geben	$5Fe_2(SO_4)_3$	und	$2KHSO_4$

	Manganosulfat		Wasser
und	$2MnSO_4$	und	$8H_2O$

oder nach dem Schema:

Oxalsäure		Kaliumpermanganat		Schwefelsäure		Kohlensäureanhydrid		Manganosulfat
$5C_2O_2(OH)_2$	und	$K_2Mn_2O_8$	und	$3H_2SO_4$	geben	$10CO_2$	und	$2MnSO_4$
(5×126)		$316,4$						

	Kaliumsulfat		Wasser
und	K_2SO_4	und	$8H_2O$

d. h. 4,964 g reines krystall. Ferrosulfat entfärben 0,565 g Kaliumpermanganat. Werden 4,964 g krystallisirtes Ferrosulfat in Wasser und circa 12 ccm verdünnter Schwefelsäure gelöst und bis auf 100 CC. mit Wasser verdünnt, so entspricht jeder ccm 0,010 g Eisen. Andererseits löst man 1,0 g des Kaliumpermanganats in Wasser und verdünnt die Lösung bis auf 1000 ccm. Man giesst nun letztere Lösung aus einer Stehbürette zur Eisenlösung bis zum Eintreten einer bleibend röthlichen Färbung und berechnet aus dem Volumen der verbrauchten Lösung den Gehalt an Kaliumhypermanganat. Hätte man z. B. 600 CC. der Lösung (= 0,6 g des zu prüfenden Permanganats) verbraucht, so enthält das untersuchte Salz nur 94,1 Proc. Kaliumpermanganat, denn 0,6 : 0,565 = 100 : 94,1.

2 Th. kryst. Ferrosulfat entsprechen 0,2276 Th. Kaliumhypermanganat oder 2 Th. Oxalsäure entsprechen 1 Th. Kaliumhypermanganat, genau berechnet entsprechen 63 Th. Oxalsäure 31,64 Kaliumhypermanganat.

Anwendung. Durch die Eigenschaft des Kaliumpermanganats, schnell einen Theil seines Sauerstoffs an oxydirbare Substanzen abzugeben, hat es sich als das beste Desinficiens und als ein momentan wirkendes Zerstörungsmittel der Ansteckungsstoffe und mikroskopischer organischer Vegetationen erwiesen. Man gab es innerlich zu 0,05 — 0,1 — 0,2 g drei- bis viermal täglich, in der 200-fachen Menge destillirtem Wasser gelöst, bei Diphtheritis, auch als Tonicum. Seine Anwendung gegen Diabetes mellitus ergab keinen Heilerfolg. Der Arzt benutzt es heute nur äusserlich, z. B. in 100 — 150 Th. Wasser gelöst als desinficirendes Waschmittel bei Sectionen (nach Puerperalleiden!), als Verband- und mildes Aetzmittel für stinkende und profus eiternde Wunden, krebsartige, syphilitische, brandige Ulcerationen, in noch stärkerer Verdünnung auf eiternde Brandwunden, als Pinselung diphtheritischer Vegetationen, Aphthen, als Gurgelwasser, zur Inhalation in zerstäubter Lösung bei Diphtheritis. Soll das Kaliumpermanganat als Streupulver angewendet werden, so ist es mit der 50—100-fachen Menge weissen Bolus, Kreide, Talkstein innig zu mischen. Fleisch, welches einen Ansatz von Fäulniss zeigt, wird durch Abwaschen mit dünner Permanganatlösung geruchlos und als Speise geniesbar. Eine Desinfectionsseife (für Anatomiker und Aerzte) bereitet man aus 150 Th. weissem Bolus, 50 Th. präp. Talkstein, 2 Th. Wasserglas und 5 Th. Permanganat, welches in 50 Th. heissem destill. Wasser gelöst ist. Die Masse wird geformt und getrocknet. Das ozonisirte Wasser oder flüssige Ozon der Engländer ist eine 0,2—0,3-proc. Permanganatlösung. Mit Seife darf Permanganat nicht gemischt werden, denn die Fettsäuren zersetzen die Uebermangansäure in kurzer Zeit. Trotzdem hatte bei den Aerzten eine PINCUS'sche desinficirende Seife, natürlich nur kurze Zeit hindurch, Aufnahme gefunden.

Die Anwendung des Kaliumpermanganats als chemisches Reagens siehe unter Reagentien.

Die einfache wässerige Lösung des Kaliumhypermanganats dient zum Braunbeizen oder Bräunen des Holzes, organischer Gewebe, der Wolle etc. Gewöhnlich genügt ein zwei- bis dreimaliges Benetzen mit der Lösung.

Permanganatflecke werden durch Bereiben mit Salzsäure beseitigt.

Kritik. Kaliumpermanganat gehört den ätzenden Giften an, und wenn man bedenkt, dass 1,5 g genügen, eine schwere Stomatitis und Gastritis zu bewirken, 3 g in concentrirter Lösung sogar den Tod herbeiführen können, so musste allein schon wegen Aufrechthaltung des *Ordo pharmaceuticus* ein „*cave servetur*" hinzugefügt werden. Andererseits sagt die Ph. selbst, dass es mit leicht brennbaren Substanzen trocken zusammengerieben explosive Wirkung zeigt. Durch ein „*cave servetur*" wäre somit auch die Mahnung zur Vorsicht angedeutet.

Kalium sulfuratum.

Schwefelleber; Kalischwefelleber; Schwefelkalium. Kalĭum sulfurātum pro balnĕo; Hepar Sulfŭris. *Foie de soufre; Sulfure de
potasse. Liver of sulphur.*

Ein (1) Th. Schwefel und zwei (2) Th. Pottasche *(Kalium
carbonicum crudum)*, sorgfältig gemischt, erhitze man in einem weiten,
bedeckten, eisernen oder irdenen Gefässe unter bisweiligem Umrühren
über gelindem Feuer, bis die Masse aufhört zu schäumen und sich eine
Probe in Wasser, ohne Schwefel abzuscheiden, löst. Die in einem eisernen
Mörser oder auf eine eiserne Platte ausgegossene Masse zerstosse man
nach dem Erkalten.

Es sind braune, gleichsam leberfárbene, später gelbgrüne Stücke,
welche schwach Schwefelwasserstoff ausdunsten, an feuchter Luft zerfallen und sich in einer doppelten Menge Wasser unter Zurücklassen
eines sehr geringen Rückstandes zu einer alkalischen, opalescirenden,
gelbgrünen Flüssigkeit lösen.

Die 5-proc. wässerige Lösung, mit einem Ueberschuss Essigsäure
versetzt und erhitzt, entwickelt eine grosse Menge Schwefelwasserstoff
und lässt filtrirt, nach dem Erkalten mit einem Ueberschuss Weinsäure
versetzt, einen weissen krystallinischen Niederschlag fallen.

Geschichtliches. Der berühmte Arabische Chemiker GEBER (im 8. Jahrh.)
wusste bereits, dass sich Schwefel in Lösungen des fixen Alkalis löse. ALBERT
v. BOLLSTÄDT lehrte im 13. Jahrh. die Schwefelleber durch Zusammenschmelzen
von Schwefel und Pottasche darstellen. VAUQUELIN (1817) und BERZELIUS
erklärten den chemischen Vorgang der Schwefelleberbildung. Seit dem Jahre
1850 weiss man in Folge der physiologischen Experimente, welche FABIUS
(Specimen medicum. Groningae) anstellte, dass die alkalischen Schwefelverbindungen den stärksten Giften zugezählt werden müssen.

Darstellung. Man unterscheidet eine reine und eine unreine Schwefelleber. Erstere wird höchst selten angewendet, so dass davon ein kleiner Vorrath von 15—30 g in luftdicht verschlossener Flasche auf ein Decennium ausreicht. Diese kleine Mengen schmilzt man in einem porcellanenen Kasserol
über der Weingeistflamme. Beide Stoffe, reiner Schwefel und reines Kaliumcarbonat, werden hierzu zu einem Pulver zusammengemischt. Die geschmolzene
leberfarbene Masse wird mit einem eisernen Spatel einige Male umgerührt,
nach dem halben Erkalten in einen etwas erwärmten eisernen Pillenmörser,
welcher mit einem fetten Papiere ausgerieben ist, gebracht und in diesem zu
kleinen erbsengrossen Stückchen zerrieben, welche man sofort in trockne,
6—10 ccm fassende Fläschchen, die mit Korkstopfen und Siegellack hermetisch
verschlossen werden müssen, einschüttet.

Das unreine Schwefelkalium, die Schwefelleber, wird in grösseren
Mengen zu Bädern gebraucht. Seine Darstellung besteht nun darin, dass man
2 Th. einer guten trocknen oder im Wasserbade besonders getrockneten rohen
Pottasche (Illyrischen) gröblich pulvert, mit 1 Th. Schwefelblumen oder gepulvertem Stangenschwefel gehörig mischt und in einem gusseisernen, mit einem
irdenen Deckel versehenen Grapen, welcher nur zu $^1/_3$ angefüllt sein darf,
über einem gelinden Kohlenfeuer unter freiem Himmel oder an einem zugigen

Orte erhitzt. Sobald das Gemisch zu schmelzen anfängt und breiig wird, rührt man zuweilen mit einem eisernen Spatel um, und wenn es aufhört Kohlensäure zu entwickeln, sich aufzublähen, es vielmehr zu einer dickflüssigen, dunkelbraunen, homogenen Masse geworden ist, nimmt man das Gefäss vom Feuer, lässt einige Augenblicke abkühlen, giesst dann die Masse entweder auf eine eiserne Platte oder in einen eisernen Stossmörser, welchen man mit etwas fettem Oel berieben hat, und lässt erkalten. Sobald die Masse spröde wird, stösst man sie klein, schlägt sie durch eine blechernes feines Speciessieb und bringt das Durchgeschlagene sofort in gut zu verstopfende Standgefässe, denn es zieht sehr schnell Luftfeuchtigkeit an. Das Beölen der Eisenfläche, worauf man die Masse ausgiesst, ist nicht zu unterlassen, im anderen Falle hängt sich diese fest an. Gefässe von Schmiedeeisen als Schmelzgefässe zu verwenden, ist nicht rathsam, weil ihre Oberfläche stets leidet und dies um so mehr, je stärker die Hitze ist. Irdene Tiegel wären den eisernen Gefässen vorzuziehen, weil sich in ihnen der Schwefel nicht so leicht entzündet, ihre Zerbrechlichkeit jedoch lässt sie weniger geeignet erscheinen als gusseiserne. Das Schmelzgefäss halte man man mit einem gutpassenden irdenen Deckel verschlossen und nur hin und wieder hebt man denselben, um die Masse umzurühren und zu beobachten. Sollte sich hierbei der Schwefel entzünden, so decke man schnell wieder zu und mässige das Kohlenfeuer.

Man hüte sich, den für die Lungen gefährlichen, erstickenden Dampf des brennenden Schwefels (Schwefligsäure) zu athmen. Man giesse daher die Masse nicht so heiss aus, dass sich der Schwefel dabei entzünde, sondern lasse sie soweit in dem bedeckten Schmelzgefässe erkalten, bis sie etwas zähe geworden ist und in dieser Form mit einem eisernen Spatel leicht ausgestochen werden kann. Ein Glühen oder starkes Erhitzen der geschmolzenen Masse beeinträchtigt den Werth des Präparats, indem dadurch der Schwefelkaliumgehalt vermindert und schwefelsaures Kalium erzeugt wird. Die Ausbeute beträgt circa 70 Procent von dem Gewichte des Gemisches aus Schwefel und Pottasche.

Wenngleich die Schwefelleber im Handel billiger ist, als man sie im Laboratorium herstellen kann, so ist ihre Darstellung dennoch anzurathen, wenn man auf ein Präparat von gutem Aussehen und vorzüglicher Löslichkeit einen Werth legt. Das käufliche Präparat wird natürlich nicht nur aus der schlechtesten und billigsten, oft auch aus einer stark sodahaltigen Pottasche gemacht, oder es enthält nicht selten Beimischungen von Glaubersalz, Kaliumchlorid, Soda, oft mehr Schwefel oder kohlensaures Kalium etc.

Die Darstellung der Schwefelleber auf nassem Wege ist eine weit leichtere und weniger unangenehme, die Ausbeute sogar eine grössere, nur ist das Resultat ein Präparat von mattem Aussehen, während die auf trocknem Wege bereitete eine muschelig-glasige Bruchfläche und lebendigere Farbe zeigt, woran bereits das Auge des Publikums und des Arztes gewöhnt ist. Nach WITTSTEIN werden 100 Th. gepulverte Illyrische Pottasche und 40 Th. Schwefelblumen ohne alle Vorbereitung in einen gusseisernen Grapen gegeben, mit 28—30 Th. Wasser übergossen und über einem mässigen Kohlenfeuer unter Umrühren bis zur Trockne eingekocht. Der pulverig-krümlige Rückstand wird durch ein blechernes Sieb abgeschlagen und nöthigen Falls in demselben Grapen zerrieben. Ein Umrühren der flüssigen kochenden Masse ist in sofern nöthig, als sich ein Theil des Schwefels in geschmolzenem Zustande auf der Oberfläche ansammelt und daher wiederholt mit der Pottaschenlösung vermischt werden muss. Der Grapen darf hier, um ein Uebersteigen der aufschäumenden Masse zu verhindern, nur zu $^{1}/_{4}$ angefüllt sein. Die Ausbeute beträgt gegen 80 Proc. von dem Gewichte der Pottasche und des Schwefels. Das Mehr an Ausbeute auf diesem Wege hat seinen Grund in einem Wassergehalt der Schwefelleber. Diese ist jedoch deshalb nicht feucht, auch ist sie weniger hygroskopisch als die geschmolzene. Wollte man diesen Wassergehalt entfernen, so müsste man bis zum Schmelzen weiter erhitzen. Dann stellt sie die auf trocknem Wege dargestellte Schwefelleber dar.

Der chemische Vorgang bei der Darstellung des officinellen Schwefelkaliums ist nicht immer ein und derselbe und hängt von dem Maasse der Hitze, welche man auf das Gemisch aus Pottasche und Schwefel einwirken lässt, ab. Neben Kaliumsesquisulfid (Kaliumtrisulfid nach alter Ansicht) bildet sich bei mässiger Hitze oder bei der Darstellung auf nassem Wege Kaliumthiosulfat (Kaliumhyposulfit), bei etwas stärkerer Hitze aber Kaliumsulfat (schwefelsaures Kalium). Gewöhnlich finden sich beide Kaliumsalze neben Kaliumsulfid in der Schwefelleber vertreten vor.

Kaliumcarbonat   Schwefel   Kaliumtrisulfid   Kaliumthiosulfat   Kohlensäureanhydrid

$$3K_2CO_3 \text{ und } 8S \text{ liefern } 2K_2S_3 \text{ und } K_2S_2O_3 \text{ und } 3CO_2$$

$(3 \times 138 = 414) \quad (8 \times 32 = 256) \quad (2 \times 174 = 348) \qquad (190) \qquad (3 \times 44 = 132).$

Bei Einwirkung stärkerer Hitze setzt sich das Kaliumthiosulfat in Kaliumsulfat und 5-fach-Schwefelkalium um.

Kaliumthiosulfat   Kaliumsulfat   Kaliumpentasulfid

$$4K_2S_2O_3 \text{ zersetzt sich in } 3K_2SO_4 \text{ und } K_2S_5$$

Wirken auf das Kaliumtrisulfid Feuchtigkeit, Luft, Kohlensäure ein, so entstehen daraus Kaliumcarbonat, Kaliumthiosulfat, Kaliumsulfat, Schwefelwasserstoff entweicht und Schwefel scheidet aus. Die braune Masse in Körnern zerfällt dabei zu einem weisslichgraugelben Pulver oder bei Gegenwart von vieler Feuchtigkeit zu einer hellfarbigen schmierigen Masse.

Man kennt 5 Schwefelungsstufen des Kaliums 1) Kaliummonosulfid, Einfach-Schwefelkalium ($K_2S + 5H_2O$), 2) Kaliumdisulfid, Zweifach-Schwefelkalium (K_2S_2), 3) Kaliumtrisulfid, Dreifach-Schwefelkalium (K_2S_3), 4) Kaliumtetrasulfid, Vierfach-Schwefelkalium (K_2S_4), 5) Kaliumpentasulfid, Fünffachschwefelkalium (K_2S_5). Dann existirt noch eine Verbindung mit Schwefelwasserstoff, Kaliumhydriumsulfid ($K_2H_2S_2$ oder KHS). Letztere Verbindung bezeichnet man auch wohl mit Kaliumsulfhydrat. Sie entsteht, wenn man H_2S in Aetzkalilauge leitet. Sie krystallisirt daraus als $K_2H_2S_2 + H_2O$. Das Monosulfid erlangt man durch Glühung des Kaliumsulfats (K_2SO_4) mit Kohle. $K_2SO_4 + 4C = K_2S + 4CO$ (Kohlenstoffmonoxyd, Kohlenoxydgas).

Eigenschaften. Das officinelle Schwefelkalium ist frisch bereitet eine leberbraune, später eine gelblichgrüne oder grünlichgelbe, bei stärkerer Schmelzhitze bereitet eine mehr bräunliche, harte, krümlige, beim Erhitzen wieder eine leberbraune Farbe annehmende Masse, von bitterem alkalischem und schwefligem Geschmacke. Aus reinen Substanzen bereitet, löst es sich leicht und vollständig in 2 Th. Wasser. Mit einer verdünnten Säure übergossen, entwickelt es viel Schwefelwasserstoffgas, und es scheidet sich ein weisslicher Schwefelniederschlag ab. Mit der Luft in Berührung zieht es begierig Feuchtigkeit an und entwickelt Schwefelwasserstoff. Die Ursache hiervon ist die Kohlensäure der Luft. Die Schwefelleber ist als ein Gemisch aus Kaliumtrisulfid, Kaliumthiosulfat und wenig Kaliumsulfat zu betrachten.

Aufbewahrung. In schlecht verstopften Gefässen, besonders in Gefässen aus Steingut, nimmt die Schwefelleber allmählich Sauerstoff auf, wird graufarbig und verwandelt sich langsam theils in unterschwefligsaures Kalium und schwefelsaures Kalium, theils erzeugt die Kohlensäure der Luft kohlensaures Salz unter Abscheidung von Schwefel. Die Schwefelleber muss daher in nicht zu grossen Glasflaschen, welche dicht verkorkt und tektirt sind, aufbewahrt werden. Dispensirt wird sie in Flaschen. Da sie eine sehr giftige Substanz ist, hätte man sie wenigstens den starkwirkenden Arzneikörpern zuzählen sollen, man glaubte aber, dass der Geruch genüge vor einer Verwechselung oder einem Missgriffe zurückzuschrecken. *Ordo pharmaceuticus* sollte wohl immer die Richtschnur bilden.

Prüfung. Eine Prüfung hat die Ph. nicht angeordnet und dieselben Identitätsreactionen, welche von der Ph. angegeben sind, würde auch Natriumtrisulfid, welches sich übrigens dem Kaliumtrisulfid physikalisch und physiologisch gleich verhält, ergeben.

Die Güte der Schwefelleber ergiebt sich einerseits aus der fast vollständigen Löslichkeit in 2 Th. Wasser (erfolgt die Lösung erst in 3 Th. Wasser, so war die Darstellung unter Anwendung zu starker Hitze ausgeführt), andererseits aus der copiösen Schwefelwasserstoffgasentwickelung beim Uebergiessen mit einer verdünnten Säure. Die unreine, aus schlechter Pottasche bereitete Schwefelleber unterscheidet sich dadurch, dass sie etwas mehr Wasser zur Auflösung erfordert und immer eine mehr oder weniger trübe braungelbe Lösung giebt, welche in der Ruhe kleine Bodensätze macht. — Die richtige Darstellung der Schwefelleber nach der von der Pharmakopoe gegebenen Vorschrift ergiebt sich daraus, dass mindestens 4,0 g Kupfervitriol (in wässriger Lösung) durch 5,0 g der unreinen Schwefelleber, gelöst in der 6-fachen Menge destillirtem Wasser, so zersetzt werden, dass das Filtrat auf Zusatz von Schwefelwasserstoffwasser kein Schwefelkupfer mehr fallen lässt.

Anwendung. Die Kalischwefelleber wird zu Bädern und Waschungen bei chronischen Metallvergiftungen, Gicht, Rheuma, verschiedenen Hautleiden etc. gebraucht. Auf ein Vollbad werden 30,0 — 40,0 — 60,0 g verwendet. Als Gegengift nach dem Verschlucken grösserer Dosen Kalischwefelleber gebe man Eisensaccharat mit gebrannter Magnesia in stärkeren Dosen. Von Einigen wird Chlorkalklösung mit Zucker versüsst empfohlen.

Die aus reinem Kaliumcarbonat bereitete Schwefelleber, ein caustisches und sehr giftiges Mittel, kommt höchst selten in Gebrauch. Man giebt sie zu 0,05—0,1—0,2—0,3 (stärkste Dosis 0,4) g täglich zwei- bis viermal in verschiedenen Arzneiformen, am besten in Pillen mit Thon als Constituens, bei verschiedenen Hautleiden, Mercurialsalivation etc. Saure Speisen und Getränke sind zu meiden. Als Heilmittel bei chronischen Metallvergiftungen giebt man sie theils in Pillen, theils in verdünnter Solution (mit einigen Tropfen Chloroform versetzt).

Kritik. Das fehlende „*caute servetur*" dürfte Arzt und Apotheker in den Glauben versetzen, eine unschuldige Kaliverbindung vor sich zu haben. Da 5—10 g innerlich genommen den Tod herbeiführen können, auch mehrere tödlich endende Vergiftungsfälle in Frankreich vorgekommen sind, so musste auch hier die pharmaceutische Ordnung gewahrt bleiben.

Die Vorschrift, welche die Ph. giebt, steht ebenfalls ausser der pharmaceutischen Ordnung, insofern der zu verwendende Schwefel, *sulfur*, von der Ph. nicht aufgenommen ist. Soll hier entweder der an Arsen reiche Stangenschwefel im pulvrigen Zustande zur Verwendung kommen, oder dem Apotheker überlassen bleiben, welchen Schwefel, ob sublimirten, ob gereinigten oder ob Stangenschwefel, er anwenden will? In Recepten einer Pharmakopoe muss allezeit Akribie vorherrschen und Akrisie fern bleiben.

<hr>

Kalium sulfuricum.

Schwefelsaures Kalium; Schwefelsaures Kali; Kaliumsulfat; Doppelsalz. Sulfas kalicus s. potassicus. Specificum Paracelsi; Tartărus vitriolātus depurātus; Arcānum duplicātum; Sal de duobus. *Sulfate de potasse. Sulphate of potash.*

Weisse harte Krystalle oder krystallinische Krusten, löslich in 10 Th. kalten, in 4 Th. kochenden Wassers, nicht löslich in Weingeist. Wird der wässerigen Lösung Weinsäure im Ueberschuss zugesetzt, so entsteht nach einiger Zeit ein weisser krystallinischer Bodensatz, und wird Baryumnitrat zugemischt, so entsteht sofort ein weisser in Säuren unlöslicher Niederschlag.

Die 5-proc. wässerige Lösung muss neutral sein. Dieselbe dart sich weder mit **Schwefelammonium**-Flüssigkeit, noch mit **Ammoniumoxalat**, noch mit **Silbernitrat** verändern. Zwei Volume dieser Lösung mit einem Volumen Schwefelsäure versetzt, dürfen bei Ueberschichtung mit 2 Vol. der Ferrosulfatlösung keine braune Mittelzone entstehen lassen. Das dem Oehre des Platindrahtes angeheftete Kaliumsulfat darf erhitzt die Flamme nicht dauernd gelb färben.

Geschichtliches. Das schwefelsaure Kalium lehrte zuerst OSWALD KROLL im Jahre 1634 bereiten und nannte es *Specificum purgans Paracelsi*. Es ist in der Natur ziemlich verbreitet. Man findet es in den thierischen und vegetabilischen Säften, daher in der Asche der Vegetabilien, in grossen Mengen aber in Mineralwässern und im Meerwasser.

Darstellung. Kaliumsulfat des Handels ist gewöhnlich ein durch Umkrystallisiren gereinigtes Salz, welches man bei verschiedenen chemischen Processen als Nebenproduct gewinnt, z.B. bei der Sodafabrikation aus der Asche der Meerpflanzen (den Varek- und Kelplaugen), aus einigen Salzsoolen, bei der Reinigung der Pottasche etc.

Das im Handel als reines Salz bezeichnete Kaliumsulfat enthält kleinere oder grössere Mengen Natriumsulfat, vielleicht auch das Doppelsalz $3(K_2SO_4) + Na_2SO_4$, ferner Kaliumchlorid, Natriumchlorid. Ist das Salz feucht oder schmutzig, also nicht rein genug, so reinigt man es durch Umkrystallisiren und verwirft die Mutterlaugen. Enthält es Salze der Erden, so löst man das rohe Salz in 6 Th. kochendem Wasser, macht die Lösung mit gereinigter Pottasche schwach alkalisch und filtrirt dann noch kochendheiss. Sobald das Colatorium mit Fliesspapierdecke sich mit einer Krystallrinde bedeckt und den Dienst versagt, wird es in die kochende Salzlösung gethan und durch ein anderes ersetzt. Aus der gereinigten Lösung kann man entweder das Salz in grösseren Krystallen anschiessen lassen, oder durch anhaltendes Umrühren der Lösung als ein Krystallmehl absondern. Die letzten Mutterlaugen werden verworfen. Diese enthalten gemeiniglich Glaubersalz, Kaliumchlorid und andere verunreinigende Salze. Die mit destill. Wasser abgewaschenen Krystalle werden im Trockenofen getrocknet. Enthält das käufliche Salz Natriumsulfat, so versetzt man es mit einer entsprechenden Menge Kaliumchlorid und krystallisirt einige Male um.

Eigenschaften. Kaliumsulfat krystallisirt in wasserfreien, kurzen, luftbeständigen, farblosen, 4- und 6-seitigen Säulen, bei langsamer Krystallisation aus grösseren Massen seiner Lösung in dopppelt 6-seitigen Pyramiden. Gemeiniglich hängen die Krystalle in Rinden zusammen, welche beim Gegen-

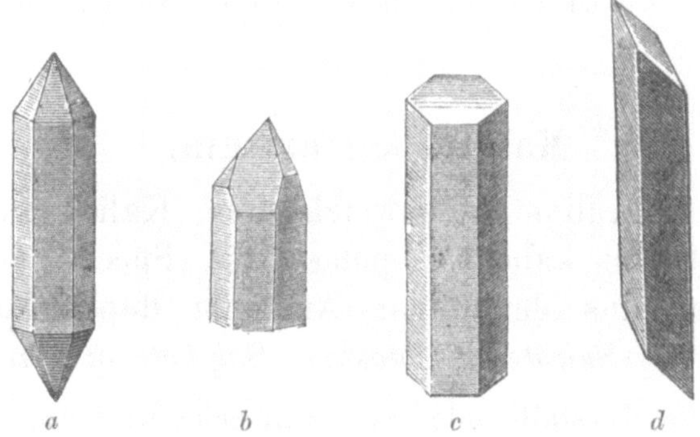

a   b   c   d

Hexagonale Prismen,   rhombische Säule, Formen, in welchen Kaliumsulfat krystallisirt.

einanderschütteln fast wie **Glasscherben** klingen. Die Krystalle geben ein schneeweisses geruchloses Pulver. Der Geschmack ist etwas scharf, salzig und bitter. Die Krystalle haben ein spec. Gewicht von 2,65. Nach BRANDES lösen 100 Th. Wasser bei + 12,5⁰ C. 10 Th., bei 100⁰ C. 26 Th. des Salzes auf. Die Lösungen sind neutral. In Weingeist ist das Salz unlöslich. Die Krystalle verknistern beim Erhitzen heftig und schmelzen in der Rothglühhitze, ohne zu verdampfen, und erstarren erkaltend krystallinisch. An die meisten stärkeren Säuren tritt dieses Salz die Hälfte seines Kaliumgehaltes ab und wird zu Kaliumhydriumsulfat (Kaliumbisulfat, $KHSO_4 = 136$). Kaliumsulfat erhält die Formel K_2SO_4. Mol. Gew. 174.

Aufbewahrung. Dieselbe fordert nur Schutz gegen Staub. Es kommt nur als feines Pulver in Gebrauch.

Prüfung. Die Ph. fordert ein reines Salz, welches nur Spuren Natriumsalz enthalten darf. Die 5-proc. wässrige Lösung muss sich indifferent verhalten 1) gegen Lackmuspapier, blaues und rothes, 2) gegen Schwefelammonium (metallische Verunreinigungen), 3) gegen Ammoniumoxalat (Sulfate der Erdmetalle), 4) gegen Silbernitrat (Chloride des Kalium und Natrium), 5) gegen Schwefelsäure und Ferrosulfatlösung (Salpetergehalt). Die letztere Probe ersetzt einfach die Dütchenprobe (S. 105). Man giebt circa 2 g des gepulverten Sulfats in ein Reagirglas, setzt 3—4 Tropfen verdünnte Salzsäure oder eine linsengrosse Menge Kochsalz und einige Tropfen Wasser hinzu, übergiesst mit conc. Schwefelsäure und setzt dem Reagirglase die Filtrirpapierdüte, an ihrer Spitze mit Kaliumjodidlösung genässt, auf. 6) Mit gefeuchtetem Oehre des Platindrahtes nimmt man von dem Salzpulver auf und schiebt das Oehr in den nicht leuchtenden Theil einer Weingeistflamme. Wenn die im Oehre hängende geschmolzene Salzmasse anfangs ($^1/_2$ Minute) die Flamme gelb färbt, so muss diese Farbe bald schwinden und einem blassen Violett Platz lassen.

Ist das in dem Gefässe geschüttelte krystallisirte Salz hell und scharf klingend und sehr weiss, so ist es fast immer auch ein reines Kaliumsulfat. Bei starkem Natriumsulfat und Chloridgehalt ist das Klingen des geschüttelten Salzes ein dumpfes.

Die 5-proc. wässerige Lösung des reinen trocknen Kaliumsulfats hat bei 15⁰ C. ein spec. Gewicht von 1,041, die 9-proc. 1,075, die völlig bei 15⁰ gesättigte (9,9-proc.) 1,082—1,0825, die 5-proc. Natriumsulfat- (Na_2SO_4) Lösung 1,046.

Anwendung. Schwefelsaures Kalium gilt als ein gelind abführendes und kühlendes Mittel, welches auch die Milchsecretion der Frauen mindert, aber in starken Gaben die Verdauung stört und selbst Vergiftungs-Symptome, wie Kalisalze hervorzubringen pflegen, zur Folge haben kann. Gabe 1,0—2,0—3,0 g. Es ist ein Bestandtheil des niederschlagenden Pulvers. Von den Aerzten wird es selten angewendet, häufig gebraucht man es in der Veterinairpraxis in Pulvern und Latwergen, wo es jedoch als mittelfeines Pulver zu dispensiren ist. Als grobes Pulver senkt es sich in den Latwergen zu Boden und belästigt die Magenwände.

Kalium tartaricum.

Neutrales weinsaures Kalium; Kaliumtartrat; Tartarisirter Weinstein. Tartărus tartarisātus. *Tartrate neutre de potasse.*
Tartrate of potash.

Farblose, durchscheinende, luftbeständige Krystalle, welche sich in 1,4 Th. Wasser zu einer neutralen Flüssigkeit, in Weingeist aber wenig lösen. Erhitzt verkohlen sie in einer Weise, dass sie nach verbranntem Zucker riechende Dämpfe ausschicken, darauf einen Rückstand von alkalischer Reaction hinterlassen, welcher die Flamme violett färbt. Die concentrirte wässerige Lösung dieses Salzes giebt nach Zusatz von verdünnter Essigsäure einen weisslichen krystallinischen Bodensatz, welcher durch einen Ueberschuss dieser Säure nicht gelöst wird, aber in Salzsäure und auch in Aetznatronlauge in Lösung übergeht.

Die 5-proc. wässerige Lösung darf weder durch **Schwefelammoniumflüssigkeit**, noch durch **Ammoniumoxalat**, noch nach Zusatz von **Salzsäure** durch **Schwefelwasserstoffwasser**, noch auch durch **Baryumnitrat** verändert werden. Diese Lösung darf nach dem Ansäuren mit **Salpetersäure** auf Zusatz von **Silbernitrat** nur opalescirend getrübt werden. Kaliumtartrat, mit **Aetznatronlauge** erwärmt, darf kein Ammon freilassen.

Geschichtliches. NICOLAUS LEMERY erwähnt dieses Präparat schon im Jahre 1675 unter dem Namen *Sal vegetabile*. BOERHAVE lehrte es 1732 durch Neutralisation des Weinsteins mit Kaliumcarbonat aus Weinsteinasche bereiten und nannte es *Tartarus tartarisatus*. Die chemische Zusammensetzung des Salzes lehrte SCHEELE 1769.

Darstellung. In einen Topf von Steingut oder in eine porcellanene Schale giebt man 20 Th. kochendheisses destill. Wasser und 6 Th. Kaliumdicarbonat. Unter Erhitzen des Gefässes trägt man nur in kleinen Portionen und unter Umrühren $11^{1}/_{4}$ Th. gereinigten kalkfreien Weinstein in Pulverform ein. Man setzt, wenn es nöthig ist, nur noch so viel Weinstein hinzu, dass die Flüssigkeit um ein Geringes alkalisch verbleibt, oder man sättigt vollständig mit Weinstein und setzt dann eine Kleinigkeit Kaliumcarbonat hinzu. Die noch heisse Lösung wird filtrirt in einem porcellanenen Gefässe soweit abgedampft, bis sich an dem Rande der Flüssigkeit Krystallmassen anzusetzen anfangen, und dann vor Staub geschützt 3—4 Tage an einen kalten Ort gestellt. Die Mutterlauge wird um $^{1}/_{3}$ ihres Volumens eingeengt und der Krystallisation überlassen. Die in einem Trichter gesammelten Krystalle lässt man an einem lauwarmen Orte abtropfen und trocknet sie bei gelinder Wärme. Die Ausbeute an guten Krystallen beträgt fast 13 Th. Etwas gefärbte Krystalle, circa 1 Th., erhält man aus der Mutterlauge. Diese gefärbten Krystalle löst man in der $1^{1}/_{2}$-fachen Menge Wasser, digerirt die Lösung mit thierischer Kohle (durch Salzsäure von der Knochenerde befreit) und bringt zur Krystallisation. Die letzten Mutterlaugen verdünnt man mit etwas Wasser, filtrirt und setzt so lange vorsichtig verdünnte eisenfreie Salzsäure hinzu, als Weinstein niederfällt, den man sammelt, auswäscht und trocknet.

Verwendet man einen Kalk enthaltenden Weinstein, so muss die Lösung genau neutral gemacht und circa zwei Wochen an einen Ort, dessen Temperatur nicht über $+10^{0}$ C. hinausgeht, beiseite gestellt werden. Das Calciumtartrat setzt sich während dieser Zeit in kleinen körnigen Krystallen an. Man decanthirt dann die Salzlösung, macht sie alkalisch und bringt sie unter Abdampfen und 3—4 Tage dauerndes Beiseitestellen zur Krystallisation.

Ein Calciumtartrat enthaltendes Kaliumtartrat giebt eine trübe Lösung. Man löst es in zwei Theilen kaltem Wasser, filtrirt und bringt es zur Krystallisation. Auf diese Weise lässt sich Calciumtartrat ziemlich beseitigen.

Bei der Darstellung dieses Salzes meide man die Anwendung einer freien Feuerung, denn sie verursacht selbst bei aller Vorsicht eine vermehrte Ausbeute an gefärbten oder unansehnlichen Krystallen. Steinzeugene Töpfe, wenn porcellanene Kessel von genügender Grösse fehlen, stellt man in ein Wasser- oder in ein mässig zu heizendes Sandbad. Zum Umrühren nimmt man eine starke, hinreichend grosse Glasröhre, wenn porcellanene lange Rührstäbe nicht vorhanden sind. Wenn es sein kann, so vermeide man metallene Geräthschaften. Aus schwach alkalischer Lösung schiessen die Kaliumtartratkrystalle leichter an, als in einer neutralen. Enthielt der Weinstein Calciumtartrat, so fallen die Krystalle unansehnlich und trübe aus. Durch einen Ueberschuss des Kaliumcarbonats wird Calciumtartrat nicht völlig beseitigt, wesshalb die Anwendung eines kalkfreien Weinsteins nicht zu umgehen ist. 100 Th. Weinstein geben fast 115 Th. Kaliumtartrat in Krystallen aus.

Der chemische Vorgang ergiebt sich aus folgendem Schema:

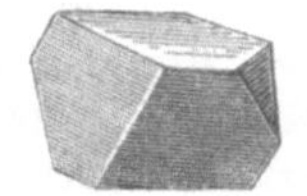

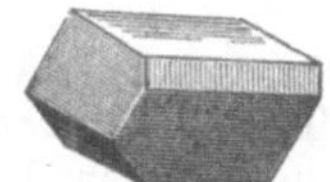

Kaliumhydriumcarbonat ($2\times100=200$) — Kaliumhydriumtartrat ($2\times188=376$) — Kaliumtartrat ($2\times226=452$) — Kohlensäureanhydrid — Wasser

$$2KHCO_3 \text{ und } 2C_4H_5KO_6 \text{ geben } 2C_4H_4K_2O_6 \text{ und } 2CO_2 \text{ und } H_2O$$

Monokaliumcarbonat Kaliumdicarbonat, — Monokaliumtartrat, Kaliumbitartrat — Dikaliumtartrat — Kohlenstoffdioxyd

Eigenschaften. Kaliumtartrat bildet neutrale, kleinere oder grössere, durchsichtige, farblose, prismatische Krystalle, dem rhombischen System angehörend, oder ein weisses Pulver, von salzigem bitterlichem Geschmack. Spec. Gew. 1,955. Weder Krystalle noch Pulver enthalten Krystallwasser, werden aber an der Luft feucht, ohne jedoch zu zerfliessen. In Weingeist sind sie unlöslich. 1 Th. Wasser von 1^0 C. löst 0,55 Th., Wasser von $17,5^0$ gegen 1,3 Th., Wasser von 100^0 C. 2,8 Th. des Salzes. Säuren zersetzen es und scheiden Weinstein daraus ab. In der Hitze schmilzt es, wird schwarz unter Verbreitung eines an verkohlenden Zucker erinnernden Geruches und verkohlt. Der Rückstand in Asche verwandelt besteht aus Kaliumcarbonat.

Kaliumtartrat erhält die Formel $C_4H_4K_2O_6$. Mol. Gew. 226. Die Structurformeln des Kaliumtartrats und des Kaliumditartrats sind:

Neutrales Kaliumtartrat oder Dikaliumtartrat

$$C_2H_2(OH)_2 \begin{cases} CO.OK \\ CO.OK \end{cases} \text{ oder } \begin{array}{l} CH(OH)-CO.OK \\ | \\ CH(OH)-CO.OK \end{array}$$

Monokaliumtartrat oder Kaliumditartrat

$$\begin{array}{l} CH(OH)-CO.OK \\ | \\ CH(OH)-CO.OH \end{array}$$

Im Lehrbuch der pharm. Chemie von ERNST SCHMIDT wird das Kaliumtartrat mit der Formel $C_4H_4K_2O_6 + {}^1/_2H_2O$ bedacht. Mol. Gew. 235.

Aufbewahrung. Kaliumtartrat wird in gläsernen Flaschen gegen Luftfeuchtigkeit geschützt aufbewahrt. Die Auflösung des Salzes hält sich nicht lange und zersetzt sich unter Schleimbildung. Das Salz ist luftbeständig, aber nimmt in Pulverform bis zu 6 Proc., in kleinen Krystallen bis zu 3 Proc. Feuchtigkeit auf, ohne diesen Gehalt in der äusseren Form erkennen zu lassen.

Prüfung. Die Ph. fordert 1) dass die wässrige Lösung neutral sei, obgleich man wusste, dass man das Salz aus alkalischer Lösung auskrystallisiren lässt, um schöne Krystalle zu erlangen. Hiernach muss man eine höchst schwache Alkalinität *(practicis de causis)* zulassen. — 2) Die 5-proc. Lösung darf durch Schwefelammonium (Eisen, Zink, Blei, auch Thonerde), — 3) durch Ammoniumoxalat (Calciumtartrat), — 4) nach dem Ansäuern mit wenig Salzsäure sowohl durch Schwefelwasserstoffwasser (Kupfer, Blei) —

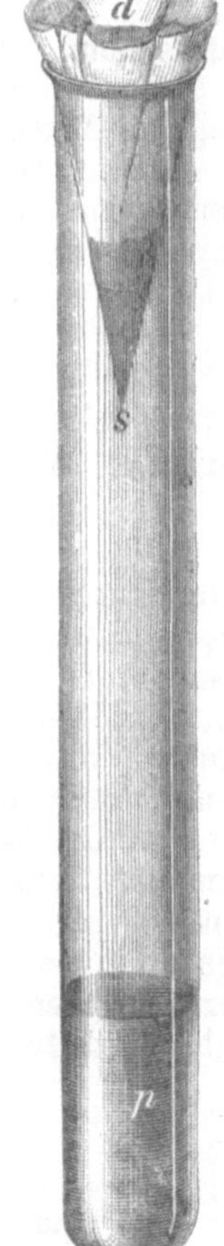

Kaliumtartratkrystalle.

Dütenaufsatz, an der Spitze *s* mit Mercuronitrat befeuchtet, zum Nachweise von Ammonsalz in *p*, welche Flüssigkeit mit Natronlauge versetzt ist.

5) als auch durch Baryumnitrat (Kaliumsulfat) keine Veränderung erleiden.
— 6) Hat man die 5-proc. wässrige Lösung mit soviel Salpetersäure versetzt,
bis der anfangs sich abscheidende Weinstein wieder gelöst ist, so prüft man
mit Silbernitrat auf die Gegenwart von Kaliumchlorid. Es darf das Salz eine
geringe Spur Kaliumchlorid enthalten, weil dieses im Kaliumbicarbonat, auch
im Kaliummonocarbonat in Spuren vertreten ist. Die Trübung darf nur in
einer Opalescenz bestehen. — 7) Es darf das Salz kein Ammoniumtartrat enthalten. Die Prüfung geschieht in der Weise, dass man von dem zerriebenen
Salze 1—2 g nebst 2—3 ccm Wasser in einen Reagircylinder giebt, dann mit
2—3 ccm Aetznatronlauge unter Agitiren mischt und eine kleine aus Filtrirpapier geformte Düte (vergl. Fig. auf S. 177) fest aufsetzt, deren Spitze mit
2—3 Tropfen Mercuronitratlösung (oder in Ermangelung derselben mit ange-
feuchtetem Kalomel) benetzt ist. Erwärmt man nun die alkalische Mischung,
so treten bei Gegenwart von Ammoniumsalz Ammondämpfe auf und die Dütenspitze färbt sich sofort schwarz. Je schneller diese Schwärzung bei gelinder
Erwärmung eintritt, um so reichlicher ist Ammoniumsalz vertreten.

Anwendung. Kaliumtartrat ist in seiner Wirkung dem Kaliumacetat ähnlich. Man giebt es als gelind eröffnendes Mittel zu 2,5—5,0—7,5 g mehrmals
am Tage in Mixturen, welche nicht saure Substanzen (saure Syrupe etc.) enthalten dürfen. Da die Extracte meist eine saure Reaction haben, so werden
die damit gemischten Kaliumtartratlösungen auch Bodensätze von Kaliumbitartrat
bilden. Tagesgaben über 20 g sind zu vermeiden.

Kamala.

Kamala; Wurus; Waras. Kamăla; Glandŭlae Rottlĕrae s.
Malloti. *Kamala*.

Der durch Abreiben gewonnene Ueberzug der Früchte von *Mallotus
Philippinensis*. Ein leichtes, nicht klebriges Pulver von rother mit Grau
durchmischter Farbe, sowohl geruch- wie geschmacklos. Kamala färbt
das kochendheisse Wasser blassgelblich; die abfiltrirte Flüssigkeit wird
auf Zusatz von Ferrichlorid braun gefärbt. Aether, Chloroform, Weingeist und auch wässrige alkalische Lösungen nehmen aus der Kamala
reichlich Harz von dunkelrother Färbe in Lösung auf. Kamala besteht
aus ungleich kugligen Drüsen, welche 40—60 strahlenförmig geordnete
keulenförmige, nur mit Hilfe des Mikroskops zu erkennende Zellen einschliessen. Den Drüsen hängen dicke büschelförmige farblose Haare an.
Weder Fragmente der Blätter noch Stiele dürfen beigemischt sein. Die
Kamala hinterlasse nicht mehr als 6 Proc. Asche.

Mallotus Philippinensis MÜLLER.
Synon. *Rottlera tinctoria* ROXBURGH.
„ *Croton Philippense* LAMARK.
Fam. **Euphorbiaceae.** Sexualsyst. **Dioecia Polyandria.**

Geschichtliches. Arabische Aerzte haben diese Droge schon vor dem 10.
Jahrh. unter dem Namen Kanbil oder Wars als Arzneistoff angewendet.
IBN KHURDADBAH, ein Arabischer Geograph (um circa 880), berichtet über aus
Yemen kommende Waaren, darunter *Wars*, und beschreibt dieselbe als ein
röthliches sandähnliches Pulver, welches sich als Mittel gegen Bandwurm und

Hautleiden wirksam erweise. Im Jahre 1852 schickte VAUGHAN, Arzt zu Port, Proben des Wars aus den Bazars zu Aden an FLÜCKIGER und HANBURY. Im Jahre 1864 fand die Droge in der Englischen Pharmakopoe, 1867 in der Brittischen Pharmakopoe, später in der 1. Ausg. der Ph. Germanica einen Platz.

Herkommen. Diese *Mallotus Philippinensis* oder auch *Rottlera**) *tinctoria* ist ein 5—7 m hoher, in dem nördlichen Australien, China und in Vorderindien, besonders auf Malabar und Ceylon einheimischer Baum. Die abgerundet dreieckigen oder dreiknöpfigen, ungefähr erbsengrossen, dreisamigen Früchte sind zur Zeit ihrer Reife mit einem aus rothen Drüschen und Sternhärchen bestehenden Ueberzuge bedeckt, welcher von den Früchten durch Abbürsten gesammelt, unter dem Namen Kamala in den Handel gebracht und theils zum Färben der Seidenzeuge, theils als Bandwurmmittel verwendet wird.

Eigenschaften. Die Kamala des Handels bildet ein nicht schweres, lockeres, ziegelrothes bis braunrothes, nicht durchweg gleichmässiges Pulver, in seiner Hauptmasse bestehend aus durchsichtigen scharlachrothen Körnchen (Kamaladrüschen), untermischt mit gelblichgrauen oder gelben Sternhärchen, Pflanzenresten, Sand. Die Kamala ist geruch- und fast geschmacklos, etwas leichter als Wasser, auf welchem sie schwimmt, ohne etwas Lösliches an dasselbe abzugeben. Auf Papier mit dem Finger unter Drücken zerrieben färbt sie es gelb und im Mörser zerrieben giebt sie ein gelbes Pulver. In eine Flamme geblasen, verbrennt es fast ebenso aufblitzend wie Lycopodium. Beim Schütteln mit Chloroform, Aether, Benzol, Petroläther giebt sie eine rothe, in dünner Lösung mehr gelbe Harzsubstanz ab. Terpenthinöl löst in der Kälte das Harz nicht, ebenso kalte Schwefelsäure und Salpetersäure. Alkalische Laugen lösen die Harzsubstanz mit braunrother, Aetzammon mit gelber Farbe. Die weingeistige Tinctur, mit Wasser gemischt, giebt eine Flüssigkeit mit Melonengeruch aus.

Unter dem Mikroskop stellt das Kamaladrüschen eine mehr oder weniger rundliche, auf der Oberfläche den Maulbeer- oder Brombeerfrüchten ähnliche, 50—100 Mikromillimeter im Durchmesser haltende, auf der einen (oberen) Seite gewölbte, auf der anderen Seite abgeflachtere, an der Peripherie durchscheinende, rothe oder rothgelbe Zelle dar, welche aus einer structurlosen und farblosen Membran mit darin eingebetteten zahlreichen keulenförmigen, vom Anheftungspunkte aus divergirend gestellten, mit einem rothen harzigen Farbstoff angefüllten Bläschen zusammengesetzt ist. Die den Kamaladrüschen untermischten Härchen sind ungefähr von 0,1 mm Länge, verschieden, meist sternförmig gestaltet. Der Aschengehalt der reinen Drüschen beträgt nach FLÜCKIGER 1,37 Proc., also weniger als 2 Proc. ANDERSON fand 3,84 Proc. Aschentheile. Da der beigemischte Sand nicht vollständig zu beseitigen ist, wie man behauptet, so lässt die Ph. einen Aschengehalt von höchstens 6 Proc. zu.

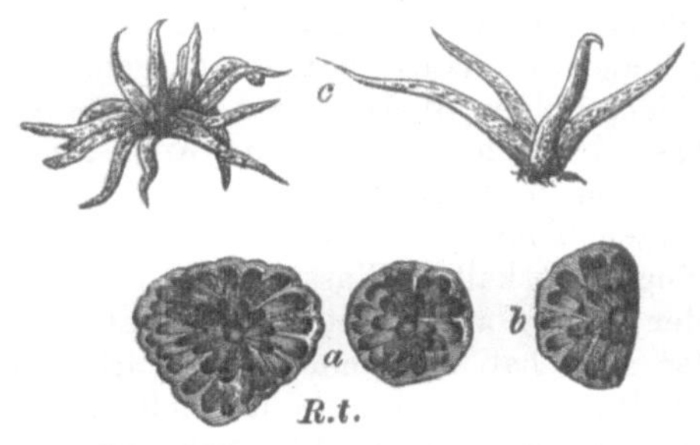

a Kamaladrüschen unter sehr verdünnter Aetzkalilauge gesehen, 200-fache Vergr. *b* Ein Drüschen von der Seite gesehen. *c* Sternhärchen.

---

*) Benannt nach ROTTLER, einem Dänischen Missionar auf Tranquebar, gegen Ende des vorigen Jahrhunderts. Daher kann man sowohl *Rottlĕra* als auch *Rottlēra* sagen. *Mallotus* ist das latinisirte μαλλωτός, ή, όν, mit Wolle besetzt.

Bestandtheile. ANDERSON fand, 1855, die Kamala zusammengesetzt in Proc. aus 78,19 harzartigem Farbstoff, 3,49 Wasser, 7,14 Cellulose, Spuren eines flüchtigen Oeles und flüchtiger Farbstoffe und 3,84 Aschentheilen. Durch Extraction mittelst Aethers, Weingeistes etc. isolirte ANDERSON Rottlerin, Rottleraroth und eine flockige Materie.

Das Rottlerin ($C_{11}H_{10}O_3$) krystallisirt aus Aether in gelben seidenglänzenden Krystallen, welche in der Hitze schmelzen und dann verkohlen, in Wasser wenig, mehr in Weingeist, leicht in Aether löslich sind und von wässriger Aetzkalilauge mit tiefrother Farbe gelöst, in ihrer weingeistigen Lösung durch Bleiacetat nicht gefällt werden. LEUBE schied 2 verschiedene Harze ab, von welchen das eine bei 80°, das andere bei 191° C. schmolz. Die flockige Materie ($C_{20}H_{34}O_4$) scheidet sich aus dem kochend heissen Weingeistauszuge ab, ist in Wasser nicht, in Weingeist und Aether wenig löslich. Das Rottleraroth ($C_{30}H_{30}O_7$) erhält man beim Verdunsten des weingeistigen Auszuges nach Absonderung jener flockigen Materie als dunkelrothen Rückstand von harziger Beschaffenheit. Es ist in Weingeist löslich uud wird aus dieser Lösung durch Bleiacetat gefällt. Seine Lösung in Natronlauge färbt Seide dauernd orange. LEUBE vermochte das Rottlerin nicht zu isoliren, jedoch glückte es GROVES, dasselbe in einem von HANBURY erhaltenen ätherischen Auszuge der Kamala, in welchem zahlreiche federige Krystalle von Orangefarbe und mehrere weisse halb krystallinische Körnchen sich fanden, mit Sicherheit zu constatiren, indem er das ätherische Extract mit Weingeist verdünnte, unter Luftabschluss filtrirte, die als Filterrückstand bleibende Masse mit siedendem Weingeist behandelte, bis der kaum in Weingeist lösliche Rückstand nur noch schwach gefärbt war. Aus der weingeistigen Lösung schied sich beim Erkalten eine gelblich gefärbte, bei wiederholter Behandlung wohl weiss zu erhaltende Masse von Kamala-Wachs ab. Die erkaltete Lösung des unreinen Rottlerins verdampfte GROVES zur Trockne, löste den Rückstand in Aether und liess diesen freiwillig verdunsten, wobei sich, als die ätherische Lösung Syrupconsistenz angenommen hatte, mikroskopische Nadeln von Rottlerin abschieden, welche von dem anhaftenden orangefarbenen Pigmente nicht völlig befreit werden konnten. Das Rottlerin verlor beim Trocknen an der Luft seine krystallinische Beschaffenheit und ging in eine amorphe Masse über, welche viel weniger leicht löslich war und sich nicht wieder in Krystallform zurückbringen liess. Die Aethertinctur der Kamala setzt freiwillig verdunstend Krystalle ab.

Aufbewahrung und **Reinigung** der **Handelswaare.** Im Handel kommt die Kamala, dieses Gemisch aus Drüschen und Härchen, oft mit verschiedenen vegetabilischen Resten, meist mit mehr oder weniger Sand verunreinigt oder vermischt vor. Die Drogisten halten sie als rohe und als gesiebte Waare, die letztere aber selten gänzlich vom Sande befreit. Durch Absieben lassen sich ein grosser Theil der Härchen, welche sich flockig an einander legen, und andere Pflanzenreste beseitigen. Die Absonderung des Sandes aber geschieht in der Weise, dass man die gesiebte Kamala mit möglichst kaltem Wasser, worin 10—15 Proc. Kochsalz gelöst sind, durchrührt, und nach Verlauf von 5 Minuten die oben aufschwimmende Kamala abschöpft, in einen zweiten Topf in Wasser untertaucht, dann auf ein angefeuchtetes Colatorium bringt, mit kaltem Wasser abwäscht und nach dem Abtropfen auf Dachziegeln oder Tellern ausgebreitet an der Luft ohne Wärmeanwendung abtrocknen lässt. Der Sand hat meist eine rothe Farbe und findet keine Verwendung. Die von den Härchen so viel als möglich, vom Sande (bis auf 4 Proc.) befreite Kamala, ist die von der Pharmakopoe recipirte Waare. Es kommen auch Kamalasorten in den Handel, welche von anderen Arten *Rottlera* gesammelt sind und wahrscheinlich dieselbe medicinische Wirkung haben. Diese Sorten dürften dem Wortlaute der Pharmakopoe nach nicht als officinelle Droge gelten. Die Prüfung geschieht vermittelst des Mikroskops bei 150—200-facher Vergrösserung. Die Asche aus 1 g Kamala darf 0,06 g nicht übersteigen. Wird Kamala in dünner Schicht auf einer Metallfläche bei Wasserbadwärme erhitzt und die Schicht schwärzt sich, so ist sie auch mit einer ähnlichen Droge verfälscht und mikroskopisch zu untersuchen.

Anwendung. Die Kamala wirkt drastisch abführend und specifisch bandwurmtreibend. Man giebt sie in Latwergenform oder als Pulver mit Wasser zu 6,0—8,0—12,0 g auf einmal oder getheilt. Sie bewirkt gewöhnlich Uebelkeit nach dem Einnehmen.

Kreosotum.

Kreosot; Buchenholztheerkreosot. Kreosōtum fagīnum.
Créosote.   Creasote.

Oelartige, neutrale, klare, stark lichtbrechende, schwach gelbliche, selbst im Sonnenlichte kaum braun werdende Flüssigkeit, von durchdringendem rauchartigem Geruche und brenzlichem (brennendem? *ustulantis saporis)* Geschmacke. Spec. Gewicht 1,030—1,080. Es destillirt in einer Wärme von 205—220°, erstarrt auch nicht bei —20° und lässt sich mit Aether, Weingeist, Schwefelkohlenstoff klar mischen, giebt aber nur mit ungefähr 120 Th. heissem Wasser gelöst eine klare Flüssigkeit, welche Lösung erkaltend zuerst trübe wird und schliesslich unter Abscheidung von Oeltropfen wieder klar wird. Diese Lösung von den Oeltropfen befreit lässt auf Zumischung von Brom einen harzartigen rothbraunen Niederschlag fallen; durch Zusatz einer sehr geringen Menge Ferrichlorid wird sie (die wässrige Lösung) sowohl getrübt, als auch vorübergehend graugrün oder blau gefärbt, schliesslich wird sie blassgelb, ähnlich gefärbte Flocken abscheidend.

K r e o s o t , mit gleichviel A e t z n a t r o n l a u g e versetzt, muss eine klare Mischung ausgeben, welche sich weder dunkel färben, noch nach Verdünnung mit vielem Wasser theerartige stinkende Massen ausscheiden darf. Das mit einem gleichen Vol. C o l l o d i u m durchschüttelte Kreosot darf nicht in eine Gallerte übergehen. Werden 2 Vol. K r e o s o t mit 20 Vol. A e t z a m m o n f l ü s s i g k e i t durchschüttelt, so darf es sich nur um $^1/_2$ Vol. vermindern.

In 3 Vol. einer Mischung, aus 3 Th. G l y c e r i n und 1 Th. W a s s e r zusammengesetzt, muss es fast unlöslich sein.

V o r s i c h t i g aufzubewahren. S t ä r k s t e E i n z e l n g a b e 0,05 g, s t ä r k s t e T a g e s g a b e 0,2 g.

Geschichtliches. Das Kreosot wurde 1830 von REICHENBACH entdeckt und aus dem Buchenholztheer isolirt, später ist es vielfach mit dem Phenylalkohol verwechselt worden. Die Eigenschaften und Zusammensetzungen beider wurden jedoch erst 1859 durch HLASIWETZ genauer ermittelt. Das Kreosot hat seinen Namen von den Worten $\varkappa\varrho\acute{\epsilon}\alpha\varsigma$, Fleisch und $\sigma\acute{\omega}\zeta\omega$, ich erhalte, weil ihm vor allen anderen Körpern die besondere Eigenschaft zukommt, Fleisch vor Fäulniss zu bewahren, ohne dasselbe deshalb als Nahrungsmittel unbrauchbar zu machen. Es ist ein Bestandtheil des Rauches, welcher auf die Augen reizend wirkt und das Räuchern des Fleisches bedingt.

Darstellung. Buchen-Holztheer, welcher bis zu 25 Proc. Kreosot enthält, wird destillirt, das übergangene Oel rectificirt und der Theil, welcher schwerer als Wasser ist, mit Sodalösung gewaschen, wiederum destillirt, die Oele, welche leichter als Wasser sind, aus dem Destillate entfernt, und dann das Destillat wiederholt in Aetzkalilauge gelöst und mit Schwefelsäure daraus abgeschieden, bis es sich vollständig klar in Kalilauge löst. Nun der Destillation unterworfen geht das reine Kreosot bei 204—210° C. über. Kreosot wird nur in wenigen Fabriken dargestellt, z. B. in der

Fabrik des Vereins für chemische Industrie in Mainz, auf den fürstlich SALM'schen Werken zu Blansko in Mähren und zu Dobriss in Böhmen. Ein vorzügliches reines Buchenholztheerkreosot liefert die Fabrik HARTMANN & HAUERS in Hannover. In England giebt es auch einige Fabriken, welche Kreosot bereiten, aber jedweden Holztheer, welcher grade zur Hand ist, verarbeiten, daher ist das Englisehe Kreosot ohne arzneilichen Werth.

Handelswaare. Vor 8 Jahren war das echte Kreosot eine seltene, d. h. in nicht ausreichender Menge fabricirte Waare, und da man gleichzeitig in der Reindarstellung der Carbolsäure vorgeschritten war, so lag es nahe, wasserhaltige Carbolsäure für sich, als auch mehr oder weniger mit Kreosot vermischt, unter dem Namen Buchenholztheerkreosot in den Handel zu bringen. Die wasserhaltige Carbolsäure bezeichnete man später als Steinkohlentheerkreosot. Im Allgemeinen hielt man das Kreosot und die wasserhaltige Carbolsäure entsprechend der Aehnlichkeit ihrer physikalischen Eigenschaften in Betreff der medicinischen Wirkung für gleichwerthige Körper. Erst in neuester Zeit wurde dnrch HUSEMANN nachgewiesen, dass Kreosot keine giftigen Einwirkungen auf den thierischen Organismus ausübe, die Carbolsäure aber als ein giftiger Körper zu erachten sei. Von anderen Seiten wurden nun auch chemische Reactionen aufgefunden, beide Substanzen von einander zu unterscheiden. Nachdem die Firma HARTMANN & HAUERS (Hannover) ein wahres echtes Kreosot fabricirt, ist auch diese echte Waare zu erlangen, nur muss die Waare als Buchenholztheerkreosot oder *Kreostum faginum* bezeichnet werden, denn die Drogisten führen auch *Kreosotum*, ferner *Kreosotum album verum*, welche beide aber mehr Phenol als Kreosot enthalten und auch nur einen $^1/_5$—$^1/_3$ so hohen Einkaufspreis beanspruchen. Englisches Kreosot ist von demselben Phenolgehalte und meist aus Fichtenholztheer dargestellt, daher nicht die Waare, welche die Ph. fordert.

Eigenschaften. Das Kreosot bildet eine schwach gelbliche, im Sonnenlicht sich kaum bräunende, des Licht stark brechende, ölartig fliessende, neutrale, beim Erhitzen völlig flüchtige Flüssigkeit, schwerer als Wasser, von durchdringend widrigem rauchartigem Geruche und stark brennend ätzendem Geschmacke, in 120 Th. kaltem Wasser löslich, in allen Verhältnissen aber mit Weingeist, Aether, Benzol, Petrolbenzin, Petroläther, Schwefelkohlenstoff, Essigsäure klar mischbar. An der Luft bräunt es sich allmählich und brennt angezündet mit leuchtender, stark russender Flamme. Von verdünnter Aetzkalilauge wird es aufgelöst und geht mit Alkalien überhaupt Verbindungen ein. Es fällt Gummi und Eiweiss, nicht aber Leim. Mit conc. Gummilösung bildet es unter Schütteln eine bleibend milchige Mischung. In der Wärme reducirt es Lösungen der edlen Metalle. Sein spec. Gewicht schwankt zwischen 1,030—1,090, der Siedepunkt liegt zwischen 204 und 220°. In der Kälte bis zu 20° wird es zwar dickflüssiger, erstarrt aber nicht. Seine Lösungen in Aetzkalilauge werden an der Luft sehr bald braun, endlich dunkel und theerartig dick. Hauptbestandtheile des Kreosots sind Guajacol und Kresol, und seine elementaren Bestandtheile sind Kohlenstoff, Wasserstoff und Sauerstoff. Bei mittlerer Temperatur vermag das Kreosot gegen 9 Proc. Wasser zu lösen, dagegen löst das Wasser nur 0,8 Proc., bei 100° aber 2,5 Proc. Kreosot.

Ueber die Eigenschaften des Steinkohlentheerkreosots oder der Carbolsäure siehe Band I, S. 77.

Von dem Phenol, womit das Kreosot häufig vermischt oder substituirt angetroffen wird, unterscheidet es sich sicher durch folgendes Verhalten:

Werden 10 Tropfen Kreosot und 10 ccm Wasser durchschüttelt, dann mit einem Tropfen Ferrichloridflüssigkeit gemischt, so erfolgt eine gelbliche oder grünliche oder grüne trübe Flüssigkeit. Im Falle eine blaue Färbung eintritt, so macht dieselbe schon nach einigen Minuten bis zu einer Stunde einer grünlichbraunen oder braunen Farbe Platz. Carbolsäure giebt unter denselben Umständen eine klare blaue Flüssigkeit, und diese Färbung erhält sich tagelang gleich.

Mischt man gleiche Volume Kreosot und Collodium, so resultirt eine klare dicklich fliessende Masse. Dieselbe Mischung mit Carbolsäure gelatinirt sofort, ist nicht flüssig, auch wohl mehr oder weniger trübe. Mit Carbolsäure gefälschtes Kreosot ermangelt nicht, mit Collodium zu gelatiniren.

Aufbewahrung. Kreosot bewahrt man vor Licht und Luft einigermaassen geschützt in Flaschen mit Glasstopfen auf, welche man in gut schliessende Blechbüchsen stellt, um die Verbreitung des Kreosotgeruches durch den Aufbewahrungsraum zu verhindern. Da Kreosot eine scharfe ätzende Flüssigkeit ist, so erhält es seinen Platz in der Reihe der stark wirkenden und mit Vorsicht aufzubewahrenden Arzneikörper. Für den Handverkauf (gegen Zahnschmerz) hält man ein *Kreosotum dilutum*, ein Gemisch von gleichen Th. Kreosot und Weingeist, vorräthig und giebt davon nur Mengen bis zu 3 g ab und mit der Signatur „Vorsichtig“.

Prüfung. Dieselbe wäre nach den Angaben der Ph. auf folgende Punkte zurückzuführen: 1) Bestimmung des spec. Gew. Man lässt einige Tropfen des Kreosots auf eine kleine, in einem Reagircylinder befindliche Schicht *Liq. Ammonii acetici*, welcher 1,032—1,034 schwer ist, fallen. Die Kreosotkügelchen müssen bei sanftem Agitiren nur langsam untersinken oder sich einige Augenblicke in der Flüssigkeit schwebend erhalten, also weder ein Bestreben zeigen schnell unterzusinken oder an das Niveau zu steigen. Die kleinsten Kügelchen schweben minutenlang innerhalb der Flüssigkeit, während einige grössere Kügelchen zu Boden sinken, einige aber auch an das Niveau der Flüssigkeit steigen. Es findet also eine Scheidung der Bestandtheile statt, der Guajacol-reichere Theil sinkt zu Boden, der Kresol-reichere Theil hält sich schwebend und steigt in Verbindung mit dem Aethereum an die Oberfläche. — 2) Werden 10 Tropfen Kreosot mit 15 ccm Wasser durchschüttelt und durch Leinen colirt, dann mit einem Tropfen Ferrichloridflüssigkeit gemischt, so erfolgt eine gelbliche oder grünliche oder grüne trübe Flüssigkeit. Im Falle, dass eine blaue Färbung eintritt, macht dieselbe schon nach einigen Minuten bis zu einer Stunde einer grünlichbraunen oder braunen Farbe Platz. Carbolsäure giebt unter denselben Umständen eine klare blaue Flüssigkeit, und diese Flüssigkeit erhält sich tagelang, während die Kreosotflüssigkeit sich später trübt und grünliche Flocken fallen lässt. — 3) Mit einem gleichen Volumen Aetznatronlauge gemischt, erfolgt eine klare, nicht oder kaum stärker gefärbte Lösung, welche mit dem 15- bis 20-fachen Vol. Wasser geschüttelt eine stark trübe und wenig gefärbte Mischung bildet, und bei längerem Stehen keine dunkelfarbigen theerähnlichen Massen ansetzen und absetzen darf. Die Carbolsäure giebt mit Natronlauge eine mehr oder weniger braune klare Lösung, welche mit Wasser verdünnt eine gefärbte und zugleich klare Mischung liefert. Wäre aber die Mischung des Kreosots mit der Lauge dunkelfarbiger als das Kreosot und wäre die Mischung mit dem 15- bis 20-fachen Vol. Wasser gefärbt und wenig oder kaum trübe, so liegt auch ein phenolhaltiges Kreosot vor. — 4) Mischt man gleiche Volume Kreosot und Collodium, so resultirt eine klare, dicklich fliessende Masse. Dieselbe Mischung mit Carbolsäure gelatinirt sofort, ist nicht flüssig, auch wohl mehr oder weniger trübe. Mit Carbolsäure gefälschtes Kreosot ermangelt nicht, mit Collodium zu gelatiniren. Diese Probe ist zwar nur eine empirische, aber eine vorzügliche. — **5)** Mit dem 10-fachen Vol. 10-proc. Aetzammons geschüttelt, darf das Kreosot (während 2-tägigen Stehens bei 15—17° C) nur den 4. Theil seines Volumens an das Aetzammon abgegeben haben. Ein viel Phenol enthaltendes Kreosot giebt mit Aetzammon alsbald eine klare Lösung, und wenig Phenol enthaltendes Kreosot wird an Aetzammon $^1/_2$—$^2/_3$—$^3/_4$ seines Vol. abgeben. An der Wandung des Mensurircylinders bleiben Kreosotkügelchen in Menge hängen. Dieselben sind theils durch eine rotirende Bewegung des Cylinders, theils mit einer blanken dünnen Stricknadel zum Sinken zu bringen und schliesslich bleiben immer noch Spuren Kreosot an der Glaswandung hängen. Diese Spuren sind dem abgesetzten Kreosot zuzuzählen. Diese Probe ist eine gute, wenn auch Zeit in Anspruch nehmende. — **6)** Ein Glycerin, welches auf 3 Th. mit 1 Th. Wasser verdünnt ist, löst nur Spuren des Kreosots, während es mit Carbolsäure eine klare Mischung giebt, wenn man 3 Vol. des verdünnten Glycerins mit 1 Vol. des Kreosots stark schüttelnd mischt. Nach einem Tage ist die Scheidung vollendet und das Kreosotvolumen ist dasselbe wie vor der Mischung. Carbolsäure giebt mit dem verdünnten Glycerin eine klare Mischung und ein Phenol enthaltendes Kreosot zeigt nach der Scheidung ein etwas grösseres Volumen als vor der Mischung, wahrscheinlich in Folge aufgenommener Feuchtigkeit.

Von diesen Proben dürften 1, 3 und 4 oder 1, 3 und 5 genügend die Reinheit des Kreosots erkennen lassen.

Andere und ebenfalls sehr gute sind folgende, von HARTMANN & HAUER's veröffentlichte Reactionen und Proben: — **A.** Wird 1 ccm Kreosot mit 5 ccm Wasser geschüttelt, so soll es demselben keine saure oder alkalische Reaction ertheilen, also gegen Lakmuspapier völlig indifferent sein. — **B.** Werden 2 ccm Kreosot mit 5 ccm Wasser und 5 ccm Natronlauge von circa 1,160 spec. Gew. geschüttelt, so muss eine hellgelbe, durchaus klare Lösung erfolgen. Sie darf nicht opalisiren, geschweige denn Oeltropfen abscheiden. — **C.** Werden 2 ccm Kreosot in einem trockenen Probirröhrchen mit 4 ccm Petrolbenzin durchgeschüttelt, so muss bei Zimmerwärme eine klare Lösung erfolgen. Findet eine Lösung nicht statt, so deutet dieses auf einen grösseren Gehalt an Phenol oder Kresol. Fügt man bei stattgefundener Lösung einige Tropfen Wasser zu und schüttelt kräftig durch, so darf bei einer Temperatur unter + 20° C. ebenfalls keine Ausscheidung stattfinden, welche sich als Oelschicht zwischen Benzin und Wasser zu erkennen giebt. Eine solche Ausscheidung verräth ebenfalls einen Gehalt an Phenol oder Kresol (Cresylalkohol). Bei diesem Verhalten lässt sich das Kreosot quantitativ (dem Volumen nach) bestimmen, denn die Mittelschicht besteht aus verdünntem Phenol. — **D.** Wird die Mischung aus 2 ccm Kreosot mit 4 ccm Petrolbenzin mit ca. 4 ccm einer kalt gesättigten Aetz-Baryt-Lösung durchgeschüttelt, so darf weder die Benzinlösung eine blaue oder schmutzige, noch die wässrige Lösung eine rothe Farbe annehmen. Ein Kreosot, welches diese Reaktionen aufweist, welche Nebenbestandtheile des Holztheeröls verrathen, ist zu verwerfen. — **E.** Eine weitere Reaction ist, dass gleiche Volume Aetznatronlauge von 1,160 spec. Gew., Wasser und Kreosot eine klare Lösung bilden. Verdünnt man 2 ccm der Aetznatronlauge mit 2 ccm Wasser und setzt dann 2 ccm Kreosot hinzu, so muss eine klare Lösung unter Agitiren erfolgen, welche kaum etwas stärkerfarbig ist als das Kreosot. Setzt man nun 2 ccm Wasser hinzu und agitirt, so erfolgt eine stark milchige Trübung. Ein Phenol haltendes Kreosot würde hier unbedeutend oder nicht getrübt werden. Verdünnt man nun mit Wasser bis auf 10 ccm, so erfolgt Abscheidung trüben Kreosots und dieses muss im Verlaufe zweier Stunden mindestens 1 ccm ausfüllen. Diese Probe ist, weil weniger Zeit dazu erforderlich ist, sie überhaupt glatter verläuft, auch an die Wandung des Glases sich keine Kreosotkügelchen ansetzen, der Probe mit Aetzammon vorzuziehen. Ein Phenol-haltiges Kreosot würde weniger oder keine Kreosotabscheidung zulassen. Wäre die Mischung aus gleichen Vol. Wasser, Natronlauge und Kreosot trübe, so bilden indifferente Oele aus dem Holztheer die Verunreinigungen.

Anwendung. Kreosot ist ein Arzneistoff von wundervoller Wirkung, was sich hoffentlich noch herausstellen wird, wenn der Arzt gesichert ist, nur ein echtes Kreosot anzuwenden. Es ist ein kräftiges, bei Bronchialleiden die Schleimsecretionen minderndes, ein gewisses Wohlbefinden herbeiführendes und

bei Abmagerung und Schwäche kräftigendes, den Embonpoint anregendes und
förderndes, antemetisches, krampfstillendes, zersetzungswidriges Mittel. Man
giebt es in starker Verdünnung mit Wasser, in Schleimen, Emulsionen, auch in
Pillen (mit gleich viel gelbem Wachse zusammengeschmolzen) zu 0,015—0,06
oder zu $^1/_2$—2 Tropfen bei habituellem Erbrechen, Durchfällen, gastrischen
Leiden mit fauliger oder Buttersäure-Gährung, schmerzhafter Flatulenz, Cholera,
Darmkatarrhen, Eingeweidewürmern, Diabetes, Tuberculose, mercurieller Mundentzündung, Lungengangrän, üblem Auswurf der Lungen, Phthisis, Bronchial-
leiden, Abmagerung, Körperschwäche. Stärkste Einzelgabe 0,05, stärkste
Gesammtgabe auf den Tag 0,2 g. Aeusserlich gebraucht man es verdünnt
(mit der 100-fachen Menge Wasser) als reizendes Adstringens und Antisepticum,
sowie als desinficirendes Mittel bei jauchenden und stinkenden Geschwüren,
Krebs, brandiger Mundentzündung, Scabies, parasitären Hautleiden, blutendem
Zahnfleische, cariösen Zähnen. Die Abgabe des reinen Kreosots gegen cariösen
Zahnschmerz im Handverkauf ist sehr zu missbilligen. Eine Mischung
aus gleichen Theilen Kreosot und Weingeist ist weniger ätzend und lässt denselben Zweck erreichen. Als Bestandtheil cosmetischer Mittel wird das den
Geruch belästigende Kreosot passender durch reine Carbolsäure ersetzt.

Vor einigen Jahren haben Französische Aerzte, BOUCHARD und GIMBERT,
mit Kreosot, welches sie wahrscheinlich echt und von guter Beschaffenheit
verwendeten, die Beobachtung gemacht, dass es das vorzüglichste Mittel bei
Phthisis, überhaupt gegen viele Bronchialleiden ist, was auch von anderen Seiten
als richtig erkannt wurde. Es mindert besonders die Secretionen der Schleimhäute und lässt auch eine tonisirende Wirkung erkennen. Das Athmungs-
geräusch nimmt einen besseren Ton an und scheint eine Vernarbung der eiternden Stellen in den Lungen vor sich zu gehen, doch sind bei wirklicher Phthisis
diese Erfolge nur von der Dauer, während welcher das Mittel gebraucht wird.
Daher ist ein Monate und Jahre hindurch dauernder Gebrauch mit nur seltenem,
höchstens ein bis zwei Wochen dauerndem Nichtgebrauch abwechselnd nothwendig. Die Tagesgabe ist zu 0,1—0,2—0,3 versucht, aber stets mit der
kleineren Gabe der Anfang gemacht worden. Bei beginnender Phthisis kann
durch einen Kreosotgebrauch das Leiden zum Stillstande gebracht werden, jedoch ist in jedem Jahre, sobald sich Symptome dieses Leidens zeigen, eine
2- bis 3-wöchentliche Anwendung des Mittels erforderlich. Als Arzneiform, in
welcher sich Kreosot am besten nehmen lässt, gelten folgende Pillen:

Pilulae kreosotatae.

> ℞ Cerae flavae 9,0.
> Leni calore liquatis admisce
>   Kreosoti 3,0.
> Mixturae plane refrigeratae conterendo adde
>   Radicis Liquiritiae pulveratae (vel alius
>   pulveris organici) 5,0
>   Balsami Tolutani pulverati 9,0,
> ut fiat massa, ex qua formentur pilulae du-
> centae (200). Singulae pilulae contineant
>   0,015 g Kreosoti. D. ad lagenam vitream.

Diese Masse ist eine leicht formirbare und duftet den Kreosotgeruch nur mässig
aus, so dass durch Conspergiren der Pillen mit Zimmt, Vanillezucker oder mit einem
Gemisch aus Süssholzpulver und *Aetheroleosaccharum Citri* der Geruch ziemlich ver-
deckt wird. In einem Porcellanschälchen bringt man Cera flava zum Schmelzen, und
wenn sie bis auf circa 60⁰ C. erkaltet ist, durchmischt man sie mit dem Kreosot und
stellt zum Erkalten beiseite. Durch Contundiren und Reiben im kalten eisernen
Pillenmörser lässt sich die Mischung mit dem Wurzelpulver und Balsampulver, so
dass eine plastische Masse resultirt, leicht ausführen. Es bedarf die Mischung keiner
weiteren Zusätze, um sie in eine Pillenmasse überzuführen.

Lactucarium.

Lactucarium; Giftlattigsaft.   Lactucarium Germanĭcum; Lactuca-rium optimum. *Lactucarium.* *Lettuce-Opium.*

Der eingetrocknete Milchsaft der *Lactuca virosa.* Gelbbraune, innen weissliche Massen, entweder grösseren rundlichen Bruchstücken ziemlich ähnlich oder kleinere unregelmässig geformte Stücke darstellend. Das Lactucarium ist schwer zu zerreiben und giebt nur mit Wasser versetzt nach Zusatz von Gummi (Arabisches?) eine Emulsion. Mit siedendem Wasser übergossen erweicht es. Die davon durch Filtration gesammelte klare, sehr bittere Flüssigkeit wird in der Kälte trübe und wird mit gepulvertem Jod zusammengeschüttelt nicht gefärbt. Dieselbe (Flüssigkeit, das Filtrat) wird sowohl durch Aetzammonflüssigkeit, als auch durch Weingeist klar gemacht. In jener (der ersteren) Lösung wird durch Zugiessen von Calciumsulfatlösung (Gypslösung) ein reichlicher Niederschlag abgeschieden und die weingeistige Lösung wird durch Ferrichlorid nicht verändert. Lactucarium ist von specifisch-narkotischem Geruche. In Asche verwandelt darf es nicht über 10 Proc. Rückstand hinterlassn.

Vorsichtig aufzubewahren.   Stärkste Einzelgabe 0,3g, stärkste Tagesgabe 1,0g.

Lactuca virosa Linn. Giftlattig.
Fam. **Compositae.** Trib. **Cichoraceae.** Sexualsyst. **Syngenesia aequalis.**

Geschichtliches. Die alten Griechischen und Römischen Aerzte, besonders Dioskorides, kannten die Wirkungen des eingetrockneten Lactucasaftes, welche sich denen des Opiums näherten, doch in den folgenden Jahrhunderten kam dieses Heilmittel in Vergessenheit. Die Wiedereinführung in den Arzneischatz verdanken wir dem Wiener Arzte Collin, welcher das Lactucarium 1771 gegen Hydropsie empfahl und Tagesgaben bis zu 10—15 g verbrauchen liess. Zwanzig Jahre später experimentirte der Philadelphier Arzt Coxe vielseitig mit diesem nach seiner Ansicht dem Opium ähnlichen Mittel und die Englischen Aerzte Duncan, Scudamore u. a. brachten es mit Erfolg in Anwendung. Die Edinburger Pharmakopoe machte 1792 das Mittel zuerst officinell. Die abweichenden Wirkungen, welche zur Beobachtung kamen, hatten ihren Grund darin, dass man den eingetrockneten Milchsaft sowohl von *Lactuca sativa,* als auch von *Lactuca virosa* in Anwendung brachte.

Herkommen. Handelswaare. Im Handel unterscheidet man ein Englisches, ein Deutsches und ein Französisches Lactucarium. Die beiden ersteren sind in therapeutischer Beziehung gleichwerthig. Man sammelt es von der angebauten *Lactūca virōsa* L. Zur Blüthezeit enthält diese Pflanze einen weisslichen dicken Milchsaft, der aus künstlich gemachten Verwundungen ausfliesst, sich an der Luft mit einer bräunlichen Haut überzieht und endlich zu einer braunen Masse eintrocknet. Die während der Blüthe an den Stengeln sitzenden eingetrockneten Milchsafttropfen werden gesammelt und in gelinder Wärme trocken gemacht. Es bildet dann kleine formlose Stücke von gelbbrauner Farbe, narkotischem opiumähnlichem Geruche und kratzend bitterem Geschmacke, in warmem Wasser weich werdend, in Wasser, Weingeist und in Aether nur zum Theil löslich.

Man unterscheidet die Deutsche Waare als Lactucarium optimum oder No. O und eine etwas geringere, mit No. I bezeichnete. Letztere ist die officinelle.

Das Französische Lactucarium, *Lactucarium Gallicum, Thridax, Thridace*, wird in einigen Gegenden Deutschlands und in Frankreich in ähnlicher Weise oder durch Auspressen des Saftes einer Varietät der *Lactuca sativa* L. *(gigantĕa* s. *altissima)* gesammelt und auf Glasscheiben getrocknet in Form dünner schwarzbrauner Scheiben und Plättchen in den Handel gebracht. Es ist schwächer wirkend als die Deutsche Sorte, auch etwas hygroskopisch und löst sich fast vollständig in Wasser. Diese Waare darf der officinellen nicht substituirt werden. Das von AUBERGIER zu Clermont in den Handel gebrachte Lactucarium in 4 cm breiten Kuchen wird von *Lactuca virosa* gesammelt und ist der Deutschen Waare gleich, aber nicht officinell.

In neuerer Zeit ist auch ein *Lactucarium Canadense* in den Handel gekommen, welches der *Lactuca Canadensis* L. und *Lactuca elongata* MÜHLENBERG entnommen ist und zwar in den Monaten September und October, zu welcher Zeit der ursprünglich süsse Saft dieser Cichoraceen einen Bitterstoff reichlich einschliesst. Diese Waare ersetzt die officinelle nicht.

Das Deutsche Lactucarium wird seit 1845 bei Zell an der Mosel und den umliegenden Orten (im Rheinischen Preussen) vornehmlich gesammelt, wo Apotheker GOERIS den Landleuten die Anweisung gab, wie die Mutterpflanze in Gärten zu pflegen und auszunutzen sei. Im 2. Jahre im Mai blühe die Pflanze, dann solle man einen Fuss (30 cm) unter der Spitze den Stiel durchschneiden und jeden folgenden Tag bis September je ein Stückchen vom Stiel abschneiden und den nach dem Schnitte ausfliessenden Milchsaft sammeln und in eine Untertasse oder einen flachen Teller geben, wo er sich bräunend eintrocknet, besonders den Sonnenstrahlen ausgesetzt. Von Zell aus allein sollen jährlich 400 kg Lactucarium in den Handel gebracht werden.

Seit 1841 hatte schon AUBERGIER, Apotheker zu Clermont-Ferrand, in gleicher Weise Lactucarium geerntet und in Massen in den Handel gebracht. Diese Waare bildet runde, gegen 4 cm breite Kuchen.

Eigenschaften. Das officinelle Lactucarium bildet unförmliche, eckige oder rundliche Stücke, Stückchen, Massen, äusserhalb von gelbbrauner, braunrother oder brauner Farbe, innen weisslich wachsähnlich, bei frischer Waare weiss. Diese weisse Masse bräunt sich mit der Luft im Contact an der Aussenfläche und wird endlich braun. Der Geruch ist unangenehm, an Opiumgeruch erinnernd, der Geschmack sehr bitter. Es ist in keinem der gewöhnlichen Lösungsmittel vollständig löslich und die Lösungen auf Objectgläsern abgedunstet, hinterlassen nur amorphe Rückstände. Auch Aetznatronlauge löst unvollständig. In der Wärme erweicht das Lactucarium, schmilzt aber nicht. Es besteht bis zu 32 Proc. aus in kochend heissem Wasser löslichen und bis 66 Proc. darin unlöslichen Stoffen, welche sämmtlich keine hygroskopischen Eigenschaften zeigen. Der Aschengehalt beträgt 7,5—10 Proc., der Feuchtigkeitsgehalt 2 bis 4 Proc.

Bestandtheile. Lactucarium enthält nach LUDWIG in 100 Th. 44,4 bis 53,5 Lactucon (Harz), 4 wachsähnliche Körper, Lactucin (Lactucabitter), Lactucasäure, bis 1,0 Oxalsäure, gegen 7,0 Eiweiss, gegen 2,0 Mannit, eine in rhombischen Säulen krystallisirende Substanz (Asparamid) und einige nicht näher benannten Säuren. AUBERGIER fand folgende Substanzen im Lactucarium: Lactucin (einen bitteren neutralen krystallinischen Körper), Asparagin, Mannit, einen mit Eisensalzen sich grünfärbenden Stoff, electronegatives Harz mit Kali in Verbindung, indifferentes Harz, Spuren flüchtigen Oeles, Ulminsäure (?), Cerin (?), Myricin, Pektin, Albumin, Bisoxalat, Malat, Nitrat, Sulfat, Succinat, Citrat, Chlorid des Kalium, Calciumphosphat, Magnesiumphosphat, Eisenoxyd, Manganoxyd, Kieselsäure. MAGNES-LAHENS fand 8—9 Proc. Glykose. — Lactucin, $C_{11}H_{14}O_4$, scheint der active Bestandtheil zu sein. LENOIR extrahirte eine geruch- und geschmacklose, zugleich wirkungslose Substanz, das Lactucon (WALZ's Lactucin). Lactucopikrin, Lactucabitter, $C_{44}H_{32}O_{21}$, ist sehr bitter und in Wasser und Weingeist löslich, von schwach saurer Reaction. Lactucerin (Lactucawachs), Lactucon, Lattichfett, $C_{14}H_{24}O$, ist geruch-, geschmack- und farblos und im Lactucarium bis zu 50 Proc. vertreten, bildet nadelförmige Krystalle, löslich in Weingeist und Aether, neutral, schmilzt gegen 196º C., erstarrt amorph, ist sublimirbar. Die Lactucasäure, ein Oxydationsproduct des Lactucopikrins, krystallisirt und ist von bitterem Geschmacke. Oben erwähntes Lactucin krystallisirt, ist in Wasser und Weingeist, aber nicht in Aether löslich, schmilzt in der Wärme und ist nicht flüchtig. Es ist zu 0,3—0,4 Proc. im Lactucarium vertreten. Von conc. Schwefelsäure wird es mit kirschrother Farbe gelöst.

Aufbewahrung. Lactucarium wird in der Reihe der starkwirkenden Arzneikörper, gewöhnlich in ganzer Form aufbewahrt.

Die Pulverung des Lactucarium bietet viele Schwierigkeiten. Am besten erreicht man den Zweck, wenn man das Lactucarium erst soviel als möglich für sich allein, dann mit gleichviel Zucker und einigen Tropfen absolutem Weingeist so weit zerreibt, bis eine gleichmässige extractartige Masse entstanden ist. Diese wird entweder mit dem vorgeschriebenen Vehikel gemischt, ausgetrocknet, wiederum zerrieben und dabei nach und nach mit den zuzusetzenden pulvrigen Substanzen gemischt.

Prüfung. Ausser der schon erwähnten Beschaffenheit dieses eingetrockneten Milchsaftes, in welchem Stärkemehl und Gerbstoff fehlen, ist vorzugsweise das Verhalten gegen Jod und Ferrichlorid zu prüfen, um die etwaige Beimischung von Stärkemehl oder Gerbstoff enthaltenden Substanzen zu erkennen und dann schliesslich die Aschenmenge zu bestimmen, welche letztere nicht über 10 Proc. hinausgehen darf. Die Reaction auf Oxalsäure bestätigt nur die gute Waare, diese Säure kann aber auch durch Zumischung von Kaliumhydriumoxalat ersetzt sein. Die Prüfung dürfte sich wohl besser in die Form einkleiden lassen, welche wir bei den Extracten zur Erkennung ihrer Identität anwendeten:

Das zerriebene Lactucarium wird in 20 Th. siedenden Wassers eingeschüttet, agitirt und nach einigen Minuten noch warm filtrirt. Das Filtrat ist gelblich bis gelb, erkaltet trübe und verhält sich wie folgt: — 1) Weingeist macht klar. — 2) Pikrinsäurelösung im doppelten Volumen hinzugesetzt ist indifferent, nach Zusatz einiger Tropfen verdünnter Schwefelsäure erfolgt aber schwache Trübung. — 3) Gerbsäure trübt stark. — 4) Mercurichlorid verhält sich indifferent, selbst beim Aufkochen. — 5) Mercuronitrat bewirkt starke Fällung, beim Aufkochen erfolgt aber keine Reduction. — 6) Jodjodkalium bleibt indifferent. — 7) Silbernitrat bewirkt starke Trübung, klar mit dunkler Farbe in Aetzammon löslich, dann erfolgt beim Kochen dunkelbraungelbe Färbung und Reduction ohne Wandbelag. — 8) Aurichlorid verändert nicht, aber beim Aufkochen erfolgt violette Färbung unter Reduction mit violettem Bodenwandbelag. — 9) Ferrichlorid tingirt schwach bräunlichgrün. — 10) Ammoniumoxalat, indifferent. — 11) Calciumchlorid oder Gypslösung bewirken starke Trübung, aber — 12) Baryumchlorid nur mässige Trübung. — 13) Kalische Kupferlösuug wird in der Wärme reducirt. — 14) Aetzammon macht klar und die Farbe dunkler, ebenso — 15) Natriumcarbonat. — 16) Chininhydrochlorid bewirkt kleinflockige Trübung. — Mit diesen Reactionen ist die Identität des Lactucarium mit Sicherheit festzustellen, auch schliessen sie die von der Ph. vorgeschriebenen Reactionen ein. Um nun aber auch über den Gehalt an in heissem Wasser löslichen und unlöslichen Bestandtheilen Sicherheit zu erlangen, giebt man 2,5 g des zu Pulver zerriebenen Lactucariums in circa 50 ccm kochendes Wasser, kocht damit einige Minuten auf und filtrirt heiss. Das Filtrat wird abgedampft und der Inhalt des Filters ausgetrocknet. Das Resultat muss 65—68 Proc. in Wasser Unlösliches und 29,5—31,5 Proc. Lösliches ergeben. Das Fehlende ist die dem Lactucarium anhängende Feuchtigkeit.

Anwendung. Lactucarium gilt als ein beruhigendes, sehr mildes Narcoticum und Anaphrodisiacum, in gewisser Beziehung dem Opium in der Wirkung sich nähernd, so dass man es als ein schwachwirkendes Opium anwendet. Vorzugsweise gebraucht man es bei Leiden der Luftwege, wo es die Schmerzen mildert und den Reiz zum Husten beseitigt, zugleich den Schlaf fördernd. Man giebt es in Pulvern, Pillen, Emulsionen zu 0,05—0,1—0-2 drei- bis viermal täglich. Stärkste Einzelgabe 0,3, stärkste Tagesgabe 1,0 g. Letztere ist etwas zu niedrig gegriffen und hätte man wohl zu 1,5 g normiren können. Hypnotische Gaben normirte FRONMÜLLER zu 0,5—1,5 g. Man hat das Lactucarium auch äusserlich in Augenwässern bei Augenentzündungen angewendet, doch passt es hier wegen seiner harzigen Beschaffenheit weniger gut als Opium. Man lässt hierzu 0,5 g mit 30,0—50,0 g Wasser mischen. Die lactescirende Flüssigkeit wird durch ein lockeres Leinencolatorium gegossen. Die von einigen Seiten aufgestellte Ansicht, dass Lactucarium ein werthloser Arzneistoff sei, erklärt sich aus der Verschiedenheit der in den Handel gebrachten Waare. Das officinelle Lactucarium ist keineswegs wirkungslos.

Laminaria.

Riementang; Quellstrunk. Stipites Laminariae; Alga digitata.
Laminaire digitée. Laminare; Thong-fucus.

Die Stiele des blattartigen Trieblagers von *Laminaria Cloustoni.* Graubraune, mehrere Decimeter in der Länge und 1 cm in der Dicke erreichende, der Länge nach runzlige Cylinder. Der Querschnitt durch die hornartig zähen Stiele schwillt mit Wasser sehr stark auf und zeigt innerhalb der dunkelbraunen Rinde eine Mittelschicht, durchzogen von eben nicht kleinen Schleimhöhlen. Das innere markige Gewebe (Gewebeschicht) darf nicht hohl sein.

Laminaria Cloustoni EDMONSTON. (*Laminaria digitata* LAMOUROUX.)
Fam. **Fucoïdëae.** Sexualsyst. **Algae.**

Riementang sind die getrockneten Strünke genannter, an den Küsten Gross-Britanniens, Islands, Norwegens und Grönlands heimischen Alge. Sie

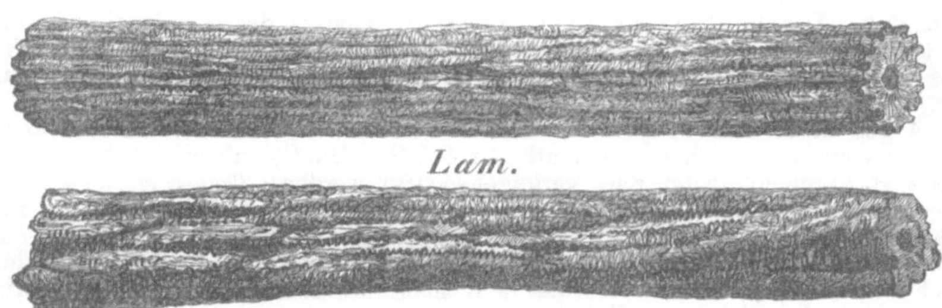

Zwei Abschnitte von *Laminaria*-Strünken.

sind bis über 100 cm lang, bis zu 1,2 cm dick, stielrund oder etwas zusammengedrückt, anastomisirend gefurcht, runzelig, hornartig, wenig elastisch, von brauner bis braunschwarzer Farbe und in den tieferen Runzeln bisweilen mit einem weisslichen, aus Natriumchlorid bestehenden Salze bestreut, spec. schwerer als Wasser. Die Querschnittfläche zeigt scharfgezeichnete Ringe oder Zonen, einen dunkelbraunen Saum (Aussenrinde), einschliessend einen braunen Gewebering (Innenrinde), welcher von weisslichen breiten Linien grobstrahlig durchragt ist, und dieser Ring umschliesst ein hornartig festes und glänzendes dunkelbraunes Mittelfeld, welches vorzugsweise Wasser am begierigsten aufsaugt. Innen hohle Strünke sind zu verwerfen. Beim Maceriren in Wasser nehmen die Strünke eine olivengrüne oder auch eine lauchgrüne Farbe und eine knorpelige Consistenz an und schwellen bis zur 4—5-fachen Dicke auf. Die Aerzte benutzen sie als sogenannte Quellmeissel oder Sonden in den Fällen, in welchen man sich früher des Pressschwammes bediente. Gemeinhin nimmt man an, dass sie mit Feuchtigkeit in Berührung ihr Volumen innerhalb einer Stunde um das Doppelte, in 3—4 Stunden um das Drei- und Vierfache, in 24 Stunden um das Fünf- und Sechsfache vermehren. Der italienische, vor einigen Jahren verstorbene General GARIBALDI wies zuerst auf die chirurgische Verwendung dieser Alge hin.

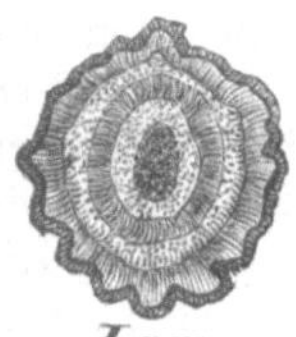

Querschnittfläche eines in Wasser eingeweichten *Laminaria*-Strunkes.

Vor der Anwendung werden die Strünke beschabt und circa zwei Minuten in lauwarmem Wasser geweicht. Man drechselt aus den Strünken Sonden und Bougies von verschiedener Dicke, macht sogar eine Art Charpie daraus (zum Stillen des Blutes).

Die aus dem Tupelo- oder dem Nyssaholze (*Nissa aquatica* L., *N. biflora* MICHAUX, einer an den Flussufern und in Sümpfen Carolinas heimischen Nyssacee) bereiteten Sonden ersetzen die *Laminaria*-Strünke und besonders in den Fällen, in welchen dickere Sonden gefordert werden. Dieses Holz ist leicht, gelblich weiss und hat die Eigenschaft, viel Wasser in kürzerer Zeit aufzusaugen und zu einem mehrfachen Volumen aufzuquellen, als die Laminaria, nur ist das Quellvermögen etwas geringer, es lässt aber die Herstellung von 2—3 mal dickereu Sonden zu als die Laminariastrünke. Der Querschnitt lässt unter dem Mikroskop schwammiges Parenchym mit Stärkemehl erkennen. Die vom Apotheker C. HAUBNER (Wien, Stadt, am Hof No. 6) bezogenen Stifte sind 4,5—5,0 cm lang, cylindrisch, an dem einen Ende konisch zugespitzt, an dem anderen Ende mit einem Loche und einer Schnur versehen. Der Dickendurchmesser dieser Stifte ist ein verschiedener und beträgt 0,4—0,8 cm. Ein Stift von 4,75 cm Länge und 0,8 cm. Dicke quillt z. B. in Wasser im Verlaufe einer Stunde so weit an, dass die Länge 5 cm, die Dicke 1,6 cm beträgt. Man kann also annehmen, dass das Volumen der Quellung ein 4-faches von dem Volumen des trocknen Holzes ist. Das aufgesogene Wasser ist das 5-fache von dem Gewicht des trocknen Holzes. Die Stifte gebraucht man besonders zur Erweiterung des Os cervicis uteri. Die Tupelostifte können nur einmal gebraucht werden, denn durch Trocknen werden sie nicht auf das ursprüngliche Volumen zurückgeführt.

Kritik. Den blattartig entwickelten Thallus der *Laminaria* verwandelt der lateinsche Verf. der Ph. in einen mit Blätter besetzten Thallus (*thallus foliatus*), gewiss ein gewaltiger Unterschied. Solche Fehler werden dem jungen Pharmaceuten als Wahrheit vorgetragen und wenn derselbe schon einen Unterschied zwischen Algen und Phanerophyten zu machen versteht, so wird seine Anschauung entweder verwirrt oder er fasst den Muth zur Kritik. Die Charakteristik der *Laminaria* würde z. B. durch folgenden Satz vergegenwärtigt werden: *Thallus stipitatus, sursum foliaceus, planus, ecostatus.* Diese Eigenschaft wurde auch zum Namen der Pflanze verwendet, denn *lamĭna*, Platte, hat nur Beziehung zu dem *thallus planus foliaceus.* Unter Lichen Islandicus finden wir in der Ph. sogar die richtige Bezeichnung, nämlich den *thallus foliaceus.* Warum hielt man ihre Anwendung bei Laminaria für nicht passend oder nicht zutreffend?

Lichen Islandicus.

Isländisches Moos; Isländische Flechte; Bitteres Moos. *Lichen d'Islande. Iceland moss.*

Der vollständige Thallus (Trieblager) der *Cetraria Islandica.* Er ist blattartig, höchstens 0,5 mm dick, handbreit, in breitere oder schmälere, oft wie Rinnen gebogene oder krause, grob gewimperte Lappen getheilt. Die eine Seite des Thallus ist bräunlich grün, stellenweise rothe Flecke zeigend, die andere Seite ist blasser, weisslich oder grau, mit weissen eingedrückten Flecken versehen. Die mit der 20-fachen oder grösseren Menge Wasser hergestellte Abkochung bildet erkaltet eine starre Gallerte von bitterem Geschmacke. Die mit gleichviel Wasser verdünnte Gelatine mit Weingeist vermischt, scheidet dicke Flocken ab, welche durch Filtration gesondert und nach Abdunstung des Weingeistes vor dem Trocknen mit Jod bestreut eine blaue Farbe annehmen.

Cetraria Islandica ACHARIUS.
Synon. *Lichen Islandicus* LINN. *Parmelia Islandica* SPRENGEL.
Lichēnes. Fam. Parmeliacĕae s. **Ramalinaceae.** Sexualsyst. **Cryptogamia, Lichenes (Algae).**

Die Isländische Flechte, welche in allen Gebirgen des nördlichen und mittleren Europas zu Hause ist, wird in Deutschland zur Sommerzeit im Harz, auf den Gebirgen Schlesiens und Thüringens in grossen Massen gesammelt und in den Handel gebracht. Man findet sie auch häufig in der Ebene an sonnigen trocknen Orten und in Nadelholzwaldungen, aber stets auf der Erde. Vorzugsweise ist sie auf Island häufig, wo sie als Nahrungsmittel dient. Daher ihr Name. Es giebt in anderen Ländern verschiedene Varietäten, welche sich nur durch die Gestalt des Trieblagers unterscheiden, in medicinischer Hinsicht aber gleichen Werth haben. Das Trieblager, welches am Rande braun gewimpert, auch zuweilen noch mit den Apothecien versehen und gegen 0,5 mm dick ist, besteht aus 3 Schichten, der Rindenschicht, der Mittelschicht, welche die Flechtenstärke enthält, und der Markschicht mit Thallochlorkörnern.

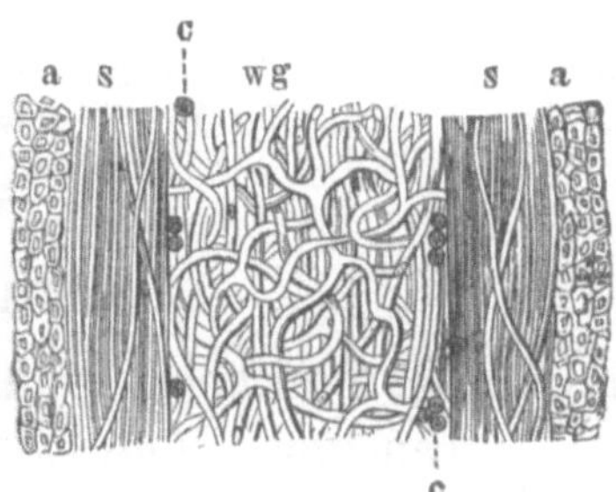

Längsdurchschnitt eines Theiles des Thallus der Isländischen Flechte. Vergrössert, *a* Rindenschicht, *s, wg, s* sogenannte Markschicht, *ss* straffes Gewebe, *wg* wergartiges Gewebe, *c* Gonidin oder Brutkörner.

Verwechselungen kommen so leicht nicht vor. Eine alte Flechte von brauner Farbe ist zu verwerfen.

Aufbewahrung. In den Officinen hält man sie gereinigt von fremden, durch Farbe und Form leicht zu unterscheidenden Cryptogamen, Sand und Unreinigkeiten, in grösster Menge geschnitten in Holzkästen, in kleinen Mengen auch gröblich und fein gepulvert in Flaschen vorräthig. Um sie zu schneiden, wird sie bei einer Temperatur von 50—80° C. scharf getrocknet und entweder mit dem Schneidemesser oder auch im Stossmörser zerkleinert. Diese letztere Art der Zerkleinerung macht sie gerade nicht ansehnlich.

Bestandtheile. BERZELIUS fand in der Isländischen Flechte Flechtenstärke (Moosstärke, Lichenin), in der Rindenschicht Cetrarin oder Cetrarsäure (Flechtenbitter, durch kohlensaures Alkali, auch durch Weingeist ausziehbar), unkrystallisirbaren Zucker, Chlorophyll, Extractivstoff, Gummi, licheninsaure, phosphorsaure etc. Salze, stärkemehlartigen Faserstoff. Das Thallochlor (Flechtengrün) unterscheidet sich durch seine Unauflöslichkeit in Salzsäure vom Chlorophyll.

Die Flechtenstärke, aus welcher sich die Zellwände zusammensetzen, ist die Ursache des Gelatinirens der Abkochungen des Isländischen Mooses und darin bis zu 60 Proc. enthalten, BERG unterschied zwei verschiedene Kohlehydrate oder Stärkemehle, von denen das eine in Wasser nur aufquillt und mit Jod nicht reagirt, das andere aber sich in Wasser löst und sich mit Jod blau färbt. Die Cetrarsäure ist krystallisirbar, farblos, schmeckt sehr bitter, giebt gelbe bittere Salzverbindungen und ist in Weingeist löslich. Sie ist bis zu 3 Proc. im Isländischen Moose enthalten.

Die von der Ph. angegebene Reaction mit Jod lässt sich dadurch ersetzen, dass man eine Portion Moos in warmes Wasser legt, welches mit Jodjodkalium braun gefärbt ist. Nach 10 Minuten zeigt das mit Wasser abgewaschene Moos die Jodstärkemehlreaction in bester Farbe. Die Herstellung gepulverten Jods und das Bestreuen damit bietet nichts Anziehendes, eher der Gesundheit Nachtheiliges.

Anwendung. Das Isländische Moos wird als Pectorale und Nutritivum in Form von Gelatinen, Decocten, Chocoladenmischungen etc. angewendet. Zur Bereitung des seines Bitterstoffes beraubten Isländischen Mooses (*Lichen Islandicus ab amaritie liberātus*) wird die kleingeschnittene Flechte entweder mit kaltem Wasser, welches 0,5—1 Proc. Pottasche gelöst enthält, oder mit warmem Wasser kurze Zeit digerirt. In beiden Fällen wird der in der Rindenschicht enthaltene Bitterstoff ausgezogen, während das in der Mittelschicht des Thallus gelagerte Stärkemehl unberührt bleibt. Das Isländische Moos wird viel im Handverkauf gefordert und als ein tonisches, besonders schwache Brustorgane stärkendes Mittel, gewöhnlich in Form der Abkochung gebraucht.

Lignum Guajaci.

Guajakholz; Pockholz; Franzosenholz. Lignum Guajăci; Lignum
sanctum. *Bois de Gayac; Gaïac. Pockwood.*

Abgeschnittene oder abgedrechselte Holzstücke, vorzugsweise des Kernholzes des *Guajacum officinale*. Das Holz ist schwerer als Wasser, lässt sich nicht gerade spalten, kann auch nicht leicht geschnitten werden. Es ist wellig faserig, von gelbbräunlicher, an der Oberfläche etwas grünlicher Farbe. Der gewürzhafte Geruch tritt beim Erwärmen stärker hervor. Der Geschmack ist etwas scharf (kratzend). Der mit dem Guajakholze geschüttelte Weingeist hinterlässt nach geschehener Abdampfung einen gelbbräunlichen Rückstand, welcher mit in 100 Th. Weingeist gelöstem Ferrichlorid besprengt eine kurze Zeit hindurch eine schön blaue Farbe annimmt.

Guajăcum officinale LINN. Guajakbaum.
Fam. Zygophylleae BROWN. Sexualsyst. **Decandria Monogynia.**

Geschichtliches. Die Spanier brachten unter OVIEDO's Leitung das Guajakholz zuerst im Jahre 1515 aus Amerika nach Europa. Sie hatten den Erfolg gesehen, mit welchem sich die Eingeborenen dieses Holzes als Antisyphiliticum bedienten. NICOLAUS POLL (1517), dann SCHMAUS (1518), besonders aber ULRICH VON HUTTEN (*De Guaici Medicina et Morbo Gallico* 1519) brachten das Guajakholz in Ruf. THOMAS PAYNEL veröffentlichte 1536 ein Werk, worin er das Guajacum als Mittel gegen die Franzosenkrankheit, Gicht, Lähmung, Steinkrankheit, Wassersucht, Fallsucht rühmte.

Herkommen. Der Guajakbaum, ein immer grünender kleiner Baum, ist im südlichen Amerika zu Hause, vorzüglich auf Cuba, St. Domingo, Jamaika, in Brasilien. Das Holz kommt zu uns in grossen schweren Stücken, welche mit einem blassgelben Splint und der Rinde bedeckt sind. Es soll nur das Kernholz zum Gebrauch herangezogen werden, aber man schneidet oft das ganze Holz und verringert dadurch den Heilwerth der Waare. Es ist diese Fälschung übrigens leicht zu entdecken.

Eigenschaften. Guajakholz ist schwer, harzreich, fest, hart, brüchig, spaltet wegen wellenförmiger Faserlage unregelmässig und nicht faserig, ist geadert, hat eine braune Farbe, wird aber an der Luft olivengrün. Im Querschnitt ist es dunkel, harzglänzend, mit sehr zarten schmalen Markstrahlen, durchsetzt mit zertreuten harzhaltigen Gefässporen. Der Längsschnitt erscheint quergestreift durch die Markstrahlen. Der Kern des Holzes ist olivengrün, zugleich am härtesten und harzreichsten. Das spec. Gewicht des Kernholzes variirt zwischen 1,198 und 1,208. Der hellgelbliche Splint ist immer schwerer als Wasser. Je härter und schwerer das Holz ist, um so besser ist es. Ganz ist es fast ohne Geruch, beim Raspeln ist derselbe schärfer und gewürzhaft, beim Erwärmen tritt er stärker hervor. Der Staub erregt Niesen. Der Geschmack ist etwas scharf kratzend. Das Holz brennt leicht an unter Ausschwitzung von Harz und verbrennt mit heller Flamme unter Verbreitung eines angenehmen benzoëartigen Geruches.

Das geraspelte Guajakholz, *Rasūra (Scobs) ligni Guajăci, Lignum Guajaci raspatum*, ist, so wie man es von den Drogisten bezieht, ein Gemenge des geraspelten Kernholzes und Splintes. Frisch geraspelt ist es bräunlich, später wird es grünlich. Das ächte Holz wird durch Dämpfe der salpetrigen Säure blaugrün gefärbt. Ebenso wird es übergossen mit stark verdünnter Ferrichloridlösung oder mit einer Chlor-Alkalilösung grün. Wird das geraspelte Holz mit kaltem Wasser stark geschüttelt, so muss es in der Ruhe darin zu Boden sinken.

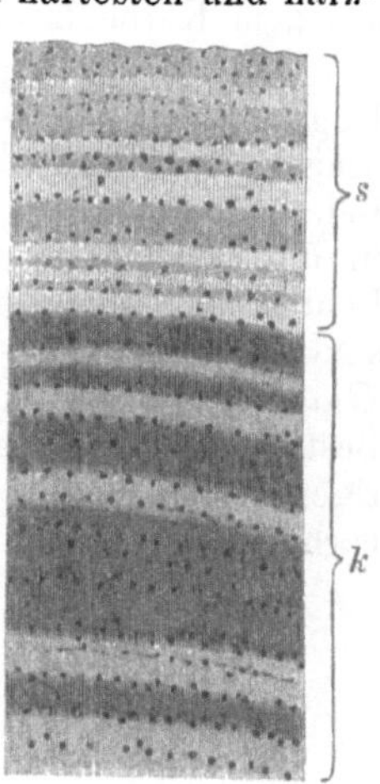

Querschnittfläche eines Stückes Lignum Guajaci. *s* Splint, *k* Kernholz. 4-mal vergr. Lupenbild.

Die Prüfung auf Identität geschieht einfach in folgender Weise. Man löst 4,5 g stark ausgetrocknetes oder 5,0 g trocknes Kochsalz, wie es vorliegt, in 15 g Wasser (spec. Gew. der Lösung circa 1,170) und schüttelt in einem weiten Reagircylinder einige Gramme der Raspelspäne eine Minute hindurch mit dieser Lösung kräftig durch einander, um die den Spänchen anhängenden Luftbläschen zu beseitigen. In der Ruhe müssen die Spänchen mit Ausnahme einiger wenigen zu Boden sinken.

Um das Kernholz abzusondern und den Umfang desselben in den Spänen zu erkennen, macht man eine Lösung von 5 g ausgetrocknetem Kochsalz in

15 g Wasser (spec. Gew. der Lösung 1,191) und schüttelt damit 5 g der Späne. Das Splintholz setzt sich am Niveau der Flüssigkeit ab, während sich das Kernholz am Grunde sammelt. Zur näheren Prüfung der Identität genügt ein viertelstündiges Maceriren der Spänchen mit stark verdünnter Ferrichloridlösung.

Verfälschung. Ein ähnliches Holz von gelblicher, fast weisslicher Farbe, geringerer Schwere und schwächerer Wirksamkeit findet man dem Guajakholz mitunter untergeschoben. Es ist dieses das sogenannte heilige Holz und kommt von *Guajacum sanctum* LINN., einem Baume Westindiens. Das damit vermischte Guajakholz ist zu verwerfen. Es ist sein Gewicht leichter als 1,171, würde also mittelst jener Schwimmprobe erkannt werden. Ebenso ist, wie schon bemerkt, auch ein solches zu verwerfen, welches mit einer zu grossen Menge des äusseren, leichteren, weisslichbräunlichen oder gelblichen Splintes oder mit Spänen, welchen das Harz entzogen ist, untermengt vorkommt. Es würde auch dieses letztere Holz durch die erwähnte Schwimmprobe leicht erkannt werden.

Bestandtheile. Nach TROMMSDORF enthalten 100 Th. des Holzes: Guajakharz 26,0; bitteren kratzenden Extractivstoff 0,8; schleimigen Extractivstoff mit einem pflanzensauren Kalksalze verbunden 2,8; Hartharz 1,0, holzige Theile 69,4. Mit Guajacin bezeichnete man einen in der Rinde und dem Holze gefundenen neutralen dunkelgelben Körper von bitterem kratzendem Geschmack. Im Uebrigen vergl. unter *Resina Guajaci*. FLÜCKIGER sammelte aus dem Kernholze 0,6 Proc. Asche, aus dem Splinte aber 0,91 Proc. Asche.

Anwendung. Guajakholz gilt als Stimulans (Reizmittel), Sudorificum und Depurativum. Es wurde seit ULRICH VON HUTTEN's Zeit gegen Syphilis gebraucht, ist heute aber wenig mehr beachtet. Es soll den Stoffwechsel durch Belebung der Haut-, Darm- und Nierenthätigkeit befördern. Man wendete es in der Abkochung gegen syphilitische, scrophulöse, gichtische, rheumatische Leiden, bei gestörten Hämorrhoidalfluss etc. an. Die wirksamen Bestandtheile sind in dem Harze des Holzes vereinigt, daher kommt meist nur *Resina Guajaci* zur Anwendung. In der wässerigen Abkochung fehlte der wirksame Bestandtheil, das Harz. Daraus erklärt sich die Wirkungslosigkeit der wässrigen Abkochungen. Ein geringer Zusatz von Kaliumcarbonat oder Natriumcarbonat würde die Abkochungen sicher wirkungskräftiger gemacht haben.

Lignum Quassiae.

Quassia; Quassiaholz; Bitterholz; Fliegenholz. Lignum Quassïae.
Quassie; Bois amer; Bois de Quassia ou Surinam. Quassia;
Quassia wood; Bitter wood.

Zerschnittenes Holz und Rindenstücke der *Quassia amara* und *Picraena excelsa*. Das Holz dieser beiden Bäume ist weisslich, leicht spaltbar und lässt auf dem Querschnitte unter der Linse (Lupe) betrachtet Jahresringe und Markstrahlen erkennen. Der Geschmack ist rein und anhaltend bitter. Das Holz der *Quassia amara* ist dicht, die zerbrechliche Rinde nicht dicker als 2 mm, von gelbbrauner oder grauer Farbe und zeigt auf ihrer Innenfläche blauschwarze Flecke eingefügt. Das Holz der *Picraena excelsa* ist weicher (lockerer), nur schwach gelblich; die Rinde, ist 1 cm dick und von braunschwarzer Farbe, kann leicht abgeschnitten

(abgetrennt?) werden. Auf dem Bruche ist sie faserig. Auf der Innenseite ist die Rinde der Länge nach schwach gestreift, von braungrauer
Farbe, mit blauschwarzen, meist eingefügten Flecken.

Quassia amara LINN. Bittere Quassie, Bitterholzbaum.
Picraena excelsa LINDLEY. Hoher Bitterbaum.
Synon. *Picrasma excelsa* J. E. PLANCHON, *Simaruba excelsa* DC., *Quassia excelsa* SWARTZ.
Fam. **Simarubeae** DEC. Sexualsyst. **Decandria Monogynia.**

Geschichtliches. Zuerst (1730) wurde die Rinde des Quassienbaumes nach
Europa gebracht. Zwanzig Jahre später wurde auch das Holz eingeführt und
besonders als magenstärkendes und fiebervertreibendes Mittel angewendet.
LINNÉ benannte den Baum des bitteren Holzes *Quassia*, nach einem Neger
QUASSI in Surinam, welcher die Quassia als Geheimmittel gegen kaltes Fieber
verhandelte und von welchem DAHLMANN einen blühenden Zweig des bitter-
holzigen Baumes und Erklärungen über die Wirkung des Holzes erhalten hatte.

Handelswaare. Im Handel existiren zwei Arten Quassiaholz, Surina-
misches und Jamaikanisches. Ersteres liefert die *Quassia amara*, letzteres die *Picraena excelsa*.

I. *Quassia amāra* ist ein in Surinam einheimischer, auf den Westindischen
Inseln und in Brasilien cultivirter Baum. Sie liefert die Surinam-Quassia
oder das Surinamische Quassienholz, welches in walzenförmigen, geraden,
zuweilen krummen ästigen, fingers- bis armsdicken, 0,3—1,3 m langen, häufig
noch mit der dünnen, weisslich-grauen, leicht ablösbaren Rinde bedeckten
Stücken in den Handel kommt. Das Holz ist sehr bitter schmeckend, ziem-

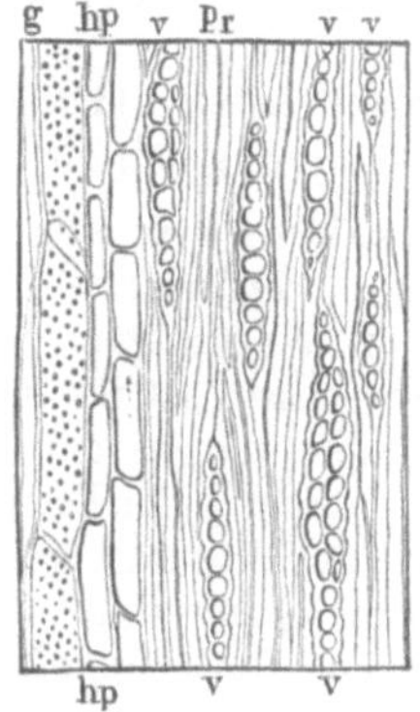

Secantenschnitt aus dem Quassienholze *(lignum
Quassiae Surinamensis)*. *g* Porengefäss, *hp* Holzparenchym, *Pr* Prosenchym, *v* Markstrahlen.
80-mal vergr.

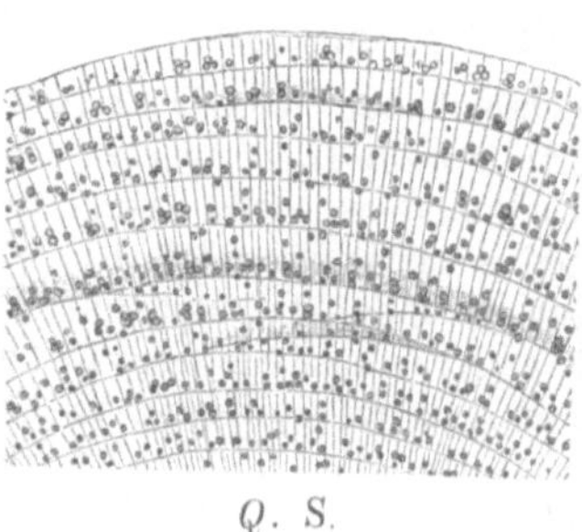

Stück der Fläche einer Querschnitte von Surinam-
Quassia. Lupenbild. 3-fach vergr.

lich geruchlos, gelblich oder schmutzig weiss, leicht, zähe, feinfaserig. Im
Querschnitt erkennt man 0,5 — 2 mm breite, durch weisse Linien scharf abgegrenzte Jahresringe, von sehr schmalen, zarten, schwach wellig gebogenen
Markstrahlen durchzogen. Die Spiroïden sind in den Gefässbündeln einzeln
und zu 2 und 3 gruppirt. Das spec. Gewicht schwankt zwischen 0,829 bis
0,836. Diese Surinam-Quassia dürfte nach *Ph. Germ. Ed. I* allein nur gehalten werden. Im Handel ist sie gewöhnlich um $^2/_3$ theurer als die folgende
Waare, die Jamaika-Quassia, welche fast durchweg als *Lignum Quassiae
raspātum* im Handel angetroffen wird. Letzteres Holz verwarf deshalb *Ph.*

13*

Germ. Ed. I, jedoch erkennt *Ph. Germ. Ed. II* dasselbe als gleichberechtigt, als Arzneistoff gebraucht zu werden.

Die Surinamische Waare kommt meist in dicken Stäben, nicht in Scheiten in den Handel.

II. *Picrāsma excēlsa* PLANCHON (*Quassia excelsa* SWARTZ) ist auf Jamaika einheimisch und liefert die Jamaika-Quassia oder das Jamaikanische Quassienholz. Dieses bildet meist dickere Knüppel und Scheite. Die runzlige, rauhere, dickere Rinde sitzt fest an und ist schwer ablösbar. Das Holz ist etwas dichter, lebhafter gelb als das Surinamische. Die Jahresringe sind 2—15 mm breit, die Markstrahlen sind gerader. Weisse, welliglinige, unregelmässig unterbrochene, mitunter netzadrig verbundene Linien aus Holzparenchym verlaufen in peripherischer Richtung durch

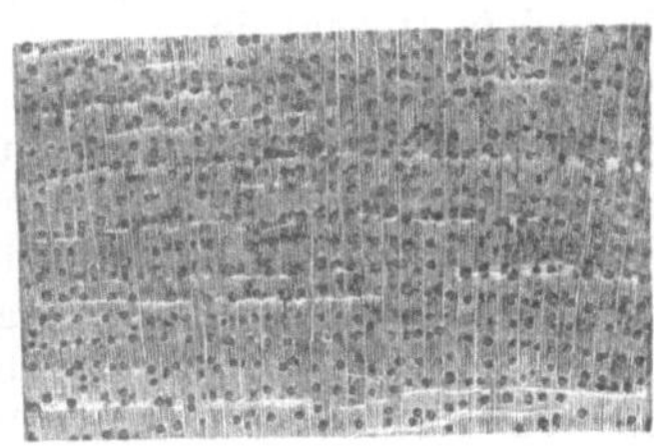

Stück der Fläche einer Querschnitte von Jamaika-Quassia. Loupenbild. 3-fach vergr.

das Holz, mit grossen Spiroïden einzeln und zu 2—4 neben einander stehend. Eine dünne Querschnitte dieses Holzes, gegen das Licht gehalten, lässt weit dunklere Grenzlinien der Jahresringe erkennen als wie eine gleiche Schnitte von Surinam-Quassia, auch ist das Mark durch eine bräunlich-graue Farbe schärfer markirt, und das Holz auf der äussersten Fläche feiner streifig. Das spec. Gewicht schwankt zwischen 0,790 und 0,800. Ohne Grund wurde diesem Holze eine drastische Wirkung zugeschrieben, andere hielten es für schlechter als das Surinamholz.

Diese Jamaikanische Waare kommt meist in Scheiten, selten in Stäben auf den Markt.

Durch warme Infusion wird die Quassia am reichlichsten extrahirt. Die Bitterkeit des Aufgusses wird durch vegetabilische Säuren gemildert.

Verfälschung. Der Quassia soll falsches Quassienholz, das Holz von *Rhus Metopium* L. *(Terebinthinaceae Sumachĭnae. Pentandria Trigynia)* untergeschoben werden. Der Korallen-Sumach ist in Westindien, besonders auf Jamaica zu Hause. Die Rinde dieses Holzes sitzt fest an, ist mit schwarzen Harzflecken bedeckt, und das Holz unterscheidet sich durch einen Gehalt von eisenbläuendem Gerbstoff. Letzteres wird daher beim Uebergiessen mit einer Eisenvitriollösung oder verdünnten Ferrichloridlösung geschwärzt, Quassia davon aber nur dunkler gefärbt. Diese falsche Quassia hat drastische Eigenschaften. Ferner wird das mit Wasser ausgezogene Quassienholz, wie es bei der Extractbereitung abfällt, getrocknet und der guten Quassia beigemischt. Ein verschiedenfarbig fleckiges Holz ist ebenfalls zu verwerfen.

Geraspelte käufliche Quassia sollte nicht angewendet werden, weil es fraglich ist, ob sie nicht bereits mit Wasser extrahirt wurde. Der Apotheker muss also das ganze Holz kaufen und selbst schneiden lassen.

Bestandtheile des Quassienholzes sind ausser Holzfaser: Pektin, Zucker (?) eine Spur flüchtigen Oels, ($1^1/_3$ Proc.) Bitterstoff, Quassiin und Quassit genannt, gummiger Extractivstoff, kleesaure, salzsaure, schwefelsaure etc. Calcium- und Kaliumsalze. Das Quassiin oder Quassin, *Quassiinum*, bildet rein weisse undurchsichtige, wenig glänzende, luftbeständige, geruchlose Prismen, von äusserst bitterem Geschmack. Es ist in Weingeist, kaum in Aether löslich. Es wird durch Gerbsäure, Aurichlorid, Silbernitrat, Bleiacetat, Stannochlorid gefällt. Der wässrige Aufguss der Quassia ist blassgelb und von rein bitterem Geschmacke. Zwei Gramme des Holzes genügen ein Liter Wasser stark bitter zu machen, welcher Geschmack durch vegetabilische Säuren gemindert wird.

Aus 1 kg der Quassia kann man 1,3 g Quassin in Krystallen gewinnen. Einfach ist es, dieses Alkaloïd mit Gerbsäure zu fällen, den Niederschlag mit Bleioxyd oder Bleihydroxyd zu mischen, einzutrocknen und mit absolutem Weingeist zu extrahiren, den Weingeist abzudampfen, den Rückstand in Chloroform zu lösen, zu filtriren und dann aus Weingeist umzukrystallisiren. Dosis des Quassiins 0,02—0,04—0,06 g. Ausser dem krystallinischen Quassiin existirt auch noch gegen 0,2 Proc. amorphes in dem Quassiaholze.

Aufbewahrung. Dieselbe erfordert keine besonderen Maassnahmen und genügt Schutz vor Staub und Feuchtigkeit. Meistens werden die Apotheker das kleingeschnittene Holz ankaufen. Ob dies die Ph. zulässt oder nicht zulässt, weiss man nicht, denn mit dem *„lignum et corticis frusta dissecta“* kann das in Stücken, auch das in Spänchen zerschnittene Holz, je nach Belieben, aufgefasst werden. Jeden Falles ist das aufgekaufte kleingeschnittene Holz einer speciellen Prüfung, besonders auf bereits extrahirtes Holz, zu unterwerfen.

Prüfung. Zunächst ist bei geraspeltem Quassiaholze die Beimischung oder Substitution des falschen Quassiaholzes zu eruiren. Man schüttelt eine kleine Portion mit Wasser, welchem circa 5 Proc. Ferrichloridlösung beigemischt ist. Die nach $^1/_4$ Stunde mit Wasser abgewaschenen Späne dürfen keine dunkle oder schwarze Farbe angenommen haben. Die Rindenstückchen werden dunkelgrau und müssen vor der Reaction beseitigt werden. Dunkelfarbig oder schwarz oder bläulich gewordene Holzspäne sind nicht Quassiaholz, wahrscheinlich Metopiumholz.

Zur Erkennung bereits ausgezogener Quassiaspäne werden 10 g derselben, lufttrocken wie sie sind, mit destill. Wasser zweimal ausgekocht und nach dem Abwaschen mit Wasser getrocknet. Der Feuchtigkeitsgehalt der Späne beträgt ziemlich genau 10 Proc. Das Gewicht der ausgekochten und getrockneten Späne muss 8,6 (8,5—8,6) g betragen, sie haben also an das Wasser 4 Proc. Extract und 10 Proc. Feuchtigkeit abgetragen. Ausgezogene Späne werden nach dem Auskochen und dem Trocknen mehr als 8,6 g oder 86 Proc. wiegen; die Abkochung wird nur blassgelblich sein und geschüttelt weniger schäumen.

Gefeuchtete Späne werden mehr als 10 Proc. Feuchtigkeit enthalten.

Die Schwimmprobe gewährt wegen der bedeutenden Divergenz der spec. Gew. keinen sicheren Anhalt. Extrahirte Surinamquassia hat ein spec. Gew. von 0,800 bis 0,810 und extrahirte Jamaicaquassia mit absolutem Weingeist geschüttelt giebt eine Boden- und Niveauschicht. Die chemische Prüfung giebt auch Anhaltspunkte zur Erkennung einer extrahirten Waare.

Chemisches und **physikalisches Verhalten** beider Arten Quassiaholz. Werden 10 g der Holzspäne mit 100 ccm Wasser gekocht, so dass die Colatur 70 g beträgt (in dem Holze 30 g Wasser zurückbleiben), so erhält man eine trübe Flüssigkeit, welche erkaltet filtrirt klar und hellgelb ist. Eine zu blassgelbe Farbe würde auf bereits extrahirtes Holz hinweisen. In einen 1—1,2 cm weiten Reagircylinder giebt man davon 4 ccm und schüttelt heftig. Es muss ein weisser Schaum entstehen, welcher dasselbe Volumen umfasst als der flüssig gebliebene Theil. — Wird 1) ein Vol. des Filtrats mit 2 Vol. Weingeist, ferner — 2) 1 Vol. des Filtrats mit 2 Vol. Pikrinsäurelösung gemischt, so erfolgt keine Veränderung. — 3) Gerbsäure bewirkt mässige Trübung.— 4) Mercurichlorid trübt nicht, dagegen — 5) bewirkt Mercuronitrat im Jam.-Q.-Filtrat eine starke, im Sur.-Q.-Filtrat eine mässige Trübung, beim Aufkochen erfolgt keinerseits eine Reduction. — 6) Jodjodkalium trübt nicht, aber nach Zusatz einer geringen Menge verdünnter Schwefelsäure (die Trübung wird durch Kaliumjodid nicht gehoben). — 7) Silbernitrat trübt. Ammonflüssigkeit bringt die Trübung zum Verschwinden, ohne dunkler zu färben und dann folgt beim mehrmaligen Aufkochen unter grauer Trübung Reduction (welche bei Sur.-Q. eine geringere ist). — 8) **Aurichlorid** giebt eine sehr schwache Trübung, beim Erhitzen wird die Trübung stärker, beim Aufkochen aber erfolgt **keine Reduction.** — 9) **Ferrichlorid,** — 10) **Ammoniumoxalat,** — 11) **Baryumchlorid,** — 12) **kalische Kupferlösung,** — 13) **Aetzammon, Aetzkali, Natriumcarbonat** verhalten sich indifferent. — 14) **Chininhydrochlorid** bewirkt Opalescenz. —

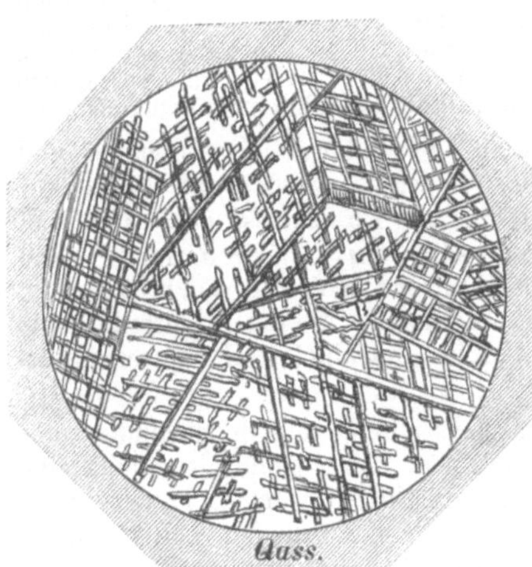

Auf Glas eingetrocknete Abkochung der Quassia mit Wasser, welches mit Essigsäure sauer gemacht ist.

Wird 1 g des Holzes mit 2—3 ccm Wasser gekocht, dann noch 1—2 ccm Aetzammon zugesetzt und aufgekocht und nach dem Erkalten filtrirt, vom Filtrat 2—4 Tropfen auf Glas gegeben an einem warmen Orte eingetrocknet, so findet man in den Rändern des Rückstandes bei Sur.-Q. die federähnlichen Salmiakkrystallbildungen, nicht aber bei Jamaica-Q. Man vergl. auch unter *Extractum Quassiae.*

Uebergiesst man 1 g des Quassiaholzes mit 4 ccm Wasser und 12 Tropfen Essigsäure in einem Reagircylinder, kocht eine Minute hindurch, stellt zum Erkalten bei Seite und filtrirt, so erlangt man eine sehr schwachgelbliche, beinahe farblose Flüssigkeit, von welcher man 0,5—1 ccm auf ein grosses Objectglas aufgegossen und ausgebreitet an einem heissen Orte eintrocknet. Unter dem Mikroskop findet man dann den Rand des farblosen Trockenfleckes aus Complexen feder- und fensterförmiger Krystalle gebildet. Das in vorstehender Weise gesammelte saure Filtrat giebt ferner mit Ammoniumoxalat und Baryumchlorid Trübungen.

Anwendung. Quassiaholz ist ein bitteres Tonicum, Stomachicum, Febrifugum und Digestivum, welches aller narkotischen Eigenschaften bar ist, obgleich es sich als ein Gift der Fliegen und anderer kleiner Insekten erweist. In neuerer Zeit hat man in Deutschland die Quassia als Surrogat des Hopfens angewendet, als welches man sie in England schon vor 40 Jahren benutzte.

Die Jamaica-Quassia wird noch von vielen Aerzten als ein toxisches Mittel angesehen, insofern nach starken Gaben Erbrechen und Diarrhoe eintreten sollen. Nach dem physikalischen und chemischen Verhalten scheint kaum ein Unterschied zwischen beiden Holzarten zu existiren. Da das Holz von *Rhus Metopium* ähnliche toxische Wirkungen äussert, so hatte man wahrscheinlich jene Erfahrungen mit einem Quassiaholze gemacht, welchem Metopiumholz beigemischt war.

Man wendet die Quassia bei allen auf Atonie beruhenden Leiden an, wie z. B. bei Verdauungsschwäche, Koliken, Magensäure, Gicht, Bleichsucht, Hysterie, Hypochondrie, gegen intermittirende Fieber, Dysurie und anderen Harnblasenleiden zu 1,0—1,5—2,0 g einige Male des Tages in Pillen, Pulvern, Aufgusse (5,0—10,0 auf 100).

Lignum Sassafras.

Sassafras; Fenchelholz. Radix Sassăfras. *Pavanne*; *Sassafras.* *Sassafras (root).*

Das zerschnittene Holz der Wurzel von *Sassafras officinalis* entweder mit anhängender, sehr dunkel-braun-rother Rinde oder mit besei-

tigter Rinde. Das Holz ist leicht, etwas schwammig (locker?), leicht
zu spalten und zeigt eine bräunliche bis blassrothe Farbe. Rinde und
Holz sind beide stark gewürzhaft mit süsslichem Beigeschmacke *(sapo-
rem admixtum)*. Das Holz des Stammes, dem das Aroma fast gänzlich
fehlt, ist zu verwerfen.

Sassafras officinale NEES. V. ESENBEK.
Synon. *Laurus Sassafras* LINN.
Fam. **Laurineae** JUSS. Sexualsyst. **Enneandria Monogynia.**

Geschichtliches. Die Franzosen brachten die Sassafraswurzel 1560 zuerst
nach Europa und empfahlen sie als Antisyphiliticum und gegen eine Menge
anderer Krankheiten.

Der Sassafraslorbeer ist ein Baum des wärmeren nördlichen Amerikas. Die
Wurzel wird als Sassafrasholz zu uns gebracht. Sie besteht aus armdicken,
ästigen, knolligen, gewöhnlich noch mit Rinde bedeckten Stücken, von weichem
leichtem schwammigem Gewebe, aussen dunkler, innen heller, von graulichblauer,
ins Gelbliche und Röthliche sich abändernder Farbe, von süsslich-gewürzhaftem,
wenig scharfem Geschmacke und starkem, unangenehm gewürzhaft-fenchelarti-
gem Geruche. Das Holz des Stammes, womit das geraspelte Holz der Wurzel
häufig vermischt ist, ist heller und fast ohne Geruch. Die Rinde, *Cortex
Sassafra*s, ist dick, leicht, schwammig, zerbrechlich, runzlig, graulichbraunroth,
innen rostfarben und hat einen kräftigeren Geruch und Geschmack. Auf der
inneren Seite der Rinde finden sich viele ganz kleine, weisse, glänzende, durch-

sichtige Krystallchen, ähnlich den auf den
Pichurimbohnen vorkommenden. Das Holz
der Wurzel hat deutliche Jahresschichten zu
1—3 mm breit (im Holze des Stammes 3—5-
mal breiter). Diese sind von zahlreichen
schmalen, dunkelen, strahlenförmig nach der
Peripherie verlaufenden Streifen, welche an
den Jahresschichten mit dicht zusammenstehenden Gefässporen versehen sind, durchzogen. Diese Streifen sind durch noch schma-
lere, dunklere, zimmtfarbene Markstrahlen
getrennt. Das geraspelte Holz *Lignum
Sassafras raspatum*, sowie die Holzstücke,
welche nicht mit Rinde bedeckt sind, ermangeln oft des Geruches, oder sind mit
Fenchelsamenwasser besprengt, um ihnen
Geruch zu geben. Man hüte sich vor dem
Ankauf einer solchen Waare. Auch soll
Fichtenholz dem geraspelten Holze untergeschoben werden. Das geraspelte Holz
verliert überhaupt bei längerer Aufbewahrung an Geruch.

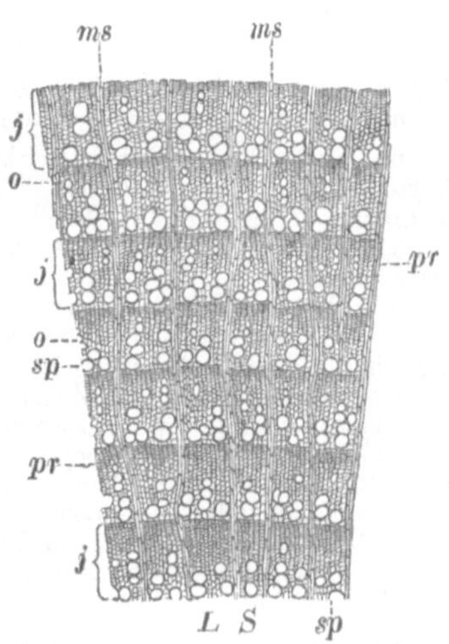

Querschnittfläche eines Stückes Lign. Sassafras. 20-mal vergrössert. *j* Jahresringe, *ms*
Markstrahlen, *pr* Prosenchym, *sp* Spiroiden,
o Oel- und Harzzellen.

Handelswaare. Sassafrasholz kommt in ganzen Blöcken oder Stücken,
dann in Raspelspänen (*raspatum*) und in kleine Würfel geschnitten (*Lignum Sassafras in cubulis concisum s. cubulatum*), letztere als theuerste Waare
in den Handel.

Sassafrasmark, *Medulla Sassafras*, kommt nur in Nord-Amerika in
Gebrauch. Es ist das Mark der Sassafrasbaumäste, reich an Schleim und wird
deshalb als schleimiges Mittel wie bei uns die Altheewurzel gebraucht.

Bestandtheile. Reinsch fand im Holze und der Rinde: flüchtiges Oel, schwerer als Wasser, Balsamharz, kampferähnliche Substanz, talgartige Substanz, Wachs, Gerbsäure, Eiweiss, Gummi, Stärkemehl, Salze, Sassafrid, welches man als eine unlösliche rothbraune Substanz erhält, wenn man das weingeistige Extract der Rinde mit Wasser behandelt. Der Aufguss des Holzes hat eine braunrothe Farbe und wird durch eine Ferrosulfatlösung olivengrün gefärbt.

Das flüchtige Oel (*Oleum Sassafras*) ist wohl der wirksame Bestandtheil, welches in Nord-Amerika als Medicament und Gewürz viel gebraucht wird. Spec. Gew. 1,080—1,090. Es besteht aus circa $^9/_{10}$ Safrol ($C_{10}H_{10}O_2$) und $^1/_{10}$ eines Kohlenwasserstoffs, des Safréns ($C_{10}H_{16}$). Safrol ist krystallisirbar bei niedriger Temperatur (8^0 C.), schmilzt aber erst bei einer höheren Temperatur. Die Krystalle haben ein spec. Gew. von 1,245, flüssiges Safrol ein Gew. von 1,110 bei $12,5^0$ C. Safren hat ein spec. Gew. von 0,834, siedet bei 156^0 und lenkt den polarisirten Lichtstrahl nach links ab (Flückiger), während Safrol ohne Rotationsvermögen ist. Krystallisirtes Sassafrasöl kommt auch im Handel vor.

Aufbewahrung. Diese geschieht am besten in mit Blech ausgelegten, gut geschlossenen Holzkästen oder in Blechtöpfen. Ein drei Jahre gelagertes Holz wäre zu verwerfen.

Prüfung. Hellfarbige gelbliche Späne sind Stammholz und nicht Wurzelholz. Mit 90-proc. Weingeist geschüttelt, sammelt sich unter sanftem Rütteln von den echten Wurzelspänen circa $^2/_3$ am Niveau, $^1/_3$ am Grunde. Giesst man ein 3-faches Vol. Wasser dazu, so gehen sämmtliche Späne an das Niveau. Wenn man die Späne mit 60-proc. oder verdünntem Weingeist schüttelt, so setzen sich unter sanftem Rütteln circa $^4/_5$ der Späne am Niveau, $^1/_5$ am Grunde ab. Setzt sich eine grössere Menge am Grunde ab, so liegt wahrscheinlich eine Waare mit Stammholz vermischt vor.

Das physikalische und chemische Verhalten prüft man mit einer kalt filtrirten Abkochung in 10 Th. Wasser. Dieselbe ist klar und hell braunroth. — 1) Mit einem doppelten Vol. Weingeist. — 2) Mit einem doppelten Vol. Pikrinsäurelösung gemischt erfolgt keine Veränderung, im letzteren Falle auch nicht nach Zusatz einer Spur Schwefelsäure. — 3) Gerbsäure bewirkt geringe Trübung (Opalescenz), ebenso — 4) Mercurichlorid, welche Trübung beim Aufkochen dieselbe bleibt. — 5) Mercuronitrat bewirkt ebenfalls geringe kleinflockige Trübung; beim Aufkochen erfolgt hellfarbige Reduction mit glänzendem Wandbelag. — 6) Jodjodkalium trübt schwach, auf Zusatz von sehr wenig verd. Schwefelsäure aber stärker. — 7) Silbernitrat trübt schwach. Aetzammon färbt stark dunkel, ohne die Trübung zu beseitigen. Beim Aufkochen erfolgt Reduction ohne Wandbelag. — 8) Aurichlorid bewirkt mässige Trübung, beim Aufkochen Reduction. — 9) Ferrichlorid färbt braungrün oder olivengrün. — 10) Ammoniumoxalat, auch — 11) Baryumchlorid verhalten sich fast indifferent. — 12) Kalische Kupferlösung wird reducirt. — 13) Aetzammon, Aetznatron, Natriumcarbonat trüben weder, noch färben sie dunkler. — 14) Chininhydrochlorid bewirkt Trübung.

Anwendung. Das Sassafrasholz wird in der Abkochung als ein schweiss- und harntreibendes, daher als blutreinigendes Mittel gebraucht. Man wendet es gegen chronische Hautausschläge, Skrofeln, Katarrhe, Rheuma, Gicht, Syphilis etc. an, meist im Aufguss. (50g auf 1 Liter). Im Anfange des Gebrauches soll eine Kopfbenommenheit eintreten.

Linimentum ammoniato-camphoratum.

Flüchtiges Kampferliniment. Linimentum ammoniāto-camphorātum.
Liniment camphré. Liniment of camphor.

Drei (3) Th. gekampfertes Oel und je ein (1) Th. Mohnöl
und Salmiakgeist sind durcheinanderzuschütteln, bis sie zu einem
gleichmässigen Liniment vereinigt sind.

Es sei weiss, dickflüssig und es darf sich auch nach längerem
Stehen nicht in zwei Schichten trennen.

Hier wäre dasselbe zu sagen, was unter Linimentum ammoniatum erwähnt ist.

Linimentum ammoniatum.

Flüchtiges Liniment; Flüchtige Salbe. Linimentum volatile.
Liniment volatil; Liniment ammoniacal. Liniment of ammonia.

Drei (3) Th. Olivenöl und je ein (1) Th. Mohnöl und Salmiakgeist sind durcheinanderzuschütteln, bis sie zu einem gleichmässigen
Liniment vereinigt sind.

Es sei weiss, dickflüssig und es darf sich auch nach längerem
Stehen nicht in zwei Schichten trennen.

Das Wort Linimentum ist aus dem lateinischen linīre, einreiben, gebildet und bezeichnet ein Schmiermittel von dickflüssiger Consistenz.

Obige Mischung geschieht in einer gläsernen Flasche, in welche zuerst
die Oele und dann die Aetzammonflüssigkeit eingewogen sind, durch kräftiges
Schütteln. Ist letztere von der gehörigen Concentration, so bleibt die rein
weisse Zusammensetzung auch bei längerem Aufbewahren homogen. Die Consistenz des Liniments soll soweit dickfliessend sein, dass man es in Flaschen
dispensiren kann. Die Pharmakopoe sagt zwar *sit subfluidum*, was man auch
mit fast oder kaum flüssig übersetzen könnte, ein Liniment dieser Art
lässt sich aber nicht in die Oeffnungen der gewöhnlichen Medicingläser eingiessen und aus diesen kaum herausgiessen. Jedenfalls bezeichnet die Ph.
mit dem *subfluidum* die dickflüssige Consistenz. Sollte das Liniment beim
Stehen nicht flüssig bleiben, so setzt man demselben zur Erreichung dieser Consistenz eine kleine Menge Weingeist zu. Die Beimischung des Mohnöls unterstützt die dauernde Dickflüssigkeit.

Dieses Liniment kann man den Seifen, Verbindungen einer Fettsäure mit
einer Base, nicht zuzählen, denn man findet darin kein Glycerin. Es ist eine
einfache, emulsionsähnliche Mischung, wie man dies auch unter dem Mikroskope
wahrnehmen kann. Mit der Länge der Zeit sollen sich nach BOULLAY's Untersuchungen Amidverbindungen bilden, z. B. Margaramid, das Amid der Margarin-
säure, die nach der heutigen Erfahrung ein Gemisch von Palmitinsäure und
Stearinsäure ist.

Das Liniment darf nicht ranzig sein. Der ranzige Geruch tritt besonders
hervor nach dem Einreiben des aus ranzigem Oele bereiteten Liniments.

Es ist deshalb kein grosser Vorrath zu halten. Gemeiniglich füllt man das in dem Dispensirlokale vorhandene Standgefäss zu $2/3$ seines Rauminhaltes. Der Stopfen sei nicht zu lang und schliesse nur die äusserste Mundöffnung der Flasche. Nach dem Ausgiessen ist der Mundrand der Flasche abzuwischen, denn das hier Hängenbleibende wird sehr bald ranzig. Dieses Abwischen erfordert auch die pharmaceutische Ordnung.

Linimentum saponato-camphoratum.

Kampferseifenliniment; Opodeldok. *Baume Opodeldoch. Soap liniment; Opodeldoc.*

Sechzig (60) Th. medicinische Seife und zwanzig (20) Th. Kampfer löse man bei gelinder Wärme in achthundertzehn (810) Th. Weingeist und fünfzig (50) Th. Glycerin auf. Alsdann filtrire man die noch warme Lösung mit Hilfe eines bedeckten Trichters in das Gefäss, welches zur Aufbewahrung des fertigen Linimentes bestimmt ist. Nachdem hierauf vier (4) Th. Thymianöl, sechs (6) Th. Rosmarinöl und fünfzig (50) Th. Salmiakgeist hinzugemischt sind, bringe man (die Mischung) schnell zum Erkalten.

Es sei fast farblos, wenig opalescirend, in der Wärme der Hand leicht zerfliessend.

Geschichtliches. Ende des 17. Jahrhunderts wurde ein Opodeldochpflaster (gegen Pest- und Syphilisbeulen) von England aus in den Handel gebracht. Der Name Opodeldok ist daher jedenfalls nur ein ursprünglich Englischer corrumpirter, aus *Opobalsamum* (Gileadbalsam), *dele* (lösch aus) und *tocken* (Pestbeule) zusammengesetzter Name. LINDES vindicirt dem Worte Opodeldok folgende Ableitung: ὀπός, ὅ, Balsam, der Saft der Pflanzen, besonders der Bäume, gewöhnlich des Feigenbaumes, der zum Gerinnen der Milch gebraucht wird; ferner δηλητήριον, τό, das Gift, und δοχή, ἡ, die Aufnahme; also ὀποδηλα-δοχή, zusammengezogen zu Opodeldoch, d. i. ein Balsam, der das Gift aufnimmt.

Das in Deutschland eingeführte *Emplastrum Opodeldoch* gebrauchte man auch gegen Reissen in den Gliedern und daher taufte man den Balsam, welcher für einen gleichen Zweck aus England kam, mit dem Namen *Balsamum Opodeldoch.*

Darstellung. Von einem guten Opodeldok verlangt man, dass er bei einem kräftigen, ammoniakalischen, aromatischen Geruch eine durchscheinende, mehr oder weniger weisslich-opalisirende, erst bei 30° C. oder durch die Wärme der Hand schmelzende Gallerte bilde, er auch keine harten Körperchen enthalte, welche beim Einreiben die Haut belästigen oder ritzen. Es ist auch wohl selbstverständlich, dass er bei guter Aufbewahrung seine guten Eigenschaften möglichst lange behalte.

Früher wurde Hausseife zum Opodeldok verbraucht, weil diese Seife vor 1835 in einem guten Zustande immer zu erlangen war, was heutigen Tages nicht der Fall ist. In der Mitte dieses Jahrhunderts wurde durch die Erfahrung constatirt, dass eine gute Butterseife, *Sapo butyrinus* s. *e butyro*, stets einen guten und sehr lange dauernden Opodeldok liefert. Schon vor 30 Jahren liess die Pharmacopoea Borussica in ihrer 6. Auflage die Hausseife fallen und setzte dafür die medicinische Seife ein. Man hatte zu oft schlechte Erfahrungen mit der Hausseife gemacht. Die 2. Ausgabe unserer Ph. greift wieder zur medicinischen Seife, nachdem die 1. Ausgabe sich der Hausseife nochmals zugewendet hatte. Durch den Glycerinzusatz ferner, welchen die 2. Ausgabe vorschreibt, scheint ein guter Opodeldok garantirt zu sein, welcher sich auch zu den Einreibungen besser eignet und die Ausscheidungen von krystallinischen Körnchen in dem Opodeldok zurückhalten mag, aber die unangenehme Eigenschaft besitzt bei 25⁰ C. in den Schmelzpunkt einzutreten, daher im Sommer einen flüssigen Theil abzuscheiden. Dieses letztere, das theilweise Flüssigwerden gegen 25⁰ C. ist auch im Winter unangenehm, denn in warmen Wohnzimmern wird es oft vorkommen. Apotheker, welche in der Praxis Erfahrung haben, werden der Ph. Germ. ed. II. bezüglich der Vorschrift zum Opodeldok schwerlich Folge leisten.

Die käufliche Haus- oder Talgseife verwende man nicht zum Opodeldok, denn selten ist sie frei von Cocosölseife. Stellt man sich eine Stearinseife zur Darstellung des Opodeldoks her, so nehme man ein Stearin, welches total frei von Kalkerde ist, denn diese würde die Ursache zu Ausscheidungen in dem Opodeldok sein.

Die von E. DIETERICH zu Helfenberg bei Dresden hergestellte dyalisirte Stearinseife giebt einen vorzüglichen, durchscheinenden und niemals Abscheidungen bildenden Opodeldok. Die DIETERICH'sche Vorschrift lautet: *Rp. Sap. stearinic. dialysat. pts. 12, Camph. pts. 8, Spirit. Vini pts. 320, Ol. Thymi pt. 1, Ol. Rorismar. pts. 2, Liq. Ammonii caust. pts. 16.*

Die Abkühlung des filtrirten Opodeldoks soll möglichst schnell geschehen, weil sich in langsam erstarrendem Opodeldok eher krystallinische Ausscheidungen bilden, jedoch treten diese oft erst nach wochenlanger Aufbewahrung ein.

Behufs Darstellung des Opodeldoks giebt man in einen genügend grossen Glaskolben den Kampfer, die zerschnittene Seife und Glycerin, übergiesst mit dem Weingeist, stellt das Gefäss, mit einem Kork mit offenem Glasrohr geschlossen, an einen warmen Ort von ca. 40—50⁰ C. und schüttelt bisweilen um. Ist die Lösung trübe, so muss sie filtrirt werden, schwimmen nur einige grobe Partikel darin herum, so genügt die Colatur durch ein lockeres Bäuschchen Baumwolle, welches man mit etwas Weingeist durchfeuchtet sanft in das Abflussrohr eines erwärmten Trichters geschoben hat. Das Filtrat oder die Colatur sammelt man in einer Flasche oder einem Glaskolben, mischt dann die flüchtigen Oele und den Salmiakgeist dazu, und giesst die Mischung in die Standgefässe oder in die sogenannten Opodeldokgläser (von ca. 30 und 50 ccm Capacität) aus, welche durch Einstellen in kaltes Wasser abzukühlen sind.

Zur Filtration der warmen, nicht heissen Lösung bedient man sich häufig sogenannter Opodeldoktrichter oder Heissfiltrirapparate. Allerdings verhindert man damit mit aller Sicherheit ein Erstarren der Seifenlösung im Filter, dennoch kann diese Vorrichtung völlig entbehrt werden, wenn man das Gefäss, in welchem das Filtrat gesammelt werden soll, und den Trichter zuvor an einem Orte von circa 40—60⁰ C. durchwärmt. Die Filtration geht ziemlich schnell von Statten, so dass sie vor dem Erkalten der Flasche und des Trichters auch vollendet ist. Sollte einmal durch Zufall ein Erstarren des Filterinhaltes stattgefunden haben, so verschliesst man das Ausflussrohr des Trichters mit einem Kork und stellt den mit einem Deckel geschlossenen Trichter in heisses Wasser von circa 60⁰ C., bis Schmelzung eingetreten ist.

Den Heissfiltrirapparat ersetze ich durch einen Trichterwärmer, welcher nicht nur bei Filtration des Opodeldoks, sondern überhaupt bei Filtrationen heisser Flüssigkeiten alkalischer und saurer Beschaffenheit, heissen Salzlösungen, geschmolzenen Fettsubstanzen etc. verwendbar ist.

Der Trichterwärmer ist ein weissblechenes, ringförmiges, 15—16 cm hohes Hohlgefäss *a b*, mit einer Tubulatur *e* zum Eingiessen von heissem Wasser, womit das Gefäss halb oder bis zu $^3/_4$ gefüllt wird, und einer schnabelförmigen Verlängerung *b*, welche sich durch eine Weingeistflamme erhitzen lässt. Um das Gefäss läuft ein eiserner Ring mit 2 Handhaben. Die Oeffnung *e* wird mit einem Kork, dem eine offene gläserne Röhre (oder ein Thermometer) ein-

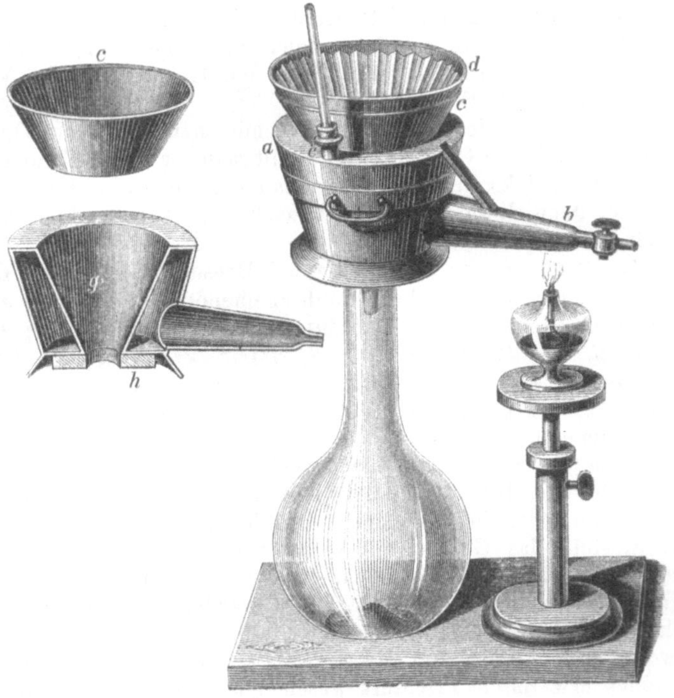

Trichterwärmer im Durchschnitt. Trichterwärmer mit eingesetztem Trichter.

gesetzt ist, geschlossen. Die innere Wand *g* des Hohlgefässes läuft nach unten ungefähr in einem Winkel von 60° konisch zu und dient als Hülse für den einzusetzenden gläsernen Trichter. Um auch grössere Trichter einzusetzen, werden passende konische Blechringe *(cc)* benutzt, die die Wärme des Hohlgefässes nach dem oberen Theil des Trichters leiten. Den Trichter deckt man mit einem Deckel oder einer Glasscheibe zu. Es ist *h* eine durchbohrte Holzscheibe, welche als Unterlage des Trichterwärmers dient, wenn derselbe auf die Mündung einer Glasflasche gesetzt wird. Wendet man die Holzscheibe nicht an, so springt sehr häufig der Flaschenrand ab. Sie dient hier also als schlechter Wärmeleiter. Für den Fall, dass man den Trichterwärmer mit Wasserdämpfen aus dem Dampfapparat heizen will, befindet sich am Ende des Ansatzes *b* ein Hahn. Damit die Vorrichtung sicher steht, setzt man sie über einen runden Ausschnitt einer Holzbank, so dass sie mit der Manschette *m* auf dem Umfange des Ausschnittes ruht. Den Trichter bedeckt man mit einem flachen Porcellanteller oder mit einem gewölbten und mit Falz versehenen Glasdeckel (wie man auch solche bei den Schaukelkaffeemaschinen benutzt).

Das von der Pharmakopoe vorgeschriebene Abkühlen der mit dem warmen Opodeldok gefüllten Gläser ist bei Anwendung einer guten Butterseife überflüssig. Die Abkühlung soll ein schnelles Erstarren und daher die Abscheidung von stearin- und palmitinsauren Salzen, Natriumchlorid etc. verhindern. Eine solche Abscheidung tritt dennoch nach einiger Zeit in dem erstarrten Opodeldok ein, wenn die Seife eben schlecht ausgewaschen war und besonders überschüssiges Alkali enthielt. Man wende also eine gute Seife an. Sollten trotz des Glycerinzusatzes sich amorphe körnige Ausscheidungen in der erstarrten Opodeldokmasse sehen lassen, so muss man dieselbe durch ein gelindes Erwärmen, Flüssigmachen und Filtriren des Opodeldoks beseitigen, ein Theil löst sich aber in der Wärme auf und kommt nach längerer Zeit wieder zum Vorschein.

Statt der Seife hat man vorgeschlagen, käufliche Stearinsäure (sogenanntes Stearin) und kohlensaures Natrium mit dem Weingeist zu digeriren, um auf diese Weise eine reine Seife zu erzeugen. Das Produkt ist in der That über alle Erwartung schön, dennoch kommt häufig vor, wie schon oben erwähnt wurde, dass sich in diesem Opodeldok nach einiger Zeit harte körnige Abscheidungen ansammeln, welche beim Einreiben wie grobe Sandkörner wirken.

Aufbewahrung. Der Opodeldok wird in gläsernen oder porcellanenen Gefässen, welche gut und dicht geschlossen oder verkorkt sind, an einem kühlen Orte aufbewahrt. Er wird in gläsernen Gefässen dispensirt, nie in Papier.

Anwendung findet der Opodeldok nur als Einreibung gegen Schmerzen in den Gliedern, Rheumatismus etc.

Linimentum saponato-camphoratum liquidum.

Flüssiger Opodeldok. Linimentum saponāto-camphorātum liquidum.

Kampferspiritus 120 Th., Seifenspiritus 350 Th., Salmiakgeist 24 Th., Thymianöl 2 Th. und Rosmarinöl 4 Th. mische man und filtrire.

Eine klare gelbliche Flüssigkeit.

Linimentum terebinthinatum.

Terpentinölseife; Terpentinliniment. Sapo terebinthinātus; (Sapo Starkayanus); Balsămum Vitae extērnum. *Savon de térébenthine; Savon de Starkey. Liniment of turpentine.*

Pottasche sechs (6) Th. mit vierundfünfzig (54) Th. käuflicher grünen Seife durchmischt versetze man mit vierzig (40) Th. Terpentinöl.

Es muss ein braungrünliches Liniment sein.

Die Gründe, welche vorlagen, diese nach wenigen Tagen erstarrende Mischung, die immer als Seife figurirte, unter die Linimente zu versetzen, dürfte schwer zu erforschen sein. Der alte Usus musste aus praktischen

Gründen gewahrt werden. Wenn auch die Engländer diese Seife mit Liniment bezeichneten, so konnte dieser Missgriff uns nicht berühren.

Das Liniment nach Vorschrift der Ph. hat die Eigenthümlichkeit in frischer Mischung dünnflüssig zu sein, aber schon nach 1—2 Tagen fest zu werden. Dieser Umstand nöthigt zum Vorräthighalten dieses äusserst selten angewendeten Mittels, damit die Mischungen damit stets gleichförmig ausfallen.

Als Vorrathsgefäss dient eine Porcellanbüchse, welche mit gut schliessendem Deckel versehen ist. Den Innenrand des Deckels bestreicht man, um dichten Verschluss zu erlangen, mit grüner Seife.

Dieses Mittel ist ein kräftiges Stimulans bei Brandwunden, Verbrennungen, dient auch als locales Reizmittel. Die STARKEY'sche Seife, *Sapo Starkeyānus*, war ein Gemisch aus 8 Th. gepulverter Oelseife mit 3 Th. Terpenthinöl. Diese letztere Mischung galt als Gegengift des Opiums und wurde auch als Diureticum in Gaben zu 0,2—0,3—0,5 g zwei- bis dreimal des Tages in Pillenform gegeben.

Liquor Aluminii acetici.

Essigsaure Thonerdelösung; Aluminiumacetatlösung. Liquor Aluminii acetici; Liquor Aluminae aceticae; Liquor Acetatis Aluminii. *Acetate d'Alumine; Acetite d'argile. Acetate of Aluminium.*

In dreihundert (300) Th. Aluminiumsulfat, in 800 Th. dest. Wasser gelöst und mit dreihundertundsechzig (360) Th. verdünnter Essigsäure versetzt, werden allmählich unter beständigem Umrühren hundertdreissig (130) Th. präcipitirtes Calciumcarbonat, mit 200 Th. destill. Wasser angerieben, eingetragen. Diese Mischung setze man 24 Stunden bei Lufttemperatur in der Weise beiseite, dass sie öfters umgerührt wird. Nachdem dies geschehen und nachdem man colirt hat, presse man den nicht ausgewaschenen Bodensatz aus und filtrire die Flüssigkeit.

Eine klare farblose Flüssigkeit von 1,044—1,046 spec. Gewicht, schwach nach Essigsäure riechend, von saurer Reaction und süsslich zusammenziehendem Geschmacke. Wird sie im Wasserbade nach Zusatz von $^1/_{50}$ Kaliumsulfat erhitzt, so muss sie gerinnen und erkaltet sich in kurzer Zeit wiederum in eine klare Flüssigkeit verwandeln.

Durch Schwefelwasserstoffwasser werde sie nicht gefärbt, mit dem doppelten Vol. Weingeist gemischt muss sie sich sofort, jedoch nur opalescirend trüben, aber keinen Niederschlag fallen lassen. 10 g der Flüssigkeit mit der doppelten Menge Wasser und einigen Tropfen Phenolphtaleïnlösung vermischt dürfen nicht weniger denn 9,2—9,8 ccm der Normal-Kaliumhydroxydlösung bis zur Röthung erfordern. Dieselbe Menge (10 g der Flüssigkeit), mit Aetzammonflüssigkeit gefällt, muss 0,25—0,3 g Thonerde liefern, was 7,5—8,0 Proc. Aluminiumsubacetat entspricht.

Geschichtliches. Eine Aluminiumacetatlösung, aus Alaun und Bleiacetat bereitet, also ein noch etwas Blei in Lösung haltendes Präparat, wurde von GANAL (1827) zum Einbalsamiren angewendet. BUROW nahm den Gegenstand später (1857) auf und constatirte die antiseptischen Eigenschaften dieses Thonerdesalzes. Burow und Maas empfahlen es hierauf als äusserliches Mittel, jedoch erst die vorliegende Ph. Germ. ed. II machte es-officinell, nachdem zuerst Jul. Athenstaedt, hierauf Prof. Poleck nach vielen Versuchen eine Vorschrift aufgestellt hatten, nach welcher ein vorzügliches Präparat zu erlangen war.

Darstellung. Das Präparat streng nach der Vorschrift der Ph. bei mittlerer Temperatur, also ohne Anwendung von Wärme, hergestellt, ergiebt ein gutes Präparat. Die Darstellung basirt auf der höchst unbedeutenden Löslichkeit des Calciumsulfats in der Aluminiumsubacetatlösung. Der chemische Vorgang entspricht der Formel:

$$\underset{\substack{\text{Aluminiumsulfat}\\=666,8}}{Al_2(SO_4)_3 + 18H_2O} \quad \text{und} \quad \underset{\substack{\text{Calciumcarbonat}\\3\times100=300}}{3CaCO_3} \quad \text{und} \quad \underset{\substack{\text{verd. Essigsäure}\\4\times200=800}}{4(C_2H_4O_2 + 7,78H_2O)} \text{ ergeben}$$

$$\underset{\substack{\text{Aluminium-}2/3\text{-Acetat}}}{Al_2 . (OH)_2 . (C_2H_3O_2)_4} \quad \text{und} \quad \underset{\substack{\text{Calciumsulfat}}}{3CaSO_4 + 2H_2O} \quad \text{und} \quad \underset{\substack{\text{Kohlensäure-}\\\text{anhydrid}}}{3CO_2} \quad \text{und} \quad Aq.$$

Hiernach müssten auf 300 Th. Aluminiumsulfat ($666,8 : 300 = 300 : x$) $= 134,97$ Calciumcarbonat verwendet werden. Da letzteres nicht frei von 2—3 Proc. Feuchtigkeit (aus der Luft angezogen) zu sein pflegt, das reine Aluminiumsulfat durch Verwittern einige Procente Wasser verloren haben wird, so scheint, obgleich ein Kalkerdeüberschuss zu vermeiden ist, kein Grund vorzuliegen, die Menge des Calciumcarbonats auf 135 Th. (statt 130 Th.) zu erhöhen. Die Vorschrift ist aber auf das Aluminiumsulfat in Stücken, welches durchschnittlich 95-procentig zu sein pflegt, berechnet, mithin reichen 130 Th. Calciumcarbonat für diesen Fall vollkommen aus. Wird man ein reines Aluminiumsulfat verwenden, so müssen auch jene 130 Th. auf 135 Th. vermehrt werden. Die Menge der zuzusetzenden Essigsäure (360 Th.) entspricht der stöchiometrischen Berechnung zur Erlangung eines Aluminium-$2/3$-Acetats, denn $666,8 : 800 = 300 : 359,28$. Je nach dem Salzgehalte des Aluminiumsulfats enthält das Präparat neben 7,5—8 Proc. Aluminium-$2/3$-Acetat kleinere oder grössere Spuren Calciumsulfat oder Calciumacetat und auch wohl Aluminium-$1/3$-Acetat.

Da durch Anwendung von Wärme die Disposition zur Krystallisation erweckt wird, die klare hergestellte Lösung während der Aufbewahrung Ansätze an Boden und Seitenwandung des Standgefässes machen würde, so ist bei der Darstellung jede Erwärmung zu vermeiden, selbst in der Sommerhitze die Darstellung im Keller oder an einem kühlen Orte vorzunehmen.

Die Mischung wird in einen leinenen Beutel eingetragen und nach dem Ablaufen der Flüssigkeit der Beutel mit Inhalt sanft ausgepresst, dann mit circa 40 ccm Wasser befeuchtet und nochmals gepresst. Die Colatur der zweiten Pressung fängt man besonders auf und benutzt sie nach der Filtration zu Verdünnung oder Stellung auf das geforderte spec. Gew. der ersten und auch filtrirten Colatur. Die Colatur der ersten Pressung beträgt 1280—1286 Th. Diese Colatur lässt man einen Tag im Keller stehen, ehe man sie filtrirt. Die Filtration geht alsdann leicht vor sich und das Filtrat bleibt dann immer klar.

Das Filtrat hat bei Verwendung eines reinen Aluminiumsulfats ein spec. Gew. von 1,049—1,051 und muss also noch eine geringe Verdünnung erfahren, um das spec. Gew. von 1,044—1,046 zu erlangen. Bei Anwendung des rohen officinellen Aluminiumsulfats wird das Filtrat wohl meist ein Gewicht von circa 1,045 aufweisen.

Wenn der Arzt für eine grössere Anwendung eine Aluminiumsubacetat-lösung fordert, welche billig sein soll, bei welcher es nicht auf eine grosse chemische Reinheit ankommt, so bringe man das *Alumin. sulfuric. crudum* (Kilog. 0,30 Mark) und das *Calcium carbonic. praecipitatum ponderosum* (Kilog. 0,55 Mk.) in Anwendung und mache folgende Mischung: *Alumin. sulf. crud.* 303 Th., *Acid. acet. dil.* 365 Th., *Calc. carbon.* 130 Th. und 1040 Th. *Aqua.* Das spec. Gew. der Colatur aus dieser Mischung ergab sich zu 1,044 —1,045. Der Autor der Vorschrift der Ph. ist Prof. Th. POLECK (Breslau), wie wir aus dem Archiv der Pharm. 1882, 1. Hälfte, S. 257 u. f. ersehen. Dass der Autor ein Darstellungsverfahren zur Erlangung eines vorzüglichen und bleifreien Präparats aufgefunden hat, muss mit Dank anerkannt werden.

Eigenschaften. Die officinelle Aluminiumacetatflüssigkeit ist eine wässrige Lösung des amorphen Aluminium-$^2/_3$-Acetats, welches darin zu 7,5—8,0 Proc. vertreten ist. Sie ist farblos, sauer reagirend, von schwachem Essigsäure-geruch, starkem adstringirendem Geschmack und von 1,044—1,046 spec. Gew. In der Siedehitze des Wassers scheidet die Flüssigkeit ein basisches Acetat ($^1/_3$-Acetat) ab. Mit Weingeist gemischt geht das $^2/_3$-Acetat in neutrales oder $^3/_3$-Acetat unter Abscheidung von Aluminiumhydroxyd über. Ein Theil des neutralen Salzes wird gelöst, ein geringer Theil scheidet in mikroskopisch-kleinen rhombischen Krystallen aus.

Das amorphe Aluminium-$^2/_3$-Acetat entspricht der Formel $Al_2(C_2H_3O_2)_1(OH)_2$. Molecular-Gewicht 324,8.

Prüfung. Nach Prüfung des Geruchs, Geschmacks und der Farblosigkeit schreitet man zunächst — 1) zur Bestimmung des spec. Gewichts. — 2) In einen Reagircylinder giebt man 5 g der Flüssigkeit und 0,1 g gepulv. Kalium-sulfat, schüttelt und stellt in ein Wasserbad. Ueber freier Flamme zu erhitzen

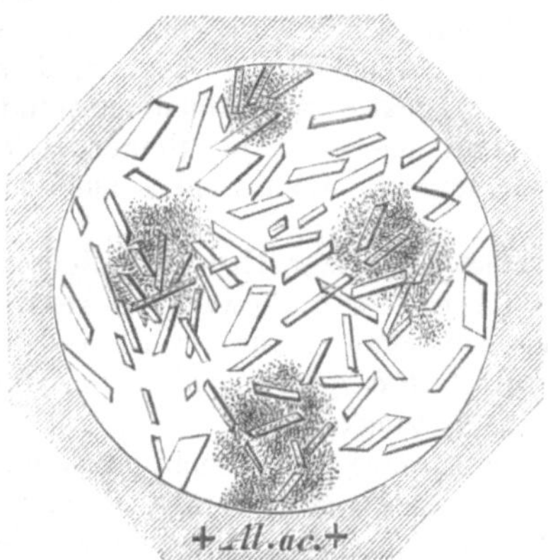

Bodensatz aus der Mischung einer reinen Aluminium-acetatlösung mit Weingeist. 100-fache Vergr.

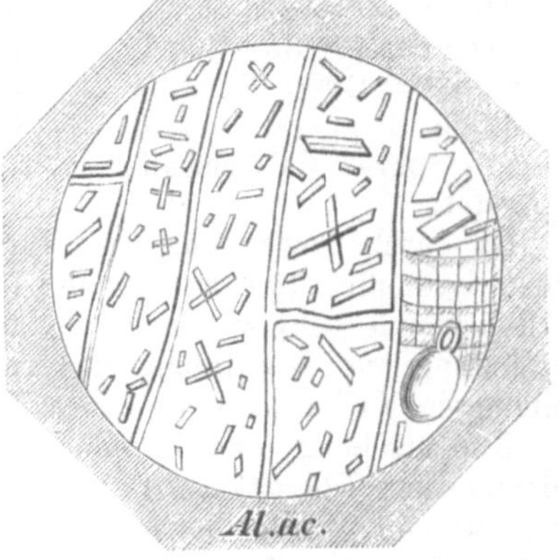

Aluminiumacetatlösung eingetrocknet. 100-fache Vergr.

darf man nicht wagen, denn die Aluminiumacetatlösung ist ein schlechter Wärmeleiter und kann bei starker Erhitzung über freier Flamme die Flüssig-keit plötzlich aus dem Cylinder herausgeschleudert werden. Nach 5 Minuten der Einwirkung des siedendheissen Wassers erstarrt der Cylinderinhalt zu einer weisstrüben Gallerte, welche beim Erkalten wieder klar und flüssig wird. Stellt man dieselbe wiederum in das Wasserbad, so gerinnt sie wiederum, bleibt aber erkaltend weisslich trübe und zum Theil gelatinös starr. Der che-mische Vorgang besteht in der Bildung eines Alaunsalzes, bestehend aus Kaliumsulfat und Aluminium-$^3/_3$-Acetat. Das in Folge der Bildung dieses alaunartigen Salzes abgeschiedene Aluminiumhydroxyd verursacht das Gestehen und die Trübung. Erkaltend geht das $^3/_3$- oder neutrale Acetat unter Aufnahme des Aluminiumhydroxyds in das $^2/_3$-Acetat zurück und die Masse wird wieder dünnflüssig. Diese Probe ergiebt den richtigen Gehalt an Aluminium-$^2/_3$-Acetat. — 3) Prüfung mittelst Schwefelwasserstoffwassers auf metallische Verunreinigung. Es darf dadurch weder eine weisse (Zink), noch eine dunkele Trübung (Blei, Kupfer) hervorgerufen werden. — 4) Mit einem doppelten Vol. Weingeist gemischt, muss sofort opalescirende Trübung eintreten, nicht aber ein Bodensatz, welcher $^1/_3$-Acetat anzeigen würde, während klare Lösung das neutrale oder $^3/_3$-Acetat anzeigt. Der Bodensatz findet sich beim Beiseitestehen ein. Auf ein Objectglas gegeben zeigt er bei circa 100-facher Vergrösserung Aluminium-$^3/_3$-Acetatkrystalle und Wolken, aus Aluminiumhydroxyd bestehend. Die Trübung beruht auf der Scheidung des Aluminium-$^2/_3$-Acetats in $^3/_3$-Acetat und Aluminiumhydroxyd, bewirkt durch den Contact mit Weingeist. Das neutrale oder $^3/_3$-Acetat bildet rhombische Tafeln und Säulen, das Hydriumoxyd die structurlosen Wolken oder Anhäufungen. Trocknet man die Aluminiumacetatlösung behutsam über dem Luftzuge einer Petrollampe mit schwacher Flamme ein, so findet man bei 100-facher Vergrösserung Felder mit amorpher Masse bedeckt und mit neutralen Acetatkrystallen durchsetzt. — 5) Um den Säuregehalt zu constatiren, werden 10 g der Flüssigkeit mit etwas Phenolphtaleïnlösung versetzt und mit Normal-Kaliumhydroxyd titrirt. Bis zum Eintritt einer bleibenden Röthung sollen mindestens 9,2 ccm des letzteren erforderlich sein. Soll die Flüssigkeit mindestens 7,5 Proc. $^2/_3$-Acetat enthalten, so entspricht dieser Gehalt 5,55 Proc. Essigsäure, denn

$$\underset{\substack{\text{Aluminium-}\\ ^2/_3\text{-Acetat}}}{324,8} \quad : \quad \underset{\substack{\text{Essigsäure}\\ 4 \times 60 =}}{240} \quad = \quad 7,5 \quad : \quad 5,55.$$

Da 60 g Essigsäure 1000 ccm der Normal-Kalilösung beanspruchen, so werden 0,555 g (in 10 g der Flüssigkeit) auch (60 : 1000 = 0,555 : x =) 9,25 ccm Normal-Kalilösung beanspruchen. — 6) Um nun auch den Alaun- oder Thonerdegehalt von 7,5—8 Proc. Aluminium-$^2/_3$-Acetat zu bestimmen, sollen 10 g der Flüssigkeit mit Aetzammon gefällt und der ausgewaschene Niederschlag durch starkes Erhitzen bis zum Glühen trocken gemacht, dann gewogen werden. Die Thonerde soll 0,25—0,30 g betragen. Diese Rechnung stimmt nicht, denn

$$\underset{\substack{\text{Aluminium-}\\ ^2/_3\text{-Acetat}}}{324,8} : \underset{\substack{\text{Aluminium-}\\ \text{oxyd}}}{102,8} = \underset{\text{Proc.}}{7,5} : \underset{\text{Proc.}}{2,37} \qquad \underset{\substack{\text{Aluminium-}\\ ^2/_3\text{-Acetat}}}{324,8} : \underset{\substack{\text{Aluminium-}\\ \text{oxyd}}}{102,8} = \underset{\text{Proc.}}{8} : \underset{\text{Proc.}}{2,53}.$$

10 g Flüssigkeit würden bei 7,5—8 Proc. Salzgehalt 0,237—0,253 g Aluminiumoxyd ausgeben. Man wird sich also mit einem Gewichte von 0,23 und 0,25 g begnügen müssen. Einfacher ist es die 10 g Flüssigkeit einzutrocknen, den Rückstand zu glühen und zu wägen. Will man auf Alkaligehalt prüfen, so kann man den geglühten Rückstand zerreiben, mit verdünnter Essigsäure auswaschen und dann wieder trocken machen. Die verdünnte Essigsäure lässt geglühte Thonerde unberührt und nimmt etwa gegenwärtige fremde Basen auf. Auf diesem Wege kommt man in $^1/_3$ derselben Zeit zum Ziele, als auf dem vorgeschriebenen Wege. Dann erhält man auch wohl bis 0,3 g Rückstand.

Aufbewahrung. Man bewahrt die Flüssigkeit im Keller in gut verstopfter Flasche auf. Mit der Länge der Zeit setzt sich gewöhnlich an die Wandung ein dünner salzähnlicher Beschlag au, welcher aus Aluminium-$^1/_3$-Acetat besteht. Wäre dieser Beschlag dick, also bedeutend, so setze man ca. 3 Proc.

verdünnte Essigsäure hinzu und suche durch starkes Schütteln und Maceriren seine Lösung zu bewirken. Ein etwa angesammelter Bodensatz deutet auf Gehalt an Kalksalz. Dieser wäre zu beseitigen.

Anwendung. Aluminiumacetatlösung ist ein mildes Adstringens und Antisepticum, welches innerlich und äusserlich angewendet wird. Man giebt es zu 10 —20—30 Tropfen in passender Verdünnung, mehrmals am Tage in Zuckerwasser bei Blutspeien, atonischen Blutungen, Heiserkeit, Neigung zur Diarrhöe, äusserlich, mit einer gleichen oder doppelten Menge Wasser verdünnt, zum Waschen der Hautausschläge, wunder Hautstellen, Schrunden, bei übelriechendem Fuss- und Achselschweiss; als Desodorans und Antisepticum bei Verschwärungen, jauchenden Wunden, Eiterungen, herpetischen und syphilitischen Geschwüren, überhaupt bei Geschwürsflächen mit putriden Secretionen. Ganal's Verfahren der Einbalsamirung beruht auf der Anwendung dieses Aluminiumsubacetats. Mit der 3—4-fachen Menge Wasser verdünnt gebraucht man diese Acetatlösung auch zu Injectionen bei chronischer Gonorrhoe, stinkenden Nasengeschwüren, Blutungen etc.

Der innerliche Gebrauch lässt nur mässige Gaben zu, denn doppelt so hohe wie oben angegeben bewirken Schwindel, Eingenommenheit des Kopfes, Beklemmungen, Unwohlsein, Dyspepsie.

In der Technik benutzt man das Thonerdeacetat zum Wasserdichtmachen der Zeuge, Kleider etc. Das wollene Zeug wird in der Lösung des Acetats eingeweicht und dann in der Wärme getrocknet. Ferner dient dieses Acetat als Rothbeize *(mordant rouge)* in der Baumwollenfärberei.

Kritik. Die Ph. sagt *ne minus quam centrimetros cubicos 9,2 ad 9,8 Liquoris Kalii hydrici* etc. Wie soll man dies auffassen? denn für die Zahl 9,8 hätte ein *ne plus quam c. c. 9,8* nur allein einen Sinn gehabt. Am Schlusse erwecken die Zahlen 0,25 ad 0,30 Bedenken und wird man zu der Annahme gedrängt, dass entweder unrichtige Berechnungen oder Druckfehler vorliegen. Wenn der Revisor nur 0,23 g Thonerde sammelte, so wird er die Flüssigkeit als verwerfliche charakterisiren, obgleich sie von richtigem Gehalte ist. Solche Fehler sollten in einer Pharmakopoe mit gesetzlichem Charakter nicht vorkommen.

Liquor Ammonii acetici.

Essigsaure Ammoniumflüssigkeit; Ammoniumacetatflüssigkeit; Minderer's Geist. Liquor s. Spirĭtus Mynderēri. *Acetate d'ammoniaque liquide; Esprit de Mindererus. Acetate of ammonia.*

Zehn (10) Th. Salmiakgeist mit zwölf (12) Th verdünnter Essigsäure vermischt und in einer Porcellanschale erhitzt sind kurze Zeit anhaltend siedend zu erhalten. Nach dem völligen Erkalten sind sie mit Salmiakgeist neutral zu machen, alsdann filtrirt mit so viel destill. Wasser zu verdünnen, dass sie ein spec. Gewicht von 1,032 bis 1,034 erlangen.

Eine klare, farblose, völlig flüchtige, neutrale oder säuerliche Flüssigkeit, welche 15 Proc. Ammoniumacetat enthält.

Sie werde weder durch Schwefelwasserstoffwasser, noch durch Baryumnitrat verändert, noch werde sie nach dem Ansäuern mit Salpetersäure durch Silbernitrat getrübt.

Geschichtliches. Minderer, kaiserlicher und kurfürstlicher Leibarzt (starb 1621 zu Augsburg), brachte dieses unschuldige Mittel in grossen Ruf. Boer-

HAAVE lehrte es (1732) aus kohlensaurem Ammonium und Essigsäure bereiten. Seit Anfang dieses Jahrhunderts wurde diese Ammoniumacetatlösung durch einfache Mischung des Salmiakgeistes mit verdünnter Essigsäure bereitet.

Darstellung. Aus der Mischung von 10 Th. der 10-proc. Aetzammonflüssigkeit mit 12 Th. der 30-proc. Essigsäure resultirt eine schwach-saure Flüssigkeit, denn 1 Mol. jener Aetzammonflüssigkeit = 170 erfordert zur Sättigung 1 Mol. jener Essigsäure = 200. (170 : 200 = 10 : 11,765). Diese schwachsaure Flüssigkeit soll einige Minuten in einer offenen Porcellanschale kochend erhalten werden, um die der käuflichen Aetzammonflüssigkeit, auch wohl der käuflichen verdünnten Essigsäure anhängenden empyreumatischen flüchtigen Theile zu verdampfen. Nach den Experimenten, welche BILTZ anstellte, verflüchtet sich das Empyreuma in dieser Weise vollständig. Beim Sieden findet eine geringe Zersetzung statt und neben Ammoniak verdampft auch etwas Essigsäure. Nach dem Erkalten soll die Flüssigkeit durch Aetzammonzusatz neutral gemacht und mit Wasser auf ein spec. Gew. von 1,032 bis 1,034 gebracht werden. Ist man im vorschriftsmässigen Besitz eines von Empyreuma total freien Aetzammons und einer von Empyreuma freien Essigsäure, so dürfte diese Kochung überflüssig erscheinen. Diese Kochung harmonirt in keinem Falle mit den unter *Liq. Ammonii caust.* und *Acid. acetic. dilut.* von der Ph. aufgestellten Forderungen.

Die Flüssigkeit soll nach der Kochung und dem Erkalten durch Aetzammon in den neutralen Zustand übergeführt werden, obgleich im vorletzten Alinea die Ph. auch eine säuerliche Flüssigkeit zulässt. Ein wichtiger Punkt ist, dass die Ammoniumacetatlösung nicht alkalisch reagire. Dieser Umstand hätte einen schärferen Ausdruck gefunden, wenn man im ersten Alinea gesagt hätte: Die Flüssigkeit sei so zu neutralisiren, dass sie nicht im mindesten eine alkalische Reaction zeige. Da diese Ammoniumacetatlösung in nicht total gefüllten Flaschen unter Ammonverlust mit der Zeit eine schwache saure Reaction annimmt, so bezieht sich das Wort *acidulus* im 2. Alinea nicht auf den Inhalt des 1. Alinea, wo die Herstellung völliger Neutralität angeordnet ist. Nur aus sehr reinem zerfallenem Ammoniumcarbonat und conc. Essigsäure lässt sich eine concentrirte Flüssigkeit herstellen, welche sich gut conservirt.

Der chemische Process ist ein sehr einfacher

$$\underset{\text{Essigsäure}}{C_2H_4O_2} \quad \text{und} \quad \underset{\text{Ammon}}{NH_3} \quad \text{geben} \quad \underset{\text{Ammoniumacetat}}{C_2H_3O_2NH_4}$$

$$CH_3{-}CO\,.\,OH \quad \text{u.} \quad NH_3 \quad \text{geben} \quad CH_3{-}CO\,.\,ONH_4.$$

Die chemische Activität äussert sich durch Wärmeentwickelung. Daher wird die Mischung warm. Die Erhitzung steigt sogar bis über den Wasserkochpunkt, wenn man conc. Essigsäure mit einer 20-proc. Aetzammonflüssigkeit mischt.

Je 39 Th. verd. Essigsäure geben circa 100 Th. *Liq. Ammonii acet.* aus. Hätte man z. B. 240 g dieser 30-proc. Essigsäure verbraucht, so würde die mit Ammon neutralisirte Flüssigkeit auf annähernd (39 : 100 = 240 : x =) 615 Th. mit Wasser zu verdünnen sein, um eine Flüssigkeit mit 15 Proc. Ammoniumacetat zu erlangen.

Eigenschaften. Der *Liquor Ammonii acetici* ist eine farblose neutrale, nach längerer Aufbewahrung sehr schwach säuerliche Flüssigkeit von schwachem fadem Geruche und stechend salzigem Geschmacke, welche beim Erhitzen sich völlig verflüchtigt, beim Vermischen mit Aetzkali Ammongas, mit Schwefelsäure Essigsäure entwickelt. Das Ammonacetat ist schwierig in fester Form darzustellen. Beim Destilliren eines Gemisches aus Calciumacetat und Salmiak sammelt es sich in der Vorlage in fester Form. Aus einer in der Wärme gesättigten Lösung schiesst es in nadelförmigen Krystallen, welche an der Luft zerfliessen, an. Eine wässrige Lösung des Salzes lässt sich durch Abdampfen ohne Verflüchtigung von Salz und Verlust von Ammon nicht concentriren. Dem Einflusse des Lichtes und der Luft ausgesetzt, wird es allmählich unter Bildung von Ammoniumcarbonat und schleimiger Stoffe und unter Entmischung der Essigsäure zersetzt. Die Ammoniumacetatflüssigkeit soll 15 Proc. Salz enthalten.

Die Formel des Ammoniumacetats ist $C_2H_3O_2 . NH_4$. Das Moleculargewicht $= 77$. Das Moleculargewicht der officinellen Flüssigkeit mit 15 Proc. Gehalt ist $= 513,33$.

Tabelle

über den Salzgehalt der Lösungen des Ammoniumacetats ($C_2H_3O_2 . NH_4$).
Temperatur 16^0 C. (nach HAGER).

Proc. Ammon. Acetat	Spec. Gewicht	Proc. Ammon. Acetat	Spec. Gewicht	Proc. Ammon. Acetat	Spec. Gewicht	Proc. Ammon. Acetat	Spec. Gewicht
46	1,0860	35	1,0695	24	1,050	13	1,028
45,5	1,0853	34,5	1,0688	23,5	1,049	12,5	1,027
45	1,0845	34	1,0681	23	1,048	12	1,026
44,5	1,0838	33,5	1,0674	22,5	1,047	11,5	1,025
44	1,0830	33	1,0666	22	1,046	11	1,024
43,5	1,0823	32,5	1,0658	21,5	1,045	10,5	1,023
43	1,0815	32	1,0651	21	1,044	10	1,022
42,5	1,0808	31,5	1,0644	20,5	1,043	9,5	1,021
42	1,0800	31	1,0636	20	1,042	9	1,020
41,5	1,0793	30,5	1,0628	19,5	1,041	8,5	1,019
41	1,0785	30	1,062	19	1,040	8	1,018
40,5	1,0778	29,5	1,061	18,5	1,039	7,5	1,017
40	1,0770	29	1,060	18	1,038	7	1,016
39,5	1,0763	28,5	1,059	17,5	1,037	6,5	1,015
39	1,0755	28	1,058	17	1,036	6	1.014
38,5	1,0748	27,5	1,057	16,5	1,035	5,5	1,013
38	1,0740	27	1,056	16	1,034	5	1,012
37,5	1,0733	26,5	1,055	15,5	1,033	4,5	1,011
37	1,0725	26	1,054	15	1,032	4	1.010
36,5	1,0718	25,5	1,053	14,5	1,031	3,5	1,009
36	1,0710	25	1,052	14	1,030	3	1,008
35,5	1,0703	24,5	1,051	13,5	1,029	2,5	1,007

Das spec. Gewicht der Lösungen vermehrt oder vermindert sich zwischen 8—20^0 C. bei Ab- und Zunahme der Wärme um 1^0 C. bei einem Salzgehalte

von	5—10 Proc. durchschnittlich um	0,0001
„	11—20 „ „ „	0,00015
„	21—30 „ „ „	0,0002
„	31—40 „ „ „	0,00025
„	41—46 „ „ „	0,0003.

Aufbewahrung. In möglichst total gefüllten Flaschen vor dem Contact mit Luft und der Einwirkung der Sonnenstrahlen und der Wärme geschützt, also am schattigen kühlen Orte. In halbgefüllten Flaschen nimmt die Flüssigkeit unter Abgabe von Ammon eine schwachsaure Reaction an.

Prüfung. Die Ph. fordert eine neutrale oder schwach saure Flüssigkeit. Dieser Zustand wird mit blauem und geröthetem Lackmuspapier geprüft. Eine schwache Röthung des Lackmuspapiers tritt selbst bei einem schwach alkalisch gehaltenen Liquor ein, wenn man die Probe auf dem Reagenspapiere abdunsten lässt. Dies hat, wie schon erwähnt ist, seinen Grund in der Zersetzung des Ammoniumacetats an der Luft. Ein Theil seines Ammons nämlich verflüchtigt sich, und ein saures Ammoniumsalz bleibt zurück. — Empyreumatische Stoffe werden durch den Geruch und Geschmack erkannt. Ein Gehalt davon ist Ursache, dass sich das Präparat nach einiger Zeit der Aufbewahrung gelblich oder bräunlich färbt. Eine Färbung würde die Unterlassung der vorgeschriebenen Kochung oder die Herstellung des Präparats aus unreinem empyreumatischem Salmiakgeist oder solcher Essigsäure anzeigen. Metallische Verunreinigungen werden durch eine gefärbte Trübung oder Fällung beim Vermischen mit Schwefelwasserstoffwasser entdeckt. — Eine weisse Trübung beim Vermischen der mit etwas Salpetersäure angesäuerten Flüssigkeit mit Silbernitrat verräth einen Salmiak- oder Salzsäuregehalt, welcher das Präparat verwerflich macht. Mit Baryumnitrat wird auf Sulfat geprüft. Ammoniumsulfat kann seinen Ursprung in der Verwendung einer Schwefligsäure enthaltenden Essigsäure haben. — Wenn man einige Tropfen Ammoniumacetat auf einer Glasscheibe bei gelinder Wärme (über dem Cylinder einer mit kleiner Flamme brennenden Petrollampe) verdampft, würden Ammoniumchlorid, Ammoniumsulfat und ähnliche Salze in Krystallen zurückbleiben. Nach stärkerem Erhitzen, wodurch diese Salze verflüchtigt werden, darf kein sichtbarer oder die Durchsichtigkeit des Glases aufhebender Fleck zurückbleiben. Ein solcher deutet auf fixe Stoffe, welche nicht vertreten sein dürfen. Eine schwache Andeutung eines Fleckes macht das Präpaart jedoch nicht verwerflich, denn eine absolute Flüchtigkeit ist nur selten anzutreffen und bei 100-facher Vergrösserung geben sich krystallinische Ränder des Verdampfungsfleckes zu erkennen.

Um die Gegenwart alkaloïdischer und saurer pyrogener Substanzen im *Liq. Ammonii acetici*, respective die Nichtausführung der Kochung zu erkennen, giebt man in einen Reagircylinder 4—5 ccm Wasser und 6—8 Tropfen Kaliumhypermanganatlösung. Dazu setzt man 2—3 ccm der Acetatlösung und mischt. Die violette Färbung hält bei reinem Präparat mindestens 2 Minuten, meist 3—4 Minuten an, im anderen Falle tritt schon in der ersten Minute Gelbfärbung ein. Die directe Tinction der unverdünnten Ammoniumacetatlösung mit dem Permanganat giebt ein anderes Resultat, insofern der Uebergang des Violetts in Gelb sehr schnell vorsichgeht.

Anwendung. Ammoniumacetat gilt als Diaphoreticum und Temperans, auch wohl als Diureticum und Antispasmodicum. Die temperirende Eigenschaft erklärt man damit, dass sich die Essigsäure durch Sauerstoffaufnahme aus dem Blute in Kohlensäure verwandle, das Blut dadurch seine arteriellen Eigenschaften verliere und seine circulatorische Eigenschaft vermindert werde. Nach CARRIÈRE soll die Wirkung in der Vertheilung der in einem Organe angehäuften Nerventhätigkeit nach der Peripherie hin bestehen. Man wendet das Mittel an bei Nervenleiden (Epilepsie, Hysterie, hartnäcknigen Neuralgien), zur Vermehrung der Diaphorese bei Gicht, Hautleiden, katarrhalischen Leiden, Croup etc. Viele Aerzte wollen das Ammoniumacetat in die Klasse von Arzneikörpern versetzt wissen, welche weder nützen noch schaden. Man giebt die Ammoniumacetatflüssigkeit zu 5,0—10,0—15,0 g mehrmals des Tages, behufs schneller Beförderung der Diaphorese zu 20,0—30,0 g auf ein- oder zweimal. In Dosen zu 1,0—4,0 g mit Wasser verdünnt soll es ein Mittel gegen Trunkenheit sein.

In neuerer Zeit hat man es für ökonomische Zwecke als Antisepticum gerühmt und sollen Fleisch, Gemüse, Früchte in concentrirter Ammoniumacetatlösung sich lange Zeit conserviren. Für diesen Zweck kommt ein krystallisirtes Ammoniumacetat in den Handel, welches jedoch ein Biacetat ist, also stark sauer reagirt. Beim Kochen des Fleisches in Wasser wird das Ammon, theils auch die Essigsäure verflüchtigt.

Liquor Ammonii anisatus.

Anishaltige Ammonflüssigkeit. Ammoniăcum solūtum anisātum; Spirĭtus Salis ammoniăci anisātus. *Alcoolé d'ammoniaque anisé; Liqueur ammoniacale anisée; Alcool ammoniacal anisé.*

Anisöl, einem (1) Th., gelöst in vierundzwanzig (24) Theilen Weingeist, setze man fünf (5) Theile Salmiakgeist hinzu. Die Flüssigkeit sei klar und gelblich.

Bei der Darstellung dieses Liquors hat man die Vorsicht zu gebrauchen, nicht eher die Aetzammonflüssigkeit zuzusetzen, bis.nicht das Anisöl im Weingeist völlig gelöst ist. Zuweilen trifft es sich, dass die frische Mischung trübe ist. In diesem Falle stellt man sie auf eine Stunde an einen temperirten Ort (von ungefähr + 25° C.). Sollte sie dennoch trübe bleiben, so lässt man sie einige Tage stehen und giesst sie dann durch ein Filter. In der Kälte scheiden sich Oeltheile in Gestalt kleiner herumschwimmender Krystallchen aus, welche jedoch in der Wärme wieder verschwinden.

Obige Mischung ist eine völlig klare gelbliche, nach Ammon und Anisöl riechende und ähnlich schmeckende Flüssigkeit, welche beim Vermischen mit Wasser weiss lactescirt.

Sie wird in Gaben von 10—30 Tropfen als Carminativ, Expectorans und Diaphoreticum, häufig als Geschmackscorrigens anderer Mittel gebraucht.

Liquor Ammonii caustici.

Salmiakgeist; Aetzammoniakflüssigkeit; Aetzammon. Spiritus Salis ammoniăci caustĭcus. *Ammoniaque liquide; Alcali volatil; Solution aqueuse d'ammoniaque. Solution of ammonia.*

Klare, farblose, flüchtige, eigenthümlich-stechend riechende Flüssigkeit von stark alkalischer Reaction und 0,960 spec. Gewicht. Nähert man ihr Salzsäure, so dunstet sie dichte weisse Nebel aus. Sie enthält 10 Proc. Ammoniak.

Mit einem 4-fachen Vol. Kalkwasser gemischt darf sie sich nicht trüben, und mit einem doppelten Vol. Wasser verdünnt, darf sie weder durch Schwefelammonium noch durch Ammoniumoxalat verändert werden.

Mit Essigsäure übersättigt darf sie weder durch Schwefelwasserstoffwasser, noch durch Baryumnitrat, noch nach Zusatz von Salpetersäure durch Silbernitrat getrübt werden. Die mit Salpetersäure übersättigte Aetzammonflüssigkeit durch Abdampfen zur Trockne gebracht hinterlasse einen farblosen, bei stärkerer Hitze flüchtigen Rückstand.

Zur Sättigung von 4g der Aetzammonflüssigkeit müssen 23,5 ccm der Normal-Salzsäure ausreichen.

Geschichtliches. Robert Boyle, im 17. Jahrhundert, scheint der erste gewesen zu sein, welcher das Ammoniakgas kannte, indem er von einem flüchtigen, beim Vermischen mit Säuren nicht aufbrausenden Laugensalze spricht. Black, in der Mitte des vorigen Jahrhunderts, kannte die Natur jenes Gases schon näher und entwickelte es mittelst Aetzkalkes aus Ammonsalzen. Nachdem Priestley im Jahre 1774 die alkalische Luft, *Alkali volatile*, isolirt hergestellt und charakterisirt hatte, gaben Wiegleb (1781), Goettling (1793), van Mons (1794), Dingler (1800), Buchholz Vorschriften zur Bereitung des Salmiakgeistes, so genannt, weil aus Salmiak bereitet.

Handelswaare. Der Verbrauch der Aetzammonflüssigkeit in der Technik ist ein so umfangreicher geworden, dass man diese Flüssigkeit jetzt im Grossen nicht nur sehr rein, sondern auch billig aus dem schwefelsauren Ammonium, das bei der Leuchtgasfabrikation und anderen technischen Operationen als Nebenprodukt in Menge abfällt, darstellt. Zur Erleichterung der Versendung und Verpackung wird ein sogenannter doppelter Salmiakgeist, *Liquor Ammonii causticus duplex*, mit 19—20 Proc. Aetzammongehalt und von 0,922 spec. Gew., ferner selbst ein 25-proc. Salmiakgeist von 0,910 spec. Gew. in den Handel gebracht. Die Darstellung im pharmaceutischen Laboratorium beabsichtigt entweder eine Uebung des Laboranten oder sie geschieht, um einen augenblicklichen Defect des Präparats zu decken, oder sie bezweckt endlich ein chemisch reines Präparat. Kann man ein billiges schwefelsaures Ammonium erlangen, so ist auch die Darstellung mit Vortheil möglich.

Die **Darstellung** der Aetzammonflüssigkeit oder des Salmiakgeistes besteht darin, das Ammongas aus dem Ammoniumchlorid, Chlorammonium, Salmiak oder dem Ammoniumsulfat durch Aetzkalk unter Beihilfe von Wasser abzuscheiden, es in Wasser zu leiten und von diesem absorbiren zu lassen.

$$\underset{\text{Ammoniumchlorid}}{2NH_4Cl} \quad \text{u.} \quad \underset{\text{Calciumhydroxyd}}{Ca\,(OH)_2} \text{ geb. } \underset{\text{Calciumchlorid}}{CaCl_2} \quad \text{u.} \quad \underset{\text{Wasser}}{2H_2O} \quad \text{u.} \quad \underset{\text{Ammoniak}}{2NH_3}.$$

Ammon oder Ammoniak, aus 1 Vol. Stickstoff und 3 Vol. Wasserstoff zusammengesetzt, welche sich zu 2 Vol. Ammongas verdichtet haben, ist ein farbloses Gas, von welchem Wasser von 0^0 C. 1050 Vol., Wasser von 15^0 C. aber nur 725 Vol. zu absorbiren vermögen. Dieses Gas resultirt aus stickstoffhaltigen organischen Stoffen, wenn sie der Glühhitze ausgesetzt werden oder dem Fäulnissprocesse unterliegen, es entsteht überhaupt da, wo sich Wasserstoff und Stickstoff in *statu nascendi* begegnen. Es lässt sich unter starkem Drucke und bei hohen Kältegraden in den flüssigen, selbst in den festen Aggregatzustand überführen. Fest bildet es eine farblose, durchsichtige, bei — 75^0 C. schmelzende Masse. Das spec. Gew. des Ammongases ist 0,59. Rothglühhitze zersetzt das Ammongas in seine Elemente, ebenso die Einwirkung des elektrischen Funkens. Es verhindert oder stört die Verbrennung organischer Stoffe, es ist also nicht brennbar, verbrennt aber im Sauerstoffgase unter Freilassung des Stickstoffs und Bildung von Wasser. Ein Gemisch aus Ammongas und Sauerstoffgas mit Platinschwamm im Contact verbrennt zu Wasser und Salpetersäure.

Man unterscheidet anorganische und organische Ammonquellen. Anorganischen Herkommens ist das natürliche Ammoniumcarbonat, das Ammon in den vulkanischen Gasen, besonders in den Suffioni in den Toskanischen Maremmen (Bd. I, S. 466), der vulkanische Salmiak, Ammon aus der Zersetzung der Salpetersäure, aus dem Stickstoff der Luft, aus der Zersetzung der Cyanverbindungen, das Ammon durch Erhitzen und Glühen der Steinkohlen erzeugt. Organischen Ursprunges ist das Ammon als Product der fauligen Gährung oder Zersetzung stickstoffhaltiger organischer Körper, wie z. B. des Harnes, Düngers, des Tankwassers der Schweineschlächtereien (Amerika), des Rübensaftes, der Melassenschlempe etc.

Schreitet man zur Darstellung des officinellen Salmiakgeistes im pharmaceutischen Laboratorium, so gehe man nach folgenden Angaben vor:

Bei Verwendung eines Glasgefässes als Ammongasentwickelungsgefäss, verfährt man in folgender Weise: 300 Th. gebrannter Kalk (vorausgesetzt derselbe ist noch frisch) werden mit 150 Th. warmem Wasser besprengt, damit sie zu Calciumhydroxyd oder Kalkhydrat zerfallen, und dann mit 650 Th. Wasser oder einer solchen Menge, dass im Ganzen 800 Th. Wasser in Anwendung kommen, zu einer Kalkmilch gemischt. Diese giebt man in einen gläsernen Kolben, welcher aber nur bis höchstens zur Hälfte seines bauchigen Raumes gefüllt sein darf, und setzt den Kolben in ein Sandbad. Zu der Kalkmilch schüttet man das Ammoniumchlorid (300 Th.) in Form eines sehr groben Pulvers und verschliesst den Kolben mit einem gut passenden Stopfen aus Kautschuk oder gutem, nicht löcherigem Kork, welchen letzteren, sollte er nicht dicht schliessen, man mit Kleister und Papierstreifen dicht aufsetzt. In den Stopfen ist das gläserne Gasleitungsrohr und auch ein Sicherheitsrohr eingesetzt. Das Sicherheitsrohr bezweckt den Zutritt der Luft in den Kolbenraum, wenn die Gasentwickelung aufhört oder sich durch Zufall eine Abkühlung des Kolbens ereignet. Wäre dieses Sicherheitsrohr nicht vorhanden, so würde in einem der vorliegenden Fälle die äussere Luft den Inhalt der Vorlage in den Kolben hinüberdrücken. Als Sicherheitsrohr genügt hier eine nicht zu weite gerade lange Glasröhre, welche mit dem einen Ende um 2—3 Fingerbreiten in die Flüssigkeit hineinreicht, aus welcher das Gas entwickelt wird. Da sich dieses Ende der Röhre leicht verstopfen kann, wenn die Flüssigkeit wie hier eine dichtere Consistenz annimmt oder breiig wird, so bedient man sich der WELTER'schen Sicherheitsröhren (A), die zum Theil mit Wasser gefüllt, nur in die Bohröffnung des Korkes gesteckt werden. Ein Uebelstand ist die Zerbrechlichkeit dieser Röhren, die sich eigentlich nur für Operationen im kleinen Maassstabe eignen. Dauerhaft ist folgende Vorrichtung. Einen hohlen Cylinder (B, c) von starkem Weissblech oder Glas

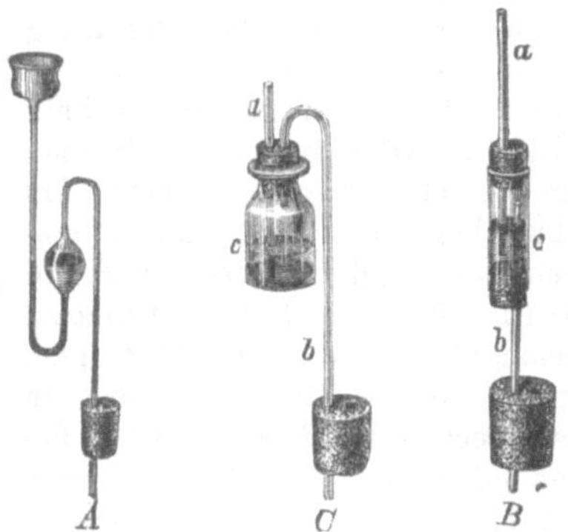

Sicherheitsröhren.

verschliesst man an seinen beiden Enden dicht mit durchbohrten Korkstopfen, in

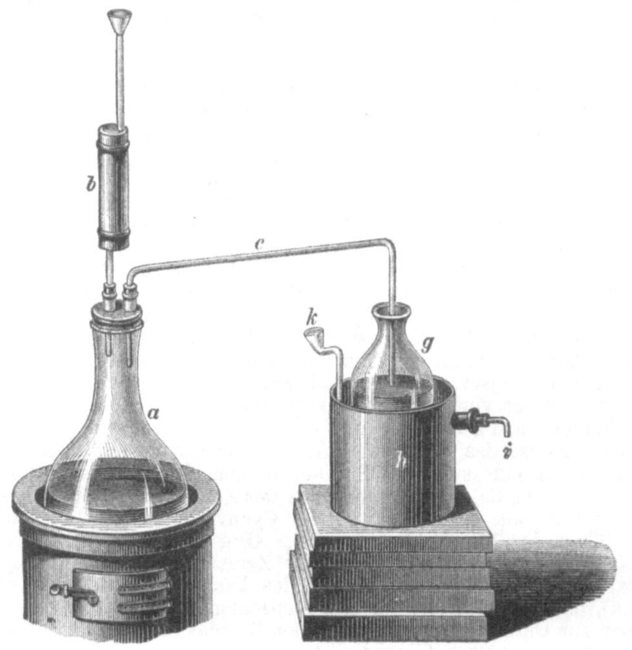

1. Einfacher Apparat zur Darstellung des Salmiakgeistes.

welche die Glas- oder Bleiröhren *a* und *b* in der Weise eingesetzt sind, wie dies in Figur *B* (auf S. 216) angegeben ist. Der Cylinder wird mit so viel Wasser gefüllt, dass das untere Ende des Rohres *a* in das Wasser 1—2 Fingerbreiten eintaucht.

Der Apparat muss nothwendig zuvor vollständig vorgerichtet sein, ehe man den Kolben mit der Kalkmilch und dem Salmiak beschickt, denn in dem Augenblicke, in welchem beide Substanzen sich berühren, findet auch alsbald die Austreibung des Ammongases statt.

Das Gasleitungsrohr reicht bis auf den Boden der Vorlage. Diese ist geräumig genug, die 3-fache Gewichtsmenge an Wasser, als Salmiak in Arbeit genommen wird, fassen zu können. Sie wird mit 600 Th. destill. Wasser gefüllt.

Ein Apparat, wie er auch der Vorschrift der Pharmacopoea Boruss., ed. VII entsprach, wird durch vorstehende Abbildung vergegenwärtigt. *a* ist der Kolben, welcher in einem Sandbade steht, *b* die Sicherheitsröhre, *c* das Gasleitungsrohr, *g* die Vorlage, *h* der Kühltopf, *k* das Trichterrohr für das einfliessende Kühlwasser, *i* das Ausflussrohr des warm gewordenen Kühlwassers.

Die Operation der Gasentwickelung wird durch gelinde Heizung des Sandbades eingeleitet. Zuerst entweicht die im Apparate eingeschlossene atmosphärische Luft, vermischt mit etwas Ammongas. Während dieses letztere von dem Wasser absorbirt

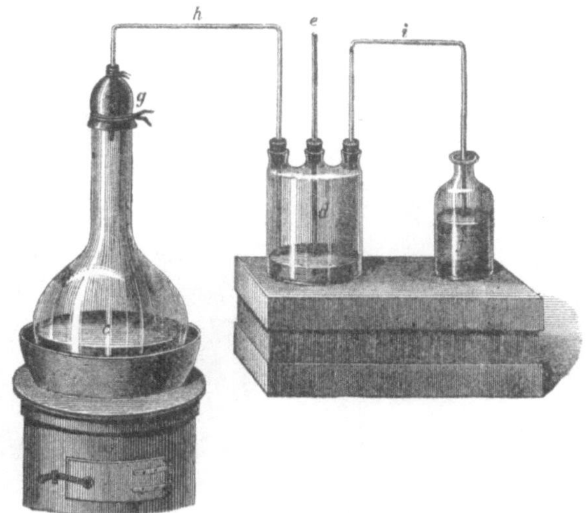

II. Apparat zur Darstellung des reinen Salmiakgeistes.

wird, steigen die Luftblasen unter Geräusch durch das Wasser an die Oberfläche. Die Heizung des Sandbades wird allmählich gesteigert. Sobald die atmosphärische Luft ausgetrieben ist, werden die Ammongasblasen bei ihrem Austreten aus dem Gasleitungsrohre sogleich vom Wasser absorbirt, was sich durch ein klapperndes Geräusch kenntlich macht. Die Temperatur des Sandbades, die im Anfange auf 50—60° C. steigt, erhält man in einer gleichen Höhe, so lange die Ammongasblasen in mässigem Tempo in das Wasser der Vorlage treten. Beginnt das Tempo länger zu werden, so verstärkt man allmählich das Feuer, bis am Ende der Operation keine Gasblasen mehr auftreten und eine schwache Aetzammonflüssigkeit anfängt überzudestilliren. Die Regelung der Feuerung ist ein wesentlicher Punkt, denn erhitzt man alsbald zu stark, so entweicht das Ammongas so stürmisch, dass sich die Flüssigkeit im Kolben in eine schaumige Masse verwandelt und übersteigt und das Wasser in der Vorlage das Ammongas nicht vollständig aufnimmt.

Gegen das Ende der Operation, wenn bereits eine schwache Ammonflüssigkeit überdestillirt, nimmt man die Vorlage weg und ersetzt sie durch eine Flasche, die nur etwas weniges destillirtes Wasser enthält. Man will nämlich bemerkt haben, dass in diesem Falle Spuren Ammoniumchlorid mit überdestilliren. Obgleich ich absichtlich diese Erfahrung machen wollte, so habe ich dennoch nicht die geringste Spur Ammoniumchlorid im Destillate finden können. Immerhin schadet es aber nicht, die zuletzt überdestillirende, wenig ammoniakalische Flüssigkeit abgesondert aufzufangen.

Das Ammongas wird begierig von dem Wasser in der Vorlage verschluckt und
in den flüssigen Zustand übergeführt. Hierbei wird sein latenter Wärmestoff frei, was
die hauptsächlichste Ursache ist, dass sich die Flüssigkeit der Vorlage allmählich erwärmt und Ammongas um so mehr ausdunstet, je wärmer sie wird. Die Vorlage
ist daher gut kühl zu erhalten. Man stellt sie in ein hölzernes Gefäss mit kaltem
Wasser oder man wendet einen Kühltopf, wie die bezügliche Abbildung auf Pagina
216 angiebt.

Behufs Darstellung eines chemisch reinen Salmiakgeistes ist die Verwendung von Glasgefässen und eine Waschung des entwickelten Ammongases mit
Kalkwasser oder auch nur Wasser nothwendig. Das Kalkwasser befindet sich in einer
zwischen dem Gasentwickelungsgefäss (c) und dem Absorptionsgefäss (f) placirten
Woulf'schen Flasche (d). Der Apparat hat dann die in der Figur II (S. 217) angegebene Zusammenstellung.

Im Uebrigen stellt man auf eine sehr leichte und bequeme Weise eine chemisch
reine Aetzammonflüssigkeit dar, wenn man einfach das Gas aus dem *Liquor Ammonii*

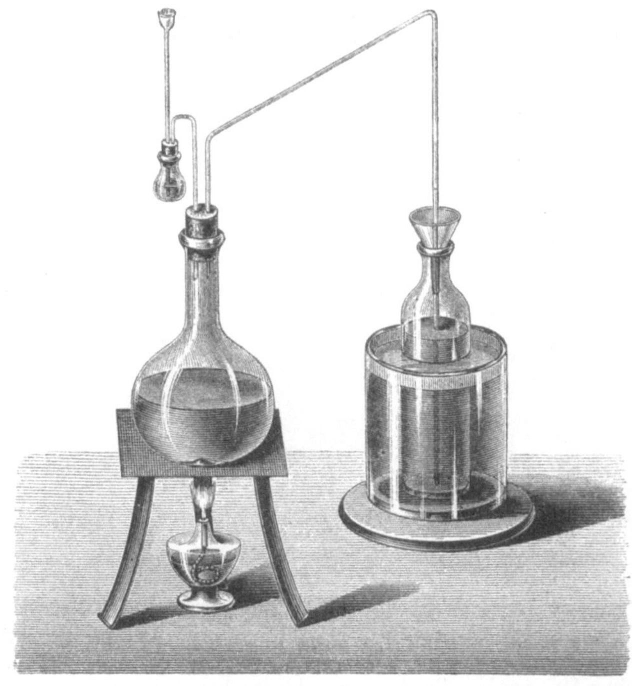

111. Apparat zur Darstellung eines reinen Salmiakgeistes aus einem 20-proc. Salmiakgeist.

caustici duplex des Handels durch gelindes vorsichtiges Erwärmen austreibt und in
destill. Wasser leitet. 1 Liter des doppelten Salmiakgeistes lässt sich über der freien
Weingeistflamme genügend erhitzen, denn schon zwischen 45—60⁰ C. lässt er die
Hälfte seines Ammongases frei. Hier bedarf es weder eines Sicherheitsrohres noch
einer Waschflasche, wofern man eben nur circa die Hälfte des Ammongases des dop-
pelten Salmiakgeistes frei macht. Für diese Darstellung empfiehlt sich der Apparat
III, dem ein Sicherheitsrohr aufgesetzt ist, um mit aller Sicherheit die Arbeit zu
Ende zu führen. In einen Glaskolben giebt man 1 oder 2 Liter des doppelten
Salmiakgeistes und in das Absorptionsgefäss 0,45 oder 0,9 Liter destillirtes Wasser.
Der im Kolben verbleibende Rückstand lässt sich, auf das vorschriftsmässige spec.
Gewicht gestellt, wieder zu Linimentmischungen verbrauchen.

Die Flüssigkeit der Vorlage wird mit der hinreichenden Menge destillirten Wassers bis auf das erforderliche spec. Gewicht verdünnt. Dies geschieht in der gewöhnlichen Weise. Wenn z. B. die 20 Th. betragende Flüssigkeit der Vorlage bei 17,5⁰
ein spec. Gewicht von 0,940 hat, so müsste sie bis auf 30¹/₂ Th. mit destill. Wasser
verdünnt werden, um eine 10-proc. oder eine Flüssigkeit von 0,959 spec. Gew. bei

17,5⁰ C. zu erlangen. Wie die weiter unten angegebene Tabelle besagt, enthält eine Aetzammonflüssigkeit von 0,940 spec. Gew. 15,25 Proc. Ammongas, eine solche von 0,959 spec. Gew. 10 Proc. 10 : 15,25 = 20 : 30,5. Hat man zwei ammoniakhaltige Flüssigkeiten von verschiedenem spec. Gew., also verschiedenem Ammongehalte, und man wollte durch Vermischen derselben eine 10 Proc. Aetzammon haltende Flüssigkeit darstellen, so verfahre man nach folgendem Beispiele. 5 kg Aetzammonflüssigkeit von 0,917 spec. Gew. oder 22 Proc. Ammongehalt sollen mit einer Flüssigkeit von 0,978 spec. Gew. oder 5 Proc. Ammongehalt bis auf ein spec. Gew. von 0,959 oder bis zu einem Ammongehalt von 10 Proc. verdünnt werden. Die erstere Flüssigkeit enthält also 12 Proc. zu viel, die andere 5 Proc. zu wenig an Ammoniak. Dieses Plus und Minus verhält sich umgekehrt, wie die Gewichtsmengen der Flüssigkeiten, welche zur Vermischung nöthig sind: 5 : 12 = 5 kg : x (= 12) kg.

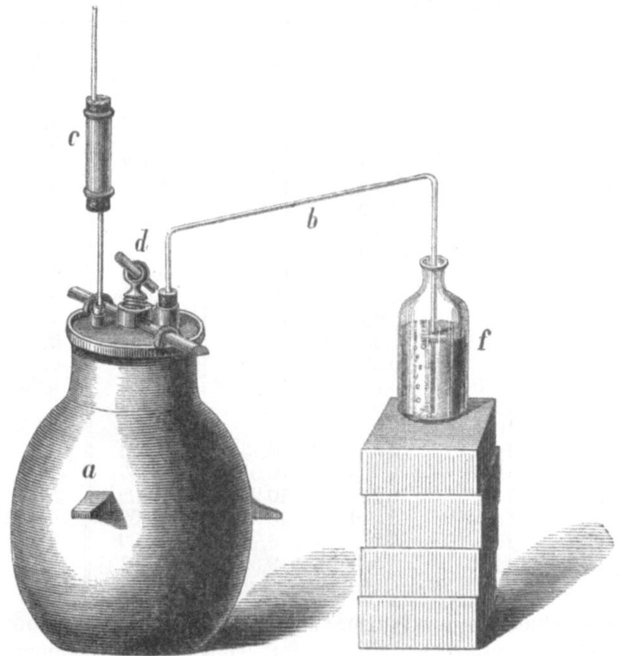

IV. Eiserne Blase zur Bereitung des Salmiakgeistes (¹/₁₀ der Durchmesserlänge).

Ebenso umgekehrt, wenn man eine schwache Flüssigkeit durch Vermischen mit einer stärkeren bis zu einem gewissen Procentgehalt bringen will. Wollte man z. B. 12 kg einer Aetzammonflüssigkeit von 5 Proc. durch Vermischen mit einer solchen von 22 Proc. bis auf einen Gehalt von 10 Proc. bringen, so würde die Rechnung folgende sein: 12 : 5 = 12 kg : x(= 5) kg.

Zur Darstellung des Salmiakgeistes im Grossen verwendet man gusseiserne Blasen mit eisernen oder zinnernen Röhren etc. Der Verschluss geschieht mit Mennigekitt. Das Waschgefäss ist ein Blechgefäss in ein Holzgefäss eingesetzt. In Stelle des Salmiaks wird Ammoniumsulfat verwendet. Ein eisernes Gasentwickelungsgefäss ist in Fig. IV angegeben. Meist haben diese Gefässe die Form der gewöhnlichen kupfernen Blasen.

Eigenschaften. Die Aetzammonflüssigkeit ist eine wasserklare, farblose, stark nach Ammon riechende, zu Thränen reizende Flüssigkeit von ätzend-laugenhaftem Geschmacke mit 10 Proc. Ammongehalt und von 0,960 spec. Gewicht. Längere Zeit auf die Haut gebracht, wirkt sie ätzend, selbst blasenziehend. Rothes Lackmuspapier bläut sie nur vorübergehend. Beim Stehen an der Luft entweicht aus ihr allmählich Ammongas. Auch zieht sie etwas Kohlensäure an. Durch Erwärmen, besonders bis zum Kochen erhitzt, verliert sie ihren ganzen Ammongehalt. Der Siedepunkt der 10-proc. officinellen Flüssigkeit liegt bei + 68° C., ihr Gefrierpunkt bei — 32° C. Ihr spec. Gew. ist desto geringer, je ammonreicher sie ist, wie die folgende Tabelle angiebt.

Sowohl die officinelle 10-proc., als auch die 20-proc. Aetzammonflüssigkeit sind als ätzende Gifte anzusehen und dem entsprechend zu handhaben, denn innerliche Gaben von 2—5 g zeigten letale Wirkung und auch in Folge heftigen Riechens an dieser Flüssigkeit trat einige Male sofortiger Tod ein.

Tabelle

des Gehalts der Aetzammonflüssigkeit von verschiedenem spec. Gewicht an wasserfreiem Ammon = NH^3. Temperatur 17,5° C. (nach HAGER).

Proc. NH^3	Spec. Gewicht	Proc. NH^3	Spec. Gewicht	Proc. NH^3	Spec. Gewicht	Proc. NH^3	Spec. Gewicht
25	0,908	19,75	0,924	14,5	0,943	9,25	0,962
24,75	0,909	19,5	0,925	14,25	0,944	9	0,963
24,5	0,909	19,25	0,926	14	0,944	8,75	0,964
24,25	0,910	19	0,927	13,75	0,945	8,5	0,965
24	0,911	18,75	0,928	13,5	0,946	8,25	0,966
23,75	0,911	18,5	0,929	13,25	0,947	8	0,966
23,5	0,912	18,25	0,930	13	0,948	7,75	0,967
23,25	0,913	18	0,930	12,75	0,949	7,5	0,968
23	0,914	17,75	0,931	12,5	0,950	7,25	0,969
22,75	0,914	17,5	0,932	12,25	0,951	7	0,970
22,5	0,915	17,25	0,933	12	0,951	6,75	0,971
22,25	0,916	17	0,934	11,75	0,952	6,5	0,972
22	0,917	16,75	0,935	11,5	0,953	6,25	0,973
21,75	0,917	16,5	0,936	11,25	0,954	6	0,974
21,5	0,918	16,25	0,937	11	0,955	5,75	0,975
21,25	0,919	16	0,938	10,75	0,956	5,5	0,976
21	0,920	15,75	5,938	10,5	0,957	5,25	0,977
20,75	0,921	15,5	0,939	10,25	0,958	5	0,978
20,5	0,922	15,25	0,940	10	0,959	4	0,982
20,25	0,923	15	0,941	9,75	0,960	3	0,986
20	0,923	14,75	0,942	9,5	0,961	2	0,991

Bei Zu- oder Abnahme der Wärme um je 1° C. vermindert oder vermehrt sich bei mittlerer Tagestemperatur das spec. Gew. einer Aetzammonflüssigkeit

von 15—20 Proc. ungefähr um 0,00038

„ 8—12 „ „ „ „ 0,00025

„ 4— 7 „ „ „ „ 0,00016.

Die Aetzammonflüssigkeit des Handels, häufig aus ammoniakalischen Nebenprodukten aus verschiedenen chemischen Operationen, besonders aus dem in Photogen- und Leuchtgasfabriken gewonnenen Ammoniumsulfat bereitet, enthält oft Anilin und andere pyrogene Produkte, selbst Weingeist hat man darin angetroffen. In allen Fällen ist auf die Reinheit der vom Drogisten bezogenen Waare zu prüfen.

Ammon oder Ammoniak erhält die Formel NH_3. Moleculargew. = 17. Das Mol. Gew. der 10-proc. Ammonflüssigkeit ist also = 170.

Aufbewahrung. Weil die Aetzammonflüssigkeit an der Luft Kohlensäure anzieht und auch Ammongas abdunstet, so bewahrt man sie in nicht zu grossen und gut verstopften Flaschen an einem kühlen Orte. Das für den Handverkauf und zu Linimentmischungen bestimmte Präparat kann in Flaschen mit paraffinirten Korkstopfen aufbewahrt, das Präparat für chemisch-pharmaceutische Zwecke muss dagegen in Flaschen mit Glasstopfen mit einer Glas-

kapsel tectirt gehalten werden. Das Aetzammon extrahirt und löst die Kork-
substanz, welche mit kochend heissem Paraffin getränkt, weniger schnell angegriffen wird.

Da die Ph. diesen unter gewissen Verhältnissen sehr giftigen Arzneistoff
nicht der Tabula C eingereiht hat, so ist der Apotheker angewiesen diesen
Lapsus in anderer Weise auszugleichen. Wie in ähnlichen Fällen rathe ich
auch hier an, der Signatur zwei ✕ aufzusetzen, z. B.

✕ *Liquor* ✕
Ammonii caust.

Wie nothwendig dies ist, ergiebt der beim Erscheinen der Ph. Germ. ed. II
in Berlin vorgekommene Vergiftungsfall in Folge der Verwechselung des *Liq.*
Ammonii acetici mit *Liq. Ammonii caust.*

Prüfung. Die Ph. fordert, dass die Aetzammonflüssigkeit 1) völlig flüchtig
sei; 2) frei sei von Ammoniumcarbonat, 3) von Verunreinigungen mit Eisen,
Zink, Blei, 4) von Kalkerde, 5) von Schwefligsäure und aus essigsaurer Lösung durch H_2S fällbaren Metallen, 6) von Ammoniumchlorid, 7) von Anilin
und Empyreuma, und 8) dass sie einen Gehalt von 10 Proc. Ammongas auf-
weise.

1) Auf ein Objectglas giebt man einen Tropfen der Flüssigkeit und
trocknet ihn über dem Luftzuge einer mit kleiner Flamme brennenden Petrollampe ein. Hinterbleibt ein Fleck oder nur leicht sichtbare Fleckränder, welche
bei 100-facher Vergrösserung Krystallinisches wahrnehmen lassen, so enthält
der Salmiakgeist Unreinigkeiten, welche ihn als reines Präparat verwerflich
machen. Die übrigen Prüfungen sub 3, 5, 6, 7 und 8 sind dann überflüssig.
Der beste im Handel vorkommende Salmiakgeist wird meist zarte Fleckränder
zurücklassen und sollte man dieselben als unvermeidlich übersehen. Finden
sich im Felde des Fleckes hier und da undurchsichtige Partikel und sind die
Randlinien farbig, so ist der Salmiakgeist gewöhnliches Fabrikprodukt. Fehlen
in dem Felde des Fleckes und in den nur zarten Randlinien farblose und
farbige, salzige und undurchsichtige Partikel, so sind auch die Reactionen
mit Schwefelammonium, Calciumoxalat, Baryumnitrat völlig überflüssig. — **2)**
Mit dem 4-fachen Vol. **Kalkwasser** gemischt darf keine Trübung eintreten,
welche die Gegenwart von **Ammoniumcarbonat** andeuten würde. Da man
hierzu erst das Kalkwasser zu filtriren hätte, so ist es einfach zu 2—3 ccm
des Salmiakgeistes einen Tropfen **Baryumnitratlösung** zu setzen. Bei
Gegenwart von Kohlensäure erfolgt sofort Trübung. — **3)** Mit einem doppelten
Vol. **Wasser** verdünnt darf der Salmiakgeist auf Zusatz von **Schwefelammonium** weder eine Färbung noch eine Trübung erleiden, was der Fall
sein würde, wenn Spuren Eisen, Zink, Blei gegenwärtig wären. Dann hätte
man auch sub 1 dunkle Partikel im Verdampfungsfelde wahrgenommen. — **4)**
Mit einem doppelten Vol. **Wasser** verdünnt und mit **Ammoniumoxalat**
versetzt erfolgt bei Gegenwart von Kalkerde eine Trübung. Sub 1 wäre auch
diese Verunreinigung in Form dunkler Körperchen erkannt worden. — **5)** Mit
Essigsäure übersättigt darf die Flüssigkeit durch **Schwefelwasserstoffwasser** nicht getrübt oder gefärbt werden, was geschehen würde, lägen Verunreinigungen mit Zinn oder Schwefligsäure vor. — **6)** Wenn sub 5 keine
Reaction erfolgte, so setze man **Baryumnitrat** zu. Eine Trübung zeigt
Schwefelsäure oder Ammoniumsulfat an. Bei Gegenwart dieses Salzes würde
man sub 1 krystallinische Flecke im Verdampfungsfelde angetroffen haben. —
7) Der mit **Essigsäure** übersättigte Salmiakgeist darf auch durch **Silbernitrat** nicht getrübt werden, was Ammoniumchlorid anzeigt. Diese Verunreinigung wäre ebenfalls sub 1 beobachtet worden. — **8)** Man giebt auf

das äussere Drittel eines Objectglases mittelst Glasstabes ca. 2 Tropfen Aetzammon und 4 Tropfen Salpetersäure, mischt durch Umrühren und dampft über
dem Luftzuge einer mit kleiner Flamme brennenden Petrollampe bis zur
Trockne ab. Möglicher Weise oder unter besonderen Umständen kann eine
violette oder rothe Färbung des Verdampfungsrückstandes eintreten, gewöhnlich
tritt sie nicht ein, selbst wenn Anilin, Toluidin etc. und andere ähnliche
pyrogene Basen als Verunreinigungen vorliegen. Ein einfaches und sehr
scharfes Reagens ist Kaliumpermanganat. Man giebt zu 3—4 ccm Wasser
5—6 Tropfen der Chamäleonlösung und nach der Mischung circa 2 ccm des
Salmiakgeistes. Ist letzterer frei von Anilin und dessen Verwandten, überhaupt frei von pyrogenen Producten jeder Art, so conservirt die Flüssigkeit
2—3 Minuten die violette Färbung, im anderen Falle aber tritt sofort oder
im Verlaufe einer halben Minute eine Gelb- oder Braunfärbung ein.

Die Reaction, welche die Ph. angiebt, ist wenig scharf. Sie würde das
bezweckte Resultat allenfalls ergeben, wenn die eingetrocknete Ammonium-
nitratmasse mit etwas rauchender Salpetersäure gemischt und erhitzt würde.
Anilin würde dann eine lasurblaue Färbung, Toluidin eine mehr violette, das
Gemisch beider eine violettblaue Färbung hervorbringen. — 9) Das Moleculargewicht der 10-proc. Aetzammonflüssigkeit ist = 170. Es würden also 170 g
genau 1000 ccm der Normalsalzsäure zur Sättigung erfordern. 4 g beanspruchen also (170 : 1000 = 4 : x =) 23,53 ccm Normalsalzsäure. Oder
man wägt 5,1 g der Aetzammonflüssigkeit ab, bläut mit Lackmus und versetzt
mit 30 ccm der Normalsalzsäure. Das Blau darf nicht dadurch schwinden,
wohl aber muss es durch Zusatz von 1—2 Tropfen Salzsäure in Roth übergehen. Ein lange Zeit gelagerter Salmiakgeist dürfte wohl immer eine geringe
Einbusse seines Ammongehaltes erlitten haben, es ist daher in der Ordnung,
solchen Salmiakgeist durch Zusatz von etwas 20-proc. wieder normal zu
machen. Diese Reaction ist in einer Röhre oder Flasche vorzunehmen, welche
mit Stopfen geschlossen und dann nach Zusatz der Normalsäure stark umgeschüttelt werden kann, um das im scheinbarleeren Raume des Gefässes vorhandene Ammongas in die Reaction hineinzuziehen.

Anwendung. Aetzammonflüssigkeit ist Antacidum, Causticum, Excitans,
Sudorificum und Revulsivum. Man giebt sie zu 5—15 Tropfen in der 20—30-
fachen Verdünnung mit Wasser gegen Trunkenheit, Säuferwahnsinn, Magensäure, Asthma, Luftröhrenleiden, Starrkrampf, Wassersucht, Harnleiden,
Hautleiden verschiedener Art etc. In starker Gabe und unverdünnt wirkt
sie wie ein ätzendes Gift. Gegenmittel sind Essig, verdünnte Säuren, Wasser.
In vielen der angegebenen Leiden, so wie bei Leiden der Conjunctiva, der
Nasenschleimhäute, der Luftröhren, bei Kopfschmerz braucht man die Flüssigkeit, indem man sie vor den Augen abdunsten lässt oder daran riecht, beson-
ders in Verbindung mit Carbolsäure. Aeusserlich ist sie ein Rubefaciens
und dient als blasenziehendes Mittel, so wie zum Einreiben bei rheumatischen
Leiden, zum Aetzen der Stich- und Bisswunden giftiger Thiere. In neuerer
Zeit hat man sie mit der doppelten Menge Wasser verdünnt selbst zu Injec-
tionen in die Venen bei Chloroformvergiftung und Schlangenbiss angewendet.
In der Veterinärpraxis ist sie in Verbindung mit der 30—35-fachen Menge
Wasser eingegeben ein schnell wirkendes Mittel gegen die Blähsucht oder
Trommelsucht. Dose für ein Rind 15—20 g mit 0,5—0,6 Lit. Wasser verdünnt.
In der Technik, wie in der Färberei, zum Ausmachen von Säureflecken in
Zeugen etc., findet die Aetzammonflüssigkeit vielseitige Verwendung.

Im Handverkauf gebe man den Salmiakgeist stets mit Vorsicht ab.

Liquor corrosivus.

Liquor s. Mixtura adstringens et escharotica Ph. Belg. Liquor vitriolorum VILLATE; Aqua styptica VILLATE. *Eau de Villate.*

Sechs (6) Th. Cuprisulfat und sechs (6) Th. Zinksulfat in siebenzig (70) Th. Essig gelöst versetze man mit zwölf (12) Th. Bleiessig. Man bereite diese Flüssigkeit nur zur Dispensation.

Diese unchemische Composition ist eine Parallele zum *Liquor vitriolorum* s. *Aqua styptica* VILLATE (Handb. d. pharm. Praxis von HAGER, I, S. 986). Wie die Ph. den Namen *Liquor corrosivus* wählen konnte, wird dem praktischen Arzte und dem der pharmaceutischen Ordnung streng zugeneigten Apotheker ein Räthsel bleiben, denn unter dem Namen *Liq. corrosivus* haben sich seit 100 Jahren ein halbes Dutzend Zusammensetzungen eingeführt, in welchen Aetzsublimat ein hervorragender Bestandtheil bildet. Wird das vom Deutschen Arzte geschriebene Recept in einer ausländischen Apotheke (an der Deutschen Grenze z. B.) abgegeben, so können der gering corrosiven Composition der Ph. Germ. die sehr ätzenden altgebräuchlichen Compositionen mit Aetzsublimat substituirt werden, und Vergiftungen werden die Folge sein.

Die vorgeschriebene Mischung besteht aus Cupriacetat, Zinkacetat, Zinksulfat und Bleisulfat, welches letztere sich als weisser Niederschlag zu Boden setzt.

Diese Flüssigkeit dient hauptsächlich in der Veterinärpraxis mit Wasser, Kamillen- oder Salbei-Aufguss verdünnt zum Verbande der Wunden, Fisteln, Knorpelfisteln, Geschwüre der Fesselgelenke, Widerristschäden, auch zu Injectionen in Fisteln bei Caries.

Liquor Ferri acetici.

Essigsaure Eisenflüssigkeit; Eisenacetatlösung; Ferriacetatlösung. *Acétate de peroxyde de fer*; *Acetate ferrique*; *Vinaigre martial*; *Vinaigre chalybé.* *Acetate of iron.*

Zehn (10) Th. Ferrichloridlösung, verdünnt mit fünfzig (50) Th. destill. Wasser, füge zu zehn (10) Th. Aetzammonflüssigkeit, verdünnt mit zweihundert (200) Th. destill. Wasser, unter Umrühren so vorsichtig hinzu, dass die alkalinische Reaction dauernd vorwaltet. Den mit destill. Wasser vollständig ausgewaschenen und möglichst kräftig ausgepressten Niederschlag setze man nach Zusatz von acht (8) Th. verdünnter Essigsäure in einer Flasche an einem kühlen Orte in der Weise, dass öfters umgeschüttelt wird, beiseite, bis er sich vollständig oder bis auf einen höchst geringen Rest gelöst hat. Hierauf giesse man der Lösung soviel destill. Wasser hinzu, dass ihr spec. Gewicht 1,081—1,083 erreicht.

Eine rothbraune Flüssigkeit mit schwachem Essigsäuregeruch, welche erhitzt einen rothbraunen Bodensatz ausscheidet. Sie nimmt mit soviel Wasser verdünnt, dass sie eine gelbliche Farbe zeigt, und dann mit nur wenig Salzsäure und Kaliumsulfocyanid versetzt, eine blutrothe Farbe an.

Die Ferriacetatlösung, mit 5 Th. Wasser verdünnt und mit einer Spur Salzsäure versetzt, färbe sich auf Zusatz von Kaliumferricyanid nicht blau. Die farblose alkalische Flüssigkeit, welche man durch Zusatz von Aetzammonflüssigkeit und Filtration erlangt, darf weder durch Schwefelwasserstoffwasser, noch nach dem Ansäuern mit Salpetersäure durch Baryumnitrat, so wie auch durch Silbernitrat getrübt werden, noch abgedunstet und erhitzt einen Rückstand hinterlassen.

5 g (der Ferriacetatlösung) mit 10 ccm Normal-Kaliumhydroxydlösung gemischt, darauf filtrirt, müssen eine Flüssigkeit ergeben, welche durch Schwefelammonium nicht verändert wird.

2 g der Ferriacetatlösung mit 1 g Salzsäure, 20 ccm Wasser und 1 g Kaliumjodid in einer Flasche eine Stunde hindurch erhitzt, damit das freigewordene Jod gebunden werde, dürfen nicht weniger denn 17—18 ccm der volumetrischen Natriumthiosulfatlösung erfordern, was in 100 Theilen einem Gehalte von 4,8—5,0 Th. Eisen entspricht.

Geschichtliches. Die Bereitungsweise der Eisenacetatlösung wurde von KLAPROTH (1801) zuerst angegeben und bisher von den Pharmakopöen beibehalten. Die Vorschrift unserer Pharmakopoe weicht von der KLAPROTH'schen nur in soweit ab, als sie die Fällung des Eisenoxydhydrats durch Zusatz des Eisenchlorids zu der verdünnten Aetzammonflüssigkeit geschehen lässt. Die Umstände, unter welchen eine freiwillige Zersetzung der Ferriacetatlösung stattfindet und eine haltbare Lösung zu erzielen ist, wurden erst von HAGER (1863) ermittelt. CARMICHAËL (spr. karmeikel), ein Dubliner Wundarzt, RUST und RUSPINI waren es, welche dieses vorzügliche Eisenpräparat in den Arzneischatz einführten.

Darstellung. Die von der Pharmakopoe gegebene Vorschrift zur Darstellung der Ferriacetatlösung genügt allen Anforderungen der heutigen Chemie. Ein wesentliches Moment der Darstellung ist die Erlangung des Ferrihydroxyds oder Ferriterhydrats, $Fe_2(OH)_6$ und die Vermeidung jeder Temperaturerhöhung beim Auflösen dieses Hydrats in der verdünnten Essigsäure.

Die Ferrichloridlösung wird zunächst mit der 5-fachen Menge kaltem destill. Wasser verdünnt und in die Aetzammonflüssigkeit, welche vorher mit der 20-fachen Menge kaltem destill. Wasser verdünnt worden ist, unter Umrühren eingetragen.

Die Verdünnung sowohl der Ferrichloridlösung als auch der Aetzammonflüssigkeit vor der Fällung hat nur den Zweck, die Bildung von metamorphem Ferrihydroxyd oder Ferribishydrat, $Fe_2O(OH)_4$, zu umgehen. Ist nämlich die Aetzammonflüssigkeit concentrirt, so entsteht an den Stellen, wo sie mit der Eisenlösung in Berührung kommt, in Folge der chemischen Action eine locale Erwärmung, welche der Bildung von metamorphen Ferrihydroxyd oder Ferribishydrat Vorschub leistet. Die Gegenwart dieses Hydroxyds in einer Ferriacetatlösung ist eine Veranlassung zur freiwilligen Zersetzung dieser Lösung.

Man lässt absetzen, decanthirt die klare Flüssigkeit, giebt auf den Niederschlag nochmals kaltes destill. Wasser und decanthirt wieder nach dem Absetzen. Nun bringt man den Niederschlag auf ein mit destill. Wasser angefeuchtetes, leinenes, etwas grosses und nicht zu locker gewebtes Colatorium, lässt ihn abtropfen, rührt ihn dann noch einmal mit kaltem Wasser in dem Topfe zusammen, bringt ihn wieder auf das Colatorium und wäscht dann so lange mit kaltem destill. Wasser nach, bis das Abtropfende mit Silbernitrat nicht die geringste Trübung giebt. Nach dem Abtropfenlassen legt man das Colatorium mit dem Niederschlage geschickt zusammen, schlägt es in eine Lage Fliesspapier und bringt es unter den Presskolben. Zuerst zieht man die Schrauben sanft und nur allmählich an und verstärkt den Druck von 10 zu 10 Minuten, damit das Wasser die genügende Zeit gewinnt, aus dem Niederschlage abzuscheiden. Zuletzt wird der möglich stärkste Druck der Presse ausgeübt. Zum Auspressen eines Niederschlages aus $1000\,g$ Ferrichloridlösung gebraucht man 4—5 Stunden. Nach dieser Pressung ist das Ferrihydroxyd von aller überflüssigen Feuchtigkeit befreit und wird ungefähr die Hälfte des Gewichtes der in Arbeit genommenen Menge Ferrichloridlösung betragen. Alle diese Operationen werden möglichst an einem kühlen Orte vorgenommen, so auch die folgenden.

Das gepresste Ferrihydroxyd wird nun in kleine Stückchen zerbrochen, entweder mit einem hölzernen oder hörnernen, nicht aber mit einem eisernen Spatel, in eine Flasche auf einmal eingetragen und mit der verdünnten vorgeschriebenen Menge Essigsäure von 1,041 spec. Gewicht übergossen. Man stellt die Flasche an einen schattigen kalten Ort und schüttelt öfters sanft um. Nach 36—48 Stunden ist alles Ferrihydroxyd gelöst.

Die Flüssigkeit ist bis auf einige Leinenfasern, von dem Colatorium herrührend, rein. Man giesst sie durch ein reines, frisch mit destill. Wasser ausgewaschenes, noch etwas feuchtes, kleines Colatorium und wäscht dasselbe mittelst einer Faraday'schen Spritzflasche mit wenigem destill. Wasser nach, indem man die hierbei vom Colatorium ablaufende Flüssigkeit für sich sammelt, um sie zu einer etwa nothwendigen Verdünnung der Colatur zu verwenden. Im vorliegenden Falle ist die Colatur auf das doppelte Gewicht der in Arbeit genommenen Ferrichloridlösung, welche 10 Proc. Eisen enthält, zu verdünnen, worauf sie auch das spec. Gewicht von 1,081—1,083 aufweisen wird.

Das von der Pharmakopoe angegebene Gewichtsverhältniss zwischen der Ferrichloridlösung und dem Aetzammon ist von der Art, dass letzteres im Ueberschuss verbleibt, denn

$$\underset{1120}{Fe_2Cl_6 + 44{,}17 H_2O} \quad : \quad \underset{1020}{\overset{\frac{6(NH_3 + 8{,}5H_2O)}{6 \times 170}=}{}} \quad = \quad 10 \quad : \quad 9{,}1$$

Statt 9,1 Th. Aetzammon schreibt die Ph. 10 Th. vor. Aus 10 Th. der Ferrichloridlösung werden als Niederschlag 1,91 Th. Ferrihydroxyd gesammelt

$$\underset{325}{Fe_2Cl_6} \ \ u. \ \ \underset{1020}{6(NH_3 . 8{,}5\,Aq.)} \ \ geb. \ \ \underset{214}{Fe_2(OH)_6} \ \ u. \ \ \underset{6 \times 53{,}5}{6NH_4Cl} \ \ \Big| \ \ 1120 : 214 = 10 : 1{,}91.$$

Zur Herstellung eines $2/3$-Acetats von der Formel $(C_2H_3O_2)_4 . (OH)_2 . Fe_2$ würden 1,91 Ferrihydroxyd 7,14 verdünnte Essigsäure, $(C_2H_4O_2 + 7{,}78H_2O = 200)$ erfordern, denn $214 : (200 \times 4 =) 800 = 1{,}91 : 7{,}14$. Die Ph. schreibt etwas mehr, nämlich 8 Th. vor, welcher geringer Ueberschuss genügt, das gebildete $2/3$-Acetat vor Zersetzung und den Uebergang in $1/3$-essigsaures Salz zu bewahren und die Bildung nur eines kleinen Theiles des neutralen (aber sauer reagirenden) Acetats, $(C_2H_3O_2)_6Fe_2$, zu veranlassen. In concentrirterer Lösung, wie z. B. in dem Präparat der Ph. Germ. ed. I, schied dieses neutrale Acetat in Folge der Einwirkung der Kälte oder Wärme mit $1/3$-Acetat gemischt als ein gelbrother, mit rhombischen Plättchen durchsetzter Bodensatz ab. In der jetzt officinellen dünneren Flüssigkeit dürfte diese Abscheidung nicht eintreten. Ein ähnliches Verhalten beobachtet man auch bei dem Aluminiumacetat.

Hatte man eine Ferrichloridlösung von 1,280 spec. Gewicht verwendet und möglichst während der Arbeit jeden Verlust vermieden, so ist die Ferriacetatlösung durch Wasserzusatz auf das doppelte Gewicht der Ferrichlorid-lösung zu bringen. Hätte man aber 10 Th. einer Ferrichloridlösung von 1,282 spec. Gewicht verwendet, so ist die Ferriacetatlösung auf ein Gewicht von 21—21,5 Th. zu verdünnen, um das von der Ph. für die Acetatlösung angegebene spec. Gewicht zu erlangen.

Eigenschaften. Die Ferriacetatlösung ist eine klare dunkelbraunrothe, nur in dünnen Schichten durchsichtige Flüssigkeit von süsslich-schwach-styp-tischem Geschmack, säuerlichem Geruch und von 1,081—1,083 spec. Gewicht bei 15 ⁰ C. und einem Eisengehalt von fast 5 Proc. oder einem $^2/_3$-Acetat-gehalt von fast 17 Proc. Mit dem 10-fachen Vol. 90-proc. Weingeist gemischt erfolgt eine klare rothe Lösung, welche auch noch klar bleibt, wenn man weiterhin 7 Vol. Aether hinzumischt, auf Zusatz von weiteren 2 Vol. Aether aber trübe wird.

Sie repräsentirt eine Lösung des Ferri-$^2/_3$-Acetats, $(C_2H_3O_2)_4 \cdot (OH)_2Fe_2$ oder $(CH_3—CO \cdot O)_4 \cdot (OH)_2Fe_2$, in Wasser. Beim Eintrocknen bei einer Tem-peratur von 25 ⁰ C. verdunstet Essigsäure und $^1/_3$-saures Salz bleibt als eine braune Substanz zurück. Wird das Eintrocknen weiter fortgeführt, so ver-dunstet immer mehr Essigsäure, der Rückstand ist nicht mehr in Wasser lös-lich und trocknet man im Wasserbade ein, so bleibt ein Gemisch aus Ferri-$^1/_3$-Acetat und metamorphem Ferrihydroxyd zurück. Wird die mit Weingeist verdünnte Lösung auf Glas langsam abgedunstet, so muss eine trocken blei-bende klare lackähnliche Schicht zurückbleiben. Die mit dem 5-fachen Vol. Wasser verdünnte Flüssigkeit trübt sich beim Aufkochen, indem sich das Salz in $^1/_3$- und $^3/_3$-Acetat scheidet, deren Constitution sich durch die Formeln $(C_2H_3O_2)_2 \cdot (OH)_4Fe_2$ und $(C_2H_3O_2)_6Fe_2$ erklären lassen. Die bei gelinder Wärme eingetrocknete amorphe Masse ist ein Gemisch von $^1/_3$-Acetat mit $^2/_3$-Acetat und in Wasser löslich.

Aufbewahrung. Wärme und Kälte sind von veränderndem Einflusse auf die Ferri-$^2/_3$-Acetatlösung, besonders, wenn sich dieselbe in einem concentrirten Zustande befindet. Enthält es viel neutrales oder $^3/_3$-Acetat, so scheidet dieses in der Kälte in einem mikrokrystallinischen Zustande mit amorphem $^2/_3$-Acetat aus. Wärme bewirkt einen Säureverlust und es erfolgt die Ausscheidung amorphen $^1/_3$-Acetats. Wenn diese Zersetzungen und Ausscheidungen, beson-ders das Zerfallen des $^2/_3$-Acetats in amorphes $^1/_3$-Acetat und krystallinisches $^3/_3$-Acetat in Folge warmer Temperatur im grösseren Umfange eintritt, so er-folgt gewöhnlich ein Gelatiniren der Flüssigkeit, welches auf Zusatz von etwas Essigsäure und Erhitzen bis auf 60 ⁰ C. vorübergehend gehoben werden kann. Lichteinwirkung ist Ursache der Bildung von Ferroacetat.

Aus dem vorstehend Angeführten lassen sich die mannigfaltigen Verände-rungen, welchen die Ferriacetatlösungen unterliegen, leicht und vollständig erklären. Will man ein haltbares Präparat erlangen, so muss man es selbst bereiten, und will man es gut conserviren, so muss man es vor Luft, Licht und einer Temperatur, die über 18 ⁰ C. hinausgeht, aber auch gegen Kälte sorgsam bewahren. Das officinelle Präparat der 2. Ausg. der Ph. Germ. ist, weil weniger concentrirt als das der 1. Ausg., auch dauernder und haltbarer.

Prüfung. Die Reaction mit Kaliumsulfocyanat ist nur Identitätsreaction des Ferrisalzes. Die Prüfung erstreckt sich auf eine Verunreinigung 1) mit Ferrosalz (Eisenoxydulsalz), 2) mit fremden Metallen, 3) mit Sulfat, 4) mit Chlorid, 5) mit Alkalisalzen, 6) auf die Bestimmung des richtigen Säuregehaltes und 7) die Bestimmung des Eisengehaltes.

1) Circa 1 ccm der Ferriacetatflüssigkeit mit 5 ccm Wasser und einigen (5) Tropfen Salzsäure vermischt darf auf Zusatz von Kaliumferricyanid keine Blaufärbung, eine Fällung des Berlinerblaus, erfahren, was ein Beweis für die Gegenwart von Ferrosalz gelten würde. — **2**) Circa 1 ccm der Ferriacetatlösung mit Wasser verdünnt und mit einem Ueberschusse Aetzammon versetzt, muss ein Filtrat ergeben, welches farblos ist und mit Schwefelwasserstoffwasser versetzt keine dunkele Färbung (Kupfer, Blei) oder weisse Trübung (Zink) erleiden darf, welches Filtrat auch — **3**) mit Salpetersäure angesäuert mit Baryumnitrat (Sulfat) und — **4**) mit Silbernitrat keine Trübung (Chlorid) ergeben darf und endlich — **5**) abgedampft und stark erhitzt keinen, wenigstens keinen mit blossem Auge leicht erkennbaren Rückstand hinterlassen darf (Alkalireste). — **6**) Zur Erkennung des Säuregehaltes sollen 5 g der Ferriacetatlösung mit Wasser verdünnt und mit 10 ccm Normal-Kalilösung vermischt ein Filtrat ergeben, welches frei von Eisen ist und daher mit Schwefelammonium versetzt, keine dunkle Färbung oder einen schwarzen Niederschlag geben darf. Da in 5 g der Ferriacetatlösung circa 2 g verdünnte Essigsäure vertreten sind und 200 g derselben 1000 ccm Normal-Kalilösung zur Sättigung erfordern, so werden 2 g Ferriacetatlösung auch genau 10 ccm Normal-Kalilösung beanspruchen. Diese 10 ccm sind zu genau bemessen. Da in der Herstellung des spec. Gewichts ein Spatium zugelassen worden ist, so kann es vorkommen, dass z. B. 0,025 g der Ferriacetatlösung vom Alkali unberührt bleiben, in welchem Falle Schwefelammonium das Filtrat stark färben würde. Es müssen also statt 10 ccm mindestens 10,3 ccm Normalkalilösung in Anwendung kommen. — **7**) Zur Bestimmung des Eisengehaltes soll der jodometrischen Methode Folge gegeben werden, wie wir sie schon Bd. I, S. 711 und 724 erklärt haben. Im vorliegenden Falle lässt die Ph. als Indicator keine Stärkelösung anwenden, die Thiosulfatlösung ist also bis zum Eintritt der Farblosigkeit der braunen Jodlösung zuzusetzen. Einfacher ist es, in einen tarirten Platintiegel 2,0 g der Ferriacetatlösung zu geben, dieselbe abzudampfen und zu glühen. Der Rückstand im Gewichte von 0,13 g Ferrioxyd entspricht einem Gehalte von 4,8 Proc. Eisen, im Gewichte von 0,143 g einem Gehalte von 5 Proc. Eisen.

Anwendung. Man gebraucht die Ferriacetatlösung innerlich zu 5—15 Tropfen mit Wein oder Zuckerwasser verdünnt in ähnlichen Fällen wie andere milde Eisensalze, äusserlich mit Wasser verdünnt zu Umschlägen. Meist wird sie zur Bereitung der *Tinctura Ferri acetici aetherea* verbraucht. Früher wurde sie als Antidot bei Vergiftungen mit arsenig- und arsensauren Salzen gerühmt (2 Th. sollen 5—6 Th. FOWLER'sche Arseniklösung paralysiren), hat aber als solches viele Gegner gefunden, indem ihre Wirkung auf den Magen nicht so unschädlich ist, als man zuerst glaubte. In stärkeren Gaben soll sie selbst heftige Entzündung des Magens und Desorganisation desselben herbeiführen. 1 Th. der heut officinellen und verdünnteren Ferriacetatlösung soll 2,5 Th. der Arseniklösung unschädlich machen. Die Ferriacetatlösung wird auch äusserlich im verdünnten Zustande (1:10 bis 20 Aq.) zu Injectionen und Umschlägen (bei Krebs) angewendet. In der Färberei benutzt man ein ähnliches Präparat zum Beizen und zum Schwarzfärben.

Liquor Ferri oxychlorati.

Ferrioxychlorid- (Ferriperoxychlorid-) Flüssigkeit; Dialysirte
Eisenlösung; Eisensubchloridflüssigkeit. Liquor Ferri peroxy-
chlorati; Ferrum dialysātum; Ferrum oxydatum dialysātum.
Oxyde de fer dialysé; *Peroxyde de fer soluble.* *Dialysed iron.*

Fünfunddreissig (35) Th. Ferrichloridflüssigkeit verdünnt
mit 160 Th. destill. Wasser, giesse man unter Umrühren in eine
Mischung von fünfunddreissig (35) Th. Salmiakgeist und 320 Th.
destill. Wasser. Den ausgewaschenen und ausgepressten Niederschlag versetze man mit drei (3) Th. Salzsäure. Nach dreitägigem
Stehen erwärme man gelind, bis völlige Lösung erfolgt ist. Hierauf
behandele man die Flüssigkeit in der Weise, dass das spec. Gewicht
1,050 betrage.

Braunrothe, klare, geruchlose, etwas adstringirend schmeckende
Flüssigkeit, welche 3,5 Proc. Eisen enthält.

1 ccm der Flüssigkeit mit 19 ccm Wasser verdünnt, mit 1 Tropfen
Salpetersäure und 2 Tropfen der $^1/_{10}$-Normal-Silbernitratlösung versetzt,
muss im durchfallenden Lichte klar erscheinen.

Sobald *Liquor Ferri oxydati dialysati* verschrieben wird, kann der
Liquor Ferri oxychlorati dispensirt werden.

Geschichtliches. Wegen der minder styptischen Wirkung haben sich hohe
Oxychloride des Eisens unter dem Namen dialysirtes Eisenoxyd, *Ferrum
oxydatum dialysatum*, seit 17 Jahren in den Arzneischatz eingeführt. Besonders verdanken wir die Kenntniss von der therapeutischen Anwendung
dieses milden Ferrioxychlorids dem Apotheker Dr. D. WAGNER jun. in Pesth.
Die Bereitung und Darstellung liessen sich C. B. GROSSINGER in Neusatz und
HAGER, welchen die Erfahrungen BECHAMP's völlig unbekannt waren, angelegen
sein. HAGER constatirte durch Experiment, dass das dialysirte Eisenoxyd eine
Lösung des Ferriterhydrats in Ferrichloridlösung, also ein Ferriperoxychlorid
sei und das Chlor in dieser Flüssigkeit nicht durch Silberlösung angezeigt
werde, die höheren Oxychloride sogar sich auch gegen Kaliumferrocyanid
und Gerbsäure indifferent verhalten.

Wie sich später herausstellte, hatte GRAHAM bereits auf dem Wege der
Osmose Ferrioxychlorid dargestellt und BECHAMP hatte 1859 die Auflöslichkeit des Ferriterhydrats in Ferrichloridlösung erkannt.

Darstellung. Die Vorschrift, welche die Ph. zur Darstellung dieses Ferri-
peroxychlorids angiebt, entspricht der von HAGER gegebenen, nur dass in
Stelle einer entsprechenden Menge Ferrichloridlösung Salzsäure in Anwendung
kommt. Die kunstgerechte GROSSINGER'sche Vorschrift lautet:

Eine kalte, stark verdünnte Eisenchloridlösung wird mit einer kalten, stark
verdünnten Aetzammonlösung versetzt, der Niederschlag mit kaltem Wasser
gut ausgewaschen und noch feucht in eine kalte, dem Eisenoxydhydratnieder-
schlage äquivalente Menge Eisenchloridlösung eingetragen. Es findet unter
Schütteln allmählich Lösung statt. Diese Lösung des Ferrioxychlorids verdünnt
man mit soviel Wasser, dass in 30 g circa 2,1 g metallisches Eisen enthalten
sind. Die filtrirte Lösung giebt man in einen Dialysator, welchen man in einer
Wanne mit Wasser schwimmen lässt. Das Wasser in der Wanne wird alle

24 Stunden erneuert, bis in demselben Silbernitrat keine Reaction mehr hervorbringt, also alles in der Eisenlösung verhandene Eisenchlorid (als krystalloïdischer Körper) durch die Membran hindurchgegangen ist. Das im Dialysator zurückgebliebene Ferriperoxychlorid bildet eine dunkelbraune, dickliche, vollkommen klare Flüssigkeit. Dieselbe wird mit soviel destill. Wasser verdünnt, dass in 30 g derselben 1,5 g Eisen enthalten sind. In Betreff der Ausführung einer Dialyse muss ich auf diesen Gegenstand in HAGER's ersten Unterricht des Pharmaceuten verweisen. HAGER's Vorschrift umgeht die Dialyse und erreicht auf eine bequemere Weise dasselbe Präparat.

HAGER gab dem von ihm untersuchten Präparat die Formel $12 Fe_2(OH)_6 + Fe_2Cl_6$, jedoch fand er, dass schon eine Flüssigkeit von der Formel $8 Fe_2(OH)_6 . Fe_2Cl_6$ aufhört, durch Silbernitrat getrübt zu werden. Da jedoch eine Flüssigkeit mit dem grössten Ferrioxyd- und dem geringsten Ferrichloridgehalt eine am wenigsten styptische ist, so dürften Flüssigkeiten, deren Gehalt der Formel 13 bis 15 $Fe_2(OH)_6 + Fe_2Cl_6$ entsprechen, für den therapeutischen Gebrauch wohl die geeignetsten sein. HAGER liess die starkverdünnte Ferrichloridlösung in die starkverdünnte Aetzammonflüssigkeit eintragen, den Niederschlag auswaschen, ausdrücken und mit $^1/_9 — ^1/_{10}$ Ferrichloridlösung, als solche zur Fällung verwendet wurde, aber mit Wasser verdünnt, dem Niederschlage zusetzen und unter Umschütteln mehrere Tage maceriren, bis Lösung erfolgt war. Hierauf wurde wieder eine Portion Ferrihydroxyd gefällt, der Lösung zugesetzt und dies mehrmals wiederholt, so oft immer wieder in einigen Tagen Lösung erfolgte. Die Fällungen und die Macerationen müssen an einem kühlen schattigen Orte vorgenommen werden. In Stelle der Ferrichloridlösung schreibt die Ph. eine bestimmte Menge Salzsäure vor, weil die officinelle Ferrichloridlösung keine normale oder neutrale ist und der Formel Fe_2Cl_6 nicht vollständig entspricht. Salzsäure lässt allerdings denselben Zweck erreichen, nur verdünne man sie zuvor mit gleichviel Wasser. Der Vorschrift der Ph. kann man auch folgenden kunstgerechteren Habitus geben: 315 (statt 350) g der 10 Proc. Eisen enthaltenden Ferrichloridlösung, verdünnt mit 1,5 Lit. dest. Wasser, giesst man unter Agitiren in ein Gemisch aus 325 Th. Aetzammon mit 3 Lit. dest. Wasser. Diese Operation und die folgenden unternimmt man an einem kühlen und schattigen Orte. Den Niederschlag sammelt man in einem leinenen Colatorium und wäscht ihn unter Nachgiessen von destill. Wasser vollständig aus, bis sich das Abtropfende gegen Mercuronitrat oder nach dem Ansäuern mit Salpetersäure gegen Silbernitrat fast indifferent erweist. Dann legt man die Kanten des Colatorium aneinander und unter Umschnüren mit Bindfaden schliesst man es beutelförmig oder in einer Weise, dass das Colatorium mit seinem Inhalte einem zugeschnürten Beutel ähnlich ist. Man legt es nun eine Stunde in destill. Wasser, hierauf den Beuteltheil auf den äusseren Boden einer umgestülpten porcellanenen Abrauchschale, so dass das aus dem Inhalte Abtropfende abwärts fliessen kann, drückt den Zipfeltheil des Colatoriums mit den Händen aus, überdeckt den Beutel mit einer Porcellanplatte oder einem Teller und beschwert den Teller nach und nach 2-stündlich mit Gewichten, so dass wohl die Flüssigkeit sehr langsam aus dem Niederschlage austreten, aber von dem Niederschlage selbst nichts durch die Maschen des Gewebes treten kann. Mittelst einer Presse lässt sich dieses Ausdrücken weniger behutsam bewerkstelligen. Nachdem der grösste Theil des Wassers aus dem Beutel allmählich ausgedrückt ist, kann man mit der Presse, wenn es beliebt, nachhelfen. Der Druck auf den Niederschlag kann bis zu 10—15 kg nach und nach verstärkt werden. Die Masse hat dann ein fast gleiches Gewicht wie die zur Fällung verwendete Ferrichloridlösung und eine bröcklige Consistenz. Man giebt sie in eine tarirte Flasche mit weiter Oeffnung und übergiesst sie darin mit 45 g der officinellen Ferrichloridlösung, welche nämlich 30 g der 25-proc. Salzsäure entsprechen. Nachdem man noch 40 g Wasser dazugegeben hat, verschliesst man mit einem Kork und schüttelt kräftig durcheinander. Man stellt an einen kühlen schattigen Ort und wiederholt das Umschütteln alle 3—4 Stunden. Im Verlaufe von 1—2 Tagen ist dann Lösung erfolgt.

Das Auswaschen dauert einen Tag, ist aber vollständig durchzuführen, denn wenn noch Spuren Salmiak, welcher ein krystallinischer Körper ist, im amorphen Ferrihydroxyd verbleiben, so disponirt derselbe letzteres in den metamorphen und krystalloïdischen Zustand überzugehen, zumalen wenn gleichzeitig eine Temperatur von 18º C. und darüber einwirkt. In diesem Zustande (als Gemisch des Ferriterhydrats mit Ferribishydrat) ist das Ferrihydroxyd nicht mehr in Ferrichloridflüssigkeit löslich.

Nun kann auch der Fall eintreten, dass das gefällte Ferrihydroxyd während des Auswaschens zum Theil in Lösung übergeht, was man an der Farbe des Abtropfenden erkennt. Die Ursachen dieser Erscheinung sind vielleicht in der Anwendung eines ungenügenden Ammoniaküberschusses bei der Fällung und in einer zu kurzen Berührung mit der ammoniakalischen Ammoniumchloridlösung zu suchen. Welche Ursachen nun auch vorliegen mögen, in diesem Falle mischt man die gefärbte Flüssigkeit und den Niederschlag mit ammoniakalischem Wasser und sammelt den Niederschlag aufs Neue in dem Colatorium.

Hatte man eine 10 Proc. Eisen enthaltende Ferrichloridlösung (350 Th.) verwendet und hatte man jeden Verlust vermieden, so verdünnt man die Oxychloridlösung mit destill. Wasser bis auf 1000 g. Es euthält dann die Flüssigkeit vorschriftsgemäss 3,5 Proc. Eisen. Auf den Verlust an Ferrihydroxyd sind 5 g Ferrichloridlösung mehr in Arbeit genommen, denn an den Colatorien bleiben trotz sorgsamen Sammelns immer starke Spuren Ferrioxyd hängen. Ein Erwärmen, um die Lösung des Ferrihydroxyds zu fördern, hat die Ph. vorgeschrieben, es ist aber besser, diese Action zu vermeiden, weil dadurch die Haltbarkeit, das Klarbleiben der Lösung beim folgenden Aufbewahren gefährdet werden kann, besonders bei Gegenwart von Spuren Ammoniumchlorid.

Eigenschaften. Die dialysirte Eisenoxydlösung bildet eine dunkelrothbraune, klare, geruchlose, unbedeutend styptisch schmeckende, mit Weingeist und auch mit Zuckerlösung und Weingeist klar mischbare Flüssigkeit von 1,047—1,050 spec. Gewicht und einem Gehalte von 3,5 Proc. Eisen, welche durch Silbernitrat nicht gefällt wird, mit Säuren gelbbraune oder rothbraune Niederschläge bildet und auf Zusatz von Aetzalkali oder Alkalicarbonat Ferrihydroxyd fallen lässt. Gegen Kaliumferrocyanid und Gerbsäure verhält sich das officinelle Präparat nicht so indifferent, wie ein hochgradiges Ferrioxychlorid.

Die Vorschrift der Ph. liefert ein Ferrioxychlorid, welches der Formel $8Fe_2(OH)_6 . Fe_2Cl_6$ entspricht. Mol. Gew. = 2037. In 100 Th. der officinellen Flüssigkeit sind 8,33 Th. dieser Verbindung vertreten, welche Menge 3,5 Th. Eisenmetall entsprechen. Das Moleculargewicht der officinellen Ferrioxychloridlösung ist = 28800. Ueber die Ferrihydroxyde findet sich das Nähere Bd. I, S. 346.

Die auf dem oben angegebenen Wege hergestellte Flüssigkeit entspricht in physikalischer und chemischer Beziehung der dialysirten Eisenflüssigkeit.

Prüfung. Diese erstreckt sich zunächst auf die Identität und zwar muss sich die Flüssigkeit gegen Silbernitrat indifferent erweisen und durch Aetzkali insofern zersetzt werden, dass sie Ferrihydroxyd abscheidet. Die Ph. lässt

1 ccm der Flüssigkeit mit 19 ccm Wasser verdünnen, einen Tropfen **Salpetersäure** zusetzen (vielleicht damit anhängendes Ammoniak abzustumpfen) und dann zwei Tropfen der dünnen volumetrischen **Normal-Silberlösung** hinzusetzen. Es muss die Flüssigkeit klar bleiben. Durch Eindampfen unter Zusatz von Aetzammon und Erhitzen bis zum Glühen lässt sich der Eisenoxydgehalt, welcher 5 Proc. (entsprechend 3,5 Proc. Eisen) beträgt, bestimmen. Die geringe Menge Ferrichlorid wird durch Zusatz von Aetzammon beim Eindampfen zersetzt und das Chlor beim Erhitzen als Salmiak verflüchtigt. Oder man führt das Präparat durch Digestion mit $1/_3$ seines Gewichtes Salzsäure in Chlorid über und bestimmt das Eisen auf jodometrischem Wege, wie S. 711 und 724 angegeben ist.

    Aufbewahrung. Man bewahrt die Ferrioxychloridlösung wie andere Ferrilösungen in gut verstopfter Flasche an einem kühlen und vor Tageslicht geschützen Orte auf.

    Anwendung. Aeusserlich rein angewendet war dieses Mittel von besonders günstiger Wirkung bei Blutungen (Nasenblutungen, Gebärmutterblutungen), mit 1—2 Th. destillirtem Wasser gemengt als Waschmittel bei profus eiternden Wunden und Geschwüren, sowie bei Vorfall des Mastdarmes. Als Injectionsmittel bei Gonorrhöen mit $1/_2$—1 Theil Wasser, sowie bei weissem Fluss rein oder mit $1/_2$ Theil Wasser gemengt, wirkte das dialysirte Eisenoxyd in zahlreichen Fällen mit eclatantem Erfolge. Innerlich wirkt es wie ein mildes Eisenmittel. Man giebt es zu 5—8—10 Tropfen als Tonicum; zu 10—20 Tropfen als Adstringens bei Dysenterie, Blutungen etc. Es darf nur mit indifferenten Flüssigkeiten gemischt werden, nicht mit Salzen, Säuern, Alkalien, welche eine Zersetzung bewirken. WAGNER giebt folgenden Vergleich mit anderen Eisenpräparaten an.

1,0 g *Ferrum sulfuricum crystall.*	entspricht	5,0 g	dialysirt. Eisenflüssigkeit
„ *Ferrum hydrogenio reduct.*	„	16,0 g	„	„
„ *Liq. Ferri acetici*	„	2,5 g	„	„
„ *Ferrum citricum*	„	4,0 g	„	„
„ *Ferrum carbonicum purum*	„	15,0 g	„	„
„ *Ferrum carbonicum saccharatum*	„	6,0 g	„	„
„ *Ammonium chloratum ferratum*	„	4,0 g	„	„

    Als Gegengift des Arseniks ist dieses Ferriperoxychlorid nicht anwendbar, denn es hat auf experimentalem Wege keine antidotische Wirkung erkennen lassen.

Liquor Ferri sesquichlorati.

Flüssiges Eisenchlorid; Ferrichloridlösung. Ferrum sesquichloratum solūtum; Liquor Ferri muriatīci oxydāti; Chloruretum ferricum liquidum. *Deutochlorure ou Perchlorure de fer liquide; Chlorure de fer liquide; Chlorure de fer hémostatique. Solution of perchloride of iron.*

    Schmiedeeisen, welches in Form von Draht oder Nägeln zu verwenden ist, erhitze man mässig mit seinem **vierfachen Gewichte Salzsäure** in einer geräumigen Retorte, wobei jeder Verlust zu vermeiden ist, bis die Einwirkung der Säure auf das Eisen aufhört. Nachdem die noch warme Lösung in ein tarirtes Filter eingegossen ist, wasche man den Rückstand im Filter mit Wasser aus, trockne ihn und bestimme das Gewicht desselben.

Dieser Lösung setze man auf je 100 Th. gelösten Eisens 260 Th. Salzsäure und 112 Th. Salpetersäure zu.

Diese Mischung erhitze man in einer Retorte oder einer Flasche, in das Wasserbad gestellt, bis sie röthlich-braun gefärbt erscheint und ein Tropfen derselben mit Wasser verdünnt und mit Kaliumferricyanid versetzt nicht mehr blau gefärbt wird. Die Flüssigkeit dampfe man hierauf in einer tarirten Porcellanschale im Wasserbade ab, bis das Gewicht des Rückstandes auf je 100 Th. des darin enthaltenen Eisens 483 Th. beträgt. Diesen Rückstand verdünne man, ehe er erkaltet, mit soviel destill. Wasser, dass sein Gewicht 10 mal mehr als das darin gelöste Eisen beträgt.

Es ist eine klare, dunkelgelbbraune Flüssigkeit, von 1,280—1,282 spec. Gewicht und mit einem Gehalt von 10 Proc. Eisen. Mit Wasser verdünnt giebt sie auf Zusatz von Silbernitrat einen weissen auf Zusatz von Kaliumferrocyanid einen dunkelblauen Niederschlag.

Die Ferrichloridlösung darf bei Annäherung eines in Aetzammon eingetauchten Glasstabes oder eines mit volumetrischer Stärkelösung befeuchteten Papieres weder Nebel ausdunsten, noch das Papier blau färben. Drei Tropfen der Ferrichloridlösung, mit 10 ccm $^1/_{10}$-Normalthiosulfatlösung langsam bis zum Aufkochen erhitzt, müssen während des Erkaltens einige Eisenoxydflocken abscheiden.

Die mit 10 Th. Wasser verdünnte und mit Salzsäure angesäuerte Ferrichloridlösung darf Kaliumferricyanid nicht blau färben. 5 g der Ferrichloridlösung mit 20 ccm (Theilen!) Wasser verdünnt, dann reichlich mit Aetzammon versetzt und durch heftiges Schütteln zusammengemischt, müssen ein farbloses Filtrat ergeben, welches abgedampft und mässig erhitzt keinen Rückstand hinterlassen darf. 2 Vol. dieses Filtrats mit 1 Vol. Schwefelsäure gemischt und mit 2 Vol. Ferrosulfatlösung überschichtet, dürfen keine braune Zwischenzone entstehen lassen. Ein anderer Theil (des Filtrats) mit Essigsäure übersättigt darf weder durch Baryumnitrat, noch durch Kaliumferrocyanid verändert werden.

Geschichtliches. Um das Jahr 1770 wurde die Aufmerksamkeit der Aerzte durch LOOF und Andere auf die kräftig styptische Wirkung des nur von den Chemikern gekannten oxydirten salzsauren Eisens gelenkt, jedoch war es besonders der Engländer REID (spr. riehd), welcher 1827 durch eine besondere Schrift den Heilmittelwerth der Eisenchloridlösung hervorhob und bekannter machte.

Darstellung. Die Darstellung der Ferrichloridflüssigkeit bietet weder Schwierigkeiten, noch erfordert sie einen grossen materiellen Aufwand, sie ist sogar eine Arbeit, welche in chemischer Beziehung viel Interessantes und Lehrreiches darbietet. Dazu kommt, dass die von der Ph. gegebene Vorschrift eine sehr exacte ist und dadurch dem Arbeiter die Herstellung ungemein erleichtert und gekürzt wird.

Bei Verwendung von Eisendraht muss dieser zuvor mit Fliesspapier abgerieben werden, weil derselbe gewöhnlich mit mineralischen Fetten berieben in den Handel kommt. Dann ist es wesentlich, dass das Eisen im Ueberschusse der Säure dargeboten wird, damit nur Eisen und nicht die das Eisen verunreinigenden Metalle in Lösung übergehen. Der Draht wird in kleinen Bäuschen zusammengebogen in die Säure gegeben. Bei Anwendung von Eisenfeilspänen ist die Säure nach und nach aufzugiessen, weil die Lösung in diesem Falle unter starkem Schäumen vor sich geht.

Um sich die Arbeit leicht zu machen, übergiesse man circa 125 Th. Eisen mit 525 Th. der 25-proc. Salzsäure. Wird davon der Kolben nur zu $\frac{1}{3}$ gefüllt, so giebt man bei Draht und Nägeln die Säure auf einmal zum Eisen. Wäre der Kolben bis zur Hälfte seines Bauches gefüllt, so giesst man die Säure in 2 Portionen mit zweistündiger Zwischenzeit hinzu. Der Kolben sei kein kurzhalsiger und seine Oeffnung schliesse man mit einem Glastrichter. Eine Retorte hier zu verwenden, ist zwecklos und würde die Handhabung erschweren. Den Kolben setzt man in ein Sandbad, welches später auf 90⁰ erhitzt wird oder in ein Wasserbad. Gegen das Ende der Lösung, wenn das Aufsteigen der Wasserstoffbläschen nur noch schwach vor sich geht, erhitze man den im Sandbade stehenden Kolben bis zum Aufkochen seines Inhaltes.

Der entweichende Wasserstoff ist kein reiner, sogar ein sehr giftiger, und hüte man sich, davon aufzuathmen. Der Kolben ist also an einen Ort zu stellen und zu erhitzen, wo der Wasserstoffstrom in einen Schornstein aufsteigen kann. Eine Annäherung brennenden Lichtes, einer glimmenden Cigarre an die Kolbenmündung vermeide man, denn unter Umständen kann eine Explosion die Folge sein.

Nachdem die Salzsäure mit Eisen gesättigt ist, wird die warme Lösung in ein tarirtes und zuvor mit Wasser genässtes Filter gegeben und der Eisenrest mit dem letzten Theile der Lösung, zuletzt mit etwas destillirtem Wasser in das Filter eingespült. Die warme Lösung ist zu filtriren, denn in der erkalteten können sich Ferrochloridkrystalle gebildet haben und abgeschieden sein. Es ist daher rathsam, zum Nachspülen des Kolbens warmes dest. Wasser anzuwenden. Das Filter wird mit warmen Wasser mit Hülfe einer Spritzflasche völlig ausgewaschen und dann mit seinem Inhalte getrocknet, um durch Nachwägen das Gewicht des gelösten Eisens zu erfahren. Wären grade 100 Th. Eisen gelöst worden, so sind dem Filtrate 260 Th. Salzsäure und 112 Th. Salpetersäure zuzusetzen. Wären nur 98 Th. Eisen gelöst worden, so müsste der Zusatz berechnet werden, $100 : 260 = 98 : x$ ($= 254{,}8$) und $100 : 112 = 98 : x$ ($= 109{,}76$). Es wären in diesem Falle 254,8 Th. Salzsäure und 109,76 Th. Salpetersäure hinzuzusetzen.

Man giebt das Filtrat, die Ferrochloridlösung, in einen Glaskolben mit nicht zu langem Halse, welcher bis zu $\frac{2}{5}$ damit angefüllt sein kann, setzt zur Ueberführung in Ferrichlorid Salzsäure und Salpetersäure hinzu, verschliesst die Kolbenöffnung mit einem Glastrichter und erhitzt im Wasserbade oder Sandbade bis auf circa 90⁰ C. Die hier sich freimachenden Dämpfe und Gase hüte man sich einzuathmen. Zur Prüfung der vollendeten Chloridirung nimmt man mit einem Glasstabe einen Tropfen aus dem Kolben und giebt ihn auf eine Porcellanfläche, auf welche man einen Tropfen Kaliumferricyanid gegeben hat. Tritt beim Vermischen beider Tropfen keine Blaufärbung ein, so ist auch der Zweck, die Ueberführung des Ferrochlorids in Ferrichlorid erreicht. Nun soll nach Vorschrift der Ph. die Flüssigkeit, um die Reste der salpetrigen Gase zu beseitigen und das Chlorid theilweise in ein Oxychlorid überzuführen, in einer offenen Porcellanschale bis auf 483 Th. (bei 100 Th. gelösten Eisens), oder bis auf 473 Th. (bei 98 Th. gelösten Eisens) eingedampft werden ($100 : 483 = 98 : 473{,}3$). Diese Operation ist eine recht unangenehme und den Bestand des Ferrichlorids störende, denn Salzsäure verdampft dabei beträchtlich und Ferrioxychlorid bildet sich. Da hier die Salpetersäure genau, aber ausreichend bemessen ist, und nur wenig salpetrige Gase zu beseitigen sind, so erhitzt man den Kolben, bis sein Inhalt aufkocht und hält diesen Inhalt so lange siedend, bis ein Fidibus aus Fliesspapier, an seiner Spitze mit 2 Tropfen Kaliumjodidlösung befeuchtet in den Hals des Kolbens gehalten im Verlaufe einer halben Secunde keine dunkle Färbung oder Bräunung erleidet (vergl. S. 105). Da diese Gase specifisch schwer sind, so erleichtert man ihren Austritt aus dem Kolben, wenn man diesem eine schräge Lage giebt. Aus demselben Grunde soll dieser Kolben auch einen sehr kurzen Hals haben. Die Kochung dauert 25—30 Minuten, wobei genügend Salzsäuredämpfe entweichen, um im Rückstande eine Ferrioxychloridlösung zu erlangen, so dass damit die Erhitzung und das Abdampfen im Wasserbade in einer offenen Porcellanschale bis auf ein Gewicht von 483 Th. (bei 100 Th. gelöstem Eisen) völlig ersetzt wird. Der Versuch ergab in beiden Fällen ein nur mit 1,2 Proc. Chlorwasserstoff divergirendes Resultat, welche Menge in dem Präparat der Kolbenkochung mehr vorhanden war.

Wenn nun die Kaliumjodidlösung nicht mehr gebräunt wird, lässt man erkalten, um die Flüssigkeit mit destill. Wasser bei 100 Th. gelöstem Eisen bis auf 1000 Th. (bei 98 Th. gelöstem Eisen bis auf 980 Th.) zu verdünnen. Bei allen Operationen, welche nach dem Zusatze von Salzsäure und Salpetersäure vorgenommen werden, sorge man dafür, das Sonnen-, auch das gebrochene Tageslicht möglichst von der Flüssigkeit abzuhalten. Durch Ueberstülpen eines konischen Cylinders aus farbigem steifem Papier lässt sich dies leicht erreichen.

Sollte übrigens das Abdampfen der Ferrichloridlösung in einer porcellanenen Schale im Wasserbade vorgenommen werden, so geschehe es in einem passenden Kamine, denn die Säuredämpfe sind abzuleiten, weil sie den Lungen nachtheilig sind und sie im Laboratorium auf metallene Geräthschaften zerstörend einwirken. Die vorgeschriebene Erhitzung im Wasserbade dürfte $3/_4$ Tag in Anspruch nehmen und dem Defectar den Aufenthalt im Laboratorium sicher verleiden, wenn die Erhitzung im Dampfapparate geschieht.

Soll eine neutrale Ferrichloridlösung oder vielmehr eine Lösung mit normalem Ferrichlorid (Fe_2Cl_6) hergestellt werden, so befolge man folgende Anweisung: Man giebt 2 bis 3 Tropfen der Ferrichloridflüssigkeit in ein Probirgläschen, verdünnt sie mit circa 100 Tropfen Wasser und erhitzt bis zum einmaligen Aufkochen. Hierbei sind 3 Fälle zu beobachten. Es tritt beim Aufkochen sogleich eine Trübung und die Abscheidung eines rothen oder gelbrothen Niederschlages ein, oder die Flüssigkeit trübt sich, erscheint aber gegen das Licht gehalten, ziemlich klar, oder endlich es tritt keine Trübung ein und die Flüssigkeit bleibt vollständig klar. Im ersteren Falle enthält sie viel Ferrioxychlorid gelöst und sie verlangt weiteren Zusatz von Chlorwasserstoffsäure. Im zweiten Falle enthält die Flüssigkeit nur eine Spur Oxychlorid und ist daher im fast normalen Zustande. Im dritten Falle ist sie zu sauer und muss noch durch gelindes Erhitzen von dem Säureüberschusse befreit werden. Durch die erwähnten Proben hat man es genau in der Hand, eine Lösung eines normalen Eisenchlorids darzustellen, indem man dadurch erfährt, ob man noch Chlorwasserstoffsäure zuzutröpfeln oder durch Erhitzen zu verdampfen hat.

Ein anderes wenig bequemes Verfahren der Darstellung besteht in der Chloridirung der Ferrochloridlösung durch Chlorgas. Die oben aus 100 Th. Eisen gewonnene Ferrochloridlösung wird bis auf 800 Th. mit destill. Wasser verdünnt, bis auf 60 bis 80° C. erwärmt, und in dieselbe so lange Chlorgas hineingeleitet, bis eine vollständige Chloridirung sich herausstellt, die Eisenlösung sich gegen Kaliumferricyanid indifferent verhält. Leitet man das Chlorgas in eine kalte oder zu concentrirte Ferrochloridlösung, so geht die Chloridirung nur langsam vor sich, und ein Theil Chlorgas steigt sogar unberührt durch die Eisenlösung und entweicht. Nach vollendeter Chloridirung muss die Flüssigkeit durch Aufkochen von etwa freiem Chlorgase befreit werden. Für die Ferrochloridlösung aus 100 Th. Eisen ist das Chlor aus 450 Th. der 29-proc. rohen Salzsäure und 95 Th. Braunstein erforderlich. Das Chlorentwickelungsgefäss ist mit Sicherheitsrohr, wie wir solche unter *Liq. Ammonii caust.* in Abbildung (S. 216) antreffen, zu versehen.

Theorie. Der chemische Process, wie er bei Befolgung der Vorschrift der Ph. zur Geltung kommt, bezweckt zuerst die Darstellung einer Ferrochloridlösung, dann Ueberführung des Ferrochlorids in Ferrichlorid.

Aus der Einwirkung der Chlorwasserstoffsäure oder Salzsäure auf Eisen resultirt unter Wasserstoffgasentwickelung Ferrochlorid (Eisenchlorür)

$$\underset{\text{Eisen}}{Fe} \quad \text{und} \quad \underset{\text{Chlorwasserstoff}}{2HCl} \quad \text{ergeben} \quad \underset{\text{Ferrochlorid}}{FeCl_2} \quad \text{und} \quad \underset{\text{Wasserstoff}}{H_2}$$

Das Mengenverhältniss der Stoffe ergiebt folgende Formel

$$\underset{\text{Eisen}=56}{} \qquad \underset{\substack{\text{2 Mol. 25-proc. Salzsäure}\\146 \times 2 = 292}}{} \qquad \underset{\text{Ferrochlorid}=127}{} \qquad \underset{\text{Wasserstoff}=1 \times 2}{}$$
$$Fe \quad \text{und} \quad 2(HCl + 6{,}08 \ Aq) \quad \text{ergeben} \quad FeCl_2 \quad \text{und} \quad H_2$$

Auf 100 Th. Eisen sind erforderlich $(56 : 292 = 100 : x =)$ 521,43 Th. der 25-proc. Salzsäure. Um nun das Ferrochlorid in Ferrichlorid überzuführen, bedarf es des Chlors aus der Hälfte der Menge Salzsäure, welche zur Ferrochloridbildung erforderlich war. $FeCl_2 + FeCl_2$ und Cl_2 ergeben Ferrichlorid, Fe_2Cl_6. $521{,}43 : 2 = 260{,}72$. Das Ferrochlorid aus 100 Th. Eisen erfordert also 260,72 Th. der 25-proc. Salzsäure. Die Ph. lässt nur 260 Th. hinzusetzen. Um das Chlor aus dieser Salzsäuremenge frei zu machen, ist ein Zusatz von Salpetersäure von 1,185 spec. Gew. erforderlich nach der Formel: 6HCl und $2HNO_3$ geben $4H_2O$ und 2NO und 6Cl oder

$$\underset{\text{Ferrichlorid}}{6FeCl_2} \quad \text{und} \quad \underset{\text{Chlorwasserstoff}}{6HCl} \quad \text{und} \quad \underset{\text{Salpetersäure}}{2HNO_3} \quad \text{geben} \quad \underset{\text{Ferrichlorid}}{3Fe_2Cl_6} \quad \text{und} \quad \underset{\text{Wasser}}{4H_2O} \quad \text{und} \quad \underset{\text{Stickoxyd}}{2NO}$$

Die Formel der 30-proc. Salpetersäure ist $HNO_3 + 8{,}67H_2O$. Mol. Gew. 210. Da auf 6 Mol. Salzsäure 2 Mol. Salpetersäure zu verwenden sind, so werden $(6 \times 146 : 2 \times 210 = 260{,}72 : x =)$ 125 Th. der 30-proc. Salpetersäure für jene 260,72 Th. der 25-proc. Salzsäure gefordert. Die Ph. schreibt nur 112 Th. Salpetersäure, also 13 Tht zu wenig vor. Da jedoch die Ferrochloridlösung schon durch den Sauerstoff der Luf. einige Oxydation erfahren hat und das aus der Salpetersäure freiwerdende Stickoxydgas mit Luft in Berührung Sauerstoff aufnimmt und in Untersalpetersäuredampf übergeht, dieser Dampf zum Theil von dem Wasserdampfe im Kolben aufgenommen wird und sich an der Kolbenwandung verdichtend in die Eisenlösung zurückfliesst, hier Sauerstoff an den Wasserstoff der Salzsäure abgebend und wieder zu Stickoxyd werdend, so genügen jene 112 Th. Salpetersäure vollkommen, denselben Process zu fördern, wie dies 125 Th. nach der theoretischen Berechnung thun würden. Während dieser Chloridirung zeigt die Flüssigkeit eine braunschwarze Färbung, welche nach der Chloridirung in Gelbbraun übergeht. Die Ursache der dunklen Farbe ist die Untersalpetersäure.

Durch das Abdampfen der Ferrichloridlösung, welches die Ph. vorschreibt, geht ein nicht kleiner Theil des Chlors aus dem Chlorid als Chlorwasserstoff durch Verdampfen verloren, und ein Theil des Eisens geht in Ferrihydroxyd über. $Fe_2Cl_6 + 2H_2O$ wird beim Abdampfen zu $Fe_2(OH)_2Cl_4$ und 2HCl. Chlorwasserstoff verdampft mit den Wasserdämpfen. Das Präparat der Ph. ist also eine Flüssigkeit, welche kein normales Fe_2Cl_6 enthält, vielmehr ein Gemisch aus Ferrichlorid mit Ferrioxychlorid.

Behufs Darstellung einer Ferrichloridflüssigkeit zu Zwecken der Desinfection verwendet man eine rohe Salzsäure, welche man mit gleichviel Wasser verdünnt hat, sättigt sie mit Eisen, mischt der Eisenlösung halb so viel derselben rohen Salzsäure, als zuerst von dieser Säure in Arbeit genommen wurde, hinzu, erwärmt bis auf 80—90° C. und versetzt unter Umrühren nach und nach mit kleinen Mengen chlorsaurem Kalium, bis ein Chlorgeruch deutlich wahrnehmbar ist. Der Verbrauch an Kaliumchlorat ist nur ein geringer. Bei dieser Bereitungsweise treten keine salpetrigen Dämpfe auf. Im Uebrigen beachte man, die Auflösung des Eisens in der Salzsäure an einem zugigen Orte oder unter einem gut ziehenden Schornsteine vorzunehmen.

Eigenschaften. Die officinelle Ferrichloridflüssigkeit bildet eine sauer reagirende klare safrangelb-braune Flüssigkeit, fast ohne Chlor- und Salzsäuregeruch, aber von stark adstringirendem Geschmacke und 1,280—1,282 spec. Gew. bei 15° C. oder mit einem Gehalt von 10 Proc. Eisen oder 29 Proc. wasserfreiem Ferrichlorid oder 48,2 Proc. $Fe_2Cl_6 + 12H_2O$, krystall. Ferrichlorid. Beim Erhitzen lässt sie Salzsäure frei und geht in ein Oxychlorid über, sich dabei dunkler färbend, beim Erkalten aber die vorherige Färbung wieder annehmend, indem sich das Hydroxyd mit der freigewordenen Salzsäure wieder zu Chlorid verbindet. War die freigewordene Salzsäure verflüchtigt, so bleibt auch die dunklere Farbe bestehen. Tages- und besonders directes Sonnenlicht wirkt desoxydirend unter Sauerstoffgas-Entwickelung ein. Fe_2Cl_6 zerfällt in $2FeCl_2$ und Cl_2. — Cl_2 und H_2O liefern $2HCl$ und O. Da Ferrihydroxyd in Ferrichloridlösung löslich ist und damit Ferrioxychlorid bildet, so erklärt sich der Umstand, dass eine Ferrichloridlösung auf Zusatz von wenig Aetzalkali kein Ferrihydroxyd ausscheidet oder das ausgeschiedene beim Schütteln wieder in Lösung übergeht.

Da bei der Verwendung dieser Flüssigkeit der Eisengehalt von Werth ist, so kann dieser Flüssigkeit die Formel $Fe_2Cl_6 + 44,17H_2O$, dem Mol. Gew. die Zahl 1120 beigelegt worden.

Aufbewahrung. In Glasflaschen mit Glasstopfen vor Tageslicht geschützt, im Dispensirlokal in einer Flasche, welche in eine Procellanbüchse eingesetzt wird.

Prüfung. Die von der Ph. vorgeschriebene Prüfung erstreckt sich 1) auf das spec. Gew., 2) auf Identität des Ferrioxychlorids, 3) auf die Abwesenheit freien Chlors, 4) auf einen geringen Gehalt an Ferrihydroxyd, 5) auf Ferrosalz, 6) auf Verunreinigungen mit viel Kupfer, ferner Nickel, Kobalt, 7) mit Alkalisalzen, Salzen der Erden, 8) Salpetersäure, 9) Schwefelsäure und 10) mit Zink, Kupfer, Nickel, Kobalt, Mangan etc.

1) Das spec. Gew. soll 1,280—1,282 betragen. — 2) Giebt man einige Tropfen der Flüssigkeit auf ein Objectglas und nähert einen mit Aetzammon benetzten Glasstab, so sollen keine Nebel entstehen. Das neutrale Ferrichlorid dunstet Salzsäure auch bei gewöhnlicher Temperatur ab, nicht aber die Ferrioxychloridflüssigkeit. — 3) Wird der Flüssigkeit mit der volumetrischen Zinkjodidstärkelösung befeuchtetes Fliesspapier genähert, so würde abdunstendes freies Chlor dasselbe blau färben. Man kann auch einige ccm der Ferrichloridflüssigkeit in einen Reagircylinder geben und diesem ein mit Kaliumjodidlösung genässtes Dütchen (vgl. S. 105) aufsetzen. Erwärmt man die Flüssigkeit auf 60—80° C., so wird eine Braunfärbung der Düte eintreten, wenn Chlor oder salpetrige Gase gegenwärtig sind. — 4) Drei Tropfen der Flüssigkeit werden mit 10 ccm der $^1/_{10}$-Natriumthiosulfatlösung gemischt und langsam bis zum Aufkochen erhitzt. Da zwischen dem Ferrichlorid und Thiosulfat ein Austausch der Bestandtheile erfolgt, nicht aber zwischen dem Ferrihydroxyd und Thiosulfat, so scheidet ersteres in Flocken aus. Es soll das Ferrioxychlorid nur schwach vertreten sein und nur einige Eisenoxydflocken sollen abscheiden. Aus 3 Tropfen können eben nicht viele Flocken ausscheiden. Eine sichere Probe ist in einem 1,0 cm weiten Reagircylinder 3 Tropfen Ferrichloridflüssigkeit mit 5 ccm Wasser zu verdünnen und einmal aufzukochen. Es muss bei geringem Oxychloridgehalt eine im auffallenden Lichte trübe, im durchfallenden Lichte ziemlich oder fast klare Flüssigkeit resultiren. Eine undurchsichtige Flüssigkeit im letzteren Falle zeigt einen zu grossen Oxychloridgehalt, und eine klare Flüssigkeit in jeder Beleuchtung eine zu viel Säure enthaltende Flüssigkeit an. — 5) Ein halber ccm der Flüssigkeit mit 5 ccm Wasser verdünnt und mit 5 Tropfen Salzsäure versetzt, darf auf Zusatz von Kaliumferricyanid keine blaue Färbung annehmen, was auf Ferrochlorid deutet. — 6) 4 ccm oder 5 g der Ferrichloridlösung in einer Flasche mit 20 ccm Wasser verdünnt und mit 6 ccm Aetzammon versetzt und kräftig umgeschüttelt, giebt man auf ein Filter. Das Filtrat theilt man in mehrere Theile zur Ausführung der folgenden Reactionen: Das Filtrat muss farblos sein. Kupfer, Nickel, Kobalt, wären sie gegenwärtig, würden das Filtrat mehr oder weniger färben, Kupfer blau, Nickel ebenfalls blau, Kobalt

röthlich oder bräunlich. — 7) Vom Filtrat zwei Tropfen auf das äussere Drittel eines Objectglases gegeben, dann im Zuge einer Petroleumlampe vorsichtig abgedampft und bis zur Verdampfung des Salmiaks erhitzt, dürfen keinen das Glas undurchsichtig machenden oder mit Masse ausgefüllten Fleck hinterlassen, was geschehen würde, wenn Salze der Alkalien und Erden gegenwärtig wären. — 8) Zur Erkennung gegenwärtiger Salpetersäure sollen 2 Vol. des Filtrats mit 1 Vol. conc. Schwefelsäure und 2 Vol. einer frisch bereiteten Ferrosulfatlösung durchschichtet werden. Es darf keine braune Zone entstehen. Einfacher ist es 2 ccm der Ferrichloridlösung mit 2 ccm Wasser zu verdünnen und dann mit 2 ccm conc. Schwefelsäure zu mischen. Dadurch erfolgt starke Erhitzung und setzt man ein Dütchen aus Filtrirpapier, an seiner Spitze mit Kaliumjodidlösung befeuchtet, auf, so würde bei Gegenwart von Salpetersäure auch eine Braunfärbung des Dütchens erfolgen. S. 105 u. 145. — 9) Von dem sub 6 gesammelten Filtrat übersättigt man einige ccm mit Essigsäure und versetzt mit Baryumnitrat. Eine weisse Trübung zeigt Sulfat an und — 10) ein Theil der mit Essigsäure übersättigten Flüssigkeit mit Kaliumferrocyanid versetzt würde durch eine dunkelbraune Färbung oder Trübung Kupfer, durch eine weisse Zink, eine grünlichweisse Nickel und eine grüne Kobalt anzeigen.

Auf einen Ammoniumsalzgehalt prüfen zu lassen, hat die Ph. vergessen. In einen weiten Reagircylinder giebt man 2 ccm der Ferrichloridlösung, ebensoviel Wasser und versetzt mit 4 ccm Aetzkalilauge. Ein Filtrirpapierdütchen, an seiner Spitze mit Mercuronitratlösung befeuchtet, aufgesetzt, würde sich bei Gegenwart von Ammon schwärzen. Man vergl. S. 177, 178.

Anwendung. Ferrichlorid ist das beste und mächtigste Eisenmittel (Band I, S. 730). Es ist Tonicum, Adstringens, Coagulans und Haemostaticum, auch mässiges Cathäreticum, Antisepticum und Antiputridum. Dieses Eisensalz hat eine grosse Verwandtschaft zu den Proteïnstoffen thierischer Substanzen und bildet damit unlösliche Verbindungen. Daher coagulirt es das Blut und wirkt adstringirend auf das thierische Gewebe. Wegen dieser Eigenschaften wendet man es an, besonders äusserlich, gegen Geschwülste, warzenartige Vegetationen, gegen Blutungen, schlecht eiternde oder brandige Geschwüre und in Wunden. Innerlich giebt man es zu 5—10—20 Tropfen stark verdünnt bei Blutungen und Schleimflüssen. Zum Touchiren der Warzen, Frostbeulen, wilden Fleisches, der Nasenpolypen und auch der diphtheritischen Schleimhäute wird *Liq. Ferri sesquichlorati* unverdünnt angewendet.

Eine unreine Ferrichloridflüssigkeit wird zur Desinfection von Faecalmassen und als Zusatz zu Bädern angewendet.

Mit Ferrichloridflüssigkeit getränktes und dann bei mittlerer Temperatur, also ohne alle Wärmeanwendung getrocknetes Fliesspapier liefert eine *Charta styptica*, damit getränkter Feuerschwamm eine *Spongia styptica (hémostatique de trousse)*, welche zum Stillen des Blutes bei frischen Wunden Anwendung finden. *Liqueur du docteur Pravaz* ist eine Ferrichloridflüssigkeit von 1,245 spec. Gewicht. Man benutzt die Ferrichloridlösung auch als Desinfectionsmittel der Wunden. In geringer Menge schlechtem Wasser zugesetzt und einige Zeit stehen gelassen, macht sie letzteres als Trinkwasser verwendbar.

Ferrichlorid verträgt sich nicht mit Natriumbicarbonat, Tannin, gerbstoffhaltigen Aufgüssen, Schleimen, Gummi Arab., Opium, Morphin, Secale cornutum, Ergotin, Eiweissstoffen, Quecksilbersalzen, Arsenik, Brechweinstein, Schwefelantimon etc.

Gehaltstabelle
der Lösungen des wasserfreien und krystallisirten Ferrichlorids.
Temperatur 17,5° C. (nach HAGER).

spec. Gewicht	Proc. Fe_2Cl_6	Proc. $Fe_2Cl_6 + 12H_2O$	spec. Gewicht	Proc. Fe_2Cl_6	Proc. $Fe_2Cl_6 + 12H_2O$	spec. Gewicht	Proc. Fe_2Cl_6	Proc. $Fe_2Cl_6 + 12H_2O$
1,675	60,5	108,0	1,421	40,5	67,4	1,185	20,5	34,1
1,670	60	100,0	1,415	40	66,6	1,180	20	33,3
1,665	59,5	99,1	1,409	39,5	65,7	1,175	19,5	32,4
1,659	59	98,2	1,403	39	64,9	1,170	19	31,6
1,653	58,5	97,3	1,396	38,5	64,0	1,165	18,5	30,8
1,648	58	96,4	1,390	38	63,2	1,160	18	29,9
1,642	57,5	95,6	1,382	37,5	62,4	1,155	17,5	29,1
1,636	57	94,8	1,376	37	61,5	1,150	17	28,3
1,630	56,5	94,0	1,370	36,5	60,7	1,145	16,5	27,4
1,624	56	93,2	1,364	36	59,9	1,140	16	26,6
1,618	55,5	92,4	1,358	35,5	59,1	1,135	15,5	25,8
1,612	55	91,5	1,352	35	58,2	1,131	15	24,9
1,606	54,5	90,6	1,346	34,5	57,4	1,127	14,5	24,1
1,600	54	89,8	1,340	34	56,6	1,123	14	23,3
1,593	53,5	89,0	1,334	33,5	55,7	1,118	13,5	22,4
1,587	53	88,2	1,328	33	54,9	1,113	13	21,6
1,580	52,5	87,3	1,322	32,5	54,1	1,109	12,5	20,8
1,573	52	86,4	1,316	32	53,2	1,104	12	19,9
1,567	51,5	85,6	1,310	31,5	52,4	1,099	11,5	19,1
1,560	51	84,8	1,304	31	51,6	1,095	11	18,3
1,553	50,5	84,0	1,298	30,5	50,7	1,091	10,5	17,4
1,547	50	83,2	1,292	30	49,9	1,087	10	16,6
1,540	49,5	82,4	1,286	29,5	49,1	1,082	9,5	15,8
1,533	49	81,5	1,280	29	48,2	1,078	9	14,9
1,526	48,5	80,7	1,274	28,5	47,4	1,073	8,5	14,1
1,520	48	79,9	1,268	28	46,6	1,069	8	13,3
1,513	47,5	79,0	1,262	27,5	45,7	1,064	7,5	12,4
1,507	47	78,2	1,256	27	44,9	1,060	7	11,6
1,500	46 5	77,4	1,250	26,5	44,1	1,055	6,5	10,8
1,494	46	76,5	1,245	26	43,2	1,051	6	9,9
1,488	45,5	75,7	1,239	25,5	42,4	1,046	5,5	9,1
1,481	45	74,9	1,234	25	41,6	1,042	5	8,3
1,475	44,5	74,1	1,228	24,5	40,7	1,037	4,5	7,4
1,469	44	73,2	1,223	24	39,9	1,033	4	6,6
1,462	43,5	72,4	1,217	23,5	39,1	1,029	3,5	5,8
1,454	43	71,6	1,212	23	38,3	1,025	3	4,9
1,447	42,5	70,7	1,207	22,5	37,4	1,020	2,5	4,1
1,441	42	69,9	1,202	22	36,6	1,016	2	3,3
1,434	41,5	69,1	1,196	21,5	35,7	1,012	1,5	2,4
1,428	41	68,3	1,191	21	34,9	1,008	1	1,6

Das spec. Gewicht der Lösungen vermehrt oder vermindert sich zwischen 8—24° C. bei Ab- und Zunahme der Wärme um 1° C. bei einem wasserfreien Chloridgehalt

von 50—60 Proc.	durchschnittlich	um		0,0008
„ 45—49	„	„	„	0,0007
„ 40—44	„	„	„	0,0006
„ 30—39	„	„	„	0,0005
„ 20—29	„	„	„	0,0004
„ 10—19	„	„	„	0,0003.

Der vorstehenden Gehaltstabelle ist eine neutrale Eisenchloridlösung zu

Grunde gelegt. Dieselbe wog in concentrirtester Form bei 17,5⁰ C. 1,782 bei 72,5 Proc. wasserleerem Ferrichloridgehalt.

Kritik. Im ersten Alinea dieses Artikels, auch in dem des folgenden (*Liq. Ferri sulf. oxydati*) finden wir in Stelle eines Kolbens, *cucurbita*, Retorte angegeben. Der Uebersetzer in das Lateinische (in der deutschen Uebersetzung ist „Kolben" verzeichnet) war ein Mann, der in Chemie und Physik nicht bewandert war, daher war ihm auch der Ausdruck Kolben ein fremder, er hätte aber in GEORGES' Handwörterbuch Kolben und *cucurbita* klar und deutlich angetroffen. Dass die Correctoren solche Fehler und Verwechselungen durchliessen, muss befremden.

Im zweiten Alinea lässt die Ph., wie schon öfter vorgekommen, 5 Gramme mit 20 Theilen Wasser verdünnen. Beide Fehler sind nicht störend, insofern die Correctur zu nahe liegt. Da die Ph. oft bei ganz gleichgiltigen Stoffen auf den Gehalt prüfen lässt, so muss man sich wundern, dass dieser Umstand hier bei einem so wichtigen Präparat unberücksichtigt blieb. Im Allgemeinen ist die präcise Fassung der Vorschrift zur Darstellung der Ferrichloridlösung anzuerkennen.

Liquor Ferri sulfurici oxydati.

Flüssiges schwefelsaures Eisenoxyd; Ferrisulfatlösung. Liquor Sulphātis ferrĭci. *Soluté de persulfate de fer. Solution of persulphate of iron.*

In eine Retorte oder Flasche gebe man 80 Th. kryst. Ferrosulfat, 40 Th. destill. Wasser, 15 Th. Schwefelsäure und 18 Th. Salpetersäure und erhitze im Wasserbade, bis die Flüssigkeit braun und klar geworden ist und ein Tropfen mit Wasser verdünnt und mit Kaliumferricyanid versetzt sich nicht mehr blau färbt. Die Lösung wird alsdann in einer tarirten Porcellanschale bis auf 100 Th. Rückstand abgedampft. Den Rückstand dampfe man in wenig Wasser gelöst wiederum ab. Dann fahre man mit dem Auflösen und Abdampfen fort, bis man an der heissen Flüssigkeit Salpetersäure durch den Geruch nicht mehr erkennen kann. Schliesslich bringe man das Gewicht der Flüssigkeit bis auf 160 Th.

Es sei eine klare, etwas dickliche (dicklich-fliessende), bräunlichgelbe Flüssigkeit von 1,428—1,430 spec. Gewicht, welche 10 Proc. Eisen enthält und mit Wasser verdünnt auf Zusatz von Baryumnitrat einen starken weissen Niederschlag, auf Zusatz von Kaliumferrocyanid einen dunkelblauen Niederschlag fallen lässt.

Drei Tropfen dieser Flüssigkeit, mit 10 ccm ¹/₁₀-Normal-Natriumthiosulfatlösung allmählich bis zum Aufkochen erhitzt, sollen nur einige Ferrioxydflocken fallen lassen.

Die Flüssigkeit mit 10 Th. Wasser verdünnt färbe sich auf Zusatz von Kaliumferricyanid nicht blau und gebe auf Zusatz von Silbernitrat keine weisse Trübung. Die übrigen Reactionen, besonders die auf Salpetersäure werden in derselben Weise ausgeführt, wie vom *Liquor Ferri sesquichlorati* vorgeschrieben ist.

Es sind mindestens 500g vorräthig zu halten.

Geschichtliches. Das Ferrisulfat hat sich vor 30 Jahren in die pharmaceutische Chemie eingeführt, wo es in Stelle des Ferrichlorids und auch zur Darstellung des Arsenikantidots Anwendung fand. Von dem Französischen Militärapotheker LÉON MONSEL wurde es als ein kräftiges Haemostaticum empfohlen und in den Arzneischatz aufgenommen.

Vorkommen. In der Provinz Coquimbo und zwar bei Copiapo in Chili findet man ein grosses Lager eines Eisenminerals, Coquimbit, welches hauptsächlich aus krystallisirtem wasserhaltigem Ferrisulfat besteht. Basisches Eisensulfat findet sich als schlammiger Bodensatz, wo Vitriolwässer vorkommen.

Darstellung. Die Vorschrift, welche die Pharmokopoe zur Darstellung der Ferrisulfatlösung giebt, entspricht dem Schema

Ferrosulfat   Schwefelsäure   Salpetersäure   Ferrisulfat   Stickstoff   Wasser

$$6FeSO_4 \quad \text{u.} \quad 3H_2SO_4 \quad \text{u.} \quad 2HNO_3 \quad \text{geben} \quad 3Fe_2(SO_4)_3 \quad \text{u.} \quad 2NO \quad \text{u.} \quad 4H_2O.$$

6 Mol. kryst. Ferrosulfat ($FeSO_4 + 7H_2O = 278$) erfordern, um in Ferrisulfat übergeführt zu werden, 3 Mol. Schwefelsäure ($H_2SO_4 = 98$) und 2 Mol. Salpetersäure ($HNO_3 + 8{,}17$ Aq $= 210$), mithin 80 Th. kryst. Ferrosulfat ($6 \times 278 = 1668 : 294 = 80 : x =$) 14,1 Th. der 100-proc. conc. Schwefelsäure und ($1668 : 420 = 80 : x =$) 20,2 Th. der 30-proc. Salpetersäure. Die Ph. hat nur 18 Th. Salpetersäure vorgeschrieben, welche Menge aus denselben Umständen genügt, wie diese unter *Liq. Ferri sesquichlorati* näher bezeichnet sind. Da bei der Kochung im Kolben keine Schwefelsäure verloren geht, so wären in Stelle von 15 Th. Schwefelsäure nur 14,5 Th. zu nehmen, wenn die Schwefelsäure eine 96—97-procentige ist.. Wäre sie eine 94—95-proc., so müssen allerdings 15 Th. zur Verwendung gelangen.

Das wiederholte Auflösen und Eindampfen, um die Salpetersäurereste zu beseitigen, ist eine unangenehme Arbeit. Nach dem ersten Eindampfen bis zur Honigdicke oder bis auf 100 Th. mischt man der heissen Masse zuerst 5 Th. kaltes Wasser, dann 10 Th. Weingeist zu, erhitzt bis zum Aufkochen, versetzt nun mit 40 Th. Wasser und kocht wieder auf 100 Th. ein. Sollte der eingetretene Aepfeläthergeruch nicht geschwunden sein, so giebt man nochmals 20—30 Th. Wasser hinzu und kocht auf 100 Th. ein. Dann ist der erwähnte Geruch, mit ihm auch jeder Rest der salpetrigen Theile verschwunden und man verdünnt mit destill. Wasser bis auf 160 Th. Die Erkennung der Salpeterdämpfe durch Geruch wird der verständige Laborant unterlassen.

Das Mol. Gewicht des Eisenvitriols ist $= 278$ und enthält 1 Atom Eisen, dessen Gewicht $= 56$ ist. Das Präparat soll 10 Proc. Eisen enthalten, folglich ist dasselbe, aus 80 Th. bereitet auf ($278 : 56 = 80 : x =$) $16{,}11 \times 10 = 161{,}15$ Th. zu verdünnen, welcher Rechnung sich die von der Ph. vorgeschriebenen 160 Th. ziemlich anschliessen, wobei die fehlenden 1,15 Th. auf Verlust anzurechnen sind.

Die Darstellung ist an einem Orte auszuführen, welcher schattig ist, damit grelles Tages- oder Sonnenlicht nicht desoxydirend einwirken. Das Eindampfen lässt sich in einem Kolben mit kurzem Halse ausführen, welcher ein Abdampfen der Schwefelsäure sicher verhindert, während beim Abdampfen in einem Kasserol stets etwas Schwefelsäure verloren gehen dürfte.

Eigenschaften. Die Ferrisulfatlösung bildet eine klare, braungelbe, geruchlose, stark styptisch schmeckende Flüssigkeit von der Consistenz eines dünnen Syrups, welche mit Wasser verdünnt und mit Salzsäure sauer gemacht durch Baryumchlorid weiss, durch Ferrocyankalium blau gefällt wird. Sie hat ein spec. Gewicht von 1,428—1,430 bei 15° C. oder von 1,427—1,429 bei 18° C. und enthält 10 Proc. Eisen oder fast 36 Proc. Ferrisulfat.

Dasselbe erhält die Formel $Fe_2(SO_4)_3$. Mol. Gew. $= 400$. Die fast 36 Proc. $Fe_2(SO_4)_3$ enthaltende officinelle Lösung erhält die Formel $Fe_2(SO_4)_3 + 40H_2O$, Mol. Gew. 1120. Zur Fällung des Ferrihydroxyds resp. zur Sättigung der darin enthaltenden Schwefelsäure erfordern 100 Th. der Lösung 10,8 oder 11 Th. *Magnesia usta* oder 25,2—26,5 *Magnesia carbonica* oder 76,8—77 *Na-*

trium carbonic. cryst., 91,5 Th. des 10-proc. Aetzammons. Das trockne Ferrisulfat bildet ein weisses krystallinisches Pulver, welches an der Luft Feuchtigkeit aufnimmt und zerfliesst.

Tabelle

über den Gehalt der Ferrisulfatlösungen an wasserfreiem Ferrisulfat, $Fe_2(SO_4)_3$. Temperatur 18^0 C. (nach HAGER).

Proc. Ferro-sulfat	Proc. Fe	spec. Gewicht	Proc. Ferro-sulfat	Proc. Fe	spec. Gewicht	Proc. Ferro-sulfat	Proc. Fe	spec. Gewicht
44	12,32	1,557	29	8,12	1,323	14	3,92	1,140
43,5	12,18	1,549	28,5	7,98	1,316	13,5	3,78	1,134
43	12,04	1,540	28	7,84	1,310	13	3,64	1,129
42,5	11,9	1,532	27,5	7,7	1,303	12,5	3,5	1,123
42	11,76	1,523	27	7,56	1,297	12	3,36	1,118
41,5	11,62	1,515	26,5	7,42	1,290	11,5	3,22	1,112
41	11,48	1,506	26	7,28	1,284	11	3,08	1,107
40,5	11,34	1,498	25,5	7,14	1,277	10,5	2,94	1,102
40	11,2	1,490	25	7,0	1,271	10	2,8	1,097
39,5	11,06	1,482	24,5	6,86	1,264	9,5	2,66	1,092
39	10,92	1,474	24	6,72	1,258	9	2,52	1,087
38,5	10,78	1,466	23,5	6,58	1,251	8,5	2,38	1,082
38	10,64	1,458	23	6,44	1,245	8	2,24	1,077
37,5	10,5	1,450	22,5	6,3	1,239	7,5	2,1	1,072
37	10,36	1,442	22	6,16	1,232	7	1,96	1,067
36,5	10,22	1,434	21,5	6,02	1,226	6,5	1,82	1,062
36	10,08	1,427	21	5,88	1,220	6	1,68	1,057
35,5	9,94	1,419	20,5	5,74	1,214	5,5	1,54	1,051
35	9,8	1,411	20	5,6	1,208	5	1,4	1,046
34,5	9,66	1,403	19,5	5,46	1,202	4,5	1,26	1,041
34	9,52	1,395	19	5,32	1,196	4	1,12	1,036
33,5	9,38	1,388	18,5	5,18	1,190	3,5	0,98	1,031
33	9,24	1,380	18	5,04	1,184	3	0,84	1,027
32,5	9,1	1,373	17,5	4,9	1,178	2,5	0,7	1,022
32	8,96	1,365	17	4,76	1,173	2	0,56	1,017
31,5	8,82	1,358	16,5	4,62	1,167	1,5	0,42	1,013
31	8,68	1,351	16	4,48	1,162	1	0,28	1,008
30,5	8,54	1,344	15,5	4,34	1,156	0,5	0,14	1,004
30	8,4	1,337	15	4,2	1,151			
29,5	8,26	1,330	14,5	4,06	1,145			

Das spec. Gewicht der Ferrisulfatlösungen vermehrt oder vermindert sich bei Zu- und Abnahme der Wärme um je 1^0 C. bei einem Gehalte

von 40—44 Proc. durchschnittlich um 0,0007
„ 30—39 „ „ „ 0,0006
„ 20—29 „ „ „ 0,0005
„ 10—19 „ „ „ 0,0004
„ 1— 9 „ „ „ 0,0003.

Aufbewahrung. Die Ferrisulfatlösung muss wie alle anderen Ferrisalze vor Licht geschützt aufbewahrt werden und zwar in einer Menge von mindestens 500 g, wie unter *Antidotum Arsenici* nachgesehen werden kann. Hat irgend eine Series medicaminum in Deutschland die Ferrisulfatlösung nicht recipirt, so ist dennoch der beständige Vorrath von 500 g dieser Flüssigkeit eine bestimmte und gesetzliche Forderung der Pharmakopoe.

Prüfung. Dieselbe erstreckt sich auf — 1) einen möglichst geringen Gehalt an Ferrihydroxyd, zu erkennen, wenn drei Tropfen der Eisenlösung mit 10 ccm der volumetrischen Natriumthiosulfatlösung aufgekocht werden. Da die Ph. fast mehr Schwefelsäure bei der Darstellung zusetzen lässt, als nöthig ist, so dürfte mit diesem Experiment eine Abscheidung von Eisenoxydflocken meist nicht zu erlangen sein. — 2) Es darf kein Ferrosalz als Verunreinigung vorliegen. Wird die mit 10 Th. und mehr Wasser verdünnte Lösung mit Kaliumferricyanid versetzt, so erfolgt eine blaue Trübung, wenn Ferrosalz gegenwärtig ist. — 3) Auch Chlorid soll nicht gegenwärtig sein und dürfte schwerlich je angetroffen werden. Man setze zu

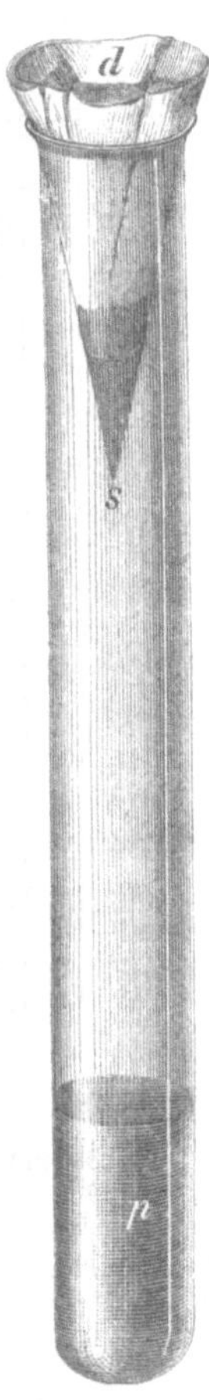

der mit mindestens 20 Th. Wasser verdünnten Flüssigkeit ein Paar Tropfen Silberlösung. Die Verdünnung ist hier nothwendig, weil Argentisulfat, welches sich bildet, in Wasser schwer löslich ist. — 4) Die Reaction auf Salpetersäure und deren Reste vollzieht sich einfach dadurch, dass man 2 bis 3 ccm der Eisenflüssigkeit in einen Reagircylinder und eine erbsengrosse Menge Kochsalz oder 3 Tropfen Salzsäure giebt und nun mit ca. 2 ccm conc. Schwefelsäure versetzt. Setzt man in die Oeffnung des Cylinders ein aus Filtrirpapier geformtes Dütchen, welches an seiner Spitze mit einem Paar Tropfen Kaliumjodidlösung benetzt ist, so erfolgt sofort oder nach Erhitzen über einer Weingeistflamme eine Bräunung der Dütenspitze, wenn Salpetersäurereste in der Eisenlösung vorhanden sind. Die von der Ph. geforderte Schichtprobe (S. 105) ist umständlicher und weniger scharf. — 5) Einen Ammoniumsulfatgehalt erkennt man, wenn man zu 1,5—2 ccm der Flüssigkeit, verdünnt mit 2—3 ccm Wasser, ca. 3 ccm Aetznatronlösung mischt und auf den Cylinder ein Dütchen aus Filtrirpapier, genetzt mit Mercuronitratlösung aufsetzt. Bei Gegenwart von Ammon erfolgt alsbald eine Schwärzung der Düte. Diese und die folgenden Reactionen fordert die Ph. nicht. — 6) Wesentlich ist die Bestimmung des Säure- und Eisengehaltes, entsprechend der Verwendung des Präparats. Man vermische genau 5 g desselben mit 20 ccm Wasser und 4,3 g des 10-proc. Aetzammons. Nach dem Umschütteln darf nicht vollständige Zersetzung eintreten, die Reaction muss schwach sauer sein. Auf Zusatz von weiteren 0,5 g des 10-proc. Aetzammons muss nach dem Umschütteln Ammon schwach vorwalten.

Figur der Dütenprobe zur Reaction auf Salpetersäurereste, sowie auch auf Ammoniak.

Stimmt ferner das spec. Gewicht, so ist auch der Eisengehalt garantirt. Oder man mischt 5 g der Eisenlösung mit 6 g Aetzammon, trocknet ein, entzieht das Ammoniumsulfat mittelst Wassers und bringt diese Lösung durch Abdampfen bei Wasserbadwärme zur Trockne. Das Eisenoxyd wird getrocknet und geglüht. Es müssen 1,75—1,8 g Ammoniumsulfat und 0,7—0,72 Eisenoxyd resultiren, wenn das Präparat nach der Vorschrift der Ph. hergestellt wurde. — 7) Nachdem die oben mit Aetzammon erfolgte Mischung aus 5 g Eisenlösung und 4,8 g Aetzammon der quantitativen Anforderung entsprach, versetzt man diese Mischung mit weiteren 5—6 ccm Aetzammon und schüttelt wiederum kräftig um. Das Filtrat muss farblos sein und nach dem Uebersättigen mit Essigsäure darf Kaliumferrocyanid weder eine Trübung noch eine Färbung (fremde Metalle) bewirken. Man vergl. dieselbe Reaction auf S. 237.

Anwendung. Die Ferrisulfatlösung findet hauptsächlich Anwendung zur Darstellung des *Antidŏtum Arsenĭci* (Bd. I, S. 345). Verdünnt mit Wasser hat sie sich als Stypticum und Desinficiens (gemischt mit Kaliumhypermanganatlösung) auf Wunden und in profuse eiternden Geschwüren besonders bewährt. Sie ersetzt ferner mit einem 9-fachen Volumen 1-proc. Kaliumhypermanganatlösung gemischt das Eisenchlorid zur Trinkbarmachung des Sumpfwassers. Es genügen auf 1 Liter dieses Wassers 10—15 Tropfen jener Mischung und ein einstündiges Absetzenlassen oder eine Filtration. Das vor 15 Jahren in den Handel gebrachte Eisenchamäleon war eine unreine 20-proc. Ferrisulfatlösung, welche noch circa 2—3 Proc. Hypermanganat enthielt.

Liquor Kali caustici.

Aetzkalilauge; Kalilauge; Kaliumhydroxydlösung; Kalihydratlösung. Kalium hydrĭcum solūtum; Lixivĭum caustĭcum. *Potasse caustique liquide*; *Soluté de potasse*; *Lessive caustique*; *Soluté de potasse caustique*. *Caustic lie*; *Etching-lie of potash*; *Solution of potash*.

Klare, farblose oder schwach gelbliche, ätzende Flüssigkeit von 1,142—1,146 spec. Gewicht, annähernd 15 Proc. Kaliumhydroxyd enthaltend. Mit einem gleichen Vol. Wasser verdünnt und im Ueberschuss mit Weinsäure versetzt ergiebt sie einen weissen krystallinischen Niederschlag.

Mit der 4-fachen Menge Kalkwasser gekocht muss sie filtrirt eine Flüssigkeit ergeben, welche in Salpetersäure eingegossen kein Aufbrausen verursacht.

Mit 15 Theilen Wasser verdünnt und mit Essigsäure übersättigt darf sie auf Zusatz von Baryumnitrat, und nach Zusatz von Salpetersäure auf Zusatz von Silbernitrat nur opalescirend getrübt werden. Zwei Volume der Flüssigkeit mit verdünnter Schwefelsäure neutralisirt dürfen nach dem Zumischen eines Vol. concentrirter Schwefelsäure und mit 2 Vol. Ferrosulfatlösung überschichtet, keine braune Zwischenzone ergeben.

Vorsichtig aufzubewahren.

Darstellung. Ist man im Besitze eines *Kali causticum fusum in bacillis*, wie es heute unsere chem. Fabriken in den Handel bringen, so bereite man sich diese Aetzkalilauge durch Lösung von 19 Th. dieses Aetzkalis in 81 Th. destill. Wassers. Das spec. Gewicht dieser Lösung ist 1,142—1,144. Da diese Lösung höchst selten, meist nur als Reagens in den Gebrauch kommt, so wird eine Lösung aus 9,5 g *Kali caust. fus. in bacill.* in 40,5 g Wasser lange Zeit ausreichen. Man giebt das Wasser in die Flasche und alsdann das Kali dazu. Unter bisweiliger Agitation erfolgt unter Selbsterwärmung die

Lösung im Verlaufe von 10 Minuten. Die Lösung ist klar und farblos. Die Lösung von 9 Th. in 41 Th. Wasser hat nur ein spec. Gewicht von 1,136 bis 1,138, und eine Lösung von 10 in 40 Th. Wasser ein spec. Gewicht von 1,153—1,155.

Die Materialien zur Darstellung der Aetzkalilauge im grösseren Umfange sind ein von Chlormetall und Sulfat soviel als möglich freies Kaliumcarbonat und Aetzkalk. Die Bildung des Aetzkalis ergiebt sich aus folgender Formel:

$$\underset{\text{Kaliumcarbonat}}{K_2CO_3} \quad \text{und} \quad \underset{\text{Calciumhydroxyd}}{Ca(OH)_2} \quad \text{geben} \quad \underset{\text{Kaliumhydroxyd}}{2KOH} \quad \text{und} \quad \underset{\text{Calciumcarbonat}}{CaCO_3}.$$

Die Ueberführung des Kaliumcarbonats in Aetzkali geht in der wässrigen Lösung um so schneller von statten, je dünner die Lösung ist. Es ist hier der Theil der Kalkerde, welcher in der Flüssigkeit in Lösung übergeht, nur derjenige, welcher dem Kaliumsalze die Kohlensäure entzieht. Ist die Lösung des Kaliumsalzes eine etwas concentrirte, so muss seine Entkohlensäuerung durch Anwendung von Wärme unterstützt werden, in concentirten Lösungen des kohlensauren Kalium dagegen ist selbst bei Anwendung von Kochhitze die Kalkerde fast ohne Einfluss auf das Kaliumsalz, ja es entzieht sogar bereits vorhandenes Aetzkali dem kohlensauren Calcium die Kohlensäure. Demnach ergiebt sich ein gewisses Quantitätsverhältniss zwischen dem Kaliumcarbonat und dem Wasser, bei welchem unter Kochhitze dieses Salz durch die ätzende Kalkerde vollständig zersetzt und in Aetzkali übergeführt wird. Durch Versuche hat sich das Verhältniss von 1 Th. Kaliumcarbonat zu 12 Th. Wasser herausgestellt. Da im Verlaufe der Kochung eine reichliche Menge Wasser verdampft, und mit der Concentration der Lösung die Entkohlensäuerung des Kaliumcarbonats schwieriger wird, so ist es gerathen, alsbald auf 1 Th. Kaliumcarbonat 15 Th. Wasser zu nehmen oder während des Kochens das verdampfende Wasser durch Zugiessen warmen Wassers zu ersetzen. Da das Quellwasser oder Brunnenwasser selten frei von organischen Stoffen ist, und diese eine gelbliche Färbung der Kalilauge verursachen, so liegt es nahe, nur destillirtes Wasser zu verwenden:

Nach der Theorie ist zur Zersetzung eines Mol. kohlensauren Kaliums 1 Mol. Kalkerde erforderlich:

$$\underset{K_2CO_3}{138} \quad : \quad \underset{CaO}{56} \quad = \quad \underset{\text{kohlens. Kalium}}{10 \text{ Th.}} \quad : \quad \underset{\text{Aetzkalk}}{4,06 \text{ Th.}}$$

10 Th. kohlensaures Kalium erfordern also 4,06 Th. reine Kalkerde. Da nun aber der gebrannte Kalk keine reine Kalkerde ist und auch noch andere Erden und kieselsaure Verbindungen enthält, andererseits auch die vollständige Entkohlensäuerung des Kalisalzes geschehen muss, so pflegt man auf 10 Th. Kaliumcarbonat, gelöst in 120 Th. destill. Wasser, 5—6 Th. Aetzkalk zu verwenden. Ein grösserer Ueberschuss an Kalkerde ist zwar ohne Nachtheil für das Präparat, dennoch vermeidet man ihn, soweit dies möglich ist, weil er den aus kohlensaurem Calcium bestehenden Bodensatz zu schlammig macht und die Absonderung der Aetzalkalilösung erschwert. Andererseits giebt man den Aetzkalk als Calciumhydroxyd oder Kalkhydrat in Form einer dicken Kalkmilch (1 Thl. Aetzkalk und 4 Th. destill. Wasser) der kochenden Kaliumcarbonatlösung nur allmählich in kleinen Portionen zu, denn würde man die Kalkhydratmenge auf einmal hinzusetzen, so saugt sie die Kalilösung auf, und die Ueberführung in schweres körniges kohlensaures Calcium lässt sich nur schwierig bewerkstelligen. Nachdem man die ganze Menge Aetzkalk nach und nach in mässigen Portionen unter fortwährendem Kochen zugesetzt hat, lässt man die Flüssigkeit einige Minuten aufkochen und prüft diese in kleinen filtrirten Proben auf Kohlensäuregehalt. Man hält sich 3—4 Probirgläschen, beschickt mit etwas Salzsäure, nebst Trichter und Filter zur Hand, nimmt mit einem silbernen Löffel circa 5 ccm der Flüssigkeit aus dem Kessel und filtrirt in die Salzsäure. Entsteht dadurch ein Aufsteigen von Kohlensäurebläschen, so muss man noch Kalkmilch zusetzen. Auf diese Weise fährt man fort, bis sich eine Probe von Kohlensäure frei zeigt. Man verfährt dann am besten, den Kessel vom Feuer zu nehmen, ihn eine Stunde stehen zu lassen und nun die noch etwas trübe Lauge vom Bodensatz in eine erwärmte Flasche einzugiessen, den Bodensatz mit heissem Wasser anzurühren, aufzukochen, eine Stunde absetzen zu lassen und in eine andere Flasche die Flüssigkeit abzugiessen. Diese Flaschen stellt man dicht geschlossen 2—3 Tage bei Seite. Nun zieht man die klare Flüssigkeit mit dem Heber ab. Die Bodensätze vermischt man mit einem gleichen Volumen destill. Wasser und filtrirt durch Fliesspapier.

Das Concentriren der klaren Flüssigkeiten geschieht so schnell wie möglich in einem blanken eisernen Kessel bei lebhaftem Feuer, damit die anhaltend aufsteigenden Wasserdämpfe die Kohlensäure der atmosphärischen Luft abhalten. Das Abdampfen darf natürlich nicht auf einem Windofen stattfinden, wo der Kessel von einer unaufhörlichen Kohlensäureatmosphäre umspült sein würde. Wie bei der Kochung mit Kalk, so auch hier stellt man den Kessel in das Kochloch eines Herdes, in welchem die Verbrennungsproducte aus der Feuerung seitliche Ableitung finden Um den Kessel stellt man sogar einige Teller mit dünnen Schichten Kalkhydrat bedeckt, welches als Kohlensäureabsorbent auch in dieser Lage wesentliche Dienste leistet. Den Kessel hält man durch Nachgiessen der Lauge immer nur halb gefüllt, damit nicht ein Ueberkochen möglich wird.

Da 25 Th. des käuflichen trockenen Kaliumcarbonats circa 100 Th. Lauge von 1,145 spec. Gew. auszugeben pflegen; so lässt sich ungefähr das Maass, auf welches die Lauge durch Abdampfen zu reduciren ist, annähernd bestimmen. In Fabriken hält man hierzu einen passenden Aräometer.

Hat die Kalilauge das gehörige spec. Gewicht, so nimmt man den Kessel vom Feuer, setzt ihn zugedeckt in ein Fass, auf dessen Boden man etwas Kalkhydrat gestreut hat, deckt das Fass zu und lässt völlig erkalten. Dann giesst man die Lauge behutsam in die Standflaschen. Einen etwaigen Bodensatz lässt man im Kessel zurück.

Als Koch- und Eindampfungsgefässe sind blanke schmiedeiserne Kessel anwendbar. Gusseiserne Gefässe geben da, wo Aetzlauge, Eisen und atmosphärische Luft sich berühren, Eisenoxyd an die Lauge, besonders wenn diese beim Kochen concentrirter wird. Kupferne Gefässe können gar nicht angewendet werden; gläserne, steingutene und porcellanene werden stark angegriffen und machen die Lauge Kieselsäure-haltig. Die passendsten Gefässe sind solche aus Feinsilber gearbeitet, welche auch, wenn es sich um Darstellung einer reinen Kalilauge handelt, nur allein brauchbar sind. Zum Umrühren der Lauge nimmt man blanke eiserne Spatel, selbst wenn auch die Lauge nicht concentrirt wäre. Holz würde sie sofort gelb färben. Aus demselben Grunde vermeidet man zur Klärung der Lauge leinene Colatorien und papierne Filter, wollene Colatorien würden sofort gelöst werden. Es ist gewiss nicht überflüssig, wenn ich den Arbeiter zur Vorsicht ermahne, dass er sich vor dem Spritzen der Lauge ins Auge, auf die Nase, die Lippen und andere zarten Körpertheile hüte.

Eigenschaften. Die Aetzkalilauge ist eine klare, fast farblose oder schwach gelbliche, mit Weingeist klar mischbare, stark alkalische Flüssigkeit von schwachem, eigenthümlichem sogenanntem Laugengeruche und ätzendem Geschmacke, welche alle Eigenthümlichkeiten des Aetzkalis besitzt, gegen 13,9 bis 14 Proc. anhydrisches Kali oder 16,6 Proc. Kaliumhydroxyd (KOH) enthält und ein spec. Gewicht von 1,142—1,146 (bei 15° C.) aufweist.

Der Kalilauge mit 15 Proc. Kaliumhydroxyd giebt man die Formel: KOH + 17,63 Aq. Mol. Gew. 373,33, der officinellen mit 16,66 Proc. Kaliumhydroxyd die Formel KOH + 15,56 Aq. Mol. Gew. 336.

Aufbewahrung. In Glasflaschen mit flach schliessendem Gummistopfen und übergestülpter Glaskapsel, welche an ihrem unteren Rande mit Cerat belegt oder mit einer Lösung von Arab. Gummi in Glycerin bestrichen ist, um einen dichten, aber leicht zu lösenden Verschluss zu bewirken. In den Flaschenhals tief herabgehende Glasstopfen kitten sich mit Aetzlauge genässt dicht in den Flaschenhals ein, so dass nach längerer Zeit der Aufbewahrung nur durch Zertrümmern der Flasche ihr Inhalt freizumachen ist. Man umgeht diesen Uebelstand, wenn man den Stopfen oder die innere Halswandung mit *Unguentum Paraffini* bestreicht, wodurch nicht nur ein luftdichter Verschluss erreicht, auch die rauhe Glaswandung vor Nässung mit Lauge geschützt wird, während diese in keiner Weise auf diese Fettsubstanz einwirkt.

Wie schon erwähnt halte man nicht mehr als circa 50 g vorräthig, da zur Dispensation grösserer Mengen die Darstellung aus dem guten *Kali caust. fus. in bacillis* im Verlaufe einer Viertelstunde gesichert ist.

Prüfung. Die Aetzkalilauge darf 1) nur 1 Proc. Kaliumcarbonat enthalten, 2) nur mit entfernten Spuren Sulfat und 3) mit entfernten Spuren Chlorid verunreinigt sein, 4) weder Nitrat noch Nitrit enthalten. Stellt man die

Lauge durch Lösung des bereits geprüften *Kali caust. fus. in bacillis* her, so ist die Prüfung der Lösung selbstverständlich, sub 1 ausgenommen, überflüssig.

1) In einem grossen Reagircylinder erhitzt man eine Mischung aus 3 ccm der Aetzkalilauge und 13,6 ccm Kalkwasser bis zum Aufkochen und filtrirt. Beim Eingiessen des Filtrats in Salpetersäure darf keine Kohlensäureentwickelung stattfinden. Die Menge Kalkwasser entspricht ca. 1 Proc. Kaliumcarbonat. Die Ph. sagt, dass die Lauge mit der 4-fachen Menge Kalkwasser zu mischen sei. Selbstverständlich ist mit Menge die Gewichtsmenge bezeichnet. Da 3 ccm der Lauge ein Gewicht von 3,4—3,5 g haben, so sind sie dem Maasse nach mit 13,6 ccm Kalkwasser zu mischen, wenn man der umständlichen Wägung nicht den Vorzug einräumen will. — 2) 2 ccm der Lauge mit 3 ccm verdünnter Essigsäure übersättigt und mit 30—31 ccm Wasser verdünnt geben eine Flüssigkeit, von welcher ein Theil mit Baryumnitrat versetzt nur eine opalescirende Trübung ergeben darf. — 3) Ein anderer Theil der essigsauren Flüssigkeit mit mehreren Tropfen Salpetersäure versetzt darf auf Zusatz einiger Tropfen Silbernitrat gleichfalls nur opalescirend getrübt werden, also Chlorid in Spuren vertreten sein. — 4) Die Reaction auf Nitrat und Nitrit wird wohl kurz und bündig durch die Dütchenprobe (S. 105 u. 242) ersetzt. Man sättigt 2 ccm der Lauge mit 2 ccm verdünnter Schwefelsäure, giebt ein Körnchen Kochsalz, dann ca. 3 ccm conc. Schwefelsäure hinzu und setzt ein aus Filtrirpapier gefaltetes Dütchen, an seiner Spitze mit Kaliumjodidlösung benetzt, dem Reagircylinder auf. Tritt nicht sofort Bräunung ein, so erhitzt man die Flüssigkeit, um etwa gegenwärtige entfernte Spuren salpetriger Dämpfe zu entwickeln. Salpeter wird nämlich oft dem Aetzkali zugesetzt, welches in Stangen ausgegossen werden soll, um diese schön weiss erscheinen zu lassen.

Anwendung. Innerlich findet die Aetzkalilauge kaum Anwendung, und wenn es geschehen sollte, so wäre die Einzelngabe zu 0,2—0,3—0,5 g im verdünnten Zustande abzumessen. In 2—3-fach verdünnter Lösung oder mit Kalkwasser gemischt benutzt man sie selten zum Touchiren der diphtheritischen und crupösen Beläge und zu Inhalationen. Zur Oeffnung der Abcesse wird das *Kali caust. fusum* angewendet. In Bädern ersetzt man die Aetzlauge gewöhnlich durch Pottasche. In einer Apotheke der mittleren und kleinen Stadt kommt die Aetzlauge in Decennien nicht zur Dispensation. Deshalb halte man nur sehr kleine Mengen vorräthig und verbrauche sie bei der Analyse und Untersuchung der Arzneistoffe, damit sie von Zeit zu Zeit wieder hergestelltt werde.

Liquor Kalii acetici.

Essigsaure Kaliumlösung; Kaliumacetatlösung. Kali acetĭcum solūtum; Liquor Terrae foliātae Tartări. *Soluté d'acetate de potasse; Soluté de terre foliée de tartre. Solution of acetate of potash.*

Hundert (100) Theilen verdünnter Essigsäure setze man allmählich achtundvierzig (48) Th. Kaliumbicarbonat hinzu. Diese Flüssigkeit erhitze man bis zum Aufkochen, neutralisire sie mit Kaliumcarbonat und verdünne sie bis auf einhundertsiebenundvierzig (147) Th. (mit destill. Wasser).

Eine klare farblose, nicht brenzlich riechende Flüssigkeit von 1,176 bis 1,180 spec. Gewicht, in 3 Theilen 1 Th Kaliumacetat enthaltend.

Mit gleichviel Wasser verdünnt darf sie weder durch **Schwefelwasserstoffwasser**, noch durch **Schwefelammonium**, noch auch durch **Baryumnitrat** verändert werden, und dieselbe Flüssigkeit mit **Salpetersäure** versetzt durch **Silbernitrat** höchstens opalescirend getrübt werden.

Darstellung. Dieselbe gründet sich auf dem chemischen Verlauf nach folgendem Schema:

$$\underset{\text{Essigsäure}}{C_2H_4O_2} \quad \text{und} \quad \underset{\text{Monokaliumcarbonat}}{KHCO_3} \quad \text{ergeben} \quad \underset{\text{Kaliumacetat}}{C_2H_3KO_2} \quad \text{und} \quad \underset{\text{Kohlensäureanhydrid}}{CO_2} \quad \text{und} \quad \underset{\text{Wasser}}{H_2O}.$$

Die verdünnte Essigsäure erhält die Formel $C_2H_4O_2 + 7{,}78\ Aq = 200$, das Monokaliumcarbonat oder Kaliumhydriumcarbonat die Formel $KHCO_3 = 100$. 100 Th. der verd. Essigsäure werden also durch 50 Th. Monokaliumcarbonat unter Ausscheidung der Kohlensäure vollständig neutralisirt. Das Resultat aus 200 Th. Säure und 100 Th. Kaliumsalz ist $C_2H_3KO_2 = 98$ Th. Kaliumacetat, aus 100 Th. Säure und 50 Th. Kaliumsalz $= 49$. Da die officinelle Lösung 33,33 Proc. Kaliumacetat enthalten soll, so ist die Flüssigkeit im letzteren Falle auf $(49 \times 3 =)$ 147 Th. mit Wasser zu verdünnen.

Die Erhitzung der noch sauren Salzlösung bis zum Aufkochen, worin sie eine Minute hindurch zu erhalten ist, wird in einem porcellanenen Kasserol oder solcher Schale ausgeführt. Sie bezweckt Verdampfung der Kohlensäure und der der Essigsäure etwa anhängenden empyreumatischen Stoffe. Nach der Kochung versetzt man die noch kochend heisse Flüssigkeit in den neutralen Zustand. Da sich die Essigsäure nicht so scharf wie andere Säuren gegen Lackmus verhält, dieses Pigment vielmehr violettroth färbt, so lässt sich der neutrale Punkt mit Lackmus schwer erkennen. Hat man 100 Th. Säure in Arbeit genommen, so kommen höchstens 50 Th. des Kaliumhydriumcarbonats in Betracht. Man nimmt mit einem kalten blanken silbernen Theelöffel etwas der Flüssigkeit aus dem Kasserol und giebt nach dem Erkalten ein Krystallkörnchen dieses Carbonats in den Theelöffel. Steigen von dem Salzkorn stark Bläschen auf, so ist die Flüssigkeit noch sauer, und man setzt 1 Th. des Carbonats der heissen Flüssigkeit im Kasserol hinzu. Nach Verlauf einer Viertelstunde, in welcher Zeit die Kohlensäure ausgetrieben ist, macht man wieder den Versuch mit dem Theelöffel. Sollten wieder stark Bläschen aufsteigen, so giebt man noch $^1/_2$ Th. des Carbonats in das Kasserol. Eine weitere Probe mit dem Theelöffel wird ergeben, ob man noch Carbonat zusetzen muss oder nicht. Bei dieser Probe hat man die Flüssigkeit im Theelöffel jedesmal 1—2 Minuten abkühlen zu lassen, ehe man den Carbonatkrystall hineingiebt, denn dieses Kaliumhydriumcarbonat lässt in kochendheisser Flüssigkeit, wenn sie auch nicht sauer ist, die Hälfte ihrer Kohlensäure frei. Auch durch den Geschmack lässt sich der neutrale Zustand erkennen, welchen man mit der sehr scharfen Theelöffelprobe ja combiniren kann.

Wird diese Lösung selten gebraucht, so ist ein Zusatz von etwas Weingeist angezeigt, um sie dauernd zu machen. Beim Verdünnen der Flüssigkeit aus 100 Th. verd. Essigsäure genügt ein Zusatz von 7,5 g Weingeist und dann das Verdünnen mit Wasser auf 145 Th. und nicht 147 Th., denn 1—2 g Essigsäure gingen beim Aufkochen verloren.

Eine Gehaltstabelle der Kaliumacetatlösungen findet man auf S. 131 Bd. II.

Eigenschaften. Die officinelle Kaliumacetatlösung ist eine farblose klare, möglichst neutrale Flüssigkeit, welche mit dem 4-fachen Volumen absolutem Wein-

geist eine klare Mischung giebt, beim Erwärmen sich frei von empyreumatischem Geruche erweist und einen mildsalzigen Geschmack hat. Ihr spec.
Gewicht schwankt zwischen 1,176 und 1,180 bei 15 ⁰ C. und ihr Kaliumacetat-
gehalt beträgt 33,33 Proc.

Aufbewahrung. Nur bei schlechter Aufbewahrung, wie in nicht gehörig
verkorkten oder in grossen, nur zum Theil gefüllten Flaschen, unterliegt die
Salzlösung nach längerer Zeit einer Entmischung und es entsteht etwas Kaliumcarbonat unter Abscheidung von Schleimflocken oder unter Bildung von
Schimmel. In ganz gefüllten und gut geschlossenen Flaschen bleibt die Lösung Jahre lang dispensirbar. Kommt sie sehr selten zur Dispensation, so
ist ein Zusatz von 5 Proc. Weingeist (in Stelle von 5 Proc. Wasser) geeignet
die Flüssigkeit dauernd zu conserviren!

Prüfung. Die mit gleichviel Wasser verdünnte Flüssigkeit soll sich frei
erweisen — **1)** von Blei, Kupfer, Zink etc., daher sich indifferent gegen
S c h w e f e l w a s s e r s t o f f w a s s e r verhalten, so auch — **2)** gegen S c h w e f e l -
a m m o n i u m (Eisen, Zink, Kupfer, Blei), — **3)** gegen B a r y u m n i t r a t, welches Sulfat, auch wohl eine starke Alkalinität oder einen Kaliumcarbonatgehalt anzeigt, wenn eine Trübung entsteht. — **4)** Die mit gleichviel Wasser
verdünnte Flüssigkeit mit einigen Tropfen Salpetersäure versetzt, darf durch
S i l b e r n i t r a t nur opalescirend getrübt werden, sie darf also eine schwache
Spur Chlorid enthalten. Die Prüfung mit Schwefelammonium ist überflüssig,
denn wenn Eisen als Verunreinigung vorliegt, so ist die Flüssigkeit nicht
farblos. Die anderen Metalle werden auch durch H_2S aus der essigsauren
Lösung gefällt.

Anwendung. Die Kaliumacetatlösung gilt als mildes Antiphlogisticum und
Diureticum, den Harn alkalisch machend und auf diese Weise der Harndiathese
Dienste leistend. Die Abscheidung erfolgt auch zum Theil auf dem Wege
der Hautausdünstung und des Schweisses. Man giebt die Flüssigkeit zu
2,5—5,0—7,5 g drei- bis vierstündlich in Mixturen.

Kritik. Die Verdünnung bis auf 147 Thl. soll jedenfalls mit destill. Wasser geschehen, denn würde man Weingeist nehmen, so würde man nicht das geforderte
spec. Gewicht erlangen. *Ordo pharmaceuticus* erscheint gar zu oft bei den Verf. der
Ph. als etwas Adiaphoristisches. In einer Vorschrift muss doch das angegeben werden, womit man verdünnen soll.

Liquor Kalii arsenicosi.

Fowler'sche (fauler'sche) Tropfen; Kaliumarsenitlösung. Liquor
Kali arsenicōsi; Solutĭo arsenicālis Fowlēri; Solutio minerālis
Fowleri; Solutio Fowleri; Solutio Arsenitis kalici composita.
Solution d'arsenite de potasse; *Liqueur de Fowler*. *Fowler's
solution*; *Arsenical solution*.

Ein (1) Th. A r s e n i g s ä u r e und ein (1) Th. K a l i u m c a r b o n a t
werden mit e i n e m (1) Th. d e s t i l l. W a s s e r s bis zur völligen Lösung
gekocht mit v i e r z i g (40) Th. destill. W a s s e r vermischt. Nach dem
Erkalten setze man f ü n f z e h n (15) Th. *Spiritus Melissae compositus* und
soviel destillirtes W a s s e r hinzu, dass das Gewicht der ganzen
Mischung e i n h u n d e r t (100) Th. betrage.

Eine klare, farblose, stark alkalische Flüssigkeit, welche mit Salz-

säure angesäuert weder sich gelb färbe noch eine Fällung erleide.
Hierauf mit Schwefelwasserstoffwasser versetzt wird sie reichlich gefällt.
Einhundert Theile der Flüssigkeit enthalten 1 Theil arseniger Säure.

5 g der Flüssigkeit mit 20 g Wasser, 1 g Natriumbicarbonat und
einigen Tropfen der volumetrischen Stärkemehllösung versetzt müssen
10 ccm der Jodlösung *(Solutio Jodi)* entfärben. Wird dann 0,1 ccm
(der Jodlösung) dazugegeben, so muss die blaue Farbe dauernd hervortreten.

Sehr vorsichtig aufzubewahren. Stärkste Einzelngabe 0,5,
stärkste Tagesgabe 2,0 g.

Geschichtliches. Arsenik fand in der zweiten Hälfte des vorigen Jahrhunderts in England eine schüchterne innerliche Anwendung. Seine äusserliche Anwendung war schon AVICENNA bekannt. Einen eminenten Ruf gewann es jedoch durch den Engländer THOMAS FOWLER (spr. fauler), einen
Pharmaceuten, welcher in seinem 38. Lebensjahre Medicin studirte und durch
seine Schrift: *Medicinal reports on the effects of arsenic in the cure of agues
remittent fevers and periodic headach*, 1786, viel Aufsehen erregte. Da zu
jener Zeit (und bis zum zweiten Decennium dieses Jahrhunderts) nur die theure
Chinarinde als specifisches Fiebermittel zu Gebote stand, so fanden FOWLER's
Erfahrungen überall Beachtung. Heute, wo wir in dem Chinin und Eisenoxyd-
verbindungen einen Ersatz des Arseniks haben, wird es von den Aerzten nur
noch in verzweifelten Fällen in Anwendung gebracht, während von anderer
Seite der Arsenikgebrauch als ein mächtiges Präservativ aller Krankheiten
gerühmt wird. Die Darstellung der FOWLER'schen Solution geschah in der
Weise, dass man 1 Th. des Arsenikpulvers mit 1 Th. Pottasche und 90 Thl.
Wasser stundenlang kochte, bis die Lösung des Arseniks erfolgte. Vor 19 Jahren
erst fand HAGER, dass die Lösung der Arsenigsäure mit Pottasche in wenig
Wasser bei einem Kochpunkte über 100 ° C. im Augenblicke erfolge und ein
stundenlanges Kochen oder tagelanges Digeriren völlig zu umgehen sei.

Darstellung. Die erste Ausgabe der Pharmacopoea Germanica hielt es
für nothwendig, in Betreff der Bereitung von der alten Methode abzuweichen
und die von HAGER (1865) zuerst angegebene kurze Darstellungsweise aufzunehmen. Die 2. Ausg. d. Ph. hat auch diese Methode unverändert beibehalten.
Früher wurde die gepulverte Arsenigsäure, Kaliumcarbonat und die ganze
Menge destillirten Wassers in einen Glaskolben gegeben und so lange gekocht,
bis Lösung stattfand. Diese Operation nahm je nach dem Umstande, ob sich
die Arsenigsäure ganz oder zum Theil in einem krystallinischen Zustande befand, mindestens einige Stunden, oft noch längere Zeit in Anspruch, ehe eine
einigermaassen klare Lösung erfolgte. Diese Lösung musste dann immer noch,
da sie eben selten völlig klar war, filtrirt werden. Dieser Zeitaufwand und
die Anwendung von Kolben, Trichter und Filter bei einer so giftigen Substanz, wie eine solche die Arsenigsäurelösung ist, werden durch die Vorschrift
der Pharmakopoe völlig beseitigt, denn es kann die Darstellung in 2—3 Minuten
vor dem Reagirtisch in einem gewöhnlichen fingerweiten Reagircylinder und
mit einer kleinen Weingeistflamme zu Ende geführt werden. Diese Darstellungsweise findet ihre Erklärung in der Ueberführung der krystallinischen
Arsenigsäure in den amorphen Zustand durch Einwirkung einer Temperatur
von 110—120 ° C. und in der Leichtlöslichkeit der amorphen Arsenigsäure,
welche als solche auch leicht mit dem Kalium des Kaliumcarbonats in Verbindung
tritt. In einen trockenen Reagircylinder von circa 1,5 cm Weite giebt man
je 1 g Arsenigsäure in kleinen Stückchen und reines Kaliumcarbonat, mengt

beide Substanzen durch geringes Schütteln des Cylinders, giebt aus einem
Tropfglase 20 Tropfen Wasser auf die Mischung, bringt diese durch Erhitzen
über einer Weingeistflamme ins Kochen und erhält es circa 5 Secunden darin,
in welcher Zeit eine vollkommen klare Flüssigkeit aus der Mischung resultirt.
Man giebt nun circa 10 ccm destillirtes Wasser hinzu, mischt und giesst die
Flüssigkeit in das tarirte Standgefäss, in welchem sich bereits 60 g des ge-
wässerten *Spiritus Melissae comp.* befinden, ein, spült mit 20 ccm Wasser
den Cylinder nach, und bringt die Flüssigkeit durch weiteren Zusatz destillirten
Wassers genau auf 100 g. Eine solche Menge reicht selbst in einem grossen
Apothekengeschäft 1—2 Jahre aus. Diese Arseniklösung bietet auch den
Vortheil, dass sie nicht schimmelt.

Den gewässerten *Spirit. Meliss. comp.* bereitet man in der Weise,
dass man 16 g des *Spirit. Meliss. comp.* mit 48 g destill. Wassers in einem
kleinen Kolben mischt, bis zum einmaligen Aufkochen erhitzt und zum Erkalten
beiseite stellt. Nach Verlauf von circa 2 Stunden filtrirt man, 2—3-mal durch
dasselbe Filter giessend, und verwendet von dem Filtrat 60 g, welche man in
das Standgefäss der Arsensolution einwägt. Dann fällt die Arsensolution so
schwach opalescirend trübe aus, dass man sie fast klar nennen kann.

Dass die Ph. der vielfach ausgesprochenen Mahnung, der 1-proc. Lösung
das Vorrecht zu geben, gefolgt ist, wird mit Dank aufgenommen werden.
Nun stimmt dieses Medicament mit demjenigen der Nord-Amerikanischen,
Französischen, Russischen, Schweizerischen, Schwedischen
und Norwegischen Ph. überein. Nur noch die Oesterreichische, Ungarische und Holländische Ph. sind beim alten Gebrauch, dem $^1/_{90}$-Gehalte,
geblieben und die Dänische hat eine Natriumarseniatlösung, welche
in 3000 Th. 1,9 Arsenigsäure in Arsensäure übergeführt enthält (loco *Solutio
arsenicalis Pearsoni*), officinell gemacht. Die Nord-Amerikanische hat auch
eine Natriumarseniatlösung (*Liquor Sodii arseniatis*), welche 1 Proc.
entwässertes Natriumarseniat enthält, recipirt.

Die ursprüngliche Fowler'sche Solution enthielt einen Zusatz eines aromatischen Spiritus, um der Flüssigkeit überhaupt einen Geschmack und eine
äusserliche wahrnehmbare Beschaffenheit, welche sie als Medicament charakterisirte, zu ertheilen. Diesen nützlichen Gebrauch hatte die 1. Ausg. der Ph.
Germ. verworfen. Früher erwog man, durch die Erfahrung belehrt, mit welchen Hintergedanken der gemeine Mann Medicinen einnimmt, welche wie
Wasser schmecken. Die Dosis von 5—10 Tropfen eines wasserähnlichen Medicaments erscheint ihm, trotz der Ermahnung des Arztes, gar kein Medicament
zu sein, und er wagt das Fläschchen Tropfen mit 5—8 g auf einmal zu verschlucken. Im Jahre 1857 habe ich diese Erfahrung zweimal gemacht.

Die 2. Ausgabe der Ph. Germ. hat nach dem alten Gebrauch wieder
zurückgegriffen, ohne den Massstab der Verbesserung daran zu legen, denn
der *Spiritus Melissae compositus* hat mehr etwas Einladendes als Abstossendes
an sich. Die anderen Ph. lassen den gleichwerthigen einfachen oder zusammengesetzten Lavendelgeist zumischen. Nach meinem Dafürhalten hätte
man irgend eine bittere Tinctur, z. B. *Tinctura Gentianae* zu ungefähr 5 Proc.
zusetzen sollen, denn der bittere Geschmack würde Kinder davon abhalten, die
nicht sorgsam aufbewahrten Tropfen zu kosten oder auszutrinken.

Eigenschaften. Die Kaliumarsenitlösung soll eine klare farblose Flüssigkeit
sein. Dies ist sie nun nicht, wenn sie streng nach der Vorschrift der Ph.
bereitet ist. In diesem Falle ist sie eine weisslich opalescirende. Sie kann
je nach der Beschaffenheit des *Spiritus Melissae comp.* trübe, selbst fast milchig
trübe sein. Um nun diesem Medicament das Ansehen zu geben, welches es

in früherer Zeit dem Auge darbot, so bereite man es in der oben angegebenen Weise, so dass es umgeschüttelt eine ziemlich klare Flüssigkeit darbietet. Nach längerer Aufbewahrung wird die ursprünglich opalisirende Flüssigkeit sicher mehr oder wenig klar sein, wie wir Aehnliches an der früher officinellen *Aqua aromatica* beobachteten. Der Geruch ist schwach, der Geschmack schwach aromatisch.

Aufbewahrung. Die FOWLER'schen Tropfen werden in der Reihe der directen Gifte neben Arsenigsäure aufbewahrt in einer mit Kork dicht geschlossenen Flasche, um jede Abdunstung zu verhindern. Glasstopfen schliessen gewöhnlich nicht genügend dicht. Ein Schimmeln der Tropfen tritt nicht ein, es sondern sich aber schleimähnliche Flocken ab, welche man zur Dispensation durch Schütteln beseitigen soll, wofern die Tropfen nach dem oben angegebenen Modus bereitet sind.

Prüfung. Die Kaliumarsenitlösung soll frei von Schwefelarsen sein, womit der Arsenik zuweilen verunreinigt ist; 4 ccm der Flüssigkeit mit 10 Tropfen Salzsäure sauer gemacht, dürfen keinen gelben Niederschlag (Schwefelarsen) ausscheiden. Schwefelarsen ist in alkalischen Flüssigkeiten leicht löslich, nicht aber in freier Salzsäure. Der Gehalt an Arsenigsäure wird auf dem jodometrischen Wege erforscht nach dem Schema:

$$\underset{\text{hydrid}=198}{\text{Arsenigsäurean-}}\ \text{As}_2\text{O}_3 \ + \ \underset{(127\times4)}{\text{Jod}}\ 4\text{J} \ + \ \underset{\text{carbonat}}{\text{Natrium-}}\ 4\text{NaOH} \ + \ \text{Wasser}\ \text{H}_2\text{O} \ = \ \underset{\text{jodid}}{\text{Natrium-}}\ 4\text{NaJ} + \underset{}{\text{Arsensäure}}\ 2\text{H}_3\text{AsO}_4.$$

Es erfordern 1 Mol. = 198 Arsenigsäureanhydrid 2 Mol. Jod ($4 \times 127 =$) 508 Jod, um in Arsensäure übergeführt zu werden. In 5 g der Arsenlösung sind 0,05 g Arsenigsäureanhydrid enthalten und diese Menge erfordert (198 : 508 = 0,05 : x =) 0,127 g Jod, welche Menge in 10 ccm der $^1/_{10}$-Normaljodlösung enthalten sind. 5 g der Arsensolution verdünnt mit 20 ccm Wasser und versetzt mit 1 g pulvrigen Natriumbicarbonat und etwas Stärkelösung werden geschüttelt bis zur Lösung des Salzes. Dann setzt man genau 10 ccm der $^1/_{10}$-Normaljodlösung hinzu und mischt durch Schütteln. Die sofort entstehende blaue Stärkejodfarbe muss allmählich verschwinden und Farblosigkeit eintreten, wodurch der 1-proc. Arsenigsäuregehalt garantirt wird. Setzt man nun noch 3—5 Tropfen der Jodlösung hinzu, so muss die blaue Farbe wieder zu Vorschein kommen, als Beweis, dass nicht über 1 Proc. Arsenigsäure im Präparat vertreten ist.

So exact diese Probe ist, so wird sie mitunter, besonders bei lange Zeit gelagerter Arsensolution nicht recht stimmen, denn Arsenigsäure an Alkali gebunden geht in geringen Mengen in Lösung in Arsensäure über. Wenn daher etwa 9 oder 9,5 ccm zur Entfärbung ausreichen und nach Zusatz von 10 ccm schon Blaufärbung wieder eintritt, so kann dennoch der Arsengehalt der richtige sein.

Anwendung. Die FOWLER'sche Arseniksolution ist ein Gift. Da grössere Mengen als 5—8 g nicht für eine Person verbraucht werden, eine grössere Menge aus Unvorsichtigkeit auf einmal genossen, zu einer Dosis letalis werden kann, so sind Verordnungen über die zu dispensirenden Mengen gegeben. In Preussen z. B. ist die auf einmal an eine Person zu dispensirende grösste Menge zu 8 g festgesetzt. Hätte der Arzt mehr als 8 g auf einem Recepte verordnet, so ist das Gewicht einfach auf 8 g zu reduciren. Das Recept wird als Giftschein betrachtet, als solcher reservirt und in das Giftbuch eingetragen. Dem Patienten wird, wenn es verlangt wird, eine Copie des Receptes zugestellt. Reïteraturen sind unzulässig. Die stärkste Einzelndosis normirt die

Pharmakopoe zu 0,5 g (10 Tropfen), die Gesammtdosis auf den Tag zu 2,0 g (40 Tropfen).

Kritik. Wenn die Ph. fordert, dass die Arseniklösung klar sein soll, so verlangt sie etwas, was nicht immer möglich ist. Dieses Postulat kann zwischen Arzt und Apotheker, selbst zwischen Apotheker und Publikum hässliche Verhältnisse schaffen, deren Spitze immer den Apotheker und seine Pflichttreue treffen. Hoffentlich werden die Apotheker nur eine ziemlich klare oder einige Wochen hindurch gelagerte Flüssigkeit dispensiren, um allen Unannehmlichkeiten aus dem Wege zu gehen.

Liquor Kalii carbonici.

Reine Pottaschenlösung; Kaliumcarbonatlösung. Kalĭum carbonĭcum solūtum; Olĕum Tartări per deliquium. *Soluté (liqueur) de carbonate de potasse*; *Huile de tartre*. *Solution of carbonate of potash*; *Oil of tartar*.

Elf (11) Th. Kaliumcarbonat in zwanzig (20) Th. destill. Wasser gelöst filtrire man und versetze, wenn es nöthig sein sollte, noch mit soviel destill. Wasser, dass das spec. Gewicht 1,330 bis 1,334 betrage.

Drei Theile dieser Lösung enthalten 1 Th. Kaliumcarbonat.

Eine klare farblose Flüssigkeit.

In alter Zeit liess man das reine Kaliumcarbonat (das sogenannte Weinsteinsalz, *Sal Tartari*) an feuchter Luft zerfliessen und nannte daher die wie Oel fliessende Flüssigkeit *Oleum Tartari per deliquium*. Heute löst man das Kaliumcarbonat direct in destillirtem Wasser und zwar in einem Verhältniss, dass die Lösung 33,3 Proc. wasserfreies Kaliumcarbonat enthält. Da das reine Kaliumcarbonat der Pharmakopoe einen geringen Feuchtigkeitsgehalt einschliesst, so verordnet die Vorschrift eine Lösung aus 11 Th. Carbonat in 20 Th. Wasser. Die Stellung der Lösung auf das vorgeschriebene spec. Gewicht sichert auch den vorschriftsmässigen Gehalt. Eine Gehaltstabelle der Kaliumcarbonatlösungen findet man auf S. 147. Die Prüfung auf Reinheit geschieht in der auf S. 144 angegebenen Weise.

Behufs Aufbewahrung in Flaschen mit Glasstopfen bereibe man den Zapfen desselben dünn mit *Ungt. Paraffini*, welches ein Einkitten verhindert, ohne von der Flüssigkeit gelöst zu werden.

Diese Lösung dient zur Darstellung von Saturationen. Das Moleculargewicht ist 414 ($K_2CO_3 + 15,3$ Aq.). 414 Th. sättigen 2000 Th. des officinellen Essigs, 400 Th. der verdünnten Essigsäure, 140 Th. Citronensäure, 276 Th. Salicylsäure, damit neutrale Salze bildend.

Liq. Kalii carb.	Acetum	Acid. acet. dil.	Acid. citric.	Acid. salicyl.
1 Th.	4,83 Th.	0,966 Th.	0,338 Th.	0,666 Th.
3 „	14,49 „	2,8 „	1,015 „	2,0 „
5 „	24,15 „	4,831 „	1,691 „	3,334 „
10 „	48,31 „	9,662 „	3,382 „	6,667 „

Liquor Natri caustici.

Aetznatronlauge; Natronlauge; Natriumhydroxydlösung; Natron-
hydratlösung. Liquor Natrii hydrĭci; Natrium hydrĭcum solūtum.
Soude caustique liquide. *Solution of soda*; *Solution of caustic soda.*

Klare farblose oder schwach gelbliche ätzende Flüssigkeit von 1,159
bis 1,163 spec. Gewicht. In 100 Th. sind 15 Th. Natriumhydroxyd enthalten. Mit dem Oehre des Platindrahtes aufgenommen und abgedampft
brennt es mit tief gelber Farbe.

Mit der 4-fachen Menge Kalkwasser gekocht, dann filtrirt, muss
eine Flüssigkeit erhalten werden, welche auf Zusatz überschüssiger
Salpetersäure nicht aufbrausen darf.

Mit Salzsäure übersättigt und dann reichlich mit Aetzammon
versetzt, darf keine Veränderung eintreten. Mit der 5-fachen Menge
Wasser verdünnt und mit Salpetersäure übersättigt darf durch Baryumnitrat und auch durch Silbernitrat nur erst nach Verlauf von
zehn Minuten eine opalescirende Trübung entstehen. Werden 2 Vol.
der Flüssigkeit verdünnter Schwefelsäure übersättigt, dann mit 1
Vol. Schwefelsäure (concentrirter) vermischt und mit 2 Vol. Ferrosulfatlösung überschichtet, so darf keine braune Zwischenzone entstehen.
Vorsichtig aufzubewahren.

Darstellung. Die Aetznatronlauge wird in ähnlicher Weise wie die Aetzkalilauge dargestellt, nur kommen den Aequivalentgewichten entsprechend andere Gewichtsverhältnisse von Natronsalz, Kalk und Wasser in Anwendung. Die Entkohlensäuerung des Natriumcarbonats geht leichter von Statten, als wie beim Kaliumcarbonat. *Ph. Borussica ed. VII* gab folgende Vorschrift:
Vier (4) Th. krystall. rohes kohlensaures Natrium werden in einem
blanken eisernen Kessel in sechzehn (16) Th. Wasser gelöst, bis zum Aufkochen
erhitzt und nach und nach unter beständigem Umrühren mit einem (1) Th. frisch-
gebranntem Kalk, vermischt mit vier (4) Th. Wasser, versetzt. Dann wird
das Kochen fortgesetzt, bis eine filtrirte Probe der Flüssigkeit auf Zusatz einer Säure
nicht mehr braust. Nun lässt man die Flüssigkeit in dem gut zugedeckten Kessel
absetzen, zieht mittelst eines Hebers die klare Flüssigkeit in ein gläsernes Gefäss
ab und verschliesst dieses. Der im Kessel zurückleibende Bodensatz ist mit zehn
(10) Th. kochendem Wasser zu mischen und gut zu durchrühren. Nach dem
Absetzen wird die klare Flüssigkeit abgehoben und in das gläserne Gefäss gegeben etc.

kryst. Natriumcarbonat   Calciumhydroxyd   Natriumhydroxyd Calciumcarbonat   Wasser
$$Na_2CO_3 + 10H_2O \quad \text{und} \quad Ca(OH)_2 \quad \text{geben} \quad 2NaOH \quad \text{und} \quad CaCO_3 \quad \text{und} \quad 10H_2O.$$

Um das Präparat der *Pharmacopoea Germanica* zu erlangen, ist die Verwendung
eines reinen Natriumcarbonats geboten. Bedarf man grösserer Mengen Aetznatronlauge zur Darstellung von medicinischer Seife, Oelseife, Talgseife oder zur Fällung
von Metalloxyden, so wird man sich der billigen, käuflichen, trocknen Aetznatrons
bedienen, welches fabrikmässig aus der Soda und auch aus Kryolith dargestellt wird.
Aetz-Natron wird jetzt aus Kryolith im Grossen hergestellt. Der Kryolith
ist ein Mineral, welches in Grönland in mächtigen Lagern gefunden wird und eine
Verbindung von Natriumfluorid mit Aluminiumfluorid ($= 6NaFl + Al_2Fl_6$) ist. In
chemischen Fabriken wird das feingepulverte Mineral durch Kochen mit Kalkmilch
in das unlösliche Calciumfluorid und in ein lösliches Natriumaluminat übergeführt.
$6NaFl + Al_2Fl_6$ und $6Ca(OH)_2$ geben $6CaFl_2$ und $6NaO + Al_2(OH)_6$. Die Natrium-
aluminatlösung wird mit Kryolith gekocht, wodurch die Alaunerde abgeschieden und
lösliches Natriumfluorid erzeugt wird. Die Lösung des Natriumfluorids wird durch
Kochen mit Aetzkalk in Aetznatron und unlösliches Calciumfluorid verwandelt.
Da es rathsam ist, nicht über 100g der Aetznatronlauge im Vorrath zu halten,

diese überhaupt nur selten zur Dispensation gelangt, bereite man sie *ex tempore* aus dem *Natrum causticum fusum in bacillis*, welches in sehr reinem Zustande zu erlangen ist und in Gefässen mit Schraubendeckel leicht aufbewahrt werden kann. Dieses Aetznatron hat nicht einen bestimmten Gehalt wie das Aetzkali. Man muss daher das spec. Gewicht bestimmen und die Lösung auf das vorschriftsmässige Gewicht bringen. Man löse 18,5 g des *Natrum caust. in bacillis* in 81,5 g destill. Wasser und erwärme, wenn die Lösung schnell geschehen soll. Nach dem Erkalten bestimmt man das spec. Gew. und verdünnt, wenn dies nothwendig sein sollte. Es giebt auch ein Aetznatron, welches zu 16,5 g in 83,5 g Wasser gelöst ein spec. Gew. von circa 1,160 ausgiebt, jedoch unterscheidet sich dasselbe nicht wesentlich von dem im Gehalte ärmeren.

Tabelle

über den Gehalt der Natriumhydroxyd- (NaOH-) Lösungen.
Temperatur 15° C.

Proc. NaOH	spec. Gewicht	Proc. NaOH	spec. Gewicht	Proc. NaOH	spec. Gewicht	Proc. NaOH	spec. Gewicht
49,02	1,5319	31,85	1,3521	18,58	1,2101	8,34	1,0951
48,81	1,5238	31,22	1,3458	17,12	1,2050	8	1,0909
47,60	1,5158	30,57	1,3395	17,67	1,2000	7,66	1,0868
46,87	1,5079	30	1,3339	17,22	1,1950	7,31	1,0827
46,15	1,5000	29,38	1,3272	16,77	1,1901	6,76	1,0787
45,27	1,4922	28,83	1,3211	16,38	1,1852	6,55	1,0746
44,38	1,4845	28,31	1,3151	15,91	1,1803	6,21	1,0706
43,66	1,4769	27,8	1,3091	15,5	1,1755	5,87	1,0667
42,83	1,4694	27,31	1,3032	15	1,1697	5,58	1,0627
42,12	1,4619	26,83	1,2973	14,75	1,1662	5,29	1,0588
41,41	1,4545	26,31	1,2905	14,5	1,1631	4,96	1,0549
40,75	1,4472	25,8	1,2857	13,86	1,1566	4,64	1,0511
40	1,4410	25,3	1,2800	13,55	1,1520	4,32	1,0473
39,39	1,4328	24,81	1,2743	13	1,1474	4	1,0435
38,8	1,4267	24,24	1,2687	12,64	1,1423	3,67	1,0397
38,13	1,4187	23,67	1,2632	12,24	1,1383	3,35	1,0360
37,47	1,4118	23,15	1,2576	11,84	1,1339	3	1,0318
36,86	1,4049	22,64	1,2522	11,42	1,1294	2,71	1,0286
36,25	1,3981	22	1,2462	10,97	1,1250	2,36	1,0249
35,65	1,3913	21,42	1,2414	10,5	1,1197	2	1,0213
35	1,3858	21	1,2361	10	1,1158	1,6	1,0177
34,38	1,3780	20,59	1,2308	9,74	1,1120	1,2	1,0141
33,69	1,3714	20	1,2250	9,42	1,1077	1,0	1,0107
33	1,3642	19,58	1,2202	9	1,1030	0,9	1,0105
32,47	1,3585	19	1,2148	8,68	1,0992	0,61	1,0070

Das spec. Gewicht vermehrt oder vermindert sich um je 1° C. bei einem Gehalt von Natriumhydroxyd

von 40—50 Proc. circa um 0,00045
„ 30—39 „ „ „ 0,0004
„ 20—29 „ „ „ 0,0003
„ 10—19 „ „ „ 0,0002.

Eigenschaften der Aetznatronlauge. Dieselben stimmen mit denen der Aetzkalilauge überein. Sie enthält 14,2—14,6 Proc. Natriumhydroxyd oder Natronhydrat (NaHO), wenn das spec. Gewicht sich innerhalb der Zahlen 1,160 bis 1,163 bewegt.

Die Aetznatronlauge mit 15 Proc. Gehalt erhält die Formel $NaOH + 12,6$ Aq. Moleculargewicht $= 266,7$. Spec. Gewicht 1,169. Die 14,5-proc. erhält die Formel $NaOH + 13,1$ Aq. und das Molekulargewicht 275,86. Spec. Gewicht 1,162—1,163.

Aufbewahrung. In Flaschen mit Gummistopfen und Deckglas oder in einer Flasche mit eingeriebenen Glasstopfen, dessen Zapfen mit *Ungt. Paraffini* bestrichen ist, wie die Aetzkalilauge, nur halte man nicht mehr denn 100 g vorräthig und verbrauche diese Aetzlauge zu analytischen Zwecken, um öfter eine neue Portion in guter Qualität herzustellen.

Prüfung. Diese erstreckt sich zunächst 1) auf Verunreinigung mit Carbonat, 2) mit Thonerde und Fluorsilicium (Aetznatron aus Kryolith hergestellt), 3) mit Sulfat, 4) Chlorid, 5) Nitrat und Nitrit.

1) Die Aetznatronlauge darf circa 0,8 g Natriumcarbonat in 100 g enthalten 3,5 g oder 3 ccm der Lauge werden mit 14 g oder 14 ccm Kalkwasser aufgekocht, filtrirt und von dem Filtrat einige ccm in mehrere ccm Salpetersäure eingegossen. Es darf keine Kohlensäureentwickelung eintreten. — 2) 3 ccm der Lauge werden mit 2,5 ccm Salzsäure (1,124 spec. Gew.) übersättigt und dann mit 4 ccm Aetzammon gemischt. Es darf weder sofort, noch im Verlaufe einiger Minuten eine Ausscheidung oder Trübung erfolgen. Diese können durch Thonerde oder bei Gegenwart von Natriumkieselfluorid (Na_2SiFl_6) durch Kieselsäure verursacht werden. Der Niederschlag setzt sich zuweilen gleich einer durchsichtigen Gelatine an die Gefässwandung an. Man muss daher unter horizontaler Lage des Probircylinders die Glaswandung mustern. Unter Bildung von Ammoniumfluorid wird das Silicium als Kieselsäure abgeschieden. — 3) 3 ccm der Lauge, mit 16 ccm Wasser verdünnt und mit 3 ccm Salpetersäure übersättigt, werden getheilt und ein Theil mit Baryumnitrat (Sulfat), — 4) ein anderer Theil mit Silbernitrat versetzt. Es kann oder darf erst nach 10 Minuten eine opalescirende Trübung eintreten. Dieser Zeitraum bedeutet ein völliges Freisein von Chlorid. Hätte man 2 Minuten Zeit zur Bildung einer Opalescenz gewährt, so hätte man damit schon eine von Chlorid fast freie Natronlauge bezeichnet. Beachtet man dieselbe Reaction bei der Kalilauge, so scheint die 10-Minutenzeit durch irgend einen Zufall in den Text der Ph. hineingekommen zu sein. Hätte man gesagt, dass Silbernitrat keine Trübung erzeugen dürfe, so wusste man, dass es frei von Chlorid sein müsse. Hätte man dann nach 1—2 Minuten keine Trübung beobachtet, so würde man von der Abwesenheit des Chlorids auch überzeugt gewesen sein. — 5) Auf Nitrat oder Nitrit prüft man bequemer mit der Dütenprobe. 3 ccm der Natronlauge sättigt man mit 4 ccm verdünnter Schwefelsäure, giebt eine 2 Erbsen-grosse Menge Kochsalz dazu und dann 3 bis 4 ccm conc. Schwefelsäure. Färbt sich das mit Kaliumjodid genässte Dütchen alsbald braun oder nach dem Erhitzen der Flüssigkeit, so ist auch Nitrat oder Nitrit gegenwärtig (Fig. S. 177). Man setzte nämlich dem Aetznatron, welches in Stäbchen ausgegossen wurde, behufs Erlangung schön weisser Stäbe etwas Salpeter zu, was heute wohl nicht mehr vorkommen dürfte, oder die Natronlauge entstammt der Kalisalpeterbereitung aus Natriumnitrat (S. 162).

Anwendung. Es findet die Natronlauge wie die Kalilauge Anwendung. Mit Kalkwasser oder mit Wasser (1 : 80 bis 100) verdünnt benutzt man sie zum Touchiren der diphtheritischen und croupösen Membranen oder zu Inhalationen. Häufig benutzt man diese Lauge als Reagens.

Kritik. Dass die Kohlensäureentwickelung während des Zumischens der Säure zum Carbonat vor sich geht, wusste der Uebersetzer in das Lateinische nicht, darum lässt er erst die Säure zumischen und dann die Kohlensäure austreten. Warum man übrigens die Fassung dieses Artikels nicht mit derjenigen des Artikels *Liquor Kali caustici* in Uebereinstimmung brachte, wird auch wohl eine unbeantwortete Frage bleiben, ebenso die Frage um die 10 Minuten für die Silberreaction, insofern dieselbe auf die kleinste Chloridspur nur Secunden beansprucht. Man setzte allerdings diese Reaction auf Chlorid mit derjenigen in Uebereinstimmung, welche man beim

Natriumcarbonat und Natriumbicarbonat auch mit 10 Minuten abgrenzte. Den Ernst der Fassung einer Pharmakopoe sollte man nie für etwas Nebensächliches halten. Im Uebrigen vergleiche man Kritik unter *Natrium bicarbonicum*.

Liquor Natrii silicici.

Natronwasserglas; kieselsaure Natronlösung; Natriumsilicatlösung. Liquor Natri silicĭci; Liquor Sodii Silicatis. *Silicate de soude liquide. Solution of Silicate of sodium.*

Klare, farblose oder schwach gelbliche, alkalisch reagirende Flüssigkeit von 1,300—1,400 spec. Gewicht, welche mit Säuren versetzt einen gelatinösen Niederschlag absondert. Mit Salzsäure übersättigt und durch Abdampfen zur Trockne gebracht hinterlässt sie einen Rückstand, welcher nicht durch Schwefelwasserstoffwasser gefärbt wird und auch mit etwas Wasser übergossen, unter Hinterlassung unlöslicher Kieselsäure, ein Filtrat ergiebt, von welchem ein Tropfen an dem Oehre des Platindrahtes hängend abgedampft, beim weiteren Erhitzen die Flamme tiefgelb färbt.

Geschichtliches. Die Schmelze aus Pottasche und Sand beobachtete bereits HELMONT (1640), indem er dieselbe an feuchtem Orte befindlich zerflossen antraf. Im Jahre 1648 stellte GLAUBER bei Glühhitze aus Weinsteinsalz (Kaliumcarbonat) und Sand eine Masse her, welche in feuchter Luft zerflossen die Kieselfeuchtigkeit, *Liquor silicum*, darstellte. L. N. VON FUCHS gab zuerst 1818 eine Vorschrift zur Darstellung des Wasserglases und erst vor 25 Jahren versuchte man das Kali im Wasserglase durch Natron zu ersetzen. Man benutzte diese Flüssigkeiten, um Holz, Zeuge und Papier unverbrennlich zu machen oder in den Zustand zu versetzen, nicht mit Flamme zu brennen.

Man unterscheidet Kaliwasserglas, Natronwasserglas und Doppelwasserglas, letzteres ein Gemisch aus Kali- und Natronwasserglas. Fixirungswasserglas ist reicher an Alkali als das gewöhnliche Wasserglas und dient zum Fixiren der Farben in der Stereochromie (Wandmalerei).

Darstellung. Das Natronwasserglas bereitet man aus 45 Th. gepulvertem Quarz, 23—25 Th. calcinirter- Soda (wasserfreiem Natriumcarbonat), 3 Th. Kohlenpulver oder nach L. BUCHNER aus 100 Th. gepulv. Quarz, 60 Th. calcinirtem Natriumsulfat und 20 Th. Kohle durch Schmelzung und Lösung der Schmelze in Wasser. Diese letztere Silicatmasse giebt mit Wasser gelöst nicht die officinelle Flüssigkeit, denn sie ist nicht frei von Schwefelnatrium. Die officinelle Flüssigkeit wird entweder durch Lösen der ersteren Schmelze oder nach dem KUHLMANN'schen Verfahren hergestellt, indem man Feuersteinpulver in Aetznatronlauge unter 7—8 Atmosphären Druck löst. In Deutschland verwendet man in Stelle des Feuersteins Infusorienerde (Lüneburger), Kieselguhr. Das in den Handel gebrachte Wasserglas wird nach seinem Gehalt an Silicat bezeichnet z. B. mit 66-grädig, 33-grädig.

Das Natriumsilicat ist in Wasser leicht löslich, wenn es freies Alkali enthält.

Eigenschaften. Das Natriumsilicat ($Na_2SiO_3 + 6H_2O$) schiesst in concentrirter Lösung in monoklinischen Krystallen an. Die als Natronwasserglas in den Handel kommende Flüssigkeit enthält diese Verbindung neben freiem Alkali. Spec. Gew. 1,300—1,400. An der Luft trocknet sie zu einer amorphen Masse ein. Sie ist klar und farblos oder hat einen Stich ins Gelbliche, ist etwas dicklich fliessend und von stark alkalischer Reaction. Mit Salzsäure im Ueberschuss versetzt scheidet sie starr gelatinöse Kieselsäure ab, welche in Aetznatronlauge wieder löslich, aber eingetrocknet und geglüht nicht mehr von kalter Natronlauge gelöst wird. Das Natronwasserglas von 1,3—1,35 spec. Gew. enthält 14—15 Proc. Kieselsäure, 13—14 Natriumoxyd und 70—72 Wasser.

Das reine Natriumsilicat für den innerlichen Gebrauch bereitet man aus 1 Th. feinem Quarzpulver und 2 Th. wasserfreiem Natriumcarbonat durch Schmelzung und Erhitzen bis zur Rothgluth, Lösen in Wasser und Krystallisation.

Aufbewahrung. Das Natronwasserglas wird in Flaschen mit Gummistopfen (Glasstopfen kitten sich fest) geschützt vor der Kohlensäure der Luft aufbewahrt. Werden Flaschen mit Glasstopfen als Standgefässe benutzt, so bestreiche man den Zapfen des Stopfens mit *Ungt. Paraffini*, welches den Verschluss fördert und von der alkalischen Flüssigkeit nicht berührt oder angegriffen wird. Ist das spec. Gewicht schwerer als 1,33, so verdünne man die Flüssigkeit bis zu diesem Gewichte mit Wasser, denn in der schwereren Flüssigkeit bilden sich gewöhnlich mit der Zeit gelatinöse Abscheidungen. Natronwasserglas ist eine etwas ätzende Flüssigkeit.

Prüfung. Obgleich es eher vorkommt, dass dem Kaliwasserglase Natronwasserglas substituirt wird, so kann dennoch durch Versehen eine Verwechselung geschehen sein. Zur Prüfung eignet sich das PERSONNE'sche Verfahren. Man giebt in einen Reagircylinder 1 ccm des Wasserglases, verdünnt mit 10 ccm Wasser und versetzt nach dem Mischen mit 1 ccm Essigsäure. Es erfolgt klare Mischung, welcher man ein gleiches Volumen 90-proc. Weingeist, worin man 0,1 g Weinsäure gelöst hat, hinzusetzt. Man schüttelt dann sogleich kräftig um. Bei Kaliwasserglas entsteht sofort ein weisser krystallinischer Niederschlag, bei Natronwasserglas muss die Flüssigkeit klar bleiben und erst nach einem Tage kleine spiessige Krystalle (Natriumbitartrat) abscheiden. Um den gehörigen Silicatgehalt zu erkennen, giebt man in einen 1,2 cm weiten Probircylinder circa 3 ccm des Wasserglases und lässt behutsam an der inneren Cylinderwandung circa 2 ccm Salpetersäure (von 1,185 spec. Gewicht) herabgleiten. Sofort muss das Niveau des Wasserglases eine trübe und feste Wand bilden, welche selbst bei starker Agitation des Cylinders ihre Lage nicht verändert und jede Mischung verhindert.

Von Metallen soll das Wasserglas frei sein und muss es sich mit Wasser verdünnt gegen Schwefelwasserstoffwasser indifferent verhalten (Blei, Kupfer, Zink).

Der weisse voluminöse Niederschlag, welchen Baryumchlorid in dem verdünnten Wassserglase erzeugt, ist Baryumsilicat und in Salzsäure fast ganz löslich, so dass nur eine weisse Opalescenz zurückbleibt.

Anwendung. Reinem Kalium- und Natriumsilicat hat man eine auflösende Wirkung harnsaurer Verbindungen zugeschrieben und sind sie in Dosen zu 0,3—0,5—1,0 g mit Wasser verdünnt zwei- bis dreimal täglich bei arthritischen Geschwülsten angewendet worden. Ferner benutzte man das Wasserglas als Causticum in hohlen Zähnen, als Mittel auf den Stich und Biss von Insekten, den Rothlaufgürtel, Erysipelas.

Anstatt des Kleisters, Gypses bei Verbänden der Fracturen und Luxationen hat man mit Natronwasserglas getränkte Pappe, Leinwand, Gaze angewendet, auch dem Gypsverbande durch Bestreichen mit Wasserglas eine grössere Festigkeit gegeben (SHUN). Hier hat man auf das Maass der alkalischen Beschaffenheit des Wasserglases Rücksicht zu nehmen, denn das Wasserglas des Handels ist gewöhnlich durch Behandeln der Infusorienerde mit Aetzkalilauge

dargestellt und daher oft noch sehr kaustisch und als Verbandmittel ganz un-
geeignet. Man erforscht diese Eigenschaft am besten durch Bestreichen einer
kleinen Stelle des Handrückens mit dem Wasserglase. Im Laufe einer Viertelstunde darf eine Aetzung der Haut nicht stattgefunden haben. Ein kaustisches
Wasserglas lässt man in offenem Gefäss längere Zeit an der Luft stehen, ehe
man es in den Gebrauch nimmt.

In der Hauswirthschaft gebraucht man das Wasserglas zum Weich-
machen des Quellwassers. Auf 100 Liter genügen 200,0—300,0 g Wasserglas. Die Mischung lässt man einen Tag absetzen und colirt oder filtrirt
durch Sand. Ferner soll es der Stärke zugesetzt die Zeuge in den Zustand
versetzen, nicht mit Flamme zu verbrennen.

Die Darstellung der Kitte aus Wasserglas tritt häufig an den Pharmaceuten heran. Als Kitt für Porcellan, Steingut, Serpentin dient eine
frisch dargestellte Mischung aus Wasserglas und Calciumsubcarbonat (an der
Luft zerfallenem und längere Zeit gelegenem Aetzkalk) oder Schlämmkreide.
Die Bruchflächen müssen mehrere Tage gegen einander gedrückt gehalten
werden. Die Erhärtung ist in 5—6 Tagen zu erwarten. Ueberhaupt erfordern
die Wasserglaskitte eine mehrere Tage dauernde Erhärtungszeit. Wasserglas-
kitt eignet sich nie für Gefässe, in welchen Wasser gehalten oder erhitzt wird.
Ueber Wasserglaskitte vergl. man Handb. der pharm. Praxis S. 111. Bd. I.

Liquor Plumbi subacetici.

Bleiessig; Bleisubacetatlösung; Bleiextract. Acētum plumbĭcum
s. saturnīnum; Plumbum hydrĭco-acetĭcum solūtum; Extractum
Saturni. *Vinaigre de plomb (saturne)*; *Acetate basique de plomb*;
*Sous-acetate de plomb; Extrait de Goulard. Solution of subacetate
of lead.*

Drei (3) Th. Bleiacetat werden mit einem (1) Th. Bleiglätte
zusammengerieben und mit einem halben ($^1/_2$) Th. destill. Wasser
im Wasserbade geschmolzen, bis die zuerst gelbliche Farbe der Mischung in Weiss oder Röthlichweiss übergegangen ist. Nachdem nun neun
und ein halber ($9^1/_2$) Th. destill. Wasser zugesetzt worden sind,
setze man die Flüssigkeit im verschlossenen Gefässe beiseite, bis sie
abgesetzt hat, endlich filtrire man.

Klare farblose Flüssigkeit von süssem zusammenziehendem Geschmacke, alkalischer Reaction und von 1,235—1,240 spec. Gewicht,
in welcher Schwefelwasserstoffwasser einen schwarzen, Aetznatronlauge
einen weissen Niederschlag, löslich in einem Ueberschusse der letzteren,
ausscheidet. Durch Ferrisesquichlorid wird unter Abscheidung von
Bleichlorid eine Mischung von röthlicher Farbe bewirkt.

Die Flüssigkeit mit Essigsäure versetzt, lässt auf Zusatz von Kaliumferrocyanid einen rein weissen Niederschlag fallen.

Vorsichtig aufzubewahren.

Geschichtliches. Der Bleiessig wurde 1767 durch GOULARD unter dem
Namen Bleiextract als Medicament empfohlen. SCHEELE fand, dass die Essigsäure mit Bleioxyd basische Salze bilden könne. Die Bereitung des Blei-

essigs geschah durch Kochen des Bleioxyds (Bleiglätte) in rohem Essig, bis dieser nichts mehr davon auflöste.

Später liess man das Gemisch aus Bleiacetat und Bleioxyd mit Wasser übergiessen und so lange maceriren oder digeriren, bis der Bodensatz weiss geworden war. In Stelle dieser einige Tage Zeit in Anspruch nehmenden Darstellungsweise wurde von HAGER (1862) die auch von der 1. Ausg. der Pharmakopoea Germ. acceptirte Methode empfohlen, das durch Zusammenreiben hergestellte Gemisch aus Bleiacetat und Bleiglätte in einem Porcellangefässe im Sandbade unter Umrühren zu erhitzen, bis es geschmolzen eine weisse Masse darstellt, und diese Masse mit warmem destill. Wasser zu mischen, umzurühren und erkaltet zu filtriren.

Darstellung. Die vorstehend angegebene Methode ist von der zweiten Ausgabe der Ph. dahin modificirt, dass auf 3 Th. Bleiacetat und 1 Th. Bleioxyd 1 Theil Wasser gegeben wird und die Erhitzung im Wasserbade geschieht. Unter diesen Umständen lässt sich der Bleiessig bequemer in einem Glaskolben herstellen. In einem Mörser mischt man unter Reiben 300 g krystall. Bleiacetat mit 100 g präparirter Bleiglätte, schüttet die Mischung in einen tarirten Kolben und giebt 50 g destill. Wasser dazu. Man kann nun im Wasserbade erhitzen, bis die Mischung eine weisse geworden ist. Dieses Erhitzen dauert mindestens $1^1/_2$ Stunden. Man kann die Erhitzung auch über einem Drahtnetz und freier Flamme ausführen bis zum Aufkochen, in welchem Falle die Mischung sofort die nöthige Weisse erlangt. Nun giesst man entweder 950 Th. heisses destill. Wasser oder kaltes Wasser hinzu und erhitzt in diesem letzteren Falle noch eine halbe Stunde im Wasserbade. Man stellt 1—2 Tage beiseite, den Kolben mit einem Kork dicht geschlossen, schüttelt hin und wieder um und filtrirt. Wesentlich ist die Verwendung einer nicht zu stark Minium, Bleicarbonat oder Bleimetall haltenden Bleiglätte, in welchem Falle das spec. Gew. des Filtrats zu gering ausfallen würde. Es erfolgt übrigens kein Nachtheil, wenn man die Menge der Bleiglätte von 100 auf 110 g vermehrt. Ferner halte man während des Erhitzens den Kolben entweder mit einem geschlossenen Trichter oder mit einem Korke locker verschlossen, um möglichst die Kohlensäure der Luft abzu halten. Auch den Trichter, durch welchen filtrirt wird, bedeckt man aus demselben Grunde mit einer Glasscheibe oder einem Deckel. Die Filtration, welche sehr schnell vor sich geht, nehme man überhaupt an einem Orte vor, wo weder Lichter noch Feuer brennen, viele Menschen athmen etc. also Kohlensäure in der Luft wenig vertreten ist. Die Bleiessig-Ausbeute beträgt fast 1300 Th.

Ein 1—2-tägiges Beiseitestehen und öfteres Umschütteln der Mischung ist anzurathen, denn wenn man nach dem Erkalten alsbald filtrirt, stellt sich gewöhnlich ein geringeres spec. Gewicht heraus.

Die Darstellung des Bleiessigs ist am passendsten, wenn man eine Sendung Bleiglätte empfangen hat. Wägt man die Bleiglätte sehr genau und verwendet man ein tarirtes, d. h. ein getrocknetes, dann gewogenes Filter, so lässt sich in der Bleiglätte das in verdünnter Essigsäure oder in Bleiacetatlösung Nichtlösliche leicht quantitativ bestimmen und man erspart sich einen Reactionsactus bezüglich der Reinheit der Bleiglätte. Man vergl. auch die auf S. 264 gemachten Bemerkungen. Hätte dann der Bleiessig nicht das genügende spec. Gewicht wegen eines zu grossen Gehaltes der Bleiglätte an in Bleiacetatlösung unlöslichem, so ist der Bleiessig mit einem entsprechenden Quantum Bleiglätte nochmals zu maceriren.

17*

Eigenschaften. Der Bleiessig ist eine klare, schwach alkalisch reagirende, farblose, zusammenziehend-süsslich schmeckende Flüssigkeit von 1,235—1,240 spec. Gewicht, welche Schleimlösungen, besonders Gummischleim coagulirt, auch mit Brunnenwasser vermischt eine weisstrübe Flüssigkeit liefert, welche überhaupt begierig Kohlensäure aus der Luft anzieht und Bodensätze von basisch kohlensaurem Blei bildet. Man kann ihn einfach als eine Lösung von Bleihydroxyd in Bleiacetatlösung betrachten. Er enthält 18,5—19 Proc. Bleioxyd. Vertreten ist in dem officinellen Liquor das $^2/_3$-Acetat des Bleies, $2(C_2H_3O_2)_2Pb + Pb(OH)_2 = 891$. Der officinelle Bleiessig erhält somit die Formel: $2(C_2H_3O_2)_2Pb + Pb(OH)_2 + 147H_2O$ und das Mol. Gew. 3537.

Aufbewahrung. Die Flüssigkeit wird in die Standflaschen, welche nicht zu gross sein sollen, hineinfiltrirt, bis unter den Pfropfen aufgefüllt und mit Spitzkorken und dichten Tecturen aus feuchter Blase oder Pergamentpapier vor dem Zutritt atmosphärischer Luft abgeschlossen. Die Flaschen stellt man in eine Kiste und neben die Flaschen auch wohl ein Gefäss mit Aetzkalk. Der Bleiessig gehört zu den Arzneisubstanzen der Tabula C, ist also vorsichtig aufzubewahren. Seine Abgabe im Handverkauf wird trotzdem nicht beanstandet, sie geschehe aber stets mit Vorsicht und mit der Signatur.

Die Standflaschen sollten nicht über 100 oder 200 ccm fassen, so dass die Standflasche im Dispensirlokal beim Einfassen jedesmal das Volumen aus einer Flasche des Vorrathes zur Füllung in Anspruch nimmt, also Reste in den Vorrathsflaschen nicht verbleiben, denn diese Reste verderben oder bilden Bodensätze trotz guten Verschlusses.

Prüfung. Dass das Subacetat vorliegt, erforscht man durch Ferrichloridlösung, welche einen rothbraun-gelben Niederschlag hervorbringt, indem neben der Bildung von weissem Bleichlorid rothes Ferriacetat entsteht und braungelbes Ferrihydroxyd abgeschieden mit dem schwerlöslichen Bleichlorid niederfällt. Ist wenig Subacetat und mehr neutrales Acetat vertreten, so ist der Niederschlag mehr gelb oder hellgelb in rother Flüssigkeit.

Stimmt das spec. Gew., so ist noch eine Verunreinigung mit Kupfer zu erforschen, denn die mit einem gleichen Vol. verdünnter Essigsäure versetzte Flüssigkeit muss auf Zusatz von Kaliumferrocyanid (Blutlaugensalz) einen rein weissen, aber keinen grauen oder bräunlichen Niederschlag ergeben. Spuren Kupfer entdeckt man auf diese Weise nicht, sie werden aber auch von der Ph. zugelassen, in sofern sie auch kleine Spuren Kupfer in der Bleiglätte nicht beanstandet. Diese Spuren findet man, wenn man den Bleiessig mit einem gleichen Volumen verdünnter Schwefelsäure mischt, filtrirt und das Filtrat mit Kaliumferrocyanid versetzt, welches mit Kupfer einen dunkelbraunrothen Niederschlag erzeugt.

Die Entfernung des Kupfers aus dem Bleiessig bietet keine Schwierigkeit, denn man darf diesen nur einen Tag mit feinen Bleischnitzeln in einem verstopften Gefäss im Wasserbade digeriren. Hat man keine Bleischnitzel zur Hand, so ersetzt man sie auch durch Bleimetall, welches man mittelst eines Zinkstabes aus einer mit Essigsäure angesäuerten Bleiacetatlösung gefällt hat. Ist man genöthigt zur Darstellung des Bleiessigs eine Bleiglätte zu verwenden, welche metallisches Blei enthält, so nehme man statt 100 Th. Bleiglätte 110 Th., dann ist aber auch der Bleiessig sicher frei von Verunreinigung mit Kupfer.

Anwendung. Der Bleiessig dient als äusserliches, austrocknendes, mild adstringirendes Mittel meist in Verdünnung mit einem vielfachen Volumen Wasser oder gemischt mit fettem Oele. Mit der 40—60fachen Menge Wasser verdünnt gebraucht man ihn zu Waschungen und Umschlägen, bei Verbrennungen, Quetschungen, auch als Augenwasser und zu Injectionen bei Blennorrhöen etc. Daraus folgende Bleivergiftungen sind nicht selten. In der Pharmacie bereitet man aus ihm das Bleiwasser, die Bleisalbe, Salbe gegen Decubitus etc.

Lithargyrum.

Bleiglätte; Silberglätte; Glätte; Bleioxyd. Plumbum oxydātum; Lithargȳrum; Oxȳdum plumbĭcum (fusum s. semifūsum s. semivitrĕum). *Oxyde de plomb (fondu); Litharge. Oxyde of lead.*

Gelbliches oder röthlichgelbes Pulver von 9,25 spec. Gewicht, unlöslich in Wasser. Von verdünnter Salpetersäure wird es zu einer farblosen Flüssigkeit gelöst, welche auf Zusatz von Schwefelwasserstoffwasser einen schwarzen, durch Schwefelsäure einen weissen, in Aetznatronlauge löslichen Niederschlag fallen lässt.

Der Glühverlust darf nicht mehr wie 2 Proc. betragen, was 10 Proc. Bleisubcarbonat entspricht. Die salpetersaure Lösung darf, nachdem das Blei durch Schwefelsäure ausgefällt und das Filtrat mit einem Ueberschusse Aetzammonflüssigkeit übersättigt ist, eine höchstens schwach bläuliche Farbe annehmen und auch nur einen höchst geringen rothgelben Niederschlag ausgeben. Wenn 5 g Bleiglätte mit 5 g Wasser durchschüttelt mit 20 g verdünnter Essigsäure kurze Zeit aufgekocht, dann filtrirt werden, so darf der im Filter verbleibende Rückstand, ausgewaschen und ausgetrocknet nicht mehr als 0,05 g betragen.

Vorsichtig aufzubewahren.

Geschichtliches. Die Bleiglätte ist das durch Schmelzung in den krystallinischen Zustand übergeführte Bleioxyd und wird in grossen Mengen als Nebenprodukt beim Abtreiben des Silbers (daher der Name Lithargyrum, von λίϑος, Stein, ἄργυρος, Silber. Vergl. Bd. I, S. 311) gewonnen. Sie ist mindestens seit der Zeit bekannt, als man anfing, Silber durch Saigerarbeit zu reinigen, von PLINIUS und DIOSCORIDES wenigstens wird sie bereits erwähnt.

Handelswaare. Die Bleiglätte des Handels ist häufig mit metallischem Blei, Mennige, Kupfer, Eisen, Antimon, Silber, Kieselsäure verunreinigt. Die beste Bleiglätte ist die sogenannte Englische, welche durch Oxydation von reinem Bleimetall in England, Schlesien, Oesterreich u. a. O. dargestellt wird. Weit geringer im Werthe, weil weniger rein, ist die sogenannte Deutsche Bleiglätte. Die eine und die andere Bleiglätte ist entweder nicht präparirt oder krystallinisch, d. h. sie bildet kleine, schwere, gelbrothe, glänzende, krystallinische Schüppchen, oder sie ist präparirt und bildet dann ein höchst feines, gelbes bis gelbrothes, schweres Pulver, welches jedoch bis zu 6 Proc. Bleicarbonat enthält. Massicot (Neugelb, Bleigelb) nennt man eine ein feines, einigermaassen lebhaft gelbes oder röthlichgelbes Pulver darstellende Bleiglätte, welche durch Erhitzen von Bleicarbonat oder basischem Bleinitrat dargestellt ist und früher, ehe man das Bleichromat kannte, als Anstrichfarbe anwendete. Massicot ist keine für den pharmaceutischen Gebrauch geeignete Waare.

Im Jahre 1867 beobachtete HAGER zuerst eine im Handel bezogene präparirte Bleiglätte, welche eine bedeutende Menge metallischen Bleies (18 Proc.) beigemischt enthielt (pharm. Centralh. 1867). Diese Nachricht klang wie eine Mähr und wurde von vielen Seiten wirklich für eine solche gehalten. Zwei Jahre später sah sich HAGER aufs Neue veranlasst, die Apotheker vor einer mit metallischem Blei verunreinigten Bleiglätte zu warnen, denn ihm war wieder eine Glätte mit 6—7 Proc. metallischem Blei in die Hände gekommen. Obgleich andere Chemiker nur 0,8 und 0,9 Proc. metallisches Blei gefunden zu haben angaben, so hat HAGER dennoch die Sicherheit gewonnen, dass in den 70-ger Jahren Sorten präparirter Bleiglätte des Handels mit 5—10 Proc. metallischem Blei nichts weniger denn Ausnahmefälle waren. Selbst die 1. Ausgabe der Pharmakopoe Germ., welche sonst gegen alle Ansichten und Thatsachen, die sich eines HAGER'schen Ursprunges erfreuten, eine beflissentliche Prüderie an den Tag legte, konnte nicht umhin, eine nur mit wenigem metallischem Blei verunreinigte Glätte zuzulassen, es musste also den Verfassern der Pharmakopoe auch schon Bleiglätte mit einem grossen Gehalt der in Rede stehenden Verunreinigung vorgekommen sein.

Bei Darstellung des Bleiessigs ist diese unreine Bleiglätte keineswegs störend, denn man nimmt für diese Verwendung entsprechend mehr von der Bleiglätte und man ist gesichert, dass der Bleiessig nicht kupferhaltig werden kann. Bei der Pflasterdarstellung kann man sich mit einer metallisches Blei enthaltenden Glätte materiellen Schaden anrichten, oder man unterzieht sich der Mühe, die geschmolzene Bleipflastermasse in der Wärme absetzen zu lassen, das Pflaster dann entweder zu decanthiren, oder besser erkalten zu lassen und den von dem Blei durchsetzten Theil der Pflastermasse abzuschneiden.

Sicher geht man, wenn man die nicht präparirte Englische Bleiglätte einkauft und in ein mittelfeines Pulver verwandelt, welches die Kochung des Bleipflasters um circa ein Fünftel der Zeit verzögert, aber ein reines von Bleipartikeln freies Pflaster sichert.

Eigenschaften. Die officinelle Bleiglätte ist die präparirte Englische. Sie stellt ein gelbes oder röthlichgelbes schweres Pulver dar von 9,25—9,50 spec. Gewicht, welches auf Kohle vor dem Löthrohre Metallkugeln ausgiebt, die sich unter dem Hammer abplatten lassen, welches ferner in verdünnter Salpetersäure völlig löslich ist und damit eine farblose Lösung giebt, welche auf Zusatz von verdünnter Schwefelsäure einen weissen, in Wasser unlöslichen, in einem Ueberschusse verdünnter Aetzkalilauge aber leicht und farblos löslichen Niederschlag fallen lässt.

Das reine Bleioxyd (PbO) gewinnt man rein durch gelindes Glühen des Bleicarbonats oder auch des Bleioxalats bei Luftzutritt. Es ist ein gelbes oder gelbröthliches Pulver, welches sich beim jedesmaligen Erhitzen braunroth färbt, beim starken Rothglühen schmilzt und beim Erkalten zu einer aus Krystallschuppen bestehenden Maasse erstarrt. Geschmolzenes Bleioxyd ist die Bleiglätte. Das Bleioxyd krystallisirt unter verschiedenen Verhältnissen theils in gelben Rhombenoktaëdern oder sechsseitigen Tafeln, theils in rothen Würfeln. Es ist also dimorph. Kohle, Kohlenoxydgas und Wasserstoffgas reduciren das Bleioxyd bei schwacher Glühhitze. Mit Wasser bildet es ein Hydrat oder Hydroxyd $Pb(OH)_2$. Mol. Gew. $= 241$ (Blei, $Pb = 207$, ist ein 2-werthiges Metall).

Es wird erhalten, wenn man eine Lösung aus 10 Th. Bleiacetat mit 15 Th. Aetznatronlauge von 1,160 spec. Gew. versetzt, so dass ein bleibender Niederschlag entsteht. Das Bleihydroxyd ist ein krystallinisches Pulver, welches alkalisch reagirt und in 12000 Th. Wasser löslich ist. Beim Fällen aus seinen Salzlösungen mit Alkalien, besonders mit Aetzammon fallen zugleich basische Bleisalze nieder. Aus der Luft zieht das Bleioxyd und Bleihydroxyd Kohlensäure an. Auch aus seinen Auflösungen in schwachen Säuren wird es durch Aufnahme der atmosphärischen Kohlensäure als basisches kohlensaures Blei abgeschieden. Von den fixen ätzenden Alkalien wird es aufgelöst. Bleioxyd löst im geschmolzenen Zustande begierig Kieselsäure. Es ist ein

Bestandtheil des Krystallglases (Klingglases), Flintglases, der Töpferglasuren etc. Das kieselsaure Blei oder Bleiglas übt eine farbenzerstreuende Wirkung aus, weshalb es zu allen achromatischen Gläsern verwendet wird. Es ist auch ein Bestandtheil in der Grundmasse der künstlichen Edelsteine, dem Strasse. Die Eigenschaft, mit Kieselsäure ein farbloses Glas zu geben, war Ursache, dass man es Bleiglätte, *Plumbum oxydatum semivitreum s. semifūsum* nannte, indem man es für halbgeschmolzen, jenes Glas aber für ganz geschmolzene Glätte ansah. Eine Verbindung des Bleioxyds mit Kalk dient zum Schwarzfärben der Haare (diese enthalten Schwefel). Bleiglätte wird auch zur Bereitung des Leinölfirnisses, der Kitte etc. verwendet.

Blei bildet mehrere Oxyde: 1) **Bleisuboxyd**, Bleioxydul oder Plumbooxyd, Pb_2O, ein dunkelgraues Pulver. Es bedeckt das an der Luft geschmolzene Blei und entsteht bei vorsichtigem Erhitzen des Bleioxalats bis auf 300^0 C. — 2) **Bleioxyd**, PbO, die Bleiglätte. — 3) **Bleisesquioxyd**, Pb_2O_3, ein rothgelbes Pulver. Es entsteht beim langsamen Erhitzen des Bleioxyds an der Luft, rein aber beim Mischen einer alkalischen Bleihydroxydlösung mit Natriumhypochloritlösung. Mit Sauerstoffsäuren im Contact zerfällt es in Bleioxyd, welches Salz bildet, und Bleihyperoxyd, welches ausscheidet. — 4) **Bleihyperoxyd**, **Bleisuperoxyd**, PbO_2, welches als Schwerbleierz in dem Mineralreiche vorkommt, sammelt man, wenn man **Mennige**, eine Verbindung von Bleioxyd mit Sesquioxyd, mit verdünnter Salpetersäure behandelt. Es bildet ein dunkelbraunes Pulver.

Aufbewahrung. Die Bleiglätte muss in gut verstopften oder dicht geschlossenen Gefässen, geschützt vor dem Contact mit feuchter kohlensäurehaltiger Luft, aufbewahrt werden, und zwar in der Reihe der stark- oder schwachgiftig-wirkenden Stoffe, also neben den anderen Bleimitteln.

Prüfung. Bleiglätte kommt mit metallischem Blei, übermässig mit Bleicarbonat und Bleisesquioxyd, Kieselsäure etc. verunreinigt, mit rothem Sande, Thon, dem Pulver der gebrannten Ziegel verfälscht in den Handel. Die Ph. fordert daher 1) völlige Löslichkeit in verdünnter Salpetersäure, 2) keinen über 10 Proc. hinausgehenden Bleisubcarbonatgehalt, 3) eine Verunreinigung mit nur Spuren Kupfer und Eisen und 4) nur höchstens einen Gehalt von 1 Proc. Blei, Bleisesqui- oder Bleisuperoxyd. Der letzteren Forderung dürfte schwerlich genügt werden können.

1) In einen Reagircylinder giebt man 1g der Bleiglätte und übergiesst und mischt allmählich mit 3 ccm Salpetersäure von 1,185 spec. Gewicht und .dann mit 3 ccm Wasser. Ein allmählicher Zusatz der Salpetersäure ist deshalb nothwendig, damit durch die plötzliche Kohlensäureentwickelung ein Uebersteigen der Flüssigkeit verhindert bleibt. Unter Erhitzen bis zum Aufkochen muss eine farblose, nur unbedeutend trübe Lösung erfolgen. Die Durchsichtigkeit der Flüssigkeitssäule darf nicht aufgehoben sein, auch dürfen keine schweren Partikel in der agitirten Flüssigkeit sichtbar niederfallen. Diese Lösung wird reservirt. — **2)** In einen kleinen porcellanenen tarirten Tiegel giebt man 3g der Bleiglätte und erhitzt bis zur Schmelzung. Auch kann man die Glätte auf ein tarirtes, circa 5,5 cm langes und 5,5 cm breites Stück dünnen Weissbleches, welches sich mit der Papierscheere leicht schneiden lässt und an seinen Rändern etwas aufgebogen ist, schütten und erhitzen. Es soll der Glühverlust nicht über 2 Proc. betragen, 3g müssen nach der Schmelze mindestens 2,94 g ausgeben. 2 Proc. Verlust entsprechen 14,62 Proc. des $^2/_3$-Carbonats ($Pb_3H_2C_2O_8 = 775$) oder 13,9 Proc. des $^3/_4$-Carbonats ($Pb_4H_2C_3O_{11}$). — **3)** Die sub 1 gewonnene salpetersaure Lösung wird mit 4,5 ccm der verdünnten Schwefelsäure versetzt und gut durchschüttelt auf ein Filter gegeben. Das Filtrat wird mit etwas mehr als einem gleichen Volumen Aetzammon, also im starken Ueberschuss, versetzt. Die Mischung darf höchstens schwach bläulich, nicht blau erscheinen und am Grunde der Flüssigkeit dürfen sich nur einige wenige Ferrihydroxydflocken absetzen. — **4)** 5g der präparirten Bleiglätte werden in einem Glaskolben, welcher circa 100 ccm fasst, mit 5 g oder ccm Wasser durchschüttelt und dann mit 20 g der verdünnten Essigsäure, aber nur nach und nach versetzt. Unter Selbsterhitzung und unter Aufbrausen, in Folge entweichender Kohlensäure beginnt die Lösung, welche man unter Schütteln und Erhitzen bis zum Aufkochen vollendet. Nun wird durch ein getrocknetes und dann tarirtes, zuvor genässtes Filter gegossen, das Filter mit Wasser total ausgewaschen und schliesslich getrocknet und gewogen. Sein Mehrgewicht inclusive seines Inhaltes soll nicht über 0,05 g hinausgehen, also nur 1 Proc. der Bleiglätte in Essigsäure Unlösliches sein wie Bleimetall, fremde Metalloxyde (Eisenoxyd), auch Bleisulfat, Bleisesquioxyd, Sand etc. Man kann das Experiment schärfer gestalten, wenn man genau 25 g der Bleiglätte mit 75 g Bleiacetat zerreibt und mischt, diese Mischung in einen Kolben giebt, bis zum Schmelzen erhitzt, die Masse mit 250 g destill. Wasser übergiesst, aufkocht und durch ein tarirtes Filter giesst. (Das Filtrat kann als Bleiessig verwendet werden.) Der Kolben wird nun mit 10 ccm verdünter Essigsäure mit gleichviel Wasser vermischt unter Erwärmen nachgespült, das Filter erst mit Wasser, dann mit verdünntem Weingeist nachgewaschen und schliesslich zusammengelegt zwischen Fliesspapier an einem warmen Orte getrocknet. Der Filterinhalt darf nicht über 0,25 g betragen. Meist wird er schwerer sein, denn eine so reine Bleiglätte, wie sie die Ph. fordert, dürfte stets eine seltene Waare bleiben. Den unlöslichen Rückstand im Gewichte von 1,8—2 Proc. fand ich in 3 Sorten Bleiglätte.

Anwendung. Innerliche medicinische Anwendung hat die Bleiglätte nicht gefunden, diese wird meist nur zur Darstellung von Pflastern, des Bleiessigs, so wie einiger Salben und Bleisalze gebraucht. Sie ist giftig wie andere Bleipräparate und erfordert daher eine vorsichtige Aufbewahrung. Im Handverkauf giebt man sie für technische Zwecke ab, jedoch warne man diejenigen, welche sie etwa als Bestandtheil von Krätzsalben verwenden wollen. In einigen Gegenden Deutschlands wurde sie als Krätzmittel gebraucht. Hoffentlich ist man von diesem Usus wieder abgekommen, denn Bleivergiftung war fast jedes Mal die Folge. Weder die Patienten, noch die Aerzte kannten und erkannten die Ursache der Krankheit.

Lithium carbonicum.

Kohlensaures Lithium; Kohlensaures Lithon; Lithiumcarbonat. Lithōnum carbonĭcum. *Lithine carbonatée; Carbonate de lithine; Carbonate lithique. Carbonate of lithia.*

Weisses Pulver, welches erhitzt schmilzt und erkaltet (erkaltend?) zu einer krystallinischen Masse erstarrt. In 150 Th. siedendem oder kaltem Wasser gelöst stellt es eine alkalische Flüssigkeit dar. Von Weingeist wird es nicht gelöst. In Salpetersäure löst es sich unter Aufbrausen auf, welche Lösung der Flamme eine cochenillerothe Farbe ertheilt.

Die 2-proc. wässrige Lösung, mittelst Salpetersäure bewirkt, darf weder durch Baryumnitrat, noch durch Silbernitrat, noch auch nach dem Uebersättigen mit Aetzammon durch Schwefelammonium und Ammoniumoxalat verändert werden.

0,1 g des Lithiumcarbonats, mit einigen Tropfen verdünnter Schwefelsäure gelöst, muss nach Zusatz von 4 g Weingeist eine klare Flüssigkeit ergeben.

Geschichtliches. Das Lithon oder Lithiumoxyd, ein Alkali, welches gleichsam die Mittelstufe zwischen den fixen Alkalien und den alkalischen Erden ausfüllt, wurde von ARFVEDSON im Jahre 1817 entdeckt und, da man es nur im Mineralreiche auffand, Lithium genannt, welche Benennung dem Griechischen λίθειον, steinern (Steinernes) oder λίθίον (Steinchen) entnommen ist. DAVY stellte die metallische Grundlage des Lithons dar und nannte sie Lithium. Hiernach ist es wohl gerechtfertigt, das Lithiumoxyd mit dem empirischen Namen Lithon zu bezeichnen. Das kohlensaure Lithium fand Aufnahme in den Arzneischatz, weil GARROD, LIPPERT, LIPOWITZ und auch ANDREW URE gefunden hatten, dass das Lithon mit Harnsäure einigermaassen in Wasser leicht auflösliche Verbindungen bildet, und man daraus den Schluss zog, dass es ein vorzügliches Lithontripticum sein müsse.

Vorkommen. Das Lithon findet sich im Ganzen ziemlich selten und nur in geringen Mengen im Mineralreiche vor, im Spodumen (Aluminium-Lithiumsilicat) bis zu 4 bis 8 Proc., im Lepidolith (Lithonglimmer) und im Triphyllin (Ferro- oder Mangano-Lithiumphosphat) zu 3—4 Proc. Spodumen wird besonders bei Utoe in Schweden, Sterzing in Tyrol, Sterling in Massachusets, Lepidolith am Hradiscoberge bei Rozna in Böhmen, Triphyllin bei Bodenmais in Bayern gefunden und gefördert. In sehr geringen Mengen ist es Bestandtheil mehrerer Mineralwässer.

Darstellung. Aus dem Triphyllin lässt sich das Lithon am leichtesten abscheiden, jedoch ist dieses Mineral selten und nicht in grossen Quantitäten zu beschaffen. Nach FUCHS löst man den gepulverten Triphyllin in Salzsäure, verwandelt das Ferrosalz mittelst Salpetersäure oder Chlors in Ferrisalz, fällt aus der Lösung mittelst Aetzammons das Eisen als Phosphat und mittelst Schwefelwasserstoff - Schwefelammonium das Mangan, dampft dann das Filtrat zur Trockne ein und erhitzt behufs Verdampfung der Ammonsalze bis zum Glühen. Chlorlithium, welches zurückbleibt, versetzt man in kalter concentrirter Lösung mit einer Lösung des Ammoniumcarbonats in Aetzammon, sammelt nach dem Absetzen das abgeschiedene Lithiumcarbonat in einem Filter, wäscht es hier anfangs mit wenig kaltem Wasser dann mit 60—65 procentigem Weingeist aus.

Lepidolith oder Lithonglimmer, ein in Böhmen und Mähren häufigeres Mineral, wird geschmolzen und in diesem Aggregatzustande in kaltes Wasser eingetragen, um ihn abzulöschen und in eine leicht zu pulvernde Masse zu verwandeln. Das feingepulverte Mineral erschöpft man bei einer Temperatur von 90—110° C. durch Salzsäure, verwandelt durch Zusatz von Chlorkalk das in der salzsauren, durch Abdampfen von freier Säure befreiten Lösung vorhandene Ferrooxyd in Ferrioxyd, filtrirt, engt auf ein geringeres Volumen ein, macht mit Natriumcarbonat schwach alkalisch, filtrirt aufs Neue, engt die Salzlösung noch weiter ein, versetzt sie mit Kaliumplatinichlorid, um gegenwärtiges Rubidium, Caesium, Thallium zu fällen, concentrirt die Flüssigkeit fast bis zum beginnenden Krystallisationspunkte, lässt die Platinchloride jener Leichtmetalle absetzen, filtrirt, fällt aus dem Filtrat den Platinrest mittelst Schwefelwasserstoffs, dampft die Flüssigkeit noch weiter ein, fällt daraus die Lithonerde durch Natriumcarbonat und wäscht das Lithiumcarbonat mit wenigem kaltem Wasser, dann mit 60—65 procentigem Weingeist aus. Auf 100 Th. gepulverten calcinirten Lithonglimmer wird man fast eben so viel rohe Salzsäure von 1,120 spec. Gew., circa 4 Th. Chlorkalk und 1 Th. Kaliumplatinichlorid verwenden. Die Ausbeute an Lithiumcarbonat beträgt 4—5 Th.

Das auf die eine oder andere Weise gesammelte Lithiumcarbonat wird in Salpetersäure gelöst, im Wasserbade concentrirt, dann mit genügender Menge einer Lösung von Ammoniumcarbonat in 10-procentigem Aetzammon vermischt, im Wasserbade eingetrocknet, erkaltet mit 60-procentigem Weingeist ausgewaschen und im Wasserbade getrocknet.

Die Trennung des Lithiumcarbonats, welches zu seiner Lösung 150 Th. Wasser von 20° C. erfordert, von den anderen Alkalicarbonaten lässt sich einfach durch Wasser bewerkstelligen, jedoch pflegt man die Waschwässer einzutrocknen und wiederum mit wenigem Wasser zu behandeln, um das in dieselben in Lösung übergegangene Lithiumcarbonat zu sammeln. Die Carbonate der Erden sind in kaltem kohlensäurefreiem Wasser unlöslich; die Trennung des Lithiumcarbonats scheint nach dieser Seite leicht zu sein, ist es aber keinenfalls, denn dieses ist in kaltem Wasser löslicher als in heissem. Es müssen deshalb verhältnissmässig sehr grosse Volume Flüssigkeiten eingedampft und zur Trockne gebracht werden.

Eigenschaften. Das officinelle Lithiumcarbonat bildet ein aus mikroskopisch kleinen Krystallen bestehendes, weisses, lockeres, der Magnesia nicht unähnliches, geruchloses, mild alkalisch schmeckendes, mit Säuren aufbrausendes Pulver, welches an dem mit Salzsäure angefeuchteten Platinöhr in die Flamme einer Weingeistlampe gehalten, diese Flamme carmoisinroth färbt und mit 150 Th. Wasser von mittlerer Temperatur eine völlig klare Lösung giebt. In Weingeist ist es unlöslich, bei Rothglühhitze schmilzt es und erstarrt beim Erkalten zu einer krystallinischen Masse.

Das Lithiumcarbonat erhält die Formel Li_2CO_3. Mol. Gew. = 74. 10 Th. des Carbonats werden neutralisirt durch 18,9—19 Citronensäure, 33 Benzoësäure, 54 verdünnte Essigsäure.

Aufbewahrung. Diese erfordert keine besonderen Vorsichtsmaassnahmen.

Prüfung. Dieselbe hat eine Verunreinigung mit Sulfat, Chlorid, Eisenoxyd, Zink und anderen Schwermetallen, Kalkerde (und auch Magnesia) und den Alkalien im Auge.

1) Die mit Salpetersäure bewirkte, saure 2-proc. Lösung soll mit Baryumnitrat (Sulfat), auch 2) mit Silbernitrat keine Trübung erleiden. — 3) Diese 2-proc. Lösung mit Aetzammon übersättigt darf durch Schwefelammonium weder getrübt, noch gefärbt werden (Zink, Eisen und andere Metalle), auch durch — 4) Ammoniumoxalat keine Trübung (Kalkerde), selbst nicht nach dem Aufkochen eine Trübung (Magnesia) erfahren. — 5) Wird 0,1g des Lithiumcarbonats mit 20 Tropfen verdünnter Schwefelsäure gemischt und gelöst und dann mit 5ccm oder 4g 90-proc. Weingeist vermischt, so darf weder sofort, noch nach einer halben Stunde eine Ausscheidung stattfinden (Kali, Natron). Lithiumsulfat ist nämlich in Weingeist löslich, nicht Kaliumsulfat und Natriumsulfat, welches letztere jedoch erst nach einiger Zeit ausscheidet. Spuren des Natrons werden dadurch nicht erkannt. — 6) Die Verfälschung mit Milchzucker ist auch vorgekommen, es wäre also die Kochung einer kleinen Menge des Salzes mit kalischer Kupferlösung auszuführen, um zu sehen, ob eine Reduction und Ausscheidung von rothem Cuprooxyd eintritt.

Anwendung. Da Lithiumcarbonat bei Blutwärme vor allen anderen Alkalien das grösste Lösungsvermögen für Harnsäure besitzt, nach BISWANGER sogar 25 Gewichtstheile Lithiumcarbonat 90 Gewichtstheile Harnsäure zu lösen vermögen, so hält man es für ein wirksames Medicament bei Gicht, Harnsäurediathesis und besonders bei Harnsäure-Concretionen in Harnblase und den Nieren, sowohl innerlich genommen als auch in Lösung zu Injectionen. Man giebt es innerlich in Pulver, Limonade (mit Citronensäure), wässriger Lösung (lithonhaltigem Kohlensäure-Wasser) zu 0,25—0,5—0,75g drei- bis viermal täglich. Zu einer Injection in die Harnblase nimmt man 2,0—3,0g gelöst in der 150-fachen Menge Wasser.

Kritik. Keineswegs will ich das Ciceronische Latein, obgleich es für eine Pharmacopoe ein ganz unpassendes ist, tadeln, auch jenem Kritiker nicht entgegentreten, welcher (laut Kritik in der pharm. Zeitung) durch die oft wiederholten Gerundivformeln in der 1. Ausgabe der Ph. einer Hyperemesis verfiel, aber dennoch müssen wir widerstreiten, dass das geschmolzene Lithiumcarbonat nach dem Erkalten krystallinisch erstarrt, sondern dies nur während des Erkaltens vor sich gehen kann, also *refrigerando ad massam crystallinam rigescit* die richtigere Ausdrucksweise gewesen wäre.

Lycopodium.

Bärlappsamen; Hexenmehl; Streupulver; Erdschwefel. Semen Lycŏpodĭi. *Lycopode; Soufre végétal. Earthmoss - seeds; Vegetable sulphur.*

Die Sporen von *Lycopodium clavatum.* Aeussert bewegliches, blassgelbes, geruch- und geschmackloses Pulver. Mit Wasser oder Chloroform geschüttelt schwimmt es an der Oberfläche ohne in der Flüssigkeit etwas zurückzulassen. In Wasser gekocht sinkt es zu Boden. Eingeäschert dürfen nur 5 Proc. Asche hinterbleiben. Mittelst Mikroskopes betrachtet erscheint es bestehend aus nahezu gleichen Körnern, welche 3 ziemlich flache Seiten und eine convexe Fläche aufweisen. Bruchstücke der Blätter und Stiele dürfen in nur sehr geringer Menge dem Lycopodium beigemischt angetroffen werden.

Lycopodium clavatum LINN. Bärlapp. Schlangenmoos.
Fam. **Lycopodiaceae** DeC. Sexualsyst. **Cryptogamia Musci** LINN,

---

Geschichtliches. Lycopodiumsamen war den alten Botanikern, wie DODONAEUS (DODOENS, 1517 geb.), Prof. in Leyden, TABERNAEMONTANUS (st. 1590), Botaniker und Arzt in Speyer, BAUHIN (st. 1613), Botaniker und Arzt zu Mümpelgard, bekannt und erwähnen den Bärlapp in ihren Kräuterbüchern als *Muscus terrestris, Muscus clavatus.* Die Sporen wandte man schon in alter Zeit zum Bestreuen wunder Haut und der Wunden an. Der Namen ist den griech. λύκος, Wolf, und πόδιον, Füsschen, wegen der Aehnlichkeit der Wurzelranken mit der Wolfsklaue, entnommen. Gesammelt wurden die Sporen in Deutschland und der Schweiz, von wo sie nach den anderen europäischen Ländern verschickt wurden.

Vorkommen und **Eigenschaften.** Bärlappsamen sind die Mikrosporen oder Antheridiensporen der erwähnten, im mittleren oder nördlichen Europa, Asien und Amerika heimischen Pflanze. Sie sind in den nierenförmigen, einfächrigen, zweiklappigen Antheridangien (Früchten) enthalten, welche in den Winkeln der Brakteen (Blätter, Aehrenschuppen) sitzen. Im August und September werden die sporentragenden Aehren des Gewächses in Schüsseln an der Sonne getrocknet und ausgeklopft. Die in Deutschland gesammelte Waare ist die beste, die aus Russland und Polen kommende ist eine schlechtere. Letztere ist weniger beweglich, etwas schwerer, auch weniger ansehnlich. Sie soll nicht reif genug sein. Zum pharmaceutischen Gebrauche muss das Lycopodium durch ein Haarsieb geschlagen werden, um die gewöhnlich fremdartigen Beimengungen, Blattreste, Stiele etc. zu beseitigen.

Eine klümprige Beschaffenheit macht das Lycopodium in allen Fällen verwerflich. Sie ist vorhanden, wenn die Antheridien in der Ofenwärme getrocknet wurden oder wenn Verfälschungen oder Verwechselungen vorliegen.

Die **Prüfung** besteht darin, dass man 1) eine Portion mit kaltem Wasser stark schüttelt und beiseite stellt, 2) eine andere Portion mit Chloroform schüttelt und beiseite stellt. 3) Prüfung mit dem Mikroskop.

Der Bärlappsamen bildet ein sehr feines und sehr bewegliches, geruch- und geschmackloses Pulver, welches sich mit kaltem Wasser nicht mischen lässt, dessen Körnchen eine Resistenz gegen kaltes Wasser zeigen und damit geschüttelt an das Niveau desselben steigen. Wärme hebt diese Resistenz und mit heissem Wasser geschüttelt, sinken die Körnchen zu Boden, das Wasser gelblich färbend. Mineralische Substanzen, wie Kreide, Gyps, Speckstein, Magnesia, Schwefel, Bleichromat, Baryumsulfat (*Blanc fixe*) setzen sich nach dem Schütteln mit Wasser und Chloroform zu Boden, während die Antheridien sich auf der Oberfläche dieser Flüssigkeiten ansammeln. Stärke, Mehl, Kurkumapulver werden violett gefärbt, wenn man das Lycopodium mit Jodwasser schüttelt. Gepulvertes Kolofon wird beim Schütteln mit Chloroform von diesem gelöst und färbt die Flüssigkeit mehr oder weniger bräunlich. Es bleibt beim Verdunsten der filtrirten Lösung zurück.

Optische Prüfung. Es werden auch zuweilen die Antheridiensporen anderer *Lycopodium*-Arten (*Lycopodium complanātum, alpīnum, annotīnum, Selāgo*) gesammelt, welche aber nicht als eine Verfälschung betrachtet werden können. Diese Antheridiensporen sind ihrer Form nach denen von *Lycopodium clavatum* ähnlich, meist in der Farbe etwas dunkler. Verfälschungen mit den Pollenkörnern von *Pinus*-Arten. *Corỹlus Avellāna* (Haselstrauch), *Typha latifolia* (Wasserkolben) kommen auch vor, müssen aber beanstandet werden.

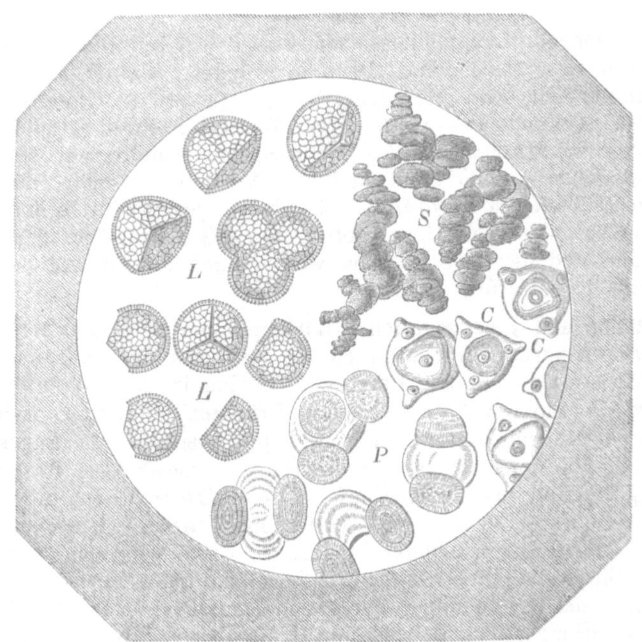

L Antheridien von Lycop. clavatum, 200-mal vergr. P Pollenkorn von *Pinus silvestris*. 200-mal vergr. C Pollenkörner von *Corylus Avellana*. 200-mal vergr. S Sulfur sublimat. Circa 200-mal vergr.

Lycopodium. Die einzelnen Antheridien erscheinen bei geringer Vergrösserung als netzförmig geaderte Kugelsegmente, bei starker Vergrösserung als durchscheinende tetraëdrische Zellen mit fast flachen 3 seitigen Seitenflächen und gewölbter Grundfläche. Oberhalb an der Grenze der Seitenflächen sind sie 3 zipfelig gefurcht. Die Oberfläche ist mit einem vorstehenden Adernetz gezeichnet, welches die Contouren gewimpert erscheinen lässt.

Pollenkörner von Pinusarten, Corylus Avellana, Typha latifolia. Sie sind sämmtlich anders gestaltet als die Bärlappantheridien. Der Pollen der Pinien ist meist grünlichgelb, zwischen den Fingern gerieben terpenthinartig riechend. Das einzelne Pollenkorn besteht aus zwei kugeligen, durch ein breites helles Band verbundenen Knöpfen. Das Typhapollenkörnchen ist vierkörnig und fehlt ihm die eigenthümliche Einfassung des Lykopodiumkörnchens, jene Wimpercontour.

Der Pollen von *Corylus Avellana* (Haselnuss) ist sphaeroïdisch, mit 3—4 hellen zitzenartigen Nabeln besetzt, von denen jeder in der Mitte eine Pore hat.

Stärkemehlkörner sind durch ihre Gestalt und nicht netzadrig runzlige Oberfläche leicht zu unterscheiden. Man vergl. die Abbildungen auf Seite 341 u. f. Mit Wasser geschüttelt sinken sie zu Boden.

Wurmfrass-Holzmehl sinkt beim Schütteln mit Wasser zum grösseren Theile sofort zu Boden und beim Schütteln mit Jodwasser bleibt es gelb gefärbt. Unter dem Mikroskop erkennt man die Holzfaserrudimente. Aehnlich steht es mit den *feinen Holzfeilspänen.* Beide Verfälschungen können durch ein feines Sieb vom Lycopodium abgeschieden werden. Die Feilspäne erscheinen unter dem Mikroskop grösser als die Wurmfrasstrümmer.

Sublimirter Schwefel bildet unter dem Vergrösserungsglase an einander hängende oft in Verästelungen sich ausdehnende sphäroïdische Körner.

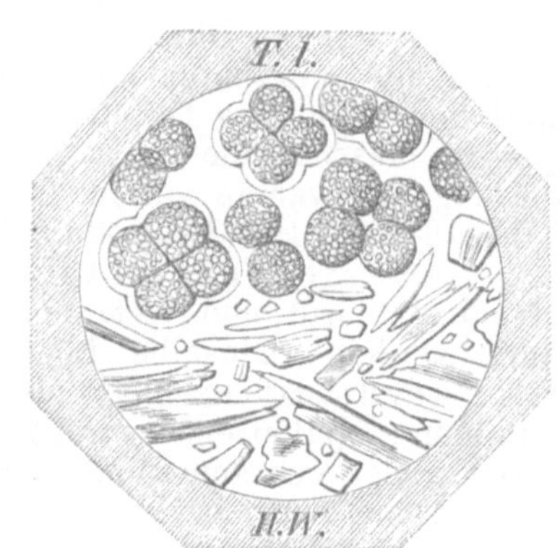

T. l. Pollenkörnchen von *Typha latifolia.* H. W. Holzfeilspänchen und Wurmmehl. 100-fache Vergr.

Auch Talkstein, Gyps, Bleichromat, praecipitirtes Baryumsulfat *(Blanc fix),* Sand und ähnliche mineralische Stoffe sind als Verfälschungen vorgekommen. Mit den Pollenkörnern haben sie keine Aehnlichkeit. Sie sinken sämmtlich in Wasser und Chloroform unter.

Bestandtheile. Bestandtheile sind nach BUCHOLZ in 100 Th.: fettes Oel 6,0; Zucker 3,0; schleimiges Extract 1,5; Pollenin oder Lykopodin 89,5. Mit Pollenin bezeichnete BUCHOLZ den Pflanzenstoff, welcher nach dem Ausziehen des Pollens mit Wasser, Weingeist, Aether und Kalilauge übrig bleibt und nicht Cellulose zu sein scheint. Ein Feuchtigkeitsgehalt über 5 Proc., welcher durch Austrocknen im Wasserbade erforscht wird, ist als Verfälschung zu betrachten. Lycopodium giebt 4 Proc. Asche aus, welche neben Alkalien auch Thonerde enthält. Durch Destillation mit alkalischem Wasser erhält man im Destillat eine Spur flüchtigen Alkaloïds.

Anwendung. Meist wird Lycopodium als Feuchtigkeit absorbirendes Streupulver bei Wundsein der Kinder und fetter Personen und zum Bestreuen der Pillen gebraucht, innerlich in Form von Emulsionen und des Decocts in Gaben von 1,0—2,0—3,0g als Diureticum bei Blasenkatarrh, gegen Diarrhoe, Rheuma, bei Krämpfen. Vor dem Vermischen mit wässriger Flüssigkeit ist das Lycopodium mit einigen Tropfen Wasser in einem Mörser so lange zu reiben, bis es eine scheinbar feuchte Masse darstellt. Die Emulsion aus Lycopodium wird nicht colirt.

Magnesia usta.

Gebrannte Magnesia.   *Magnésie calcinée.*   *Light magnesia.*

Leichtes, weisses, sehr feines Pulver, in Wasser fast unlöslich, mit verdünnter Schwefelsäure eine Flüssigkeit liefernd, welche nach dem Versetzen mit Ammoniumchlorid und nach reichlichem Uebersättigen mit Aetzammonflüssigkeit auf Zusatz von Natriumphosphat einen weissen krystallinischen Niederschlag ausgiebt.

Die gebrannte Magnesia muss sich in verdünnter Salzsäure lösen, ohne sich zu färben. Mit Wasser gekocht und filtrirt muss sie eine schwach alkalische Flüssigkeit ausgeben, welche verdampft nur einen sehr unbedeutenden Rückstand hinterlässt.

0,2 g der gebrannten Magnesia mit 5 ccm Wasser bis zum Kochen erhitzt und nach dem Erkalten in 5 ccm verdünnter Schwefelsäure eingegossen, müssen eine Flüssigkeit ergeben, in welcher nach vollendeter Auflösung nur wenige vereinzelte Gasbläschen sichtbar sind.

Die 2-proc., mit Essigsäure bewirkte wässerige Lösung darf weder durch Schwefelwasserstoffwasser, noch nach Zumischung von Ammoniumchlorid und Aetzammon durch Schwefelammonium verändert werden. Dieselbe Lösung mit Salpetersäure angesäuert darf durch Baryumnitrat nicht, durch Silbernitrat nach Verlauf von 2 Minuten nur opalisirend getrübt werden.

0,05 g der gebrannten Magnesia mit 1 ccm Wasser und 5—6 Tropfen Salzsäure bis zum Aufkochen erhitzt dürfen nach Zusatz von 7 ccm Ammoniumchloridlösung, 15 ccm destill. Wasser, 3 ccm Aetzammonflüssigkeit und 4 ccm der Ammoniumoxalatlösung und jedesmaligem Umschütteln nicht sofort getrübt werden.

Von der gebrannten Magnesia sind alle Zeit mindestens 150 g vorräthig zu halten.

Geschichtliches und **Vorkommen** in der Natur. Black stellte 1756 die gebrannte Magnesia zuerst dar und Davy fand sie (1807) zusammengesetzt aus Magnesium und Sauerstoff. Diese Erde trifft man in der Natur häufig an. Talkstein, Speckstein, Meerschaum, Serpentin sind im Wesentlichen Magnesiumsilicate, welche sich durch fettiges Anfühlen und Fettglanz vor anderen Mineralien auszeichnen. Dolomit und Bitterspath sind Verbindungen von kohlensauren Salzen des Magnesium und Calcium. Magnesit ist Magnesiumcarbonat, Periklas ist krystallinisches Magnesiumoxyd mit Ferrooxyd vermischt. Man vergl. auch unter *Magnesium sulfuricum.* Weil Magnesiumsulfat Bittersalz genannt wurde, erhielt die Magnesia den Namen Bittererde.

Darstellung. Man unterscheidet zwei Arten gebrannter Magnesia. Die eine, welche auch von unserer Pharmakopoe als officinelle aufgenommen ist, ist sehr voluminös und zeichnet sich durch die Eigenschaft aus, mit 10—12 Gewichtstheilen Wasser angerührt, nach Verlauf von ungefähr einem bis mehreren Tagen zu gallertartig gestehendem Magnesiumhydroxyd zu werden, überhaupt mit schwachen Säuren sich leicht und schnell zu verbinden. Man nennt sie die leichte Magnesia. Die andere in England beliebte Art oder die schwere Magnesia, *Henry-Magnesia, Magnésie lourde*, wird aus der schweren kohlensauren Magnesia (vergleiche unter *Magnesium carbonicum*) durch Glühen erzeugt. Sie zeichnet sich durch eine blendende Weisse, asbestartigen Glanz und eine auffallende Dichte, sowie durch einige Resistenz gegen Wasser und schwache Säuren aus.

Die Darstellung der leichten oder officinellen gebrannten Magnesia bietet keine Schwierigkeiten. Da das offic. Magnesiumsubcarbonat ein sehr lockeres Pulver ist und den schlechten Wärmeleitern angehört, so nehme man die ganze kohlensaure Magnesia, wie sie im Handel vorkommt, zerbröckele sie und stampfe sie mittelst eines breiten Pistills in einen Hessischen Tiegel ein. Da zur Darstellung grösserer Mengen ziemlich grosse Tiegel erforderlich und diese keine billige Waare sind, so kann man auch unglasirte irdene Töpfe oder solche Tiegel gebrauchen. Das Gefäss mit seinem Inhalte wird mit einem Deckel bedeckt, um das Hineinfallen von Flugasche und Kohlenstaub zu verhüten, in einen Windofen gestellt. Bei Anfangs schwachem Feuer wird es durchwärmt und hierauf $\frac{1}{2}$ bis ganze Stunde einer schwachen Rothglühhitze ausgesetzt. Gusseiserne Gefässe sind insofern nicht praktisch, weil sie in Folge der Glühung häufig abblättern und das Präparat mit Eisenoxydulsückchen verunreinigen. Einige Praktiker schütteln das lockere gepulverte Magnesiumcarbonat in ein flaches Gefäss und rühren mehrmals mit einem eisernen Spatel während des Glühens um. Hin und wieder nimmt man eine kleine Spatelspitze Magnesia aus dem Glühgefäss heraus, schüttelt sie zuerst mit Wasser und übergiesst sie dann mit verdünnter Schwefelsäure. Ein Aufschäumen oder ein Perlen der eintretenden Lösung zeigt einen Kohlensäuregehalt an. Hat man das Magnesiumcarbonat in das Gefäss dicht eingestampft, so erkennt man die Entweichung der Kohlensäure an dem Aufwerfen kleiner Hügelchen auf der glatten Oberfläche und dem weissen, von dem Kohlensäuregase fortgerissenen Magnesiastaube. Sobald diese Erscheinung aufhört, nimmt man, mehr aus der Mitte der oberen Schicht, die Probe und prüft sie mit Wasser und Säure. Findet kein Aufperlen von Kohlensäure mehr statt, so lässt man entweder erkalten oder man kann auch nach Verschluss der Ofenzüge das Präparat mit einem grossen Löffel herausnehmen, das Glühgefäss mit einer frischen Portion Magnesiumcarbonat beschicken und aufs Neue glühen. Leichter und weniger umständlich ist die Darstellung, wenn man einen grossen irdenen unglasirten Topf mit gepulvertem Magnesiumcarbonat beschickt, mit einem unglasirten Deckel verschliesst und ihn so in einen Töpferofen stellen lässt, dass er nur einer schwachen Brandhitze ausgesetzt ist. Ist nach dem Glühen das Präparat klümperig, so schlägt man es durch ein Haarsieb und bringt es alsbald in gut zu verstopfende Flaschen. 100 Th. Magnesiumsubcarbonat geben ungefähr 38 bis 41 Th. gebrannte Magnesia aus.

Das officinelle kohlensaure Magnesium ist Magnesiumhydriumcarbonat, Magnesiumsubcarbonat, eine Verbindung von Magnesiumcarbonat mit Magnesiumhydroxyd oder Magnesiahydrat. Durch das Glühen entweicht das Hydratwasser und Kohlensäureanhydrid und reine Magnesia oder Bittererde = MgO bleibt zurück.

$$\underset{\text{Magnesiumsubcarbonat}}{4MgCO_3 + Mg(OH)_2 + H_2O} \text{ zerfällt in } \underset{\text{Magnesiumoxyd}}{5MgO} \text{ und } \underset{\substack{\text{Kohlensäure-}\\\text{anhydrid}}}{4CO_2} \text{ und } \underset{\text{Wasser}}{2H_2O}$$
$$(= 412) \qquad (5 \times 40 = 200) \quad (4 \times 44 = 176) \quad (2 \times 18 = 36).$$

Beim Probiren auf die Gegenwart von Carbonat muss die Probe mit Wasser zuvor angefeuchtet werden, weil dieselbe noch heiss mit der Säure übergossen unter zischendem Geräusch sich löst, welches man irrthümlich einer Kohlensäureentwickelung zuschreiben könnte. Da ferner den Partikeln der trockenen Magnesia Luft adhärirt, so ist auch aus diesem Grunde ein vorheriges Anfeuchten zweckmässig. Durch ein stärkeres und weiteres Glühen nach Austreibung der Kohlensäure wird die Magnesia dichter und körniger, welche Eigenschaft die Magnesia verwerflich machen würde.

Eigenschaften. Die officinelle gebrannte Magnesia bildet ein schneeweisses, sehr zartes, lockeres, schwach alkalisches, in Wasser fast unlösliches, geruchloses, etwas erdig schmeckendes Pulver, welches in der Rothglühhitze sich nicht verändert und sich in verdünnten Säuren ohne Aufbrausen löst. An der Luft zieht sie allmählich Feuchtigkeit und Kohlensäure an und wird zum Theil zu Magnesiumsubcarbonat. Mit 10—12 Th. Wasser angerührt gesteht sie nach einiger Zeit zu einer breiigen Masse. Ihr spec. Gewicht bewegt sich zwischen 2,75 und 3,25. Mit Phosphorsäure bildet Magnesium ein basisches, in Wasser unlösliches Salz.

Die gebrannte Magnesia erhält die Formel MgO. Mol. Gew. 40.

Aufbewahrung. Da die gebrannte Magnesia, besonders aber die officinelle, Kohlensäure aus der Luft aufnimmt, so soll sie in gläsernen, gut verstopften, nicht zu grossen Flaschen aufbewahrt werden. Man wählt hierzu Flaschen von 2,0 — 3,0 Liter Inhalt. Man dispensirt sie in Flaschen mit weiter Oeffnung und auch in Schachteln. 1 Th. der gebrannten Magnesia nimmt trocken einen Raum von ca. 10 Th. Wasser ein. Laut Verordnung der Pharmakopoe sollen (zur Darstellung des *Antidŏtum Arsenici*) stets 150 g gebrannter Magnesia vorräthig gehalten werden. Ein Glasgefäss mit diesem Inhalt hält man also nach geschehener Prüfung der Magnesia dicht geschlossen und versiegelt so lange unberührt vorräthig, bis der Fall der erwähnten Verwendung eintritt. Er wird signirt *„Magnesia usta ut praescriptum asservanda.“*

Prüfung. Derselben hat die Ph. ein weites Kleid gegeben, welches zu verengen die Praxis nicht verfehlen wird.

1) Die gebrannte Magnesia soll mit verdünnter Salzsäure eine farblose Lösung ausgeben, also weder mit Eisenoxyd, noch mit Staub und Splittern, von den Glühgefässen herrührend, auch nicht mit Mangan verunreinigt sein. Eine gelbliche Farbe deutet auf Eisen, eine röthliche auf Mangan. Ungelöst bleiben Kieselerde, Silicate, Thonerde.

2) Circa 0,25 g der Magnesia mit 5 ccm Wasser aufgekocht, müssen ein Filtrat ergeben, welches schwach alkalisch reagirt (was selbstverständlich ist und wohl keiner Prüfung bedarf). Lässt man einige Tropfen des Filtrats auf einem Objectglase auseinander gestrichen an einem warmen Orte abdampfen, so muss ein Fleck zurückbleiben, welcher die Durchsichtigkeit des Glases nicht stört, nur umfasst den Fleck ein höchst zarter weisser Rand. Krystallgruppen dürfen auf dem Fleckfelde nicht vorhanden sein. Ueber einer Flamme abgedampft deckt das Glas eine zarte opalisirende Schicht, welche die Durchsichtigkeit des Glases vollständig aufhebt.

3) 0,2 g der Magnesia mit 5 ccm Wasser aufgekocht und nach dem Erkalten umgeschüttelt in 5 ccm verdünnte Schwefelsäure eingegossen, sollen in der Flüssigkeit nur vereinzelte wenige Kohlensäurebläschen sichtbar sein. Wären mehr als Spuren Magnesiumsubcarbonat in der Magnesia vertreten, so würden sich nach dem Auflösen der Magnesia an der Gefässwandung diese Bläschen in Massen zeigen. Die Kochung mit Wasser bezweckt eine Beseitigung der den Magnesiapartikeln anhängenden atmosphärischen Luft. Das Aufkochen ist also ein wesentlicher Theil der Probe. Vorstehende Probe hat BILTZ zum Autor und begrenzt er damit einen Gehalt der Magnesia an Carbonat auf 1 Proc.

4) Man löst 0,5 g der Magnesia in 5 ccm oder 6 g verdünnter Essigsäure und verdünnt bis auf 25 ccm mit Wasser. Von dieser Lösung wird ein Theil (5 ccm) mit einem doppelten Vol. Schwefelwasserstoffwasser versetzt. Eine Trübung oder Färbung deutet auf eine Verunreinigung mit Metallen, welche aus essigsaurer Lösung als Schwefelmetalle ausscheiden. (Verunreinigung oder eine Vermischung mit Zinkoxyd, Bleiweiss etc. kann vorkommen, auch von Glasuren der Glühgefässe können Theile in die Magnesia übergehen.)

5) Von der sub 4 gesammelten 2-proc. Lösung mischt man 5 ccm mit circa 2 ccm Ammoniumchloridlösung und 2 ccm Aetzammon und versetzt mit Schwefelammonium. Eine dunkle Grünfärbung oder eine schwarze Trübung deuten auf eine Verunreinigung mit Eisen, eine weisse Trübung auf Zink, auch Thonerde, Ammoniumchlorid wird hinzugesetzt, um die Magnesia Lösung zu erhalten.

6) 5 ccm der essigsauren 2-proc. Lösung mit 5 — 6 Tropfen Salpetersäure versetzt dürfen durch Baryumnitrat nicht getrübt werden (Sulfat).

7) 5 ccm derselben essigsauren 2-proc. Lösung mit 5 — 6 Tropfen Salpetersäure versetzt, dürfen sich auf Zusatz von Silbernitrat nach Verlauf

von 2 Minuten nur opalescirend trüben (Chlorid). Vom praktischen Stand-punkte aus betrachtet, soll also die Magnesia frei von Chlorid sein.

8) 0,05 g der Magnesia mit 1 ccm Wasser und 5—6 Tropfen Salz-säure aufgekocht, dann mit 7 ccm Ammoniumchloridlösung gemischt und durchschüttelt, hierauf mit 15 ccm Wasser und 3 ccm Aetzammon vermischt und wiederum durchschüttelt, sollen auf Zusatz von Ammoniumoxalat nicht sofort getrübt werden, also nicht zu reichlich mit Kalkerde verunreinigt sein. Jenes Aufkochen soll etwa anhängende Kohlensäure beseitigen und der Am-moniumchloridzusatz die Fällung der Magnesia durch die folgenden Zusätze verhindern.

Gekürzter Prüfungsgang. *A.* Einen halben Theelöffel gebrannter Magnesia mischt man mit 8—10 ccm Wasser, erhitzt bis zum Aufkochen, agitirt sanft, bis ein Aufsteigen und Platzen von Luftbläschen mit dem Gehör, indem man die Oeffnung des Reagir-cylinders an den Gehörgang andrückt, nicht mehr vernommen werden. Dann wirft man einen Weinsäurekrystall in die Magnesiamilch und horcht. Das Geräusch weniger Kohlensäurebläschen ist zulässig, aber kein starkes Rauschen oder Brausen, was immer wieder eintritt, wenn die Flüssigkeit sanft agitirt wird. In diesem Falle ist die Magnesia einer wiederholten Glühung zu unterwerfen. — *B.* In einen Glaskolben giebt man 1 g der gebrannten Magnesia, 12,5—13 ccm verdünnte Essigsäure und 37 ccm dest. Wasser. Unter gelinder Agitation erfolgt eine klare farblose Lösung. Wäre sie trübe oder farbig (Thonerde, Eisen etc.), so ist die Magnesia auch ver-werflich. — *C.* Von dieser essigsauren, völlig klar und farblos ausgefallenen Lösung versetzt man 4—5 ccm mit 2 ccm Aetzammonflüssigkeit und wartet eine Minute, ob ein flockiger Niederschlag erfolgt (Thonerde, auch Eisenoxyd), wenn nicht, so setzt man — *D.* noch 1 ccm Ammoniumoxalatlösung hinzu. Bei Abwesenheit von Kalkerde erfolgt keine Trübung innerhalb mehrerer Minuten und bei entfernten zulässigen Spuren Kalkerde erst nach 1—2 Minuten. — *E.* Andere 5 ccm der essigsauren Lösung versetzt man mit Baryumnitrat. Bei Abwesenheit von Sulfat erfolgt keine Trü-bung. — *F.* Weitere 5 ccm der essigsauren Lösung werden nun mit Kaliumferro-cyanid versetzt. Bei Abwesenheit von Metallen erfolgt weder sofort noch später eine Trübung oder Färbung. — *G.* Weitere 4—5 ccm der essigsauren Lösung versetzt man mit 10 Tropfen Salpetersäure und 2—3 Tropfen Silbernitratlösung. Bei Abwesenheit von Chlorid erfolgt keine Trübung, eine Spur Chlorid und also eine schwache Opalescenz nach zwei Secunden wäre zulässig. — *H.* Circa 1 g der Mag-nesia wird mit 10 ccm verdünntem Weingeist (0,895 spec. Gew.) übergossen und damit wiederholt kräftig durchschüttelt, nach Verlauf einer Viertelstunde filtrirt. Von dem Filtrat werden 3—4 Tropfen auf einem grossen Objectglase über dem Zuge einer brennenden Petrollampe, unter Hinundherbewegen des Glases eingetrocknet. Der Rückstand gleicht einem kaum sichtbaren unbedeutenden nebelartigen Anfluge, welcher die Durchsichtigkeit des Glases nicht im mindesten stört und unter dem Mikroskop nichts Krystallinisches erkennen lässt. Bei Gegenwart von Alkalicarbonaten, Alkali-salzen in starken Spuren zeigt der Rückstand starke weisse Ränder und unter der Linse krystallinische Gruppirungen. Eine Magnesia, welche diesen Rückstand giebt, ist zu verwerfen.

Ammoniumoxalat kann auch der essigsauren Lösung direct zugesetzt werden. Es entsteht nur eine Trübung, wenn eine Verunreinigung mit Kalk vorliegt. Eine stark kalkhaltige Magnesia schmeckt stark caustisch, wie MARQUARDT (Stettin) fand. Eine nach Verlauf einer halben Minute eintretende Trübung nach Zusatz des Ammo-niumoxalats muss als zulässig erkannt werden, obgleich eine fast kalkfreie Magnesia im Handel nicht selten ist. Eine eisenhaltige Magnesia hat nicht selten einen schwachen rosafarbenen Anflug, den man erkennt, wenn man etwas Magnesia auf weissem Papier flach und glatt drückt und die verschiedene Weisse mustert. *I.* Eine Gewichts-vermehrung kann durch Wasser geschehen. Das sich bildende Hydroxyd ist pul-verig und leicht. Zur Erkennung dieser Fälschung giebt man einen Theelöffel voll Magnesia in einen trocknen 1—1,2 cm weiten Reagircylinder, befreit den oberen Theil der Innenwandung des Cylinders von anhängendem Magnesiastaube und erhitzt den mit Magnesia gefüllten Theil mit einer Weingeistflamme. Wenn während des Er-hitzens die Magnesiatheile revoltiren und trotz Rüttelns stark aufstäuben und cm-dicke Partien nach oben drängen, liegt auch eine Verfälschung mit Wasser vor. Dann werden sich auch schnell Wassertropfen am oberen Theile des Cylinders bilden und herabfliessen. Eine Magnesia, welche in Folge schlechter Aufbewahrung Feuchtig-keit aus der Luft angenommen hat, wird nur einen mässigen Beschlag mit Wassertröpfchen im oberen Cylindertheile ergeben und beim Erhitzen wenig revoltiren. Im Falle des Nachweises der Fälschung, wären 5 g von der stark durchschüttelten Magnesia im Sandbade zu erhitzen und 0,1 g Feuchtigkeit als eine aufgesogene Menge, das Surplus aber als Zumischung anzunehmen. Die Erhitzung darf nicht bis zum Glühen gesteigert werden, wodurch etwa gegenwärtiges Carbonat der Zersetzung erläge und der Zweck des Experiments gestört werden könnte.

Anwendung. Calcinirte Magnesia ist Absorbens, Purgans und Antidot der Säuren und der Arsenigsäure. Man gebraucht sie in Gaben zu 0,2 — 1,0 g als säuretilgendes und die Steinbildung verhinderndes Mittel, in der Gicht etc. In Gaben von 3,0 — 10,0 g wirkt sie purgirend. Besser zu nehmen ist und besonders als Gegengift wirkt das Magnesiahydrat. Man erhält dieses, wenn man gelind gebrannte Magnesia mit der 20 fachen Menge destillirtem Wasser mischt, mehrere Minuten kocht und erkalten lässt oder auch die Masse bei gelinder Wärme (40—60⁰ C.) trocken macht. Die Oesterreichische Pharmakopoe giebt folgende Vorschrift zu ihrem *Magnesium hydro-oxydatum, Magnesia usta in aqua, Magnesia hydrica.* 70,0 g frisch gebrannter Magnesia werden mit 500,0 g destillirtem Wasser gemischt und in einer Flasche in der zuvor angegebenen Menge vorräthig gehalten. Dieses Magnesiahydrat wird in Oesterreich als *Antidotum Arsenici* angewendet. Arsenigsäure bildet nämlich mit Magnesia eine in Wasser unlösliche Verbindung.

Kritik. Die Prüfung auf Kalkerdegehalt ist scheinbar eine scharf durchdachte und berechnete, aber wie die Praxis ergiebt, eine unnöthig erschwerte, Mühe, Material und Zeit verzehrende, wie man aus dem gekürzten Prüfungsgange ersieht.

Da die Magnesia eine stark hygroskopische Base ist und sie die angezogene Feuchtigkeit zugleich so versteckt, dass man diese nicht äusserlich zu erkennen vermag, andererseits eine Verfälschung mit Wasser bis auf 20 Proc. geschehen kann, ohne dass dadurch die äusseren Eigenschaften der gebrannten Magnesia im mindesten abgeändert werden, so musste eine Prüfung auf Wassergehalt nicht übersehen werden. Ferner hat man für den Gehalt an Alkali und Alkalisalzen keine sichere Probe aufgestellt. Vielleicht wusste man nicht, dass die Magnesia in verdünntem Weingeist nicht, die Alkalicarbonate und Alkalisalze darin immer etwas löslich sind. Bei der Prüfung ging man auf der einen Seite mit überschwenglicher Akribie vor, auf der anderen Seite liess man dem Gegentheile, der Akrisie, auch einen Platz.

Magnesium carbonicum.

Kohlensaures Magnesium; Weisse Magnesia; Magnesia; Magnesium subcarbonat. Magnesia alba; Magnesium hydrĭco-carbonĭcum.
Carbonate (Hydrocarbonate) de magnésie; Magnésie blanche.
Light carbonate of magnesia.

Weisse, leichte, locker zusammenhängende, leicht zerreibliche Massen oder weisses lockeres Pulver, welches in Wasser fast unlöslich ist, jedoch demselben eine schwache alkalische Reaction ertheilt. In verdünnter Schwefelsäure wird es unter reichlicher Kohlensäureentwickelung zu einer Flüssigkeit gelöst, welche mit Aetzammon im Ueberschuss gesättigt, nach Zusatz von Ammoniumchlorid und einer sehr geringen Menge Natriumphosphat einen weissen krystallinischen Niederschlag fallen lässt.

Das Magnesiumcarbonat muss sich in verdünnter Salzsäure farblos lösen, auch mit Wasser gekocht muss es ein Filtrat ergeben, welches abgedunstet höchstens einen geringen Rückstand hinterlassen darf.

Die wässrige, mittelst Essigsäure bewirkte, 2-proc. Lösung darf weder durch Schwefelwasserstoffwasser, noch nach Versetzen mit Ammoniumchlorid und nach reichlichem Zusatze von Aetzammon durch Schwefelammonium verändert werden. Dieselbe (Lösung) darf auf Zusatz von Baryumnitrat und nach Versetzen mit Salpetersäure durch Silbernitrat höchstens nach 2 Minuten opalescirend getrübt werden.

Werden 0,2 g des Magnesiumcarbonats mit 2 ccm Wasser und 8—9 Tropfen Salzsäure bis zum Aufkochen erhitzt, nun unter jedesmaligem Umschütteln mit 10 ccm Salmiaklösung, 20 ccm Wasser, 5 ccm Aetz-ammonflüssigkeit und 6 ccm Ammoniumoxalatlösung versetzt, so darf nicht sofortige Trübung eintreten.

Geschichtliches. Vor 180 Jahren wurde zuerst die *Magnesia alba* von einem Domherrn zu Rom als ein Geheim- und Universalmittel verkauft. 1707 stellte SLEVOGT dieselbe durch Fällung der Bittererde haltenden Salpetermutter-laugen mittelst Pottaschenlösung her und schon 1722 lehrte FRIEDRICH HOFF-MANN, sie aus den Mutterlaugen des Kochsalzes zu gewinnen. Diese letztere Be-reitungsart blieb lange unbeachtet und wurde erst 1755 von BLACK wieder aufgenommen, welcher die Magnesia als eine besondere Erdart unterschied und sie auch aus Magnesiumsulfat (Epsomersalz) darstellte. Seitdem wurde sie von England in sehr leichter und schön weisser Waare nach dem Continent gebracht, so dass die Englische als die beste und reinste geschätzt wurde. Jetzt wird sie auch bei uns in vielen chemischen Fabriken durch Fällen von Bittersalz und der Mutterlaugen der Salinen, welche Magnesiumchlorid enthal-ten, mittelst Natriumcarbonats von vorzüglicher Beschaffenheit gewonnen. In Bilin in Böhmen concentrirt man durch Abdampfen das Wasser zweier Quellen, von denen die eine Bittersalz (Saidschützer Bitterwasser), die andere kohlen-saures Natrium enthält, und mischt diese warm (40—50 ⁰ C.). Den daraus re-sultirenden Niederschlag bringt man in Auslaugefässer mit doppeltem und mit Leinwand überspanntem Boden, wäscht ihn anhaltend mit Wasser aus und trocknet ihn anfangs bei gewöhnlicher, später bei der Temperatur des kochen-den Wassers.

Vorkommen in der Natur. Das Magnesiumsubcarbonat, gemeiniglich schlechtweg Magnesia genannt, findet man als Hydromagnesit $= 3(MgCO_3) + Mg(OH)_2 + 3H_2O$. Der Magnesit ist neutrales kohlensaures Magnesium $= MgCO_3$ und wird bei Frankenstein in Schlesien sehr rein zu Tage gefördert. Bitterspath und Dolomit sind Gemenge von Calcium- und Magnesiumcarbonat.

Eigenschaften. Die weisse Magnesia des Handels bildet viereckige, sehr weisse, leichte und auch ziemlich reine, circa 120 g schwere, parallelepipe-dische Stücke.

Das Präparat muss sehr leicht sein. Das Maass dieser Eigenschaft ist nicht präcisirt. Unter dem Mikroskop bildet die leichte Magnesia rundliche und unförmliche Körnchen, gemischt mit Prismen, die schwere (in England gebräuchliche) dagegen durchweg rundliche Körnchen; erstere ist also ein Gemisch von neutralem Salz mit basischem.

Darstellung. Vor Zeiten bereitete man sie auch im pharmaceutischen Labora-torium, indem man kochend heisse Lösungen des Bittersalzes mit Lösungen des kohlensauren Kalium oder Natrium fällte. Das Präparat war aber schwerer und kör-niger. Jetzt, wo man bei Darstellung von kohlensauren Mineralwässern bei Ent-wickelung der Kohlensäure aus Magnesit viel schwefelsaures Magnesium gewinnt, kann man dieses, wenn es frei von Kalkerde ist, auch vortheilhaft zur Darstellung der weissen Magnesia verwerthen. Man fälle aber nur aus verdünnten Flüssigkeiten von 50—60⁰ C. Temperatur, um ein recht leichtes lockeres Präparat zu gewinnen.

18*

Die kohlensauren Alkalien fällen aus gelösten Salzen der Erden mit starken Basen letztere als neutrale kohlensaure wasserfreie Salze, enthalten die Salze aber schwache Basen, so macht das gegenwärtige Wasser der Kohlensäure aus dem kohlensauren Alkali die schwächere Base mehr oder weniger streitig und letztere wird theils als kohlensaures Salz, theils als Hydrat oder Hydroxyd abgeschieden. Dieser Fall ereignet sich auch bei der Fällung der Magnesia. Wasser vermag in der Wärme sogar neutrales kohlensaures Magnesium zu zersetzen, denn wenn man dieses damit kocht, so entweicht ein Theil der Kohlensäure, und es resultirt ein Gemisch von kohlensaurem Magnesium mit Magnesiumhydroxyd. Bei der Fällung einer heissen Lösung des schwefelsauren Magnesium mit kohlensaurem Natrium entsteht ein Niederschlag, welcher auf 5 Mol. Bittererde 4 Mol. Kohlensäure enthält und bei 100^0 getrocknet, nach der Formel $= 4(MgCO_3) + Mg(OH)_2 + 4H_2O$ zusammengesetzt ist. Bei der Fällung mit kohlensaurem Kalium entsteht ein ähnlicher Niederschlag, in welchem aber statt 5 Mol. Wasser 6 Mol. angetroffen werden. Bei 100^0 getrocknet ist die Zusammensetzung $= 4(MgCO_3) + Mg(OH)_2 + 5H_2O$. Aus kalten Lösungen fällt kohlensaures Natrium neutrales kohlensaures Magnesium und nicht, wie man angiebt, basisches Salz. Die Art der Magnesiumsalze, aus welchen die Fällung geschieht, sowie die Art der Fällungsmittel, Temperatur bei der Fällung und beim Trocknen der Niederschläge wirken mehr oder weniger verändernd auf die Zusammensetzung, so dass die weisse Magnesia nicht Anspruch auf eine constante Verbindung machen kann.

Die in England gebräuchliche schwere Magnesia (*Carbonate of magnesia*) wird bereitet, indem man heisse Lösungen von 100 Th. krystall. Magnesiasulfat mit 120 Th. krystall. Natriumcarbonat mischt, eindampft, austrocknet und dann mit Wasser auswäscht. Die Formel dieser schweren Magnesia ist annähernd $3(MgCO_3)$, $Mg(OH)_2 + 4H_2O$. Werden (nach HAGER) die Lösungen des Magnesiumsulfats und des Natriumcarbonats von einer Temperatur unter $+ 12^0$ C. gemischt, so erfolgt kein Freiwerden von Kohlensäure, und stellt man das Gemisch einige Tage an einen kalten Ort von circa $+ 12^0$ C., so geht der entstandene weisse Niederschlag in einen krystallinischen über (*Magnesium carbonicum crystallisatum*), welcher neutrales kohlensaures Magnesium, $MgCO_3 + 3H_2O$, ist. Dieses krystallisirte Magnesiumcarbonat bildet kleine weisse undurchsichtige, nicht leichte, in Wasser höchst unbedeutend lösliche Krystallchen oder ein entsprechend weisses grobkörniges Pulver.

Bei der Darstellung des Magnesiumsubcarbonats aus dem Bittersalz oder aus Magnesiumchlorid ist es wesentlich, dass diese Salze frei von Eisen sind. Die neutralen Lösungen werden mit etwas alkalischer Chlornatronlösung versetzt, nach längerem Absetzenlassen filtrirt und dann ausgefällt.

Eigenschaften. Die officinelle Magnesia bildet durch ein feines Haarsieb gerieben eine sehr leichte, blendend weisse, zarte, geruchlose und schwach erdig schmeckende Pulvermasse, welche schwach alkalisch reagirt und ungefähr in 2500 Th. kaltem und 9000 Th. kochendem Wasser löslich ist. Bei schwacher Glühhitze verliert sie ihre Kohlensäure und ihren Wassergehalt.

Obgleich das officinelle kohlensaure Magnesium keine bestimmte chemische Verbindung ist, so giebt man ihm dennoch nach Ansicht der modernen Chemie die Formel $4(MgCO_3) + Mg(OH)_2 + 4H_2O$. Mol. Gew. 298.

Aufbewahrung. Die Magnesia wird als ein feines Pulver vorräthig gehalten. Das Pulvern im Stossmörser oder Reibmörser ist nicht gut ausführbar, indem sie hierbei zu dichteren Massen zusammengedrückt wird. Leichter geht die Pulverung, wenn man die Blöcke durch ein mittelfeines Haarsieb gegen die Drathgewebefläche drückend hindurchreibt.

Prüfung. Diese stimmt, die Reaction auf Kohlensäure und Feuchtigkeit abgerechnet, mit derjenigen der gebrannten Magnesia überein und wird mit derselben unnöthigen Umständlichkeit gefordert, so dass wir auch hier die abgekürzte Prüfungsmethode *B, C, D, E, F, G* und *H* (S. 273) einsetzen können, nur wäre die essigsaure 2-proc. Lösung aufzukochen, um die Kohlensäure völlig auszutreiben. Der Chloridreaction mittelst Silbernitrats wären 2 Secunden (nicht Minuten) Zeit bis zur Entstehung einer Opalescenz zuzulassen und die Kalkreaction mittelst Ammoniumoxalats sollte sich nicht sofort durch Trübung erkennen lassen.

Anwendung. Die weisse Magnesia ist Absorbens, Antacidum und mildes Purgativum. Sie wird in Gaben von 0,5—1,0—2,0 g als Antacidum bei übermässiger Säurebildung im Magen gegeben. Sie wirkt in Gaben von **4,**0 bis 8,0 g mild abführend. Ihr innerlicher, längere Zeit hindurch fortgesetzter Gebrauch soll die Warzen verschwinden machen. Aeusserlich wendet man sie als Dentifricium an.

Magnesium citricum effervescens.

Brause-Magnesiumcitrat.   Magnesia citrica effervescens.   *Citrate de magnésie granulaire.   Limonade sèche au citrate de magnésie. Effervescent citrate of magnesia.*

25 Th. Magnesiumcarbonat und 75 Th. Citronensäure, mit 10 Th. destill. Wasser gemischt, trockne man bei 30° C. Den Rückstand hiervon in ein feines Pulver verwandelt vermische man innigst mit 85 Th. Natriumbicarbonat, 40 Th. Citronensäure und 20 Th. Zucker.

Alsdann bringe man die Mischung unter Betropfen mit Weingeist und sanftem Reiben mittelst Pistills in eine grobkörnig-krümlige Masse, welche bei gelinder Wärme getrocknet durch Absieben in die Form eines gleichmässigen grobkörnigen Pulvers überzuführen ist.

Es sei ein weisses Pulver, welches sich in Wasser unter reichlicher Kohlensäure-Entwickelung zu einer angenehm säuerlich schmeckenden Flüssigkeit langsam löst.

Dieses oder doch ein ähnliches, mit Citronenöl parfümirtes Präparat wurde vor ungefähr 25 Jahren in England als eine medicinische Specialität zum Ersatz der Magnesiacitratlimonade in den Handel gebracht.

Diese vorstehende Vorschrift weicht nur unbedeutend bezüglich der quantitativen Verhältnisse von der Vorschrift ab, welche in der ersten Ausgabe der Ph. Aufnahme fand.

Zum Gelingen der Arbeit ist scharfe Befolgung der Vorschrift erforderlich, besonders darf die Trocknungswärme des Magnesiumcitrats über 30° C. nicht hinausgehen, im anderen Falle geht das in Wasser lösliche Citrat in das unlösliche oder in die krystallinische Modification über. Das Präparat soll ein gleichmässiges grobkörniges Pulver, muss also frei von feinem Pulver sein. Dieses letztere lässt sich durch Anfeuchten mit Weingeist, Trocknen, Zerreiben leicht wieder in die grobe Form überführen. Während das frühere Präparat auf die Bezeichnung *granulatum* Anspruch hatte, kann das jetzt officinelle Präparat nur als ein grobkörniges Pulver angesehen werden. Ausbeute beträgt circa 235 Th.

Man bewahrt das Präparat in dicht mit Kork geschlossenen Gefässen vor Luftfeuchtigkeit und Staub geschützt.

Das Brause-Magnesiumcitrat oder Brause-Magnesiacitrat ist ein mildes, angenehm schmeckendes Purgativum. Die Französische Ph. giebt folgende Vorschrift zu einer *Limonade sèche au citrate de magnesie.* 6,5 gebrannte Magnesia, 6,0 Magnesiumsubcarbonat, 30,0 Citronensäure, 60,0 Zucker und 1,0 Tinct. flaved. Citri oder 4,0 Elaeosacch. Citri werden als Pulver gemischt. Diese Mischung entspricht 50,0 kryst. Magnesiumcitrat. Rogé vereinfacht diesen Complex durch eine Mischung von 8,0 gebrannter Magnesia, 4,0 Magnesiumsubcarbonat, 26,0 Citronensäure, 48,0 Zucker und

2,0 Citronenzucker (auf 900 ccm Wasser). Das granulirte Magnesiumcitrat der Engländer setzt sich nach DRAPER zusammen aus 20,0 Citronensäure, 360,0 Natriumbicarbonat, 300,0 Weinsäure, 72,0 Magnesiumsulfat und 12—15 Tropfen Citronenöl. Diese Mittheilung geschieht für den Gebrauch, insofern reisende Engländer *efferve-scent citrate of magnesia for lemonade* in deutschen Apotheken fordern, dieses Präparat in englischen Drogerien aber granulirt erhalten.

Magnesium sulfuricum.

Schwefelsaures Magnesium; Bittersalz; Magnesiumsulfat; Englisch-Salz; Englisches Salz; Epsomsalz. Magnesia sulfurica; Sal catharticum; Sulfas| Magnesii s. magnesicus; Sal amārum; Sal Anglĭcum. *Sulfate de magnésie; Sel cathartique amer. Sulphate of magnesia; Bitter-salt; Epsom-salts; Bitter purging-salt.*

Kleine prismatische farblose, an der Luft kaum verwitternde, bitter und salzig schmeckende Krystalle, löslich in 0,8 Th. kaltem Wasser, in 0,15 Th. siedendem Wasser, unlöslich in Weingeist.

Die wässrige Lösung giebt mit Natriumphosphat versetzt bei Gegenwart von Ammoniumchlorid und Aetzammon einen weissen krystallinischen Niederschlag, auf Zusatz von Baryumnitrat einen weissen in Säuren unlöslichen Niederschlag.

Die 5-proc. wässerige Lösung muss neutral sein und darf weder nach vorherigem Zusatz von Essigsäure durch Schwefelwasserstoffwasser, noch nach Zusatz von Ammoniumchlorid im Ueberschuss und Aetzammonflüssigkeit durch Schwefelammonium verändert werden. Dieselbe (Lösung) darf sich auf Zusatz von Silbernitrat erst nach Verlauf von 5 Minuten höchstens opalescirend trüben. Das Salz darf die Flamme nicht andauernd gelb färben.

Geschichtliches. NEHEMIAS GREW (spr. ghruh) war der erste, welcher das Magnesiumsulfat (1695) entdeckte und als Medicament in den Handel brachte. Er schied es nämlich aus dem Mineralwasser zu Epsom (spr. epssömm), einem Dorf in der Englischen Grafschaft Surrey, in welchem Wasser es den Hauptbestandtheil bildet, durch Krystallisation ab; daher die noch heute gebräuchlichen Namen Epsomer Salz, Englisches Salz. Wie Magnesiumsulfat aus den Mutterlaugen des auf Kochsalz verarbeiteten Meerwassers zu gewinnen sei, wurde 1710 von BOYLE zuerst gelehrt. Später erkannte man das Bittersalz als Hauptbestandtheil vieler Mineralquellen.

Vorkommen. In der Natur ist das Magnesiumsulfat viel verbreitet. Es ist im Meerwasser und in vielen Mineralwässern, welche man Bitterwässer nennt, enthalten, man findet es auch in Höhlen und Klüften ausgewittert. In den Quecksilbergruben zu Idria, in der Kalkhöhle bei Jeffersonville (Nord-Amerika) wittert es in Form eines langhaarigen Ueberzuges (Haarsalz, Halotrĭchon) aus. In beträchtlichen Mengen trifft man es in den Stassfurter Salzlagern als Kieserit ($MgSO_4 + H_2O$), Reichardit ($MgSO_4 + 7H_2O$), Kainit ($MgSO_4 + K_2SO_4 + MgCl_2 + 6H_2O$), Polyhalit ($MgSO_4 + K_2SO_4 + 2CaSO_4 + 2H_2O$), Schönit ($MgSO_4 + K_2SO_4 + 6H_2O$) an. Im Allgemeinen scheint dieses Salz in der Natur das Resultat aus der Wechselzersetzung von Gyps (Calciumsulfat, $CaSO_4 + 2H_2O$) und Magnesiumcarbonat oder kohlensaurer Bittererde

($MgCO_3$) zu sein. $CaSO_4$ und $MgCO_3$ geben $MgSO_4$ und $CaCO_3$. Dagegen entsteht bei starkem Druck und hoher Temperatur (200^0 C.) aus Magnesiumsulfat und Calciumcarbonat Gyps und Magnesiumcarbonat.

Gewinnung. Man gewinnt das Bittersalz im Grossen durch Abdampfen der natürlichen Bitterwässer (Sedlitz und Eger in Böhmen), aus den Mutterlaugen von Salzsoolen und des Alauns, aus Dolomiten (Verbindungen von $CaCO_3$ mit $MgCO_3$), in grösster Menge aber als Nebenprodukt bei Darstellung von künstlichen Mineralwässern, indem man die hierfür nöthige Kohlensäure aus Magnesit ($MgCO_3$) mittelst Schwefelsäure deplacirt. Dieser Rückstand aus der Kohlensäureentwickelung wird mit heissem Wasser ausgelaugt, die Lösung zur Beseitigung des Eisens mit etwas Chlorkalk oder besser Chlorgas behandelt und mit frisch gefällter Magnesia versetzt, filtrirt und zur Krystallisation gebracht. Behufs Erzeugung kleiner Krystalle wird die krystallisirende Salzlösung bisweilen umgerührt. In grossen Mengen wird jetzt das Bittersalz aus dem **Kieserit** ($MgSO_4 + H_2O$) und **Reichardit** ($MgSO_4 + 7H_2O$) hergestellt.

Handelswaare. Im Handel unterscheidet man ein **einmalig gereinigtes** oder rohes und ein **zweimal gereinigtes** Bittersalz. Dieses letztere ist wenig im Preise höher und gemeiniglich sehr rein, häufig chemisch rein, und nur besondere Zufälligkeiten dürften den Pharmaceuten nöthigen, ein rohes Bittersalz zu reinigen. Der rohe Artikel oder das einmalig gereinigte Salz ist nicht schön weiss, gemeiniglich etwas feucht und kann neben mechanischen Unreinigkeiten Mangan-, Eisen-, Kupfer-, Natrium- und Kalium-Salze und Magnesiumchlorid enthalten. Es genügt zur Entfernung eines Theiles dieser Stoffe ein einfaches Umkrystallisiren, wobei die Mutterlaugen verworfen werden müssen. Ein Gehalt an Natriumsulfat ist jedoch auf diese Weise nicht zu beseitigen. Die Metallsalze werden durch Kochen der Bittersalzlösung mit kohlensaurer Magnesia und Filtration entfernt. Um das Bittersalz durch wiederholte Krystallisation zu reinigen, löst man es in $^2/_3$ seines Gewichts kochenden Wassers, filtrirt die Lösung noch heiss, setzt sie an einen kühlen Ort und vermittelt durch eine sanfte Bewegung der Salzlösung die Bildung kleiner spiessiger Krystalle. Die Krystalle werden auf ein leinenes Colatorium gebracht, mit etwas destill. Wasser besprengt, ausgedrückt und auf Fliesspapier an der Luft vor Staub geschützt abgetrocknet.

Ein Bittersalz für technische Zwecke darf nicht als Arzneisalz angewendet werden, denn ein solches enthält verschiedene fremdartige Stoffe. Ein aus Dolomit bereitetes (also mit Calciumsulfat verunreinigtes) Bittersalz z. B. wird zur Bereitung von Schlichte benutzt. In England ist übrigens seit mehreren Jahren ein **stahlhaltiges Bittersalz** in den medicinischen Gebrauch gekommen, welches aus ca. 95 Proc. Bittersalz und 5 Proc. Eisenvitriol besteht.

Eigenschaften. Das reine Bittersalz oder Magnesiumsulfat bildet in der Ruhe und aus langsam abdunstenden Lösungen krystallisirt farblose, grössere, rechtwinklige, vierseitige Säulen, gemeiniglich aber, wie es im Handel vorkommt, in Folge gestörter Krystallisation, kleine nadelförmige (rhombische) Prismen. Spec. Gewicht 1,6—1,7. Es ist ein neutrales Salz ohne Geruch, aber von salzig bitterem Geschmacke. In warmer Luft verwittert es. Bei mittlerer Temperatur lösen sich 10 Th. des Salzes in 8 Th. Wasser, in der Siedhitze, in welcher die Krystalle zugleich schmelzen, in 1,5 Th. Wasser. Beim Erhitzen schmilzt das Bittersalz in seinem Krystallwasser und verliert nach und nach 6 Mol. Wasser. Erst zwischen 200—230^0 C. verdampft das letzte Molecül, welches als Constitutionswasser (Halhydratwasser) zu betrachten ist und auch durch andere neutrale Salze vertreten werden kann. Das entwässerte Salz ist ein weisses Pulver, welches beim Glühen ohne Zersetzung zu einer emailähnlichen Masse wird. Das Bittersalz erhält die Formel $MgSO_4 + 7H_2O$. Mol. Gew. = 246.

Aus seinen Lösungen schlagen die fixen Alkalien Bittererde, $Mg(OH)_2$, nieder. Mit vielen Salzen der Alkalien giebt es krystallisirbare Doppelverbindungen z. B. mit schwefelsaurem Kalium und schwefelsaurem Ammonium. Aus diesem Grunde ist die Fällung der Bittererde mit den Alkalien keine vollständige. Das Doppelsalz, aus Magnesiumsulfat und Kaliumsulfat bestehend, hat die Formel: $K_2SO_4 . MgSO_4 + 6H_2O$.

Dasjenige aus Magnesiumsulfat und Ammoniumsulfat bestehende Salz erhält die Formel: $(NH_4)_2SO_4 . MgSO_4 + 6H_2O$.

In den Stassfurter Bergwerken kommt sogar ein Tripelsalz vor, bestehend aus Magnesiumsulfat, Kaliumsulfat und Calciumsulfat, welches den Namen Polyhalit (vielsalzig) erhalten hat. Zu erwähnen ist noch, dass aus heissen Lösungen das Magnesiumsalz in glänzenden weissen Prismen mit 6 Mol. Wasser krystallisirt, dass überhaupt bei Veränderungen der Krystallisationsbedingungen der Krystallwassergehalt variirt.

Die Bildung eines löslichen Doppelsalzes ist die Ursache, warum durch Aetzammon in einer Magnesiumsalzlösung Magnesiumhydroxyd nur zum Theil gefällt wird, auch Ammoniumsalz-haltige Magnesiumsalzlösungen durch Aetzalkali oder Alkalicarbonate nur dann vollständig Magnesiumhydroxyd abgeschieden wird, wenn das Alkali im starken Ueberschusse einwirkt. Natriumphosphat erzeugt in verdünnter Magnesiumsalzlösung keinen Niederschlag, wohl aber beim Aufkochen, der Niederschlag schwindet aber wieder beim Erkalten. Enthält die verdünnte und kalte Magnesiumsalzlösung Ammoniumchlorid und Aetzammon, so erfolgt auf Zusatz von Natriumphosphat sofort ein Niederschlag aus Ammoniummagnesiumphosphat bestehend, mit der Formel $Mg(NH_4)PO_4 + 6H_2O$, welches geglüht Magnesiumpyrophosphat $(Mg_2P_2O_7$. Mol. Gew. 223) ausgiebt. 223 Th. dieses Pyrophosphates entsprechen 80 Th. MgO, 492 Th. $MgSO_4 + 7H_2O$. Auf diesem Vorgange beruht die von der Ph. angegebene Identitätsreaction des Magnesiumsulfats.

Im Allgemeinen verhindert die Gegenwart von Ammoniumsalz, wie Ammoniumchlorid, die Fällung der Magnesia durch Aetzammon. Daraus erklärt sich auch der bei der Prüfung der Magnesiumsalze von der Ph. wiederholt vorgeschriebene Salmiakzusatz neben einem Aetzammonzusatz.

Aufbewahrung. Das Bittersalz ist an einem Orte aufzubewahren, wo es nicht einer über 18° C. hinausgehenden Wärme ausgesetzt ist, um ein Verwittern der Krystalle zu verhüten.

Prüfung. Diese erstreckt sich laut Angabe der Ph. auf eine Verunreinigung mit Metallsalzen und einen Chloridgehalt, welcher letztere nur in entfernten Spuren zugelassen wird, und schliesslich auf einen Natriumsalzgehalt, welcher das Bittersalz verwerflich macht.

1) Die 5-proc. wässrige Lösung muss neutral sein (Zinksulfat, Oxalsäure reagiren sauer) und — 2) mit etwas verdünnter Essigsäure angesäuert mit einem gleichen oder doppelten Volumen Schwefelwasserstoffwasser (Kupfer, Blei, Zink), auch — 3) nach reichlichem Zusatz von Ammoniumchlorid und Aetzammon durch Schwefelammonium in keiner Weise verändert oder getrübt werden (Eisen, Zink, Mangan, Kupfer, Blei). — 4) Die 5-proc. Lösung des Bittersalzes, mit Silbernitrat versetzt, darf erst nach 5 Minuten eine opalescirende Trübung erleiden, d. h. nach praktischen chem. Begriffen, das Bittersalz muss ziemlich frei von Chlorid sein. Ob sich diese Forderung immer erfüllen lässt, ist nicht zu erwarten. Eine Zeit von 2 Secunden bis zum Eintritte einer Trübung entspräche der besten Leistungsfähigkeit der Bittersalzfabriken. — 5) Eine mit dem angefeuchteten Oehre des Platindrahtes aufge-

nommene Menge zerriebenen Bittersalzes in dem nicht leuchtenden Theile einer Weingeistflamme gehalten darf nicht andauernd eine Gelbfärbung der Flamme verursachen. Also werden sehr entfernte und auch niemals fehlende Spuren Natron (Natriumsulfat) zugelassen. Da sich diese Verunreinigung in der Wirkung dem Magnesiumsalze anschliesst, so ist dieselbe eine sehr unschuldige und unerhebliche. Die Flammenreaction dürfte genügen, da sie dem Urtheile des Experimentirenden keine engen Grenzen setzt.

In neuerer Zeit will man Arsensäure in dem Bittersalze angetroffen haben. Da die rohen Bittersalzlösungen mit Magnesiumsubcarbonat behandelt werden, um sie neutral und frei von Metallen zu machen, also die Bildung des basischen Magnesiumarseniats gesichert, dasselbe eine in Wasser völlig unlösliche Substanz ist, so erscheint die Auffindung von Arseniat im Bittersalze auf einem Irrthume zu beruhen. Wäre Arsenigsäure durch eine Arsenigsäure enthaltende Schwefelsäure (bei der Mineralwasserfabrikation) in das Salz gekommen, so wäre die Ueberführung in Arsensäure ebenfalls sicher erfolgt, weil eine Oxydation des verunreinigenden Eisens jedesmal stattfindet, um das Ferrioxyd durch Magnesiumsubcarbonat zu fällen.

Eine Verwechselung in Folge Aehnlichkeit der Krystallform mit Zinksulfat, auch mit Oxalsäure ist leicht möglich, und sollte man jede neue Sendung Bittersalz nach gehöriger Durchmischung auf Zinksulfat und Oxalsäure prüfen. Dies geschieht nun nach dem Modus sub 1, 2 und 3. Die Oxalsäure würde durch saure Reaction, das Zink sub 2 und 3 durch eine weisse Trübung oder Fällung erkannt werden. Will man mit dem Schwefelwasserstoff und Schwefelammonium nicht agiren, so greife man zum gelben Blutlaugensalze, Kaliumferrocyanid, welches in geringer Menge zur Bittersalzlösung gesetzt, das Zink durch weisse Trübung verräth. Das rothe Blutlaugensalz, Kaliumferricyanid, fällt Zink unter gelbrother Trübung. Beide Reagentien würden auch etwaige Spuren Eisen und Kupfer anzeigen. Es ist also die Anwendung der stinkenden Reagentien hier keine Nothwendigkeit.

Anwendung. Bittersalz wird in Gaben von 5,0 — 7,5 — 15,0 — 20,0 g als Purgativ gebraucht. Es bewirkt wässrige Stuhlgänge.

Verwechselungen des Bittersalzes mit Zinksulfat und Oxalsäure sind in Läden der Materialwaarenhändler einige Male vorgekommen. Das Publicum sollte das Bittersalz nur in Apotheken kaufen.

Magnesium sulfuricum siccum.

Entwässertes oder getrocknetes Bittersalz; Bittersalzpulver.
Magnesia sulfurica pulverāta; Magnesium sulfuricum pulverātum.

Magnesiumsulfat erhitze man unter bisweiligem Umrühren in einer porcellanenen Schale, welche in ein Wasserbad eingesetzt ist, bis je 100 Theile 35—37 Th. am Gewicht verloren haben, dann schlage man durch ein Sieb.

Weisses feines lockeres Pulver.

Wenn Magnesiumsulfat zu pulvrigen Mischungen verschrieben wird, werde *Magnesium sulfuricum siccum* dispensirt.

Das Präparat der vorigen Ausgabe der Ph. war ein zerfallenes oder verwittertes Magnesiumsulfat, welches also bis zu 16 Proc. mehr Wasser enthielt als das nach vorstehender Vorschrift ausgetrocknete. Es kann also das vor 1883 hergestellte trockne Salz nicht das heute officinelle ersetzen.

Krystallisirtes Magnesiumsulfat enthält 7 Mol. Wasser, von welchen 1 Mol. Constitutionswasser oder Halhydratwasser ist und durch 1 Mol. eines anderen schwefelsauren Salzes vertreten werden kann. Die übrigen 6 Mol. Wasser sind Krystallisationswasser. Wird die schwefelsaure Bittererde einer Temperatur von 80 — 100⁰ C. längere Zeit ausgesetzt, so verdampft das Krystallwasser allmählich, die Krystalle werden weiss und zerfallen zu einem weissen Pulver, welches noch jenes eine Mol. Halhydratswasser enthält, welches nur durch eine Wärme von 200 — 230⁰ C. ausgetrieben werden kann. Das officinelle trockne Bittersalz soll jedoch nicht bis zu diesem Punkte ausgetrocknet werden, sondern nicht einmal das Krystallisationswasser, jene 6 Moleküle, welche 43,9 Proc. vom krystallisirtem Salze umfassen, sind zu verdampfen, sondern nur 35 — 37 Th., so dass das Salz immer noch, das Halhydratwasser eingerechnet, fast 2 Mol. oder 15 — 16 Proc. Wasser einschliesst.

Da das bis auf 63 — 65 Proc. Rückstand ausgetrocknete Salz wie andere lockere pulverige Substanzen die Eigenthümlichkeit hat, ca. 10 Proc. Feuchtigkeit aus der Luft aufzunehmen, so ist dieses Präparat in dichtgeschlossenen Glasgefässen aufzubewahren.

Es kommt dies Präparat stets dann in den Gebrauch, wenn *Magnesium sulfuricum* Bestandtheil pulvriger Mischungen werden soll.

Manganum sulfuricum.

Schwefelsaures Mangan; Schwefelsaures Manganoxydul; Mangansulfat; Mangănosulfat; Manganosumsulfat. Mangănum (Manganesĭum) sulfurĭcum; Sulfas manganōsus; Vitriŏlus manganosus. *Sulfate de manganèse; Sulfate manganeux. Sulphate of manganese; Sulphate of maganous oxide; Manganous sulphate.*

Rosenfarbene, rhombische, verwitternde Krystalle, löslich in 0,8 Th. Wasser, nicht löslich in Weingeist. Die wässerige Lösung ist neutral und durch Zusatz von Baryumnitrat scheidet ein weisser, in Salzsäure unlöslicher Niederschlag, auf Zusatz von Schwefelammonium aber ein röthlichweisser Niederschlag aus. Ein Körnchen dieses Salzes, mit Aetznatronlauge eingetrocknet und bis zum Schmelzen erhitzt, hinterlässt einen gesättigtgrünen Rückstand, welcher in Wasser mit derselben Farbe löslich ist.

Die 5-proc. wässrige Lösung mit einigen Tropfen Salzsäure und Chlorwasser erhitzt darf weder auf Zusatz von Kaliumsulfocyanid sich roth färben, noch durch Schwefelwasserstoffwasser verändert werden. Nach der Fällung des Mangans mit Ammoniumcarbonat darf das Filtrat abgedampft und erhitzt keinen Rückstand hinterlassen. Die aus gleichen Theilen des Salzes und Natriumacetat in der 10-fachen Menge Wasser und einigen Tropfen Essigsäure bewirkte Lösung darf durch Schwefelwasserstoffwasser nicht getrübt werden.

Ein Gramm dieses Salzes gelind geglüht darf nicht mehr denn 0,322 — 0,335 g am Gewicht verlieren.

Geschichtliches. Das Manganosulfat stellte bereits unser grosse Scheele her und wurde auch von diesem auf seine Bestandtheile untersucht. Die Einführung in den Arzneischatz erfolgte erst im 3. Decennium dieses Jahrhunderts durch Aerzte in Frankreich und England. In Deutschland kam es bisher, und wohl mit Recht, nur selten in den Gebrauch. Da die Mangansalze verschieden schöne Färbungen zeigen, so nannte man das Metall *Mangănum*, nach dem griechischen μάγγανον, Zaubermittel, Zaubertrank.

Darstellung. Der Rückstand aus der Chlorgasbereitung wird mit destill. Wasser verdünnt, erhitzt, mit Natriumcarbonat gefällt, der Niederschlag ausgewaschen und nach Reservirung des 10. Theiles des Niederschlages, in verdünnter Schwefelsäure gelöst, diese Lösung mit dem reservirten Theile des Niederschlages digerirt, dann filtrirt, fast bis zum Krystallisationspunkte eingedampft und nun an einem lauwarmen Orte mehrere Tage hindurch beiseite gestellt. Man kann auch in anderer Weise vorgehen. Es werden 100,0 reine conc. Schwefelsäure, verdünnt mit 300,0 destillirtem Wasser, in einem porcellanenen Kasserol kochend heiss gemacht und nach und nach mit 90,0 oder soviel gereinigtem Braunstein unter Umrühren mit einem Glasstabe versetzt, als in Lösung übergeht. Die heiss filtrirte Lösung wird bis auf ein Gewicht von 260,0 abgedampft und an einen lauwarmen Ort (20 bis 30⁰ C.) gestellt. Die nach einem Tage abgesonderten Krystalle werden gesammelt und durch Drücken zwischen Fliesspapier abgetrocknet. — Oder 100,0 conc. Schwefelsäure und 95,0 feingepulverter gereinigter Braunstein werden im Sandbade unter Umrühren trocken gemacht, dann in 250,0 destillirtem Wasser gelöst, filtrirt, mit einigen Tropfen verdünnter Schwefelsäure versetzt, bis auf 260,0 eingedampft und an einem lauwarmen Orte zur Krystallisation bei Seite gestellt. Die einzudampfende Flüssigkeit darf nicht zu sauer sein, denn dann entstehen Krystalle mit 1 Mol. Wasser.

Gereinigter Braunstein ist das aus der Chlorbereitung rückständige (weil im Ueberschusse angewendete), mit Wasser abgewaschene und getrocknete Manganhyperoxyd.

Die Temperatur des Krystallisationsactes wird auf 20—30⁰ C. gehalten, um das Salz mit 4 Mol. Krystallwasser zu erlangen.

Den Vorgang bei Bildung des Manganosulfates erklären folgende Schemata:

Manganocarbonat		Schwefelsäure		Manganosulfat		Kohlensäure		Wasser
$MnCO_3$	und	H_2SO_4	geben	$MnSO_4$	und	CO_2	und	H_2O

Manganhyperoxyd						Sauerstoffgas		
MnO_2	und	H_2SO_4	geben	$MnSO_4$	und	O	und	H_2O

Eigenschaften. Das Manganosulfat nach obiger Weise bereitet enthält 3 bis 4, meist 4 Moleküle Krystallwasser. Es bildet blassröthliche bis farblose,

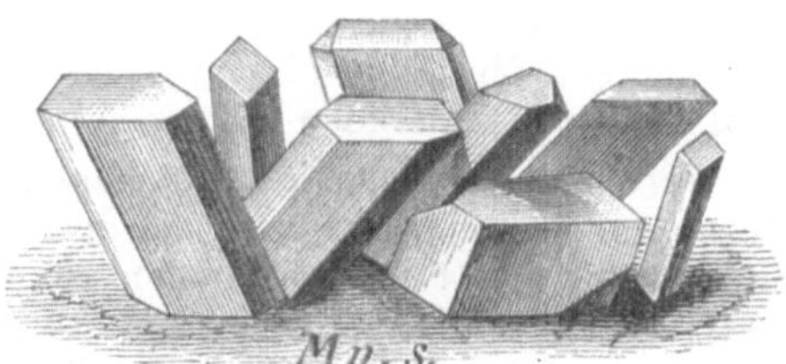

Manganosulfatkrystalle.

an der Luft nur langsam verwitternde Krystalle in der Form rhombischer Säulen, welche in gleichviel kaltem Wasser, nicht in Weingeist löslich sind, von schwach bitterem styptischem Geschmacke.

Je nach dem Temperatureinflusse während des Anschiessens zu Krystallen enthalten diese verschiedene Mengen Krystallwasser. Die bei +1 bis 6⁰ anschiessenden Krystalle entsprechen der Formel $MnSO_4 + 7H_2O$, also dem krystallisirten Eisenvitriol, Ferrosulfat, $FeSO_4 + 7H_2O$. Die bei 10 bis 20⁰ C. gebildeten Krystalle des Manganosulfats entsprechen der Formel $MnSO_4 + 5H_2O$. Zwischen 20 und 35⁰ C. bilden sich blassrosenrothe Krystalle von der Formel $MnSO_4 + 4H_2O$. Die von den Fabriken in den Handel gebrachte Waare ist meist diese letztere. Die Krystallform zeigt 4- und 6-seitige gerade rhombische Säulen, wie sie auch beim Eisenvitriol angetroffen werden. Wird die Manganosulfatlösung unter Abdampfen bei einer Wärme von 35—60⁰ in Krystalle übergeführt, so bilden sich Krystallkrusten, welche der Formel $MnSO_4 + 3H_2O$ entsprechen und fast farblos sind. Wird die Salzlösung bei 100 bis 105° C. eingeengt, so scheidet sich ein Salz von der Formel $MnSO_4 + H_2O$ ab.

Das officinelle Salz soll nach den Anforderungen der Ph. dasjenige mit 4 Mol. Krystallwasser, also das bei 20—35° C. krystallisirte sein.

Wie beim Eisenvitriol, so bei dem Manganosulfat bildet 1 Mol. Wasser das Halbhydratwasser, dessen Verdampfung eine Hitze über 200° C. erfordert. In starker Glühhitze wird auch die Schwefelsäure ausgetrieben und Manganioxyd bleibt im Rückstande.

Die Manganoxyde werden durch Salzsäure bei Anwendung von Wärme als Manganochlorid gelöst. Die Manganosalze sind farblos oder röthlich, nehmen an der Luft nicht oder doch nur unbedeutend Stauerstoff auf und werden selbst beim Kochen mit Salpetersäure nicht in Manganisalze übergeführt. Die Lösungen der Manganosalze verhalten sich gegen Reagentien: Ammon erzeugt einen weissen, an der Luft braun werdenden Niederschlag, nicht aber in stark sauren oder Ammonsalz enthaltenden Lösungen (ähnlich verhalten sich die Magnesiumsalze). — Die fixen Aetzalkalien erzeugen einen weissen, an der Luft nach und nach braun werdenden Niederschlag. Dieser Niederschlag ist Manganohydroxyd, H_2MnO_2, welches an der Luft zu Manganihydroxyd, $H_6Mn_2O_6$, wird. Die Alkalicarbonate fällen bei Abwesenheit von Ammoniumsalzen weisses, an der Luft weiss bleibendes Manganocarbonat, $MnCO_3$. — Baryumcarbonat bewirkt keine Fällung. — Alkaliphosphat, Alkalioxalat, Oxalsäure liefern weisse, an der Luft sich bräunende Niederschläge. — Schwefelwasserstoff bewirkt in neutraler oder saurer Lösung keine, Schwefelammonium aber (bei Abwesenheit eines zu grossen Ammon- oder Ammonsalzüberschusses) einen blass fleischfarbenen, in Wasser nicht ganz unlöslichen Niederschlag von Manganosulfid, welches an der Luft sich oxydirt und braun wird. — Kaliumferrocyanid erzeugt einen weissen, in freier Säure löslichen, Kaliumferricyanid einen braunen in freier Säure unlöslichen Niederschlag. — Gallusgerbsäure verhält sich indifferent. Die Manganosalze bilden mit entsprechenden Alkalisalzen Doppelsalze, sie verhalten sich also den Magnesiumsalzen ähnlich.

Aufbewahrung. Um das Verwittern der Krystalle zu verhüten, ist eine Aufbewahrung in dicht geschlossenem Glasgefäss, worin man vor dem Einfüllen auf je 200 ccm Rauminhalt mit 10 Tropfen Wasser die Wandung befeuchtet hat, erforderlich, dann ein kühler Aufbewahrungsort (Keller).

Prüfung. Dieselbe erstreckt sich zunächst 1) auf eine Verunreinigung mit Eisen und Metallen, welche aus saurer Lösung durch H_2S gefällt werden, wie z. B. Kupfer; — 2) auf Abwesenheit der Sulfate der fixen Alkalien, besonders des Kalium- und Natriumsulfats, mit welchen Manganosulfat krystallisirbare Verbindungen eingeht; — 3) auf Abwesenheit der aus essigsaurer Lösung mit H_2S fällbaren Metalle (Kupfer, Zink); — 4) auf Constatirung des 3 und 4 oder nur 4 Mol. Krystallwasser enthaltenden Salzes.

1) 2,5 g des Salzes werden in 47,5 ccm destill. Wasser gelöst, die Lösung auf Verhalten zum Reagenspapier geprüft und nachdem eine neutrale oder auch eine unbedeutend saure Reaction angetroffen wurde (eine stark saure Reaction macht das Salz verwerflich), versetzt man zur Ueberführung des Ferrosalzes in Ferrisalz circa 5 ccm der Lösung mit 5 Tropfen Salzsäure und 2 ccm Chlorwasser, mischt, kocht einmal auf und versetzt mit Kaliumrhodanid, Kaliumsulfocyanid. Es darf keine rothe Färbung eintreten, welche selbst die unbedeutendsten Spuren Eisen verräth. — **2)** Man versetzt 5 ccm der Manganosulfatlösung mit 3 ccm der Ammoniumcarbonatlösung, schüttelt kräftig um und filtrirt. Von dem Filtrat giebt man 1—2 Tropfen auf ein dünnes Objectglas, verdampft unter kreisender Bewegung über dem Zuge einer brennenden Petrollampe und erhitzt nach dem Eintrocknen bis zur Verflüchtigung des Ammoniumsulfats resp. der Schwefelsäure. Es darf kein das Glas undurchsichtigmachender Rückstand hinterbleiben (Kalium-, Natriumsulfat), welcher nach dem Erkalten hart ist. Oder man dampft eine Portion des Filtrats ein und erhitzt den trocknen Rückstand in einem kleinen porcellanenen Tiegel bis zum Verdampfen der restirenden Schwefelsäure. Ehe man diese Probe vornimmt, ist es angezeigt, einen Tropfen der Ammoniumcarbonatlösung auf einem dünnen Objectglase abzudampfen und zu erhitzen, um zu erfahren, ob etwa das Ammoniumcarbonat, womit die Fällung geschieht, fixe Theile einschliesst, weil ein solcher Gehalt nicht zu den Seltenheiten gehört. — 3) 5 ccm der 5-proc. Lösung des Manganosulfats wird mit 0,5 g Natriumacetat und circa 1 ccm verdünnter Essigsäure versetzt, oder nach Vorschrift der Ph. je 0,5 g des Manganosulfats und des Natriumacetats in 5 ccm Wasser gelöst mit 1 ccm verdünnter Essigsäure versetzt (wenn nöthig, filtrirt) und dann mit einem gleichen Vol. Schwefelwasserstoffwasser vermischt. Es darf keine Trübung eintreten (Zink würde eine weisse, Kupfer eine schwarze erzeugen). Eine Färbung, welche eintreten könnte, ist zu übersehen, denn die Ph. sagt nicht wie gewöhnlich *ne mutetur*, sondern *ne turbetur*. — 4) Ein Gramm des zu Pulver zerriebenen Salzes wird in eine kleine tarirte Porcellanschale (nicht auf Platin) mittelst Weingeistflamme stark erhitzt, um alles anhängende Wasser auszutreiben. Der Gewichtsverlust soll 0,322—0,335 g, oder der Rückstand muss 0,665—0,678 g betragen. Das Mol. Gew. des Salzes $MnSO_4 + 4H_2O$ ist 223,2. Das Mol. Gew. von $4H_2O$ ist $(18 \times 4 =)$ 72, und $223,2 : 72 = 1,0 : x = 0,3226$. Da sich einige Krystalle mit 5 und 7 Mol. H_2O beigemischt finden können, so erklärt sich der etwas grössere Gewichtsverlust. Eine Glühung ist zu vermeiden, denn eine solche würde auch die Schwefelsäure austreiben. In einer Porcellanschale (ein Porcellantiegel hat zu dünne Wandung) würde mittelst Weingeistflamme, deren Spitze von der Schale um 2 cm absteht, die beabsichtigte Temperatur erlangt werden. — 5) Vergessen hat die Ph., auf einen Ammoniumsulfatgehalt prüfen zu lassen, denn so wie mit Kaliumsulfat bildet das Manganosulfat auch mit Ammoniumsulfat ein Doppelsalz. Wenn man auf einen Gehalt an fixem Alkali prüfte, so musste man auch auf Ammonsalz prüfen lassen. Von der 5-proc. Lösung des Manganosulfats giebt man ca. 5 ccm in einen nicht zu langen Reagircylinder, dazu 2,5 bis 3 ccm Aetznatronlauge, setzt eine aus Filtrirpapier geformte, an ihrer Spitze mit Mercuronitrat benetzte Düte auf und erhitzt den Inhalt des Cylinders. Ist Ammon gegenwärtig, so wird auch die Dütenspitze schwarz werden.

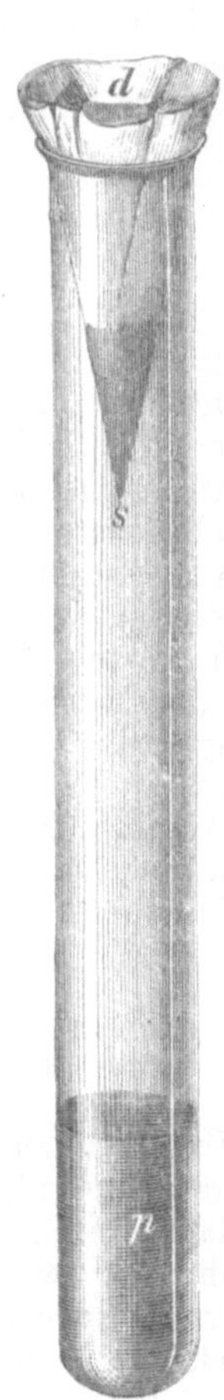

Dütenaufsatz, an der Spitze *s* mit Mercuronitrat befeuchtet, zum Nachweise von Ammonsalz in *p*, welche Flüssigkeit mit Natronlauge versetzt ist.

Anwendung. Manganosulfat gilt als ein Tonicum, Adstringens, Reconstituens, Cholagogum und auch als Desinfectivum. Man hat es als ein weder Grimmen noch Uebelkeit erregendes, die Verdauung auch bei längerem Fortgebrauche nicht belästigendes, vielmehr als stärkendes Purgans (nach DITTERICH) befunden. Bei Leiden der Leber, Milz, gegen Gicht hat es sich bewährt. Man giebt es zu 0,1—0,2—0,3 g drei- bis fünfmal täglich, als Purgans zu 2,0—2,5—3,0 g 2—3-mal des Vormittags. HAMMON und PÉTREQUIN combiniren es mit Natriumbicarbonat, Weinsäure und Zucker, also mit Brause-

pulver gegen Dyspepsie, Gastralgie, bei Chlorose. Aeusserlich hat man es in
Salben (1 : 5 bis 10) gegen verschiedene Hautleiden versucht. HOPPE und KREIL
empfahlen es als ein die Resorption stark förderndes Mittel in Salben,
Waschungen, Umschlägen gegen gichtische Gelenksteifigkeit, bei Rheumatismus,
Quetschungen nach Ablauf des entzündlichen Zustandes, Neuralgien, Knochen-
auftreibungen etc. Innerliche Gaben über 3,0 g sollte man vermeiden, weil
sie oft Uebelkeit und Erbrechen zur Folge haben.

Sulfas mangano-ferrosus ist ein Pulvergemisch aus Ferrosulfat und
Manganosulfat ana.

Manna.

Manna. *Manne.* *Manna.*

Der aus dem eingeschnittenen Stamme der *Fraxinus Ornus* ausge-
flossene und freiwillig eingetrocknete Saft. Die Röhrenmanna bildet
krystallinische, abgerundet dreikantige oder flache, rinnenförmige, schwach
gelbliche, innen weisse Stücke von süssem Geschmacke. Die gemeine
Manna besteht aus Körnern oder Stücken von der vorher beschriebenen
Eigenschaft, welche durch eine weiche, bräunliche, nicht weniger süss,
jedoch etwas kratzend schmeckende Masse zusammengeklebt sind.
5 Th. der Manna mit 100 Th. Weingeist gekocht ergeben unter Zurücklassung eines festen, nicht schmierigen, etwa 1 Th. betragenden Rückstandes eine Lösung, welche Lackmus nicht verändert und in kurzer
Zeit beginnt überaus viele reine Mannitkrystalle auszuscheiden. 100 Th.
der Manna im Wasserbade ausgetrocknet dürfen nicht mehr als 10 Th.
(am Gewicht) verlieren.

Fraxinus Ornus LINN. Manna-Esche.
Synon. *Ornus Europaea* PERSOON.
Fam. **Oleïneae.** Sexualsyst. **Diandria Monogynia.**

Mit dem Namen Manna hat man schon von jeher süsslich schmeckende,
selbst ausfliessende und an der Luft eingetrocknete Pflanzensäfte bezeichnet.
Die Manna (arab. *Man* oder heilige Speise) der Wüste, welche den Israëliten
nach ihrer Auswanderung aus Aegypten als Brot diente, kommt nach EHREN-
BERG von *Tamărix mannifĕra*. Diese Manna sitzt an den Zweigen in kleinen
Kügelchen, die in Folge eines Stiches des *Coccus mannipărus* ausschwitzen.
Die den Juden vom Himmel gefallene rührt von der Mannaflechte *(Par-
melïa esculenta, Lecanōra affĭnis)* her, welche in den Arabischen und Kaspischen Steppen wächst und durch Sturmwind oft weit fortgeführt wird. Im
Anfange des 15. Jahrhunderts wurde Manna Arzneimittel und unterschied man
anfangs die aus den Blättern ausschwitzende Manna von der aus den Zweigen
der Manna-Esche in Calabrien und auf Sicilien ausschwitzenden Manna. Im
16. Jahrhundert wurde sie Handelsartikel und glaubte man besondere Heilkräfte darin anzutreffen, wie man dies aus A. DONATUS ALTOMARUS' zu Venedig 1562 erschienener Schrift: *De mannae differentiis ac viribus deque
eas cognoscendi via ac ratione*, ersehen kann. BRIDAGO berichtete (Ann. de
Chim. XXXVI, 73) *Recherches sur la formation de la manne en Hongrie et
en Croatie;* man hat also auch in Ungarn und Croatien Manna zu ernten
versucht.

Herkommen. Die Manna-Esche, *Fraxinus Ornus* L., wächst im südlichen Europa und wird daselbst in besonderen Plantagen gepflanzt und cultivirt. Die jüngeren Bäume enthalten einen süsslichen wässrigen Saft, den sie aus zufälligen oder künstlichen Verwundungen ausschwitzen und welcher an der Luft eingetrocknet die Manna darstellt. Die Manna-Ernte wird besonders in trockner Jahreszeit (Juni, Juli, August) gehalten.

Handelssorten. Es giebt im Handel mehrere Sorten von verschiedenem Werthe.

I. Die Röhrenmanna, *Manna cannellāta s. cannulāta s. purissĭma* ist die beste Manna. Diese wird nur dispensirt, wenn sie vom Arzte besonders vorgeschrieben ist. Röhrenmanna besteht aus undeutlich oder abgerundet dreikantigen, auf der einen Seite convexen, auf der anderen etwas ausgehöhlten, mehr oder weniger langen und breiten Stücken von weisslicher oder hellgelber Farbe. Diese Stücke sind trocken, leicht, mürbe, einigermaassen porös und zeigen auf dem Bruche mehrere Schichten, zuweilen auch eine innen fadenartige Krystallisation. Beim Liegen an der Luft wird sie feucht und mit der Zeit dunkler (röthlicher). Sie schmilzt im Wasserbade, zergeht auch leicht auf der Zunge, hat einen nur schwachen Geruch und einen süsslichen, jedoch nicht ekelhaften und scharfen Geschmack und ist in Wasser und heissem Weingeist löslich. Sie wird in den Sommermonaten gesammelt. Die *Manna in lacrȳmis, in granis,* ist eine noch mehr geschätzte und theure Sorte in kleinen tropfen- oder länglich thränenförmigen Stücken, kommt aber wenig in den Handel. Diese soll durch freiwilliges Ausfliessen gewonnen werden. Die aus den schlechteren Mannasorten ausgesuchten reineren Körner und Stücke werden auch mit *Manna elēcta* bezeichnet und die beim Sammeln der Röhrenmanna am Baume hängenbleibenden Reste werden besonders als Röhrenmannabruch, *Manna canellata in fragmentis,* unterschieden. Diese Manna enthält Schmutztheile und hat mit der guten *Manna Calabrīna* gleichen Werth. Unter dem Mikroskop erscheint die Substanz der Röhrenmanna als Conglomerat von farblosen Prismen und Tafeln. Vor 2 Decennien kam auch zuweilen eine gereinigte Manna, *Manna depurata,* im Handel vor, welche durch Auflösen ausgesuchter Manna in der zehnfachen Menge Wasser, Digestion der Lösung mit thierischer Kohle und Eindampfen der Lösung dargestellt war. Diese Manna ist wieder aus dem Handel verschwunden.

II. Gemeine Manna oder Gerace-Manna*), Capace-Manna*), *Manna commūnis, Siciliāna s. Gerace.* In den Apotheken wird diese meist nur noch aus Sicilien kommende Manna mit *Manna Calabrīna* bezeichnet und unter dem einfachen Namen *Manna* dispensirt. Sie besteht in klumpigen Massen, gebildet aus kleineren oder grösseren, weisslichen oder gelblichen Körnern oder Stückchen, welche vermöge einer mehr oder weniger klebrigen oder schmierigen, bräunlichen Substanz zusammenkleben, mehr oder weniger verunreinigt mit kleinen Rindenfragmenten und anderen pflanzlichen und erdigen Substanzen. Der Geschmack ist süss, aber etwas kratzend.

Je weniger die bräunliche schmierige Substanz und die Unreinigkeiten betragen, um so besser und trockner ist die Manna. Eine solche bessere Waare wird von den Droguisten zuweilen mit *Manna Calabrina sicca optima* bezeichnet. Sie wird in den Monaten September und October gesammelt.

Unter dem Mikroskop erscheint diese Manna der vorigen Sorte ähnlich, enthält aber mehr tafelförmige Krystallchen.

---

*) Sprich: Dscheratsche-Manna (Gerace ist eine Süditalienische Stadt). Kapatsche-Manna.

III. **Fette oder Puglia-Manna***), *Manna in sortis*, *Manna pinguis*, *Manna crassa*, wird die sehr unreine, sehr weiche und schmierige, grau oder gelbbraune, mit vielem Sande und erdigen Schmutztheilen, Holz- und Rindenstücken gemischte Sorte genannt. Sie ist die schlechteste, auch eine mannitarme Sorte und darf wegen ihres ekelerregenden und scharfen Geschmackes nicht in den Apotheken gehalten werden, obgleich sie stärker purgirend wirkt, als die anderen Sorten. Sie ist der in den Monaten November und December wegen Mangels an Wärme nicht hinreichend erhärteter Eschensaft, welchen man in kleinen, in die Erde gemachten Gruben auffängt.

IV. Völlig unbrauchbare Mannasorten sind folgende: Manna von Briançon ist eine schlechte, im südlichen Frankreich durch Ausschwitzung aus den Lärchenbäumen gewonnene Sorte. Spanische Manna, *Manna cistĭna*, kommt von *Castus ladanifĕrus*, Libănon-Manna, *Manna cedrĭna*, von *Cedrus Libanotĭca;* Manna vom Kaukasus, *Manna quercīna*, von *Quercus infectorĭa* Oliv.; Persische Manna, *Manna alhagīna*, von *Alhāgi Maurōrum* Tourn.; Chanser-Manna, *Manna celastrĭna*, von *Celastrus*-Arten in Indien; Australische Manna, *Manna eucalyptĭna*, von *Eucalyptus mannifĕra*. Alle diese Manna-Arten enthalten entweder kein oder nur wenig Mannit. Polnische Manna ist der Name für den als Nahrungsmittel gebrauchten Samen einer Graminee, der *Festuca fluĭtans*.

Bestandtheile. Nach Leuchtweiss's Analyse enthält die *Manna canellata* 42,6, die *Manna canell. in fragm.* 37,6, die *Manna calabrina* 32 Proc. Mannit, 40—42 Proc. Pflanzenschleim nebst Mannit und einer aus der wässrigen Lösung durch Aether ausziehbaren harzigen sauren Substanz, 11 bis 13 Proc. Feuchtigkeit und 9—15 Proc. gährungsfähigen Zucker. Die Asche, welche viel Kalisalze enthält, beträgt 1,3—1,9 Proc. Buchholz fand den Mannit bis zu 60 Proc. Wie es scheint, wird der Mannit erst durch eine besondere Umsetzung (Gährung) des Eschenzuckers bei Eintrocknen des Eschensaftes an der Luft erzeugt.

Der Mannit, *Mannites*, $(C_6H_8(OH)_6$ oder $C_6H_{14}O_6)$ ist eine süsslich schmeckende, leicht krystallisirende, nicht gährungsfähige, kalische Kupferlösung nicht reducirende Substanz, welche in der vegetabilischen Welt viel verbreitet und häufig nicht erkannt, sondern mit anderen Namen belegt worden ist. Fraxinin, Syringin, Graminin oder Graswurzelzucker, Granatin etc. sind wohl nichts weiter als Mannit. Von Pasteur wurde er unter den Produkten der Gährung nachgewiesen. Er ist in 6 bis 7 Th. Wasser von mittlerer Temperatur, in 2000 Th. kaltem 80 proc. Weingeist, in kochend heissem Wasser und solchem wässrigen Weingeist in jedem Verhältniss löslich. Manche sind der Meinung, dass der Mannit die eröffnende Wirkung der Manna bedinge, was nicht der Fall ist.

Prüfung. Verfälschungen mit Mischungen aus Mehl, Stärke, Honig, Fruchtzucker, anderen nicht von *Fraxinus Ornus* abstammenden Manna-Arten kommen vor und zwar ist die Verfälschung mit Kartoffelstärkezucker (Glykose) nicht selten. Sie sind jedoch nur bei den schlechteren Sorten anzutreffen. Mehl und Stärke werden durch das Mikroskop und die Jod-Stärkereaction nachgewiesen. Honig und Zuckerbeimischungen findet man nur in den schlechten und schmierigen Mannasorten. Nach Angabe der Ph. zerreibt man trockne Manna zu einer pulvrigen Masse, giebt 5,0g in einen gläsernen Kolben, übergiesst mit 100 ccm 90-proc. Weingeist, erhitzt, lässt 5 Minuten sieden, giesst siedend heiss durch ein Filter und trocknet den ungelösten Rückstand. Dieser beträgt getrocknet bei guter Manna höchstens 1g oder 20 Proc. Beträgt er mehr, so ist die Manna einer Verfälschung verdächtig. Ist die Manna nicht pulverig zerreibbar, so übergiesst man sie mit fast gleichviel (4—5g) Wasser,

---

*) Sprich: Pulja-Manna (Apulienmanna).

bewirkt unter Kochung Lösung, versetzt mit 60 g absolutem und 40 g 90-proc. Weingeist und erhitzt bis zum Aufkochen. In dem heissen Filtrat scheiden während und nach dem Erkalten Mannitkrystalle aus. Den folgenden Tag kann man die Krystalle sammeln, in einem tarirten Schälchen trocknen und wägen. Ihr Gewicht muss mindestens 30 Proc., aus 5 g Manna also 1,5 g betragen. Stärkezucker bleibt, wäre er gegenwärtig, in weingeistiger Lösung zurück.

Dieses Prüfungsverfahren hat, obgleich schon von mir im vorigen Commentar erwähnt, keinen rechten Werth und wäre nur als Nebenprobe vorzunehmen. Man gehe zur Prüfung der Identität in folgender Weise vor. Zunächst sucht man mehrere Mannastückchen aus, zerbricht sie und prüft mit blossem Auge oder mit der Lupe auf die eigenthümliche krystallinische Lagerung der kleinen Partikel. Erscheint ein Stückchen verdächtig, so übergiesst man einen Theil desselben, z. B. von der Grösse einer Erbse mit drei Tropfen Wasser, bewirkt unter Erhitzen Auflösung, versetzt mit 1,5 bis 2 ccm Weisgeist, kocht auf und giebt 4—6 Tropfen auf ein grosses Objectglas, welches man über dem Zuge einer brennenden Petrollampe nur soweit erwärmt, dass eine Temperatur von circa 30⁰ C. die Verdampfung des Weingeistes sehr langsam fördert. Echte Manna ergiebt dann einen Flecken, welcher

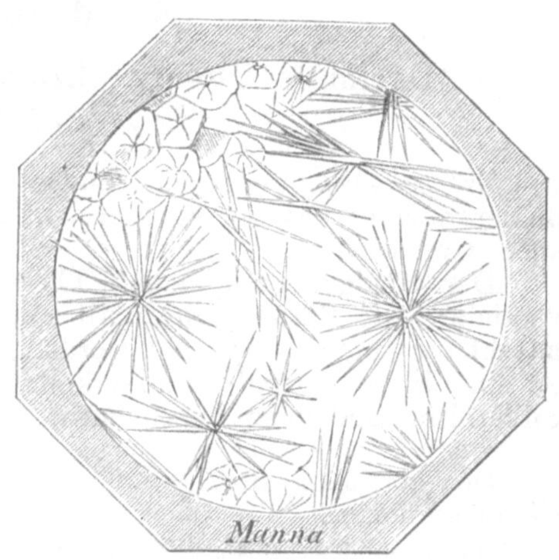

Die weingeistige Lösung der Manna auf Glas abgedunstet. Mannitkrystalle. 100-fache Vergr.

bei 50—100-facher Vergrösserung von büschel- und sternförmig gruppirten nadelförmigen Krystallen bedeckt ist. Zuweilen lagern nebenher Mannitkrystalle in einem muschelig getheilten Felde. Diese Probe ist die einfachste und sicherste, denn wären der Manna Stärkezucker oder andere Zuckerarten beigemischt, so ist die nadelförmige Krystallisation des Mannits gestört und es treten dann entweder Krystalle auf, welche nicht nadelförmig sind, oder es sind gar keine Krystalle zu erkennen.

Man kann auch folgende einfache Methode der Prüfung befolgen. In ein Reagirglas giebt man 0,5 g der gelben Mannakörner, dann 10—12 Tropfen Wasser darauf und bewirkt unter Kochung die Lösung. Von dieser tropft man auf ein Objectglas und legt dieses beiseite. Nach circa 2 Stunden zeigen die Flecke abgerundete Massen mit

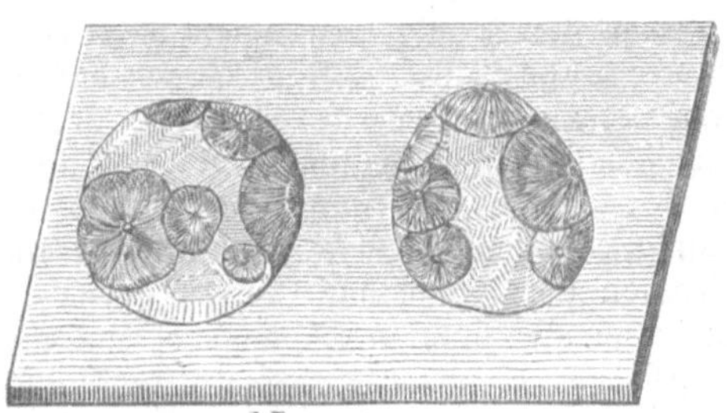

Manna in gleichviel Wasser gelöst und auf Glas getropft 2 Stunden bei Seite gelegt.

Mittelpunkt, welche im durchfallenden Lichte betrachtet unter Beihülfe einer Lupe die radialen seidenglänzenden Krystalllagerungen erkennen lassen. Der von diesen Massen nicht bedeckte Theil des Fleckes ist ebenfalls mit einer durchsichtigen farblosen, sehr dünnen Krystallschicht ·bedeckt. Liegt eine Verfälschung vor, so finden sich diese krystallinischen Massen in anderer Form, selten mit einer krystallinischen, jedoch abweichenden Conglomeration oder meist ohne eine solche. Die mikroskopische Methode ist jedenfalls die sicherste und beste, um verfälschte oder falsche Manna zu erkennen.

Anwendung. Manna wird, zu 10 — 50 g in Wasser oder Milch gelöst, als ein sehr mildes Abführmittel benutzt. Jedenfalls ist sie ein sehr überflüssiges oder werthloses Arzneimittel.

Mel depuratum.

Gereinigter Honig. *Mellite simple; Sirop de miel.*
Clarified honney.

Er sei klar, von angenehmem Honiggeruche, erscheine in 20 mm dicker Schicht von gelber oder wenig dunkler Farbe und sei von 1,30 spec. Gewicht.

Der Honig, mit gleichen Theilen Aetzammonflüssigkeit gemischt, verändere die Farbe nicht. Mit einer doppelten Menge Weingeist gemischt darf er nicht getrübt werden. Mit 4 Th. Wasser verdünnt muss er eine klare neutrale Flüssigkeit ausgeben, welche auf Zusatz von Silbernitrat und auch Baryumnitrat nur opalescirend getrübt werden darf.

Der gereinigte Honig wird aus dem rohen Honig dargestellt, welchen die Biene liefert.

Die Honigbiene, *Apis mellifica* L. und andere Apis-Arten (*Insectum hymenoptĕrum. Fam. Anthophila s. Melitidĕa*) sammeln den Honig aus den Nektarien (Honiggefässen) der Blumen mit Hilfe einer dreilappigen Zunge und der Bergung in einer kropfartigen Erweiterung der Speiseröhre ein und setzen das Gesammelte in den Wachszellen (Waben) ihrer Behausung ab. Man vergleiche unter *Cera*.

Honigsorten. Der Honig ist ein dickflüssiger, klebriger, frisch fast durchsichtiger, nach und nach körnig oder fest werdender, gelblichweisser, gelber oder brauner, zuckerartiger Saft von süssem, schärflich kratzendem Geschmacke und angenehmem, fast balsamischem Geruche. Geruch und Geschmack ist mehr oder weniger modificirt, je nach den verschiedenen Pflanzen, aus deren Blüthen der Honig gesammelt ist. Der von giftigen Pflanzen eingesammelte Honig kann selbst giftige Eigenschaften besitzen. Man unterscheidet einen weissen oder Jungfernhonig, *Mel album s. virginĕum*, welcher von selbst aus den jüngsten Waben ausfliesst, und eine mehr dunkelgelbe oder braune Sorte, den rohen oder gemeinen Honig, *Mel crudum s. vulgare*, von weniger angenehmem Geruche und Geschmacke, welcher durch Schmelzen oder Pressen der Waben und Coliren durch Drahtsiebe gewonnen wird. Der Honig, welchen die jungen Bienen im Mai ansetzen, ist der vorzüglichste, der im Spätherbst gesammelte geringer an Wohlgeschmack. In Norddeutschland unterscheidet man einen Heidehonig. Dieser ist von dunkelbrauner Farbe. Er wird von den Bienen erzeugt, welche ihre Nahrung in den Heiden und Buchweizenfeldern suchen. Der Krauthonig oder Landhonig wird dem Heidehonig vorgezogen. Er wird von den Bienen erzeugt, welche ihre Nahrung aus sehr vielen verschiedenen Blumen in Gärten und Wiesen ziehen. Durch den Handel liefern Russland, Polen, Ungarn, Griechenland, Spanien, Frankreich, Deutschland und Amerika bedeutende Mengen Honig von verschiedener Beschaffenheit. Der Russische, Polnische und Ungarische Honig ist meist ein Erzeugniss der wilden Bienen, welche ihre Wohnungen in hohlen Bäumen aufschlagen. Der aus Polen kommende Lindenhonig (Lippitzhonig) ist sehr geschätzt. Der Illyrische hat einen Melitotusbeigeschmack und ist wie der Ungarische stark dunkel. Ebenso der Pommersche, welcher stark sauer reagirt, wegen des Säuregehalts wie Sauerteig wirkt und lockere Pfefferkuchen liefert. Der Italienische Honig ist aromatisch, aber etwas bitterlich. Der Amerikanische Honig wird besonders in grossen Massen in den Handel gebracht. Diesen Honig, welcher über New-York nach Europa gebracht wird, unterscheidet man als Havanna- und Illinois- (spr. illinŏah oder illĭneuss) Honig. Er ist weisslich, nur weniger aromatisch, letzterer, wenn er von guter Beschaffenheit ist, dem Lindenhonig im Geschmack ähnlich, stets aber weniger sauer als Havanna-Honig. Jetzt, wo der Kartoffelstärkezucker ein billiger Handelsartikel ist, füttern die Bienenzüchter die Bienen mit diesem Material und erzeugen auf diese Weise weit grössere Mengen Honig.

Der gereinigte Honig wird nur von pharmaceutischen Drogisten auf Vorrath gehalten.

Bestandtheile. Die Hauptmasse des rohen Honigs besteht in Fruchtzucker (bei älterem Honig der flüssige Theil), Traubenzucker (der körnige Theil), auch in kleinen Mengen Saccharose oder in Dextrose und Levulose, etwas freier Säure, Farbstoff, Schleimstoffen, Riechstoffen, geringen Mengen Kalk- und Kalisalzen und grösseren oder geringeren Spuren eines wachsähnlichen Stoffes. Auch Spuren Mannit hat man im Bodensatze des Honigs angetroffen. Man findet immer in ihm Pollenkörner, welche gewissermaassen eine Gewähr der Echtheit des Honigs bieten.

Die freien Säuren bestehen aus Spuren Ameisensäure, Milchsäure, Essigsäure. Die Aschentheile umfassen kaum 0,5 Proc.

Prüfung. Der rohe Honig wird verfälscht mit Stärkezucker, Stärkesyrup, Kartoffelmehl, Getreidemehl, Erbsenmehl, Wasser, eingedicktem Rübensaft. Behufs der Prüfung wird ein Th. Honig mit einer Mischung aus 2 Th. destill. Wasser und 4 Th. 90-proc. Weingeist geschüttelt. Es resultirt eine

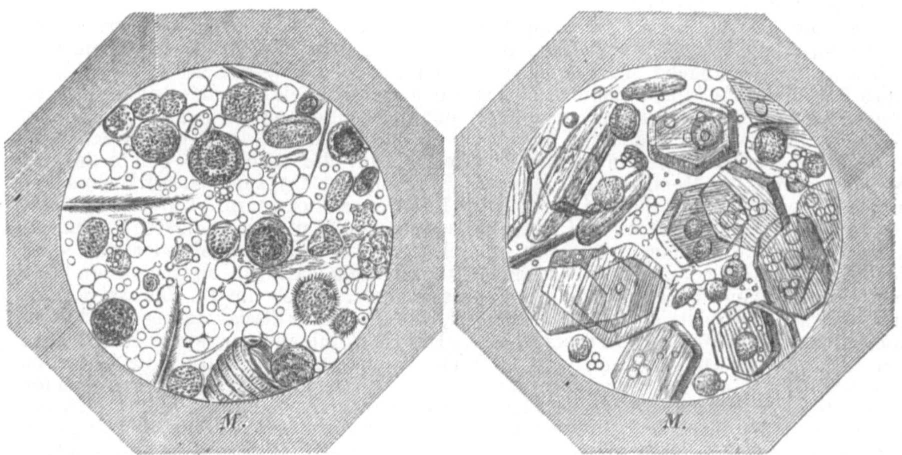

<table>
<tr><td>Filterrückstand aus der Filtration einer wässrigen Honiglösung. Pollenkörperchen, theils durchsichtig, theils nicht durchsichtig. 150-fache Vergr.</td><td>Filterrückstand aus der Filtration einer kalt bereiteten weingeistigen Honiglösung. Zuckerkrystalle neben Pollenkörperchen. 100-fache Vergr.</td></tr>
</table>

etwas trübe, aber durchscheinende Lösung, welche nach längerem Stehen einen sehr geringen Bodensatz macht. Dieser Bodensatz giebt mit Wasser aufgenommen eine Flüssigkeit, welche durch Jodlösung bei Gegenwart von Stärkemehl blau oder violett gefärbt wird. Unter dem Mikroskop würde nicht verändertes Stärkemehl leicht zu erkennen sein, jedoch dürfen die in gutem Honige fast nie fehlenden Pollen-

19*

körner nicht für Stärkemehlkörnchen angesehen werden. Jodwasser färbt nur letztere blau oder violett. Ein anderer Theil des Bodensatzes mit verdünnter Salpetersäure und Wasser aufgenommen, erwärmt und filtrirt, würde mit Baryumchloridlösung eine weissliche Trübung oder Fällung geben, wenn gewöhnlicher Stärkezucker oder Stärkesyrup, die aus ihrer Darstellung her gemeiniglich Spuren schwefelsaurer Kalkerde enthalten, die Verfälschung ausmachte. Mit Glykose gefälschter Honig bildet den grössten Theil des im Handel vorkommenden Honigs. Er ist etwas weniger süss als guter Honig. Sehr reiner Stärkesyrup und eingedickter Rübensaft mit Honig vermischt, lassen sich mit Sicherheit nicht erkennen. Zugemischtes Wasser macht den Honig, welcher ein spec. Gew. von 1,43—1,44 hat, leichter und auch flüssiger.

Ein Honig, welcher beim Stehen eine dünne wässrige Flüssigkeit auf seiner Oberfläche abscheidet, sauer riecht und säuerlich schmeckt, ist in allen Fällen zu verwerfen. Giftige Honige werden in Deutschland nicht gesammelt und gehören überhaupt zu den seltenen Fällen.

Die Pollenkörperchen haben gewöhnlich eine verschiedene Grösse und Gestalt. Bei 150-facher Vergrösserung von Erbsengrösse bis herab zur Grösse eines kleinen Stecknadelknopfes, meist kugelig, undurchsichtig und durchsichtig, punktirt oder glatt, meist farbig und zwar gelb oder bräunlichgelb, einige röthlich oder grünlich oder bläulich nuancirt, einfach, aber auch bi-, tri- und tetrageminat, selten massig gruppirt. Etwa in dem jodirten Objecte vorhandene Stärkemehlzellen, welchen viele Pollenkörperchen ähnlich sind, lassen sich leicht erkennen. Vereinzelte Stärkemehlkörnchen können durch Stäuben in den Honig gekommen sein, wären also nicht als Verfälschung aufzufassen. Dieser Umstand ist besonders zu erwägen.

Reinigung des Honigs. Viele Apotheker nehmen die Reinigung des Honigs im pharmaceutischen Laboratorium vor, nicht aber in der warmen Jahreszeit.

Mit der Reinigung bezweckt man die Entfernung der trübe machenden und der die Gährung anregenden Stoffe aus dem Honig. Reinigungsmethoden sind in ziemlicher Menge versucht und empfohlen, eine jede Methode hat aber auch wiederum Gegner gefunden, so dass es sehr schwer ist, zu bestimmen, welcher man den Vorzug geben soll. Es ist nicht selten, dass irgend ein Reinigungsverfahren ein vorzügliches Resultat giebt, bei der Anwendung in nächster Zeit und bei derselben Honigsorte aber nicht mehr befriedigt. Die Erklärung ergiebt sich aus der verschiedenen Beschaffenheit und Zusammensetzung des Honigs. Zur Darstellung eines gereinigten Honigs für pharmaceutische Zwecke ist wohl immer dasjenige Reinigungsverfahren das beste, welches den Honig am wenigsten verändert. Ein solches hatte Pharm. Germ. ed. I vorgeschrieben.

I. Die älteste, wenig zu empfehlende Methode besteht darin, die trübenden Stoffe durch anhaltendes Kochen des Honigs zu coaguliren und die Ansammlung derselben an der Oberfläche des Honigs in Form eines schmutzigen Schaumes mit Hilfe eines Schaumlöffels (eines siebförmig durchlöcherten Löffels) zu beseitigen. Durch langes Kochen wird der Honig braun und dunkler, indem er theilweise in Karamel übergeht, und verliert bedeutend an seinem eigenthümlichen Geruch und Geschmack.

II. Eine später befolgte Methode besteht darin, die trübenden Theile des mit Wasser verdünnten Honigs durch längeres Erhitzen bis fast zum Wasserkochpunkte zu coaguliren und dann durch Coliren oder Filtriren abzusondern. Unzweifelhaft ist diese Methode die einfachste und diejenige, welche den Honig am wenigsten verändert, also im Grunde die beste, jedoch nur scheinbar, denn in der Praxis findet man, dass sich mancher Honig auf diese Weise nicht klar machen lässt. In einem solchen Falle empfiehlt sich eine der hier folgenden Verbesserungen. Auch die *Ph. Borussica* hatte diese Methode recipirt, aber dahin erweitert, dass sie der Flüssigkeit vor der Filtration grobes Holzkohlenpulver zusetzen liess. Das Holzkohlenpulver ist, in einer Menge von 20 Th. auf 1000 Th. Honig und 1500 Th. Wasser, nur ein Mittel, die Filtration zu erleichtern. In Folge der Flächenanziehung (Adhäsion) lagern sich die trübenden Theile der Flüssigkeit an der Oberfläche der Kohlenpartikel ab, während sie sich bei Abwesenheit der Kohle an die Zeugfaser des Colatoriums anlegen, die Gewebeporen verstopfen und die Colatur auf eine widerwärtige Weise verlangsamen und wochenlang hinziehen. Jedenfalls ist es richtiger, die Anziehung zwischen den coagulirten trübenden Theilen des Honigs und dem Kohlenpulver zuvor, soviel als es geschehen kann, vor sich gehen zu lassen und dann zum Coliren zu schreiten. Nachdem man das von allem feinen Pulver befreite grobe Kohlenpulver dem erkalteten verdünnten Honig zugesetzt hat, muss man unter bisweiligem starkem Umrühren einen Tag stehen lassen und die Flüssigkeit so oft durch denselben Spitzbeutel oder dasselbe Colatorium giessen, bis sie in völlig klaren Tropfen abläuft.

Ist der Honig sauer, so versetzte man ihn vor Zusatz des Kohlenpulvers mit etwas Calciumhydroxyd (gelöschtem Kalk), auf 1000 g Honig 3—4 g Calciumhydroxyd.

Die Stelle des Kohlenpulvers lässt sich, jedoch weniger gut, durch weissen Thon oder weissen Bolus ersetzen, welchen man, mit Wasser zu einem dünnen Brei angerührt, dem auf 90—100° C. erhitzten und mit der anderthalbfachen Menge Wasser verdünnten Honige zusetzt. Auf 1000 Th. Honig genügen 25—40 Th. trockner Thon oder Bolus. Da dieser stets etwas Calciumcarbonat enthält, so wäre ein Zusatz von Calciumhydroxyd überflüssig.

Die Stelle des Kohlenpulvers lässt sich auch durch ein weiches Fliesspapier ersetzen. Auf ein Kilogramm des in Arbeit genommenen Honigs rechnet man 2 Bogen Filtrirpapier. Der Honig wird, mit einem doppelten Volum Wasser verdünnt, bis fast auf 100° C. eine halbe oder ganze Stunde lang heiss erhalten und ihm das Papier, in kleine Stücke zerrissen, zugesetzt. Unter bisweiligem Umrühren lässt man den Honig an einem kalten Orte 1½ bis 2 Tage stehen, um ihn dann zu coliren, indem man ihn wiederholt auf ein angefeuchtetes Colatorium giesst, bis er völlig klar abtropft. Verwerflich ist die Verwendung des gewöhnlichen Löschpapiers und Packpapiers, welche Papiersorten Leim, Stärke, Eisen, Alaun, Arsenik etc. enthalten können. Einem guten reinen Filtrirpapier gegenüber ist allerdings das Kohlenpulver billiger. Durch Sammeln der Ecken, welche beim Schneiden der Papierfilter abfallen, kann man jedoch das Material billiger machen, auch erhält man sehr befriedigende Resultate, wenn man Kohlenpulver und Fliesspapier gleichzeitig in Anwendung bringt. Dass die in dem Filtrirpapier gewöhnlich vorhandene Alaunerde die Wirkung des Papiers unterstützt, lässt sich erwarten.

III. Die Klärung des Honigs durch Eiweiss. Der mit Wasser verdünnte und kalt mit Eiweiss gemischte Honig wird ins Kochen gebracht, bis das Eiweiss coagulirt und der Honig klar geworden ist. Dieses Verfahren ist zu verwerfen, denn es hat zwei Fehler, nämlich, der Honig muss gekocht werden, damit die Coagulation des Eiweisses, welches bei diesem Vorgange die trübenden Theile umhüllt und aufnimmt, möglichst vollständig werde, die Kochung verändert aber den Honig. Zweitens wird nicht immer alles Eiweiss abgeschieden und man erhält ein Präparat, welches nach längerer Aufbewahrung wieder trübe wird oder wohl gar schimmelt. Das Hühnereiweiss besteht hauptsächlich aus coagulirbarem, aber auch einigen Proc. löslichem, nicht coagulirbarem Albumin.

IV. Reinigung mit Gerbsäure. RIEGEL machte die Erfahrung, dass die Gerbsäure der Galläpfel sich mit den trübenden Theilen des Honigs verbinde und sie so vollständig unlöslich mache, dass die Filtration auffallend leicht und rasch vor sich gehe. Da die trübenden Stoffe im Honig in verschiedenen Mengen vorhanden sind, so lässt sich kein bestimmtes Verhältniss zwischen Honig und Galläpfelgerbsäure aufstellen. Durchschnittlich nimmt man auf 600 Th. Honig 1 Th. Gerbsäure (Tannin) oder 1½ Th. Galläpfelpulver. Man mischt 1000 g Honig mit 1200 g Wasser und 1,33 g Galläpfelgerbsäure oder 2,0 g Galläpfelpulver, digerirt im Wasserbade, bis eine Probe klar und schnell durch Fliesspapier filtrirt. Dann lässt man einen Tag an einem kalten Orte absetzen und filtrirt durch Fliesspapier. Dass bei dieser Reinigungsmethode die Anwendung eiserner Geräthschaften (Spatel) nicht stattfinden darf, wird man erklärlich finden.

Der auf diese Weise gereinigte Honig ist gewöhnlich sehr braun und enthält grössere oder geringere Spuren Gerb- und Gallussäure, er kann also nicht als *Mel depuratum*, welches häufig als Excipens von Metallsalzen und Alkaloïden Anwendung findet, verwendet werden, er eignet sich aber ganz vortrefflich zur Bereitung des *Mel rosatum* und zu anderen ökonomischen Zwecken.

V. Eine Verbesserung dieser Reinigungsmethode sub IV besteht darin, dem Honig Gelatinelösung zuzusetzen, ihn im Wasserbade zu erhitzen und dann den Zusatz von Galläpfelpulver zu machen. 1000 g Honig, verdünnt mit 1200 g Wasser und einer Lösung von 2,5 g weisser Gelatine in circa 100 g heissem Wasser, werdem im Wasserbade bis auf 80—90° C. heiss gemacht, mit 3,0 g Galläpfelpulver versetzt und so lange unter Umrühren mit einem Holzstabe digerirt, bis eine herausgenommene Probe leicht filtrirt. Obgleich die Gerbsäure mit der Leimsubstanz eine unlösliche Verbindung eingeht, so giebt das Filtrat dennoch mit Eisensalzlösungen Reactionen.

Man kann ferner den mit Gerbsäure behandelten und filtrirten verdünnten Honig mit etwas Kalkmilch versetzten und auf diese Weise einen Ueberschuss der Gerbsäure fällen, dennoch ist das Resultat nicht ganz befriedigend. Auf 1000 g Honig, 1200 g Wasser, 1,33 g Gerbsäure, reichen 0,66 g (eisenfreier) guter Aetzkalk, den man mit Wasser in eine Milch verwandelt hat, aus. Der mit Gerbsäure gereinigte Honig ist stets etwas dunkler und nur zu *Mel rosatum* verwendbar.

VI. Die Reinigung mit Aetzkalk giebt oft sehr schöne Resultate und ist besonders bei einem etwas sauer reagirenden Honige anwendbar, jedoch ist es nöthig, im speciellen Falle vorher einen kleinen Probeversuch zu machen. Man mischt 1000

Th. Honig mit 120—150 Th. klarem Kalkwasser und 800 Th. Wasser, erwärmt bis
auf 100⁰ C., versetzt mit 1 Th. grobem Holzkohlenpulver, lässt einen Tag stehen und
filtrirt durch ein wollenes Colatorium.

VII. In einer Oesterreichischen Zeitschrift für Pharmacie wurde folgende Reinigungsmethode empfohlen: 2000 Th. Wasser werden mit 3 Th. feingeschnittenem
Caragaheen einige Male aufgekocht, dazu 1000 Th. Honig geben, das Ganze bis zum
Aufkochen erhitzt und nun mit 1 Th. gepulvertem gebranntem Alaun versetzt. Man
lässt über Nacht stehen und absetzen und filtrirt dann. Diese Methode liefert keinen
officinellen gereinigten Honig.

Von allen diesen Methoden verdient die sub II. angegebene und modificirte den
Vorzug, weil sie den Honig am wenigsten verändert.

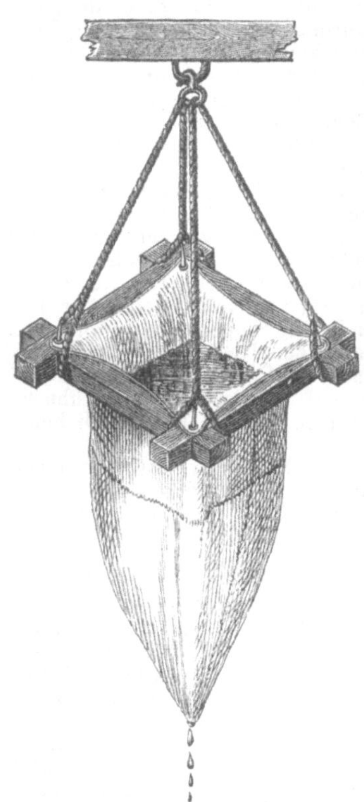

Spitzbeutel, gefüllt, im Tenakel hängend.

Das Coliren des verdünnten Honigs geschieht
bei kleinen Mengen durch ein auf ein Tenakel gespanntes wollenes, vorher angefeuchtetes Seihetuch
oder durch einen leinenen oder wollenen sogenannten Spitzbeutel. Die Flüssigkeit wird anfangs so
oft immer wieder aufgegossen, bis sie in klaren
Tropfen durchläuft. Sobald ein Theil der Colatur
zur Hand ist, wird sie ohne Säumniss im Wasserbade in verzinnten, zinnernen oder porcellanenen
Gefässen zur Syrupsdicke eingeengt. Zum Umrühren werden hölzerne oder porcellanene Spatel benutzt, niemals eiserne. Der Honig hat bei
Syrupsdicke und bei 17—20⁰ C. ein spec. Gewicht
von 1,33—1,34. Diese Consistenz erkennt man
oberflächlich an der Dickflüssigkeit einer in einem
Gläschen erkalteten Probe, besonders aber durch
Versuch mit dem Aräometer. Das spec. Gewicht,
welches die Ph. angiebt, ist zu niedrig.

Die Ausbeute an gereinigtem Honig beträgt
ungefähr soviel, als roher Honig in Arbeit genommen wurde. Wenn es sein kann, so verlege man
die Darstellung des gereinigten Honigs in die Monate October bis April, nicht in die warme Jahreszeit.

Aufbewahrung. Aufbewahrt wird der
Honig in gut verkorkten Glasflaschen an einem
kühlen Orte (im Keller).

Prüfung. Der gereinigte Honig fällt
je nach den Reinigungsmethoden stets etwas
verschieden aus. Je klarer und heller an
Farbe, je reiner an süssem Geschmack, um so
besser ist er. — 1) Einen brenzlichen Geruch
und Geschmack kann er niemals haben, wenn
er im Wasser- oder Dampfbade bereitet wurde.
Der Geruch muss der dem Honig eigenthüm-
liche sein. — 2) Mit gleichviel Aetzammon gemischt, darf er weder die
Farbe verändern, dunkel werden (Gerbstoffe), noch nach einer halben Stunde
flockige Ausscheidungen (Thonerde, Reinigung mit Alaun) aufweisen. — 3)
Mit einem doppelten Vol. Weingeist gemischt muss er eine fast klare Mischung ergeben. Eiweiss würde ausscheiden, Rohrzucker würde nach einigen
Stunden in Krystallen abscheiden oder sofort gefällt werden, wenn er in grösserer
Menge vertreten wäre. — 4) Der mit dem 5-fachen Vol. Wasser verdünnte
Honig darf nicht durch Silbernitrat, auch nicht durch Baryumnitrat er-
heblich getrübt, höchstens opalescirend getrübt werden. Eine starke Trübung
mit Baryumsalz deutet auf Stärkezucker. — 5) Mit Ferrichlorid darf der
Honig keine oder kaum eine violette Färbung annehmen. Eine geringere
dunklere Färbung liegt oft in der Art des Honigs. — 6) Auch im gereinigten
Honig fehlen selten Pollenkörner.

Die Ph. fordert einen gegen Lackmus indifferenten gereingten Honig. Oft ist der Honig neutral, oft aber auch schwach sauer reagirend, es bleibt also dem Apotheker überlassen die Säure zu beseitigen, wenn dieses nicht in Folge der Reinigungsmethode erreicht wird. Während oder vor der Reinigung genügt ein geringer Zusatz von Calciumcarbonat, um die Säure zu beseitigen.

Das spec. Gewicht von 1,3, welches die Ph. angiebt, deutet auf leichte Syrupçonsistenz. Der gereinigte Honig, soll er sich gut conserviren, muss dickfliessend sein, also mindestens ein Gewicht von 1,333 aufweisen.

Kritik. Von der Consistenz des gereinigten Honigs erwähnt die Ph. nichts und das spec. Gewicht von 1,3, welches sie erwähnt, hat ein gereinigter Honig, welcher sich nicht gut hält und zur Sommerzeit leicht in die Gährung eintritt. Dass man diesen Honig zu einer käuflichen Waare machte, dürfte zur Verfälschung anregen. Wünschenswerth wäre der Bezug nur aus sicheren renommirten Drogerien, denn die Darstellung eines künstlichen Honigs, an und in welchem die Kunst nicht nachweisbar ist, bietet keine Schwierigkeit. Man hätte nur dem Apotheker die Reinigung des Honigs überlassen sollen.

Mel rosatum.

Rosenhonig. Mellītum rosātum. *Mellite de rose. Miel rosat.*

Ein (1) Th. Rosenblumenblätter mit sechs (6) Th. destill. Wasser gemischt, macerire man 24 Stunden hindurch. Die durch Auspressen gesammelte Flüssigkeit bringe man durch Abdampfen zur Syrupdicke und mit der 5-fachen Menge Weingeist versetzt filtrire man sie. Alsdann dampfe man nach Zumischung von zehn (10) Th. gereinigtem Honig bis auf einen Rückstand von 10 Theilen ein.

Der Rosenhonig sei klar und bräunlich.

Die Vorschrift giebt ein verbessertes Verfahren der Darstellung an. Durch den Weingeist werden aus dem concentrirten Aufgusse der Rosenblumenblätter Albuminoïde und Schleimstoffe abgeschieden und durch Filtration eine klare Flüssigkeit erlangt, welche nach der Vermischung mit dem gereinigten Honig beim Eindampfen in den meisten Fällen keine Abscheidungen zulässt. Wurde der Honig mit dem einfachen Aufgusse eingedampft, so war das Präparat gewöhnlich trübe und man suchte durch ein einmaliges Aufkochen und Coliren die Mischung zu klären. Der Fall kann aber auch bei Befolgung der von der Ph. gegebenen Vorschrift eintreten, dass nämlich die eingedampfte Mischung trübe erscheint. In diesem Falle verdünne man mit $^1/_{10}$-Vol. Wasser, koche 1—2-mal auf, colire sofort und dampfe die Colatur wieder zur gehörigen Consistenz ein. Für den Rosenhonig eignet sich vorzugsweise der mit Galläpfel-Gerbsäure gereinigte Honig (vergl. S. 293), denn die im Honig vorhandenen Stoffe, welche Gerbsäure binden, würden auch die Gerbsäure der Rosenblumenblätter binden, ausscheiden und Ursache sein, dass der nach der Colatur eingedampfte Rosenhonig weniger adstringirend wirkt.

Der Rosenhonig enthält die adstringirenden Bestandtheile der Rosenblätter, ist klar, hat eine braune Farbe und einen schwachen Rosengeruch. Mit Wasser verdünnt und mit Eisensalzlösung versetzt, färbt er sich violettschwarz. Dies sei erwähnt, weil in der That Fälle vorgekommen sind, wo man der Ansicht war, dass ein extemporirtes Gemisch aus Rosenwasser und gereinigtem Honig den Rosenhonig ersetze. Dieser wird zum Bereiben der Schwämmchen bei kleinen Kindern, auch bei Durchfall der Kinder angewendet.

Minium.

Mennige; Rothes Bleioxyd; Bleiroth.   Minĭum; Plumbum hyperoxydatum rubrum.   *Minium; Oxyde rouge de plomb; Sesquioxyde de plomb.   Red lead; Peroxyde of lead.*

Rothes, in Wasser nicht lösliches Pulver von 9,0 spec. Gewicht. Nach Zumischung von Salzsäure entwickelt es Chlor und bildet krystallinisches weisses Bleichlorid.

Wenn 5g des Minium in einer Mischung aus je 10g Salpetersäure und Wasser zusammengesetzt, mit Beihilfe 1g Zuckers gelöst werden, so darf nur ein geringer, 0,05g nicht überschreitender Rückstand hinterbleiben.

Vorsichtig aufzubewahren.

Darstellung. Die Mennige bereitet man fabrikmässig, indem man präparirte Bleiglätte (gelbes Bleioxyd) unter Umrühren und bei Zutritt der atmosphärischen Luft oder mit Bleinitrat gemischt anhaltend, aber nicht ganz bis zum vollen Glühen erhitzt. Hierbei nimmt das Bleioxyd noch mehr Sauerstoff aus der Salpetersäure und der atmosphärischen Luft auf und wird zu einer Verbindung, welche ungefähr der Formel $2PbO \cdot PbO_2$ oder Pb_3O_4 entspricht. Man kann also die Mennige als eine Verbindung von Bleioxyd mit Bleisesquioxyd betrachten. Durch Calcination von kohlensaurem Blei gewinnt man das Pariserroth, auch Orangemennige, Mineralorange, Goldsatinnober, Saturnzinnober genannt, eine Mennige von schönem Farbentone, welche aber grössere Mengen Bleicarbonat enthält. Die meiste Mennige wird in England dargestellt, wo man ein ganz vorzüglich reines Blei dazu verarbeitet, denn eine Antimon, Silber, Eisen, Kupfer haltende Mennige ermangelt des lebhaften Farbentons, kann also nicht zur feineren Malerei verwendet werden, es lässt sich damit auch kein reines Krystall- und Flintglas darstellen.

In neuerer Zeit wird eine grosse Menge Mennige nach Burton'scher Methode dargestellt, nach welcher Bleisulfat, Natronsalpeter und Soda gemischt und erhitzt werden. Daraus resultiren Mennige, Natriumsulfat und Natriumnitrit (salpetrigsaures Natrium), welche beiden letzteren man durch Auswaschen mit Wasser von der Mennige trennt. Sogenannte abgelöschte oxydirte Mennige ist eine mit Salpetersäure benetzte und wieder trocken gemachte Mennige. Sie enthält kleine Mengen Bleinitrat und etwas mehr Bleisuperoxyd. Diese Art Mennige findet nur bei Fabrikation der Reibzündhölzer Verwendung.

Handelswaare. In den Preislisten der pharm. Drogisten findet man ein *Minium rubrum (praep. laevigatum)* und ein *Minium orange (praep. laevigat.)*, von welchen nur das erstere als das officinelle zu erachten ist, denn gewissenhafte Drogisten halten an dieser Stelle nur die Englische Mennige, welche gemeiniglich die reinste Waare ist.

Eigenschaften. Die reine Mennige hat ein spec, Gewicht von 8,6 — 9,0. Beim Glühen giebt sie Sauerstoff ab und wird zu Bleioxyd. Mit Salpetersäure, oder auch mit verdünnter Essigsäure oder Bleiacetatlösung digerirt zerfällt sie in Bleioxyd, welches sich auflöst, und in ungelöst bleibendes braunes Bleisuperoxyd. Durch Behandeln der Mennige mit Salpetersäure unter Zusatz von etwas Zucker oder Oxalsäure löst sie sich vollkommen oder beinahe vollständig. Das abgeschiedene Superoxyd wird hierbei durch den Zucker oder die Oxalsäure in Oxyd verwandelt. Verdünnte Schwefelsäure löst aus der Mennige nichts auf.

Prüfung. Die Mennige des Handels ist selten verfälscht. Verfälschungsmittel sind Ziegelmehl, Ocher, Eisenoxyd-haltige Erden, Todtenkopf. Verunreinigungen sind Bleisulfat, Bleinitrat, Bleichlorid. Es bleiben die meisten

beim Auflösen der Mennige in verdünnter Salpetersäure mit Zusatz von Oxalsäure oder Zucker ungelöst oder geben eine gefärbte Auflösung. Diese Lösung stellt man in der Weise dar, dass man 5,0 g der Mennige mit 10,0 g
reiner officineller Salpetersäure und 10,0 g Wasser übergiesst, erwärmt und
nach und nach 1 g Zuckerpulver hinzusetzt. Die Ph. fordert, dass dieser unlösliche Rückstand nicht über 0,05 g hinausgehe. Eine Verunreinigung mit
Kupferoxyd, Eisenoxyd wird als nebensächlich angesehen, und eine Verunreinigung mit in Wasser löslichen Salzen nicht erwartet. In Wasser Lösliches
darf die Mennige nicht enthalten.

Die Prüfung auf lösliche und unlösliche Beimischungen unterlasse man
nicht, wenn man die Mennige von nicht renommirten Firmen bezieht.

Will man speciell auf fremde Metalle reagiren, so fällt man aus obiger
Lösung das Blei mittelst Schwefelsäure als Sulfat und untersucht das Filtrat
mittelst Kaliumferrocyanid, Schwefelammonium etc.

Anwendung. Die Mennige wird zur Darstellung einiger Salben und Pflaster
gebraucht. In der Tecknik verwendet man sie als Malerfarbe, als Zusatz zu
Glasflüssen, Glasuren etc., zur Darstellung von Kitten verschiedener Art. Sie
ist, wie das Bleioxyd giftig und muss sowohl vorsichtig (Tabula C) aufbewahrt,
als auch im Handverkauf mit Vorsicht abgegeben werden.

Mixtura oleoso-balsamica.

Hoffmann'scher Lebensbalsam. Mixtūra oleōso-balsamĭca; Balsămum Vitae Hoffmanni. *Mixture oléobalsamique; Baume de vie
d'Hoffmann.*

Lavendelöl, Gewürznelkenöl, Zimmtöl, Thymianöl, Citronenöl, Macisöl, Pomeranzenblüthenöl, von jedem einen
(1) Th., Perubalsam drei (3) Th., Weingeist zweihundertund-
vierzig (240) Th. stelle man gemischt einige Tage an einem kalten
Orte bei Seite, schüttle bisweilen um und filtrire alsdann.
Die Flüssigkeit sei klar und bräunlichgelb.

Der schon vor mehr denn 250 Jahren von den Apothekern bereitete
Lebensbalsam wurde ungefähr in folgender Weise bereitet. Aus 13 verschiedenen gewürzhaften Substanzen machte man eine weingeistige Tinctur, welche
man der Destillation unterwarf, um das Destillat mit Gewürznelkenöl und dem
Oele der Römischen Kamillen zu mischen und wiederum auf 13 Gewürzstoffe
aufzugiessen. Die Tinctur parfümirte man mit Ambra- und Moschustinctur.
Friedrich Hoffmann († 1742), ein berühmter Arzt und Professor an der
Universität Halle, vereinfachte die frühere umständliche Bereitungsweise, indem
er die ätherischen Oele der Gewürzsubstanzen und Perubalsam in cohobirtem
Lavendelspiritus auflösen liess.

Die Darstellung des Hoffmann'schen Lebensbalsams nach unserer Vorschrift bietet keine Schwierigkeit. Damit man durch Filtration eine stets klar
bleibende Flüssigkeit erziele, lasse man die Mischung mindestens acht Tage
an einem kühlen Orte stehen. Die Filtration geschieht durch ein lockeres
Bäuschchen Baumwolle, welches man in das Ausflussrohr eines Trichters geschoben hat. Das Dispensatorium Borusso-Brandenburgicum, 1781, schreibt

bereits eine Filtration durch Baumwolle vor. Das spec. Gewicht des Balsams ist im Mittel 0,837.

Der HOFFMANN'sche Lebensbalsam wird innerlich (10—20 Tropfen) und äusserlich zum Einreiben als ein belebendes, nervenstärkendes Mittel gebraucht.

Von verschiedenen Seiten wurde der Commission für Bearbeitung der Ph. die Streichung dieses Arzneimittels empfohlen, .denn es sei sehr entbehrlich! Aus meiner Erfahrung sind mir wohl an hundert Fälle bekannt geworden, wo ein äusserlicher Gebrauch Kinder und Erwachsene, welche wegen schwachen Rückgrates und Schwäche in den Beinen nicht gehen, noch weniger laufen konnten, in wenigen Tagen und selten nach 1—2 Wochen in einen Zustand versetzte, dass sie sich den Gesundesten zuzählen konnten. Hätte man dieses herrliche Mittel gestrichen, so wäre es in die Hände der Kleindrogisten und Pseudo-Apotheker übergegangen. — Eine Folge der Streichungen — zum Ruin der Pharmacie.

Mixtura sulfurica acida.

HALLER'sches Sauer. In Stelle des Elixirium acĭdum Hallēri (vel Dippelii). Mixtūra sulfurĭca acĭda; Aqua Rabelii. *Mixture d'acide sulfurique; Gouttes acides toniques.*

Fünf (5) Th. Schwefelsäure mische man mit fünfzehn (15) Th. Weingeist unter sanfter (vorsichtiger) Bewegung, damit die Wärme 50° C. nicht übersteige.

Klare farblose Flüssigkeit von 0,993—0,997 spec. Gewicht.

ALBRECHT VON HALLER († 1777), ein berühmter Arzt, Professor der Medicin, Botaniker und Dichter, wendete die Mischung aus Schwefelsäure und Weingeist zuerst als Arznei an, daher der Name HALLER'sches Sauer.

Behufs Bereitung giebt man in die Standflasche aus weissem Glase oder in eine andere Flasche mit dünnem Boden zuerst den Weingeist und tröpfelt alsdann nach und nach unter bisweiliger schüttelnder Bewegung der Flasche die in einem kleineren Fläschchen bereits abgewogene Schwefelsäure hinzu, oder besser, man wägt in einen Glaskolben die Säure ein und giesst die besonders abgewogene Weingeistmenge durch, einen kleinen engen Glastrichter so in den etwas schräg gehaltenen Kolben ein (die Ausflussöffnung des Trichters ist an die Wandung des Kolbenhalses angelehnt), dass sich der Weingeist über der Säure sammelt. Der Kolben wird nun alle 5 Minuten in sehr schwache und kurze rotirende Bewegung versetzt, wobei sich die Temperatur bis zur vollendeten Mischung immer unter 50° C. halten dürfte. Durch ein Zusammengiessen beider Flüssigkeiten auf einmal findet eine Erhitzung über 80° C. statt, welche einerseits ein Zerreissen des Mischungsgefässes verursachen kann, andererseits würde die Mischung aufkochen, selbst schwach gebräunt werden.

Nach längerer Aufbewahrung bildet sich in der Mischung etwas Aetherschwefelsäure oder Schwefelweinsäure ($SO_2 . OC_2H_5 . OH$), welcher jedoch hier kein arzneilicher Werth beigelegt wird. Das spec. Gewicht bietet ein Spatium von 0,004. Wie die Erfahrung ergeben wird, wäre ein Spatium von 0,007 (0,992—0,999) zutreffender gewesen. 100g der Mixtur enthalten vollprocentige Schwefelsäure 23,5—24,25g. Werden 4,9g der Mixtur mit 40—50g

Wasser einige Male aufgekocht, um die Aetherschwefelsäure zu zersetzen, so müssen 23,5—24,25 ccm des Normalalkali zur Sättigung ausreichen. Diese Procedur wäre nur in dem Falle zweckentsprechend, wenn das spec. Gewicht weit über jene Grenzen hinausgeht.

Ist der Weingeist ein in neuen Fässern gelagerter, so wird die Mischung einen gelblichen Farbenton annehmen. Für diese Mischung reservire man stets einen nach der Rectification bald in Flaschen eingefüllten und darin aufbewahrten Weingeist.

Anwendung. Das HALLER'sche Sauer wird in Gaben von 2—15 Tropfen stets mit der 100- bis 150-fachen Menge Wasser verdünnt als Adstringens, Haemostaticum und Antisepticum bei Blutungen, Congestionen, Schwäche gegeben, äusserlich auch als Einreibung gebraucht.

Kritik. Warum hier 5 und 15 Th. zur Mischung kommen, statt auf die Einheit zurück zu gehen, wie man sie auch für die Mischung des *Spiritus aethereus* acceptirte? — ist eine Frage, deren Beantwortung schwer aufzufinden sein wird. Da man angeblich nach bestimmten Principien in der Fassung der Ph. vorging, so hat man den vorliegenden Punkt wahrscheinlich übersehen.

Morphinum hydrochloricum.

Chlorwasserstoffsaures oder salzsaures Morphin; Morphinhydrochlorid. Morphium muriaticum. *Chlorhydrate de morphine.*
Hydrochlorate of morphia.

Weisse, krystallinische, seidenglänzende, oft büschelförmig verbundene (Krystall-) Nadeln oder weisse, würfelförmige mikrokrystallinische Stücke, welche auf Lackmuspapier nicht verändernd einwirken und von sehr bitterem Geschmacke sind. Sie sind in 25 Th. Wasser, auch in 50 Th. Weingeist löslich, schmelzen beim vorsichtigen Erhitzen und verlieren bei 100° C. 14,5—15 Proc. Wasser.

Die wässrige Lösung des Salzes wird durch Kaliumcarbonat schwach getrübt. Aetzammon bewirkt einen Niederschlag, welcher in einem Ueberschuss desselben, auch in Aether nicht sichtlich löslich ist, leicht aber in Aetznatronlauge und nicht weniger in Kalkwasser. Wird das Morphinhydrochlorid mit Schwefelsäure zusammengerieben und mit Wismuthsubnitrat bestreut, so nimmt es eine dunkelbraune Farbe an. Mit Salpetersäure befeuchtet wird es roth.

Wenn *Morphinum aceticum* verordnet ist, so dispensire man (wegen der grösseren Beständigkeit) das *Morphinum hydrochloricum.*

Vorsichtig aufzubewahren. Stärkste Einzelgabe 0,03 g stärkste Tagesgabe 0,1 g.

Geschichtliches. Das Morphin, das unter allen übrigen zuerst erkannte Alkaloïd, findet sich in Verbindung mit Mekonsäure und in Begleitung mehrerer Alkaloïde nur in Theilen, besonders aber in den Samenkapseln des *Papaver somniferum.* Es wird bei uns aus dem eingetrockneten Safte dieser Samenkapseln, dem Opium, abgeschieden. LUDWIG gab 1688 zuerst in seiner *Dissertatio de pharmacia* eine Andeutung über Morphin und nannte es *Magisterium Opii.* SEGUIN, DEROSNE und SERTÜRNER stellten es 1803 bis 1804 zuerst rein dar, aber erst SERTÜRNER wies 1816 die alkaloïdische Natur evident nach. HOPPE's *Dissertatio de morphio et acido meconico; Lips.* 1820, und VASAL's *Considerations medico-chimiques sur l'acetate de morphine etc. Paris* 1824, führten das Morphin in den Arzneischatz ein. Da dies Alkaloïd in Sonderheit den beruhigenden und schlafmachenden Bestandtheil des Opiums ausmacht, nannte man es Morphin, abgeleitet von $Mo\varrho\varphi\varepsilon\acute{v}\varsigma$, Gott des Schlafes und der Träume.

Darstellung des Morphins. Dieselbe geschieht mit Vortheil in chemischen Fabriken nach verschiedenen Verfahrungsweisen, von welchen eine von MERK und eine von MOHR der Erwähnung werth sind.

Nach MERK wird Opium mit kaltem Wasser erschöpft, der Auszug zur Syrupdicke eingedampft, noch warm im Ueberschuss mit gepulvertem Natriumcarbonat vermischt. Nach 1—2 Tagen Stehenlassen wird der entstandene Niederschlag gesammelt, zuerst mit recht kaltem Wasser, dann mit kaltem Weingeist von 0,850 spec. Gew. abgewaschen und in verdünnter Essigsäure gelöst, doch darf diese nicht vorwalten. Das mit Thierkohle behandelte Filtrat wird mit Aetzammon, von welchem man einen Ueberschuss sorgsam vermeidet, gefällt und das ausgefällte Morphin durch Umkrystallisiren aus Weingeist gereinigt.

MOHR's Methode gründet sich auf die Beobachtung THIBOUMÉRY's, nach welcher Morphin in Aetzkalkhydrat löslich ist, während die anderen Alkaloïde des Opiums dadurch gefällt werden. Das Opium (1 Th.) wird mit der dreifachen Menge Wasser, welchem man in neuerer Zeit 1 Proc. Salzsäure zusetzt, unter Digestion ausgezogen und ausgepresst und dies Verfahren noch zweimal wiederholt. Die bis auf die Hälfte eingedampften Opiumauszüge werden noch kochendheiss mit einer heissen Kalkmilch (2 Th.), bereitet aus $^1/_4$ des Opiumgewichts Aetzkalk, allmählich vermischt, digerirt und colirt, und nachdem der Rückstand noch ein paar Mal mit Wasser extrahirt ist, werden die Auszüge eingeengt (bis auf 2 Th.), filtrirt, mit Salmiak ($^1/_{10}$ Th.) versetzt und nach einmaligem Aufkochen so lange heiss gehalten, als Ammongas entweicht. Es bildet sich hierbei Chlorcalcium, und Morphin fällt nieder. Alsdann setzt man eine Woche bei Seite und sammelt den nach dieser Zeit abgesetzten krystallinischen Bodensatz, welcher aus gefärbtem unreinem Morphin besteht. Die Mutterlauge engt man bis auf die Hälfte ein, lässt sie eine Woche stehen, und sammelt den Bodensatz gleichfalls, um ihn mit den ersteren zu vermischen und mit etwas Wasser abzuwaschen. Die färbenden Stoffe daraus zu entfernen, zerreibt man ihn in Wasser (1 Th.), setzt Salzsäure bis zur schwachsauren Reaction hinzu, kocht auf, filtrirt noch heiss, dampft die Flüssigkeit bis auf $^1/_3$ ihres Volumens ein, setzt mehrere Tage beï Seite, presst die nach dieser Zeit ausgeschiedenen Krystalle stark aus und bringt die Mutterlauge durch Einengen und Beiseitestellen noch einmal zur Krystallisation. Die dann übrig bleibende stark braungefärbte Mutterlauge wird bei gelinder Wärme eingetrocknet und zu einer neuen Morphinbereitung aufgehoben. Die gesammelten Krystalle des salzsauren Morphins werden in der 4-fachen Menge kochenden destill. Wassers gelöst und mit $^3/_5$ Kalkmilch, von der oben angegebenen Zusammensetzung, unter Aufkochen, Coliren, Versetzen mit Salmiak etc., wie oben behandelt. Beim Aufkochen oder besser beim Digeriren bei 100° C. und Filtriren der Morphinkalklösungen wird durch die atmosphärische Kohlensäure stets etwas Calciumcarbonat abgeschieden, welches kleine Mengen Morphin einschliesst und daher gesammelt werden muss.

Eigenschaften des Morphins. Morphin bildet kleine, kurze, rhombische, nadelförmige, farblose oder weisse glänzende, durchscheinende, mässig bitter schmeckende, alkalisch reagirende Krystalle. Es ist in 1200 Th. kaltem und 500 Th. heissem Wasser, in 45 bis 50 Th. kaltem und 30 Th. heissem 90-proc. Weingeist löslich. In Aether, Benzol, Petroläther und fetten Oelen ist es fast unlöslich. Vom Chloroform fordert es circa 150 Th. zur Lösung. Von den Säuren, welche es vollständig neutralisirt und mit denen es Salzverbindungen eingeht, so wie auch von den Lösungen der fixen A e t z k a l i e n und von K a l k w a s s e r wird es leicht gelöst, weniger aber von Aetzammonflüssigkeit. Von A l k a l i m o n o c a r b o n a t e n wird es aus seinen Salzverbindungen abgeschieden, nicht aber durch A l k a l i b i c a r b o n a t e. Beim Erwärmen schmilzt das Morphin, unter Verdunstung des Krystallwassers (1 Mol. oder fast 6 Proc.) und erstarrt beim Erkalten zu einer strahlig-krystallinischen Masse. Beim stärkeren Erhitzen verkohlt es und verbrennt zuletzt vollständig.

Bemerkenswerth ist die reducirende Wirkung des Morphins. Neutrales Ferrisalz verwandelt es in Ferrosalz und färbt die Flüssigkeit blau, welche Farbe durch Säuren, Weingeist, Wärme bald verschwindet. Aus Jodsäurelösung scheidet es Jod ab, aus Silbersalpeter und Goldchlorid fällt es die Metalle regulinisch, auch reducirt es kalische Kupferlösung. Eine gute I d e n t i t ä t s r e a c t i o n ist von HUSEMANN angegeben und von der Ph. Germ. ed. I aufgenommen worden. Giebt man nämlich

Morphin in concentrirte Schwefelsäure, erwärmt eine halbe Stunde im Wasserbade (bis auf 100°), hierauf einen Augenblick bis 150°, so entsteht aus der anfangs farblosen Lösung eine schwach rothviolette Flüssigkeit, welche in einigen Tropfen zu einer in einem flachen Porcellanschälchen befindlichen, circa 25-proc. Salpetersäure, oder zu concentrirten Lösungen von Salpeter, oder Kaliumchlorat, oder Chlor, oder Chlornatron gebracht, eine schnell vorübergehende, mehr oder weniger erkennbare blauviolette, dann sofort in dunkles Blutroth übergehende und einige Minuten anhaltende Färbung erzeugt. Durch Erhitzen mit Aetzkali geht es in Methylamin ($CH_3 . NH_2$) über, welches ammoniakalisch riecht und brennbar ist.

Das Morphin besteht aus Kohlenstoff, Wasserstoff, Stickstoff und Sauerstoff und erhält die Formel $C_{17}H_{19}NO_3$ (nach LAURENT). Krystallisirt enthält das Morphin 1 Mol. Wasser. Seine Formel ist dann $C_{17}H_{19}NO_3 + H_2O$; Mol. Gew. 303.

Mit den Säuren bildet Morphin Salze, welche meist krystallisirbar und in Wasser und Weingeist löslich sind, nicht aber in Aether. Sie schmecken sämmtlich stark bitter und wirken narkotisch giftig.

Verdampft man Morphin in überschüssiger Schwefelsäure zur Trockne und erhitzt bis auf circa 150° C., so hat es sich in Sulfomorphid ($C_{34}H_{36}N_2SO_8$) verwandelt. Wird nach MATTHIESEN und WRIGHT Morphin mit überschüssiger wässriger Salzsäure in einem zugeschmolzenen Glasrohre 2—3 Stunden auf circa 150° erhitzt, so findet man das Morphin in Apomorphin (nach der Gleichung ($C_{17}H_{19}NO_3 = C_{17}H_{17}NO_2 + H_2O$) verwandelt. Nach Zusatz von überschüssigem Natriumbicarbonat zu dem Inhalt des Glasrohres lässt sich diese neue Base mit Aether oder Chloroform extrahiren und aus dieser Lösung durch concentrirte Salzsäure in gut gebildeten Krystallen ($C_{17}H_{17}NO_2 + HCl$) absondern. Man vergleiche unter *Apomorphinum hydrochloricum*, Bd. I, 347.

Wird die Lösung des Morphins in Alkalilauge mit Kaliumferricyanid oder Kaliumpermanganat versetzt, oder Morphinhydrochlorid mit Silbernitrat erhitzt, so entsteht Oxydimorphin, $C_{34}H_{36}N_2O_6$, ein in Wasser, Weingeist, Aether, Chloroform unlösliches Krystallpulver.

Darstellung des Morphinhydrochlorids. Chlorwasserstoffsaures oder salzsaures Morphin wird in chemischen Fabriken im Grossen dargestellt und schon bei der Darstellung des reinen Morphins sehr rein gewonnen. Es krystallisirt sehr leicht. Zu seiner Darstellung resp. Ueberführung in Krystalle darf kein starker Weingeist in Anwendung kommen, denn aus Weingeist krystallisirt das Morphinhydrochlorid (auch Morphintartrat) in wasserfreien Krystallen aus. Nur aus der wässrigen Lösung muss es krystallisiren. Sind die Krystalle sauer, so nehmen sie beim Trocknen an der Luft Ammon auf und das Salz enthält dann Spuren Ammoniumchlorid. Es ist also wesentlich, nur neutrale Lösungen zur Krystallisation zu verwenden und das Abdampfen bei einer 60° nicht überschreitenden Temperatur zu fördern, im anderen Falle nimmt die Lösung einen gelblichen Farbenton an. Das Trocknen der Krystalle darf nur bei einer Temperatur von 25—30° C. geschehen, damit einerseits kein Krystallwasserverlust eintritt, andererseits die Massen nicht an den Rändern farbig werden.

Eigenschaften. Morphinhydrochlorid bildet neutrale, weisse, zarte, seidenglänzende, leichte, nadelförmige Krystalle oder kleine kubische krystallinische Massen, welche ohne Geruch sind, sehr bitter schmecken und in 20 Th. Wasser von mittlerer Temperatur, in gleichviel heissem Wasser, in 20 Th. Glycerin, in 60—70 Th. kaltem und 10—12 Th. heissem Weingeist löslich sind. An der Luft verändert es sich nicht. In der Wärme verliert es sein Krystallwasser und lässt beim Verbrennen keinen Rückstand.

Es enthält 14,5 Proc. Krystallwasser und erhält die Formel $C_{17}H_{19}NO_3$, $HCl + 3H_2O$. Mol. Gew. 375,5.

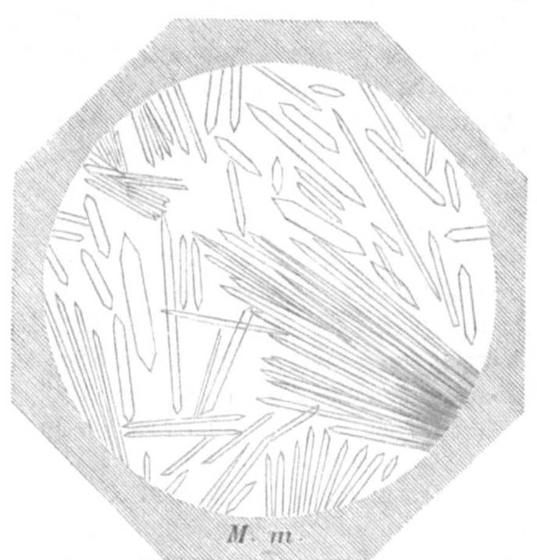

Morphinhydrochlorid, auf einem Objectglase krystallisirt. 100-fache Vergr.

Die Waare in kubischen Massen (circa 1,3 cm lang und breit) kommt von gleichem Aussehen, aber von verschiedener Volumenschwere in den Handel, so dass z. B. 50 g einen doppelt so grossen Umfang haben als 50 g der schwereren Waare. Die von HAGER in dieser Beziehung angestellten Untersuchungen ergaben aber einen und denselben Morphinsalzgehalt. Wahrscheinlich ist die schwerere Waare bei der Darstellung durch Pressung von der Mutterlauge befreit, während die leichtere Waare keine Pressung erlitten hat.

Prüfung. Die Reactionen, welche die Ph. angiebt, sind nur Identitätsreactionen und lassen die Reinheit des Salzes nicht erkennen. Die Reaction mit Schwefelsäure und Wismuthsubnitrat hängt sehr von den Mengenverhältnissen zum Morphin ab. Diese Reactionen haben keinen rechten Zweck und musste man, entsprechend den Erlebnissen in dem letzten Decennium Reactionen auf fremde Alkaloïde und dann besonders auf eine Verfälschung mit Zucker, welche ja einige Male schon vorgekommen ist, Rücksicht nehmen, um so mehr, als diese fremden Substanzen leicht zu erkennen sind.

Prüfung des Morphinhydrochlorids. — 1) Man giebt 0,2 g des Salzes in einen Reagircylinder, welcher genau 4 g Wasser enthält, und bewirkt unter Erwärmen Lösung. Den Cylinder stellt man in kaltes Wasser, um abzukühlen, dann in Wasser von 15—16° C. Die Lösung muss klar bleiben, was zum Theil als Beweis für den richtigen und nicht geminderten Krystallwassergehalt, auch als Identitätsprobe gelten kann. — 2) Man giebt einen Tropfen der Lösung auf blaues Lackmuspapier. Es darf dieses keine Röthung erfahren. — 3) Man giebt 2 ccm der Lösung in einen Reagircylinder und vermischt mit einem gleichen Volumen Pikrinsäurelösung. Die Mischung muss klar und durchsichtig bleiben. Im anderen Falle, wenn also Trübung oder Fällung eintritt, sind fremde Alkaloïde gegenwärtig, wie Chinin, Codein, Narcein, Narkotin etc. — 4) Einen engen Reagircylinder füllt man zu $^1/_3$ mit Chloroform (von 1,487—1,489 spec. Gew. oder besser von 1,490 bis 1,493 spec. Gew.) und giebt dazu eine starke Priese von dem Salze in cubischen Stücken zwischen den Fingern zerdrückt, schüttelt und stellt beiseite. Nach einer $^1/_2$—1 Stunde hat sich das Salz am Niveau der Chloroformschicht angesammelt, dagegen würden Verfälschungen und Verunreinigungen, wie Rohrzucker, Stärkezucker, Mannit, Ammoniumchlorid, Mineralsalze, sich am Grunde der Chloroformschicht angesammelt haben. Man erwärme auch die Chloroformmischung über einer Weingeistflamme etwas und stelle dann beiseite, um auf diese Weise die Adhärenz der Verunreinigungen zu den Morphinsalzpartikeln zu beseitigen. Der Glaswandung innerhalb der Chloroformschicht anhängende Morphinsalzpartikel lassen sich durch Bewegung des Cylinders um seine Achse freimachen, so das sie aufwärts steigen. — 5) 1 g des Morphinhydrochlorids, entnommen mehreren Würfeln, wird einen Tag einer Wärme von 70—100° C. ausgesetzt. Der Trockenverlust soll 14,5—15 Proc. nicht übersteigen, 1 g muss also mindestens 0,85 g Trockenrückstand hinterlassen. Gewöhnlich beträgt der Trockenverlust nur circa 13 Proc., weil die Fabrikanten die Krystallmasse in einer mehr denn lauen Wärme zu trocknen pflegen. Eine Gewichtsvermehrung durch Wasser kommt öfters vor und muss derselben nachgespürt werden.

Spuren Ammoniumchlorid trifft man sehr häufig im Morphinhydrochlorid an. Da beim Erhitzen der Lösung in Aetzkalilauge auch Methylamin entsteht (vergl. oben S. 301), so ist die Seite 177 und 178 angegebene Probe auf Ammon dahin zu modificiren, dass man in Stelle der Kochung nur schwach erwärmt. Mehr als Spuren Ammoniumchlorid werden in der Chloroformschwimmprobe verrathen. Von der oben noch vorhandenen wässrigen Lösung kann man die übrigen 2 ccm mit 2 ccm Aetznatronlauge mischen. Es muss eine klare Flüssigkeit resultiren. Setzt man nun dem Reagircylinder ein mit Mercuronitrat genetztes Dütchen auf, so dass dieses vom Niveau der Flüssigkeit um 1—2 cm entfernt ist, und stellt eine halbe Stunde beiseite, so darf in dieser Zeit keine volle Schwärzung der Düte eintreten. Im anderen Falle läge eine Verfälschung mit Ammoniumsalz vor. Das vom Krystallwasser befreite Morphinsalz ist ebenfalls leichter als Chloroform.

Obige 5 Proben dürften genügen, eine gute Beschaffenheit des Morphinhydrochlorids zu constatiren. Die Verfälschungen mit Zucker wurden vor 2 Decennien in England im grossen Umfange betrieben. Die Verfälschung der Waare mit Salmiak in Krystallen ist auch einige Male nachgewiesen worden.

Aufbewahrung. Morphin und seine Salze pflegt man in mit Glas- oder Korkstopfen dicht geschlossenen Gläsern aufzubewahren, um eine Abdunstung des Krystallwassers zu verhüten. Die Aufbewahrung soll eine vorsichtige sein, Morphin und seine Salze gehören also zur Tabula C, zu den abgesondert aufzubewahrenden Arzneistoffen. Die Giftigkeit des Morphins und seiner Salze steht derjenigen anderer Alkaloïde, welche zur Tabula B, also zu den unter Verschluss zu haltenden Arzneistoffen gehören, wenig nach. Nur die Rücksicht auf das häufige Vorkommen des Morphins und seiner Salze in der Receptur liess eine Aufbewahrung unter Verschluss in der Recepturarbeit störend und zeitraubend erscheinen. Getheilte Morphinpulver sollten nicht in weissen Papierkapseln, sondern in solchen aus rosarothem Papier aufbewahrt und dispensirt werden.

Reïteraturen ärztlicher Verordnungen mit Morphin dürfen ohne besonderen ärztlichen Auftrag nicht zur Ausführung kommen.

Morphinum aceticum soll in der Receptur durch *Morphinum hydrochloricum* ersetzt werden. Mit dieser Verordnung ist ein unsicheres und wenig stabiles Morphinsalz beseitigt.

Zu beachten ist, dass Morphin mit Substanzen, welche leicht Sauerstoff abgeben, wie Silberoxyd, Chromsäure, explosive Mischungen giebt. In Combination mit Eisensalzen, überhaupt mit Metallsalzen und Stoffen, welche leicht Sauerstoff abgeben, büsst es auch seine Wirkung ein.

Anwendung. Die officinellen Morphinsalze wirken dem Opium analog, aber weniger erregend, weniger stuhlverstopfend, nicht schweisstreibend, das Sensorium geringer afficirend, die Secretionen der Schleimhäute nicht störend und stimmen erhöhte Sensibilität herab. Sie bewähren sich als schmerzstillende, beruhigende, krampfstillende, schlafmachende Mittel und finden daher im krampfhaften und convulsivischen Leiden, Neuralgien, Herzkrankheiten, Husten, Asthma, Wahnsinn, Delirium tremens etc. innerlich in Gaben von 0,005—0,01—0,03 g, äusserlich zu subcutanen Injectionen (1,0 g Morphinhydrochlorid auf 20—25 g Wasser) in ähnlichen Mengen Anwendung. Die stärkste Einzelndosis normirt die Pharmakopoe zu 0,03, die Gesammtdosis auf den Tag zu 0,1 g.

Gegengift des Morphins sind starker Kaffee, Eisenoxydhydrat oder Eisenacetat, kalte Begiessungen und Waschungen. Antagonistische Wirkungen haben Atropin, Strychnin. Ersteres ist vielmals als Gegengift angewendet worden.

Zu den Lösungen für die subcutane Anwendung verwende man stets Schneewasser oder eine *Aqua bisdestillata*. Diese Lösungen halten sich nicht nur klar, sie haben dann auch keine nachtheiligen Folgen nach der Anwendung.

Kritik. Die Ph. giebt an, dass sich das Morphinhydrochlorid in 25 Th. Wasser (von 15° C.) löse. Dies dürfte ein Irrthum sein, denn bei 15° C. lösen 20 Th. Wasser 1 Th. des Salzes mit vollem Krystallwassergehalte, welche Lösung bei 14—17° C. Beständigkeit zeigt.

Die Verfälschung mit Zucker hatte vor 2 Decennien in England einen maasslosen Umfang angenommen, und eine Verfälschung mit Salmiak ist auch angetroffen worden. Auf diese Punkte hätte man hinweisen und die bezüglichen Reactionen angeben sollen.

Dass in Stelle des Morphinacetats Morphinhydrochlorid zu dispensiren sei, muss als ein sehr praktischer Griff aufgefasst werden, nur verstösst es gegen *Ordo pharmaceuticus*. Man hätte die Aerzte auffordern sollen, das Morphinacetat als ein unsicheres und nicht stabiles Morphinsalz fallen zu lassen, dafür stets das Morphinhydrochlorid vorzuschreiben. Damit wäre man wenigstens einer *Laesio ordinis pharmaceutici* aus dem Wege gegangen.

Morphinum sulfuricum.

Schwefelsaures Morphin; Morphinsulfat. *Sulfate de morphine.*
Sulphate of morphia.

Farblose nadelörmige neutrale Krystalle, löslich in 14,5 Th. Wasser, welche bei 100° beinahe 12 Proc. Wasser verlieren. Dieses Salz muss von derselben Reinheit wie das Morphinhydrochlorid sein.

Vorsichtig aufzubewahren. Stärkste Einzelngabe 0,03g, stärkste Tagesgabe 0,1g

Die Darstellung gleicht derjenigen des Morphinhydrochlorids, auch die Prüfung ist eine gleiche. Es ist in 15 Th. Wasser, schwer in Weingeist, nicht in Chloroform oder Aether löslich. Sein Morphingehalt beträgt 80 Proc. Es enthält 12 (11,87) Proc. Krystallwasser und erhält die Formel $2C_{17}H_{19}NO_3$, $SH_2O_4 + 5H_2O$. Mol. Gewicht 758.

Bezüglich der Aufbewahrung und Anwendung wäre dasselbe zu wiederholen, was unter *Morphinum hydrochloricum* angegeben ist.

Moschus.

Moschus. *Musc. Musk.*

Die krümliche, etwas weiche, eigenthümlich riechende Masse, welche in den Beuteln des *Moschus moschiferus* eingeschlossen ist. Sie habe keinen Ammongeruch. Unter Beihülfe von Terpentinöl unter dem Mikroskop in dünner Schicht ausgebreitet sondert sich der Moschus ziemlich gleichmässig schollenartig in amorphe durchscheinende braune Splitter und Klümpchen. Er sei frei von fremden Substanzen. Der Moschus werde über Schwefelsäure ausgetrocknet, bis er an Gewicht nichts mehr verliert. 100 Th. verbrannt dürfen höchstens 8 Th. Asche hinterlassen.

Moschus moschiferus Linn. Moschusthier.
Mammalia. Ord. Bisulca. Fam. Cervina vel **Capreöli.**
Ordn. **Artiodactyla,** Abth. **Moschidëa.**

Das Moschusthier ist ein bis zu 1 m langes, einem halbjährigen Rehe ziemlich ähnliches Thier. Es bewohnt die waldigen Gebirgsgegenden des mittleren Asiens, besonders in Sibirien, der Tartarei, China, Tibet. Auch andere Species derselben Gattung (z. B. *Moschus Altaïcus* Eschscholtz, *Moschus Kanchit* Raf. und *Moschus Javanicus* Pallas) mögen Moschus liefern. Nur bei den Männchen findet sich in der

Mittellinie des Bauches zwischen dem Nabel und der Ruthe, dieser letzteren jedoch näher, ein hervorragender, den Moschus einschliessender Beutel (Präputialdrüse). Derselbe ist ein eirunder Sack, der mit seiner oberen fast ebenen Fläche den Bauchmuskeln ansitzt. Seine untere Fläche ist convex. Gegen die Mitte dieser letzteren, nach der Nabelgegend zu, findet man einen circa 2,5 mm breiten Kanal, welcher in das Innere des Beutels führt und zur Entleerung der Moschussubstanz bestimmt scheint. Es ist dies der Absonderungskanal. Den nach dem Nabel zu liegenden Beuteltheil nennt man seine Nabelseite, den anderen Theil die Ruthenseite. 3—5 mm von dem Absonderungskanal auf der Ruthenseite befindet sich die Harnröhrenscheidenöffnung, welche jedoch nicht in das Innere des Beutels führt. Die Harnröhnscheide bildet längs dem Rücken des Beutels zwischen äusserer und innerer Haut einen Kanal für den Durchgang des vorderen Theiles der Ruthe.

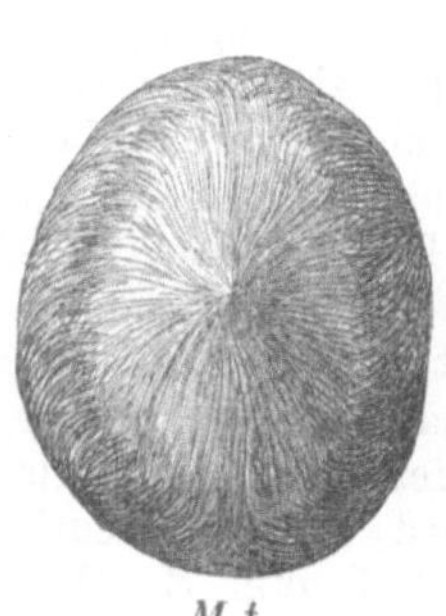
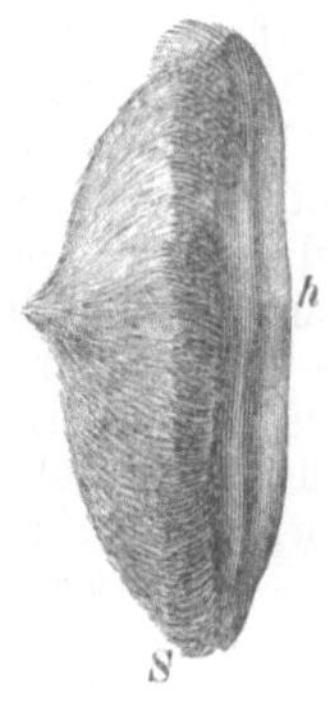
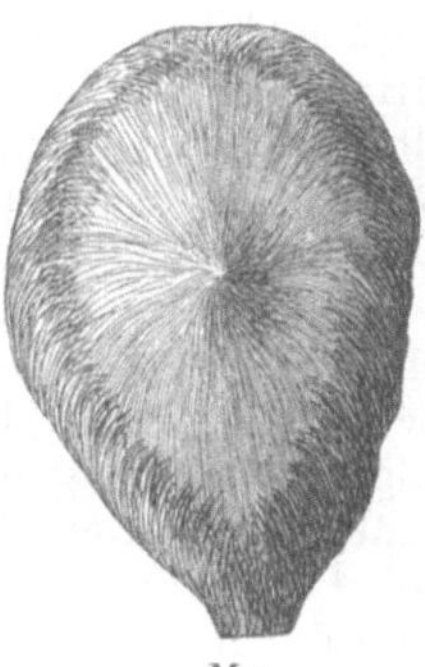

Mt. Nicht geschorener Tonquin-Moschusbeutel von mittlerer Grösse von der convexen oder behaarten Seite, *S.* von der Seite betrachtet. *Mc.* Cabardinischer Moschusbeutel.

Im Handel unterscheidet man mehrere Moschussorten.

I. Der Tonkinesische, Thibetanische oder Orientalische Moschus, Yünammoschus, *Moschus Tunquinensis* s. *orientalis* s. *Transgangetānus* (auch als Moschus von Nankin oder China bezeichnet), ist die vorzüglichste und officinelle Sorte. Sie wird aus China, Tonkin, Thibet über England, Holland und Hamburg zu uns gebracht und besteht in ganzen (ungetheilten), mehr runden als länglichen, verschieden grossen, höchstens bis zu 4,5 cm langen, bis zu 4,0 cm breiten und 1,5—2,0 cm dicken, also etwas flachgedrückten, auf der einen Seite (der behaarten Seite) convexen, auf der anderen flachen, oft unebenen, und daher zuweilen etwas concaven, 15—45 g schweren Beuteln, von aufgeschwollenem oder aufgedunsenem Ansehen. Die Beutelhülle besteht aus einer doppelten Haut. Die äussere Haut (Bauch- oder Lederhaut) ist graubraun, auf der einen (convexen) Seite des Beutels mit dicken weisslichen, weissgelblichen oder graubraunen Haaren besetzt. Diese Haare sind in der Region der zwei Oeffnungen und von hier aus nach der Ruthenseite besonders dünner und feiner und stehen um jene Oeffnungen nach der Nabelseite zu sternförmig convergirend anliegend, die Oeffnungen mit ihren sich kreuzenden Spitzen bedeckend. Die übrigen den Umfang der convexen Seite bekleidenden Haare sind heller oder weisser und gewöhnlich in ihrer Mitte abgeschnitten (abgeschoren). Sie sind hohl oder mit einem schwammigen Marke ausgefüllt, borstenartig, an ihrem unteren aufsitzenden Ende spitz zulaufend und dünn. Die am äussersten Rande der convexen Seite stehenden Haare sitzen sogar mittelst eines äusserst feinen Stielchens auf der Haut fest. Die nicht durchschnittenen Haare sind an der Spitze dunkler (nicht geschorene Beutel). Der behaarte Theil des Beutels nimmt meist eine grössere Fläche ein als der flache unbehaarte Theil. Die innere Haut (Muskel- nebst Faserhaut), welche an der äusseren Haut nicht fest ansitzt, ist dünn, durchscheinend, mehr oder weniger geadert und dunkelbraun, bei frischeren Beuteln auch hellbraun. Sie lässt sich ohne Schwierigkeit absondern und bedeckt die Moschussubstanz zunächst. In Wasser macerirt lässt sich diese Haut in 2 Schichten sondern.

II. Kabardinischer, Sibirischer oder Russischer Moschus, *Moschus Sibiricus s. Cabardinicus*. Diese geringere und wohlfeilere Sorte kommt aus der Mongolei und Sibirien über Russland und auch über England zu uns. Die Beutel sind länglich, meist von birnenförmigem Umfange oder an der Ruthenseite zugespitzt, im Verhältniss zu ihren Längen- und Breitendimensionen flacher und von nicht aufgedunsenem Aussehen, oft sogar mit schrumpflicher oder faltiger Oberfläche. Die äussere Haut ist dichter und härter und auf der convexen Seite mit längeren (bis zu 2,5 cm langen, fast silberfarbenen oder bräunlichen) Haaren besetzt, diese Haare sind aber sehr häufig nach dem Rande des Beutels so abgeschnitten oder abgeschoren, dass die Beutel den Tonkinischen ähnlich erscheinen. Der Absonderungskanal liegt der Peripherie näher als an den Tonkinischen Beuteln. Die von der Beutelhaut eingeschlossene (15,0 — 30,0 g betragende) Moschussubstanz ist etwas heller, mehr braun oder gelbbraun, frisch weich, fast salbenartig, nach längerer Lagerung fest oder auch körnig pulverig, wie gemahlener gebrannter Kaffee. Der Geruch ist schwach, widrig, mehr urinös, dem des Bibergeils und Pferdeschweisses ähnlicher. Der wässrige Auszug wird durch Mercurichlorid nur zuweilen stark getrübt oder gefällt, während der Tonkin-Moschus kaum eine opalescirende Trübung erleidet.

III. Der Bengalische oder Assam-Moschus, *Moschus Bengalensis* vel *Assamicus*, kommt seltener in den Handel. Die Beutel sind den Tonkinischen sehr ähnlich, gemeiniglich aber weniger ebenmässig geformt, grösser und mit rothbraunen, nur an dem Rande des Beutels weisslichen Haaren besetzt. Der Geruch der Muschussubstanz ist schwächer und dem der Sibirischen Sorte ähnlich. Dieser Moschus wird besonders von den Parfümeurs geschätzt.

IV. Der Bucharische Moschus, *Moschus Bucharicus*, kommt selten vor. Er besteht in kleinen, ungefähr wallnussgrossen, runden Beuteln, sparsam mit gelbröthlichen Haaren besetzt. Die äussere Haut hat eine grauschwarze Farbe. Der Geruch ist sehr schwach. Dieser Moschus ist arzneilich zu verbrauchen.

V. Hin und wieder tauchen hier und da neue Moschussorten auf, ohne Handelsartikel zu werden, wie z. B. der Südamerikanische (ein über Südamerika eingeführter), bedeckt mit dünneren Haaren, dessen Inhalt dem des Tonquinensischen ähnlich ist, ferner Nepalmoschus, Himalayamoschus.

VI. *Moschus ex vesīcis* soll der aus den Tonkinischen Beuteln genommene Moschus sein. Gewöhnlich ist er die aus den schlecht aussehenden, zerstossenen, aufgerissenen guten Beuteln und den Beuteln der schlechteren Sorten genommene und gemischte, häufig noch mit fremdartigen Stoffen *(Sanguis Hirci)*, Vogeldünger, völlig ausgewitterten Ammoniumbicarbonat etc. verfälschte Moschussubstanz. Er sollte nur dann als Medicament dispensirt werden, wenn er aus sicheren Händen bezogen ist.

Eigenschaften der Moschussubstanz. Diese ist eine nicht schwere, beim Anfühlen trockne, von kleinen, weichen, dünnen, braunen, etwas durchscheinenden Häutchen ohne allen Zusammenhang locker durchzogene und theils damit umhüllte, häufig mit kleinen Härchen vermischte, zum Theil lockere krümlige, zum Theil aus verschieden (senfkorn- bis erbsen-) grossen, mehr oder weniger rundlichen oder kugeligen, seltener eckigen, aber nicht scharfkantigen, weichen oder härteren (immer leicht zu zerschneidenden), schwach fettglänzenden, nicht zusammenhängenden Klümpchen und Körnern bestehende Masse von schwarzbrauner oder röthlich dunkelbrauner Farbe. Oft ist sie (in frischen Beuteln) noch weich und beim Zerdrücken etwas schmierig, aber keineswegs salbenartig. Beim Reiben wird sie heller an Farbe, und es zeigen sich schimmernde, harzähnliche, hellere graue oder weissgelbliche Partikel, mitunter von krystallinischer Textur, welcher Umstand aber zugleich als Andeutung einer Verfälschung aufzufassen ist. Der Geruch der Moschussubstanz ist ein eigenthümlicher, starker und lange anhaltender und nur in sehr grosser Verdünnung nicht unangenehm. Der Geschmack ist etwas bitter und scharf. Der Moschus ist keine Substanz von constanter chemischer und physikalischer Beschaffenheit. Es hat dies seinen Grund in dem Alter, der verschiedenen Nahrung des Moschusthieres, in der Jahreszeit, in welcher es getödtet wird, und in dem Maasse der Trockenheit der Moschussubstanz.

Prüfung. Die vorstehenden Kennzeichen der Moschussubstanz reichen im Ganzen zur Erkennung eines guten Tonkin-Moschus aus. In zweifelhaften Fällen möge man das chemische und physikalische Verhalten (S. 309) prüfen und noch folgenden Notizen Beachtung schenken. Beim Erhitzen und Verbrennen auf dem Platinbleche exhalirt die von den Häuten und Härchen befreite Moschussubstanz nicht den empyreumatischen Geruch verkohlender thierischer Substanzen, wie Blut, Fleisch, Haare, etc. Die hinterbleibende graue Asche ist sehr gering (5—8 Proc.). Absoluter Weingeist nimmt nur Spuren und Benzol, Petroläther, Terpentinöl, Chloroform nehmen aus der Moschussubstanz kaum Spuren auf, bleiben klar und werden kaum gefärbt. Wasser und schwacher Weingeist (circa 30-procentiger) lösen dagegen einen grösseren Theil auf, färben sich stark braun und zeigen nur zuweilen eine schwach saure Reaction. Die mechanische Prüfung geschieht durch Zerdrücken, Zerreiben, Loupe, Mikroskop und Pincette. Sie ist eine unerlässliche. Verfälschungen der Moschussubstanz, welche man aufgefunden hat, sind z. B.: Bleistückchen, Schrotkörner, Sand, halbverkohltes Fleisch, getrocknetes Blut, Vogelmist (Guano), Asphalt, Benzoë, Storax, Gewürzstoffe, eingetrocknete Pflanzensäfte, Katechu, dann Moschussubstanz aus schlechten und Häute aus anderen Beuteln. Diese Betrügereien (in welchen die Chinesen eine grosse Fertigkeit documentiren) werden in so täuschender Form angebracht, dass sie nicht selten dem Kenner entgehen. Durch die Chloroform-Schwimmprobe sind viele der Verfälschungen zu erkennen. Die gute Moschussubstanz zeigt unter dem Mikroskope ein scholliges Aussehen, welches so characteristisch ist, dass die Unterscheidung ungehöriger Beimischungen keine Schwierigkeit bietet. Der Inhalt der Beutel von schönem äusserem Aussehen ist im Allgemeinen seltener verfälscht als der der unansehnlichen, abgeriebenen (enthaarten), schmutzigen, genähten und selbst versiegelten Beutel.

Steresirte Beutel. Eine der gröbsten Betrügereien, welche auch bei uns in Europa practicirt wird, ist die, den Moschusbeutel ganz oder mit einigen Nadelstichen durchbohrt in starken Rum oder einen schwachen Weingeist zu legen und mit den Fingern zu drücken, ihn dann mit etwas Weingeist abzuwaschen und an der Luft zu trocknen. Der Betrüger gewinnt dabei eine für Parfümeriezwecke geeignete Tinctur, und die Moschussubstanz nimmt durch Aufnahme der Feuchtigkeit an Gewicht zu. Solche Beutel sind oft recht knorrig und uneben nach dem Trocknen, also leicht zu erkennen. Ueber *Moschus ex vesicis* siehe S. 306 unter VI.

Bestandtheile der Moschussubstanz sind verschieden an Qualität und Quantität. Sie sind wenig gekannt. Ein guter Moschus enthält durch Wasser ausziehbare (40 — 50 Proc.), mit einem 90-proc. Weingeist ausziehbare (8 bis 10 Proc.) Stoffe, fettartige Substanzen, Wachs, Gallenstoffe (in Summa 10 — 12 Proc.), Leimsubstanz und Eiweissstoff (6—9 Proc.), Spuren Milchsäure, Buttersäure, phosphorsaure, schwefelsaure, salzsaure Salze der Alkalien und alkalischen Erden, oft starke Spuren Ammoniumcarbonats und eines flüchtigen Oels, Feuchtigkeit, Humussubstanz, Faserstoff.

Moschusgeruch. Der Moschus verdankt, wie es scheint, seinen Geruch einer eigenthümlichen ammonikalischen Selbstentmischung einiger seiner Bestandtheile. Getrocknet hat der Moschus einen schwachen Geruch, welcher allmählich stärker hervortritt, wenn er angefeuchtet wird. Oft hat es den Anschein, als ob der Geruch durch einen Gehalt von freiem Ammoniak bedingt sei, denn beim Vermischen mit fremden Stoffen, besonders sauren, verschwindet der Geruch, derselbe tritt aber wieder beim Zufügen einiger Tropfen Aetzammon kräftig hervor. Der Moschusgeruch verschwindet häufig, aber nicht immer beim Zusammenmischen des Moschus mit vielen Säuren, schwefelsauren und anderen Metallsalzen, schwefelsauren Alkaloïden. Alkaloïdhydrochloride tilgen mehr oder weniger den Geruch, auch Sulfaurat, blausäurehaltige Stoffe, Kampfer, Mutterkorn, Emulsionen etc.

Einen Moschusgeruch haben viele Pflanzen, wie *Adoxa moschatelīna, Malva moschata, Mimŭlus moschatus* etc., Sumbulwurzel.

Einkauf. Der *Moschus ex vesīcis* sollte nur von hervorragenden Firmen entnommen werden. Schmutzige, dunkle, wenig behaarte oder durch Abreiben enthaarte, an irgend einer Stelle absichtlich durchbohrte, zusammengeleimte, genähte oder mehrfach versiegelte Moschus-Beutel, auch wohl solche, deren Ausgangskanal sehr weit ist und deren convexe behaarte Fläche kleiner ist als die unbehaarte, oder an denen die behaarte, convex sein sollende eher flach, die eigentliche flache unbehaarte Seite aber convex ist, sind im Allgemeinen mit Misstrauen zu betrachten. Wie es scheint, werden gute Beutel besser eingepackt und sorgsamer behandelt als die schlechten Sorten. Beutel, die sich sehr weich oder feucht anfühlen, sind immer zu verwerfen. Man wähle die gut behaarten, ovalen, vollen, glatten und trocknen Beutel aus. Der eingekaufte Beutel wird in trockene Blase eingebunden aufgehoben. Wenn die Ausbeute an reiner Moschussubstanz 50 Proc. von dem Gewichte des ganzen Beutels beträgt, so kann man mit dem Einkaufe zufrieden sein. Die Ausbeute variirt im Allgemeinen zwischen 45 — 65 Proc. Die Häute und Härchen, jedoch die unter der äusseren Haut liegende innere Haut abgerechnet, dürfen nicht mehr als 8—10 Proc. vom Gewichte des ganzen Beutels betragen. Man vergl. auch die S. 311 über den Einkauf gemachten Notizen.

Oeffnung der Beutel und Trocknung des Moschus. Um den Beutel zu öffnen, schneidet man mit einem scharfen Federmesser die unbehaarte (flache) Seite rund-um an der anstossenden behaarten Seite ab und leert den Beutel durch Auskratzen über einem glatten Papierbogen. Mittelst einer Pincette werden nun die Häutchen und Härchen abgesondert und die reine Moschussubstanz auf einem tarirten Schälchen ausgebreitet, das Schälchen über conc. Schwefelsäure, welche sich in einer tiefen, mit einigen Holzstäben bedeckten Schale befindet, placirt und das Ganze mit einer Glasglocke bedeckt, so dass die äussere Luft abgeschlossen ist, oder man giebt die Moschusmasse in ein weithalsiges tarirtes Hafengläschen, hängt dieses mittelst Drahtes oder Schnur an einen Holzdeckel, mit welchem man ein grösseres Hafenglas, in welchem sich eine Schicht conc. Schwefelsäure befindet, schliesst, so dass das Gefäss mit dem Moschus über der Schwefelsäure schwebend erhalten wird. In dieser Lage lässt man den Moschus 3—4 Tage, nach welcher Zeit er genügend ausgetrocknet ist. Man wägt und lässt den Moschus noch einen halben Tag in jener Lage, um dann zu erforschen, ob der Moschus noch einen Gewichtsverlust erlitten hat. In diesem Falle müsste er noch 1—2 Tage weiter der Trocknung ausgesetzt werden. Dass der Moschus durch dieses Verfahren bedeutend an Geruch verliert, ist erklärlich, insofern ein gewisser Wassergehalt die Grundlage des Geruches bildet. Ob der Moschus an seiner arzneilichen Wirkung Einbusse erleiden sollte, ist nicht anzunehmen, denn in diesem Falle hätte man diese Austrocknung nicht vorgeschrieben. Den Moschus für den Handverkauf trocknet man nicht aus.

Aufbewahrung. Da der Moschusgeruch ein sehr anhaftender und anhaltender, auch vielen Personen ein sehr unangenehmer ist, so muss der Moschus, von den anderen Medicamenten abgesondert, in einem blechenen Kästchen aufbewahrt werden. In diesem Kästchen befinden sich auch zugleich die Utensilien, wie ein porcellanener Mörser mit Ausguss, ein Hornlöffelchen, ein Hornspatel, Grammwaage, Pulver-

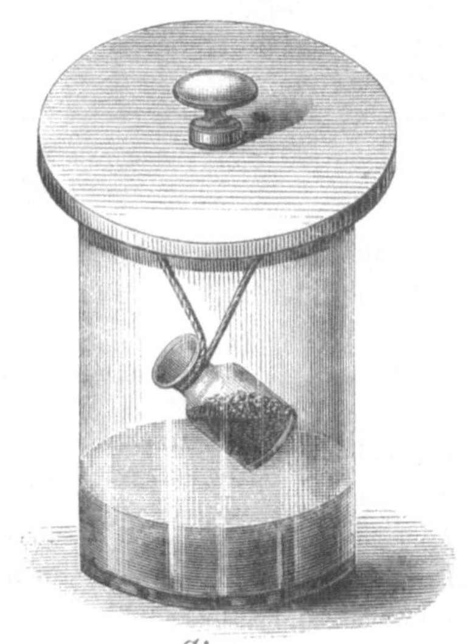

Vorrichtung zum Austrocknen des Moschus über Schwefelsäure in einem Hafenglase

schiffchen (Kartenblätter), eine Decigramm-Waage mit einigen Gewichten in einem Etui, sämmtliche Gegenstände mit „Moschus" bezeichnet. Diese werden nur bei der Moschusdispensation in Gebrauch genommen. Wenn es angeht, reibt, mischt und wägt man den Moschus nicht auf dem Receptirtische, sondern an einem abgesonderten Platze in der Officin. Moschuspulver werden in Wachskapseln dispensirt. Den Moschus bewahrt man in dicht geschlossenen Gläsern vor Tages- und Sonnenlicht geschützt.

Chemisches und physikalisches Verhalten des Moschus. In mikroskopischer Beziehung bietet der mit Wasser zerriebene Moschus bei 100-facher Vergr. betrachtet krause Gewebetrümmer von verschiedener Form, zum Theil durchsichtig und farblos, zum Theil gelb bis braun gefärbt. Körperchen von der Form der Stärkekörnchen sind nur vereinzelt anzutreffen, werden aber durch Jod nicht violett gefärbt. Schwarze Körnchen dürfen nicht sichtbar sein.

Man stellt nun 3 Auszüge aus dem Moschus her, einen essigsauren, einen salzsauren und einen weingeistigen und zwar mit ein und derselben Portion Moschus, in einer Weise, wie folgt:.

I. Essigsaurer Auszug. 0,3g Moschus werden in einem glasirten Porcellanmörser mit 12g Wasser und 12 Tropfen Essigsäure höchst fein zerrieben und in ein Gläschen gegeben. Nach dreistündiger Digestion bei circa 30⁰ C. und dann nach 1-stündigem Stehen an einem kühlen Orte wird die Flüssigkeit in ein angefeuchtetes Filter gegeben, und wenn das Abtropfende nicht klar genug ist, so giesst man das Filtrat nochmals in das Filter zurück. Das Filtrat vom Tonkinmoschus ist gelbbräunlich, vom Kabardinischen aber etwas blasser. Von diesem Auszuge 2—3 Tropfen auf einem Objectglase bei circa 25⁰ C. abgedunstet bieten ein ziemlich krystallinisches Feld mit kleinen kaum erkennbaren kreuzförmigen Krystallen, unter welchen der Tonkinmoschus an einer Stelle des Feldes grössere Krystalle ergab in Form von nadelförmigen Prismen mit Abzweigungen im rechten Winkel. Einige Krystalle waren vollständige ††. Der salzsaure Auszug ergab ein Feld mit Ammonsalzkrystallen, wie wir solches im etwas stärkeren Maasse S. 198 (Bd. II) in Abbildung vor uns haben. Der Kabardinische Moschus liess in dem Felde des essigsauren Auszuges die grösseren kreuzförmigen Krystalle vermissen, ergab aber mit dem salzsauren Auszuge ein gleiches Krystallfeld wie Tonkinmoschus. Dieser essigsaure Auszug zeigte folgendes chemisches Verhalten:

	Tonkin-Moschus	Kabardin. Moschus
1) Pikrinsäurelösung, dopp. Vol..	indifferent.	
2) Gerbsäure	Trübung.	
3) Mercurichlorid	indifferent, auch nach dem Aufkochen.	
4) Mercuronitrat . . .	schwache weissliche Trübung, beim Aufkochen keine Reduction.	stärkere weissliche Trübung, beim Aufkochen keine Reduction.
5) Jodjodkalium	höchst unbedeutende Trübung.	
6) Silbernitrat	Trübung, aufgekocht keine Verändernng, auf Zusatz von Aetzammon eine etwas dunklere Färbung und aufgekocht keine Reduction.	Trübung war eine schwächere, sonst ein gleiches Verhalten wie beim Tonkinmoschus, nur nach Ammonzusatz kaum dunklere Färbung.
7) Ferrichlorid	indifferent.	
8) Oxalsäure.	sehr schwache Trübung.	keine Trübung.
9) Ammoniumoxalat . .	starke Trübung.	schwache Trübung.
10) Baryumchlorid	Trübung, durch Salzsäure nicht verschwindend.	
11) Kalische Kupferlösung	keine Reduction.	
12) Chininhydrochlorid	nur Andeutung einer Trübung.	
13) Aetz-Natronlauge	keine Dunkelfärbung.	
14) Ein Fliesspapierdütchen mit Mercuronitrat auf einen kurzen Reagircylinder aufgesetzt und allmählich fast bis zum Aufkochen erhitzt. Distanz des Dütchens vom Niveau 2,5—3 cm.	nur sehr allmählich erfolgt eine geringe oder unbedeutende Schwärzung der Dütenspitze.	

Würde Aetznatron den Aufguss dunkel färben, so läge eine Fälschung mit Catechu, eingetrocknetem Blute, Guano, Gewürzstoffen vor. Würde Mercurichlorid eine Fällung hervorbringen, so wäre auch eine Fälschung mit Ammoniumbicarbonat anzunehmen. Mercuronitrat würde nicht eine weissliche, sondern eine schwarze Trübung erzeugen oder solche Färbung erleiden. Storax, Guano, Benzoë würden bei der Prüfung unter dem Mikroskop zwischen den häutigen Schollen wahrscheinlich auch nadelförmige Krystalle wahrnehmen lassen.

II. Salzsaurer Auszug. Nach Filtration des essigsauren Auszuges wurden auf den Filterrückstand 5 ccm Wasser, gemischt mit 5 Tropfen Salzsäure, aufgegossen und das salzsaure Filtrat nochmals in das Filter zurückgegossen, um von dem zweiten Filtrate 2—3 Tropfen auf einem Objectglase bei circa 25° C. abzudunsten (siehe oben) und auch das Verhalten gegen Aurichlorid zu prüfen, gegen welches sich der Aufguss selbst beim Aufkochen völlig indifferent verhält. Das salzsaure Filtrat ist wenig stärker gefärbt als der essigsaure Auszug.

Im Moschus existirt somit keine Substanz von reducirender Wirkung.

III. Weingeistiger Auszug Nach Filtration des salzsauren Auszuges füllt man das Filter mit Wasser und wenn dieses völlig abgetropft ist, giebt man 5 ccm Weingeist (90-proc.) in das Filter, das Magma mit einer Stricknadel aufrührend. Das zuerst Abtropfende giebt man nochmals in das Filter zurück. Der so gewonnene weingeistige Auszug, auf Objectgläsern freiwilliger Abdunstung überlassen, giebt ein breitrandiges, wie mit Rauch beschlagenes zartes Feld, welches unter dem Mikroskop aus amorphen Tröpfchen zusammengesetzt ist. Die Tröpfchen sind punktförmig oder sind grösser mit buchtigen zerrissenen Rändern. Dieses Feld darf keine Krystalle, wenigstens keine leicht erkennbaren Krystalle enthalten oder starre Massen aufweisen (Benzoë, Tolubalsam, Storax etc.).

Der nach dem salzsauren Auszuge gesammelte **weingeistige Auszug** ist ebenso stark gefärbt wie der wässerige essigsaure oder salzsaure. Er verhält sich wie folgt:

	Tonkin-Moschus	Kabard. Moschus
1. Mit dem 3-fachen Vol. Wasser gemischt	Starke Trübung, halb-milchförmig.	schwache Trübung.
Dann Zusatz eines glei-chen Vol. Natronlauge	Trübung bleibt gleich stark.	Trübung verschwindet ziemlich, nur sehr schwache Trübung bleibt.
2. Mit einem gleichen Vol. Chloroform gemischt	Starke Trübung.	
3. Mit doppeltem Vol. Ben-zol gemischt	Starke Trübung.	
4. Mit doppeltem Vol. Aether gemischt,	Klare Mischung.	
dann mit einem halben Vol. (gegenüber einem Vol. der Mischung) Was-ser gemischt	Zwei klare Schichten, untere Wasserschicht, obere Aetherschicht.	

IV. **Schwimmprobe.** Der zerriebene Moschus mit **Chloroform** geschüttelt sammelt sich in der Ruhe stets wieder am Niveau der Flüssigkeit und diese wird nicht im Geringsten tingirt (Sand, Stärkekörnchen, Salze, Metalloxyde, Thonerde, Bolus, Blut, Zucker etc.). In einem ca. 0,5 cm weiten Cylinder lässt sich diese Probe ausführen. Der abgetrocknete Moschus verliert hierbei nichts an seinem Gehalt und kann vom Chloroform befreit als Arzneistoff verwendet werden.

Mit diesen vier Prüfungsvorgängen ist Moschus *ex vesicis* mit aller Sicherheit auf seine Reinheit zu erkennen. Beschafft man sich Moschus in Beuteln, so refüsire man diejenigen, an welchen man Nähte oder Verschlüsse mit Siegellack oder Wachs oder Collodium antrifft, denn diese Beutel enthalten immer künstliche Gemische. Ferner refüsire man die Beutel von hungrigem Aussehen mit starrer, knorriger, runzliger Aussenhaut, denn diese sind steresirte, ebenso die Beutel von auffallender Fülle bei gleichzeitigem feuchtem Anfühlen. Hat man solche Beutel geöffnet, so wird sie der Drogist nicht immer zurücknehmen wollen.

Anwendung. Moschus ist ein flüchtiges Stimulans (Erregungsmittel) und Antispasticum. Es steigert die Respiration, Circulation, Hautthätigkeit, Harnabsonderung. Kleinere Gaben sollen die Thätigkeit des Gehirns anregen, grössere Betäubung bewirken. Nach längerem Gebrauch nehmen alle Secretionen Moschusgeruch an. Man giebt ihn zu 0,05—0,1—0,25—0,5 g bei typhösen und anomalen Fiebern, Starrkrampf, Keuchhusten, Convulsionen, Hysterie, Neurosen etc.

Im Handverkauf wird von dem gemeinen Manne mitunter Moschus oder Bisam gefordert, welchen er, in ein leinenes Beutelchen gestreut, auf dem blossen Leibe als Präservativ gegen Ungeziefer zu tragen pflegt. Dieser Moschus wird nach einem festen Geldsatze (z. B. 0,25 Mark) gefordert. Hier, wo es nur auf den Geruch ankommt, giebt man nach altem Gebrauche in einer Wachspapierkapsel *Pulvis moschiferus* (0,5 g) ab, bestehend aus einem lockeren Gemisch von 1 Th. gutem, aber nicht getrocknetem Tonquin-Moschus (oder 3 Th. Kabardinischem Moschus) mit 8—9 Th. *Sanguis Hirci pulveratus.*

Kritik. Da die Ph. nicht die Art Moschus, welche officinell sein soll, hervorhebt, so hat der Kabardinische Moschus heute eine gleiche Berechtigung wie der Tonquinische, obgleich er $^1/_3$—$^1/_4$ so hoch im Ankaufspreise steht als letztere Art. Dass beide Moschusarten in der Wirkung sich gleichen, muss bezweifelt werden.

Mucilago Gummi Arabici.

Gummischleim; Gummiarabicumlösung; Mimosenschleim; Akacien-
gummischleim.   Mucilāgo Gummi Arabĭci;   Mucilāgo Gummi
Acacĭae; Mucilāgo Gummi Mimōsae.   *Mucilage de gomme.*
Slime of Arabic gum.

Ein (1) Th. Arabisches Gummi, mit destill. Wasser abgewaschen, löse man in zwei (2) Th. destill. Wasser. Eine klare
Flüssigkeit.

Vor allen Dingen verwende man Arabisches Gummi oder Mimosengummi,
nicht das Senegalgummi, zur Lösung, denn letzteres reagirt sauer und ist für
viele Mischungen insofern nicht geeignet, als es Trübungen und Niederschläge,
früher oder später, veranlasst, wo das Mimosengummi klare Mischungen zulässt.

Die Vorschrift der Ph. schliesst gegenüber den Vorschriften älterer
Pharmakopöen in sofern eine Verbesserung ein, als sie den feinen Staub, welcher die Gummistücken zu bedecken pflegt und Ursache einer trüben Gummilösung ist, durch Abspülen mit Wasser beseitigt. In einen geeigneten Topf
giebt man z. B. 2 Liter möglichst kaltes destillirtes Wasser, schüttet das
Gummi in einer Menge von 1,0 kg in ganzen Stücken auf einmal dazu, rührt

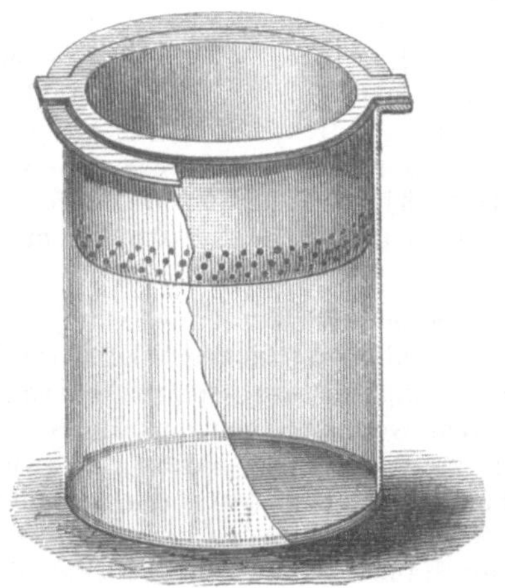

Glashafen mit aufgesetztem Durchschlage (zur Darstellung der Gummilösung).

schnell mit einem Spatel um, decanthirt
das Wasser, giesst noch ein Liter
kalten Wassers auf, rührt um und
schüttet das Gummi in ein weissblechenes Perforat (Durchschlag), damit das
Waschwasser schnell und möglichst
vollständig ablaufe. Die Waschopera-
tion ist in 5 Minuten zu vollenden,
während welcher Zeit ein Aneinanderkleben der Gummistücke oder eine
Lösung kaum eintritt. Einfacher ist es,
das Gummi in einen weissblechenen oder
porcellanenen Durchschlag zu geben,
den Durchschlag in Wasser unterzu-
tauchen und dann durch Aufgiessen
von destillirtem Wasser abzuspülen.
Nach dem Abwaschen übergiesst
man das Gummi mit seinem doppelten
Gewicht fast kochend heissem destill.
Wasser (hier in dem herangezogenen
Beispiele mit 2,0 kg oder 2 Liter Wasser) und rührt dabei mit einem reinen
Holz- oder Porcellanstabe fleissig um, damit sich das Gummi nicht zu einem
grossen Klumpen vereinige und auf diese Weise die Lösung erschwere. Einfacher wird die Operation der Lösung, wenn man das Gummi in ein porcellanenes Perforat giebt, dieses in das kalte destill. Wasser soweit hineinhängt,
dass das Niveau der Wasserschicht wenigstens bis zu $^3/_4$ der Gummischicht
reicht, und dann bedeckt bei Seite stellt. In zwei Tagen ist in der wärmeren
Jahreszeit das Gummi in Lösung übergegangen und hat sich in Gestalt eines
honigdicken Schleimes am Grunde des Wassers angesammelt. Durch Umrühren

wird die Mischung dieses Schleimes mit dem Wasser vervollständigt. Sollte trotz des Abwaschens eine nicht genügend klare Lösung erfolgt sein, oder schwimmen in der Lösung undurchsichtige Partikel herum, so lässt man mehrere Tage absetzen und decanthirt entweder oder colirt durch ein Drahtsieb.

Wendet man Brunnenwasser in Stelle des destillirten an, so bleibt ein späterer Schimmelansatz der Lösung nicht selten aus, so auch bei Verwendung eines Senegalgummis.

Das Schimmeln der Gummilösung kann sicher dadurch gehindert werden, wenn man dieselbe in ein passendes Gefäss giebt, sie vor Staub geschützt einen halben Tag im Wasserdampfbade erhitzt, dann erkaltet in die Standgefässe, diese möglichst total füllend, eingiesst und die Flaschen mit Glasscheiben, welche mit der Gummilösung bestrichen auf die Mündung der Flaschen aufgelegt werden, schliesst. Gut ist es noch, eine Kapsel überzustülpen.

Der Aufbewahrungsort ist der Keller.

Sollte aus irgend einem Umstande eine Gummilösung von unbestimmtem Gehalt gewonnen sein, so kann man sie durch Abdampfen im Wasserbade (!) oder durch Verdünnen auf einen 33,3-Procentgehalt bringen. Eine 33,3-proc. Lösung hat bei mittlerer Temperatur ein spec. Gewicht von 1,130, mit 35 Proc. 1,137, mit 30 Proc. 1,116, mit 25 Proc. 1,096.

Den Gummischleim zum Kleben und Kitten kann man aus 3 Th. Senegalgummi und 5 Th. Wasser herstellen und behufs Conservirung mit Aluminiumacetat oder Alaun oder auch mit etwas Salicylsäure ersetzen.

Mucilago Salep.

Salepschleim. Decoctum Salep; Mucilāgo Salep. *Mucilage de salep. Slime of salep.*

Ein (1) Th. der gepulverten Salepknollen schütte man in eine Flasche, welche zehn (10) Th. destill. Wassers enthält. Nach dem gehörigen Durchschütteln füge man neunzig (90) Th. siedendes destill. Wasser hinzu.

Diese Mischung durchschüttele man in derselben Flasche bis zum Erkalten.

Nur zur Dispensation zu bereiten.

Die gepulverte Salepknolle löst sich nicht im Wasser, schwillt aber darin an und bildet damit eine Art Schleim. Wird das Saleppulver mit kaltem Wasser geschüttelt, so schwillt das Pulver zwar allmählich auf, ertheilt auch dem Wasser eine schleimige Form, setzt sich aber in der Ruhe als eine dichte Schleimmasse ab, welche sich durch Schütteln nicht oder ungemein schwierig in dem überstehenden Wasser wieder zertheilen lässt. Mit kochend heissem Wasser geschüttelt quillt das Saleppulver schnell, gleichmässig und vollständig auf. Aus der dicklichen Flüssigkeit setzt sich dann das Pulver nicht mehr ab.

Zur Bereitung eines Salepschleimes (Salepabkochung) wird das Saleppulver in eine Flasche (oder einen Kolben), welche das 10-fache seines Gewichtes kalten Wassers enthält, geschüttet, darin schnell durch Schütteln zertheilt, dann sofort das übrige fast kochend heisse Wasser (Infusum, Decoct) zugesetzt und das Ganze durch Schütteln gleichmässig gemischt. Bis zum Erkalten zu schütteln ist gerade nicht nothwendig. Der Zweck der Darstellung eines gleichmässigen Schleimes wird nicht erreicht, wenn man das Gemisch aus

Saleppulver und kaltem Wasser eine Zeit lang stehen lässt, ehe der Zusatz des heissen Wassers geschieht. Jenes Gemisch bildet dann nämlich eine consistente Schleimmasse, welche der Zertheilung in dem heissen Wasser beharrlich widersteht. Das Mischen mit dem kalten Wasser ist also stets dann auszuführen, wenn das kochendheisse Wasser (Aufguss) zur Hand ist, nicht eher.

Der Salepschleim lässt sich nicht lange aufbewahren und wird daher stets frisch bereitet.

Das Gewichtsverhältniss von Salep zu Wasser für verschiedene Salepschleimquantitäten giebt folgende Tabelle an:

Mucil. Salep Gm.	20	30	40	50	60	70	80	90	100	120	150
Salep. pulv. Gm.	0,2	0,3	0,4	0,5	0,6	0,7	0,8	0,9	1,0	1,2	1,5
Aq. frigid. . Gm.	2,0	3,0	4,0	5,0	6,0	7,0	8,0	9,0	10,0	12,0	15,0
Aq. fervid. . Gm.	18,0	27,0	36,0	45,0	54,0	63,0	72,0	81,0	90,0	108,0	135,0

Myrrha.

Myrrhe.　Gummi-resīna Myrrha.　*Myrrhe.*　*Myrrh.*

Das Gummiharz von *Balsamea Myrrha (Balsamodendron Myrrha)*. Körner und löcherige (porige) Klumpen von gelblicher, röthlicher oder brauner, innen oft stellenweise weisslicher Farbe. Kleine Stückchen sind durchscheinend. Die Myrrhe hat gewürzhaften Geruch, der Geschmack ist ebenso, aber zugleich bitter und anhaltend kratzend. Wird sie mittelst Weingeistes erschöpft, so gehen circa 30 Proc. in Lösung über. Nach dem Abdampfen und Versetzen des harzigen Rückstandes wiederum mit Aether versetzt, nimmt diese Lösung auf Zusatz von etwas Bromdampf eine rothe oder violette Farbe an.

Balsamea Myrrha Flückiger.
Balsamodendron Myrrha Nees ab Esenbeck.
Fam. **Burseraceae.** Sexualsyst. **Octandria Monogynia.**

Geschichtliches. Die Myrrhe war schon zu Moses' Zeiten ein Gegenstand, welcher bei den Opfern der Israëliten verwendet wurde. Dioskorides kannte 8, Plinius 7 verschiedene Myrrha-Sorten und bezog dieselben aus Abyssinien. Herodot und Diodorus Siculus führen Arabien als das Land an, in welchem sich Myrrhenbaumwälder befinden. Forskal war der Botaniker, welcher die Myrrhe von *Amyris Kataf (Balsamea Myrrha)* ableitete. Durch N. Guibert's *Assertio de murrhinis sive de iis, quae murrhino nomine exprimuntur etc. 1597, Francofurt,* wurde die Myrrhe bei den Aerzten in Ruf gebracht. Uebrigens wurde die Myrrhe von jeher arzneilich verwendet und gegen alle Krankheiten gebraucht. In neuerer Zeit hat sie an ihrem Rufe sehr eingebüsst. Das Wort *Myrrhe* leitet sich von dem arabischen oder hebräischen *mur*, bitter, ab.

Herkommen. Die *Balsamea Myrrha* ist ein strauchartiger Baum, welcher im südlichen Arabien zu Hause ist und das Myrrhenschleimharz ebenso ausschwitzt wie unsere Kirschbäume das Kirschgummi.

Handelswaare und **Verfälschungen.** Die Myrrhe kommt in verschiedenen Sorten vor, welche man als *Myrrha electa, in lacrȳmis* und *in sortis* unterscheidet. Die geringeren Sorten unterliegen besonders der Verfälschung und Vermischung mit dunklen Stücken des Suakimgummi, Kirsch- oder

Pflaumenbaumgummi, Bdellium, der weissen Myrrhe und ähnlichen
Stoffen, welche zum Theil mit Myrrhentinctur befeuchtet und auch mit Myrrhen-
pulver bestreut sind. Die *Myrrha electa* ist die officinelle Sorte. Je
zerbrechlicher, mürber, je heller an Farbe und je schneller sie sich, in das
Licht gehalten, entzündet und mit gelber russender Flamme verbrennt, um so
besser ist sie. Die schlechteren Sorten sind an der dunklen braunen
Farbe und dem schmutzigen Aussehen zu erkennen. Die weisse Myrrhe,
Myrrha alba, ist weisslich oder gelblich, von mattem Glanze, geruchlos, von
sehr bitterem, aber nicht gewürzhaftem Geschmacke. Sie ist zu verwerfen,
so wie die Indische Myrrhe, Bissa-Bol, *Myrrha orientalis s. nova*, welche
afrikanischen Ursprunges einige Male schon in den Handel gekommen ist.
Diese besteht aus derben eckigen, 2—7 cm langen und 2—3 cm dicken Stücken.
Sie ist unscheinbar, mit einem schmutzigen bräunlichweissen Staube überzogen.
Auf dem Bruche findet man die Stücke braunroth und durchscheinend, nach
der Peripherie immer dunkler, undurchsichtiger und endlich schwarz werdend.
Sie schmecken weniger bitter, aber mehr gewürzhaft. Der Geruch kommt
dem der ächten Myrrhe nahe, ist jedoch etwas süsslicher. PFAFF beschrieb
diese Sorte zuerst und fand darin öfters auch ein Gummiharz in undurchsichtigen gelblichweissen, dem Ammoniakgummi ähnlichen Tropfen von höchst
bitterem Geschmacke. Die Verfälschung mit Arabischem Gummi, Kirsch-
oder Pflaumbaumgummi, die mit weingeistiger Myrrhenlösung überzogen
sind, erkennt man an dem helleren Glanze, grösserer Durchsichtigkeit
und dem schleimigen Geschmacke. Harzstücke schmelzen beim Erhitzen,
während Myrrhe sich nur aufbläht. Bdellium (ein Harz, welches von *Bal-
sämodendron Africanum* ARNOTT stammt) macht sich durch die dunkel- oder
schwarzbraune Farbe, durch Zähigkeit, minder bitteren Geschmack und durch
das Knistern und Spritzen, wenn es in die Lichtflamme gehalten wird, kenntlich, so wie durch die von BONASTRE aufgefundene Reaction der Myrrhe mit
Salpetersäure, welche Probe wir einer Modification desshalb unterwerfen, um
die Bromprobe der Ph. zu ersetzen. Specielleres sehe man im Ergänzungsbande zum Handb. der pharm. Praxis nach.

Eigenschaften. Eine electe Myrrhe bildet unförmliche, knollige oder
traubige, gerundete oder kantige oder körnige, hier und da thränenförmige
Stücke von verschiedener Grösse. Die Oberfläche ist selten glatt, meist rauh
oder körnig und mit einem matten gelblichen oder gelbbräunlichen, staub-
ähnlichen, im directen Sonnenlichte krystallinisch-glänzenden Ueberzuge bedeckt,
oder von diesem mehr oder weniger befreit. Dann erscheinen die Stücke
mehr fettglänzend, röthlich oder gelblichbraun, oder gelblich. Die Bruchfläche
ist muschelig, nicht oder selten glatt, vielmehr körnig, rauh, fettglänzend,
ähnlich farbig, zuweilen stellenweise von weisslichen Adern durchzogen oder
opalisirend wie Feuerstein. Die Bruchkanten sind mehr oder weniger durchscheinend, dünne Scheiben oder Splitter sind durchscheinend bis durchsichtig.
Spec. Gewicht (1,195—1,205 (HAGER), nach RUICKOLDT 1,12—1,18.
Der Geruch ist eigenthümlich angenehm-aromatisch, der Geschmack scharf
gewürzhaft, bitter, hintennach kratzend.
Als Beimischungen finden sich Fragmente einer dünnen und einer brüchigen
dicken Rinde, in der Naturellwaare auch wohl Steinchen, Sand.
Zu einem feinen Pulver lässt sich die Myrrhe nicht zerreiben, wohl
aber nach einer geringen Austrocknung. Diese darf nur in lauer Wärme statt-
finden, um den Verlust an flüchtigem Oele möglichst zu verhüten.
Mit Wasser zerrieben bildet die Mischung eine Emulsion, welche unter

dem Mikroskope suspendirte farblose Tröpfchen neben Harzkörperchen erkennen lässt.

Bestandtheile. Die Myrrhe besteht in 100 Th. aus ca. 2,5 flüchtigem Oel (Myrrhol), 25—35 Harz (Myrrhin), 55—65 in Wasser löslichem Gummi, 3 bis 8 Salzen, Unreinigkeiten, Wasser (HAGER). BRANDES fand die Myrrhe bester Art bestehend in Procenten aus 22,24 in Weingeist und Aether löslichem Balsamharze, 5,56 in Weingeist, nicht in Aether löslichem Harze (Halbharz), 54,5 Gummi nebst Spuren Benzoat, Malat, Phosphat und Sulfat des Kalium, 9,3 Tragantstoff, 0,6 Sulfat, Malat des Kalium und Calcium, 0,6 Aepfelsäure, Essigsäure, Benzoësäure, meist an Kalium und Calcium gebunden, 0,15 Kaliumbimalat, Kaliumbenzoat, Spuren Halbharz, 2,6 ätherischem Oel (Myrrhol), 1,6 fremden Beimischungen, 3,4 Feuchtigkeit. — RUICKOLDT fand Myrrhol 2,18; Harz oder Myrrhine 44,76; Gummi 40,82; Wasser 1,47; Calcium- mit Magnesiumcarbonat 3,65. Beimischungen 3,86; starke Spuren Calciumsulfat und Eisenoxyd. Das Gummi ist zum Theil durch Bleiacetat fällbar. Das Harz ist in Weingeist und Chloroform löslich. Die weingeistige Lösung wird nur schwach durch Ferrichlorid geschwärzt. Das Harz ist nur theilweise in Aether, Schwefelkohlenstoff und Aetzalkalilauge löslich. Die Schwefelkohlenstoffharzlösung wird durch Salpetersäure oder Salzsäure violettfarbig tingirt. Petroläther nimmt aus der guten Myrrhe (nach HIRSCHSOHN) höchstens 6 Proc. auf und die Lösung ist farblos. Ist sie gelblich, so deutet dies auf Indische oder Afrikanische Myrrhe. Eine Trübung des Aetherauszuges durch Weingeist deutet auf Dammar-artige Harze.

Prüfung. 1) Eine Scholle echter Myrrhe, mit Pinzette erfasst in der Weingeistflamme angezündet, brennt mit gelber Flamme, und in der Flamme weiter erhitzt, umzieht sich die Scheibe oder Scholle mit weissem Aschenrande. Fichtenharz schmilzt und tropft ab, Bdellium knistert und spritzt, Kirschgummi und Pflaumenbaumgummi brennen schwer mit Flamme und diese ist klein und nicht gelb, auch spritzelt und knistert das sich mehr weisslich aufblähende Gummi. Aehnlich verhält sich Suakim-Gummi, nur knistert dasselbe wenig oder nicht. — 2) Wird von der zu Pulver zerriebenen Myrrhe 1 g mit 3 ccm Weingeist bis zum Aufkochen erhitzt, dann noch 2—3 ccm Weingeist dazu gemischt und erkaltet nun mit annähernd 1 ccm rauchender Salpetersäure versetzt, so entsteht eine dunkelrothe Färbung. Etwas der Mischung mit Weingeist verdünnt zeigt eine himbeerrothe Farbe, verschieden im durchfallenden und im auffallenden Lichte. Diese Reaction kann auch so ausgeführt werden, dass man die weingeistige Myrrhenlösung absetzen lässt (was 10 Minuten Zeit erfordert), die Lösung decanthirt und dann mit der rauchenden Salpetersäure versetzt. Das flüchtige Oel der Myrrhe verursacht diese Farbenreaction. Bdellium, Fichtenharz, falsche Myrrhe etc. geben diese Reaction nicht. — 3) Völlige Unlöslichkeit im Weingeist deutet auf Kirschgummi, Pflaumenbaumgummi, Suakimgummi. Löslichkeit in Weingeist, aber Mangel des bitteren Geschmackes deutet auf Fichtenharz (*Resina Pini* von dunkler Farbe, halbes Colophonium). — 4) Zur Bestimmung der Eigenschwere der fraglichen Myrrhe löst man 10 g Zinksulfat in Krystallen in 20,5 Wasser. In dieser Lösung, welche 1,210—1,211 schwer ist, darf die Myrrhe nicht untersinken. Setzt man weitere 2 g Wasser hinzu, so wird die Myrrhe ziemlich in der Flüssigkeit schwimmend erhalten. Setzt man noch weitere 2 g Wasser hinzu, so wird die Myrrhe meist untersinken. Die in der Flüssigkeit verbleibenden Stücke werden nach einer bis zwei Stunden weiss. Die verschiedenen Gummisorten, welche als Verfälschung dienen, auch Bdellium sind schwerer als 1,211 und sinken daher unter.

Diese Proben dürften die echte Myrrhe erkennen lassen. Die von der Ph. angegebene Probe mit Bromdampf stimmt mit der Salpetersäureprobe sub 2 überein, doch ist die Anwendung des Broms als Reagens umständlich und erfordert weit mehr Zeit, Sorgfalt und Geschicklichkeit, um den Nachtheilen aus dem Wege zu gehen, welche die Bromdämpfe auf die Lunge des Arbeitenden zur Folge haben könnten. Die von RIGHINI vorgeschlagene Probe, je 1 Th. gepulverte Myrrhe und Salmiak unter Zerreiben zu höchstfeinem Pulver zu mischen und mit 20—25 ccm Wasser unter Erwärmen und Schütteln zu lösen, ist nicht brauchbar, denn die Lösung ist stark milchig trübe und scheidet Harz aus. Die gute Myrrhe soll hier eine vollständige Lösung ergeben.

Anwendung. Die Myrrhe gilt als Tonicum und Excitans, doch wird sie nur selten innerlich angewendet.

Man giebt sie zu 0,2—0,4—0,8 g als tonisches Mittel bei chronischen Schleimflüssen und Blutungen der Luftwege und der Urogenitalorgane, bei Bleichsucht, selbst bei Zuckerruhr. Meist wird sie äusserlich bei Leiden der Zähne und des Zahnfleisches, zu Mundwässern, Gurgelwässern, als Heilmittel für schlechteiternde Wunden und Geschwüre, auch zu excitirenden Räucherungen benutzt.

Natrium aceticum.

Essigsaures Natron (Natrium); Natriumacetat. Natrum aceticum; Acetas natricus; Terra foliāta Tartări crystallĭsāta. *Acétate de soude*; *Terre foliée minérale.* *Acetate of soda.*

Farblose, durchsichtige, in warmer Luft verwitternde Krystalle. Sie geben mit 1,4 Th. Wasser eine alkalische Lösung und sind in 23 Th. kaltem und 2 Th. siedendem Weingeist löslich.

Die Krystalle schmelzen zuerst unter Verflüchtigung des eingeschlossenen Wassers, dann werden sie wieder hart und schmelzen wiederum bei darüber hinaus vermehrter Hitze, dann dunsten sie Acetongeruch aus und werden unter Zurücklassung eines Rückstandes, welcher die Flamme gelb färbt, zerstört.

Die 5-proc. wässrige Lösung darf weder durch Schwefelwasserstoffwasser, noch durch Schwefelammonium, noch durch Baryumnitrat, noch durch Ammoniumoxalat, noch nach Zusatz von Salpetersäure durch Silbernitrat verändert werden.

Geschichtliches. Wie es scheint, hat FRIEDRICH MEYER zu Osnabrück 1767 das essigsaure Natrium zuerst dargestellt, indem er destill. Essig mit Natriumcarbonat sättigte. DOERFFURT gab später (1793) Vorschriften zur Darstellung dieses Salzes durch Zersetzung des Bleizuckers mittelst Natriumcarbonats und Natriumsulfats.

Darstellung. Seit mehr denn 4 Decennien kommt ein krystallisirtes Natriumacetat unter dem Namen Rothsalz, sogenannt wegen seiner Anwendung zur Rothbeize in der Färberei, zu einem sehr billigen Preise in den Handel, aus welchem man durch einfaches Umkrystallisiren ein reines Präparat darstellen kann. (Ueber die Darstellung des rohen essigsauren Natriums vergl. Band I, Seite 27.)

Das rohe Salz wird in der anderthalbfachen Menge kochendem destill. Wasser gelöst, heiss filtrirt und einige Tage an einen kalten Ort gestellt. Die Mutterlauge dampft man soweit ab, bis ein Tropfen, auf kaltes Eisenblech gebracht, Krystallchen

abscheidet, und stellt sie zur Krystallisation bei Seite. Ein Abdunsten und Krystallisirenlassen der Lösung an einem warmen Orte ist zu vermeiden, weil in diesem Falle
ein Salz mit grösserem Krystallwassergehalte, welches auch leichter verwittert, anschiesst. Sollte die Salzlösung zögern, Krystalle abzusondern, so wirft man unter
Vermeidung jeder Erschütterung 1—2 kleine Krystalle desselben Salzes hinein. Wird
das Salz nicht genügend rein (chlorfrei) befunden', so muss es durch Umkrystallisiren
gereinigt werden.

Ein **Entwässern** des kryst. Natriumacetats wird bei Darstellung der Essigsäure
und des Essigäthers nöthig. Man füllt mit den Krystallen einen eisernen Kessel zu
$1/_3$ an und erhitzt über einem gelinden 'Kohlenfeuer. Das Salz schmilzt, Krystallwasser verdampft. Wenn die Masse dicklich wird, rührt man fleissig mit einem
eisernen Spatel um und sorgt dafür, dass sich keine Salzmasse an dem Boden des
Kessels festsetzt. Sich bildende Klumpen werden mit einem porcellanenen Pistill
zerdrückt und zerrieben. Man erhitzt so lange, bis es zu einem schuppigen Pulver
zerfallen ist, welches man bei gemässigter Hitze unter Umrühren völlig trocken macht,
bis nämlich ein darüber gehaltener kalter gläserner Deckel nicht mehr mit Wasserdunst beschlägt. Es wird alsdann durch ein Sieb geschlagen. Man kann auch das
contundirte krystallisirte Salz zwischen Papier eine Woche einer warmen Luft von
höchstens 25° C. aussetzen, so dass es zum Theil zerfällt, und dann durch Erhitzen
im Wasserbade völlig trocken machen.

Eigenschaften. Das essigsaure Natrium ist ein schwach alkalisches Salz
und bildet grosse oder kleine farb- und geruchlose, wasserhelle, spiessige oder
säulenförmige, dem monoklinischen Systeme angehörende Krystalle von bitter-
lich-salzigem Geschmacke. Es ist in 1,4 Th.
Wasser von mittlerer Temperatur, in weniger denn
gleichviel kochendem Wasser, in 30 Th. Weingeist von mittlerer Temperatur und in 2 Th. siedend heissem Weingeist (90-proc.) löslich. An
der Luft, besonders aber in der Wärme verwittern
die Krystalle unter Verlust von 40 Proc. Wasser
zu einem glänzenden weissen Pulver. Schon bei
einer gelinden Wärme (75° C.) schmelzen die
Krystalle in ihrem Krystallwasser, weiter erhitzt
verlieren sie dieses gänzlich und bilden eine pulverige Masse, welche, bis auf 240° C. erhitzt,
schmilzt und ohne Zersetzung der Verbindung in
feurigen Fluss geräth. In der Glühhitze wird die

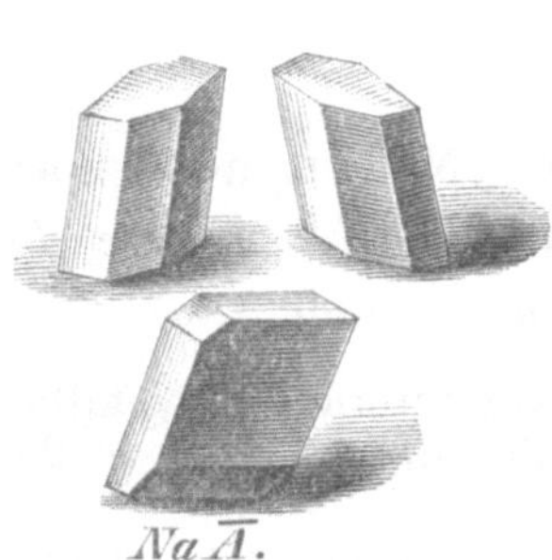

$Na\overline{A}.$

Natriumacetatkrystalle.

Essigsäure zersetzt, und unter Freilassung von Aceton resultirt kohlensaures
Natrium. Die weingeistige Lösung brennt mit gelber Flamme.

Jedenfalls ist das Natriumacetat, welches 3 Mol. Krystallwasser enthält
und Handelswaare ist, das officinelle. Dieses Salz erhält die Formel $NaC_2H_3O_2$
$+ 3H_2O$ oder $CH_3 . CO . ONa + 3H_2O$ oder $CH_3 . COONa + 3H_2O$. Mol. Gew.
136. Vom Krystallwasser befreit ist das Moleculargewicht $= 82$.

Das aus der Lösung durch langsame Verdunstung oder aus übersättigter
erkalteter Lösung durch Zusatz von Krystallen gewonnene Salz enthält 2—3
mal mehr Krystallwasser und verwittert daher schneller.

Aufbewahrung. In dicht geschlossenen Glas- oder Porcellangefässen an
einem kühlen Orte, dessen Temperatur über 17° C. nicht hinaus geht, um ein
Verwittern zu verhüten.

Prüfung. Die Reinheit des krystall. essigsauren Natriums ergiebt sich aus
der Auflöslichkeit in gleichviel heissem Wasser und durch das Klarbleiben
der Lösung beim Vermischen mit 20 Th. 90-proc. Weingeist. Abscheidungen
aus dieser Mischung deuten auf fremde Salze in grösseren Mengen als Spuren.
Die Ph. lässt die 5-proc. wässrige Salzlösung, welche eine schwache alkalische Reaction zeigen muss — 1) mit Schwefelwasserstoffwasser (Blei,

Zink, Kupfer) — **2)** auch mit **Schwefelammonium** (Blei, schwarzbraun; Zink, weiss; Kupfer, schwarz; Eisen, schwarz) — **3)** mit **Baryumnitrat** (Sulfate), — **4)** mit Ammoniumoxalat (Kalkerde) — **5)** nach Zusatz mehrerer Tropfen **Salpetersäure** mit **Silbernitrat** (Chloride) versetzen. In keinem Falle darf eine Färbung, Fällung oder Trübung eintreten. Von diesen Reactionen sind die sub 4) und 5) unerlässlich. An eine Verunreinigung mit **Formiat** oder ameisensaurem Natrium, welche auch vorkommt, hat man nicht gedacht oder dieselbe für nicht vorkommend gehalten. Zum Nachweise der **Ameisensäure** lässt sich die Probe sub 5) dahin abändern, dass man 3 ccm der 5-proc. Acetatlösung statt mit Salpetersäure mit 4 ccm Wasser verdünnt, um das sich bildende Silberacetat in Lösung zu erhalten. Wenn nun Silbernitrat keine Chloridtrübung bewirkt, so kocht man einige Male auf. Ist **Formiat** gegenwärtig, so erfolgt eine **Reduction** des Silbers.

Anwendung. Das Natriumacetat kommt nur selten in Anwendung, zuweilen als Ersatz des Kaliumacetats, welches es unmöglich ersetzen kann. Gaben sind 2,0—3,0—4,0 g alle 3—4 Stunden. Bei Diarrhöen, Magen- und Darmkatarrhen soll es von vortrefflicher Wirkung sein.

Natrium benzoïcum.

Benzoësaures Natron (Natrium); Natriumbenzoat. Natrum benzoïcum; Bonzoas natricus. *Benzoate de soude. Benzoate of soda.*

Weisses, wasserfreies, amorphes Pulver, löslich in 1,5 Th. Wasser, weniger löslich in Weingeist. Beim Erhitzen schmilzt es unter Hinterlassung eines kohligen Rückstandes, welcher auf Zumischen von Säuren aufbraust und die Flamme gelb färbt. Die wässerige (10-proc.) Lösung ist von schwach saurer Reaction und giebt auf Zusatz von Salzsäure einen aus weissen, in Aether löslichen Krystallen zusammengesetzten Brei aus.

Die 5-proc. wässerige Lösung darf weder durch Baryumnitrat getrübt werden, noch, nachdem man die mittelst Salpetersäure abgeschiedenen Krystalle in Weingeist gelöst hat, durch Silbernitrat gefällt werden.

Geschichtliches. URE prüfte (1840) die Wirkung und das Verhalten der Benzoësäure und speciell des Natriumbenzoats auf den menschlichen Körper und fand eine bedeutende Veränderung des Harnes, welcher keine Harnsäure, dafür aber Hippursäure enthielt. KELLER constatirte eine Verminderung des Harnstoffes und der Harnsäure. BARING-GARROD und EYLANDT bestätigten KELLER's Beobachtungen, gegen welche HALLWACHS Widerspruch erhob, indem er die Umwandlung der Benzoësäure in Hippursäure nur unter gewissen Verhältnissen zulässig erklärte. KÜHNE constatirte, dass diese Umwandlung nur in der Leber vor sich gehe, was auch durch Experiment bestätigt wurde. URE, SOCQUET, RIEKEN empfahlen das Natriumbenzoat als herrliches Dialyticum bei Gicht, Rheumatismus, Gries etc. Am Ende der vierziger Jahre wurde dieses Salz in den Arzneischatz sowohl als Dialyticum als auch als Antizymoticum und Antisepticum aufgenommen.

Darstellung. Da dem Natriumbenzoat aus der Säure des Benzoëharzes hergestellt von vielen Aerzten eine erhöhte Wirksamkeit zugeschrieben wird, so kommt der Apotheker in die Lage, dieses Salz selbst herzustellen. Wie man die Benzoësäure auf nassem Wege aus dem Benzoëharze abscheidet und gewinnt, ist S. 52 u. f. Bd. I näher beschrieben. In ein geräumiges Hafenglas giebt man 100 Th. trockner Benzoësäure und 70 Th. reinen Natriumbicarbonats oder 117 Th. kryst. Natriumcarbonat nebst 50 Th. dest. Wassers. Nach dem Umrühren giebt man zu dem warm gestellten Gemisch alle Viertelstunden 50 Th. warmen Wassers, bis im Ganzen 250 Th. Wasser hinzugesetzt sind. Dies geschieht aus dem Grunde, um die Beseitigung der Kohlensäure ohne Störung zu fördern. Nun prüft man mit Lackmuspapier und setzt noch soviel pulvriges Natriumbicarbonat hinzu, bis eine neutrale Lösung erreicht ist. Man filtrirt durch ein genässtes Filter, dampft unter Umrühren das Filtrat ein und trocknet schliesslich die Salzmasse an einem warmen Orte von circa 40—50° C. aus. Dies Natriumresinbenzoat ist das *Natr. benzoic. No. I* oder *ex acido benzoico e resina.*

kryst. Natriumcarbonat = 286   kryst. Benzoësäure   Natriumbenzoat   Kohlensäure-
                       $2 \times 122 = 244$ $2 \times 144 = 288$ anhydrid

$$Na_2CO_3 \ (+10H_2O) \quad und \quad 2C_7H_6O_2 \quad geben \quad 2C_7H_5NaO_2 \quad und \quad CO_2$$
$$CO \cdot ONa \cdot ONa \ (+10H_2O) \quad und \quad 2(C_6H_5 \cdot CO \cdot OH) \quad geben \quad 2(C_6H_5 \cdot CO \cdot ONa) \quad und \quad CO_2$$

Das *Natrium benzoicum artificiale* oder *ex Acido artificiali* oder *No. II.* ist das aus irgend einer künstlich hergestellten Benzoësäure bereitete Salz und auch zugleich das officinelle, denn die Ph. giebt keine Reactionen, weder auf das Resinbenzoat, noch auf das Artificialbenzoat, an (weil man eben solche Reactionen nicht kannte) und die gekannten sich nicht zutreffend erwiesen.

Beim Abdampfen efflorescirt Natriumartificialbenzoat in höchstconcentrirter Lösung so stark, dass die Lösung an einem heissen Orte der Ruhe überlassen die ganze Gefässwandung zunächst innerhalb, dann über den Rand steigend die ganze Aussenfläche der Schale mit einer weissen Salzschicht bedeckt. Man muss also das Abdampfen unter Umrühren ausführen. Das Natriumresinbenzoat efflorescirt kaum oder höchst unbedeutend. Das aus sublimirter Benzoësäure hergestellte Salz ist grau und giebt braune Lösungen.

Eigenschaften. Officinelles Natriumbenzoat sind die verwitterten Krystalle. Dieses Salz krystallisirt in farblosen und geruchlosen nadelförmigen Prismen, welche 6,25 Proc. Krystallwasser enthalten und ausserordentlich leicht verwittern. Je nach dem Natrongehalte und der Art der Benzoësäure ist die Gruppirung und Grösse der Krystalle während der Krystallisation eine verschiedene. Es löst sich das verwitterte Salz in 1,5 Th. kaltem Wasser, in 13,5 Th. 90-proc. und in 4,5 Th. 60-proc. Weingeist, in 15 Th. Glycerin.

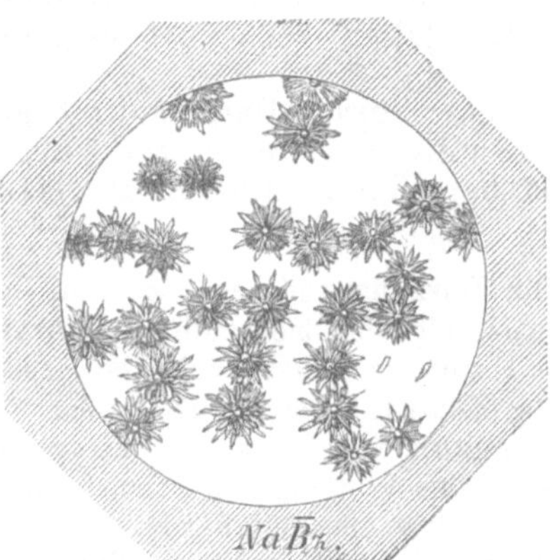
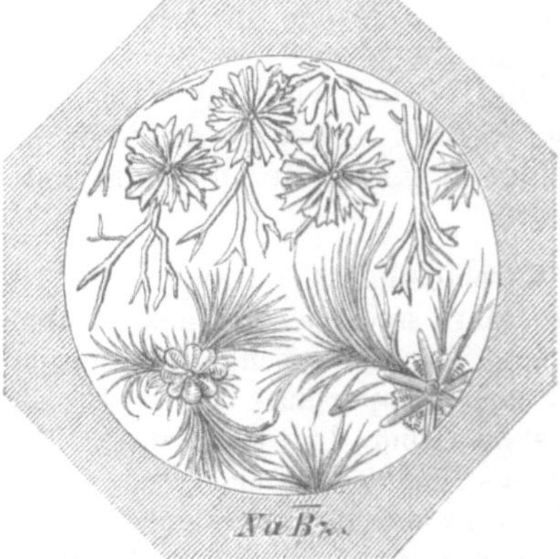

<table>
<tr><td>

Natriumresinbenzoat in 60-proc. Weingeist gelöst (1:100) und auf einem zuvor mit Leinen abgeriebenen Objectglase bei 20—22° C. abgedunstet. 100—200-fache Vergr.

</td><td>

Natriumbenzoat aus künstlicher Säure in 60-proc. Weingeist gelöst (1:100) und auf einem Objectglase bei 20—22° C. abgedunstet. 100-fache Vergr.

</td></tr>
</table>

Es ist unlöslich in Aether, Chloroform, ätherischen Oelen. Beim Erhitzen bräunt sich das Salz und schmilzt bei 450° C. zu einer dunkelbraunen Masse, welche sich entzündet, aber nur kurze Zeit Flamme giebt. Nach der Glühung hinterbleibt eine Carbonat-haltige Masse, welche die Weingeistflamme gelb färbt. Würde das Salz vor der Bräunung schmelzen, so läge eine Verunreinigung mit anderen Salzen (Acetat) vor. Wird die concentrirte wässerige Lösung des Natriumbenzoats mit mineralischer Säure versetzt, so bildet sich in Folge der copiös ausgeschiedenen Benzoësäure ein Brei. Giebt man zu der 1-proc. wässerigen Lösung (4—5 ccm) circa 5 Tropfen Salzsäure und agitirt, so scheidet die Benzoësäure in Krystallen aus, welche (gleichviel ob künstliche oder Harz-Benzoësäure) in der Form sich gleichen.

Die 1-proc. Lösungen in 60-proc. Weingeist auf Objectgläsern eingedampft liefern Krystallfelder, welche einen Unterschied darbieten bezüglich der Gegenwart einer Harzbenzoësäure oder künstlichen Benzoësäure. In den beigefügten Bildern repräsentiren sich Natriumbenzoate sowohl mit Harz-Benzoësäure als auch mit künstlicher Benzoësäure hergestellt. Die chemische Unterscheidung ist am Schlusse der Prüfung angegeben.

Das wasserleere Natriumbenzoat erhält die Formel $C_7H_5NaO_2$ und das Moleculargewicht 144. Das krystallisirte Salz erhält die Formel $C_7H_5NaO_2 + H_2O$ und das Mol.-Gew. 162.

Aufbewahrung. In geschlossenen Glasgefäsen vor Staub geschützt.

Prüfung. Dieselbe erstreckt sich laut Vorschrift der Ph. auf eine Verunreinigung mit Sulfat und Chlorid, welches letztere häufig vorkommt. Es wäre noch die Prüfung auf Natriumacetat und andere Salze des Natrium mit organischen Säuren, welche als Verfälschung dienen, nicht zu unterlassen. — 1) Die 5-proc. wässrige Salzlösung darf durch Baryumnitrat keine Trübung (Sulfat) erleiden. — 2) Man versetzt 3 ccm der 5-proc. Lösung mit circa 1 ccm der Salpetersäure und zur Lösung der ausgeschiedenen Benzoësäure ein gleiches Vol. (4 ccm) Weingeist hinzu. Nach wenigem Agitiren erfolgt Lösung, zu welcher man einige Tropfen Silbernitrat giebt. Es darf keine Trübung, auch nicht eine schwache Opalescenz eintreten (Chlorid)! Diese Forderung geht zu weit und müsste eine unbedeutende Opalescenz aus praktischen Gründen zugelassen werden. — 3) In einem Porcellanschälchen werden circa 0,3 g des zerriebenen Salzes mit circa 2 ccm conc. Schwefelsäure übergossen und gemischt. Es darf weder ein Aufbrausen, noch eine Färbung eintreten und wenn man einen mit Aetzammon benetzten Glasstab nähert, dürfen keine Nebel entstehen. Würde man zu einer conc. wässerigen Lösung des Benzoats ein halbes Vol. Schwefelsäure zusetzen und mischen und einen Glasstab mit Aetzammon benetzt nähern, so entstehen auch bei einem reinen Benzoat Nebel, indem der aus der heissen Mischung austretende Wasserdunst Spuren Benzoësäure mit sich führt. — 4) Zur Unterscheidung des Benzoats aus Harz-Benzoësäure (auf nassem Wege abgeschieden) von dem Benzoate mit künstlicher Benzoësäure stellt man aus 0,1 g und 10 ccm Wasser-Lösung her, giebt 20 Tropfen Kaliumpermanganatlösung dazu und stellt beiseite. Die Flüssigkeit mit Harz-Benzoat bleibt während einer Stunde (oft nach 3—6 Stunden) unverändert, während das Benzoat mit künstlicher Säure kaum $^1/_2$ Stunde die anfängliche Farbe bewahrt und schnell ins Bräunliche übergeht.*) Mikroskopische Prüfung und Efflorescenz geben übrigens auch Anhaltspunkte zur Unterscheidung des Natriumresinbenzoats von Natriumartificialbenzoat.

---

*) Diese Probe hat Widerspruch gefunden und ist von 2 Seiten als eine falsche bezeichnet worden, wobei noch der wunderbare Fall eintrat, dass ein hervorragender Pharmaceut keinen Anstand nahm, die von mir mit „Harzbenzoësäure" bezeichnete Säure für die durch Sublimation aus Benzoë hergestellte Benzoësäure zu halten, und anzunehmen, dass ich mit Harzbenzoësäure diese letztere gemeint habe, hier, wo es sich nur um weisse Natriumbenzoate handelt, welche zu unterscheiden sind. Da das Benzoat aus sublimirter Säure grau ist und braune Lösungen ausgiebt, so ist also ein solches Natriumbenzoat ausgeschlossen und kann hier nicht in Betracht kommen.

Anwendung. Natriumbenzoat wirkt wie die Benzoësäure und unterscheidet sich von dieser nur durch die grössere Löslichkeit, den Mangel einer reizenden Einwirkung, einen schnelleren Uebergang in die Lebenssäfte und eine schnellere Ausscheidung auf dem Harnwege. Es wird für ein vorzügliches Dialyticum und besonders bei Rheumatismus, Gicht, Diathese der Gries- und Steinbildung angewendet. Da diesem Benzoat dieselben antiseptischen Eigenschaften·wie der Benzoësäure zukommen, so wird es selbst als ein Heilmittel bei Tuberkulose und Phthisis angesehen und soll es bei hochgradiger Schwindsucht sogar einige Male die herrlichsten Erfolge, welche mit Heilung zu bezeichnen seien, herbeigeführt haben. Ferner gilt es als Specificum bei Gastroenteritis, Dysenterie etc. Gegen *Diabetes mellitus* soll es sich auch bewährt haben. Man giebt es innerlich zu 1,0—2,0—3,0 g einige Male am Tage oder zu 0,3—0,5—1,0 g zweistündlich. Zu Inhalationen wendet man die 2—3-proc. Lösung an. Die berühmten Pillen Socquet's und Bonjean's gegen harnsaure Diathese haben folgende Zusammensetzung: Rp. *Natrii silicici* 2,5, *Natrii benzoïci* 5,0, *Extr. Colchici, Extr. Aconiti ana* 1,25, *Saponis med. q. s. Fiant pil. quadraginta* (40), *Saccharo obducantur.* D. S. 3-mal täglich 2—3 —4 Pillen. Dem aus Harz-Benzoësäure hergestellten Salze sollen vorzugsweise die oben bemerkten Wirkungen zukommen.

Natrium bicarbonicum.

Doppelkohlensaures Natron (Natrium); Natriumbicarbonat; Mononatriumcarboat; Natriumhydriumcarbonat. Natrum carbonicum acidŭlum; Bicarbōnas natricus; Carbonas mononatricus. *Carbonate de soude acide; Bicarbonate de soude; Bicarbonate sodique; Sel (digestif) de Vichy. Bicarbonate of soda.*

Weisse, luftbeständige krystallinische Krusten oder aneinanderhängende Krystallmassen, von schwach alkalischem Geschmack, löslich in 13,8 Th. Wasser, nicht löslich in Weingeist. Erhitzt lassen sie Kohlensäure frei und hinterlassen einen stark alkalischen Rückstand, welcher in Säuren geworfen Aufbrausen bewirkt. An dem Oehre eines Platindrahtes hängend und erhitzt färben sie die Flamme gelb, welche Flamme durch ein blaues Glas betrachtet nur vorübergehend roth erscheinen darf.

Das Natriumbicarbonat mit Aetznatronlauge erwärmt, entwickele kein Ammoniak.

Ein selbst bereitetes, ferner ein mir aus Schering's Fabrik zugesendetes und ein als Benzoat Nr. I bezogenes Natriumresinbenzoat verhielten sich der angegebenen Probe gemäss. Sechs Sorten Natriumbenzoat mit künstlicher Säure dargestellt, bezogen von drei verschiedenen Firmen, verhielten sich gegen Permanganat nur einige Minuten bis kaum zu einer halben Stunde indifferent, dann schwand die Permanganatfarbe mehr oder weniger. Es ist ja denkbar, dass man die künstliche Benzoësäure sehr rein darzustellen in die Lage kommen wird und dann die daraus hergestellten Natriumbenzoate sich gegen Permanganat in obiger Probe bis zu einer Stunde indifferent verhalten werden. Vorläufig wird die Permanganatprobe trotz Widerspruches ihr Recht behalten. Dass ein staubenthaltendes Natriumresinbenzat keine Indifferenz gegen Permanganat zeigen wird, muss bei der Probe auch erwogen werden. Die mikroskopische Prüfung behufs der Unterscheidung lasse ich vorläufig dahingestellt sein, jedoch ergaben die mir vorliegenden Resinbenzoate die Krystallhäufchen, wie sie in der Abbildung S. 320 vergegenwärtigt sind.   Der Verf.

Die 5-proc. wässerige Lösung, mittelst Salpetersäure bewirkt, darf auf Zusatz von Silbernitrat nur nach Verlauf von 10 Minuten opalescirend getrübt werden. Die 2-proc. wässerige Lösung mit Essigsäure übersättigt darf weder durch Schwefelwasserstoffwasser verändert, noch durch Baryumnitrat eher opalescirend getrübt werden, als nach Verlauf von 2 Minuten.

Werden 2 g des Natriumbicarbonats mit 15 ccm Wasser übergossen 10 Minuten beiseite gestellt, so darf die klar abgegossene Lösung nach Zusatz von 5 g der Mercurichloridlösung innerhalb fünf Minuten nur eine weisse Trübung ergeben, aber keinen rothbraunen Niederschlag ausscheiden.

Geschichtliches. Das Natriumbicarbonat wurde von VALENTIN ROSE entdeckt. In der Natur findet man es in vielen Mineralwässern. Der Verbrauch des Salzes ist ein sehr grosser, so dass es in chemischen Fabriken im Grossen dargestellt wird.

Handelswaare. Im Handel unterscheidet man je nach der Reinheit des Salzes verschiedene Sorten, 1) das gewöhnliche oder Englische, 2) ein reines und 3) ein chemisch-reines (in Scherben). Die letztere Sorte ist die officinelle, die erstere wird in der Technik, Oekonomie und als BULLRICH's Salz verbraucht und dient in der Pharmacie und Chemie als ein gutes Kohlensäurematerial. Die zweite Sorte ist ein Material zur Darstellung künstlicher Mineralwässer, besonders des Sodawassers, der Brauselimonade etc.

Will der Apotheker mit dem Kleindrogisten concurriren, so muss er sich das gepulverte Englische Salz neben dem chemisch-reinen halten und zwar unter der Signatur *Natrium bicarbonicum Anglicum s. venale.*

Darstellung. In gemauerten Kammern werden Schichten eines pulvrigen Gemisches aus 1 Th. krystallisirtem und 4 Th. zerfallenem oder 3 Th. völlig entwässertem Natriumcarbonat auf mit Leinwand bespannten Rahmen oder auf Hürden in vertikalen Reihen über einander gestellt. In diesen Kammern, deren einige durch Röhren in Verbindung mit einander stehen, wird Kohlensäuregas geleitet. Ein wesentlicher Punkt ist, dass das Gemisch nicht weniger Wasser enthalte, als es beim Uebergang in doppelkohlensaures Salz davon nöthig hat. Etwas mehr Wasser lässt sich durch Trocknen des Präparats beseitigen. Die Kohlensäure entwickelt man entweder aus Kalkstein oder Magnesit mittelst Salz- oder Schwefelsäure oder durch Gährung zuckerhaltiger Flüssigkeiten z. B. des Mostes. Auch die Kohlensäure von Mineralwässern und die an manchen Orten aus der Erde ausströmende Kohlensäure wird verwendet, indem man weite Schüsseln mit bei gewöhnlicher Temperatur gesättigter reiner Natriumcarbonatlösung in den Kohlensäureräumen aufstellt. In dem Maasse als die Monocarbonatlösung Kohlensäure aufnimmt, scheidet sich das schwerer lösliche Bicarbonat in Krystallen aus.

Das einfachkohlensaure Natrium nimmt die Kohlensäure unter Wärmeentwickelung auf, laut obiger Angabe der Gewichtsmengen nach dem Schema:

Natriumcarbonat	krystallisirtes Natrium-carbonat	Kohlensäure-anhydrid	Natriumhydrium-carbonat
$9 Na_2CO_3$ u.	$Na_2CO_3 + 10 H_2O$ u.	$10 CO_2$ u.	$20 NaHCO_3$.

Das auf diese Weise gebildete Salz wird entweder so wie es ist als gewöhnliches, oder gepulvert und, um es von dem leichtlöslichen einfachkohlensauren Natrium, schwefelsauren Natrium, Chlornatrium zu befreien, mit destill. Wasser ausgewaschen, und dann getrocknet als reines doppelkohlensaures Natrium in den Handel gebracht. Das chemisch reine Salz wird in der Art dargestellt, dass man in Steingefässe, deren mehrere durch Röhren in Verbindung stehen und welche zu ungefähr $1/6$ ihres Rauminhaltes mit concentrirter Lösung des reinen kohlensauren Natriums angefüllt sind und auf 25—30° C. warm gehalten werden, Kohlensäuregas treten lässt. An der Oberfläche der Lösung bildet sich dann doppelkohlensaures Salz, welches sich zu Boden senkt und daselbst in Krusten (Scherben) ansetzt. Diese werden abgewaschen und getrocknet.

Beim Einleiten der Kohlensäure in die Natriumcarbonat- (Dinatriumcarbonat- oder Natriummonocarbonat-)Lösung erfolgt die Bildung des Natriumdicarbonats (Mononatriumcarbonat) nach dem Schema:

Dinatriumcarbonat	Wasser	Kohlensäure-anhydrid		Mononatrium-carbonat
Na_2CO_3 und	H_2O und	CO_2	geben	$2NaHCO_3$.

Ausbesserung des Natriumbicarbonats. Wenn das im Handel bezogene reine Natriumbicarbonat mehr als Spuren Monocarbonat enthält und der von der Pharmakopoe angegebenen Prüfungsmethode nicht Stand hält, auch wohl nie Stand halten wird, so muss man zu einer Correction greifen, aber nicht, wie man angegeben hat, das gepulverte Natriumbicarbonat durch Auswaschen mit kaltem Wasser auf dem Deplacirwege von dem Monocarbonat befreien wollen. Es giebt nämlich (vergl. auch folgende Seite) das Bicarbonat, mit Wasser in Berührung, Kohlensäure ab und das um so mehr, als das feuchte Salz noch besonders getrocknet werden muss. Einfach breitet man das gröblich zerstossende Bicarbonat auf den Boden eines ziemlich dicht verschliessbaren Kastens aus, oder giebt es in eine angemessen geräumige Flasche und versieht den inneren Raum der Behälter zuweilen mit Kohlensäuregas, welches man z. B. aus einem unreinen Natriumbicarbonat, übergossen mit der 4-fachen Menge Wasser, mittelst verdünnter Schwefelsäure entwickelt. Auf diese Weise sättigt sich das Salz fast vollständig mit Kohlensäure, welche die etwa nöthige Feuchtigkeit mit sich führte. Diese Correctur ist jedesmal nach dem Eintreffen einer neuen Sendung vorzunehmen, denn die beste Handelswaare enthält immer 2—3,5 Proc. Monocarbonat.

Eigenschaften. Das doppelkohlensaure Natrium ist eine an der Luft beständige Verbindung und bildet ein sehr weisses, fast krystallinisches Pulver oder dichtere krystallinische Stückchen oder Krusten, aus kleinen schiefen vierseitigen Tafeln zusammengesetzt, von mildem, kaum alkalischem Geschmacke und ohne Geruch. Es ist in 14 Th. Wasser von 15^0 C. und in 12 Th. Wasser von mittlerer Temperatur, nicht in Weingeist löslich. Die wässrige Lösung reagirt, wenn es genügend rein ist, nur sehr schwach alkalisch. Beim Erwärmen bis zu 70^0 verliert es schon einen Theil, bei $100—120^0$ circa den dritten Theil, bei $350—400^0$ erst vollständig die Hälfte seiner Kohlensäure und das basische Wasser und hinterlässt wasserleeres einfachkohlensaures Natrium. Durch Säuren werden aus dem Bicarbonat 52 Proc. Kohlensäure, aus dem krystallisirten einfachkohlensauren Natrium nur 15 Proc. Kohlensäure entwickelt. 1,0 g des Salzes giebt durch eine Säure zersetzt circa 270 ccm Kohlensäuregas aus.

Das Natriumbicarbonat geht unter Verlust von etwas Kohlensäure in Sesquicarbonat über, wenn das feuchte Salz mit Luft im Contact ist, beim heftigen Schütteln der Lösungen oder der Stücke mit Wasser, besonders bei lauer Wärme, auch im Contact mit Weingeist.

Doppelkohlensaures Natrium, Natriumbicarbonat, Natriumhydriumcarbonat, Mononatriumcarbonat erhält die Formel $NaHCO_3$. Mol. Gew. $= 84$.

Wird eine Lösung des Natriumbicarbonats eingekocht, so bildet sich anderthalbfach kohlensaures Natrium in kleinen durchsichtigen Prismen $= Na_4H_2(CO_3)_2$. In der Natur findet man dieses Salz an den Ufern der Natronseen in Afrika und Amerika, von wo es früher unter dem Namen Trona und Urao in den Handel gebracht wurde. Auch das vollständig constituirte Bicarbonat giebt in kaltem Wasser gelöst oder von Wasser durchfeuchtet nach und nach Kohlensäure freiwillig ab und geht zum Theil in Sesquicarbonat über, bleibt aber Bicarbonat, wenn das Lösungswasser freie Kohlensäure absorbirt enthält.

Natriumflamme. Wie alle Natriumsalze färbt auch das Natriumbicarbonat, in eine Weingeistflamme oder in die Flamme des BUNSEN'schen Gasbrenners gebracht, diese intensiv gelb. Betrachtet man diese gelbe Flamme mit blauem Glase oder durch eine Indigolösung (in ein flachwandiges Glas eingefüllt), so schwindet das Gelb oder die gelbe Farbe wird durch das Blau des Glases absorbirt, und wenn etwas Kaliumsalz gegenwärtig ist, so tritt die violettrothe Kaliflamme für das Auge hervor. Dieses Roth soll nur vorübergehend auftreten, es sollen also höchstens Spuren Kaliumsalz gegenwärtig sein.

Aufbewahrung. Vor Staub und feuchter und ammoniakalischer Luft geschützt bewahrt man dieses Bicarbonat auf, also in gut geschlossenen Glasgefässen.

Prüfung. Die Prüfung, welche die Ph. vorschreibt, erstreckt sich, abgesehen von einem zu starken Kaliumsalzgehalt (Flammenreaction, s. oben), 1) auf einen Ammongehalt, 2) auf Natriumchlorid, von welchem so entfernte Spuren zugelassen werden, welche mit einem völligen Freisein von dieser Verunreinigung identisch sind; 3) auf metallische Verunreinigungen, 4) auf entfernte Spuren Sulfat, und 5) auf einen über 3—3,5 Proc. hinausgehenden Monocarbonatgehalt. Sub 2 und 4 hätte es wohl genügt zu sagen, dass das Natriumbicarbonat frei von Chlorid und Sulfat sein soll, und man hätte denselben Zweck erreicht.

1) In ein nicht zu langes Reagirglas gebe man von dem gepulverten Salze circa 1 g, mische mit 5 ccm oder 6,5 g Aetznatronlauge, setze dem Cylinder das aus Filtrirpapier gerollte, an seiner Spitze mit Mercuronitrat gefeuchtete Dütchen auf und erhitze im Wasserbade oder bis fast zum Aufkochen. Wäre Ammon gegenwärtig, so würde sich das Dütchen schwärzen. Oder man verfährt kürzer, wenn man in den trocknen Reagircylinder circa 1 g des pulverigen Salzes giebt, das Dütchen aufsetzt und nun über einer Weingeistflamme erhitzt. Mit dem frei werdenden und als Dampf aufsteigenden Wasser steigt auch der Ammoniumcarbonatdampf empor und dunkle Schwärze deckt die Düte. Ein schlecht aufbewahrtes Salz zieht Ammon aus der Luft an und würde eine Graufärbung der Düte auf eine Aufbewahrung in nicht dicht geschlossenen Gefässen schliessen lassen. — **2)** 0,5 g des Salzes, gelöst in 9,5 ccm Wasser unter allmählichem Zusatz von 1,5—2 ccm Salpetersäure (also bis zur Uebersättigung), werden mit 5—6 Tropfen Silbernitratlösung versetzt. Es darf innerhalb einiger Minuten keine Trübung, noch auch Opalescenz eintreten. Laut Ph. ist eine nach 10 Minuten eintretende Opalescenz zulässig. — **3)** Die Hälfte einer Lösung von 0,5 g des Salzes in 9,5 ccm Wasser durch allmählichen Zusatz von 3,5 ccm verdünnter Essigsäure sauer gemacht, darf durch ein gleiches Volumen S c h w e f e l w a s s e r s t o f f w a s s e r keine Veränderung erleiden (Z i n k weiss, B l e i schwarzbraun, K u p f e r schwarz. Bei Spuren der beiden letzteren Metalle tritt auch wohl eine Bräunung ein.) — **4)** Die andere Hälfte der essigsauren Lösung (sub 3) darf mit Baryumnitrat versetzt im Verlaufe 1 Minute, nach Angabe der Ph. nach 2 Minuten, keine Trübung erleiden, soll also frei von Sulfat sein. — **5)** 2 g des Natriumbicarbonats in Stücken und Krystallen, frei von pulvrigem Salze, sollen mit 15 ccm Wasser von 15 ⁰ C. übergossen

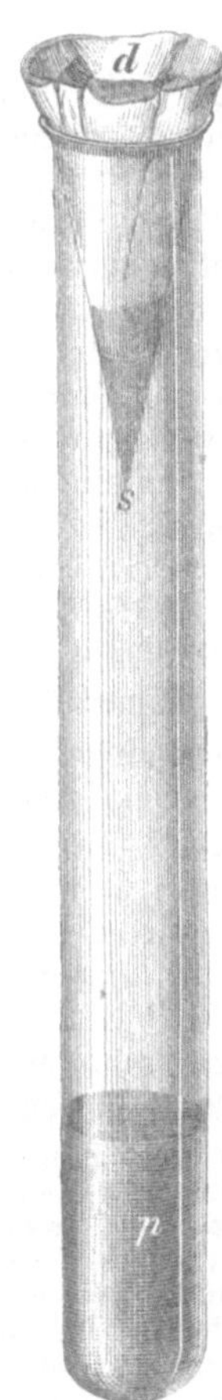

Dütenaufsatz, an der Spitze *s* mit Mercuronitrat befeuchtet, zum Nachweise von Ammonsalz in *p*, Natriumbicarbonat, welches mit Natronlauge übergossen ist.

und 10 Minuten (bei 15⁰ C.) beiseite gestellt werden. Genau bei Beginn der 11. Minute wird die Flüssigkeit klar abgegossen, so dass also keine Salzpartikel in dem Abfliessenden herumschwimmen, dann das Abgegossene mit 5 g der Mercurichloridflüssigkeit gemischt und die Mischung 5 Minuten beiseite gestellt. Nach dieser Zeit darf nur eine weisse Trübung, nicht aber eine rothbraune vorhanden sein. Dies ist genau der Vorgang, welchen die Ph. vorschreibt. Es kann zu dieser Probe weder ein gepulvertes Salz verwendet werden, noch ist von einem Agitiren die Rede. BILTZ, der Autor dieser Reaction, fordert eine sehr gelinde Agitation. Nicht nur Form und Gestalt des Gefässes sind von Einfluss, auch ist erkannt worden, dass die äussere Schicht der Natriumcarbonatstücke gewöhnlich volles Bicarbonat enthält und das Sesquicarbonat in der inneren Schicht vorhanden ist, wenn es eben im Bicarbonat nicht fehlt.

Streichen wir diese in der Ph. ungenau angegebene und daher sonderbare Prüfungsweise und ersetzen wir sie durch eine sichere, den heutigen Verhältnissen sich anschliessende, denn 4—5 Proc. Sesquicarbonat oder 3 bis 3,5 Proc. Monocarbonat müssen zugelassen werden. (BILTZ lässt nur 3 Proc. Monocarbonat zu.) Man mische 1 Vol. der 5-proc. Mercurichloridlösung mit 4 Vol. Wasser. In einen trocknen Reagiercylinder gebe man 0,5 des pulvrigen oder des zu Pulver zerriebenen Natriumbicarbonats und giesse von jener verdünnten Mercurilösung 5—6 ccm sanft darauf und stelle ohne zu Agitiren beiseite. Nach 1—2—3—4 Stunden muss der Bodensatz rein weiss sein. Bei 4 Proc. Monocarbonatgehalt ist er schon nach einer Stunde gelblich oder rothbräunlich, und bei 4,5 Proc. Monocarbonatgehalt färbt sich das weisse Pulver beim Uebergiessen alsbald gelb etc. Krystallkrusten können hierzu nicht verwendet werden, denn das Salz mit 4,5 Proc. Monocarbonat hielt sich in Stücken Stunden hindurch in der verdünnten Mercurichloridlösung rein weiss, während es zu Pulver zerrieben beim Uebergiessen sofort gelb wurde. Es ist eben die äussere Salzschicht voll bicarbonatig. Bei 5 Proc. Monocarbonatgehalt wird das Salzpulver sofort rothbraun. Diese Probe ist einfach und kurz und ohne Zweideutigkeiten.

Diese Probe mit Mercurichlorid ist nur dann am Platze, wenn es sich um die Prüfung eines von Chlorid freien oder fast freien Bicarbonats handelt, weil Alkalimetallchloride mit Mercurichlorid lösliche Doppelchloride bilden.

Anwendung. Natriumbicarbonat ist Antacidum, Digestivum, Diureticum, Litholyticum, Antarthriticum, Contrastimulans und Antiplasticum. Man giebt es zu 0,5—1,0—2,0 g mehrere Male des Tages. Ein anhaltender Gebrauch und starke Dosen schwächen die Verdauungsorgane, so dass die daraus entstehenden Uebel später in weit grösserem Maassstabe auftreten als im Anfange, wo man zu ihrer Bekämpfung mit dem Gebrauch des Natriumbicarbonats anfing. Bei alten Personen treten dann leicht Blasenleiden ein, besonders leicht Blasenkatarrh. Man gebrauche es also nicht in zu starken Gaben, zu welchen schon 2 g gehören, und dann nur zeitweise.

Kritik. Hier liegen nur pharmaceutische Prüfungen vor. Hätte die Ph. gesagt, das Natriumbicarbonat soll frei sein von Chlorid was man in der mit Salpetersäure übersättigten 5-proc. Lösung mittelst Silbernitrats erkennen werde, so hätte der Pharmaceut die Silberlösung hinzugetropft und, wenn dadurch keine Trübung eintrat, nach einer Minute nochmals nachgesehen, ob sich etwa eine Opalescenz nachträglich bildete. Die nach 5—10 Minuten eintretende Opalescenz würde wohl der Chemiker, aber nicht der Pharmaceut beachten, denn sie ist für ihn in der That objectlos, weil es sich hier um einen unschuldigen, in Spuren wirkungslosen Salzkörper in 7—8-millionenfacher Verdünnung handelt. Nach der Forderung der Ph. zu urtheilen, muss diese unfühlbare Spur ein sehr wichtiger und gefährlicher Körper sein, denn wenn er zu einem Fünfmilliontel vertreten wäre und die Opalescenz schon nach Verlauf von 7 Secunden einträte, so wäre auch das Natriumbicarbonat trotz voller Dicarbonität und sonstiger

Reinheit zu verwerfen. Ein Chemiker, welcher in der Pharmacie bewandert ist, dürfte schwerlich eine solche Probe construiren und auf ein achtmilliontel Natriumchlorid regardiren. — *Sapienti sat.* — Dass eine Uebersättigung mit Salpetersäure zu dieser Probe stattfinden muss, hätte ein solcher Chemiker auch nicht übersehen, wie dies im Texte der Ph. geschieht.

Um der Reaction auf Chlorid näher zu treten, stellte ich mir eine Lösung des Natriumchlorids in $^1/_{1000000}$-facher Verdünnung her und fand, dass auf Zusatz von Silbernitrat eine erkennbare Opalescenz im Verlauf einer Secunde eintrat, und bei einer 2-, 3-, 4-, 5-milliontelfacher Verdünnung je eine Secunde mehr Zeit zum Eintritt einer Opalescenz erforderlich wurde. Bei 6-milliontelfacher Verdünnung wurden 8 Secunden in Anspruch genommen. Nach längerem Stehen trat die Opalescenz in etwas stärkerer Form auf. Nach diesen Beobachtungen scheint die 10 Minuten dauernde Bildung der Opalescenz mehr eine Ansicht auszudrücken. In der Wirklichkeit existirt diese Bildungszeit nicht.

Die Prüfung auf Monocarbonat ist dem Anscheine nach scharf, dennoch fluctuirt sie, abgesehen von dem Fehlerhaften, in engen und zugleich in unendlich weiten Grenzen und kommt es allein auf das Vorgehen des Experimentators an, welches Resultat er zu erzielen wünscht, denn er weiss, dass eine Schale in Anwendung gebracht, ein anderes Resultat (Decanthat) ergiebt. als ein Probircylinder, dass das heftig aufgegossene Wasser mehr löst, als das sanft aufgegossene, dass grosse Salzstücke weniger Sesquicarbonat an das Wasser abgeben, als kleine Stücke, weil die äussere Schicht Bicarbonat-reicher ist und desshalb den Zutritt des Wassers zu den inneren Theilen hindert. Nimmt er einen Probircylinder, so kann er die obere Schicht decanthiren, welche kaum Spuren Salz gelöst enthält. Chemiker haben diese Probe entweder nicht aufgestellt oder man hat sie nicht ausreichend angegeben. Würde der Experimentirende eine flache Schale nehmen und darin das Salz mit Wasser übergiessen, so dass einige Stücke über das Niveau hinausragen, dann würde auch das Decanthat mehr Sesquicarbonat aufweisen, als das vorliegende Bicarbonat wirklich enthält, denn feuchtes Bicarbonat geht an der Luft schnell in Sesquicarbonat über.

Im lateinischen Texte stösst man auf wunderbare Theile, z. B. auf eine *solutio aquosa Acidi nitrici ope parata*, oder *ansae fili adhaerentes, si candefeceris, flammam colore flavo inficiunt.* Was das *si candefeceris* für einen Zweck hat, wo das am Oehr hängende in der Flamme gehalten wird, ist schwer zu errathen. Soll etwa vorher eine Glühung stattfinden? Solche perfective Redewendungen zur Bezeichnung präsentaler Handlungen kehren in der Ph. oft wieder. Ob sie für eine Pharmakopoe passend sind, muss doch bezweifelt werden.

Natrium bromatum.

Bromnatrium; Natriumbromid. Natrïum bromātum; Bromurētum natricum s. sodicum. *Brômure de sodium. Bromide of sodium.*

Weisses, krystallinisches, an trockener Luft beständiges Pulver, löslich in 1,8 Th. Wasser und in 5 Th. Weingeist. Am Oehre des Platindrahtes erhitzt färbt es die Flamme gelb, welche durch ein blaues Glas betrachtet nicht constant roth erscheint. Die wässrige Lösung mit wenig Chlorwasser vermischt und mit Aether geschüttelt, färbt diesen mit rothgelber Farbe.

Das Natriumbromid, zerrieben und auf einer weissen Porcellanplatte auseinandergestreut, darf nicht sofort gelbe Farbe annehmen, wenn ein Tropfen verdünnter Schwefelsäure dazugesetzt (genähert, *admoveris*) wird. Das auf gefeuchtetes rothes Lackmuspapier gelegte Natriumbromid darf die Berührungsstellen nicht sofort violettblau färben. 20g der 5-proc. wässerigen Lösung mit einigen Tropfen der Ferrichloridlösung vermischt und mit Chloroform durchschüttelt, dürfen dieses nicht violett färben. 20g derselben Lösung mit 4 Tropfen der Baryumnitratlösung dürfen keine Trübung erleiden.

10 ccm einer Lösung, aus 3 g des gut getrockneten **Natriumbromids** und 100 g Wasser zusammengesetzt, dürfen nach Zusatz einiger Tropfen Kaliumchromatlösung nicht mehr denn 29,6 ccm der volumetrischen Argentinitratlösung bis zur bleibenden Rothfärbung in Anspruch nehmen.

Geschichtliches. Seit 12 Jahren hat man von Seiten der Aerzte dem Natriumbromid gegenüber dem Kaliumbromid Beachtung zugewendet. In Frankreich war dieses Bromid bereits gegen Ende der dreissiger Jahre dieses Jahrhunderts im Gebrauch und JOURDAN erwähnt es in seiner *Pharmacopée universelle* (1840), dass man es aus Ferribromid mittelst Natriumcarbonats bereite. EULENBURG und GUTTMANN konnten vor 10 Jahren nur constatiren, dass seine Wirkung mit derjenigen des Natriumchlorids übereinstimme, doch RABUTEAU fand, dass es die Sensibilität und Reflexaction bedeutend zurückdränge und DECAISNE erprobte es als Antepilepticum ohne die unangenehmen Nebenwirkungen des Kaliumbromids. In der Natur kommt es im Meerwasser und vielen Wässern der Gesundbrunnen vor.

Darstellung. Dieselbe stimmt mit derjenigen des Kaliumbromids, resp. Kaliumjodids überein. $\mathrm{Fe}(56) + 2\mathrm{Br}(2 \times 80) = \mathrm{FeBr_2}(216)$.

Ferrobromid (216)		Natriumcarbonat (106)		Natriumbromid (2×103)		Ferrocarbonat.
$\mathrm{FeBr_2}$	u.	$\mathrm{Na_2CO_3}$	geb.	$2\mathrm{NaBr}$	u.	$\mathrm{FeCO_3}$

oder Natriumhydroxyd (6×40)		Brom (6×80)		Natriumbromid (5×103)		Natriumbromat (151)		Wasser
$6\mathrm{NaOH}$	u.	$6\mathrm{Br}$	geb.	$5\mathrm{NaBr}$	u.	$\mathrm{NaBrO_3}$	u.	$3\mathrm{H_2O}$.

Bei schwacher Rothgluth wird $\mathrm{NaBrO_3}$ in NaBr übergeführt.

Da die Natriumbromidlösungen beim Abdampfen effloresciren, so müssen dieselben unter Umrühren eingedampft und die Mutterlauge von dem während des Abdampfens ausgeschiedenen Krystallmehle gesondert werden.

Eigenschaften. Natriumbromid ist ein farbloses neutrales oder kaum alkalisches und kaum bitterschmeckendes Salz, ähnlich dem Natriumchlorid, von dem es sich physikalisch insofern unterscheidet, als es bei gewöhnlicher Temperatur mit 2 Mol. (25,9 Proc.) Krystallwasser in schiefen rhombischen Säulen, welche luftbeständig sind, anschiesst, während Natriumchlorid solche wasserhaltige, aber sechsseitige Tafeln bildende Krystalle unter -10^0 C. ergiebt. Bei einer Wärme über 30^0 C. schiesst Natriumbromid in wasserfreien Würfeln an. Diese Krystalle bilden sich auch in der weingeistigen Lösung.

Die wasserhaltigen Krystalle schmelzen beim Erhitzen und liefern ein wasserfreies, nur schwach alkalisches Salz. Das wasserfreie Salz bedarf zur Lösung Wasser 1,29 Th. (bei 0^0 C.), 1,13 Th. (20^0 C.), 0,96 Th. (40^0 C.), 0,9 Th. (60^0 C.), 0,87 Th. (100^0 C.). Die gesättigte Lösung siedet bei $120-121^0$ C.

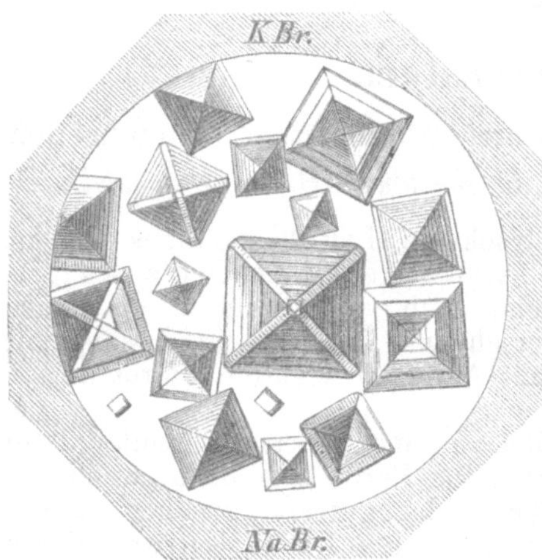

Lösung des Natriumbromids in 60-proc. Weingeist auf einem Objectglase abgedampft. 100-fache Vergr.

Das Salz des Handels ist oft ein Gemisch von wasserhaltigen mit wasserfreien Krystallen. Nach der von der Ph. angegebenen Löslichkeit in Wasser

(1,8-facher Menge) zu urtheilen, will sie das wasserfreie Salz, aber nach der Löslichkeit in Weingeist zu urtheilen, will sie das wasserhaltige Salz als officinelles anerkennen. Das wasserhaltige Natriumbromid erfordert 7 Th., 90-proc. Weingeist und 2,25 Th. 60-proc. Weingeist zur Lösung bei 15⁰ C., das wasserfreie Salz 10 Th. 90-proc., und 3 Th. des 60-proc. Weingeistes.

Die letztere Lösung auf einem Objectglase bei sehr gelinder Wärme (über dem Luftzuge einer Petrollampe) abgedampft, giebt vierseitige Pyramiden, von welchen viele treppenartige Wandung zeigen, auch mitunter vierseitig verkehrt pyramidenförmig vertieft sind. Kaliumbromid giebt ähnliche Krystalle. Fremde Salze würden sich durch andere Krystallformen unterscheiden. Der Natriumbromidbeschlag auf dem Objectglase wird an kalter Luft feucht und geht in die Tropfenform über, während der Kaliumbromidbeschlag trocken bleibt.

Identitätsreactionen. Die einfachste derselben ist folgende. In einen trockenen Reagircylinder giebt man circa 0,3g des Natriumbromids in Pulverform und lässt dann sanft an der Innenwandung des schräg gehaltenen Cylinders circa 3 ccm Cuprisulfatlösung (20-proc.) auf das Salz niederfliessen. Dieses muss sich sofort schwarz oder schwarzbraun färben. Nach dem Umschütteln muss eine ziemlich klare, blass grünlich-blaue oder blaue Lösung erfolgen (eine grüne trübe Lösung deutet auf Jodidgehalt). Kaliumbromid bleibt unter gleichen Verhältnissen weiss, Ammoniumbromid rothbraun und wird nicht schwarz. Lässt man nun in die blassgrünlich-blaue Lösung circa 1 ccm conc. Schwefelsäure sanft einfliessen, so bildet sich in allen drei Fällen jedesmal schwarzes Cupribromid. Die Schwefelsäure entzieht ihrer Umgebung Wasser, wodurch dem Cupribromid das Lösungsmittel entzogen wird und dasselbe zur Ausscheidung gelangt. Die von der Ph. angegebene Reaction, die Ausscheidung des Broms durch Chlorwasser und Aufnahme des Broms durch Aether ist eine etwas umständliche. Man vergl. auch unter *Kalium bromatum.*

Natriumflamme. Wird etwas von dem Natriumbromid mit dem gefeuchteten Oehre des Platindrahtes aufgenommen und in die innere Weingeistflamme oder in die Flamme des BUNSEN'schen Gasbrenners hineingehalten, so muss die tiefgelbe Natronflamme auftreten. Betrachtet man die Flamme durch ein blaues Glas, so absorbirt dasselbe die Natronflamme und wenn etwas Kaliumsalz auch gegenwärtig ist, so tritt das Violettroth der Kaliflamme auf kurze Zeit auf. Dieses Roth soll hier nicht constant sein und nur vorübergehend wahrgenommen werden d. h. Kaliumbromid soll nur in Spuren vertreten sein.

Aufbewahrung. Wird wie Kaliumbromid oder Natriumchlorid aufbewahrt. Natriumbromid nimmt in feuchter Luft mehrere (bis 10) Proc. Wasser auf, das Gefäss muss also dicht geschlossen sein.

Prüfung. Dieselbe erstreckt sich, abgesehen von einem zu starken Gehalt an Kaliumbromid (siehe oben Flammenreaction) auf 1) bromsaures Salz, Natriumbromat, 2) nur schwache Alkalinität, 3) Natriumjodid, 4) Sulfat und 5) Abwesenheit wägbarer Mengen Chlorid. Man vergl. auch unter *Kalium bromatum* S. 140 u. 141.

1) Mehrere Salzkörnchen in einem kleinen Porcellanschälchen ausgestreut mit verdünnter Schwefelsäure übergossen dürfen sich mit keiner gelbfarbigen Zone umziehen, welche Färbung Bromat angiebt nach dem Schema:

Natriumbromid	Natriumbromat	Schwefelsäure	Natriumhydriumsulfat	Brom	Wasser
$5NaBr$ u.	$NaBrO_3$ u.	$6H_2SO_4$ geb.	$6NaHSO_4$ u.	$6Br$ u.	$3H_2O.$

2) Einige Körnchen des Salzes auf schwach feuchtes rothes Reagenspapier aufgestreut, dürfen keine violette Punkte oder Flecke sofort erzeugen. — **3)** 20 ccm (warum Gramme?) der 5-proc. Natriumbromidlösung mit 10—15 Tropfen Ferrichloridflüssigkeit und 1—1,5 ccm Chloroform versetzt, dann durch mehrmaliges sanftes Wenden des Cylinders das Chloroform die Flüssigkeit durchwandern lassend, müssen eine farblose, nicht violette Chloroformschicht ergeben, welche letztere Farbe auf Verunreinigung mit Natriumjodid deutet (man vergl. S. 140). Diese Probe ist überflüssig, wenn man bei der Identitätsreaction mit Cuprisulfat eine **trübe** grünblaue oder grünliche Lösung erhalten hätte (oben S. 329). — 4) Circa 10 ccm (warum 20 g?) mit zwei Tropfen **Baryumnitrat** versetzt dürfen keine Trübung erleiden, auch nicht nach Verlauf einer Minute (Natriumsulfat). — 5) Es sollen 3 g des vom Krystallwasser völlig befreiten Salzes in 100 g (die Ph. sagt: Theilen) Wasser gelöst und von dieser Lösung 10 ccm entnommen werden, um sie nach Zusatz einiger Tropfen Kaliumchromat mit der Normal-$\frac{1}{10}$-Silberlösung zu titriren, bis die rothe Färbung des Silberchromats eintritt. Es dürfen hierzu nicht mehr denn 29,6 ccm der Silberlösung erforderlich sein. Diese Probe hat auch wie in anderen ähnlichen Fällen nicht genügend Kunstgerechtes an sich.

1 Mol. NaBr = 103 erfordert 1 Mol. $AgNO_3$ = 170 zur Bildung eines Mol. AgBr. — 1 Mol. NaCl = 58,5 erfordert ebenfalls 1 Mol $AgNO_3$ zur Bildung von 1 Mol. AgCl.

Da das Silbernitrat durch ein $\frac{1}{10}$-Normallösung vertreten wird, so erfordern 10,3 g Natriumbromid oder 5,85 g Natriumchlorid 1000 ccm der $\frac{1}{10}$-Normalsilberlösung. Je mehr Natriumchlorid in dem Natriumbromid vertreten ist, um so mehr wird auch an Silberlösung in Anspruch genommen. Da die Ph. 10 ccm der Natriumbromidlösung vorschreibt, so lässt sich annehmen, dass jene 3 g des getrockneten Salzes in soviel Wasser gelöst werden sollen, dass die Lösung 100 ccm beträgt, dass also jene 10 ccm 0,3 g NaBr enthalten. 10 ccm der Lösung erfordern also (10,3 : 1000 = 0,3 : x =) 29,12 ccm. Für Chlorid wären also 0,48 ccm der Silberlösung zugelassen.

Wenn laut Angabe der Ph 10 ccm der Lösung aus 3 g Salz und 100 g Wasser verwendet werden, so liegen nur 0,293 g Natriumbromid für die Reaction bereit und diese erfordern 28,45 ccm Silberlösung, es wären also für den Chloridgehalt (29,6—28,45 =) 1,15 ccm disponibel, — oder 2,3 Proc. Natriumchlorid — doch wohl zu viel Chlorid! Einfach ist es, den 3. Theil von 1,03 g trocknem, wasserleerem Natriumbromid in Lösung zu verwenden, welcher Theil genau 33,3 ccm der Silberlösung beansprucht und wäre dann die Verwendung von 34 ccm Silberlösung zuzulassen. Im Uebrigen vergl. S. 141.

Anwendung. Natriumbromid zeigt dieselben physiologischen Wirkungen wie Kaliumbromid, nur ohne die lästigen Nebenwirkungen des Kalis, es schmeckt auch nicht bitter wie Kaliumbromid. Man giebt es in denselben Mengen wie letzteres und der Gebrauch längere Zeit hindurch ist für den Gesundheitszustand nicht störend. Die Angabe, dass es in seiner Wirkung auf demselben Niveau stehe wie Natriumchlorid, ist hinreichend durch Experiment und Erfahrung widerlegt worden. Besonders eignet es sich in der Kinderpraxis.

Kritik. Die Ph. ist mit diesem Artikel auf eine Weise vorgegangen, welche den Anforderungen der Pharmacie und Therapie wenig entspricht. Da das Salz über 25 Proc. Krystallwasser enthalten kann, das des Handels oft bis zu 30 Proc. Wasser, auch wieder kaum 20 Proc. enthält, so musste dem Kaliumbromid gegenüber das wasserfreie Salz adoptirt werden, um eine sichere Dosirung zu ermöglichen und eine bestimmt abgegrenzte Waare zur Dispensation zu bringen. Da sich in dieser Ausgabe der Ph. nicht selten Sonderbares bemerkbar macht, so kann man auch annehmen, dass man entweder von dem Krystallwasser des Natriumbromids keine Kenntniss hatte oder dass man diesen Umstand einer Erwägung nicht werth hielt.

Die Titrirung, wie sie die Ph. vorschreibt, hätte doch mit derjenigen des Kaliumbromids in Uebereinstimmung gebracht werden müssen. Statt einer Lösung von 3 g entwässerten Salzes in 100 g Wasser hätte eine 3-proc. Lösung sicher einen anderen Werth gehabt. Dass hier im Texte von *partibus centum aquae* die Rede ist, wo 3 g Salz darin gelöst werden sollen, bringt den Experimentirenden nur in Verlegenheit und macht die Titrirung unsicher. Dies hätte man vermieden, wenn man einen Sachverständigen die Uebersetzung in das Lateinische besorgen liess.

Natrium carbonicum.

Reines krystallisirtes kohlensaures Natron (Natrium); Krystallisirtes Natriumcarbonat. Natrum carbonicum depurātum s. purum; Sal Sodae depuratus. *Carbonate de soude. Carbonate of soda.*

Farblose, durchscheinende, an der Luft verwitternde, alkalisch schmeckende Krystalle, welche mit 1,8 Th. kaltem, 0,3 Th. siedendem Wasser eine alkalische Lösung geben, in Weingeist aber unlöslich sind. Auf Zusatz von Säuren brausen sie auf, am Oehre des Platindrahtes erhitzt färben sie die Flamme gelb. Sie müssen 37 Proc. anhydrisches Natriumcarbonat enthalten.

Die 2-proc. wässrige Lösung darf weder durch Schwefelammonium, noch nach Uebersättigung mit Essigsäure durch Schwefelwasserstoffwasser, noch durch Baryumnitrat verändert werden. Nach Zusatz von Silbernitrat und Zumischung von Salpetersäure darf erst nach Verlauf von 10 Minuten höchstens eine Opalescenz eintreten.

2 g des Salzes in 10 ccm verdünnter Schwefelsäure gelöst, dürfen nach dem Zumischen der Jod-Lösung und Zink in derselben Weise, wie sie zur Prüfung der Salzsäure befolgt wird, das mit 50-proc. Silbernitratlösung getränkte Papier nicht verändern.

Darstellung. Das durch Umkrystallisiren aus der rohen Soda oder dem rohen Natriumcarbonat hergestellte Salz ist das mit 10 Mol. Krystallwasser versehene von der Formel $Na_2CO_3 + 10 H_2O$. Es enthält 62,94 Proc. Wasser und 37,06 Proc. Natriumcarbonat. Die Gewinnung dieses Salzes hat ihre Schwierigkeiten, denn aus warmen Lösungen schiesst es mit weniger, aus sehr kalten Lösungen mit mehr Wasser an. Das Salz mit 10 Mol. Krystallwasser bildet sich bei 10—40° C. Es müssen also nicht zu concentrirte Lösungen zur Krystallisation gebracht werden.

Um nun mit Rücksicht auf diese Umstände aus der rohen Soda ein reines Salz darzustellen, löst man 100 Th. derselben in 30 Th. kochend heissem destill. Wasser und nach geschehener Lösung wird so lange umgerührt, bis das Ganze einen Salzbrei darstellt, dessen Krystalle der Formel $Na_2CO_3 + H_2O$ entsprechen. Den völlig kalten Salzbrei bringt man in einen Deplacirtrichter (Seite 163), lässt abtropfen, breitet über die Salzbreifläche eine Scheibe Fliesspapier, deren Rand nach oben umgebogen ist, und deplacirt die Mutterlauge so lange durch öfteres Aufgiessen von wenig kaltem destill. Wasser, bis das Abtropfende mit Salpetersäure angesäuert mit Baryumnitrat- und Silbernitratlösung nur opalescirende Trübungen giebt. Beabsichtigt man ein total reines Salz, wie ein solches auch unsere Pharmakopoe fordert, so setzt man die Deplacirung weiter fort, bis die Reaktion auf Schwefelsäure und Chlor eine kaum merkliche ist. Dann bringt man die Salzmasse aus dem Deplacirgefäss in eine porzellanene Schale, übergiesst sie mit 40 Th. kochend heissem destill. Wasser, rührt bis zur Lösung um, filtrirt warm und setzt das Filtrat an einen Ort von 10—20° C. Temperatur. Sollte nach Verlauf eines Tages keine Krystallausscheidung erfolgt sein, so wirft man einige kleine Krystalle des reinen Salzes hinein. Nach 3—4 Tagen giesst man die Mutterlauge von den Krystallen, engt sie auf ein halbes Volumen ein und lässt krystallisiren. Die letzte Mutterlauge und die Flüssigkeit aus der Deplaciroperation engt man ein und bringt sie zur Krystallisation, um das daraus gewonnene Salz als umkrystallisirte oder depurirte Soda zu verwenden. Die Krystalle lässt man abtropfen, breitet sie dann auf Fliesspapier aus und lässt sie, mit Fliesspapier bedeckt, in einem Siedboden 1—2 Tage ohne Anwendung von Wärme abtrocknen. Wäre das Salz nicht rein genug, so muss nochmals ein Umkrystallisiren vorgenommen werden. Man kann auch das käufliche reine Salz verwenden, indem man 100 Th. in 30 Th. kochendem Wasser löst, umrührt, den Krystallbrei auf dem Deplacirwege nochmals auswäscht und dann zur Krystallisation bringt, wie oben angegeben ist.

Handelswaare. Die Drogisten unterscheiden ein *Natrium carbonicum purum* und *purissimum*. Das letztere ist das officinelle Salz. Der Preisunterschied ist zu gering, als dass die Darstellung lohnend wäre.

Eigenschaften. Das reine krystallisirte Natriumcarbonat bildet aus seinen Lösungen, in der Kälte krystallisirt, wasserhelle, schiefe (monoklinometrische), rhombische Säulen und Pyramiden mit stark abgestumpften Spitzen, mit 62,8 Proc. Krystallwasser. Es ist frei von allem Geruch und hat einen kühlend laugenartigen Geschmack. An der Luft, besonders bei gelinder Wärme, verwittern die Krystalle auf ihrer Oberfläche, sich mit einem weissen Pulver bedeckend. Mit der Länge der Zeit verwittern sie durch und durch. Bei einer Temperatur bis ungefähr zu $+10^0$ verlieren hierbei die Krystalle annähernd 20 Proc., bei ungefähr 20^0 gegen 44, bei $30—40^0$ gegen 60 Proc. an Krystallwasser, bei einer Temperatur von $70—80^0$ geht dies ganz verloren. Das wasserleere Salz schmilzt in der Glühhitze. Das mit 10 Mol. Wasser krystallisirte Salz, das officinelle, ist in 1,6 Th. kaltem ($10—15^0$ C.) und $1/_2$ Th. heissem Wasser löslich. Die grösste Löslichkeit hat es bei einer Temperatur von $35—40^0$ C. 1 Th. Wasser löst bei dieser Temperatur 7 bis 8 Th., beim Wasserkochpunkte jedoch nur halb so viel. In Weingeist ist es unlöslich.

100 Th. Wasser lösen

Temp.	Na_2CO_3	$Na_2CO_3+10H_2O$	Temp.	Na_2CO_3	$Na_2CO_3+10H_2O$
0^0 C.	6,97 Th.	21,33 Th.	25^0 C.	28,50	149,13
10^0 C.	12,06 „	40,94 „	30^0 C.	37,24	273,64
15^0 C.	16,20 „	63,20 „	38^0 C.	51,67	1142,17
20^0 C.	21,71 „	92,82 „	104^0 C.	45,47	539,63

Das kohlensaure Natrium bildet unter verschiedenen Verhältnissen mit 1, 5, 6, 8 und 10 Mol. Wasser Krystalle. Das bei gewöhnlicher Temperatur oder in der Kälte anschiessende Salz enthält 10 Mol. Wasser und hat die Formel $Na_2CO_3 + 10H_2O$, Mol.-Gewicht 286. Das Salz mit 1 Mol. Krystallwasser scheidet aus einer heissen gesättigten Lösung bei einer Temperatur von $+25$ bis 30^0 C. ab.

Aufbewahrung des reinen kohlensauren Natrium. Sie geschehe in nicht zu grossen, gut zu verstopfenden, weithalsigen Glasflaschen an einem kühlen Orte.

Prüfung. Dieselbe erstreckt sich laut Anforderung der Ph. auf eine Verunreinigung 1) mit Metallen, wie Eisen, Zink, Kupfer, Blei 2) Zink, Kupfer, Blei etc., 3) Sulfat, 4) Chlorid und 5) Arsen, welches man in neuerer Zeit in der gereinigten Soda, wohl aber kaum in dem reinen Salze angetroffen hat. Von Fresenius und Otto wird allerdings ein Arsengehalt bestätigt.

1) Die 2-proc. wässerige Lösung soll sich gegen Schwefelammonium indifferent verhalten, es darf also weder eine Braunfärbung, noch eine schwarze (Eisensalz, Bleisalz, Kupfersalz), noch eine weisse Trübung (Zink) eintreten, auch nicht — **2)** durch Schwefelwasserstoffwasser in der mit Essigsäure übersättigten Lösung (Spuren Blei, Kupfer, beide ergeben braune Färbung oder braunschwarzen Niederschlag, Zink weiss). Diese Prüfung sub 2 ist also überflüssig, denn diejenige sub 1 zeigt dieselben Metalle an. — **3)** Die mit Essigsäure übersättigte Lösung darf durch Baryumnitrat keine Trübung (Sulfat) und **4)** durch Silbernitrat ebenfalls keine Trübung oder Opalescenz erleiden (welche letztere jedoch nach 10 Minuten Zeit zugelassen wird, obgleich diese Reaction, wie Kritik unter *Natrium bicarbonicum* besagt, höchstens 20 Secunden Bildungszeit bei 6-millionenfacher Verdünnung erfordert). Diese 10 Minuten zieht die Ph. wiederholt heran, und beruhen auf eine irrthümliche Auffassung. In das richtige Verhältniss übergeführt, ist die Reaction mit dem Schlusse zu vervollständigen, dass das Natriumcarbonat frei von Chlorid sein soll, natürlich nur in seiner 2-proc. Lösung und nach einer

Uebersättigung mit chlorfreier Essigsäure, wodurch ja das gegenwärtige Chlorid in eine mehrmillionenfache Verdünnung übergeführt wird. — 5) Zur Prüfung auf Arsen sind 2 g des Carbonates in einem Reagircylinder in 10 ccm verdünnter Schwefelsäure zu lösen, diese Lösung bis zur gelblichen Färbung mit 1—3 Tropfen Jodlösung (zur Ueberführung etwa gegenwärtiger Schwefligsäure in H_2SO_4) und einem Stück reinen Zinkmetalls zu versetzen, der Cylinder oberhalb mit einem lockeren Bausche Baumwolle zu versehen und die Cylinderöffnung mit einer Scheibe Filtrirpapier zu bedecken, welche in ihrer Mitte mit einem Tropfen 50-proc. Silbernitratlösung getränkt ist. Man stellt beiseite. Es darf der genässte Fleck sich weder sogleich, noch nach einer halben Stunde gelb färben, noch an seinem Rande einen braunen oder schwarzen Reifen bilden. Das Nähere über diese Reaction und ihre lückenhaften Seiten vergleiche man unter *Acid. hydrochloric.* Bd. I, S. 111. Auch hier lässt sich die Reaction mit Zinnfolie als Parallelexperiment einfügen. Man giebt von dem zerriebenen, aus circa 20 Krystallen zusammengesetzten Salze 1 g in einen Reagircylinder, übergiesst mit circa 1,5 ccm Wasser, nach und nach mit 2 ccm Salzsäure (25-proc.), bis das Aufbrausen nachlässt und erhitzt zur Austreibung der Kohlensäure bis zum Aufkochen. Dann giebt man weitere 3—4 ccm Salzsäure und einen Schnitzel starker Zinnfolie (2 □cm) hinzu und erhitzt unter Agitiren fast zum Aufkochen. Wäre keine Gelb- oder Braun-

Tabelle

über den Gehalt der wässrigen Lösungen des krystallis. Natriumcarbonats $(Na_2CO_3 + 10H_2O)$ und des wasserleeren Natriumcarbonats (Na_2CO_3). Temperatur 17,5° C. (nach HAGER).

Proc. Na_2CO_3	Proc. $Na_2CO_3 + 10H_2O$	spec. Gewicht	Proc. Na_2CO_3	Proc. $Na_2CO_3 + 10H_2O$	spec. Gewicht	Proc. Na_2CO_3	Proc. $Na_2CO_3 + 10H_2O$	spec. Gewicht
15	40,50	1,157	10	27,00	1,105	5	13,50	1,052
14,75	39,82	1,155	9,75	26,32	1,102	4,75	12,82	1,049
14,5	39,15	1,153	9,5	25,65	1,100	4,5	12,15	1,047
14,25	38,47	1,150	9,25	24,97	1,097	4,25	11,47	1,044
14	37,80	1,148	9	24,30	1,095	4	10,80	1,041
13,75	37,12	1,145	8,75	23,62	1,092	3,75	10,12	1,039
13,5	36,45	1,143	8,5	22,95	1,089	3,5	9,45	1,036
13,25	35,77	1,140	8,25	22,27	1,087	3,25	8,77	1,033
13	35,10	1,137	8	21,60	1,084	3	8,10	1,031
12,75	34,42	1,135	7,75	20,92	1,081	2,75	7,42	1,028
12,5	33,75	1,133	7,5	20,25	1,079	2,5	6,75	1,025
12,25	33,07	1,130	7,25	19,57	1,076	2,25	6,07	1,023
12	32,40	1,127	7	18,90	1,073	2	5,40	1,020
11,75	31,72	1,124	6,75	18,22	1,071	1,75	4,72	1,018
11,5	31,05	1,122	6,5	17,55	1,068	1,5	4,05	1,015
11,25	30,37	1,119	6,25	16,87	1,065	1,25	3,37	1,012
11	29,70	1,116	6	16,20	1,063	1	2,70	1,010
10,75	29,02	1,113	5,75	15,52	1,060	0,75	2,02	1,007
10,5	28,35	1,111	5,5	14,85	1,057	0,5	1,35	1,004
10,25	27,67	1,108	5,25	14,17	1,055	0,25	0,67	1,002

Das spec. Gewicht der Lösungen vermindert oder vermehrt sich bei Zu- oder Abnahme der Wärme um 1° C. bei einem Gehalt von wasserleerem Salze von 13—15 Proc. um circa 0,0004

„   8—12 „   „   „   0,00033

„   3— 7 „   „   „   0,00026.

färbung eingetreten, so stellt man beiseite, um nach einer Stunde nochmals etwas Stanniol zuzuseten und nochmals aufzukochen. Wenn nun die Flüssigkeit Farblosigkeit zeigt (verglichen mit einer farblosen Wasserschicht in einem gleichweiten Cylinder), so ist auch das Salz arsenfrei.

Anwendung. Die Natriumcarbonate gelten als Antacida, Digestiva, Diuretica, Anticalculosa, Antarthritica, Contrastimulantia und Antiplastica.

Das einfach- wie das zweifach-kohlensaure Natrium lösen sich im Magen, verbinden sich mit den vorhandenen Säuren und Eiweisskörpern unter theilweiser Freilassung von Kohlensäure, welche anf die Magennerven beruhigend und belebend einwirkt. Sie sättigen die im Organismus erzeugten Säuren und regeneriren sich, sie wirken auf den Faserstoff und das Eiweiss des Blutes lösend, treten als Kohlensäureträger im Blute auf und mindern die Gallenabsonderung. Man gebraucht sie daher besonders als schleim- und säuretilgende Mittel, als harntreibende Mittel, zur Entsäuerung des Harns, als die Kalksalze zersetzende Mittel bei Gicht und Steinkrankheiten, bei fieberhaften Entzündungen, Gelenkrheumatismen, Croup, Gelbsucht, bei Reizungszuständen der Magennerven etc. in Dosen von 0,3—0,6—1,0—2,0 g, äusserlich in Waschungen und Bädern bei Hautleiden.

Das Bicarbonat dient als Antodontalgicum, indem man es in Pulverform auf und in den hohlen Zahn bringt, zu Mund- und Gurgelwässern (1 auf 50—80) bei saurem Geschmack, zu Inhalationen (zu 2—5—15 auf 1000 Aq., vom Monocarbonat 1—3—10 auf 1000 Aq.) bei Pharyngitis granulosa mit auf der Pharynxwand sitzenden harten Schleimkrusten, auch bei stockendem Katarrh, zu Waschungen bei Alopecie (5 Bicarb. auf 100 Aq.), in Salben (1—2 auf 10).

Natrium carbonicum crudum.

Rohes krystallisirtes kohlensaures Natrium (Natron); Rohes Natriumcarbonat; Soda. Natrum carbonicum crystallisātum crudum; Sal Sodae crudus; Soda cruda. *Sel de soude*; *Barille*; *Soude factice. Impure soda; Kelp.*

Grosse farblose Krystalle oder krystallinische Massen von alkalischer Reaction, welche an der Luft verwittern. Sie sind in 3 Th. Wasser löslich, in Säuren unter Aufbrausen. Sie enthalten mindestens 32 Proc. wasserleeres Natriumcarbonat.

Geschichtliches. Was PLINIUS in seinen Werken *Nitrum* nennt, war natürliches kohlensaures Natrium. Den Namen mineralisches Alkali erhielt es zum Gegensatz des vegetabilischen Alkalis, des kohlensauren Kalium, welches man aus der Asche der Pflanzen zog, während das kohlensaure Natrium gleichsam als Mineral (Trona, Urao) gefunden wurde. Wie jedoch die Binnenlandpflanzen in ihrer Asche Kaliumcarbonat liefern, geben die eingeäscherten Strand- und Seepflanzen Natriumcarbonat.

Handelswaare. Im Handel unterscheidet man einerseits natürliche und künstliche Soda, andererseits eine krystallisirte und eine trockne oder calcinirte Soda. Die krystallisirte und künstlich dargestellte Soda ist die rohe officinelle Waare.

Natürliche Soda. Am Meeresstrande, im Seewasser und selbst in der Nähe von Salinen lebende Pflanzen nehmen mit dem Wasser die Bestandtheile desselben, also auch Natriumchlorid auf. Indem sie dasselbe zum Theil zu verschiedenen Lebensvorrichtungen assimiliren, bilden sich in ihnen verschiedene pflanzensaure Natriumsalze. Werden solche Pflanzen verbrannt, so enthält alsdann die zurückbleibende Asche diese Salze als Natriumcarbonat. Die Asche heisst dann natürliche Soda. Den Fucusarten (Seetangen), welche hauptsächlich auf Soda benutzt werden, reihen sich die Gattungen *Reaumuria*, *Nitraria*, *Tetragonia* und *Mesembryanthĕmum* an. Zu den Strandpflanzen gehören mehrere Arten der Gattungen *Chenopodium*, *Atriplex*, *Salicornia*, *Salsŏla*. Viele dieser Pflanzen werden zum Zwecke der Sodadarstellung angepflanzt. Dieselben werden getrocknet in runden Gruben eingeäschert. In Folge der starken Hitze backt die Asche zusammen und bildet nach dem Erkalten dichte Massen, welche, in Stücke zerschlagen und in Fässer verpackt in den Handel gebracht werden. Die aus Spanien als Barille oder Alikantische Soda kommende Soda wird durch Einäschern der angebauten *Salsola Soda* erhalten. Barille enthält 25 bis 30 Proc. Natriumcarbonat. Die im südlichen Frankreich bei Aigues-Mortes aus *Salsola Tragus* und *Salsola Kali* gewonnene Sorte, Blanquette, und die bei Narbonne aus *Salicornia annŭa* gewonnene, Salicor genannt, sind schlechte Sorten und enthalten nur wenig Natriumcarbonat, ebenso die Varecsoda und der Kelp (s. unter *Jodum*).

Diese Soda bildet schwere, harte, klingende Stücke von graubläulicher Farbe, durchsprengt von kleinen weissen Punkten. Sie enthält 10—35 Proc. Natriumcarbonat und ist verunreinigt mit Calciumcarbonat, Schwefelnatrium, Schwefelcalcium, Natriumsulfit, Natriumthiosulfat, Jodverbindungen, Kieselerde, Eisenoxyd, kalihaltigen, kohligen Stoffen.

Natürliche Soda ist auch diejenige, welche durch Verdunsten des Wassers der sogenannten Natronseen, sowie an vielen Orten an der Erdoberfläche ausgewittert gesammelt wird. Trona und Urao sind Natriumsesquicarbonate. Trona findet sich an den Ufern einiger Natronseen in Fezzan, in den Natronseen Aegyptens, als Auswitterung des Bodens in der Provinz Sukena in Nordafrika. Urao kommt aus Amerika. Man findet sie daselbst in einigen mexikanischen Landseen, namentlich im Norden von Zacatecas und auch in Columbien. Urao wird in der heissen Jahreszeit von Indianern in rindenförmigen Stücken vom Boden des Sees heraufgeholt, auf welchen die bei der Verdunstung des Wassers sich bildenden Krystallkrusten niedersinken. In Aegypten befinden sich in der Wüste von Thaiat, auch in Ungarn mehrere Natronseen. Carlsbader Wasser und einige andere Mineralwässer enthalten Natriumcarbonat. An Orten, wo man es als Auswitterung an dem Boden findet, ist es ein Zersetzungsprodukt eines kreidehaltigen Bodens in Berührung mit Feuchtigkeit und Wasser, welches Natriumsulfat enthält. Durch Auslaugen natronhaltiger Erde (Szek) in Ungarn wird das Szeksalz gewonnen. Debrecziner Soda enthält bis zu 90 Proc. Natriumcarbonat.

Künstliche Soda wird auf verschiedene Weisen dargestellt. Vor der ersten Französischen Revolution war nur natürliche Soda im Gebrauch. Als aber 1792 Frank-

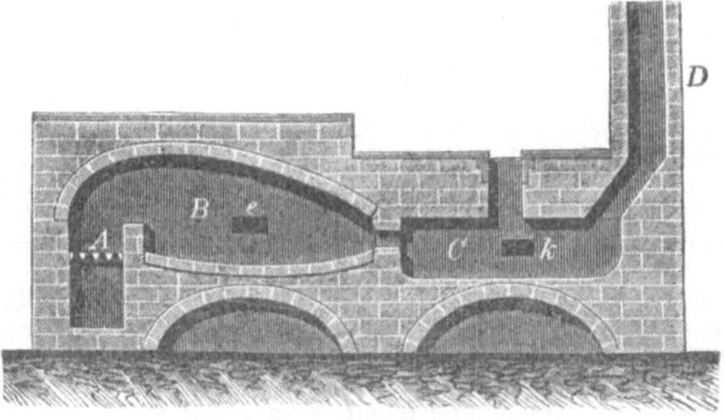
Flammenofen zur Sodabereitung.

reich mit dem übrigen Europa in Krieg verwickelt und es ihm dadurch unmöglich war, sich von Aussen Zufuhren der für seine Industrie nöthigen Rohstoffe zu verschaffen, ward es die wichtigste Aufgabe der Technik, aus inländischen vorhandenen Stoffen selbst das Fehlende zu schaffen. LEBLANC war es zu dieser Zeit beschieden ein Verfahren zur Erzeugung künstlicher Soda aufzufinden. Es besteht darin, das Kochsalz durch Schwefesäure zu zersetzen, und das dadurch erzeugte Natriumsulfat durch Glühen mit Kohle und Calciumcarbonat in Natriumcarbonat zu verwandeln. Diese Operationen geschehen in dem sogenannten Flammenofen. Der vordere Theil eines solchen Ofens AB ist ein gewöhnlicher Flammenofen, an welchen sich ein zweiter C anschliesst. (Flammenöfen haben nämlich eine solche Einrichtung, dass die darin zu behandelnden Substanzen nur mit der Flamme des Brennmaterials in Berührung kommen.) In diesem vordersten Theile wird das gebildete Glaubersalz völlig ausgetrocknet und der letzte Antheil Salzsäure ausgetrieben. In dem zweiten Theile befindet sich eine gusseiserne, mit Blei ausgekleidete Pfanne, oder es besteht die Sohle dieses Ofens aus hartem dichtem Sandstein, welcher pfannenartig vertieft ist. Hier wird von oben das Kochsalz mit der nöthigen Menge Kammerschwefelsäure (von 1,56 spec. Gew.) eingeschüttet und hier erfolgt auch die Bildung von Natriumsulfat. Durch eine aus AB abziehende Flamme, welche durch Ck in den Kamin D zieht, werden die Salzsäuredämpfe weggeführt. Die Schmelzung des Gemisches aus Natriumsulfat, Calciumcarbonat und Kohle geschieht gleichfalls in Flammenöfen. Bei Schmelzung des Gemisches aus 2 Th. Natriumsulfat, 2 Th. Calciumcarbonat und 1 Th. Kohle gehen nach einander zwei verschiedene Processe vor sich. Zuvörderst wird Natriumsulfat durch die Einwirkung der Kohle unter Abscheidung von Kohlenoxdgas in Schwefelnatrium verwandelt. $Na_2SO_4 + 2C = Na_2S + 2CO_2$. Das Schwefelnatrium zersetzt sich alsdann mit dem Calciumcarbonat und es resultiren Natriumcarbonat, Calciumsulfid und Kohlensäure, welche entweicht. $Na_2S + CaCO^3 = Na_2CO_3 + CaS$. Die Löslichkeit des Schwefescalciums würde eine Trennung des Gemisches durch Auslaugen unmöglich machen, wenn man nicht durch einen Kalküberschuss die Bildung von Calciumoxysulfid ($3CaS + CaO$) erreichte. Die Unlöslichkeit dieser Verbindung verhindert bei Behandlung des geschmolzenen Gemisches (der Schmelze) mit Wasser die Wiedererzeugung von Schwefnatrium und Calciumcarbonat. Den Prozess bei der Soda-Erzeugung erklärt Scheurer-Kestner durch folgende drei Schemata:

I. Natriumsulfat   Kohle   Natriumsufid   Kohlensäureanhydrid
$$5(Na_2SO_4) \quad \text{und} \quad 10C \text{ geben} \quad 5Na_2S \quad \text{und} \quad 10CO_2$$

II. Natriumsulfid   Calciumcarbonat   Natriumcarbonat   Calciumsulfid
$$5Na_2S \quad \text{und} \quad 5CaCO_3 \text{ geben} \quad 5Na_2CO_3 \quad \text{und} \quad 5CaS$$

III. Calciumcarbonat   Kohle   Kalkerde   Kohlenoxyd
$$2CaCO_3 \quad \text{und} \quad 2C \text{ geben } 2CaO \quad \text{und} \quad 4CO.$$

Die erkaltete Schmelze wird in Stücke zerschlagen, zu Pulver zermahlen, dann mit warmem Wasser ausgelaugt (heisses Wasser würde das Schwefelcalcium lösen), und die Lösung, welche in Folge der Einwirkung des mit dem Schwefelcalcium verbundenen Calciumoxyds auch etwas Aetznatron enthält, eingetrocknet und im Flammenofen stark erhitzt. Durch Auflösen und wiederholte Krystallisation wird krystallisirte Soda gewonnen. Wird die Sodalösung bis zum Krystallisationspunkte abgedampft und dann gelinde forterhitzt, so scheidet ein Natriumcarbonat mit 1 Mol. Wasser verbunden als Krystallmehl aus, welche Soda Sodasalz genannt wird. Gewöhnlich wird sie aber in eisernen Pfannen durch Erhitzen trocken gemacht als calcinirte Soda für den technischen Gebrauch in den Handel gebracht. Bei der Darstellung des Kalisalpeters aus dem Natronsalpeter (Chilisalpeter) mittelst Kaliumcarbonats gewinnt man Soda als Nebenprodukt. $2NaNO_3 + K_2CO_3 = Na_2CO_3 + 2KNO_3$.

Emil Kopp's Verfahren (1854) stützt sich auf die von Malherbe (1777) angegebene Reaction. Man schmelzt Natriumsulfat, Eisenoxyd und Kohle zusammen. $2Fe_2O_3 + 3Na_2SO_4 + 16C = 2CO_2 + 14CO + Na_6Fe_4S_3$. Das Natriumferrosulfid absorbirt aus der Luft H_2O u. O. u. CO_2 und geht in Natriumcarbonat und Natrium enthaltendes Ferrosulfid über. $Na_6Fe_4S_3 + 2O + 2CO_2 + H_2O = 2Na_2CO_3 + Na_2Fe_4S_3 + H_2O$. Die Masse wird mit heissem Wasser ausgelaugt. Nach Stromeyer verläuft der Process: $6Na_2SO_4 + 2FeO_3 + 13C = 4Na_2CO_3 + 2Na_2S, 2FeS + 9CO_2$.

Zur Gewinnung der Soda aus Natriumsulfat wird dieses durch Schmelzung mit Kohle (Kokspulver) in Natriumsulfid (Na_2S) verwandelt und dieses mit feuchter Kohlensäure behandelt, denn $Na_2S + CO_2 + H_2O = H_2S + Na_2CO_3$.

Kryolithsoda, Bauxitsoda. Kryolith oder Grönlandspath ($Al_2Fl_6, 6NaFl$) ist also eine Verbindung von Natriumfluorid mit Aluminiumfluorid. Mit Kalkerde erhitzt liefert es Calciumfluorid und Natriumaluminat, $Al_2(ONa)_6$. Wird letzteres in Wasser gelöst und mit Kohlensäure gesättigt, so scheidet Thonerde aus und Natriumcarbonat bleibt in Lösung. Die Thonerde wird durch Verwandlung in Alaun verwerthet. Das Natriumaluminat wird auch mit Calciumcarbonat gemischt und gelinde erhitzt: $Al_2Fl_6, 6NaFl + 6CaCO_3 = Al_2O_3 + 3Na_2CO_3 + 6CaFl_2 + 3CO_2$.

Bauxit, sogenannt, weil zuerst bei *Baux* in Frankreich gefunden, ist ein Ferri-oxyd-haltiges Aluminiumhydroxyd, aus welchem Natriumaluminat hergestellt wird. welches man in Natriumcarbonat überführt.

Ammoniaksodaprocess. Dieser beruht (nach A. W. HOFFMANN) auf der Aus-scheidung von Natriumbicarbonat, wenn concentrirte Lösungen von Natriumchlo-rid (Kochsalz, Salzsoole) mit Ammoniumbicarbonat in Pulverform gemischt und einige Stunden bei niedriger Temperatur sich überlassen bleiben. $2NaCl + 2NH_4 . H . CO_3$ $= 2NaHCO_3 + 2NH_4Cl$. Das Natriumbicarbonat wird durch gelindes Erhitzen in Mo-nocarbonat übergeführt. $2NaHCO_3 = Na_2CO_3 + H_2O + CO_2$. Das Ammon wird aus dem Ammoniumchlorid durch Kalk wieder brauchbar gemacht oder man behandelt den Salmiak mit Magnesia und scheidet aus dem Magnesiumchlorid die Salzsäure durch Erhitzen, wobei Ammon und Salzsäure wieder verwendbar gemacht werden. $2MgCl + 2H_2O = MgO, MgCl + 2HCl + H_2O$. Wird bei dieser Sodagewinnung Weingeist zur besseren Abscheidung des Natriumbicarbonats (nach DE GROUSILLIERS) angewendet. so nennt man dieselbe **Alkoholsoda**. (Ph. Centralhalle 1874. No. 2.)

Nach BOHLIG lässt sich Soda aus Magnesiumoxalat gewinnen nach dem Schema: $MgC_2O_4 + HCl + NaCl = NaHC_2O_4 + MgCl$. Das Magnesiumoxalat wird aus dem Na-triumoxalat durch Magnesiumcarbonat wiederhergestellt nach dem Schema: $NaHC_2O_4$ $+ MgCO_3 = MgC_2O_4 + NaHCO_3$. Das Natriumbicarbonat wird schliesslich in Monocar-bonat übergeführt nach dem Schema: $2(NaHCO_3) + MgO = Na_2CO_3 + MgCO_3 + H_2O$ (ph. Centralhalle 1877 S. 330).

Eigenschaften. Rohe krystallisirte Soda bildet mehr oder weniger farblose (weisse), krystallinische, wenig durchscheinende, an der Luft allmäh-lich verwitternde Massen und Stücke, welche kein reines Natriumcarbonat sind. Sie enthalten 3—10 Proc. Sulfat, Thiosulfat, Sulfit, Silicat und Chlorid des Natriums, zuweilen auch Spuren Natriumcyanid, Natriumsulfid, Eisenoxyd. Bleioxyd, Arsen und Schmutztheile als Verunreinigungen. In grösster Menge sind gewöhnlich Natriumsulfat und Natriumchlorid vertreten. Eine Soda, welche nur wenige Procente von den beiden letzt erwähnten Salzen enthält, und sich von den anderen Verunreinigungen ziemlich frei erweist, ist die officinelle Waare. Im Einkauf hüte man sich aber vor einer Soda, die absichtlich mit rohem Glaubersalz gemischt ist. Eine solche Soda wird sehr häufig von den Detailkrämern abgegeben.

Aufbewahrung. Weil die krystallisirte Soda in trockner und in warmer Luft verwittert, so wird sie gewöhnlich an einem trocknen Ort des Kellers oder eines anderen schattigen kühlen Raumes in bedeckten Fässern aufbewahrt. Wegen eines Gehaltes an Natriumchlorid wird sie an feuchten Orten feucht und zieht oft so viel Feuchtigkeit an, dass sie theilweise zerfliesst. Kleinere Vorräthe bewahrt man in dicht tectirten Steintöpfen.

Prüfung. Zur Erkennung einer Mischung von Soda mit Glaubersalz sucht man 20—25 kleinere Krystalle zusammen, bricht von jedem Krystall ein erbsen-grosses Stück ab, legt die Stücke in 1 cm weiter Entfernung von einander auf einen kleinen Porcellanteller und übergiesst sie sanft mit einer Mischung aus 5 ccm der Mercurichloridlösung und 20 ccm Weingeist. Die Glaubersalz-krystalle bleiben ungefärbt, die Sodastücke färben sich gelbbraun. Die Ph. fordert einen Mindestgehalt von 32 Proc. Man erforscht ihn einfach in der Weise, dass man mehrere, nicht verwitterte Krystallstücke der Soda zu einem groben Pulver zerstampft und mischt, und von diesem Pulver 5,0 g nebst 1,9 g reiner Oxalsäure und etwas Lackmustinctur in ein geräumiges Kölbchen giebt, das Gemisch nach und nach mit circa 15 ccm Wasser übergiesst und bis zum Aufkochen erhitzt. Nach dem Verlauf der Kohlensäureentwickelung muss die Flüssigkeit das Lackmusblau unverändert aufweisen und damit einen Mindestgehalt von 32 Proc. Natriummonocarbonat in der krystallisirten Soda documentiren.

Um den Gehalt überhaupt zu bestimmen, löse man 5,3 g des aus mehreren Krystallen hergestellten Pulvers in 15 ccm Wasser, versetze mit Lackmustinctur und titrire die kochend heisse Lösung mit Normalsalzsäure bis zum Eintritt der Röthung. Es müssen dann nach der Aufkochung mindestens 32 ccm der Säure znr Verwendung gekommen sein. Soviel ccm der Säure hierzu nöthig sind, so viel Procente Natriumcarbonat sind in der Soda vertreten.

Anwendung. Die rohe Soda findet mitunter Anwendung in Bädern, meist verbraucht sie der Apotheker bei mehreren chemischen Operationen und zu ökonomischen Zwecken, wie bei Reinigung der Colatorien, Siebe, Gefässe etc.

Natrium carbonicum siccum.

Trocknes kohlensaures Natrium (Natron); Getrocknete Soda; Gepulvertes oder trocknes Natriumcarbonat; Natrum carbonicum pulveratum.

Reines kryst. Natriumcarbonat setze man gröblich zerrieben einer 25^0 C. nicht überschreitenden Wärme soweit aus, bis es mit einem Pulver bedeckt ist. Zum völligen Zerfallen trockne man es dann bei $40—50^0$ C., bis es die Hälfte seines Gewichtes verloren hat, schliesslich schlage man es durch ein Sieb.

Ein weisses feines lockeres Pulver.

Wenn *Natrium carbonicum* zu Pulvermischungen vorgeschrieben wird, so ist *Natrium carbonicum siccum* zu verabfolgen.

Werden die Krystalle des reinen Natriumcarbonats an einen warmen Ort gelegt, welcher circa 30^0 C. warm ist, so zerfliessen sie in ihrem Krystallwasser und durchdringen die Papierschichten, worauf sie liegen. Die zerflossene und wieder erstarrte krystallinische Masse lässt nur schwierig ihr Wasser abdunsten. Deshalb schreibt die Pharmakopoe die erste Austrocknung an einem nicht über 25^0 C. warmen Orte vor. Dagegen schmelzen Krystalle, welche bereits an ihrer Oberfläche verwittert sind, weniger leicht und lassen sich daher schnell in künstlicher Wärme (bei $40—50^0$ C.) austrocknen.

Zur Darstellung verfahre man in folgender Weise. In grossen reinen tarirten Papierbeuteln breite man das in einem porcellanenen Mörser zu grobem Pulver contundirte Salz in dünner Schicht aus, bemerke auf dem Beutel das Gewicht des Salzes uud lege die Beutel in Siebböden oder auf trocknen Brettern an einen Ort von mittlerer Temperatur (circa 20^0 C.) fünf Tage hindurch, und wende während dieser Zeit die Beutel einige Male um. Dann bringe man dieselben, wenn das Gewicht des Salzes noch nicht um die Hälfte geringer geworden wäre, in eine wärmere Atmosphäre ($40—50^0$ C.). Ist die Darstellung nicht eilig, so lässt man sie am ersten Orte länger liegen. In einem warmen porcellanenen Mörser zerreibt man die weisse pulvrige Masse und hebt sie in gut verstopften Flaschen vor Feuchtigkeit geschützt auf.

Das um die Hälfte seines Gewichtes eingetrocknete Salz entspricht der Formel $Na_2CO_3 + 2H_2O$. Mol. Gew. 142. Es enthält dann der Formel entsprechend 25,35 Proc. Wasser und 74,65 Proc. Natriumcarbonat.

Nach vorausgegangenem Verwittern an der Luft und bei folgender Einwirkung der Wärme des Wasserbades oder Trockenschrankes verlieren die Krystalle allmählich ihr sämmtliches Krystallwasser. Von 100 Th. verbleiben

43—44 Th. trocknes Salz von der Formel $Na_2CO_3 + H_2O$. Der letzte Rest (Constitutionswasser) geht erst bei einer Wärme von 100^0 und darüber verloren. Das völlig ausgetrocknete Natriumcarbonat hat die Formel Na_2CO_3 und das Mol. Gew. 106. Dieses *Natrium carbonicum ab aqua plane liberatum* dient nur zu analytischen Zwecken.

Da auch dieses wasserfreie Salz Luftfeuchtigkeit aufnimmt, so muss es in dichtgeschlossenem Glasgefässe aufbewahrt werden.

Das *Natrium carbonicum siccum* der Ph. wird nur zu Pulvermischungen verwendet und zwar sehr selten, weil der Arzt dem Natriumbicarbonat allezeit den Vorzug giebt.

Kritik. Im lateinischen Texte finden wir *Natrium carbonicum a pulvere tectum* und derjenige, welcher in den Schriften des TERENTIUS nicht bewandert ist, wird ausrufen: „*Ein scharfer Grammatiker!*", denn nach seiner einfachen Ansicht war *pulvere tectum* das einzig richtige, und zwar mit Recht, weil TERENTIUS *tegere a. etc.* nur da gebrauchte, wo er mit *tegere* ein Schützen oder Vertheidigen bezeichnen wollte, während mit dem Sinne des Bedeckens und Verdeckens die Römer nur den einfachen Ablativ auf die Frage „womit?" folgen liessen. Die Construction des *tegere* mit *a, ab* passt für ein Schulbuch, nicht aber für eine Pharmakopoe. Ueberhaupt hat der ganze lateinische Text des *Natr. carb. sicc.* eine Fassung, welche sich dem nicht anschliesst, was man hat sagen wollen, denn dem *ut a pulvere tectum sit*, als dem Resultate aus der lauen Wärme, folgt *cum plane dilapsum erit*. Soll letzteres auch das Resultat der lauen oder soll es das Resultat aus der stärkeren Wärme sein? — Letzteres ist der Fall, was der lateinische Verfasser aber nicht wusste.

Natrium chloratum.

Chlornatrium; Natriumchlorid; Reines Kochsalz. Natrum muriaticum purum. *Chlorure de sodium. Chloride of sodium.*

Weisse, würfelförmige, salzig schmeckende Krystalle oder krystallinisches Pulver, löslich in 2,7 Th. Wasser. Dem Oehre des Platindrahtes angeheftet färbt Natriumchlorid die Flamme gelb. Die wässrige Lösung lässt auf Zusatz von Silbernitrat einen weissen käsigen Niederschlag, welcher in Aetzammonflüssigkeit löslich ist, fallen.

Die (5-proc.) wässrige Lösung muss neutral sein, weder durch Schwefelwasserstoffwasser, noch durch Schwefelammonium, auch nicht durch Baryumnitrat, und auf Zusatz von Aetzammon durch Ammoniumoxalat oder Natriumphosphat eine Veränderung erleiden.

Natriumchlorid ist seit den ältesten Zeiten gekannt und wurde auch schon von den ältesten Völkern zu öconomischen Zwecken benutzt. Es ist in der Natur sehr verbreitet. Die Säfte der Thiere und Pflanzen enthalten davon. In jedem Quell-, Brunnen- und Flusswasser findet man es in grösseren oder geringeren Mengen gelöst, in ungeheuren Massen aber im Meerwasser und auch im starren Zustande in mächtigen Lagern mehr oder weniger rein als Steinsalz. Das unreine Natriumchlorid wird je nach seiner Gewinnung als Steinsalz, Meersalz, Soolsalz oder Siedsalz in den Handel gebracht. Je nach seiner Reinheit und der Anwendung in der Oeconomie und Technik unterscheidet man graues oder Boysalz, Grünsalz, Viehsalz, Speisesalz etc.

Das Steinsalz, Bergsalz, *Sal Gemmae*, *Sal fossile s. montanum*, findet sich in verschiedenen Formationen, besonders im Flötzgebirge, oft in sehr mächtigen Lagern z. B. bei Wieliczka und Bochnia in Galizien, in Oberösterreich, Steiermark, im Würtembergischen. In Wieliczka, so wie auch in Wilhelmsglück bei Schwäbisch-Hall ist es sehr rein und wird daselbst im festen Zustande bergmännisch gewonnen. Am ersteren Orte hat das Steinsalzlager eine Mächtigkeit von 400 Metern, in Wilhelmsglück von durchschnittlich 8 Metern. Das reinere ungefärbte Steinsalz ist völlig wasserfrei. In schönen grossen kubischen Krystallen wird es in den Apotheken zuweilen gehalten. Das unreinere Steinsalz ist theils roth, blau, oft auch bräunlich (durch Infusorien) gefärbt, theils mit Thon gemengt und enthält verschiedene Kalk- und Bittererde-Salze nebst Spuren Eisen. Das unreine Salz wird zuweilen durch Auflösen, Sedimentation und Krystallisation gereinigt. Man findet auch ein Steinsalz mit einem Kohlenwasserstoffgasgehalte, welches beim Auflösen ein eigenthümliches Knistern verursacht (Knistersalz).

Das Seesalz, Meersalz, Boysalz, *Sal marinum*, wird jetzt in der Medicin häufig zu Bädern angewendet und daher in den Apotheken vorräthig gehalten. Es unterscheidet sich von dem gewöhnlichen Kochsalz durch einen etwas bitterlichen Geschmack und grössere Krystalle und enthält mitunter geringe Spuren Bromalkalimetall, dann enthält es 3—10 Proc. fremde Salze, wie Natriumsulfat, Calciumsulfat, Magnesiumsulfat, Magnesiumchlorid etc. Man gewinnt es in den südlichen Küstenländern, besonders in Portugal, Spanien, Italien und Südfrankreich. Das Meerwasser enthält $2^{1}/_{2}$—4 Proc. Salze, von welchem Chlornatrium den grössten Theil ausmacht. Dieses Abdunsten des Seewassers geschieht in den sogenannten Salzgärten, einem System von flachen, unter einander zusammenhängenden Gräben und Teichen. Das in denselben in Krystallen ausgeschiedene Salz wird herausgeholt und in Haufen geschüttet, in welchen das gleichzeitig abgeschiedene Chlormagnesium Feuchtigkeit anzieht und abfliesst. In Sibirien wird durch Gefrierenlassen des Meerwassers die Salzlösung concentrirt.

Das Sool- oder Siedsalz, Kochsalz, *Sal culinare*, ist reines oder gereinigtes krystallisirtes Stein- oder Seesalz, oder es wird wie bei uns in Norddeutschland aus den Salzsoolen, mit welchem Namen man natürliche und künstliche Chlornatriumlösungen bezeichnet, abgeschieden. Zur Darstellung reichhaltiger Soolen schliesst man auch wohl die tieferen Steinsalzlager durch Bohrungen auf, wie in den Würtembergischen und Badischen Salinen am oberen und unteren Neckar (Sinkwerke). Das durch die Bohrlöcher in die Salzlager geleitete Wasser sättigt sich schnell mit Salz. Die auf diese Weise gewonnene 24—26 Proc. haltige Soole wird durch Pumpen gehoben und versotten. Schwache Salzsoolen werden durch Gradiren concentrirt. Das Gradirwerk besteht aus hohen, durch Holzrahmen zusammengehaltenen, im Freien stehenden Schichten oder Wänden von Schlee- oder Schwarzdornreissig. Durch passende Vorrichtungen fällt die Soole als feiner Regen langsam durch diese Dornenwände hindurch, wobei ein Theil ihres Wassers verdunstet, und sammelt sich in den unter den Dornwänden befindlichen Soolenkästen. In Folge der Concentration der Soole und des Entweichens von Kohlensäure scheiden unlöslich gewordene Salze, wie die Carbonate des Calcium und Magnesium, die Sulfate des Natrium, Calcium, Eisenoxyd in Form eines Ueberzuges auf den Dornzweigen als Dornstein ab. Die hinlänglich starken Soolen lässt man durch Absetzen klären und bringt sie dann in grosse flache eiserne Pfannen. Diese sind von einem trichterförmigen hölzernen Gehäuse, in dessen Mitte eine hohe Esse angebracht ist, umgeben. Durch diese Vorrichtung, den Brodenfang (Schwadenfang), wird ein grösserer Luftzug erzeugt und dadurch die Abdampfung vermehrt. Der von der heissen Soole aufsteigende Wasserdampf enthält bis zu 1 Proc. seines Gewichts Kochsalz. Er wird verdichtet und gesammelt und der zu gradirenden Soole zugesetzt. In dem Maasse wie die Soole durch Abdampfung concentrirter wird, scheidet sich zugleich ein Schlamm aus, welcher aus organischen bituminösen Substanzen, ferner aus Kochsalz, Natriumsulfat und Calciumsulfat besteht. Derselbe wird theils herausgekrückt, theils setzt er sich auf dem Pfannenboden fest und bildet den Pfannenstein. Dieses Ausscheidenlassen und Entfernen der unreineren Soolenbestandtheile heisst das Stören der Soole und ist nur bei unreinen Soolen erforderlich. Reine Soolen werden alsbald versiedet. Sobald diese hinreichend concentrirt sind, tritt an ihrer Oberfläche das Ausscheiden des Kochsalzes meistens in treppenförmigen Krystallen, das Soggen, ein. Je niedriger die Temperatur und je ruhiger die Verdampfung gehalten wird, um so grössere Krystalle scheiden ab. Mit dem Vorschreiten des Abdampfens findet dieses Abscheiden der Kochsalzkrystalle fortwährend statt. Dieselben sinken aber als schwerer bald zu Boden und werden von Zeit zu Zeit herausgekrückt. Die conc. Mutterlauge enthält neben Natriumsulfat Chlor-, Jod- und Bromverbindungen gelöst und wird zu anderen Zwecken beseitigt. Das durch Auskrücken gesammelte Salz lässt man auf dem Dache des Brodenfanges abtropfen und hierauf in Trockenstuben, durch welche erhitzte Luft streicht, scharf trocknen. Die Mutterlaugen werden je nach ihrer Zusammensetzung verwerthet z. B.

zur Salmiakbereitung; auch scheidet man daraus Glaubersalz, Bittersalz und Kaliumsulfat ab. Die dann noch zuletzt bleibende Mutterlauge enthält oft noch eine Menge Brommetalle, so dass daraus mit Vortheil Brom abgeschieden wird. Oefter noch wird die Mutterlauge eingetrocknet als Vieh- und Dungsalz, und bei einem Brom- und Jodgehalt zu Bädern verbraucht. Die Kreuznacher Salzsoole, die ROSIER'sche Salzsoole (*Muire de Rosière*), welche letztere nach Gewinnung der Soda aus der Asche der Seetange übrig bleibt, und andere sind Handelsartikel geworden. Sie enthalten Jodide und Bromide und dienen zu Bädern.

Zur **Darstellung** reinen Natriumchlorids aus dem käuflichen löst man 1 kg desselben von trockener Beschaffenheit in 3 Liter destill. Wasser, filtrirt und stellt die Lösung an einen heissen Ort oder in den Dampfapparat, damit sie leicht und frei abdampfen kann. Sobald sie das Vol. von 1,5 Lit. umfasst, lässt man erkalten und sondert die Mutterlauge ab. Das gesammelte Krystallmehl wird mit wenig Wasser abgewaschen, in 2 Lit. lauwarmen destill. Wasser gelöst und die Lösung in gleicher Weise behandelt. Dann ist das gesammelte Krystallmehl gewöhnlich so rein, dass es der Prüfung laut Forderung der Ph. genügt. Nöthigen Falles müsste man die Operation zum dritten Male wiederholen. Man kann auch die Lösung kochend gemacht abdampfen und mit einem Sieblöffel das dabei sich abscheidende Krystallmehl sammeln und nach dem Abwaschen noch einmal in gleicher Weise behandeln.

Eigenschaften. Das reine Natriumchlorid, im Kleinen dargestellt, ist ein aus kleinen rein weissen glänzenden harten Würfeln bestehendes Krystallpulver. Dasselbe ist neutral, ohne Geruch und von reinem salzigem Geschmacke. An der Luft verändert es sich nicht und ist in 1,7 Th. Wasser löslich. Das Kochsalz krystallisirt in treppenförmig zusammengestellten Würfeln (Hexaëdern), so dass diese zusammen eine kleine hohle Pyramide bilden, deren Spitze bei ihrer Entstehung an der Oberfläche der krystallisirenden Soole nach unten gerichtet ist. Aus Flüssigkeiten, welche Phosphate enthalten, krystallisirt es in Oktaëdern. Die Krystalle sind wasserfrei (von 2,16 spec. Gew.), schliessen aber etwas Wasser ein, daher sie beim Erhitzen mit starkem Knistern zer-

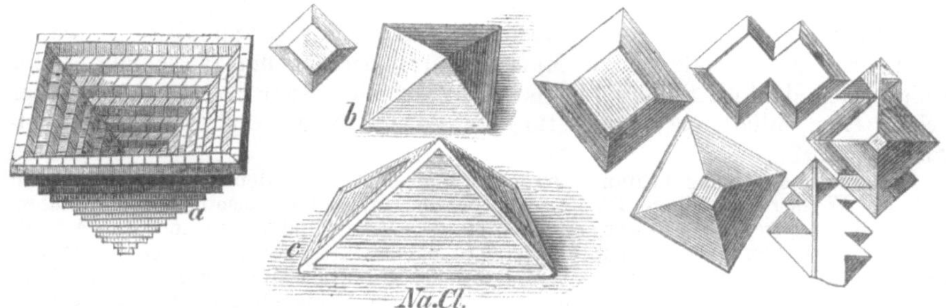

Krystallformen des Natriumchlorids. *a* Soggenkrystall aus kleinen Würfeln zusammengesetzter Halbwürfel. *b*, *c* Krystallformen nach dem Abdunsten der Lösung auf einem Objectglase. 100-fache Vergr.

springen (decrepitiren). In sehr feuchter Luft zerfliesst es. 100 Th. Wasser lösen 36 Th. Kochsalz, gleichviel ob das Wasser heiss oder kalt ist, fremde Salze vermehren aber die Löslichkeit. Der Dampf der kochenden Salzlösung enthält reichliche Spuren des Salzes. Erkältet man die Salzlösung bis — 10°, so krystallisirt das Salz in grossen breiten wasserhellen Säulen, von der Formel $NaCl, 2H_2O$, welche schon an der Luft unter 0° zerfliessen. In der Rothglühhitze schmilzt das Kochsalz und erstarrt beim Erkalten zu einer krystallinischen Masse, in der Weissglühhitze verflüchtigt es sich. In absolut. Weingeist ist es unlöslich. 100 Th. Weingeist von 0,810 spec. Gew. lösen 0,18 Th. Kochsalz, Weingeist von 0,840 spec. Gew. gegen 0,8 Th. von 0,900 spec. Gew. ungefähr 2 Th. Die wässrige Lösung besitzt die Eigenschaft, mehrere in Wasser unlösliche Verbindungen, namentlich Silberchlorid, Calciumphosphat und Calciumsulfat aufzulösen.

Aufbewahrung. Diese erfordert nur Schutz vor Staub und Feuchtigkeit.

Prüfung. Die Ph. fordert die Abwesenheit 1) freien Alkalis und freier Säure, 2) der Chloride der Schwermetalle, 3) des Natriumsulfats, 4) der Chloride des Calcium und 5) des Magnesiums, welcher Forderung wohl noch die Abwesenheit 6) der Bromide und Jodide des Natriums anzuschliessen wäre.

1) Die Lösung in 20-facher Menge Wasser muss klar, farblos und neutral sein. Von dieser Lösung werden — 2) 5 ccm mit Schwefelammonium versetzt. Eine dunkelbraune bis schwarze Fällung oder Färbung können einschliessen Eisen, Kupfer, Zink, Blei. Die Reaction mit Schwefelwasserstoffwasser hat hier keinen Zweck, da weitere metallische Verunreinigungen nicht vorliegen können. — 3) 5 ccm der obigen Lösung mit 5 Tropfen Baryumnitratlösung versetzt zeigen die Gegenwart von Sulfat durch eine weisse Trübung an. — 4) Weitere 5 ccm der Lösung mit Ammoniumoxalat und Aetzammon versetzt würden durch eine im Verlaufe einiger Minuten eintretenden Trübung Kalkerde anzeigen. Es ist die Abwartung der Minuten nicht nothwendig, sondern wenn nach dem Zusatze des Reagens nicht alsbald Trübung erfolgt, so erhitze man sofort bis zum Aufkochen, welches man 1 Minute unterhält. Wären Spuren Kalkerde oder Magnesiumchlorid vorhanden, so würde auch sofort nach dem Aufkochen eine Trübung erfolgen. Wendet man Natriumphosphat zum Nachweise der Erden, besonders der Magnesia, an, so ist der Zusatz von Aetzammonflüssigkeit nicht zu vergessen. Die Oxalatreaction ist übrigens die schärfere. — 5) Zum Nachweise der Bromide und Jodide giebt man in einen trocknen Reagircylinder eine 2—3 cm hohe Schicht des kleinkörnigen oder zerriebenen Natriumchlorids, stampft diese Schicht mit einem Glasstabe fest und lässt an der Wandung des Cylinders ein doppeltes Vol. einer kalt gesättigten Cuprisulfat- (Kupfervitriol-) Lösung auffliessen. Im Verlaufe einiger Minuten dürfen sich in der Salzschicht weder farbige noch dunkele Punkte bilden, noch darf die weisse Salzschicht an ihrer Weisse eine auffallende Veränderung erleiden. (Man vergl. unter Natriumbromid S. 329.)

Die mikroskopische Prüfung gewährt sicheren Anhalt, denn eine Lösung in 5 bis 6 Th. Wasser in einigen Tropfen auf einem Objectglase auseinander gestrichen und an einem circa 40° C. warmen Orte eingetrocknet, liefert ein mit den würfelförmigen Krystallen und viereckigen Pyramiden bedecktes Feld, bei Gegenwart von Sulfat und auch von Chloriden der Erdmetalle hier und da die Pyramiden mit krystallinischen Massen umschlossen oder Gruppen spiessiger, nadelförmiger, tafelförmiger oder sonst abweichend gestalteter minutiöser Krystalle. Der oben abgebildete Krystall *a* findet sich hier umgekehrt, die Spitze nach oben.

Anwendung. Natriumchlorid gilt als Stimulans, Anticongerens des Blutes, Purgativum, Revulsivum (Ableitungsmittel), Resolvens und Antistrumaticum. Die Pharmakopoe scheint das reine Natriumchlorid wohl nur wegen der Verwendung zur Abscheidung der medicinischen Seife recipirt zu haben, denn medicinisch findet es selten Anwendung. Bei Lungenblutungen nimmt man es als Palliativmittel, bei Cholera Asiatica, intermittirenden und hectischen Fiebern hat man es als Heilmittel mit zweifelhaftem Erfolge versucht. Schwachen, skrophulösen, lymphatischen und mit Rhachitis behafteten Personen sollen der Genuss und die Bäder mit dem Salze sehr dienlich sein und zwar nur bei Abwesenheit fieberhafter und inflammatorischer Disposition. Auch bei Abnormitäten des Gangliensystems, chronischen Leberleiden, chronischer Arthritis, Gelenkgeschwulst, Dysmenorrhoe, Unterleibsleiden soll eine Monate bis Jahre andauernde, innerliche und äusserliche Anwendung Heilung herbeiführen, natürlich nur in den Fällen, in welchen der Gebrauch vertragen wird, denn manche Personen vertragen ihn nicht und werden leidender.

Natrium jodatum.

Jodnatrium; Natriumjodid. Natrium jodātum; Natrium hydrojodicum. *Jodure de sodium. Jodide of sodium.*

Trockenes, weisses, krystallinisches, an der Luft feucht werdendes, in 0,9 Th. Wasser und 3 Th. Weingeist lösliches Salz. Am Oehre des Platindrahtes färbt es die Flamme gelb, welche durch ein blaues Glas betrachtet nicht beständig roth erscheinen darf. Die wässrige Lösung mit Chlorwasser gemischt und mit Chloroform geschüttelt färbt dieses violett.

Die 5-proc. wässrige Lösung darf weder durch Schwefelwasserstoffwasser verändert werden, noch nach Zusatz von verdünnter Schwefelsäure zugesetztes Chloroform violett färben.

Dieselbe Lösung, mit der Stärkezinkjodidlösung versetzt, zu Zinkmetall und Salzsäure, indem diese kräftig Gas entwickeln, gegeben, darf keine blaue Färbung annehmen, auch dürfen 20 ccm der Lösung durch 10 Tropfen der Baryumnitratlösung erst nach 5 Minuten eine Trübung erleiden. Auf gegenwärtiges Cyan prüfe man in derselben Weise wie bei *Kalium jodatum* vorgeschrieben ist.

0,2 g des gut getrockneten Natriumjodids in 2 ccm Aetzammon gelöst und unter Umschütteln mit 14 ccm der $^1/_{10}$-Normalsilberlösung gemischt müssen ein Filtrat ergeben, welches sich nach Uebersättigung mit 2 ccm Salpetersäure innerhalb 10 Minuten nicht bis zur Undurchsichtigkeit trüben darf.

Vorsichtig aufzubewahren.

Darstellung. Dieses erst im letzten Decennium als Medicament angewendete Jodid wird in ähnlicher Weise wie Kaliumjodid dargestellt, nur dass es, um es in wasserfreien Krystallen zu erlangen, in einer Wärme über 40° C. zur Krystallisation zu bringen ist. Um dieses Salz haltbarer zu machen, muss man es aus alkalischer Lösung krystallisiren lassen.

Eigenschaften. Das Natriumjodid in wasserfreien Krystallen ist ein weisses, aus Würfeln bestehendes Salz, welches an der Luft Feuchtigkeit und auch Spuren Kohlensäure aufnimmt, unter geringer Jodabscheidung sich röthlich färbt und einen Jodgeruch annimmt. Bei einer Temperatur über 40° C. krystallisirt das Natriumjodid in wasserfreien Würfeln, bei gewöhnlicher Temperatur in 2 Mol. Wasser haltenden schief-rhombischen Säulen (wie Natriumchlorid unter —10° C.). Dieses Salz zeigt einen festeren Bestand zwischen Jod und Natrium, verwittert aber anfangs an der Luft und zerfliesst schliesslich. Es schmilzt beim Erhitzen in seinem Krystallwasser.

Das wasserfreie Salz schmilzt schwerer als Kaliumjodid, verdampft auch weniger und zersetzt sich bei hoher Temperatur zum Theil in Jod und Natron, bei Gegenwart von Kohle in Jod und Natriumcarbonat.

Das wasserfreie oder officinelle Salz löst sich bei 0° C. in 0,63 Th., bei 15° C. in 0,6 Th., bei 20° C. in 0,56 Th., bei 40° C. in 0,48 Th., bei 100° C. in 0,32 Th. und bei 140° C. in 0,3 Th. Wasser.

Die 25-proc. wässrige Lösung hat ein spec. Gewicht von 1,179, die 50-proc. ein Gewicht von 1,335. Diese Lösungen sind also bedeutend spec. leichter als die des Kaliumjodids. Die gesättigte Lösung siedet bei 141° C. Vom 90-proc. Weingeist fordert es 3 Th. zur Lösung. Die wässrige Lösung löst Jod wie die des Kaliumjodids.

Natriumjodid, wasserleeres, erhält die Formel NaJ. Mol. Gew. 150.

Aufbewahrung. In dicht mit Kork oder Gummistopfen, nicht zu grossen Flaschen, vor Tageslicht geschützt. Zum Abwägen bringe man das Gefäss nicht etwa aus dem kälteren Raume in den wärmeren, sondern wäge in demselben Raume, wo der Stand des Gefässes ist, schnell ab und schliesse das Gefäss dann auch sofort und zwar dicht. Man hätte dieses Salz in Mischung mit 9 Proc. entwässertem Natriumcarbonat zulassen sollen, weil sich diese Mischung einerseits gegen Feuchtigkeit wie gegen die Einwirkung des Ozons und der Kohlensäure der Luft auffallend stabil verhält, andererseits mit dem Jodgehalt des Kaliumjodids übereinstimmt, sich also die Dosirung mit diesem Jodide decken würde.

Prüfung. Diese erstreckt sich 1) auf eine ziemlich klare Lösung in 4 Th. 90-proc. Weingeist (starke Spuren Natriumcarbonat würden die Lösung nicht zu einer klaren machen), 2) auf Verunreinigung mit Kaliumjodid, 3) mit Jodiden der Schwermetalle, 4) Jodat, 5) Nitrat, 6) Sulfat, 7) Cyanid, 8) Chlorid und Bromid.

Die Prüfung fordert also denselben Vorgang, welcher unter *Kalium joda-tum*, S. 158, erläutert ist, nur dass sub 8 in Stelle von 13 ccm der Normal-Silberlösung 14 ccm zur Verwendung kommen. Wenn NaJ = 150 von der $^1/_{10}$-Silberlösung 10000 ccm beanspruchen, so werden 0,2 g des getrockneten Natriumjodids (150 : 10000 = 0,2 : x =) 13,34 ccm der Silberlösung erfordern. Der Ueberschuss deutet an, dass die Ph. starke Spuren Chlorid zulässt.

Die Flammenreaction sub 2 dient zur Erkennung einer starken Verunreinigung mit Kaliumjodid. Das blaue Glas, durch welches man die Flamme betrachtet, absorbirt das Gelb der Natronflamme, nicht aber das Rothviolett der Kaliflamme. Diese letztere Färbung soll nicht lange (nicht über 1 bis 2 Minuten) dauern.

Anwendung. Diese stimmt mit derjenigen des Kaliumjodids überein, lässt aber einen längere Zeit andauernden Gebrauch ohne die Nebenwirkungen des Kaliums zu. Die Gaben sind um $^1/_5$ geringer zu stellen, weil die Jodwirkung schneller hervortritt als beim Kaliumjodid und der Jodgehalt ein grösserer ist.

Natrium nitricum.

Salpetersaures Natrium (Natron); Natriumnitrat; Natronsalpeter; Gereinigter Chilisalpeter. Natrum nitricum depuratum; Nitrum cubicum. *Azotate de soude; Nitrate de sodium; Nitre cubique; Nitre du Chili. Nitrate of soda.*

Farblose durchsichtige, rhomboëdrische, an trockner Luft beständige, salzig-kühlend bitterlich schmeckende Krystalle, löslich in 1,5 Th. Wasser und 50 Th. Weingeist. Am Oehre des Platindrahtes erhitzt färbt es die Flamme gelb, welche durch blaues Glas betrachtet nur kurze Zeit hindurch roth erscheinen darf. Die wässrige Lösung, mit Schwefelsäure und Ferrosulfatlösung vermischt, nimmt eine braunschwarze Farbe an.

Die 5-proc. wässrige Lösung darf weder durch Schwefelwasser-stoffwasser, noch durch Ammoniumoxalat, noch auch durch Silbernitrat verändert werden. 20 ccm derselben Lösung mit 6 Tropfen Baryumnitratlösung vermischt dürfen sich nur innerhalb 2 Minuten trüben. Ferner 5 ccm derselben Lösung mit sehr kleiner Menge geraspelten Zinns und 10 Tropfen Salpetersäure versetzt und auf kurze Zeit beiseite gestellt, dürfen zugesetztes Chloroform nicht violettroth färben.

Geschichtliches. Der Natronsalpeter wurde zuerst 1736 von DUHAMEL dargestellt. 1761 gab MARGGRAF verschiedene Vorschriften zu seiner Darstellung. Im Jahre 1820 brachte man ihn aus Südamerika, wo man ihn in mächtigen Lagern gefunden hatte, nach England. Den grössten Theil der ersten Schiffsladung, viele tausende Centner, musste man in das Meer schütten, weil man keine Verwendung dafür hatte und ein zu grosser Eingangszoll gezahlt werden sollte. Erst zehn Jahre später erkannte man den grossen Werth dieser Droge für die chemische Technik. Heute werden jährlich gegen 2 000 000 Ctr. Chilisalpeter von Südamerika aus in den Handel gebracht.

Vorkommen in der Natur. Der rohe natürliche Natronsalpeter ist ein bedeutender Handelsartikel geworden, indem er besonders als Dungmaterial, sowie zur Darstellung des Kalisalpeters und der Salpetersäure verwendet wird. Er findet sich in mehr oder weniger mächtigen Lagern an mehreren Orten der Erde. In den Districten Atakama und Taragala, auf der Grenze zwischen Chili und Peru, ist ein bis zu 100 cm mächtiges Lager, welches sich in einer Richtung gegen 50 Stunden ausdehnt. Daselbst wird er gegraben und wurde er anfangs aus dem Hafen Iquique unter dem Namen Chilisalpeter oder Südseesalpeter ausgeführt. Auch auf Ceylon und an der Westküste des südlichen Afrikas hat man ihn gefunden. Er enthält bis zu 10 Proc. Verunreinigungen, worunter besonders Nitrate und Chloride des Kalium und Magnesium, Gyps, Jod- und Bromnatrium, jodsaures Natrium, erdige Körper, von welchen er sich durch wiederholte Krystallisation reinigen lässt.

Handelssorten. Im Handel findet man einen rohen, nichts desto weniger einer gewissen Reinigung schon unterworfen gewesenen Natronsalpeter und einen sogenannten gereinigten krystallisirten Natronsalpeter in grossen oder in kleinen Krystallen zu einem billigen Preise, welcher letztere nur mit etwas Natriumchlorid, selten mit Spuren von Natriumjodid verunreinigt ist. Durch Umkrystallisiren gewinnt man daraus ein völlig reines Präparat, welches die Drogisten mit *purissimum* bezeichnen. Letztere Sorte hat gewöhnlich einen doppelt so hohen Einkaufspreis als der gereinigte Natronsalpeter, ist aber die officinelle Waare.

Darstellung. Die Reinigung kleiner Mengen Natriumnitrat geschieht am bequemsten in folgender Weise. Man löst 1 kg des rohen Salzes in 0,5 Lit. kochendem destill. Wasser, colirt und rührt die colirte Lösung bis zum Erkalten. Man bringt den Krystallbrei in einen Deplacirtrichter, verdrängt die Mutterlauge mit sehr kaltem destill. Wasser, bis das Abtropfende mit Baryum- und Silbersalz nur noch schwache Reaktionen giebt. Dann löst man den Salzbrei in circa 0,7 Lit. kochend heissem dest. Wasser, filtrirt und bringt ihn zur Krystallisation, indem man an einen kalten Ort stellt, 2 Tage später die Mutterlauge auf $\frac{1}{2}$ Vol. einengt, beiseite stellt etc. An reinen Krystallen gewinnt man 0,6 kg. Die letzte Mutterlauge wird verworfen. Kürzer ist das Verfahren, das

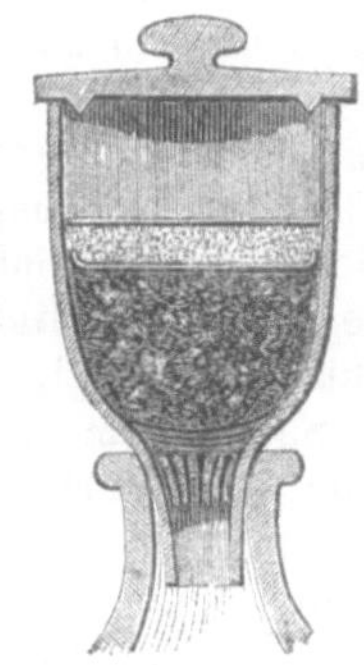

Durchschnittszeichnung eines beschickten Deplacirtrichters aus Steingutmasse.

gereinigte käufliche Salz durch einfaches Umkrystallisiren zu reinigen. Bei 100⁰ C.
lösen 100 Th. Wasser fast 170 Th. Salz, bei 120⁰ C. aber über 220 Th. Die Lösung
des Salzes ist also über freiem Feuer zu bewirken.

Eigenschaften. Natronsalpeter krystallisirt in neutralen, durchscheinenden,
stumpfen, 6-gliedrigen Rhomboëdern von 2,09—2,29 spec. Gewicht und von
salzigem, kühlendem, schwach bitterlichem Geschmacke. 100 Th. Wasser
lösen bei mittlerer Temperatur 85 Th., bei 100⁰ C. fast 175 Th., bei 119⁰
aber 210 Th. Natronsalpeter. 100 Th. 90-proc. Weingeist lösen 1 Th.,
68-proc. Weingeist 6 Th., 40-proc. fast 20 Th. Natronsalpeter. Die Lösung
in Wasser erfolgt unter bedeutender Kälteerzeugung. An trockner Luft
ist der Natronsalpeter beständig, und in feuchter Luft, besonders aber wenn

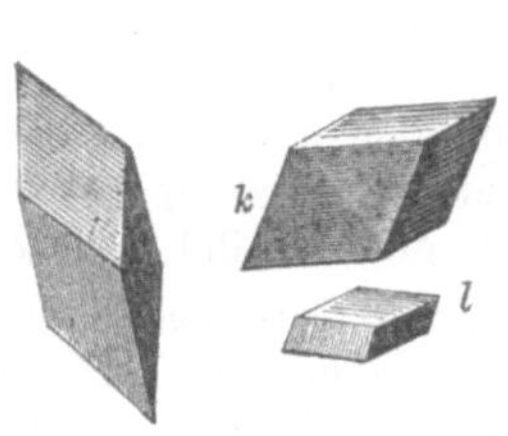
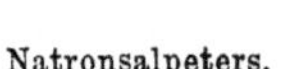
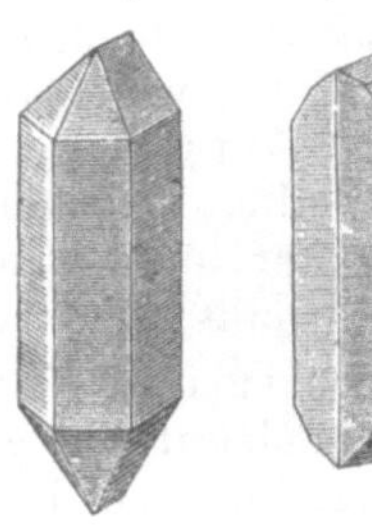

Krystallformen des

Natronsalpeters.　　　　　　　　　　Kalisalpeters.

Natriumchlorid-haltig, wird er etwas feucht, ohne jedoch zu zerfliessen. In der
Hitze schmilzt das Salz. Beim Glühen entweicht daraus zuerst reines Sauerstoffgas, beim fortgesetzten Glühen Stickstoffgas und etwas Untersalpetersäuredampf. In der Glühhitze wird er leichter als der Kalisalpeter in Nitrit verwandelt, es entsteht aber zugleich auch freies Natron. Mit brennbaren Körpern, wie Kohle, Schwefel etc., verpufft er, jedoch schwächer als der Kalisalpeter. Seine Formel ist $NaNO_3$. Mol. Gew. 85.

In aequivalenten Mengen in Lösung setzt sich bei Siedehitze Natriumnitrat
mit Kaliumchlorid in Kaliumnitrat und Natriumchlorid, mit Kaliumcarbonat in
Kaliumnitrat und Natriumcarbonat um.

Prüfung. Dieselbe erstreckt sich 1) auf mehr als Spuren Kaliumnitrat,
2) metallische Verunreinigungen, 3) Nitrate der Erdmetalle, 4) Chlorid, Jodid,
Bromid, wovon das Natriumnitrat völlig frei sein soll; 5) auf mehr, denn sehr
entfernte Spuren Sulfat und 6) Jodat. Hier wäre noch die Prüfung 7) auf
Ammongehalt, 8) auf Nitrit und 9) auf Arseniat anzuschliessen.

1) Von dem zu Pulver zerriebenen Salze nimmt man mit dem angefeuchteten, spiralig eingewundenen Oehre des Platindrahtes auf und bringt dieses
in den nicht leuchtenden Theil einer Weingeistflamme oder in die Flamme der
BUNSEN'schen Gaslampe und betrachtet die Flamme durch blaues Glas, welches
das Gelb der Natronflamme resorbirt. Es darf nur das Rothviolett der Kaliflamme etwa eine Minute andauern. Kaliumnitrat wird sicherer mikroskopisch
erkannt (man vergl. unten). — **2**) Von 5-proc. wässeriger Lösung mischt man
5 ccm mit einem gleichen Vol. Schwefelwasserstoffwasser. Weder
Trübung noch Färbung darf eintreten. — **3**) Andere 5 ccm der 5-proc. Lösung
versetzt man mit Ammoniumoxalat und erhitzt bis zum Aufkochen. Erfolgt
dann auch keine Trübung, so ist das Nitrat frei von den Nitraten der Erdmetalle, des Calcium und Magnesium. — **4**) Auch Silbernitrat der 5-proc.
Lösung zugesetzt, darf keine Trübung noch Opalescenz im Verlaufe einer
Minute erzeugen, es muss also das Nitrat von Chlorid ziemlich frei sein. —

5) 20 ccm der 5-proc. Lösung sind mit 6 Tropfen Baryumnitratlösung zu versetzen. Im Verlaufe von 2 Minuten darf keine Trübung erfolgen, eine Andeutung einer Trübung, welche nach 2 Minuten erfolgt, also eine unendlich kleine Spur Sulfat wird zugelassen. — 6) Auf Natriumjodat, jodsaures Natrium, wird eine etwas umständliche Reaction angewendet. Man soll 5 ccm der 5-proc. Lösung mit einigen Raspelspänchen Zinn und 10 Tropfen Salpetersäure versetzen und nach circa 10—15 Minuten mit circa 1 cm Chloroform sanft durchschütteln. Das frei gewordene Jod wird vom letzteren aufgenommen und dieses wird sich violettroth färben.

Einfacher und sicherer ist es, von einer 20-procentigen Lösung des Nitrats 5 ccm mit circa 0,5 ccm Kaliumjodidlösung zu versetzen und dann circa 2 ccm verdünnte Schwefelsäure dazu zu geben. Träte keine recht sichtliche gelbe oder braungelbe Färbung ein, so setze man einige Tropfen Stärkelösung zu, und wäre freies Jod gegenwärtig, so wird auch sofort eine Blaufärbung der Flüssigkeit eintreten. Für diese Reaction ist eine 15—20 proc. Lösung des Nitrats zu verwenden, um die hier vertretenen, zu sehr entfernten Spuren Jodat zu erkennen. Die Reaction mit Stärke verdient den Vorzug, weil sie für das Auge empfänglicher ist, als eine unbedeutende Färbung des Chloroforms. Die Verunreinigung mit Natriumjodid und eine solche mit starken Spuren Natriumjodat kommt hier gar nicht in Betracht, denn in diesem Falle wäre nach Zusatz von Silbernitrat, auch nach Zusatz von Baryumnitrat eine Trübung eingetreten. Silber- und Baryumnitrat geben nämlich bei Gegenwart nicht geringer Spuren Jodat Trübungen. Wenn dieselben die Flüssigkeit klar liessen, so kommen nur sehr entfernte Spuren Jodat in Betracht und für diese passt die Reaction der Ph. nicht, denn sie ist nicht scharf genug und dabei etwas unsicher, insofern sie sehr von der Umsicht der Experimentirenden abhängt.

Die Reaction der Ph. beruht auf dem Verhalten der Salpetrigsäure, welche hier durch die Einwirkung des Zinnmetalls entsteht, zur Jodsäure, wodurch Jod abgeschieden wird. $5HNO_2 + 2HJO_3 = 5HNO_3 + H_2O + 2J$. Wenn man eine 33,3-proc. Natriumnitratlösung mit Silbernitrat versetzt, und sie erleidet im Verlaufe zweier Minuten keine Trübung, so ist sie sicher frei von Jodat.

7) Einen Ammoniumnitratgehalt erkennt man, wenn man der 20-proc. Natriumnitratlösung etwas Natronlauge zusetzt, dem Cylinder ein Dütchen mit Mercuronitrat benetzt aufsetzt und dann erwärmt. Man vergl. S.177. — 8) Auf Nitrit prüft man mit Kaliumpermanganat, indem man zu 5 ccm der 5-proc. Lösung 10 Tropfen der Permanganatlösung zusetzt. Eine in 5 Minuten erfolgende Entfärbung lässt etwas Natriumnitrit annehmen. — 9) Arsensäure habe ich einmal im Natriumnitrat angetroffen und lasse es dahingestellt, ob diese Verunreinigung häufiger vorkommen könne. Die Prüfung darauf besteht darin, dass man circa von mehreren zu Pulver zerriebenen Krystallen 0,05 g nebst ca. 0,15 g Oxalsäure in einen kleinen kurzen trockenen Reagircylinder giebt und erhitzt, bis eine Gasentwickelung nicht mehr wahrnehmbar ist. Auf den Rückstand giebt man ca. 1 ccm verdünnte Essigsäure, dann noch einige Krystallkörnchen Oxalsäure und 0,5 ccm Wasser, bewirkt Lösung und gibt von derselben 1—2 Tropfen auf ein dünnes Objectglas.

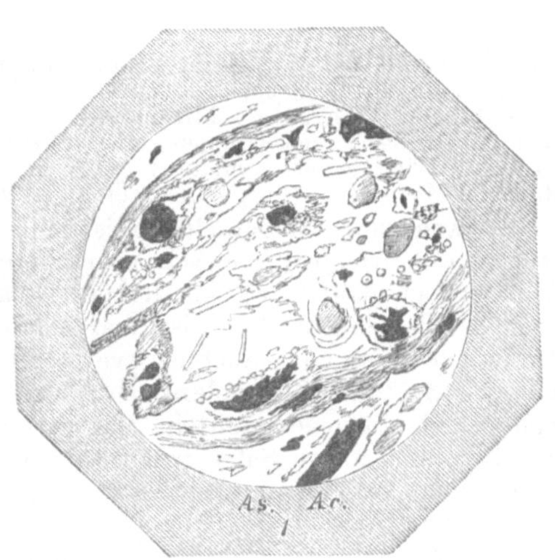

Mikroskopischer Nachweis des Arsens oder Arseniats im Natriumnitrat nach der Schmelzung mit Oxalsäure, Lösung in verd. Essigsäure, Zusatz von etwas Oxalsäure und Eindampfen auf einem Objectglase. 120-fache Vergr.

Ueber dem Zuge einer brennenden Petrollampe dampft man ein und erhitzt einige Augenblicke, bis weisse Dämpfe aufsteigen. Unter dem Mikroskop erblickt man neben farblosen Krystalllagerungen schwarze undurchsichtige Zweige und Ränder, wenn Arseniat vorlag. Selbst mit einer Lupe lassen sich die schwarzen Ränder und Zweige, von der unteren Seite des Objectglases betrachtet, erkennen.

Die mikroskopische Schau lässt die Reinheit des Natriumnitrats leicht erkennen, besonders eine Verunreinigung mit Kaliumnitrat. Man löse circa 0,5g des
Salzes in circa 2 ccm Wasser und verdünne die Lösung mit 4 ccm Weingeist. Von
dieser Flüssigkeit giebt man einige Tropfen auf ein grosses Objectglas, streicht sie
aus einander und lässt an einem warmen Orte eintrocknen. Das reine Natriumnitrat
giebt herrlich gestaltete, schief rhombische Pyramiden; viele an der Spitze abgestumpft
oder Krystalle mit scheinbar pyramidaler Vertiefung. Das wenig Kaliumnitrat enthaltende Salz giebt ähnliche, aber schon etwas corrumpirte Krystalle, hier und da mit

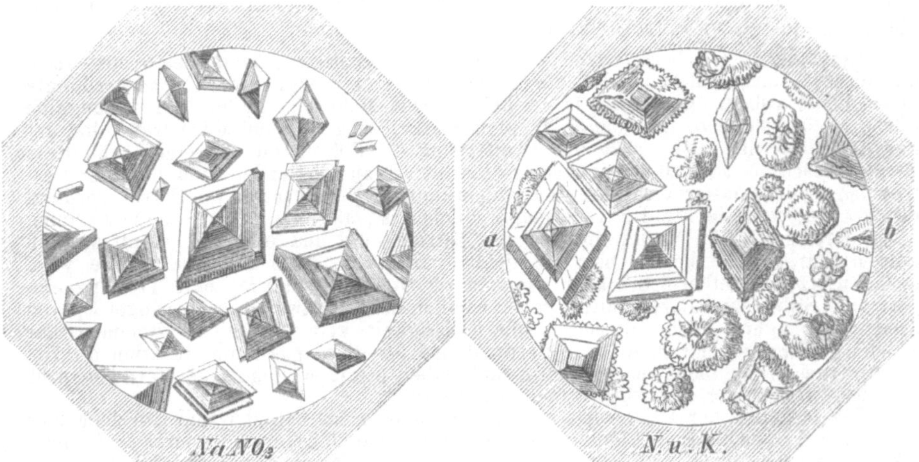

Natriumnitrat aus schwach-weingeistiger Lösung   Natriumnitrat mit Kaliumnitrat verunreinigt, aus
auf Glas abgedunstet. 100-fache Vergr.   schwach weingeistiger Lösung auf Glas abgedunstet.
                                                        a mit wenig, b mit 10 Proc. Kaliumnitrat.
                                                        100-fache Vergr.

wulstigem Ansetzen. Bei starkem Kaliumnitratgehalt ist die glatte Form der Krystalle
völlig gestört, viele haben Rosenform und sind krause Zusammensetzungen, wie dies
obige Figuren angeben. Finden sich neben den rhombischen Pyramiden hier
und da Häufchen und Gruppen prismatischer Krystalle oder regulärer Pyramiden,
so liegen Chloride oder Sulfate vor. Wenn das Natriumnitrat nicht in 20 Th. verdünntem Weingeist löslich ist, so enthält es sicher auch Kaliumnitrat.

Anwendung. Natronsalpeter ist mildes Diureticum, Sedativum, Contrastimulans, Lenitivum und sehr schwaches Antipyreticum. Die Wirkung des Natronsalpeters auf den thierischen Körper ist also derjenigen des Kalisalpeters etwas ähnlich, seine Wirkung ist aber eine sehr milde, und wird er in grösseren
Dosen leicht und ohne Nachtheil vertragen. Man giebt ihn zu 1,0—1,5—2,0 g
alle 2—3 Stunden besonders als mildes entzündungswidriges, harntreibendes
und gelind eröffnendes Mittel. Man verwendet ihn in der chemischen Technik
zur Darstellung von Salpetersäure, Schwefelsäure, Kalisalpeter, in der Glasfabrikation, auch in der Hauswirthschaft zum Einpökeln des Fleisches, wozu
er sich jedoch weniger eignet als Kalisalpeter.

Einige Male hat man über Vergiftungen mit letalem Ausgange nach dem
Gebrauche des Natronsalpeters berichtet. Starke Gaben für Menschen, 15
bis 25 g, sind jedenfalls gefährlich, doch kann auch in jenen Fällen ein stark
mit Kalisalpeter oder wohl gar ein mit Arseniat verunreinigtes Salz vorgelegen
haben.

Kritik. Dass die Ph. die von der vorigen Ausgabe acceptirte Reaction auf
Jodat durch eine andere ersetzte, ist zu loben, dennoch hat sie nicht eine sichere
Reaction vorgeschrieben, insofern diese zu sehr von der Umsicht des Experimentators
abhängt. Die Reaction laut I. Ausgabe der Ph. fand im Commentar folgende
Kritik:

„Die mit Chlorwasser vermischte und mit Schwefelkohlenstoff geschüttelte Lösung des Natriumnitrats soll den Schwefelkohlenstoff ungefärbt lassen, ihn weder braungelb (Brom), noch violettroth (Jod) färben. Diese Prüfung ist mit einiger Vorsicht auszuführen. Die Pharmakopoe sagt, man solle die wässrige Salzlösung mit Chlorwasser versetzen, sie hätte sogar sagen sollen „nach Zumischung von nur wenigem Chlorwasser", denn wenn man Natriumnitrat in Chlorwasser löst oder zur wässrigen Salzlösung ein reichliches Volumen Chlorwasser setzt, so kann der Fall der Bildung von farblosem Jodchlorid eintreten, welches Chlorid, mit Wasser in Berührung, sich in Jodsäure und Salzsäure umsetzt und nun Schwefelkohlenstoff nicht mehr färbt. Es können also kleine Spuren Jodat gegenwärtig sein, welche jedoch dem Experimentator mit diesem Prüfungsverfahren nicht zur Erkennung gelangen. Genug, die Reaction ist von dem Maasse des Chlorwasserzusatzes abhängig. Hier, wo es sich um sehr schwache Spuren Jodid und Jodat handelt, hätte die Ph. wohl eine andere, von Zufälligkeiten weniger abhängige Methode der Joddeplacirung aufnehmen sollen. Endlich soll die mit verdünnter Schwefelsäure und etwas Zinkmetallpulver versetzte Natronnitratlösung beim Schütteln mit Schwefelkohlenstoff diesen nicht violettroth färben, das Natriumnitrat soll also von jodsaurem Salze frei sein. Hier ist es der Wasserstoff im status nascendi, welcher der Jodsäure den Sauerstoff entzieht und Jod frei macht. Die Ph. liess desshalb auf Jodid und Bromid agiren, weil sie eine schwache Trübung durch Silbernitrat zuliess."

Natrium phosphoricum.

Phosphorsaures Natrium (Natron); Natriumphosphat; Natriumorthophosphat; Perlsalz. *Natrium phosphoricum*. *Phosphate de soude cristallisé; Sous-phosphate de soude; Sel cathartique perlé.*
Phosphate of soda.

Farblose, durchscheinende, in trockner Luft zerfallende Krystalle von schwach salzigem Geschmacke und alkalischer Reaction. Sie schmelzen bei 40^0 C. und sind in 5,8 Th. Wasser löslich.

Am Oehre des Platindrahtes erhitzt färbt das Natriumphosphat die Flamme gelb, welche Flamme durch blaues Glas betrachtet nur sehr kurze Zeit roth erscheinen darf. Die wässrige Lösung lässt nach Zusatz von Silbernitrat einen gelben, sowohl in Salpetersäure wie in Aetzammon löslichen Niederschlag fallen.

Die 5-proc. Lösung darf nach dem Ansäuern mit Salzsäure durch Schwefelwasserstoffwasser nicht verändert werden, nach dem Ansäuern mit Salpetersäure durch Baryumnitrat, sowie auch durch Silbernitrat nach Verlauf von 3 Minuten nur opalescirend getrübt werden. (Jene 5-proc. Lösung) darf nach Zusatz von Aetzammon im Ueberschuss weder durch Schwefelammonium, noch durch Ammoniumoxalat verändert werden.

2g des Salzes, gelöst in 10ccm verdünnter Schwefelsäure und nach Zusatz von Jodlösung und Zinkmetall, in gleicher Weise wie bei der Prüfung der Salzsäure behandelt, dürfen das mit 50-proc. Silbernitratlösung getränkte Papier nicht verändern.

Geschichtliches. HELLOT erkannte das phosphorsaure Natrium zuerst 1737 als einen Bestandtheil des Harns. HAUPT führte es 1740 unter dem Namen Perlsalz, *Sal mirabile perlatum,* an, wegen seiner Eigenschaft, vor dem Löthrohre zu einem undurchsichtigen perlfarbenen Kügelchen zusammenzuschmelzen. ROUELLE 1776 und KLAPROTH 1785 lehrten die Zusammensetzung dieses

Salzes und PEARSON, ein Arzt zu London, führte es in den Arzneischatz ein.
Man findet es in vielen thierischen Flüssigkeiten, besonders im Harne.

Darstellung. Das officinelle Natriumphosphat ist eine Verbindung von 2 Mol.
Natrium, 1 Mol. Phosphorsäure nebst basischem Wasser und 12 Mol. Krystallwasser.
Wie Bd. I, Seite 174 und 175 erwähnt ist, hat die Phosphorsäure die Eigenthümlich-
keit, ohne ihre elementare Zusammensetzung zu verändern, gegen Basen ein drei-
faches Verhalten zu zeigen, dreierlei isomere Zustände anzunehmen. An bezeichneter
Stelle sind auch die drei unter sich verschiedenen Natriumsalze in Formeln vorgelegt
und erklärt. Das erste Salz reagirt stark sauer, das letztere alkalisch, das mittlere
aber nur sehr schwach alkalisch und wird daher zum Gegensatze der beiden anderen
Salze neutrales genannt, obgleich nach den Prinzipien der Chemie die beiden ersten
Salze saure, das letztere neutrales Phosphat genannt werden müssten. Die officinelle
Phosphorsäure und die in den Knochen an Calcium gebundene ist c-Phosphorsäure
oder Orthophosphorsäure.

Zur Darstellung des officinellen Salzes ist die Ausnutzung der Knochen am
vortheilhaftesten. Die Knochen bestehen durchschnittlich aus 50 Proc. Zellgewebe,
Eiweiss, Fett etc., gegen 40 Proc. basischem phosphorsaurem Calcium, 6—8 Proc.
kohlensaurem Calcium, kleinen Mengen Natriumchlorid, Bittererde, Kieselsäure etc.
Die grösseren Knochen, welche in der Hauswirthschaft abfallen, sammelt man und
legt sie zu 3—4 Stück nach und nach in die Feuerung unter dem Dampfapparat, den
Destillirblasen etc. Die organische Substanz verbrennt mit lebhafter Flamme und in
Form der Knochen bleibt eine weisse Masse zurück, welche aus sogenannter Knochenasche besteht. Die gebrannten Knochen sind sehr mürbe und werden zu einem groben Pulver zerstampft. 10 Th. derselben übergiesst man mit 50 Th. Wasser und
dann in mässigen Portionen, unter Umrühren mit $8\frac{1}{2}$ Th. arsenfreier Engl. Schwefelsäure. Hierbei entweicht unter mässigem Aufschäumen etwas Kohlensäure und zuweilen auch etwas Schwefelwasserstoff. Man bringt das Gemisch an einen warmen
Ort und rührt öfter um. Nach 2—3 Tagen wird die dünn breiige Masse in einen
leinenen Spitzbeutel gegeben, nach dem Ablaufen der Flüssigkeit der Rückstand
nochmals mit circa 20 Th. heissem Wasser angerührt und, in den Spitzbeutel zurückgebracht, endlich ausgepresst. Man kann auch den Brei in ein Deplacirgefäss bringen und daraus die saure Flüssigkeit durch Wasser deplaciren. Die Colaturen, saures
phosphorsaures Calcium, freie Phosphorsäure nebst kleinen Mengen schwefelsauren
Calciums enthaltend, werden gemischt und in einem porcellanenen Gefässse bis auf
circa 20 Th. eingedampft, behufs Abscheidung des schwerlöslichen Calciumsulfats
einige Tage bei Seite gestellt, dann filtrirt, mit dem $1\frac{1}{2}$fachen Volumen Wasser verdünnt und heiss gemacht. Die heisse Flüssigkeit wird nach und nach in einem geräumigen Topfe unter Umrühren mit kohlensaurem Natrium versetzt, bis eine filtrirte
und heiss gemachte Probe durch Natriumcarbonat nicht mehr getrübt wird. Man
lässt einen Tag an einem warmen Orte stehen, filtrirt und bringt die klare Flüssigkeit durch Abdampfen und Beiseitestellen zur Krystallisation. Die letzte Mutterlauge
wird verworfen. Durch nochmaliges Umkrystallisiren werden die Krystalle gereinigt,
bis diese frei von Natriumsulfat erhalten werden. Hierbei ist zu bemerken, dass das
Natriumphosphat leicht und schön aus Lösungen anschiesst, welche kohlensaures Natrium enthalten, und dass man die letzte Krystallisation aus nicht zu concentrirten
Lösungen oder vielmehr nicht in der Wärme vor sich gehen lässt, weil dann ein Salz mit
weniger Krystallwassergehalt (7 Mol. H_2O) anschiesst. Man löst die Krystalle aus
der ersten Krystallisation in der $2\frac{1}{4}$fachen Menge heissem dest. Wasser, filtrirt und
stellt an einen kühlen Ort. Nach zwei Tagen engt man die Mutterlauge bis zur
Hälfte ein und stellt sie wieder bei Seite. Die Krystalle aus der dritten Krystallisation müssen nochmals umkrystallisirt werden. Die Krystalle lässt man in Trichtern
gut abtropfen, wälzt sie auf Fliesspapier und bewahrt sie dann auf. Der oben bei
dem Uebersättigen mit Natriumcarbonat entstehende Niederschlag enthält basisches
Calciumphosphat. 10 Th. Knochenasche geben circa 18 Th. reinen krystallisirten Natriumphosphats aus.

Die empfohlene Darstellung aus den salzsauren Waschwässern der Knochenkohle
scheint lucrativ, ist aber mit Rücksicht auf die Werthlosigkeit der Knochenerde viel
zu umständlich.

Interessant ist das BOBLIQUE'sche Verfahren der Darstellung des Natriumphosphats
im Grossen, irgend ein natürliches Kalkphosphat (Apatit) mit 3,5 mal so viel Eisenmetall oder Eisenoxyd, als das Phosphat Phosphorsäure enthält, mit Sand und Kohle
in einem Schachtofen einzuschmelzen. Als Schmelze resultiren Kalksilicat und Phos-
phoreisen. Letzteres wird zerkleinert mit Natriumsulfat im Flammenofen erhitzt und
liefert Natriumphosphat, Schwefeleisen und Eisenoxyd. Die Masse wird ausgelaugt
und die Lösung zur Krystallisation gebracht.

Eigenschaften. Das officinelle Natriumphosphat ist ein Orthophosphat und krystallisirt in ansehnlichen, wasserhellen, schief rhombischen Säulen und Tafeln von mildem kühlendem salzigem Geschmacke, welche an der Luft ohne zu zerfallen leicht verwittern und in 2 Th. heissem und 5 Th. Wasser von mittlerer Temperatur, in 6 Th. Wasser von 10⁰, nicht aber in Weingeist löslich

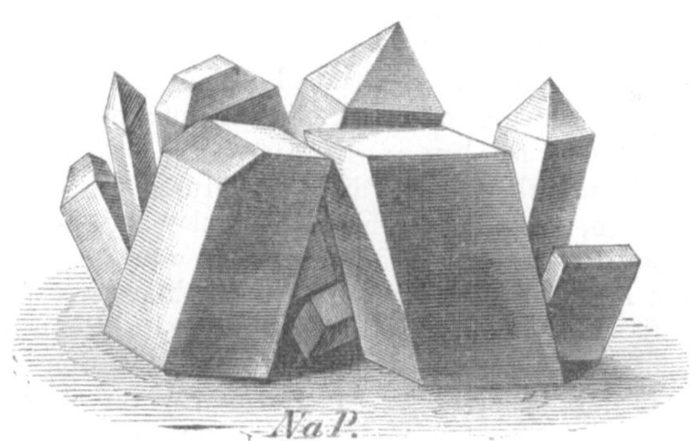

Natriumphosphatkrystalle, schiefrhombische Säulen und Tafeln.

sind. Die Auflösung reagirt schwach alkalisch. Beim Erwärmen schmelzen die Krystalle in ihrem Krystallwasser und verlieren letzteres bis über den Wasserkochpunkt erhitzt.

Bei einer Wärme über 30⁰ schiesst das Natriumphosphat mit 7 Mol. Krystallwasser, unter 30⁰ mit 12 Mol. Krystallwasser an. In dem officinellen Salze sind häufig beide Salze und in einem verschiedenen gegenseitigen Verhältnisse vertreten. Hieraus erklären sich auch die differirenden Angaben der Löslichkeit in Wasser; nach älteren Angaben wird 1 Th. des Phosphats in 4 und 5 Th., nach SCHIFF in 4 Th., nach NEESE in 6 Th., nach FERREIN in 12 Th. Wasser von 13—18⁰ C. gelöst. Eine 10 Proc. krystallisirtes ($12H_2O$) oder 3,97 Proc. wasserleeres Phosphat enthaltende wässrige Lösung hat ein spec. Gewicht von 1,0419 bei 15—16⁰ C.

Mit Silbernitrat versetzt, liefert das Orthophosphat einen gelben Niederschlag (Silberorthophosphat, Ag_3PO_4) und die von dem Niederschlage abfiltrirte Flüssigkeit reagirt sauer, denn Na_2HPO_4 und $3AgNO_3$ geb. Ag_3PO_4 und $2NaNO_3$ und HNO_3.

Zum Glühen erhitzt, entweicht aus dem Natriumphosphat das basische Wasser, und es schmilzt zu einer klaren, beim Erkalten milchweissen Masse. Diese ist *b* phosphorsaures oder pyrophosphorsaures Natrium = $Na_4P_2O_7$. Die Formel des krystall. officinellen oder *c*-phosphorsauren Natrium oder Dinatriumphosphat ist = $Na_2HPO_4+12H_2O$. Mol. Gew. 358,5. Bei einer Temperatur über 30⁰ krystallisirt es, wie schon bemerkt ist, mit 7 Mol. Krystallwasser. = $Na_2HPO_4 + 7H_2O$. = 268,5.

Setzt man zu einer Auflösung des *c*-phosphorsauren Natrium noch einmal soviel Phosphorsäure, als dieses enthält, und bringt die Flüssigkeit zur Krystallisation, so schiesst ein Salz in grossen regulären Krystallen an. Dasselbe ist saures Phosphat von der Formel $NaH_2PO_4+H_2O = 138,5$. Bei 100⁰ verliert es diese Mol. Krystallwasser. Erhitzt man 1 Mol. *c*-phosphorsaures Natrium mit 1 Mol. Natriumhydroxyd, so erhält man Trinatriumphosphat oder neutrales oder basisch- oder drittel-phosphorsaures Natrium, welches beim Krystallisiren 12 Mol. Krystallwasser aufnimmt, aber in der Auflösung durch Aufnahme von Kohlensäure wieder in das neutrale Salz übergeht. Seine Formel ist $Na_3PO_4+12H_2O$. und sein Mol. Gew. 380,5.

Aufbewahrung. Weil das officinelle Natriumphosphat leicht verwittert, so bewahrt man es in nicht zu grossen, weithalsigen, aber gut verstopfen Glasgefässen an einem kühlen Orte auf. Bei dieser Aufbewahrung und besonders in ganz gefüllten Gefässen findet auch nach längerer Zeit kein Verwittern statt.

Prüfung. Dieselbe erstreckt sich auf 1) nur Spuren Kaliumgehalt, 2)

auf eine Verunreinigung mit Kupfer, Blei, Arsen (?), 3) auf nur entfernte
Chloridspuren, 4) auf Verunreinigung mit Eisen, Zink, Kupfer, Blei, 5) Abwesenheit der Kalkerde und 6) Abwesenheit von Arseniat. Diesem wäre anzuschliessen eine Prüfung auf 7) Ammoniumphosphat und 8) auf einen zu
starken Natriumcarbonatgehalt.

1) Nur Spuren Kaliumsalz sollen vertreten sein. Man verfahre so wie
sub Natrium nitricum S. 346 sub 1 angegeben ist. Diese Probe dürfte wohl
immer überflüssig sein, denn das Natriumphosphat unserer chem. Fabriken
enthält nie mehr Kaliumsalz als kaum erkennbare Spuren. — 2) Will man die
5-proc. Lösung mit Schwefelwasserstoffwasser (einem 2-fachen Vol.)
auf Metalle prüfen, so unterlasse man die Ansäuerung mit Salzsäure, will man
aber auf Arsen reagiren, so versetze man stark mit Salzsäure und stelle mehrere Stunden beiseite. Ein gelber Niederschlag wäre dann Schwefelarsen.
Bei Gegenwarzt von Arseniat dürfte dieser Niederschlag erst nach einem Tage
sichtbar werden. Kupfer und Blei würden aus stark saurer Lösung nicht
als Sulfide ausscheiden. Da übrigens sub 4 eine Reaction auf Metalle und
sub 6 auf Arsen vorgeschrieben ist, so erscheint hier diese Reaction mit
Schwefelwasserstoffwasser wie ein analytischer Pleonasmus. — 3) 5 ccm der
5-proc. Lösung, mit $^1/_4$-Vol. Salpetersäure und dann mit 5 Tropfen Silberlösung versetzt, dürfen höchstens nach 3 Minuten eine opalisirende Trübung
erleiden. Da die Silberchloridreaction nur Secunden beansprucht, so ist die
Forderung der Ph. einem völligen Freisein von Chlorid gleichzustellen. —
Eine etwas starke und kaum zu motivirende Forderung. — 4) 5 ccm der
5-proc. Lösung mit etwas Aetzammon und dann mit Schwefelammonium
versetzt würden durch eine weisse Trübung Zink, durch eine braune bis
schwarze Färbung oder Fällung Eisen, Blei, Kupfer anzeigen. — 5) Die
5-proc. wässrige Lösung, mit Ammoniumoxalat versetzt, darf weder sofort, noch nach dem Aufkochen eine Trübung erleiden (Phosphate des Calcium
und Magnesium. Das schwerlösliche Magnesiumphosphat kann kaum als Verunreinigung auftreten.) — 6) Die Prüfung auf Arseniat, welche die Ph.
vorschreibt, ist Bd. I S. 179 sub 8 und Bd. I, S. 111 sub 6 beschrieben und
erklärt. 2 g des Salzes sollen in 10 ccm verd. Schwefelsäure gelöst, dann mit
Jodlösung bis zur Gelbfärbung und hierauf mit einem Stück reinen Zinkmetalls

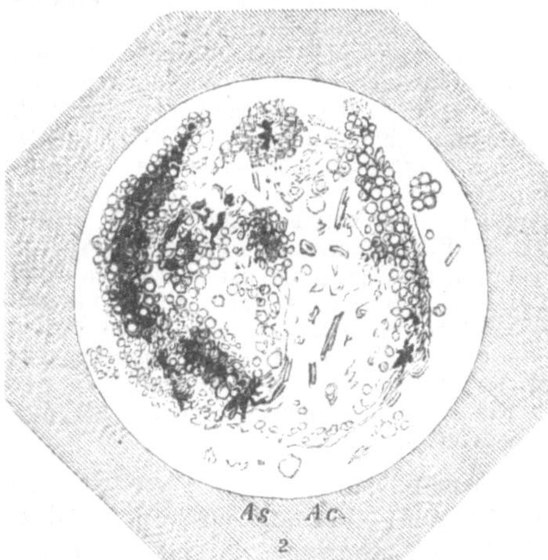

Arseniat-haltiges Natriumphosphat mit Oxalsäure, Essigsäure und Wasser in Lösung gebracht auf einem Objectglase eingetrocknet und erhitzt.

versetzt werden. Nachdem ein
Baumwollenpfropf in den Cylinder
eingesetzt ist, wird die Oeffnung
desselben mit einer Scheibe Fliesspapier, genässt mit 50-proc. Silbernitratlösung, locker geschlossen
(Fig. Bd. I, S. 112). Es darf sich
das Papier weder sogleich noch
im Verlaufe einer halben Stunde
gelb oder braun färben. Diese
Probe kann bequemer entweder
durch die Bd. I, S. 180 angegebene
Zinnprobe, oder noch leichter
durch die Probe auf dem mikroskopischen oder spectrischen Wege
ersetzt werden. Man giebt von dem
aus mehreren Krystallen hergestellten Pulver circa 0,2 g, ferner circa
0,1 g Oxalsäure, einige Tropfen

Essigsäure und 1,5 ccm Wasser in einen Reagircylinder, kocht auf und giebt von der Lösung 1—2 Tropfen auf ein dünnes Objectglas, streicht sie aneinander, dampft sie über dem Zuge einer brennenden Petrollampe zur Trockne ein und erhitzt noch einige Augenblicke behufs Zersetzung der Oxalsäure. War Arseniat gegenwärtig, so wird man unter dem Mikroskop bei 100-facher Vergr. schwarze Massen zwischen krystallinischen farblosen Salzschichten erblicken. Auch mit der Lupe kann man auf der unteren Seite des Objectglases die Salzpartikel mit schwarzen Einfassungen erkennen. In 6—8 Minuten ist diese Probe erledigt.

7) Zum Nachweise auf Ammoniumsalzgehalt verfahre man wie unter Natriumnitrat S. 347 sub 7 oder S. 177 angegeben ist. — 8) Die Gegenwart einer grösseren Menge Natriumcarbonat giebt sich, wenn man einige Krystallbruchstücke (4—5) in verdünnte Salzsäure giebt, durch eine starke Gasentwickelung kund. Einige wenige Kohlensäurebläschen, welche aufsteigen, sind nicht zu beanstanden.

Anwendung. Phosphorsaures Natrium wird häufig nur als mildes Abführmittel in Gaben zu 15,0—25,0—50,0 g angewendet, es soll aber auch einen wohlthätigen Einfluss auf die Blutbereitung äussern und auf Harnsäuresalze auflösend und zersetzend wirken. Bei Rhachitis, Osteo-Malacie, Caries, selbst bei Lungenphthise soll es sich bewähren. Man giebt es daher zu 2,0—3,0 —5,0 g mehrmals des Tages bei Gicht, Rheuma, Rhachitis, Skrofulose, Tuberculose, Steinkrankheit, Caries etc. Aeusserlich ersetzt es theilweise den Borax. Im pharmaceutischen Laboratorium verwendet man es zur Darstellung anderer Phosphate und des Natriumpyrophosphats. In der Technik ersetzt es (als Natriumpyrophosphat) den Borax z. B. beim Hartlöthen, beim Härten und Schweissen von Gussstahl, auch in der Glas- und Porcellanfabrikation.

Natrium salicylicum.

Salicylsaures Natrium (Natron); Saures salicylsaures Natrium; Natriumsalicylat; Natriumspirat. Natrium salicylĭcum; Natrium disalicylicum; Salicylas natricus. *Salicylate de soude.*

Salicylate of soda.

Weisse, krystallinische, süss-salzig schmeckende, wasserfreie Schüppchen, löslich in 0,9 Th. Wasser und in 6 Th. Weingeist.

Die concentrirte wässrige Lösung färbt sich auf Zusatz von Ferrichlorid rothbraun, eine verdünnte ($^1/_{1000}$) Lösung violett. Jene scheidet auf Zumischung von Salzsäure weisse, in Aether leicht lösliche Krystalle aus. Erhitzt hinterlässt das Salz einen kohligen Rückstand, welcher auf Zusatz von Säuren aufbraust und die Flamme gelb färbt.

Die concentrirte wässrige Lösung des Salzes muss von schwach saurer Reaction und farblos sein, aber nach kurzem Beiseitestehen sich höchstens schwach röthen. Von Schwefelsäure werde es ohne Aufbrausen und ohne sich zu färben aufgelöst. Die 5-proc. wässrige Lösung darf weder durch Baryumnitrat verändert, noch nach Zumischung von Salpetersäure und nach dem Wiederauflösen der dadurch ausgeschiedenen Krystalle in Weingeist durch Silbernitrat getrübt werden.

Geschichtliches. Natriumsalicylat wurde vor 10 Jahren von KOLBE, dann durch die Aerzte STRICKER, CALMANN, G. SÉE u. a. in den Arzneischatz eingeführt.

Darstellung. Die Salicylsäure ist eine zweiatomige Säure, doch sind ihre Salze mit 2 At. Metall unbeständig und werden selbst durch Kohlensäure zersetzt, während diejenigen mit 1 At. Metall, also die sauren Salze, nicht nur neutral, auch sehr beständig sind. Auf diesen Umständen basirt auch die Darstellung des Natriumsalicylats. Es werden 100 Th. der Salicylsäure mit verdünntem Weingeist gelöst und dann nach und nach mit 60—61 Th. Natriumbicarbonat oder 38,2—38,4 wasserfreiem Natriumcarbonat versetzt, die Lösung filtrirt und eingetrocknet. Ausbeute circa 130 Th. Die Salicylsäurelösung darf nicht zu der Natriumcarbonatlösung gesetzt werden, in welchem Falle man ein Salz gewinnt, welches sich farbig in Wasser löst.

Eigenschaften. Natriumsalicylat bildet sehr weisse, geruchlose oder fast geruchlose, sehr kleine krystallinische Plättchen oder ein solches krystallinisches Pulver von süsslich-salzigem, mild alkalischem Geschmacke, aber schwach saurer Reaction, welches in dicht geschlossenem Gefässe aufbewahrt sich nicht verändert, weder in Farbe noch Geruch und Geschmack. Es ist löslich in fast gleichviel Wasser und 5—6 Th. Weingeist, damit eine farblose, schwach saure Lösung gebend. Mit Ferrichlorid giebt es in dünner Lösung eine dunkelviolette Färbung. Die aus seiner Lösung gefällte Säure liefert mit Kaliumferrocyanidlösung gekocht im Destillat Blausäure. Endlich giebt das Natriumsalicylat mit reiner concentrirter Schwefelsäure eine 10—15 Minuten farblos bleibende Lösung.

Zeigt das Salz, besonders in Lösung einen röthlichen Farbenton, so enthält es zuviel Säure, ist es dagegen, besonders in Lösung gelblich oder bräunlichweiss, so ist darin zuviel Natrium vertreten. Seine Formel lautet:

$$2\left(C_6H_4 < {}^{ONa}_{COOH} \right) + H_2O \text{ oder } 2C_7H_5NaO_3 + H_2O = 338.$$

Aufbewahrung. Vor Sonnenlicht, Staub und Luftzutritt, also in dichtgeschlossenen Glasgefässen aufzubewahren. Bei gewöhnlicher Temperatur nimmt das Salz kleine Mengen Kohlensäure aus der Luft auf.

Prüfung. Das Natriumsalicylat ist genügend rein, wenn es weiss ist, einen milden Geschmack hat, sich in gleicher Menge Wasser und in 6 Th. Weingeist farblos löst, wenn es ferner mit der circa 10-fachen Menge reiner concentrirter Schwefelsäure geschüttelt weder aufbraust, noch die Schwefelsäure färbt, wenn es endlich erhitzt und geglüht einen alkalischen Rückstand hinterlässt, welcher nicht unter 30 und nicht über 32 Proc. beträgt und sich als reines Natriumcarbonat erweist. Die mit einigen Tropfen Salpetersäure sauer gemachte und mit etwas Weingeist vesetzte Lösung des Salzes darf weder durch Silbernitrat (Chlorid) noch durch Baryumnitrat (Sulfat) eine weisse Trübung erleiden.

Anwendung. Das Natriumsalicylat ist wegen seiner Leichtlöslichkeit und seines milden Geschmackes eine für den Arzneigebrauch besonders geeignete Salicylsäureform. Es irritirt, wenn es eben ein reines Salz ist, die Schleimhäute und den Magen nicht, während freie Salicylsäure darauf heftig reizend einwirkt. Es gilt als ein sicheres Antipyreticum, Antizymoticum und Antipyicum und wird zu 0,5—1,0—2,0 g ein- bis zweistündlich, auch wohl zu 3,0—5,0—7,5 g ein- bis dreimal täglich bei acutem Gelenkrheumatismus, Gicht, Typhus, Blasenentzündung, Magen- und Darmkatarrhen, Dysenterie, Diphtherie, Phthisis, Keuchhusten, selbst bei Intermittens gegeben. Bei Diabetes setzt es die Zuckerabscheidung herab, selbst bis zum Verschwinden, jedoch nur während des Gebrauchs des Salicylats. Ein lange Zeit andauernder Gebrauch, besonders mit den grösseren Gaben, scheint auf das Sensorium nachtheilig zu wirken;

bei vielen Personen stellt sich im Anfange des Gebrauches Ohrensausen oder Taubheit ein. Eine halbe Stunde nach dem Einnehmen lässt sich Salicylsäure im Harne nachweisen. Die Ausscheidung von 5 g Natriumsalicylat fordert eine Dauer von 50 Stunden. Im Verdauungsprocess geht die Säure in Salicin und Salicylursäure über. Aeusserlich wendet man das Salz in Salben, Umschlägen und Waschungen an bei Hautausschlägen, Scabies, Wunden, Geschwüren etc. Man vergl. auch unter *Acidum salicylicum.* In der Hauswirthschaft benutzt man dieses Salz zum Conserviren eingemachter Früchte und anderer Genussmittel, auf das Vol. eines Liters 2,0 — 2,5 g.

Natrium sulfuricum.

Glaubersalz; Schwefelsaures Natrium (Natron); Natriumsulfat. Natrum sulphurĭcum depurātum; Sal mirabĭle Glaubēri; Sal Glauberi. *Sulfate de soude; Sel de Glauber. Sulphate of soda; Glauber's salt.*

Farblose, verwitternde, leicht schmelzende Krystalle, welche in 3 Th. kaltem, in 0,3 Th. Wasser bei 33° C., in 0,4 Th. Wasser bei 100° C. löslich, in Weingeist aber unlöslich sind. Dem Oehre des Platindrahtes angeheftet und erhitzt färben sie die Flamme gelb. Die wässrige Lösung ergiebt nach Zusatz von Baryumnitrat einen weissen, in Säuren unlöslichen Niederschlag.

Die (5-proc.) wässrige Lösung muss neutral sein, dieselbe darf weder durch Schwefelwasserstoffwasser, noch durch Schwefelammonium, noch durch Ammoniumoxalat, noch auch nach Zusatz von Aetzammon durch Natriumphosphat verändert werden. Durch Zusatz von Silbernitrat darf sie nur opalescirend getrübt werden.

Geschichtliches. Schwefelsaures Natrium wurde von Rudolph Glauber 1658 entdeckt und mit *Sal mirabile* (Wundersalz) bezeichnet. Er zeigte zuerst, dass es aus dem Rückstande, welcher bei der Salzsäurebereitung aus Kochsalz und Vitriolöl verbleibt, gewonnen werden kann. Seine Darstellung im Grossen aus Salzsoole wurde erst 1767 zu Friedrichshall (Hildburghausen) unternommen, von wo es auch als Friedrichssalz in den Handel kam.

Vorkommen. In der Natur findet man es häufig krystallisirt in Begleitung von Steinsalz und Gyps. Ferner findet es sich in grossen Mengen in vielen Mineralwässern, in den Salzsoolen, im Meerwasser, in dem Wasser mehrerer Seen des südlichen Russlands. An einigen Orten wittert es aus der Erde. Im wasserfreien Zustande bildet es ein Mineral, den Thenardit, wasserhaltig den Mirabilit, mit Calciumsulfat gepaart den Glauberit ($Na_2SO_4 + 2CaSO_4$). Im Ebrothale (Spanien) giebt es bedeutende Lager wasserhaltigen Natriumsulfats zwischen Schichten von Thon und Gyps.

Darstellung. Glaubersalz ist ein bedeutender Handelsartikel. In welchen grossen Mengen es allein schon zur Sodafabrikation dargestellt wird, ist bereits S. 335 erwähnt. Früher war die Gewinnung des Glaubersalzes bei Darstellung der Salzsäure nur Nebensache, nachdem aber in neuerer Zeit die Verwendung desselben in der Technik so umfangreich zugenommen hat, ist meist die Salzsäuredarstellung Nebensache und die Gewinnung des Glaubersalzes Hauptsache geworden. In geringeren Mengen gewinnt man es bei der Destillation der Salpetersäure aus dem Natronsalpeter, dann bei der Salmiakfabrikation, indem Ammoniumsulfat und Natriumchlorid durch Sublimation oder durch Vermischen ihrer Lösungen gegenseitig zersetzt werden. In ziemlich grossen Mengen gewinnt man es ferner aus dem Salzsteine der Siedepfannen der Salinen, dem Pfannensteine, und aus den kochsalzhaltigen Mutterlaugen der Salinen, mitunter auch aus den Mutterlaugen, welche bei der Seesalzgewinnung zurückbleiben. Hierbei entsteht das schwefelsaure Natrium nur bei niedriger Temperatur. Es begegnen sich nämlich Natriumchlorid (Kochsalz) und schwefelsaures Magnesium (Bittersalz). Bei niederer Temperatur wechseln diese Salze, in Wasser gelöst, ihre Bestandtheile und schwefelsaures Natrium und Magnesiumchlorid resultiren. $2NaCl$ und $MgSO_4$ geben Na_2SO_4 und $MgCl_2$. In der Sommerwärme geht diese Glaubersalzbildung nicht vor sich, es bildet sich sogar aus schwefelsaurem Natrium und Magnesiumchlorid wieder schwefelsaures Magnesium und Natriumchlorid. Eisenvitriolhaltige Grubenwässer werden z. B. zu Fahlun in Schweden, durch Eindampfen und Zumischung von Kochsalz zur Glaubersalzgewinnung verwerthet. Ferrosulfat und Natriumchlorid wechseln hierbei gegenseitig ihre Bestandtheile aus, und es resultiren Natriumsulfat und Ferrochlorid, von welchen ersteres leicht durch Krystallisation abgeschieden wird. Die Auflösung des dadurch gewonnenen rohen Salzes wird mit etwas Kalkmilch vermischt, um das in geringer Menge beigemischte Eisenoxyd zu fällen, und nach der Filtration zur Krystallisation gebracht. Die Krystalle lässt man aus den bei 40—50⁰ C. gesättigten Lösungen bei mittlerer Temperatur anschiessen, damit man das Salz mit 10 Mol. Krystallwasser erhält.

Handelswaare. Im Handel unterscheidet man 1) rohes Glaubersalz, 2) zweimal gereinigtes und 3) reines. Die letztere Sorte ist die officinelle, die zweite Object des Handverkaufs und in der Veterinairpraxis anwendbar. Um es für den letzteren Zweck in Pulver zu verwandeln, lässt man das Salz vorher an der Luft an der Oberfläche etwas verwittern. Das im Handel als calcinirtes Glaubersalz vorkommende wasserfreie Natriumsulfat ist nur ein Gegenstand für die Technik, z. B. zur Glasfabrikation.

Eigenschaften. Das reine schwefelsaure Natrium bildet grosse, farblose, durchsichtige, glänzende, schief rhombische oder unregelmässig sechsseitige gestreifte Säulen mit 2, 4 und 6-flächiger Zuspitzung, von 1,35 spec. Gew. Das durch gestörte Krystallisation gewonnene Salz ist dem krystallisirten Bittersalze ähnlich. Es besitzt einen kühlenden bitter-salzigen Geschmack. An der Luft, besonders schnell in warmen Räumen, beschlagen die Krystalle mit einem weissen lockeren Pulver von halb wasserfreiem Salze und zerfallen oder verwittern endlich ganz. In lauer Wärme schon schmelzen sie in ihrem Krystallwasser. Bei vermehrter Wärme verlieren sie ihr Krystallwasser ganz und geben eine trockne Masse, die, bis zum Glühen erhitzt,

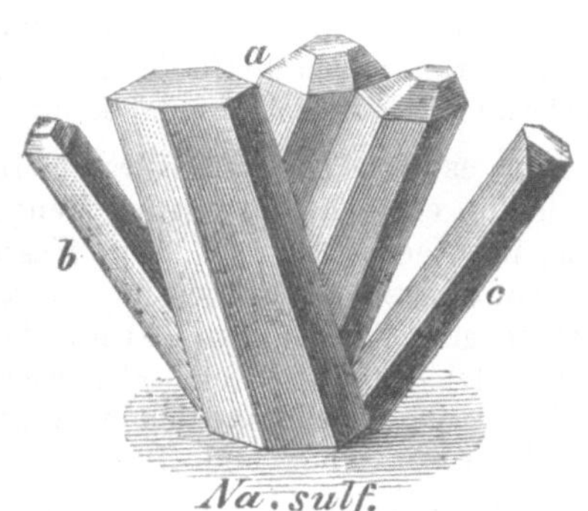

a Glaubersalzkrystalle. *b c* Natriumsulfatkrystalle mit 8 Mol. Krystallwasser.

ohne Zersetzung schmilzt. Bei mittlerer Temperatur (15—20⁰ C.) lösen sie sich in 3 Th. Wasser. Natriumsulfat zeigt bei seinen Lösungen ein merkwürdiges Verhalten, seine Löslichkeit steigert sich nämlich mit der Temperaturzunahme des Lösungsmittels bis zu einem gewissen Temperaturgrade, aber über diesen hinaus vermindert sie sich. Bei 0° braucht 1 Th. Salz zur Lösung 8,22 Th. Wasser, bei 18° 2 Th., bei 25° 1 Th., bei 32° 0,37 Th., bei 33° 0,31 Th. Wasser, also die kleinste Menge, bei 50° 0,38 Th. Wird die bei 33° gesättigte Salzlösung mehr erwärmt, so vermindert sich das Lösungsvermögen und in der Siedehitze scheiden Krystalle von wasserfreiem Salze ab, welche ein spec. Gewicht von 2,64 haben. Aus seiner Lösung in $^1/_2$ Th. Wasser krystallisirt bei 7° und etwas darüber in der Ruhe in einem bedeckten Gefässe ein Salz in vierseitigen Säulen, die viel härter als Glaubersalz sind und nur 8 Mol. (= 50 Proc.) Krystallwasser enthalten. Schmelzt man die Krystalle des gewöhnlichen Glaubersalzes bei gelinder Wärme und lässt die Flüssigkeit bis zu + 12° C. erkalten, so krystallisirt ein Salz mit 7 Mol. Krystallwasser, welches etwas hygroskopisch ist und beim Berühren mit einem harten Körper unter Veränderung seiner Krystallform in ein Haufwerk von minutiösen Krystallen des wasserfreien Salzes zerfällt. Das officinelle, mit 10 Mol. Wasser krystallisirte Salz enthält 55,76 Proc. Krystallwasser und hat die Formel $Na_2SO_4 + 10H_2O$ und das Mol. Gew. 322.

Aufbewahrung. Mit Rücksicht darauf, dass das Glaubersalz in trockner Luft sehr leicht verwittert, bewahrt man das reine Salz in gut verschlossenen steinernen oder gläsernen Töpfen in schattigen kühlen Räumen, grössere Vorräthe in dichten Fässern im Keller auf.

Prüfung. Diese erstreckt sich laut Forderung der Ph. auf 1) die Neutralität des Salzes, 2) auf Abwesenheit der metallischen Verunreinigungen, 3) auf Sulfite, Selenite etc. und Metalle mittelst Schwefelwasserstoffs fällbar, 4) auf Calciumsulfat, 5) auf Magnesiumsulfat und 6) auf mehr als entfernte Spuren Chlorid. Diesen Momenten der Prüfung wären anzuschliessen: die Prüfung 7) auf Ammoniumsulfat, 8) mehr als Spuren Kaliumsulfat, 9) Spuren Thiosulfat und 10) auf Arsen.

1) Die aus 5 g Salz und 95 ccm Wasser hergestellte Lösung muss klar, farblos und neutral sein. — **2**) 10 ccm dieser 5-proc. Lösung, mit wenigen Tropfen Aetzammon, dann mit 1—2 ccm S c h w e f e l a m m o n i u m gemischt, dürfen sich weder weiss trüben (Zinksulfat), noch dunkel färben oder einen schwarzen Niederschlag ausgeben (Eisen, Kupfer, Blei). — **3**) Die Prüfung mit S c h w e f e l w a s s e r s t o f f w a s s e r würde auch Blei, Kupfer erkennen lassen, sie ist aber vielleicht desshalb angeordnet, um auf Sulfite (schwefligsaure Salze) oder Selenite (selenigsaure Salze) zu reagiren. Erstere würden weissgelblichen Schwefel, letztere citronengelbes Selensulfid ausscheiden. Da diese Reaction mit Schwefelwasserstoffwasser übrigens von der Ph. häufig da gefordert wird, wo sie neben derjenigen mit Schwefelammonium rein überflüssig ist, so kann auch hier eine analytische Hyperplerose vorliegen, denn Selenit und Sulfit dürften im gereinigten Glaubersalze nicht vorkommen. — **4**) Die 5-proc. Lösung darf auf Zusatz von A m m o n i u m o x a l a t keine Trübung ergeben (Kalkerde). — **5**) 5 ccm der 5-proc. Lösung werden mit 1 ccm Aetzammon und dann mit Natriumphosphatlösung versetzt. Eine Ausscheidung deutet auf Magnesiumsulfat. Der Niederschlag ist Ammonium-Magnesiumphosphat. Diese Probe ersetzt sich einfacher dadurch, dass man 5 ccm der Natriumsulfatlösung mit 1 ccm Natriumcarbonatlösung versetzt und erwärmt. Bei Gegenwart von Magnesiumsulfat tritt dann sofort Trübung ein. — **6**) S i l b e r n i t r a t darf nur opalescirend trüben, also Spuren Chlorid werden zugelassen.

7) Auf einen Ammoniumsalzgehalt prüft man mit Aetznatronlauge, welche man zu der concentrirten Salzlösung setzt, und mit dem Aufsetzen eines Filtrirpapierdüt-

chens, befeuchtet mit Mercuronitrat, vergl. S. 177 und 242 — 8) auf Kaliumsulfatgehalt prüft man entweder in der Weise, wie unter *Natrium nitricum*, Seite 346,
angegeben ist, oder man mischt gleiche Volumen der wässrigen 5-proc. Salzlösung
und 90-proc. Weingeist bei 16—18⁰ C. Die Mischung muss klar bleiben und darf
innerhalb einiger Stunden keine Salzausscheidung zeigen. Im anderen Falle enthält
das Salz Kaliumsulfat oder eine zu geringe Menge Krystallwasser. — 9) Die Gegenwart von Thiosulfat, Sulfit und organischen Säuren erkennt man an der Entfärbung
der mit Kaliumpermanganat tingirten Salzlösung. — 10) Arsen wird in derselben
Weise wie in dem Natriumphosphat auf mikroskopischem Wege nachgewiesen (S. 352).

Anwendung. Das Glaubersalz gilt als Catharticum, Antidiarrhoicum und
Diureticum. Es ist in Gaben von 5—25 g ein mildes und kühlendes Abführmittel, welches vor Zeiten in der Medicin eine grosse Rolle spielte, heute
aber wenig beachtet wird, da es eine Menge anderer rivalisirender Mittel
giebt. Bei Dysenterie, bilösen Diarrhöen, Typhus giebt man es zu 2,0—3,0
—5,0 mehrmals des Tages. Seine Verwendung zur Sodabereitung, Glasfabrikation ist schon oben erwähnt. Zuweilen benutzt man es zur Darstellung
von Kälte erzeugenden Mischungen. Für diesen Zweck ist nur das Salz in
klaren Krystallen brauchbar.

Natrium sulfuricum siccum.

Getrocknetes Glaubersalz; Glaubersalzpulver. Natrum sulfuricum pulveratum s. dilapsum.

Gröblich zerriebenes Natriumsulfat setze man einer 25⁰ C. nicht
überschreitenden Wärme aus, bis es mit Pulver bedeckt ist. Damit es
völlig verwittere, trockene man es bei 40—50⁰, bis es die Hälfte am
Gewicht verloren hat. Alsdann schlage man es durch ein Sieb.

Das kleinkrystallisirte Natriumsulfat, sogenannte Bittersalzform,
eignet sich nicht zur Bereitung des *Natrium sulfuricum siccum*.

Weisses feines lockeres Pulver.

Wird *Natrium sulfuricum* zu Pulvermischungen verordnet, so ist
Natrium sulfuricum siccum zu dispensiren.

Das in grossen Krystallen angeschossene Salz enthält 55,7 Proc. Wasser,
welches schon bei gewöhnlicher Temperatur in trockner Luft verdunstet. Die
Krystalle zerfallen dabei in ein weisses Pulver. Da die Krystalle schon bei
einer Temperatur von 30⁰ C. schmelzen und das getrocknete Salz in feuchter
Luft wieder Feuchtigkeit aufnimmt, so ist auch das unter *Natrium carbonicum siccum* Gesagte hier zu beherzigen. Das Natriumsulfat in kleinen
spiessigen Krystallen ist gewöhnlich das Salz, welches aus einer gesättigten
Lösung bei 30—35⁰ C. ausscheidet und kein Krystallwasser enthält. Dieses
kann natürlich nicht zu vorliegendem Zwecke verwendet werden. Man trifft
dieses Salz wohl selten im Handel an. Zu einer nicht eilenden Darstellung
des Salzpulvers sammelt man in einem weitmaschigen Durchschlage die grösseren Krystalle, zerkleinert dieselben in einem Porcellanmörser, bestimmt ihr
Gewicht, giebt sie in einen tarirten Papierbeutel, lässt diesen mit Inhalt 8 Tage
an einem Orte von mittlerer Temperatur (16 — 18⁰ C.) liegen, bringt ihn dann
nach dem Durchschütteln an einen circa 25 — 30⁰ C. warmen Ort und prüft
nach zwei Tagen täglich das Gewicht, bis dieses auf die Hälfte reducirt ist.
Dann wird das Pulver zerrieben und durch ein mittelfeines Sieb geschlagen
in dicht geschlossenen Glasflaschen aufbewahrt.

Oleum Amygdalarum.

Mandelöl. Oleum Amygdalārum expressum s. frigĭde parātum.
Huile d'amandes. Oil of almonds.

Das fette Oel der Samen von *Prunus Amygdalus.* Es ist hellgelb, bei —10⁰ C. klar bleibend, von mildem Geschmacke und von 0,915 bis 0,920 spec. Gewicht. Werden 15 Th. des Oeles mit einer Mischung aus 2 Th. Wasser und 3 Th. rauchender Salpetersäure kräftig durcheinander geschüttelt, so muss eine weissliche, keine braune oder rothe Mischung resultiren, welche sich nach einigen Stunden in eine weisse starre Masse und eine fast farblose Flüssigkeit scheidet.

Handelswaare. Das fette Oel aus den süssen Mandeln ist von dem fetten Oele der bitteren Mandeln verschieden. Das erstere gehört zu den rein fetten Oelen, nicht so das andere, welches, da es hauptsächlich aus einem nicht Elaïdin ausgebenden Glycerid besteht, sich auch weniger haltbar erweist. Trotz dieser Verschiedenheit stellt die Pharmakopoe beide fetten Oele für therapeutisch gleichwerthig hin, es ist das fette Oel officinell, wenn es den Samen der *Prunus Amygdalus* entstammt. Von dieser Amygdalee giebt es eine Unzahl Varietäten und somit Mandelsamen, welche in der Art ihres fetten Oeles auch Verschiedenheit darbieten.

Das im Handel vorkommende Mandelöl ist meist aus kleinen billigen bitteren Mandeln und Pfirsichkernen gepresst. Das Oel aus süssen Mandeln kommt im Handel nicht vor. Will man sich in den Besitz eines reinen, unverfälschten, so wie eines nicht zu heiss gepressten Oeles aus Süssmandeln setzen, so ist die Darstellung im pharmaceutischen Laboratorium nicht zu umgehen, andererseits gewinnt man auch Mandelöl als Nebenprodukt bei Darstellung des Bittermandelwassers. Im Handel unterscheidet der Drogist hauptsächlich ein Englisches und Französisches Oel *(Oleum Amygdalarum dulcium s. pingue s. verum Anglicum* et *Gallicum).* Ersteres entstammt auch einigen Fabriken Hamburgs, Süd-Deutschlands, Süd-Oesterreichs und Italiens. Das Französische ist billiger, aber auch meist eine schlechte Waare, indem es gewöhnlich ein anderes Verhalten gegen die üblichen Reagentien zeigt als das Englische. Man kaufe also nie das *Oleum Gallicum,* sondern nur *Oleum Anglicum* oder *Germanicum.*

Die **Darstellung** ist eine völlig mechanische, erfordert aber vorsorgliche Operationen, um ein schönes Oel zu gewinnen.

Zuvörderst werden die Mandeln vom Staube durch Schütteln und Rütteln in einem Speciessiebe, dann sorgsam von allen zerbrochenen Mandeln befreit, welche immer eine geringe Rancidität angenommen haben. Von grösseren Mandelstücken schneidet man mit einem Federmesser die Bruchfläche ab. Die auf diese Weise gereinigten Mandeln stösst man in einem eisernen (nicht kupfernen) Mörser zu einem gröblichen Pulver. Sind die Mandeln eine frische Waare, so ist das Pulvern allerdings schwierig, doch ist es ohne Nachtheil, sie 3—4 Tage an einem lauwarmen Orte (von 25—30⁰ C.) zu trocknen. Eine höhere Temperatur vermeide man sorgsam, man führe die Trocknung immer vor der nothwendigen Reinigung aus und pulvere überhaupt nicht eher, bis die Mandeln total erkaltet sind. Das gröbliche Pulver wird in härene, hanfne oder aus Bindfaden gestrickte Beutel eingedrückt, ja selbst in doppelte Bogen Fliesspapier gehüllt und gepresst. Auf der Druckfähigkeit der Presse beruht der Vortheil der Darstellung des Oels.

Die Zweischraubenpresse, welche in dem pharm. Laboratorium meist im Gebrauche ist, stellt folgende Zeichnung bildlich dar. Die ganze Presse welche für circa 100 Mk. zu beschaffen ist, besteht aus Holz, Stahl und Eisen. Das Gestell mit den Wangen, *a* und *c*, die Hinterwand *d* und der Pressklotz *b* bestehen aus massivem Eichenholze, die Schrauben- und Schraubenmuttern aus Stahl, die Pressbleche (*p*) aus 6 bis 7 mm dickem Eisenblech. Die Wangen *a* und *c* bestehen je aus einem massiven Stück, 40—45 cm breit, 100 cm hoch, 13—14 cm dick. Die fest in *a* eingelassene Hinterwand *d*, sowie der Pressklotz *b* sind 66—70 cm lang und 13—14 cm dick. Die Schrauben sind von Stahl, 52 cm lang und gut abgedreht. Der Faden der Schrauben ist flachkantig geschnitten und 26 cm lang, er macht also die Längenhälfte der Schrauben aus. Diese letzteren sitzen mit einem Kopfe fest in der Hinterwand *d*. Der Durchmesser der Schrauben beträgt 4 cm. Die Mutter ist 6 kantig, von Stahl und 8 cm hoch. Die Pressplatten *p* sind von polirtem starkem Eisenblech, 33,3 cm breit. (Pressplatten von Holz und Zinn kann man sich auch halten). Der Hebel *f* ist 40 cm lang, von Stahl und mit aufzusetzendem Griff mit Eisenringen. Die Presse steht unbefestigt an der Wand und nimmt sich mit Oelfarbenanstrich gefällig aus. Der Hauptwerth dieser Presse beruht in der Schraube, welche wenigstens 4 cm Durchmesser haben muss. Ferner darf das Gewinde (der Faden der Schraube) nicht scharf-

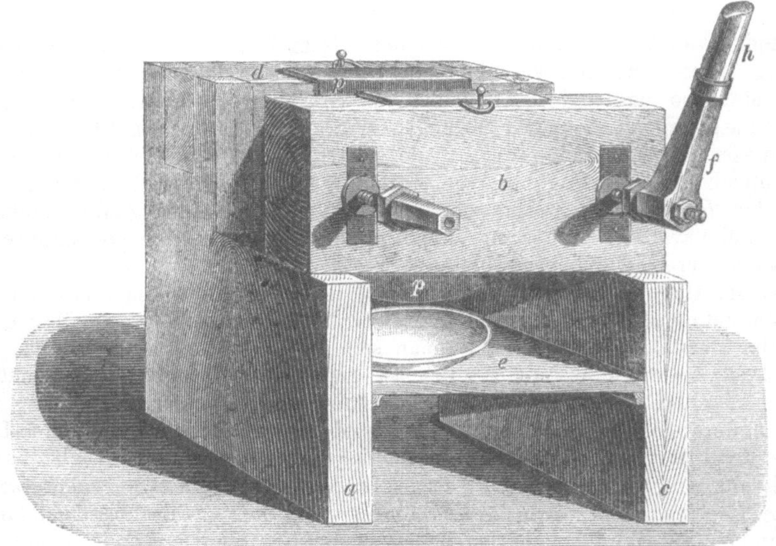

Zweischraubenpresse.

kantig, sondern es muss flachkantig, von möglichst niedrigster Steigung, auch fein geschliffen sein und eine genau gearbeitete Mutter haben, die auf einer polirten Stahlscheibe an dem Pressklotz *b* beim Zutreiben die möglichst geringste Reibung findet. Der Klotz *b* selbst muss leicht rutschen.

Die Pressung der bitteren Mandeln muss kalt geschehen. Damit ist nur die mittlere Temperatur gemeint, d. h. in kalter Jahreszeit kann man die Temperatur des Raumes, worin die Presse befindlich ist, auf den mittleren Temperaturgrad bringen, oder die zerstossenen Mandeln im Wasserbade auf 25—30° C. erwärmen, oder man bedient sich in Stelle der einfachen Pressplatten der Wärmepressplatten. Diese sind gusseiserne Hohlgefässe, in Form der Pressplatten, mit 2 Oeffnungen, in welche man lauwarmes Wasser eingiessen kann und aus welchen das erkaltete abfliesst, welche also nach dem Princip der LIEBIG'schen Kühler construirt sind. Das Oel fliesst beim Pressen nur allmählich ab, so dass man mit einem hastigen Pressen nichts gewinnt; vielmehr das Zerreissen des Presssackes veranlassen würde. Anfangs werden überhaupt die Schrauben sehr behutsam angezogen, und es dauert diese Manipulation oft 2—3 Stunden, ehe das Abtropfen des Oels beginnt. Alle Stunden ungefähr zieht man die Schrauben kräftiger an. Nach einem Tage, im Winter nach zwei Tagen, nimmt man den Sack aus der Presse, verwandelt seinen Inhalt wieder in Pulver und presst dieses aufs Neue aus. Die Ränder des Kuchens aus der zweiten Pressung enthalten immer noch etwas Oel. Man sondert sie ab, pulvert und presst sie aus.

Aus süssen Mandeln gewinnt man 40 bis 45 Proc., aus bitteren 30 bis 36 Proc. Oel.
Mit dem ausgepressten Oele füllt man grössere Flaschen völlig an, pfropft diese dicht zu und stellt sie an einen kühlen schattigen Ort. Nach 8—14 Tagen hat sich das Oel unter Abscheidung von schleimartigen Bodensätzen geklärt. Man decanthirt es in seine Standflaschen mit Korkstopfen, welche man, so weit es möglich ist, immer gefüllt hält. Leere Flaschen müssen, ehe sie mit frischem Oel versehen werden, vorher sorgsam mit Löschpapier, Sand, Sodalösung und kaltem Wasser unter starkem Schütteln gereinigt und durch Stellen an einen warmen Ort auch innen gehörig ausgetrocknet werden. Die Korke werden durch neue ersetzt. Um das Oel vor dem Ranzigwerden zu schützen, setze man dem frisch gepressten Oele 1/4 Proc. absoluten Weingeist zu.

Die Reste und Bodensätze werden filtrirt, aber nicht durch das gewöhnliche Filter, sondern durch ein kleines lockeres Dütchen aus Fliesspapier, welches man ohne Pressung in den Trichter einsetzt. Zwischen Filter und Trichterwand schiebt man einige Glasstäbchen. Den Trichter bedeckt man mit einem Deckel und stellt ihn an einen schattigen·Ort.

Eigenschaften. Das Mandelöl ist ein nicht austrocknendes, fettes Oel. Nach dem Absetzen ist es klar, dünnflüssig und schwach blassgelblich oder strohgelblich. Sein Geschmack ist angenehm mild. Geruch besitzt es kaum. Sein spec. Gewicht ist 0,915—0,920, meist 0,916—0,918 bei 15° C. Bei —20° erstarrt es erst. Mit Aether und Chloroform, Benzol, Benzin, so wie anderen Oelen lässt es sich in allen Verhältnissen mischen. Zur Auflösung braucht es über 60 Th. absoluten Weingeist und 15 Th. in der Siedhitze. Seine Hauptbestandtheile sind im Süssmandelöl circa 75 Proc. Oleïn und 25 Proc. Margarin, im fetten Bittermandelöl circa 86 Proc. Oleïn und 14 Proc. Margarin, das Pfirsichkernöl (aus den kleinen spanischen Mandeln) circa 90 Oleïn und 10 Margarin (Palmitin + Stearin).

Aufbewahrung. Wenn eine mehrere Monate dauernde Aufbewahrung in Aussicht steht, so fülle man das Oel in nicht zu grosse Flaschen bis unter den Kork, so dass zwischen diesem und dem Niveau des Oeles kaum 1 mm Spatium verbleibt. Man stelle die offenen Flaschen an einen lauwarmen Ort, damit die Luftbläschen, welche beim Einfüllen dem Oele und der Glaswandung anhingen, Zeit gewinnen aufzusteigen. Durch Neigen und rotirende Bewegung müssen die an die Deckenwandung der Flasche angesetzten Luftbläschen freigemacht werden. Dann ist die Flasche dicht zu schliessen, zu versiegeln und zur Aufbewahrung an einen finsteren kühlen Ort zu stellen. In Flaschen, welche Mandelöl enthielten und geleert wurden, darf das frische Oel nicht eingefüllt werden. Dies kann nur nach geschehener Reinigung mit Lauge und Wasser und nach dem Austrocknen geschehen. Die Standflaschen müssen immer kleiner sein als die Standflasche in der Officin, so dass beim Einfassen jedesmal eine Standflasche aus dem Vorrathe geleert wird.

Der Zusatz von 1/4 Proc. reinem absolutem Weingeist conservirt das Oel bedeutend.

Prüfung. Die Verfälschungen des Mandelöls sind keine Seltenheiten und muss jedes gekaufte Oel einer Prüfung unterzogen werden. Verfälschungs-Oele sind Mohnöl, Sesamöl, Erdnussöl, Aprikosensamenöl, Bucheckeröl, Wallnussöl. Nach der von der Ph. angegebenen Prüfungsmethode und dem Resultate daraus lässt sich nur annehmen, dass das Oel der bitteren Mandeln das officinelle ist, obgleich das Oel der süssen Mandeln sich als officinelles Oel weit besser qualificirt. Es frägt sich: darf der Apotheker auch Süssmandelöl auf Recept dispensiren? Als man die Salpetrigsäureprobe aufstellte, musste man doch auch an das Süssmandelöl denken und der Probe dem entsprechend andere Resultate unterbreiten. Wir wollen nun 3 Proben aufstellen, welche das Mandelöl in allen seinen Verschiedenheiten characterisiren, nämlich 1) die Salpetrigsäure- oder Elaïdinprobe, 2) Ammoniakprobe, 3) Schwefelsäure-Aetherprobe.

1) Die **Elaïdinprobe** ist eine vorzügliche. Man giebt in einen 1,2 cm weiten Reagircylinder 4—5 ccm des Oels, 3—4 ccm der officinellen Salpetersäure (1,185 spec. Gewicht) und schüttelt kräftig durch einander. Es entsteht eine trübe weissliche oder schwach gelblichweisse Oelschicht, aus welcher sich ein Theil der Salpetersäure trübe absondert. Man giebt nun zwei kleine Spänchen Kupfer (Kupferdrehspänchen, vom Kupferschmied zu erlangen) in den Cylinder, erwärmt den Boden desselben, bis Bläschen anfangen vom Kupfer aufzusteigen, und stellt an einen Ort von 17—20º C. Temperatur beiseite, in der ersten halben Stunde alle 5 Minuten, dann in der folgenden Stunde alle Viertelstunden die Mischung beobachtend. Es muss die ölige Schicht stets eine weisslich trübe sein. Weder darf sie das Aussehen einer gelben durchscheinenden oder fast klaren Oelschicht, noch eine gelbe, rothe, bräunliche oder braune Färbung zeigen. Nach 4 bis 5 Stunden ist diese Oelschicht starr und weiss oder sehr weiss (Süssmandelöl) oder sie ist wie anfangs weisslich trübe und dickflüssig (fettes Bittermandelöl, Pfirsichkernöl). Nach 8 Stunden bis zur Zeitlänge eines Tages lässt letztere Schicht im durchfallenden Lichte betrachtet, über der blauen Säureschicht eine starre Schicht, aus weissen krystallinischen Körnchen bestehend, erkennen und über dieser eine dickflüssige etwas trübe Oelschicht, in welcher sich in Menge weisse Körnchen an die Cylinderwandung angesetzt haben, oft auch bildet das Niveau der flüssigen Schicht ein kleines Lager jener weissen Krystall-Körnchen. Zuweilen bildet die ganze Oelschicht eine von jenen weissen körnigen Massen durchsetzte dickflüssige Schicht. Wäre die ganze Oelschicht flüssig, es fehlten also die weissen Körperchen oder die Schicht wäre nicht weisslich trübe, vielmehr fast klar oder gelb, röthlich, bräunlich, oder die Schicht der weissen Körperchen wäre von einer flüssigen klaren oder röthlichen, gelben, braunen Oelschicht bedeckt, so liegt auch kein reines Mandelöl vor. Nach 30 Stunden fangen die krystallinischen Körnchen an, sich zu färben. Die Probe hat somit nur 30 Stunden Dauer.

Die Ph. lässt 15 Th. des Oeles mit einem Gemisch aus 3 Th. rauchender Salpetersäure und 2 Th. Wasser oder bequemer aus gleichen Vol. Säure und Wasser, z. B. 2 ccm der Säure, 2 ccm Wasser und 16 ccm des Oeles in einem Fläschchen mit Glasstopfen mischen und stark schütteln. Es muss ein weissliches, nicht rothes oder braunes Gemenge geben. Die sogenannten Pfirsichkernöle geben gewöhnlich ein gelblichweisses, die niederen Sorten ein gelbweisses Gemisch. Da die Ph. dieses Gelbweiss nicht erwähnt, so ist ein solches Oel auch als Mandelöl zulässig, wofern die anderen Proben befriedigend resultiren. Dieses Gemisch soll nun nach

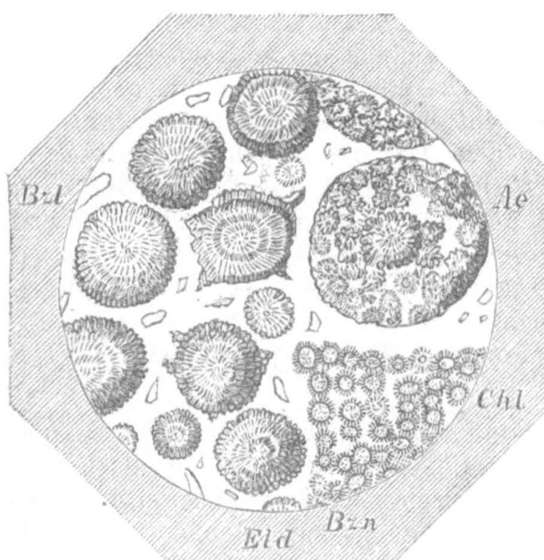

Elaïdin aus Mandelöl auf Fliesspapier gesammelt, dann in der ca. 100-fachen Menge Flüssigkeit gelöst und auf Objectgläser zum freiwilligen Abdunsten ausgebreitet. *Ae* Aetherlösung, *Bzl* Benzollösung, *Bzn* Petrolbenzinlösung, *Chl* Chloroformlösung. 80—100-fache Vergr.

einigen Stunden in eine weisse Masse und eine kaum gefärbte Oelschicht (die wässrige Säureschicht ist damit nicht gemeint) übergegangen sein. Dies ist nicht immer zutreffend und die starre Oelschicht tritt in 5—10—15—20—25 Stunden ein, je nach dem Maasse des Oleïngehaltes. Um nun dieser unpraktischen Elaidinprobenmodification zu genügen, genügt es, das käufliche Mandelöl (Pfirsichkernöl) mit 5 — 10 Proc. Süssmandelöl zu vermischen. Dass das Oel aus den grossen bitteren Mandeln der Probe allezeit genügen wird, ist nicht zu bezweifeln. Da ferner die bitteren Mandeln gewöhnlich einige Procente süsser Mandeln beigemischt enthalten, so wird auch dadurch das geforderte Resultat der Probe gesichert.

Die Basis dieser Probe ist dieselbe wie von der oben angegebenen Elaïdinprobe, nur ist diese eine bequemere, angenehmere und völlig sichere, während das Abwägen oder Abmessen der rauchenden Säure lästig und unangenehm, der Gehalt der rauchenden Säure an Salpetrigsäure kein bestimmter und constanter ist, und endlich die Probe viel Material an Oel zur Verwendung bringt. Die oben angegebene Elaïdinprobe ist eine sehr alte, denn schon in dem vor 30 Jahren erschienenen Commentar zu den Ph. Nord-Deutschlands führte ich sie auf und ist auch von anderen Chemikern acceptirt.

2) Die Ammoniakprobe besteht darin, dass man 1 Vol. 10-proc. Aetzammons mit 3 Vol. des Oeles mischt. Reines Mandelöl giebt eine weisse bis gelblichweisse, nach $^1/_2$ Stunde und längerer Zeit dickflüssige Mischung. Ist sie bräunlich oder stark gelb gefärbt oder ist sie nach einer halben Stunde kaum fliessend oder nicht fliessend, so liegt auch ein verfälschtes Mandelöl vor.

3) Die Schwefelsäure-Aetherprobe besteht darin, dass man 2 ccm Oel mit 4 ccm Aether mischt und dann an der inneren Reagircylinderwandung circa 1,5 ccm conc. Schwefelsäure einfliessen lässt, so dass sich die Säure am Grunde der Mischung ansammelt. Während dieses Actes darf höchstens eine Gelbfärbung der Säure stattfinden. Agitirt man nun sanft, so dass sich die obere Schicht der Säure und die untere Schicht der Oel-Aethermischung mischen, so tritt keine dunkle Färbung ein, auch nicht, wenn man weiter agitirt, so dass sich die Säure sättigt. Diese wird etwas gesättigter in der Farbe, aber eine Dunkelfärbung findet nicht statt. Die Mischung des Oeles mit Schwefelsäure ohne Aetherzusatz wird bei echtem altem Oele oft sehr dunkelfarbig, nicht aber bei Beihilfe des Aethers. Die meisten fremden Oele geben in der Schwefelsäure-Aether-Probe dunkele Mischungen.

Diese 3 Proben dürften unter Prüfung des Geschmackes und Geruches genügen das Mandelöl in seinen verschiedenen Variationen zu erkennen. Das spec. Gewicht kann mittelst der Schwimmprobe, besser aber mittelst Wägung bestimmt werden. Baumwollensamenöl hat ein Gewicht von 0,925—0,930, Mohnöl, Bucheckeröl 0,920—0,923, Dotteröl, Madiaöl 0,926—0,928, Sesamöl, Sonnenblumenöl 0,921—0,923, während das Mandelöl immer ein Gewicht unter 0,920 aufweist.

Anwendung. Das Mandelöl wird innerlich und äusserlich angewendet, innerlich meist in Form von Emulsionen als demulcirendes Mittel bei entzündlichen Zuständen der Verdauungs- und Luftwege.

Kritik. Die Salpetrigsäure- oder Elaïdinprobe hat man entweder verbessern wollen und man ist auf einen unebenen Weg damit gekommen oder man hat nicht gewusst, dass jene Probe mit der von der Ph. angegebenen gleiche Ziele und Erfolge erreichen lässt. Dieses letztere scheint wohl das Richtige zu sein. Wenn man mit mehr chemischem Bewusstsein vorgegangen wäre, so musste man den variabelen Gehalt der rauchenden Salpetersäure an Salpetrigsäure in Betracht ziehen und aus diesem Grunde auf 15 Th. Oel ein Gemisch aus 4,5 Th. rauchender Säure und 3 Th. Wasser anordnen, denn das etwaige Surplus Salpetrigsäure hätte die Probe nicht im

Mindesten abgeändert und dann hätten die Herren Apothekenrevisoren die Güte der Reaction häufiger bestätigt, während sie heut oft gestehen müssen, dass sie das Mandelöl nicht probehaltig fanden, obgleich es sich sonst als gutes und echtes Oel erwies.

Dass Mandelöl ein *oleum unguinosum* sei, wird kein Sachkenner behaupten, denn *unguinosus, a, um* bedeutet s a l b e n a r t i g und ist auch, so lange lateinisch geschriebene Pharmakopöen an das Tageslicht gekommen sind, mit s a l b e n a r t i g aufgefasst worden, denn es leitet sich von *unguen*, Salbe, Fett, her. Das flüssige Fett nannten die Römer *oleum*. Wenn man auch ein ciceronisches Latein anbringen wollte, was für eine *Historia* etc. immer passt, so durfte man die eingebürgerten *verba technica* nicht als unpassend beiseite schieben. In einer Pharmakopoe muss sich die Sprache auch der Pharmacie anschliessen und nicht dem, was etwa CICERO gesagt haben würde, welcher von Pharmacie nichts kannte und verstand.

Oleum Anisi.

Anisöl.   Oleum Anīsi.   *Huile (essence) d'anis.*   *Anise-seed-oil.*

Das flüchtige Oel der Früchte von *Pimpinella Anisum*. Eine in der Kälte erstarrende, bei 15⁰ C. Wärme flüsssig werdende Masse. Vollkommen flüssig gemacht bildet sie eine farblose, das Licht stark brechende, im höchsten Grade gewürzhafte Flüssigkeit von $0{,}980 — 0{,}990$ spec. Gewicht. Das Anisöl sei klar, mit Weingeist mischbar, welche Lösung Lackmus weder verändert, noch durch Ferrichlorid gefärbt wird. Ein Tropfen des Anisöles mit Zucker verrieben und mit 500 g Wasser zusammengeschüttelt, muss diesem den reinen Anisgeschmack mittheilen.

Geschichtliches. Da schon VALERIUS CORDUS (1535) die Krystallisationsfähigkeit des Anisöles erwähnt, so muss dasselbe schon vor 400 Jahren im Gebrauch gewesen sein.

Darstellung und **Handelswaare.** In Gegenden, z. B. den Sächsischen Herzogthümern, wo man Anis (*Pimpinella Anīsum* L.) in grosser Menge anbaut, wird auch das Anisöl im Grossen aus den Früchten des Anises durch Destillation dargestellt und in den Handel gebracht. Das aus dem südlichen Russland in den Handel kommende Anisöl wird als eine vorzügliche Waare geschätzt. Die Französische ist eine geringe, im Geruch schwache Waare. Das Oel aus den Samenstengeln, der Spreu, soll mehr Stearoptén enthalten. Durch längeres Liegen verliert der Anissamen nur unbedeutend an Oel. Getrockneter Samen giebt $1{,}5 — 2{,}0$ Proc. Oel aus, Anisspreu nur $0{,}8 — 1{,}0$ Proc. Oel mit etwas grösserem Stearopténgehalt. Bei der Destillation darf das Kühlwasser nicht zu kalt gehalten werden.

Eigenschaften. Es ist farblos oder es hat eine schwach strohgelbe Farbe, Anisgeruch und einen mild und angenehm süsslichen, hintennach brennenden Geschmack. Spec. Gewicht schwankt zwischen $0{,}978$ und $0{,}984$ (bei 15⁰ C.). Mit Jod fulminirt es nicht. In der Kälte, gemeiniglich schon bei $+9⁰$ C., erstarrt es zu einer krystallinischen Masse, welche gegen 18⁰ wieder schmilzt und bei 230⁰ siedet. Das Anisöl besteht aus 80—90 Proc. eines Stearoptenkörpers, des s t a r r e n k r y s t a l l i n i s c h e n Anethols ($C_{10}H_{12}O$), welches bei 18—20⁰ schmilzt und bei 230⁰ siedet. Sein spec. Gewicht ist $= 1{,}040$ bei 15⁰ C. Es bildet das starre Anethol farblose glänzende, minder anisartig schmeckende, nadelförmige Krystalle. Nach längerer (Jahre langer) Aufbewahrung verliert das Anethol in Folge Aufnahme von Sauerstoff seine starre Structur und bleibt flüssig, so dass das Anisöl aufhört bei einer Temperatur unter $+9^0$ zu erstarren. Der zweite Bestandtheil des Anisöles ist flüssiges Anethol ($C_{10}H_{12}O$), der dritte, jedoch nur zu 1—2 Proc. vertretene Bestandtheil ist Terpen ($C_{10}H_{16}$), dem Terpenthinöl isomer. Mit conc. Schwefelsäure bildet das Anisöl eine rothe Masse. Die Mischung erfolgt unter starker Selbsterhitzung. Zusatz von Wasser zerstört die rothe Farbe und es scheidet sich eine harzähnliche, dem Anethol isomere Substanz, Anisoïn, ab, welche in Weingeist schwer löslich ist. Mit Kaliumhydroxyd zusammengeschmolzen geht Anethol in Allylphenol, Anol, $CH_4 . OH . C_3H_5$ über, welches bei 92^0 C. schmelzende Krystallblättchen bildet. Anethol findet sich auch im Sternanisöle und im Fenchelöle.

Prüfung. Geringe Beimischungen von Anisspreuöl und Sternanisöl, welche aus denselben Stoffen bestehen wie dss Anisöl, sind in diesem kaum nachweisbar. Verfälschungen bestehen in Zusätzen der beiden genannten Oele, ferner in Wallrat, reiner Carbolsäure, Chloroform, Weingeist, weingeistiger Seifenlösung.

Nach Prüfung des Geschmackes und der Krystallisationsfähigkeit (durch Einsetzen in eine Kältemischung), völlige Flüchtigkeit (durch Erhitzen eines Tropfens Oels auf einem Objectglase) schreitet man zur Schwefelsäure-Weingeistprobe (ist unten S. 366 angeführt). Hier ist das Gemisch mit Schwefelsäure zum Theil dick und dunkelroth, zum Theil klar und flüssig. Der dicke dunkle Theil bleibt, nach Zusatz des Weingeistes und dem Schütteln damit, fest am Glase hängen, während die Weingeistschicht klar und kaum gefärbt erscheint. Das Ungelöste bleibt auch während der Kochung ungelöst und verwandelt sich nach 1—2 Tagen in eine weissliche Masse. Das *Oleum Anisi stellati* verhält sich ebenso, dieses fordert aber zu seiner krystallinischen Erstarrung eine Abkühlung auf $+2^0$ bis 0^0.

Zur Unterscheidung beider Oele giebt man in einen Probircylinder 10 Tropfen des Oels, zehnmal soviel Aether und circa 0,15 g Natriummetall. Unter ruhiger Gasentwickelung hat sich, nach mehrmaligem Agitiren, in 4—5 Stunden eine klare Flüssigkeit mit einem Bodensatz gebildet. Von diesen ist bei reinem Anisöl die Flüssigkeit farblos oder fast farblos, der Bodensatz gelblichweiss, bei Gegenwart von Sternanisöl ist aber Flüssigkeit und Bodensatz gelb. Einfacher ist die folgende Prüfungsweise, welche selbst Beimischung kleiner Mengen Sternanisöls (10—15 Proc.) erkennen lässt.

In physikalischer Beziehung unterscheidet sich Anisöl vom Sternanisöl durch ein sehr verschiedenes Verhalten gegen electrische Glasflächen. Es wird ein grosses Objectglas in der linken Hand gehalten mittelst eines leinenen Tuches eine Minute hindurch lebhaft hin und her gerieben. Giebt man auf diese Glasfläche einen Tropfen des Oeles und streicht denselben zu circa 10 □cm mit der Spitze des kleinen Fingers aus einander, so zeigt die Flüssigkeit sofort eine centripetale Bewegung oder vielmehr eine Concentration zur Wiederbildung von Tropfen, indem sie sich von den Grenzen zurückzieht und sich zu mehreren Tröpfchen anhäuft. Dasselbe in etwas anderer Form erreicht man auch, wenn man einen Tropfen Oel auf einem Objectglase zu circa 10 □cm auseinander streicht und nun das Glas über dem Zuge einer brennenden Petrollampe auf der unteren Seite auf 40—50^0 C. erhitzt. Sternanisöl zeigt kaum $^1/_{50}$ der centripetalen Concentration und diese mindert sich beim Anisöle, je mehr Sternanisöl ihm zugemischt worden ist. Erhitzt man bis zum beginnenden Dampfen des Oeles, so zeigt Sternanisöl ebenfalls eine starke Contraction, nur sind die sich bildenden Anhäufungen des Oeles nicht kleinere Tropfen, sondern breitere und längere Striemen. Die Contraction des Anisöles schliesst zugleich eine Trennung des flüssigen und starren Anethols ein, denn einige Tröpfchen erstarren, andere nicht. Diese Erscheinung tritt nur bei einer Temperatur von $+5$ bis 10^0 C. ein.

Um zu erkennen, ob das Oel genügend Stearopten enthält, mischt man es mit dem 10-fachen Vol. Aether und giesst circa 1 ccm der Mischung auf ein grosses Objectglas. Zunächst zeigt diese Mischung starkes Bestreben, sich auszubreiten, dann aber tritt die Contraction rapide ein und es bilden sich mehrere weissliche oder weisse Tropfen, welche diese Weisse $^1/_2$—1 Minute conserviren müssen, um dann in klare Tröpfchen überzugehen. Auch diese Erscheinung erfolgt nur bei einer Temperatur unter $+10^0$ C.

Zur Erkennung etwa beigemischten Wallrates giebt man 2 Tropfen des Oeles auf ein Objectglas und legt dasselbe zuvor erwärmt an einen 60 bis 80^0 C. heissen Ort. Nach zwei Stunden würde Wallrath als Rückstand verbleiben. Der etwa bleibende Rückstand des reinen Oeles ist nach dem Erkalten amorph, klar und höchst unbedeutend.

Zur Erkennung von Weingeist und Carbolsäure giebt man einen Tropfen des Oels in Wasser. Derselbe muss auf dem Niveau des Wassers klar und durchsichtig, frei von jeder umhüllenden Trübung, schwimmen. Ebenso müssen nach sanftem Agitiren die Oelkügelchen klar im klaren Wasser auf-· steigen. Dann giebt man einen Tropfen Ferrichloridlösung hinzu. Würde eine violette Färbung eintreten, so läge auch eine Verfälschung mit Carbolsäure, Phenol, vor.

Chloroform und ähnliche Chloride und auch Weingeist ergeben sich, wenn man circa 10 g des Oeles in ein Kölbchen giebt, dem Kölbchen ein zweimal gebogenes Glasrohr aufsetzt und mit Vorlage (Reagircylinder) verbindet. Stellt man das Kölbchen in ein Wasserbad, so werden Chloroform und Weingeist, aber kein Oel überdestilliren.

Die von HAGER eingeführte Schwefelsäure-Weingeistprobe besteht darin, in einen circa 1,3 cm weiten Probircylinder 5—6 Tropfen des flüchtigen Oels und 25—30 Tropfen reiner concentrirter Schwefelsäure zu geben und beide Flüssigkeiten durch Schütteln zu mischen. Hierbei findet entweder keine, oder eine kaum fühlbare, oder eine starke, oder eine sehr heftige Erhitzung statt, welche sich in einigen Fällen selbst bis zur Dampfentwickelung steigert. Die Mischung ist entweder klar oder trübe. Nach dem völligen Erkalten der Mischung (nicht eher) giebt man 8—10 ccm 90-proc. Weingeist dazu und schüttelt, unter Verschluss des Cylinders mit dem Finger, kräftig um. Die Mischung zeigt nun eine verschiedene Farbe, ist klar oder trübe, und was sich aus dieser Flüssigkeit nach einem Tage abgesetzt hat, ist auch verschieden gefärbt und in kochendem Weingeist löslich oder nicht löslich.

a. Die Mischung aus Oel, Schwefelsäure und Weingeist ist vollständig klar und durchsichtig bei

Ol. Amygd. amarar.	Ol. Foeniculi	Ol. Succini rect.
— Anethi	— Rosae	Petroleum Italicum
— animale Dippel.	— Saturejae	Nitrobenzinum.
— Caryophyllorum	— Sinapis.	

b. Nur die weingeistige Schicht über der Mischung aus Schwefelsäure und Oel ist klar bei

Carvolum, Ol. Anisi und Ol. Anisi stellati.

c. Die Mischung aus Oel, Säure und Weingeist ist unbedeutend trübe oder fast klar bei

(Ol. Caryophyllor.)	Ol. Menthae pip.	Ol. Valerianae.
Ol. Cinae	— Serpylli	

d. Die Mischung ist mehr oder weniger trübe oder milchig trübe: bei den meisten übrigen im Handel vorkommenden ätherischen Oelen.

e. Eine Erhitzung der Mischung aus Oel und Schwefelsäure findet nicht statt: bei den pyrogenen Oelen (Petroleum, Benzin), oder sie ist nur unerheblich wie bei

Ol. Menthae pip.　　　　Ol. Sinapis.　　　　Ol. Succini.

Ueber das specielle Verhalten der einzelnen Oele in dieser Probe muss auf den betreffenden Artikel in der pharm. Centralhalle 1870 (11. Jahrg.), S. 169, 187, 195 verwiesen werden, es sei hier aber bemerkt, dass diese Probe in mehreren Fällen den Nachweis des Sassafrasöls und des Eucalyptusöls, vielleicht auch des Copaivaöls gestattet und in einzelnen Fällen als Identitätsreaction aufgefasst werden kann. Sassafrasöl zeigt folgendes Verhalten: Bei Mischung des Oels und der Schwefelsäure starke Erhitzung, aber keine Dämpfe, die Mischung ist schwarzroth, nach dem Mischen mit Weingeist äusserst dunkel kirschroth, bei starker Verdünnung mit Weingeist klar und dunkelroth. Das Pfefferminzöl, welches mit Sassafrasöl nicht selten verfälscht ist, verhält sich ganz anders, ebenso das Krauseminzöl. In derselben Probe giebt Copaivaöl mit Schwefelsäure Wärmeentwickelung und Dampf, die Mischung ist dunkelgelbroth, trübe, nach dem Weingeistzusatz trübe und gesättigt lilaroth, und dann aufgekocht trübe, dunkler, aber mehr himbeerroth. Eucalyptusöl verhält sich dem Copaivaöl einigermaassen ähnlich, nur ist die weingeistige Mischung weisslich, pfirsichblüthenfarbig oder rosagrau, auch nach dem Aufkochen.

Aufbewahrung der ätherischen Oele. Die Erklärung und Anweisung für diesen Theil der pharm. Praxis möge hier für Anisöl und alle übrigen Oele einen Platz erhalten. Es ist eine bekannte Sache, dass Tageslicht im geringen Maasse, directes Sonnenlicht aber mit Schnelligkeit und kräftig den Sauerstoff der Luft in Ozon überführt, also den Sauerstoff activ macht, ihn in den Zustand, leicht chemische Verbindungen einzugehen, versetzt. Das Glasgefäss, welches nur zum Theil mit flüchtigem Oele gefüllt ist, schliesst zugleich einen Raum ein, welcher mit atmosphärischer Luft und dem Dunste des flüchtigen Oels gefüllt ist. Im Schatten oder im Finstern geht in dieser gasigen Mischung keine oder doch nur eine unbedeutende Veränderung vor sich, so wie aber diesen Dunstraum Tageslicht oder Sonnenlicht trifft, wird der Sauerstoff der Luft in Ozon übergeführt und Ozon verbindet sich mit dem Oeldunste, die Verbindung senkt sich in die flüssige Oelschicht, welche neue Mengen Dunst liefert. Ist der Luftraum nicht dicht abgeschlossen, so dass er mit der äusseren Luft in Circulation treten kann, so geht diese Oxydation ungestört weiter etc.

Die meisten ätherischen Oele, besonders die sauerstoffhaltigen haben eine starke Begierde, Sauerstoff oder vielmehr Ozon aus der Luft aufzunehmen und sich damit chemisch zu verbinden. Die dünnflüssigen Oele werden sichtbar dickflüssiger, werden zuletzt selbst starr und das Produkt der Oxydation ist ein harzähnlicher Körper. Diesen Vorgang bezeichnet man im gewöhnlichen Leben mit Verharzen. Einige ätherische Oele, welche Aldehyde enthalten, gehen unter Sauerstoffaufnahme in gewisse Säuren über, z. B. bildet sich im Zimmtöl Zimmtsäure, im Bittermandelöl Benzoësäure. Farblose werden gelb oder braun, gefärbte verlieren ihre Farbe oder verändern dieselbe.

Theils eine Verdunstung, theils die soeben angeführte Einwirkung des atmosphärischen Sauerstoffs zu verhüten, welche Einwirkung besonders durch das Tageslicht begünstigt wird, bewahrt man die ätherischen Oele an einem schattigen Orte in nicht grossen, möglichst gefüllten, gläsernen, mit guten Korkstopfen geschlossenen Flaschen, womöglich noch mit Blase oder einer Glaskapsel tektirt. Die kleinen Vorräthe in dem Dispensirlokale bewahrt man in nur kleinen Flaschen mit eingebrannter Schrift, gut schliessendem Glasstopfen, auch mit einer gläsernen Deckelkapsel und einem geeigneten Halsrande versehen, welcher letztere ein bequemes Abgiessen in einzelnen Tropfen erlaubt. Diese kleinen Flaschen sind von farblosem Glase und stehen in einem besonderen Schranke, in welchen das Tageslicht nicht eindringen kann, im anderen Falle müssen die Flaschen aus gelbem oder braungelbem Glase bestehen. Die Conservation der ätherischen Oele wird erfahrungsgemäss sehr unterstützt, wenn denselben 0,5 Proc. eines wasserfreien Weingeistes beigemischt ist. Dieser geringe Zusatz sollte erlaubt sein, weil manche Oele sehr selten zur Dispensation gelangen und oft Decennien hindurch im Vorrath verbleiben, ehe sie verbraucht werden.

Eine weitere Vorsicht ist, eine neue Sendung eines ätherischen Oeles nicht zu dem schon Jahre alten Rest zuzugiessen. Dieser Rest ist vielmehr in ein besonderes Fläschchen zu füllen und das Standgefäss mit dünner Natronlauge und Wasser, schliesslich mit Weingeist zu reinigen, dann nach dem Austrocknen das frisch angekommene Oel in die völlig kalte Flasche einzugiessen und diese auch mit einem neuen Kork zu versehen.

Anwendung. Anisöl gilt als Stimulans, Stomachicum, Carminativum und leichtes Antispasmodicum, auch als Geschmacks-Corrigens. Es wird zu 2—4—6 Tropfen oder zu 0,1—0,15—0,25 g gegeben, entweder in Pulvern mit Zucker oder Magnesia verrieben oder gelöst in Weingeist und Tincturen. Für den äusserlichen Gebrauch verdünnt man es mit fettem Oele (1 auf 20—50). Als Salbe (1 auf 10 Fett) hat man es früher gegen Kopfläuse gebraucht. Seine Lösung in Oel oder Weingeist wurde gegen Scabies empfohlen.

Das Anisöl ist ein sehr kräftiges Geschmackscorrigens, verdient aber auch als Mittel, stinkende Gerüche zu verdecken, alle Beachtung, z. B. für Stinkasand, stinkende Schwefelverbindungen.

Oleum Aurantii Florum.

Pomeranzenblüthenöl; Neroliöl. Olĕum Flōrum Naphae; Oleum Neröli. *Essence (huile) de fleurs d'orange; Neroli.*
Oil of orange flowers.

Das Oel aus den frischen Blüthen von *Citrus vulgaris.* Es ist, über Wasser destillirt, bräunlich und von höchst angenehmem Geruche. Eine kleine Menge in einem leicht hin und her bewegten Gefässe mit gleichviel Weingeist überschichtet fluorescirt mit schön violetter Farbe. Die weingeistige Lösung des Oeles ist von bitterlichem Geschmacke und verändert Reagenspapier nicht.

Geschichtliches. Wie Flückiger berichtet, hat bereits Porta in Neapel (1598) das Pomeranzenblüthenöl beschrieben und erhielt es 100 Jahre später den Namen Neroli nach der Stadt Neroli bei Tivoli in Italien.

Handelssorten. Im Handel giebt es mehrere Sorten Pomeranzenblüthenöl, von welchem jedoch das allein aus den Blüthen des Pomeranzenbaumes durch Destillation gewonnene *(Neroli pétales* oder *Essence de Bigarade)* das officinelle ist. Eine zweite Sorte ist *Neroli Bigarade fleurs* aus den Früchten von *Citrus Bigaradia macrocārpa*; schlechtere Sorten, wie *Neroli superfin, fin, de petit grain,* sollen aus den Blättern des Apfelsinen- und Pomeranzenbaums durch Destillation gewonnen sein.

Das officinelle Oel ist das von den Drogisten mit No. 00 bezeichnete, nicht No. 0. Die Sorten No. I und II sind Gemische mit anderen Oelen aus Theilen von *Citrus*-Arten. Zu Cannes, Nizza, Grasse (Süd-Frankreich) wird das echte Oel dargestellt.

Eigenschaften. Das echte Pomeranzenblüthenöl ist neutral, hat eine grünlich-gelbe oder gelbe oder blassbräunliche Farbe und zeigt mit einer dünnen Schicht Weingeist überschichtet bei sanfter Hin- und Her-Bewegung an der Berührungsfläche beider Flüssigkeiten eine violette Fluorescenz. Die weingeistige Lösung hat einen bitteren Geschmack. Drei Tropfen des Oels mit einem Liter Wasser durchschüttelt genügen, dem Wasser einen kräftig angenehmen Geruch und bitterlichen Geschmack zu ertheilen. Spec. Gew. 0,860—0,880. Siedepunkt 185—195° C.

Den polarisirten Lichtstrahl lenkt es nach rechts. Mit gesättigter Natriumbisulfitlösung nimmt es eine dauernde Purpurfärbung an. Das Oel enthält circa 1 Proc. Stearopten (Aurade). Sein Hauptbestandtheil ist ein Terpen ($C_{10}H_{16}$).

Prüfung. Diese hat besonders der Geruchs- und Geschmacksinn auszuführen. Gegen eine Glasfläche, welche mit Leinen eine Minute stark gerieben ist, zeigt das zu dünner Schicht auseinander gestrichene Oel nicht die mindeste Resistenz (wie auch die anderen verwandten Oele). Ein Tropfen Pomeranzenblüthenöl mit 5 Tropfen Steinkohlenbenzin auf die geriebene Glasfläche getropft und auseinandergestrichen, zeigt gegen das Glas völlige Indifferenz, es hebt also in dem vorgeschriebenen Verhältnisse die centripetale Concentration des Benzols auf (Bd. I, S. 451). Viele der verwandten Oele heben diese centripetale Concentration des Benzols nicht auf.

In der Schwefelsäure-Weingeistprobe resultirt unter Selbsterhitzung meist ohne Dämpfe eine schön dunkel gelbrothe Mischung mit der Säure. Nach Zumischung des Weingeistes entsteht eine fast milchige chamoisfarbene Mischung. Werden 2 ccm derselben mit einigen Tropfen rauchender Salpetersäure versetzt, so geht die Farbe in Gelbroth über. Die verwandten Oele zeigen ein ähnliches Verhalten, so dass diese Reaction mehr eine Identitätsreaction ist.

Vorzüglich ist folgende Probe. Man mische 3 Tropfen des Oels in einem Probircylinder mit 40—50 Tropfen Weingeist. Nach geschehener Lösung setzt man circa $1/_3$ Volumen der Lösung conc. Schwefelsäure dazu und bewirkt die Mischung durch vorsichtiges Agitiren. Reines Oel giebt eine trübe röthlich-dunkelbraune (bei altem Oel rein dunkelbraune) Mischung. Die meisten anderen Oele, welche untergeschoben werden können, geben hellfarbige (röthliche, rothe oder ocherfarbene) Mischungen, oder diese sind bedeutend weniger dunkel gefärbt, wenn das unächte Oel dem echten beigemischt ist. Wer diese Probe mit ächtem Oele einige Male versucht hat, ist ausser jedem Zweifel. Wird die Mischung mit dem 4-fachen Vol. Wasser verdünnt, so erfolgt eine milchige gelbliche Mischung.

Die Fluorescenzreaction erfordert ein scharfes Auge und glückt nicht immer in dem angegebenen Maasse.

Aufbewahrung. In kleinen gefüllten Flaschen vor Luft und Licht geschützt. Man vergl. S. 367.

Anwendung. Das Pomeranzenblüthenöl ist nur ein aromatisches Geruchsund Geschmacks-Corrigens. Ein Tropfen genügt bei einer Mixtur von 200 bis 400 ccm Umfang.

<hr>

Oleum Cacao.

Cacaoöl; Cacaotalg; Cacaobutter. Butȳrum Cacāo; Olĕum Theobromătis. *Beurre de cacao. Butter of cacao.*

Das aus den entschälten Samen des *Theobroma Cacao* gepresste Talgfett von nur sehr blassgelblicher Farbe, angenehmem Geruche und mildem reinem Geschmacke, wie derselbe dem Cacao eigen ist. Bei

einer Wärme von 15⁰ ist das Cacaoöl zerbrechlich und bei 30—35⁰
schmilzt es klar. In zwei Th. Aether gelöst bleibt es bei einer Wärme
von 12—15⁰ innerhalb eines Tages klar.

Theobroma Cacao LINN. Cacaobaum.
Fam. **Buettneriaceae** R. BROWN. Sexualsyst. **Monadelphia Pentandria.**

Geschichtliches. HOMBERG stellte 1695 zuerst das Cacaoöl dar, doch
erst 20 Jahre später wurde es in den Arzneischatz eingeführt.

Herkommen. Die Samen des oben benannten, in Südamerika und auf den
Antillen heimischen Baumes enthalten 43—50 Proc. fettes consistentes talg-
ähnliches Oel, circa 16 Proc. Stärkemehl, 18 Proc. eiweissartigen Stoff, bis
zu 1,5 Proc. Theobromin, etwas Zucker, färbende Materie, Cellulose etc.
Die Carracas-Sorte wird als die beste geschätzt.

Bereitung. Das Cacaoöl ist ein sehr mildes Fett, welches sich auch noch dadurch auszeichnet, dass es nur sehr schwierig ranzig wird. Die Darstellung im pharmaceut. Laboratorium ist nicht ohne Vortheil. Einmal gewährt sie ein unverfälschtes
Präparat, andererseits gewinnt man dabei entölte Cacaomasse, welche an manchen
Orten wieder Verkaufsgegenstand ist.
Die Cacaobohnen werden zuvörderst von ihrer Schale befreit, indem man sie in
einer Kaffeetrommel oder in einem eisernen Kessel unter Umrühren so weit röstet,
bis sich die Samenschalen mit den Fingern leicht abdrücken lassen. Hierauf werden
die Samen nach Absonderung der Schalen in einem grossen eisernen Mörser, welcher
auf 3 in ein Viereck gestellten Mauersteinen steht und durch Unterlegen glühender
Kohlen anhaltend auf 60—80⁰ C. warm gehalten wird, durch anhaltendes Reiben mit
dem Pistill präparirt, bis eine gleichmässige, fast fliessende, zwischen den Fingern
kaum fühlbare zarte Masse entsteht. Diese bringt man in einen Sack von dichtem
hanfenem Tuche und presst zwischen den erwärmten Pressplatten mit nur sehr allmählich verstärkter Kraft. Hierbei ist die Presse mit hohlen und durch heisses
Wasser anhaltend zu erwärmenden Pressplatten ganz besonders geeignet, die Arbeit
zu erleichtern und die Ausbeute zu vermehren. Das Oel wird durch ein zuvor gut
ausgetrocknetes Filter, welches man in einen weissblechenen Trichter legt, in
einer gelind erwärmten Ofenröhre oder auch in einem Trichterwärmer, wie solcher
Seite 204 erwähnt ist, filtrirt. Das Pressen der Samen in Papier ist empfohlen worden, dennoch ist dieses Verfahren hier weniger passend, als wie bei dem Pressen der
Mandeln. Nicht unvortheilhaft ist es jedoch, die weiche Masse in Fliesspapier zu
bringen und dann das Ganze in ein leinenes Tuch dicht anliegend einzuschlagen. Bei
vorsichtigem Pressen gewinnt man alsdann das Oel bald filtrirt. Die Ausbeute beträgt 30 bis 35 Proc. der in Arbeit genommenen Cacaosamen. Die rückständige
Cacaomasse wird erkaltet gepulvert und durch ein Pulversieb geschlagen als nährendes
und gutschmeckendes Mittel (entölte Cacao-Gesundheitschocolade) verbraucht. Durch
Eingiessen des im Wasserbade geschmolzenen Cacaoöles in Blechkapseln bringt man
dieses in Tafelform.

Eigenschaften. Das Cacaoöl ist frisch gelblichweiss oder nach längerer
Aufbewahrung mehr weiss, von festerer Consistenz als das Schöpsentalg.
Auf der Zunge im Munde zerdrückt, zerfliesst es allmählich und zeigt dabei
einen milden angenehmen, fast kühlenden Fettgeschmack. Der Geruch ist
schwach, dem Cacaosamen ähnlich. Es löst sich klar in Aether, Chloroform
und Terpenthinöl. Frisches Oel hat ein spec. Gewicht von 0,950—0,960,
altes Oel ein spec. Gewicht von 0,947—0,950. Das Cacaoöl schmilzt bei
25⁰ C. und erstarrt bei circa 20⁰ C. Nach SPECHT und GÖSSMANN besteht
es hauptsächlich aus Stearin, nebst Palmitin und Elaïn. Von allen anderen
Fetten hat es den Vorzug, nicht so bald ranzig zu werden.

Aufbewahrung. Das filtrirte Oel wird geschmolzen und entweder für den
baldigen Gebrauch in weissblechene Kapseln ausgegossen oder behufs längerer
Aufbewahrung in trockne Glasflaschen gegossen, welche man dicht mit Kork
schliesst. In letzterer Weise erhält man das Cacaoöl Jahre hindurch in bester

Beschaffenheit. Auch pflegt man das in Tafelform gebrachte Oel in Stanniol eingehüllt aufzubewahren. Seine Haltbarkeit beruht darin, dass es keine Glyceride und Ester flüchtiger Säuren enthält.

Prüfung. Die Güte des Cacaoöls ergiebt sich zum Theil aus Geschmack, Geruch und Consistenz. Verfälschungen kommen vor mit Wachs, Stearinsäure (Stearin), Paraffin, besonders mit Rindernierentalg. Alle diese Substanzen sind leicht zu erkennen, wenn man circa 1 g des Cacaoöls in 3 g Aether ohne Wärmeanwendung löst. Reines Oel giebt eine klare Lösung, dagegen ist diese bei Gegenwart von mehr als 10 Proc. Talg oder Wachs mehr oder weniger trübe, oder sie bildet einen weisslichen Bodensatz. Der Schmelzpunkt des verfälschten Cacaoöls liegt meist um 2—4° C. höher. Paraffin ertheilt dem Cacaoöl ein seifenartiges Anfühlen und eine unter 0,9 liegende specifische Schwere. Talgzusatz mindert das spec. Gewicht, welches man durch die Schwimmprobe (Bd. I, S. 511) eruirt. Auch kann man Talg daran erkennen, dass man einen Docht mit dem geschmolzenen Oele tränkt, nach dem Erstarren anzündet und die Flamme ausbläst (Dochtprobe). Der aus dem Dochte aufsteigende eigenthümlich stinkende Geruch würde die Gegenwart des Talges mit aller Sicherheit erkennen lassen. Endlich würde die Bestimmung des Schmelzpunktes auf etwaige Verfälschungen hinweisen. Bd. I, S. 513 ist die dazu nöthige Vorrichtung näher besprocben. Durch Kochen des stearinhaltigen Cacaoöls mit einer dünnen Lösung des kohlensauren Natriums erhält man eine Flüssigkeit, welche, nach dem Filtriren mit verdünnter Schwefelsäure versetzt, Stearinsäure abscheidet.

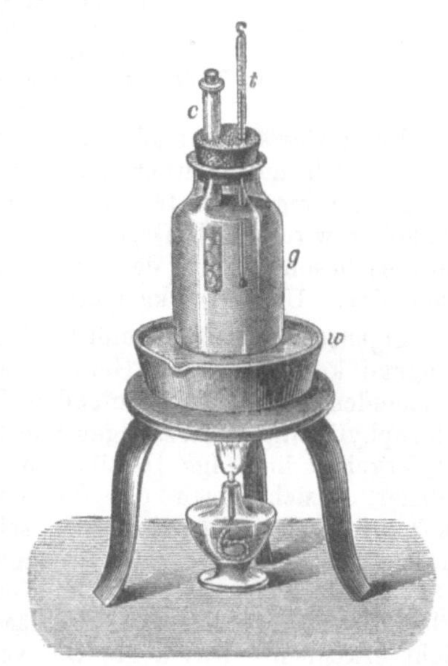

Vorrichtung zur Bestimmung des Schmelzpunktes. *c* Cylinder mit Cacaoöl, *t* Thermometer, *w* Wasserbad.

Anwendung. Cacaoöl ist wegen seiner geringen Neigung, ranzig zu werden und schon bei 25° C. zu schmelzen, ein geschätztes Constituens cosmetischer Salben, der Lippenpomade, mancher Augensalben, besonders aber der Suppositorien und Vaginalkugeln. Seine innerliche Anwendung als Demulcens hat vor derjenigen des Mandelöls, Olivenöls etc. nichts voraus und kommt selten vor. Eine Emulsion würde wie jede andere Oelemulsion zu bereiten sein, nur wäre der Mörser auf 30° C. zu erwärmen und ein Verdünnungswasser von mindestens 25° zu verwenden.

Oleum Cajeputi.

Cajeputöl; Cajuputöl; Cajaputöl. *Huile (Essence) de cajeput.*
Cajaput - oil.

Das flüchtige Oel der Blätter von *Melaleuca Leucadendron*, welche mit grüner Kupferfarbe bedeckt sind. Es besitzt einen eigenthümlichen

Geruch und einen gewürzhaften, etwas bitterlichen Geschmack. Nach Zusatz eines Tropfens verdünnter Salzsäure wird das mit Wasser zusammengeschüttelte Oel entfärbt. Wird bei 50° C. 1 Th. gepulvertes Jod mit 5 Th. Cajaputöl gemischt, so gesteht die erkaltete Mischung zu einem krystallinischen Brei.

Melaleuca Leucadendron Linn.
Melaleuca minor Smith.
Synon. *Melaleuca Cajeputi* Roxburgh.
Fam. **Myrtaceae.** Sexualsyst. **Polyadelphia Polyandria.**

Beide Gewächse sind baumartige, auf den Molukken heimische Sträucher, welche auch auf dem Ostindischen Festlande cultivirt werden. Die zweite Art ist nur eine Varietät der ersteren. Aus Blättern, Zweigen, Aesten dieser Sträucher wird durch Destillation das Cajaputöl des Handels gewonnen. Man stellt es besonders auf den Inseln Celebes, Buro (Molukken) und den Philippinen dar. Um 1700 kam dies Oel zuerst nach Europa in den Handel.

Eigenschaften. Cajaputöl ist dünnflüssig, durchsichtig, hellgrün, von durchdringend kampferartigem Geruche und kardamom- und rosmarinartigem, etwas brennendem, hintennach kühlendem Geschmacke. Seine Farbe verdankt es einer chlorophyllhaltigen harzartigen Substanz, nach Angabe Anderer einem Milliontel Kupfergehalt in Folge Destillation und Aufbewahrung in kupfernen Gefässen, welcher Ansicht auch die Ph. beizutreten scheint. Spec. Gewicht 0,915 bis 0,930. Das Oel entspricht in seiner Zusammensetzung der Formel $C_{10}H_{18}O$. Es scheint aus mehreren Oelen ähnlicher Constitution zusammengesetzt zu sein.

Das käufliche Oel ist häufig ein Kunstprodukt und mit Kupfer grün gefärbt. Seine Aechtheit und Güte lässt sich mit Rücksicht auf den Geruch sehr leicht erkennen. Das ächte Oel verpufft mit Jod nicht und giebt mit gleichviel 90-proc. Weingeist eine klare, mit Schwefelkohlenstoff aber eine trübe Mischung.

Brom färbt das Oel grün unter Verdickung. Nach längerem Stehen wird die Masse körnig, aus welcher Weingeist die farblose krystallisirende Verbindung $C_{10}H_{16}Br_4$ aufnimmt. Werden 5 Th. des Oeles auf 50° C. erwärmt und mit 1 Th. zu Pulver zerriebenem Jod nur allmählich versetzt, so dass die Temperatur nicht höher steigt, so erlangt man einen Krystallbrei, von welchem sich das flüssig gebliebene Oel decanthiren lässt. Die auf einer Thonplatte schnell getrockneten Krystalle in erwärmter Essigsäure gelöst, scheiden beim Erkalten als metallglänzende Plättchen $(C_{10}H_{16}HJ)_2OH_2$ ab. Das Cajaputol, $C_{10}H_{18}O$, siedet bei 174° C. und ist linksdrehend. Mit Phosphorsäureanhydrid wiederholt destillirt, geht das Cajaputol in Cajaputen, $C_{10}H_{16}$, über, welches einen Hyacinthengeruch besitzt und bei 165° siedet. Ueber Natrium lässt sich Cajaputol unverändert rectificiren (Flückiger).

Rectificirtes Cajaputöl. Für den innerlichen Gebrauch war bisher nur ein durch Rectification gereinigtes Oel verwendbar. Die 2. Ausg. d. Ph. hat dieses Rectificat ausser Cours gesetzt, weil der etwaige Kupfergehalt ein zu unbedeutender ist. Die Rectification nahm man mit einem Oele vor, von dessen Güte man sich vorher überzeugt hatte. Enthielt es Kupfer, so wurde es einige Tage mit einer wässrigen Kalimferrocyanidlösung unter bisweiligem Umschütteln (bei 40—50° C.) digerirt. Es genügte 1 Th. des Salzes in 3 Th. Wasser gelöst auf 100 Th. Cajaputöl. Durch Destillation gelang es nicht, das Kupfer zu beseitigen, denn ein kupferhaltiges Oel giebt stets ein Destillat, welches Spuren Kupfer enthält. Man giebt es mit der 100-fachen Menge Wasser oder der 50-fachen Menge Glaubersalzlösung in die Destillirblase, denn als Rectificationsgefäss passt kein Glasgefäss, sondern ein metallenes Gefäss mit zinnernem oder gläsernem Helm. Die Ausbeute beträgt aus dem rohen Oel 80—85 Proc. farbloses oder gelbliches, und 10—15 Proc. grünlich gefärbtes Oel.

Das etwa vorräthige rectificirte Oel in ein grünliches zu verwandeln, digerire man es einige Stunden hindurch mit $^1/_{1000}$ zu Pulver zerriebenem Cupriacetat.

Zur Erkennung der Kupferspur in dem Oele genügt ein Vermischen mit etwas Guajactinctur und etwas wässriger Blausäure, wodurch eine Blaufärbung eintritt.

Aufbewahrung. Es ist dieselbe, wie man S. 367 angegeben findet.

Prüfung. 1) Auf eine Wassersäule in einem Reagircylinder giebt man 5—7 Tropfen des Cajaputöls und betrachtet die Grenze zwischen den beiden Flüssigkeiten. Diese Grenze darf keine weisslich-trübe sein oder werden, und nach sanfter Agitation, so dass die Oelschicht sich zu einigen Kügelchen formirt, dürfen diese Kügelchen nicht weisslich trübe sein, sondern sie müssen klar bleiben. Im anderen Falle liegt eine Verdünnung mit Weingeist vor. — 2) In einem kleinen engen Reagircylinder mischt man 1 Vol. des Oeles mit 3—4 Vol. Schwefelkohlenstoff. Durch Agitiren erfolgt eine weiss-trübe Mischung, wenn das Oel echt ist; ebenso liefert das Oel, mit 3—4 Vol. Petrolbenzin gemischt, eine nur opalisirend-trübe Mischung. Beide Mischungen werden aber nach Verlauf von 24 Stunden klar. — 3) Auf einem Gemisch aus 4 Vol. Wasser und 5 Vol. 90proc. Weingeist muss das Cajaputöl schwimmen, in einem ähnlichen Gemisch aus 7 Vol. Weingeist und 4 Vol. Wasser untersinken. — 4) Mit einem gleichen Vol. 90proc. Weingeist muss das Oel eine klare Mischung ergeben. — 5) In ein trockenes Reagirglas giebt man einige Jodplättchen und darauf mehrere Tropfen des Oeles. Es darf kein Verpuffen, auch kein Dampf daraus aufsteigen, das Oel muss sich gegen Jod scheinbar indifferent verhalten.

Die von der Ph. angegebene Reaction mit Jod hat keinen Prüfungszweck und ist nur von theoretischem Werthe. Andere Oele zeigen ein ähnliches Verhalten. Im Uebrigen soll man aus Gesundheitsrücksichten das Abwägen, Zerreiben, überhaupt das Agiren mit Jod, auch mit Brom und Chlor möglichst meiden, wenn es nur angeht. Wenn die Proben 1—5 gut verlaufen, so liegt auch ein gutes Cajaputöl vor. Der etwaige Kupfergehalt ist immer unbedeutend und seine Bestimmung ohne Werth.

6) In der Schwefelsäure-Weingeistprobe (S. 366) ergeben sich beim Mischen mit Schwefelsäure Erhitzung und Dämpfe. Die Mischung ist leichtflüssig und gelbroth, nicht sehr dunkelfarbig, etwas trübe, nach Zumischung von Weingeist blassrosagrau, trübe, beim Aufkochen ziemlich klar oder nur wenig trübe bleibend. Nach 1—2 Tagen ist die Flüssigkeit klar hell, bräunlichgelb, und als Bodensatz findet man einen durchsichtigen Tropfen, während kleine durchsichtige Tröpfchen an der Gefässwandung hängen. Diese Tröpfchen haben das Aussehen von Harzsubstanz. — 7) Beigemischten Kampfer findet man, wenn man einige Tropfen des Oels mit Zucker zerreibt und dann in Wasser zergehen lässt. Sich abscheidende weisse, auf der Oberfläche des Wassers schwimmende Flocken verrathen Kampfer. Rosmarinöl, Terpenthinöl etc. verrathen sich durch Verpuffung in der Jodprobe, und wenn das Oel mit gleichviel Weingeist keine klare Mischung giebt. — 8) Beim Verdampfen einiger Tropfen Oel auf einem Objectglase hinterbleibt immer eine minutiös-dünne harzige Schicht, wie diese auch andere flüchtige Oele, welche längere Zeit aufbewahrt wurden, hinterlassen. — 9) Gleiche Vol. Oel und Salzsäure durchschüttelt und erwärmt, liefern 2 Schichten. Die untere Säureschicht ist trübe und gefärbt, die obere Oelschicht wird klar und hat entweder an ihrer Farbe keine Einbusse erlitten, wenn sie dieselbe dem Chlorophyll verdankt, oder sie zeigt sich farblos, wenn Kupfer die Ursache ihrer Färbung war. Nur das letztere hält die Ph. für möglich.

Anwendung. Cajaputöl ist Stimulans, Carminativum und Antispasmodicum innerlich wie äusserlich angewendet. Man giebt es verdünnt oder in Substanz auf Zucker zu 2—8 Tropfen oder reibt es in Substanz in die bezügliche Körperstelle ein gegen Magenkrampf, Kolik, Asthma, Schlund- und Blasenlähmung. Gegen Zahnschmerz und Taubheit bringt man es tropfenweise in die hohlen Zähne, respective mit Baumwolle in die Ohren.

Kritik. Wiederholt fand sich Gelegenheit nachzuweisen, dass der Uebersetzer in das Latein von den Naturwissenschaften nicht eine entfernte Kenntniss hatte. Hier treffen wir wieder auf einen *Passus praeposterus pravusque.* Statt zu sagen, dass das Oel kupferfarbig grün sei, bezeichnet der Uebersetzer die Blätter von *Melaleuca* mit kupfergrün. Wenn der Apotheker das rectificirte Oel, welches farblos ist, dispensirt, so begeht er nichts Ordnungswidriges, denn dass das Oel grün sein müsse, wird nicht erwähnt, und nur die Reaction mit Salzsäure, bei welcher von Entfärbung die Rede ist, lässt die Vermuthung zu, dass das grüne Oel das officinelle ist. In der herausgegebenen deutschen Uebersetzung finden wir sogar „das ätherische Oel etc., meistens durch Kupfer grün gefärbt." — Wahrlich wunderbare Parallaxen! — Hiernach wäre entweder farbloses oder gefärbtes Oel officinell. Solche Fehler sucht man in der 1. Ausgabe der Ph. vergeblich.

Oleum Calami.

Kalmusöl. Oleum Calämi (aromatĭci). *Huile (Essence) de calamus.*
Oil of sweet flag.

Das aus dem Rhizom von *Acorus Calamus* destillirte Oel. Es ist von gelbbräunlicher Farbe und stark gewürzhaftem, widrig bitterem Geschmacke. Das mit gleichviel Weingeist verdünnte Kalmusöl nimmt auf Zusatz eines Tropfens der Ferrichloridflüssigkeit eine dunkelbraunröthliche Farbe an.

Die Pharmakopoe verlangt das aus dem abgeschälten Rhizom des *Acŏrus Calämus* durch Destillation gewonnene Oel, denn das aus der Rinde, welche beim Schälen des Rhizoms abfällt, destillirte Oel ist bei weitem brauner oder grünlichbraun. Das trockne Rhizom liefert 2—2,2 Proc., die frischen Schalen 0,3—0,5 Proc. Oel.

Eigenschaften. Kalmusöl ist neutral, klar, von braungelber oder bräunlichgelber Farbe, etwas dickflüssig, von Kalmus-Geruch und eigenthümlich bitterem Geschmacke. Spec. Gewicht 0,900—0,930. Mit Jod verpufft das Kalmusöl nicht, höchstens findet Erwärmung statt. Den polarisirten Lichtstrahl lenkt es nach rechts. Mit Weingeist giebt es in allen Verhältnissen klare Mischungen, dabei anfangs einen tholerischen Zustand oder ein Stadium der Trübung zeigend. Dieses Stadium dauert bei einem Verhältnisse von 1 Vol. Oel zu 3 Vol. des 90-proc. Weingeistes $^{1}/_{2}$—1 Minute. Mit einem gleichen Vol. Schwefelkohlenstoff erfolgt klare, mit 3 Vol. Schwefelkohlenstoff aber eine schwach trübe Mischung, welche letztere die Resistenz des Schwefelkohlenstoffs gegen Glas nicht aufhebt (zu prüfen durch Auftropfen auf ein grosses Objectglas). Die Mischung mit 3 Vol. Petrolbenzin ist klar oder opalisirend trübe, sie hebt die starke Anziehung des Benzins zum Glase nicht auf und einige Tropfen auf eine Glasplatte gegossen dehnen sich schnell aus zu einer dünnen Schicht mit zerrissenen Rändern. Die mit Weingeist bewirkte Lösung des Oeles mit Ferrichlorid versetzt, färbt sich etwas dunkeler. Auf Wasser getropft bleibt das Oel klar.

Aufbewahrung. Diese ist unter gleichen Vorsichtsregeln zu bewirken, wie man S. 367 angegeben findet.

Prüfung. Dieselbe erstreckt sich auf Geruch und Geschmack, auf das Verhalten gegen Wasser, Weingeist, Schwefelkohlenstoff und Jod. In der

Schwefelsäure - Weingeistprobe (S. 366) erfolgt die Mischung des Oeles mit Schwefelsäure unter Selbsterhitzung zu einer dunkel - gelblich - rothen Flüssigkeit, welche mit dem Weingeiste gemischt, eine milchig - trübe, gesättigt chocoladenfarbene Flüssigkeit darstellt.

Anwendung. Kalmusöl wird zu 1—2—3 Tropfen einige Male des Tages, am besten als Elaeosaccharum oder in Rotulae Sacchari, als Stomachicum und Carminativum gegeben. Zu einem Vollbade werden 20,0—30,0 g des Oeles in einem halben bis ganzen Liter Spiritus gelöst verwendet.

Kritik. Da nach den Angaben über die Farbe nur das Oel der entschälten Rhizome officinell sein soll, so hätte dieser Umstand mit klaren Worten ausgedrückt werden müssen, — oder kannte man ihn nicht?

Oleum camphoratum.

Kampferöl.   Olĕum camphorātum.
Liniment camphré.   Liniment of camphor.

Kampfer, ein (1) Th., gelöst in neun (9) Th. Olivenöl filtrire man.

Verwendet man reinen Kampfer und reines klares Olivenöl, so dürfte die Filtration wohl überflüssig sein, man hätte richtiger sich ausgedrückt, wenn man statt des *„filtra“* einfach *„Sit limpidum“* zusetzte. Die Lösung geschieht in der Digestionswärme, und wenn einige Unreinigkeiten in der Lösung herumschwimmen, so colire man durch ein Glaswollenbäuschchen, wie beistehende Figur angiebt.

Die Aufbewahrung erfordert eine dicht verkorkte Flasche und einen Ort von mittlerer Temperatur (15—18 ° C.).

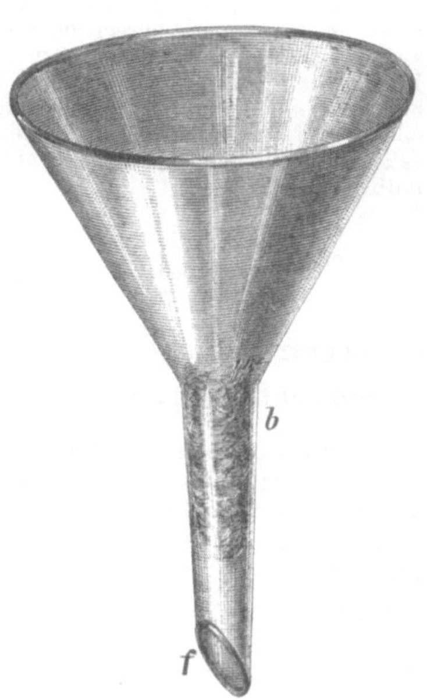

Trichter mit einem lockeren Bäuschchen Glaswolle (bei *b*) versehen, dasselbe mittelst eines an der Spitze gekrümmten Drahtes eingeschoben.

Oleum cantharidatum.

Cantharidenöl.   Olĕum cantharidātum; Oleum Cantharĭdum.
Huile de cantharides.   Oil of spanish - flies.

Drei (3) Th. grobgepulverter Spanisch-Fliegen digerire man mit zehn (10) Th. Rüböl übergossen 10 Stunden hindurch im Dampfbade, dann presse man aus und filtrire.

Das Oel sei von grüngelber Farbe.

Dieses neue Präparat scheint nicht dem französischen Codex entnommen zu sein, welches 1 Th. Canthariden mit 10 Th. Olivenöl digeriren lässt. Die Filtration unternehme man nicht sofort nach dem Pressen, sondern nach mehrtägigem Stehen an einem lauwarmen Orte, während welcher Zeit das Oel absetzt und in den Zustand kommt, leichter durch Filtrirpapier abzufliessen. Da das Cantharidenöl zu den giftigen Oelen gehört, die Verf. der Ph. dies aber nicht gewusst zu haben scheinen, so wolle man zur Vorsicht die Signatur mit den bewussten kleinen Kreuzen versehen z. B.

✕ Oleum ✕ cantharidatum.

Kritik. Obgleich man den *Cantharides* ein „*caute serventur*" beisetzte, so hielt man dies bei dem giftigen Cantharidenöle nicht für nothwendig. Es findet nur dasselbe seinen Platz neben *Oleum camphoratum, Ol. Chamomillae infusum, Oleum crinale, Ol. Hyoscyami, Ol. Jecor. Aselli* und anderen gebräuchlichen Oelen. Nach meinem Dafürhalten verstösst der Apotheker nicht gegen *Ordo pharmaceuticus*, wenn er das Cantharidenöl den Separanden zufügt, denn dieses Oel ist unbestritten ein sehr giftiges, welches auch äusserlich angewendet eine Hautentzündung bewirkt. So addiren sich die Fälle, über welche man bei Schaffung der Pharmakopoe mit einer gewissen Leichtigkeit hinweg ging. Schon bei *Acidum aceticum, Acid. carbolic. crud., Acid. formicic., Acid. pyrogallic.* u. a. mussten wir es rügen, diese Substanzen nicht als **stark** oder **giftig wirkende** anzusehen. Wenn man *Collodium cantharidatum* ein *caute servetur* zutheilte, musste man da nicht auch bei dem *Ol. cantharidatum* ein Gleiches für nothwendig halten?

Oleum Carvi.

(Concentrirtes) Kümmelöl oder Garböl; Carvol. Oleum Carvi concentrātum; Carvōlum. *Huile de carvi. Oil of caraway.*

Der bei höherer Temperatur siedende Theil des aus den Früchten von *Carum Carvi* gewonnenen Oeles. Es ist eine blassgelbliche oder farblose, bei 224° vollständig siedende Flüssigkeit, vom feinsten Kümmelölgeruche und von einem spec. Gewichte nicht unter 0,910. Mit einer gleichen Menge Weingeist verdünnt und mit einem Tropfen Ferrichloridlösung versetzt, nimmt es eine schwach violette oder röthliche Farbe an. 10 Th. des Kümmelöles mit 8 Th. Weingeist und 1 Th. Aetzammonflüssigkeit vermischt und mit Schwefelwasserstoff gesättigt erstarren zu einer weissen krystallinischen Masse.

Das bisher im Gebrauche gewesene und im Handverkaufe auch fernerhin verbleibende Kümmelöl ist das flüchtige Oel der Früchte von *Carum Carvi* Linn. Es ist das rectificirte farblos, das käufliche gewöhnlich blassgelb, klar, dünnflüssig, neutral, vom Geruch und Geschmack des Kümmels. Nach längerer Aufbewahrung wird es dunkler, verharzt und reagirt sauer. Spec. Gew. 0,90 bis 0,96. Das minderwerthige Oel ist das leichtere, auch das **bisrectificirte Oel** ist meist das **schlechtere**, weil es reich an Carven zu sein pflegt. Das spec. schwere Oel ist stets das bessere. Es ist in gleichviel 90-proc. Weingeist löslich. Mit Jod verpufft es nicht. Die zur Destillation bestimmten Kümmelfrüchte werden dicht vor dem Gebrauch durch Walzen oder Stossen zerquetscht, oft auch nicht zerquetscht, um sie dann später, getrocknet und mit gutem Kümmel gemischt, wieder in den Handel zu bringen. Trockne Früchte geben ungefähr 4 Proc. Oel. Im Handel kommt es häufig mit Terpentinöl verfälscht vor. Beim Auflösen eines solchen Oels in gleichviel Weingeist wird es beim ersten Schütteln milchweiss und dann erst wird die Lösung klar. Reines Oel mischt sich mit dem Weingeist ohne alle weissliche Trübung, ein tholerischer Uebergang zum Klarwerden findet also nicht statt. Terpenthinölhaltiges Oel verpufft mit Jod. Das mit dem Oele aus Kümmelspreu vermischte Kümmelöl (*Oleum Carvi e paleïs*) entwickelt mit Jod einige wenige graue Dämpfe, ist also leicht zu erkennen. Dieses Oel soll auch das Destillat sein, welches man am Schlusse der Kümmelöldestilation nach Zusatz von Terpenthinöl gewinnt.

Das Kümmelöl besteht aus circa $^1/_3$ Carvén ($C_{10}H_{16}$) und $^2/_3$ Carvol ($C_{10}H_{14}O$).

Letzteres besitzt den specifischen Geruch und Geschmack des Kümmelöles. Carven von 0,860 spec. Gew. siedet bei 175⁰, das Carvol dagegen, von 0,950 spec. Gew., siedet bei 225⁰. Bei der Destillation geht zuerst das Carven über und bei 220⁰ beginnt das Carvol überzugehen. Bei 240⁰ ist das Carvol abgetrennt und über 250⁰ destillirt eine nur noch geringe Menge Oel über, welches phenolartigen Geruch hat und auch in weingeistiger Lösung mit Ferrichlorid eine violettrothe Färbung annimmt. Das officinelle Oel führen die Drogisten als *Oleum Carvi concentratum* in den Preislisten auf.

Eigenschaften. Das officinelle Kümmelöl, welches man, um Verwechselungen aus dem Wege zu gehen, entweder als „concentrirtes Kümmelöl" oder auch als „Carvol" unterscheidet, ist der zwischen 220—240⁰ überdestillirende, blass-gelbliche oder farblose Theil des Kümmelöls. Es besteht aus circa 5—10 Proc. Carven und 90—95 Proc. Carvol und sein spec. Gewicht schwankt zwischen 0,950 und 0,910.

Wird Carvol mit 2 Th. Weingeist verdünnt und mit H_2S gesättigt, so erstarrt die Flüssigkeit auf Zusatz von 1 Th. 20-proc. Aetzammon zum Theil zu Krystallnadeln (Carvolhydriumsulfid), welche, in Chloroform umkrystallisirt, geruchlose monoklinische Krystalle, $C_{20}H_{30}O_2S$ oder $2(C_{10}H_{14}O)H_2S$, bilden. Wird in die weingeistige Lösung dieser Krystalle nochmals H_2S eingeleitet, so entsteht ein dickfliessendes Oel, aus dessen Lösung in Aether durch Weingeist Sulfocarvol-Hydriumsulfid, $2(C_{10}H_{14}S) + H_2S$, in weissen Flocken abgeschieden wird. Carvol (mit Wasserdampf) über erhitzten Zinkstaub getrieben, geht wie andere Phenole in $C_{10}H_{16}$ und $C_{10}H_{14}$, also in einen Kohlenwasserstoff, hier in Cymen ($C_{10}H_{14}$) über.

Aufbewahrung. Dieselbe ist mit der Vorsicht zu bewerkstelligen, wie S. 367 näher angegeben ist.

Prüfung. Nach der Prüfung des Geruches und Geschmackes wird 1) 1 Vol. des Carvols mit 3 Vol. verdünnten Weingeistes gemischt. Es muss eine klare Flüssigkeit resultiren. Diese Probe kann durch Probe 2 ersetzt werden. — 2) Ein Tropfen in eine Mischung aus 10,5 ccm 90-proc. Weingeist und 6 ccm Wasser gegeben, muss untersinken. 1 Vol. des Carvols, in 10 Vol. dieser Weingeistmischung gegeben, giebt beim Schütteln eine klare Lösung. — 3) Ein Tropfen des Carvols in einen ccm Aetznatronlauge gegeben und umgeschüttelt ergiebt eine trübe Mischung, selbst unter Erwärmen auf 50⁰ C. — 4) In der Schwefelsäure-Weingeistprobe (S. 366) erfolgt zunächst unter starker Erhitzung eine ziemlich klare dunkelroth-braune Mischung mit der Säure und auf Zumischung des Weingeistes eine klare röthlich-braune Flüssigkeit. Wäre diese trübe, so enthält das Carvol noch stark Carven, wäre also ein nicht reines Carvol. — 5) Gleiche Volume Carvol und Schwefelkohlenstoff oder Petrolbenzin geben sehr trübe Mischungen. Wären sie klar oder ziemlich klar, so deutet dieser Umstand auf einen zu grossen Carvengehalt. Die Mischung mit dem 3—4-fachen Vol. Petrolbenzin schränkt, auf ein mit Leinen geriebene Glasfläche getropft, die centrifugale und dann centripetale Ausdehnung des Petrolbenzins nicht ein, nur hinterbleiben im letzteren Falle Oelstriemen, welche von geradlinigen Grenzen eingefasst sind. — 6) Auf einige Plättchen Jod 4 Tropfen des Carvols gegossen ergeben keine Reaction, keine Selbsterwärmung, nur erfolgt Lösung des Jods. Eine Reaction tritt erst bei einer Wärme von 35⁰ C. ein. — 7) Die Reaction mit Ferrichlorid, welche die Ph. angiebt, ist eine unsichere und tritt nicht immer ein. (Mir wollte sie mit 3 Sorten Carvol nicht gelingen).

Die vorstehenden 6 ersten Proben dürften die Güte des Carvols erkennen lassen. ˙ Die Reaction mit Schwefelwasserstoffgas, die Herstellung von Carvol-Schwefelwasserstoff, hat nur einen theoretischen Zweck und dürfte nur denen willkommen sein, welche gern mit H_2S experimentiren. Sollten nach Zusatz des 10-proc. Aetzammons keine Krystallisation eintreten, so ist nochmals H_2S in die Mischung einzuleiten (FLÜCKIGER). Mit 3 Vol. rauchender Salpetersäure giebt Carvol eine klare rothe Mischung, welche aber im Verlaufe einer Minute explodirt und zwar mit eminenter Heftigkeit. Man unterlasse also diese Probe.

Anwendung. Man gebraucht das Kümmelöl als Stimulans und Carminativum, bei Appetitlosigkeit, Magenkrampf, Flatulenz innerlich zu 0,1—0,2—0,3 g (3—6—10 Tropfen), auch äusserlich in Salben, Linimenten und Pflastern. Klystieren wird es in der 50-fachen Menge Weingeist gelöst zugesetzt.

Kritik. *Ordo pharmaceuticus* fordert sichere bestimmte Benennung des Arzneistoffes, um jede Verwechselung zu vermeiden. Obgleich auf der Fahne jeder Pharmacopoe mit mächtig grossen Lettern die pharmaceutische Ordnung verzeichnet ist, so hat man bei Fassung der vorliegenden Pharm. diese Fahne nur zu häufig beiseite gestellt, wie z. B. auch hier. Nachdem *Oleum Carvi* ein halbes Jahrtausend im Arzneischatze figurirt, setzt man unter seinem Namen an seine Stelle einen Stoff, welcher aus dem *Oleum Carvi* hergestellt und gewonnen wird, aber nicht das ist, was man mit *Oleum Carvi* bezeichnete und auch noch ferner bezeichnen wird. Konnte man nicht dem eingeführten Gebrauche näher treten und das officinell gemachte Oel mit *Oleum Carvi concentratum* oder mit *Carvolum* bezeichnen, wie dies HAGER in seinem Ergänzungsbande bereits gethan hatte? HEINRICH HAENSEL, der Erfinder der concentrirten Oele, legte seinem in den Handel gebrachten Carvol eine $2^1/_2$-fache stärkere Kraft bei, wies damit also eine gewisse Concentration nach. Es lag zu nahe, dieses und ähnliche Patentöle als *Olea concentrata* anzuerkennen und sie entsprechend zu benennen. Richtig geht der Apotheker, welcher *Oleum Carvi* auch im Handverkauf abgiebt, vor, die Signatur für diesen Artikel mit *Oleum Carvi venale* oder das Gefäss für das officinelle Oel mit *Oleum Carvi concentratum* oder *officinale* zu versehen. Unter *Oleum Cinnamomi* begegnen wir einer ähnlichen adiaphoristischen Behandlung der pharmaceutischen Ordnung.

Oleum Caryophyllorum.

Nelkenöl; Gewürznelkenöl.   Olĕum Carўophyllōrum.   *Huile (essence) de girofle.   Oil of cloves.*

Das flüchtige Oel aus den Gewürznelken. Es ist von gelber oder brauner Farbe, von 1,041—1,060 spec. Gewicht, scharf gewürzhaftem Geruche und Geschmacke und röthet Lackmus nicht. Mit gleichviel Aetzammon von 0,930 oder geringerem spec. Gewicht in der Kälte durcheinandergeschüttelt, erstarrt das Nelkenöl zu einer weichen gelben krystallinischen Masse. Ein Tropfen des Nelkenöles auf der inneren Wand eines Glasgefässes ausgebreitet, nimmt nach Einführung von Bromgas in das Gefäss eine blaue oder violette Farbe an. Ein Tropfen Nelkenöl in 4 g Weingeist gelöst, wird durch 1 Tropfen einer mit mehr denn dem 20-fachen Gewichte Wasser verdünnten Ferrichloridlösung versetzt, blau gefärbt. Heisses Wasser, mit Nelkenöl durchschüttelt, darf keine saure Reaction annehmen. Das nach dem Erkalten klar filtrirte Wasser darf auf Zusatz eines Tropfens Ferrichloridlösung keine blaue oder grüne Farbe annehmen, sondern muss auf Zusatz von Kalkwasser gelb werden. Das Nelkenöl muss sich mit gleichviel oder mit mehr Weingeist klar mischen lassen.

Geschichtliches. Im Anfange des 17. Jahrh. kam das Nelkenöl in Gebrauch. VALERIUS CORDUS (1550) beschreibt schon dasselbe als ein in Wasser untersinkendes Oel, und Joh. Bapt. Porta stellte es drei Decennien später in grösserer Menge dar.

Handelswaare. Die pharmaceutischen Drogisten pflegen ein gelbes oder bräunliches und ein farbloses oder rectificirtes Nelkenöl zu halten. Dem ersteren ist im Allgemeinen der Vorzug zu geben, weil die Rectification die Güte des Oels nicht immer sichert. Auch das Nelkenöl besteht aus einem Oele, welches leichter als Wasser ist und nicht das Arom darbietet wie das bei höherer Temperatur übergehende und im Wasser untersinkende Oel, andererseits enthält das farbige Oel in Folge der Darstellung Stoffe, welche im rectificirten Oele mehr oder weniger fehlen könnten. Dieses Oel wird daher häufig nicht die Reactionen geben, welche die Ph. vorschreibt und fordert.

Das Nelkenöl wird jetzt gewöhnlich mit Aether aus den ganzen Gewürznelken extrahirt, denn die zurückbleibenden Gewürznelken werden den schlechteren Sorten dieser Waare häufig beigemischt. Die durch Destillation mit überhitztem Wasserdampfe und durch Extraction gewonnenen Oele weichen in ihrem Bestande ab, sind sich also nicht völlig gleich, letztere bedeutend dunkel gefärbt, so dass sie einer Rectification mittelst überhitzten Wasserdampfes unterworfen werden. In allen Fällen entnehme man das Nelkenöl von sicheren pharm. Firmen, welche stets besorgt sind, eine gute Waare zu liefern. Das Oel aus Nelkenstengeln ist vom Nelkenöl wenig verschieden.

Eigenschaften. Gewürznelkenöl ist ein klares farbloses oder gelbliches oder gelb-bräunliches, im Alter röthlich-braun werdendes, häufig schwach saures, etwas dickflüssiges ätherisches Oel von 1,030—1,065 spec. Gewichte, von dem starken Geruche der Gewürznelken und brennendem ähnlichem Geschmacke. Es siedet bei 250° C., ist in Weingeist, Aether etc. klar löslich, giebt mit Schwefelkohlenstoff jedoch sehr trübe, mit 5 Vol. Petrolbenzin, Chloroform ebenfalls trübe, aber allmählich klar werdende Mischungen. Wird die Mischung aus 1 Vol. Oel und 2—3 Vol. Weingeist mit Schwefeläure versetzt, so erfolgt eine violettblaue Färbung, ebenso wird die weingeistige Lösung durch wenig Ferrichlorid violettblau tingirt. In einer Mischung aus gleichen Theilen Glycerin und Weingeist ist das Nelkenöl löslich. Diese Lösung färbt sich auf Zusatz von Schwefelsäure violettblau, auf Zusatz von wenig Ferrichloridlösung aber grün.

Mit Jod im Contact findet weder Erwärmung noch Fulmination statt, das Oel wirkt nur auflösend, selbst beim Erwärmen. Mit einem gleichen Vol. Aetznatronlauge (1,160 spec. Gewicht) giebt das Oel eine klare Mischung, mit 3—4 Vol. der Lauge eine sofort erstarrende, leicht schmelzende Krystallmasse oder Krystallbrei, welcher geschmolzen auf Glas getropft und mit einer Stricknadel auseinander gestrichen Resistenz zeigt, sich zu Tropfen zusammenzieht und erstarrt unter dem Mikroskope ein Haufwerk von langen nadelförmigen und fedrigen Krystallen bildet. Das mit dem 15—20-fachen Vol. 10-proc. Aetzammon geschüttelte Oel setzt zunächst eine krystallinische Masse ab und bildet auch im flüssigen Theile krystallinische Ausscheidungen, so dass die Mischung ihre Flüssigkeit einbüsst (phenolhaltiges Oel setzt flüssige Masse und keinen Krystallbrei ab). Bromdampf mit Nelkenöl im Contact färbt dieses violettblau.

Nelkenöl ist ein Gemenge aus einem sauerstofffreien farblosen, bei 140 bis 150° siedenden, dem Terpenthinöle isomeren, wie Terpenthinöl riechenden Kohlenwasserstoffe ($C_{15}H_{24}$) mit einem sauerstoffhaltigen, den Geruch der Gewürznelken bedingenden, phenolartigen Oele, dem Eugenol. Jener Kohlenwasserstoff hat ein spec. Gew. von 0,918 und geht bei der Destillation zuerst über (leichtes Nelkenöl). Das Eugenol ($C_6H_3 . C_3H_5 . OCH_3 . OH$ oder $C_{10}H_{12}O_2$), auch Nelkensäure, Eugensäure genannt, ist frisch farblos, vom Geruch und Geschmack der Gewürznelken, bei 18,5⁰ C. von 1,063 spec. Gew., bei 253⁰ siedend, von kaum saurer Reaction, unlöslich in Wasser und Glycerin. Kleine Mengen Salicylsäure kommen in Nelkenöl bisweilen vor (FLÜCKIGER).

Mit Superoxyden und Oxyden der edlen Metalle in Contact kommend bewirkt das Gewürznelkenöl Explosionen. Gegen Kaliumhyperoxyd und Mercurioxyd verhält sich das Oel indifferent (R. BOETTGER).

Das Eugenol bildet mit vielen Basen krystallisirende Salze. Caryophyllin, welches sich in Form eines Stearoptens in altem Nelkenöle zuweilen absetzt, ist ein Oxyd des leichten Nelkenöles.

Aufbewahrung. Dieselbe schliesst sich den S. 367 erwähnten Vorsichtsregeln an.

Prüfung. Die Verfäschungen des Nelkenöls sind Weingeist, Carbolsäure, Zimmtöl, Sassafrasöl, Pimentöl, Thymianöl, Ricinusöl, Chloroform, Paraffinöl. Der Nachweis dieser Fälschungen fällt nicht schwer. — **1)** Zur Prüfung auf spec. Gewicht und Weingeist giesst man auf eine 5 Proc. Kochsalz enthaltende Wassersäule (10 ccm) in einem Reagircylinder einige (5) Tropfen des Gewürznelkenöls. Sinken die Tropfen bei sanftem Rütteln des Cylinders auf den Grund der Wassersäule, ohne sich zu trüben oder mit einer trüben Wolke zu umgeben, so ist Weingeist nicht gegenwärtig und das Oel hat die richtige Eigenschwere. Wenn man nun den Cylinder mit dem Daumen schliesst und zweimal langsam umwendet, so dass die Oeltropfen gezwungen sind, die Flüssigkeitssäule noch zweimal zu durchwandern, so bewahren die Tropfen die Durchsichtigkeit, bei weiterer Agitation gewöhnlich nicht mehr. — **2)** Zu 15 ccm Wasser setzt man 15 Tropfen des Oeles, schüttelt, erwärmt auf circa 50⁰ C., schüttelt nochmals und filtrirt. Das Filtrat darf kaum sauer reagiren (Salicylsäure, Zimmtöl). — **3)** Das Filtrat sub 2 wird abgekühlt und zweimal durch Papier filtrirt, so dass das Filtrat klar erscheint. Die Hälfte des Filtrats, mit 2—3 Tropfen Ferrichloridlösung versetzt, darf, wie die Ph. angiebt, weder eine blaue noch grüne Färbung annehmen (Carbolsäure, Salicylsäure). Auf Zusatz der Ferrichloridlösung trübt sich das Filtrat milchig, das aus reinem Oele ist blassviolettbläulich, gelblich oder blassgrünlich, bei Gegenwart von Phenol oder Carbolsäure dunkel an Farbe und grün bis blau. Läge gleichzeitig eine Verfälschung mit Weingeist vor, so ist eine weniger dunklere Färbung zu erwarten. Die andere Hälfte oder ein Theil des obigen Filtrats mit einem halben Vol. Schwefelsäure gemischt muss eine himbeerrothe Flüssigkeit liefern. — **4)** Ein halber ccm des Oels giebt mit einem gleichen, auch mit einem mehrfachen Vol. Weingeist eine klare (bei Gegenwart von Paraffinöl eine trübe) Mischung. Eine solche klare Mischung mit dem 10-fachen Vol. Weingeist wird getheilt, die eine Hälfte (3—4 ccm) mit mehreren Tropfen Schwefelsäure, die andere mit 1—2 Tropfen Ferrichloridlösung versetzt. In dem einen wie in dem anderen Falle muss eine blaue oder violettblaue Färbung der Flüssigkeit eintreten. Im letzteren Falle liefert altes Nelkenöl gewöhnlich eine grüne Mischung. — **5)** Mit Schwefelkohlenstoff muss eine sehr trübe Mischung erfolgen. — **6)** Reines Nelkenöl muss mit 2—3 Vol. 60-proc. Weingeist eine klare Mischung ergeben. Bei Gegenwart von Ricinusöl und anderen fetten Oelen, Paraffinöl, ferner bei Gegenwart von Sassafrasöl, Zimmtöl wird eine trübe Mischung entstehen. — **7)** 50 Tropfen des Oeles mit 1 Tropfen Wasser gemischt, auf 40—50⁰ C. erwärmt und geschüttelt liefern eine klare Mischung, wenn das Oel krystallisirtes Phenol enthält. In diesem Falle giebt das Oel mit einem 5-fachen Vol. Petrolbenzin eine ziemlich klare

Mischung. Enthält das Oel gewässertes Phenol, so ist die Mischung weiss trübe und nicht durchscheinend, während reines Oel eine opalescirende trübe, aber immer etwas durchscheinende Mischung liefert. Wenn das Oel also mit Petrolbenzin eine fast klare oder eine nicht durchscheinende weissliche trübe Mischung ergiebt, so ist es auch einer Verfälschung verdächtig. — Die Ph. fordert, dass das Nelkenöl nicht sauer reagiren soll, jedoch wird ein längere Zeit gelagertes Oel immer eine geringe saure Reaction darbieten. Die Forderung der Ph. entspricht also nicht der Erfahrung.

Anwendung. Nelkenöl ist ein kräftiges Aromaticum, welches man in Verdünnung und in sehr geringen Gaben und zwar zu 0,01—0,05—0,1 ($^1/_2$— $1^1/_2$—3 Tropfen) innerlich anwendet. Aeusserlich in Verdünnung mit Weingeist dient es als Roborans und Reizmittel gegen Schwäche in den Gliedern, Augenschwäche (um das Auge herum einzureiben), Zungenlähmung (auf der Zunge einzureiben mit Weingeist und Glycerin verdünnt), Unterleibsschwäche etc. Unverdünnt in Mengen von 5—10 g verschluckt kann es eine Magen- und Schlundentzündung, selbst den Tod herbeiführen.

Oleum Cinnamomi.

Zimmtöl; Zimmtkassienöl. Oleum Cinnamōmi Cassiae (s. Sinensis); Oleum Cassiae. *Huile de cannelle; Essence de cassia. Cassia-oil; Cinnamom-oil.*

Das flüchtige Oel der Zimmtrinde, deren Arom es besitzt. Eine gelbe oder bräunliche Flüssigkeit von 1,055—1,065 spec. Gew., welche sich in jedem Verhältnisse mit Weingeist mischen lässt. 4 Tropfen Zimmtöl mit 4 Tropfen rauchender Salpetersäure zusammengeschüttelt bilden Krystallnadeln oder Plättchen, ohne sich zu erhitzen. 4 Tropfen Zimmtöl mit 10 ccm Weingeist verdünnt müssen mit einen Tropfen Ferrichloridlösung versetzt, nur eine braune, nicht aber eine grüne oder blaue Farbe annehmen. Das mit Zimmtöl durchschüttelte Wasser ist von süsslichem, hintennach brennendem, gewürzhaftem Geschmacke.

Oleum Cinnamomi war bisher nur das flüchtige Oel des Ceylon-Zimmtes und die erste Ausgabe der Ph. Germ. führte, entsprechend den wahren Umständen und einer Verwechselung aus dem Wege zu gehen, das Oel aus der Zimmtkassie als *Oleum Cinnamomi Cassiae* auf. Die vorliegende 2. Ausgabe der Ph. glaubte verbessernd vorzugehen und bezeichnet letzteres Oel mit *Oleum Cinnamomi*, das Oel aus dem Ceylonzimmt ausser pharmaceutischen Cours setzend. Die Apotheker werden die Signaturen dahin umändern, dass sie derjenigen auf dem Gefäss mit Ceylonzimmtöl ein „*ceylonicum*" oder „*zeylanicum*" zufügen. Dass man dieses Oel beseitigte, ist anzuerkennen, denn es ist theurer und nicht ein arzneilich besseres.

Geschichtliches. Um 1550 wurde das Zimmtöl in Deutschland eingeführt. Trommsdorf erkannte 1780 die Zimmtsäure im Zimmtwasser.

Herkommen und **Darstellung.** Im Vaterlande der Zimmtkassie, in China und Cochinchina, wird das Kassiaöl, gewöhnlich Zimmtöl genannt, durch Destillation aus dem Bruch der Rinde, den unreifen Früchten *(Flores Cassiae)*,

Kelchen und anderen Abfällen des Zimmtbaumes dargestellt. Im pharmaceutischen Laboratorium ist seine Darstellung nicht lohnend, wird aber in derselben Weise wie die des *Oleum Caryophyllorum* ausgeführt. Ein Zusatz von Natriumsulfat in die Destillirblase ist auch hier vortheilhaft. Das übergehende Oel ist schwerer als das Wasser und sammelt sich auf dem Boden der Vorlage, eine geringe Menge eines leichteren Oels schwimmt an der Oberfläche des Wassers. Dieses wird gesammelt und mit dem schwereren vermischt. Aus dem überdestillirten Wasser scheidet sich jedoch das Oel nur langsam ab, wesshalb man darin etwas Glaubersalz unter Umrühren auflöst und einige Wochen in einer passenden, gut verkorkten Flasche an einem kühlen Orte bei Seite stellt. Die Zimmtkassienrinde giebt ungefähr 0,8 Proc. Oel.

Eigenschaften. Das Zimmtkassienöl ist kaum dünnflüssig, klar, gelblich oder goldgelb bis bräunlich, in Wasser kaum, in 90-proc. Weingeist in jedem Verhältnisse löslich. Sein Geschmack ist zimmtartig, anfangs süss, hintennach brennend und stechend, das spec. Gew. = 1,045 bis 1,065. An der Luft wird es dickflüssig unter Bildung von Harzen und krystallinisch sich abscheidender Zimmtsäure. Mit der 3fachen Menge Kalilauge bildet es anfangs eine klare, sich aber bald trübende und später unter Abscheidung eines braunen Oels wieder klar werdende Lösung. Hierdurch unterscheidet es sich vom Nelkenöl, womit es zuweilen verfälscht vorkommt. Mit einem mehrfachen Vol. verdünntem Weingeist bildet es eine trübe Mischung, während es mit 90-proc. Weingeist in jedem Verhältnisse klar mischbar ist. Mit Schwefelkohlenstoff giebt es eine sehr trübe Mischung, ebenso mit einem gleichen Vol. Petrolbenzin, in welchem es sich bald zu Boden sinkend abscheidet, welche Mischung in der Ruhe eine farblose Benzin- und eine untere gelbe Oelschicht bildet.

Es entspricht seine Zusammensetzung nach MULDER der Formel $C_{10}H_{11}O_2$ und enthält als Hauptbestandtheil Zimmtaldehyd oder Cinnamylwasserstoff (C_9H_8O), den Aldehyd der Zimmtsäure. An der Luft nimmt es Sauerstoff auf, und werden 2 Harze und Zimmtsäure (früher für Benzoësäure gehalten) gebildet. Aus C_6H_5 — CH $=$ CH — COH (Zimmtaldehyd) $+$ O entsteht C_6H_5 . CH $=$ CH . COOH (Zimmtsäure). Daher bildet das Zimmtöl mit rauchender Salpetersäure eine krystallinische Masse.

Aufbewahrung. Dieselbe erfordert die Vorsicht, wie auf S. 367 angegeben ist.

Prüfung. Als Verfälschungen sind vorgekommen die mit Weingeist, Chloroform, Nelkenöl, Sassafrasöl, Paraffinöl (ein schon vor 5 Jahren aus guter Hand bezogenes Oel, welches ich eben in Folge Bearbeitung dieses Artikels untersuchte, liess eine Verfälschung mit Paraffinöl erkennen).

Die Prüfung geht derjenigen des Nelkenöles ziemlich parallel. 1) In 10 ccm eines 6 Proc. trocknes Kochsalz gelöst enthaltenden Wassers giebt man einige Tropfen des Oels. Unter gelinder Agitation müssen die Tropfen sinken und die in Tröpfchen getheilte Masse muss Klarheit beibehalten (spec. Gew., Weingeist). — 2) 20 Tropfen Zimmtöl mit 15 ccm Wasser stark geschüttelt, auf 50—60° C. erwärmt und wieder geschüttelt, dann zweimal durch dasselbe Filter gegossen, müssen ein farbloses, schwach saures Filtrat ergeben, von welchem 5 ccm mit 2—3 Tropfen Ferrichloridlösung versetzt weder eine Trübung (Nelkenöl) erleiden noch sich anders als gelbbraun färben. Von dem Filtrat andere 5 ccm mit $^1/_2$ Vol. Schwefelsäure gemischt, dürfen nur eine hell zimmtbraune Mischung liefern. — 3) 10 Tropfen des Zimmtöles gelöst in 10 ccm Weingeist und versetzt mit 30 Tropfen Schwefelsäure ergeben eine nur gelbe Mischung. Eine gleiche weingeistige Lösung, mit 2—3 Tropfen Ferrichloridlösung versetzt, ergiebt eine klare braune Flüssigkeit (Abwesenheit von Nelkenöl, Nelkenstielöl etc.). Die Mischung des Oeles mit gleichem Vol. 90-proc. Weingeist, ferner mit 5 Vol. desselben Weingeistes muss klar sein. (Eine trübe Mischung deutet auf Paraffinöl, fette Oele.) — 4) Mit Schwefelkohlenstoff bildet das Oel eine stark trübe Mischung (Identität). — 5) Mit einem gleichen Vol. Petrolbenzin giebt Zimmtöl eine trübe, sich schnell in zwei Schichten scheidende Mischung. Wäre die Mischung wenig trübe und die abscheidende Oelschicht von geringerem Umfange oder fast oder nach einigen Minuten ganz klar, so liegt wahrscheinlich eine Verfälschung mit Sassafrasöl oder einem anderen fremden Oele vor. — 6) Auf einem grossen Objectglase streicht man 2—3 Tropfen des Zimmtöles etwas auseinander und legt an einen 90—100° C. warmen Ort. Nach 3—4 Stunden darf nur ein trockner, nicht fettiger Fleck zurückgeblieben sein (fettes Oel, Ricinusöl).

Die Erkennung des Nelkenöles im Zimmtöle wird auch durch folgende Reactionen erleichtert: Mit rauchender Salpetersäure schäumt ächtes Kassiaöl nicht, aber es krystallisirt; Nelkenöl macht es schäumen und hinterlässt ein rothbraunes Oel. — Mit sehr starker Aetznatronlauge erstarrt ächtes Kassiaöl nicht; nelkenölhaltiges aber erstarrt oder setzt krystallinische Massen ab, während Zimmtöl damit eine milchige Mischung liefert, welche erst nach $^1/_2$ Tage halbstarre Massen absetzt.

Anwendung. Zimmtkassienöl wird im Organismus in Benzoësäure und diese in Hippursäure verwandelt. Es ist Stomachicum und Carminativum und wird auch in Fällen wie die Zimmtrinde angewendet. Meist dient es als Geschmackscorrigens. Die Dosis ist 2—10 Tropfen. In Wirkung und Geschmack ist es dem theuren ächten oder Ceylonischen Zimmtöl *(Oleum Cinnamomi acūti s. Zeylanici)* ähnlich.

Kritik. Diese schliesst sich derjenigen unter *Oleum Carvi* voll und ganz an.

Oleum Citri.

Citronenöl; Cedroöl. Oleum de Cedro; Oleum Cortĭcis Citri; Oleum Limōnis. *Huile (essence) de citron. Oil of citron; Oil of lemon.*

Das ohne Destillation aus den frischen Fruchtschalen (der Früchte) von *Citrus Limonum* bereitete flüchtige Oel. Es ist von blassgelblicher Farbe, feinem Citronengeruche, mit Weingeist nicht in jedem Verhältnisse klar mischbar. Ein Tropfen des Citronenöles mit Zucker verrieben und mit 500g Wasser zusammengeschüttelt muss diesem den reinen Geruch der Citronen mittheilen.

Wird das Oel in einer Retorte bis zum Kochen erhitzt, so darf Weingeist nicht übergehen.

Das Citronenöl wird im südlichen Europa aus den frischen Schalen der reifen Citronenfrüchte theils durch Pressen, theils durch Destillation gewonnen. Das ausgepresste ist gelblich und selten ganz klar, das destillirte klar und farblos, aber von weniger angenehmem Geruch und Geschmack. Dieses letztere Oel wird dem ausgepressten Oele zugemischt und das Gemisch als Citronenöl in den Handel gebracht. Nur die Schalen von den Früchten, welche

Läsionen zeigen oder frühzeitig von den Bäumen abgefallen und nicht als Handelswaare verwendbar sind, werden zur Oelpressung ausgenutzt.

Die Gewinnung des Citronenöls durch Pressen geschieht durch Zerreissen, Nadelstiche oder Einritzung und Pressen der Schalen, in welchen das Oel in gesonderten Drüschen enthalten ist, indem man z. B. die Frucht in einem trichterförmigen, am Grunde mit einem Rost versehenen Blechgefässe, welches inwendig gleich einem Reibeisen mit stachligen Schneiden versehen ist, anhaltend umdreht. Dadurch wird das Zellgewebe der Schale nebst den Oelbehältern zerrissen. Das ausfliessende Oel tropft durch den Rost in untergestellte Flaschen. Auch zerreisst man die Oberfläche der abgesonderten Schalen mit einem ähnlichen Instrumente und drückt das Oel mittelst einer kräftigen Presse ab. Das officinelle Citronenöl ist dieses Oel und nicht das im Handel mit theureren Preisen vorkommende *Oleum Citri rectificatum*.

Eigenschaften. Das durch Pressung gewonnene Citronenöl ist blassgelblich, in Folge eines Schleimgehaltes oft nicht ganz klar, dünnflüssig, nicht sauer, von starkem Geruche und angenehmem, jedoch nicht brennendem Citronengeschmacke. Altes Oel reagirt sauer und hat einen scharfen Geruch und einen scharfen brennenden Geschmack. Ein solches Oel ist zu verwerfen. Spec. Gewicht 0,840—0,870. Mit wasserfreiem Weingeist lässt sich das Citronenöl in allen Verhältnissen mischen. 1 Th. wird von 2 Th. Weingeist von 0,815, und von circa 10 Th. Weingeist von 0,830 spec. Gewicht gelöst. Diese Lösungen sind oft etwas trübe. Ein klares Citronenöl lässt sich mit Chloroform, Benzol, Petrolbenzin, Schwefelkohlenstoff, Amylalkohol, Aether in allen Verhältnissen klar mischen. Das durch Auspressen gewonnene Oel enthält gewöhnlich geringe Mengen Schleimstoffe, welche sich bei der Aufbewahrung abscheiden und dichte Bodensätze bilden. Bei einer Temperatur von —20° setzt es ein Stearopten ab. Mit Jod verpufft das Citronenöl.

Das Citronenöl ist ein Kohlenwasserstoff = $C_{10}H_{16}$ und ähnlich dem Terpenthinöle aus zwei isomeren Oelen, dem Citren und Citrylen zusammengesetzt, welche mit Chlorwasserstoff einen flüssigen und einen festen Körper bilden.

Prüfung. Verfälschungen mit Apfelsinenöl oder Portugallöl sind sehr schwer zu erkennen. Geruch und Geschmack sind hier entscheidend. Andere Verfälschungen sind Steinkohlenbenzol, rectificirtes Lärchenbaumöl, Terpenthinöl, fette Oele wie Mohnöl, auch wird Paraffin und Paraffinöl angegeben.

1) Die Prüfung auf Geschmack und Geruch ist maassgebend und zwar in der von der Ph. angegebenen Weise. — 2) Oel und absoluter (98-proc.) Weingeist zu gleichen Vol. gemischt ergeben eine klare oder fast klare Flüssigkeit. Ist sie trübe und bildet sie nach einem Tage der Ruhe zwei Schichten, so liegt eine Verfälschung mit Paraffinöl vor. — 3) Mit gleichen Vol. Schwefelkohlenstoff oder Petrolbenzin gemischt muss das Citronenöl klare oder ziemlich klare Mischungen ergeben. — 4) In der Schwefelsäure-Weingeistprobe (S. 366) findet bei der Mischung mit Säure Erhitzung und auch Dampfentwickelung statt. Die Weingeistmischung ist blass graugelblich und milchig; in derselben bildet sich nach 1—2 Tagen der unbedeutende Bodensatz, bestehend in einem, durch Schütteln nicht zertheilbaren, undurchsichtigen, gelblichen Tropfen, gewöhnlich umgeben von einem klaren dünnen Bodensatze in Form eines Anfluges. Bei anderen billigeren Oelen derselben Pflanzengattung ist dieser Bodensatz weisslich und flockig. — 5) Auf mit Leinen geriebenes Glas getropft und zu einem ovalen Fleck ausgebreitet, zeigt das Oel volle Indifferenz, beim mässigen Erwärmen über dem Zuge einer Petrollampe tritt das Bestreben sich auszudehnen oder einen grösseren Fleck

zu bilden, ein. Ein Tropfen eines Gemisches aus gleichen Vol. Citronenöl und **Petrolbenzin** auf ein mit Leinen eine Minute hin und her geriebenes Objectglas gegeben, zeigt ein vehementes Bestreben sich auszudehnen, starke Centrifugalkraft, tief buchtigen Rand bildend. Ein ähnliches Gemisch mit **Steinkohlenbenzol** zu einem Tropfen auf ein gleich behandeltes Objectglas gegeben und der Tropfen zu einer Scheibe (mit der Spitze des kleinen Fingers) ausgebreitet, zeigt die dem Benzol eigenthümliche centripetale Bewegung, sich zu einem Tropfen im Centrum anhäufend, aber den Rand der Scheibe, in Form einer Linie, aus aneinanderhängenden minutiösen Tröpfchen bestehend, anzeigend, überhaupt die Scheibenfläche mit einer äusserst dünnen Schicht Oel bedeckt haltend. Während der angehäufte Tropfen im Centrum verdunstet, pflegen die Tröpfchen des Randes zu wachsen und die anfangs 0,2 mm breiten Tröpfchen werden 0,4 — 1,0 mm breit. Es findet also eine Scheidung des Oels vom Benzol statt, denn der im Centrum angehäufte Tropfen verdunstet schnell, die Tröpfchen am Rande weit langsamer. Giebt man einen Tropfen desselben Gemisches auf ein bis zu 60 — 80 ° C. erhitztes Objectglas, so bleibt der Tropfen in seiner Lage, aber eine dünne Oelschicht gleichmässig ausschickend, welche von einem Tröpfchenkranze eingefasst bleibt. Findet ein anderes Verhalten statt, so ist das Citronenöl auch kein reines und hat irgend fremde Zusätze erhalten. Paraffinöl hebt z. B. diesen Vorgang völlig auf. — 6) 2 Tropfen des Oeles, auf einem Objectglase auseinander gestrichen und an einen heissen Ort gelegt, dürfen im Verlaufe von 2 Stunden keinen fetten Rückstand hinterlassen (fettes Oel). — 7) Einige Tropfen, auf eine Wasserschicht im Reagircylinder gegeben, lagern klar auf dem Wasser und bei sanftem Rütteln, sie in Tröpfchen zu verwandeln, steigen diese völlig klar nach dem Niveau des Wassers. Bei Gegenwart von Weingeist umgiebt sich die Oelschicht mit einer weisslich-trüben Wasserschicht und die Tröpfchen werden schneller trübe. — 8) Zur Erkennung der Eigenschwere mischt man gleiche Volume 90-proc. und 68-proc. Weingeist und giebt 1 — 2 Tropfen darauf. Das Oel schwimmt darauf oder in Tröpfchen zertheilt sinken dieselben sehr langsam zu Boden oder steigen sehr langsam zum Niveau oder bleiben in Suspension.

Anwendung. Citronenöl dient als belebendes Aromaticum und Geschmackscorrigens. Man giebt es zu 1 — 3 Tropfen in Verdünnung mit Tincturen. Das Oel, jedoch so wie es aus der gedrückten Citronenschale oder Apfelsinenschale hervorspritzt, wird bei einigen Augenleiden, Augenfell, Hornhautflecken, angewendet. Als Geschmackscorrigens erfordert es stets eine starke Verdünnung.

Kritik. Die Ph. lässt 1 Tropfen Oel, also ein Volumen, mit 500g Wasser zusammenschütteln. Musste man nicht auch 500ccm sagen? Dann die Prüfung auf Weingeistgehalt durch Destillation und noch dazu aus einer Retorte vornehmen zu lassen, lässt die Routine in der Praxis völlig vermissen. Während von dem kurze Zeit siedenden Oele in einem Kolben oder Kölbchen mit aufgesetztem Abzugsglasrohre kein Tropfen Oel überdestillirt, ist in einer kleinen Retorte dies nicht zu verhindern, denn im Kolben ist die Höhe, welche der etwas schwere Dampf des ätherischen Oeles zu durchsteigen hat, eine 3 — 4-mal grössere als in der Retorte, während man durch Destillation aus dem Kolben in der Wärme des Wasserbades den Weingeist scharf scheiden kann und höchstens unwägbare Spuren Oel übergehen, kann dies in einer Retorte nicht ermöglicht werden. An der Ph. haben Chemiker gearbeitet und dennoch werden solche unpraktische Operationen gefordert. — Doch ich irre mich hier, denn dass der Uebersetzer in das Lateinische schon öfter Kolben und Retorte verwechselte, wurde ja schon wiederholt monirt. Ferner lässt sich der Weingeist bei 90 — 100 ° vom Oele trennen und dieses muss nicht nothwendig kochen.

Oleum Cocos.

Cocosöl; Kokosnussöl; Kokosbutter.   Oleum Cocŏis.   *Huile (beurre) de coco.*   *Cocoa-nut-oil.*

Das Talgfett der Samenkerne von *Cocos nucifera.* Es ist von weisser Farbe, von Butterconsistenz, schmilzt klar bei 23—30⁰ und hat einen schwachen eigenthümlichen Geruch.

Cocos nucifera Linn.   Cocospalme.
Fam. **Palmae.**   Subord. **Cocoinae.**   Sexualsyst. **Monoecia Hexandria.**

Dieser auf den Inseln und Küsten des Indischen und stillen Meeres heimische Palmenbaum enthält in seinen Samen ein farbloses Fett, welches entweder durch Kochung mit Wasser oder durch heisse Pressung abgeschieden wird.   Die Früchte dieses Baumes liefern die sogenannte Cocosmilch.

Die Samenkerne der Cocospalme scheinen zwei Fette von verschiedener Consistenz getrennt zu enthalten, denn je nach Höhe der Temperatur beim Auspressen wird ein mehr oder weniger consistentes Fett erzielt.

Handelswaare.   Es giebt im Handel mehrere Arten Cocosöl, je nach dem Vaterlande der Cocospalme, welche jedoch in ihren Eigenschaften wenig differiren.   Das aus Brasilien kommende Oel hat z. B. einen etwas höheren Schmelzpunkt (25—28⁰ C.) als das Afrikanische, dessen Schmelzpunkt zwischen 20—23⁰ C. liegt.

Eigenschaften.   Cocosöl ist weiss, von eigenthümlichem, nicht angenehmem Geruche, bei mittlerer Temperatur von der Consistenz eines weichen Schweinefettes oder der Butter, bei + 8 bis 12⁰ starr wie Talg, bei 20 bis 25⁰ zu einem klaren farblosen Oele schmelzend, bei + 15 bis 18⁰ erstarrend, bei geringerer Wärme starr und körnig.   Es ist dies Oel durch heisse Pressung oder durch Auskochen dargestellt.   Das nicht officinelle, durch kalte Pressung gewonnene Oel ist grünlichweiss, wird schon bei 20⁰ dickflüssig und erstarrt bei 12⁰. Spec. Gewicht 0,920—0,940.   Das Cocosöl wird weniger leicht ranzig als Schweinefett.   Die hauptsächlichsten Bestandtheile des Cocosöls sind die Glyceride der Palmitinsäure und Myristinsäure, welche man vordem als ein besonderes Glycerid, Cocin, ansah, dessen Säure Cocinsäure oder Cocosnussstearinsäure genannt wurde.   Beim Erhitzen des Cocosöls wird Akroleïn entwickelt.   Ein Gemisch aus gleichen Vol. conc. Schwefelsäure und flüssig gemachtem Cocosöl liefert eine sehr klare gelbe dickliche Flüssigkeit, welche bei 15⁰ flüssig bleibt.   Die Mischung aus 1 Vol. Säure und 2 Vol. Oel verhält sich ähnlich.   Mit Benzin, Schwefelkohlenstoff, Aether giebt das Cocosöl klare Lösungen.   Mit der 10-fachen Menge absolutem Weingeist liefert es bei 40⁰ C., mit der 20-fachen Menge Weingeist eine bei 18⁰ C. klare Lösung, aus welcher sich in der Kälte (+ 10⁰ C.) das Fett in körnigen und büschligen Krystallen ausscheidet.   Die Lösung in Petrolbenzin auf einem Objectglase dünn ausgebreitet ergiebt einen Complex nadelförmiger, sternförmig gruppirter Krystalle.   Die schwefelsaure Lösung des Oels giebt mit einem mehrfachen Vol. Wasser durchschüttelt eine milchige weisse Flüssigkeit.

Aufbewahrung.   Das bezogene, nicht ranzige Cocosöl schmelze man alsbald im Wasserbade und fülle damit kleine trockne Brunnenflaschen an, welche man gut verkorkt im Keller aufbewahrt.   Die Aufbewahrung ist hier dieselbe, wie sie für Schweinefett Bd. I, S. 256 empfohlen ist.

Prüfung. Neben den physikalischen Eigenschaften ergiebt die Mischbarkeit des bei 18—25 ⁰ C. flüssigen Cocosöles mit einem gleichen, 2- und mehrfachen Vol. concentrirter Schwefelsäure zu einer klaren gelben Flüssigkeit, das Verhalten zu Weingeist, und die Krystallisation eine Gewähr der Güte und Reinheit. In der Eläïdinprobe (3 ccm Salpetersäure von 1,185 spec. Gew., 4 ccm des flüssiggemachten Oeles und ein Stück Kupferspahn durchschüttelt und bei 18—20 ⁰ beiseite gestellt) erfolgt eine nur gelbliche oder gelbe Fettsäule, in welcher bei 12—15 ⁰ C. kleine weisse kugliche Ansätze sichtbar werden und welche dann langsam zu einer gelblich-weissen oder weissen Masse erstarrt. Paraffinfette dienen als Verfälschung, es ist aber das davon enthaltende Cocosöl nicht in der 20-fachen Menge 90-proc. Weingeistes bei 18 bis 22 ⁰ C. löslich.

Anwendung. Cocosöl substituirt man dem Schweinefett und Olivenöl. Englische Aerzte wenden es sogar innerlich in Stelle des Leberthranes an. In der Seifenfabrikation, besonders zur Darstellung cosmetischer Seifen, wird es in grossen Mengen verarbeitet, weil es billiger als andere farblose Fette ist, harte und sehr weisse, mit Wasser leicht schäumende Seifen liefert und diese Seifen ein Aussalzen nicht zulassen (indem sie in Salzwasser löslich sind). Dadurch, dass die Cocosölseife mit ihrer Unterlauge schnell erstarrt, ist sie geeignet, in Formen gebracht zu werden.

Mit etwas Rosenöl parfümirt bildet das Cocosöl das *Cold-cream* der Engländerinnen, welches weit besser und angenehmer verwendbar ist als die in Deutschland üblichen Compositionen, deren Darstellung umständlich ist und welche sich weniger gut conserviren.

Oleum Crotonis.

Krotonöl.   Olĕum Crotōnis;   Oleum Crotonis Tiglii.
Huile de croton.   *Croton-oil.*

Das aus den Kernen der Samen von *Croton Tiglium* ausgepresste fette Oel. Es ist dickfliessend, braun und sauer reagirend.

Vorsichtig aufzubewahren. Stärkste Einzelgabe 0,05g, stärkste Tagesgabe 0,1g.

Croton Tiglium Linn. Purgir-Kroton.
Synon. *Tiglium officinale* Klotzsch.
Fam. **Euphorbiaceae** Juss. Sexualsyst. **Monoecia Polyandria.**

Geschichtliches. Avicenna (1000 n. Chr.) und Serapion der Aeltere (950) kannten das Krotonöl, jedoch erst D'Acosta lieferte 1578 eine genügende Beschreibung der Mutterpflanze und des Oeles.

Herkommen. Der oben benannte baumartige Strauch ist in Ostindien zu Hause, besonders auf Ceylon, den Molukken, Malabar und in China. Alle Theile desselben scheinen drastisch-purgirende Eigenschaften zu haben. Das Krotonöl wird aus den Samen der vorbenannten Pflanze und auch von *Croton Pavana* Hamilton durch Auspressen gewonnen.

Handelswaare. Im Handel unterscheidet man Ostindisches und Englisches Krotonöl. Ersteres ist gelblich, das andere braungelb, aber von stärkerer Wirkung. Wenn man auch einige characteristische Reactionen des ächten Krotonöls hat, so ist es dennoch schwer, die Beimischungen anderer weniger scharf wirkenden Oele zu erkennen. Wer es möglich machen kann, bereite es selbst, wenn es auch um etwas theurer zu stehen kommt. Das in kleinen Fläschchen mit der Signatur „*Croton Oil, sold by A. Short. Ratcliff Highway London*" im Handel vorkommende Oel soll, wie Dr. AUGUST VOGL versichert, von vorzüglicher Wirkung sein.

Bereitung. Die Samen des *Croton Tiglium* bezieht man vom Drogisten. Ein Abschälen der Samen erleichtert die Abscheidung der schlechteren, schon alten, dunkelbraun gewordenen, verdorbenen Samen und beseitigt eine Substanz, die kein Oel enthält, sondern eher beim Pressen Oel aufsaugt und die Ausbeute vermindert. Das Pressen geschieht ganz in derselben Art, wie bei der Bereitung des *Oleum Amygdalarum* angegeben ist, und bei geringer Wärme. Man hüte aber wohl beim Arbeiten Nase und Augen vor dem scharfen Dunste des Krotonöls, man vermeide auch jede directe Berührung mit der blossen Haut. Die Ausbeute beträgt bis 30 Proc. Oel. Einige ziehen den im Pressrückstande verbliebenen Oelrest noch mit Aether aus und vermischen ihn nach dem Abdestilliren des Lösungsmittels mit dem zuerst gepressten Oele. Behufs Darstellung kleiner Portionen werden die von den Schalen befreiten Samen in der Kälte, am besten bei Winterfrost, grob gepulvert und mit Schwefelkohlenstoff auf dem Verdrängungswege extrahirt. Die vorausgehende Maceration dauert 2 Tage. Der Schwefelkohlenstoff wird vorsichtig (bei 40—50⁰ C.) abdestillirt, das Oel einige Zeit an einem kühlen Orte beiseite gestellt und schliesslich filtrirt. Ausbeute 35—38 Proc.

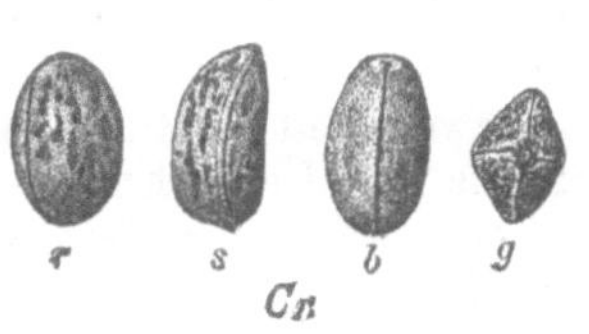

Crotonsamen (natürl. Gr.), *r* vom Rücken, *s* von der Seite, *b* von der Bauchfläche (mit Samennaht), *g* von der Grundfläche aus gesehen.

R ationell ist die Darstellung, wenn das auf eine oder die andere Weise gewonnene Oel mit einem dreifachen Vol. absolutem (98—99-proc.) Weingeist bei 18—20⁰ C. gemischt und stark durchschüttelt 4 Tage hindurch bei Seite gestellt, die klare weingeistige Oelschicht decanthirt oder filtrirt und schliesslich durch Destillation (im Wasserbade) vom Weingeiste befreit wird. Dann wäre nur ein im absolut. Weingeist lösliches Oel das officinelle und von sicher begrenzter Wirkung, zumalen der in Weingeist nicht lösliche Theil der wirkungslose ist. Nach SENIER ist dieser Angabe entgegen der in Weingeist unlösliche Theil nur der allein purgirend wirkende, demnach diese rationelle Darstellung zu verwerfen.

Eigenschaften. Krotonöl ist ein fettes, gelbbraunes oder bernsteingelbes, wie Baumöl dickflüssiges Oel, welches zwischen trocknenden und nicht trocknenden fetten Oelen seinen Platz hat, den ersteren jedoch näher steht. Es ist in 40—60 Th. 90-proc. Weingeist zum grössten Theile löslich. Der in Weingeist unlösliche Theil ist ohne drastische Wirkung. Mit absolutem Weingeist ist gutes Oel in allen Verhältnissen klar mischbar, selten ist ein gelindes Erwärmen auf 25—30⁰ C. dazu erforderlich. In conc. Schwefelsäure in der Kälte, so wie in Aether, Chloroform, Schwefelkohlenstoff, ist das Krotonöl leicht löslich. Die Auflösung in Schwefelsäure giebt, mit Wasser geschüttelt, eine gelbrothe trübe Flüssigkeit und scheidet eine rothe Fettsubstanz ab. Der Geruch des Oels ist gering und nicht characteristisch, der Geschmack ist anfangs mild, dann hintennach sehr scharf und anhaltend kratzend und schmerzhaft brennend. Spec. Gewicht 0,940—0,955.

Das Krotonöl enthält die Glyceride der Stearinsäure, Palmitinsäure, Oleinsäure, ferner (nach GEUTHER und FRÖHLICH) Tiglinsäure (identisch mit der Methylcrotonsäure), Valeriansäure, Buttersäure, Essigsäure und C r o t o n o l, welches letztere (nach SCHLIPPE) der reizende, auf der Haut Entzündung machende Bestandtheil ist und in reiner Gestalt eine terpenthinartige Substanz bildet, aber von anderen Chemikern nicht abgeschieden werden konnte.

Aufbewahrung. Weil das Krotonöl aus der Luft leicht Sauerstoff aufnimmt und ranzig wird, so hebt man es vorsichtig neben anderen starkwirkenden Substanzen in kleinen, möglichst ganz gefüllten und gut mit Kork geschlossenen Flaschen vor Tageslicht geschützt auf.

Prüfung. Diese ist eine verschiedene, je nachdem das Krotonöl mit absolutem Weingeist (98 — 99 - proc.) in jedem Verhältnisse klar mischbar ist oder nicht. — **1**) Liegt ein mit absolutem Weingeist in jedem Verhältnisse klar mischbares Krotonöl vor, so liegt auch die Garantie der Echtheit in der Hand. Man gebe gleiche Vol. des Oeles und des Weingeistes in einen engen Reagircylinder und schüttele um, wenn nöthig, so erwärme man auch bis auf 25⁰ C. Erfolgt keine klare Lösung, so schreite man zu folgenden Proben. — **2**) In einen Reagircylinder giebt man 1g Krotonöl und 10g des 90-proc. Weingeistes und erhitzt unter Agitiren bis zum Aufkochen. Die kochende Flüssigkeit muss total klar sein, es muss also vollständige Lösung erfolgen. Das in absolut. Weingeist klar mischbare Oel giebt schon mit 7g des siedenden 90-proc. Weingeistes klare Lösung. Ein Crotonöl, welches in jedem Verhältnisse mit absolutem (98 — 99 - proc.) Weingeist löslich war, gab, als 4g mit 56 ccm 90-proc. Weingeist kräftig durchschüttelt wurden, nur 1g an den Weingeist ab. Daraus ergiebt sich, dass die Prüfung mit kaltem 90-proc. Weingeist keine Gewähr bietet. — **3**) Von einem mit absolutem Weingeist nicht klar mischbaren Oele mische man 5 Vol. mit 10 Vol. absolutem Weingeist unter starkem Schütteln und setze man einen halben Tag beiseite. Es sollten sich dann bei 20⁰ C. nicht mehr als nur 1,5 Vol. des Oeles ungelöst abgesondert haben. Ist das Vol. ein grösseres, so ist das Oel der Verfälschung verdächtig. — **4**) Zur Prüfung auf Ricinusöl und ähnliche Fette schreitet man zur Elaïdinprobe. Man giebt 3 ccm Krotonöl, ebensoviel der offic. reinen Salpetersäure und circa 0,5g Kupferblechschnitzel in einen Reagircylinder, schüttelt um und stellt bei Seite. Reines Krotonöl wird anfangs etwas heller, nach 10 — 20 Stunden ist das Oel dickflüssiger, aber klar und etwas heller oder wie das ursprüngliche Krotonöl gefärbt. Bei Gegenwart von Ricinusöl würden starre Massen oder solche Ausscheidungen sich bilden. — **5**) In einem Probircylinder schüttelt man 5 — 8 Tropfen des Oels mit dem 20-fachen Vol. conc. Schwefelsäure. Das reine Krotonöl löst sich darin und bildet nach einer Minute, gegen das Tageslicht (nicht Kerzenlicht) gehalten, eine dunkle klare durchsichtige Flüssigkeit, dagegen ist diese bei Gegenwart vieler fremden Oele sogleich nach dem Durchschütteln entweder nicht klar oder wegen zu dunkeler Färbung nicht durchsichtig.

Anwendung. Mit der Haut in Berührung gebracht, wird das Krotonöl schnell resorbirt, und es erzeugt nach mehreren Minuten lebhaften brennenden Schmerz, dann Röthe, zuletzt einen blasen- und pustelartigen Ausschlag. Selbst auf den Unterleib eingerieben, erzeugt es heftiges Laxiren, sogar blutige Stühle. Innerlich genommen wirkt es, je nach der Grösse der Gabe, drastisch bis zu den äussersten Graden der Schleimhautentzündung, sogar tödtlich. Innerlich giebt man es zu $^{1}/_{4}$—1 Tropfen in Emulsionen, um schnelles Abführen zu bewirken und besonders entzündliche und apoplektische Zustände des Gehirns abzuleiten. Aeusserlich dient es als ein kräftiges Ableitungsmittel. Im Handverkauf darf es nicht abgegeben werden. Das aus dem Handel bezogene Oel erweist sich von verschieden starker Wirkung. Die stärkste Einzelngabe ist zu 0,05g (oder $1^{1}/_{4}$ Tropfen), die stärkste Tagesgabe auf 0,1g (oder $2^{1}/_{2}$ Tropfen) normirt worden.

Kritik. Man hätte einen Schritt nach „Vorwärts" gethan, wenn man nur das in absolutem Weingeist lösliche Oel recipirte. Nun kommen Krotonöle vor, welche 20 — 30 — 60 — 100 Proc. in absolutem Weingeist Lösliches enthalten, von welchen also 8 — 6 — 3 — 1 Tropfen dasselbe Wirkungsmaass äussern. Der Arzt hat es also mit einem sehr verschieden kräftig wirkenden Arzneistoffe zu thun. Hätte man nur das in absolut. Weingeist klar lösliche Oel vorgeschrieben, so könnte der Arzt auch das Oel stets von einem und demselben Wirkungsmaasse anwenden und er könnte sich einer gewissen Sicherheit in der Anwendung erfreuen. Es liegen Erfahrungen vor, welche der von SENIER gemachten Angabe, dass der in Weingeist unlösliche Theil des Oeles nur der purgirend wirkende sei, wiedersprechen.

Dass das Krotonöl *Oleum unguinosum* sei, wird der Anfänger in der Pharmacie bestreiten, denn das Krotonöl ist tropfbar-flüssig und nichts weniger denn salbenartig. Man hat vielleicht das Krotonöl gar nicht gekannt — so wird mancher Uneingeweihte annehmen, und sich erst zufrieden stellen, wenn er weiss, dass die Ph. dem Gebrauche entgegen mit *unguinosum* das Deutsche „fettig" oder „fett" ausdrückt.

Oleum Foeniculi.

Fenchelöl.   Aetherolĕum Foenicŭli.   *Huile de fenouil.*   *Fennel-oil.*

Das flüchtige Oel der Früchte von *Foeniculum capillaceum*. Es ist farblos, von stark gewürzhaftem Geruche und einem spec. Gewicht nicht unter 0,96. In der Kälte bilden sich häufig darin krystallinische Anethol-Lamellen. Das Fenchelöl lässt sich mit Weingeist ohne Trübung verdünnen, welche Lösung Lackmus nicht verändert und auch durch Ferrichlorid nicht gefärbt wird. Ein Tropfen des Fenchelöls mit Zucker verrieben und mit 500 g Wasser zusammengeschüttelt muss diesem einen reinen Fenchelgeschmack ertheilen.

Foenicŭlum capillacĕum GILIBERT.
Synon. *Foeniculum officinale* ALLIONE, *Anethum Foeniculum* LINN.,
Foeniculum vulgare GAERTNER.
Fam. **Umbelliferae.** Sexualsyst. **Pentandria Digynia.**

Diese Anführung der Mutterpflanze des Fenchelsamens geschieht hier, weil sie unter *Fructus Foeniculi* übersehen ist und daselbst (Bd. II, S. 12) *Foeniculum vulgare* statt *Foeniculum capillaceum* irrthümlich angegeben wurde.

Das durch Dampfdestillation aus den Fenchel-Früchten gewonnene Oel ist farblos. Das Kühlwasser darf während der Destillation nicht zu kalt gehalten werden. Der Deutsche Fenchel giebt mehr Oel als der Französische. Die Ausbeute beträgt 3,5—4,0 Proc.

Fenchelöl ist ein farbloses, kohlenwasserstoffreiches Oel, von dem Geruche und Geschmacke des Fenchels und lenkt den polarisirten Lichtstrahl stark nach rechts. Spec. Gewicht 0,95—0,997. Bei $+5^0$ C., zuweilen, wenn es viel Stearopten (Anethol) enthält, schon bei $+10^0$ erstarrt dieses Oel zu einer krystallinischen blättrigen Masse. Ein Oel, welches schon bei $+15^0$ erstarrt, enthält nur Stearopten und entsteht durch Zufall, wenn z. B. der Drogist das Flüssige von einem halb erstarrten Fenchelöle zum Verkauf abgiesst, so dass das Stearopten zurückbleibt. Solches Oel ist verwerflich. Altes Oel hat oft die Eigenschwere des Wassers und ist weniger zum Erstarren geneigt. Manches Fenchelöl, welches wenig Stearopten enthält, erstarrt selbst bei -1^0 C. nicht. Es besteht aus einem Stearopten und einem Elaeopten, von welchen letzteres weit löslicher im Wasser ist. Je nach dem Maasse des Stearoptengehaltes ist es in 1—2 Th. 90-proc. Weingeist löslich. Mit Jod verpufft es nicht. Das bei der Darstellung der *Aqua Foeniculi* in kalter Jahreszeit gesammelte Oel besteht fast nur aus Stearopten und kann nicht als Fenchelöl verwendet werden. Das officinelle Oel ist dasjenige, welches nur mässig Stearopten enthält, also höchstens unter $+5^0$ C. erstarrt.

Die von der Ph. angegebene Prüfung dürfte genügen. Das nur wenig Stearopten enthaltende Oel erkennt man daran, dass das mit 3 Vol. Aether verdünnte Oel auf ein Objectglas getropft sich ausbreitet, ohne (bei ca. 8⁰ C.) krystallinische Schichten zu bilden. Es muss ferner mit 1—2 Vol. 90-proc. Weingeist, auch mit Schwefelkohlenstoff eine klare Mischung geben, auf Wasser getropft und gelind agitirt keine trüben Kügelchen bilden und auf Glas getropft an einem heissen (80—100⁰ C.) Orte verdunstend keinen schmierigen Rückstand hinterlassen.

Fenchelöl gilt als Carminativum und Geschmackscorrigens und wird wie das Anisöl in Anwendung gebracht.

Oleum Hyoscyami.

(Fettes) Bilsenkrautöl. Oleum Hyoscyǎmi infusum s. coctum.
Huile de jusquiame. *Henbane-oil.*

Vier (4) Th. zerschnittenes Bilsenkraut und drei (3) Th. Weingeist macerire man einige Stunden hindurch, dann nach Zumischung von vierzig (40) Th. Olivenöl digerire man unter bisweiligem Umrühren im Dampfbade, bis der Weingeist verflüchtigt ist. Alsdann presse man aus und filtrire.

Es sei von bräunlich-grüner Farbe.

Von allen gekochten Kräuterölen ist das Bilsenkrautöl noch am meisten im Gebrauch und gewiss in vielen Fällen ein vorzügliches Medicament, besonders mit gutem Oele und genau nach Vorschrift dargestellt.

Die von der Ph. gegebene Vorschrift liefert ein wirksames Präparat, man nehme aber ein trocknes Kraut, welches frisch ist und nicht über Jahr und Tag gelegen hat. Der Weingeist durchdringt das Kraut, öffnet die Poren und löst die alkaloïdischen und harzigen Stoffe, welche er leicht an das Oel abgiebt, jedoch verlängere man die Maceration von einigen Stunden auf einen halben Tag oder eine Nacht. Da der Weingeist bei weit niederer Temperatur als das Wasser verdampft, so ist die Austrocknung des Oels auch bei der Temperatur des Dampfbades in kurzer Zeit ausgeführt. Die Austrocknung erkennt man daran, dass sich eine Probe des Krautes zwischen den Fingern gerieben, pulverig zerreiben lässt. Die Absonderung des Oels geschieht mittelst der Presse. Ehe man zur Filtration schreitet, welche an einem warmen Orte vorzunehmen ist, lasse man das Oel an einem Orte von 17—20⁰ wenigstens 2 Tage absetzen und decanthire in das Filtrum hinein. Dann geht die Filtration leicht von Statten. In neuerer Zeit substituirt mancher Arzt dem gekochten Kräuteröl Glycerin, in welchem er das entsprechende Extract lösen lässt. Da das Glycerin von der Haut nur höchst unbedeutend resorbirt wird, so dürfte diese Form das Kräuteröl nicht ersetzen.

Ein Uebelstand ist, dass die Kräuter-Oele beim Aufbewahren die grüne Farbe verlieren, unter Bildung von Bodensätzen. Man fülle mit dem durch mehrtägiges Absetzenlassen und durch Filtriren klar gemachten Oele nicht zu grosse Flaschen bis unter den Pfropfen voll und bewahre diese an einem kalten, vor Tageslicht wohl geschützten Orte. Für den Handverkauf lässt sich das nur in seiner Farbe veränderte Oel durch Digeriren mit frischen Zweigspitzen von *Sambūcus nigra* zu Gute machen, denn in Wirklichkeit ist die grüne Farbe des ursprünglichen Oels nur Nebensache, die mit dem therapeutischen Werthe des Oels nichts zu thun hat. Im Uebrigen ist ein ranzig gewordenes Oel immer zu verwerfen.

Eine Färbung des entfärbten Oeles durch Erhitzen mit Indigo und Kurkuma liefert nicht den grünen Ton der Färbung aus grünen Vegetabilien. Beim Vermischen des mit Indigo und Kurkuma gefärbten Oels mit Salmiakgeist geht die Farbe in Braun über.

Sollte ein Arzt dieses Bilsenöl zum innerlichen Gebrauche vorschreiben, so müsste dasselbe mit *Oleum Amygdalarum* bereitet und nur in kleinen Mengen als *Ol. Hyoscyami c. Ol. Amygd. parat.* vorräthig gehalten werden. Dieses Oel giebt bessere Emulsionen.

Anwendung. Innerlich (als Antiphlogisticum) zu 1,0 — 1,5 — 2,0 g drei- bis fünfmal täglich, äusserlich zu Einreibungen, Klystieren (4,0 — 6,0), Injectionen, Einträufelung (in den Gehörgang). In Klystieren wäre die stärkste Gabe zu 6,0 g, innerlich in Emulsion zu 2,0 g, und als stärkste Tagesgabe 10,0 g anzunehmen.

Oleum Jecoris Aselli.

Leberthran; Stockfischleberthran. Olĕum Jecŏris Aselli; Oleum Morrhŭae. *Huile de foie de morue. Liver-oil; Codliver oil.*

Das aus den frischen Lebern von *Gadus Morrhua* bei sehr gelinder Wärme im Dampfbade hergestellte Oel. Es ist von blassgelber Farbe und von eigenthümlichem Geruch und Geschmack. Das mit Weingeist genässte Lackmuspapier darf von diesem Oele nur höchst schwach geröthet werden. Ein Tropfen (des Oeles) in 20 Tropfen Schwefel-kohlenstoff gelöst und dann mit einem Tropfen Schwefelsäure zusammengeschüttelt nimmt einen Augenblick hindurch eine schön violettrothe Farbe an. Dasselbe (das Oel) längere Zeit bei 0° beiseitegestellt darf kein Stearin oder doch nur sehr wenig abscheiden.

Gadus Morrhua Linn, *Morrhua vulgaris* Cloq. Stockfisch. Kabeljau.
Gadus Callarias Linn. Dorsch.
Gadus Carbonarius Linn. Köhler.
Pisces. Ord. **Malacopterygii** (Weichflosser). Fam. **Gadoïdĕi** (Schellfische).

Der Leberthran ist ein flüssiges Fett, welches aus der Leber mehrerer *Gadus*-Arten, wie *Gadus Morrhŭa, G. Callarĭas, G. Pollachĭus, G. Carbonarĭus, G. Molva, G. Merlāngus* etc., auf verschiedene Weise im Grossen abgeschieden wird. Diese Schellfische leben im nördlichen Theile des Atlantischen Oceans, vorzüglich an den Norwegischen, Schottländischen und Irischen Küsten. Die Bereitung des Leberthrans wird besonders umfangreich in Bergen in Norwegen, ferner in Neufoundland und auch in Newhaven (sprich njuhehw'n) in Schottland betrieben. Je nach der Bereitungsweise gewinnt man mehrere Sorten Leberthran.

Der blanke, hellblanke oder gelbe, von unserer Ph. als officinell erklärte Leberthran fliesst theils unter Erwärmung im Wasserbade aus den erwähnten Fischlebern, theils gewinnt man ihn auch durch Einwirkung von heissen Wasserdämpfen auf die zerkleinerte Leber (Dampfleberthran). Dieser Leberthran ist klar, etwas dickflüssig, strohgelb oder goldgelb, von schwachem Geruch und Geschmack nach Fischen, im hinteren Theile des Schlundes schwach kratzend und nur von sehr schwach saurer Reaction. Er ist meist specifisch leichter als die folgenden Sorten. Spec. Gewicht 0,925 — 0,935.

Weingeist von 90 Proc. löst ungefähr 2,5 Proc. 15 Th. absoluter Weingeist lösen bei 77—80° C. 1 Th. Leberthran klar und farblos. Die Firma PETER MÖLLER (Christiania) geniesst einen Weltruf bezüglich der guten Waare, welche sie liefert.

Der braunblanke oder blanke hellbraune Leberthran ist das Oel, welches nach Abscheidung der vorher erwähnten Sorte aus den Lebern durch stärkeres Erwärmen und Auspressen gewonnen wird.

Diese Sorte hat eine hellkastanienbraune Farbe, ist dickflüssig und von stärkerem Geruche und Geschmack. Die Reaction ist sauer.

Brauner Leberthran wird aus dem Rückstande der Lebern, nach Gewinnung der vorhergehenden Sorte, durch Auskochen mit Wasser erhalten, an dessen Oberfläche er sich ansammelt. Früher unterwarf man die Fischleber einer fauligen Gährung, wobei die Abscheidung des Fettes vor sich ging, und den letzten Rest Fett sammelte man durch Ausbraten (Fischthran).

Unter dem Namen Berger Leberthran versteht man die besseren Leberthransorten. Die beste ist, wie oben schon bemerkt wurde, der Dampfleberthran, von den Drogisten zuweilen mit *Oleum Jecoris Aselli albissimum vapore parätum* bezeichnet, von sehr mildem Geschmack und strohgelber Farbe. Dieser Sorte folgt der hellblanke oder blanke gelbe Leberthran, das *Oleum Jecoris Aselli citrinum Bergianum Ia*, welcher sich von dem Dampfleberthran nur durch die Farbe, weniger durch den Geschmack unterscheidet. Eine dritte Sorte ist der braunröthliche oder blanke hellbraune Leberthran, das „*Oleum Jecoris Aselli IIa, madeirafarben*" der Drogisten. Diese letztere Sorte ist nicht officinell.

Früher glaubte man auf einen weissen Leberthran, worunter ursprünglich wohl jener strohgelbe Dampfleberthran verstanden wurde, den grössten therapeutischen Werth legen zu müssen, selbst die letzte *Pharmacopoea Borussica* ging auf diese aus Irrthum hervorgegangene Mystification ein und recipirte einen farblosen Leberthran. Naturgemäss hatte sich dieser weisse Leberthran auch im Handel eingefunden und war entweder ein farbloses Fischfett, aber kein Leberthran, oder er war ein durch Kunst (durch Behandlung mit Kohle oder Pottaschenlösung, Kalkhydrat) farblos gemachter (denaturalisirter?) Leberthran. Im Handverkauf versteht man im Allgemeinen unter weissem Leberthran den blanken gelben, zum Gegensatz zu dem früher officinell gewesenen ekelhaften, schlecht schmeckenden braunen Leberthran.

Eine geschätzte Handelssorte ist der Neufundländer oder Labrador-Leberthran, von Farbe und Geschmack des Berger Dampfleberthrans, nur unterscheidet er sich von diesem durch einen grösseren Stearingehalt, denn bei +5 bis 7° C. fängt er an, weissliche Ausscheidungen zu machen. Diesem Thrane mangelt meist die saure Reaction. Er ist nicht officinell, denn die Ph. fordert, dass der Leberthran bei 0° kein oder nur sehr wenig Stearin abscheiden dürfe.

Der sogenannte BASCHIN'sche Leberthran ist ein gewöhnlicher Dampfleberthran, welcher sich nur auf dem Wege der Reclame bei einigen Aerzten von beschränktem Nachdenken und bei dem leichtgläubigen Publikum Eingang verschaffte und sich nur durch einen höheren Einkaufspreis von dem officinellen unterscheidet.

Aufbewahrung. Leberthran gehört zu den trocknenden fetten Oelen, er hat also grosse Begierde, mit Luft in Berührung sich zu oxydiren und ranzig zu werden. Man bewahrt ihn daher in völlig gefüllten, gut mit Korken verstopften Flaschen an einem kühlen und dunklen Orte. Nöthig werdende Filtrationen nimmt man ebendaselbst in bedeckten Deplacirtrichtern vor, deren Ausflussrohr mit einem siebförmig durchbohrten Kork, mit ausgetrocknetem Fliesspapier überzogen, geschlossen ist. Hat man ihn in Originalfässern vor sich, so lässt man ihn in diesen 3—4 Wochen absetzen und zapft ihn klar in die völlig reinen und mit neuen Korken zu versehenden Standgefässe ab. Den trüben Rest durchschüttelt man mit circa $^1/_{50}$ gut ausgetrocknetem weissem Bolus, lässt einige Tage absetzen und filtrirt decanthirend durch getrocknetes Fliesspapier.

Bestandtheile. Leberthran ist ein Complex von Glyceriden der Oelsäure, Palmitinsäure, Stearinsäure etc. und enthält neben Gallenbestandtheilen und Gallensäuren einige freie Fettsäuren, wie Essigsäure, Buttersäure, Gadinsäure (nach Luck), ferner (nach C. Schaper) Spuren Ammon und Trimethylamin, Zucker. Endlich enthält der Leberthran Jod, Chlor, Brom, Schwefel, Phosphor. Diese letzteren Substanzen, besonders die Haloïde, sind in einer solchen Verbindung darin vorhanden, dass ihr Nachweis auf dem gewöhnlichen Wege nicht möglich ist, sie können aber durch Mischung des Thranes mit einer fixen Aetzalkalilösung, Eindampfen und Einäschern gefunden werden. Ausserdem enthält der Thran Spuren Phosphorsäure, Schwefelsäure, Kalkerde, Magnesia, Natron. Eine Verseifung des Thranes ist eine schwierige Aufgabe und erfordert ein tagelanges Kochen.

Prüfung. Der Leberthran ist vielen Verfälschungen ausgesetzt, und zwar mit Thranen von anderen Seethieren, mit Rüböl und anderen Pflanzenölen, Colophon, Paraffinöl etc. In Norwegen soll es Orte geben, wo künstliche Leberthrane, wie wo anders künstliche Weine fabricirt werden. Wenn man den Leberthran nicht aus sicherer Hand bezogen hat, so sollte man eine Prüfung nie unterlassen. — 1) Der gute, nicht zu dunkle Leberthran giebt, mit Schwefelsäure vermischt, zuerst eine violette Färbung, welche alsbald ins Braunrothe, zuletzt ins Schwarze übergeht. Die Probe der Ph. ist einfach und praktisch, indem man den Leberthran mit Schwefelkohlenstoff verdünnt (1 : 20) und mit Schwefelsäure versetzt. Diese violette Färbung hat ihren Grund in den Gallenbestandtheilen des aus der Leber bereiteten Fettes. Thransorten dagegen, welche nicht Leberthran sind, geben mit Schwefelsäure die violette Färbung nicht, sondern färben sich entweder wenig oder werden alsbald braunroth und dann schwarz. Diese Probe wurde bisher in der Art gemacht, dass man in ein Porcellanschälchen 10 Tropfen des Leberthrans und in diesen 2 bis 3 Tropfen Schwefelsäure gab. Rührt man nun langsam mit einem Glasstäbchen, so färbt sich der Leberthran, wo er mit der Säure in Contact kommt, braunroth, umgeben mit einem 2—3 mm breiten violetten Rande und wird dann roth. Ein Thran, der diese Probe nicht aushält, ist unbedingt auch kein Leberthran. Ist die violette Färbung unbedeutend oder der violette Rand wenig in die Augen fallend, so liegt ein gemischter Leberthran vor. Die Verfälschung mit Rüböl wird durch diese Probe nicht erkannt, weil dasselbe häufig eine ähnliche Reaction hervorbringt, dagegen tritt diese Reaction nicht oder nur sehr unvollständig ein, wenn eine Vermischung mit anderen Oelen und Thranen vorliegt. — 2) Da der Leberthran zu den trocknenden Fetten gehört, so lassen sich durch die Elaïdinprobe leicht nichttrocknende Fette, wozu auch das Rüböl gehört, darin erkennen. In ein Probirgläschen bringt man gleiche Volumina Leberthran und reine Salpetersäure (3 ccm) nebst einigen Kupferblechschnitzeln und schüttelt durcheinander. Je nach Färbung des Leberthrans wird die Fettschicht in den ersten zwei Stunden weissgelblich oder bräunlichgelb erscheinen und dann in der Ruhe ein gelbrothes oder röthlichbraunes, durchsichtiges, flüssiges Oel bilden. Bei Gegenwart von nichttrocknenden Oelen (Rüböl, Specköl, Sesamöl, Baumwollensamenöl) werden sich im letzteren Zeitmaasse oder 10—20 Stunden später starre Elaïdinkörper in der Fettschicht bilden, oder es entsteht eine dickflüssige, nicht total durchsichtige Fettschicht. Zeigt diese in der ersten halben Stunde der Reaction eine schöne rothe Farbe, so liegt wahrscheinlich eine Verfälschung mit Sesamöl vor. — 3) Eine kleine Portion Leberthran wird mit dem 2-fachen Volumen verdünntem Weingeist erwärmt und durchschüttelt, durch ein mit Weingeist genässtes Filter gegossen und das weingeistige Filtrat eingedampft. Bei einer Verfälschung mit Harz bleibt dieses zurück. Man darf das Fitrat nicht durch Zusatz weingeistiger Bleizuckerlösung auf Harzsäuregehalt prüfen, denn auch das Filtrat aus dem unverfälschten Leberthran giebt mit der Bleizuckerlösung eine weisse Trübung. — 4) Zur Prüfung auf Paraffinöl, welches den Leberthran specifisch leichter macht, mischt man 8 ccm 90-proc. Weingeist mit 5 ccm Wasser (spec. Gewicht der Mischung = 0,925) und giebt auf die Mischung einige Tropfen des Leberthranes. Entweder sinkt der Thran unter oder er hält sich sanft agitirt in kleinen Kügelchen in Suspension. Sinkt er nicht und hält er sich am Niveau der weingeistigen Schicht, so ist eine Beimischung eines leichten Oeles anzunehmen. Man macht nun den Versuch mit einer Mischung von 8,5 ccm 90-proc. Weingeist und 5 ccm Wasser, in welcher der Thran untersinken muss oder bestimmt in gewöhnlicher Weise die spec. Schwere. Mit diesen 4 Proben kann man bei Berger Leberthran jede mögliche Verfälschung wahrnehmen.

Um das Paraffinöl durch Verseifung des Leberthranes nachzuweisen, gebe man in einen geräumigen Glaskolben 1 Th. des Thranes und 5 Th. einer 10-proc. Lösung des Aetzkalis in absolut. Weingeist und koche unter Agitiren eine halbe Stunde hindurch. Dann mische man ein gleiches Volumen 45-proc. Weingeist hinzu. In der Ruhe scheidet das Paraffinöl ab. Die Verseifung mit wässriger Lauge ist eine sehr schwierige und erfordert Vorsicht, denn plötzlich tritt explosives Spritzen ein. Die Oeffnung des Gefässes sei also nicht auf das Gesicht des Experimentirenden gerichtet (TÖLLNER).

In Leberthransorten, welche gebleicht sind, hat man Blei angetroffen. Mit verdünnter Essigsäure geschüttelt und durch ein mit Wasser benetztes Filter gegossen, erhält man ein Filtrat, welches, mit Ammon etwas abgestumpft, bei Gegenwart von Blei durch Schwefelwasserstoffwasser gebräunt wird.

Anwendung. Leberthran gilt als Alterans, Tonicum, Reconstituens, Antiscrofulosum, selbst als Antituberculosum. Im Anfange des Gebrauches pflegt der Leberthran Magenbeschwerden, Uebelkeit, Aufstossen, selbst Erbrechen zu bewirken. Diese Erscheinungen verschwinden während des Gebrauchs allmählich. Empfehlenswerth sind Geschmackscorrigentien, wie Zimmtöl, Chloroform, Pfefferminzöl. Seine hauptsächliche Wirkung besteht beim längeren Gebrauch (1—2 Esslöffel täglich) in dem wohlthätigen Einflusse auf die Ernährung und Kräftigung aller Theile des Körpers. Ferner giebt man ihn gegen die meisten skrofulösen Leiden, Rhachitis, Lungentuberkulose, Gicht, chronische Nervenleiden. Bisweilen wird er auch äusserlich angewendet. In seinem geringen Jodgehalt, welcher 0,01 Proc. nicht viel überschreitet, ist seine Wirkung nicht allein zu suchen, auch sein Gehalt an freien Fettsäuren scheint sich an derselben zu betheiligen. Dass die Kuhbutter den Leberthran zu ersetzen vermag, hat man vielseitig beobachtet.

Oleum Juniperi.

Wachholderöl; Wachholderbeeröl. Aetheroleum Fructŭum Junipĕri.
Huile de genièvre. Juniper-oil.

Das flüchtige Oel aus den Früchten der *Juniperus communis* durch Destillation gewonnen. Es ist entweder farblos oder blassgelblich, in Weingeist wenig löslich, mit Schwefelkohlenstoff klar mischbar. Es sei nicht dickflüssig. Ein Tropfen desselben mit Zucker verrieben und mit 500 g Wasser zusammengeschüttelt, darf demselben keinen scharfen Geschmack mittheilen.

In der Wachholderbeere *(Fructus Juniperi*, Bd. II S. 14) finden sich an der Basis 6 bis 8 kleine Oelbehälter, welche bei den frischen Beeren mit flüssigem Oele gefüllt sind (bildliche Darstellung auf S. 14). In trocknen und alten Beeren ist dieses Oel schon mehr oder weniger verharzt, mithin die Oelausbeute daraus eine geringere. Die frischen reifen Beeren werden gehörig zerquetscht, um die Oelbehälter zu zersprengen, und mit $^1/_{10}$ Kochsalz in die Blase gegeben, in welcher sich schon das nöthige Quantum heisses Wasser befindet. Nachdem der Wachholderbrei durch Umrühren gehörig zerrührt ist, wird destillirt. Der Salzzusatz, von einigen Praktikern befürwortet, ist hier auch ein Mittel, das Anbrennen zu verhüten, wenn man aus einer gewöhnlichen Blase über freiem Feuer destillirt. Die Ausbeute beträgt 0,6—1,2 Proc.

Eigenschaften. Das Wachholderbeeröl, durch Dampfdestillation bereitet, ist farblos, das durch gewöhnliche Destillation bereitete gelblich, ersteres von 0,840—0,860, letzteres von 0,850—0,900 spec. Gew. Der Geruch ist wachholderbeerenterpenthinölartig, der Geschmack entsprechend und brennend.

Frisches Oel giebt mit Schwefelkohlenstoff eine trübe, altes Oel eine klare Mischung, frisches Oel giebt mit Petrolbenzin eine milchig weisse, altes Oel eine nur opalisirend trübe Mischung. Mit Chloroform, Benzol, Amylalkohol erfolgen klare Mischungen. Mit 1—1,5 Vol. absolut. Weingeist kann eine klare Mischung erfolgen, meist ist diese mit 1—4 Vol. absolut. Weingeist trübe (Wachbolderholzöl giebt meist eine klare Mischung).

Mischt man behufs Ausführung der Schwefelsäure-Weingeistprobe in einem Probirgläschen 6 Tropfen Oel mit 30 Tropfen concentrirter Schwefelsäure, so erfolgt unter Erhitzung und Ausstossen von Dämpfen eine dünnflüssige, trübe, dunkel gelblichrothe oder braunrothe Mischung, welche erkaltet und mit 10 ccm Weingeist (von 90 Proc.) vermischt und durchschüttelt eine sehr trübe, chamoisfarbene oder schmutzig rosafarbene, bei älterem Oele dunkel chocoladenfarbene, auch beim Aufkochen trübe bleibende Flüssigkeit darstellt. In der Ruhe haben sich nach einigen Stunden einige weissliche oder gelbliche Harztropfen am Grunde der Flüssigkeitssäule angesammelt.

Mit Jod im Contact erfolgt bald gelinde, bald starke Reaction unter Dampfentwickelung und Erhitzung. Gegen Natrium verhält es sich bei 15° C. indifferent. Den polarisirten Lichtstrahl lenkt es nach links ab. Rosalin (Fuchsin) wird vom Wachholderbeeröle nicht gelöst.

Wachholderbeerenöl besteht aus 2—3 verschiedenen Kohlenwasserstoffen $(C_{20}H_{16})$, von welchen der eine mit dem des Terpenthinöles identisch zu sein scheint.

Von abweichendem Geruche ist das Wachholderholzöl, gewöhnlich Wachholderöl genannt *(Oleum Ligni Juniperi)*. Dieses ist im Handel oft nur ein über Wachholderholz abgezogenes Terpenthinöl und giebt mit absolutem Weingeist klare Mischungen und mit 12—15 Vol. 90-proc. Weingeist eine klare oder fast klare Mischung.

Prüfung. Verfälschungsmittel sind Wachholderholzöl, Terpenthinöl, Eucalyptusöl etc. Wesentlich ist — 1) die Probe, welche die Ph. angiebt, auf den Geschmack. — 2) Das Oel muss in 90-proc. Weingeist untersinken und soll auf verdünntem Weingeist schwimmen, doch giebt es auch Sorten, welche um 0,005 schwerer als verdünnter Weingeist sind. — 3) Mit mindestens 30 Vol. 90-proc. Weingeistes muss das Oel eine etwas trübe, aber durchscheinende Lösung geben, welche an einen warmen Ort gestellt zwar etwas weniger, aber immer noch trübe verbleibt. — 4) Mit 2—3 Vol. Petrolbenzin muss es eine trübe Mischung geben, — 5) ebenso mit 3—4 Vol. absolutem (98—99-proc.) Weingeist. — 6) Die Mischung mit Chloroform muss klar sein. Wenn diese Reactionen neben der ersten eintreten, so kann auch das Oel als reines Wachholderbeeröl angesehen werden. Einen Weingeistgehalt entdeckt man durch Zusatz von etwas Rosalin, gegen welches Pigment das Wacholderbeeröl sich indifferent erweist.

Aufbewahrung. Wachholderbeeröl hat eine grosse Neigung zu verharzen und wird dickflüssig und sauer (unter Ameisensäurebildung). Durch Schütteln mit etwas kohlensaurem Natrium und Rectification wird es wieder verbessert. Man bewahrt das Oel in ganz gefüllten Flaschen und vor Tageslicht geschützt, wie S. 367 angegeben ist. Um ein unverfälschtes Oel zu erlangen, ist es das beste, es selbst zu bereiten oder von einem befreundeten Apotheker, der es zu bereiten pflegt, zu kaufen.

Anwendung. Das Wachholderbeeröl wird als Diaphoreticum, Diureticum, Nervinum, namentlich bei Bauchwassersucht, Blasen- und Harnleiden, Lähmungen, gichtischen und rheumatischen Leiden innerlich und äusserlich angewendet. Gabe 0,1—0,15—0,2 (3—4—6 Tropfen) einige Male täglich in Mischung mit Tincturen oder als Elaeosaccharum.

Oleum Lauri.

Lorbeeröl; Loröl. Oleum laurīnum; Oleum Lauri unguinōsum s. expressum. *Huile de laurier; Onguent de laurier. Bayberry - oil.*

Das durch Pressen aus den Früchten von *Laurus nobilis* gewonnene Oel. Eine grüne krystallinische, salbenartige, aus Fett und flüchtigem Oele bestehende *(composita)* Mischung. Bei fast 40° schmilzt das Oel zu einer tiefgrünen gewürzhaften Flüssigkeit, welche mit einem doppelten Gewichte Weingeist erhitzt eine Lösung ergiebt, welche nach dem Erkalten klar abgegossen durch Aetzammon nicht geröthet werden darf.

Das Lorbeeröl wird im südlichen Europa aus den frischen Lorbeerfrüchten (*Fructus Lauri.* Bd. II, S. 16) durch Auspressen dargestellt und besonders aus Italien und Griechenland in den Handel gebracht. Den alten Griechen war dieses Fett bekannt und wendeten sie es äusserlich und innerlich an.

Eigenschaften. Das fette Lorbeeröl des Handels ist ein Gemisch von fettem Oele mit kleinen Mengen flüchtigen Oeles. Es bildet ein salbenartiges, körniges, grünes, geschmolzen nicht tiefgrünes Fett von starkem Lorbeergeruche und bitterem, fettigem, balsamischem Geschmacke. Seine Consistenz gleicht einer weichen Butter. Es

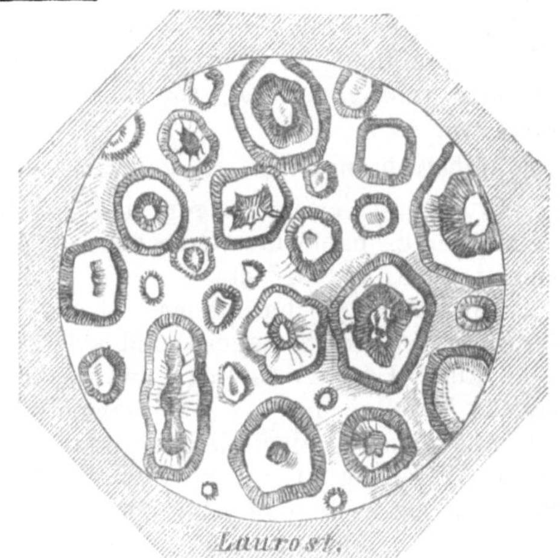

Ol. Lauri in Aether, Benzin, Weingeist etc. gelöst und in dünner Schicht auf Glas ausgebreitet nach Verlauf eines Tages. 100-fache Vergr. Laurostearin. Grundform Platten von 5 Seiten eingeschlossen.

besteht aus einem festen, bei 45⁰ C. schmelzenden Fette (dem Laurostearin, einem Ester der Laurostearinsäure), einem flüssigen Fette, flüchtigem Lorbeeröl (0,4 Proc.) und Farbstoff, sowie einer Spur des geruch- und geschmacklosen Laurins. Wird das Lorbeeröl bei gewöhnlicher Temperatur mit Weingeist behandelt, so löst dieser das flüchtige Oel und den Farbstoff, das Fett bleibt aber als eine geruch- und geschmacklose Masse übrig. Aether löst Alles. Mit Wasser geschüttelt, wird dieses nicht gefärbt, und die grüne Farbe wird beim Uebergiessen mit Aetzammon nicht merklich verändert. In diesem Verhalten gewinnt man genug Anhaltspunkte, künstliche Produkte zu erkennen. Man kann das Oel auch aus den getrockneten Lorbeerfrüchten auspressen, wenn man dieselben grob pulvert und, mit $^1/_8$ heissem Wasser angerührt, mehrere Stunden vor dem Pressen erwärmt.

Das fette Lorbeeröl ist in 8 Th. siedendem absolutem (98—99-proc.) Weingeist klar löslich, beim Erkalten dieser Lösung trübt sich dieselbe milchig. Aether, Benzol lösen völlig oder fast völlig klar, Petrolbenzin aber etwas trübe. Mit einem gleichen Vol. Amylalkohol bildet es eine kaum trübe flüssige Mischung, mit 3 Vol. Aetzammon eine hellgrüne milchige Flüssigkeit. Die Lösungen in Benzol und Petrolbenzin vernichten die centripetale und centrifugale Ausdehnung der auf mit Leinen geriebene Glasflächen aufgetropften und auseinander gestrichenen Benzine. Die von der erkalteten Lösung des Oeles in absolutem Weingeist decanthirte Flüssigkeit wirkt selbst kochend nicht reducirend auf Silberlösung.

Ein künstliches Lorbeeröl (ob die Ph. solches zulässt oder nicht, ist fraglich), welches im Handel dem echten substituirt werden soll, bereitet man durch Digestion grüner Pflanzentheile (z. B. von *Juniperus Sabina*) und gepulverter Lorbeeren mit einem Gemisch aus Talg, Baumöl und Schweinefett, parfümirt mit *Oleum Calaminthae*. Im Handel existirt auch das flüchtige Lorbeeröl, *Oleum Lauri aethereum*, durch Destillation aus dem ausgepressten Lorbeeröle und anderen Theilen der *Laurus nobilis* gewonnen. Ein *Oleum Lauri natīvum*, natürliches Lorbeeröl, ist ein flüchtiges harzhaltiges Oel, durch Einschnitte in Stamm und Wurzel von *Nectandra cymbārum* NEES AB. E. oder *Ocotĕa cymbarum* HUMBOLDT, einer am Rio negro einheimischen Laurinee, gewonnen.

Ein *Unguentum laurīnum* für den Handverkauf ist ein mit Curcuma und Indigo grün tingirtes Gemisch aus *Adeps* 1000,0, *Sebum taurīnum* und *Ol. laurīnum ana* 250,0, *Ol. Cajeputi, Ol. Thymi, Ol. Juniperi bacc., Ol. Sabinae ana* 4,0.

Aufbewahrung. In gut geschlossenem Porzellangefässe am kalten Orte.

Prüfung. Verfälschungen sind mit Indigo, Curcuma, Pikrinsäure, Kupferacetat etc. grüngefärbtes Schweinefett, Vaseline, Cocosöl, Mischungen aus Fett, Baumöl, Stearin, Talg etc.

Zur Prüfung schmelzt man — 1) ein Gramm des Lorbeeröls, übergiesst mit 8 g absolutem Weingeist und erhitzt unter Agitiren zum Kochen. Erfolgt keine klare Lösung, so liegen wahrscheinlich Falsificationen mit Schweinefett, Baumöl, Vaseline vor. — 2) Geschmolzenes Lorbeeröl muss mit einem gleichen Vol. Amylalkohol eine ziemlich klare oder wenig trübe und flüssig bleibende Mischung ausgeben. Ist die Mischung sehr trübe oder milchig trübe und nach zwei Stunden oder später starr, weisslich, so können Schweinefett, Vaseline, Cocosöl etc. als Verfälschungen vorliegen. — 3) 1 Vol. des geschmolzenen und halberkalteten Oeles muss mit 3 Vol. Aetzammon ein hellgrünes milchiges, flüssig bleibendes Liniment ergeben, was nicht der Fall sein würde, wenn eine künstliche Färbung (mit Kupferacetat, Curcuma und

Indigo) vorläge. Die Ph. lässt das Oel mit der 3-fachen Menge Weingeist ausschütteln, den Weingeist decanthiren und mit Aetzammon versetzen. Bei Gegenwart von Curmagelb würde eine rothe Färbung eintreten. Hier kann der Weingeist aus der Probe sub 1 decanthirt und mit Aetzammon versetzt werden. — 4) Der aus der Probe sub 1 nach dem Erkalten decanthirte Weingeist mit einigen Tropfen Silberlösung versetzt und einige Male aufgekocht ergiebt keine Silberreduction (gewisse künstliche Farbstoffe). — 5) Einige Gramme des Oels werden mit einem Gemisch aus gleichen Vol. verdünnter Essigsäure und Wasser gekocht, durchschüttelt und durch ein mit Wasser genässtes Filter gegossen. Das Filtrat muss farblos sein und sich gegen Kaliumferrocyanid, Chininhydrochloridlösung, einen Ueberschuss Aetznatron und Natriumcarbonat indifferent erweisen, durch letztere Reagentien allenfalls etwas getrübt werden (Pigmente).

Die Lösungen des Lorbeeröles in Aether oder das Decanthat der einen Tag gestandenen Lösung in Petrolbenzin auf einem Objectglase auseinandergestrichen (auch die Lösungen in Amylalkohol, Benzol, Chloroform etc.), ergeben nach 1-tägigem Beiseiteliegen Krystallbildungen, welche 5-kantigen Tafeln sich nähern (bei 100-facher Vergr.), auch mit blossem Auge erkannt werden, wie wir solche in der Figur auf Seite 397 vergegenwärtigt finden. Diese krystallinischen Gebilde bestehen aus Laurostearin.

Anwendung. Lorbeeröl ist mehr Handverkaufsartikel als eine vom Arzte angewendete Arzneisubstanz. Man gebraucht es als aromatische, kräftigende und zertheilende Salbe bei Geschwülsten, Rheuma, Reissen, Verrenkungen, auf den Magen und Unterleib eingerieben gegen Magenkrampf, Kolik, auch bei Hautleiden, Scabies.

Kritik. Obgleich die Ph. vom Lorbeeröl sagt: *Mixtio crystallina viridis, unguinosa, ex adipe et oleo aethereo composita,* so dürfte doch wohl nur das nicht künstlich zusammengesetzte Lorbeeröl das officinelle sein. Wenigstens so habe ich es aufgefasst. Da gerade dieses Oel oft künstlich dargestellt wird, so musste man erst recht die erwähnte Ausdrucksweise, welche das künstliche Oel voll und ganz sanctionirt, vermeiden. Diese Stelle und in Menge ähnliche in dieser Ph. geben zu erkennen, dass alterfahrene Pharmaceuten der Redaction oftmals fern standen.

Oleum Lavandulae.

Lavendelöl. (Spiköl). Aetheroleum Lavandŭlae   *Huile (essence) de lavande.   Lavender-oil.*

Das flüchtige Oel der Blüthen von *Lavendula vera,* deren Geruch es besitzt. Eine farblose oder blassgelbliche Flüssigkeit von 0,885 bis 0,895 spec. Gewicht. Mit Weingeist lässt es sich klar mischen und auch mit einer Flüssigkeit, welche 90 Proc. Essigsäure enthält. Das Oel lasse bei der Destillation keinen Weingeist frei.

Handelswaare. Das Lavendelöl wird im südlichen Frankreich aus den Blüthen von *Lavandula officinalis* Chaix (Bd. I, S. 760) durch Destillation mit Wasser, auch durch Dampfdestillation gewonnen. In den Handel kommen verschiedene Sorten, von welchen das theuerste und fast farblose (von den Franzosen *mont-blanc* genannte) das beste ist. Die geringeren Sorten werden entweder aus der ganzen blühenden Lavendelpflanze oder den Stielen gewonnen, oder enthalten flüchtige Oele südländischer Pinien.

Die Drogisten halten mehrere Sorten Lavendelöl, von welchen das *Ol. Lavand. rectificatum* das officinelle ist, während die *Quintessenz (Mont-blanc)*, einfach oder rectificirt, eine Waare für Parfumeure bleibt.

Spiköl, *Oleum Spicae*, wird aus den Blüthen der *Lavandula Spica* CHAIX gewonnen. Es ist meist etwas dunkler grün und von mehr terpenthin-kampferartigem Geruche.

Eigenschaften. Ein gutes aus den Blumen bereitetes Lavendelöl ist fast farblos oder strohgelblich oder grünlich-strohgelb, neutral, nimmt nach längerer Aufbewahrung saure Reaction an und wird dickflüssig (verharzt). Spec. Gew. 0,885—0,905. Das Oel verpufft mit Jod. Mit einem gleichen Vol. 90-proc. Weingeist, sowie auch mit nur 3 Vol. des verdünnten Weingeistes (0,896 spec. Gewicht) mischt und löst sich gutes Lavendelöl völlig klar. Mit gleichen Vol. Schwefelkohlenstoff giebt das Oel klare oder wenig trübe, mit 3 Vol. Schwefelkohlenstoff sehr trübe Mischungen. Aehnlich verhält sich Petrolbenzin, doch kommt, wenn auch selten, ein rectificirtes Lavendelöl vor, welches mit diesem Benzin eine kaum trübe Mischung liefert. Mit Steinkohlenbenzin oder Benzol mischt sich das Oel meist klar, selten etwas trübe. Chloroform, Aether und Amylalkohol geben in allen Verhältnissen der Mischung klare Lösungen. Rosalin (Fuchsin) wird vom Lavendelöle nicht gelöst.

Lavendelöl besteht aus einem Elaeopten, einem Kohlenwasserstoff von der Formel $C_{10}H_{16}$, und einer grösseren oder geringeren Menge eines Stearoptens, welches mit dem Kampher der Zusammensetzung nach übereinzustimmen scheint.

Aufbewahrung. Mitunter enthält das Lavendelöl viel Stearopten, welches sich in der Kälte absetzt. Man bewahre es in ganz gefüllten Flaschen vor Luft und Licht geschützt auf, wie dies S. 367 näher angegeben ist.

Prüfung. Als Verfälschungsmaterial dienen Weingeist, Benzol, rectif. Spiköl, rectif. Terpentinöl und andere Oele aus Nadelholzgewächsen. Da die Schwefelsäure-Weingeistprobe nicht immer gleiche Resultate ergiebt, das Alter des Oeles in dieser Probe von grossem Einflusse ist, so müssen aus allen verschiedenen Prüfungsmomenten die Anzeichen eines reinen guten Oeles entnommen werden. Das spec. Gewicht geht bis zu 0,900 und nicht bis 0,895, wie die Ph. angiebt. — 1) Man mische 1 Tropfen des Oeles durch starkes Schütteln mit 10 ccm warmem Wasser und prüfe den Geruch, welcher rein und angenehm lavendelartig sein muss. Der Geschmack des stark geschüttelten Wassers ist vorübergehend bitter gewürzhaft. — 2) 1 Vol des Oeles muss mit 1 Vol. verdünntem Weingeist (0,895 spec. Gew.) eine trübe, mit 3 Vol. aber eine völlig klare Mischung ergeben (Benzol, Pinienöle). Mit 90-proc. Weingeist lässt sich das Oel in allen Verhältnissen klar mischen. — 3) Mit einem gleichen Vol. Schwefelkohlenstoff geschüttelt giebt es eine trübe oder wenig trübe bis klare, mit 3 Vol. Schwefelkohlenstoff aber eine sehr trübe Flüssigkeit aus (bei Gegenwart vieler fremden Oele würde eine klare Mischung erfolgen). — 4) Einige Tropfen auf einige Körnchen Jod gegeben müssen sich erhitzen und Dampf entwickeln. — 5) 0,5 ccm des Oeles mit einigen Körnchen Rosalin (Fuchsin) geschüttelt bleiben ungefärbt. Bei Gegenwart von Weingeist, selbst einer Spur, tritt rothe Färbung ein. Diese Probe ist einfacher als die Destillation, welche umständlich und nur mit der Wärme des Wasserbades auszuführen wäre. — 6) Zur Bestimmung der Eigenschwere tropft man von dem Oele auf verdünnten Weingeist, in welchem es suspendirt bleibt oder langsam untersinkt. Im Falle eines schnellen Untersinkens giebt man es auf ein Gemisch aus 4 ccm verdünntem Weingeist mit 12 Tropfen Wasser, in welcher Mischung das Oel nicht untersinken darf. Wenn

das Oel in den verdünnten Weingeist nicht untersinkt, sondern am Niveau
desselben verbleibt, so mische man 4 ccm dieses Weingeistes mit 16 Tropfen
90-proc. Weigeist, in welchem Gemisch der Oeltropfen untersinken muss.
Damit wäre eine Eigenschwere von 0,885—0,905 zu erkennen. Erlaubt es
die Zeit und liegt Oel in genügender Menge vor, so bestimme man die Eigenschwere direct. Das schwere Oel ist ein altes, lange Zeit gelagertes. — Mit
diesen Proben lassen sich die Verfälschungen ausreichend erkennen.

Anwendung. Lavendelöl findet innerlich keine Anwendung, es dient aber
als Geruchs-Corrigens in Salben und cosmetischen Mitteln.

Kritik. Dass Lavendelöl mit der 2—3-fachen Menge verdünntem Weingeist eine
klare Lösung giebt, ist eine so characteristische Eigenschaft, dass sie von der Ph.
hervorgehoben werden musste. Wahrscheinlich kannte man dieselbe noch nicht.

Oleum Lini.

Leinöl. *Huile de lin. Lintseed-oil.*

Das fette, aus den Samen von *Linum usitatissimum* bereitete Oel.
Es ist von gelber Farbe, eigenthümlichem Geruche, bleibt auch in einer
Kälte von 20° C. flüssig, trocknet in dünner Schicht in kurzer Zeit aus
und hat ein spec. Gewicht von 0,936—0,940.

Das Leinöl wird in besonderen Oelmühlen in grossen Mengen durch warmes
Pressen des Leinsamens (siehe unter *Semen Lini*) dargestellt. Frisch ist es
mild schmeckend, von Leingeruch, bräunlichgelb, von 0,93—0,94 spec. Gew.
Es besteht hauptsächlich aus circa 80 Proc. Linoleïn, dem Glyceride der
Leinölsäure, neben wenig Glycerid der Palmitinsäure, Myristinsäure und Oleïnsäure. Da es zu den trocknenden fetten Oelen gehört, so nimmt es sehr bald
Sauerstoff aus der Luft auf, wird heller an Farbe, ranzig, zuletzt dickflüssig.
Für den medicinischen Gebrauch soll es frei von aller Rancidität und Schärfe
sein, es erfordert also eine sorgsame Aufbewahrung. Kalt gepresstes Oel ist
dünnflüssig und gelblich. Das von den Drogisten gekaufte Oel ist nicht verwendbar, sondern man entnimmt das frische Oel vom nächsten Oelschläger und
füllt es alsbald in Flaschen. Diese müssen mit dem auf circa 30° C. erwärmten Oele bis unter den Kork gefüllt und an einem vor Licht geschützten Orte
aufbewahrt werden. In dieser Verwahrung hält es sich über Jahr und Tag
gut, macht aber schleimähnliche Bodensätze, von denen man es behufs der
Dispensation klar abgiesst.
Eine Verfälschung mit rohem Rüböl oder fettem Senföl kommt öfters vor,
kann aber durch die Elaïdinprobe, in welcher das Leinöl auch nicht nach
mehreren Tagen erstarrt, leicht erkannt werden. Rüböl wie Senföl erstarren
in dieser Probe bei Gegenwart von Leinöl oft erst nach 3'—4 Tagen. Man
giebt zur Abkürzung dieser Zeit 4—5 ccm des Oeles und ca. 3 ccm Salpetersäure (1,185 spec. Gew.) in einen Reagircylinder, schüttelt kräftig durcheinander, versetzt mit einigen Kupferdrehspänchen, wärmt etwas an (bis 50° C.)
und stellt zunächst das Gefäss einen halben Tag hindurch an einen Ort von
17—20° C., dann aber an einen kalten Ort von + 5 bis 15° C. In diesem
Falle würden bei Gegenwart von Rüböl und anderem fetten, nicht trocknendem
Oele schon nach 24 Stunden starre Ausscheidungen in der Oelschicht zu Tage
treten. Diese Prüfung ist unumgänglich, denn da, wo das frischgepresste

Leinöl und solches Rüböl als Genussmittel dienen, macht der Presser keinen Unterschied und mischt das eine Oel dem anderen zu.

Das Leinöl wird, ausser zur Bereitung des Schwefelbalsams, nur als Zusatz zu eröffnenden Klystiren oder zur Mischung des bei Verbrennungen heilsamen Kalkliniments (*Oleum Lini* und *Aqua Calcariae* ana) verwendet. Geruch und Geschmack, welcher letztere mildölig und angenehm ist, lassen die Güte des Oeles erkennen. Altes und ranzig gewordenes Leinöl ist ein vortreffliches Material für Leinölfirniss.

Oleum Macidis.

Macisöl; Muskatblüthenöl. Aetheroleum Macĭdis. *Huile de macis. Oil of mace.*

Das flüchtige Oel, aus den Samenmänteln der *Myristica fragrans* entnommen. Es ist farblos oder blassgelblich und von Macisgeruch.

Myristica fragrans HOUTTUYN. Muscatbaum.
Synon. *Myristica moschata* THUNBERG.
Fam. **Myristiceae.** Sexualsyst. **Dioecia Monadelphia.**

Herkommen. Macisöl wird in Ostindien und auf den Molukken, den Heimathsländern des Muskatbaumes, *Myristica fragrans*, aus den frischen Muskatblüthen (vergl. unter *Sem. Myristicae*) und anderen Theilen des Baumes durch Destillation dargestellt und in den Handel gebracht. Das Oel, welches wir aus den trocknen Muskatblüthen gewinnen, hat einen etwas weniger angenehmen Geruch. Die Muskatblüthen des Handels geben 4—8 Proc. Oel.

Der Muskatbaum ist auf den Molukken einheimisch und wird daselbst, so wie in Ostindien und Südamerika, in mehreren Spielarten cultivirt. Die Frucht ist eine einsamige Beere. Der Samen *(Nux moschata)* ist mit einer steinschalenartigen Testa versehen und darüber von einem Samenmantel, *arillus*, umgeben, welcher als eine Fortsetzung des Nabelstranges unten mit dem Samen zusammenhängt. Diese Samenmäntel kommen als Muskatblüthe in den Handel. Sie bestehen aus etwas fleischigen, später fast lederartigen, bis zu 4 cm langen, in ungleich lange, linienförmige, an der Spitze gezähnelte Lappen zerschlitzten Häutchen. Frisch sind diese purpurroth, getrocknet zimmtfarben, mehr oder weniger ins Gelbe fallend, matt oder schwach fettglänzend, brüchig. Sie bestehen aus einem kleinzelligen, von Gefässbündeln durchzogenen Parenchym mit zahlreichen Oeldrüsen. Geschmack und Geruch ist feiner als bei den Samen, den sogenannten Muskatnüssen, daher ist auch das ätherische Oel aus den Samenmänteln feiner an Geruch und Geschmack als das ätherische Oel aus den Samen und anderen Theilen des Muskatnussbaumes. Zur Darstellung des Oeles durch Destillation mit Wasser eignet sich nur die sogenannte blanke Waare, nicht die schlechtere braune und kurze Macis.

Eigenschaften. Macisöl ist von strohgelber oder gelblicher, später gelbröthlicher Farbe, klar, wenig dünnflüssig, von starkem angenehmem Macisgeruche und einem anfangs milden, hintennach scharfen aromatischen Geschmacke. Spec. Gewicht 0,870—0,920. Es ist mit absolutem Weingeist in jedem Verhältnisse klar mischbar, jedoch erst in 5—6 Vol. 90-proc. Weingeist löslich. Mit Aether, Chloroform, Amylalkohol, Petrolbenzin, Benzol giebt es klare

Mischungen. Gegen Rosalin (Fuchsin) verhält sich das Macisöl indifferent. Mit Jod im Contact findet Verpuffung unter Ausstossung von Dämpfen statt.

Es besteht aus zwei Oelen, einem leichteren sauerstofffreien (von SCHACHT und KOLLER Macén, $C_{10}H_{16}$, genannt) und einem sauerstoffhaltigen, welches letztere dickflüssig und schwerer als Wasser ist. Zuweilen setzt Macisöl in der Kälte ein Stearopten in Krystallen ab. Dem flüchtigen Oele der Muskatnüsse scheint es ähnlich zu sein. Mit Jod verpufft es. In der HAGER'schen Schwefelsäure-Weingeistprobe (S. 366) entwickelt es bei Mischung mit der Säure Dämpfe, und die trübe dunkelrothe Mischung ist nach dem Weingeistzusatze röthlichbraun, etwas dunkel und trübe, beim Kochen meist dunkler braun mit einem Stich in Lila, zuweilen blassröthlich, aber stets trübe.

Aufbewahrung. Wie S. 367 angegeben ist.

Prüfung. 1) Das Macisöl hat meist die Schwere des verdünnten Weingeistes. Einige (2—3) Tropfen auf eine 2 cm hohe Schicht dieses Weingeistes aufgetropft, bleiben entweder am Niveau oder sinken langsam unter, oder sanft agitirt steigen die gebildeten Kügelchen langsam aufwärts oder sinken langsam zu Boden. — 2) Mit einem gleichen oder bis zweifachen Vol. absolutem Weingeist giebt das Oel klare Mischungen. — 3) Mit dem 5—6-fachen Vol. des 90-proc. Weingeistes muss klare Lösung resultiren, nicht aber mit dem 2—4-fachen Vol. — 4) 0,5 ccm des Oeles mit einem Körnchen Rosalin versetzt und agitirt bleiben ungefärbt (Weingeist). — 5) Mit Schwefelkohlenstoff und Petrolbenzin muss das Oel klare Mischungen ergeben. Als Verfälschungsmittel des Macisöles wird die mit absolutem Weingeist bereitete Tinctur aus den Muscatnüssen angegeben.

Anwendung. Macisöl ist ein Aromaticum und Stimulans, auch Geschmackscorrigens. Man giebt es in Verdünnung oder als Elaeosaccharum zu 1—2—3 Tropfen, auch dient es mit Baumwolle in den hohlen Zahn gebracht als Mittel gegen Schmerz cariöser Zähne. Das DURANDE'sche Mittel gegen Gallensteine ist ein Gemisch aus 2,0 *Ol. Macidis* und 25,0 *Spirit. aether.* 2-stündlich 10—12 Tropfen.

Oleum Menthae piperitae.

Pfefferminzöl. Aetheroleum Menthae piperītae. *Huile de menthe poivrée. Peppermint-oil.*

Das flüchtige Oel, bereitet aus den Blättern und blühenden Trieben *(germina)* der *Mentha piperita*, von 0,90—0,91 spec. Gew. Mit Weingeist oder verdünntem Weingeist lässt es sich mischen. 0,2 g gepulverten Jods mit dem Oele befeuchtet dürfen sich nicht erwärmen. In einer Retorte bis zum Aufkochen erhitzt darf kein Weingeist überdestilliren.

Im Handel unterscheidet man ein Deutsches, Englisches und Amerikanisches Pfefferminzöl. Auch aus Japan und China hat man in letzterer Zeit Pfefferminzöl in den Handel gebracht. Von diesen ist das Englische das geschätzteste und beste. Diese Sorte wird als *Cambridge-* und *Mitcham-*Sorte (spr. kehmbriddsch- und mittschem-Sorte) unterschieden, wovon letztere als einfach, bisrectificirt und extrafein angeboten wird. Die extrafeine Sorte ist die beste und theuerste Waare. Das Amerikanische Oel ist meist eine schlechte und verwerfliche Sorte, mehr oder weniger mit Sassafrasöl, Eukalyptusöl etc. vermischt. In Hamburg wird es in grossen Mengen durch Rectification gereinigt. Das Deutsche Oel steht zuweilen dem Englischen an Feinheit des Geruchs und Geschmacks nicht nach. Dr. CARL BECK zu Nürtingen a. Neckar, dann Dr. G. RIEDER zu Rosenheim in Oberbayern stellen Deutsches Pfefferminzöl dar und liegen mir Proben dieser Firmen vor, welchen man nur Lob ertheilen muss, welche auch den Anforderungen der Ph. entsprechen. In neuerer Zeit ist ein Englisches Pfefferminzöl, *Ol. Menth. pip. Hotchkiss*, mit billigerem Preise als das Deutsche in den Handel gekommen, doch dürfte das Deutsche dem Englischen vorzuziehen sein. Dann hat auch die Firma HEINR. HAENSEL ein concentrirtes (patentirtes) Pfefferminzöl auf den Markt gebracht, welches unstreitig bezüglich des Geschmackes alle übrigen Sorten Pfefferminzöl überragt. Das krystallisirte Japanische Pfefferminzöl bildet farblose Krystalle und dient mit etwas Vaseline und Paraffin zusammengeschmolzen als Material zu den Migränestiften.

Darstellung. Man bereitet das Pfefferminzöl am vortheilhaftesten aus der frischen, in die Blüthe schiessenden Pflanze. Altes einjähriges Kraut giebt eine geringere Ausbeute (1,0—1,3 Proc.). Je älter das Kraut ist, um so dunkler und brauner fällt das Oel aus. Das frische Oel enthält viel Schleim und ist, auf gewöhnliche Destillationsweise gewonnen, gefärbt. Aus diesem Grunde schrieb die *Ph. Borussica* vor, es nochmals durch Dampfdestillation zu rectificiren.

Eigenschaften. Reines und gutes Pfefferminzöl ist neutral, dünnflüssig, wasserhell, blassgelb, bisweilen grünlich irisirend, von reinem durchdringendem Pfefferminzgeruche und ähnlichem, brennendem, bitter-kampferartigem, auf der Zunge das Gefühl von Kälte hinterlassendem Geschmacke. Das Oel aus den Blättern ist feiner an Geruch und Geschmack als das aus dem ganzen Kraute. Es besteht aus einem Elaeopten und Stearopten. Letzteres (Menthol, $C_{10}H_{18}$, H_2O) giebt, über wasserfreie Phosphorsäure destillirt, einen Kohlenwasserstoff (Menthén, $C_{10}H_{18}$). Das Pfefferminzöl reagirt, wenn es alt ist, sauer und ist dicklich. Mit Jod bei mittlerer Temperatur und zu kleinen Mengen in Contact kommend verpufft es nicht. Spec. Gewicht 0,900—0,920. Siedepunkt 190—200°.

Mit einem gleichen und mehrfachen Vol. 90-proc. Weingeist erfolgen klare Mischungen. — Die feinen Oele, wie Mitcham-Sorte, geben mit dem 4—5-fachen Vol. verdünntem Weingeist (0,895 spec. Gew.) klare Mischungen, die Hotchkiss-Sorte und die Deutsche Waare erfordern hierzu das 12—15-fache Volumen. — Mit Schwefelkohlenstoff giebt es in jedem Verhältnisse stark weisstrübe Mischung. — Pfefferminzöl giebt mit einem gleichen Vol. Petrolbenzin eine sehr trübe, mit 9—10 Vol. eine ziemlich klare oder kaum trübe Mischung. — Mit Steinkohlenbenzin erfolgen ebenfalls trübe Mischungen. — Mit Chloroform erfolgen klare Mischungen, nur eine verdächtige Mitchamsorte gab mit 1 Vol. Chloroform eine trübe, mit 2 und mehr Vol. aber klare Mischungen. — Aether und Amylalkohol ergeben in allen Verhältnissen klare Mischungen.

Mit dem 3-fachen Vol. rauchender Salpetersäure (circa 5 Tropfen Oel und 20 Tropfen Säure) färbt sich das Oel ohne merkliche Reaction röthlichbraun und ohne im Laufe einer Stunde zu erstarren. Nach Zusatz von circa 3 Vol. Weingeist entsteht eine braunrothe Lösung. — Jod wird nur gelöst, verhält sich also indifferent, selbst bei gelinder Erwärmung, wobei das Oel die Farbe der Jodtinctur annimmt. — Rosalin wird in geringer Menge vom Oele gelöst. — Chloralhydrat wird in der Wärme gelöst und ist dasselbe sauer oder das Oel enthält eine Spur Säure, so tritt Rosafärbung ein.

Mitcham- und Hotchkiss - Oel lösten das reine Chloralhydrat völlig farblos, deutsches Oel löste es, sich rosafärbend. — Gegen Argentinitrat in ammoniakalischer Lösung verhält sich das Oel selbst in der Wärme indifferent. — Eine Mischung aus 1 Th. des Oeles mit 20 Th. krystall. Essigsäure ergiebt ein Gemisch, welches im durchfallenden Lichte bläulich, im auffallenden Lichte röthlich erscheint (ROUCHER). Diese Färbung tritt um so schneller und stärker ein, je älter das Oel ist (HAGER).

Aufbewahrung. Nach den S. 367 angegebenen Vorsichtsregeln.

Prüfung. Als Verfälschungsmittel werden angeführt: Weingeist, Sassafrasöl, Copaivaöl, Oele der Pinien, Terpentinöl, Senföl, Ingweröl, fette Oele, Ricinusöl. Die Prüfung des Pfefferminzöls stützt sich zunächst auf Geruch und Geschmack.

1) Behufs Bestimmung der Eigenschwere mischt man 10 ccm 90 - proc. Weingeist mit 5 ccm Wasser und giebt einen Tropfen auf circa 8 ccm der Mischung in einem engen Reagircylinder. Der Tropfen muss langsam untersinken oder in die Flüssigkeit hineinfallend an das Niveau nur langsam aufsteigen. — 2) Mischung mit einem gleichen Vol. 90 - proc. Weingeist. Sie muss klar sein. — 3) Mischung mit 5 Vol. verdünntem Weingeist (feinste Mitcham-Sorte). Wenn nicht klare Mischung erfolgt, so setze man nach und nach von dem Weingeiste hinzu, bis nach dem Schütteln ziemlich klare Lösung erfolgt. Das Oel ist um so besser, je weniger von dem verd. Weingeiste zur Lösung erforderlich ist. Deutsches und Englisches Oel erfordern 12—15 Vol. — 4) Mischung mit einem gleichen Vol. Schwefelkohlenstoff. Diese muss milchig trübe sein (eine klare deutet auf fettes Oel). Dann setzt man noch 3 Vol CS_2 hinzu und auch diese Mischung muss trübe ausfallen. — 5) Mit einem gleichen Vol. Petrolbenzin resultirt trübe, mit 9—10 Vol. eine fast klare oder wenig trübe Mischung. Erfolgt im ersten Falle eine klare Mischung, so liegt auch eine Verfälschung vor. Steinkohlenbenzin verhält sich ähnlich. — 6) Auf einige Plättchen Jod giebt man 6—10 Tropfen des Oeles. Es darf nicht die geringste Reaction eintreten (fremde Oele, besonders Pinienöle). — 7) Zur Prüfung auf die Gegenwart von Copaivaöl werden 5 Tropfen des Oeles mit circa 15—20 Tropfen rauchender Salpetersäure versetzt, agitirt (man vergl. oben) und 1—2 Stunden beiseite gestellt. Nach dieser Zeit muss der ölige Theil weder partiell noch ganz erstarrt sein, er muss vielmehr seine flüssige Form zeigen (ST. MARTIN). — 8) Zur Prüfung auf Spuren Senföl giebt man in einen weiten Reagircylinder 10 Tropfen des Oels, dazu 3—4 ccm absolut. Weingeist, 2—3 Tropfen Silbernitratlösung und 12—15 Tropfen Aetzammon. Die Mischung ist klar und farblos und bleibt es auch beim Erhitzen bis zum Aufkochen. Ist Senföl gegenwärtig, so tritt beim Erhitzen Trübung und Schwärzung in Folge gebildeten Schwefelsilbers ein. Nach dem Aufkochen stellt man 2—3 Stunden beiseite. Wäre dann eine graue Trübung (eine Reduction) eingetreten, so liegt eine Verfälschung mit fremdem flüchtigem Oele vor. — 9) Man streicht einen Tropfen des Oeles auf einem Objectglase etwas aus einander und legt an einen heissen Ort (50—100 ° C.). Reines Oel verdampft vollständig und ein etwaiger harziger Rückstand bildet dann nur einen trocknen dampfartigen Anflug, während fettes Oel in schmieriger Form zurückbleibt. — 10) Auf eine kleine Wassersäule in einem Reagircylinder giebt man ein Paar Tropfen Oel und agitirt wiederholt sanft. Die sich bildenden Oelkügelchen bleiben stundenlang klar, bei Gegenwart von mehr denn $1/_2$ Proc. Weingeist aber im Verlaufe von 10 Minuten mehr oder weniger weisslich trübe. In diesem Zustande

verbleiben die Tröpfchen $^1/_2$ Stunde hindurch und werden dann (nach Abgabe des Weingeistes an das Wasser) wiederum klar. — Wendet man Rosalin an, so löst sich dieses nur langsam und färbt schwach roth, bei Gegenwart von Weingeist erfolgt schnelle und starke Rothfärbung.

Das Amerikanische Oel hat gewöhnlich ein weit geringeres specifisches Gewicht (0,850—0,865), fulminirt meist mit Jod und erfordert oft 2 und mehr Theile 90-proc. Weingeist zur Lösung. Eukalyptusöl wird erst durch 15—20 Th. 90-proc. Weingeist gelöst. Sassafrassöl (von 1,06—1,09 spec. Gew.) macht das Pfefferminzöl specifisch schwerer und ist auch leicht durch die HAGER'sche Schwefelsäure-Weingeistprobe (S. 366) nachzuweisen. Sassafrasöl mischt sich mit der Schwefelsäure unter Erhitzung, aber ohne Dämpfe zu entwickeln. Diese Mischung ist schwarzroth, nach dem Vermischen mit Weingeist ist sie dunkel kirschroth, bei starker Verdünnung klar und dunkelroth. Dagegen zeigen die verschiedenen Arten Pfefferminzöl ein entschieden anderes Verhalten. Die Mischung mit Schwefelsäure ist gelblichroth, nach dem Verdünnen mit Weingeist mehr oder weniger trübe, blassgelblich roth oder himbeerroth, nach dem Aufkochen klarer werdend und lichthimbeer- bis johannisbeerroth. Sind dem Pfefferminzöl circa 2 Proc. Sassafrasöl beigemischt, so ist die weingeistige Verdünnung, besonders nach dem Aufkochen, dunkelroth.

Die Rothfärbung des Pfefferminzöls in Folge des Contacts mit Chloralhydrat ist eine irrthümliche Angabe, denn reines Mitchamöl verhält sich gegen reines Chloralhydrat indifferent nnd löst dasselbe farblos. Nur bei unreiner Waare oder unter besonderen, wenig gekannten Verhältnissen erfolgt eine rosenrothe Färbung.

Während das Amerikanische Oel mit Weingeist, Ricinusöl, Sassafrasöl und Krauseminzöl verfälscht vorgekommen ist, fand ich ein Hotchkissöl mit 25 Proc. Santelholzöle versetzt, welches beim Verdampfen auf einem Objectglase wie fettes Oel zurückblieb. Das Krauseminzöl giebt mit einem gleichen Vol. 90-proc. Weingeist ein trübe, mit Schwefelkohlenstoff und Petrolbenzin klare Mischungen. Das damit versetzte Pfefferminzöl würde im ersten Falle eine etwas trübe bis klare, in den beiden letzten Fällen klare oder fast klare Mischungen ergeben, würde auch im Contact mit Jod entweder eine erkennbare Erwärmung oder etwas Dampf entwickeln.

In Betreff der Prüfung auf eine Verfälschung mit Weingeist (sub 10) mit Fuchsin oder Rosalin ist zu beachten, dass hier nur eine schnelle Lösung und starke Dunkelfärbung ein Beweis der Gegenwart von Weingeist ist. Hier empfiehlt sich die Prüfungsmethode mit Tannin, indem man zu 1 ccm Oel 0,05—0,07 g Tannin setzt und öfters agitirt. Da es eine bekannte Erfahrung ist, dass sich das Pfefferminzöl bei einem Weingeistgehalt von 0,5 Proc. besser und weit längere Zeit conservirt, dieser Weingeistzusatz also häufig gemacht wird, so sollte bei Anwendung der Tanninprobe nur dann eine Verfälschung mit Weingeist angenommen werden, wenn das Tannin nach wiederholter Agitation innerhalb $^1/_2$ Stunde eine schmierige oder flüssige Consistenz angenommen hat.

Anwendung. Pfefferminzöl ist ein kräftiges Stimulans, Stomachicum, Carminativum und Cordialmittel innerlich zu 0,05—0,1—0,15 g (1—2—4 Tropfen) in Verdünnung mit Weingeist oder mit Zucker verrieben oder in der Form der Rotulen, welche von BURK in Stuttgart in eminent guter Qualität als „Kaiserpastillen mit Pfefferminz" in den Handel kommen. Bei Cholera lässt RÉCAMIER alle 5 Minuten 2 Tropfen Oel mit Weingeist oder Zucker verdünnt nehmen. Mitunter dient das Oel auch als Geschmackscorrigens. Aeusserlich dient es als Mittel gegen Migräne (Stirn oder Schläfe damit bestrichen), Neuralgien, Schmerzen, auch bei Zahnschmerz.

Kritik. Wiederholt erkannten wir den Autor des Lateinischen Textes der Ph. als einen Mann, dem die Pharmacie, Botanik, Physik *terrae incognitae* waren, die Correctoren mussten aber als der Wissenschaft gewachsene Männer verbessernd eintreten und alle falschen Auffassungen und Zweideutigkeiten beseitigen, um dem Anfänger in der Pharmacie und Medicin die Gelegenheit zu einer nichts weniger denn angenehmen Kritik zu entziehen. Dass ferner die dichterischen Auffassungen z. B. eines VIRGIL's nicht für die pharmaceutische Prosa passende sind, musste man ebenfalls wissen. Wie konnte man mit *germen*, worunter der alte Römer und alle Botaniker den Keim (oder *gemma, oculus, embryo, ovarium* der alten und neueren Botaniker) verstanden und womit nur die dichterische Freiheit Jungsprossendes auffasste, die jungen, in Blüthen treibende Zweige bezeichnen? wo *surculus* das besagte, was man hat sagen wollen — oder wäre *e surculis florentibus* unlateinisch gewesen? Gebraucht doch auch Virgil *surculus*, um den jungen Pflanzenzweig zu bezeichnen.

Um den Weingeist im Oele nachzuweisen, musste die Wärme des Wasserbades als Grenze der Destillationswärme bestimmt werden. Die Siedetemperatur des Oeles, eine Hitze bis zu 200—250⁰ C., ist hierzu nicht erforderlich.

Oleum Nucistae.

Muskatbalsam; Muskatnussöl; Muskatbutter. Balsamum Nucistae; Oleum Nucistae expressum; Oleum Myristĭcae; Butȳrum Nucistae. *Huile (beurre) de muscade.   Oil of nutmegs.*

Aus den Samenkernen *(e nucleis seminum)* der *Myristica fragrans* bereitet. Eine rothbraune, stellenweise weisse, aus Fettsubstanz, flüchtigem Oele und einem Farbstoffe zusammengesetzte Mischung, von dem gewürzhaften Geruche und Geschmacke der Muskatsamen. Sie schmilzt bei einer Wärme von fast 45⁰ C. zu einer braunrothen, nicht völlig klaren Flüssigkeit. Das mit dem 10-fachen Gewichte Weingeist erwärmte Muskatöl ergiebt eine klare, blassgelbliche Lösung, welche nach dem Erkalten filtrirt auf Zusatz von Aetzammonflüssigkeit nur eine wenig bräunliche, aber nicht rothe Farbe annehmen darf; auf Zusatz von Ferrichlorid darf sie nur eine schmutzig braune Farbe annehmen.

Handelswaare. Das Muskatnussöl wird in Ostindien, dem Vaterlande des Muskatnussbaumes, aus den Muskatnüssen (siehe unter *Semen Myristicae*) durch Erwärmen und Pressen abgesondert und in länglichen, viereckigen, armdicken oder tafelförmigen Stücken, gewöhnlich mit breiten Blättern (des Pisangs) oder Bast umwickelt als *Oleum Nucistae Javanicum* nach Europa gebracht. Neben dieser ausländischen Waare existirt auch eine inländische, in Europäischen Laboratorien durch Pressung oder durch Extraction mit absolutem Weingeist aus den Muskatnüssen hergestellt, *Ol. Nucist. Germanicum.* Letztere ist eine billigere und reinere Waare, während die erstere eine Colatur erfordert, um es als Einreibesubstanz verwenden zu können. Zur Darstellung im pharmaceutischen Laboratorium werden Muskatnüsse in ein grobes Pulver verwandelt und, bis auf 50 — 60⁰ erwärmt, ausgepresst. Der Presskuchen wird zerstossen und nochmals gepresst. Die Ausbeute beträgt mindestens 25 Proc., bei Verwendung einer guten Presse und guter Muskatnüsse selbst 30 bis 35 Proc. von dem Gewicht der Muskatnüsse. Der Presskuchen aus erster Pressung wird auch gepulvert und mit einem Gemisch aus gleichen Theilen absolutem Weingeist und Aether bei 25⁰ C. extrahirt. Dieses Oel wird dem Oele aus der ersten Pressung zugemischt. Das selbstbereitete Oel hat den kleinen Fehler, von mehr gelblicher als orangegelber Farbe zu sein, ist auch oft von etwas geringerer Fettigkeit. Es ist nicht unwahrscheinlich, dass man im Vaterlande des Muskatnussbaumes beim Auspressen der Früchte irgend einen Zusatz eines anderen weicheren Fettes macht.

Vor einem Decennium sind auch die Samen von *Myristica fatŭa*, *Myristica Otŏba* etc. als sehr billige Waare in den Handel gekommen und man stellt daraus das Oel entweder durch Pressen der gepulverten und mit Wasser angefeuchteten Samen oder durch Extraction mit Schwefelkohlenstoff und

Aether dar. Dieses Oel hat jedoch nicht den feineren aromatischen Geruch des officinellen.

Ferner kommt zuweilen ein saures Muskatnussöl in den Handel, welches die auffallende Eigenthümlichkeit hat, in der Mischung des *Ceratum Myristicae* Krystallgruppen auszuscheiden, so dass das erstarrte Cerat eine unebene, hier und da grubig vertiefte und höckerig erhabene Oberfläche aufweist. Dieses Oel braust geschmolzen mit warmer Natriumcarbonatlösung gemischt auf, einen Schaum bildend. Ob etwa ein Gemisch aus Oelsäure und Stearinsäure hinzugemischt ist, konnte durch Analyse nicht erkannt werden.

Eigenschaften. Das officinelle Muskatnussöl ist von der Consistenz des Talges, aber zerbrechlicher, mürber und krümliger, von röthlich-gelber oder gelblich-braunrother Farbe, meist weisslich und röthlich marmorirt, beim Anfühlen fettig, leichter als Wasser, in Papier gehüllt und angezündet, hell, fast ohne Rauch und mit kaum russender Flamme brennend, beim Auslöschen keinen unangenehmen Geruch nach Talg von sich gebend. Der Geschmack ist gewürzhaft fettartig und dem der Muskatnüsse ähnlich. Ebenso der Geruch. Geschmolzen und in eine flache Schale ausgegossen, erstarrt es unter Bildung von Rosetten, welche nach dem Erkalten unter und über das Niveau hinausragen und die Fläche als einen Complex von Berg und Thal erscheinen lassen. Mit Weingeist lässt es sich unter Drücken mit einem Pistill leicht zerreiben und zertheilen. Es ist ein Gemenge aus 40—50 Proc. eines starren, weissen, mehlartig und sich wenig fettig anfühlenden Fettstoffes (Myristin, Myristinsäure-Glycerinester), fast ebensoviel eines gefärbten, theils butterweichen, theils flüssigen Fettes (Glycerinestern der Oelsäure und Palmitinsäure) und aus 6 bis 8 Proc. eines flüchtigen aromatischen Oeles, nebst einigen Schmutztheilen. Spec. Gew. ca. 0,995. Schmelzpunkt 44—46° C. Erstarrungspunkt 32—33°.

Bei einer Wärme von 30—40° C. giebt das Oel mit einem gleichen Volumen absolutem Weingeist, Benzol, Chloroform, Aether, Amylalkohol und Schwefelkohlenstoff fast klare Mischungen, von welchen die mit Chloroform und Schwefelkohlenstoff bei 16—18° C. flüssig sind. Mit Petrolbenzin giebt es eine milchigtrübe Mischung.

Das saure, nicht officinelle Muskatöl kommt in pomeranzengelben, weiss marmorirten, parallelepipedischen Blöcken in den Handel. Es ist sehr fettig anzufühlen. Der Geschmack ist brennend gewürzhaft, der Geruch muskatnussartig. Die Lösung in Weingeist verhält sich ebenso, wie die eines guten Muskatnussöls. Wird eine Portion des Oels im Wasserbade geschmolzen und man setzt gepulvertes Natriumbicarbonat hinzu, so entsteht ein starkes Aufschäumen. Diese Probe genügt, dieses Oel von dem guten und officinellen zu unterscheiden, denn dieses schäumt unter gleichen Verhältnissen nicht. HAGER fand in dem sauren Oele in Proc. nur 30 Myristin, 30 butterartiges Fett, 26 eigenthümliche Fettsäure, 4,5 dunkelorangefarbene Harzsäure, 3,8 flüchtiges Oel, 5,7 Feuchtigkeit nebst Verlust.

Prüfung. Zu den Verfälschungen der Muskatbutter gehören besonders Talgarten, Färbung mit Curcuma, Santelholz etc., ferner der schwachriechende Rückstand aus der Bereitung des flüchtigen Muskatnussöls. Die oben angegebenen Eigenschaften und das Verhalten des guten Oels sind genügende Anhaltpunkte, um etwaige grobe Verfälschungen zu entdecken.

1) Das geschmolzene Oel mit einem bis 1½ Vol. Schwefelkohlenstoff oder Chloroform gemischt ergiebt eine ziemlich klare Mischung, welche mehrere Stunden an einem Orte von 16—18° C. flüssig und klar bleibt. Wären fremde Fette reichlich vertreten, so dürfte die Flüssigkeit mehr

oder weniger durch Ausscheidungen gestört sein. — 2) Mit einem gleichen Vol. Petrolbenzin muss eine trübe Mischung erfolgen, was nicht immer der Fall ist, wenn fremde Fette vorliegen. — 3) Mit einem gleichen Vol. absol. Weingeist (in 0,9—1,0 cm weitem Reagircylinder) muss ebenfalls eine bei 40° C. ziemlich kare oder unbedeutend trübe Mischung erfolgen. Dann setzt man noch 5—6 Vol. absol. Weingeist hinzu, erwärmt unter Schütteln bis zur Lösung, welche, wäre sie trübe, auf fremdes Fett deutet. Diese Lösung stellt man in kaltes Wasser. Nach völligem Erkalten haben sich die krystallinischen Körnchen abgesondert und die Oberfläche deckt eine verhältnissmässig kleine flüssige Weingeistschicht. Wäre diese nicht flüssig, sondern starr, die ausgeschiedenen Körnchen weniger in die Augen fallend, so liegt auch Talg oder fremdes Fett vor. — 4) In einen Reagircylinder gebe man 0,5 g des Oeles, versetze es nach dem Schmelzen mit 6 ccm 90-proc. und 3 ccm absolutem Weingeist, erwärme, schüttele kräftig durch einander und erhitze, so dass der untere Theil der Flüssigkeitssäule in wallende Bewegung geräth. Es kann hierbei die Flüssigkeit trübe sein, aber am Grunde dürfen sich keine Fettstriemen und Fettkügelchen anzusammeln streben, was geschieht, wenn fremde Fettsubstanzen (Wachs, Talg, Vaseline etc.) vorliegen. — 5) 3—4 ccm des aus der Probe 3 oder 4 nach dem Erkalten abgegossenen Weingeistes mit einigen Tropfen Silberlösung versetzt, aufgekocht und digerirt dürfen im Verlaufe einer Stunde keine Metallabscheidung herbeiführen, auch nicht nach Zusatz von Aetzammon und nochmaligem Aufkochen (fremde Farbstoffe, Rüböl). — 6) Von der Chloroformlösung werden einige Tropfen mit dem 4-fachen Vol. Chloroform verdünnt und davon ein Paar Tropfen auf ein Objectglas gegeben und auseinandergestrichen. In Zeit von einer Stunde findet man eine trockne (nicht fettig erscheinende) Schicht, welche bei 100-facher Vergrösserung durch und durch aus Krystallen zusammengesetzt erscheint. — 7) Von dem sub 4 in kleiner Menge abgesonderten Weingeist versetzt man 1—2 ccm mit etwas Aetzammon, wodurch nur eine Bräunung, keine Röthung (Curcuma) eintreten darf. 1—2 ccm derselben weingeistigen Lösung versetzt man mit 1 Tropfen Ferrichloridlösung. Auch hier darf nur eine schmutzig erscheinende Bräunung, aber keine rothviolette, blauviolette oder schwärzliche Färbung eintreten, welche auf fremde Farbstoffe deutet. — 8) Dem übrigen Theile der Mischung aus Fett und Weingeist setzt man etwas gepulvertes Natriumbicarbonat hinzu und erwärmt. Ein Aufbrausen darf nicht erfolgen (Oelsäure, Stearinsäure, saures Muskatnussöl).

Schweinefett, Rindermark, Talg, Vaseline etc. können leicht gefunden werden, wenn man 1 Th. des Oels mit circa 50 Th. kaltem 90-proc. Weingeist zerreibt, schüttelt, durch ein Filter giesst, das auf dem Filter verbleibende Myristin mit Weingeist nachwäscht und unter Drücken zwischen Fliesspapier und Liegen an der Luft abtrocknet. Bei Gegenwart von jenen Fetten würden Filter und das Papier, worin man gepresst hat, Fettflecke zeigen, das Myristin würde sich auch nicht pulvrig, sondern fettig und schmierig anfühlen. Ein damit getränkter Baumwollendocht würde angebrannt beim Auslöschen den bekannten stinkenden Geruch ausgeblasener Talgflammen erkennen lassen, wenn Talg als Verfälschungsmaterial vorläge.

Anwendung. Vor vier Decennien verstand man unter dem Namen „Muskatbalsam" das Muskatnussöl und wurde dieses auch im Handverkauf abgegeben. Da es sich wegen seiner krümligen Beschaffenheit nicht gut als Einreibung eignete, gaben mehrere Pharmakopöen die Vorschrift zu einem *Ceratum Myristicae*, welchem der eigentlich dem *Oleum Myristicae* angehörende Name *Balsămum Nucistae* als Synonym beigegeben wurde. Wo im Handverkauf das Publikum an dieses *Ceratum* (nach Vorschrift der Ph. Germ. ed. I bereitet) gewöhnt ist, wird man es auch wohl noch weiterhin vorräthig halten, in der Receptur aber niemals anwenden. Da das Muskatöl des Handels häufig sehr unrein ist, besonders das Javanische, so hätte die Ph. ein colirtes *(Oleum Nucistae colatum)* zu halten anordnen sollen.

Das Muskatnussöl ist ein aromatisches Excitans, Stimulans, Nervinum. Es wird kaum innerlich in Emulsionen, gewöhnlich äusserlich für sich oder in Mischungen angewendet. In salbenförmigen Mischungen gegen Scabies hat sich dieses Oel gut bewährt. Gemeiniglich dient es geschmolzen zum Einreiben bei Herzgespann der Kinder. Es bildet auch einen Bestandtheil des KLAPPERBEIN'schen Magenpflasters.

Kritik. Obgleich die Ph. eine künstliche Composition nicht als *Ol. Nucistae* anerkennen würde, so giebt sie trotzdem an, dass dieses Oel zusammengesetzt wird (*mixtio e substantia unguinosa, oleo aethereo, pigmento composita*). Diese Ausdrucksweise würde der Künstler, welcher das Muskatnussöl künstlich fabricirt, zur Rechtfertigung seiner Handlung verwenden können.

Oleum Olivarum.

(Bestes) Olivenöl; Provenceröl. Olĕum Olivārum optĭmum; Oleum Olīvae Provinciale; Oleum Provinciāle. *Huile d'olives.* *Olive-oil;* *Oil of olive; Sweet-oil; Virgin-oil.*

Das aus dem Fruchtfleische der *Olea Europaea* kalt ausgepresste Oel, von gelber, oft fast grünlicher Farbe, schwachem eigenthümlichem Geruche, angenehmem Geschmacke und einem spec. Gewicht von 0,915 bis 0,918. Olivenöl beginnt bei einer Wärme von ungefähr 10^0 C. durch krystallinische Absätze getrübt zu werden, bei 0^0 *(calore 0^0)* verdickt es sich zu einer salbenartigen Masse. 5g des Oeles mit 15 Tropfen Salpetersäure von 1,38 spec. Gewicht kräftig unter Zusammenschütteln gemischt, darf weder die Säure, noch die über der Säure stehende Masse eine rothe Farbe annehmen. 15 Th. des Olivenöles mit einem Gemisch aus 2 Th. Wasser und 3 Th. rauchender Salpetersäure kräftig durchschüttelt, müssen eine weissliche, aber nicht rothe oder braune Mischung ausgeben, welche nach Verlauf von 1—2 Stunden sich in eine starre Masse und eine kaum gefärbte Flüssigkeit scheidet.

Oleum Olivarum commune.

Baumöl; grünes Olivenöl; Gallipoliöl. Oleum Olīvae virĭde s. commūne. *Huile verte d'olives.* *Green olive-oil.*

Die geringeren aus dem Fruchtfleische der *Olea Europaea* bereiteten Sorten des fetten Oeles *(notae deteriores olei pinguis ex sarcocarpio etc. paratae)*, von gelbbräunlicher oder grünlicher Farbe, durch krystallinische Absätze wird es trübe oder breiförmig, in der Kälte ziemlich starr, von nicht sehr angenehmem Geruche und Geschmacke. 15 Th. des Oeles, mit einem Gemisch aus 2 Th. Wasser und 3 Th. rauchender Salpetersäure heftig durchschüttelt, müssen im Verlaufe von höchstens 2 Stunden zu einer weissen Masse erstarren. 5g des Oeles in einer kleinen Retorte mit 2 Tropfen Schwefelsäure kräftig zusammengeschüttelt müssen eine grünliche Mischung ergeben, welche beim Einsetzen des Retortchens in kochendes Wasser nicht schwarz werden darf.

Olea Europaea LINN. Oelbaum, Olivenbaum.
a. silvestris (Oleaster). Wilder Oelbaum. *b. sativa.* Zahmer Oelbaum.
Fam. **Oleïnae.** Sexualsyst. **Diandria Monogynia.**

Herkommen. Der ursprünglich in Asien einheimische Oelbaum wird seit undenklichen Zeiten im südlichen Europa und nördlichen Afrika cultivirt. Hauptsächlicher Zweck der Cultur ist die Gewinnung des Olivenöls, welches in dem Fleische und den Samenkernen seiner taubeneigrossen, länglich-ovalen Steinfrüchte in Menge vorhanden ist. Die Oelernte währt von September bis December. 100 Gew.-Th. Früchte geben 20—30 Th. Oel aus. Während das kalt gepresste Olivenöl nur das Oel des Fruchtfleisches repräsentirt, tritt zu dem Baumöle noch das fette Oel aus dem Samen und dem Steinkerne. Das Fruchtfleisch *(mesocarpium)* enthält bis zu 55 Proc., die Samen bis zu 13 Proc. und die Steinschalen bis zu 6 Proc. Oel.

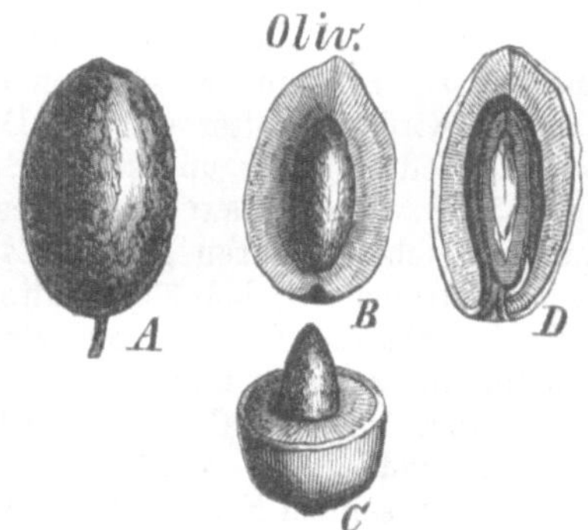

A. Olivenfrucht in natürl. Grösse; *B.* Fruchtfleisch zur Längshälfte vom Steinkern abgeschnitten; *C.* Fruchtfleisch von dem obern Theile des Steinkernes quer abgeschnitten; *D.* Verticaldurchschnitt der Olive.

Handelswaare. Im Handel giebt es hauptsächlich zwei Sorten Olivenöl, nämlich Provenceröl und Baumöl. Ersteres wird durch kalte Pressung zuerst gewonnen, letzteres durch heisse Pressung und durch Auskochen der Oliven, wesshalb es auch viel Chlorophyll enthält und eine grünliche Farbe hat.

a. Das Provenceröl (spr. provangsseröl), *Oleum Provinciale, Oleum Olivarum optimum,* ist von gelblicher oder gelber Farbe, mildem Oelgeschmacke und fast ohne Geruch. Südfrankreich liefert das beste Oel dieser Art. Man unterscheidet hiervon wieder mehrere Sorten. Als beste gilt das Oel der ersten Pressung, superfeines *(surfine)* oder Aixer Oel (ähsser Oel, *Huile fine d'Aix*). Es wird aus den mit der Hand gepflückten und von den Kernen befreiten Oliven kalt gepresst. Es hält sich am besten, jedoch erfordert es eine sorgsame Aufbewahrung. Das Oel der zweiten Pressung ist weniger angenehm an Geschmack und Geruch. Durch Mischung des Oeles der ersten mit dem Oele der zweiten Pressung erzeugt man die verschiedenen geringeren Sorten Provenzeröl.

b. Baumöl, *Oleum Olivarum viride s. commune,* durch heisse Pressung und durch Gährung der Früchte abgeschieden, ist gelb, grünlich oder bräunlich, bei mittlerer Temperatur klar, von unangenehmem ranzigem Geruch und Geschmack. Man hat verschiedene Sorten. Puglieser (spr. puljeser), Luccaöl oder Gallipöliöl ist gelb, hell und klar, Kalabreser ist grünlich etc. Das mit Terpenthinöl oder Rosmarieöl versetzte Oel, welches für technische Zwecke bestimmt ist und geringerem Eingangszolle unterliegt, ist für die Pharmacie unbrauchbar. Das weisse Baumöl *(Oleum Olivae album)* des Handels ist ein an der Sonne gebleichtes ranziges Baumöl, oft Rüböl-haltig. Dieses wird von den Soldaten zum Putzen und Einschmieren der Waffen gebraucht.

Das aus unreifen Früchten gesammelte Baumöl enthält Spuren Mannit.

Höllenöl, *huile d'enfer*, *huile d'infecte*, ist das schlechteste Baumöl und von sehr schlechtem Geruche.

Die pharm. Drogisten halten als beste Sorte *Ol. Oliv. Provinc.* ein superfeines (No. 00) und ein extrafeines (No. 0), welches letztere als officinelle Waare gilt. Vom *Ol. Oliv. commune* halten sie ein *naturale purum*, welches das officinelle Oel repräsentirt. Denaturalisirtes Provenceröl für Darstellung von Haaröl und zu technischen Zwecken kommt auch im Handel vor.

Eigenschaften. Die Olivenöle gehören zu den fetten, nicht trocknenden Oelen. Bei mittlerer Temperatur bis zu $+ 6^0$ C. herunter sind sie flüssig. Bei $+ 6^0$ und darunter setzen sie weisse oder weissliche oder gelblichweisse Massen in grosskörniger oder blättriger Form ab. Bei $+ 2^0$ und darunter erstarren sie zu einer weisslichen oder gelblichen körnigen Masse, welche um so fester wird, je kälter es ist. Die erstarrte Masse wird bei mittlerer Temperatur wieder flüssig und klar. Spec. Gew. des flüssigen Oels 0,915—0,920 bei $17,5^0$ C. Nach BRACONNOT bestehen sie aus 72 Proc. Elaïn und 28 Proc. Margarin neben Spuren gelben Farbstoffes, einer aromatischen Substanz und einer neutralen, Stickstoff enthaltenden Substanz. Nach neueren Untersuchungen besteht das Olivenöl aus circa 70 Proc. Trioleïn und circa 30 Procent Palmitin und Arachin und ferner Spuren Cholesterin ($C_{26}H_{44}O$). Eine grüne Farbe rührt nur vom Chlorophyll her. An der Luft trocknet das Olivenöl nicht ein und brennt mit heller, nicht russender Flamme. Stark geschüttelt bildet es an seinem Niveau keine Schaumschicht. Das gemeine oder grüne Olivenöl, Baumöl, enthält mehr Palmitin als das Provenceröl, giebt daher auch oft schon von $+ 10^0$ C. an nach 0^0 zu körnige Abscheidungen oder gesteht bei $+ 2^0$ zu einer starren Masse. Provenceröl enthält selten Spuren Chlorophyll und ist gewöhnlich rein gelb. Da es aus kalter Pressung hervorgeht, so ist sein Geruch und Geschmack mild und angenehm und nur schwach hervortretend. Wegen eines geringeren Palmitingehaltes beginnt es erst unter $+ 5^0$ krystallinische Palmitinkörnchen auszuscheiden, auch ist es weniger disponirt ranzig zu werden als das Baumöl. Das gemeine Olivenöl oder Baumöl wird durch heisse Pressung gewonnen, neigt daher mehr zum Ranzigwerden, ist dunkler und wegen Chlorophyllgehaltes grün an Farbe und von unangenehmem Geruche und Geschmack. Das von der Ph. aufgenommene Baumöl steht an Güte dem Provenceröle ziemlich nahe und scheint das Oel der ersten warmen Pressung zu sein. Diese Annahme folgt aus der Elaïdinprobe, welche eine weisse Elaïdinmasse liefern soll. Ein solches Baumöl ist im Handel eine Seltenheit, denn ein gutes Provenceröl giebt selbst oft eine gelblichweisse Elaïdinmasse, seltener eine rein weisse. Ein Baumöl guter Qualität giebt gewöhnlich eine gelbliche bis gelbe Elaïdinmasse aus.

Das spec. Gew. des Provenceröls ist bei 10^0 C. $= 0,9208$, bei $15^0 = 0,9177$, bei $17,5^0 = 0,9159$, bei 20^0 0,9145. Das spec. Gew. des Baumöls kann bei 15^0 C. bis auf 0,924 steigen.

Das spec. Gewicht des raff. Baumwollensamenöls oder Gossypöls ist bei 15^0 C. $= 0,925$ bis 0,927, das des Erdnussöls reiner Qualität $= 0,917$ bis 0,919, gewöhnlicher Qualität $= 0,919$ bis 0,920, das des Bucheckernöls $= 0,922$ bis 0,923, das des Rüböls oder Rübsenöls, auch des Colzaöls oder Kohlsaatöls $= 0,914$ bis 0,916.

Aufbewahrung. Das Provenceröl erfordert eine Aufbewahrung in dicht mit Kork geschlossenen und ganz gefüllten Flaschen an einem kühlen und vor Licht geschützten Orte. Bei sorgloser Aufbewahrung wird es ranzig. Man kann es vor dieser Veränderung um vieles länger bewahren, wenn man es mit 0,33 Proc. wasserfreiem Weingeist durchmischt. Beim Einfassen ist Rücksicht darauf zu nehmen, ob das Oel ganz oder zum Theil erstarrt war oder ist. Durch Stellen an einen lauwarmen Ort ist die Schmelzung zu bewerkstelligen und dann das Oel zu durchschütteln, um die untere mehr Palmitin enthaltende Schicht mit der oberen an Elaïn oder Trioleïn reicheren Schicht zu mischen. Nur auf diese Weise erhält man das Oel in der kälteren Jahreszeit in seinem normalen Zustande.

Ranzig gewordenes Provenceröls kann man in den geniessbaren Zustand zurückversetzen, wenn man 1 kg mit einem Gemisch aus 10 g *Spiritus nitricoaethereus* mit 20 g absolutem Weingeist unter heftigem Schütteln mischt und nun bis zu 130° C. erhitzend den Weingeist verdampft. Apotheker A. Janssen zu Florenz sagt bezüglich der Restitution ranzig gewordenen Provenzeröles in einer veröffentlichten Notiz über Olivenöle Folgendes:

„Die beste Methode ist wohl mit Magnesia oder auch Soda, doch ist die erstere vorzuziehen. Zu diesem Behufe werden 100 Liter des ranzigen Oeles mit 2 kg gebrannter Magnesia in einem Fasse gut durchgeschüttelt, wenigstens viermal am Tage, und jedes Mal eine Viertelstunde lang. Nach 6 Tagen dieser Behandlung wird es filtrirt. Oel, welches nach diesen Methoden von dem Ranzigsein befreit worden ist, muss schnell verbraucht werden, da es leicht wieder von Neuem ranzig wird."

Prüfung. Die Handelspreise des Olivenöls fluctuiren häufig ausserordentlich, daher ist dieses vielen Verfälschungen mit anderen billigeren Oelen und Fettstoffen ausgesetzt.

Das Baumöl wird mit Rüböl, Mohnöl, Sesamöl, Bucheckernöl, Baumwollensamenöl (Gossypöl), Dotteröl, Madiaöl, Colzaöl, Hundefett, Paraffinöl, selbst mit Honig vermischt und verfälscht.

Das Provenceröl wird mit Ostind. und Französ. Sesamöl, gereinigtem Rüböl, Mohnöl, Erdnussöl (Arachisöl), raff. Gossypöl, Fett von Vögeln (Gänsefett), Schmalzöl (Lardoil) verfälscht, sogar Erdnussöl dem Olivenöl substituirt.

Die Prüfung des einen wie des anderen Oeles geht ein und denselben Weg und von den Hunderten der bekannt gewordenen Proben dürfen die Elaïdin-, Schwefelsäure- und Silbernitratprobe neben Prüfung auf Geruch und Geschmack genügen, ein reines Olivenöl zu erkennen. Die von der Ph. angegebene Elaïdinprobe ist eine nichts weniger denn angenehme Verbesserung der vor 30 Jahren von Hagfr in seinem Commentar zu den Ph. Nord-Deutschlands mitgetheilten Modification der Elaïdinprobe. Während diese bequem ausführbar ist und stets ein sicheres Resultat giebt, kann man dies von der Probe der Ph. nicht sagen. Jene Elaïdin-Probe besteht darin, gleiche Vol. (4 ccm) Oel und Salpetersäure von 1,185 spec. Gewicht in einem Reagircylinder stark zu durchschütteln, dann einige Kupferdrehspänchen (1—1,5 g) dazuzugeben, bis zum Aufsteigen einiger Bläschen von der Kupferfläche anzuwärmen und dann an einen Ort von 16—18° C. zu stellen (Handb. d. ph. Praxis II, S. 572). Die Elaïdinprobe der Ph. hängt von dem Gehalte der Salpetersäure an Salpetrigsäure (oder Untersalpetersäure) ab, wie Felix Bondet nachgewiesen hat. $1/_{33}$ dieser Säure bewirkt in 70 Minuten, $1/_{100}$ in 130 Minuten, $1/_{200}$ in 435 Minuten die Erstarrung des Oeles. Die Elaïdinprobe nach Hager's Angabe sichert stets einen Ueberschuss der Salpetrigsäure gegenüber dem Oele. Wie Soubeiran und Blondeau ferner nachgewiesen haben, steht die Erstarrungszeit des Oeles in einem gewissen Verhältniss zu der Sorte d. h. jede Sorte Oel erfordert eine kürzere oder längere Zeit, es ist also die Zeitlänge des Erstarrens eine verschiedene.

1) **Elaïdinprobe** (nach HAGER) ergiebt beim guten Baumöl folgende Resultate. In den ersten 2—4 Stunden wird das echte Oel weisslich trübe, gewöhnlich mit einem Stich von der Farbe des ursprünglichen Oels, nach 6 bis 8 Stunden bildet es aber eine weissliche oder weisslichgelbe, oder gelbe undurchsichtige, starre, beim Rühren mit einem Stäbchen krümlige Masse. Bei Gegenwart fremder Oele ist die Oelschicht in den ersten zwei Stunden röthlich oder bräunlich gefärbt und nach 6—8 Stunden entweder nicht völlig erstarrt oder von halbflüssigen und flüssigen, mehr oder weniger gefärbten Schichten durchsetzt, oder sie ist breiig und butterartig. Das wegen des geringeren Einfuhrzolles mit Terpenthinöl oder Rosmarinöl versetzte, sogenannte denaturalisirte Baumöl erstarrt bei dieser Probe vollständig und das flüchtige Oel findet sich in winziger Schicht auf der starren Elaïdinschicht. Das mit Paraffinöl verfälschte Baumöl erstarrt erst nach 10—15 Stunden und bildet dann eine sehr weiche Masse, ähnlich der Vaseline.

In Provenceröl giebt sich Schmalzöl durch den Speckgeruch beim Reiben in der Hand zu erkennen und verursacht bei + 6 bis 8° C. bereits weisse feinkörnige Abscheidungen oder Trübung des sonst bei dieser Temperatur klaren Oels. Die anderen Oele verrathen sich durch die Elaïdinprobe, bei welcher das ächte Provenceröl in den ersten 2 Stunden eine weisse oder weisslich trübe (bei Gegenwart von Französischem Sesamöle eine rothe), nach 6—8 Stunden eine weisse oder weissliche oder gelblichweisse, starre und undurchsichtige, von aussen betrachtet conforme, beim Rühren grob krümlige Masse darstellt. Ist diese gelb, bräunlich, rothbräunlich braun gefärbt, von solchen gefärbten oder weichen schmierigen Oelschichten durchsetzt, oder sind die beim Rühren entstehenden Elaïdinkörner mit einer durchsichtigen schmierigen Oelschicht umhüllt, so ist eine Verfälschung sicher. Hat keine Erstarrung stattgefunden, ist die Oelschicht eine flüssige, halbflüssige, oder ist die starre Oelschicht von flüssigen oder durchscheinenden Massen unterbrochen, so liegen trocknende Oele oder Bucheckernöl als Verfälschung vor.

2) **Schwefelsäureprobe.** Die von der Ph. angegebene weicht ebenfalls von der üblichen ab. 5 g des Baumöles oder Provenceröles werden in einen 1,6—1,8 cm weiten Reagircylinder oder ein kleines Glaskölbchen, darauf 2 Tropfen Schwefelsäure gegeben und stark geschüttelt. Es erfolgt eine dunkel braungrüne oder grüne Mischung, welche in siedend heisses Wasser durch circa 2 Minuten gehalten nicht schwarz werden darf. Obgleich die Wärme auf 80—100° C. und der Zeitraum auf 2 Minuten, welche zur Durchwärmung genügen, zu normiren nothwendig gewesen wäre, hat man letzteren Punkt ganz übersehen. Nach 5—10 Minuten kann bei hochgradiger Säure eine starke Schwärzung eintreten. Die der vorstehenden Probe entsprechende, im Ergänzungsbande des Handb. d. ph. Praxis S. 810 angeführte Probe ist folgende:

Schwefelsäure-Contact-Probe. Eine sehr einfache Prüfung des Baumöls und Olivenöls auf eine Beimischung von fremden Oelen, besteht darin, dass man circa 2 ccm reiner conc. Schwefelsäure in einen 1,5 cm weiten Reagircylinder giebt und dann ein gleiches Vol. des Oels behutsam so darauf giesst, dass eine Mischung beider Flüssigkeiten nicht stattfindet und das Oel auf der Säureschicht ruht. Bei echtem Olivenöl färbt sich die Fläche, in welcher sich beide Flüssigkeiten berühren, nur etwas kräftiger gelb, nach 3—5 Minuten braungelb, jedoch ergiebt sich, die Flüssigkeiten gegen eine weisse Fläche betrachtet, immer noch eine gewisse Durchsichtigkeit. Erst nach 10 Minuten nimmt jene Berührungsfläche eine etwas braunere Färbung an. Bei einigen guten Sorten ist die braungelbe Färbung der Berührungsfläche noch nach 15 Minuten erhalten. Bei Gegenwart fremder Oele tritt an der Berührungsfläche schon in 3—5 Minuten dunkele Bräunung, selbst oft eine schwarzbraune Färbung ein. Ist also die Berührungsfläche oder die Mittelschicht nur gelbbraun oder hellbraun, so liegt höchst wahrscheinlich reines Olivenöl vor. Nun mischt man beide Schichten, Oel und Säure, durch Schütteln. Es resultirt eine in dünner Schicht klare durchsichtige rothbraune, anfangs wie Syrup fliessende Mischung, welche nach einigen Stunden dickfliessend wie Honig, bei Baumöl starr ist. Eine trübe oder schwarzbraune oder dunkelbraune Mischung deutet auf Verfälschung.

Wird nun jene Mischung aus ana Vol. conc. Schwefelsäure und Oel nach einer Viertelstunde mit einem gleichen Vol. Wasser mit Hilfe eines Glasstabes gemischt, so resultirt eine Flüssigkeit, welche sich sofort in eine wässrige und ölige grüne Schicht trennt, resultirt dagegen ein starres Gemisch, welches sich, während des Umrührens, nicht leicht oder gar nicht scheidet, so liegt eine Verfälschung vor (z. B. Rüböl, Ostind. Sesamöl etc.). Diese Flüssigkeit stellt man nun einige Stunden an einen warmen Ort (70—100º C.) und dann einige Stunden an einen kalten Ort. Nach dieser Zeit findet man eine Wasserschicht und eine starre salbenartige Oelschicht. Von letzterer nimmt man etwas mittelst Glasstabes heraus und streicht es auf ein Objectglas. Beim Provenceröl erscheint diese Masse starr oder geschmolzen, blass grün, blass grasgrün, bei Baumöl gewöhnlich meergrün. Wäre diese Masse andersfarbig, so liegt auch eine Verfälschung vor, z. B. deutet eine braungrüne, rothbraune oder violette Farbe auf Rüböl.

3) Da Rüböl und depurirtes Baumwollensamenöl (Gossypöl) als vorwiegendste Materialien zur Verfälschung dienen, so ist eine specielle Reaction darauf desshalb erforderlich, weil beide Oele bis zu 20 Proc. im Baumöle vertreten in der Elaïdinprobe nicht immer sicher erkannt werden. In einen Reagircylinder giebt man 2ccm des Baumöls, 4—5ccm absoluten Weingeist, 4—6 Tropfen Silberlösung und nach kräftigem Umschütteln noch 10—15 Tropfen Aetzammon. Nach nochmaligem Umschütteln erhitzt man zum Aufkochen, unterhält diese Action 1—2 Secunden, stellt in ein Wasserbad von 65—75º C. 3—5 Stunden hindurch, schüttelt auch während dieser Zeit einige Male um und stellt, wenn an der Oelschicht keine Veränderung wahrzunehmen ist, bis zum folgenden Tage bei Seite. Reines Oel bildet nach diesen Zeitpunkten eine hellfarbige gelbe oder gelbgrünliche Oelschicht, bei Gegenwart von Gossypöl oder Rüböl eine mehr oder weniger dunkelfarbige, gelbbraune oder rothbraune Schicht oder innerhalb der Oelschicht beobachtet man bei Gossypöl einen silbergrauen Belag von reducirtem Silber, bei Rüböl einen schwarzen Belag aus Schwefelsilber. Diese Probe ersetzt die Silbernitratprobe im Handbuch d. ph. Praxis II, S. 574.

Die von BECCHI angegebene und in Italien polizeilich adoptirte Probe besteht darin, 5ccm des Oeles mit 25ccm absolut. Weingeist und 5ccm einer 1-proc. weingeistigen Silbernitratlösung zu mischen, umzuschütteln und im Wasserbade bis auf 84º C. zu erhitzen. Das Resultat ist bei Gegenwart von Gossypöl Dunkelfärbung der Oelschicht.

Diese 3 Proben dürfen genügen das Baumöl und Provenceröl auf seine Güte und Reinheit zu erkennen, doch dürfte es rathsam sein noch die Ammoniakprobe anzuschliessen. 3 Vol. des Oels werden mit 1 Vol. 10-proc. Aetzammon durchschüttelt. Reines Provenceröl giebt ein gelbliches, Baumöl ein gelbes Liniment, letzteres gewöhnlich starr und nicht fliessend, ersteres dickfliessend. Zeigt das Liniment hierin Gegensätze, so ist auch eine Verfälschung zu vermuthen. Mit raff. Rüböl gemischtes Baumöl giebt z. B. ein weisses, mit Ostind. Sesamöl verfälschtes Provenceröl ein dünnflüssigeres Liniment. Das mit Bankulöl verfälschte Oel verhält sich in den Proben wie das mit Gossypöl verfälschte. Mit Ostindischem Sesamöl oder mit Bucheckernöl verfälschtes Olivenöl würde in der Elaïdinmasse eine nicht körnige, etwas durchscheinende Masse neben körniger Masse erkennen lassen. Ostind. Sesamöl giebt mit der Salpetersäure oder in der Elaïdinprobe keine rothe Färbung, welche nur das Französische Oel giebt. Arachis- oder Erdnussöl wird nicht selten dem Olivenöl substituirt und dieses damit verfälscht. Der Nachweis dieses Oeles hält sehr schwer, denn es stimmt mit dem Olivenöle bezüglich des spec. Gewichtes und des Verhaltens in der Elaïdinprobe überein, aber nicht in dem Verhalten in der Probe mit Schwefelsäure. Das damit gefälschte Olivenöl kann vielleicht auch durch den Bohnengeschmack erkannt werden und durch den Erstarrungspunkt, welcher bei +8º C. liegt. Hierbei sammelt sich am Grunde der Oelschicht ein Absatz, welcher mit einer Sandschicht Aehnlichkeit hat, während reines Olivenöl erst bei $+4^0$ C. zu erstarren anfängt, wobei die erstarrenden körnigen Massen in der Oelschicht suspendirt bleiben. Während Olivenöl mit Salpetersäure von 1,3—1,4 spec. Gew. geschüttelt grünlich gefärbt wird, nimmt es bei Gegenwart von Erdnussöl einen mehr röthlichen, bei Gegenwart von Franz. Sesamöl einen orangerothen, bei Gossypöl einen bräunlichen Farbenton an. Werden 15 ccm des Oels mit 2 ccm reiner Salpetersäure von 1,42 spec. Gew. gemischt und in einer Porcellanschale bis zum Schäumen erhitzt, vom Feuer genommen und umgerührt, bis die Reaction nachlässt, erstarrt reines Olivenöl einige Stunden nach dem Abkühlen zu einer strohgelben Masse, andere Oele erstarren aber nicht oder nehmen eine orangerothe Farbe an. 5 Proc. fremder Oele sollen noch erkannt werden.

Baumöl ist bisweilen mit Kupfer gefärbt, Provenceröl mit Blei süss gemacht. Man durchschüttelt und erwärmt das Oel mit verdünnter Essigsäure, filtrirt durch ein nasses Filter und prüft das Filtrat mit Schwefelwasserstoff.

Anwendung. Olivenöl hat wie auch andere fette Oele die Eigenschaft, die Darmexcretionen zu erleichtern und zu fördern, KENNEDY will aber noch eine auffallende Wirkung des Olivenöls erkannt haben und zwar die Erweichung, selbst Lösung der Gallensteine. Es sollen grosse Gaben (bis zu 150 g) in Anwendung kommen neben vollen Gaben Ricinusöl (Deutsche Med. Ztg. 1880, Nr. 38).

Zum innerlichen Gebrauch wird stets Provenceröl dispensirt. Das Baumöl ist nur Bestandtheil von Pflastern und Salben, von denen kein guter Geruch gefordert wird. Zu Salben und Linimenten für cosmetische Zwecke kann nur Provenceröl in Anwendung kommen.

Zum Verbande benutzt man ein 5- und 10-proc. Phenolöl, eine Mischung aus Carbolsäure und *Ol. Oliv. commune.* Das mit Magnesiumsubcarbonat behandelte Provenceröl ist ein herrliches Antifrictionsmittel für Maschinen.

Kritik. Der lateinische Text unter den Ueberschriften *Oleum Olivarum* und *Oleum Olivarum commune* bietet wiederum einige sonderbare Stellen. Zunächst finden wir hier zuerst das flüssige fette Oel ganz richtig mit *Oleum pingue* bezeichnet, wo sonst in ähnlichen Fällen *Oleum unguinosum* Platz fand. Das *Ol. Oliv. commune* ist also ein *oleum pingue*, ob aber auch *Ol. Olivarum* ein solches ist, hat man vergessen anzugeben. Unter diesem Oele, auch unter *Oleum Papaveris* finden wir „calore 0⁰“. Man bedarf nicht viel Kenntniss in der Physik, um zu wissen, von welchem Punkte des Thermometers an man von Wärme oder Kälte sprechen kann und dürfte der 0-Punkt weder der Kälte noch der Wärme angehören. Man spricht doch nur von der Temperatur, wo man die Ausdrücke Wärme oder Kälte nicht anwenden kann. Im Artikel *Ol. Oliv. commune* begegnen wir einer *retortula* an einer Stelle, wo wir nie eine Retorte, sondern nur ein Kölbchen oder einen Reagircylinder in Anwendung bringen können und werden. Da sich das Wort *retorta* an anderen Stellen der Ph. angegeben findet, wo ein richtiger Pharmaceut einen Kolben (*cucurbita*) anwendet, so wird auch hier der kleine Kolben gemeint sein, denn eine Retorte ist zur Mischung von 5 g Oel und 2 Tropfen Säure, so lange man überhaupt chemisch experimentirte, niemals angewendet worden.

Oleum Papaveris.

Mohnöl.　Oleum Papavĕris.　*Huile de pavot; Huile d'oilette;*
Huile blanche.　Poppy-oil; Poppy-seed-oil.

Das aus den Samen von *Papaver somniferum* gepresste Oel von blassgelber Farbe, mildem angenehmem Geschmacke, bei 0^0 klar bleibend, in dünner Schicht ausgebreitet verdickt es sich sehr schnell an der Luft.

Das Mohnöl wird im Grossen aus weissem und schwarzem Mohnsamen (man vergl. *Sem. Papav.*) gepresst und daraus in gleicher Güte und Beschaffenheit gewonnen. Der Samen giebt durch kalte Pressung ungefähr 40 Proc., durch heisse 50—60 Proc. Oel. Das Oel der ersten Pressung liefert die reine und officinelle Waare.

Das Mohnöl ist blassgelb, dünnflüssig, angenehm schmeckend, von eigenthümlichem, aber sehr schwachem Geruche. Es gehört zu den fetten trocknenden Oelen. Bei — 18 ⁰ C. erstarrt es erst. Es ist in 30 Th. kaltem und 8 Th. heissem starkem Weingeist löslich. Spec. Gewicht ca. 0,925 bei 15 ⁰ C. Es besteht aus den Glyceriden der Leinölsäure (Linoleïn), Oelsäure, Stearinsäure und Palmitinsäure.

Die Prüfung geschieht einfach durch Geschmack und Geruch und dadurch, dass man einige Tropfen auf einem Glasscherben dünn auseinandergestrichen in einer Ofenröhre eintrocknet. Das Eingetrocknete muss klar und hart, nicht schmierig sein. Das Mohnöl wird selten verfälscht, und wenn es geschieht, so bieten Sesamöl, Bucheckernöl, Madiaöl, Sonnenblumenöl, gereinigtes Baumwollensamenöl Material dazu. Diese Oele gehören aber zu denen, welche zwischen den fetten und trocknenden Oelen rangiren und sind daher leicht nachzuweisen. Mohnöl wird durch die Elaïdinprobe (siehe S. 413) nicht verändert, es bleibt flüssig, klar und wird höchstens etwas gelbbraun. Bei Gegenwart jener fremden Oele zeigt während der ersten Stunde der Probe das Oel entweder eine röthliche Färbung, und nach 12—24 Stunden bildet es eine dickliche oder breiige oder trübe Schicht oder es haben sich einige undurchsichtige Elaïdinkörner darin abgesondert.

In der Schwefelsäure-Contactprobe (S. 414) erscheint die Contactfläche durch 10—15 Minuten orangegelb und nicht dunkelfarbig. Die mittelst Glasstabes bewirkte Mischung ist klar, gelblichroth bis roth, dickflüssig, nach einem Tage rothbraun und körnig starr. Die Mischung mit einem gleichen Vol. Wasser ist milchig, starr oder salbenartig. Nach dem Absetzen in der Wärme und dem Erkalten ist die Oelschicht auf einem Objectglase auseinander gestrichen schön maigrün. Eine andere grüne oder rothe, braune etc. Farbe deutet auf eine Verfälschung.

Das Mohnöl muss mit derselben Vorsorge wie das Provenceröl (S. 412) aufbewahrt werden.

Anwendung. Mohnöl gilt nur als ein billigeres Oel denn Mandelöl und wird wie dieses innerlich und äusserlich angewendet.

Oleum Rapae.

Rüböl; Rübsenöl; Repsöl; Rapsöl. Olĕum Rapārum; Oleum Napi; Oleum napīnum. *Huile de navette*; *Huile de colza*. *Rape-seed-oil*; *Rubsen-oil; Colza-oil.*

Das dickflüssige fette Oel, welches die angebauten *Brassica*-Arten enthalten, von braungelber Farbe, bei 0⁰ zu einer gelben krystallinischen Masse erstarrend und von nicht sehr angenehmem Geruch und Geschmack, in dünner Schicht ausgebreitet nicht trocknend. Sein spec. Gewicht sei nicht geringer denn 0,913. 20 Tropfen des Oeles mit 5 ccm Schwefelkohlenstoff und 1 Tropfen Schwefelsäure zusammengeschüttelt, dürfen

keine blaue oder violette Farbe annehmen, sondern zunächst blassgrünlich, hinterher bräunlich werden.

Brassïca Napus Linn. Variet. *oleifëra*, Winter- oder Sommerkohlraps.
Brassica Rapa Linn. Variet. *oleifëra*, Rübsen, Winter- u. Sommer-Rüpsen, Dotter.
Brassica campestris Linn. Kohlsaat.
Cruciferae. Trib. *Brassiceae.* **Tetradynamia Siliquosa.**

Aus dem Samen dieser und anderer *Brassica*-Arten wird das Rüböl bei
gelinder Wärme gepresst. Dies geschieht entweder in den Oelfabriken, oder
in den Wasser-Mahlmühlen. Die Samen werden durch Walzen zerquetscht,
in Pfannen unter Umrühren oder in besonderen Vorrichtungen erwärmt und
dann ausgepresst. Dieses Oel ist fast ohne Geruch und von mildem Oelge-
schmack, so dass es in vielen Gegenden Deutschlands ein geschätztes Genussmittel ist. Hiervon scheinen die Verf. der Ph. wohl nichts gewusst zu haben,
denn sie legen dem Rüböle einen unangenehmen Geruch und Geschmack bei.
Hiernach wäre das alte, schlechtgewordene Rüböl das officinelle. Dieses ausgepresste Oel enthält Schleim-, Eiweiss und Farbstoffe. Durch Mischung mit
2 Proc. Engl. Schwefelsäure und dann durch Waschung mit heissem Wasser,
Absetzenlassen etc. wird das Oel von jenen Stoffen befreit und als Brennöl
in den Handel gebracht. Dieses raffinirte Rüböl ist übelschmeckend und
von unangenehmem Geruche, aber nur gelblich, also nicht das officinelle. Das
bei 30—40⁰ C. gepresste Oel ist bräunlichgelb, das bei 50—80⁰ C. gepresste braungelb und auch etwas schlechter und unreiner als das erstere.
An der Luft trocknet Rüböl nicht ein, wird aber dicker und schmieriger als
Baumöl, es gehört also den nicht trocknenden fetten Oelen an und liefert in
der Elaïdinprobe eine gelbe oder braungelbe krümliche, oft mit sehr wenig
flüssiger Substanz durchsetzte Elaïdinmasse. Das spec. Gewicht bei 15⁰ C.
variirt zwischen 0,912 und 0,917. Der Erstarrungspunkt liegt zwischen —1
und — 5⁰ C. Unter Absetzen von Stearin beginnt das Erstarren zu einer butter-
dicken grünlich- oder gelbweisslichen Masse. Bei + 350⁰ C. entwickeln sich
Dämpfe aus dem Oele, welche sich zu einem dünnflüssigen grünlichen Oele
verdichten. Rüböl löst sich in circa 250 Th. absolut. Weingeist. Es besteht
aus den Glyceriden der Stearinsäure, Brassicasäure (Erucasäure) und einer Oelsäure, welche destillirt keine Sebacylsäure ausgiebt. Da die Cruciferenöle
meist etwas Schwefel enthalten, so setzt auch das Rüböl in der Silbernitratprobe (Handb. d. ph. Praxis II, S. 574; Digestion mit 2-proc. weingeistiger Silbernitratlösung) schwarzes Schwefelsilber ab.

Durch Absetzenlassen und Decanthation wird das frischgepresste Oel von
den Schleimstoffen und Eiweissstoffen befreit.

Aufbewahrung. Da Rüböl nur als äusserliches Mittel in Anwendung
kommt, sein Geruch und Geschmack sogar ein übler sein kann, so erfordert
die Aufbewahrung keine besondere Fürsorge.

Prüfung. Eine Verfälschung kommt kaum vor, aber die Oelpresser, welche
Rüböl und Leinöl als Genussmittel in den Handel bringen, beachten nicht, ob
dem zu pressenden Rübsensamen andere fremde Cruciferensamen (Senfsamen),
Leinsamen u. d. gl. beigemischt sind. Wenn man das Oel aus kleiner Hand
bezieht, so ist desshalb auch eine Prüfung erforderlich. Hier genügt die
Elaïdinprobe (mit Salpetersäure und Kupfer, S. 413). Die Oelmasse ist
in den ersten 2 Stunden röthlichbraun oder gelbbraun, nach 8 Stunden grössten-
theils körnig erstarrt, röthlich- oder gelbbraun und oft mit sehr wenig flüssiger
oder durchscheinender brauner Schicht durchsetzt oder diese hat sich in 1

bis 2 mm dicker Schicht am Niveau der Elaïdinschicht angesammelt. In der Schwefelsäurecontactprobe (S. 414) giebt die aus gleichen Vol. Oel und Schwefelsäure bestehende Mischung beim Vermischen mit einem gleichen Vol. Wasser eine starre salbenartige Masse. Nach dem Absetzen dieser Masse in der Wärme und nach dem Erkalten giebt man von der Oelschicht etwas auf ein Objectglas. Diese Masse erscheint meist dunkelviolett oder blauroth oder seltener braun. Enthält das Rüböl trocknende Oele beigemischt, so würden in der Elaïdinmasse grössere flüssige Schichten zur Beobachtung kommen, enthält es Paraffinöle, so würde sein spec. Gewicht leichter denn 0,913 sein und die Elaïdinmasse nicht in den ersten 12 Stunden erstarren, die später erstarrende Masse halbflüssig und nicht körnig erscheinen. In der Schwefelsäurecontactprobe würde die Mischung mit Schwefelsäure trübe, erkaltet nicht starr werden und beim Mischen mit einem gleichen Vol. Wasser keine salbenartige Masse, sondern eine sich vom Wasser leicht scheidende ölige Flüssigkeit ergeben. Mit $^1/_3$ Vol. Aetzammon muss das Rüböl ein gelbes Liniment geben, das raffinirte Oel liefert ein schön weisses, aber meist nicht flüssiges Liniment.

Die Prüfung laut Ph. mittelst Schwefelsäure in der Schwefelkohlenstofflösung bietet keinen Anhalt auf Identität und Verfälschung, weil die Rüböle aus den verschiedenen Samen bezüglich der Färbung bei Vermischen mit Schwefelsäure ein sehr verschiedenes Verhalten zeigen. Das geforderte Resultat aus dieser Probe deutet zum Theil auf raffinirtes Oel, welches aber gelblich ist und nicht braungelb. Hier stossen wir wieder auf eine Zweideutigkeit. Da auch nicht gesagt ist, dass das Oel ein gereinigtes oder raffinirtes sein soll, so kann man nur das etwa durch Absetzen, Decanthation und Filtration gereinigte Oel (obgleich ein Klarsein nicht gefordert wird) als officinelles Oel anerkennen.

Anwendung. Dieses Rüböl dient nur als billiger Ersatz des gemeinen Baumöls und war schon im Jahre 1831 von der *Ph. Slesvico-Holsatica* in unbeholfener Weise recipirt worden und zwar als ein gelbes, ekelhaft schmeckendes und riechendes Oel. Das mit Rüböl bereitete Bleipflaster ist frisch sehr weiss, wird aber später gelb und brüchig, das Olivenöl ersetzt es also nicht in allen Fällen. In der Veterinärpraxis wird es viel in Stelle des Baumöls benutzt

Kritik. Welches Rüböl soll das officinelle sein? Nach der gegebenen Beschreibung kann man theils ein rohes, theils auch ein in irgend einer Weise gereinigtes Oel annehmen. Das rohe Rüböl hat weder einen unangenehmen Geruch und Geschmack, welche aber bei dem mit Schwefelsäure gereinigtem Oele angetroffen werden. Dieses ist aber gelblich und nicht braungelb, wie das rohe Oel. Nach der Beschreibung der Ph. scheint nur ein altes, lange Zeit gelagertes und schlecht riechend gewordenes rohes Rüböl officinell zu sein.

Oleum Ricini.

Ricinusöl. Olĕum Ricĭni; Oleum Castŏris; Oleum Palmae Christi.
Huile de ricins; Huile de castor. Castor-oil.

Das aus den gereinigten (*mundatis*, enthülsten?) Samen von *Ricinus communis* gepresste Oel, von blassgelblicher Farbe und einem spec. Gewicht von 0,950—0,970. Es ist so zähe, dass es in Fäden gezogen werden kann. Bei 0° (*calore* 0°) wird es unter Abscheidung krystalli-

nischer Flocken trübe und bei vermehrter Kälte nimmt es Butterconsistenz an. Ricinsuöl ist von eigenthümlichem Geruche und Geschmacke
und in dünner Schicht ausgebreitet trocknet es langsam ein. Mit Essigsäure und mit wasserfreiem Weingeist lässt es sich in jedem Verhältnisse klar mischen, ebenso mit 1—3 Th. (90-proc.) Weingeist. Werden
3g Ricinusöl mit 3g Schwefelkohlenstoff und 2g Schwefelsäure kurze Zeit durcheinander geschüttelt, so darf die Mischung keine
schwarzbraune Farbe annehmen.

Ricinus communis LINN. Gemeiner Wunderbaum.
Fam. **Euphorbiaceae** JUSS. Sexualsyst. **Monoecia Monadelphia.**

Herkommen. Der Wunderbaum ist in China, Ostindien und Afrika zu
Hause und wird in Westindien und dem südlichen Europa angebaut. Aus
seinem Samen, welcher früher als *Semen Ricini s. Cataputiae majoris* officinell

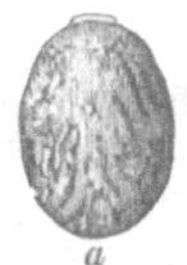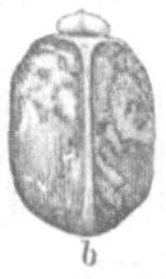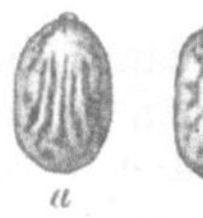

Amerikanische Ricinussamen. *a* Rückenseite,
b Bauchseite.

Europäische Ricinussamen. *a* Rückenseite,
b Bauchseite.

war, wird in Amerika und im südlichen Europa, besonders in Italien, durch
warmes oder kaltes Auspressen das Ricinusöl gewonnen. Das frisch gepresste
Oel besitzt eine auffallende Schärfe von sehr drastischer Wirkung. Durch
Kochen mit Wasser wird diese Schärfe entfernt. Aus dem von der Schale
befreiten Samen fällt das Oel ganz farblos aus. Geröstete Samen geben ein
gelbes Oel. Das Amerikanische und Ostindische Oel ist reicher an
Ricinstearin und wird daher schon bei niederen Wärmegraden trübe. Das
Französische Oel hat den mildesten Geschmack.

Der eigentlich purgirend wirkende Theil im Ricinusöl besteht wahrscheinlich in einem Harze, welches unbedeutend in Ricinusöl löslich ist. Werden
die Samen heiss ausgepresst, so wird dieses Harz in grösserer Menge gelöst
und dieses heiss gepresste Oel wirkt kräftiger als das kalt gepresste.

Handelswaare. Im Handel unterscheidet man eine Amerikanische oder
Ostindische und Italienische oder Französische Waare, ferner ein
warmgepresstes und ein kaltgepresstes Oel. Amerikanisches und Ostindisches Ricinusöl sind nur durch warme Pressung gewonnen und daher meist
blassgelblich, selten farblos. Das kaltgepresste und daher auch theure Oel
(Nr. I) ist farblos. Manche Aerzte halten dieses Oel für das bessere, es ist
aber nicht officinell, denn die Ph. fordert ein blassgelbliches Oel. Es
ist also die minderwerthige und die geringere Waare (Nr. II) officinell, welche
man, wie oben angegeben, für wirksamer hält. Dass auch dieses warmgepresste
Oel mitunter völlig farblos vorkommt, darf nicht übersehen werden.

Eigenschaften. Das officinelle Ricinusöl ist sehr dickflüssig, kaum oder
schwach gelblich und bei mittlerer Temperatur bis + 10 herab klar, von mildem,
hintennach etwas kratzendem Geschmacke und sehr schwachem, nicht angenehmem
Geruche. Sein spec. Gewicht bewegt sich zwischen 0,950 und 0,970. An
der Luft wird es ranzig, zähe und trocknet in dünnen Schichten allmählich aus.
In der Kälte unter 0⁰ setzt es ein weisses stearinähnliches Fett ab und bei

—18⁰ C. erstarrt es zu einer gelblichen durchscheinenden Masse. Amerikanisches setzt oft schon bei + 6⁰ starres Fett ab. Es ist bei 25⁰ C. in jedem Gewichts-Verhältnisse mit 90-proc. Weingeist klar mischbar. Die von der Ph. angegebene Zähigkeit des Ricinusöles, dass es zu Fäden gezogen werden könne, ist dahin aufzufassen, dass das Oel beim Abtropfen einen Faden ziehend niederfällt.

BUSSY und LECANU fanden, dass Ricinusöl (Ricinoleïn $= C_3H_5(C_{18}H_{33}O_3)_3$) bei der Verseifung neben Glycerin drei eigene Säuren bilde, welche sie Margaritinsäure (Ricinstearinsäure), Ricinsäure und Elaïdinsäure (Ricinölsäure) nannten. Bei 275—280⁰ siedet das Ricinussöl unter Verflüchtigung von Oenanthol, Oenanthsäure, Acroleïn etc. — Das Oenanthol (Heptylaldehyd, $C_7H_{14}O$) hat einen eigenthümlichen Geruch und giebt bei Untersuchungen die Gegenwart des Ricinusöls an. Man mischt das Oel mit gewaschenem trocknem Sande zu einem Brei, bringt diesen in eine Retorte und destillirt aus dem Sandbade. Das zuerst übergehende $^1/_{10}$ enthält hauptsächlich Oenanthol. Ricinolsaures Natrium giebt beim Erhitzen auch Oenanthol, bei Gegenwart von freiem Aetznatron entsteht Octylalkohol, $C_6H_{13} . CHOH . CH_3$, und Sebacinsäure.

Das reine Ricinusöl giebt mit absol. Weingeist, Aether, Chloroform, Amylalkohol, Benzol in allen Verhältnissen klare Mischungen, mit Petrolbenzin eine trübe, in der Ruhe in zwei Schichten sich trennende Mischung. Mit einem gleichen Vol. conc. Schwefelsäure geschüttelt erfolgt eine klare, anfangs röthlich gelbe, nach einer Minute in dicker Schicht braune, in dünner Schicht klare rothgelbe, nach einer Stunde dickflüssige Mischung.

Aufbewahrung. Ricinusöl wird in total gefüllten halben bis ganzen Literflaschen an einem schattigen Orte aufbewahrt. Das Standgefäss in dem Dispensirlocale ist entweder mit einem Glasstopfen, wie er unter Balsamum Copaivae erwähnt ist, oder ohne Stopfen, jedoch mit einer Glaskapsel geschlossen. Ein ranzig gewordenes Ricinusöl lässt sich durch Digestion mit Magnesiumsubcarbonat und Filtration restauriren.

Prüfung. Eine Verfälschung mit anderen fetten Oelen ist leicht zu entdecken, denn Ricinusöl ist immer in 5 Vol. 90-proc. Weingeist klar löslich und würde selbst ein Gehalt von 2 Proc. eines fremden fetten Oeles eine trübe Lösung ausgeben. Damit sind Verfälschungen mit künstlich und chemisch gebleichten Provenceröl, solchem Rüböl, solchem Mohnöl leicht zu erkennen. Die von der Ph. angegebene Probe, eine Mischung von 3 g Ricinusöl und 3 g Schwefelkohlenstoff mit 2 g conc. Schwefelsäure zu versetzen und zu durchschütteln, was man in einem 1,5 — 1,6 cm weiten und 16—18 cm langen Reagircylinder ausführt, ergiebt eine milchig dicke, nicht dunkle Masse. Bei Gegenwart von fremden Oelen ist diese dunkelfarbig. Während die Weingeistprobe noch 2 Proc. fremdes Oel angiebt, tritt bei letzterer Probe erst bei 5—8 Proc. fremden Oeles im Ricinusöl sichtlicher Erfolg d. h. eine dunkelbraune Färbung ein. Die oben angegebene Weingeistprobe lässt sich modificiren. Reines Ricinusöl ist bei einer Temperatur von 20—30⁰ C. in einem 2-fachen Vol. 90-proc. Weingeist völlig und klar löslich und, sobald es über 1,5 Proc. hinaus fremdes Oel enthält, bleibt die 30⁰ C. warme Mischung trübe.

Die Menge des fremden fetten Oeles lässt sich mittelst Weingeistes von 90 Proc. annähernd volumetrisch bestimmen. In einem graduirten Cylinder durchschüttelt man 10 Volumen Ricinusöl und 20 Volumen 90-proc. Weingeist, erwärmt auf 30 bis 35⁰ C. und stellt bei mittlerer Temperatur bei Seite. Nach mehreren Stunden findet man die Flüssigkeitssäule bei Gegenwart eines fremden fetten Oeles in 3 Schichten gesondert, von welchen die untere das fremde Oel ist. Die Verfälschung mit entfärbtem Sesamöl und gebleichtem Sonnenblumenöl verräth die Elaïdin-

probe (siehe Seite 362 und 389). Während das reine Ricinusöl anfangs dieser Probe
weisslich ist und nach 6—8 Stunden zu einer wachsähnlichen weissen, weisslichen
oder gelbweissen Masse (Ricinelaïdin) erstarrt, ist das gefälschte anfangs gelblich,
röthlich oder roth und bildet später eine mehr oder weniger weiche oder fast flüssige
gelbliche oder bräunliche Masse.

Ein Ricinusöl, welches mit Petrolbenzin eine trübe, mit 5 Vol. 90-proc.
Weingeist eine klare Mischung ausgiebt, kann stets als reines Oel angesehen werden. Andere Proben sind überflüssig.

Zur annähernden Bestimmung des spec. Gew. mache man eine Mischung aus
4,5 ccm 90-proc. Weingeist und 5,6 ccm Wasser, in welcher Mischung das Oel untersinken muss.

Eine Verfälschung mit Weingeist (Ricinusöl löst kleine Mengen Weingeist
von 92 Proc.) dürfte kaum vorkommen, denn dieser würde durch den Geschmack
leicht zu erkennen sein und die auf Wasser gegebenen Oeltropfen würden bei gelinder Agitation sich auch trüben oder weiss werden.

Geschichtliches. Die Ricinussamen kannte und benutzte man schon im
hohen Alterthume. HERODOT (450 v. Chr.) erwähnt sie unter dem Namen
xíxi. STRABO (STRABON, 30 v. Chr.), welcher auch Aegypten bereiste, erwähnt
ebenfalls den Ricinussamen und das Oel daraus, welches man als Brennöl und
zur Bereitung von Salben gebrauche. DIOSCORIDES (50 nach Chr.) erwähnt ebenfalls den Samen *xíxi* und das Oel daraus, welches purgirend wirke. Eine
Abbildung des *Ricinus* aus dem Manuscripte des DIOSCORIDES, welche die
Kaiserin JULIANA ANICIA (505 n. Chr.) anfertigen liess, soll sich heute noch
in der Kaiserlichen Bibliothek zu Wien vorfinden. TURNER (1568) erwähnt
das Ricinusöl unter den Namen *Oleum cicinum* (kikinum) und *Oleum ricininum*,
als ein Mittel gegen Hautleiden.

Anwendung. Man gebraucht das Ricinusöl zu 15—50 g als mildes und
sicheres Purgativum, setzt es auch wohl den Klystiren zu (30,0—50,0 auf
150,0 Haferschleim). Kleine Dosen (10,0—15,0) sollen ebenso wirken als
grosse Dosen, wie behauptet worden ist.

Dass Ricinusöl äusserlich angewendet, in den Unterleib eingerieben
und mit Leinen bedeckt, Leibesöffnung bewirke, haben NICHOLL und HILLIARD
(British Med. Journ.) bestätigt gefunden.

Um Ricinusöl bequem einzunehmen, hat man verschiedene Vorschriften
gegeben, z. B. man soll 1,5 g Weinsäure in circa 100 g Wasser lösen, 4 bis
5 g Zucker und 30 g Orangenschalensyrup hinzusetzen. Darauf giesst man die
Dosis Oel und rührt 2 g Natriumbicarbonat darunter, um sofort die aufschäu-
mende Flüssigkeit zu trinken. Einfach und bequem ist es, in $^1/_2$ Tasse warmen Kaffee oder Thee einen Löffel des Ricinusöl zu giessen, umzurühren und
zu trinken. Wesentlich ist es ferner, das dickfliessende Oel dünnflüssig zu
machen, was ja die Wärme des Kaffees bewirkt.

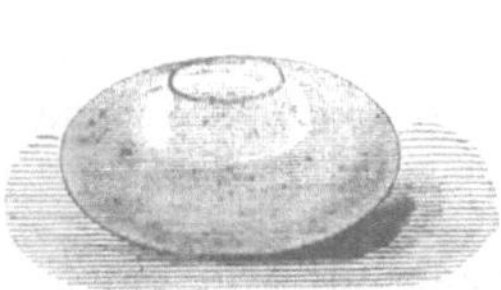
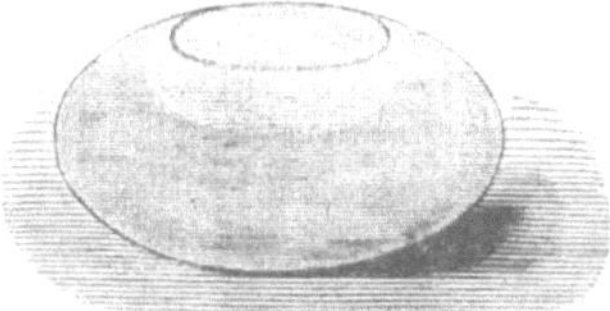
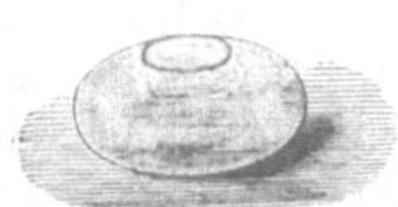

2,5 Grammes.   5 Grammes.   1 Gramm.
Elastische Capsules mit Ricinusöl.

Ricinusöl in elastischen Gelatinecapseln gefüllt à 15,0 g, Preis
0,20 Mk., 1000 Stück 60 Mk. Das Stück gefüllt à 10,0 g, 1000 Stück 45 Mk.,
liefert in sehr guter Qualität die Firma KOHRS & Co. (GERVES), Altona,
Bürgerstr. 36.

Oleum Rosae.

Rosenöl. *Huile de rose.* *Attar of roses.*

Das flüchtige Oel der Rose. Blassgelbliche Flüssigkeit, worin sich
in der Kälte durchsichtige Krystallblättchen bilden, welche in einer
Wärme von 12—15⁰ wieder verschwinden. Wird 1 Theil des Oeles mit
5 Th. Chloroform verdünnt und dann mit 20 Th. Weingeist versetzt, so
scheiden krystallinische Flitter aus. Die weingeistige Mutterlauge darf
mit Wasser gefeuchtetes Lackmuspapier nicht röthen. Ein Tropfen
Rosenöl, mit Zucker verrieben und mit 500g Wasser zusammengeschüttelt muss diesem einen reinen Rosengeruch mittheilen.

Rosa Damascena Miller.
Rosa moschata Miller etc.
Fam. **Rosaceae.** Sexualsyst. **Icosandria Polygynia.**

Das Rosenöl ist ein ätherisches Oel aus den Blüthen verschiedener Rosen-
arten und wird als Handelsartikel aus dem Orient, besonders aus Persien und
dem Türkischen Reiche, aus Frankreich und Algier, wo man es im Grossen
durch Destillation darstellt, zu uns gebracht. Aus unseren Rosen ist die Ausbeute zu gering, das Produkt auch von weniger lieblichem Geruche.

Eigenschaften. Rosenöl ist bei 15—25⁰ C. von der Flüssigkeit des fetten
Mandelöls, klar und durchsichtig, farblos oder schwach gelblich, zuweilen mit
einem Stich ins Grüne (von kupfernen Destillir- und Aufbewahrungsgefässen
herrührend), von angenehmem, stark duftendem Rosengeruche und etwas scharfem balsamischem Geschmack. Bei ungefähr + 8 bis 12⁰ C. scheiden in dem
Oele kleine, lange, spiessige oder lamellenförmige, glänzende, irisirende Krystalle aus, welche sich weniger gegen den Boden des Gefässes als im oberen
Theile des Oels ansammeln und seine Oberfläche gleichsam wie mit einer
leichten Haut bedecken, die sich beim Bewegen des Oels leicht zertheilt.
Bei ungefähr + 5⁰ erstarrt das Oel zu einer etwas durchscheinenden weichen
Masse, welche schon durch die Wärme der Hand wieder flüssig gemacht werden kann. Das Rosenöl besteht aus einem flüssigen Oel und einem Stearopten,
welches letztere 7—60 Proc. ausmacht und ohne Geruch ist. Das Stearopten
ist ein paraffinartiger reiner Kohlenwasserstoff (CH). Je mehr das Rosenöl
Stearopten enthält, um so eher erstarrt es. Spec. Gew. des Rosenöls 0,830
bis 0,890.

Obgleich das Stearopten im Rosenöl den werthlosen Theil desselben darstellt, und das Rosenöl, welches sehr wenig Stearopten enthält, das beste ist,
so gilt bei den Drogisten gewöhnlich das Gegentheil. Dazu kommt, dass das
wiederholt abgeschiedene und mit Weingeist behandelte Stearopten an seiner
Flüchtigkeit Einbusse erleidet und man diesen Körper wegen des Mangels der
Flüchtigkeit als Verfälschung betrachtet (Hager).

Das Stearoptén hat ein spec. Gew. von 0,840—0,860 und destillirt gegen
300⁰ C. Es ist also leichter als das Elaeoptén. Das spec. Gew. ist um so
geringer, je grösser sich der Stearoptengehalt erweist.

Handelswaare. Man findet im Handel ein Türkisches *(Serail superfin
oder Quintessenz)* und Französisches, welches wiederum als Oel in Nord-,
Mittel- und Süd-Frankreich bereitet unterschieden wird. Dazu tritt

noch das **Algierische** Rosenöl. Auch **England** liefert Rosenöl. Ueber den Stearoptengehalt und den Schmelzpunkt findet man folgende Angaben.

	Stearoptengehalt		Schmelzpunkt
Türkisches Oel	6— 7 Proc. (HANBURY)		16—18° (HANBURY)
	43 u. 56 „ (HAGER)		17—20° (HAGER)
Nord-Französ. Oel, Engl. .	50—68 „ (HANBURY)		29—32° (HANBURY)
Süd-Französ. Oel . . .	35—42 „		21—23° do.
Mittel-Französ. Oel . . .	40—48 „		16—18° do.

Die pharm. Drogisten in Deutschland halten nur das türkische Oel vorräthig, welches in scheibenförmige Flaschen aus Weissblech mit enger Ausgussöffnung eingefüllt aus den Türkischen Fabriken verschickt wird. Dieses Oel scheint immer ein reines unverfälschtes zu sein. Die Sorte II ist meist Französischen Ursprunges und wegen starken Stearoptengehaltes eine minder gute Waare. Das am meisten benutzte Verfälschungsmittel ist ein für diesen Zweck besonders raffinirtes Geraniumöl, welches sich gegen Jod wie das Rosenöl verhält.

Aufbewahrung. Mit derselben Vorsorge wie bei anderen flüchtigen Oelen (S. 367).

Prüfung. Der Nachweis des in kaltem Weingeist sehr schwerlöslichen Stearoptens laut Ph. ist nur Identitätsreaction und werthlos, weil das Rosenöl den Gehalt daran durch das Erstarren (vom Niveau nach dem Boden zu) anzeigt. Die saure Reaction (Stearinsäure) der weingeistigen Lösung dürfte wohl nicht vorkommen, denn die Fälscher haben bessere und passendere Substitute des Stearoptens (Ozokerit, Bellmontin, Paraffin, Walrat) zur Hand. Die Geruchsprobe in starker Verdünnung ist bei gutem Geruchssinne die beste Probe, nur kann damit beigemischtes raffinirtes Geraniumöl nicht erkannt werden.

Im Ergänzungsbande des Handbuches der pharm. Praxis findet sich unter *Rosa* eine sehr ausführliche Abhandlung über die Prüfung des Türkischen Rosenöls. Die schon im vorigen Commentar aufgeführte Schwefelsäureweingeistprobe und noch einige leicht ausführbare Prüfungsweisen mögen hier Erwähnung finden. Schon bei den Prüfungen des Rosenöls im Jahre 1864 (vergl. ph. Centralh.) erkannte ich den Stearoptenkörper für einen werthlosen Bestandtheil des Rosenöls. Um ein unverfälschtes Oel zu erlangen, bleibt der Einkauf der besten und theuersten Sorte Oel von guten Handlungshäusern der alleinige Weg. Einige glauben, dass ein gutes Rosenöl auch bei mittlerer Temperatur (17,5° C.) starr sein müsse. Dies ist ein Irrthum und gerade ein solches Oel kann verfälscht sein. Die Güte des Oels ergiebt sich zuvörderst aus seinen oben angegebenen physikalischen Eigenschaften. Unter anderem auch schüttelt man einen Tropfen mit circa 30 g warmem destillirtem Wasser und sprengt dieses in einem Zimmer von mässiger Wärme aus. Es füllt sich das Zimmer in wenigen Minuten mit reinem Rosendufte, aus welchem fremdartige Gerüche leicht hervortreten. — 1) Fremdartige flüchtige Oele von Rosengeruch, wie einige *Geranium*öle (Idrisöle), *Oleum Palmae Rosae* (von *Pelargonium odoratissimum* AITON), *Oleum Pelargonii rosei* (von *Pelargonium Radula* AIT.), *Oleum ligni Rhodii* ermangeln zum Theil der Eigenschaft, bei +1 bis 10° C. ein Stearopten in Krystallen abzusondern, theils haben sie wohl einen Rosengeruch, aber nicht den milden duftenden des ächten Rosenöls. Um sie im Rosenöl zu erkennen, bedient man sich nach GUIBOURT der reinen conc. **Schwefelsäure**. Gleichviel Tropfen des Oels und dieser Säure werden mit einem Glasstäbchen in einem Uhrgläschen zusammengerührt, wobei das reine Rosenöl seinen eigenthümlichen Geruch bewahrt, während die fremden Oele einen unangenehmen Geruch offenbaren, selbst wenn sie mit echtem Rosenöle vermischt sind. — 2) Ziemlich sicherere Resultate giebt die HAGER'sche **Schwefelsäure-Weingeistprobe**. In einen reinen und trocknen Reagircylinder giebt man 5 Tropfen des Oels und 25 Tropfen concentrirter Schwefelsäure, mischt durch Agitiren und setzt, wenn das Gemisch erkaltet ist, circa 10 ccm 90-proc. Weingeist hinzu und schüttelt um. Bei echtem Oele erfolgt eine **ziemlich klare** Lösung, welche bis zum Aufkochen erhitzt eine auch beim Erkalten **klar bleibende** gelbbräunliche Flüssigkeit darstellt. Enthielt das Rosenöl irgend Oele von Geranien, Pelargonien etc., so ist die Mischung aus der schwefelsauren Masse und dem Weingeist **trübe** und macht, ohne sich zu klären, in der Ruhe einen Bodensatz. Erwärmt man bis zum Aufkochen, so schmilzt der Bodensatz gewöhnlich zusammen und löst sich dennoch nicht in der oberen klarer werdenden Flüssigkeit. Diese wird nach dem Erkalten meist wieder trübe. Umfasst die an ihrem Grunde sich dann ansammelnde Substanz ungefähr das Volum eines Vierteltropfens, so kann man $1/3$ des Rosenöls als Fälschungssubstanz annehmen. Das als Quintessenz im Handel vorkommende Rosenöl setzt bei erwähnter Prüfung ungefähr $1/30$ Volumen eines Tropfens ab, was nicht als eine betrügerische Verfälschung anzunehmen ist. Wahrscheinlich wird bei der Bereitung der Rest Rosenöl, welche sich nicht gut vom Wasser trennen lässt, mit etwas Geraniumöl aufgenommen und dem reinen Oele zugemischt. Der weingeistige Theil in dieser Probe, mit Wasser verdünnt, muss rein nach Rosen riechen, was nicht der Fall ist, wenn Verfälschungen mit fremden flüchtigen und fetten Oelen vorliegen. Vorstehende Probe beruht auf der Eigenschaft der aus dem Rosenöle mit Schwefelsäure erzeugten harzähnlichen Substanz, sich in Weingeist klar und vollständig zu lösen, was die ähnliche Substanz aus anderen Oelen nicht macht. Gegenwärtiger Wallrat, Paraffin, Belmontin etc. scheiden in der weingeistigen Flüssigkeit in Krystallen ab und bleiben darin suspendirt oder sammeln sich an der Oberfläche oder am Grunde. Bei der Mischung des Rosenöls mit Schwefelsäure findet Erhitzung statt und Dämpfe entwickeln sich. Dieses Prüfungsverfahren wurde 1866 von RODWOOD als ein unzuverlässiges erklärt, dennoch hält HAGER seine Methode aufrecht und zwar auf Grund neuerer vielfacher Versuche mit Oelen aus sicherer Hand. HAGER fand sogar, dass sich ein Türkisches unversetztes Rosenöl nach der Mischung mit Schwefelsäure in Weingeist total löslich erweist. Folgende Probe schliesst sich der letzteren Probe an. — 3) Wird von dem Rosenöl ein Quantum von 6—8 Tropfen in einem Reagircylinder mit circa 3 ccm Aether (0,728 spec. Gewicht) gemischt, so erfolgt eine farblose klare Flüssigkeit. Setzt man nun 0,75—1,25 ccm conc. Schwefelsäure behutsam eintropfend hinzu, so erfolgt ein Aufkochen, was aber sofort aufhört, und unter Schütteln, dann Stehenlassen bilden sich zwei Schichten, eine obere farblose Aetherschicht und eine gelbliche (nicht braune oder dunkelgelbbraune) untere Säureschicht. Wäre diese Säureschicht sehr dunkelfarbig, so deutet dieselbe auf einen Gehalt an Ol. Pelargonii rosei oder Graniumöl. Eine farbige Aetherschicht deutet auf eine Verfälschung, welche noch nicht näher erkannt ist. Eine gelbe Aetherschicht deutet auf Geraniumöl. — 4) Man setzt von dem flüssiggewordenen Oele 3—5 Tropfen mittelst Glasstabes neben einander auf ein Objectglas, stellt eine Glasglocke darüber und überlässt das Objectglas 8—10 Tage sich selbst, vor directem Sonnenlicht und Wärme geschützt. Diese Oeltropfen bewahren während dieser Zeit die Eigenschaften, welche sie am ersten Tage zeigten. Nach mehreren Tagen ist der flüssige Theil verdunstet, der krystallinische Theil bildet aber klare wasserhelle durchsichtige Krystalle. Diese werden weder trübe noch weisslich oder weiss, noch erfahren sie während dieser Zeit eine erkennbare Verminderung, noch bilden sie Rosetten oder Spiesse. Das Rosenöl ist ein flüchtiges Oel, wie man aber aus diesem Versuche ersieht, ein sehr schwerflüchtiges Oel (bei gewöhnlicher Temperatur) und der krystallinische Theil in den Tropfen kann über 14 Tage Beständigkeit zeigen. Diese Schwerflüchtigkeit ist Ursache, dass Rosenöl auf Papier Flecke erzeugt, welche bei gewöhnlicher Temperatur den Flecken von fettem Oele herrührend ähnlich sind. — 5) Um auf ein fettes Oel zu reagiren, mischt man 2 Tropfen Rosenöl und 20 Tropfen Benzol und tropft von der Mischung auf Papier. Nach einigen Stunden würden Fettränder deutlich im auffallenden Lichte zu erkennen sein. Im durchfallenden Lichte bleibt, was wohl zu beachten ist, auch bei echten Rosenöle ein Fettrand erkennbar.

Notiz für die Drogisten. Eine gewöhnliche Verfälschung oder auch Verunreinigung ist die mit Weingeist, welcher durch Erhitzen des Blechgefässes (worin das Rosenöl verschickt wird) im Wasserbade bis auf 95—100° C. und Leiten der Dämpfe in eine Vorlage gesammelt werden kann. Wahrscheinlich werden diese undurchsichtigen Gefässe mit Weingeist ausgewaschen, aber man giesst den Weingeist nur oberflächlich heraus, um dann das Rosenöl einzufüllen. Bei längerer Lagerung geht eine Aetherisation des Weingeistes vor sich und die Proben auf Weingeist sind resultatlos. Das Destillat aus dem Wasserbade ist dem Weingeist an Geruch und Geschmack sehr unähnlich. Durch Schütteln mit etwas Aetzlauge und Destillation restituirt man den Weingeist.

Eine zweite Verfälschung ist die mit Wasser, wenn nämlich Rosenöl in Blechgefässen in den Handel kommt. Man stellt das genügend erwärmte Blechgefäss mit seiner geschlossenen Oeffnung nach unten gerichtet auf. Wenn das Oel erstarrt ist, öffnet man das Gefäss und lässt das Wasser abfliessen. In Glasgefässen versendetes Oel dürfte wohl immer frei von Wasser sein.

Geschichtliches. DIOSKORIDES (ein griech. Arzt) erwähnt $\dot{\varrho}\acute{o}\delta\iota\nu o\nu$ $\ddot{\epsilon}\lambda\alpha\iota o\nu$ *(Oleum Rosarum)*, bereitet aus Rosenblumenblättern und Olivenöl. Das destillirte Rosenöl erwähnt im 13. Jahrh. der griech. Arzt JOH. ACTUARIUS, und scheint es schon vor dieser Zeit zu Nisibis in Mesopotamien bereitet worden zu sein.

Anwendung. Rosenöl ist nur Geruchsmittel und Geschmakscorrigens.

Oleum Rosmarini.

Rosmarinöl.   Aetheroleum Rorismarīni;   Oleum Anthos.
Huile de romarin.   Oil of rosemary.

Das flüchtige, aus den Blättern des *Rosmarinus officinalis* gewonnene Oel.   Es ist farblos oder etwas gelblich.   Bei der Rectification destillirt der grösste Theil noch unter 170° C. über.   Der Geruch ist kampferartig.

Rosmarinus officinalis LINN.   Rosmarin, Meerthau.
Fam. **Labiatae.**   Sexualsyst. **Diandria Monogynia.**

Herkommen und **Handelswaare.** Rosmarinöl, welches schon im 14. Jahrh. von RAIMUNDUS LULLUS dargestellt wurde, wird im südlichen Europa im Grossen aus dem blühenden Rosmarinkraute durch gewöhnliche und durch Dampf-Destillation dargestellt und in den Handel gebracht.   Die billigeren Sorten sind gemeiniglich mit Terpenthinöl verfälscht.   Das Italienische Oel wird meist als bestes geschätzt, dann folgt das Französische.   Von weniger guter Qualität ist das Deutsche, welches meist ein 2—3-faches Vol. 90-proc. Weingeist zur Lösung erfordert.

Eigenschaften. Es ist farblos oder schwach grüngelblich, dünnflüssig, meist säuerlich reagirend, von durchdringend kampferartigem Geruche und gewürzhaftem, bitterem, kühlendem Geschmacke.   Sein spec. Gewicht 0,880 bis 0,915.   An der Luft verharzt es und wird dickflüssig.   Zuweilen setzt es ein Stearopten ab.   Es besteht hauptsächlich aus einem linksdrehenden Kohlenwasserstoff ($C_{10}H_{16}$), welcher bei 165° siedet, und einem rechtsdrehenden bei 200° destillirendem Stearoptene ($C_{10}H_{16}O$).   Es ist in 1—1,5 Vol. 90-proc. Weingeist löslich und verpufft mit Jod nicht, löst dieses nur unter Erwärmung und vielleicht Ausstossung weniger Dämpfe auf.   Mit Aether, Schwefelkohlenstoff, Amylalkohol, Benzol, Benzin giebt es klare Mischungen.   Rosalin (Fuchsin) löst es nicht und gegen Silberlösung verhält es sich indifferent.   Verdünnte Salpetersäure erzeugt aus dem Rosmarinöle krystallisirendes Terpin ($C_{10}H_{16}, 3H_2O$), conc. Salpetersäure krystallisirende Limettsäure ($C_{11}H_8O_6$).

Aufbewahrung. Rosmarinöl ist zwar nicht in die Reihe der Tabula C gesetzt worden, dennoch dispensire man es mit Vorsicht, weil es als Abortivum gebraucht wird und in Dosen von 10—20g giftig wirkt.   Die Aufbewahrung behufs Conservirung erfordert die Vorsorge, wie sie S. 367 besprochen ist.

Prüfung. Giebt das Oel mit 1—1,5 Vol. 90-proc. Weingeist eine klare Mischung, entsteht mit Jod in Contact kommend keine Verpuffung und sinkt es in einem Gemisch aus 10 ccm 90-proc. Weingeist und 2 ccm Wasser unter, löst es Rosalin nicht, und zeigt es sich auf ein Objectglas getropft und erhitzt völlig flüchtig bei reinem Rosmaringeruch, so ist das Oel ein reines.
In der Schwefelsäure-Weingeistprobe (S. 366) findet bei der Mischung mit

der Säure Erhitzung ohne Dämpfe statt, die Mischung selbst ist gelblichroth und trübe, nach dem Weingeistzusatz chamois, milchig trübe, auch beim Aufkochen trübe. Nach zwei Tagen ist die Mischung klar, röthlich oder gelblichbraun und klare Oeltropfen schwimmen unter und am Niveau der Flüssigkeit.

Anwendung. Rosmarinöl dient innerlich als Carminativum, Stimulans und Antispasmodicum in verdünnten Gaben zu 0,05—0,1—0,15 g (1½—3—5 Tropfen) einige Male den Tag über. Aeusserlich wirkt es reizend und kräftigend in Linimenten, Salben, Pflastern (1 : 10 bis 40), in Salben gegen Scabies (1 : 10 bis 15), bei asthenischen Augenleiden, Schwäche der Sehkraft (in der Hand zerrieben vor den Augen zu halten), zu Bädern. Die bekannten Pennès'schen Bäder setzt man zusammen aus: 300 g kryst. Soda, 10 g kryst. Natriumphosphat, 10 g Natriumsulfat, 1 g Alaun, 1 g Kaliumbromid, 3 g kryst. Ferrosulfat. Nach Lösung dieser Salzmischung im warmen Wasser (250—300 Liter) wird eine Mischung aus *Ol. Rorismarini* 2 g, *Ol. Thymi* 1 g, *Ol. Lavandulae* 2 g und 100 g Weingeist (oder 50 g *Tinct. Staphidisagriae*) dazugesetzt. Soll dieses Bad nur als Vertilgungsmittel der Filzläuse etc. dienen, so dürfte Topinard's Vorschrift (300 g Soda, *Ol. Rorismar.*, *Ol. Thymi* ana 3 g in 100 g Weingeist gelöst, Wasser 300 Lit.) den Zweck erreichen lassen.

Oleum Sinapis.

Aetherisches Senföl; Senföl; Allylsenföl. Oleum Sināpis; Oleum Sinapěos aetherěum. *Huile (essence) de moutarde. Oil of mustard·*

Das aus den in kaltem Wasser eingeweichten Samen von *Brassica nigra* durch Destillation bereitete Oel. Es ist von gelblicher Farbe, sehr scharfem Geruche und 1,016—1,022 spec. Gewicht.

Bei der Destillation des Oeles müssen die ersten übergehenden Antheile von derselben Eigenschwere sein, wie solche das Oel selbst und die zuletzt aufgefangenen Antheile zeigen. Unterhalb 148° darf das Oel nicht anfangen zu sieden und bei dieser Wärme muss es destilliren *(transeat)*. Werden unter guter Abkühlung 6 g Schwefelsäure nach und nach zu 3 g dieses Oeles gesetzt, so entwickelt sich nach dem Umschütteln Schwefligsäure und zurückbleibt eine hellgelbe, völlig klare Mischung, welche hernach zähe flüssig, bisweilen krystallinisch wird und den scharfen Geruch des Senföls verliert.

3 g dieses Oeles mit 3 g Weingeist und 6 g Aetzammonflüssigkeit in einem Kölbchen *(retortula)* zusammengeschüttelt geben eine Mischung aus, welche in der Kälte nach einigen Stunden klar wird (schnell bei 50° Wärme) und meist farblose Thiosinamminkrystalle liefert. Die davon abgegossene gelbe Flüssigkeit *(lixivium)* dampfe man im Wasserbade so ab, dass man nicht eher etwas von jener Flüssigkeit hinzusetzt als bis jedesmal der Ammongeruch verschwunden ist. Dann werfe man sowohl die Krystalle und auch diejenigen, welche das Kölbchen enthält (welche der Innenwandung des Kölbchens anhängen?) unter Nachspülen mit Weingeist in die Schale und erhitze diese im Wasserbade, bis das Gewicht derselben nicht mehr eine Verringerung erfährt. Das in dieser Weise gewonnene, 3,25—3,5 g betragende Thiosinammin ist erkaltet eine krystallinische, bräunliche, bei 70° schmelzende Masse

von lauchartigem, keineswegs scharfem Geruche, welche sich in der
doppelten Menge warmen Wassers zu einer neutralen, schwach bitteren,
aber nicht andauernd bitterlich schmeckenden Flüssigkeit löst.

Vorsichtig aufzubewahren.

Geschichtliches. Das flüchtige Senföl hat man schon vor 100 Jahren gekannt. Der Vorgang bei seiner Bildung wurde jedoch erst 1863 durch WILL
und KÖRNER genau erforscht, obgleich ZININ, BERTHELOT und LUCK schon
(1855) ein künstliches Senföl aus Jodallyl und Kaliumsulfocyanid herzustellen
verstanden. Da die Herstellung des Jodallyls schwierig und kostspielig war,
so hatte dieses künstliche Senföl nur einen theoretischen Werth, als jedoch
TOLLENS und HENNINGER die Einwirkung der Oxalsäure auf Glycerin zur Gewinnung von Allylalkohol und damit die leichtere und billigere Herstellung
von Jodallyl erkannten, gelangte man zu Resultaten, welche die Einführung
des künstlichen Senföls als Handelsartikel in Aussicht stellten. In der That
bringt man heute ein künstliches Senföl in den Handel, welches dem natürlichen völlig ähnlich ist und von diesem nicht unterschieden werden kann.

Bildung. Aetherisches Senföl wird aus dem schwarzen Senfsamen *(Semen
Sināpis)* durch Destillation unter denselben Cautelen wie das ätherische Bittermandelöl bereitet, kann aber auch künstlich dargestellt werden. Das flüchtige
Senföl präexistirt nicht in dem Senfsamen, sondern verdankt seine Entstehung
der Einwirkung des Myrosins auf die Myronsäure unter Beihilfe von
Wasser. Beide genannten Stoffe sind Bestandtheile des schwarzen Senfes. Myrosin ist eine Eiweissmodification, welche dem Emulsin der Mandeln entspricht. Die Myronsäure ist als myronsaures Kalium im schwarzen Senfsamen
enthalten und entspricht dem Amygdalin. Die Senfölerzeugung ist gleichsam
ein Gährungsakt, in welchem das Myrosin die Stelle des Ferments einnimmt
und die Myronsäure das Gährungsmaterial liefert. Weil im weissen Senfsamen keine Myronsäure enthalten ist, kann daraus auch kein Senföl dargestellt werden.

$$\underset{\text{Kaliummyronat}}{\overset{\text{Myronsaures Kalium}}{C_{10}H_{18}KNS_2O_{10}}} \text{ zerfällt in } \underset{\text{Isosulfocyanallyl}}{\overset{\text{Allylsenföl}}{CS.N.C_3H_5}} \text{ und } \underset{\text{Traubenzucker}}{\overset{\text{Zucker}}{C_6H_{12}O_6}} \text{ und } \underset{\text{Kaliumhydriumsulfat.}}{\overset{\text{saures schwefelsaures Kalium}}{KHSO_4}}$$

Die Einwirkung des Myrosins auf das Kaliummyronat in der Wärme kann auch
durch Einwirkung des Baryumhydroxyds in wässriger Lösung ersetzt werden. In
der Kälte (bei 0^0) entsteht zugleich das isomere Rhodanallyl, $CN.S.C_3H_5$.

Darstellung aus Senf. Der schwarze Senfsamen bester Qualität, der zu Pulver
zerstossen, mit lauwarmem Wasser angerührt, schnell einen starken Senfölgeruch entwickelt, wird in ein grobes Pulver verwandelt, durch kaltes Pressen von seinem
fetten Oele, welches als Speiseöl benutzt werden kann, befreit, die Oelkuchen wieder
zu Pulver zerstossen und mit der 4—5fachen Menge schwach lauwarmen Regen-
wassers angerührt, eine Nacht oder einen halben Tag stehen gelassen, damit während
dieser Zeit die Senfölbildung vor sich gehe. Die Destillation geschieht aus verzinnten kupfernen Blasen, besser wohl aus Holzgefässen durch hineingeleitete Wasserdämpfe. Kupfermetall ist nicht ohne zersetzenden Einfluss auf Senföl, denn

$$\underset{\text{Senföl}}{CSN.C_3H_5} \text{ im Contact mit } \underset{\text{Kupfer}}{Cu} \text{ giebt } \underset{\text{Schwefelkupfer}}{CuS} \text{ und } \underset{\text{Cyanallyl}}{C_3H_5.CN}$$

Im Contact mit Zinn soll die Bildung von Schwefelkohlenstoff aus dem Senföle stattfinden, unter Abscheidung von Allylcyanid. Eine Sendung Russischen Senföles in
weissblechenen Flaschen enthielt einmal circa 20 Proc. Schwefelkohlenstoff und be-
haupteten die Fabrikanten, dass dieses sich aus dem Senföle bei der Destillation mit
zinnernem Helm und Kühlrohre bilde, was natürlich nicht geglaubt wurde. Kleine
Mengen CS_2 bis zu 0,5 Proc. im Senföle kann man als natürliche Verunreinigung hin-
nehmen, nicht aber Mengen über dieses Maass hinaus. Vortheilhaft soll es sein, auch
etwas Pulver des weissen Senfsamens zuzusetzen. Die Oel-Ausbeute beträgt ungefähr
0,6 Proc. Die Darstellung im Grossen ist natürlich lohnender, indem man das mit

Oel geschwängerte Wasser immer wieder zu weiteren Destillationen verwenden kann. Wenig oder gar kein Oel bildet sich, wenn der Senfsamen zu alt ist, wenn er einer Trockenwärme über 70^0 C. ausgesezt war, indem das Myrosin durch die Wärme erhärtet und coagulirt, wenn ferner der Senfsamen nicht völlig gepulvert ist, das Pulver mit heissem Wasser angerührt wird, und wenn man den Senfbrei lange Zeit in metallenen Gefässen macerirt. Ebenso vermindern Alkalien und Säuren die Senfölbildung. In dem zuletzt übrigbleibenden destillirten Senfwasser löst man Glaubersalz und setzt die Lösung in einer Flasche einige Tage an einem kühlen Orte bei Seite, bis sich nicht mehr Oel auf der Oberfläche der Flüssigkeit absondert. Manche Senfsamen, z. B. der Italienische, geben nur kleine Mengen Senföl aus, so dass die Darstellung daraus nicht lohnt.

Künstliche oder synthetische Darstellung des Senföls aus Allyljodid oder Jodallyl (C_3H_5I) besteht (nach ZININ) in Folgendem. Zur Erzeugung des Jodphosphors giebt man in eine Retorte 1 Th. Phosphorstückchen und 6 Th. Jod, wobei man ein Zutreten der Luft möglichst zu verhindern hat. Nach geschehener Reaction und Abkühlung der Retorte giesst man durch den Tubulus gegen 14 Th. Glycerin. Nach anfangs allmählicher vorsichtiger gelinder Erhitzung destillirt unter Entwickelung stark riechender Dämpfe (Propylendämpfe, C_3H_6) eine Flüssigkeit von verschiedenem spec. Gewicht und verschiedener Farbe. Diese Destillation wird unter späterer stärkerer Erhitzung fortgesetzt, bis sich die die Augen zu Thränen reizenden Akroleïndämpfe stark bemerkbar machen. Nach neuerer Vorschrift soll man zur Erlangung des Allyljodids 6 Th. Jod mit 10 Th. Glycerin erhitzen und allmählich 2 Th. Phosphor zusetzen. Ein Ueberschuss von Jod und Phosphor ist zu vermeiden, weil sich Allyljodid mit Jodwasserstoff unter Ausscheidung von Jod und Propylen zersetzt. Die Reaction bei der Allyljodidbildung ist eine sehr heftige und erfolgt oft unter Feuererscheinung.

$$\underset{\text{Glycerin}}{CH_2.OH-CH.OH-CH_2OH} \quad u. \quad \underset{\text{Jodwasserstoff}}{3HJ} \quad geb. \quad \underset{\text{Allyljodid}}{CH_2=CH-CH_2J} \quad u. \quad \underset{\text{Wasser}}{3H_2O} \quad u. \quad \underset{\text{Jod}}{J_2}$$

$$\underset{\text{Allyljodid}}{CH_2=CH-CH_2J} \quad und \quad \underset{\text{Jodwasserstoff}}{HJ} \quad geben \quad \underset{\text{Propylen}}{CH_2=CH-CH_3} \quad und \quad \underset{\text{Jod}}{J_2}$$

Das Destillat schüttelt und wäscht man einige Male mit dem 2—3-fachen Volumen Wasser und sondert die sich unter dem Wasser abscheidende Flüssigkeit, welche das Jodallyl ist, ab. Dasselbe (5 Th.) wird alsdann mit einer Lösung von 6 Th. Kaliumrhodanid oder Kaliumsulfocyanid in 25—30 Th. Weingeist vermischt und der Destillation unterworfen. Das zuerst übergehende ist Weingeist, das letztere ist Senföl, welches mit Wasser öfters geschüttelt, decanthirt und durch Rectification gereinigt wird. Der Retortenrückstand besteht zum Theil aus Kaliumjodid. 7 Th. Glycerin sollen circa 2 Th. Senföl ausgeben.

$$\underset{\text{Allyljodid (168)}}{C_3H_5J} \quad und \quad \underset{\text{Kaliumsulfocyanid (97)}}{CN.SK} \quad geben \quad \underset{\text{Allylsenföl (99)}}{CS.N.C_3H_5} \quad und \quad \underset{\text{Kaliumjodid (166)}}{KJ}$$

In der Kälte entsteht statt des Allylsenföles Allylsulfocyanid (Rhodanallyl, $CN.SC_3H_5$), welches sich aber in der Wärme in Allylsenföl umsetzt.

Wird ein Allylsulfat mit Kaliumsulfocyanid der trocknen Destillation unterworfen, so destillirt Allylsenföl über

$$\underset{\text{Kaliumallylsulfat}}{C_3H_5KSO_4} \quad und \quad \underset{\text{Kaliumrhodanid}}{CN.SK} \quad geben \quad \underset{\text{Allylsenföl}}{C_3H_5.NCS} \quad und \quad \underset{\text{Kaliumsulfat}}{K_2SO_4}.$$

Allylschwefelsäure wird in ähnlicher Weise wie die Aethylschwefelsäure und zwar durch Mischung des Allylalkohols (C_3H_6O oder $CH_2.CH.CH_2.OH$) mit conc. Schwefelsäure hergestellt.

Allylalkohol (Acrylalkohol) wird durch Destillation eines Gemisches aus 1 Th. Oxalsäure mit 4 Th. Glycerin bei einer Temperatur von 220—260^0 C. hergestellt. Das anfangs bei geringerer Temperatur Ueberdestillirende ist Ameisensäure, welche verworfen wird, um das bei 220^0 beginnende Destillat für sich zu sammeln.

Eigenschaften. Sowohl das natürliche destillirte wie das synthetisch hergestellte oder künstliche ätherische Senföl ist ein klares, dünnflüssiges, gelbes oder schwach gelbliches bis farbloses, das Licht stark brechendes, flüchtiges Oel, welches einen sehr starken reizenden Geruch hat, in einiger Entfernung schon die Augen zu Thränen reizt und auf die Haut schnell heftig brennend und blasenziehend wirkt. Es ist neutral und siedet bei 150^0 C. Es wird von 160—300 Th. Wasser, 10 Vol. verdünntem Weingeist und von 90-proc.

Weingeist, Aether, Amylalkohol, Benzol, Petrolbenzin, Chloroform, Schwefelkohlenstoff in jedem Verhältnisse gelöst. Mit Jod verpufft es nicht. Bei
längerer Aufbewahrung wird es dunkler an Farbe. Sein spec. Gew. schwankt
zwischen 1,015 bis 1,025. Das Senföl ist ein Gemisch aus Allylsulfocyanid
oder Schwefelcyanallyl und geringen Mengen Allylcyanid oder Cyanallyl (WILL).
Letzteres ist leichter als Wasser (0,835 bei 17,5 ^{0} C.). Je mehr das Oel
davon enthält, je specifisch leichter ist es, und um so eher färbt sich das Oel
beim Aufbewahren gelblich. Das synthetisch dargestellte Senföl ist
fast reines Allylsulfocyanid (Isosulfocyanallyl) und hat ein spec. Gew. von
circa 1,020—1,022. Senföl verhält sich gegen Rosalin nicht indifferent und
löst es auf.

Das künstliche Senföl ist meist von gelblicher bis gelber Farbe, während
das natürliche fast farblos oder blassgelblich ist. Aeth. Senföl erhält die Formel
C_4H_5NS. Mol. Gew. 99. Als Allylsenföl, Isothyocyanallyl, gehört ihm die
Formel $C_3H_5 . NCS$. Verbindet es sich mit Ammon (H_3N) so bildet es das
Thiosinnamin oder Thiosinamin, $C_4H_8N_2S$. Mol. Gew. 116.

Mit dem $1^1/_2$—2-fachen Vol. reiner Schwefelsäure geschüttelt, löst
es sich selbst erwärmend unter Entwickelung von Kohlenoxysulfid (COS) zu
einer farblosen, gewöhnlich gelben klaren Flüssigkeit, welche nun das Sulfat
des Allylamins ($C_3H_5 . NH_2$) enthält.

HAGER hatte den Prüfungsmodus mit Schwefelsäure aufgestellt, welchen FLÜCKIGER
näher untersuchte. FLÜCKIGER fand, dass in der Schwefelsäuremischung ein chemischer
Process vorgeht und nach circa 12 Stunden unter Entwickelung von Schwefligsäure
und Kohlenoxysulfid schwefelsaures Allylamin entstehe, welches letztere die Schwefelsäuremischung zu einem Krystallbrei erstarren mache. Diese letztere Erscheinung
erfolgt jedoch nur unter gewissen Bedingungen, wenn nämlich die Mischung aus
Schwefelsäure und Senföl in Mengen von mehreren ccm geschieht, so dass eine
reichliche Wärmeentwickelung eintritt, oder wenn die Temperatur der beiden Flüssigkeiten nicht unter 18—20^0 C. liegt. Bei Verwendung von 10—15 Tropfen Senföl,
so wie bei einer Temperatur von weniger als 18^0 C. findet keine erwähnenswerthe
Wärmeentwickelung und eine nur unbedeutende chemische Reaction statt und die
krystallinische Erstarrung bleibt aus.

Mit conc. Salpetersäure geschüttelt entstehen unter heftiger Reaction
Ameisensäure, Oxalsäure und harzige Producte (Nitrosinapylsäure).

Mit conc. Salzsäure auf 100^0 C., oder mit Wasser auf 200^0 C. erhitzt zerfällt
das Allylsenföl in Kohlensäure und Schwefelwasserstoff, welche entweichen, und in
Allylamin ($C_3H_5 . NH_2$).

Mit Aetzalkalilauge im Contact und erhitzt, so auch mit Weingeist bis
auf 100^0 erhitzt entsteht Allyloxythiocarbaminsäure-Aether $\left(CS < ^{NH . C_3H_5}_{O . C_2H_5} \right)$,
eine lauchartig wirkende, ölähnliche, bei 215^0 siedende Flüssigkeit.

Mit Aetzammon im Contact schwindet allmählich der Senfölgeruch und es
bildet sich das bei 70^0 schmelzende Thiosinnamin, auch Allylsulfocarb-
amid, Allylsulfoharnstoff, Allylschwefelharnstoff, Allylthio-
harnstoff, Rhodallin genannt. Die Formel dieser Verbindung ist

$$C_4H_8N_2S \text{ oder } CSNH_2 NHC_3H_5 \text{ oder } CS < ^{NH . C_3H_5}_{NH_2}$$

Thiosinnamin (Thiosinamin) hat einen lauchartigen Geruch, bitteren Geschmack,
schmilzt bei 70^0 C. und krystallisirt in rhombischen Prismen oder fasrigen
Krystallen, welche sich in Wasser, Weingeist und Aether lösen.

Mit Bleihydroxyd (und Wasser) bildet sich in der Wärme Diallylharnstoff,
Sinapolin, CO ($NH . C_3H_5)_2 = CO < ^{NH . C_3H_5}_{NH . C_3H_5}$, welcher Körper auch beim Erwärmen
von Allylcarbonylamin mit Wasser hervorgeht: $2CO . N . C_3H_5$ und H_2O geb. CO_2 und
CO ($NH . C_3H_5)_2$.

Schwere Metalle, wie Kupfer, Zinn, Silber etc. mit Senföl im Contact
wirken allmählich zersetzend ein, indem sie dem Senföle S entziehen und die Bildung

von Allylcyanid, Cyanallyl, $C_3H_5 . CN$, veranlassen. Aus Russland sendete man das Senföl in Weissblechflaschen, was jedenfalls dem Senföle Schädigung zufügte.

Im Senföl kann die Stelle des Allyls durch andere Radicale vertreten werden und es resultiren Substanzen, welche dem Senföle ähnlich sind. Die Senföle entstehen überhaupt, wenn primäre Monamine mit Schwefelkohlenstoff in Gegenwirkung treten, indem Aminderivate substituirter Sulfocarbaminsäuren entstehen.

Allylsenföl (eigentliches Senföl)	Methylsenföl	Aethylsenföl	Amylsenföl
$\left.\begin{array}{l} C_3H_5 \\ (CS)'' \end{array}\right\} N$	$\left.\begin{array}{l} CH_3 \\ (CS)'' \end{array}\right\} N$	$\left.\begin{array}{l} C_2H_5 \\ (CS)'' \end{array}\right\} N$	$\left.\begin{array}{l} C_5H_{11} \\ (CS)'' \end{array}\right\} N$
$CS : N . C_3H_5$	$CS : NCH_3$	$CS : NC_2H_5$	$CS : NCH . CH_2 . CH_2 : (CH_3)_2$

$$\text{Butylsenföl} = CS : NCH < {}^{CH_3}_{C_2H_5}$$ ist im Löffelkraute (*Cochlearia officinalis*) vertreten. In der Wurzel des Meerrettigs (*Cochlearia Armoracia*) ist das Allylsenföl fertig gebildet vorhanden.

Allyl ist ein flüssiger Kohlenwasserstoff von Rettiggeruch. Seine Formel ist C_3H_5. Allylaldehyd, Acroleïn, entsteht durch Oxydation des Allylalkohols. Seine Formel ist C_3H_4O oder $CH_2 \!=\! CH - CO . H$. Allylalkohol, welcher beim Erhitzen einer Mischung von Oxalsäure mit Glycerin entsteht, hat die Formel C_3H_6O oder $CH_2 \!=\! CH - CH_2 . OH$. Der bei 82° siedende Allylaether erhält die Formel $(C_3H_5)_2O$.

Aufbewahrung. Aetherisches Senföl, welches meist nur äusserliche Anwendung findet, bedarf wegen seiner Flüchtigkeit und seines reizenden Dunstes eine sehr sorgfältige Aufbewahrung. Seinen Platz erhält es neben anderen giftigen scharfen Stoffen der Tabula C. Im Handverkauf darf es nicht abgegeben werden. Man giebt, wenn es unter seinem Namen gefordert wird, nur *Spiritus Sinapis* ab. Zweckmässig sind für die Aufbewahrung kleine und starkwandige Flaschen von gelbem Glase. Licht und Luft sind möglichst abzuhalten und eine Zertrümmerung, ein Fallenlassen der Gefässe verhüte man. Der Senfdunst ist den Lungen sehr gefährlich.

Prüfung. Verfälschungsmittel für das Senföl sind Chloroform, rectificirtes Steinöl, Schwefelkohlenstoff, Weingeist, auch wohl andere ätherische, besonders solche Oele, welche schwerer als Wasser sind und unter diesen Nelkenöl, Sassafrasöl (1,07 spec. Gew.), künstliches Wintergreenöl (Methylsalicylsäure $C_{16}H_8O_6$). Letzteres hat ein spec. Gewicht von 1,18 und siedet bei 225°. Die Verfälschung mit Chloroform, Weingeist und Schwefelkohlenstoff ist häufig vorgekommen. Die Verfälschungen jeder Art sind leicht aufzufinden. Bei der Prüfung soll man mit dem Material nicht gleichgültig umgehen und nicht daran riechen, sich vor Spritzen ins Gesicht, in die Augen sorgsam hüten. Der Prüfungsgang, wie er folgt, ist pharmaceutischen Characters und schliesst sich dem von der Ph. angegebenen nur zum Theil an.

1) 1 Vol. des Senföles giebt bei 15—20° C. mit 9—10 Vol. des verd. Weingeistes (0,893 spec. Gew.) eine klare Lösung, ebenso mit einem gleichen Vol. 90-proc. Weingeist. — **2**) Ein Tropfen Oel auf ein Objectglas gegeben und an einen heissen Ort gelegt verdampft ohne Rückstand. — **3**) In eine Lösung von 1 g Stückenzucker in 25 g Wasser (bei 15—18° C.) gebe man einen Tropfen des Oeles; derselbe muss bei gelinder Agitation untersinken oder sich darin nicht dauernd schwebend erhalten. — **4**) Auf einer gelind agitirten Lösung von 1 g Stückenzucker in 12 g Wasser (15 bis 18° C.) muss der Tropfen schwimmen oder sich darin suspendirt erhalten. Diese Proben 3 und 4 lassen die Eigenschwere erkennen, und wenn die Tropfen Senföl am Grunde und am Niveau der Zuckerlösung mehrere Stunden klar bleiben, so ist auch keine Spur Weingeist in dem Oele vertreten. Erweist sich das Oel specifisch leichter als die Flüssigkeit aus 1 g Zucker und 25 g Wasser bestehend, so enthält es entweder zuviel Cyanallyl oder es ist mit einem leichteren ätherischen Oele verfälscht. Wird der in die Zuckerlösung einfallende Tropfen Oel sofort weisslich opalescirend oder milchig weiss, so liegt eine Verfälschung von mehr als 3 Proc. Weingeist vor, und wird der am Grunde des Zuckerwassers angekommene Tropfen innerhalb einer Minute weisslich opalescirend, so ist die Verfälschung mit Weingeist zu 1 bis 2 Proc. anzunehmen. Da die Gefässe, in welche ätherische Oele eingefüllt werden sollen, erst mit Wasser gereinigt, dann mit Weingeist ausgespült werden, so kann auch Senföl zu einem Weingeistgehalt kommen, ohne dass eine Verfälschung vorliegt. Diese kleinen Weingeistmengen machen sich aber nur nach 10—15 Minuten des Contacts zwischen Oel und Zuckerwasser bemerkbar. Die Proben mit Tannin und Rosalin zum Nachweise des Weingeistes sind hier nicht am Platze. — 5) In einem reinen und völlig trocknen Reagircylinder mische man circa 2 ccm oder 50 Tropfen conc. Schwefelsäure mit 5—7 Tropfen Senföl. Unter mässiger Agitation erfolgt im Verlaufe einer Minute völlige Lösung des Oeles und die Flüssigkeit ist vollkommen klar, wenig oder nur gelb gefärbt. Bei mittlerer Temperatur stellt sich nur bisweilen anfangs nach geschehener Mischung eine unbedeutende Gasentwickelung in Form einiger aufsteigenden Bläschen ein, welche aber bald aufhört. Ist die Mischung nicht klar, sondern trübe, oder bemerkt man bei gelinder Agitation der scheinbar klaren Mischung aufsteigende minutiöse Tröpfchen, welche sich am Niveau ansammeln, so liegt eine Verfälschung mit Schwefelkohlenstoff oder Steinöl vor. Bleiben diese Tröpfchen in der klaren Flüssigkeit in Suspension, erscheinen sie auch etwas trübe, so liegt eine Verfälschung mit Chloroform vor. Ist die Mischung nicht rein gelb oder gelblich, sondern sehr dunkelgelb, roth, dunkelroth, braunroth, rothbraun, so liegt eine Verfälschung mit irgend einem fremden Oele vor. In der Schwefelsäure-Weingeistprobe (S. 366) giebt reines Senföl nach dem Vermischen mit Weingeist eine farblose oder fast farblose Flüssigkeit. Damit können selbst fremde Oele bis zu 1 Proc. erkannt werden. — 6) In einem Reagircylinder löst man 5 Tropfen des Senföls in 5—6 ccm Weingeist und versetzt mit nur 1 Tropfen Ferrichloridflüssigkeit. Bei reinem Senföl entsteht keine Farbenreaction, bei Gegenwart von künstlichem oder natürlichem Wintergrünöl (Methylsalicylsäure) eine tief violette oder braune Färbung. — Mit diesen 6 leicht ausführbaren und wenig Material in Anspruch nehmenden Proben sind alle nur denkbaren Verfälschungen aufzudecken. — 7) Die von der Ph. gegebenen Anweisungen liefern eigentlich nur Identitätsreactionen und lassen die Verfälschungen mit Weingeist, Schwefelkohlenstoff und Chloroform im kleinen Umfange nicht genügend scharf erkennen und dann erfordern sie reichliches Material, was eben nicht ein geringwerthiges ist. Die Mischung aus 3 g Senföl und 6 g Schwefelsäure (welche in einem circa 12 cm langen und 1,6 cm weiten Reagircylinder oder einem Glaskölbchen vorzunehmen ist) wird von einer starken Selbsterhitzung und einem starken Aufbrausen begleitet, wobei die etwa gegenwärtigen kleinen Mengen Chloroform und Schwefelkohlenstoff verflüchtigt werden. Der sich entwickelnde Dampf ist den Lungen schädlich. Der Reactionsvorgang ist oben unter Eigenschaften erklärt. — 8) Die andere Probe, die Mischung aus 3 g Senföl, 3 g Weingeist und 6 g Aetzammon ist in einem Kölbchen und nicht in einem Retortchen vorzunehmen. Unter starkem Schütteln, gelindem Erwärmen, Beiseitestellen und öfterem Umschütteln erfolgt in 1—2 Stunden klare Lösung. Das Erstarren oder die Krystallbildung fordert eine tagelange Zeit. Dieses Abwarten ist übrigens nicht nöthig, sondern man giebt nach 3—4 Stunden die Flüssigkeit in ein Schälchen mit senkrechter Seitenwandung und dampft bei gelinder Wärme ab. 3,25—3,5 g soll die Thiosinnaminmasse betragen. Ist die Lösung klar und gelb gewesen, und die Krystallausbeute beträgt 3,5 g, so liegt ein sehr normales Senföl vor. Dass statt 3 g Senföl auch 1 g angewendet werden könne, dürfte einleuchten. Wenn man 10 Tropfen Oel, 30 Tropfen Aetzammon und 50 bis 60 Tropfen Weingeist mischt und nach einer halben Stunde einige Tropfen auf ein Objectglas giebt, dieses beiseite legt, so erlangt man ein krystallinisches farbloses Feld, welches in seinen fedrigen Gruppirungen die Verwandtschaft mit Ammonsalzen zu erkennen giebt. Nach der stöchiometrischen Berechnung müssten (99 : 116 = 3 g : x =) 3,515 g Thiosinnamin aus 3 g Senföl gewonnen werden, wenn dieses völlig reines Allylsulfocyanid darstellte. Wird diese Probe ausgeführt, so könnten wohl die ersten 7 Proben in Wegfall kommen. Ebenso kann diese Probe in Wegfall kommen, wenn die ersten 6 Proben das reine Senföl constatirten.

Anwendung. Das Senföl kommt unverdünnt in Substanz höchst selten, gewöhnlich nur bei Wiederbelebungsversuchen, in Anwendung. Auf die Haut gebracht, bewirkt es schnell schmerzhaftes Brennen, Entzündung und Blasenbildung. Im Handverkauf darf es nicht abgegeben werden. Was das Publikum an manchen Orten unter dem Namen Senföl versteht, ist S e n f s p i r i t u s *(Spiritus Sinapis).* In Mischungen mit Salmiakgeist und Metallsalzlösungen verliert es seine Wirkung vollständig.

Gewöhnlich wird es in Verdünnung (1 : 30 — 100) angewendet, um schnell einen Hautreiz zu bewirken. Man befeuchtet mit der Lösung ein leinenes Läppchen, welches man gegen die Hautstelle mehrere Minuten hindurch drückt, wo man einen Reiz bewirken oder eine Ableitung eines innerlichen Schmerzes zu erreichen wünscht.

Kritik. An einigen Stellen des Textes der Ph. vermisst man die nothwendige klare Ausdrucksweise, z. B. geschieht die Einweichung der Samen nicht, um das Oel leichter abzusondern, sondern um einen chemischen Akt herbeizuführen. Es konnte daher nur von einer Maceration und nicht von einer Einweichung in Wasser gesprochen werden. Dann nimmt der lateinische Text einen Deutschen Character an, denn *transire* statt *destillare* zu sagen, ist nicht im Lateinischen passend, indem das Object, über welches der Uebergang stattfinden soll, fehlt. Man drückte nicht den Vorgang, den man bezeichnen wollte, aus. Bei der Mischung der Schwefelsäure mit Senföl tritt nicht S c h w e f l i g s ä u r e als entweichendes Gas auf, sondern K o h l e n o x y s u l f i d, Kohlensulfosäure, oder eine Kohlensäure, in welcher 1 At. O durch 1 At. S ersetzt ist.

Im 2. Alinea stossen wir zweimal wieder auf die komische *retortula* in der Bedeutung von K ö l b c h e n. — Genug. dieser *Oleum-Sinapis*-Artikel dürfte schwerlich volle Anerkennung finden.

Oleum Terebinthinae.

Terpentinöl; Terpenthinöl; Terpentinspiritus. Spiritus Terebinthinae. *Huile (essence) de térébinthine ou de pin, ou de ruge.*
Turpentine - oil; Pine - oil.

Das flüchtige Oel aus den Terpentinen, besonders denjenigen, welche *Pinus Pinaster*, *Pinus Australis* und *Pinus Taeda* liefern. Es ist entweder farblos oder blassgelblich, von eigenthümlichem Geruche, einem spec. Gew. von 0,855 — 0,865 und siedet in einer Wärme von 150 — 160°

Oleum Terebinthinae rectificatum.

Rectificirtes oder gereinigtes Terpentinöl.

Terpentinöl, mit dem 6-fachen Gewichte Kalkwasser zusammengeschüttelt, destillire man, bis ungefähr $^3/_4$ übergegangen sind. Es sei farblos, von 0,855—0,865 spec. Gew. In Weingeist gelöst darf es mit Wasser gefeuchtetes Reagenspapier nicht verändern. Es siedet bei 160°.

Geschichtliches. Terpentinöl scheint schon von den alten Griechen und Römern gebraucht worden zu sein. Im Mittelalter, nach der Entdeckung der Spiritusfabrikation, bezeichnete man das Terpentinöl mit *Spiritus Terebinthinae*. Erst im Jahre 1818 unterwarf es HOUTON-LABILLARDIÈRE einer Analyse und wurde es von diesem Chemiker als ein Kohlenwasserstoff erkannt. Den künstlichen Kampfer, die Verbindung dieses Kohlenwasserstoffs mit Chlorwasserstoff, hatte bereits 1803 der Apotheker KINDT in Eutin hergestellt.

Herkommen und **Handelswaare.** Das Terpentinöl wird im Grossen durch Destillation mit Wasser aus den verschiedenen Terpentinsorten besonders in Frankreich, England, Deutschland dargestellt. Im Handel unterscheidet man folgende Sorten, über welche R. GODEFFROY und LEDERMANN in der Zeitschrift d. allg. Oesterr. Apoth. Verein 1877 Folgendes berichteten:
1) **Oesterreichisches Terpentinöl**, von *Pinus Austriäca*, ist farblos oder schwach gelblich, vollkommen klar. Spec. Gewicht 0,864. Siedepunkt 155—157° C. Es lenkt den polarisirten Lichtstrahl nach links ab. Löslich in 6 Th. 90-proc. Weingeist. Das rectificirte Oel hatte ein spec. Gew. von 0,862 und war in 8 Th. 90-proc. Weingeist löslich. — 2) **Deutsches Terpentinöl** von *Pinus silvestris*, *Pinus Abies* L., *Pinus vulgaris* L., *Pinus picěa* L., *Pinus rotundāta* LK. gleicht dem vorhergehenden. Spec. Gewicht 0,86—0,87. Siedepunkt 155—160° C. Ist linksdrehend. Das rectificirte Oel hatte ein spec. Gewicht von 0,863 und war in 7 Th. 90-proc. Weingeist löslich. — 3) **Französisches Terpentinöl**, aus Französischem Terpentin (der *Pinus maritima*), ist farblos oder schwach gelblich, vollkommen klar. Spec. Gewicht 0,86. Siedepunkt 156—157° C. Es riecht eigenthümlich, schmeckt brennend und lenkt den polarisirten Lichtstrahl nach links ab. (Franz. Terpentin wird hauptsächlich in der Umgebung von Bordeaux gewonnen und liefert 25 Proc. Oel.) Es gab mit 7 Th. 90-proc. Weingeist eine klare Lösung. — 4) **Venetianisches Terpentinöl**, aus Venetianischem Terpentin (von *Pinus Larix* L. oder *Larix decidŭa* MILL.) gleicht dem Französischen, riecht aber angenehmer. Es lenkt den polarisirten Lichtstrahl nach links ab. (Venet. Terpentin gewinnt man zumeist im südlichen Tirol, im Thale St. Martin in Piemont etc.; er liefert 18—25 Proc. Oel). — 5) **Amerikanisches oder Englisches Terpentinöl**, aus dem Amerikanischen Terpentin (von *Pinus palustris (australis)* und *Pinus Taeda*), gleicht dem Französischen. Spec. Gew. ca. 0,864. Siedepunkt 150—156° C. Es lenkt den polarisirten Lichtstrahl nach rechts ab. (Amerik. Terpentin liefert bei der Destillation ca. 17 Proc. Oel.) — 6) **Tannenzapfenöl**, *Oleum Abiětis Pini*, aus den Zapfen von *Abies pectinata* durch Destillation mit Wasser gewonnen. Es riecht viel feiner als Terpentinöl. Spec. Gew. 0,868—0,875. Siedepunkt 160—162° C. Rechts drehend. — Es ist in 7 Th. 90-proc. Weingeist löslich. — 7) **Latschen-** oder **Krummholzöl**, *Oleum Pini pumiliōnis*, aus jungen Spitzen und Zapfen von *Pinus Pumilio* HÄNKE, durch Destillation mit Wasser gewonnen. Es hat

einen entfernt an Wachholder erinnernden Geruch. Spec. Gew. 0,865. Siedepunkt 170° C. Links drehend, in 12—15 Th. 90-proc. Weingeist löslich. — 8) **Fichtennadelöl** oder **Waldwollöl**, *Oleum foliorum Pini silvestris, Oleum lanae Pini*, durch Destillation mit Wasserdämpfen aus den Nadeln von *Pinus silvestris* oder *Pinus Abies* gewonnen, hat einen ausserordentlich feinen, aromatischen Geruch. Spec. Gew. 0,875—0,876. Siedepunkt 160° C. Rechts drehend. 9) Unter dem Namen **Templinöl** oder **Kienöl** *(Oleum Pini, Oleum templinum)* bezeichnet man im Handel ein Terpentinöl, welches durch Destillation des Holzes, der Zweige, Zapfen, Blätter etc. mit Wasser gewonnen und namentlich im Kanton Bern in Emmenthal und Aargau in der Schweiz und in manchen Gegenden Tirols erzeugt wird. Es riecht citronenartig. Spec. Gew. 0,86—0,88. Siedepunkt 160—164°. Links drehend. — G. und L. untersuchten noch ein *Oleum Abiëtis Canadense*, aus Zweigen von *Abies balsamea* DeC. in Canada gewonnen. Es zeigte einen angenehmen Geruch, scharfen Geschmack, war etwas gelblich gefärbt, hatte ein spec. Gewicht von 0,902 und einen Siedepunkt von 160—166° C. Es lenkte den polarisirten Lichtstrahl nach rechts ab. Weiteres ist l. c. nachzusehen.

Von diesen Oelen giebt man dem **Französischen** und **Amerikanischen Terpentinöle** den Vorzug. Diese Oele sind nach den Angaben der Ph. auch als officinelle zu betrachten. Von diesen beiden und auch von der **Deutschen** Sorte halten die Drogisten **Rectificate** (Bisrectificate) auf Lager. Letztere sind, vom Drogisten bezogen, auf Säuregehalt zu prüfen, denn saure Rectificate müssen verworfen werden.

Eigenschaften. Das gute (Französische oder Amerikanische) **Terpentinöl** ist dünnflüssig, farblos oder wenig gelblich, klar und verdunstet an der Luft schnell. Bei schlechter Aufbewahrung verharzt es allmählich unter Bildung von Ameisensäure und Essigsäure und wird dickflüssig. Daher reagirt es häufig sauer. An der Luft beladet es sich mit Ozon. Es ist in ca. 8—10 Th. höchstrectif. Weingeist löslich und verpufft mit Jod heftig. Bei Berührung mit einem Gemisch aus conc. Schwefelsäure und Salpetersäure entzündet es sich. Das **Französische** Terpentinöl dreht die Polarisationsebene nach links, das **Englische** oder **Amerikanische** nach rechts. Im Uebrigen sind beide Oele nicht verschieden. Spec. Gewicht 0,855—0,865. Da das **Deutsche** Oel meist ein spec. Gewicht von 0,860—0,880 zeigt, so ist dasselbe nicht officinell.

Für den innerlichen Gebrauch ist das rectificirte Oel bestimmt.

Darstellung des rectificirten Terpentinöles. Die Rectification ist hier zweckmässig eine Dampfdestillation, indem man einen heissen Wasserdampfstrom durch das mit wenig Wasser und etwas Aetzkalk oder mit Kalkwasser versetzte Oel schickt. Die Destillation aus der Blase ist dagegen eine gefährliche, weil der Blaseninhalt nicht selten überkocht. Man giebt auf 200 Th. Oel und 1 Th. Aetzkalk 1000 bis 1200 Th. Wasser in die Blase. Die Ph. schreibt auf 1 Th Oel 6 Th. Kalkwasser vor. Die Kalkerde verbindet sich mit den verharzten Theilen und sauren Bestandtheilen des Terpentinöls.

Eigenschaften des rectificirten Terpentinöls. Dieses ist farblos, klar, sehr flüchtig und dünnflüssig, löslich in 10—12 Th. 90-proc. Weingeist, nicht in Wasser, spec. Gewicht 0,855—0,865, von nicht unangenehmem Geruche. Sauer reagirendes Oel ist altes Oel und zu verwerfen. Bei 155 bis 160° C. kocht es, und bis auf —27° C. abgekühlt, setzt es ein Stearopten in weissen Krystallen ab, welche schwerer als Wasser sind und bei —7° schmelzen. Das reine Terpentinöl ist ein Gemisch mehrerer Oele, welche sämmtlich Kohlenwasserstoffe sind und die Formel $C_{10}H_{16}$ erhalten. Es verschluckt an der Luft viel Sauerstoff, welcher dabei die Eigenschaften des Ozons annimmt, wird gelblich, dicklich fliessend und unangenehm riechend.

Terpentinöl absorbirt mit Schwefelkohlenstoff verdünnt viel Chlorwasserstoffgas und bildet damit zwei isomere Verbindungen, eine krystallisirbare, weiche, knetbare (künstlicher Kampfer genannt) und eine flüssige Verbindung (= $C_{10}H_{16} + HCl$). Wird Terpentinöl in Aether oder Weingeist gelöst mit Chlorwasserstoff gesättigt, so entsteht eine ebenfalls krystallisirbare Verbindung von der Formel $C_{10}H_{16} + 2HCl$. Beide Hydrochloride zeigen auf Wasser dasselbe Drehungsvermögen wie der Kampfer. Ueber Kalk destillirt erhält man aus der ersten festen Verbindung ein reines Oel, Kamphilën oder Dadyl ($C_{10}H_{16}$) und aus der flüssigen ein noch flüchtigeres Oel, Peucyl, Terebilën von derselben Zusammensetzung. Durch Kochen mit Salpetersäure wird das Terpentinöl in Terebinsäure, Terephthalsäure, Toluilsäure, Terpenylsäure etc. verwandelt. Mit Luft, sowie mit Wasser längere Zeit in Berührung, erzeugt sich aus dem Terpentinöle, besonders bei Mitwirkung von Salpetersäure, das sogenannte Terpin, Terpentinölhydrat oder Terpentinkampfer in regelmässigen Krystallen. Dieses besteht aus $C_{10}H_{16} + 3H_2O$. Es verliert einen Theil des Wassers beim Schmelzen und bildet ein unzersetzt in Nadeln krystallisirbares Terpin von der Formel $C_{10}H_{16} . 2H_2O$. Wird dieses Hydrat mit Mineralsäuren gekocht, so bildet sich das hyacinthenartig riechende Terpinol ($C_{20}H_{34}O$), welches Oel bei 168° siedet und ein spec. Gewicht von 0,852 besitzt. Werden 20 Th. Terpentinöl mit 1 Th. conc. Schwefelsäure der Destillation unterworfen, so erlangt man im Destillat zwei dem Terpentinöl isomere Kohlenwasserstoffe, Terebën und Colophën, von denen das erstere bei circa 200°, das letztere bei 300° siedet.

Durch trockne Destillation erhält man aus dem Terpentinöle zwei verschiedene Kohlenwasserstoffe, von denen der eine, das Isoterebenthén oder Austrapyrolén ($C_{10}H_{16}$), bei circa 177° siedet, der andere, Metaterebenthén oder Dipyrolén ($C_{20}H_{32}$), bei mehr als 360° überdestillirt.

Terebën (*Terebenum*) dient zum Wundverbande und zum Ozonisiren der Luft. Zu seiner Darstellung setzt man zu 1000g Franz. Terpentinöls unter Umrühren oder Agitiren in einem geräumigen, 4 Liter fassenden Kolben 10 ccm Engl. Schwefelsäure und, wenn die Mischung auf 60—70° abgekühlt ist, setzt man wiederum 10 ccm der Säure hinzu, welche Action in Summa 6 mal geschieht. Nach jedem Zusatze steigt die Temperatur der agitirten Mischung auf circa 125° C. Die Mischung stellt man 48 Stunden hindurch in ein Wasserbad unter bisweiligem Agitiren und erhitzt schliesslich im Sandbade auf 130—140°. Nun decanthirt man das Oel, wäscht es mit Natronlauge und destillirt es in einem Wasserdampfstrome ein Paarmal, bis das Destillat sich gegen den polarisirten Lichtstrahl inactiv erweist. Oft wird noch eine zweite Behandlung mit Säure und die Destillation (bei 160°) nothwendig.

Aufbewahrung. Das Terpentinöl wird vor Licht und Luft geschützt aufbewahrt, am besten in nicht zu grossen und ganz angefüllten Flaschen. Wie es scheint, hält sich das rohe Oel in Weissblechgefässen am längsten gut. Die über Kalkwasser frisch rectificirten Oele sind neutral, aber in Berührung mit Luft und Licht nehmen sie saure Reaction an. Der von diesem Oele resorbirte Sauerstoff, wie KINGZETT angiebt, geht nicht in Ozon oder Wasserstoffhyperoxyd über, sondern veranlasst die Bildung eines Oxydes des Terpens ($C_{10}H_{16}$), welches Oxyd mit Terpenoxydhyrat ($C_{10}H_{16}O + H_2O$) zu bezeichnen sei. Dieses Oxyd soll zwar einen therapeutischen Werth haben, dennoch soll seine Bildung möglichst verhindert werden.

Prüfung. Rectificirtes Terpentinöl darf nicht sauer reagiren und muss sich in einigen Tropfen auf ein grosses Objectglas gegeben in der Wärme des Wasserbades vollständig verflüchtigen, darf also keinen Rückstand hinterlassen. Mit einem gleichen Vol. Salmiakgeist durchschüttelt, soll sich die Mischung in der Ruhe in zwei farblose klare Schichten sondern. Unreines Oel giebt eine trübe wässerige Schicht. Mit Benzin verfälschtes hat ein geringeres spec. Gewicht und ist nicht in einem 12-fachen Vol. 90-proc. Weingeist löslich. Grünliches Oel ist durch Kupfer verunreinigt.

Anwendung. Terpentinöl ist Stimulans, Anticatarrhale, Antineuralgicum, Anticalculosum, Anthelminthicum und Haemostaticum. Man giebt es innerlich zu 5—10—15 Tropfen (0,12—0,25—0,35 g) und mehr bei Wurmleiden, Bandwurm, blutiger Diarrhoe, chronischen Darmschleimflüssen, Gallensteinkolik, Nierenkolik, chronischen Blennorrhöen der Urogenitalwerkzeuge, ferner als Emmenagogum, blutstillendes Mittel. Aeusserlich gebraucht man es als reizendes, kräftigendes Mittel in allen Formen. In geringer Gabe in den Magen eingeführt, hebt es die Temperatur desselben und bewirkt vermehrte Harnabsonderung. Starke Gaben bewirken Uebelkeit, Koliken, Fieberzustand, Durst, Harnzwang etc. Der Harn nimmt einen Veilchengeruch an. Starke Gaben von 15—30 g können den Tod zur Folge haben. Beim Einreiben in die Haut bewirkt es Wärmegefühl, Röthung, nach oft wiederholter Einreibung entstehen Blasen, Anschwellung mit brennenden Schmerzen.

Im Allgemeinen hat das rohe, nicht rectificirte Oel für den innerlichen Gebrauch den Vorzug, besonders wenn es als Antidot des Phosphors in Anwendung kommt. Es giebt Aerzte, welche das rectificirte Oel sogar für wirkungslos halten. Nach anderen Erfahrungen ist das Deutsche Oel sowohl innerlich wie äusserlich angewendet, wirksamer als das Französische oder Amerikanische und als das rectificirte, obgleich man dieses letztere stets zu dispensiren pflegt, wenn das *Ol. Terebinthinae* für den innerlichen Gebrauch bestimmt ist. Bei Phosphorvergiftungen sollte man nur Deutsches Oel als Antidot in Anwendung bringen. KÖHLER ist der Ansicht, dass nur der sauerstoffhaltige Antheil des Oeles, das Terpenoxydhydrat, welches im rectificirten gänzlich fehlt, eine Verbindung mit phosphoriger Säure eingeht und nur hierin die antidotarische Wirkung zu suchen sei.

Bei Lungengangraen, Tuberkulose, Lungenemphysem, stinkender Bronchitis etc. wird das Terpentinöl in Staubform nur mässig inhalirt oder man giesst das Oel auf kochendes Wasser und inhalirt den aufsteigenden Dampf, oder man besprengt mit dem Oele die Zimmerdielen. Zu Gurgel- und Mundwässern emulgirt man das Oel mit Gummischleim, besser mit 2 Proc. Seifenpulver, zu Klystieren (2—10 g auf 150 g) mit Eigelb oder Seifenpulver. Erysipelas schwindet nach dem Bestreichen mit dem Oele. Als Rubefaciens mischt man es mit Aetzammon und Kampfer. Bei Brustleiden jeder Art wird die Brust mit dem Oele, rein oder verdünnt, eingerieben oder vielmehr nur bestrichen.

Terpentinöl kann auch als Desinficiens benutzt werden, denn es verhindert jede Art der Gährung und zerstört die Spaltpilze.

Ueber die in Gebrauch gekommenen Präparate aus Terpentinöl vergl. Handb. d. pharm. Praxis.

Um eine dauernde Emulsion zu erlangen, soll man auf 40—50 g Oel 1 g med. Seifenpulver dem Wasser zusetzen.

Nach neueren Ansichten soll der Apotheker nur in dem Falle das rectificirte Terpentinöl dispensiren, in welchem der Arzt in deutlichen Worten das *Ol. Tereb. rectificatum* verordnet.

Oleum Thymi.

Thymianöl. Aetheroleum Thymi. *Huile de thym. Thym-oil.*

Das flüchtige, aus den Blättern und blühenden Zweigspitzen *(germinibus)* von *Thymus vulgaris* bereitete Oel. Es ist farblos oder sehr wenig röthlich, von stark gewürzhaftem Geruche und Geschmacke. Es wird von $^1/_2$ Gewichte Weingeist gelöst, welche Lösung auf Zusatz eines Tropfens Ferrichloridlösung keine gelblich-rothe Farbe annehmen darf.

Das Thymianöl wird durch Destillation aus dem blühenden Kraute von *Thymus vulgaris* LINN. bereitet. Ausbeute 0,8 Proc. Es ist gelblich oder grünlich, rectificirt farblos, im Uebrigen sehr dünnflüssig. Später wird es bräunlich. Es hat einen angenehmen Thymiangeruch, ist in gleichviel Weingeist löslich, neutral und verpufft nicht mit Jod, löst dieses nur unter Wärmeentwickelung. Es besteht aus einem Kohlenwasserstoff, Thymēn, und einem sauerstoffhaltigen Oele, Thymōl (vergl. *Thymolum*). Das spec. Gewicht des Thymianöls ist 0,87—0,89.

Das Thymianöl des Handels ist häufig von seinem Thymolgehalt befreit. Das normale Oel giebt mit $^1/_2$—1 Vol. 90-proc. Weingeist, ferner mit Chloroform, Amylalkohol, Benzol, Petrolbenzin, Aether klare Mischungen, mit 3—5 Vol. Schwefelkohlenstoff eine etwas trübe Lösung. Das Thymen-reiche Oel giebt mit $^1/_2$—3 Vol. 90-proc. Weingeist eine trübe Mischung. Normales Thymianöl erfordert vom verdünnten Weingeiste (0,894 spec. Gew.) circa 20 Vol. zur Lösung. Auf Rosalin wirkt es etwas lösend.

Zur Prüfung genügt die Lösung in $^1/_2$—1 Vol. 90-proc. Weingeist (Thymol-armes Oel bedarf 2—3 Vol. dieses Weingeistes zur Lösung), die Schwerlöslichkeit in verdünntem Weingeist und die Mischung mit 3—5 Vol. Schwefelkohlenstoff, welche trübe sein muss. Auf Wasser getropft müssen sich bei gelinder Agitation die Tröpfchen klar halten und nicht trüben (Weingeist). Mit Jod darf es nicht verpuffen (Terpentinöl).

Die Ph. hat nur eine Verfälschung im Auge und zwar diejenige mit Carbolsäure. Zur Erkennung derselben soll man etwa 2 ccm des Thymianöles mit 1,2—1,3 ccm Weingeist vermischen und nun mit 1—2 Tropfen Ferrichloridlösung versetzen. Die hieraus resultirende Mischung soll rein gelb sein. Ist sie rothgelb oder mehr braun oder dunkelbraun, so soll Phenol gegenwärtig sein. Diese Probe ist eine sehr lückenhafte. Zu einem sicheren Resultate gelangt man, wenn man 1 ccm des Oels mit 5—6 ccm Wasser mässig schüttelt, durch genässtes Papier filtrirt und das Filtrat mit 1 Tropfen Ferrichlorid versetzt. Man erlangt dann die charakteristische blauviolette Färbung des Phenols. Nur dieser Modus der Prüfung ist der allein richtige. Ueber das Verhalten des Phenols in weingeistiger Lösung gegen Ferrichlorid ist Bd. I, S. 70, sub 6, das Nähere angegeben. Wäre Phenol nicht in weingeistiger Lösung dem Thymianöle zugesetzt, so wäre auch die Eigenschwere des letzteren eine grössere. Thymianöl muss auf verdünntem Weingeist (0,893 spec. Gewicht) entweder schwimmen oder sich darin in Suspension erhalten. Man gebe auf 5 ccm dieses verdünnten Weingeistes 5 Tropfen des Oeles und agitire schwach. Sinkt das Oel nicht zu Boden, so schüttele man und es muss eine trübe Mischung entstehen. Die Schwerlöslichkeit des Thymianöles in verdünntem Weingeist ist ein charakteristisches Verhalten, wie wir es selten bei Oelen antreffen, welche mit gleichviel 90-proc. Weingeist klare Mischungen liefern.

Anwendung. Im Thymianöl concentrirt sich die Wirkung des Krautes (Bd. II, S. 68). In Verdünnung giebt man es zu 0,05—0,1—0,15 g (1$^1/_2$—3—5 Tropfen). In Verbindung mit anderen aromatischen Oelen (wie Rosmarinöl, Quendelöl etc) gebraucht man es in Einreibungen, zu Waschungen, zu Bädern.

Kritik. Im lateinischen Texte treffen wir wieder auf *germina florentia* statt *surculi florentes*. Hier wäre das zu wiederholen, was S. 406 schon erklärt ist. Betreffend die Prüfung auf Phenol hätte man doch wissen müssen, dass Phenol in Wasser löslich, Thymianöl darin nicht löslich ist, und dass Phenol in wässriger Lösung mit Ferrichlorid stets die blauviolette Farbenreaction liefert. 1—2 Proc. Phenol sind nach der Probe der Ph. kaum zu erkennen. Nun kann es vorkommen, dass das *Ol. Thymi rubescens* in weingeistiger Lösung mit Ferrichlorid eine dunkele Färbung giebt, ohne dass es Phenol enthält. Daraus folgt, dass nur die Ausschüttelung mittelst Wassers der einzige Weg ist, Phenol sicher nachzuweisen.

Es wäre doch kunstgerecht gewesen, bei jedem Oele die Art der Bereitung kurz anzudeuten, ob das Oel durch Pressung, Destillation, Extraction etc. bereitet wird. Dies geschieht nur bei einigen wenigen Oelen.

Opium.

Opium. Mohnsaft. Opĭum; Laudănum; Meconĭum. *Opium.*

Der in Klein-Asien durch Einschnitte aus den Kapseln des *Papaver somniferum* bereitete und freiwillig eingetrocknete Milchsaft. Eine braune, innen gleichmässige Masse, anfangs weich, nach dem Austrocknen an der Luft zerbrechlich. Die Opiumkuchen sind in Mohnblätter eingehüllt, welche man mit den Früchten einer *Rumex*-Art zu bestreuen pflegt. Opium ist von narcotischem Geruche und scharf bitterem brennendem Geschmacke.

Vor der Anwendung ist es zu zerschneiden und, wenn es nothwendig ist, bei einer über 60° hinausgehenden Wärme auszutrocknen, bis es unter Zerreiben in ein Pulver verwandelt werden kann. Dieses Pulver, in folgender Weise geprüft, darf nicht weniger denn 10 Proc. Morphin ausgeben:

Es werden 8g Opiumpulver mit 80g Wasser gemischt und bisweilen durchschüttelt, dann nach $\frac{1}{2}$ Tage filtrirt. Von dem gewonnenen Filtrate werden 42,5g mit 12g Weingeist, 10g Aether und 1g Aetzammon versetzt, dann die daraus erlangte Mischung in einem verschlossenen Gefässe 12 Stunden hindurch einer Wärme von 10—15° unter öfterem Umschütteln ausgesetzt. Hierauf wird der Inhalt des Gefässes in ein kleines Filter von 80mm Durchmesser, welches bei 100° getrocknet und gewogen ist, gegeben. Nach dem Abfliessen der Flüssigkeit werden die zurückbleibenden Morphinkrystalle, nach dem Abwaschen mit einer aus je 2g verdünntem Weingeist, Wasser und Aether bestehenden Mischung zweimal ausgewaschen und im Filter bei 100° getrocknet. Das Gewicht derselben darf nicht weniger denn 0,4g betragen.

Dieses Morphin, mit 100 Th. Kalkwasser geschüttelt, muss nach einigen Stunden eine gelbliche Lösung ausgeben, welche auf allmählichen Zusatz von Chlorwasser eine dauernd braunrothe, auf Zusatz von Ferrichloridlösung eine blaue oder grünliche Farbe annehmen muss.

Vorsichtig aufzubewahren. Stärkste Einzelngabe 0,15g, stärkste Tagesgabe 0,5g.

Geschichtliches. Die Namen *Opium* und *Meconium* sind aus dem griechischen Wörtern ὀπός (Saft, Milchsaft) und μήκων (Mohn) entstanden. Das Opium scheint schon zu den Zeiten Homer's, welcher es mit νηπενθές bezeichnet, als ein beruhigendes, Gram und Kummer verbannendes Mittel gebraucht worden zu sein. Die Aerzte der alten Griechen und Lateiner bedienten sich des Opiums (Mohnsaftes, μηκώνιον, ὄπιον) als Medicament. Plinius bemerkt, dass die Mohnpflanze aus Indien stamme und von da nach Persien und dem südlichen Europa gekommen sei. Im 17. Jahrh. beobachtete man schon krystallinische Abscheidungen aus Opiumlösungen und nannte dieselben

Magisterium Opii. Die Kultur der Mohnpflanze und der Handel mit dem daraus gewonnenen Opium werden im Orient in ausserordentlich umfangreichem Maasse betrieben. Das Opium ist vielen Völkern Asiens ebenso unentbehrlich geworden wie uns der Tabak und die spirituösen Getränke.

Handelswaare. Die Gewinnungsart ist in den verschiedenen Ländern auch eine verschiedene. Die guten Opiumsorten gewinnt man im Allgemeinen durch Einschnitte in die unreifen Mohnköpfe und Sammeln des aus den verwundeten Stellen ausfliessenden Milchsaftes, die schlechteren Sorten durch Auspressen der ganzen Pflanze und Einkochen und Eintrocknen des Saftes. Der eingedickte Saft wird für sich oder mit den durch Einschnitte in die Kapseln gewonnenen Thränen vermischt, in Kuchen geformt, in Blätter gehüllt, mit dem Samen einer Ampferart bestreut und nach oberflächlichem Austrocknen in den Handel gebracht. Im Handel unterscheidet man circa 10 Opiumsorten, von denen einige jedoch nicht nach Europa gebracht werden.

I. Das Türkische oder Levantische Opium kommt in zwei Sorten in den Handel.

1) Smyrna-Opium *(Opium Smyrnaicum* s. *Anatolicum)* wird hauptsächlich in Klein-Asien erzeugt und nach Konstantinopel und Smyrna auf den Markt gebracht, von wo es über Triest zu uns kommt. Wenn es nicht in Triest eine Bearbeitung gefunden hat, so sind die Kuchen 200—400 g schwer. Es ist die morphinreichste und beste, daher officinelle Sorte. Sie zeichnet sich durch die etwas hellfarbigen thränenartigen Körner im Innern der Opium-Masse aus. Eine gleichfalls gute und officinelle Sorte, welche der soeben bezeichneten Eigenthümlichkeit ermangelt und in den Distrikten um Konstantinopel und an den Küsten des schwarzen Meeres erzeugt wird, ist 2) das Konstantinopel-Opium, Guévé-Opium *(Opium Turcicum)*, welches über Konstantinopel nach London, Rotterdam, Hamburg gebracht wird. Die Kuchen oder Brode des Smyrna-, wie des Konstantinopel-Opiums sind meist mit den Samen einer Rumexart bestreut, in Mohnblätter gehüllt, die Kuchen selbst sind nach aussen braun und hart, im Innern etwas weicher und gelblicher. Der Morphingehalt beider Sorten beträgt 8—14 Proc. Der Feuchtigkeitsgehalt beträgt 14—17 Proc. Ein grösserer Feuchtigkeitsgehalt deutet auf Triestiner Umarbeitung. Diese beiden Sorten Opium werden auch als Türkisches Opium von den übrigen Opiumsorten unterschieden. Im Jahre 1830 hatte die Türkische Regierung den Opiumhandel monopolisirt und musste ihr das im Reiche erzeugte Opium für einen bestimmten Preis abgeliefert werden. Die Regierung überliess das Opium einigen Grosskaufleuten in Smyrna und Konstantinopel und wurden beide Städte die Hauptstapelplätze für das Türkische Opium und blieben es auch, nachdem 1850 das Monopol auf Opiumproduction aufgehoben war.

II. Aegyptisches oder Thebaisches Opium (Alexandriner; *Opium Alexandrinicum* s. *Aegyptiacum, Opium de la Thébaïde)* bildet 7—8 cm breite runde abgeflachte Kuchen von durchweg gleichförmiger Consistenz, glänzendem Bruche und brauner Farbe (ohne Thränen), ist in Mohnblätter gehüllt und nicht mit Rumexsamen bestreut. Morphingehalt 3—7 Proc. Es scheint nur ein eingetrocknetes Extract zu sein, daher sich die Kuchen etwas hygroskopisch erweisen.

III. Persisches Opium *(Opium Persicum)* kommt nur selten nach Europa, meist in cylindrischen oder kantigen, circa 15 g schweren Stangen, bisweilen in kleinen Broden und ist in Papier gehüllt. Dieses Opium scheint ebenfalls eingetrocknetes wässriges Extract zu sein, denn es ist hygroskopisch und fast zu 85 Proc. in Wasser löslich, enthält auch häufig Fettsubstanz. Morphingehalt 1—3 Proc.

IV. **Ostindisches oder Bengalisches Opium** *(Opium Indicum orientale)* wird in Asien verbraucht und kommt nicht nach Europa. · Morphingehalt 3—10 Proc. Von dieser Sorte giebt es mehrere Arten wie **Patna-Opium, Benares-Opium, Malva-Opium** etc. Man trifft dieses Opium in Kuchen- und Kugelform an.

V. **Griechisches Opium** *(Opium Graecum)*, um Nauplia gewonnen, enthält oft über 10 Proc. Morphin.

VI. **Italienisches Opium** *(Opium Italicum)* enthält 6—8 Proc. Morphin.

VII. **Französisches Opium oder Affium** *(Opium Franco-Gallicum)*, welches im südlichen Frankreich und Algier gewonnen wird, kommt nicht nach Deutschland, indem die Produktion noch hinter der Nachfrage zurückgeblieben ist. Es enthält bis zu 10 Proc. Morphin.

Die Opiumerzeugung in **Deutschland** und **England** ist aus dem Versuchsstadium noch nicht herausgetreten, obgleich das gewonnene Opium bis zu 18 Proc. Morphin ausgiebt. Aus dem blausamigen Mohne erzielte man stets das morphinreichste Opium.

Eigenschaften. Laut der von der Ph. gegebenen Charakteristik sind **Constantinopel-Opium** und **Smyrna-Opium** als diejenigen bezeichnet, welche in den Apotheken gehalten werden sollen. Sie kommen in 150—500 g schweren, abgerundeten, dicken, in Mohnblatt gehüllten und mit Rumexsamen bestreuten Kuchen oder Broden vor. Die sehr kleinen oder sehr weichen Kuchen sind mit Misstrauen zu betrachten und häufig Fabrikate Triester Fälscher. Die Masse der Originalkuchen der Smyrnasorte ist nach aussen derb, nach innen ungleich weich, hell- bis dunkelbraun, mit helleren und dunkleren Schichten durchsetzt. Charakteristisch an dieser Sorte sind die kleinen ovoïdischen Körner oder **Thränchen**, welche theils die innere Masse der Kuchen ausmachen oder darin zerstreut sind. Auf dem Bruche erkennt man sie deutlich mit der Loupe. Diese Thränchen haben die Form des *Semen Psyllii*, sind durchscheinend und gelb. Je reicher an diesen Thränchen, um so besser das Opium, denn sie sind das beste Zeichen, dass eine Verfälschung nicht stattgefunden hat. Da die Ph. diese Thränchen nicht erwähnt, so kann man daraus entnehmen, dass auch das Constantinopel-Opium officinell sein soll.

Extrahirtes Opium nennt man ein Opiumfalsificat, welches dem guten Constantinopel-Opium im Handel untergeschoben wird. In irgend einer Weise wird Opium mit Wasser extrahirt, der Auszug mit wenig Aetzammon versetzt, nach einigen Tagen das ausgeschiedene Morphin abgesondert, die Colatur zur Extractdicke eingedampft und mit dem Rückstande aus der Extraction vermischt. Diese Masse wird mit etwas gutem Opium zusammengeknetet und in Kugeln oder Kuchen geformt. Jedes Opium enthält stets etwas Ammoniumsalz. Geht der Morphingehalt unter 10 Proc. hinab, so wäre eine Bestimmung des Ammongehaltes durch Destillation mit Kalilauge der richtige Weg, jenes Falsificat zu erkennen. Der Gehalt von 0,5 Proc. Ammon wäre als ein normaler anzunehmen. Diese Falsificate sind nur aus dem Konstantinopelopium möglich, denn das Smyrnaopium charakterisirt sich durch die erwähnten hellfarbigen Thränchen im Kuchen. Es ist eine lobenswerthe Vorsicht, nur das Smyrnaopium anzuschaffen und auf Lager zu halten, wenn auch der Preis ein wenig höherer ist.

Man hat im Opium fast 20 alkaloïdische, dann einige indifferente Körper und zwei eigenthümliche Säuren angetroffen. Eine ausführliche von O. Hesse gelieferte Abhandlung darüber findet man im Archiv der Pharmacie, April- und Maiheft 1872.

1. Morphin, Morphium, 1804 von SERTÜRNER entdeckt, ($C_{17}H_{19}NO_3$) ist der wichtigste Bestandtheil und das Hauptalkaloïd des Opiums, in diesem bis zu 15 Proc. und mehr enthalten. Es schmeckt bitter, giebt sehr bitter schmeckende Salze, ist sehr giftig, krystallisirt in rhombischen Prismen, ist in kaltem Wasser, Aether, Chloroform kaum oder doch nur unbedeutend löslich, leicht löslich in Weingeist (circa 50 Th.). Durch die fixen Aetzalkalien wird es aus seinen Salzlösungen abgeschieden, durch einen Ueberschuss derselben aber wieder gelöst. Vergl. S. 300. Künstliche Morphinderivate sind a) Apomorphin ($C_{17}H_{17}NO_2$), 1871 von MATTHIESSEN und WRIGHT (spr. reit) aus dem Morphin dargestellt, eine amorphe, weisse, an der Luft grün werdende, Brechen erregende, alkaloïdische Substanz; b) Desoxymorphin ($C_{17}H_{19}NO_2$) 1871 von WRIGHT aus Morphin dargestellt.

2. Narkotin, Opian ($C_{22}H_{23}NO_7$), 1803 von DEROSNE entdeckt, von ROBIQUET genauer bestimmt, ist zu 4—8 Proc. im Opium vertreten. Es ist ein sehr schwaches Alkaloïd in säulen- oder schuppenförmigen, bei 176° schmelzenden Krystallen. Seine weingeistige Lösung reagirt nicht alkalisch. Seine Salze schmecken bitter, krystallisiren schwer und zersetzen sich leicht beim Auflösen im Wasser. Es ist im Opium frei vorhanden und kann mittelst Benzols oder Terpentinöls direct aus dem Opium extrahirt werden. Es ist in kaltem Wasser unlöslich, ebenso in Aetzkalilösungen, löslich in 7000 Th. heissem Wasser, 300 Th. kaltem, 15 Th. kochendem Weingeist, 170 Th. kaltem und 25 Th. heissem Aether, 25 Th. Benzol, auch in Chloroform, unbedeutend jedoch in Amylalkohol. Von den ätzenden Alkalilaugen wird es bei mittlerer Temperatur nicht, vom Aetzammon nur in sehr geringer Menge gelöst. Aetzalkalilauge, Kalkmilch und Barytwasser wirken in der Wärme lösend. Beim Kochen seiner schwefelsauren Lösung mit Manganhyperoxyd entsteht (nach WOEHLER und BLYTH) ein starkes Alkaloïd, Cotarnin und Opiansäure. Verdünnte Salpetersäure führt es bei 50° in Teropiammon ($C_{30}H_{29}NO_{13}$), Cotarnin ($C_{12}H_{13}NO_3$), Hemipinsäure, Apophyllensäure, Mekonin etc. über. Concentrirte Schwefelsäure (auch etwas Eisenoxyd enthaltende) löst Narkotin mit grünlichgelber Farbe, welche bei gelind vermehrter Wärme durch orangeroth, carmoisinroth endlich in schmutzig rothviolett übergeht. Dieselben Reactionen erfolgen, wenn die Lösung in verd. Schwefelsäure mässig erhitzt wird. Concentrirte Salpetersäure verwandelt es in rothes Harz.

3. Kodeïn, Codeïn ($C_{18}H_{21}NO_3$), 1832 von ROBIQUET entdeckt, krystallisirt aus seiner wässrigen Lösung in rhomboïdalen Prismen mit 1 Mol. Wasser, aus wasserfreiem Aether oder Benzol in rhombischen Octaëdern, welche stark alkalisch reagiren. Es ist in 80 Th. kaltem, 20 Th. heissem Wasser, 7 Th. Amylalkohol, 12 Th. Benzol, leicht in Weingeist, Aether und Chloroform löslich, in Petroläther unlöslich. Von den Laugen der fixen Alkalien wird es als eine gummiähnliche Masse gefällt, welche bald hart und krystallinisch wird, von Aetzammonflüssigkeit wird es aber gelöst. Es ist ein giftiges Alkaloïd, in der Wirkung dem Morphin etwas ähnlich. Man vergl. unter Codeïnum Bd. I, S. 556, 557.

4. Thebaïn, Paramorphin ($C_{19}H_{21}NO_3$), 1835 von THIBOUMÉRY entdeckt, ist ein giftiges Alkaloïd, welches aus weingeistiger Lösung in quadratischen Tafeln, aus Benzol in rhombischen Octaëdern krystallisirt. Es ist in Petroläther, Wasser und Alkalilaugen unlöslich, dagegen löslich in Weingeist (10 Th.), Aether, Amylalkohol (65 Th.), Benzol (20 Th.), schwerlöslich in Chloroform. Verd. Schwefelsäure führt das Thebaïn in Thebenin ($C_{19}H_{21}NO_3$) und in Thebaïcin über.

5. Narceïn ($C_{23}H_{29}NO_9$), 1832 von PELLETIER entdeckt, ist im Opium zu 0,1—0,4 Proc. vertreten. Es reagirt nicht alkalisch und bildet farblose Krystalle, welche sich in kochendem Wasser ziemlich leicht lösen. Von Aetzammonflüssigkeit, Kali- und Natronlauge wird es leicht gelöst, von concentrirter Kalilauge aus concentrirter Salzlösung in Form eines Oeles abgeschieden. Es ist in 890 Th. 90-proc., 1000 Th. 80-proc. Weingeist löslich, von heissem Weingeist wird es leicht gelöst, nicht von Aether, kaum von Benzol, Petroläther.

6. Pseudomorphin, Phormin ($C_{17}H_{19}NO_4$), 1835 von PELLETIER und THIBOUMÉRY entdeckt, krystallisirt wasserhaltig, ist nicht giftig und geschmacklos so wie seine Salze, reagirt nicht alkalisch und sättigt die Säuren unvollständig. In kaltem Wasser ist es kaum, in anhydrischem Weingeist und Aether gar nicht, in Aetzammonflüssigkeit, den Lösungen der fixen Aetzalkalien und in verdünnten Säuren leicht löslich. Es verhält sich gegen Ferrisalze so wie Morphin. Concentrirte Schwefelsäure löst es bei mittlerer Temperatur farblos, die Lösung wird aber bald olivengrün. In der frisch bereiteten Lösung des Pseudomorphins in conc. Schwefelsäure erzeugt Wasser einen weissen krystallinischen Niederschlag von Pseudomorphinsulfat.

7. Porphyroxin (Opin), 1837 von MERCK als ein Farbstoff im Opium erkannt, ist nach O. HESSE ein Gemenge mehrerer Alkaloïde, unter welchen er eine neue Base, das Mekonidin, erkannte.

8. Mekonidin ($C_{21}H_{23}NO_4$), 1870 von O. HESSE im Porphyroxin entdeckt, ist amorph, schmilzt bei 58^0 und färbt sich mit verdünnten Säuren, besonders verdünnter Schwefelsäure, sehr bald purpurroth.

9. Papaverin ($C_{21}H_{21}NO_4$), 1848 von MERCK entdeckt, ist geschmacklos, nicht alkalisch reagirend, krystallisirt in farblosen zarten Prismen, welche in kaltem Wasser nicht, in Weingeist und Aether wenig, in 40 Th. Benzol, 80 Th. Amylalkohol löslich sind. Papaverin löst sich in Essigsäure ohne dieselbe zu neutralisiren, und Alkalien, auch Ammon fällen es aus der Lösung in Form einer harzigen Masse, welche krystallinisch wird, im Uebrigen in einem Ueberschuss des Fällungsmittels unlöslich ist. Concentrirte Schwefelsäure löst das Papaverin anfangs farblos (oder unter Bildung einer schwach violetten Zone), beim Erwärmen violett. Eisenoxyd enthaltende Schwefelsäure erzeugt eine blassere Farbe.

10. Hydrokotarnin ($C_{12}H_{15}NO_3$), 1871 von O. HESSE im Opium entdeckt, bildet monoklinische, alkalisch reagirende, farblose Krystalle, welche bei 50^0 schmelzen und sich bei 100^0 roth färben und zu verflüchtigen anfangen, unter Entwickelung eines Geruches nach roher Carbolsäure. Der Geschmack ist anfangs bitter, dann brennend. Es löst sich leicht und farblos in Weingeist, Chloroform, Aether, Benzol. Von Aetzalkalien und Ammon wird es aus seiner sauren Lösung gefällt. Conc. Schwefelsäure löst es bei mittlerer Temperatur mit gelber Farbe, welche beim Erwärmen intensiv carmoisinroth, schliesslich schmutzig rothviolett wird. Etwas Eisenoxyd enthaltende Schwefelsäure reagirt ebenso.

11. Kryptopin ($C_{21}H_{23}NO_5$ nach HESSE), 1867 von J. SMILES, T. und H. SMITH entdeckt, krystallisirt, reagirt alkalisch, neutralisirt die Säuren und bildet damit Salze, welche anfangs bitter, hintennach scharf brennend, an Pfefferminzöl erinnernd, schmecken. Ammon und die Aetzalkalien fällen es weiss und amorph, jedoch nicht vollständig. Der Niederschlag wird bald krystallinisch. Das amorphe Kryptopin ist in Aether löslich, nicht das krystallinische. In Weingeist, Terpentinöl, Benzol, Petroläther ist es in der Kälte kaum löslich, wenig löslich in der Wärme. Das beste Lösungsmittel ist Chloroform. Conc. Schwefelsäure färbt das Kryptopin bei mittlerer Temperatur erst gelb, dann bilden sich gelbe Streifen von den Krystallen aus in die Säureschicht, welche bald in Violett übergehen und zuletzt die ganze Säureschicht violett färben. Ferrioxyd oder eine Spur Chlor enthaltende Schwefelsäure färbt sofort dunkelviolett. Beim Erhitzen auf 150^0 geht das Violett in Grün über.

12. Kodamin ($C_{20}H_{25}NO_4$), 1870 von O. HESSE entdeckt, bildet farblose Krystalle, welche bei 126^0 schmelzen, in verdünnter Natron- oder Kalilauge löslich sind, sich mit Ferrichlorid dunkelgrün färben, von conc. Salpetersäure dunkelgrün gelöst werden. Conc. Schwefelsäure löst es farblos, bei 150^0 schmutzig rothviolett. Ferrioxyd oder etwas Chlor enthaltende Schwefelsäure giebt mit Kodamin eine dunkel grünlichblaue Lösung, welche bei 150^0 dunkelviolett wird. Conc. Schwefelsäure, welche eine Spur Salpetersäure enthält, färbt es schwarz.

13. Laudanin ($C_{20}H_{25}NO_4$), 1870 von O. HESSE entdeckt, krystallisirt in farblosen 6-seitigen Prismen, welche alkalisch reagiren, die Säuren vollständig sättigen und bittere Salze liefern, in verdünnter Aetzalkalilösung löslich sind, mit conc. Aetzalkalilösung aber einen krystallinischen Niederschlag, eine Verbindung des Alkaloïds mit Alkali geben. 650 Th. Aether lösen 1 Th. Laudanin. Conc. Schwefelsäure wird durch Laudanin bei mittlerer Temperatur schwach rosa, bei 150^0 schmutzig rothviolett, Ferrioxyd enthaltende conc. Schwefelsäure bei mittlerer Temperatur intensiv rosa, bei 150^0 dunkelviolett gefärbt.

14. Lanthopin ($C_{23}H_{25}NO_4$), 1870 von O. HESSE entdeckt, bildet ein geschmackloses, weisses, krystallinisches Pulver ohne alkalische Reaction, vermag auch (wie das Pseudomorphin) nicht die Essigsäure zu neutralisiren, kaum in Weingeist, schwer in Aether und Benzol, leicht in Chloroform löslich. Es wird von Ferrichlorid nicht gefärbt, von conc. Schwefelsäure, sowie von Ferrioxyd enthaltender conc. Schwefelsäure farblos gelöst, bei etwa 150^0 gebräunt.

15. Protopin ($C_{20}H_{19}NO_5$), 1871 von O. HESSE entdeckt, bildet ein weisses krystallinisches Pulver, bei 202^0 schmelzend in weingeistiger Lösung stark alkalisch reagirend und bitter schmeckende (nicht gelatinirende) Salze ausgebend. In Wasser, Weingeist, Benzol wird es in der Kälte nicht gelöst, schwer in der Wärme. Aether löst nur wenig, reichlich aber das mittelst Ammons frisch gefällte Alkaloïd; Chloroform löst mehr als die anderen Lösungsmittel. Es ist in Aetzammon etwas auflöslich, dagegen unlöslich in den Aetzalkalilaugen. Mit Ferrichlorid färbt es sich nicht. Von conc. Schwefelsäure wird es mit anfangs gelber, dann in roth und bläulich-roth übergehender Farbe, von etwas Ferrioxyd haltender conc. Schwefelsäure mit dunkelvioletter Farbe gelöst.

16. Laudanosin ($C_{21}H_{27}NO_4$), 1871 von O. Hesse entdeckt, bildet ein wenig bitter schmeckendes, weisses, leichtes, krystallinisches Pulver, welches bei 89^0 schmilzt, alkalisch reagirt, Säuren sättigt und damit sehr bitter schmeckende Salze giebt. Es löst sich nicht in Wasser, leicht in heissem Benzol und Petroläther; gute Lösungsmittel sind Weingeist und Chloroform. Von Aetzalkalilaugen wird es nicht, von Aetzammon etwas gelöst. Mit Ferrichlorid färbt es sich nicht. Conc. Schwefelsäure färbt sich mit Laudanosin blass rosa, bei 150^0 schmutzig rothviolett. Etwas Ferrioxyd enthaltende conc. Schwefelsäure färbt sich damit bei mittlerer Temperatur braunroth, bei circa 150^0 anfangs grün, endlich bleibend dunkelviolett.

17. Papaverosin scheint nur ein Gemisch von Opiumalkaloïden zu sein.

18. Gnoskopin ($C_{34}H_{36}N_2O_{11}$) krystallisirt in nadelförmigen, bei 233^0 schmelzenden, in Wasser nicht löslichen, in Weingeist schwer löslichen, auch in Aetzlauge unlöslichen Krystallen. Conc. Schwefelsäure löst es mit gelblicher, auf Zusatz einer Spur Salpetersäure mit dauernd rother Farbe.

19. Opianin 1851 von Hinterberger im Aegyptischen Opium entdeckt, vermochte Anderson nicht wieder aufzufinden. Es ist, wie sich herausgestellt hat, mit Narkotin identisch.

20. Rhoeadin ($C_{21}H_{21}NO_6$) ist in Spuren im Opium, mehr in *Papaver Rhoeas* und den reifen Mohnkapseln vertreten. Kleine weisse, sehr schwach alkalisch reagirende, geschmacklose nicht giftige Prismen, bei 230^0 schmelzend, fast nicht löslich in Wasser, Weingeist, Aether, Chloroform, Benzol, Aetzammon. Conc. Schwefelsäure löst es mit olivengrüner Farbe. Salzsäure und verd. Schwefelsäure sättigt es nicht und diese lösen es mit purpurrother Färbung, dabei in farbloses Rhoeagenin ($C_{21}H_{21}NO_6$) und rothen Farbstoff zerfallend.

21. Deuteropin, 1871 von O. Hesse beobachtet, bedarf noch einer näheren Prüfung.

22. Metamorphin wurde von Wittstein im verschimmelten Opium angetroffen. Es scheint nur ein Gemisch von Opiumalkaloïden zu sein. Es schmeckt (nach Wittstein) nicht bitter, ist in 6000 Th. Wasser, 70 Th. kockendem Wasser, nicht in Aether, leicht in Weingeist und den Aetzalkalien, langsam in Aetzammon und kohlensauren Alkalien löslich. Ferrichlorid bewirkt keine Veränderung damit.

23. Mekonin, Opianyl ($C_{10}H_{10}O_4$), ist eine indifferente, bittere, neutrale, in glänzenden farblosen Nadeln krystallisirende, in Wasser, Aether und Weingeist lösliche, sublimirbare Substanz, welche unter Wasser bei 77^0 schmilzt, über 110^0 erhitzt sublimirt, sich in 500 Th. kaltem, in 20 Th. heissem Wasser, auch in Weingeist, Aether, ätherischen Oelen löst. Conc. Schwefelsäure löst das Mekonin farblos, beim Erwärmen purpurfarben. Es bildet sich beim längeren Kochen einer Narkotinlösung in Wasser und in Aetzalkalilösung löst es sich, in Mekonsäure übergehend.

24. Mekonoïsin ($C_8H_{10}O_2$) ein indifferenter Stoff.

25. Mekonsäure ($C_{10}H_{12}O_5$), 1805 von Sertürner entdeckt. Man betrachtet sie als eine dreibasische Säure. Sie scheint nur von Papaverarten erzeugt zu werden. Bei der Bereitung der Alkaloïde aus dem Opium gewinnt man mekonsaure Kalkerde als Nebenprodukt. Die reine Mekonsäure bildet schöne silberglänzende Schuppen oder Nadeln mit 3 Mol. Wasser. Sie ist in Wasser und Weingeist löslich. Beim Kochen zersetzt sie sich in Komensäure, Kohlensäure und einen dunklen Farbstoff; mit Chlorwasserstoffsäure gekocht, zerfällt sie in Oxalsäure, Kohlensäure und einen dunklen Farbstoff. Charakteristisch ist die tiefblutrothe Färbung, welche Ferrisalze mit ihr erzeugen.

26. Thebolactinsäure, 1865 von T. und H. Smith im Opium gefunden.

Ausser diesen Substanzen enthält das Opium Fett, Albuminstoff, kautschukartigen Stoff, Harz, Gummi, Zucker, Schleim, Feuchtigkeit und Spuren ätherisches Oel. Getrocknetes Opium enthält circa 50—60 in kaltem Wasser lösliche Theile.

Die Bestandtheile in dem officinellen Opium sind 10—14 Proc. Morphin, 4—8 Proc. Narcotin, 0,5—1 Proc. Papaverin, 0,1—0,4 Proc. Narceïn, 0,2 — 0,5 Proc. Codeïn, 0,001—0,2 Proc. von Paramorphin, Rhoeadin, Mekonin etc., 5—8 Proc. Mekonsäure (nebst Theobalactinsäure), 1—3 Proc. Fettsubstanz, 3—8 Proc. kautschukartige Substanz, 2—6 Proc. Harz, 25—35 Proc. in Wasser lösliches Pflanzenextract, 10—20 Proc. schleimartige Substanz, 10 bis 15 Proc. Feuchtigkeit. Die Alkaloïde sind theilweise an Schwefelsäure gebunden.

Aufbewahrung. Die Nothwendigkeit der Aufbewahrung der ganzen Opiumkuchen liegt nicht vor, denn es soll nur gepulvertes Opium sowohl zur Darstellung der verschiedenen Opiumpräparate, als auch zur Dispensation in Anwendung kommen.

Zur Darstellung des Pulvers wird das Opium auf dem Schneidebrette
zu dünnen Scheiben und Spänen zerschnitten, diese in einen wohl signirten
Papierbeutel locker eingeschüttet und an einem lauwarmen Orte, dessen Temperatur 35⁰ C. niemals überschreiten sollte, ausgetrocknet. Bei einer stärkeren
Wärme verliert es bedeutend an Geruch. Eine Wärme von 60⁰ ist auf die
Bestandtheile des Opiums von veränderndem Einflusse, der Morphingehalt geht
sogar um 0,1—0,13 Proc. zurück, wenn die Wärme von 60⁰ einen Tag, und
um 0,3 Proc. zurück, wenn die Wärme von 60⁰ zwei Tage einwirkte. Das im
gewöhnlichen Stossmörser erzeugte Pulver wird durch Siebe geschieden und als
feines und grobes Pulver, letzteres für die Darstellung von Tincturen, Opium-
extract etc., sofort in dicht zu verschliessende Flaschen eingefüllt.

Diese Aufbewahrung in gut verkorkten Flaschen ist nothwendig und der Verordnung, nur gepulvertes Opium zur Dispensation und Bereitung der Opiumpräparate zu verwenden, entsprechend, denn das Opiumpulver ist hygroskopisch
und vermag sein Gewicht durch Luftfeuchtigkeit um 4—6 Proc. zu vermehren.
Opium ist in der Reihe der starkwirkenden Arzneistoffe aufzubewahren, denn
es gehört der Tabula C an.

Opium ist besonders vor ammoniakalischen Dämpfen, vor dem Contact
mit der atmosphärischen Luft, welche immer Ammon enthält, zu schützen,
Broockmann und Polstorff erkannten dies, als sie die Umwandlung des
Morphins in Oxydimorphin ($C_{34}H_{36}N_2O_6 + 3H_2O$) beobachteten (Ber. d. d. chem.
Ges. XIII, S. 92). Es kann somit nicht auffallen, dass der Morphingehalt mit
der Dauer der Lagerung zurückgeht, wie dies auch schon Guibourt beobachtete. Im Opium ist dieser Alkaloïdrückgang sogar bedeutender als in der
Chinarinde und um so bedeutender, je weniger trocken das Opium ist. Da
in vielen Apotheken Opiumpulver über Jahr und Tag lagert, so ist eine Aufbewahrung in dicht mit Kork geschlossenen Gläsern nothwendig. Blechgefässe
sind hierzu auch gut, aber Glasgefässe immer besser, denn Blech, Weissblech
und Zinkblech lassen Spuren Luft und Feuchtigkeit durch, nicht aber die Glaswandung.

Dass ein Opium mit mehr als 12 Proc. Feuchtigkeit Schimmel ansetzt
und damit zugleich Einbusse an Morphin erleidet, hat auch Bernbeck in
Speier nachgewiesen. Richtiger ist es wohl, das eingekaufte Opium, die Opiumkuchen, wenn sie weich sind, zu durchbrechen und an einem lauwarmen Orte
soweit trocken zu machen, dass die Masse in der Mitte der Kuchen dem
Fingereindrucke nicht mehr leicht nachgiebt.

Prüfung. Geruch und Geschmack entscheiden zuvörderst. Die Farbe soll
braun, aber nicht schwarzbraun sein. Das Opium in Kuchen soll ferner nicht
mit Sand, sowie vielen Pflanzenresten oder Samen durchmengt sein, zwischen
den Fingern erweichen, auf dem Bruche der härteren Theile etwas glänzen
und unter der Loupe die oben erwähnten Thränchen im Smyrnaer Opium
zeigen, am Licht mit heller Flamme brennen und ein lichtbraunes oder gelbbraunes Pulver geben. Fälschungen bestehen in: Sand, kleinen Steinen,
Thon, Gyps, Kalkerde, Bleiglätte, Bolus, Stärke, Gummi, Mehl,
Saleppulver, Harz, Wachs, Extracten von *Glaucium*, *Chelidonium*,
Lakritzensaft etc. Solche Substanzen werden dem Opium theils in seinem
Vaterlande, theils auch in den Europäischen Hafenplätzen, wo die grossen
Opiumkuchen häufig eine Umformung in kleinere Kuchen erfahren, beigemischt.

Opiumkuchen, welche in ihrer Masse Blätter und Rumexsamen enthalten, sind stets verdächtig und sollte man zurückweisen.

Unter Berücksichtigung der Vorsicht und des Verhaltens, wie ich weiter unten in Betreff des Einkaufes des Opium erwähnt habe, ist die Prüfung jedes neu angekauften Opiums unerlässlich, wobei ich folgendes Verfahren empfehle.

a. Aus einem und dem anderen Opiumkuchen nimmt man einige ca. 1,5 mm dicke diametrale Schnitte, knetet sie zu einem Teige, welchen man dem Gewichte nach bestimmt, dann die Hälfte desselben zu dünnen Flocken zerzupft und in einer flachen Schale einige Stunden an einem gelind warmen Orte, dann im Wasserbade soweit trocknet, bis sich die erkaltete Masse zu einem Pulver zerreiben lässt. Die ausgetrocknete Masse wird dem Gewichte nach bestimmt. Das Mindergewicht entspricht dem Feuchtigkeitsgehalt. Die andere nicht ausgetrocknete Hälfte wird bald zu einigen anderen Versuchen verwendet. Der Feuchtigkeitsgehalt eines guten Smyrna-Opiums des Handels geht über 16 Proc. nicht hinaus, das gepulverte Opium enthält durchschnittlich 3,5 Proc. Feuchtigkeit und zieht aus feuchter Luft oft noch soviel an, dass der Feuchtigkeitsgehalt durchschnittlich 8 Proc. beträgt.

b. Zu 25 ccm kochendheissem dest. Wasser giebt man 2,0 g des klein geschnittenen oder des gepulverten Opiums, lässt unter Umrühren mit einem Glasstabe nochmals aufkochen und stellt bis zum Erkalten bei Seite. Die bräunlichgelbe trübe Flüssigkeit (A), welche über dem abgesetzten Opium steht, ist zwar schleimig, aber nicht dickschleimig, noch weniger gelatinös oder starr (was auf Stärke, Mehl, Kirschgummi, Salep deutet). Verdünnt man nun die kalte Flüssigkeit mit einem 4-fachen Vol. kaltem Wasser und giesst durch ein tarirtes Filter, so erhält man ein Filtrat (B) von der Durchsichtigkeit und Farbe des Weissweines. Eine braune oder dunkele Färbung würde auf fremdartige Extractsubstanzen (Glauciumextract, Chelidoniumextract, Lakritzensaft) hindeuten. Das Filtrat reagirt sauer, ist es aber neutral oder alkalisch, so kann man eine Beimischung basischer Substanzen (Kalkerde, Kreide, kalkhaltigen Thon, Bleioxyd) voraussetzen. Vermischt man 40 ccm des Filtrats B nach dem Eindampfen bis auf einen Rückstand von 4,0 g oder 4 ccm mit 10 ccm 90-proc. Weingeist, so darf weder gleich, noch eine Stunde später eine deutliche Fällung entstehen (Gummi, Dextrin, in weingeistigen Flüssigkeiten unlösliche Salze), vermischt man einen anderen Theil des Filtrats B mit Kaliumferrocyanidlösung, so soll keine Fällung noch Farbenveränderung entstehen (Metallsalze).

c. Der in der vorstehenden Prüfung ungelöst gebliebene Theil des ausgetrockneten Opiums wird in dem Filter gut ausgewaschen, getrocknet und gewogen. Er darf höchstens 0,9 g, also kaum die Hälfte des Opiums (2 g) betragen. Von gutem trocknem Opium beträgt er kaum 0,8 g oder 40 Proc.

d. Trocknes Opiumpulver (1,0 g) wird in einem Platintiegel eingeäschert. Die Asche darf nicht mehr als 6 Proc. (0,06 g) betragen, im anderen Falle sind sicher mineralische Beimischungen vorhanden. Normales Opium giebt meist 4,5 Proc. Asche aus.

e. In zwei enge Probircylinder giebt man je eine Messerspitze von dem gepulverten trocknen Opium und übergiesst dieses in dem einen Probircylinder mit 4—5 ccm Chloroform, im anderen mit einem ähnlichen Volum Schwefelkohlenstoff. In der Ruhe sammelt sich das Opium grössten Theils am Niveau des Chloroforms, im Schwefelkohlenstoff sinkt es aber unter, die eine oder die andere Flüssigkeit wird aber nach dem Umschütteln und Stehenlassen nur unbedeutend oder wenig merklich gefärbt erscheinen.

f. Giebt man zum Chloroform circa 5 Tropfen Jodwasser, schüttelt um und stellt bei Seite, so begiebt sich alles Opium an die Oberfläche, und am Grunde der Chloroformschicht sammeln sich etwa beigemischte Mineralsubstanzen, Sand, auch Stärkemehl, violett gefärbt, wenn es vorhanden war. Giebt man zum Schwefelkohlerstoff 3—4 Tropfen Aetzammonflüssigkeit und schüttelt um, so ensteht eine gelbbräunliche milchige Mischung, welche in der Ruhe braune Opiumsubstanz absetzt, aber noch längere Zeit milchig bleibt.

g. Will man mikroskopisch prüfend vorgehen, so zerreibe man etwas Opium oder Opiumpulver mit etwas Wasser und Glycerin, koche auch eine andere Portion mit 45-proc. Weingeist aus und filtrire, um den Filterrückstand auf einem Objectglase auszubreiten. Letzterer Rückstand aus der Bereitung der Tinctur ergiebt bei echtem Opium theils durchscheinende, theils durchsichtige Massen, aus Trümmern des Pflanzengewebes bestehend, hauptsächlich aus dem Epiderm und Prosenchym der Mohnkapseln. Das Epiderm ist nur mit wenigen Spaltöffnungen versehen oder nur wenige Spaltöffnungen lässt das Mikroskop wahrnehmen. Krystalle und Stärkemehlgebilde sind selten vorhanden, auch nur wenige Haargebilde. Es werden allerdings Stärkemehlkörnchen angetroffen, aber immer nur vereinzelt, in einem mikroskopischen Bilde etwa ein bis zwei Stück. Ebenso sind die Haargebilde vereinzelt und von höchst einfacher Struktur, wie das mikroskopische Bild des gepulverten Opiums angiebt. Die Stärkemehlkörnchen haben vielleicht ihren Ursprung aus dem Bestäuben der Finger mit Mehl beim Formen der Opiumkuchen.

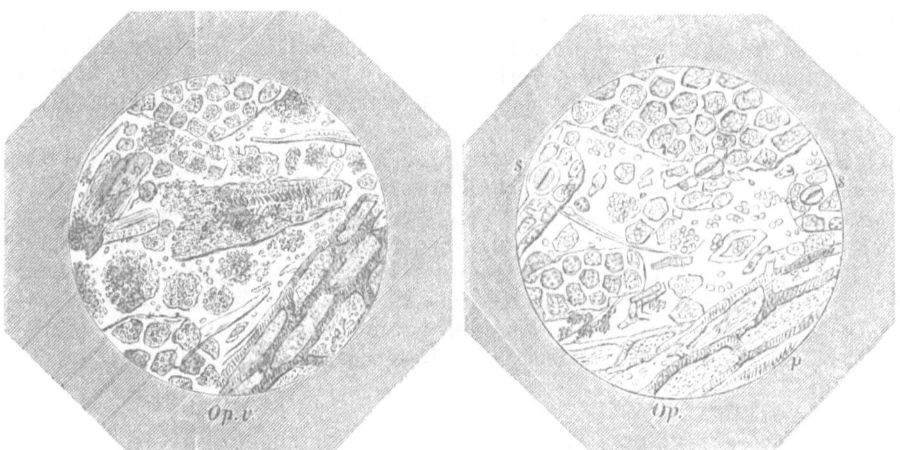

Smyrna-Opiumpulver mit Wasser zerrieben unter dem Mikroskop. 150-fache Vergr.

Ausgewaschener Rückstand aus einem kaltbereiteten Opiumauszuge. *e* Epiderm. *p* Prosenchym der Mohnkapsel. 150-fache Vergr.

h. Hat sich das Opium in diesen Prüfungen bewährt, so schreite man zur Bestimmung des Morphingehalts. Das Morphin ist nicht nur das wichtigste Opiumalkaloïd, es lässt sich auch erwarten, dass ein morphinreiches Opium einer Fälschung nicht unterlegen ist. Die Pharmakopoe fordert einen Mindestgehalt von 10 Proc. Morphin im gepulverten Opium.

Die Ph. hat einen Weg der Morphinbestimmung angegeben, welcher PROLLIUS zum Autor und FLÜCKIGER zum Corrector hat. Dieser Weg soll nun aber zu keinen sicheren Resultaten führen, wie sich dies im Archiv der Ph. 1883,

1. Hälfte, S. 529 und ph. Centralh. 1883, No. 16, 17 und 19 näher erklärt findet. Die daselbst erlangten Resultate waren zu erwarten. Ein Theil des Morphins bleibt bei dessen Fällung in Lösung und der abgeschiedene Theil umfasst nur circa $^3/_4$ des wirklichen Morphingehaltes. Da die Ph. 10 Proc. Morphin fordert, so wird auch das Opium, welches in dieser Probe 10 Proc. ausgiebt, sicher 12—13 Proc. Morphin einschliessen. Nun habe ich wiederholt in meinen Schriften erwähnt, dass eine Probe sich verschieden, einmal vortrefflich, das andere Mal unzureichend verhält, denn Opium ist kein scharf einheitlicher Körper, ein Opiumkuchen ist oft in seinem Bestande nicht völlig gleich dem anderen, ja es kommt vor, dass sich die aus der Mitte eines Opiumkuchens entnommene Masse in der Probe etwas anders verhält als die aus der Aussenschicht entnommene.

Die beste und sicherste Methode der Morphinbestimmung ist und bleibt die Kalk-Morphin-Salmiak-Methode. Daher hat sich auch unter den Methoden aus neuerer Zeit HAGER's Methode für die pharmaceutische Praxis bewährt, denn sie stützt sich auf die zuerst von THIBOUMÉRY beobachtete Löslichkeit der Verbindung der Kalkerde mit Morphin, des Morphinkalkes, in Wasser und der Zersetzung dieser Verbindung durch Ammoniumchlorid. Methoden von COUËRBE, MOHR und Anderen beruhen auf demselben Prinzip, sind aber weniger scharf präcisirt und erfordern, wie alle anderen bis 1868 bekannt gewordenen Methoden, nicht nur viel Material, auch eine Menge Operationen, welche die Arbeitszeit eines Apothekers nicht nur ungemein in Anspruch nehmen, sondern auch bis zu ihrer Fertigstellung oft 2 und mehrere Tage absorbiren.

Die Methode unserer Ph. erfordert schliesslich eine Certification des abgeschiedenen Morphins, denn auch andere Alkaloïde würden sich in der Probe dem Morphin ähnlich verhalten. Desshalb soll es seine Löslichkeit in Kalkwasser und noch sein Verhalten gegen Chlor und Ferrichlorid aufweisen. Diese Experimente sind bei Befolgung der Kalk-Morphin-Salmiakprobe natürlich überflüssig.

Da die Methode der Ph. wenig Anhänger finden wird, so mögen die Methoden erwähnt werden, welchen allseits Vorzug gegeben ist.

Die HAGER'sche Methode lässt bei ihrer Ausführung Aether und Benzin verwenden und zwar auf Grund von besonderen Versuchen. Der Aetherzusatz beschleunigt nämlich die Ausscheidung des Morphins, löst aber in grösserer Menge angewendet amorph abgeschiedenes Morphin, und der Benzolzusatz verhindert das feste Ansetzen der Morphinkrystallchen an die Gefässwandung.

Zu der HAGER'schen Methode der Bestimmung des Morphins im Opium gehören:

    Aetzkalk . . . . . . 2,5 g
    warmes destillirtes Wasser . . . 15 Tropfen
    Opiumpulver . . . . . 6,5 g
    destillirtes Wasser . . . 65,0 g
    Eine Filtrirpapierscheibe . . . . 10,5 cm im Durchmesser
    Aether . . . . 2,0 g
    Benzol . . . . 8 Tropfen
    Salmiak (Ammoniumchlorid) 4,5 g
Eine Flasche mit Diamantstrich für 50 und 65 g Wasser.

Der mit circa 15 Tropfen warmem Wasser zu einem Pulver zerfallene Kalk wird mit dem Opium im Mörser innig zu einem feinen Pulver gemischt und in ein Kölbchen von 100—120 ccm Capacität, welches genau gewogen 65 g dest. Wasser enthält, geschüttet und mit diesem durchschüttelt. Hierauf stellt man das lose verkorkte und genau tarirte Kölbchen zwei Stunden lang in 50—60 ⁰ heisses Wasser odei an einen Ort mit einer Temperatur von 50—60 ⁰ C. und schüttelt während die ier Zeit mehrmals um. Dann setzt man ein Filter aus einer genau 10,5 cm im Durchmesser haltenden Fliesspapierscheibe in einen entspre chend grossen Trichter und diesen auf ein nicht zu weites mehr hohes Stockglas (von circa 80—100 ccm Capacität), in welchem man durch einen Diamantstrich das Niveau von 50,0 g destill. Wasser verzeichnet hat. Die heisse Opiumflüssigkeit, nachdem ein etwaiger Verdampfungsverlust derselben mittelst eines Tropfglases durch Wasser restituirt ist, giesst man in dieses Filter und lässt davon gerade soviel in das Stockglas abtropfen, bis das Filtrat die Marke von 50 g erreicht hat. Sollten einige Tropfen daran fehlen, so darf man nur gegen den Trichter sanft klopfen oder auf den Filterinhalt sanft drücken, um das Niederfallen noch einiger Tropfen zu erreichen. Das nicht zu heisse Filtrat, welches 5,0 g oder 500 cg Opium entspricht, versetzt man mit dem Aether und dem Benzol, schüttelt kräftig um, giebt dann den Salmiak hinzu und setzt der Flasche einen Pfropfen dicht auf. Nachdem der Salmiak unter gelindem Bewegen der Flasche gelöst ist, schüttelt man wiederholt kräftig durcheinander und stellt 4 Stunden, nicht längere Zeit, an einem Ort von 10—15 ⁰ C. bei Seite. Nach dieser Zeit wird der Niederschlag in einem Filter gesammelt, mit Hilfe des Tropfglases mittels Wassers ausgewaschen, bei 30—40 ⁰ C. getrocknet und gewogen. Von dem Gewicht des trocknen Niederschlages zieht man den 10. Theil ab, um das Gewicht des reinen Morphingehaltes zu erfahren.

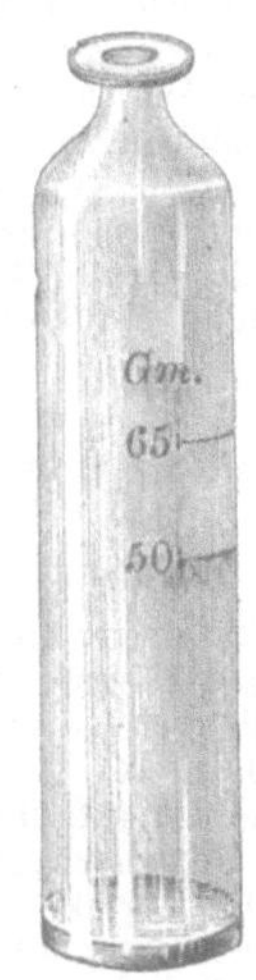

Mensurirglas für die HAGER'sche Methode der Opiumuntersuchung.

Das Quantum Morphinkalilösung, was zur Fällung verwendet wird, entspricht 500 cg oder 5 g Opium, das Gewicht des Morphinniederschlages, in Centigrammen ausgedrückt, muss also durch 5 dividirt und dann von dem Quotienten $\frac{1}{10}$ (der verunreinigende Theil des Niederschlages) in Abzug gebracht werden. Oder das Gewicht des Morphinniederschlages mit 18 multiplicirt, ergiebt den Procentgehalt des Opiums an reinem Morphin.

Morphin, unreines, entspricht reinem Morphin			Morphin, unreines, entspricht reinem Morphin		
0,556 g	„	10,0 Proc.	0,681 g	„	12,25 Proc.
0,570 g	„	10,25 „	0,695 g	„	12,5 „
0,583 g	„	10,5 „	0,709 g	„	12,75 „
0,597 g	„	10,75 „	0,723 g	„	13,0 „
0,611 g	„	11,0 „	0,736 g	„	13,25 „
0,625 g	„	11,25 „	0,750 g	„	13,5 „
0,640 g	„	11,5 „	0,764 g	„	13,75 „
0,653 g	„	11,75 „	0,778 g	„	14,0 „
0,667 g	„	12,0 „	0,792 g	„	14,25 „

Wird das getrocknete Morphin mit Aether (5—6 ccm) abgewaschen, so ist auch jenes Zehntel des Gewichtes nicht in Abzug zu bringen.

Zur Bequemlichkeit des Apothekenrevisors empfiehlt sich die Zurhandhaltung einer dicht schliessenden Blechbüchse mit haselnussgrossen Stücken Aetzkalk (circa 30 g), mehrere Filter aus 10,5 cm im Durchmesser haltenden Fliesspapierscheiben und ein Stockglas von weissem Glase mit markirten Theilungen für 50 und 65 g Wasser, so dass man auch die Quantität Wasser, womit die Mischung aus Opium und Kalk übergossen werden soll, mensuriren kann.

Uebrigens wiegt das 5 g Opium entsprechende Filtrat, will man es nicht nach dem Volum abmessen, 52 g.

Diese schon im Commentar zur 1. Ausg. der Ph. Germ. empfohlene und besprochene Methode ist heut insoweit modificirt, dass die Extraction des Opiums nicht in der Wärme des Wasserbades, sondern in einer Wärme von $50-60^0$ geschieht, weil sich herausgestellt hat, dass bei einer Temperatur über 60^0 das Morphin quantitativ zurückgeht. Die Digestionszeit ist aus diesem Grunde von einer Stunde auf 2 Stunden ausgedehnt. Wenn die Zeit nicht drängt, so kann man auch die von Jos. F. Geisler vorgeschlagene und in die Nord-Amerikanische Ph. aufgenommene Methode befolgen. Zu derselben kommen zur Verwendung:

<pre>
Opium, gepulvert . . . . 7 g
Kalk, gebrannter, frisch gelöscht 3 g
Ammoniumchlorid . . . . . . 3 g
Weingeist . . . . 5 ccm
Aether . . . . 25, 10, und 5 ccm
Wasser, destillirtes . . . . . 70 ccm und 10 ccm
</pre>

Das trockne Opiumpulver und das Calciumhydroxyd werden mit 20 ccm Wasser zerrieben, dann mit 50 ccm Wasser vermischt und unter bisweiligem Schütteln $^1/_2$ Tag beiseite gestellt. Dann wird durch ein Filter gegossen (Filter $7,5-9$ cm im Diameter fassend). Das Filtrat wird bis zu 50 ccm in einer Flasche von 120 ccm Capacität aufgefangen und nach Zusatz von 5 ccm Weingeist und 25 ccm Aether stark durchschüttelt, hierauf der Salmiak hinzugesetzt, wiederholt stark geschüttelt und $^1/_2$ Tag (12 Stunden) beiseite gestellt. Nach Decanthation der Aetherschicht in ein Filter setzt man nochmals 10 ccm Aether hinzu, schüttelt, decanthirt ihn dann soweit als möglich und spült den bleibenden Aetherrest durch allmählichen Zusatz von 5 ccm Aether und wiederholte Decanthation weg. Nachdem von dem Filter der Aether abgedunstet ist, giesst man die wässrige Flüssigkeit nach und nach in dasselbe hinein, um die losen Morphinkrystalle im Filter zu sammeln. Die Flasche spült man im Ganzen mit circa 10 ccm Wasser nach, um den etwaigen Morphinrest in das Filter zu bringen. Nach dem Abtropfen desselben presst man es zusammengelegt zwischen zwei Schichten Filtrirpapier und trocknet es schliesslich bei $55-60^0$ C. Das Filter ist ein Doppelfilter, das innere Filter von derselben Tara wie das äussere. Nach dem Trocknen wägt man das innere Filter, das äussere Filter als Gegengewicht benutzend. Was nun das innere Filter mehr wiegt ist das Morphinquantum aus 5 g Opium. Dieses Mehrgewicht mit 20 multiplicirt ergiebt den Procentgehalt des Opium an reinem Morphin.

Viele Apotheken-Revisoren werden die von der Ph. vorgeschriebene Methode befolgen und daher meistens ein schlechtes Opium antreffen. Hoffentlich werden die betreffenden Apotheker Einspruch erheben unter Hinweisung auf das Archiv der Ph. 1883, S. 529 in der ersten Hälfte (Juliheft) und auf diesen Commentar.

Dass nur die Kalk-Morphin-Salmiakprobe bis heut die beste und richtigste ist, ergiebt die Erfahrung, denn unsere besten Chemiker und Pharmaceuten greifen, wenn sie der Opiumprüfung näher treten, nur zu dieser Methode, nachdem sie andere Methoden versucht und damit Zeit und Material verschwendet haben. So hat vor einigen Jahren *Société de Pharmacie à Paris* eine Morphinbestimmung adoptirt, welcher die Hager'sche Methode unterbreitet ist. Diese *Société* ist also zu derselben Ansicht gelangt, wie Hager vor 17 Jahren. Sie schreibt folgendes Verfahren vor, nur erwog sie nicht, dass man bei Proben mit dem Material nicht verschwenderisch umgehen müsse.

Pariser Methode: 15 g des getrockneten und gepulverten Opium werden mit 9 g Calciumhydroxyd (2 Kalk, 1 Wasser) gemischt und unter fortgesetztem Reiben in einem Mixturmörser nach und nach mit 150 ccm Wasser versetzt. Nach $^1/_2$ Stunde, während welcher noch mitunter umgerührt wird, giebt man die Mischung in ein Filter, und sammelt in einer Flasche genau 100 ccm Filtrat. Nach Zusatz von 20 ccm Aether und Verschluss der Flasche schüttelt man kräftig um und giebt dann 6 g Salmiakpulver dazu, schüttelt während einer Stunde öfter um und überlässt die Flasche 2 Stunden am kühlen Orte der Ruhe. Dann wird der Aether decanthirt, eine neue Portion Aether aufgegossen, umgeschüttelt und nach 1 Stunde der Aether decanthirt. Nun werden die Morphinkrystalle in einem tarirten Filter gesammelt, mit etwas Wasser nachgewaschen, getrocknet und gewogen. Das Gewicht des Niederschlages, nach Abzug der Filtertara mit 10 multiplicirt ergiebt den Morphingehalt in 100 g Opium. Diese Methode weicht von der Hager'schen nur insofern ab, als eine grössere Menge Opium und viel Aether nutzlos verbraucht werden. Bei der Hager'schen Probe stellte sich heraus, dass die Ausscheidung von Narkotin erst nach 4 Stunden eintritt und diese Ausscheidung in der 5. und 6. Stunde nicht mehr als 0,015 g beträgt. Diese Methode der *Société* sei zum Unterschiede mit Pariser Methode bezeichnet. JACOBSON, ein Holländischer Apotheker, lässt das nach der HAGER'schen Methode gesammelte Morphin mit Chloroform abwaschen. Da dieses aber lösend auf Morphin einwirkt, so ist Aether geeigneter. Dass man auch in Amerika der Kalkmorphin-methode bei Schaffung einer Pharmakopoe den Vorzug gab, beweist die HAGER-GEISS-LER'sche Methode, welche in *the Pharmacopoea of the United States of America* einen Platz erhalten hat.

Einkauf und **Opium-Vorrath.** Im vorigen Commentar (1873—1874), habe ich über diese beiden Punkte folgende Mittheilungen gemacht:

Wer es thun kann, kaufe das Opium in grossen Kuchen und in einer solchen Menge, dass er damit auf zwei Jahre versorgt ist. Datum des Ein-kaufs und der gefundene Morphingehalt wird auf einer angeklebten Signatur am Rücken der Standgefässe bemerkt. Enthält das Opium mehr Morphin, als gefordert wird, so dürfte seine Vermischung mit Opium von geringerem Morphingehalte nicht nur erlaubt, sogar geboten sein. So gut wie die Ver-wendung des morphinarmen Opiums verwerflich ist, eben so ist die Anwendung des zu morphinreichen bedenklich (vergl. auch unter *Extractum Opii*). Un-sere Pharmakopoe hat in dieser Hinsicht den richtigen Mittelweg noch nicht aufzufinden versucht. Es musste der Merphingehalt begrenzt werden.

Da bei guter Aufbewahrung sich das Opium mehrere Jahre unverändert hält, so wäre es in Rücksicht auf Kriegseventualitäten eine berechtigte For-derung, dass der Apotheker stets eine gewisse Menge vorschriftsmässigen Opiums vorräthig halten müsse, z. B. der Apotheker in einem kleinen Ort 500 g, im grossen Ort 1500 g. Bei einer solchen Lage würde dann nicht ein effectiver Opiummangel eintreten. Bei Beginn des letzten deutsch-französischen Krieges (1870) war eine vollständige Opiumnoth eingetreten. Mir wurden von einigen Drogisten Opiumproben zur Untersuchung übergeben und fand ich theils darin nur Spuren oder wenige Procente Morphin, theils musste ich dem Opium die Censur geben, dass es gar kein Opium sei. Solche Waare wurde von den Drogisten centnerweise aufgekauft und wieder an Apotheker verkauft!! — es war eben kein Opium vorschriftsmässiger Qualität zu erlangen. Die Franzosen hatten vor dem von ihnen beabsichtigten Kriege alles gute Opium bereits auf-gekauft. Wie mancher unserer braven Söhne wäre wieder heimgekehrt, hätte man ihm das gute Opiumpräparat dargereicht! Wenn die Pharmakopoe in Rücksicht auf etwaige Vergiftungen mit Arsenik das Vorräthighalten von ge-wissen Mengen Ferrisulfatflüssigkeit und gebrannter Magnesia vorschreibt, so steht ihr auch das Recht zu, ähnliches von einem Handelsconjuncturen unter-worfenen Cardinalmedicament, wie es das Opium ist, zu fordern. Die Arsenik-vergiftung kommt kaum einmal im Jahre im weiten Deutschen Reiche vor, das Opium aber wird immer gebraucht und im Kriege am meisten.

Ob nun dieser im Gefühl der Humanität ausgesprochene Wunsch erfüllt werden wird? —?

Anwendung. Opium ist Hypnoticum, Anodinum, Sedativum, schwaches Su-doriferum. Es ist eines der wichtigsten und wirksamsten Medicamente und seine Anwendung als solches eine ausserordentlich vielfache. Die Wirkung ist zunächst erregend, dann beruhigend, schmerz- und krampfstillend, schweiss-treibend, schlafmachend, die Absonderungen mässigend und verringernd, end-lich giftig narkotisch. Grosse und kleine Gaben haben oft entgegengesetzte Wirkung. So erfolgt z. B. nach kleinen Gaben eine Vermehrung, nach grösse-ren Gaben eine Verminderung des Pulses. Kleinen Kindern ist Opium inner-lich ein gefährliches Gift und muss denselben mit grosser Vorsicht gegeben werden. Man giebt es zu 0,005 — 0,01 — 0,025 — 0,05 — 0,1 g. Die Pharmakopoe normirt die stärkste Einzelngabe zu 0,15, die Gesammt-Tagesgabe zu 0,5 g. Bei Delirium tremens, Starrkrampf, Wasserscheu steigt man selbst bis zu 0,5 g und höher pro dosi. Aeusserlich findet Opium ebenfalls eine häufige Anwendung als schmerzlinderndes Mittel. Die gewöhnliche Dosis für ein Suppositorium ist 0,15 g, für eine Vaginalkugel 0,2 g.

Im Handverkauf darf es nicht, in der Veterinärpraxis nur an sichere Personen gegen Bescheinigung abgegeben werden.

Kritik. Mit der Bestimmung des Morphins im Opium hat die Ph., wie man aus den Berichten im Archiv der Ph. 1883, 1. Hälfte, S. 529 und aus den Arbeiten E. GEISSLER's, ph. Centralh. 1883, No. 16 bis 19 ersieht, nicht das Richtige getroffen. Da im Ergänzungsbande zum Handb. d. ph. Praxis gegen 35 Methoden aufgeführt und erklärt waren, so genügte nur ein Ueberblick und etwas Expertise, um zu erkennen, dass unter allen diesen Methoden nur die Kalk-Morphin-Salmiak-Methode die einzig richtige ist, um sichere Resultate zu gewinnen. Diese Methode in das richtige Kleid zu bringen, wäre eine schätzenswerthe Aufgabe gewesen. Da die *Société de Pharmacie à Paris*, ferner die Ph. der Nord-Amerik. Freistaaten, *Ph. Danica* derselben Methode in neuerer Zeit zugesprochen haben, so hätte man daraus ihren Werth entnehmen können.

Als ich vor 10 Jahren im Commentar zur 1. Ausg. der Ph. den Vorschlag machte und begründete, den Apotheker zur Haltung eines gewissen Opiumvorrathes zu verpflichten, lebte ich in dem Glauben, dass man bei Bearbeitung der 2. Ausgabe davon Notiz und aus humanitätischen Rücksichten diesen Vorschlag acceptiren werde. Die heut gültige Parallele zu dieser Verpflichtung, *Magnesia usta* und *Liq. Ferri sulfurici oxydati* in reichlicher Menge wegen möglicher Vergiftung durch Arsenik im Vorrath zu halten, ist doch von geringerem Werthe, weil im ganzen Jahre in Deutschland kaum 3 Vergiftungen mit Arsen vorkommen und im Nothfalle jene Stoffe durch ähnliche ersetzt werden können, während der Opiummangel nicht auszugleichen ist. Hätte ein Franzose oder ein Engländer dieses Thema aufgestellt — nun — Notiz wäre davon in Deutschland sicher genommen worden. Eine Pharmakopoe ist nur auf Grund der Humanität geschaffen, sie muss derselben also soweit als möglich genügen. — Wurde doch 1872 ein Medicamenten-Lieferant, ein Apotheker, zu mehreren Jahren Gefängniss verurtheilt, weil er Opiumpräparate von halber Stärke abgegeben hatte. — Er hätte dies wahrscheinlich nicht gethan, wenn er genügend Opium hätte beschaffen können. Gutes Opium war 1870—1871 total vom Markte verschwunden.

Oxymel Scillae.

Meerzwiebel-Sauerhonig; Meerzwiebelsaft. Oxȳmel scilliticum.
Oxymel scillitique. Oxymel of squill.

Man mische fünf (5) Th. *Acetum Scillae* mit zehn (10) Th. gereinigtem Honig und dampfe im Wasserdampfbade ab, bis der Rückstand zehn (10) Th. beträgt; dann kolire man.
Dieser Meerzwiebel-Sauerhonig sei klar und braungelb.

Die Darstellung dieser sehr alten Arzneiform geschehe, wenn es sein kann, in porcellanenen Gefässen. War der Scilla-Essig klar, der Honig genügend depurirt, so wird auch der Sauerhonig klar und rein resultiren.

Oxymel Scillae gilt als ein die Secretionen der Schleimhäute beförderndes, daher expectorirendes und auch die Harnsecretion vermehrendes Mittel. Die Aerzte geben es zu 2,5—5,0—10,0 g einige Male täglich. In grösserer Dosis wirkt es emetisch. Häufig wird es im Handverkauf gefordert und zwar für kleine Kinder als Expectorans. Die starke Dosis ist dann zu $^1/_2$ Theelöffel anzugeben. Aufbewahrungsort ist der Keller.

Paraffinum liquidum.

Flüssiges Paraffin; Paraffinöl; Vaselineöl; Cosmolineöl. *Huile de paraffine. Paraffin-oil; Lubricating oil.*

Eine ölartige Flüssigkeit, bereitet aus dem Petroleum, nach Beseitigung der bei geringer Temperatur siedenden Antheile. Sie ist klar und von mindestens 0,840 spec. Gewicht.

Sie sei frei von farbigen, fluorescirenden und riechenden Stoffen und siede nicht unter 360^0.

Schwefelsäure, mit dem Paraffinöle bei Wasserbadwärme einen Tag hindurch unter öfterem Zusammenschütteln in Mischung erhalten, darf dasselbe nicht verändern und sich selbst nur wenig schwärzen. Natriummetall, unter denselben Verhältnissen mit Paraffinöl die Zeit eines Tages hindurch behandelt, muss glänzend bleiben. Der mit dem Paraffinöl gekochte Weingeist darf keine saure Reaction annehmen.

Paraffinöl findet man unter *Benzinum Petrolei*, Bd. I, S. 449 und 450 und *Paraffinum solidum* S. 455 erwähnt. Das Petrol wird z. B. einer fractionirten Destillation unterworfen, um Petrol-Benzin, Leuchtpetrol, Putzöle zu sondern. Sobald die Destillationstemperatur auf $300—320^0$ gestiegen, folgen die Antheile, welche Paraffinöl und Paraffin liefern. Der dann bei $370—390^0$ C. bleibende Rückstand wird in ähnlicher Weise wie das Paraffin gereinigt und liefert die salbenartige Vaseline.

Die Antheile des Petroleums, welche man bei einer über 320^0 C. hinausgehenden Temperatur als Destillat sammelt, werden einer Raffination unterworfen, indem man sie wiederholt und abwechselnd mit conc. Schwefelsäure, Aetzlauge und Knochenkohle behandelt und dann der Kälte aussetzt behufs Auskrystallisirens des Paraffins. Die Trennung des flüssigen Theiles vom Paraffin geschieht unter Anwendung von Centrifugalapparaten. Auf diese Weise wird das Paraffinöl als Nebenproduct bei der Paraffinbereitung gesammelt. Auch bei Darstellung des Paraffins aus Torf, Braunkohle, Blätterschiefer gewinnt man Paraffinöl, welches für die Erzeugung von Leuchtgas von grossem Werthe ist. Das flüssige Paraffin oder das Paraffinöl besteht aus verschiedenen Kohlenwasserstoffen, ähnlich wie die Paraffine. Die Behandlung mit Schwefelsäure, welche die Kohlenwasserstoffe unberührt lässt, ist das wesentliche Agens bei der Raffination.

Handelswaare. Das in den deutschen Fabriken hergestellte gereinigte Paraffinöl, z. B. der Firma J. F. Otto zu Frankfurt a/O., Carl Hellfrisch & Co. in Offenbach a/M., L. Meyer in St. Johann, ist vorzüglicher Qualität und entspricht den zulässigen Anforderungen in jeder Beziehung.

Eigenschaften. Das officinelle Paraffinöl bildet eine völlig farblose, klare, öligfliessende, gegen Schwefelsäure und Aetzalkali indifferente, bei circa 360^0 destillirende, geruch- und fast geschmacklose Flüssigkeit von 0,840—0,855 spec. Gew. Im Dochte brennt es wie fettes Oel, sonst ist es schwer entzündlich, sehr schwer löslich in absolutem und in 90-proc. Weingeist (300 bis 400 Th.), klar mischbar mit Schwefelkohlenstoff, Aether, Amylalkohol, Chloroform, Benzol, Petrolbenzin. Bei 0^0 bis.—2^0 setzt Paraffinöl keine Krystalle ab.

Die Kohlenwasserstoffe, den Mineralölen und dem Petroleum entstammend, vermögen nur $\frac{1}{10}$ ihres Gewichtes Brom zu binden, während die Kohlenwasserstoffe bituminöser Schiefer ihr gleiches Gewicht zu binden vermögen (Allen). Bei einer Temperatur von $80—100^0$ C. längere Zeit im Contact mit atmosphärischer Luft bräunt sich das farblose Paraffinöl ebenso, wie die Paraffine, und zwar um so schneller, wenn es dabei durch Schütteln mit Luft gemischt wird.

Aufbewahrung. Wenngleich die andauernde Einwirkung von Luftsauerstoff und Licht auf das Paraffinöl eine kaum merkliche ist, so werde es dennoch in derselben Art und Weise wie die fetten Oele aufbewahrt.

Prüfung. Wenn sich das Paraffinöl farblos, ölig-fliessend und geruchlos erweist, so dürften folgende Experimente genügen, um die Reinheit dieses Mineralöles zu erkennen. — **1)** Einige Tropfen des Oeles auf eine Schicht 90-proc. Weingeistes gegeben, müssen sofort darin untersinken, dagegen auf eine Schicht eines Gemisches aus gleichen Vol. 90-proc. und verdünnten Weingeistes (von circa 0,895 spec. Gew.) entweder schwimmen oder darin in Suspension verbleiben. Sinkt es in 90-proc. Weingeist nicht unter, so ist das Oel verwerflich, denn dann hat es eine zu geringe Eigenschwere und enthält noch Theile, welche unter 360⁰ C. destilliren. — **2)** Gleiche Vol. (3 ccm) conc. Schwefelsäure und Paraffinöl, in einen circa 1,6 cm weiten und 15 cm langen Reagircylinder stark agitirt, ergeben eine weisslich trübe Mischung, welche im Zuge einer Petrollampe auf 110—130⁰ C. oder $1/_2$ Stunde im voll-heissen Wasserbade unter wiederholtem Agitiren erhitzt, in der Ruhe und der Wärmequelle entzogen sich im Verlaufe einer Viertelstunde in eine klare, fast farblose oder gelbliche oder gelbe Säureschicht und eine farblose Oelschicht scheidet. Wäre die Oelschicht gefärbt oder die Säureschicht braun, so liegt ein nicht genügend gereinigtes Oel vor (man vergl. auch unter Kritik). — **3)** Um nun die Probe sub 2 zu bekräftigen und eine Verunreinigung mit Schwefel zu entdecken, übergiesst man ein Natriumschnittchen mit dem Oele und erhitzt in ähnlicher Weise, aber ohne Agitation. Zwischen beiden Substanzen muss volle Indifferenz obwalten, weder die eine noch die andere darf irgend eine Veränderung erleiden. Im Anfange der Erhitzung steigen gewöhnlich einige minutiöse Bläschen vom Natrium auf (wahrscheinlich eine in den Poren des Metalls vorhandene, oder auch dem Metall adhärirende atmosphärische Luft). Eine tagelange Erhitzung im Wasserbade giebt gewöhnlich ein anderes Resultat und der Glanz des Metalls ist geschwunden. — **4)** Wenn die Proben 1, 2 und 3 kein Monitum ergaben, so dürfte die nun folgende Probe auf Säuregehalt eine überflüssige sein. Man giebt 1 Vol. Paraffinöl und 2—3 Vol. Weingeist in einen Reagircylinder, schüttelt heftig um, kocht auf und taucht in die Weingeistschicht Lackmuspapier. Gegenwärtig könnten sein: Spuren Schwefelsäure, Schwefligsäure, Fluorwasserstoffsäure, herrührend aus der Bleichung und Reinigung des Mineralöles. Jedenfalls sind sie nicht gegenwärtig, weil in den Fabriken eine Behandlung des Oeles mit Sodalösung den Schluss der Reinigung ausmacht. Läge eine Verfälschung mit Fettsäure vor, so wäre dieselbe in der Probe mit Schwefelsäure erkannt. Eine solche Verfälschung könnte nur ohne Absicht oder aus Versehen vorkommen. Da diese Kochung keine Umstände macht, so mache man sie und schliesse sie der Probe sub 1 an. Wegen der Bestimmung des Siedepunktes vergl. unter Kritik.

Anwendung. Das Paraffinöl ist nur ein Ersatz für fette flüssige milde Oele beim äusserlichen Gebrauch, welcher den Vortheil bietet, nicht ranzig werden zu können und sich gegen andere Arzneistoffe indifferent zu verhalten. Da dieses Oel in der Tageswärme dünnflüssiger wird als die fetten Oele, so sind die Mischungen mit Wachs, Paraffin, Wallrat in einem solchen Verhältnisse zu bewirken, dass sie bei einer Temperatur von + 16 bis 18⁰ C. die Consistenz des Schweinefettes bei 10 bis 12⁰ zeigen. Auf die Haut der Menschen und Thiere übt dieses Oel nicht den geringsten Reiz aus.

Kritik. Die vorgeschriebene Prüfung des Paraffinöles scheint hauptsächlich auf theoretischer Basis entworfen zu sein. Wozu nützt die Bestimmung des Siedepunktes, wenn das Oel ein spec. Gewicht von 0,840 und darüber aufweist und es sich in seinem Verhalten gegen Schwefelsäure als reiner Kohlenwasserstoff erwiesen hat? Enthält das Oel Kohlenwasserstoffe, welche bei einer Temperatur unter 360° sieden, so ist auch sein spec. Gewicht ein auffallend geringeres. Ferner ist es eine bekannte Sache, dass die Paraffine bei längerer Erhitzung an der Luft ihre Indifferenz gegen den Sauerstoff und Ozon der Luft einbüssen, sich allmählich oxydiren und sich bräunen. Muss es nicht einige Zweifel erregen, dass man bei der Prüfung des Paraffinöles und des starren Paraffins 24 Stunden dauernde Erhitzungen, zumalen in Contakt mit kräftigen Agentien, vorschrieb, während derselbe Zweck auch mit einer 5 Minuten langen Erhitzung auf 150° oder $^1/_2$—1-stündlichen Digestion im Wasserbade erreicht wird, denn ist z. B. das Paraffinöl mit einem organischen Fette versetzt, oder ist es ungenügend gereinigt, so zeigt dies die Schwefelsäure schon bei einer 5 Minuten langen Erhitzung im Wasserbade an. In gleicher Lage befindet sich die Erhitzung mit Natriummetall, wenn man damit etwa Schwefelspuren nachweisen will, denn schon nach 5 Minuten bei Wasserbadwärme findet man das Oel getrübt und das Metall ohne Glanz, wenn Schwefel gegenwärtig war. Selbst in den Fabriken lässt man die kaum 90-proc. Schwefelsäure nur 6—8 Stunden einwirken, und da soll die 95-proc., also stärkere Säure 24 Stunden einwirken? Diese 24 Stunden werden häufig unerwünschte Resultate bringen und das beste Präparat als ein geringes erscheinen lassen. Im Uebrigen weise ich auch auf das Urtheil unseres Fresenius über diesen Prüfungs-modus hin, welches man in der pharm. Centralhalle 1882, No. 51, klar ausgesprochen findet. Andere Chemiker bezeichnen die etwas zu weit gehenden sonderbaren Forder-ungen der Ph. mit ideal. Gewiss sehr zutreffend.

Paraffinum solidum.

Paraffin. Paraffīnum; Paraffīna. *Paraffine.*

Eine aus brennbaren Mineralien bereitete, starre, weisse, kleinkry-stallinische, geruchlose Masse, welche zwischen 74 und 80° schmilzt. Sie sei von derselben Reinheit, wie diese vom flüssigen Paraffin ge-fordert wird.

Geschichtliches. Von Buchner wurden schon 1820 in dem am Tegernsee gesammelten Erdöle krystallinische Abscheidungen erkannt, jedoch erst 10 Jahre später stellte Karl von Reichenbach zu Blansko (Mähren) im Verlaufe der trocknen Destillation aus Buchenholztheer einen Körper her, welcher sich durch seine Indifferenz gegen Säuren und Alkalien auszeichnete, also keine Verwandtschaft zu einem anderen Körper wahrnehmen liess. Diesen Körper nannte er wegen der geringen chemischen Verwandtschaft — *parum affinis* — Paraffin. Veranlassung zur fabrikmässigen Darstellung gaben 1847 Lyon Playfair (plehfär) und Young (jöng) in England, später Reece (rihc) in Schottland.

Vorkommen. Die Ethane oder Paraffine (Glieder der Sumpfgasreihe) kommen sowohl flüssig als auch als feste oder starre Körper in der Natur vor: z. B. als Ozokerit, in Form einer braunen oder grünlichen bituminösen Masse, in Galizien, Siebenbürgen, Moldau; auch in Texas, als Neft-gil oder Kir auf Swätoi-Ostrow im Kaspischen Meere. Ozokerit bildet einen bedeu-tenden Handelsartikel. Theils wird Paraffin, theils künstliches weisses und gelbes Wachs daraus hergestellt (Ceresin).

Darstellung. Unter *Benzinum Petrolei* (Bd. I) und *Paraffinum liquidum* ist die Gewinnung des Paraffins angedeutet. Bei der Destillation der Theere, Theeröle, Schieferöle und Erdöle werden die Destillate von 0,880—0,910 spec. Gewicht be-sonders gesammelt und an einen kalten Ort gestellt, wo das Paraffin in Krystallen ausscheidet. Die Gefässe haben eine nach unten sich verengende Form und sind mit Abzugshähnen versehen. Nach mehreren Wochen lässt man das Flüssiggebliebene langsam ablaufen, um es für den Winter zu reserviren. In der Winterkälte scheiden noch in Menge starre Kohlenwasserstoffe aus, welche zwar nicht Paraffin sind, aber zur Kerzenfabrikation Verwendung finden. Das hieraus gesammelte flüssige Oel wird nochmals einer Destillation unterworfen, um Solaröl zum Brennen abzuscheiden. Der Destillationsrückstand repräsentirt dann das Oel, welches einer Reinigung unterworfen und als Paraffinöl in den Handel gebracht wird, oder ungereinigt als Wagen- und Maschinenschmiere oder auch zur Darstellung von Leuchtgas Verwendung findet.

Das zuerst gesammelte Rohparaffin, Paraffinbutter, wird mit conc. Schwefelsäure in der Wärme behandelt, so lange diese eine starke Färbung oder Schwärzung erleidet. Dann tritt eine Behandlung mit Kalkmilch, Natronlauge etc. ein, um die etwa gegenwärtigen Phenole und Kreosote vollständig zu beseitigen, und um das Oel hierauf einer nochmaligen Destillation zu unterwerfen, wenn diese erforderlich und eine Abscheidung von Paraffinöl lohnend sein sollte. Die nun in einer oder der anderen Weise gereinigte Paraffinbutter wird wieder einige Wochen der Krystallisation ausgesetzt und dann das Flüssige von den Krystallen mittelst der Centifuge gesondert. Auf diese Weise wird die Trennung schnell erreicht, aber auch Filtrirvorrichtungen unter Hochdruck kommen in Anwendung. Die Paraffinmasse wird geschmolzen zu 2,5 cm dicken Kuchen geformt und bildet als solche das Rohparaffin.

Um Rohparaffin in reines Paraffin umzuwandeln, wird es mittelst hydraulischer Pressen von den letzten anhängenden Spuren Paraffinöl befreit, die Presskuchen geschmolzen, mit 10 Proc. Schwefelsäure bei 180° C. unter Agitation gemischt, nach 2—3 Stunden das Paraffin von der Säure abgezogen oder abgenommen, mit heissem Wasser gewaschen, in Kuchen geformt, nochmals gepresst und die Presskuchen mit heisser Sodalösung behandelt. Auch werden diese Operationen dadurch ersetzt, dass man die Presskuchen mit 5—6 Proc. Benzin, Benzol oder ähnlichen Kohlenwasserstoffen zusammenschmelzt, in Kuchen formt und auspresst. Wenn erforderlich, so wird diese Operation wiederholt und schliesslich der anhängende Geruch des Benzins, Benzols etc. mit gespannten Wasserdämpfen beseitigt, das abgeblasene Paraffin durch Seidenpapier filtrirt und zu Tafeln ausgegossen. Eine Schlussreinigung mittelst Schwefelkohlenstoffs (nach ALCAN, 1858) besteht darin, das Rohparaffin mit 10 bis 15 Proc. CS_2 zusammenzuschmelzen, nach dem Erkalten auszupressen, diese Operation 2—3 mal zu wiederholen und den CS_2 jedes Mal durch Destillation abzusondern. Schliesslich wird das Paraffin mit Kohle behandelt und längere Zeit im geschmolzenen Zustande erhalten, um die CS_2-Reste zu beseitigen. Es existiren übrigens noch mehrere Methoden der Paraffingewinnung.

Handelswaare. Die Paraffine des Handels sind von verschiedenem Schmelz- und Erstarrungspunkte. Bei Beschaffung ist dasjenige Paraffin zu bezeichnen, welches bei 74—80° C. schmilzt. Paraffine von niedrigerem Schmelzpunkte ergeben mit den Fettkörpern Mischungen, welche nicht die Consistenz zeigen, wie sie von der Ph. gefordert wird, z. B. wird *Ungt. Paraffini* bei Sommertemperatur nicht die Consistenz des Schweinefettes, sondern eine mehr oder weniger halbflüssige darbieten. Der Schmelzpunkt von 74—80° C. ist also eine wesentliche Eigenthümlichkeit des officinellen Paraffins. Dass man darauf häufig kein Gewicht legte und man dann über die halbflüssige Consistenz des *Ungt. Paraffini* in der Sommertemperatur klagte, war nichts Ungewöhnliches. Die Firmen, welche das vortreffliche farblose Paraffinöl liefern (S. 453) bereiten auch ein Paraffin, welches bei 74—80° schmilzt. Von der Firma J. F. OTTO zu Frankfurt a. O. liegen mir Paraffine vor, deren spec. Gewicht zu 0,909—0,915 und deren Schmelzpunkte zwischen 76° und 81° C. liegend befunden wurden. Es ergiebt sich also das anerkennenswerthe Bestreben der Fabrikanten, eine den Anforderungen der Ph. entsprechende Waare zu liefern. Letztere Firma bereitet auch ein *Ungt. Paraffini*, welches farblos ist und bei 15° C. die Consistenz des Schweinefettes zeigt.

Eigenschaften. Officinelles Paraffin ist eine weisse, krystallinische, wachsähnliche, fettig anzufühlende, nicht abfettende, geruch- und geschmacklose, aus Kohlenwasserstoff bestehende Substanz von 0,910—0,940 spec. Gewicht, zwischen 74 und 80° C. schmelzend. Unter Luftzutritt Tage lang erhitzt, nimmt es Sauerstoff auf und wird braun. Es ist in Wasser unlöslich, löslich in 35 Th. siedendem absolutem Weingeist, ferner in Aether, Amylalkohol, Benzol, Petrolbenzin, Chloroform, Schwefelkohlenstoff, fetten und flüchtigen Oelen. Es siedet über 360° C. Mit Wachs, Talg, Harz, Wallrat lässt es sich zu conformen Gemischen zusammen schmelzen.

Gegen Schwefelsäure und Aetzlaugen verhält sich das Paraffin (auch in der Wärme eine längere Zeit hindurch) indifferent. Chlor erzeugt erst nach längerer Einwirkung in der Wärme gechlorte Producte. Mit Brom entwickelt es in der Wärme Bromwasserstoff, mit Schwefel Schwefelwasserstoff.

Das spec. Gewicht steht mit dem Schmelzpunkte in einem gewissen Verhältnisse, denn Paraffin, welches bei 38—40° schmilzt, hat ein spec. Gewicht von circa 0,865, das bei 50—60° schmelzende ein spec. Gewicht von 0,900, das bei 60—70° schmelzende ein spec. Gew. von 0,905, das bei 70—80° schmelzende ein spec. Gewicht von 0,910—0,930.

Die in den specifisch schweren Paraffinen vertretenen Kohlenwasserstoffe entsprechen den Formeln $C_{21}H_{44}$, $C_{22}H_{46}$, $C_{23}H_{48}$.

Prüfung. Wie oben angeführt ist, nimmt Paraffin längere Zeit im geschmolzenen Zustande mit Luft in Berührung eine braune Farbe an. Aus diesem Grunde ist zur Prüfung ein 24-stündiges Erhitzen eine unberechtigte Action und ist die von der Ph. vorgeschriebene Prüfungsweise dahin abzuändern, wie man dies bei der Prüfung des Paraffinöles (S. 454) angegeben findet. Es ist entweder das spec. Gewicht oder der Schmelzpunkt zu bestimmen. Man tropft das geschmolzene Paraffin auf kaltes Glas und bestimmt das spec. Gewicht der erkalteten Tropfen mittelst der Schwimmprobe in 45-proc. Weingeist unter Zusatz von Weingeist oder Wasser. (Bd. I, S. 511.) Das spec. Gewicht sollte nicht geringer denn 0,907 sein. Der Schmelzpunkt wird in gleicher Weise bestimmt, wie unter *Cera*, Bd. I, S. 513 angegeben ist. Dann schreitet man zur Prüfung des geschmolzenen Paraffins mit Schwefelsäure und Natriummetall, wie vom flüssigen Paraffin angegeben ist. Die Paraffine der angeführten Fabrikfirmen sind übrigens so rein, dass sie keine Prüfung erfordern und man sie ohne Weiteres in den Gebrauch nehmen kann.

Anwendung. Paraffin ist ein billiger Ersatz des Wachses, also ein Consistenzmittel für Salben und Pflaster. Hauptsächlich findet es zur Darstellung des *Ungt. Paraffini* Verwendung.

Kritik. Diese schliesst sich der zum Artikel *Paraffinum liquidum* gegebenen Kritik eng an, weil auch für das starre Paraffin dieselbe Prüfungsweise wie für das flüssige vorgeschrieben ist.

Pepsinum.

Pepsin; Pesinyl. Pepsīnum; Pepsina; Pepsinyle. *Pepsine*; *Chymosine*; *Gasterase*. *Pepsine*.

Ein feines, fast weisses, nicht hygroskopisches und fast geruch- und geschmackloses Pulver. Es ist in Wasser nicht klar löslich. Auf Zusatz von 2 Tropfen Salzsäure wird die Lösung klarer. 0,1 g des Pepsins, in 150 g Wasser und 2,5 g Salzsäure gelöst, muss 10 g gekochtes und in linsengrosse Stücke zerschnittenes Eiweiss unter öfterem starkem Schütteln bei einer Wärme von 40° C. innerhalb 4—6 Stunden zu einer schwach opalisirenden Flüssigkeit lösen.

Geschichtliches. Pepsin (von dem Griechischen $\pi\acute{\epsilon}\psi\iota\varsigma$, Verdauung), Verdauungsstoff, das die Verdauung bewirkende Princip im Magensaft, Chimosin DESCHAMP's, Gasterase PAYEN's, fand gegen Ende des vorigen Jahrhunderts durch CARMINATI, Prof. der Medicin in Pavia, in seiner Schrift: *Ricerche sulla natura e sugli usi del sugo gastrico*, 1785, Beachtung, welcher in dem Magensaft antiseptische Eigenschaften zu finden glaubte. Ungefähr 40 Jahre später wurde der Magensaft von PHYSICK, einem Chirurgen in Philadelphia, als Heilmittel auf putride und krebsartige Geschwüre und Wunden, behufs Belebung der Vitalität in den Geweben und Hebung der putriden Desorganisation, empfohlen. Später wurde der weinige Auszug aus dem Kälberlabmagen von JAMES GRAY in Glasgow bei Zuckerharnruhr mit Erfolg angewendet, um im Verdauungswege die Umsetzung des Traubenzuckers in Milchsäure herbeizuführen. CORVISART berichtet, dass MORGIARDANI, ein italienischer Arzt, den Magensaft der Krähen einem an Dyspepsie Leidenden verordnet habe.

CORVISART, Leibarzt des Kaisers Napoleon, bleibt das Verdienst, unter Beihilfe von LEGROUX und GODART Pepsin dargestellt, in therapeutischer Beziehung studirt und die Regeln (1854) aufgestellt zu haben, in welchen Leiden das Pepsin sich als Arzneimittel empfehle. Die den Franzosen angeborene Eigenthümlichkeit der Specialitätensucht trieb auch CORVISART, sich mit einem Apotheker zu verbinden und Pepsinpräparate aus geheim gehaltener Bereitungsweise unter marktschreierischer Reclame in den Handel zu bringen. Diese Pepsinspecialitäten wurden nachgemacht, was einen Process (1864) gegen GRIMAULT, einen Pariser Apotheker und Specialitätenkrämer erster Klasse, und durch die pharmaceutische Gesellschaft zu Paris die Niedersetzung einer Commission behufs Untersuchung und Bereitung des Pepsins zur Folge hatte.

Mit Pepsin bezeichnet man einen stickstoffhaltigen Fermentkörper im Magensaft, durch welchen dieser verdauende Kraft besitzt, d. h. das Vermögen, die Proteïnkörper oder Albuminstoffe zu lösen und durch das Stadium des Syntonins in Peptone zu verwandeln. Mit Peptone bezeichnet man nämlich die Umwandelungsprodukte der Albuminstoffe aus der Einwirkung des Magensaftes. Dieselben sind amorph, farb- und geruchlos, von schwach saurer Reaction. Aus ihren wässrigen Lösungen, welche beim Kochen klar bleiben, werden sie durch verdünnte Mineralsäuren, durch Salpetersäure, Essigsäure, Eisenchlorid, Kupfersulfat und Kaliumferrocyanid nicht gefällt, unterscheiden sich also chemisch in verschiedener Weise von den Albuminstoffen, obgleich sie in ihrer elementaren Zusammensetzung von diesen kaum verschieden sind.

Der Magensaft warmblütiger Thiere ist ein durch Wasser mehr oder weniger verflüssigtes Gemisch von Schleim, Laabdrüsensecret, Speichel, Pepsin, Syntonin, Peptonen (den Verdauungsprodukten), geringen Mengen freier Salzsäure, Milchsäure, Chloriden und Phosphaten des Natrium, Calcium, Magnesium, Eisens etc.

Herkommen. Pepsin, das die Verdauung der stickstoffhaltigen Nährstoffe bewirkende Prinzip im Magensaft aller warmblütigen Thiere, kommt in trockner und flüssiger Form und von verschiedener Zusammensetzung und Zubereitung in den Handel.

Der Magen der warmblütigen Thiere, jener bekannte erweiterte Hohlraum des Speiseweges in Form eines Sackes, ist aus drei übereinander liegenden Häuten gebildet. Die äusserste ist die seröse Haut, die darauf folgende die aus Fasern zusammengesetzte Muskelhaut und die die Innenwand des Magens auskleidende die Zottenhaut. Letztere ist eine von zahlreichen Blutgefässen

durchzogene Schleimhaut. Zwischen dieser und der Muskelhaut liegt eine
Schicht lockeren Zellgewebes, welche auch mit Unterschleimhautgewebe bezeichnet wird und in welcher sich ausser Nerven und Blutgefässen die Laabdrüsen befinden, diese theils leer, theils angefüllt mit dem sauren Laabsaft und
den Laabzellen mit körnigem Inhalt. Die aus flachen Schleimhautzellen bestehende Schleimhaut bildet an ihrer Aussenfläche kleine Grübchen, und in

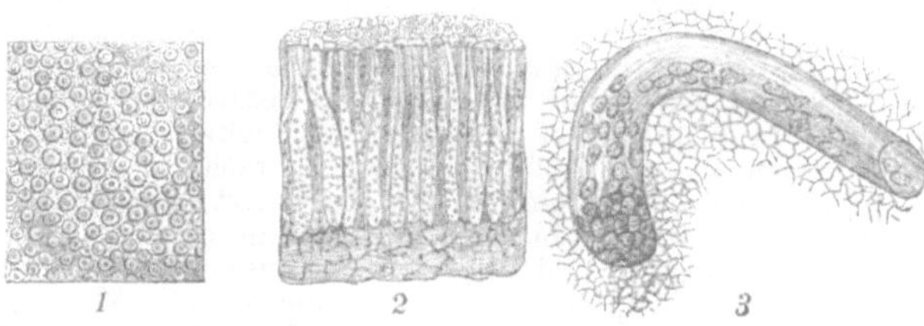

1. Ein Stückchen Schleimhaut des Magens, nach Beseitigung der sie bedeckenden Schleimschicht, circa 20-fache Vergr. — 2. Ein Stückchen Schleimhaut des Magens (Höhenschnitt),
die Labdrüsen und deren Ausmündungen in die äussere Schleimhautschicht zeigend, circa
20-fache Vergr. — 3. Der untere Theil einer Labdrüse, Labzellen enthaltend und von
Blutgefässen umgeben, circa 150-fache Vergr.

der Mitte eines jeden Grübchens mündet eine Laabdrüse aus. Während des
Verdauungsgeschäftes tritt auch die Schleimhaut in Thätigkeit und bedeckt
sich mit einer dicken Schicht Schleim, durchsetzt mit Schleimzellen, und durch
diese Schicht hindurch tritt der aus den Laabdrüsen austretende Laabsaft oder
Magensaft. Diese Schleimschicht schützt die Magenwand vor der Einwirkung
des Laabsaftes.

Bereitung. Behufs Sammlung des Laabsaftes, welcher den Verdauungsstoff, das
Pepsin, enthält, schneidet man den Magen des frisch geschlachteten Thieres, z. B. des
Schweines, auf, wäscht durch Aufgiessen von kaltem Wasser die Speisereste fort,
beseitigt mittelst eines hörnernen Löffels die dicke Schleimschicht und sammelt nun
den Labsaft, indem man mittelst eines starken silbernen oder verzinnten eisernen
Löffels die Schleimhaut drückend bekratzt, so dass die Labdrüsenöffnungen zerrissen
werden und der Labsaft leicht ausfliesst. Hierauf besprengt man die Haut mit etwas
Wasser und wiederholt das Bekratzen noch einmal. Man kann auch die Zottenhaut
von der Muskelhaut befreien, kleinschneiden, mit wenigem kaltem Wasser mischen
und alsbald auspressen. •

Die aus den Schafen entnommenen frischen Laabmagen werden geöffnet, nach
Entfernung des Speisebreies abgewaschen, die innere Schleimhaut derselben mit einer
steifen Bürste abgekratzt und dadurch von 500 Laabmagen eine Masse von etwa 10 kg
gewonnen. Diese Masse wird mit Wasser verdünnt, unter häufigem Umrühren 2 Stunden
bei Seite gestellt, dann colirt, die Colatur mit der Lösung von 750 g Bleizucker in
Wasser versetzt, der Niederschlag gesammelt, mit Wasser abgewaschen, in Wasser
zertheilt, durch Schwefelwasserstoff zersetzt, das Schwefelblei gesondert und das
Filtrat auf mehreren flachen Schüsseln bei einer 45° C. nicht übersteigenden Temperatur
abgedunstet. Aus 500 Laabmagen werden ca. 125 g Pepsin gewonnen. Dasselbe stellt
eine bernsteinfarbene, durchscheinende, steife, teigartige Masse dar, welche sich nicht
weiter austrocknen lässt. Es schmeckt säuerlich, riecht eigenthümlich, nicht angenehm, aber nicht faulig und löst sich langsam und trübe in Wasser. Diese wässrige
Lösung hinterliess beim Filtriren 1,14 Proc. des Pepsins Unlösliches von animalischer
Beschaffenheit. Das Abdampfen kann auch im Vacuum ausgeführt werden.

Ein anderes Verfahren ist folgendes: Wie der Magensaft gesammelt wird, ist
bereits angegeben. In 100 Th. des frischen und colirten Magensaftes werden
unter Umrühren und ohne Wärmeanwendung 30 Th. gewöhnliches Kochsalz gelöst,
die Lösung 12—15 Stunden bei Seite gestellt, das ausgeschiedene Pepsin nun in
einem leinenen Colatorium gesammelt, sanft ausgedrückt, dann noch feucht in 30 Th.
Wasser gelöst, filtrirt und diese Lösung mit einer filtrirten kalten Lösung von 40 Th.
Natriumchlorid in 110 Th. Wasser vermischt. Nach 15—20-stündigem Beiseitestehen wird das Pepsin in einem leinenen angefeuchteten Colatorium gesammelt,
auf Thonplatten aufgestrichen (oder auch zwischen Fliesspapier) vom grössten Theile
seines Feuchtigkeitgehaltes befreit, dann mit 1 Th. gepulvertem Milchzucker gemischt

und nun auf Porcellantellern in dünner Schicht ausgebreitet bei einer Temperatur von
18—22⁰ C. trocken gemacht, zerrieben und noch mit einem mehrfachen Gewicht
Milchzucker vermischt, so dass auf 1 Th. absolut. Pepsin 4 Th. Milchzucker kommen.
Will man den Natriumchloridgehalt des trocknen Pepsins auf ein Minimum beschränken,
so löst man das Pepsin aus 100 Th. Magensaft in 20 Th. destillirtem Wasser und fällt
es mit Weingeist aus.

Behufs Darstellung des Pepsins hat SCHEFFER, Apotheker in Louisville in Nord-
Amerika, viel experimentirt und so manches aufgehellt, was bis dahin (1872) unerklärt
und dunkel war. Nach SCHEFFER wird die aus dem Schweinemagen gesammelte Schleimhaut zerstückelt und einige Tage mit salzsäurehaltigem Wasser macerirt. Die colirte
Flüssigkeit wird zur Klärung 24 Stunden lang der Ruhe überlassen, nach Beseitigung
des abgelagerten Schleimes mit ihrem gleichen Vol. gesättigter Kochsalzlösung vermischt, nach einigen Stunden das auf der Oberfläche schwimmende Pepsin mittelst
eines Löffels abgenommen, auf ein Baumwollentuch gebracht, gepresst und ohne Anwendung von künstlicher Wärme getrocknet. In dieser Art dargestellt, ist das Pepsin
eine harte, steife Substanz, welche in dünner Lage dunkel strohgelb und wie Pergamentpapier, in dicker braungelb und wie Sohlleder aussieht. Ausser etwas Schleim
enthält es noch ein wenig Calciumphosphat und Natriumchlorid. Wenn man das frisch
gepresste Pepsin wiederum in saurem Wasser löst und die filtrirte Lösung mit Kochsalz fällt, so ist der Niederschlag nunmehr frei von Schleim und Calciumphosphat, enthält aber noch Kochsalz.

Beschaffenheit des Pepsins. Im frisch gefällten Zustande löst sich nach
SCHEFFER das Pepsin leicht in Wasser, trocken dagegen sehr schwer; im letzteren
Falle schwillt es zugleich beträchtlich auf, wird wieder vollständig weiss und zertheilt sich beim Schütteln in kleine Flocken, welche in der Flüssigkeit lange suspendirt
bleiben. Die wässrige Lösung reagirt neutral, gerinnt (?) beim Kochen und giebt
mit Weingeist einen durchsichtigen gallertartigen Niederschlag. Kupfervitriol erzeugt
darin anfangs keine Trübung; erst nach mehreren Stunden tritt eine solche ein.
Mercurichlorid, Gerbsäure, Silbernitrat geben sofort weisse Niederschläge. Besonders
charakteristisch ist der Niederschlag, welchen Kochsalz hervorbringt. Setzt man eine
gesättigte Lösung dieses Salzes zu einer nicht zu concentrirten Lösung des Pepsins,
so entsteht anfangs eine geléeartige durchsichtige Gerinnung, welche beim Umrühren
wieder verschwindet, und die Flüssigkeit erscheint dann schwach opalisirend. Bald
darauf wird dieselbe trüber und es entstehen kleine Flocken, welche sich zu durchscheinenden Kügelchen zusammenballen und an die Oberfläche erheben. War die
Quantität des Pepsins in der Lösung sehr klein, so bemerkt man die Opalescenz und
Trübheit kaum, die Küchelchen an der Oberfläche aber deutlich. Die wässrige Lösung
des Pepsins verdirbt rasch; schon nach einigen Tagen scheiden sich kleine Flocken
daraus ab, welche immer mehr zunehmen, uud am vierten Tage bemerkt man bereits
einen widrigen Geruch. Sie wirkt an sich wenig lösend auf geronnenes Eiweiss,
vielmehr erst energisch nach Zusatz einiger Tropfen Salzsäure. Ebenso verhält sich
auch ein wässriger Auszug der Schleimhaut des Magens, d. h. ohne Zusatz von Salzsäure wird dadurch das Eiweiss wenig, bei Gegenwart von Säure leicht gelöst.

Das Pepsin fand auch SCHEFFER einem Fermentkörper gleich und seine verdauende Kraft fast ohne Ende. Nachdem SCHEFFER 0,03g des gereinigten Pepsins in
60,0g sauren Wassers nebst 16,0g Eiweiss gelöst hatte, konnte er nach dem jedesmaligen
Verschwinden des letzteren so oft je 30,0g saures Wasser mit 14,0g Eiweiss hinzu-
fügen, bis im Ganzen circa 90,0g gelöst waren, womit indessen die lösende Kraft
von 0,03g Pepsin keineswegs erschöpft war. Wie die wässrige, so ist auch die salzsaure Lösung des Pepsins nicht von langer Haltbarkeit, das gereinigte Pepsin dagegen, wie das mit Zucker versetzte, waren nach einem Jahre noch so wirksam als
nach der Bereitung; nur lösten sie sich in saurem Wasser etwas langsamer. Das
gezuckerte Pepsin erhält man durch Vermischen des frisch gepressten Pepsins mit
einer gewogenen Menge Milchzucker und Trocknen an der Luft. Nachdem die Ver-
dauungsfähigkeit dieser Mischung durch den Versuch bei 35⁰ C. binnen 5 Stunden
erforscht ist, setzt man noch soviel Milchzucker zu, dass je 0,5g des Präparats im
Stande sind, 6,0g geronnenes Eiweiss zu lösen. SCHEFFER zieht den Milchzucker
dem zur Vermischung gebräuchlichen Stärkemehl vor, weil er vermöge seiner antiseptischen Eigenschaften zur Haltbarkeit des Pepsins beiträgt, während die Stärke,
namentlich im feuchten Zustande, sehr zum Schimmeln hinneigt und dadurch auch
zersetzend auf das Pepsin wirkt.

Handelswaare. Folgende Pepsine werden vom Auslande nach Deutschland gebracht: MORSON's medicinal Pespsine; MORSON's Pepsinum porci;

CLARIDGE's; BARROW's-SQUIRE & Co.; BOURGOGNE's-BURBIDGE's & Co; HER-RING's & Co; WRIGHT's; BOUDOLD's, jedoch waren sie nach HAGER's Unter-suchungen nicht dem FINZELBERG'schen und WITTE'schen Pepsine gleich, beson-ders Geruch und Aussehen waren nicht anziehend.

DOWDESWELL hat 15 der Englischen Pepsine untersucht. Dieser Chemiker kam zu dem Resultate, dass diese Pepsine nicht nur bedeutend unter sich differiren, dass sich sogar 6 derselben ganz inactiv erwiesen. Das BULLOCK'sche Pepsinum porci fand er besonders kräftig, doch ist dasselbe auch um soviel theurer.

FINZELBERG's Nachfolger in Andernach a. Rh. bringt ein 100-proc. Pepsin der Ph. entsprechend in den Handel und Dr. C. WITTE zu Rostock bezeichnet sein 100-proc. Pepsin, welches wahrscheinlich der Pharmakopoe-Commission als Muster vorlag, mit *Pepsinum germanicum plane solubile*. Diese beiden Firmen versehen Deutschland mit einer untadelhaften probehaltigen Waare, so dass man die Englischen Pepsine nicht beachten sollte. Jene Firmen lie-fern auch auf Verlangen absolutes Pepsin, welches nur einen Werth für Physiologen und Chemiker hat, um damit Experimente anzustellen. Der Ein-kaufspreis dieses absoluten Pepsins ist ein sehr hoher (300—400 Mk. pr. kg).

Eigenschaften. Das officinelle Pepsin ist keineswegs das absolute, sondern dasjenige, welches (z. B. von WITTE) als 100-procentiges in den Handel gebracht wird. Je nach der Verdünnungssubstanz (wie Milchzucker, Dextrin, Stärkemehl, zerfallenes Glaubersalz etc.), welche der Fabrikant benutzt, ist dieses Pepsin weiss, weisslich, gelblichweiss und sein Geschmack entsprechend. Wenn die Ph. einen Geruch und Geschmack als kaum erkennbar hinstellt, so hat sie damit nicht das Richtige getroffen. Die Verdünngssubstanz hätte von der Ph. bezeichnet werden müssen, um ein stets gleichmässiges Präparat zu sichern. Der Milchzucker repräsentirt dieselbe in bester Form und ist jedenfalls die passendste. Es sei daran erinnert, dass Flüssigkeiten, welche 15 Proc. und mehr Weingeist enthalten, die verdauende Kraft des Pepsins ruhend machen und eine Wärme über 50° C. auf diese Kraft zerstörend ein-wirkt. Ozon und ammoniakalische Dämpfe wirken allmählich zerstörend ein.

Das trockne officinelle Pepsin befindet sich in einem latenten Zustande, d. h. es wirkt nicht verdauend, es tritt aber in den activen Zustand über, so-bald es in den Contact mit Säure, am besten Salzsäure, gebracht wird.

Pepsin in chemischer und physiologischer Beziehung. Wenn Pepsin die verdauende peptonisirende Substanz genannt wird, so sollte man das latente Pepsin, welches sich in den Laabdrüschen des Magens bildet, in diesen Drüschen sich ansammelt und von denselben abgesondert wird, welches an und für sich ohne alle peptonisirende Wirkung ist, zum Unterschiede von dem activen oder wirksamen peptonisirenden Pepsin mit einem anderen Namen bezeichen. HAGER schlägt den Namen Pepsinyl (Pepsinstoff) vor. Das active Pepsin, welches peptonisirend und auf Fibrin und coagulirte Al-bumine lösend wirkt, ist ein anderer Körper als das in den Laabdrüschen ge-bildete Pepsinyl, welches wir als eine Verbindung von Pepsin mit einem Al-buminoïdkörper erkennen müssen. In dieser Verbindung ist das Pepsin latent, nicht peptonisirend wirkend. Im anderen Falle würde es die Drüschen lösen und vernichten. Wird das Pepsinyl mit einer Säure und Wasser vermischt, so wird das Pepsin frei und activ. Wenn das Pepsinyl aus den Laabdrüschen in den Magen eintritt, es sich hier mit dem sauren Magensafte mischt, ver-bindet sich die freie Salzsäure des Magensaftes mit dem Albuminoïd des Pep-sinyls. Das nun frei gewordene Pepsin tritt sofort in die verdauende Wirkung ein, es wird activ, indem es sich begierig mit einer äquivalenten Menge Eiweissstoff verbindet, sich in Pepsinyl umbildet, welches Pepsinyl aber sofort wiederum durch die freie Salzsäure in Pepsin und Albuminoïd gespalten wird. Das Albuminoïd wird dadurch vom Pepsin im Pepsinyl getrennt, indem es sich mit der freien Salzsäure verbindet. Diese saure oder salzsaure Albuminoïdverbindung hat im Contact mit Wasser keine Beständigkeit und unter Aufnahme von Hydratwasser, also zu Pepton werdend, trennt es sich von der Säure, welche frei gemacht auf das ihr in den Weg kommende Pepsinyl aufs Neue einwirkt, sich mit dem Albuminoïd verbindet und Pepsin frei und activ macht.

Aufbewahrung. Diese geschehe in dicht geschlossenem (weithalsigen) Hafenglase, um Staub und Luft so viel als möglich abzuhalten. Dass ein in Papier locker bewahrtes Pepsin (WITTE'sches) nach circa 2 Jahren mindestens $^2/_3$ seiner verdauenden Kraft eingebüsst hatte, wurde mir soeben Gelegenheit zu erkennen. Es ist also jedenfalls ein dichter Verschluss des Aufbewahrungs-Gefässes erforderlich. Tageslicht halte man ebenfalls ab.

Prüfung. Das Verdauungsvermögen des Pepsins oder Pepsinyls zu messen, bediente man sich früher des Blut-Fibrins. Dieses ist ein stets gleicher Stoff, so dass damit die Proben auch stets sicher ausfallen, nur ist er nicht immer zur Hand. Das Hühnereiweiss im geronnenen oder gekochten Zustande zeigt gegen Pepsin eine grössere Resistenz als Fibrin und ist auch von verschiedener Festigkeit, im hart gekochten Zustande fast unbrauchbar für diesen Zweck. Nur ein sogenanntes weich-gekochtes Eiweiss, welches sich bei leisem Drucke zwischen den Fingern leicht auseinander giebt und zertheilt, ist zur Pepsinprobe geeignet. Wenn man das Hühnerei 4—5 Minuten in kochend heisses Wasser eintaucht, wird das Eiweiss die nöthige weiche Consistenz erlangt haben. Dann schneide man dieses Eiweiss in 0,5 mm dicke Scheibchen oder zerschneide es in linsengrosse Stücke oder reibe es durch einen Blechdurchschlag, so dass die Theilchen Stecknadelkopfgrösse annehmen. Die Probe muss dann so genau ausgeführt werden, wie die Ph. angiebt. Wäre das Eiweiss etwas härter, so dehne man die Digestion um 1 Stunde weiter aus. Das Resultat muss eine opalisirende strohgelbliche oder gelbliche Flüssigkeit sein, welche erwärmt auf Zusatz von Salpetersäure nur eine sehr geringe Coagulation oder Ausscheidung erleiden darf. Diese Reaction giebt die Ph. nicht an und macht damit dem Fabrikanten ein bedeutendes Zugeständniss, welches sie noch dadurch verstärkt, dass sie zur Probe reichlich Salzsäure, welche ebenfalls auf Eiweiss lösend (aber nicht peptonisirend) einwirkt, verwenden lässt.

Will man statt des Eiweisses Blutfibrin verwenden, so wäre die Probe in folgendem Verhältnis anzustellen: 0,1 g Pepsin, 150 ccm Wasser, 2,5 g Salzsäure und 7 g Fibrin. 5 Stunden Digestion bei 35—40° C.

Anwendung. Pepsin bethätigt die Verdauung und die Assimilation der genossenen Speisen, gleichviel ob diese aus Proteïnstoffen oder Kohlehydraten und den übrigen, diesen letzteren verwandten Stoffen bestehen. Es ist überall da ein Heilmittel, wo der Krankheitszustand auf Dyspepsie beruht oder mit einer solchen im Zusammenhange steht, unter anderen Fällen besonders bei Koliken, Magenkrampf, denen Verdauungsstörungen zu Grunde liegen oder welche aus einem Uebermaass genossener Speise entstehen. Hier wirkt es oft schon nach 5—10 Minuten. Gegen die Dyspepsiodynie nach Weingenuss ist es ein excellentes Mittel. Bei Magensäure wirkt es in wenigen Minuten. Gegen das Erbrechen Schwangerer leistet Pepsin mehr als andere Mittel.

Das Pepsin ist auch ein diätetisches Mittel, welches, vor und nach der

Mahlzeit genossen, die Verdauung so fördert, dass Speisen leicht vertragen werden, welche ohne künstliche Pepsinzufuhr die Ursache vieler Beschwerden sind.

Man giebt es zu 0,1—0,2—0,4 g einmal oder mehrmals am Tage, wenn möglich mit etwas Salzsäure (3—4—5 Tropfen) in Wasser, Zuckerwasser oder Wein zertheilt. In Pillen lässt es sich ebenfalls mit Salzsäure verbinden z. B. Rp. *Pepsini 3,0; Tragacanthae 10,0; Pulveris aromatici 2,0; Glycerinae, Acidi muriatici ana 6,0; Aquae 2,0 vel q. s. Fiant pil. 150.* D. *ad vitrum* S. Täglich 1—2 mal 2—3—5 Pillen.

Kritik. Die Beschreibung, welche die Ph. vom Pepsin giebt, ist so unbestimmt, dass man Mischungen mit dem Safte der *Carica Papaya* L. unterschieben könnte. 0,1 g Papayin vermag in saurer (und alkalischer) Lösung gegen 20 g Blutfibrin und 30 g Eiweiss in Pepton überzuführen (man vergl. Ergänzungsb. z. Handb. d. pharm. Praxis). Man musste wenigstens das Herkommen des Pepsins von Seiten der Ph. andeuten. Ferner musste die Verdünnungssubstanz angegeben werden, um ein bestimmtes und begrenztes Präparat officinell zu machen, und die Art der Verdünnungssubstanz beliebig zu wählen, nicht dem Fabrikanten überlassen.

Percha lamellata.

Guttaperchablatt; Guttapertschablatt; Guttapertschapapier; Lamellirte Guttapercha. Gutta Percha foliacĕa; Charta Gutta Percha; Percha chartacĕa s. lamellāta. *Percha lamellée; Gutta Percha feuilletée ou lamelleuse; Lamellated guttapercha; Lamellar percha.*

Der eingetrocknete gereinigte, mittelst Cylinders äusserst dünn ausgewalzte Saft besonders von *Dichopsis (Isonandra) Gutta* und anderen Arten der Gattungen *Dichopsis, Ceratophorus, Payena.* Das Guttaperchablatt sei rothbraun, durchscheinend, sehr elastisch und nicht klebend.

Dichopsis Gutta BENTHAM.
Synon. *Isonandra Gutta* LINDLEY, *Isonandra Percha* HOOKER.
Ceratophŏrus Leerii HASSKARL.
Synon. Azaola Leerii TEYSMANN et BINNENDYK.
Fam. **Sapotaceae.** Sexualsyst. **Decandria Monogynia.**

Der Schottische Arzt WILLIAM MONTGOMERIE, welcher sich zu Singapore auf der Malaiischen Halbinsel aufhielt, und JOZE D'ALMEIDA, ebendaselbst, waren die ersten, welche die Guttapercha (1840—1843) nach England brachten und uns mit dem Werthe und der technischen Verwendbarkeit dieser sonderbaren Droge bekannt machten. Im Jahre 1847 bestimmte W. J. HOOKER die Mutterpflanze aus einigen blühenden Zweigen, welche von Dr OXLEY nach England gesendet waren. Er gab ihr den Namen *Isonandra Gutta.* Sie ist nach OXLEY ein circa 20 m hoher und bis 1,8 m dicker, milchsaftführender Baum, welcher hauptsächlich im südlichen Malacca, auf Singapore, Borneo, Sumatra und den anderen Inseln des südöstlichen Asiens zu Hause ist. Nach DE VRIESE liefern auch andere Sapotaceen Guttapercha, wie *Sideroxÿlon attenuātum* DC. (in Ostindien, auf den Philippinen), *Ceratophŏrus Leerii* HASSKARL (auf Sumatra), *Cocosmanthus macrophyllus* HASSKARL (auf Java) und *Bassïa sericĕa* BLUME (auf Java). Die den Milchsaft führenden Gefässe liegen zwischen der Rinde und dem Holze und kennzeichnen sich durch längslaufende schwarze Linien.

Zur Gewinnung der Guttapercha wurden früher von den Eingeborenen die Bäume gefällt und der aus Einschnitten in die Rinde ausfliessende Milchsaft in Cocosschalen aufgefangen; heute wird dieses Devastationsverfahren nicht mehr geübt, sondern man macht in die Rinde des lebenden Baumes Einschnitte, fängt den austropfenden Milchsaft auf und erhält auf diese Weise den Baum für spätere Abzapfungen. Der Milchsaft coagulirt sehr bald an der Luft und wird unter Austrocknung hart. Vor dem völligen Erhärten wird er geknetet und zu circa 30 cm langen und 10—13 cm dicken, aber auch bis zu 15 kg schweren Blöcken geformt. Diese kommen entweder ganz oder in Späne zerschnitten als rohe Guttapercha in den Handel.

Die rohe Guttapercha bildet eine mehr oder weniger mit Sand, Borkestücken, Holz etc. verunreinigte, undurchsichtige, an der Aussenfläche braune, innen weissliche, gelbliche oder röthlichgelbe, geschichtete, grobporöse, geruch- und geschmacklose, lederartig consistente, biegsame, jedoch wenig elastische Masse, welche in warmem Wasser erweicht, bei ca. 70° weich und plastisch wird, bei 100° aber zu einer dicken, bei 120° zu einer dünnen Flüssigkeit schmilzt, welche dann leicht von den mechanisch anhängenden Verunreinigungen befreit werden kann. In stärkerer Hitze liefert sie pyrogene Producte, unter diesen ein flüchtiges Oel, welches ein gutes Lösungsmittel für Guttapercha ist. Angezündet brennt diese mit gelber, stark russender Flamme. An der Luft, besonders unter gleichzeitiger Einwirkung von Sonnenlicht und Feuchtigkeit wird die Guttapercha allmählich unter Sauerstoffaufnahme mürbe und brüchig und verwandelt sich in eine harzartige Substanz, welche nicht mehr in Benzin, aber in Weingeist und Alkalilösungen löslich ist.

Guttapercha ist ein schlechter Wärme- und Electricitätsleiter und wird durch Reiben negativ electrisch, durch Einwirkung des Luftsauerstoffs jedoch verändert und positiv electrisch.

Die in dünne Blätter ausgewalzte Guttapercha *(Gutta Percha lamellata)* oder damit gedichteter Shirting hat man daher eine Zeit lang als electro-magnetisches Gewebe gegen rheumatische Leiden angewendet.

Die rohe von Unreinigkeiten befreite Guttapercha besteht aus ca. 80 Proc. in Chloroform, Schwefelkohlenstoff, Benzol löslicher, die reine Guttapercha repräsentirender, aus Kohlenstoff und Wasserstoff bestehender Substanz, circa 14 Proc. weicher, harzähnlicher, in Weingeist löslicher, wahrscheinlich das Oxydationsproduct darstellender Substanz, 3 Proc. in Aether löslichem Harze, 3 Proc. Feuchtigkeit. Nach PAYEN besteht die Guttapercha aus reiner Gutta, Crystalban oder Alban (einem weissen Harze, $C_{20}H_{32}O_2$) und Fluavil (einem gelben Harze, $C_{20}H_{32}O$).

Gegen kaustische Alkalilösungen, wasserhaltige und verdünnte Säuren, verdünnte Flusssäure, Salzlösungen, verdünnten Weingeist, Wein, Bier, Zuckerlösungen verhält sich Guttapercha indifferent. Conc. Schwefelsäure macht sie aufquellend und braun; in der Wärme tritt unter Entwickelung von Schwefligsäure Verkohlung ein. Conc. Salpetersäure wirkt leicht zersetzend ein und verwandelt die Guttapercha in der Wärme in Camphresinsäure und andere Oxydationsproducte. Conc. Salzsäure wirkt nur sehr langsam verändernd und macht die Guttapercha brüchig und bröcklig.

Lösungsmittel sind Chloroform, Schwefelkohlenstoff, unter Beihülfe der Wärme Benzol, Petrolbenzin, Terpentinöl, Petroleum, Steinkohlentheeröl, das pyrogene Oel aus Kautschuk oder Guttapercha. In kaltem Aether und ätherischen Oelen quillt die Guttapercha nur auf. Absoluter Weingeist löst in der Wärme nur einen geringen Theil, Aether ungefähr den sechsten Theil der Guttapercha auf (nach ARPPE soll diese in absolutem Aether vollständig löslich sein).

Guttapercha löst Schwefel wie der Kautschuk und verändert damit viele ihrer physikalischen Eigenschaften. Die vulkanisirte Guttapercha ist geschwefelte Guttapercha und für sich oder mit vulkanisirtem Kautschuk gemischt wegen ihrer dauernden Elasticität und Weichheit, sowie wegen der grösseren Resistenz gegen chemische Agentien ein ganz vorzügliches Material für allerlei Geräthschaften, chirurgische Instrumente, Bandagen, Stopfen für Gefässe etc.

Eine gereinigte Guttapercha in dünnen circa 3—5 mm dicken Stäbchen wird in den Handel gebracht und als Cement zum Ausfüllen hohler Zähne gebraucht. Eine gereinigte Guttapercha für Arbeiten der Zahnärzte kommt in dickeren Stangen in den Handel und ist nicht selten durch Zinkweisszusatz weiss gemacht.

Die Bereitung dieser gereinigten Guttapercha ist je nach Art des dabei zu verwendenden Lösungsmittels verschieden. Das billigste Lösungsmittel ist Schwefelkohlenstoff und dann zu der Bereitungzeit der Herbst bis Frühjahr zu wählen. Man übergiesst 1000g rohe Guttapercha mit heissem Wasser und zerzupft sie, wenn sie durch und durch erweicht ist, mit den Fingern zu fingergliedgrossen Flocken, welche man an der Luft oberflächlich abtrocknen lässt. Hierauf bringt man die Guttapercha in eine circa 10 Liter grosse starke Glasflasche, übergiesst sie mit 5 Liter (circa 6.4 kg) Schwefelkohlenstoff und stellt zwei Tage unter bisweiligem Umschütteln an einem Orte bei Seite, an welchem keine Feuerungen sind auch kein Licht brennen, auch keine Cigarre geraucht werden darf. Zur schnelleren Klärung der Lösung setzt man (nach MARQUIS' Vorschlage) 250g zu Pulver zerstossener gebrannter Thonerde (von unglasurtem Geschirr) hinzu, schüttelt einige Male um und lässt 3—4 Tage stehen, während welcher Zeit eine Klärung stattgefunden hat. Man findet dann eine aus drei Schichten bestehende Flüssigkeitssäule, nämlich eine obere sehr dünne gefärbte wässrige Schicht, eine untere dickere Bodensatzschicht und eine mittlere klare Lösung der Guttapercha in Schwefelkohlenstoff. Auf eine starke Glasflasche, in welcher sich 6—7 Liter Weingeist von circa 0,833 spec. Gewicht befinden, setzt man einen grossen mit Deckel zu verschliessenden Deplacirtrichter, dessen untere Oeffnung mit lockeren Flocken Schaafwolle verstopft ist, und giesst nun, nachdem man die Wolle, welche als Filtrirmittel dient, mit Schwefelkohlenstoff gehörig durchtränkt hat, die Guttaperchalösung behutsam von dem Bodensatze ab in den Trichter. Die Filtration geht glatt vor sich. Das Filtrat wird nun mit dem Weingeist gehörig durchschüttelt und die daraus resultirende milchige Mischung bei Seite gestellt. In der Ruhe bilden sich zwei klare Schichten, welche man noch einige Male durch Schütteln mischt und nun zur Klärung circa 3 Tage bei Seite stellt. Die untere Schicht ist die Guttaperchalösung, die obere der Weingeist, welcher etwas Schwefelkohlenstoff und das Guttaperchaharz gelöst enthält und in welchem sich eine dunkle harzhaltige Masse auf dem Niveau der unteren Guttaperchalösung ablagert. Mittelst eines Hebers sondert man die Guttaperchalösung, um sie nochmals mit circa 4 Lit. Weingeist auszuschütteln. Endlich sammelt man sie in einer zinnernen Destillirblase, versetzt sie mit 2—3 Lit. Wasser und destillirt nun aus dem Wasserbade, welches für diesen Zweck besonders geheizt wird, bei einer Temperatur von circa 50⁰ C., unter Kühlung des Dampfleitungsrohres oder des Kühlfasses mit Eis oder sehr kaltem Wasser, den Schwefelkohlenstoff ab. Die in der Destillirblase zurückbleibende Guttapercha wird gesammelt, in kochendes destill. Wasser eingetragen, mit Wasser geknetet und endlich in dünne Stangen ausgerollt.

Will man die Guttapercha heller, wenig gefärbt herstellen, so muss sie in der Chloroformlösung mit thierischer Kohle entfärbt und auch aus der Chloroformlösung mittelst Weingeistes ausgefällt werden.

Eine andere Methode der Darstellung ist, 100 Th. der rohen Guttapercha in circa 2200 Th. Steinkohlenbenzin unter Digestion zu lösen. Am besten geschieht dies in einem Glaskolben, welcher in ein Wasserbad gestellt wird und mittelst eines Dampfleitungsrohres mit einem Liebig'schen Kühler und einer Vorlage verbunden ist. Man digerirt bei einer Wärme, bei welcher Benzol zum Theil destillirt. Nach geschehener Lösung setzt man der Flüssigkeit 10 Th. gebrannten Gypses zu, schüttelt um, lässt 1—2 Tage in der Wärme absetzen und giesst die Flüssigkeit klar in 90-proc. Weingeist, welcher mittelst eines Stabes in einer wirbelnden Bewegung erhalten wird. Die Guttapercha scheidet sich als eine schön weisse Masse ab.

Um die gereinigte Guttapercha fleischfarben zu machen, knetet man ihr etwas Carmin bei.

Lamellirte, Lamellen- Guttapercha, Guttapertschapapier, ist
ein elastisches Verbandmaterial der Chirurgen. Sie wird in Fabriken hergestellt
z. B. von der Firma BAEUMCHER & Co. zu Dresden, MAX KAHNEMANN,
Berlin C. Spandauerstrasse 3/4, WOORTMANN & MÖLLER (Hamburg) und kann
auch von Bandagisten bezogen werden. Es existiren ausser der theuren Englischen Waare drei Sorten Deutsche Waare, Nr. I, II, III, von welcher
sich die bessere durch grössere Elasticität auszeichnet. Die Sorten I und II
(deutsche Waare) bilden das officinelle Guttapertschapapier. Die Masse, woraus dieses besteht, setzt sich aus Guttapercha, Kautschuk und Schwefel und
irgend einem Farbstoffe zusammen. Jede Fabrik hält die Zusammensetzung
für ein Fabrikgeheimniss.

Je elastischer, durchscheinender, glatter und glänzender diese lamellirte
Waare ist, um so besser ist sie. Eine matt aussehende, klebende Waare ist
zu verwerfen.

Aufbewahrung. Da Luft und Licht zersetzend auf Guttapercha einwirken,
diese dadurch bröcklig und mürbe wird, so bewahrt man die Waare in Stücken
oder Stäben in einem Gemisch aus 15 Th. Weingeist, 20 Th. Glycerin und
65 Th. Wasser auf. Die lamellirte Waare legt man zwischen zwei starke
Platten aus Pappe oder Weissblech, welche man durch Klammern zusammenpresst, so dass die Luft abgeschlossen ist. Aufbewahrungsort ist ein kühler
Raum.

Anwendung. Die lamellirte Guttapertscha ist ein Verbandmittel, welches
nur die Apotheker an den Orten vorräthig halten sollten, an welchen keine
Bandagisten existiren.

Die gereinigte Guttapercha in Stäben oder Massen ist ein Handverkaufsartikel, welcher meist nur als Zahncement benutzt wird. Durch Eintauchen
in heisses Wasser macht man sie weich und knetbar und drückt sie in dieser
Form in die Zahnhöhlung. Eine Auflösung in 12—14 Th. Chloroform wurde
früher unter dem Namen Traumaticin *(Traumaticinum)* in Stelle des
heutigen *Collodium lentescens* angewendet. Das Verdunstungshäutchen haftet
jedoch der Haut weniger fest an.

Der (DEFAYS'sche) Guttaperchakitt zum Verkitten schadhafter Stellen
der Hufe der Pferde ist ein in der Wärme erzeugtes Gemisch aus 2 Th.
Guttapercha mit 1 Th. Ammoniakgummi.

Phosphorus.

Phosphor. Phosphŏrus. *Phosphore*. *Phosphorus*.

Weisse oder gelbliche, wachsglänzende, durchscheinende, cylindrische
Stücke. Phosphor schmilzt unter Wasser bei einer Wärme von 44^0, an
der Luft raucht er, einen eigenthümlichen Geruch ausstossend, entzündet
sich auch leicht, im Dunkeln leuchtet er. Bei längerer Aufbewahrung
nimmt er eine rothe Farbe an und wird bisweilen auch schwarz. In
Wasser ist er unlöslich, aber leichtlöslich in Schwefelkohlenstoff, schwerer
löslich in fetten *(oleis sebacicis)* und flüchtigen Oelen, wenig in Weingeist
und Aether.

Höchst vorsichtig unter Wasser und vor Licht (Tageslicht?)
geschützt aufzubewahren. Stärkste Einzelgabe 0,001g, stärkste
Tagesgabe 0,005g.

Geschichtliches. Phospho⁚ wurde um das Jahr 1670 von BRAND, einem Kaufmann in Hamburg, zufällig entdeckt, als er aus Menschenharn den Stein der Weisen, dieses Hirngespinnst der Alchymisten, darzustellen versuchte. KUNKEL, ein Chemiker zu Dresden, konnte von BRAND nur soviel erfahren, dass er Menschenharn dazu verbrauche. Dies genügte ihm und nach vielen vergeblichen Versuchen gelang ihm 1674 die Phosphordarstellung. Gleichzeitig soll auch BOYLE in England eben so glücklich gewesen sein. Die Darstellung bestand darin, dass man gefaulten Harn eintrocknete und in thönernen Retorten weissglühte, wobei Phosphor überdestillirte. Die hierbei aus den organischen Bestandtheilen des Harns erzeugte Kohle wirkte desoxydirend auf die Phosphorsäure der Phosphate des Harns. Nachdem 1769 GAHN die Bestandtheile der Knochen näher kennen gelernt hatte, gab der grosse SCHEELE zuerst das fast heute noch befolgte Verfahren an, den Phosphor aus den Knochen abzuscheiden. Seit der Phosphor technische Anwendung gefunden hat, ist auch die Phosphorfabrikation ein bedeutender Industriezweig geworden. Vor 120 Jahren bezahlte man 30 g Phosphor in Amsterdam noch mit 16 Dukaten. Heute kauft man dafür fast 30 kg. Den Namen Phosphor gab man diesem Körper wegen der Eigenschaft an der Luft im Finstern zu leuchten ($\varphi\tilde{\omega}\varsigma$, Licht, $\varphi\acute{\varepsilon}\varrho\omega$, ich trage; $\varphi\acute{\omega}\sigma\varphi\varrho\varsigma$, Lichtträger).

Vorkommen in der Natur. Phosphor wird in der Natur nie frei, wohl aber allgemein verbreitet mit anderen Stoffen verbunden angetroffen. Man findet ihn im Mineralreiche besonders als Calciumphosphat, krystallisirt als Apatit ($3Ca_3[PO_4]_2 + CaFl_2$ oder $CaCl_2$), Phosphorit ($Ca_3[PO_4]_2$), als Aluminiumphosphat im Wawellit ($2Al_2[PO_4]_2 + Al_2[OH]_6 + 9H_2O$). Diese und andere phosphorsaure Salze sind sehr gemeine Bestandtheile der Ackerkrume. Die Pflanzen nehmen diese Salze auf, und so treffen wir wieder in verschiedenen Pflanzentheilen, besonders in den Samen der Getreidearten, den Phosphor als Phosphorsäure, verbunden mit Kalium, Natrium, Calcium und Magnesium, an. Durch die als Nahrung dienenden Pflanzen gelangen die Phosphorverbindungen in den Thierkörper, und treten als Bestandtheile des Gehirns, des Eiweisses, Fibrins, des Blutes, besonders aber in den Knochen auf.

Darstellung. Im Grossen wird der Phosphor aus den Knochen dargestellt. Diese werden behufs Zerstörung ihrer organischen Bestandtheile durch Glühen und Brennen in Knochenasche, welche aus circa 85 Proc. basischphosphorsaurem Calcium, 3 Proc. phosphorsaurem Magnesium, 6 Proc. kohlensaurem Calcium und etwas Fluorcalcium besteht, verwandelt. 100 Th. der Knochenasche werden in hölzernen, mit

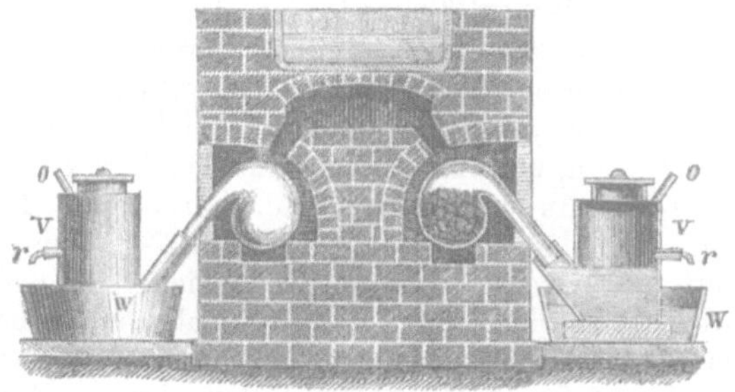

Blei ausgeschlagenen Gefässen mit circa 65 Th. conc. Schwefelsäure und ebensoviel Wasser durchrührt. Es entstehen Calciumsulfat, welches sich als unlösliches Pulver abscheidet, und saures phosphorsaures Calcium ($CaH_4P_2O_8$), welches gelöst bleibt. Dieses letztere wird durch Coliren abgesondert, filtrirt und in bleiernen Gefässen zur Syrupdicke eingedampft, mit Kohle vermischt, in gusseisernen Gefässen zur Trockne gebracht und zur Verjagung aller Feuchtigkeit selbst schwach geglüht. Mit dem trocknen

Gemisch füllt man Retorten aus feuerfestem Thon, welche zu mehreren in einen
Flammenofen eingelegt werden, und deren eine jede mit ihrem Halse in eine kupferne,
mit Wasser beschickte Vorlage (v) einmündet. Jede Vorlage steht in einem mit Wasser
von circa 40° C. gefüllten Gefäss (w), damit der Phosphor geschmolzen erhalten bleibt,
dagegen werden die Vorlagen von oben durch Besprengen mit kaltem Wasser abgekühlt. Jede Vorlage hat eine Oeffnung (o) zum Austritt der Gase und eine Oeffnung (r)
zum Abfliessen überflüssigen Wassers. Die Retorten werden bis zum Weissglühen
erhitzt. Aus den Retorten tritt zuerst Luft und Wasserdampf, Kohlenoxydgas, Kohlen-
wasserstoffgas, enstanden durch Zersetzung des in der Masse noch vorhandenen Wassers.
Bei steigender Hitze entwickelt sich endlich Phosphorwasserstoffgas, welches beim
Austreten an der Luft unter Bildung eines weissen Rauches verbrennt, und gleichzeitig destillirt Phosphor über. Die Phosphordämpfe verdichten sich unter dem Wasser
und bilden Phosphorklumpen, welche mit Phosphoroxyd und Kohle verunreinigt sind.
Man schmelzt den Phosphor unter Wasser, presst ihn durch Gemsenleder, füllt ihn
in Glasröhren und giebt ihm auf diese Weise durch Schmelzung die Stangenform, in
welcher er auch in den Handel kommt.

neutrales Calciumphosphat   Schwefelsäure   Calciumsulfat   saures Calciumphosphat
$$Ca_3(PO_4)_2 \quad \text{und} \quad 2H_2SO_4 \quad \text{geben} \quad 2CaSO_4 \quad \text{und} \quad CaH_4(PO_4)_2$$

Wird die Lösung des sauren Calciumphosphats eingedampft und schwach geglüht,
so geht es in Calciummetaphosphat über, denn $CaH_4(PO_4)_2$ zerfällt in $2H_2O$ und $Ca(PO_3)_2$
(Metaphosphat). Bei der Destillation mit Kohle geht folgender Prozess vor

Calciummetaphosphat   Kohle   Phosphor   Calciumphosphat (neutrales)   Kohlenoxydgas
$$3Ca(PO_3)_2 \quad \text{und} \quad 10C \quad \text{geben} \quad 4P \quad \text{und} \quad Ca_3(PO_4)_2 \quad \text{und} \quad 10CO$$

In der Praxis beträgt die Ausbeute höchstens 10 Proc. der Knochenasche. Die
Darstellung des Phosphors durch Reducirung von reiner Phosphorsäure ist nicht anwendbar, weil in der Temperatur, bei welcher die Phosphorsäure überdestillirt, erst
die desoxydirende Einwirkung der Kohle auf die Phosphorsäure beginnt.

In neuerer Zeit hat man auch aus gutem Apatit und Sombrerit (einem auf
den Antillen gefundenen Mineral aus basisch phosphorsaurem Calcium und Aluminium
bestehend) Phosphor dargestellt. Nach Cari-Montraud's Anweisung soll über ein
glühendes Gemisch aus Knochenasche und Kohle ein Strom Chlorwasserstoff geleitet
werden, wobei unter Bildung von Chlorcalcium, Kohlenoxydgas, Wasserstoff, sämmtliche Phosphorsäure zu Phosphor reducirt wird und überdestillirt.

Handelswaare. Der Phosphor wird in blechernen oder gläsernen Flaschen
oder Büchsen, welche mit Wasser gefüllt sind, in den Handel gebracht. Gemeiniglich hat er die Form spannenlanger und fast einen Finger dicker glatter
Stangen. Häufig sind die Stangen mit einer schwarzen pulverigen, mehr oder
weniger dicht anhaftenden Substanz überzogen, welche eine Verbindung des
Phosphors mit Eisen ist und von den Aufbewahrungsgefässen aus Eisenblech
herrührt. Ehe ein solcher Phosphor in Gebrauch genommen wird, ist er mit
Wasser, welches $^1/_{20}$ rohe Salpetersäure enthält, einen Tag über zu maceriren
und dann mit destill. Wasser abzuwaschen.

Eigenschaften. Im frischen Zustande ist der Phosphor weisslich oder
weissgelblich oder röthlichgelb, wachsähnlich, durchscheinend, bei mittlerer
Temperatur von der Consistenz des Wachses, biegsam, in der Kälte spröde
und krystallinisch im Bruche, von 1,83 spec. Gewicht. An der Luft dampft
er unter Wärmeentwickelung und Ausstossung knoblauchartig riechender weisser
Dämpfe, im Finstern ist sein Dampf leuchtend. Er ozonirt die Luft, schmilzt
bei $+45°$ C., erstarrt wieder in der Ruhe bei $+38°$ und bricht, bis zu $60°$
erhitzt, an der Luft in Flamme aus. Bei $290°$ siedet er und lässt sich bei
Abschluss der Luft ohne Veränderung destilliren, aber auch bei gewöhnlicher
Temperatur, selbst unter Wasser verdunstet er, wenn auch wenig merklich.
Gelöst wird er von fetten Oelen, flüchtigen Oelen, Aether, Weingeist, Chloro-
form, Schwefelkohlenstoff, Chlorschwefel. 100 Th. flüchtiges Oel lösen ungefähr 4 Th. Phosphor, fette Oele ungefähr 2 Th., Aether 1—1,3 Th., Wein-
geist 0,3 Th. Phosphor. In Wasser ist er unlöslich. Längere Zeit unter
Wasser aufbewahrt, wird seine äussere Schicht trübe, weiss und undurchsichtig.
Es ist dieser undurchsichtige weisse Theil nach H. Rose ein Phosphor von

verändertem Aggregatzustande, nach BAUDRIMONT die Folge der Corrosion durch den Sauerstoff der im Wasser enthaltenen atmosphärischen Luft. Dieser weisse undurchsichtige Phosphor wird, unter Salpetersäure-haltigem Wasser geschmolzen, wieder zu durchscheinendem Phosphor. Den officinellen Phosphor unterscheidet man auch als gelben, gewöhnlichen, giftigen oder octaëdrischen Phosphor, zum Unterschiede von dem nicht giftigen amorphen oder rothen Phosphor. Dieser letztere entsteht in folgender Weise:

Durch Einwirkung des Lichtes, besonders des directen Sonnenlichtes, hauptsächlich aber durch Erhitzen in für ihn indifferenten Luftarten, z. B. Kohlensäuregas, geht er in einen allotropischen Zustand über und nimmt eine röthlichschwarze oder rothbraune, als Pulver eine rothe Farbe an. Diese Modification des Phosphors, rother oder amorpher Phosphor genannt, ist durch SCHRÖTTER bekannter geworden. Der amorphe Phosphor dampft nicht an der Luft, leuchtet nicht im Finstern, ist nicht löslich in Schwefelkohlenstoff, Aether, Weingeist, Steinöl und entzündet sich erst beim Erhitzen auf 260⁰. Wegen dieses Verhaltens kann und darf er nicht dem officinellen gewöhnlichen Phosphor untergeschoben werden. Auch als Rattengift ist er selbst unbrauchbar. Durch Destillation wird der amorphe Phosphor in gewöhnlichen verwandelt. Sein spec. Gewicht ist = 2,100. Eine dritte Modification des Phosphors ist der metallische oder rhomboëdrische Phosphor von Metallglanz, erzeugt durch längere Rothglut des mit Blei gemischten Phosphors in geschlossenen Röhren. Dieser kommt nicht im Handel vor.

An der Luft stösst der gewöhnliche Phosphor, wie schon erwähnt ist, weisse, im Finstern leuchtende Dämpfe von knoblauchartigem Geruche aus. Dieses Dampfen beruht in einer langsamen Oxydation des Phosphors und in der daraus resultirenden Bildung von Phosphorigsäure. Liegt der Phosphor in Haufen, so steigert sich die durch die Oxydation erzeugte Wärme bis zur Entzündung des Phosphors. Selbst Filter, durch welche man flüchtige Phosphorlösungen filtrirt hat, entzünden sich beim Austrocknen von selbst. An der Luft angezündeter Phosphor verbindet sich unter schneller Verbrennung, Funkensprühen und Bildung eines dichten Dampfes mit dem Sauerstoff der Luft zu Phosphorsäure.

Aufbewahrung. Der Phosphor ist als ein sehr giftiger und leicht entzündlicher Körper stets als sehr gefährlich zu betrachten, bei dessen Behandlung eine überpeinliche Vorsicht und Sorgsamkeit niemals überflüssig ist. Er ist immer so aufzubewahren, dass er stets mit einer Wasserschicht überdeckt ist. Das Aufbewahrungsgefäss sei eine starke Flasche mit weiter Oeffnung, die mit einem guten Korke verschlossen wird. Die Flasche stelle man in eine starke Blechbüchse mit gut schliessendem Deckel. Der Aufbewahrungsort ist nach der gesetzlichen Vorschrift im Keller ein verschliessbarer Schrank. Will man Phosphor abwägen, so nehme man mittelst einer Papierscheere oder einer Pincette eine Stange Phosphor aus der Flasche, lege sie auf einen flachen Teller, in welchen man eine fingerdicke Schicht Wasser von mittlerer Temperatur (15—20⁰ C.) gegossen hat, lasse sie einige Minuten in diesem Wasser liegen und schneide dann mit dem Messer oder der Scheere kleine Stücke ab. Diese Stückchen Phosphor lege man mittelst einer Pincette auf Fliesspapier, trockne sie durch mehrmaliges Umwenden darauf ab und wäge sie dann, indem man die abgetrockneten Stückchen wieder mittelst der Pincette auf die Wagschale legt. Grössere Mengen Phosphor wägt man in der Art, dass man ein gläsernes Gefäss mit weiter Oeffnung zu ³/₄ mit Wasser füllt, tarirt und dann die Phosphorstücke in dieses Gefäss hineinwägt. Die hierbei gebrauchte Pincette oder Scheere wird mit Papier abgewischt, das mit Phosphor in Berührung gekommene Papier in einen Feuerungsraum geworfen, Gefäss, Teller, Wage sorgsam abgewaschen und abgetrocknet. Wird kalter Phosphor zerschnitten, so bröckelt er etwas. Die dabei abfallenden kleinen Phosphorsplitter werden sorgsam mit feuchtem Fliesspapier aufgenommen und in einer Feuerung verbrannt. Die Brandwunden von Phosphor sind sehr schmerzhaft, bösartig und tief. Eine gut umgeschüttelte Lösung von 0,3 g Silbernitrat in 4,0 g destill. Wasser und einigen Tropfen Terpentinöl auf die frische Brandwunde gepinselt, lindert einigermaassen den ersten Schmerz und macht die Wunde gutartiger. Ferner sollen dünne Lösungen von Chlorkalk, Natriumcarbonat, verdünntem Salmiakgeist vorzüglich heilsam auf Phosphorbrandwunden sein. Das Abwägen des Phosphors darf nur an einem abgesonderten Orte, niemals auf dem Receptirtische vorgenommen werden. Phosphor ist in Substanz nur behufs Verwendung in der Technik gegen Giftschein verkäuflich.

Pulverung. Um Phosphor in eine pulvrige Masse zu verwandeln, schmilzt man ihn in einer wässrigen Lösung von 1 Th. Kochsalz in 5 Th. Wasser bei 50—60° C., mit welcher Lösung eine starkwandige Flasche zu $^1/_3$ angefüllt ist. Nach Verschluss der Flasche mit einem Korke umwickelt man sie mit einem Handtuche und schüttelt bis zum Erkalten auf circa 20°. Durch Zusatz von Wasser und Decanthation beseitigt man die Salzlösung, giebt die Masse in ein geeignetes Hafenglas (mit weiter Oeffnung) und hält sie hier mit wenig Wasser bedeckt im Gift- oder Phosphorschranke aufbewahrt. Mit einem Metalllöffel nimmt man die breiige Masse heraus, um sie mit Mehlbrei etc. zu vermischen. Dieses Pulver ist nur für ökonomische Vergiftungszwecke verwendbar,

Verunreinigungen des Phosphors hat man mehrere kennen gelernt, z. B. Eisen, Arsen, Kohle, Schwefel. Bezüglich der Verwendung des Phosphors als Rattengift kommen solche Beimischungen natürlich nicht in Betracht. Andererseits findet man jetzt häufig einen fast chemisch reinen Phosphor im Handel. Schwefel (0,01 Proc.) macht den Phosphor sehr brüchig, während reiner Phosphor bei mittlerer Temperatur sich zähe zeigt und sich mit der Scheere schneiden lässt. Eisen kann dem Phosphor beigemischt sein oder an der Oberfläche desselben als schwarzes Pulver adhäriren, wie dies schon oben erwähnt ist. Im letzteren Falle wäscht man den Phosphor mit verdünnter Salpetersäure ab. Die Verunreinigung mit Schwefel und Arsen findet man, wenn man 1,0 g des Phosphors in einem Kölbchen mit 20,0 g Salpetersäure übergiesst und durch Digestion in Phosphorsäure verwandelt. Einen Theil der Lösung prüft man mit etwas Wasser verdünnt mit Baryumnitratlösung. Eine Trübung zeigt Schwefelsäure an, was mithin einen schwefelhaltigen Phosphor bekundet. Einen anderen Theil der Lösung dampft man ein, um die überschüssige Salpetersäure zu verjagen, vermischt mit Salzsäure und reichlich Schwefelwasserstoffwasser und lässt einige Stunden an einem warmen Orte stehen. Ein gelber Niederschlag verräth Arsen. Eine Abscheidung von etwas Schwefel findet hierbei gemeiniglich statt, oder man prüft in der Weise, wie unter Phosphoräure Bd. I, S. 179 angegeben ist. Eine dritte Probe der Flüssigkeit wird mit Ammon im Ueberschuss versetzt, wodurch etwaiges Eisen als Ferriphosphat gefällt wird. Die Prüfung des Phosphors hat im Ganzen keinen Zweck, denn es ist nicht selten, dass eine Phosphorstange rein, die daneben liegende höchst unrein angetroffen wird. Die Verunreinigung mit Arsen trifft man fast immer an und ist wegen ihres geringen Umfanges in therapeutischer Beziehung ohne Belang.

Anwendung. Der Phosphor findet hauptsächlich als Rattengift und zur Darstellung von Zündrequisiten Anwendung, in der Pharmacie zur Darstellung der Phosphorsäure und des Phosphoröls. Als Medicament ist er sehr wenig und selten im Gebrauch. Hier gilt er als Stimulans, Aphrodisiacum, Antiparalyticum und Antituberculosum. Man giebt ihn zu 0,0005—0,001—0,002 —0,005 g in Oel, Aether, Weingeist gelöst bei Schwächezuständen der Harnblasenmuskeln, verschiedenen Nervenleiden, Hysterie, Epilepsie, Wechselfiebern, Cholera, Osteomalacie, Caries, Rhachitis, Wurstvergiftung (Trichinen?). Im Verdauungswege wirkt der Phosphor reizend, geht theils in phosphorige Säure und Phosphorsäure über, theils geht er in Substanz in das Blut, verliert daselbst aber die Eigenschaft zu leuchten. In grossen Gaben erzeugt er Entzündung der inneren Schleimhäute, Geschwüre derselben und wirkt tödtend. Die Pharmakopoe normirt die stärkste Einzelndosis zu 0,001 g, die Gesammtdosis auf den Tag zu 0,005 g, also mehr denn 10-mal geringer als die 1. Ausgabe der Ph. Das Verweilen in Räumen mit Phosphordämpfen ist den Lungen sehr nachtheilig und verursacht mit der Zeit sogar Nekrose der Kieferknochen (Phosphornekrose). Aeusserlich wendet man ihn in Lösungen als Reizmittel an.

Der von MÜLLER (Breslau) eingeführte *Spiritus phosphoratus concentratus* ist eine filtrirte Lösung von 1 Th. Phosphor in 25 Th. (24 Th.) absolutem Weingeist. Ein Theil dieser concentrirten Phosphorlösung mit 6 Th. absolutem Weingeist verdünnt liefert den *Spiritus phosphoratus dilutus.* Die Vorschrift zum Chlorphosphide of Arsenic ROUTH's findet sich im Ergänzungsbande zum Handb. d. ph. Praxis, S. 945.

Um das Leuchten der Einreibungen mit Phosphorlösungen zu hindern, genügt Zumischung von Ol. Bergamottae, Ol. Citri, Ol. Rorismarini, Ol. Thymi.

Linimentum ammoniato-phosphoratum besteht aus einer Lösung von 0,5 g Phosphor in 50 g Ol. Papaveris, gemischt mit 20,0 g Liq. Ammonii caust. und 1,0 g Ol. Citri, 0,5 g Ol. Rorismarini.

Physostigminum salicylicum.

Salicylsaures Physostigmin; Physostigminsalicylat; Eserinsalicylat.
Eserinum salicylicum; Salicylas Physostigmini s. Eserini.
Salicylate de Physostigmine ou d'Eserine. Salicylate of Phytostigmina or Eserina.

Farblose, schwach gelbliche, in 150 Th. Wasser und in 12 Th. Weingeist lösliche Krystalle. Das trockene Salz hält sich, auch dem Lichte ausgesetzt, längere Zeit unverändert. Die wässrige oder auch die weingeistige Lösung dagegen dem zerstreuten Lichte ausgesetzt färbt sich innerhalb weniger Stunden röthlich.

Die wässrige Lösung mit verdünnter Ferrichloridlösung versetzt, nimmt eine violette Farbe an und wird durch Jodlösung getrübt. Die mittelst Schwefelsäure bereitete Lösung ist anfangs farblos und wird hernach gelb.

Höchst vorsichtig vor Licht geschützt aufzubewahren. Stärkste Einzelgabe 0,001 g, stärkste Tagesgabe 0,003 g.

Physostigmin ist ein Alkaloïd aus der Calabarbohne, dem Physostigmasamen, welchen *Physostigma venenōsum* BALFOUR, eine im Gebiet Dahomeh (Afrika) wildwachsende Papilionacee, liefert.

Die Calabarbohnen oder Samen sind oval oder länglich, kaum oder nur schwach nierenförmig, durchschnittlich 2,5—3 cm lang, circa 2 cm breit und 0,8—1,2 cm dick,

bekleidet mit einer 'dunkelbraunen, wenig glänzenden, feinkörnig-runzligen, dünnen,
zerbrechlichen Samenschale. Der Rand des Samens bildet auf

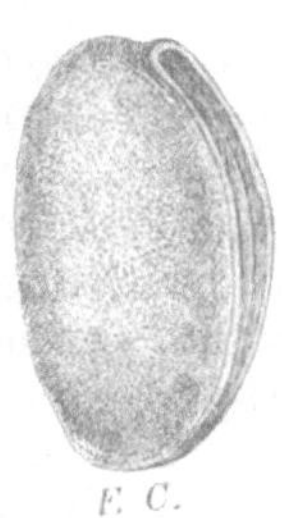

Calabarbohne.
Natürliche Grösse.

ler convexen Seite eine Rinne, auf der entgegengesetzten Seite
erläuft er fast gradlinig oder wenig ausgebuchtet. Jener Theil
les Randes zeichnet sich durch einen der ganzen Länge des
Samens nach verlaufenden Hilus aus, welcher sich als eine etwa
2 mm breite, parallelwandige und an seinen Enden abgerundete,
schwarz gefärbte Vertiefung darstellt. In der Mitte dieses
langfurchigen, ringsum mit einem sehr hervorstehenden, abgerundeten und schön dunkelroth gefärbten Rande versehenen
Hilus ist eine weniger bedeutende Erhöhung, welche eine Raphe
einschliesst. Der oben in einem Häubchen sich endigende Nabel
les Samens ist deutlich wahrnehmbar und mit einem kleinen
Loche versehen, welches mit dem Innern des Samens communicirt.
Die Samenschale besteht aus drei Schichten und umschliesst
zwei weisse, nach längerer Lagerung der Samen mehr gelbliche,
harte, aber leicht zu pulvernde Cotyledonen. Der Geruch ist
schwach, an den der Gartenbohnen erinnernd, der Geschmack der Cotyledonen ist
fade. Das absolute Gewicht eines Samens beträgt (im Mittel von 100 Stück) 4,1 g;
einzelne grössere Samen wiegen 7,0 g, die kleinsten etwa 2,0 g. Ihr spec. Gewicht
ist 0,940 — 1,000.

Diese Samen enthalten nach den Untersuchungen HARNACK's und WITKOWSKY's
2 Alkaloïde von verschiedener physiologischer Wirkung, das Physostigmin oder Eserin
und das Calabarin. Ersteres wurde von JOBST und HESSE schon 1865 abgeschieden.
Physostigmin bewirkt Myōsis (Verengerung der Pupille) und ist ein auf die motorischen
Nerven lähmend wirkendes Gift, während das Calabarin sich in der Wirkung dem
Strychnin nähert. Physostigmin ist in Wasser wenig, aber leicht in Weingeist, Aether,
Chloroform löslich, während Calabarin leichter in Wasser, in absolutem Aether aber
nicht löslich ist. Auf diesem Unterschiede der Löslichkeit basirt zum Theil die
Darstellung des Physostigmins, auf welches Licht und Luftsauerstoff zerstörend einwirkt. Der mittelst absolut. Weingeistes bewirkte und eingetrocknete Auszug der
Samen wird z. B. mit Bleihydroxyd und Magnesia gemischt mit absolutem Aether
extrahirt, der Aetherauszug eingedampft, mit Magnesia gemischt, mit Benzol extrahirt etc. Die Ausbeute beträgt circa 0,13 Proc. des Gewichtes der Samen. 2 Theile
des in gelblicher amorpher Form gesammelten Physostigmins werden mit 1 Th. Salicylsäure in 35 Th. kochendem Wasser gelöst, colirt und zur Krystallisation beiseite gestellt, die Krystallmasse über Schwefelsäure getrocknet. Das Nähere über die Darstellung des Physostigmins vergl. man im Handb. d. ph. Praxis und im Ergänzungsbande.

Handelswaare. Physostigminsalicylat trifft man in pulvriger Form und in
nadelförmigen Krystallen an. Letztere Waare ist die bessere und reinere und
sollte man nur dieser den Vorzug einräumen.

Eigenschaften. Physostigminsalicylat, das beständigste der Physostigminsalze, bildet farblose, durchsichtige, glänzende nadelförmige oder 1—3 mm
lange säulenförmige Krystalle, löslich in 12 Th. Weingeist und 150 Th.
Wasser. In heissem Wasser ist das Salz leicht löslich und bleiben solche
1—2-proc. Lösungen auch erkaltet längere Zeit klar. Tageslicht scheint keinen Einfluss auf das trockne Salz zu haben, jedoch tritt dieser Einfluss erst
in 2 Tagen auf die wässerige und weingeistige Lösung ein, indem eine nur
sehr schwache Röthung stattfindet. Diese Färbung ist jedoch nicht so intensiv
wie bei Lösungen anderer Physostigminsalze, welche schon in wenigen Stunden
stark roth, später braun werden. Das Salicylat ist jedenfalls weit dauernder
als die anderen Physostigminsalze. Es entspricht der Formel $C_{15}H_{21}N_3O_2$,
$C_7H_6O_3 = 413$. Die Erkennung der grösseren Stabilität des Physostigminsalicylats verdanken wir den Forschungen MERCK's. Die in Folge der Oxydation sich bildende rothe Substanz nannte DUQUESNEL Rubreserin.

Aufbewahrung. Vor Licht und Luft, besonders ammoniakalischer Luft geschützt, also in dicht geschlossenem gelbem Glasgefässe in der Reihe der
Gifte aufzubewahren. Da der Vorrath dieser theuren Waare nicht über 5 g
hinausgeht, so ist das Glasgefäss von Papier umhüllt in ein grösseres einzu-

setzen. In Stelle des **Physostigminsulfats** kann man das Salicylat ohne Bedenken dispensiren. Die Wirkung ist dieselbe.

Prüfung. 1) Die wässrige Lösung mit wenig verdünnter Ferrichloridlösung versetzt nimmt eine violette Färbung an. — 2) Circa 0,01 g des Salzes mit 1 ccm Aetznatronlauge übergossen muss sich nach dem Agitiren zu Boden setzen, dann bis auf circa 100⁰ C. erhitzt, schmilzt das Salz und schwimmt in Form kleiner Kugeln (als reines Alkaloïd) am Niveau der Lauge, diese gelb färbend. Nach dem Erkalten schwimmen die Tröpfchen beim Agitiren innerhalb der Lauge, ihr spec. Gew. ist also dem der Lauge gleich. Eine Rothfärbung (Rubreserinbildung) tritt bei dieser kleinen Probe nicht auf. Die erkalteten Tröpfchen mit einer Stricknadel aufgenommen, zeigen eine schmierige Consistenz, sind übrigens klar und durchsichtig. — 3) Die Lösung in conc. Schwefelsäure ist anfangs farblos, wird aber bald gelb. Die Krystalle schwimmen auf der Säure, sind also etwas spec. leichter als die Säure. Diese drei Proben dürften genügen.

Will man auf einen Calabaringehalt prüfen, so verfahre man unter Verwendung von 0,03 g Salz nach sub 2, sammle die Alkaloïdkügelchen auf einem Bäuschchen Glaswolle, welches man mit etwas Wasser nachwäscht. Das getrocknete Glaswollenbäuschchen wird mit Weingeist behandelt, die weingeistige Lösung eingetrocknet, der Rückstand mit schwach salzsaurem Wasser gelöst und mit Kaliummercurijodidlösung ausgefällt. Der durch Absetzenlassen und Decanthation von dem Wasser und Fällungsmittel möglichst befreite Niederschlag wird mit Weingeist geschüttelt, welcher das Physostigminsalz löst, aber nicht das Calabarinsalz. Diese Verunreinigung verbietet die Anwendung des Physostigminsalicylates bei Tetanus.

Auf mikroskopischem Wege ist eine Prüfung unthunlich. Die weingeistige Lösung des Salicylats in nadelförmigen Krystallen auf Glas getropft und auseinander gestrichen ergiebt bei freiwilliger Verdunstung einen amorphen durchsichtigen Ueberzug, welcher höchstens an den Rändern eine krystallinische Andeutung darbietet. Wäre das Feld mit Krystallen bedeckt, so läge auch ein anderes Alkaloïd vor.

Mit **Jodjodkalium** giebt Physostigmin einen kermesfarbenen, mit **Gerbsäure** einen röthlich-weissen, in Salzsäure schwer löslichen Niederschlag. Mit **Aurichlorid** giebt es einen röthlich-blauen, mit **Silbersalz** einen weissen Niederschlag, welcher beim Erwärmen einer Reduction unterliegt. Platinchlorid fällt nicht. Der Niederschlag mit **Kaliummercurijodidlösung** ist in Aether und Weingeist löslich. Das **Calabarin** (von HARNACK und WITKOWSKI entdeckt) ist in Aether nicht löslich und der Niederschlag desselben mit Kaliummercurijodid in Weingeist unlöslich.

Anwendung. Physostigmin ist ein heftiges, auf die motorischen Nerven lähmend wirkendes Gift. Innerlich giebt man es als Salicylat zu 0,001—0,0015 —0,002 g zwei- bis dreimal täglich. In subcutaner Injection wird Physostigminsulfat zu 0,0005—0,001—0,002, bei Chorea und Tetanus zu 0,003—0,004 g zweibis viermal täglich angewendet. Behufs Erzielung der myotischen Wirkung, bei Iritis giebt man von einer Lösung von 0,1 Physostigminsalicylat in 100,0 bis 120,0 Wasser 1—2 Tropfen in das Auge. Die Dosis des Physostigminsalicylats ist ¹/₂-mal grösser zu fassen als vom Physostigmin. Statt 0,01 Physostigmin sind 0,015 Salicylat zu nehmen. Eine in 100 g 0,3 g des Salicylats enthaltende Lösung in das Auge geträufelt bewirkt sofort Myosis, welche 2 bis 3 Tage anhält. Die Ph. normirt die **stärkste Einzelgabe** zu 0,001, die **stärkste Tagesgabe** zu 0,003 g. Extract der Calabarbohne und Physostigmin sind nach LANDESBERG anwendbar bei Keratocele und Irisvorfall, Hornhautflecken, torpiden Infiltrationen der Cornea und Verwundungen derselben, bei traumatischen und bei der diphtheritischen Accommodationslähmung, auch bei Hornhautgeschwüren. Nach SIGMUND VIDOR wird das Physostigmin im Anfangsstadium einer Hornhautentzündung eben so schwierig resorbirt wie Atropin. Die angebliche Heilung der Hornhautgeschwüre ohne Trübung konnte er nicht bestätigt finden. JANY vermochte den Ausbruch eines acuten GlaukomAnfalles durch 3-stündliche Einträufelung einer halbproc. Eserinlösung binnen

24 und 48 Stunden zu verhüten. Nach 4—5-wöchentlicher seltenerer Einträufelung konnte er das Fortbestehen der Heilung constatiren (Schmidt's med. Jahrb. 1879 Nr. 3 und Med. Neuigk. 1879, S. 228). Ueber die Wirkung gegen Glaukom vergl. Med. Neuigk. 1879, S. 278; Wiener med. Wochenschr. 1879, Nr. 31.

Dass Physostigmin ein kräftigeres Myoticum als Pilocarpin ist, wurde vielseitig bestätigt.

Pilocarpinum hydrochloricum.

Salzsaures Pilocarpin; Pilocarpinhydrochlorid; Pilocarpinchlorhydrat. Pilocarpīnum muriaticum s. chlorohydricum. *Chlorhydrate de Pilocarpine. Hydrochlorate of Pilocarpia (Pilocarpina).*

Weisse, neutrale, bitterschmeckende, an der Luft feucht werdende Krystalle, leicht löslich in Wasser und Weingeist, aber wenig löslich in Aether und Chloroform. In rauchender Salpetersäure lösen sie sich mit blassgrünlicher Farbe.

In verdünnter wässriger Lösung bewirkt Aetzammon keinen Niederschlag. Aetznatronlauge bewirkt nur in der concentrirten Lösung eine Trübung.

Vorsichtig aufzubewahren. Stärkste Einzelgabe 0,03g, stärkste Tagesgabe 0,06g.

Geschichtliches. Vor einem halben Decennium schieden Hardy, Kingzett, Gerrard, Petit das Pilocarpin aus den Jaborandiblättern (Bd. I, S. 775) ab, jedoch fand zwei Jahre später Poehl (Petersburg) den richtigen Weg auf, das Pilocarpin in sehr reinem Zustande abzuscheiden und dessen Salze herzustellen.

Darstellung. Man extrahirt Blätter und Stengel mit verdünntem Weingeist, zieht von dem Auszuge den Weingeist ab, nimmt den Destillationsrückstand mit Wasser auf, fällt mit ammoniakalischem Bleiacetat, filtrirt, beseitigt aus dem Filtrate den Bleiüberschuss mittelst Schwefelwasserstoffs, verdampft den überschüssigen Schwefelwasserstoff und setzt Mercurichlorid hinzu, wodurch ein Doppelsalz als Niederschlag resultirt, welchen man sammelt, auswäscht und nun durch Schwefelwasserstoff zersetzt. Die vom Schwefelquecksilber abfiltrirte Flüssigkeit enthält salzsaures Pilocarpinhydrochlorid. Um daraus die Base frei zu machen, setzt man Ammoniak im Ueberschusse zu und schüttelt dann mit Chloroform aus, welches das Alkaloïd aufnimmt und beim Verdunsten zurücklässt. Noch einfacher kann man verfahren, wenn man den zum Syrup verdunsteten wässrigen Auszug der Blätter mit Magnesia vermischt, eintrocknet, die zerriebene Masse mit Chloroform behandelt, von dem Auszuge das Chloroform verdunstet, den Rückstand mit Wasser aufnimmt und im Vacuum abdunstet. Es hinterbleibt hierbei das Alkaloïd mehr oder weniger mit Harz verunreinigt als eine farblose, klebrige, in Wasser und Weingeist lösliche Masse zurück. Wird das Alkaloïd aus alkalischer wässriger Lösung mit Chloroform ausgeschüttelt, so geht immer eine Menge Harz in die Lösung über. Da das Material für die Harzbildung im flüchtigen Oele des Jaborandi zu suchen ist, so sonderte Poehl das flüchtige Oel, indem er durch die zerkleinerten Joborandiblätter einen anhaltenden Wasserdampfstrom leitete. Er hatte sich vorher überzeugt, dass das Pilocarpin (entgegen Byasson's Angaben) bei 100⁰ C. nicht flüchtig ist. Obgleich die so behandelten Blätter ein gutes Pilocarpin ergaben, so war dieses dennoch nicht total frei von Harz. Da sich das Pilocarpinhydrochlorid fast unlöslich in Chloroform erwies, so versuchte Poehl die Trennung des Alkaloïds vom Harz damit, dass er die saure salzsaure Alkaloïdlösung mit Chloroform wiederholt ausschüttelte. Das Chloroform entzog in der That der Lösung den grössten Theil des Harzes und die darauf folgende Chloroformausschüttelung aus alkalischer wässeriger Lösung ergab ein Pilocarpin, das wenigstens reiner als das käufliche war. Die Darstellung auf dialytischem Wege ergab keinen Erfolg. Nach vielen anderen Versuchen schlug Poehl folgenden Weg ein: Die zerkleinerten Blätter werden mit Wasser, welches mit 1 Proc. Salzsäure versetzt ist, infundirt und der Aufguss mit Bleiessig versetzt. Dem bleihaltigen Filtrate wird soviel Salzsäure hinzugemischt, als Bleichlorid ausscheidet. Nach dem Filtriren wird die Flüssigkeit durch Eindampfen eingeengt und nun mit Phosphormolybdänsäure ausgefällt. Der gesammelte feuchte Niederschlag wird nach dem Auswaschen mit Wasser, welches mit Salzsäure schwach sauer gemacht ist, mit Aetzbaryt gemischt, im vollheissen Wasserbade eingetrocknet und der pulvrigen Masse mittelst Chloroforms das Alkaloïd entzogen. Nach dem Abdunsten der chloroformigen Lösung hinterbleibt das Pilocarpin als eine weiche zähe farblose Masse.

Dem Pilocarpin gaben Harnack und H. Meyer die Formel: $C_{11}H_{16}N_2O_2$. Sie hielten es für ein einfaches Methylsubstitutionsproduct des Nicotins, in welchem H_2 durch 2HO ersetzt sind, also $C_{10}H_{11}(CH_3)(HO)_2N_2 = C_{11}H_{16}N_2O_2$. Poehl gab ihm die Formel: $C_{23}H_{34}N_4O_4$.

Mit Salzsäure, Schwefelsäure und Salpetersäure giebt es krystallisirbare, mit Essigsäure und Oxalsäure amorphe Verbindungen.

Obgleich das Pilocarpin bei gewöhnlicher Temperatur ein halbflüssiges Alkaloïd ist, so kann es dennoch nicht den flüchtigen Alkaloïden beigezählt werden, wenn auch letzteres von Byasson und Blyth behauptet wurde. Poehl erhitzte das reine Alkaloïd über 100° C. von 10 zu 10 Graden aufsteigend bis zu 180°. Es erfolgte weder eine Sublimation, noch eine Destillation.

Wie Harnack und Meyer nachgewiesen haben, ist das Pilocarpin disponirt, besonders unter dem Einflusse der verdünnten Säuren, in Jaborin überzugehen, welches in seinen physiologischen Wirkungen dem Atropin nahe steht. Eine Unterscheidung des Jaborins vom Pilocarpin durch chemische Reactionen ist bisher nicht gekannt.

Durch Destillation über Aetzkali erlangten Harnack und H. Meyer bei 160° C. ein dem Coniin ähnliches flüchtiges Product. Nähere Beziehungen in chemischer Hinsicht zum Nicotin, dem das Pilocarpin ähnlich wirkt, sind nicht vorhanden.

Aus der sauren Lösung nehmen die Lösungsmittel (Chloroform) nichts auf, wohl aber aus der alkalischen. In Benzol ist Pilocarpin überhaupt nicht löslich (wohl aber das Jaborandin aus dem Brasil-Jaborandi, Poehl). Der aus ammoniakalischer Lösung mittelst Chloroforms extrahirte Auszug ist auf die optische Activität zu prüfen. Morphin ist linksdrehend, Narceïn inactiv, Cinchonin und Pilocarpin rechtsdrehend). Der Verdunstungsrückstand der Chloroformlösung zeigt eine abweichende (syrupartige) Consistenz und verhält sich gegen conc. Schwefelsäure indifferent, erzeugt aber mit conc. Schwefelsäure und Kaliumdichromat die unten angegebene grüne Farbenreaction. (Poehl.)

Phosphormolybdänsäure erzeugt in Pilocarpinsalzlösungen (1 : 10000), besonders in der salzsauren Lösung (1 : 15000) einen gelben käsigen amorphen, gegen den polarisirten Lichtstrahl indifferenten Niederschlag. — Phosphorwolframsäure erzeugt einen weissen (1 : 10000). — Jodjodkalium einen braunrothen, in der Wärme in Lösung übergehenden, hernach feine Nadeln bildenden und gegen den polarisirten Lichtstrahl activen, — Kaliumwismuthjodid einen rothen kermesfarbigen Niederschlag, besonders in der salzsauren Lösung (1 : 15000). — Kaliummercurijodid erzeugt eine mässige (1 : 800), — Kaliumcadmiumjodid bei 1 : 500 geringe Trübung, bei 1 : 200 einen weissen Niederschlag, im Ueberschuss des Reagens löslich. — Mercurichlorid erzeugt (bei 1 : 100) einen weissen, in Salzsäure leicht löslichen, Platinchlorid nur in concentrirter Lösung einen gelblichen krystallinischen Niederschlag. — Pikrinsäure erzeugt (bei 1 : 200) einen gelblichen, unter dem Mikroskop kugelförmige, strahlenförmig von Nadeln umschlossene Massen darstellenden, optisch activen Niederschlag. — Schwefelsäure löst fast farblos. — Schwefelsäure mit Kaliumdichromat giebt eine anfangs bräunlich-grüne, bald in dauerndes grelles Grün übergehende Färbung. (Untersuchung der Blätter von *Pilocarpus officinalis* von Dr. Alex. Poehl, St. Petersburg 1879.)

Handelswaare. Pilocarpinhydrochlorid kommt in pulvriger Form und in Krystallen in den Handel. Die pulvrige Form stellt kleine körnige krystallinische Massen dar. Die Krystalle verdienen den Vorzug, insofern sie ihr Herkommen von der echten oder Pernambuco-Jaborandi garantiren.

Eigenschaften. Pilocarpinhydrochlorid ($C_{23}H_{34}N_4O_4$, 2HCl) bildet farblose durchsichtige nadel- oder plättchenförmige Krystalle von schwach bitterem, etwas adstringirendem Geschmacke, in Wasser leicht löslich. Die wässrigen

Lösungen halten sich viele Wochen klar. Es ist auch in Weingeist leicht löslich, unlöslich in Aether, Chloroform, Benzol, Schwefelkohlenstoff (POEHL).

Aufbewahrung. Pilocarpin und seine Salze müssen den starkwirkenden Arzneisubstanzen zugezählt werden, die Gefässe also einen Standort in der Reihe der Tab. C erhalten. Genau genommen zählt Pilocarpin zu den Giften.

Prüfung. 1) Man schüttelt eine kleine Menge des Salzes mit conc. Schwefelsäure. Es muss eine farblose oder fast farblose Lösung resultiren, welche sich eine Stunde hindurch unverändert erhält. Werden dieser Lösung einige Körnchen Kaliumdichromat zugesetzt, so tritt unter Agitation allmählich eine grüne Färbung ein. — 2) Es ist wesentlich, dass das Pilocarpinhydrochlorid aus echten Pernambuco-Jaborandiblättern hergestellt ist. Brasil-Jaborandi und ähnliche Surrogate liefern kein krystallinisches, sondern ein amorphes Hydrochlorid. Man zertheile etwas des Salzes mit fettem Oele und betrachte das Gemisch unter dem Mikroskop. Es müssen sich dem Auge nur Krystalle und keine amorphen Körperchen oder Massen darbieten. Die weingeistige Lösung auf ein Objectglas getropft, aus einander gestrichen und der freiwilligen Verdunstung überlassen, ergiebt eine klare amorphe Schicht über dem Glase, welche aber im Verlaufe von 30—50 Stunden in krystallinische Zweige und Blumen übergeht. — 3) Eine linsengrosse Menge des Salzes mit Aetznatronlauge übergossen, muss sich an das Niveau der Lauge begeben und sofort in Tropfenform, kleine klare durchsichtige Kügelchen bildend, übergehen. Die Tröpfchen verschwinden allmählich und die Lauge zeigt sich nach 2 Stunden klar und farblos.

Anwendung. Pilocarpinhydrochlorid gilt als Stimulans, Sudoriferum, Sialagogum, Anticatarrhale, Myoticum. Als letzteres steht es dem Physostigmin bedeutend nach. Es wirkt intensiv speicheltreibend und schweisstreibend. Sehr kleine Gaben fördern nur die Speichelabsonderung. A. WEBER empfahl es in subcutaner Injection anzuwenden, indem es hier die Speichel- und schweisstreibende, und auch die pupillenverengende Wirkung äussere ohne die unangenehmen Symptome, wie Uebelkeit und Erbrechen in Folge der Anwendung der Jaborandiblätter. Injectionsdosis 0,03—0,05—0,07 g. Eine Injectionsdosis von 0,08 hat oft Vergiftungssymptome zur Folge. Injectionsdosen von 0,005—0,01—0,015 g wirken nur schweisstreibend.

Dr. SCHAUTA normirte die subcutane Minimaldosis zu 0,02—0,03, die Maximaldosis zu 0,06—0,07 g. Für die innerliche und für die subcutane Anwendung normirt die Ph. die Maximaleinzelgabe zu 0,03, die Maximal-Tagesgabe zu 0,06 g.

Träufelt man 0,001 g des Salzes in wässriger Lösung in das Auge, so erfolgt in 8—15 Minuten Contraction der Pupille, welche 2—4 Stunden anhält.

O. SIMON bezeichnet das Pilocarpin als Nichtradicalmittel gegen Prurigo, doch soll es Recidive länger hinausschieben und auch mildern. Bei Scharlachfieber, Urämie, Quecksilber- und Bleivergiftungen soll es sich nach SPILLMANN und FEDERSCHMIDT bewährt haben.

Die Wirkung des Pilocarpins auf den Uterus, zur Herbeiführung einer Frühgeburt, hält FELSENREICH nicht genügend sicher und nur in $^1/_3$ der Fälle wurden nach 10 Minuten Uterus-Contractionen beobachtet. SÄNGER erlangte bessere Resultate und zieht er das Pilocarpin dem Mutterkorn vor, denn es erzeuge keine Krampfwehen und keinen Tetanus uteri, nur die haemostatischen Eigenschaften seien im Mutterkorn vorwiegend vertreten. Die Wirkung des Pilocarpins auf den Uterus wird durch kleine Gaben Atropin paralysirt. Zur Einleitung einer Frühgeburt empfiehlt SÄNGER Pilocarpininjection unter Anwendung von Vaginaldouchen. Als Minimaldosis bezeichnet er 0,02, als Maximaldosis 0,06 g. Drei Injectionen auf den Tag genügen. Als Contraindicationen gelten ihm Herz- und Lungenaffectionen und Hydropsie der Schwangeren. Sänger macht übrigens (Arch. f. Gynäk. XIV, 3) auf die Gefahr unzeitiger Anwendung des Pilocarpins bei Eklampsie der Gebärenden aufmerksam, weil ein hochgradiges Lungen-Oedem und selbst der Tod die Folge sein können. Man solle das Pilocarpin nicht in den späteren Stadien schwerer Eklampsie anwenden, sondern nur im Anfange, so lange noch kein Koma eingetreten ist, also nur in leichteren Fällen. Prof. Lewin, welcher Pilocarpin auch bei Syphilis anwendete, warnt vor den gefährlichen Nebenwirkungen des Pilocarpins, wie Uebelkeit, Erbrechen, Singultus, Kopfschmerz, Kaltwerden der Extremitäten, Dysurie, Hinfälligkeit, Collaps. Stehen andere Mittel zu Gebote, so solle man das Pilocarpin nur im Nothfalle anwenden.

Gegenmittel ist Duboisin (resp. Hyoascyamin, Daturin), welches die durch Pilocarpin verengte Pupille sofort erweitert. Ebenso unterdrückt es die durch Pilocarpin bewirkte Speichel- und Schweissabsonderung in wenigen Minuten, doch ist Pilocarpin kein Antidot des Duboisins. Atropin sistirt ebenfalls die durch Pilocarpin bewirkten Secretionen (Marmé). Vergiftungsfälle durch Belladonna wurden übrigens durch Pilocarpin geheilt.

Das Pilocarpin fördert das Wachsthum der Haare, selbst den Haarwuchs an Hautstellen, wo die Haarwurzeln abgestorben sind (scheinen). Dazu soll selbst die schweisstreibende subcutane Injectionsdosis ausreichen. Georg Schmitz beobachtete diese haarwuchsfördernde Wirkung zuerst und Schüller hat dieselbe bestätigt. Ersterer behandelte zwei kahlköpfige Augenkranke und machte er subcutane Injectionen, und bei beiden Patienten fand sich darauf Haarwuchs ein. (Ausführliches über die Wirkung vergl. Die neueren Arznei-Mittel von Loebisch und v. Rokitansky, Wien 1879.) Mankiewicz machte übrigens die Erfahrung, dass Pilocarpin kein Haarwuchs beförderndes Mittel sei.

Pilulae aloëticae ferratae.

Italienische Pillen. Pilŭlae Italĭcae nigrae. *Pilules d'aloès et de fer. Pills of Aloes and iron.*

Ferrum sulfuricum siccum und gepulverte Aloë reibe man zu gleichen Theilen gemischt mit einer solchen Menge Weingeist zusammen, dass eine Masse wird, aus welcher 0,1 g schwere Pillen geformt werden. Diese Pillen werden mit Aloëtinctur überzogen, damit sie an der Oberfläche glänzend und schwarz erscheinen.

Diese Pillencomposition ist in Deutschland vor einem Viertel-Jahrhundert durch den berühmten Augenarzt Graefe bekannt geworden, welcher die Pillen mit Galläpfeltinctur irroriren und dann abtrocknen liess, um sie besonders zu schwärzen.

Ferrum sulfuricum siccum oder entwässerter Eisenvitriol und Aloë geben mit etwas Weingeist eine gute Pillenmasse. Die daraus geformten Pillen werden jedoch nicht conspergirt, ihnen vielmehr eine blanke Oberfläche gegeben. Eine schöne Rundung und glatte Oberfläche erreicht man mittelst des Pillenfertigmachers.

Die *Pilulae aloëtica ferratae* werden beim längeren Aufbewahren runzlig und unansehnlich. Man zerreibt sie in diesem Falle wieder zu Pulver und macht dieses mit Weingeist zu Pillen. Die zum zweiten Male formirten Pillen werden nicht runzlig. Um die zweimalige Pillenformirung zu umgehen, mischt man Aloë und Eisensalz zur Pillenmasse und trocknet diese mehrere Tage an einem lauwarmen Orte. Nach dem Austrocknen zerreibt man die Masse und macht unter Mithülfe von Weingeist Pillen daraus.

In diesen Pillen hat die Aloë an ihrer erregenden Wirkung auf die Blutgefässe des Unterleibes bedeutend Einbusse erlitten. Die Pillen gehören daher den milderen drastischen Mitteln an. Ihre eröffnende Wirkung ist eine sichere und einigermaassen milde; Leibschneiden wie andere Purgativa bewirken sie nicht. Die Dosis ist 1—2—3 Pillen des Morgens zum Kaffee. Im Allgemeinen gelten diese Pillen auch als Tonicum und Emmenagogum.

Pilulae Ferri carbonici.

Vallet'sche Pillen. Pilŭlae ferrātae Valleti; Pilulae Ferri Carbonātis. *Pilules de carbonate ferreux*; *Pilules de protocarbonate de fer*. *Pills of carbonate of iron*.

50 Th. krystall. Ferrosulfat, in 200 Th. siedendem dest. Wasser gelöst, filtrire man in eine geräumige Flasche, welche 35 Th. Natriumbicarbonat, klar gelöst in 500 Th. dest. Wasser, enthält.

Nach vorsichtiger Mischung stelle man die mit kochendheissem dest. Wasser angefüllte Flasche leicht geschlossen beiseite.

Nach dem Abgiessen der über dem Bodensatze stehenden Flüssigkeit fülle man die Flasche wiederum mit kochendheissem dest. Wasser, ziehe nach dem Absetzen die Flüssigkeit wiederum ab und wiederhole dies so oft, bis die Flüssigkeit durch Baryumnitrat kaum noch getrübt wird.

Den von dem Wasser möglichst befreiten Bodensatz mische man in einer Porcellanschale mit 8 Th. gepulvertem Zucker und 26 Th. gereinigtem Honig und bringe diese Mischung im Dampfbade schnell auf ein Gewicht von 40 Th.

Aus je 20 g dieser Masse formire man nach Zusatz von Altheewurzelpulver 200 Pillen, welche mit Zimmtpulver zu conspergiren sind.

Jede Pille enthält 0,025 g Eisen.

Hier wäre dieselbe Commentation am Orte, welche bereits zu *Ferrum carbonicum saccharatum*, Bd. I, S. 709 u. f. gemacht worden ist. Die Vorschrift zur Darstellung der Ferrocarbonatpillen weicht wenig von der Originalformel Vallet's ab und ist so ausführlich, dass eine nähere Erklärung der Darstellung der Pillen überflüssig ist.

Nicht gesagt wird, ob diese Pillen jedesmal frisch zu machen sind oder ob sie auf Vorrath gehalten werden können. Hiernach ist das letztere anzunehmen. Für diesen Fall bewahre man die Pillen in mit Schraubendeckel und Gummiring geschlossenen Gefässen. Diese Pillen können von pharmaceutischen Drogisten von untadelhafter Beschaffenheit, auch mit Zucker überzogen (candirt), bezogen werden.

Pilulae Jalapae.

Jalapenpillen; Abführpillen. Pilulae Jalāpae. *Pilules de resine de jalap; Pilules purgatives. Pills of jalap; Purging-pills.*

Drei (3) Th. *Sapo jalapinus* und ein (1) Th. gepulverter Jalappenknollen mische man, damit eine Masse werde, aus welcher 0,1g schwere Pillen zu formiren sind.

Diese Pillen conspergire man mit Lycopodium und trockne sie vor dem Aufbewahren an einem warmen trocknen Orte.

Hat die Jalapenseife die gehörige Pillenconsistenz, so ist die von der Pharmakopöe vorgeschriebene Mischung starr genug, Pillen auszugeben, welche sich zwar nicht alsbald breit drücken, dies aber dennoch thun, wenn sie in dem Aufbewahrungsgefäss über einander geschichtet sind. Daher sagt die Vorschrift, die Pillen an einem lauwarmen Orte abtrocknen zu lassen, ehe man sie in das Standgefäss zur Aufbewahrung bringt.

Die Dosis als starkes Purgans beträgt 10 Pillen.

Pix liquida.

Theer. Resīna empyreumatĭca liquĭda. *Goudron végétal. Tar.*

Auf dem Wege der trocknen Destillation aus dem Holze der Abietineen, besonders von *Pinus silvestris* und *Larix Sibirica* bereitet. Es ist eine dickflüssige, braunschwarze, durch mikroskopisch kleine Krystalle meist etwas krümlige Masse von eigenthümlichem Geruche. Mit Wasser geschüttelt setzt sich der Theer zu Boden. Dieses Wasser nimmt sowohl eine blassgelbliche Farbe, als auch den Geruch und Geschmack des Theeres und eine saure Reaction an. Der wässrige Auszug des Theeres nimmt auf Zusatz von sehr stark verdünnter Ferrichloridlösung kurze Zeit hindurch eine grüne, auf Zusatz von Kalkwasser eine dauernde braunrothe Färbung an.

Darstellung. Der Theer wird in besonderen Theerschwelereien oder als Nebenprodukt der Holzkohlenbereitung und der Holzessigfabrikation gewonnen. Vergl. Bd. I, S. 20 u. f. Abgestorbene Stämme, Wurzeln, Abfälle der Waldhölzer, besonders des Nadelholzes, welche nicht verwerthet werden können, verwendet man zum Theerschwelen. Dieses ist eine Art absteigender Destillation, indem man in den Grund einer Grube von der Form eines umgekehrten Kegels, deren Wände dicht und glatt ausgeschlagen sind, ein Gefäss stellt, das Gefäss mit einem Rost bedeckt und die Grube dann mit Holzstücken und Scheiten anfüllt. Man deckt über das Holz eine Schicht Rasen und Moos und zündet das Holz durch eine gelassene Oeffnung an. Das Feuer verbreitet sich glimmend (schwelend) allmählich nach Unten, und die in Folge der Hitze erzeugten brenzlichen Produkte, welche den Theer bilden, fliessen in das unten stehende Gefäss. Von hier aus fliessen sie durch eine mit dem Boden des Gefässes verbundene Röhre in ein ausserhalb der Grube an einem niedrigen Platze befindliches Fass.

Statt der Gruben werden häufiger ungefähr 6 m hohe walzenförmige Oefen aus Backsteinen, welche nach Oben etwas spitz zulaufen, angewendet. Unten am Boden und oben in der gewölbten Decke (Kappe) befinden sich zum Hineinbringen des Holzes Setzlöcher nebst einigen Luftlöchern. Am Boden befindet sich ein Kanal zum Abfliessen des Theers. Den Ofen umgiebt in einer Entfernung von 0,6 m ein dicker

Mantel, der mit Erde oder einem anderen schlechten Wärmeleiter überzogen ist. Nachdem der Ofen beschickt ist, werden die Setzlöcher zugemauert und das Holz durch die Schürlöcher in Brand gebracht. Durch Oeffnen und Schliessen der Zuglöcher wird das Feuer geregelt. Nach den ersten 24 Stunden fliesst Holzessig mit Theerwasser ab, dann folgen die harzigen Bestandtheile des Holzes als heller Theer, und zuletzt folgt der schwarze Theer. Ein solcher Brand dauert 3 Tage. Die Theerausbeute beträgt ungefähr 15—20 Proc. von dem Gewichte des Holzes.

Durch Abdampfen des Theers gewinnt man das Schiffspech. Geschieht dies Abdampfen in Destillationsgefässen, so gewinnt man nebenbei Theeröl, Pechöl.

Wie den Theer aus Fichtenholz stellt man in Polen und Russland aus dem Birkenholz und der Birkenrinde (*Betüla alba* LINN.) das Birkenöl, Dagget, *Oleum Rusci s. betulinum*, dar, mit welchem dem Russischen Juchtenleder der besondere Geruch ertheilt wird. Jetzt kommen auch Theere aus Torf und Braunkohlen (Dampftheer) in den Handel, welche den Theer aus Kiefern nicht ersetzen.

Eigenschaften. Der Theer ist eine dicke, dunkelbraune, durchscheinende klebrige Flüssigkeit von widerlichem balsamisch-brenzlichem Geruche und ähnlichem fettigsaurem Geschmacke. Er ist schwerer als Wasser. Man bewahrt ihn in Flaschen mit nicht zu enger Oeffnung auf.

Der Theer aus den Nadelhölzern ist, wie erwähnt, mit demjenigen aus den Laubhölzern nicht identisch, wenn auch die Bestandtheile qualitativ sich ähnlich sind. Der Theer der *Pinus* ist reich an Harzstoffen, der Buchenholztheer arm daran, im ersteren ist das Kreosot sparsam, in letzterem reichlich vertreten. Der Theer der Pinus lässt sich mit Fettsubstanzen, z. B. Schweinefett, zusammenschmelzen und mischen, nicht aber der Buchenholztheer. Die *Aqua Picis* aus dem ersteren Theer bereitet ist im Geruch und Geschmack ungemein verschieden von dem ähnlichen Präparat aus Buchenholztheer.

Prüfung. Die Theere aus Torf, Blätterschiefer, Bogheadkohle, Lignit, Braunkohle sind von kaffeebrauner Farbe, meist alkalisch, selten sauer und gewöhnlich leichter als Wasser (0,85—0,93 spec. Gew.). Die Prüfung der Eigenschwere ist hiernach nicht zu unterlassen, denn ein Theer, welcher leichter als Wasser ist, ist auch nicht der officinelle. Gleichzeitig ist die Prüfung des mit dem Theere geschüttelten Wassers auf Reaction zu prüfen. Wenn eine grössere Schwere denn 1,000 und saure Reaction vorhanden sind, so ist auch der Theer von der geforderten Beschaffenheit.

Placentae Seminis Lini.

Leinkuchen. (Farīna Lini). *Pain de lin*; *Tourteaux de Lin*; *Linseed-cakes*.

Die Pressrückstände der Samen von *Linum usitatissimum*. Harte graue Kuchen. Das Pulver derselben, mit kochendem Wasser übergossen und hierauf filtrirt, liefert eine schleimige, fade schmeckende Flüssigkeit. Die erkaltete und mit Jod zusammengeschüttelte darf sich nicht blau färben. Unter dem Mikroskop lassen sich in dem Pulver der Kuchen Stückchen der Leinsamenschale erkennen, welche von hellgelber, aber nicht schwarzbrauner Farbe sind.

Die Leinkuchen sind ein billiges und beliebtes Material zu schleimigen Breiumschlägen. Man kaufe sie von den kleineren Leinölschlägern, von welchen man sie sicher unverfälscht erhält, zerstosse sie in kleine Stücke, trockne sie in gelinder Wärme und verwandle sie dann in ein grobes Pulver. Am besten hält sich das Leinkuchenpulver in blechernen Kästen oder Büchsen. Ebenso ist das Trocknen der Kuchen an einem lauwarmen Orte sehr nothwendig, um der Milbenbildung vorzubeugen. Die Milben zerstören nämlich die schleimigen Bestandtheile. Ueberhaupt halte man keine zu grossen Vorräthe von dem Pulver, da die Pulverisirung der harten trocknen und sich gut conservirenden Leinkuchen überhaupt gar keine Schwierigkeit macht. Eine Selbstentzündung des Leinkuchenmehls in den Vorrathskästen hat man nicht zu fürchten, dieselbe ist aber schon an dem ölhaltigen Leinsamenpulver beobachtet worden.

Da das Oel aus Leinsamen und Rapssamen in vielen Gegenden Deutschlands als Genussmittel dient, so werden oft beide Samen gemischt der Pressung unterworfen. Sowohl diese Presskuchen, wie die Rapskuchen sind an den schwarzbraunen Schalentrümmern des Rapses leicht zu erkennen. Es wäre nur noch die Frage zu entscheiden, wie viel des Rapssamens dem Leinkuchen beigemischt sein dürfe, um die Leinkuchen als Material zu schleimigen Umschlägen gelten zu lassen. Man zerreibt ein Stück des Leinkuchens und giebt das Pulver in ein fingerweites Reagirglas, halb mit Wasser gefüllt. Nach dem Umschütteln muss der Samen untersinken und eine milchige Flüssigkeit sammelt sich über dem Pulver an. Die Pulverschicht nehme hier z. B. eine

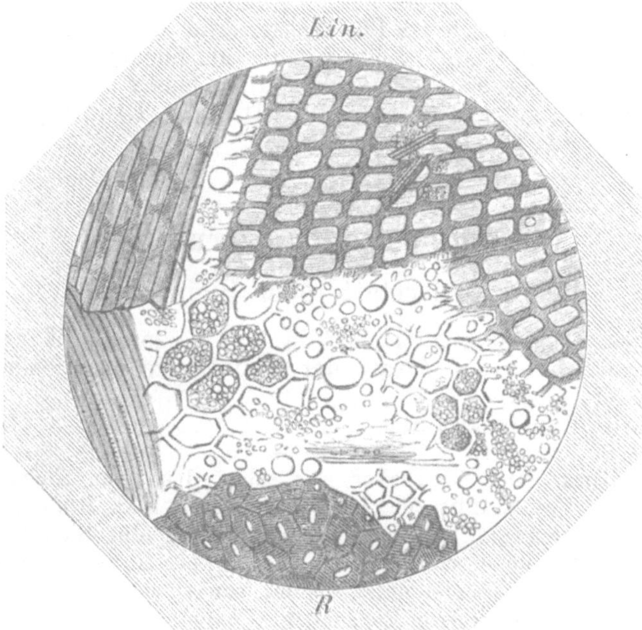

Lin. Leinkuchenpulver bei 100-facher Vergrösserung, oberhalb rechts Samenhaut.
R Ein Stück Samenhaut des Rapses.

Höhe von 2—3 cm ein. Auf je 1 cm Höhe könnte man 3 schwarze Punkte (bis zu Nadelkopf-Grösse), an der Cylinderwandung liegend, als Rudera des Rapssamens zulassen, welches Maass ungefähr $^1/_2$ Proc. Rapssamen im Leinsamen entspricht. Eine Verunreinigung bis zu dieser Menge ist eben eine nicht seltene und ohne Belang für die Verwendung der Leinkuchen. Ein grösserer Gehalt an Rapssamen macht die Leinkuchen verwerflich, weil diese Beimischung auf die Haut einen Reiz ausüben soll.

Unter dem Mikroscop bei 100-facher Vergrösserung ergiebt sich ein Bild, wie der vorstehende Holzschnitt angiebt. An der unteren Seite des Bildes repräsentirt die dunkle Zellenhaut R ein Stück äusserer Haut des Samens des Rapses.

Plumbum aceticum.

Essigsaures Blei; Bleiacetat; Bleizucker. Sacchärum Satürni depurātum. *Acetate de plomb*; *Sucre de Saturne*. *Acetate of lead*; *Sugar of lead*.

Farblose, durchscheinende, leicht verwitternde Krystalle oder weisse krystallinische, nach Essigsäure riechende Massen, welche in 2,3 Th. Wasser und 28,6 Th. Weingeist löslich sind. Die wässrige Lösung schmeckt süsslich zusammenziehend. Auf Zusatz von Schwefelwasserstoff scheidet ein schwarzer, auf Zusatz von Schwefelsäure ein weisser, auf Zusatz von Kaliumjodid ein gelber Niederschlag aus.

Das Salz muss sich in 10 Th. Wasser klar und so lösen, dass es nur schwach opalisirt. Diese Lösung muss auf Zusatz von Kaliumferrocyanid einen rein weissen Niederschlag fallen lassen.

Vorsichtig aufzubewahren. Stärkste Einzelgabe 0,1g, stärkste Tagesgabe 0,5g.

Plumbum aceticum crudum.

Rohes Bleiacetat; roher Bleizucker.

Das rohe essigsaure Blei darf in 3 Th. destill. Wasser gelöst opalisiren, gebe aber auf Zusatz der Kaliumferrocyanidlösung keinen farbigen Niederschlag.

Vorsichtig aufzubewahren.

Geschichtliches. Der Bleizucker war schon den alten Alchymisten bekannt, Basilius Valentinus (im 14. Jahrhundert), Isak Hollandus, Raymund Lull erwähnen ihn. Wegen der Aehnlichkeit der Bleiacetatkrystalle mit Zuckerkrystallen nennt dieselben schon B. Valentinus Bleizucker.

Handelswaare. Im Handel unterscheidet man einen rohen, einen weissen und einen reinen. Der weisse Bleizucker (*Plumbum aceticum album* oder No. I) ist ziemlich rein und enthält höchstens Spuren essigsauren Calciums und einige wenige gelblich gefärbte Krystalle. Dieses Salz ist das *Plumbum aceticum crudum* der Ph. Das *Plumbum aceticum purissimum* der Drogisten ist das *Plumbum aceticum* der Ph.

Darstellung. Der Bleizucker wird in besonderen Fabriken im Grossen durch Auflösen von Bleiglätte in Holzessig, Abdampfen und Krystallisation der mit Essig stark sauer gemachten Lösung dargestellt oder auch durch Hinüberleiten heisser Essigdämpfe über Bleioxyd, wobei die Essigsäure vollständig von dem Metalloxyde aufgenommen wird, der grösste Theil des Wasserdampfes aber fortgeht. Getärbte Bleizuckerlösungen werden durch frischgefälltes Schwefelblei welches die Farbstoffe mit

sich niederschlägt, gereinigt. Zu dem Ende mischt man Schwefelwasserstoff mit der
Bleizuckerlösung.

Durch Krystallisation wird das rohe Bleiacetat gereinigt. Um hierbei der Fällung des Bleioxyds durch das Ammon und die Kohlensäure der Luft entgegenzu-
wirken und klare Krystalle zu gewinnen, versetzt man die Lösung des Bleisalzes mit
einem geringen Ueberschuss Essigsäure, ebenso auch die Mutterlaugen, welche durch
Eindampfen Essigsäure verloren haben. Man löst in einem irdenen Topfe den Bleizucker in gleichviel heissem destillirtem Wasser, welches mit $1/50$ concentrirtem Essig
versetzt ist, filtrirt noch heiss und setzt die Lösung, mit Fliesspapier bedeckt, an einen
nicht zu kühlen Ort. Die Muttterlauge dampft man auf die Hälfte ein und setzt sie,
nachdem man ihr noch etwas concentrirten Essig zugesetzt hat, nochmals zur Krystallisation bei Seite. Nicht schön rein und weiss ausfallende Krystalle verbraucht
man als rohen Bleizucker. Bei schneller Erkaltung schiesst er in kleinen spiessigen
Prismen, bei langsamer Krystallisation in grösseren 4 - seitigen Säulen an.

Das Umkrystallisiren im pharmaceutischen Laboratorium ist vortheilhaft, weil
der rohe weisse Bleizucker im Handel nur halb so theuer ist als der reine.

Eigenschaften. Das (gereinigte) essigsaure Blei bildet völlig farblose, glänzende, durchscheinende, gerade rhombische Säulen oder spiessige Krystalle von
schwach saurer Reaction, welche an der Luft verwittern und sich mit Bleicarbonat
bedecken. Es hat einen anfangs süssen, hernach zusammenziehend metallischen
Geschmack. Es ist in $1^3/_4$ Th. kaltem, $1/_2$ Th. heissem Wasser und in 8 Th.
Weingeist löslich. Die wässerige Lösung ist wegen Gehaltes des Wassers an
Spuren Kohlensäure gemeiniglich schwach opalisirend. Bei 40° C. zerfliesst
es in seinem Krystallwasser. In warmer Luft zerfällt das krystallisirte Salz schnell
und verliert sein ganzes Krystallwasser nebst kleinen Mengen Essigsäure schon
unter der Wassersiedehitze. Stark erhitzt wird es unter Entwickelung von
Aceton zersetzt. Trocken und auch in Wasser gelöst wird es durch die
Kohlensäure der Luft unter Abscheiden von basischem Carbonat zum Theil
zersetzt.

Die wässerigen Lösungen des kryst. Bleiacetats haben nach SALOMON
bei 20° C.

Gehalt: 5 Proc. 10 Proc. 20 Proc. 30 Proc. 40 Proc. 50 Proc.

Spec. Gew.: 1,031 1,062 1,124 1,184 1,244 1,303.

Die Formel des krystallisirten essigsauren Bleies ist: $(C_2H_3O_2)_2$ Pb $+ 3H_2O$
oder $(CH_3 . CO . O)_2Pb + 3H_2O$. Mol. - Gew. 379.

Die Lösung in Wasser liefert mit Schwefelwasserstoff (SH_2) gesättigt
schwarzbraunes Schwefelblei (PbS), mit Schwefelsäure oder schwefelsauren
Salzen weisses Bleisulfat ($PbSO_4$), mit Kaliumjodid citronengelbes Bleijodid
(PbJ_2).

Prüfung. Diese erstreckt sich nur auf eine Verunreinigung mit Cupriacetat. Die Lösung in 10 Th. destill. Wasser darf nur schwach opalisirend
ausfallen, also fast klar sein, und muss mit Kaliumferrocyanid einen rein
weissen Niederschlag ausgeben. Ein röthlichgrauer Farbenton des Niederschlages deutet auf Kupfer, welches auch nicht in dem rohen Salze vertreten
sein soll.

Aufbewahrung. Da der Bleizucker an der Luft verwittert, sogar Spuren
Essigsäure abdunstet und besonders durch den in der atmosphärischen Luft
nie fehlenden Ammondampf, auch durch Schwefelwasserstoff und Kohlensäure
leicht afficirt wird, so muss er in dicht geschlossenen gefüllten Gläsern und,
weil er zu den Metallgiften gehört, auch neben anderen Bleipräparaten, also
abgesondert, aufbewahrt werden.

Anwendung. Die Wirkung der Bleisalze beruht im Wesentlichen in der
Verbindung des Bleioxyds mit dem Eiweiss- und Schleim - Absonderungen der
davon berührten Häute und in vermehrter Zusammenziehung der Gefässe. Auf
diese Weise vermindert das Blei die Absonderungen. Ein anhaltender Ge-

brauch des Bleisalzes hat gleichsam eine Eintrocknung der Darmschleimhaut, hartnäckige Verstopfung und Koliken zur Folge. Ein Theil des genommenen Bleies geht in das Blut über, ein anderer Theil wird mit den Faeces fortgeführt. Durch Einathmen von Bleistaub, durch langen innerlichen und äusserlichen Gebrauch von Bleimitteln, Genuss bleihaltiger Nahrungsmittel entstehen Krankheitserscheinungen, welche mit chronischer Bleivergiftung, Bleikolik, Malerkrankheit bezeichnet werden. Bleiacetat gilt als Adstringens, Coagulans und Resolutivum. Man giebt es zu 0,005 — 0,025 — 0,05 g mehrmals des Tages bei Diarrhöen, Blutungen, Albuminurie, Lungentuberkulose, Herzleiden, Epilepsie etc. Die Pharmakopoe normirt die stärkste Einzelndosis zu 0,1, die Gesammtdosis auf den Tag zu 0,5 g. Aeusserlich dient es als Adstringens und Exsiccans bei Mastdarmblutungen, Leukorrhöen, Harnröhrentripper, Wunden etc. Dass nach der äusserlichen Anwendung bei vielen Personen geringe Vergiftungen vorkommen, wird gewöhnlich übersehen. Gegenmittel bei Vergiftungen mit Bleipräparaten sind schwefelsaure Alkalien, Schwefeleisen, Opium. Oelfarben beigemischt, bewirkt der Bleizucker ein schnelles Trocknen derselben, jedoch nützt der von seinem Krystallwasser befreite hierbei gar nichts. Im Handverkauf muss dieses Salz und andere Bleipräparate mit Vorsicht abgegeben werden.

Plumbum iodatum.

Jodblei.   *Jodure de plomb*.   *Jodide of lead*.

Schweres, gelbes, in ungefähr 2000 Th. Wasser lösliches, aber in kochendheisser Salmiaklösung leicht lösliches Pulver. Erhitzt schmilzt es unter Ausstossen violetter Dämpfe. Die wässrige, mit Hilfe von Salmiak in der Wärme bereitete Lösung, giebt nach der Fällung mit Schwefelwasserstoff und der Filtration eine Flüssigkeit, welche abgedampft und gelinde erhitzt flüchtig ist.
Vorsichtig aufzubewahren.

Geschichtliches. Die Einführung dieses überflüssigen Bleimittels in den Arzneischatz verdanken wir den Franzosen COTTEREAU und VERDÉ-DELISLE (1831). Die guten Heilerfolge, welche diese Aerzte bei Scrophulosis und Struma erzielt haben wollen, wurden von GUERSANT, ebenfalls einem Französischen Arzte, bestätigt. Heute wendet man das Jodblei selten und nur äusserlich an.

Darstellung. Filtrirte kalte Lösungen von je 1 Th. Bleinitrat und Kaliumjodid in je 20 Th. destill. Wasser werden gemischt und der Niederschlag nach mehrstündigem Absetzenlassen in einem leinenen Colatorium gesammelt, mit destill. Wasser ausgewaschen, bei lauer Wärme getrocknet, zerrieben und aufbewahrt.

Bleinitrat (331)	Kaliumjodid (2 × 166 = 332)		Bleijodid (461)		Kaliumnitrat
$Pb(NO_3)_2$	und	$2KJ$	ergeb.	PbJ_2 und	$2KNO_3$

Bleiacetat wendet man nicht an, weil das Bleijodid in der sich bildenden Kaliumacetatlösung bedeutend löslicher ist.

Eigenschaften. Das Jodblei ist ein citronengelbes, geruch- und geschmackloses Pulver, löslich in 1500 Th. Wasser von 20° C. und in 200 Th. kochend heissem Wasser, wenig löslich in Kaliumjodidlösung, Weingeist und Aether, leicht löslich in Aetzkalilauge, auch in Lösungen der Alkaliacetate, der Alkalimetallchloride, besonders des Ammoniumchlorids und in concentrirten Lösungen der Jodmetalle. Aus seiner heissen wässerigen Lösung scheidet es beim Erkalten in sechsseitigen, glänzenden, goldgelben Plättchen aus. In starker Hitze schmilzt es, verliert einen Theil seines Jods unter Ausstossung gelber und violetter Dämpfe und erstarrt beim Erkalten zu einer citronengelben basischen Jodbleiverbindung.

Aufbewahrung. Das Bleijodid ist vor ammoniakalischen Dämpfen geschützt, also in gut verschlossenen und Licht nicht durchlassenden Gefässen neben den übrigen Bleipräparaten aufzubewahren.

Prüfung. Eine solche ist nicht vorgeschrieben und nur ein Verfahren angegeben, um vielleicht erforderlichen Falles ein ungenügendes Auswaschen des Niederschlages zu constatiren. Diesem Umstand tritt man kürzer näher, wenn man 2g des Pulvers mit 45-proc. Weingeist schüttelt und das Filtrat eindampft. Es darf keinen wägbaren Rückstand hinterlassen.

Anwendung. Das Jodblei vereinigt in sich die Jod- und Bleiwirkung. Früher gab man es zu 0,1—0,3 g bei Skrofeln, Phthisis etc., häufiger wird es jetzt äusserlich da angewendet, wo der Gebrauch von löslichen Jodpräparaten indicirt ist, diese aber zu reizend wirken würden. Da es von der Haut nur unbedeutend resorbirt wird, so ist seine Wirkung meist = 0. Das aus heisser Lösung gefällte Salz wird zuweilen als Broncefarbe angewendet.

Kritik. Hier tritt die lateinische Fassung mit dem, was man sagen wollte, in unnatürlichen Verkehr oder man sagte Sachen, die nicht möglich sind, z. B. soll die wässrige Lösung präcipitirt und die Flüssigkeit soll verdampft und erhitzt werden, wo man doch das Blei aus der Lösung fällen und den Rückstand aus der verdampften Flüssigkeit erhitzen soll. Anfänger in der Chemie drücken sich zwar häufig in der von der Ph. acceptirten Weise aus, in einer Pharmakopoe aber, welche sich allezeit scharf und bestimmt ausdrücken soll, müssen wir Aehnliches, weil es eben immer und immer wiederkehrt, verwerfen.

Podophyllinum.

Podophyllin; Podophyllharz; vegetabilischer Calomel. Resīna Podophylli; Calomĕlas vegetabĭlis. *Podophylline.*

Podophyllin, aus dem weingeistigen Extracte des Rhizoms von *Podophyllum peltatum* durch Wasser gefällt, ist ein gelbes Pulver oder eine lockere, zerreibliche, gelblich- oder bräunlich-graue, unter dem Mikroskope betrachtet (geworfen) amorphe Masse.

Bei 100° C. wird das Podophyllin etwas dunkler, schmilzt aber nicht. Mit Wasser geschüttelt und dann filtrirt, giebt es eine fast farblose Flüssigkeit von bitterem Geschmacke aus, welche Lackmus nicht verändert, aber auf Zusatz von Ferrichlorid eine braune Farbe annimmt. Dieselbe (Flüssigkeit, Filtrat) wird auf Zusatz von Bleiessig gelb und schwach opalisirend. Nach einigen Stunden setzen sich rothgelbe Flocken ab.

Podophyllin, in 100 Th. Aetzammon gelöst, ergiebt eine gelbbraune Flüssigkeit, welche mit Wasser verdünnt sich nicht trübt. Nach Sättigung der ammoniakalischen Lösung setzen sich braune Flocken ab. Podophyllin, in 10 Th. Weingeist gelöst, giebt eine tief braune Flüssigkeit, aus welcher auf Zusatz von Wasser graubraune Flocken gefällt werden. Podophyllin ist nur theilweise in Aether löslich, noch weniger in Schwefelkohlenstoff.

Podophyllum peltatum Linn. Maiapfel, Entenfuss, wilde Limonie.
Fam. Berberideae.

Herkommen. Diese Berberidee ist in den schattigen und feuchten Wäldern Nord-Amerikas zu Hause, wird aber bei uns auch als Zierpflanze angetroffen. Das Rhizom dieser Pflanze ist 5—10 cm lang, 4—6 mm dick, oft hin und her gebogen, aussen dunkelrothbraun, undeutlich geringelt, an der unteren Seite mit langen, circa 0,8 mm dicken Wurzelchen oder mit den Narben oder Resten der abgebrochenen Wurzelchen besetzt. Innen ist es weisslich oder graugelblieh weiss, hart mehlig oder hornartig. Geruch fehlt, der Geschmack ist anfangs süsslich, dann aber stark bitter. Die Fläche des Querschnitts zeigt eine Rinde von etwa $^1/_5$ des Durchmessers, welche durch einen Kreis kleiner gelblicher Holzbündel von dem weiten Marke getrennt ist. Ihre Bestandtheile sind Spuren flüchtigen Oels, Stärkemehl, Gerbstoff, bitterer Extractivstoff, zwei harzartige Stoffe, nämlich das in Aether und Weingeist lösliche Podophyllin und die nur in Weingeist lösliche Podophylline (LEWIS), Berberin (MAISCH). Saponin (MAYER), Kalkoxalat, Kalisalze etc.

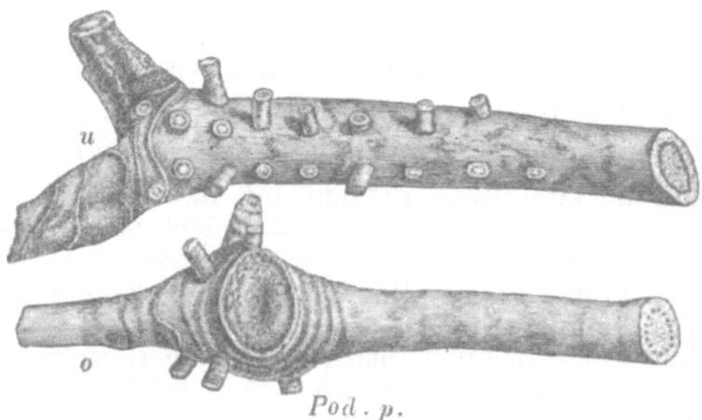

Podophyllum peltatum. Trocknes Rhizom des Handels, *u* von der unteren Seite,
o von der oberen Seite gesehen. Natürl. Grösse.

Darstellung. Die grobgepulverte Podophyllwurzel wird unter Digestion zuerst mittelt der 5-fachen Menge, dann mittelst der 2-fachen Menge Weingeistes extrahirt, von dem filtrirten weingeistigen Auszuge circa $^5/_6$ des Weingeistes in der Wärme des Wasserbades abdestillirt, der Rückstand mit einem 10-fachen Volumen warmem destill. Wasser vermischt, das abgeschiedene Harz mit warmem Wasser unter Kneten ausgewaschen und an einem lauwarmen Orte getrocknet. Ausbeute 3—4 Proc. — Oder die geschnittene Podophyllwurzel wird mit kaltem Wasser übergossen zwei Tage bei Seite gestellt, dann ausgepresst, getrocknet, in ein grobes Pulver verwandelt, mittelst Weingeistes bei Digestionswärme extrahirt, von dem Auszuge der grössere Theil des Weingeistes durch Destillation abgeschieden, der Rückstand mit einem mehrfachen Volumen Wasser vermischt, das abgeschiedene Harz unter heissem Wasser geknetet und bei lauer Wärme getrocknet. Einige behandeln den weingeistigen Auszug zum Ueberfluss mit thierischer Kohle.

Um dem Präparate eine gefällige Form zu geben, löst man das trockne Harz in der zweifachen Menge Weingeist, streicht die Lösung auf Glastafeln aus und trocknet das Aufgestrichene an einem nur lauwarmen Orte. Je gelinder die Trockenwärme, um so heller an Farbe wird das Harz gewonnen.

Das im Handel vorkommende Podophyllharz ist nur zu häufig nicht genügend ausgewaschen und erfordert, wenn es das damit geschüttelte Wasser färbt, eine Reinigung. Man löst es in der 5-fachen Menge heissem Weingeist, colirt die Lösung nöthigen Falles und vermischt diese dann mit dem 3-fachen Vol. Wasser, sammelt das abgeschiedene Harz und trocknet es. Man hüte sich vor dem Staube des Harzes, besonders Augen, Mund und Nase.

Eigenschaften. Podophyllharz stellt eine gelbe pulverige oder grüngelbliche oder bräunlich-gelbe oder grünlich-braune, starre, brüchige, formlose Harzsubstanz oder grün-gelbliche oder gelbe Plättchen dar. Es ist fast unlöslich in Wasser, nicht löslich in Terpentinöl, Benzol, zum Theil löslich in Chloroform, Aether, völlig löslich in Weingeist und heisser Alkalilauge oder

Aetzammon, in der Wärme des siedenden Wassers kaum schmelzend, von scharfem bitterem Geschmack. Es besteht aus mehreren harzartigen Substanzen. Die Aschenmenge beträgt 1,3 — 1,6 Proc.

Aufbewahrung. Obgleich dieses Harz den Giften sich anreiht, so hat die Ph. weder ein *caute servetur* noch die Maximaldosen angegeben. Man bewahre das Harz in gut verkorkter kleiner Flasche, welche man in eine Büchse einstellt und versehe das Schild mit zwei ✕✕, welche zur Vorsicht mahnen mögen.

Prüfung. Das Podophyllharz darf — 1) beim Schütteln mit heissem Wasser an dieses nichts Färbendes, aber durch Zusatz von Ferrichlorid sich Bräunendes, 2) beim Schütteln und Maceriren mit rectificirtem Terpentinöl an dieses nichts Lösliches abgeben, — 3) in Weingeist sich völlig klar lösen und aus dieser Lösung durch Wasser in graubraunen Flocken gefällt werden. — 4) Die weingeistige Lösung muss einen scharfen bitteren Geschmack haben und sich auf Zusatz von weingeistigem Aetzammon grünlich färben. Diese 4 Proben dürften genügen, die Identität und Reinheit des Harzes zu constatiren. Die von der Ph. angegebenen Vornahmen und Reactionen bezwecken einunddasselbe.

Anwendung. Podophyllin oder Podophyllharz, ein sehr starkes Drasticum, giebt man zu 0,04 — 0,08 — 0,1 g ein- bis zweimal täglich als Abführmittel, gewöhnlich in Verbindung mit Extractum Hyoscyami, Belladonnae, Strychni, weil es bei den meisten Personen kolikartige Schmerzen bewirkt. Als Cholagogum und Pepticum giebt man es zu 0,005 — 0,01 — 0,015 g zwei- bis dreimal täglich, als Mittel gegen habituelle Leibesverstopfung zu 0,03 — 0,05 g einmal täglich. Phillips vindicirt sehr kleinen Gaben Podophyllharz eine stopfende Wirkung und empfahl dieses sogar gegen Diarrhoe und *Prolapsus ani* der Säuglinge in Gaben zu 0,002 — 0,003 g zweimal täglich.

Als stärkste Einzelgabe für Erwachsene wären 0,2 g, als stärkste Gesammtgabe auf den Tag nur 0,6 g anzunehmen. Ueberschreitet der Arzt diese Gaben, so bitte der Apotheker denselben, das Ausrufungszeichen dazu zu setzen. Im Falle eines Vergiftungsfalles darf der Apotheker sich nicht damit entschuldigen, dass die Ph. eine Maximalgabe nicht normirt habe. In ähnlichen Fällen wurde der Apotheker jedesmal verurtheilt. Solche Fälle ereigneten sich z. B. mit Chloralhydrat, von welchem die 1. Ausg. der Ph. Germ. ebenfalls keine Maximaldosis festgestellt hatte.

Potio Riveri.

Riverischer Trank; Saturation. Potio Rivēri; Potio Citri; Mixtūra salīna Riverii. *Potion gazeuse*; *Potion antivomitive de Rivière. Effervescent potion.*

Vier (4) Th. Citronensäure, gelöst in 190 Th. dest. Wasser füge man 9 Th. Natriumcarbonat in Form kleiner Krystalle hinzu.

Nachdem diese unter gelinder Bewegung in Lösung übergegangen sind, schliesse man das Gefäss (Flasche?).

Nur zur Dispensation zu bereiten.

Der Erfinder der Saturation aus Kaliumcarbonat (Wermuthsalz) und Citronensaft scheint Rivière, latein. Riverius, ein berühmter Professor der

Medicin und Arzt zu Montpellier († 1655), gewesen zu sein. Statt *Potio Riveri* heisst es richtiger *Potio Riverii*.

Früher bereitete man den Riverischen Trank in der Weise, dass man zu einer bestimmten Menge Kaliumcarbonat Citronensaft setzte, so dass die Mischung inclusive der in Absorption befindlichen Kohlensäure ziemlich neutral war. Die 1. und auch die 2. Ausgabe der Pharmakopoe sind nun mit einer Bereitungsweise eingetreten, welche bedeutend abweicht, aber bequemer auszuführen ist. Einerseits lässt man Natrimcarbonat statt Kaliumcarbonat verwenden, obgleich das Kaliumcitrat von ganz anderer Wirkung ist, als das Natriumcitrat, andererseits zeigt die Mischung eine schwach alkalische Reaction. Das Präparat der Pharmakopoe ist eine Flüssigkeit, welche citronensaures Natrium, etwas doppelkohlensaures Natrium und soviel freie Kohlensäure gelöst enthält, als sie dieselbe bei einer Temperatur von 15—18 ⁰ C. in Lösung zu halten vermag.

Da ein Coliren oder Filtriren der Saturation unstatthaft ist, denn diese würde die freie Kohlensäure durch eine solche Operation bis auf wenig merkliche Spuren verlieren, so müssen die zur Bereitung nöthigen Substanzen sehr rein und klar sein, vor allen Dingen sind Natriumcarbonat und Citronensäure in klaren kleinen Krystallen oder Krystallbruchstücken (also nicht in Pulverform) zu verwenden. Man verfahre genau nach Vorschrift und suche nicht die frei werdende Kohlensäure durch frühzeitiges Verkorken der Flasche zurückzuhalten. Die Flüssigkeit wird nach allmählichem Zusatze des Natriumcarbonats hin und wieder in sanfte rotirende Bewegung versetzt, bis Lösung erfolgt ist. Die Kohlensäure, welche hierbei entweicht, ist kein Gegenstand der Sorge des Receptars, denn die Flüssigkeit soll nur so viel Kohlensäure zurückhalten, als sie bei mittlerer Temperatur freiwillig zurückzuhalten vermag.

Die Flaschen, welche den Riverischen Trank fassen sollen, müssen von genügend starker Wandstärke sein, damit der etwa um einige Grade wärmer werdende Trank unter Freilassung einer grösseren Menge Kohlensäure das Gefäss nicht zersprengt. Ein solcher Fall muss dem Receptar zur Last gelegt werden.

Zur Darstellung verschiedener Mengen der *Potio Riverii* gehören:

Potio Riveri	50,0	60,0	75,0	80,0	90,0	100,0	120,0	150,0	175,0	200,0
Acid. citric. .	1,0	1,2	1,5	1,6	1,8	2,0	2,4	3,0	3,5	4,0
Aqua dest. . .	47,5	57,0	71,25	76,0	85,5	95,0	114,0	142,5	166,25	190,0
Natr. carb. cryst.	2,25	2,7	3,37	3,6	4,05	4,5	5,4	6,75	7,87	9,0

Pulpa Tamarindorum cruda.

Rohes Tamarindenmus; Tamarinden. Tamarindi; Fructus Tamarindōrum. *Tamarins. Tamarinds.*

Das braunschwarze Mus der Hülsen von *Tamarindus Indica.* Eine etwas zähe weiche Masse, welcher sehr kleine Samen, die pergamentartigen Samenfächer, feste Gefässbündel der Frucht, Trümmer der braungrauen zerbrechlichen Rinde beigemengt sind. Das Tamarindenmus ist von reinem und sehr saurem Geschmacke.

Tamarindus Indica Linn. Tamarindenbaum.
Caesalpiniaceae Decand. **(Leguminosae.** Trib. **Cassiaceae** .
Sexualsyst. **Monadelphia Triandria.**

Dieser Baum wächst ursprünglich in Ostindien, Arabien und auch in Aegypten. Nach Westindien ist er verpflanzt worden und wird daselbst in mehreren Spielarten cultivirt. Er trägt 10—13 cm lange, 2,5—2,8 cm breite, circa 1,3 cm dicke, längliche Hülsen (Gliederhülsen), welche in Trauben bis zu 10 Stück stehen, inwendig ein braunes Mark mit 2 bis 8 braunen, glatten, glänzenden, harten Samen enthaltend, in der Gegend der Samen angeschwollen und zwischen denselben mehr oder weniger zusammengeschnürt. Das Mark besteht aus lockeren parenchymatösen Zellen, gefüllt mit einer körnigen Materie, kleinen Stärkemehlkörnchen und dazwischen abgelagerten Weinsteinkrystallen.

Handelswaare. Das gemeiniglich von der Hülsenschale und auch mehr oder weniger von den Samen befreite Mark kommt zu uns in unregelmässigen dichten Massen. Die Ostindische, braune oder rothe Sorte ist die beste und auch officinelle Waare. Sie bildet eine weiche zusammenhängende braunschwarze Masse von stark saurem Geschmacke. Verwerflich sind die aus der Levante und Aegypten kommenden braunen oder schwarzen, gewöhnlich in flache, 10—16 cm breite Kuchen zusammengedrückten Tamarinden, welche mit vielem Wasser zu einem teigigen Breie aufquellen. Die Westindische (abendländische) oder schwarze Sorte ist eine sehr verwerfliche. Sie ist schmierig, hellgraubraun, von herbsaurem Geschmacke und meist mit Zucker versetzt. Es sind auch schimmlige, dumpfig riechende, süsslich schmeckende, mit weichen Samen vermischte oder zu trockne Tamarinden zu verwerfen. Endlich sollen künstliche Gemische aus Tamarindenmus, Pflaumenmus und Weinsteinpulver vorkommen. Da Pflaumenmus im Grosshandel denselben Preis wie Tamarindenmus hat, selbst noch theurer bezahlt wird, so ist heute eine Verfälschung damit nicht anzunehmen. Die Drogisten haben gewöhnlich zwei Sorten auf Lager,

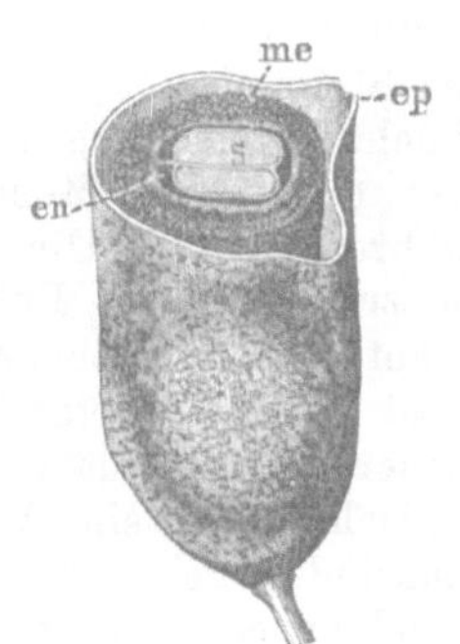

Hülsenfrucht von *Tamarindus Indica. ep Epicarpium* (äussere Fruchthaut), *me Mesocarpium* (Mittelschicht), *en Endocarpium* (innere Fruchthaut), *s* Samen.

Ia oder Primasorte und IIa oder Secundasorte; der Apotheker entnehme immer nur die erstere.

Aufbewahrt wird das rohe Tamarindenmus in Steingefässen oder dichten Kästen der Materialkammer.

Bestandtheile. Vauquelin fand in 100 Th. Tamarinden: 12,5 Zucker, 4,7 Gummi, 6,2 Pektinsäure, 9,4 Citronensäure, 1,5 Weinsäure, 3,2 Weinstein, 0,4 Aepfelsäure, 31,2 Pflanzenfaser, 30 Wasser.

Es soll zuweilen mit Kupfer verunreinigt sein, was sehr unwahrscheinlich ist. Vor mehreren Jahren fand man im südlichen Deutschland ein (wahrscheinlich künstliches) rohes Tamarindenmus im Handel, welches häufig kupferhaltig war. Das Kupfer findet man durch Hineinstellen einer blanken Eisenklinge in das mit Wasser aufgeweichte Mus.

Pulpa Tamarindorum depurata.

Gereinigtes Tamarindenmus. *Pulpe de tamarins.*

Rohes Tamarindenmus wird durch Zusatz von kochendheissem destill. Wasser gleichmässig erweicht, dann durch ein Haarsieb geschlagen und in einem porcellanenen, in das Dampfbad gesetzten Gefässe durch Abdampfen zu einem dicken Extracte gemacht.

Von dieser noch warmen Pulpa werden 5 Th. mit 1 Th. gepulvertem Zucker gemischt.

Die Pulpa sei schwarzbraun, von angenehmem saurem Geschmacke.

Ein blankes Eisenstäbchen, welches man in die mit Wasser verdünnte Pulpa eine halbe Stunde hindurch eingesenkt hat, darf keine röthliche Farbe annehmen.

***

Nachdem man sich überzeugt hat, dass das rohe Tamarindenmus frei von Kupfer ist, schreite man zur Reinigung desselben.

Bei der Bereitung des gereinigten Tamarindenmuses, welches eine nicht unbedeutende Menge freier Säure enthält, sind nothwendig alle metallenen Gefässe und Geräthschaften, besonders solche aus Kupfer und Eisen, zu vermeiden. Auch Zinn geht in das Tamarindenmus über, wodurch dieses ebenso schädlich wird wie durch Kupfer. Allein passend sind Gefässe von Porcellan oder Steingut. Zu bemerken ist, dass rohes Tamarindenmus nicht nothwendig gekocht werden muss, es vielmehr schon durch Mischen und Digestion mit einer $1^1/_2$-fachen Menge heissem destill. Wasser vollkommen aufgeschlossen und breiig wird. Die Dichte des Haarsiebgeflechtes entspricht den Haarsieben zu gröblichen Pulvern. Das Eindampfen und Eindicken des Muses geschieht im Wasserbade unter beständigem Umrühren mit einem hölzernen Spatel und in tarirter Porcellanschale. Wenn das Mus noch heiss eine weiche Extractconsistenz darbietet, wird es mit $^1/_5$ seines Gewichts gepulvertem Zucker vermischt, noch eine Viertelstunde abgedampft und erkalten gelassen. 10 Th. Tamarinden geben 15—16 Th. zuckerhaltiges Mus. Die Consistenz des Tamarindenmuses soll gehörig steif sein, im entgegengesetzten Falle neigt dieses zum Schimmeln. Man bewahrt es an einem trocknen kühlen Orte in mit Papier tectirten Stein- oder Porzellantöpfen auf. Bei dichter Tectur schimmelt es leicht. Uebrigens darf die Tectur nicht eher aufgelegt werden, als bis das Mus im Topfe völlig erkaltet ist. Nach jedesmaligem Einfassen giebt man ihm eine gleiche Oberfläche, damit im Falle des Schimmelns die Schimmeldecke leicht abgenommen werden und der Rest durch weiteres Eindampfen verbessert werden kann. Die Conservirung des Tamarindenmuses wäre durch Zusatz von Glycerin statt Zuckers um vieles gefördert worden. Die Pharmakopoe hätte sehr wohl diese Abweichung von dem alten Gebrauche versuchen können.

Das gereinigte Tamarindenmus büsst nach längerer Aufbewahrung stets an Süssigkeit ein, indem der zugesetzte Rohrzucker unter dem Einflusse der gegenwärtigen Säuren allmählich in Fruchtzucker übergeht.

Tamarindenmus wird zu erfrischenden säuerlichen Getränken benutzt, soll auch gelind abführend wirken. Es ist ein Bestandtheil des *Electuarium e Senna*, welches seit einigen Jahren durch *Tamar indien* ersetzt wird: 900 g des gereinigten, aber nicht mit Zucker versetzten Tamarindenmuses werden mit gepulvertem Zucker, gepulv. Milchzucker und Glycerin, ana 50 g, gemischt, zur Extractdicke eingedampft, dann mit einem Gemisch aus 50 g höchst feingepulverter Senna, 10 gr Anissamen, 3 g Weinsäure und 3 g Citronenzucker zu einer derb knetbaren Masse gemacht, aus welcher 100 Stück oblonge, 3,6 cm lange, 2,2 cm breite und etwa 1 cm dicke Brötchen geformt werden. Diese Brötchen werden in einer feinpulverigen Mischung aus 5 g Weinstein, 35 g Rohrzucker, 35 g Milchzucker, 5 g Traganth, 1 g Weinsäure und 25 g rothen Santelholzpulver gewälzt und damit überzogen. Die genauere Vorschrift findet man im HAGER'schen Ergänzungsbande zum Handb. d. ph. Praxis S. 1150. Von dieser Stelle aus ist sie in mehrere ausländische Blätter übergegangen, aus welchen sie eine deutsche Ztg. als Neues und Besonderes recipirt hat. Sollten die ausländischen Blätter nicht die Quelle angegeben haben? Zugleich mahnt HAGER an jener Stelle, dass die Apotheker dieses *Tamar indien* zu einem Handverkaufsartikel machen möchten. Die bekannten Tamarinden-conserven, welche jenes Tamar indien ersetzen, können auch von KANOLDT in Gotha bezogen werden, welcher sie fabrikmässig in beliebter Form herstellt.

Pulvis aërophorus.

Brausepulver. Pulvis effervescens. *Poudre gazogène*; *Poudre gazeuse*. *Effervescent powder*; *Carbonicacid powder*.

Doppelkohlensaures Natrium zehn (10) Theile, Weinstein-säure neun (9) Theile, Zucker neunzehn (19) Theile werden, jedes für sich in ein feines Pulver verwandelt und ausgetrocknet, gemischt.

Es sei ein trocknes Pulver, welches sich in Wasser stark aufbrausend löst.

In dieser Mischung ist die Säure unbedeutend im Ueberschuss, so dass das sich bildende Natriumtartrat im fast neutralen Zustande auftritt.

Werden die Bestandtheile in nicht gehörig trockenem Zustande zusammen-gemischt, so erfolgt beim Aufbewahren allmählich die Bildung von weinsaurem Natrium und die Abscheidung von Kohlensäure, das Pulver wird klümprig, nimmt einen salzigen Geschmack an und wird dann beim Uebergiessen mit Wasser nur schwach aufbrausen. Aus diesem Grunde sollen ganz richtig die Bestandtheile zuvor, ein jeder für sich, gehörig getrocknet und dann gemischt werden. Das Trocknen geschieht, indem man sie, in Papier eingehüllt, einen Tag über an einen warmen Orte von ungefähr 30° C. legt. Ein Austrocknen bei mehr als 30° C. und durch längere Zeit als einen Tag macht die Substanzen zu trocken und begieriger, Luftfeuchtigkeit anzuziehen. Daher die Beobachtung, dass eine aus völlig getrockneten Substanzen gemischtes Brausepulver schneller Feuchtigkeit anzieht und verdirbt, als ein aus lufttrocknen Substanzen gemischtes Pulver. In der Praxis hat es sich bewährt, die Substanzen lufttrocken in einem lauwarmen Mörser (durch Eingiessen von warmem Wasser erwärmt) zu mischen. Ein solches Pulver kann man in Papp-schachteln dispensiren, dagegen muss das aus scharf getrockneten Substanzen bereitete Pulver in Glasgefässen mit weiter Oeffnung (Pulvergläsern) gut ver-korkt abgegeben werden.

Im Uebrigen darf nicht übersehen werden, dass sowohl die schlechteren Handelssorten des Natriumbicarbonats wie auch die der Weinsäure, so gut sie auch vorher getrocknet sind, stets Mischungen geben, welche leicht feucht werden. Je reiner diese Substanzen, um so haltbarer ist das Brausepulver. Für die Darstellung kleiner Quantitäten ex tempore diene folgendes Schema:

Pulv. aëroph.	10,0	12,0	15,0	20,0	25,0	30,0	35,0	40,0	45,0	50,0	60,0
Natr. bicarb.	2,63	3,16	3,95	5,26	6,58	7,90	9,21	10,52	11,84	13,16	15,80
Acid. tart. .	2,37	2,84	3,55	4,74	5,92	7,10	8,29	9,48	10,66	11,84	14,20
Sacchar. . .	5,00	6,00	7,50	10,00	12,50	15,00	17,50	20,00	22,50	25,00	30,00

Dieses Brausepulver bereite man da, wo es selten gefordert wird, stets ex tempore. Einige Apotheker halten in einer Porcellanbüchse 3 — 5 Papp-cylinder und in jedem derselben 3 kleine verkorkte Glascylinder, von welchen der eine das Natriumsalz, der andere die Säure, der dritte den Zucker in Verhältnissen zu 10 — 15 — 20 g Brausepulver einschliesst, um durch einfache Mischung das Pulver schnell ex tempore herzustellen, gewiss einfach und praktisch.

Pulvis aërophorus Anglicus.

Englisches Brausepulver. *Poudre gazogène neutre*; *Poudre de Seltz. Soda-powder* (spr. sodapauder).

Gepulvertes doppelkohlensaures Natrium, zwei (2) Gramm, gebe man in farbigem Papier, und gepulverte Weinsteinsäure, einen und einen halben (1,5) Gramm, gebe man in weissem Papier ab.

Diese Dispensation der Brausepulverbestandtheile in gesonderten Packeten kam vor 40 Jahren in England auf und wurde von uns in Deutschland als etwas Praktisches gern aufgenommen. Zu bemerken ist, dass die mit den Substanzen gefüllten Kapseln nur durch gelindes Klopfen mit dem Falzbein, nicht durch Streichen mit Druck zu glätten sind. Im letzteren Falle bilden sich beim mehrtägigen Liegen aus der Anhäufung der pulvrigen Krystallsubstanz unter scheinbarem Aneinanderkleben der Pulverpartikel etwas feste Massen, welche sich in Wasser etwas weniger schnell zertheilen lassen.

Pulvis aërophorus laxans.

Abführendes Brausepulver; Seidlitzpulver. Pulvis aërophŏrus Seidlitzensis; Pulvis effervescens laxatīvus. *Poudre gazogène laxative*; *Poudre gazeuse purgative. Seidlitz powders.*

Gepulvertes Seignettesalz, sieben und einen halben (7,5) Gramm, und gepulvertes doppelkohlensaures Natrium, zwei und einen halben (2,5) Gramm, werden gemischt in farbigem Papier, dann zwei (2) Gramm gepulverte Weinsteinsäure in weissem Papier dispensirt.

Hier giebt man die alkalische Mischung in blauem Papier, die Säure in weissem Papier ab, so wenigstens ist es Gebrauch geworden. Zur Dispensation mehrerer Dosen werden gebraucht:

Pulv. aëroph. lax. Dos.	I	II	III	IV	V	VI	VII	VIII	IX	X	XII	XV	XX
Tart. natronat. . Gm.	7,5	15	22,5	30	37,5	45	52,5	60	67,5	75	90	112,5	150,0
Natr. bicarb. . Gm.	2,5	5	7,5	10	12,5	15	17,5	20	22,5	25	30	37,5	50,0
Acid. tart. . . Gm.	2	4	6	8	10	12	14	16	18	20	24	30	40

Pulvis gummosus.

Species Diatragacanthae. *Poudre gommeuse. Compound powder of gummi.*

Fünfzehn (15) Th. Arabisches Gummi, zehn (10) Th. Süssholz und fünf (5) Th. Zucker mische man höchstfein gepulvert.

Ein trocknes, gelbweisses Pulver von Geruch und Geschmack der Süssholzwurzel.

Pulvis Ipecacuanhae opiatus.

Dower'sches Pulver. Pulvis Ipecacuanhae composĭtus; Pulvis Dowēri (Doveri). *Poudre d'ipecacuanha opiacée; Poudre de Dower. Compound powder of ipecacuanha; Dower's powder.*

Ein (1) Th. Opium, ein (1) Th. Ipecacuanhe und acht (8) Th. Milchzucker werden feingepulvert gemischt.

Ein hellbräunliches Pulver vom Geruch und Geschmack des Opium. Vorsichtig aufzubewahren.

Früher wurde Kaliumsulfat als Verdünnungsmittel des Opium und der Ipecacuanha verwendet, die vorliegende Ausgabe der Ph. lässt dieses Salz durch Milchzucker ersetzen, wodurch der Geschmack etwas ausgebessert wird.

Das Dower'sche Pulver scheint sich anfangs dieses Jahrhunderts im Arzneischatz angefunden zu haben und hat sich bisher als ein beruhigendes, krampfstillendes, schweisstreibendes Mittel bewährt. Man giebt es zu 0,3 —0,5—1,0 g gewöhnlich am Abend. Als eine sehr starke Gabe sind 1,6 g und darüber anzusehen, welches Quantum als Einzeldosis der Arzt nicht ohne Zusatz eines Ausrufungszeichens überschreiten darf. Siehe unter Opium.

Das Dower'sche Pulver zieht etwas Feuchtigkeit aus der Luft an, es muss daher in einem erwärmten Porcellanmörser gemischt und alsbald in eine Flasche mit dicht schliessendem Kork eingefüllt und in der Reihe der starkwirkenden Arzneikörper aufbewahrt werden.

Pulvis Liquiritiae compositus.

Brustpulver; Kurella'sches Brustpulver. Pulvis Glycyrrhīzae composĭtus; Pulvis pectorālis Kurellae. *Poudre de réglisse composée; Poudre pectorale. Pectoral powder.*

Zucker sechs (6) Th., Sennesblätter und Süssholz, von jedem zwei (2) Th., Fenchelsamen und gereinigter Schwefel, von jedem ein (1) Th., werden feingepulvert gemischt.

Es sei ein trocknes, grünlichgelbes Pulver.

Diese gepulverten Substanzen werden gehörig durchmischt und durch ein Pulversieb geschlagen. Es ist diese Mischung zu einem Volksarzneimittel geworden und man gebraucht sie, zu $^1/_2$—1 Theelöffel 2—4 mal täglich, bei Kindern zu 1—2 Messerspitzen zweimal täglich, mit Wasser genommen, bei katarrhalischen, auch bei hämorrhoidalen Leiden und gegen habituelle Leibesverstopfung.

Dass dieses Pulver stets mit Wasser oder einer anderen Flüssigkeit durchrührt genommen werden müsse, übersehe man nicht, damit nicht Pulverpartikel in die Luftröhre hineinstäuben. Kurella liess desshalb das Pulver mit 10 Proc. Wasser gemischt dispensiren, um es ohne Wasser einnehmen zu können.

Pulvis Magnesiae cum Rheo.

Kinderpulver; Beruhigungspulver. Pulvis Magnesĭae cum Rhēo; Pulvis infantĭum; Pulvis antacĭdus. *Poudre calmante des enfants. Quieting powder for infants.*

Kohlensaures Magnesium, sechzig (60) Th., Fenchelölzucker, vierzig (40) Th., und gepulverten Rhabarber, fünfzehn (15) Th., werden fein gepulvert gemischt.

Ein trocknes, anfangs gelbliches, hernach röthlich weisses Pulver von Fenchelgeruch.

Dieses in verkorktem Hafenglase aufzubewahrende Kinderpulver wird zu 1—2 Messerspitzen, stets nur mit Wasser oder Milch gemischt (also nicht trocken!) kleinen Kindern eingegeben. Gelbes Kinderpulver (Windpulver, *Pulvis anodÿnus s. Infantium citrǐnus*) wird in manchen Gegenden gefordert. Es ist ein Gemisch aus 20 Th. obigen Pulvers und 1 Th. Safranpulver. Es sei gewarnt, dem Kinderpulver etwa Opium beizumischen, denn Opium ist für kleine Kinder, selbst in sehr kleiner Dosis, ein tödtliches Gift.

Pulvis salicylicus cum Talco.

Streupulver; Salicylstreupulver; Fussschweisspulver. Pulvis inspersorius salicylicus; Pulvis inspersorius antihydroticus.

Salicylsäure, drei (3) Th., Weizenstärkemehl, zehn (10) Th., und Talkstein, siebenundachtzig (87) Th., werden zu einem feinen Pulver gemischt.

Ein weisses trocknes Pulver.

Dieses Pulver dient als Streupulver auf wunde oder schweissige Hautstellen, bei schweissigen Füssen etc. Die Salicylsäure muss mit der Stärke zusammengerieben, die Mischung schliesslich durch ein feines Haarsieb geschlagen werden.

Radix Althaeae.

Altheewurzel; Eibischwurzel. *Racine d'althée; Racine de guimauve. Marshmallow-root.*

Die von dem gelblich-grauen Korke befreiten, 2 dm und darüber langen, 1,5 cm dicken Wurzeläste der *Althaea officinalis*. An der weisslichen Oberfläche findet man der Länge nach fleischige bräunliche Narben *(stigmata)* und filzige dünne Bastbündel. Mit dem 10-fachen Gewicht Wasser behandelt, liefert die Eibischwurzel einen schleimigen, nur gelblich gefärbten Auszug von sehr schwachem, eigenthümlichem, weder säuerlichem noch ammoniakalischem Geruche und fadem Geschmacke. Diese Flüssigkeit wird durch Aetzammon schön gelb, durch Jodwasser nicht blau gefärbt, letzteres tritt aber bei Anwendung des erkalteten

Decoctes der Wurzel ein. Eine Eibischwurzel, welche innen und aussen missfarbig *(decolor)* oder sehr holzig ist, hüte man sich zu verwenden.

Althaea officinalis LINN. Eibisch.
Fam. **Malvaceae.** Sexualsyst. **Monadelphia Polyandria.**

Der Eibisch ist in Mittel- und Südeuropa heimisch, wird aber nur in einigen wenigen Gegenden behufs Sammlung der Wurzel cultivirt, wie z. B. bei Nürnberg und Schweinfurt in Bayern, einigen Orten Thüringens.

Die Eibischwurzel ist eine 10—20 cm lange, fingerdicke, cylindrische, aussen weissliche oder weisse Wurzel mit dicker, im Bruche fasriger, biegsamer Rinde (Bast, Innenrinde) und einem weissen zerbrechlichen mehligen Holze, von fadem, süsslich schleimigem Geschmacke.

Handelswaare. Die in Deutschland im Handel vorkommenden Altheewurzeln sind die von den Wurzelfasern und der braunen äusseren dünnen Rinde und der Mittelrinde durch Abschälen befreiten Wurzeläste oder Nebenwurzeln der cultivirten Pflanze. Je weisser sie sind, um so mehr werden sie geschätzt (*Radix Althaeae mundata Germanica*). Eine gelbliche Wurzel ist einer zu starken Trockenwärme ausgesetzt gewesen und muss wie auch eine stark holzige Wurzel verworfen werden. Die nicht geschälte Wurzel oder theilweise

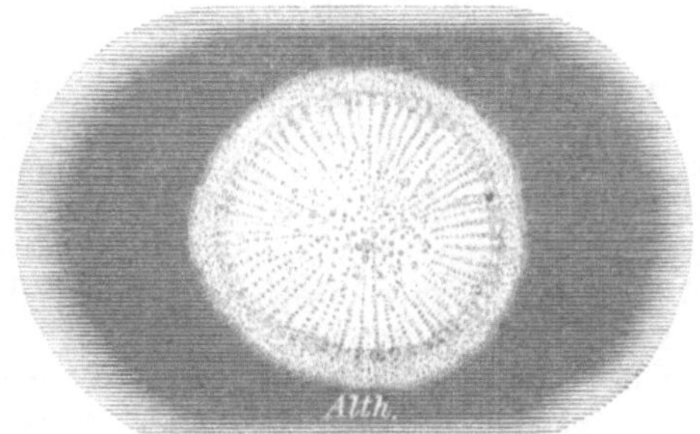

Querschnittfläche der Rad. Althaeae mit Innenrinde (Nebenwurzel). Lupenbild.

noch mit der äusseren Rinde bedeckte Wurzel (*Radix Althaeae Hungarica* oder *Radix Althaeae nigra*) ist allenfalls zu Pferdepulvern oder Latwergen für die Hausthiere verwendbar. Diese letztere Waare kommt selten nach Deutschland und wird in dem österreichischen Kaiserstaate verbraucht.

Structur. Der Querschnitt der trocknen geschälten Altheewurzel zeigt eine weisse markige Fläche, und zwar einen faserigen Bast und mehliges Holz. Der Bast ist circa 6 mal dünner als das Holz, von diesem durch einen etwas dunklen Kambiumring getrennt, mit breiten Baststrahlen und schmalen Markstrahlen. Das Holz zeigt in der äusseren Hälfte deutliche, nach dem Centrum zu weniger sichtbare Markstrahlen, begrenzt durch bis zum Centrum sich erstreckende Gefässstrahlen, hier und da gelbliche Gruppen von Holzbündeln, welche sich im Centrum zu einer grösseren Gruppe vereinigen. Die Parenchymzellen sind gefüllt mit Stärkemehl, zwischen denselben mit Schleim gefüllte Zellen. Mark fehlt. Die Stärkemehlkörner sind oval und haben eine grosse Kernspalte.

Bestandtheile der trocknen Wurzel sind: 30 Proc. Stärkemehl, 25 Proc. in kaltem Wasser löslicher Schleim, Pektin, Albumin, Zucker, 1 Proc. fettes Oel, bis zu 2 Proc. Asparagin, äpfelsaure, schwefelsaure, phosphorsaure Kalium-, Calcium- und Magnesium-Salze, Holzfaser etc. Das Asparagin, auch

Malamid, Althäin genannt, $C_4H_8N_2O_3 + H_2O$, ist das Amid der Aepfelsäure. Man findet es auch in den Spargeln, der Süssholzwurzel, der Kartoffel, den Runkelrüben, den Wurzeln der *Robinia Pseudacacia* und vielen anderen Wurzeln. Es krystallisirt in grossen rhombischen Octaëdern, ist geruchlos und von fadem Geschmacke, in wasserfreiem Aether, Weingeist und den Oelen unlöslich, löslich in 60 Th. kaltem Wasser. Beim anhaltenden Kochen in Wasser spaltet es sich in Ammon und Asparaginsäure. Die trockne Eibischwurzel giebt an Wasser bis zu 20 Proc. ihres Gewichtes Schleim ab. Dieser Theil hat nach SCHMIDT und MULDER die Formel $C_{12}H_{20}O_{10}$, weicht also von Arabischem Gummi durch den Mangel von H_2O ab und wird durch Bleiacetat gefällt.

Verwechselungen. Eine Unterschiebung der holzigen schleimarmen Wurzel von *Althaea Taurinensis* DC. kommt bei uns nicht vor, dagegen die der Wurzel von *Althaea Narbonnensis* CAVANILLES, welche neben *A. officinatis* angebaut wird. Dieselbe zeigt auf der Schnittfläche abwechselnd gelbe und weisse Kreise. Die Wurzel von *Althaea rosea* ist grobfaserig, zäher und gelblichweiss. An einer durch Kalkwasser weiss gemachten Altheewurzel lässt sich der Kalk leicht nachweisen, wenn man sie mit verdünnter Salzsäure kalt abspült und die Flüssigkeit mit einer Lösung des Natriumcarbonats im Ueberschuss versetzt. Es entsteht ein Niederschlag von Calciumcarbonat. Die nur theilweise geschälte Ungarische Eibischwurzel *(Rad. Althaeae nigra)* kommt nicht nach Deutschland.

Aufbewahrung. Die Altheewurzel wird geschnitten, gröblich und fein gepulvert vorräthig gehalten. Beim Trocknen behufs der Pulverung darf man nur eine gelinde Wärme anwenden, weil sie schon bei einer Temperatur unter dem Wasserkochpunkte innen gelblich wird. Das feine Pulver wird aus der weissesten geschnittenen Wurzel bereitet, durch wiederholtes sanftes Abschlagen durch ein feines Sieb von den kleinen Bastfäserchen befreit und in gut verstopften Glasflaschen an einem trocknen Orte aufbewahrt. Innen holzige oder gelbe oder braune Wurzelstücke sind immer zu verwerfen oder können für die Veterinairpraxis Verwendung finden. Eine nicht gehörig trockne Wurzel unterliegt dem Milbenfrasse oder wird mulstrig. Eine beim Trocknen nicht gut abgewartete, oder eine feucht und stockig gewordene Wurzel giebt (nach SELLE) ein gelbgefärbtes Infusum, während das der guten Wurzel höchstens schwach gelblich ist. Die Drogisten verkaufen eine geschnittene Wurzel, welche sich durch ihr glattes Aussehen auszeichnet. Diese ist die frischgeschnittene und dann getrocknete Wurzel. Die trockne Wurzel giebt beim Schneiden fasrige Stückchen. Die geschnittene Wurzel ist übrigens durch Abschlagen von allem Pulver und Staube zu befreien, weil diese die Infusa und Decocta trübe machen. Ein *Decoctum* s. *Infusum Althaeae* wird nicht durch Kochung, sondern nur durch heisse Infusion dargestellt, beim Coliren aber das Ausdrücken der Wurzel vermieden. Beim Ausdrücken giebt nämlich die Wurzel einen trüben Schleim von sich. Gemeiniglich rechnet man 1 Th. der geschnittenen Wurzel auf 10 Th. Infusum. Um diese Colatur ohne Auspressen zu erlangen, giesst man 15 Th. Wasser auf. Der Aufguss lässt sich nicht länger als 36 Stunden ohne Veränderung aufbewahren.

Das Ueberziehen mit Kalk oder Kreide wird, wie sich bei näherer Untersuchung herausstellte, nicht von Seiten der Lieferanten ausgeführt, sondern von Seiten der Wurzelschneider, welche in einem Dorfe bei Schweinfurt wohnen. In Folge der Beschwerde darüber, welche sich besonders die Firma J. D. RIEDEL (Berlin) angelegen sein liess, dürfte diese Sofistification auf Weiteres unterbleiben.

Anwendung. Die Eibischwurzel ist wegen ihres reichen Gehalts an mildem Schleim ein beliebtes Emolliens und Demulcens. In der Receptur wird das Pulver häufig als Consistenzmittel der Pillen und Pastillen angewendet, im ersteren Falle sei man stets besorgt, die möglichst geringe Menge zu verwenden, denn Pillen mit vielem Eibischpulver trocknen zu steinharten Massen aus und gehen unvollständig gelöst auf dem Verdauungswege fort. Wenn nichts im Wege steht, so verwende man in Stelle des Wassers für die Pillenmasse eine Mischung aus Glycerin und Wasser ana.

Kritik. Im Text stossen wir auf *stigmata* mit der Bedeutung Narbe oder Mal. Ein Kunstverständiger oder in den Naturwissenschaften bewanderter Mann hätte einen anderen Ausdruck gewählt, er hätte es gar nicht gewagt, diese specielle Bezeichnung für die Stempelnarbe und die paarweisen Luftröhrenstammöffnungen an den Insecten anzuwenden. Die Ph. zeigt uns, wie sich das für unmöglich gehaltene möglich machen lässt.

Radix Angelicae.

Engelwurzel. Radix Archangelĭcae. *Racine d'angélique.*
Angelica-root.

Das kurze, mit Blattresten versehene, bis zu 5 cm dicke Rhizom (Wurzelstock) der *Archangelica officinalis*, sammt den sehr zahlreichen, bis zu 3 dm langen, an ihrem Anheftungspunkte *(in origine)* bis zu 1 cm dicken Aesten. Diese Aeste sind der Länge nach gefurcht, querhöckerig, braungrau oder röthlich wie das Rhizom selbst. Die Aeste der Wurzel, wie diese im Handel meist vorkommt, pflegen unter sich wie Haare (zopfartig) verbunden und abwärts gekrümmt zu sein. Bisweilen tragen sie an der Oberfläche rothbraune Harzkörnchen und lösen sich zu dünnen Fasern auf. Die Wurzeln sind weich, so dass sie sich wie Wachs schneiden lassen, und sind auf dem Bruche glatt. Die Breite ihrer Rinde gleicht höchstens dem Durchmesser des gelblichen Holzkernes *(nuclei lignei)*. Die Rinde zeigt radiale Reihen ansehnlicher Balsambehälter *(receptacula balsamifera)*.

Die Angelikawurzel ist von stark gewürzhaftem Geruche und Geschmacke.

Archangelica officinalis Hoffmann. Engelwurz.
Synon. *Angelica Archangelica* Linn.
Fam. **Umbelliferae.** Sexualsyst. **Pentandria Digynia.**

Diese zweijährige Doldenpflanze findet man im Norden Europas und Asiens, aber auch in einigen Gegenden Mitteleuropas, z. B. in den Alpengegenden Süddeutschlands, auch hin und wieder im übrigen Deutschland in der Ebene auf feuchten Stellen. An vielen Orten, besonders im Erzgebirge und in Thüringen, wird sie cultivirt. Die Wurzel der cultivirten Pflanze (auch als *Angelica satīva* Fries unterschieden) ist reicher an flüchtigen balsamischen Bestandtheilen. Sie wird im Frühjahre des zweiten Jahres gesammelt. 5 Th. geben 1 Th. trockne Wurzeln.

Charakteristik. Die Angelikawurzel besteht aus einem 2,5—4,0 cm dicken, bis zu 8 cm langen, entweder allmählich in eine Hauptwurzel verlaufenden oder unten abgestumpften, nach oben quer geringelten und mit Nebenwurzeln besetzten Wurzelstocke, welcher sich nach unten in 15—25 cm lange, 3—4 mm dicke, der Länge nach tief gerunzelte, mit zerstreuten Warzen besetzte Wurzeläste theilt. Diese sind an der trocknen Wurzel zopfartig zusammengewunden. Frisch giebt die Wurzel einen gelblichen Milchsaft. Getrocknet ist der Wurzelstock innen schwammig, weisslich. Der Länge nach aufgeschnitten, zeigt die dicke, markige, innen schmutzig weisse Rinde dünne gelbe Balsamschläuche oder Oelbehälter, welche auf dem Querschnitte in radialer Ordnung und einreihig in den schmalen dunkleren Baststrahlen

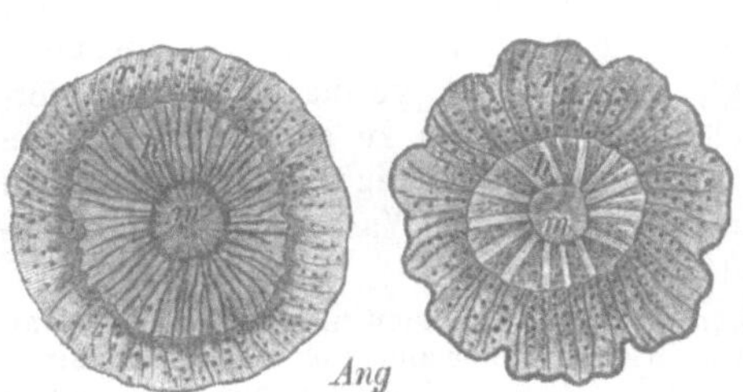

Rad. Angelicae.
Querschnittfläche aus dem   Querschnittfläche aus der
frischen Wurzelstock   getrockneten Hauptwurzel
(natürl. Grösse).   (dreimal vergröss.).
                               Lupenbild.
m Mark, *h* Holz, *r* Rinde; zwischen Holz und Rinde
der Kambiumring.

liegen. Im Querschnitt findet man das Holz fleischig strahlig, mit dichten, weissen, breiten Markstrahlen, getrennt durch schmale, gelbe, poröse, etwas unregelmässig gekrümmte Gefässbündel. In Nebenwurzeln und Wurzelästen fehlt das Mark. Der Geschmack ist süsslich scharf, gewürzhaft, hintennach unbedeutend bitter, der Geruch gerade nicht unangenehm, stark balsamisch.

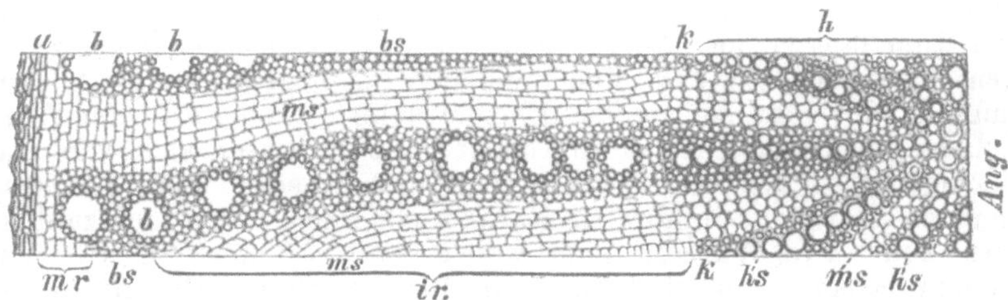

Ein Theil der Querschnittfläche, vergrössert. *a* Aussenrinde, *b* Balsamgänge, *ms* Markstrahlen,
bs Baststrahlen, *kk* Kambium, *hs* Holzstrahlen, *mr* Mittelrinde, *ir* Innenrinde, *h* Holz

Eine Verwechselung kommt so leicht nicht vor, weil die Wurzel des Handels meist nur von der cultivirten Pflanze genommen wird. Als Verwechselungen giebt man an die Wurzeln von

Angelica silvestris L.   Wurzel kleiner und holziger, weniger aromatisch. Rinde
der Wurzel dünner, Balsam- oder Oelbehälter weit kleiner und
nur wenige.

Levisticum officinale KOCH.   Wurzeläste nicht mit Warzen oder Harz-
höckerchen bedeckt. Balsambehälter weit kleiner. Holz auf
dem Querschnitt undeutlich strahlig, mit linienförmigen Markstrahlen.

Bestandtheile der Angelikawurzel sind durch BUCHNER erforscht. Sie sind: flüchtiges Oel (1 Proc. in der trocknen Wurzel), Harz, Wachs, Zucker, Stärkemehl (2 Proc.), Bitterstoff, eisengrünender Gerbstoff, Aepfelsäure, Baldriansäure, Angelikasäure, welche krystallisirbar ist und sich ohne Zersetzung destilliren lässt, und ein in Kalilauge lösliches, durch Kohlensäure aus dieser Lösung fällbares, in Prismen krystallisirbares, geruchloses, scharf schmeckendes Unterharz, Angelicin genannt. Ferner finden sich in der Wurzel phosphorsaure Erden, äpfel- und pektinsaure, schwefelsaure, salzsaure Salze, Kieselsäure, Eisenoxyd.

Jenes Angelicin scheint mit dem von BÖDECKER in der Wurzel von *Daucus Carota* Linn. aufgefundenen Hydrocarotin identisch zu sein. Dieser geruch- und geschmacklose Körper hat Aehnlichkeit mit dem Umbelliferon. Hydrocarotin ist in Wasser nicht, leicht aber in Weingeist und Aether löslich.

Der Wassergehalt der lufttrocknen Wurzel beträgt 12—13 Proc., der Aschengehalt 7—8 Proc.

Chemisches und physikalisches Verhalten des Aufgusses der Angelikawurzel, bereitet aus 10g Wurzel und 100ccm dest. Wassers, mit 5 Tropfen Essigsäure angesäuert, und durch halbtägige Digestion bei 50—70° C. Nach weiterem halbtägigem Stehen wird filtrirt, wenn nöthig, zweimal. Der Aufguss ist opalisirend trübe oder fast klar, braungelb, von gewürzhaftem, hintennach kaum bitterem Geschmacke. — 1) Mit 2—3 Vol. Weingeist gemischt scheiden durchsichtige Schleimflocken aus oder es tritt Trübung ein. — 2) Pikrinsäurelösung zu einem gleichen Vol. zugefügt erzeugt keine Trübung. — 3) Gerbsäure trübt mässig. — 4) Mercurichlorid trübt nur sehr schwach und beim Aufkochen kaum stärker. — 5) Mercuronitrat bewirkt gelbliche Fällung. Beim Aufkochen unter Agitiren scheidet ein grau-gelber, schwerer Niederschlag aus. — 6) Jodjodkalium trübt nicht, auch — 7) Kaliummercurijodid trübt nicht und nur beim Aufkochen tritt schwache Opalescenz ein. — 8) Silbernitrat trübt mässig. Ueberschüssiges Aetzammon macht klar und bis zum Aufkochen erhitzt tritt kaum Veränderung ein, aber nach mehrmaligem Aufkochen wird die Flüssigkeit dunkel und Reduction tritt ein ohne Wandbelag. — 9) Ferrichlorid färbt olivengrün. — 10) Oxalsäure trübt schwach, Ammoniumoxalat aber stark. — 11) Baryumchlorid scheidet Schleimflocken ab unter unbedeutender Trübung. Baryumnitrat trübt kaum oder mässig. — 12) Kalische Kupferlösung wird beim Aufkochen reducirt. — 13) Aetznatronlauge macht die Flüssigkeit sehr klar ohne merkliche Dunkelfärbung. — 14) Cupriacetat scheidet zunächst Schleimflocken aus, welche beim Aufkochen zusammentreten und die Flüssigkeit hellfarbig trübe machen. — Chininhydrochlorid trübt mässig.

In dünner Schicht auf Glas eingetrocknet hinterlässt der Aufguss eine fast farblose durchsichtige glänzende amorphe Schicht, deren Contouren etwas dicker, aber glatt und gelblich gefärbt erscheinen.

Der Angelikawurzelrückstand aus dem Aufgusse mit Wasser abgewaschen und getrocknet beträgt 47—49 Proc. Wird von dieser getrockneten Wurzel eine kleine Menge zerrieben und mit absolut. Weingeist übergossen, erwärmt, dann mit etwas Aether versetzt und nach einer halben Stunde filtrirt, das Filtrat bei geringer Wärme eingedampft und dann der Verdampfungsrückstand mit Aether übergossen, so löst derselbe eine gelbe fettähnliche Substanz (*a*) von bitterem scharfem Geschmack. Das vom Aether ungelöst gebliebene ist farblos, schwer in kaltem Weingeist löslich und von bitterem Geschmack (*b*). Die beiden Substanzen (*a* und *b*) mit Weingeist, welcher mit Salzsäure angesäuert ist, übergossen, lösen sich. Wird von jeder dieser gelben Lösungen 1—2 Tropfen auf ein Objectglas gegeben, so erscheinen die Flecke nach 1—2 Minuten im schräg durchfallendem Lichte weissbläulich oder trübe blau opalisirend. Unter dem Mikroskop ergiebt sich nichts Charakteristisches.

Aufbewahrung. Die Angelikawurzel ist hygroskopisch und sehr dem Wurmfrasse (durch den Bohrkäfer *Anobium panicĕum* FABRIC.) unterworfen, sie hält sich aber gut, wenn man sie bei gelinder Wärme bis zum Zerbrechen austrocknet und dann in dicht geschlossenen Büchsen aus Weissblech aufbewahrt. Im gepulverten Zustande kommt sie in der Praxis selten vor; als feines Pulver gebrauchte man sie nur zur Bereitung des *Electuarium Theriaca*, als grobes Pulver in einigen Vieharzneien. Das feine Pulver bewahre man in mit Kork geschlossener Glasflasche, das grobe Pulver in Glas- oder Blechgefässen und stets vor Tageslicht geschützt.

Anwendung. Die Angelikawurzel ist ein angenehmes Aromaticum, Stomachicum und Roborans, meist aber nur noch ein Gegenstand des Handverkaufs und gemeiniglich ein Bestandtheil der Species, welche zur Darstellung von Magenelixiren und Liqueuren verwendet werden.

Radix Colombo.

Kolombowurzel. Radix Columbo; Radix Calumbae. *Racine de colombe. Calumbo-root.*

Die Querscheiben der gelben Wurzel von *Iateorrhiza Calumba.* Sie sind annähernd kreisförmig, 5 cm und darüber im Durchmesser und 2 cm Dicke erreichend, seltener Längs-Viertel (-schnitte). Die ungefähr 5 mm breite Rinde (Rindenschicht) ist mit einem runzligen braungrünlichen Korke bedeckt und wird durch eine dunkelfarbige feinstrahlige Cambiumzone begrenzt. Der mittlere Theil der Scheibe ist oft sehr grobfaserig und pflegt auf beiden Seiten unegal eingedrückt zu sein. Die mit 5 Th. Wasser übergossene Columbowurzel liefert einen sehr bitteren blassgelben Auszug. Mittelst Mikroskopes betrachtet ergeben sich dem Auge nicht unansehnliche Stärkemehlkörner.

Iateorrhiza Calumba Miers.

Synon. *Cocculus palmatus* Wallich.

Menispermum Calumba Roxburgh.

Fam. **Menispermeae.** Sexualsyst. **Dioecia Hexandria.**

Dieses an der Westküste Afrikas wild wachsende, aber auch auf Isle de France und in Ostindien cultivirte strauchartige Rankengewächs liefert die Kolombowurzel, welche in runden, 2,5—5 cm, selbst bis 8 cm im Durchmesser haltenden und 0,3—1,2 cm und darüber dicken, mehr oder weniger verbogenen Scheiben oder auch mitunter in der Länge nach zerschnittenen

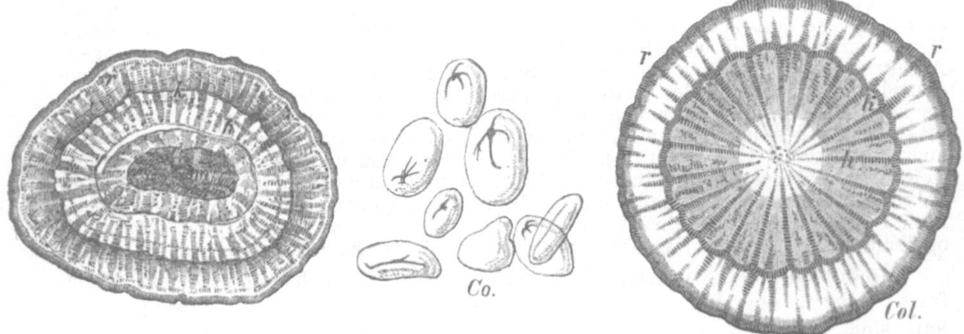

Querschnittfläche einer älteren Colombowurzel. *r* Rinde, *k* Kambiumring, *h* Holz.	Stärkemehlkörnchen der Colombowurzel. 300-mal vergr.	Querschnittfläche einer jüngeren Colombowurzel. *r* Rinde mit äusserer Korkschicht, *k* Kambiumring, *h* Holschicht, 1½-Grösse.

fingerdicken, 3—6 cm langen Stücken zu uns gebracht wird. Beigemischt sind nicht selten kleinere oder grössere runde spindelförmige Stücke, die unteren Enden der Wurzeln. Die Oberfläche der Scheiben ist uneben und rauh und die Mitte in Folge des Austrocknens der weicheren Mittelsubstanz dünner als am Rande. Die Aussenrinde ist gelbbraun, der Länge nach runzlig, die Rindensubstanz grünlichgelb, nach dem Centrum der Scheibe zu blässer, 3 bis 7 mm dick, durch eine braune wellenförmig gebogene Linie (Kambiumring) von der inneren oder mittleren gelben Holzschicht gesondert. Diese letztere und die Rindensubstanz sind mit bräunlichen Punkten (Gefässgruppen) und solchen concentrischen Strichen gezeichnet. Der Holzkern oder die mittelste Schicht enthält zahlreiche goldgelbe Gefässgruppen, deren Fortsetzung nach aussen strahlig das Holzgewebe durchsetzt. Mark oder ein Markkörper ist nicht vorhanden. Wegen des Amylumgehaltes wird die Wurzel beim Befeuchten mit Jodwasser gebläut. Die Textur der Wurzelsubstanz ist ziemlich fest. Der Geruch ist etwas gewürzhaft, der Geschmack sehr bitter und schleimig. Man hält die Wurzel in Speciesform und als feines Pulver vorräthig. Wurmstichige Wurzeln kommen häufig vor und sind zu verwerfen.

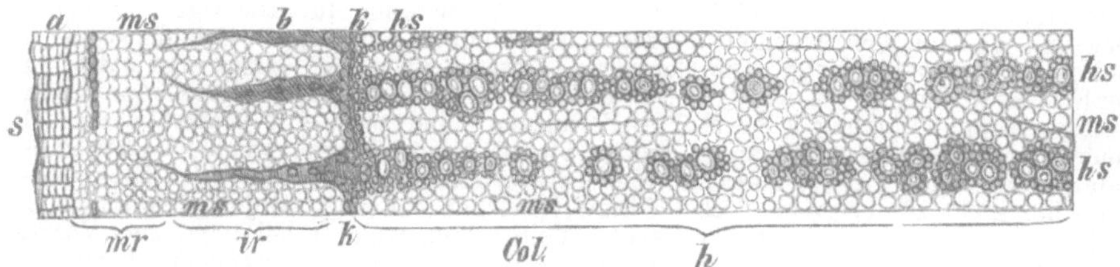

Segment der Querschnittfläche, vergrössert. *s* Kork, *a* Aussenrinde, *mr* Mittelrinde, (Amylumhaltend), *ir* Innenrinde, *hs* Holzstrahl, Fibrovasalstrang, *h* Holzring, *ms* Markstrahlgewebe, *k* Kambium, *b* Baststrahl.

Der Kolombowurzel findet man untergeschoben: die falsche Kolombo, Kolomboholz, und mit gelber Farbbrühe tingirte *Radix Bryoniae.*

Die unechte Kolombo, *Radix Colombo spuria s. Americana* kommt aus Amerika. Sie ist die Wurzel von *Fraséra Carolinensis* WALTER, einer Nordamerikanischen Gentianee. Die mehr fahlgelben Scheiben haben eine quergerunzelte Aussenrinde, einen nicht strahligen Holzkern, entbehren der charakteristischen dunkelen Linie zwischen Rinde und Holz (Kambium) und werden durch Jod nicht blau, sondern braun, der Aufguss wird durch Eisenvitriol blaugrün gefällt (die ächte Wurzel enthält keine Gerbsäure und giebt daher einen gelben Niederschlag). Der Geschmack ist etwas weniger bitter.

Das Kolomboholz (von *Coscinium fenestrātum* COLEBROOKE, *Menispermum fenestratum* GAERTNER) erkennt man an seiner porösen Holzsubstanz.

Die gelbgefärbte Gichtwurzel *(Radix Bryoniae)* hat eine lockere Textur, und ihr fehlt die dunkle Linie zwischen Rinde und Holz (Kambium).

Bestandtheile der Kolombowurzel, besonders in der Corticalschicht, sind: Spuren flüchtigen Oels, Satzmehl (30 Proc.), Extractivstoff, Pektinstoffe, Berberin, Kolumbin. Das von BÖDECKER 1848 in der Kolumbo aufgefundene Berberin, Jamaïcin ($C_{20}H_{17}NO_4$) ist ein Alkaloïd, in der Wurzel an Kolumbosäure gebunden. - Das Kolumbin oder Kolumbobitter ($C_{42}H_{44}O_{14}$) ist eine krystallinische, bittere, farblose, in kaltem Wasser unlösliche, in Weingeist schwerlösliche und in Aether leicht lösliche Substanz. Es scheint ein indifferenter Bitterstoff zu sein. Die Kolumbosäure ($C_{22}H_{24}O_7$) bildet ein bitteres, gelbes, amorphes Pulver, kaum löslich in Wasser und Aether, löslich in Weingeist.

Chemisches und physikalisches Verhalten des Aufgusses der Kolombowurzel, bereitet durch halbtägige Digestion bei 50—70⁰ C. aus 10g Wurzel und 100ccm dest. Wasser, versetzt mit 5 Tropfen Essigsäure. Nach ½-tägigem Stehen wird filtrirt, wenn nöthig zweimal. Der Aufguss ist rein gelb, von aromatischem, stark bitterem Geschmacke. — 1) Mit 2—3 Vol. Weingeist keine Trübung. — 2) Mit einem 2-fachen Vol. Pikrinsäurelösung erfolgt geringe Trübung, welche nach Zusatz einiger Tropfen verd. Schwefelsäure eine stärkere ist. — 3) Gerbsäure bewirkt starke Fällung. — 4) Mercurichlorid trübt sehr wenig und die Mischung wird beim Erhitzen klar. — 5) Mercuronitrat bewirkt weisse Fällung. Beim Aufkochen sammelt sich grauer Schaum über gelblich-milchich trüber Flüssigkeit.

— 6) **Jodjodkalium** trübt und es scheiden sich amorphe Flocken ab. — 7) **Kaliummercurijodid** trübt nur sehr schwach, aber beim Erhitzen bis zum Aufkochen tritt ein starker gelber Niederschlag ein. — 8) **Silbernitrat** trübt schwach. Nach Zusatz überschüssigen Aetzammons wird die Mischung klar, beim Aufkochen scheiden anfangs einige Flocken aus, die Flüssigkeit wird nicht dunkler und Reduction tritt nicht ein. — 9) **Ferrichlorid** färbt braun. — 10) **Oxalsäure**, auch **Ammoniumoxalat**, trüben gleich stark. — 11) **Baryumchlorid** trübt sehr mässig. — 12) **Kalische Kupferlösung** wird beim Aufkochen reducirt. — 13) **Aetznatron** macht klar und nicht merklich dunkler in der Farbe. — 14) **Cupriacetat** trübt, beim Aufkochen sehr stark. — 15) **Chininhydrochlorid** trübt kaum. — Der an einem heissen Orte auf Glas zu circa 2 mm dicker Schicht gegossene und am heissen Orte eingetrocknete Aufguss bildet eine rein gelbe amorphe durchsichtige glänzende, hier und da von sehr wenigen mikroskopisch kleinen, nicht gut erkennbaren Krystallen durchsetzte Schicht. Die Contouren dieser Schicht sind einige mm breit, in der Schicht dicker, etwas matt. Diese Contouren zeigen unter dem Mikroskope schön wellig gerippte Prägung oder wellige Formirung, und wenn die Eintrocknung bei lauer Wärme geschah trifft man an einigen Stellen wenige kleine rohmbische Krystallgebilde an. Etwa 1 g der zerkleinerten Wurzel, mit 3 ccm absol. Weingeist aufgekocht, giebt ein blass gelbliches Filtrat, welches auf einem Objectglase an lauer Stelle eingetrocknet ein mattes weissliches Feld bildet, welches bei 100-facher Vergr. aus minutiösen farblosen Krystallen in amorpher Masse lagernd zusammengesetzt ist. Selten sind einige wenige grössere Krystalle und dann von undeutlicher Form sichtbar.

Der aus dem Aufgusse verbleibende Colombowurzelrückstand, mit Wasser abgewaschen und getrocknet, ergiebt 70—72 Proc., mithin sind 28—30 Proc. aus der lufttrocknen Wurzel in Lösung übergegangen.

Geschichtliches. Nach 1660 brachten die Portugiesen die Kolumbowurzel nach Europa und war es Francesco Redi, ein Italienischer Arzt, welcher sie anwendete und treffliche Heilerfolge mit derselben erzielte. 1680—1770 scheint diese Droge ganz in Vergessenheit gerathen zu sein, denn erst 1773 rühmte sie aufs Neue Percival als kräftiges Arzneimittel, sie kam nun in Gebrauch und stieg der Preis derselben, weil die Vorräthe nicht ausreichten, enorm hoch. 1788 wurde diese Wurzel von der Londoner Pharmakopoe recipirt.

Anwendung. Die Kolombowurzel ist Tonicum, Stomachicum, Antemeticum und Antidiarrhoicum, welches keinen Gerbstoff enthält. Man giebt sie zu 1,0—1,5—2,0 g vier- bis fünfmal des Tages. Sie erweist sich hilfreich bei Magen- und Darmkatarrh, bei Erbrechen Schwangerer, nervösem Erbrechen, chronischer Diarrhöe, Ruhr etc. Geschmackscorrigens im Decoct einige Tropfen *Chloroform, Elaeosaccharum Anisi.*

Radix Gentianae.

Enzianwurzel; Enzian.   Radix Gentiānae rubrae.   *Racine de gentiane. Gentian-root.*

Die Wurzeläste und Rhizome der *Gentiana lutea, Gentiana Pannonica, Gentiana purpurea, Gentiana punctata,* sämmtlich meist der Länge nach gespalten. Von der zuerst genannten Pflanze ist die Wurzel über 6 dm lang, an dem oberen Theile etwa 4 cm dick. Die Wurzeln der übrigen Pflanzen sind dünner. Alle (Wurzeln) sind braun, sehr stark längsrunzelig, am oberen Theile mehr quer geringelt, mehrköpfig, wenig mit Zweigen besetzt, innen braunröthlich oder hellbraun. Die Enzianwurzeln enthalten kein Stärkemehl und sind sehr bitterschmeckend.

Gentiana lutea Linn. Gelber oder edler Enzian.
Gentiana Pannonica Scopoli. Rother oder Ungarischer Enzian.

Gentiana purpurea Linn. Purpurrother oder spitzer Enzian.
Synon. *Gentiana punctata* Jacquin.
Gentiana punctata Linn. Gelber punktirter Enzian.
Synon. *Pneumonanthe punctata* Schmidt.
Dasystephana punctata Borkhausen.
Fam. **Gentianeae.** Sexualsyst. **Pentandria Digynia.**

Diese ausdauernden Alpenpflanzen des mittleren und südlichen Europas, besonders die *Gentiana lutea*, liefern die im Handel vorkommende Enzianwurzel, von welcher unsere Pharmakopoe eine Beschreibung gegeben hat. Die nur halb so starke Wurzel von *Gentiana purpurĕa* Linn. ist dunkler braun, oberhalb mit glänzenden häutigen Schuppen besetzt, die von *Gentiana Pannonĭca* Scopoli ist ebenfalls dunkler, aber oberhalb nicht geringelt, und die von *Gentiana punctāta* Linn. ist graubraun, innen röthlichgelb. *Gentiana lutĕa* liefert die stärksten Wurzeln. Frische Wurzeln enthalten ein narkotisches Princip, welches beim Trocknen und Aufbewahren gänzlich verloren geht. Die Drogisten unterscheiden Prima- und Secunda-Sorte. Erstere zeigt in den dicken Theilen der Wurzel querrunzlige, die andere eine längsrunzlige Rinde.

Der Querschnitt zeigt eine ziemlich dicke, nach aussen braungelbe lockere, oft schwammige, nach innen dunkelfarbigere, schwach strahlige Rinde. Eine feinwellige dunkle Linie (Kambiumring) trennt die Rinde von dem braungelben fleischigen Holzkörper, welcher in den dickeren Wurzeln hellere und dunklere concentrische Linien aufweist. Die Markstrahlen sind breit und rothbraun. Mark fehlt. Ueber die Entwickelung und den Bau der Enzianwurzel findet sich im Archiv der Pharmacie 1883, 1. Hälfte, S. 488 u. f. eine sehr ausführliche Arbeit von A. Meyer.

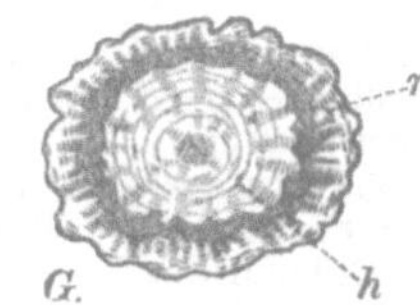

Rad. Gentian. Querschnittfläche, natürl. Grösse. *r* Rinde, *h* Holz.

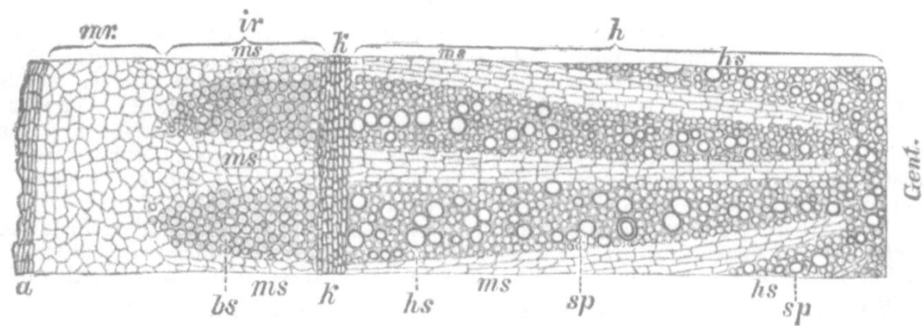

Stück eines Querschnitts der Enzianwurzel, vergr. *a* Aussenrinde, *mr* Mittelrinde, *ir* Innenrinde, *h* Holzkörper, *k* Kambium, *bs* Baststrahlen, *hs* Holzstrahlen, *ms* Markstrahlen, *sp* Spiroïden.

Weil man früher eine weisse Enzianwurzel (von *Laserpitium latifolium* L.) und eine schwarze Enzianwurzel (von *Peucedănum Cervarĭa* de la Peyrouse) in den Apotheken hielt, hat man der *Radix Gentianae* das Epitheton *rubrae* gegeben.

Verwechselung. Durch Unachtsamkeit der Wurzelsammler findet sich zuweilen das giftige Rhizom von *Verātrum album* beigemischt, welches sich durch seine schwärzliche Farbe, das Geschopftsein durch Blattüberreste und die narbenreiche Oberfläche leicht erkennen lässt. Es muss, da es sehr giftig ist, sorgfältig ausgesucht werden.

Bestandtheile der Enzianwurzel sind: gelber Farbstoff, Bitterstoff, Harz, Fett, Zucker, Pektinstoffe, Schleim, anorganische Salze, kein Stärkemehl. Man hat bittere und nicht bittere, krystallisirbare und nicht krystallisirbare Stoffe in der Enzianwurzel angetroffen. Den bitteren krystallisirbaren Stoff hat man Gentiänin, den nicht bitteren krystallisirten Gentïsin genannt. Die Asche der Wurzel ist grau und beträgt 6—6,5 Proc.

KROMAYER nannte den Bitterstoff Gentiopikrin; derselbe krystallisirt in farblosen Nadeln, welche sich leicht in Wasser lösen. Säuren spalten ihn in Zucker und braunes bitteres Gentiogenin. Die geschmacklose Gentiansäure (Gentisinsäure, Gentisin) krystallisirt in gelben Nadeln und ist in Wasser und Aether unlöslich. Einige Gentianawurzeln enthalten einen Stoff, welcher sich gegen Ferrisalze wie Galläpfelgerbsäure verhält, aber kein Gerbstoff sein soll.

Chemisches und physikalisches Verhalten des Enzianaufgusses aus 10 g Wurzel und 100 ccm dest. Wasser, mit 5 Tropfen Essigsäure angesäuert, mittelst $^1/_2$-tägiger Digestion bei 50—70° C bereitet. Nach weiterem $^1/_2$-tägigen Beiseitestehen wird filtrirt. Das röthlich gelbe Filtrat ist klar und verhält sich, wie folgt: — 1) Mit dem 2—3-fachen Vol. Weingeist gemischt bleibt die Flüssigkeit klar. — 2) Mit dem 2-fachen Vol. Pikrinsäurelösung gemischt erfolgt keine Reaction. — 3) Gerbsäure bewirkt eine opalisirende Trübung. — 4) Mercurichlorid lässt klar. — 5) Mercuronitrat bewirkt nur Schleimausscheidung unter unbedeutender Trübung. Beim Aufkochen steigt der Schleim grau gefärbt an das Niveau, die untere Flüssigkeit entweder trübend oder kaum getrübt lassend. — 6) Jodjodkalium lässt ungetrübt. — 7) Kaliummercurijodid lässt ungetrübt, selbst beim Erhitzen bis zum Aufkochen. — 8) Silbernitrat trübt nicht. Wird nach Zusatz überschüssigen Aetzammons aufgekocht, so findet entweder keine Reduction statt, ober es erfolgt dunkle Färbung und Reduction. — 9) Ferrichlorid färbt olivenbraun (braun mit grüner Nüancirung). — 10) Oxalsäure trübt kaum, Ammoniumoxalat aber bewirkt starke Trübung. — 11) Baryumchlorid verhält sich indifferent. — 12) Kalische Kupferlösung wird reducirt. — 13) Aetznatronlauge macht sehr klar ohne bemerkbare Dunkelfärbung. — 14) Cupriacetat lässt unter Ausscheidung von Schleim klar. — 15) Chininhydrochlorid trübt nicht. Der Aufguss auf einem Objectglase ausgebreitet an einem warmen Orte eingetrocknet liefert eine fast farblose, völlig klare, glänzende Schicht, mit gelbem 1—3 mm breitem, dickem und ebenfalls durchsichtigem glattem Rande. Auch nicht die geringste Ausscheidung ist mittelst Vergrösserungsglases zu erkennen. Die weingeistige Abkochung (mit absolutem Weingeist) noch heiss filtrirt, liefert ein beim Erkalten trübe werdendes Filtrat, welches durch Zusatz von Aether milchig getrübt wird. Giebt man von dieser Abkochung einige Tropfen auf ein Objectglas, streicht die Flüssigkeit aus einander und lässt freiwillig eintrocknen, so erhält man ein farbloses mattes Feld aus amorpher farbloser Masse bestehend, durchsetzt von kleinen farblosen Würfeln und Säulen, welche bei 100-facher Vergrösserung die Grösse eines Punktes zeigen.

Wesentlich ist, dass die Reaction der Gerbsäure sub 3 nur in einer Opalescenz besteht und Pikrinsäure sub 2, Jodjodkalium sub 6 und Kaliummercurijodid sub 7 sich indifferent erweisen, wodurch die Abwesenheit giftiger Wurzeln constatirt wird.

Prüfung. Die geschnittene und besonders die gepulverte Enzianwurzel fordert eine Prüfung. Verfälschungen und leichtfertige Beimischungen bestehen in den Wurzeln von *Aconïtum, Belladonna, Hellebŏrus, Rumex Patientia, Rumex Nemolapăthum* u. a. Das Pulver der Enzianwurzel hat man mit gelbem Ocher, auch mit dem Pulver des Guajakholzes vermischt angetroffen. Die giftigen Beimischungen lassen sich in dem chemischen und physikalischen Verhalten erkennen. Die Asche der Enzianwurzel ist von grauer Farbe, sehr locker und beträgt 6—7,5 Proc. der trocknen Wurzel. Das spec. Gewicht des Pulvers der Enzianwurzel correspondirt mit dem des Chloroforms, ein Theil ist sogar noch schwerer denn diese Flüssigkeit. Der Feuchtigkeitsgehalt der lufttrocknen Wurzel beträgt 8,5—9 Proc. An heisses Wasser giebt die lufttrockene Wurzel circa 40 Proc. Lösliches ab.

Aufbewahrung. Die Enzianwurzel ist etwas hygroskopisch, weshalb man sie in dichten Kästen an einem trocknen Orte bewahrt. Man hält sie kleingeschnitten, grob- und feingepulvert vorräthig, das feine Pulver aber in Glasflaschen.

Geschichtliches. Der Namen *Gentiana* wird von GENTIUS, König von Illyrien, 180 v. Chr., abgeleitet. Im Mittelalter wurde Enzian als Antidot, auch als Mittel zum Verbinden der Wunden benutzt, welche Verwendung im Jahre 1834 wieder empfohlen wurde. Dass die Enzianwurzel antiseptische Eigenschaften besitzt, kann nicht bezweifelt werden, doch haben wir heute kräftigere Antiseptica. TRAGUS (1552) erwähnt nämlich in seinen Schriften die Enzianwurzel als Verbandmittel.

Anwendung. Enzianwurzel ist ein kräftiges bitteres Tonicum, Stomachicum und Digestivum, welches in mässigen Gaben zu 0,5 — 1,0 — 2,0 g öfters am Tage die Verdauung kräftigt und die aus Verdauungsstörungen erfolgenden Uebel beseitigt. In grösseren Gaben beseitigt sie häufig das kalte Fieber. Sehr grosse Gaben sollen Uebelkeit, Kopfschmerz, Congestionen bewirken. Das Gentianin scheint den ganzen Körper zu durchwandern, denn alle Secretionen haben einen bitteren Geschmack, selbst der Schweiss ist bitter.

Radix Helenii.

Alantwurzel; Alant; Glockenwurzel. Radix Enŭlae; Radix Inŭlae. *Racine d'aunée ou d'aulnée. Elecampane-root.*

Der meist der Länge nach zerschnittene, ziemlich hellgraue, nicht von der Rinde befreite Wurzelstock und die Wurzeläste von *Inula Helenium.* Die Wurzeläste sind häufig 15 cm lang, 1,5 cm dick. Der Bruch ist glatt, nicht holzig. Das Rindengewebe lässt grosse Oelräume, bisweilen auch glänzende Krystallnadeln erkennen. Stärkemehl fehlt in der Alantwurzel. Der Geruch ist eigenthümlich gewürzhaft, der Geschmack bitterlich.

Inula Helenium LINN. Alant.
Fam. **Compositae.** Sexualsyst. **Syngenesia superflua.**

Diese perennirende, 1—2 m hohe Composite findet sich im mittleren und nördlichen Deutschland, in England, Italien, Frankreich ziemlich häufig auf Wiesen, an Zäunen und Gräben. Man baute sie früher an. 4 Th. frische Wurzel geben 1 Th. trockne. Die Wurzel der wildwachsenden Pflanze wird für etwas weniger kräftig gehalten. Die Wurzel ist gross, lang, ästig, im frischen Zustande aussen fahlgelb, innen weisslich, getrocknet aber aussen graubraun, glatt-brechend, luftfeucht zähe. Sie kommt theils der Länge nach gespalten, aber auch in Querschnitten von graubräunlicher Farbe in den Handel. Der Geruch ist eigenthümlich und schwindet beim Trocknen bedeutend, der Geschmack mässig bitter und gewürzhaft.

Radix Helenii. Querschnittsfläche eines Wurzalastes, 4-mal vergr. *r* Rinde, *h* Holz, *k* Kambium, *o* Oelbehälter.

Im Baue ist die Rinde dünner als der Holzring, vom Kambium aus undeutlich strahlig. Die Markstrahlen sind etwas breiter als die Holzstrahlen. Die Oelbehälter finden sich in allen Theilen des Gewebes, nur nicht in der

Aussenrinde. Diese Oelbehälter sind grösser im Umfange als die Gefässbündelporen. In dem Wurzelstocke ist Mark vorhanden, fehlt aber in den Wurzelästen, deren Rinde halb so dick als der Holzring ist. Das Parenchym besteht aus Netzfaserzellen und Spiralfaserzellen, deren eine jede ein Inulinkörnchen einschliesst. Diese Inulinkörner erscheinen unter dem Mikroskop wie krystallinische oder wie BERG sagt, glasige Massen.

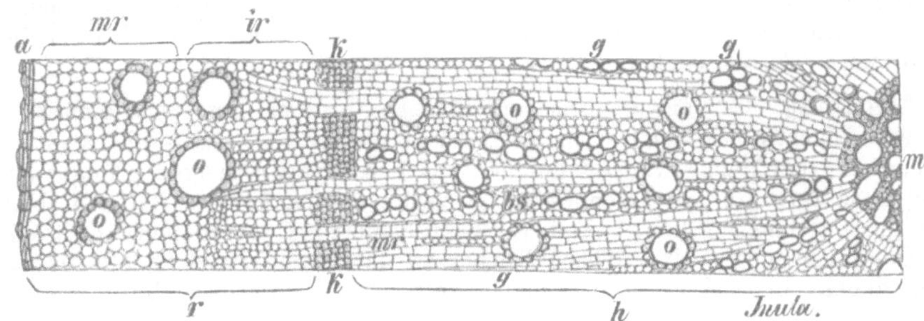

Segment aus dem Querschnitt des Alantrhizoms. *r* Rinde, *h* Holzring, *a* Aussenrinde, *mr* Mittelrinde, *ir* Innenrinde, *k* Kambiumring, *g* Poren der Holzgefässbündel, *o* Oelbehälter, *m* Mark, *ms* Markstrahl, *bs* Baststrahl.

Bestandtheile der trocknen Alantwurzel sind: Inulin (25—40 Proc.), wenig flüchtiges Oel, Alantkampfer (Helenol, Helenin genannt, farblos und starr, in prismatischen Krystallen anschiessend) 0,5 Proc., wachsähnliche Substanz 0,3 Proc., scharfes Weichharz 2 Proc., schleimiger bitterer Extractivstoff 33 Proc., Proteinstoffe 12,5 Proc., Cellulose 9,6 Proc., Kali- und Kalksalze. Die Asche ist gelblich-grau und beträgt aus der trocknen Wurzel 5,2—5,4 Proc.

Inulin oder Alantstärkemehl, ein glykosidischer Körper, findet sich auch in den Wurzeln der Georgine, des Löwenzahns, der Cichorie, des Erdapfels. Durch siedendes Wasser wird es gelöst, ohne jedoch Kleister zu bilden. Beim Erkalten scheidet es aus der wässrigen Lösung wieder aus. Durch längere Kochung seiner Lösung geht es in Levulose über. Durch Jod wird es nicht blau gefärbt.

Chemisches und physikalisches Verhalten des Aufgusses, bereitet aus 10 g Wurzel und 100 ccm dest. Wasser, mit 5 Tropfen Essigsäure angesäuert, durch halbtägige Digestion bei 50—70° C. Nach halbtägigem Beiseitestehen wird der Aufguss durch ein doppeltes Filter gegossen. — 1) Mit dem 2—3-fachen Vol. Weingeist findet Schleimausscheidung statt und daher geringe Trübung. — 2) Mit gleichem Vol. Pikrinsäurelösung gemischt erfolgt keine Trübung. — 3) Gerbsäure trübt schwach. — 4) Mercurichlorid trübt nur sehr schwach. — 5) Mercuronitrat bewirkt milchige Trübung. Beim Aufkochen erfolgt geringe Reduction und der schwere Niederschlag ist nur blassgrau. — 6) Jodjodkalium trübt nicht, ebenso — 7) Kaliummercurijodid, auch nicht beim Aufkochen. — 8) Silbernitrat trübt stark. Auf Zusatz überschüssigen Aetzammons folgt klare Flüssigkeit und erst nach mehrmaligem Aufkochen tritt Reduction ohne Wandbelag ein. — 9) Ferrichlorid färbt bräunlich olivengrün. — 10) Oxalsäure trübt schwach, Ammoniumoxalat aber stark. — 11) Baryumchlorid trübt stark. — 12) Kalische Kupferlösung wird reducirt. — 13) Aetznatron macht sehr klar unter unbedeutender Kräftigung der Farbe. Natriumcarbonat lässt klar, selbst beim Aufkochen. — 14) Cupriacetat trübt stark, beim Aufkochen noch stärker. — 15) Chininhydrochlorid bewirkt starke Trübung. — Von dem Aufgusse in circa 2 mm dicker Schicht auf ein Objectglas aufgegossen und an einem circa 80° C. heissen Orte eingetrocknet resultirt ein klares, glänzendes, wenig gefärbtes Feld, von einem dicken, gelben, etwa 2 mm breiten, ziemlich scharf abgegrenzten Rande eingeschlossen, welcher Rand bei 100-facher Vergrösserung aus scheinbar farblosen kleinen Krystallen oder unter sich gleich grossen durchsichtigen Massen (Inulinkörnchen) zusammengesetzt erscheint, hier und da, jedoch nur an wenigen Stellen, von dunklen, undurchsichtigen kleinflockigen Massen unterbrochen. Der Benzolauszug der Wurzel auf Glas eingetrocknet bildet ein Feld aus amorphen Tropfen, einer Harzschicht und einigen Alantkampferkrystallen zusammengesetzt.

Aufbewahrung. Die gut getrocknete Wurzel muss in hölzernen Kästen an einem trocknen Orte bewahrt werden. Das (schmutzig weissliche) Pulver hält sich am besten in Holzschachteln oder Holzbüchsen. In dicht verschlossenen Gefässen beschlägt die Wurzel mit einem schimmelähnlichen Ueberzuge (Alantkampfer), welcher sie sehr unansehnlich macht. Auch Pillen, Latwergen und ähnliche Compositionen, welche Alantwurzel enthalten, beschlagen beim Aufbewahren ähnlich. Aus Pillencompositionen lässt man sie daher gern weg und ersetzt sie durch ein anderes schleimiges indifferentes Pulver. Das weingeistige Extract hält sich gut. Das wässerige Extract bedeckt sich dagegen beständig mit dem schimmelartigen Ueberzuge.

Anwendung. Die Alantwurzel gilt als Expectorans, Diureticum, Stimulans, Stomachicum und Emmenagogum, zeigt aber nur eine mässige Wirkung. Nach starken Gaben kann Erbrechen erfolgen. Bei Bronchitis, Katarrhen, Dyspepsie giebt man sie zu 1,0—1,5—2,0 g 2—3-stündlich im Aufguss, in der Abkochung, in Latwergen.

Aeusserlich gebraucht man sie gegen Hautleiden jeder Art, besonders gegen Hautjucken, selbst gegen Scabies in der Abkochung, in Salben, Linimenten etc.

Im Ganzen ist diese Wurzel nur noch ein seltenes Hausmittel und wird von den Aerzten fast nicht mehr angewendet.

Radix Ipecacuanhae.

Brechwurzel; Ipekakuanhe. *Ipecacuanhe*; *Ipéca*. *Ipecacuanha*.

Die Wurzeläste von *Psychotria Ipecacuanha (Cephaëlis Ipecacuanha)*. Sie sind wurmförmig gekrümmt, bis zu 15 cm lang, im mittleren Theile höchstens 5 mm dick, nach den beiden äusseren Enden etwas dünner, meist ohne Aeste. Die graue oder bräunlich-graue Rinde ist vielfach und ziemlich regelmässig geringelt, innen weiss, auf dem Bruche körnig. Das walzenförmige Holz (Holzcylinder) ist dünn, leicht abzutrennen und von hellgelblicher Farbe. Die Rinde hat einen dumpfen Geruch und einen unangenehm bitteren Geschmack.

Wenn man die Wurzel mit dem fünffachen Gewichte Wasser zusammenschüttelt und nach Verlauf einer Stunde filtrirt, so entsteht ein reichlicher amorpher weisser Niederschlag auf Zusatz einer Flüssigkeit, bestehend aus 0,332 g Kaliumjodid und 0,454 g Mercurijodid in 100 g Wasser gelöst. 0,2 g der Ipecacuanhawurzel mit 10 g Salzsäure zusammengeschüttelt, so nimmt das Filtrat auf Zusatz von Jodwasser eine blaue Farbe an, und wird feurig roth, wenn man Chlorkalk darauf streut. Vorsichtig aufzubewahren.

Psychotria Ipecacuanha MÜLLER.
Synon. *Cephaëlis Ipecacuanha* A. RICHARD.
Fam. **Rubiaceae.** Sexualsyst. **Pentandria Monogynia.**

Dieses perennirende kriechende Strauchgewächs findet sich in den schattigen feuchten Wäldern Brasiliens, Perus und Neugranadas, und wird auch in Ostindien in den Thälern des Himalaya cultivirt. Sein dünner, holziger,

horizontaler, glatter Wurzelstock treibt Nebenwurzeln, welche getrocknet als
echte oder graue Ipekakuanha in den Handel gebracht werden. Sie sind
5 — 15 cm lang, einfach, strohhalm- bis federkieldick, nach beiden Enden zu
sich verdünnend, hin und her gebogen und durch zahlreiche ungleiche, unvollständig ringförmig oder wulstig hervortretende Erhabenheiten höckerig.
Die Erhabenheiten stehen circa um 2 mm von einander ab oder sind ganz
genähert und im letzteren Falle durch scharfe Einschnürungen getrennt. Hin
und wieder wechseln ebene dünnere Stellen mit dickwulstigen ab. Durch
Abspringen der Rinde ist zuweilen das weisse Holz entblösst. Die Rinde ist
dick, innen hornartig und bräunlich, im Bruche eben, ohne Markstrahlen,
besteht aus · stärkemehlreichem dichtem Parenchym und trennt sich leicht von
dem weisslichen, im Querschnitt feinporösen, undeutlich strahligen Holzkern.
Mark fehlt. Die äussere Farbe der Rinde ist graubraun bis schwarzbraun,
der Geschmack bitter.

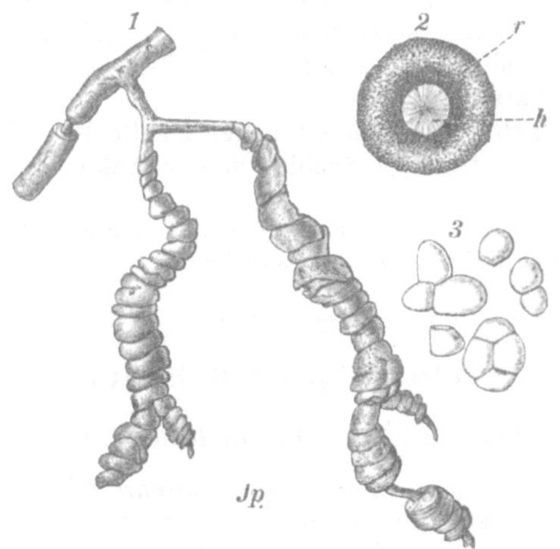

1. Cephaëlis Ipecacuanha. Unterirdischer Stamm mit Wurzel (natürl. Grösse)
2. Querdurchschnitt (Lupenbild). *r* Rinde, *h* Holz. 3. Stärkemehlkörnchen, 500-mal vergr.

Im Handel trifft man sie von hellerer und dunklerer Farbe, welche ihren
Grund in der Einsammlungszeit und in der Art des Reinigens und des Ab-
trocknens haben mag. Die dunkelfarbige Waare wird vorgezogen. Sie enthält ungefähr 1,5 Proc. Emetin, welches ihre Brechen erregende Wirkung bedingt. Diese Wurzel wird auch mit *Rad. Ip. grisea* s. *annulata* bezeichnet.
Andere ähnlich wirkende Wurzeln, welche häufig untergeschoben oder beigemischt werden, sind
    Radix Ipecacuanhae undulāta, alba, farinōsa s. *amylacĕa* (*Richardsonia
scabra* ST. HILAIRE). Dicker, wellig gebogen, mit nicht tiefen ring- und
halbringförmigen Einschnürungen, schwach geringelt. Aussen weisslichgrau oder
blassbräunlich, fein längsrunzlig. Eine zerreibliche weissliche Rinde von
mehliger Textur. Nicht bitter, nur hintennach scharf schmeckend.
0,6 Proc. Emetin. Der Querschnitt zeigt eine weisse Rinde und einen centralen
blassgelben, nur wenige Gefässporen enthaltenen Holzkörper. Das Stärkemehl
zeigt einen excentrischen Kern und Schichtungsstreifen. Fig. auf S. 509.
    Radix Ipecacuanhae striāta s. *nigra* (*Psychotria emetica* LINN. FIL.).
6 — 10 mm dick, walzenrund, gliederig, bis auf das Holz eingeschnürt, der
Länge nach streifig gerunzelt, grauschwarz; Rinde innen hornartig, bräunlich,

braun punktirt, fast 3-mal dünner als das Holz. Fast ohne Geschmack. 0,9 Proc. Emetin. Sie kommt selten in den Handel.

Auch verschiedene *Viola-, Asclepias-, Jonidium-, Dorstenia*-Arten liefern Brechen erregende Wurzeln, welche sich aber an dem Mangel der wulstigen Ringel erkennen lassen.

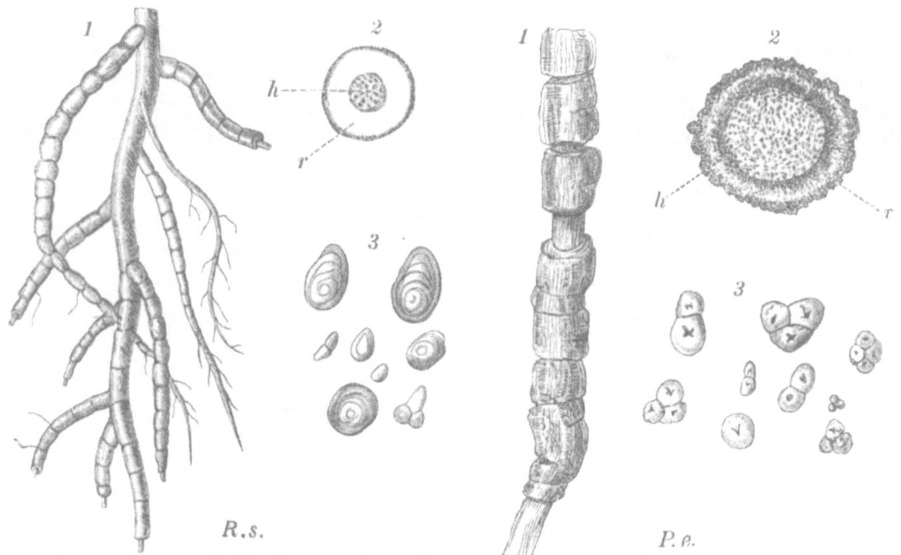

Ipecacuanha farinosa. Richardsonia scabra. 1. Wurzel in natürlicher Grösse. 2. Querdurchschnitt (Lupenbild). 3. Stärkemehl. 600-fache Vergr.

Ipecacuanha nigra s. striata. Psychotria emetica. 1. Stück der Wurzel in natürl. Grösse. 2. Querdurchschnitt (Lupenbild). *h* Holz, *r* Rinde. 3. Stärkemehl, 500-fache Vergr.

Handelswaare. Im Handel trifft man mehrere Sorten Ipecacuanha an, z. B.

1. Bei der officinellen oder geringelten Ipecacuanha, Brasil-Ipecacuanha, können auf die Länge eines cm bis zu 6 Rindenringe gezählt werden. Der Durchmesser beträgt 4—5 mm. Die von der Pharmakopoe und von der obigen Commentation gegebene Charakteristik gewährt volle Sicherheit zur Erkennung der officinellen Waare. Diese ist, abgesehen von der mehligen Sorte immer die dünnere Wurzel. Die Drogisten liefern eine rohe, eine gereinigte *(Radix mundata s. depurata)*, d. h. die von Stengeltheilen befreite Wurzel, ferner eine klein geschnittene *(minūtim concīsa)* und feingepulverte *(pulverata)* Wurzel. Die letzteren sind nach dem unter Prüfung angegebenen Modus auf Identität zu untersuchen.

2. Carthagena-, Neu-Granada-Ipecacuanha hat mit der Brasil-Ipecacuanha starke Aehnlichkeit, nur ist sie dicker und entstammt nach KARSTEN's Forschungen der *Cephaëlis acumināta* KARSTEN. Die Mutterpflanze ist am Fusse des Quindin-Gebirges in Neu-Granada, besonders im Caucathale, Provinz Antioquia, zu Hause. Die Carthagena-Ipecacuanhe beschreibt KARSTEN in seiner vortrefflichen „Deutschen Flora", wie folgt: Die Wurzel ist bis zu 1,5 dm lang, bis zu 7 mm dick, röthlichgrau. Die Holzzellen enthalten zum Theil Stärkemehl. Die Rindenwulste bleiben niedrig und das unter denselben im Zusammenhange sich entwickelnde hell-röthlich-gelbe, beim Schneiden nicht mehlige, sondern knorpelige Rindenparenchym ist nicht, wie bei der officinellen Wurzel ringförmig gesondert, trennt sich aber nicht so leicht von dem röthlich-gelben, fadenförmigen Holzcylinder. Es enthält in allen

Zellen Stärkemehl und die Innenrinde (Bast) besteht aus radial geordneten, vertical gestreckten parenchymatischen Zellen. Diese Ipecacuanhe soll weniger Emetin als die officinelle Wurzel enthalten.

3. Violettstreifige *(striata)* oder grosse streifige Ipecacuanha kommt von *Psychotria emetica* Mutis (Rubiacee), welche in Neu-Granada einheimisch ist. Sie ist grösser als die officinelle Wurzel, hat eine braune und nicht geringelte Rinde und ist mit deutlich hervortretenden Längsstriemen gezeichnet. Sie bleibt weich und feucht, die Fläche des Querschnittes ist mehr oder weniger dunkel violett, der Geschmack süsslich (wegen eines starken Zuckergehaltes). Ihre Abkochung giebt mit Jod keine Stärkemehlreaction. Sie ist zu verwerfen. Nach Attfield enthält sie bis zu 0,275 Proc. Emetin.

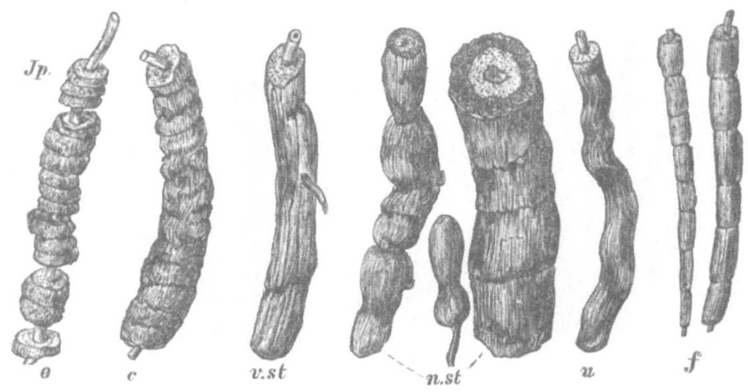

Bildlicher Vergleich der verschiedenen Ipecacuanhawurzeln.
o officinelle oder echte, *c* Carthagena-Ip., *vst* violettstreifige, *nst* schwarzstreifige, *u* welliggebogene, *f* falsche oder mehlige Ip.

4. Schwarzstreifige oder kleine streifige Ipecacuanha ist der vorigen ähnlich, aber kleiner und auch härter, brüchig und reich an Stärkemehl. Der centrale Holzkörper ist stark feinporös. Sie soll von einer *Richardsonia* stammen (Planchon) und ist ebenfalls zu verwerfen. Nach Attfield enthält sie bis zu 0,64 Proc. Emetin.

5. Wellige *(undulata)* Ipecacuanha, Poaya alba, kommt aus Brasilien und soll der von *Richardsonia scabra* L. gleichen. Sie ist frisch aussen weiss, getrocknet dunkelgrau. Die Rinde ist innen weisslich, mehlig, im Uebrigen hart und brüchig. Die wellige Form der Wurzel und der Mangel der Rindenringe lassen sie leicht von der echten Ipecacuanha unterscheiden. Sie enthält Stärkemehl, aber wie es scheint, kein Emetin und ist daher zu verwerfen.

6. Falsche Ipecacuanha, mehlige (farinosa) Ipecacuanha, soll der *Richardsonia scabra* St. Hilaire oder der *Rich. emetica* Martius entstammen. Sie ist geringelt, aber die Ringe sind länger als breit. Aussen ist sie grau, innen ist die Rinde hart, weisslich und mehlig. Sie enthält Emetin, aber kaum halb soviel als die officinelle Wurzel. Sie ist ebenfalls zu verwerfen.

7. Weisse Ipecacuanha *(Radix Ipecacuanhae alba lignosa)* kam vor 10 Jahren nach Deutschland. Sie entstammt nach Karsten dem *Jonidium Hybanthus* Jacquin, *Jonidium Ipecacuanha* St. Hilaire. Die Wurzel ist weiss, längsrunzlig, federkieldick, ästig. Sie soll ein Brechen erregendes Alkaloïd (nach Krauss nur Inulin) enthalten. Diese Wurzel ist leicht zu erkennen. Die davon nach London gebrachten Ballen werden wohl zuweilen in das Pulver der officinellen Waare wandern.

8. Radix Ipecacuanhae Ceylonica, *Radix Batiatoris* (Radix Sper-

macoces hispidae), Batiator-Wurzel. Unter diesem letzteren Namen soll am Senegal eine Wurzel in Stelle der Ipecacuanha gebraucht werden, besonders bei Dysenterie. Sie ist von der Grösse einer Rabenfeder, cylindrisch, runzelig, grau. Wie es scheint ist sie die Wurzel einer *Spermacoce* und wahrscheinlich der *Sp. hispida* L., welche auch auf Ceylon in Stelle der Ipecacuanha gebraucht wird. Im Europäischen Handel dürfte diese Wurzel wohl nicht angetroffen werden.

Pulverung. Das Pulver der Ipekakuanhe wird von den Apothekern selten selbst dargestellt, vielmehr als ein staubfeines Pulver aus Drogerien bezogen. Da es umständlich ist, die Güte des gekauften Pulvers zu schätzen, und dieses eine Menge verschiedener Beimischungen zulässt, so sollte die Bereitung der gepulverten Wurzel von einem jeden Apotheker unter allen Umständen selbst vorgenommen werden. Der von MOHR angegebene Kastenapparat (s. dessen Lehrbuch der pharm. Technik) ist eine sehr billig herzustellende Vorrichtung, mittelst welcher man nicht nur ein sehr feines Pulver erhält, wobei auch der Pulverstaub selbst den Arbeiter nicht im Geringsten belästigt. Ein besonderes Trocknen der Ipekakuanhe, um sie zu pulvern, ist gerade nicht nothwendig, wenn sie vorher an einem trocknen Orte gelegen hat. Wird sie im offenen Mörser gestossen, so hat der Arbeiter Mund, Nase und Augen vor dem Staube zu schützen, und das Pulvern selbst mehr durch Reiben zu bewerkstelligen. Der innere, fast unwirksame Holzkern, im Gewichte des vierten Theils der Wurzel, bleibt zuletzt übrig. Edit. I der Pharmakopoe liess denselben wegwerfen. Uebrigens muss erwähnt werden, dass manche Personen beim Aufathmen des Ipekakuanhastaubes krank, besonders von asthmatischen Beschwerden befallen werden. Selbst die kleinsten Stäubchen vermögen diese Wirkung hervorzubringen. Findet sich diese Idionsynkrasie bei Jemandem, welcher Apotheker werden will, so möge er sich bei Zeiten einem andern Fache zuwenden.

Contundirte Wurzel. Zu den Infusen wird eine contundirte Ipekakuanhe, *Radix Ipecacuanhae minutim concisa* s. *contusa*, vorräthig gehalten. Dieselbe ist von der Form der Senfkörner und wird durch Contundiren in einem metallenen Mörser und recht häufig wiederholtes Abschlagen durch ein passendes Perforat dargestellt, damit sie nicht mit zu vielem Pulver untermischt werde. Der Holzrest wird für sich sehr fein zerschnitten und dann dem zuvor Durchgeschlagenen beigemischt.

Die contundirte und gepulverte Ipekakuanhe wird neben anderen starkwirkenden Mitteln in nicht zu grossen, gut verstopften Glasflaschen aufbewahrt. Bei schlechter Aufbewahrung verliert sie merklich an Wirkung.

Bestandtheile. PELLETIER fand in 100 Th. der Rindensubstanz der echten Ipekakuanhe: 2 fetten und öligen Stoff, 1,6 emetischen Stoff (Emetin), 6 Wachs, 10 Gummi, 42 Amylum, 20 holzigen Antheil, Spuren flüchtiger Stoffe; Verlust 4,8. — WILLIGK fand in der Ipekakuanhe kleine Mengen Fett und Spuren eines widerlich riechenden flüchtigen Oels, Gummi, Stärke, Pektin, Emetin, Holzfaser, Ipekakuanhasäure (Gallussäure nach PELLETIER). PELLELIER fand in der Ipecacuanha ein starres fettes Oel, Wachssubstanz, Gummi, Extractivstoff, Stärkemehl, Holzfaser, Emetin und eine Säure (Ipecacuanasäure). HURAUT-MOUTILLARD fand 4 Proc. Calciumpectat. Der Emetingehalt einer guten Wurzel ist zu 1 Proc. anzunehmen (BUTTIN). STEWART fand in 8 Sorten 1,45—2,10 Proc. Emetin (Americ. Journ. of Pharm. Vol. 48, S. 398). Eine gute Ipecacuanhe muss mindestens 1,66 Proc. Emetin enthalten, denn HAGER schied aus 4 verschiedenen Quellen bezogenes *Pulvis rad. Ipecacuanhae* 1,76—1,88—1,98—2,05 g Emetin (allerdings von bräunlicher Farbe) ab. Der wässrige, mit HCl angesäuerte Auszug mit MAYER's Reagens volumetrisch bestimmt, ergab, dass je 1 ccm des Reagens 0,019 g Emetin entspricht. Die Ipecacuanhasäure wurde von WILLIGK als ein besonderer Körper erkannt. PELLETIER hielt sie für Gallussäure, was annehmen lässt, dass sie mit Eisenoxydsalzen entsprechende Reactionen giebt. PODWYSSOTZKI spricht in seiner Beschreibung der Darstellung des Emetins von mehreren Gerbsäuren, welche sich mit Eisenoxydsalzen grün färben. Es dürfte damit wohl nur die Ipecacuanhasäure gemeint sein, denn diese ist der Kaffeegerbsäure und der Chinagerbsäure verwandt und gehört nach REICH den Glykosiden an. Ferner fand PODWYSSOTZKI einen eigenthümlichen krystallisationsfähigen, in Aether löslichen Farbstoff, Erythrocephaleïn, welcher mit Alkalien purpurrothe Verbindungen liefert und sich aus der Barytverbindung in Form eines dunkel strohgelben Körpers abscheiden lässt und aus der Chloroformlösung in Nadeln krystallisirt.

Emetin, *Emetinum*, ist eine Pflanzenbase, welche sich äusserst schwierig völlig rein darstellen lässt. Es bildet ein weissliches oder gelbliches, an der Luft sich allmählich dunkler färbendes, in 1000 Th. Wasser, in Weingeist leicht lösliches, in Aether, Benzol und Oelen wenig lösliches, alkalisches Pulver, und schmilzt bei 70° C. Mit Säuren giebt es unkrystallisirbare Salze. Es schmeckt bitter und wirkt in hohem Grade brechenerregend. Dosis 0,01 g.

Dem Emetin gab GLÉNARD (1875) die Formel $C_{15}H_{22}NO_2$, LEFORT und F. WÜRTZ (1877) die richtigere Formel $C_{28}H_{40}N_2O_5$ (Mol. Gew. 484). HAGER fand sie zu $C_{24}H_{38}N_2O_7$ (Mol. Gew. 466). Das Emetinmuster, welches HAGER zu Gebote stand, war einer Drogerie entnommen. Der Grund zur Analyse war für HAGER die Beobachtung, dass das Emetin fast genau die Hälfte seines Gewichtes Pikrinsäure aufnahm.

Prüfung. Dieselbe hat besonders die Aufgabe, die Echtheit des eingekauften Ipecacuanhapulvers zu constatiren. Im lufttrocknen Zustande auf Chloroform geschüttet, schwimmt das Pulver am Niveau desselben und nach der Agitation geht das Pulver nur theilweise sehr langsam nach dem Niveau zurück. Das Chloroformfiltrat ist kaum gefärbt und zu einigen Tropfen auf einem Objectglase abgedunstet, bietet sich dem Auge ein glänzendes amorphes Feld mit Gruppen undeutlicher Krystalle.

Das Pulver der Wurzel mit verdünnter Ferrichloridlösung gemischt ergiebt eine olivengrüne Mischung, mit wenig Jodwasser gemischt erfolgt eine schmutzig braune, an Chocolade erinnernde, mit vielem Jodwasser aber eine blaue Mischung, und mit conc. Schwefelsäure zusammengerührt erfolgt eine nicht dunkle röthliche bis rothbraune Mischung.

Das lufttrockene Ipecacuanhapulver enthält 12—13 Proc. Feuchtigkeit. Der Aschengehalt des lufttrocknen Pulvers beträgt 3,1—3,3 Proc. Die Asche ist grauweiss.

Chemisches und physikalisches Verhalten des wässrigen Aufgusses, hergestellt aus 5 g der Ipecacuanhe und 50 g dest. Wasser, mit 5 Tropfen Essigsäure angesäuert, durch halbtägige Digestion bei 60—80° C. und durch Filtration nach halbtägigem Stehen. Der Aufguss ist blassgelb. — 1) Mit dem 2—3-fachen Vol. Weingeist gemischt erfolgt schwache oder opalisirende Trübung. — 2) Mit dem gleichen Vol. Pikrinsäurelösung gemischt, erfolgt starke gelbe, mit — 3) Gerbsäure stark weissliche Trübung oder Fällung. — 4) Mercurichlorid trübt unbedeutend, beim Aufkochen stärker. — 5) Mercuronitrat erzeugt weisse Fällung, welche beim Aufkochen grau wird. — 6) Jodjodkalium bewirkt starke Fällung, in amorphen Flocken bestehend. — 7) Kaliummercurijodid bewirkt weissliche Fällung. Beim Aufkochen steigt der Niederschlag, sich mit dem Schleime zu einer einzigen Wolke verbindend nach oben, dann wird der Niederschlag schwer und sammelt sich in der Ruhe als gelbe amorphe Flockenmasse am Grunde der Flüssigkeit. — 8) Silbernitrat bewirkt schwache Trübung, ein Aetzammonüberschuss macht die Flüssigkeit wieder klar. Beim Anwärmen tritt sofort Trübung ein, welche beim Kochen stärker farbig graugrün wird. Es tritt theilweise Reduction ein ohne Dunkelfärbung und auch ein unbedeutender gelblicher, nicht metallisch glänzender Wandbelag macht sich bemerkbar, welcher nur durch Salpetersäure gelöst wird. — 9) **Ferrichlorid färbt olivengrün.** — 10) **Oxalsäure lässt klar,** aber Ammoniumoxalat trübt mässig. — 11) **Baryumchlorid lässt meist klar.** — 12) **Kalische Kupferlösung wird reducirt.** — 13) **Aetznatron trübt stark.** — 14) **Cupriacetat lässt klar,** beim Aufkochen aber tritt starke Trübung ein. — 15) **Chininhydrochlorid bewirkt keine Veränderung.** Der Aufguss auf Glas am heissen Orte eingetrocknet liefert ein glänzendes amorphes Feld, dessen Contouren unter dem Mikroskop bei 100-facher Vergrösserung sich aus maschenartigen, nach Aussen grösseren, nach Innen kleineren Runzeln zusammensetzen. Hier und da sind die Contouren durch symmetrische radial gestellte Sprünge geziert.

Zur **Bestimmung** des **Emetingehaltes**, also zur Erkennung der echten officinellen Ipecacuanha kann man einfach und bündig in folgenden Weisen vorgehen. Der Mindestgehalt an Emetin wäre zu 1,66 Proc. zu normiren. Man mische 5 g der gepulverten, lufttrocknen Wurzel mit 20 ccm Wasser und 4 Tropfen Salzsäure (1,124 spec. Gew.) und dann mit 4 ccm des MAYER'schen Reagens (hergestellt aus 13,55 g Mercurichlorid, 50 g Kaliumjodid und Wasser, aufgefüllt bis zum Volumen eines Liters). Da 10 ccm dieses Reagens 0,19 g Emetin entsprechen, so setzt man zu jener Mischung 4 cc des Reagens, mischt wiederholt und nach Verlauf zweier Stunden filtrirt man einige ccm ab. Diese müssen auf Zusatz des Reagens eine Trübung erleiden. Jene 4 ccm binden nur 1,52 Proc. Emetin oder in 5 g der Wurzel 0,076 g Emetin. — Oder man mische 5 g des Pulvers der Wurzel mit 0,035 g **Pikrinsäure**, gelöst in 30 ccm Wasser und 6 Tropfen verdünnter Schwefelsäure. Nach zweistündigem Stehen und öfterem Agitiren, filtrirt man einige ccm Flüssigkeit ab, welche, mit Pikrinsäurelösung versetzt, eine Trübung erleiden muss. 466 Th. Emetin erfordern 229 Th. Pikrinsäure zur Fällung, also fast die Hälfte seines Gewichtes. Es liegt nahe, dass diese Proben an Sicherheit gewinnen, wenn man in Stelle jener 5 g Pulver, einen Aufguss aus 10 g Ipecacuanha, hergestellt mittelst eines mit 10 Tropfen Schwefelsäure versetzten Wassers und dann auf 10 ccm Rückstand eingedampft, anwendet und mit dem MAYER'schen Reagens behandelt oder mit Pikrinsäurelösung ausfällt. 10 Th. Pikrinat entsprechen 7,18 Th. Emetin.

Infusum Ipecacuanhae. Die Ipecacuanhe wird viel als Infusum gebraucht. Im Handbuch der pharm. Praxis ist gesagt, dass die Wurzel in klein geschnittener Form, als grobes und als feines Pulver stets frei vom Holzkörper sein müsse, entsprechend einem alteingeführten Usus. Dies muss ich nun hier widerrufen, denn die *Pharmacopoea Germanica ed. II,* welche einen Fortschritt auf dem Felde der Pharmacie beansprucht, hat selbst die *rejectio partis lignosae* für das Pulver der Wurzel, welche die Editio I besonders vorschrieb, unbeachtet gelassen, statt diese *rejectio* auch auf die *Radix concisa* auszudehnen. Gewissenhafte Apotheker werden auch fernerhin für die Beseitigung dieses 25 Proc. betragenden wirkungslosen Theiles zu sorgen meinen, doch damit die Forderung der Ph. übertreten. Das Holz darf nicht entfernt werden.

Da ein eisenhaltiges Wasser sorgsam bei Darstellung des Aufgusses gemieden werden muss, so werde nur **destillirtes Wasser** angewendet und natürlich auch berechnet. Die Wurzel sei so contundirt, dass die Körner die ungefähre Grösse der weissen Senfkörner haben. Ein

Infusum Ipecacuanhae concentratum bereite man aus 10 g contundirter Wurzel und 180 g destill. Wasser durch 2-stündige Digestion im Wasserbade. Nach dem freiwilligen Erkalten werden 20 g Weingeist (90-proc.) und so viel dest. Wasser hinzugesetzt, dass das Ganze der Mischung 210 g beträgt. Unter Auspressen wird colirt und nach 1—2 Tagen filtrirt. Signatur *20 g = 1 g rad.* Dieser Aufguss conservirt sich im Schatten viele Wochen hindurch und gewährt klare Mixturen.

Pulvis Ipecacuanhae desodoratus. Es giebt Personen, welchen eine Idiosynkrasie gegen Ipecacuanha innewohnt, dass sie Ipecacuanha nicht nehmen können, ohne danach sehr krank zu werden, welche sogar eine Beängstigung befällt, wenn im Nebenzimmer Ipecacuanhapulver abgewogen wird.

Für Personen dieser Art ist das desodorirte Ipecacuanhapulver passend. Dasselbe wird dadurch hergestellt, dass das Pulver in ein Deplacirgefäss gegeben und durch Aufgiessen von Aether von den riechenden Bestandtheilen und dem Fette befreit wird. Das in sehr gelinder Wärme wieder getrocknete Pulver wird in geschlossener Glasflasche aufbewahrt. Es genügt ein kleiner Vorrath. Der Taxpreis umfasst das Doppelte des gewöhnlichen Ipekakuanhapulvers.

Geschichtliches. In Brasilien wendete man schon 1550 die Ipecacuanhe gegen mehrere Leiden, besonders gegen Blutflüsse, Digestionsbeschwerden und Brustleiden an. Pison, ein Brasilianischer Arzt, und Markgraf, ein Deutscher, empfahlen (1650—1680) die Wurzel als ein vortreffliches Antidysentericum, als ein Mittel gegen Durchfall jeder Art. Der Franzose Legras, welcher Amerika mehrere Male durchreiste, brachte die Wurzel nach Europa, wo sie aber in dem Arzneischatze keine Aufnahme fand. Als der Holländische Arzt Adrian Helvetius jedoch mit dieser Wurzel eminente Heilerfolge erlangte und ein Französischer Kaufmann Grenier 70 kg der Wurzel aus Brasilien nach Frankreich brachte (1686), erfolgte auch die Aufnahme in den Arzneischatz, insofern Ludwig XIV., König von Frankreich, dem Helvetius zuerst den Verkauf des Mittels patentirte und später das geheim gehaltene Mittel, welches sich auch beim Dauphin heilsam erwiesen hatte, für 1000 Louisd'ors ankaufte und veröffentlichen liess.

Anwendung. Die Ipecacuanhawurzel ist Vomitivum, Purgativum, Expectorans, Contrastimulans, Antihaemorrhagicum. In kleinen Gaben ist die Wirkung der Ipecacuanhe gelind reizend, die Secretionen der Magenschleimhaut und die peristaltische Magenbewegung anregend. Aehnlich ist sie auf die Schleimhäute der Respirationsorgane, auf die Gehirnthätigkeit ist die Wirkung deprimirend. In grossen Gaben wirkt die Wurzel brechenerregend. Man giebt sie als krampfstillendes Mittel zu 0,005—0,01—0,05 g, als Diaphoreticum und Expectorans zu 0,02—0,05—0,1 g, als Nauseosum zu 0,1—0,2 g mehrmals täglich, als Emeticum zu 0,5—1,0—2,0 g zwei- bis dreimal innerhalb einer halben bis ganzen Stunde. Zu einem Klystier (gegen Diarrhoe) werden 2,0 bis 3,0 g mit 250 g Wasser extrahirt.

Kritik. Nachdem sich der Usus, den Holztheil der Ipecacuanhe zu verwerfen, seit Decennien eingeführt hat, die 1. Ausg. der Ph., auch die früheren Pharmacopöen die Verwerfung des Holzes beim Pulvern der Wurzel anordneten, weil dieser Holzkörper wirkungslos und leicht abzusondern ist, so hat die vorliegende Ph. ed. II diese Verwerfung nicht acceptirt, aber auch nicht gesagt, dass der Holzkörper nicht abzutrennen sei. Letzteres musste sie thun, um den Apotheker nicht auf ein Feld der Ungewissheit und des Irrthums zu stossen. Das Holzobject ist zu bedeutend und beträgt 25 Proc. Die vom Holze befreite Wurzel galt bisher als 100-procentige, die nicht davon befreite nur als 75-procentige in ihrer Wirkung — gewiss keine Kleinigkeit. Der Apotheker steht heute vor der Frage, ob er die vor dem Erscheinen der Ph. gepulverte Wurzel dispensiren kann oder nicht dispensiren darf.

Da ferner die meisten Apotheker genöthigt sind, die gepulverte Wurzel vom Drogisten zu entnehmen, so musste die Bestimmung des Emetingehaltes herangezogen werden. Man wusste doch, dass es mehrere Ipecacuanhen giebt, welche wegen ihres geringen Emetingehaltes eben nicht officinell sind.

Zog man doch zur qualitativen Emetinbestimmung das Mayer'sche Reagens heran! War es denn so schwer, die Anwendung dieses Reagens zu begrenzen?

Welche Hintergedanken mögen zur Herstellung dieses Reagens genöthigt haben, zu den schwer wägbaren minimalen Mengen des Kaliumjodids und Mercurijodids zu greifen, wo es doch nur auf eine qualitative Erkennung des Emetins ankam.

Alle diese Umstände nöthigen zu der Annahme, dass kein in der Erfahrung genügend vorgeschrittener Sachverständige der Autor sein dürfte.

Radix Levistici.

Liebstöckelwurzel. Radix Levistĭci; Radix Ligustĭci. *Racine de livèche.* *Lovage-root.*

Die Wurzel des *Levisticum officinale.* Die Stücke, aus welchen die hell braungraue Wurzel besteht *(Frusta, e quibus constat radix),* sind längs-runzelig, am oberen Theile quer-geringelt, meist der Länge nach gespalten, fast 30—40 cm lang, 4 cm dick, oft noch mit den Blattresten gekrönt. Das mehr weissliche innere Gewebe der Rinde schliesst stellenweise ein braunes oder rothgelbes Harz ein. Dünne Querschnitte quellen durch (in) Wasser stark auf. Der Durchmesser des Holzcylinders ist kleiner als derjenige der schwammigen Rinde, in welcher man ungleiche (nicht regelmässige) Ringe weiter Balsambehälter erkennen kann. Das Arom der Wurzel ist eigenthümlich.

Levisticum officinale Koch. Liebstöckel.
Synon. *Ligusticum Levisticum* Linn.
Fam. **Umbelliferae.** Sexualsyst. **Pentandria Digynia.**

Diese Umbellifere findet sich in bergigen Gegenden des südlichen Europas wildwachsend. Bei uns wird sie häufig angebaut. Die ganze Wurzel wird im Frühjahr von der 2- bis 3-jährigen Pflanze gesammelt, der Länge nach gespalten, getrocknet in den Handel gebracht. Die Hauptwurzel ist 8—16 cm lang, 3—5 cm dick, häufig mehrköpfig, fleischig, weich und schwammig, lufttrocken sehr zähe, höckerig, querrunzelig oder geringelt, nach unten in wenige einfache, 15—30 cm lange, 3—7 mm dicke, tief längsrunzelige, mit Narben besetzte Wurzeläste sich theilend. Aussen ist die Wurzel dunkel- oder graubraun, innen blassgelblich. Der Querschnitt der Hauptwurzel zeigt eine 3—4 mm dicke, schmutzig weisse Rinde aus einem stärkemehlreichen, vielfach zerklüfteten Parenchym bestehend,

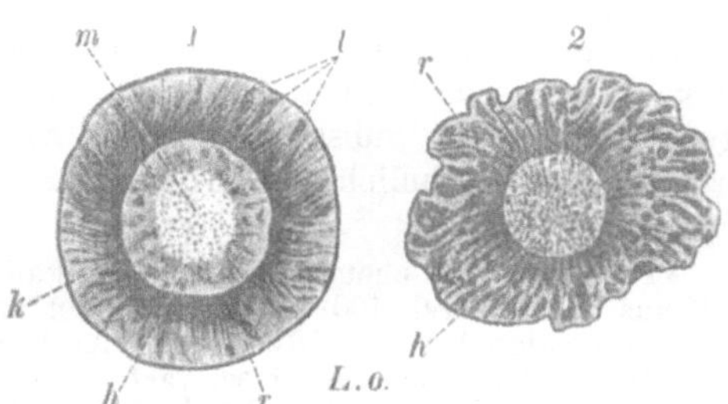

Radix Levistici. 1. Querdurchschnittfläche der frischen Hauptwurzel, natürl. Grösse. 2. Querdurchschnittfläche eines trocknen Wurzelastes, 3-mal vergr. *m* Mark, *k* Kambium, *r* Rinde, *l* Lücken im Parenchym.

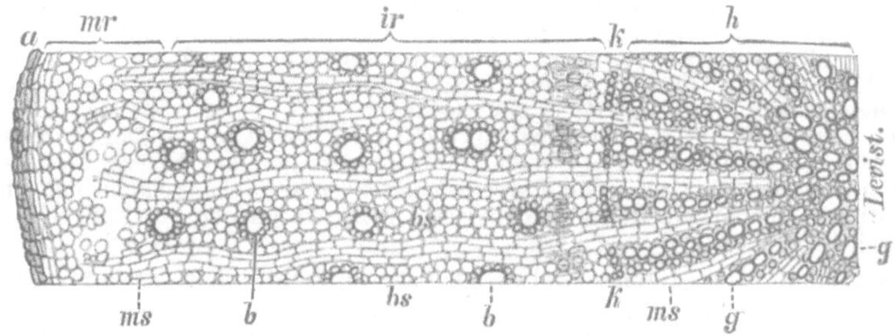

Ein Stück der Querschnittfläche eines Wurzelastes, 30-mal vergrössert. *a* Aussenrinde, *mr* Mittelrinde, *ir* Innenrinde, *k* Kambiumring, *h* Holz, *ms* Markstrahl, *bs* Baststrahl, *b* Balsamgefässe, *g* Gefäss-Poren.

33*

durchzogen von dunkelen glänzenden, unter sich genäherten Baststrahlen,
welche in der Nähe des Kambiumringes scheinbar zusammenfliessen. In den
Baststrahlen stehen in unregelmässigen concentrischen Reihen sehr enge rothgelbe Balsamgänge, deren Lumen das der Gefässporen wenig übersteigt. Der
Holzkörper ist citronengelb, weich (schwammig zerklüftet) mit undeutlichen
Markstrahlen. Mark vorhanden. Der Querschnitt der Nebenwurzeln ist ähnlich, der Holzkörper ist dichter, ohne Markstrahlen, und das Mark fehlt.

Der Geruch ist stark balsamisch, der Geschmack unangenehm süsslich,
hintennach kaum bitter und etwas scharf.

Von der sehr ähnlichen *Radix Angelicae* unterscheidet sich die Liebstöckelwurzel durch den als Mark und Rinde weit dünneren Holzring, das
kaum unter der Lupe sichtbare Strahligsein des Holzes (die Strahlen sind feiner
und schmäler), die sehr engen mehr unregelmässig concentrisch gestellten
Balsamgänge und die geringere Anzahl der Aeste. Das chemische und physikalische Verhalten des Aufgusses ist übrigens ein abweichendes.

Aufbewahrung. Die Liebstöckelwurzel wird ganz und geschnitten in
Weissblechgefässen aufbewahrt, weil sie leicht dem Wurmfrasse ausgesetzt
und auch hygroskopisch ist. Sie muss daher bei lauer Wärme getrocknet alsbald in das Blechgefäss eingeschichtet werden.

Bestandtheile. RIEGEL fand in 2000 Th. der Wurzel: 4 flüchtiges Oel,
3 fettes Oel mit Harz, 24 Zucker mit etwas Extractivstoff, 768 eigenthümlichen süssen, dem Glycyrrhizin ähnlichen Stoff mit Gummi, 28 Bassorin, 30
braunen Balsam, 108 Zucker mit Harz, 172 Pflanzengallerte, Stärke und Farbstoff, 450 Pflanzenfaser, 356 Wasser und Verlust. Der Same der Pflanze enthält mehr flüchtiges Oel und Harz. Die Pflanze selbst soll während der
Blüthe etwas giftig sein.

Zu den Bestandtheilen gehört auch Stärkemehl in rundlichen und rund-
lich-kantigen, sehr kleinen Körnern. Die in dem Parenchymgewebe lagernde
(glycyrrhizinartige) Substanz ist eine Art Traubenzucker und hat mit Glycyrrhizin keine Aehnlichkeit, insofern der Aufguss mit Chininhydrochlorid keine
Trübung erleidet.

Prüfung. Das chemische und physikalische Verhalten des Aufgusses, dargestellt aus 10 g Wurzel, 100 ccm dest. Wasser und 5 Tropfen Essigsäure mittelst halb-
tägiger Digestion bei 60—70° C. und durch Filtration nach halbtägigem Stehen am
kalten Orte. Der Aufguss ist schwach gelb. — 1) Gemischt mit 2—3 Vol. Weingeist erfolgt eine sehr schwache Trübung. Mit — 2) gleichem Vol. Pikrinsäurelösung, ferner — 3) mit Gerbsäure, auch — 4) mit Mercurichlorid, selbst unter
Aufkochen, erfolgen keine Reactionen. — 5) Mercuronitrat fällt weisse Flocken,
welche beim Aufkochen in einen wenig grauen Bodensatz übergehen. — 6) Jodjodkalium, auch — 7) Kaliummercurijodid, letzteres selbst beim Aufkochen, bleiben
ohne Reaction. — 8) Silbernitrat trübt schwach. Auf Zusatz von überschüssigem
Aetzammon wird die Flüssigkeit klar, doch tritt erst bei mehrmaligem Aufkochen
Reduction ohne Wandbelag ein. — 9) Ferrichlorid färbt grünlich braun. — 10) Oxalsäure trübt nicht, Ammoniumoxalat nur sehr schwach, auch — 11) Baryumchlorid lässt klar. — 12) Kalische Kupferlösung wird reducirt. — 13) Aetznatron macht sehr klar und kräftig gelb. — 14) Cupriacetat trübt schwach, beim
Aufkochen sehr stark. — 15) Chininhydrochlorid lässt klar. — Der Aufguss auf
eine Glasscheibe in 2 mm dicker Schicht aufgegossen und am heissen Orte eingetrocknet hinterlässt eine amorphe durchsichtige blassgelbliche Schicht mit dickem
durchsichtigem Rande, welche Schicht hygroskopisch ist und an der Luft wie Honig
klebend wird.

Anwendung. Die Liebstöckelwurzel ist ein schwaches Aromaticum und
Diureticum von nur geringer Wirkung. Sie wurde früher bei Wassersucht, bei
Blennorrhöen der Lungen und des Harnganges, chronischen Herzleiden etc.
angewendet. Heut ist sie fast ganz ausser Gebrauch gekommen.

Radix Liquiritiae.

Spanisches Süssholz. Radix Glycyrrhizae Hispanica. *Bois doux.*

Die einfachen, mehrere Decimeter langen, 5—20 mm dicken, mit wenigen Wurzeln verbundenen Wurzelausläufer der *Glycyrrhiza glabra.* Die rothbraune oder braungraue Oberfläche der Ausläufer ist hier und da mit kleinen Knospen bestreut. Der Querschnitt derselben ist gelb, strahlig, löcherig, sehr dicht, umfasst ein wenig dunkleres, oft kantiges Mark und einen scharf gezeichneten Kambiumring. Der Geschmack ist eigenthümlich süss.

Radix Liquiritiae mundata.

Süssholzwurzel; Süssholz. Radix Glycyrrhīzae echinātae; Radix Liquiritiae; Radix Liquiritīae Russĭca. *Racine de réglisse.*
Licorice-root.

Die Wurzeln und einfachen Ausläufer derselben sind entrindet (geschält) und gelb. Sie entstammen einer Russischen Art der *Glycyrrhiza glabra (Glycyrrhiza glandulifera).* Auf dem Bruche sind sie langfaserig, auf dem Querschnitte von sehr lockerem, starkstrahligem Gefüge. Sie sind meist um etwas dicker als 1 cm, gemeiniglich nicht länger als 3 dm und von eigenthümlich süssem Geschmacke.

Glycyrrhiza glabra Linn. Deutsches oder Spanisches Süssholz.
Glycyrrhiza echinata Linn. Russisch-Süssholz.
Glycyrrhiza glandulifera Waldstein et Kitaibel. Kleines Süssholz.
Fam. **Papilionaceae.** Sexualsyst. **Diadelphia Decandria.**

Die im südlichen Europa wildwachsende, in Mähren, Böhmen, Südfrankreich, Italien, bei Bamberg angebaute *Glycyrrhiza glabra* L. liefert in ihrer Wurzel das Spanische oder Französische Süssholz, welches meist nur ungeschält in den Handel kommt, und in den Apotheken nur von Kindern als Naschwerk gefordert wird. Es sind sehr lange dünne, höchstens bis 2 cm oder finger-dicke, walzenförmige, runzelige, graubraune, innen gelbe, holzig fasrige, zähe Stücke, schwerer als Wasser und von kratzendem süssem Geschmacke.

Der Querschnitt der Süssholzwurzel zeigt eine dicke Rindenschicht, Bast und Holz sind gelb, holzigfaserig, durch dünne Markstrahlen strahlig. Die Mittelrinde zeigt vier Reihen tangentialgestreckter, Stärkemehl führender Zellen (Parenchymzellen). Die Innenrinde ist circa dreimal breiter als die Mittelrinde, durchzogen von breiten Markstrahlen und von Bastbündeln durchragt, welche letzteren von Krystallzellen umgeben sind. Das Holz besteht aus schmalen Gefässbündeln und breiten Markstrahlen, welche sich aus radial gestreckten, Amylum-führenden Zellen zusammensetzten. Die Gefässbündel bestehen aus dickwandigen, gelben, meist in Gruppen zusammenstehenden, unechten Spiroïden, getrennt durch dünnwandiges Holzparenchym und Prosenchym. Die Prosenchymstränge sind den Baststrängen in der Innenrinne in Structur und Beschaffenheit gleich. Die Spiroïden sind gegliedert. Tüpfelgefässe mit ringförmig durchbrochenen Scheidewänden. Mark meist fünfeckig.

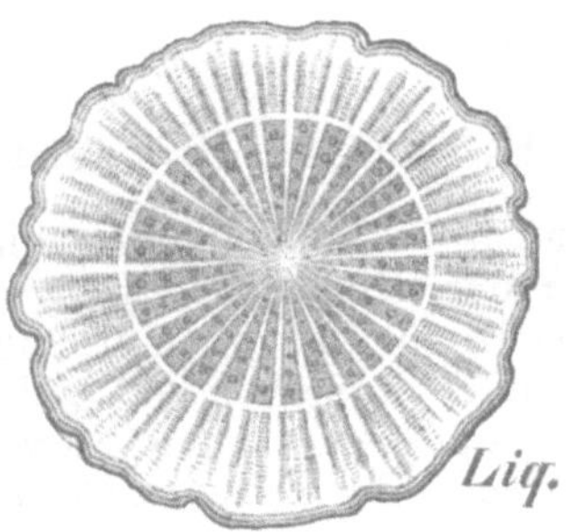

Querschnitt der Wurzel von
Glycyrrhiza glabra.

Die das geschälte Süssholz liefernde *Gly-cyrrhīza glandulifĕra* (nicht *echināta*) ist im südlichen Russland, Ungarn, Kroatien, Griechenland einheimisch und wird daselbst cultivirt. Die Wurzel ist das **Russische Süssholz.** Sie wird von ihrer dünnen gelbbraunen Rinde befreit, getrocknet und kommt als **geschältes Süssholz** in den Handel. Sie hat ein schön gelbes Holz, süssen Geschmack, und ist **eben so schwer** oder **leichter** als Wasser. Die in Mitteldeutschland gezogene Pflanze giebt eine wenig süsse, mehr kratzend schmeckende Wurzel. Früher hielt man *Glycyrrhiza echinata* für die Mutterpflanze dieser Wurzel. Da die in Deutschland wachsende Pflanze keine süsse Wurzel liefert, so hält man die *Gl. glandulifĕra* für die Pflanze, welche die mundirte Wurzel ausgiebt.

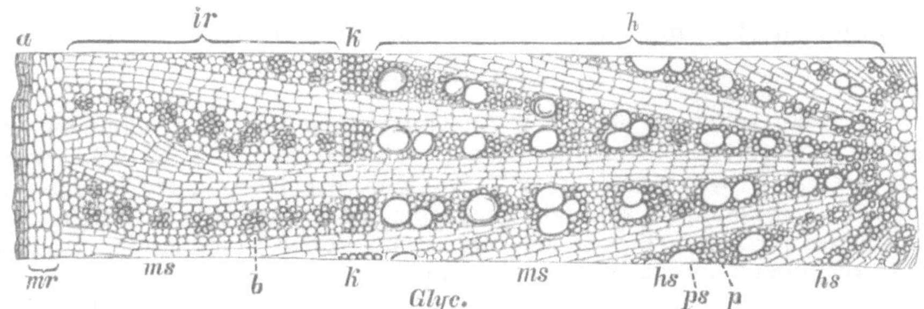

Ein Stück der Querschnittfläche der Süssholzwurzel (vergrössert). *a* Aussenrinde,
mr Mittelrinde, *ir* Innenrinde, *k* Kambium, *h* Holzring, *ms* Markstrahl, *b* Bastbündel,
hs Holzstrahl, *sp* Spiroïden, *p* Prosenchym.

Aufbewahrung. Das geschälte Süssholz wird geschnitten, grob und höchstfein gepulvert aufbewahrt. Die nicht geschälte Spanische Wurzel wird ganz oder in ca. 10 cm langen Stücken gehalten. Wegen der fasrigen holzigen Theile der Wurzel ist die Darstellung des feinen Pulvers etwas schwierig. Durch wiederholtes Abschlagen durch ein feines Haarsieb lassen sich die holzigen Fäserchen absondern. Ein staubfeines Pulver erhält man in dem von MOHR empfohlenen Kastenapparat (s. dessen Lehrbuch der pharmaceutischen Technik). Das im Handel vorkommende Süssholzpulver hat man schon mit hellem Ocher, Schüttgelb, Mehl, Farinzucker etc. verfälscht gefunden. Solche Verfälschungen lassen sich leicht nachweisen, wenn man das Pulver unter dem Mikroskop prüft oder einäschert. Bohnenmehl ergiebt sich durch den Geruch, wenn man eine Probe mit Wasser zwischen der Handfläche zerreibt.

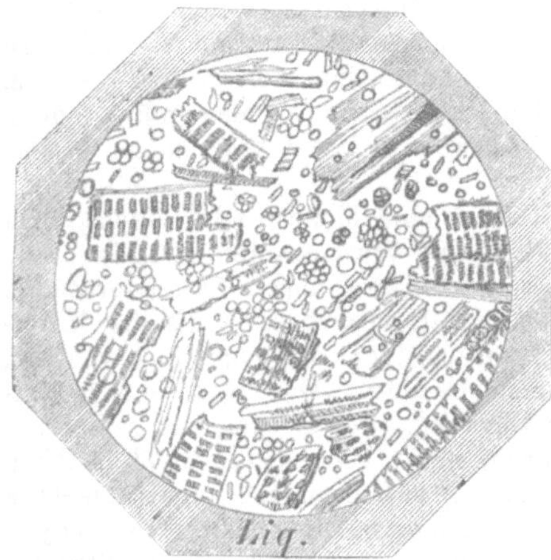

Feines Pulver der Süssholzwurzel bei 100-facher Vergr.
Stärkemehlkörner sehr klein, kuglich, länglich, auch
stabförmig.

Das in mässiger Wärme dargestellte Infusum reagirt etwas sauer und schmeckt angenehm süss, die Abkochung schmeckt süss, hat aber einen bitterlich kratzenden Nachgeschmack.

Ein Süssholzpulver von eminenter Feinheit wird von EUGEN DIETERICH zu Helfenberg in den Handel gebracht. Kein Pulver aus anderen Bezugsquellen entnommen erwies sich in gleicher Weise fein und farbig schön.

Bestandtheile der Wurzel sind nach ROBIQUET: Glycyrrhizin, kratzendes Weichharz, Wachs, eine dem Asparagin ähnliche Materie, Stärkemehl, braune, färbende, stickstoffhaltige Materie, gelber Farbstoff, Eiweiss, Holzfaser, Aepfelsäure, Phosphorsäure, schwefelsaures, phosphorsaures Calcium und Magnesium. Die Asche ist grauweiss und beträgt 6—7 Proc. von der lufttrocknen Wurzel.

Das Glycyrrhizin, Süssholzzucker, $C_{24}H_{36}O_9$, welches zum Theil frei, zum Theil an Kalkerde und Ammon gebunden, in der Süssholzwurzel vorkommt, wird aus der conc. Abkochung der Wurzel mittelst Schwefelsäure gefällt. Der Niederschlag besteht aus Schwefelsäure, Glycyrrhizin und Eiweiss. Nach dem Trocknen wird mit kochendem Weingeist das schwefelsaure Glycyrrhizin gelöst, von welchem man durch Pottasche vorsichtig die Schwefelsäure abscheidet. Das Glycyrrhizin ist gelblich, in Wasser und Weingeist löslich, von süssem, hintennach kratzendem Geschmack. Mit den meisten Alkaloiden, Erden, Metalloxyden, sehr vielen Säuren bildet es in Wasser unlösliche Verbindungen. Es ist ein Glykosid und zerfällt durch Kochen mit Salzsäure, auch durch Kochen mit Wasser in nicht krystallisirbaren gährungsfähigen Zucker und in Glycyrretin, einen amorphen harzigen bitterschmeckenden Körper. (GORUP-BESANEZ.)

Prüfung. Diese kommt nur bezüglich des Pulvers in Betracht, zunächst nach der mikroskopischen Seite ohne und mit Jodwasser gemischt. Die Amylumkörnchen erscheinen bei 100-facher Vergr. wie kleine Mohnsamenkörnchen, nicht grösser. Die Tüpfelgefässe treten vielfach hervor. Dann schreite man zu folgender Prüfung.

Chemisches und physikalisches Verhalten der Süssholzwurzel. Der bei 60—80° C. aus 10 g mit 100 ccm dest. Wasser hergestellte und nach halbtägigem Stehen filtrirte Aufguss ergiebt gemischt — 1) mit 2—3 Vol. Weingeist keine Trübung (Span. S. meist opalescirende Trübung), — 2) mit 2 Vol. Pikrinsäurelösung keine, — 3) mit Gerbsäure eine schwache Trübung. — 4) Mercurichlorid trübt nicht, beim Aufkochen aber erfolgt starke Trübung. — 5) Mercuronitrat bewirkt hellfarbige starke Trübung, beim Aufkochen grauer Schaum und schwachgrauer Bodensatz. — 6) Jodjodkalium trübt nicht, wird aber beim Aufkochen heller farbig. — 7) Kaliummercurijodid trübt weder kalt, noch beim Aufkochen. — 8) Silbernitrat trübt stark, nach Zusatz von überschüss. Aetzammon wird die Flüssigkeit klar. Erst nach mehrmaligem Aufkochen erfolgt mässige Reduction. — 9) Ferrichlorid färbt braun (Span. S. grünlich-braun). — 10) Oxalsäure trübt schwach, Ammoniumoxalat stärker. — 11) Baryumchlorid trübt stark. — 12) Kalische Kupferlösung wird leicht reducirt. — 13) Aetznatron macht klar und die gelbe Farbe gesättigter. — 14) Cupriacetat trübt stark, auch beim Aufkochen. — 15) Chininhydrochlorid trübt stark. — Mit Jodwasser gemischt resultirt eine bläuliche, schnell in Grün übergehende Färbung. — Auf Chloroform geschüttet sinkt das lufttrockene Pulver unter. Die Asche ist grauweiss und beträgt vom lufttrockenen Pulver 6, höchstens 7 Proc.

Geschichtliches THEOPHRAST erwähnt in seiner Hist. plant. süsse Wurzeln, welche 300 Jahre v. Chr. aus Scythien gebracht, in der Nähe des Myotischen Sees (Azow'sche Meer) gesammelt wurden und bei Husten und Brustkrankheiten schon von HIPPOKRATES gebraucht wurden. DIOSCORIDES nennt die Pflanze γλυκυρριζα (glykyrrhiza), Süsswurzel. Viele Römische Schriftsteller erzählen von einer *radix dulcis*, die Süssholzwurzel ist also auch den Römern bekannt gewesen. Der Namen *Liquiritia* ist durch Verdrehung des Namens *Glycyrrhiza (— gliquiricia — regolizia — requelice)* entstanden.

Anwendung. Die Süssholzwurzel ist Geschmackscorrigens und wird als ein Linderungsmittel bei Leiden der Athmungsorgane, besonders gegen Husten angewendet.

Radix Ononidis.

Hauhechelwurzel.   Radix Ononïdis; Radix Restis bovis.   *Racine d'arrête-boeuf*; *Bugrane*.   *Betty whin-root*; *Restharrow-root*.

Die Wurzel von *Ononis spinosa*. Sie ist fusslang und gewöhnlich 1—2 cm dick, meist stark gekrümmt, der Länge nach zerspalten und in Fasern zerfallend, zusammengedrückt, um ihre Achse gedreht, nach oben in viele Stengeltriebe übergehend. Ihre Oberfläche ist grau oder graubraun, das innere Gewebe zähe und weiss *(coloris albi)*. Der Querschnitt ist meist unförmlich, zeigt viele in der Länge ungleiche Radien und eine fest ansitzende und weniger als 1 mm dicke Rinde. Der Geschmack ist etwas scharf und süsslich, der Geruch erinnert an Süssholz und ist schwach.

Ononis spinosa LINN. Hauhechel. Ochsenbrech.
Fam. **Leguminosae, Genistoideae.** Sexualsyst. **Diadelphia Decandria.**

Diese perennirende Pflanze wächst bei uns auf dürren Feldern und Haiden in Menge und unterscheidet sich von den anderen verwandten und ähnlichen Arten durch bedornte Stengel und Aestchen. Die kaum cylindrische, tief gefurchte Wurzel, welche man im Spätherbst oder Frühjahr sammelt, ist

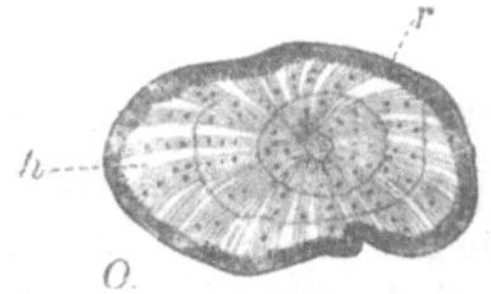

Ononis spinosa. Querschnittsfläche aus einer 2-jährigen Wurzel, natürl. Grösse.

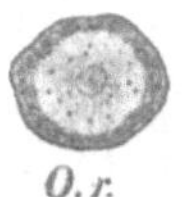

Ononis repens. Querschnittsfläche der Wurzel, natürliche Grösse.

circa 35 cm lang, federkiel- bis fingerdick, vielköpfig, ästig, zähe, geruchlos, aussen graubraun. Sie ist s c h w e r e r als Wasser. Auf dem Querschnitt zeigt sie eine sehr dünne braune Rinde und einen von vielen gelben Holz- und hellfarbigen, fast weissen Markstrahlen fächerförmig durchzogenen, feinporösen weisslichen Holzkörper. Das Mark ist verschwindend klein, meist excentrisch. Die Bastfaserbündel bestehen aus Siebröhren und Krystallfasern mit klinorhombischen Calciumoxalatkrystallen.

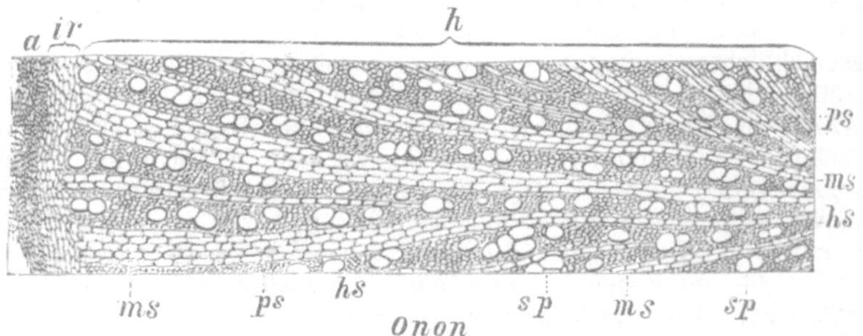

Stück eines Querschnittes der Rad. Ononidis, vergrössert. *a* Korkrinde, Aussenrinde, *ir* Innenrinde, *h* Holztheil, *ms* Markstrahl, *ps* Prosenchym, *sp* Spiroiden, *hs* Holzstrahl.

Der Geschmack der Ononiswurzel ist unangenehm herbe, süsslich scharf. Auch die Wurzeln von *Ononis repens et arvensis* LINN. werden gewöhnlich gesammelt, sie sind aber weit dünner, ziemlich cylindrisch, ohne tiefe Furchen, innen mit grauem grossem Mark. Sie sind der Wurzel von *Ononis spinosa* den Bestandtheilen nach und an Wirkung ähnlich. Die Wurzel wird nur geschnitten vorräthig gehalten und als mildes Diureticum gebraucht.

Bestandtheile. Die Ononiswurzel enthält viel Harz, welches sich beim Abdampfen der Abkochung abscheidet, eine krystallisirbare, indifferente, geschmacklose, in Wasser unlösliche, in heissem Weingeist leicht lösliche Substanz, Ononin; und einen dem Glycyrrhizin ähnlichen, in Wasser löslichen Körper, Ononid.

Aufbewahrung. Da nur die geschnittene Wurzel vorräthig gehalten wird, dieselbe aber sehr selten in Anwendung kommt, so bewahre man sie in gut geschlossenen Weissblechgefässen.

Prüfung. Chemisches und physikalisches Verhalten des aus 10 g Wurzel und 100 ccm dest. Wasser, angesäuert mit 5 Tropfen Essigsäure, mittelst mehrstündiger Digestion bei 60—70⁰ C. hergestellten, und nach halbtägigem Stehen am kalten Orte filtrirten Aufgusses. Derselbe war blassgelb und ergab gemischt — 1) mit dem 2—3-fachen Vol. Weingeist, auch — 2) mit einem doppelten Vol. Pikrinsäurelösung keine Trübung, — 3) mit Gerbsäure nur eine Andeutung einer Trübung, — 4) mit Mercurichlorid keine, beim Aufkochen aber eine opalisirende Trübung. — 5) Mercuronitrat trübte milchig, doch trat beim Aufkochen nur schwache Reduction ein. — 6) Jodjodkalium, auch — 7) Kaliummercurijodid ergaben keine Trübung, letzteres auch nicht beim Aufkochen. — 8) Silbernitrat trübt mässig, überschüssiges Aetzammon macht die Flüssigkeit ziemlich klar und erst bei wiederholtem Aufkochen tritt Reduction ein. — 9) Ferrichlorid färbt grünlich braun. — 10) Oxalsäure trübt schwach, Ammoniumoxalat aber stark. — 11) Baryumchlorid liess den Aufguss klar. — 12) Kalische Kupferlösung wird reducirt. — 13) Aetznatron macht sehr klar und die Farbe etwas kräftiger. — 14) Cupriacetat trübt nicht, beim Aufkochen aber stark. — 15) Chininhydrochlorid trübt stark. — Der auf einem Objectglase eingetrocknete Aufguss hinterlässt eine fast farblose amorphe, durchsichtige Schicht mit klarem durchsichtigem Rande, welche an der Luft schwache Hygroskopicität zeigt, denn nach einem Tage zeigt jene Schicht eine Klebrigkeit wie ein dünner Anstrich mit Terpentin. Wird die Wurzel aus dem Aufgusse getrocknet und ein Quantum von circa 0,5 g mit 2,5—3 ccm absolutem Weingeist, aufgekocht, filtrirt, von dem gelblichem Filtrat auf Objectgläser gegossen der freiwilligen Verdunstung überlassen, so hinterbleibt ein matt weisser Ueberzug, welcher bei 100-facher Vergr. ein durchsichtiges, aus amorphen punktförmigen Körnchen zusammengesetztes Feld darbietet, hier und da mit nur wenigen kleinen gelben oder weniger durchsichtigen, federartig verzweigten Krystallen, zum Theil in Form von Halb- und Ganz-Rosetten, durchsetzt. Der Auszug der getrockneten Wurzel aus dem Aufgusse mittelst Benzols hinterlässt, auf Glas freiwillig verdunstet, amorphe und krystallinische, aber bei 100-facher Vergr. gross-körnige Massen. Die punktförmigen Körnchen aus der weingeistigen Lösung, dicht aneinander liegend, sind stets in parallelen, sich gegenseitig tangirenden Striemen oder Linien geordnet und zwar in der Richtung, in welcher das Glas beim Reinigen gerieben wurde. Der weingeistige Auszug in grösserer Menge eingetrocknet ergiebt eine gelbbraune harzige, unter dem Mikroskop schollige Masse mit dunklen Rosetten.

Kritik. Der lateinische Text bietet wiederum sonderbare Angaben. Zunächst ist *radix pedalis* eine ausser Cours gesetzte Bezeichnung, welche zugleich Auffallendes darbietet, als die Dicke der Wurzel nach Centimetern gemessen wird. Ferner treffen wir auf eine weisse Farbe, *color albus*. Sollten die Verf. einer Pharmakopoe für Deutschland nicht gewusst haben, dass eine weisse Farbe gar nicht existirt und dass nur der gewöhnliche Mann, welcher der Physik fernsteht, von einer weissen Farbe spricht? Die Ph. ist für Aerzte und Apotheker geschrieben und diese Leute zählen immer noch zu den gebildeten Volksklassen. Man hätte also wohl einige Rücksicht nehmen und den Text der Ph. vom streng wissenschaftlichen Standpunkte aus fassen müssen. Die *Germina caulium* haben wir schon an anderer Stelle (S. 406) näher beleuchtet.

Radix Pimpinellae.

Pimpinellwurzel; Biebernellwurzel.   Radix Pimpinellae albae;
Radix Tragoselīni majōris.   *Racine de saxifrage*; *Racine de
boucage.*   *Pimpernel-root.*

Die braunen bewurzelten Wurzelstöcke und Wurzeln der *Pimpinella
Saxifraga* und *Pimpinella magna.* Das geringelte mehrköpfige Rhizom,
welchem bisweilen Blattstielreste und auch Stengelreste anhängen, läuft
nach unten in runzlige höckerige Wurzeln aus, welche bis zu 2 dcm
lang und bis zu 15 mm dick sind. Auf dem Querschnitte derselben erreicht der Durchmesser des gelben Holzcylinders fast die Breite der
weissen, nach aussen mit grossen Lücken versehenen Rinde, welche
von zahlreichen Striemen braungelber Balsamzellen strahlenförmig durchzogen ist. Die Pimpinellwurzel lässt sich leicht schneiden. Sie ist von
scharf gewürzhaftem, höchst eigenthümlichem Geruche und Geschmacke.

Pimpinella Saxifraga LINN. Weisse Bibernelle.
Pimpinella magna LINN. Grosse Bibernelle.
Fam. **Umbelliferae.** Sexualsyst. **Pentandria Digynia.**

Diese *Pimpinella*-Arten sind in ganz Europa heimisch. Die Wurzel wird
gesammelt von: 1) *Pimpinella Saxifrăga*, 2) *Pimp. Saxifraga variĕtas nigra,*
3) *Pimpinella magna.* Die Wurzeln werden im Frühling und Spätherbste gesammelt.

Die Wurzel der *Pimpinella Saxifraga* L. ist 8—25 cm lang, circa 13 mm
dick, nach unten dünner werdend, cylindrisch, meist einfach, zuweilen nach
einer Seite in einen Ast ausgehend, längsfurchig, oben öfters mehrköpfig und
nach oben meist schwach geringelt, stellenweise mit Querwülstchen oder
Höckern besetzt, aussen braungelb oder schmutzig gelb. Auf dem Querschnitt
zeigt sie eine weisse, weiche, dicke, innen etwas lückige, von braunen
Baststrahlen durchsetzte Rinde, mit in den Baststrah-
len radial geordneten, gelblichen, oder röthlichen Balsamgängen, ferner ein gelbes, fein poröses, von
weissen Markstrahlen durchzogenes Holz, durch einen
dunkleren Kambiumring von der dünneren Rinde getrennt; Rinde und Holz sind von gleicher Dicke; kein
Mark. Die nur in der Rinde vorhandenen Balsamgefässe haben ein gleiches Lumen wie die weitesten
Spiroïden im Holzkörper. Das Parenchym der Rinde
und des Holzes strotzt an einfachen und zusammengesetzten Stärkekörnchen. Je nach dem Alter der Pflanze,
Varietät, Standort, Einsammlungszeit findet man Ab-
weichungen von der gegebenen Charakteristik, doch der
eigenthümliche, charakteristische, aromatische, bock-
artige Geruch und ein süsslicher, schleimiger, hintennach scharfer beissender
Geschmack sind hervorragende Kennzeichen einer guten Wurzel. Die im
Frühjahre gesammelte Wurzel ist reicher an Balsamgängen als die im Herbst
gesammelte.

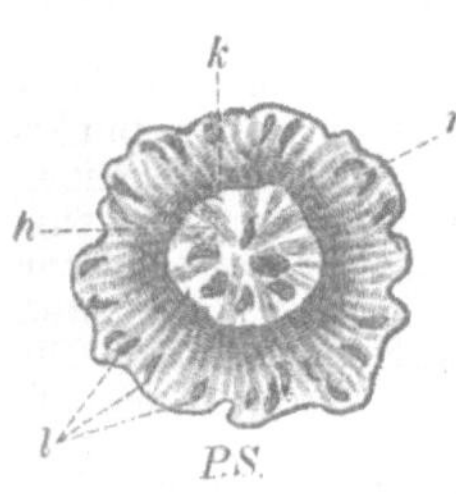
Pimpinella Saxifraga. Quer-
durchschnitt der trocknen
Wurzel. *r* Rinde, *k* Kambium,
h Holz, *l* Lücken. 2 - malige
Vergr.

Die Wurzel von *Pimpinella Saxifraga*, Variet. *nigra* L. (*Pimpinella
nigra* WILLDENOW), einer in der Mark Brandenburg häufigen Abart, ist etwas
dünner, aussen etwas dunkler oder schwärzlich, innen aber in Folge des ein-

getrockneten Milchsaftes bläulich. Auf dem Querschnitt ergeben sich in der Rinde schmale, blaue Balsamgänge enthaltende, graue Baststrahlen, welche um das hellfarbige Holz zu einem dunklen Ringe zusammenfliessen. Geruch und Geschmack ist wie bei der vorigen Wurzel.

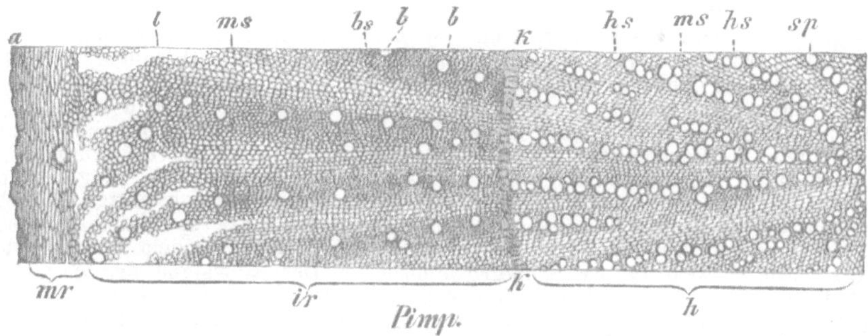

Theil der Querschnittfläche der Pimpinellwurzel. *a* Kork, Aussenrinde, *mr* Mittelrinde, *ir* Innenrinde, *k* Kambiumring, *h* Holz, *ms* Markstrahlen, *bs* Baststrahlen, *b* Balsamgefässe, *hs* Holzstrahl, *sp* Spiroïden, *l* Lücken im Parenchym.

Die Wurzel von *Pimpinella magna* ist blässer an Farbe, grösser und dicker, vielköpfig, tiefer gefurcht und schwammiger, häufig ästiger. Die Rinde ist fast zweimal dicker als der Holzkörper. Der Geruch hat weniger Bock-artiges, ist sogar etwas angenehmer, sonst ist sie im Geruch und Geschmack nicht wesentlich verschieden. Die auf steinigem Boden vegetirende Pflanze liefert besonders eine stark aromatische Wurzel.

Die Pimpinellawurzel ist geschnitten zum grösseren Theile leichter, zum kleineren Theile schwerer als Wasser. Die Wurzeln folgender Pflanzen werden untergeschoben:

Heracleum Sphondylium L. Wurzel ochergelb, kaum gefurcht, verästelt, circa 2 cm dick. Rinde auf dem Querschnitt sehr weiss, mehlig, lückig, nicht strahlig, dicker als das Holz. Spärliche braunrothe Balsamgänge. Gelbliches grobporöses Holz. Kein dunkler Kambiumring. Der Geruch ist bedeutend schwächer. Die Wurzel ist trocken und geschnitten durchweg leichter als Wasser.

Pastinaca sativa, Carum Carvi, Poterium Sanguisorba, Peucedanum Oreoselinum MOENCH. etc. Wurzeln nicht balsamisch und nicht scharf und beissend schmeckend, theils geruchlos.

Bestandtheile sind gelbes (von *P. nigra* bläuliches oder bald grünlich werdendes) flüchtiges Oel, Harz, etwas Gerbstoff, Stärkemehl, Zucker, Gummi, Eiweiss etc. Der Zuckergehalt beträgt 6—10 Proc. Die Asche ist grau und beträgt 6,5—7,3 Proc.

Aufbewahrung. Die Pimpinellwurzel wird geschnitten und in kleiner Menge gepulvert in Blech- oder Glasgefässen aufbewahrt.

Prüfung. Geruch und Geschmack sind so eigenthümlich, dass sie genügen, die gute und echte Wurzel zu erkennen. Die geschnittene lufttrockene Wurzel mit Wasser geschüttelt, lässt nur $^1/_5$—$^1/_4$ ihrer Menge untersinken.

Chemisches und physikalisches Verhalten des Aufgusses der Pimpinell-wurzel, bereitet durch mehrstündige Digestion bei 60—80⁰ C. und Filtration nach mehrstündigem Beiseitestehen aus 10g Wurzel und 100ccm dest. Wasser. Dieser Aufguss ist blass-röthlichgelb. Gemischt — 1) mit dem 2—3-fachen Vol. Weingeist, — 2) mit dem doppelten Vol. Pikrinsäurelösung, — 3) mit Gerbsäure, auch — 4) mit Mercurichlorid, selbst beim Aufkochen erfolgen keine Trübungen, der Aufguss bleibt klar. — 5) Mercuronitrat trübt stark, doch erfolgt beim Aufkochen keine Reduction. — 6) Jodjodkalium, auch — 7) Kaliummercurijodid bewirken keine Trübung. — 8) Silbernitrat trübt mässig oder schwach. Ueberschüssiges Aetzammon macht klar, doch erst nach wiederholter Aufkochung tritt Reduction ohne Wandbelag ein. — 9) Ferrichlorid färbt grünlich-braun. — 10) Oxalsäure trübt nicht, aber Ammoniumoxalat trübt stark. — 11) Baryumchlorid bewirkt schwache Trübung. — 12) Kalische Kupferlösung wird reducirt. — 13) Aetznatron macht klar und etwas intensiver gelb. — 14) Cupriacetat trübt schwach, beim Aufkochen aber stark. — 15) Chininhydrochlorid trübt nicht. — Der Aufguss auf ein Objectglas gegossen und an einem warmen Orte eingetrocknet, hinterlässt eine amorphe durchsichtige Schicht, in welcher durchsichtige Körnchen lagern und daraus hervorragen, so dass man sie durch Auge und Gefühl erkennen kann. Nach einem Tage zeigt sich diese Schicht beim Druck mit dem Finger klebrig wie Terpentin, ist also nur wenig hygroskopisch. — Der Rückstand der Wurzel aus dem Aufgusse getrocknet und in Menge von 0,5g mit 2,5—3ccm absolut. Weingeist gekocht, liefert ein gelbes Filtrat, welches auf Glas gegossen und freiwillig eingetrocknet nur eine farblose krause amorphe Schicht hinterlässt, in welcher Krystalle fehlen.

Anwendung. Die Pimpinellwurzel dient als ein die Verdauung, die Secretionen der Schleimhäute der Respirationsorgane beförderndes Mittel. Man benutzt sie als Kaumittel gegen Zungenlähmung, innerlich und in Gurgelwässern gegen Heiserkeit, Rauhigkeit im Halse, Schleimasthma, in Zahnlatwergen. Ist meist nur Handverkaufsartikel gegen Heiserkeit.

Radix Ratanhiae.

Ratanhawurzel; Ratanhe; Ratanhiawurzel. Radix Ratanhae.
Ratanhia. Ratanhy-root.

Die zu mehreren Decimetern langen, bis zu ungefähr 3cm dicken Wurzeläste der *Krameria triandra*. Das braunrothe, innen weissliche Holz ist von einer fast 1mm dicken, dunkel braunrothen, nicht warzigen, kurzfasrigen Rinde umgeben, mit welcher man auf Papier einen braunen Strich ziehen kann. Von den dickeren Aesten schält sich die Rinde in Querrissen ab. Dieser Rinde, nicht dem Holze ist jener (?) äusserst herbe Geschmack eigen.

Wird die Rinde mit 300 Th. Wasser geschüttelt, so erhält man einen bräunlichen Auszug, welcher auf Zusatz von Ferrichlorid sich grün färbt, und kurze Zeit darauf bildet sich ein brauner Bodensatz *(sedimentum subsidit)*. 1 Th. der Rinde mit 1 Th. feingepulvertem Eisen und 300 Th. Wasser zusammengeschüttelt muss nach 4 Stunden eine rothbraune, nicht violette Flüssigkeit ausgeben.

Krameria triandra Ruiz et Pavon.
Fam. **Polygaleae** Juss. **Krameriaceae** Kunth. Sexualsyst. **Triandria Monogynia.**

Die dreimännige Kramerie ist ein niedriges Strauchgewächs Perus und Bolivias und liefert die officinelle Ratanhawurzel, deren Wurzeläste von der Hauptwurzel abgesondert oder deren ganze Wurzel als Peruanische Ratanha oder Payta-Ratanha in den Handel kommt. Da die Hauptwurzeln häufig von der Rinde, die den medicinisch kräftigsten Theil bildet, frei sind, so giebt man den Wurzelästen den Vorzug.

Die Hauptwurzel ist 10—23 cm lang, 3—5 cm dick, sehr knorrig, zuweilen cylindrisch, und zertheilt sich nach unten in zahlreiche cylindrische, circa 30 cm lange, 6—18 mm dicke, einfache, schlangig gebogene, nach der Spitze zu fasrige Aeste. Aussen ist die Wurzel rothbraun bis schwarzbraun, etwas glänzend, schwach längsrunzlig, hin und wieder querrissig, im übrigen sehr holzig und fest. Von anderen ähnlichen Wurzeln unterscheidet sie sich durch die feste, innen braunrothe, im Bruche fasrige, von dem harten zimmtfarbenen Holze leicht und in grösseren Stücken abspringende Rinde, welche wenigstens 6-mal dünner ist als das poröse, von äusserst feinen Markstrahlen durchzogene Holz. Mark fehlt. Die Rinde schmeckt stark zusammenziehend, etwas bitter, das Holz ist fast geschmacklos.

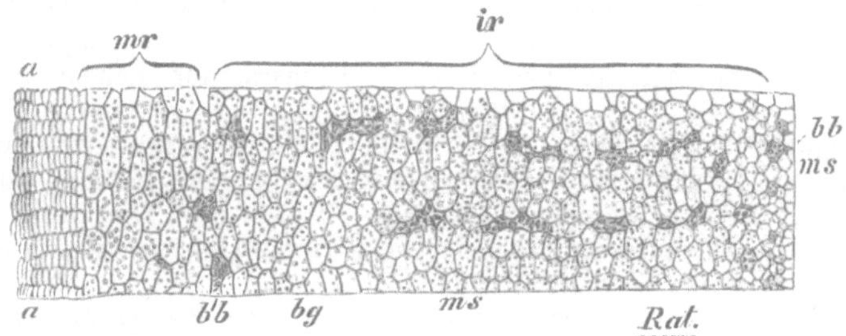

Querschnitt der Rinde der Ratanhawurzel. *a* Kork der Aussenrinde, *mr* Mittelrinde, *ir* Innenrinde, *bb* Bastbündel, *bg* Bastgewebe, Stärkemehl führend, *ms* Markstrahl (80-mal vergr.).

Der Querschnitt der Hauptwurzel zeigt eine Rinde, welche circa $^1/_{20}$ des Durchmessers ausmacht, und ein fein poröses, fein strahliges Holz mit deutlichen Jahresringen. Der Querschnitt der Aeste zeigt eine Rinde, welche circa $^1/_6$ des Durchmessers beträgt, eine nur stellenweise vorhandene dunkle glänzende Korkschicht und einen hellrothen, nach innen braunrothen marklosen Holzkern.

Im Handel vorkommende und nicht officinelle Ratanhawurzeln sind:

Savanilla- oder Granāda-Ratanha (Neu-Granada-Ratanha) hat nur bis zu 20 cm lange Aeste, ist grauviolett oder matt chocoladenbraun, mehr oder weniger längsfurchig, quer- und tiefrissig. Die Rinde ist grauviolett im Bruch sehr kurzfaserig und 3- bis 4-mal dünner als das Holz. Sie hat hier und da Querrisse, welche bis zum Holze reichen. Sie hängt ferner fest an und blättert nicht in so kleinen Stücken ab, auch ist sie auf den Intervallen zwischen den Querrissen nicht so knorrig wie Peru-Ratanha. Spaltet die Rinde

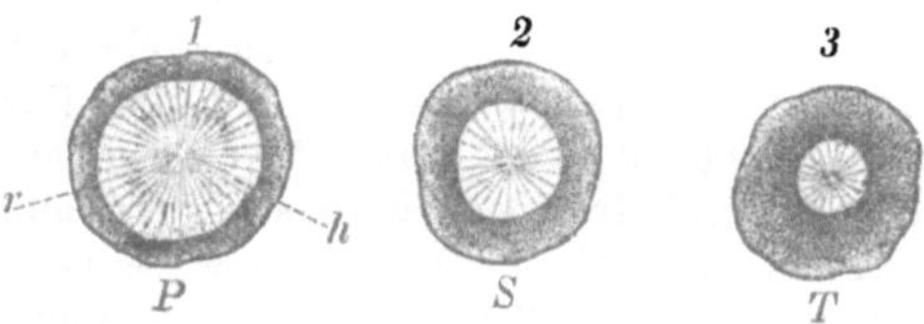

1. Peruratanha, 2. Savanillarantanha, 3. Texasratanha. Querschnitte in natürl. Grösse.

ab, so vollzieht sich dies in grösseren und breiteren Stücken. Der Querschnitt ergiebt eine weit dickere Rinde als die Peruratanha aufweist, und eine braunrothe Farbe, während diese bei der Peruwaare nur braun ist. Die Korkschicht ist zusammenhängend, glänzend. Diese Wurzel soll von *Krameria tomentōsa* St. Hilaire oder *Krameria grandifolia* Bbrg entnommen werden. Planchon giebt den Namen *Krameria Ixina var. Granatensis* an. Der Geschmack ist ebenfalls adstringirend und bitterlich.

Antillische Ratanha, Brasil- oder Para-Ratanha (von *Krameria Ixina* LINN.) ist der Savanilla-Ratanha ähnlich. Sie besteht aus 5—8 mm dicken, längsrunzligen Stücken, ist braun bis braunschwarz, hier und da weisslich grau, matt. Die Rinde ist nicht abspringend, fast ohne Querrisse, welche bald tief und breit oder fein sind. Die Rinde misst circa $1/5$ des Durchmessers der Wurzel, oft bis zur Dicke des Holzes, welches blass gelbroth ist. Wie es scheint, giebt es zwei Arten dieser Wurzel, eine graubraune und eine schwarze. Erstere zeigt fast keine Längsrisse, ist aber stark längsfurchig, die schwarze zeigt dagegen tiefe und starke Querrisse.

Texanische Ratanha (von *Krameria secundiflōra* DC.) kommt auch aus Mexico, Texas und Arkansas. Sie ist schwarzbraun, längs- und querrissig. Die Rinde ist beinahe so dick oder dicker wie der Holzkörper, hellroth, mehlig und nicht faserig. Die Borke springt in Schuppen ab. Der Geschmack ist adstringirend und bitter. Texasratanha kommt im Handel selten vor.

Bestandtheile. A. VOGEL, C. G. GMELIN und TROMMSDORF fanden als Bestandtheile der Wurzel 36—46 Proc. Eisen grünbraun fällende Gerbsäure, Stärkemehl (0,5 Proc.), Schleim (1,5 Proc.), Holzfaser. Die darin von PESCHIER gefundene Kramersäure ist nach WITTSTEIN's Untersuchungen Schwefelsäure mit anhängendem Tyrosin.

WITTSTEIN fand in der Wurzelrinde gegen 20 Proc. Ratanhagerbsäure, welche mit der Catechugerbsäure viel Aehnlichkeit hat und Brenzcatechin ausgiebt. Sie bildet ein rothes amorphes Pulver, dessen Lösung durch Brechweinstein nicht, durch Eisenoxydsalze braungrün gefällt wird. Durch verdünnte Mineralsäuren wird sie in Zucker und das in Wasser unlösliche Ratanharoth gespalten. Ferner fand WITTSTEIN Wachs und geringe Mengen Gummi und Zucker. Die Gerbsäure der Ratanha ist in wasser- und weingeistfreiem Aether nicht löslich.

Der wässrige concentrirte Auszug der Peruratanha wird durch die fixen Aetzalkalien nicht getrübt, die Lösungen der Extracte der anderen Ratanhaarten sollen mit den Alkalien einen Niederschlag geben.

Aufbewahrung. Die Ratanhawurzel wird sehr klein geschnitten und feingepulvert vorräthig gehalten. Beim Pulvern lässt man eine möglichst grosse Remanenz, welche aus den holzigen Theilen besteht und gelegentlich zur Extractbereitung verwendet wird. Vom Pulver hält man nur kleine Mengen vorräthig und zwar in Glasflaschen. Es kommt nur selten in der Receptur vor.

Prüfung. Die Ph. scheint eine Falsification mit Eichenrinde und ähnlichen Rinden im Sinne gehabt zu haben, als sie die Reaction mit Ferrichlorid und Eisen vorschrieb. Der Gerbstoff der Ratanha giebt mit Ferrisalzen keine violette, sondern eine grünlichbraune bis dunkelbraune Färbung. Dass auch andere Wurzeln mit Ferrichlorid grünbraune Reactionen ausgeben, finden wir wiederholt in den Abschnitten, betreffend das chemische und physikalische Verhalten der Wurzeln, angegeben. Hiernach wäre noch eine andere Reaction zur Erkennung der echten Wurzel erwünscht und die Reaction des wässrigen Auszuges gegen Salzsäure (siehe unten) hervorzuheben.

Chemisches und physikalisches Verhalten der Ratanhawurzelauszüge. Der Auszug mit absolutem Weingeist auf Glas eingetrocknet hinterlässt einen rothen Ueberzug, bei 100-facher Vergr. inselförmige Hervorragungen, durchsetzt von sich gegenseitig durchschneidenden Sprüngen. Der auf Glas eingetrocknete Chloroformauszug, auch der Benzolauszug, ergeben kleine amorphe, farblose Massen, hier und da mit undeutlich krystallinischen Gebilden durchsetzt. Der Auszug mit absolutem Weingeist, welcher zuvor auf 3—4 ccm mit 5 Tropfen Salzsäure versetzt ist, giebt auf Glas freiwillig eingetrocknet einen auffallend matten (wie durch gelben Bolus bewirkten), undurchsichtigen gelbrothen Ueberzug, während der ähnlich angesäuerte wässrige Auszug, in der Wärme eingetrocknet, ein dunkelbraunrothes, nicht mattes, von wenigen undeutlichen Krystallen besetztes Feld darbietet.

Der wässrige Aufguss, dargestellt aus 10 g Wurzel und 100 ccm dest. Wasser, bei 60—80⁰ C. durch 4—6 Stunden digerirt, dann nach mehrstündigem Stehen durch ein und dasselbe Filtrum 2—3-mal gegossen, bildet eine nicht völlig klare, röthlichgelbe, zusammenziehend bitterlich schmeckende Flüssigkeit. Mit — 1) dem 2—3-fachen Vol. Weingeist, — 2) mit dem 2-fachen Vol. Prikrinsäurelösung, auch — 3) mit Gerbsäure versetzt, erfolgt keine Veränderung. — 4) Mercurichlorid bewirkt starke Trübung, welche aber beim Aufkochen schwindet. — 5) Mercuronitrat fällt stark und beim Aufkochen tritt etwas dunklere Färbung und Reduction ein. — 6) Jodjodkalium bewirkt braungelbe Fällung. Beim Aufkochen schmilzt der Niederschlag zu dunkler Masse. — 7) Kaliummercurijodid trübt nicht, die Flüssigkeit wird sogar beim Erwärmen klar und kräftiger an Farbe. — 8) Silbernitrat bewirkt starke Trübung. Ueberschüssiges Aetzammon macht zwar klar, aber, ohne dass erwärmt wird, tritt alsbald Reduction ein und die Flüssigkeit wird dunkel braungrau. — 9) Ferrichlorid färbt grünlich-braun. — 10) Oxalsäure, auch Ammoniumoxalat trüben sehr unbedeutend, ebenso — 11) Baryumchlorid. — 12) Aetznatron, auch Natriumcarbonat machen sehr klar und färben dunkelroth. — 13) Kalische Kupferlösung mit dem Aufguss gemischt und erhitzt bewirkt verschiedene Farbennüancirungen, Roth geht z. B. in Blaugrün über, und eine Reduction wird nur angedeutet. — 14) Cupriacetat trübt mässig, beim Aufkochen aber stark und die Mischung wird chocoladenbraun. — 15) Chininhydrochlorid bewirkt starke Fällung, indem das Gemisch eine Rosafärbung zeigt. — 16) Auffallende Reactionen geben Salzsäure, weniger Salpetersäure, welche dem Aufgusse zugesetzt, Trübungen bewirken. Der Aufguss zu 3 ccm mit 5 Tropfen Salpetersäure versetzt und auf einem Glase an einem 30 — 35⁰ C. warmen Orte eingetrocknet, bietet dem blossen Auge ein scheinbar krystallinisches Feld, welches aber, bei 100-facher Vergr. betrachtet, aus bräunlichgelben amorphen, wellig geformten von zarten Sprüngen durchsetzten Massen mit nur wenigen krystallinischen Ausscheidungen besteht. Der mit Salzsäure versetzte Aufguss bietet diese Eigenthümlichkeit nur im entfernten Maasse, ist vielmehr braun und glatt, hier und da mit einem hervorragenden undeutlichen Krystalle durchsetzt.

Der wässrige Aufguss auf Glas gegossen und an einem warmen Orte eingetrocknet, liefert einen durchsichtigen, röthlichgelbbraunen, glänzenden glatten Ueberzug mit durchsichtiger dickschichtiger, hier und da von Sprüngen durchsetzter Contour. Das Innenfeld bietet nur wenige zerstreute krystallinische, kaum fühlbare Körnchen dem Auge dar. Giebt man auf diesen Ueberzug einen Tropfen mit gleichviel Wasser verdünnte Ferrichloridlösung, und streicht denselben aus einander, so resultirt eine grüne in Grünlichbraun übergehende Färbung. Der eingetrocknete wässrige Auszug zeigt nicht die geringste hygroskopische Eigenschaft.

Der Aufguss giebt mit Salzsäure versetzt eine starke Trübung, welche diesen Gerbstoffkörper von ähnlichen vorwiegend unterscheidet. Mit conc. Schwefelsäure giebt er ebenfalls einen starken Niederschlag, aber auch die Aufgüsse anderer Gerbstoffkörper geben damit Trübungen und Niederschläge.

Geschichtliches. Ein Spanischer Botaniker, HIPOLITO RUIZ, beobachtete zu Huanuco und Lima vor 100 Jahren (1784) die Anwendung einer Wurzel zur Conservirung des Zahngebisses, in welcher Wurzel er die *Radix Ratanhiae*, der *Krameria triandra* entstammend, erkannte. Er brachte von dieser Droge eine reichliche Menge nach Spanien, wo die Aerzte den Heilwerth dieser Wurzel bestätigten und in Folge dessen eine grössere Einfuhr der Droge veranlassten.

Anwendung. Ratanha ist ein tonisches Adstringens und vortreffliches Antihaemorrhagicum, welches innerlich in der Abkochung, in Pulvern, Latwergen zu 0,5—1,0—1,5 g zwei- bis dreistündlich gegeben wird. Aeusserlich benutzt man es zu Zahnpulvern und Zahnfleischmitteln, auch in Streupulvern, Mund- und Gurgelwässern, Injectionen und Umschlägen (bei Prolapsus).

Radix Rhei.

Rhabarber. Radix Rhēi; Radix Rhabarbări. *Rhubarbe. Rhubarb.*

Rhizome (Wurzelstöcke) von *Rheum*-Arten, welche in den mittleren Provinzen Chinas vegetiren, vorzugsweise von *Rheum officinale*. Sie sind geschält (entrindet), oft unregelmässig zerschnitten. Das sehr dichte Gewebe derselben, wie man es auf dem durch Zerschlagen bewirkten frischen Bruche erkennen kann, ist gemischt aus körniger, nicht fasriger, glänzend weisser Grundmasse und braunrothen Markstrahlen. Diese (letztere) verlaufen in den inneren Theilen ohne Regelmässigkeit, bilden aber gegen die Oberfläche 1 cm im Durchmesser haltende Strahlenkreise. Nur in der äussersten sehr schmalen Rhizomschicht ist die Anordnung derselben regelmässig. Sowohl Geruch wie Geschmack sind eigenthümlich.

Rheum officinale Baillon, **Rheum undulatum** L., **compactum** L., **palmatum (Tanguticum)** L., **Emodi** Wallroth etc.
Fam. **Polygoneae.** Sexualsyst. **Hexandria Trigynia.**

Die Mutterpflanzen der guten Rhabarbersorten sind mit Sicherheit nicht gekannt. Die vorstehend angeführten sind von den Botanikern dafür angegeben worden. Nach Przewalski liefert *Rheum palmatum Tanguticum*, welches in der Provinz Gansu einheimisch ist, nach Dabry aber *Rheum officinale* Baillon die Chinesische Rhabarberwurzel. Man unterscheidet hauptsächlich eine Asiatische und eine Europäische Rhabarber, von welchen nur die erstere in den Apotheken gehalten werden darf. Die Europäische hat einen sehr untergeordneten Werth. Die Asiatische Rhabarber, welche man wieder in Russische und Chinesische scheidet, kommt als halb-, dreiviertel- und ganz mundirte (d. h. zum Theil oder gänzlich von der Rinde durch Abschälen befreite) Waare in den Handel. Die ganz mundirte ist die bessere und officinelle Waare. Handelssorten sind:

1. **Russische Rhabarber**, Kron-Rhabarber *(Radix Rhei Rossica s. Sibirica s. Moscovitica)* schliesst sich der Chinesischen, der eigentlich officinellen Waare, an. Sie wurde bis vor 17 Jahren als die beste Sorte geschätzt und war vordem Russische Monopolwaare. Bucharische Kaufleute brachten sie früher nach Kiachta, einem Sibirischen Handelsorte, und verkauften sie daselbst an die Russische Regierung, welche durch eine eigene Commission die Rhabarber prüfen und sichten liess. Jetzt ist sie Freihandelswaare, aber in ihrer Qualität nicht immer schön, auch lässt sie nur selten die folgende Charakteristik auf sich anwenden. Man erhält sie halb- und ganz-mundirt. Sie hat eine unbestimmte Form. Gemeiniglich besteht sie aus länglich runden oder planconvexen, 7—15 cm langen, bis zu 5 cm dicken, oder aus glatten vieleckigen, 2,5—4 cm dicken Stücken, welche mit circa 6 mm weiten Bohrlöchern versehen sind. Aeusserlich sind sie röthlichgelb und (auf der convexen Seite) netzartig mit weisslichen rhombischen Maschen gezeichnet, innerhalb der Maschen mit orangenrothen Streifen und Punkten. Meist sind die Stücke mit einem gelben Pulver bestreut, auf dem Bruche uneben, aus rosenroth, weiss und gelb unregelmässig und verworren streifig oder sternförmig marmorirt. Die Substanz ist mässig schwer (leichter wie Wasser), wenig schwammig, mit den Fingern zu zerbröckeln und knirscht zwischen den Zähnen. Sie giebt ein hochgelbes Pulver.

Bei der ganz geschälten Wurzel fehlt auf der Querschnittfläche der Kambiumring, das System strahliger Kreise (Maser) ist bis auf die Mitte der Schnittfläche ausgedehnt, die Kreise selbst sind zahlreich. Die Markstrahlenzellen sind rundlich oval, die abgelagerten Krystalldrusen (Calciumoxalat) sind morgensternförmig mit scharf hervortretenden Spitzen. Mark fehlt. Die ganz geschälte Wurzel besteht nur aus dem fleischigen Holzkörper.

2. Chinesische, Ostindische oder Kanton-Rhabarber, *Radix Rhei Indica s. Chinensis*, kommt zur See aus Kanton oder über Ostindien zu uns und ist die von der Ph. als beste officinelle erkannte Waare. Man unterscheidet eine ganz-mundirte, dreiviertel-mundirte und halb-mundirte. Die ganzmundirte Wurzel stellen die Kaufleute in Europa aus der

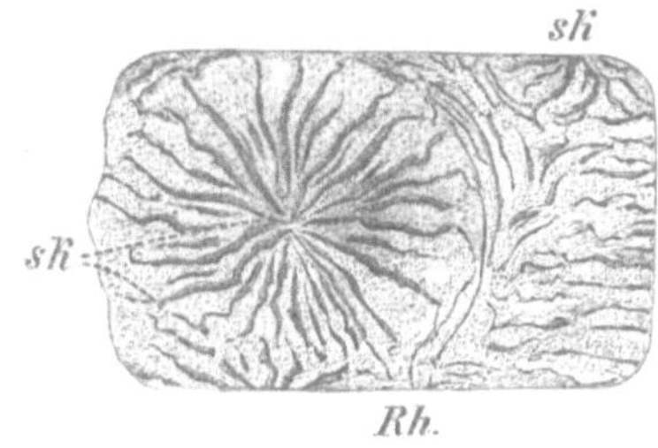

sk strahliger Kreis (Maserring, Strahlensystem) des Moscowitischen Rheums. 4—5-fache Vergr.

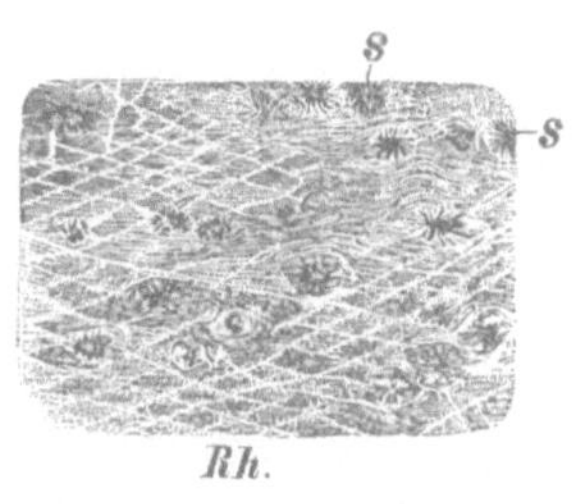

Ein Theil der äusseren convexen Fläche des Moscowitischen Rheums. *s* Strahlenkreis. Nat. Gr.

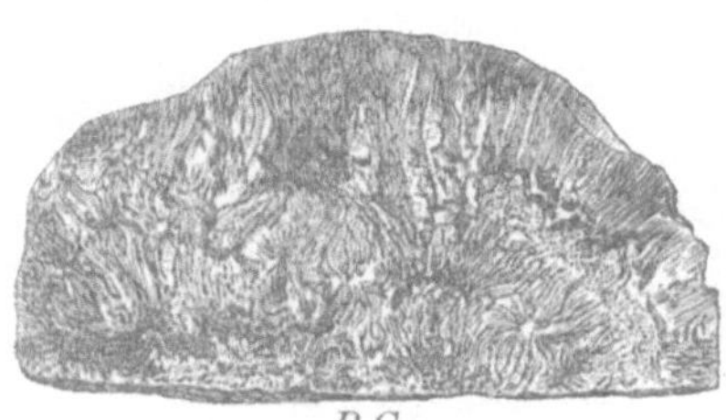

Chinesischer Rhabarber.

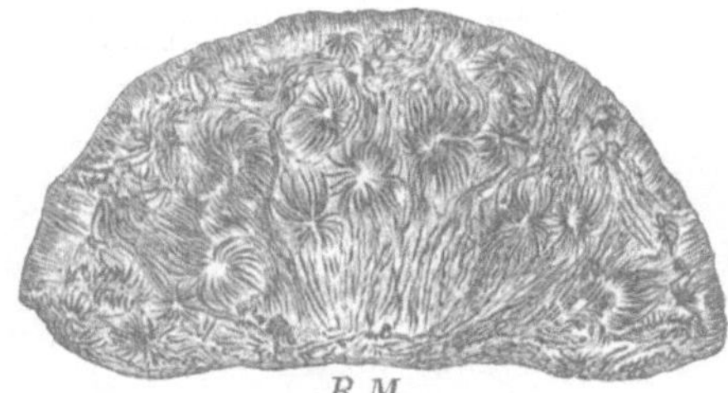

Moscowitischer Rhabarber.

Durchschnittsfläche von

halbmundirten Waare her. Sie ist meist nur bis auf den Kambiumring geschält und ist der Russischen sehr ähnlich. Sie ist schwerer, dichter und hellfarbiger und aussen mehr sternförmig als netzförmig marmorirt. Die Stücke sind 5—10 cm lang, 4—7 cm dick, mehr mit glatten und abgerundeten Flächen, bald walzenförmig, bald auf einer Seite erhaben, auf der anderen mehr flach, zuweilen mit kleinen Bohrlöchern versehen, worin oft noch Stücke von der Schnur, welche zum Aufhängen diente, stecken, und um die Bohrlöcher häufig schwärzlich, äusserlich gewöhnlich nicht bestäubt. Diese Sorte ist mehr oder weniger mit theilweise noch mit dunkler Rinde bedeckten, daher dunkelbraunen oder schwärzlichen Stücken untermischt, welche verworfen werden müssen. Die sich beim Wägen mit der Hand specifisch leichter erweisenden, hellfarbigen Stücke sind die beste Waare. Innen ist sie blassgelb. Zwischen den Zähnen gekaut knirscht diese Waare wie die Moscowitische. Das Pulver ist orangegelb. Manche unansehnlichen Stücke haben im Innern kleine Höhlungen, durchzogen mit braunen oder weissen Fäden, welche nach SCHROFF's Untersuchungen cylindrische, mit Chrysophansäure gefüllte Zellen (also kein

Schimmel) sind. Kanton-Stangenrhabarber scheinen dünnere Wurzeläste
zu sein.

Auf dem Querschnitt trifft man häufig stellenweise den Kambiumring,
immer aber einen pulverförmig marmorirten Ring an, welcher entstanden durch
Verwirrung der Markstrahlen mit Gefässbündeln, bei der Russischen Rhabarber
weniger sichtbar hervortritt. Die strahligen Kreise (Masern) sind innerhalb
des pulverig-marmorirten Kreises nur in einer Zone gruppirt, die Kreise selbst
enthalten wenig Strahlen. Die Markstrahlenzellen sind horizontal gestreckt
und fast rechteckig. Die Krystalldrusen sind sternförmig platt, von kugeligem
Ansehen. Mark fehlt.

Der Rhabarberabfall ist keine Waare für unsere Apotheken, insofern
diese Schnitzel alles das enthalten, was nicht verkäuflich ist.

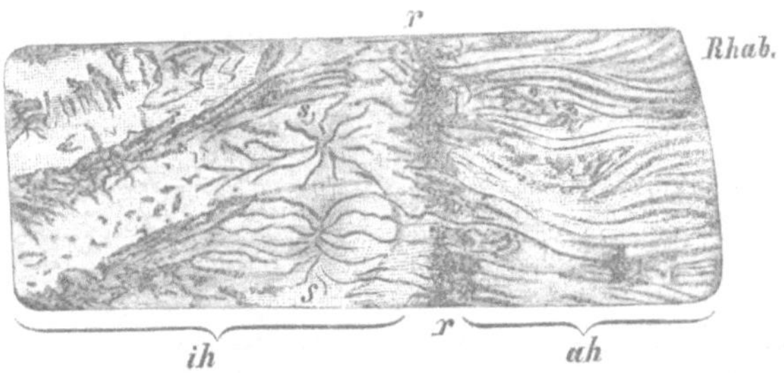

Ein Theil der Querdurchschnittfläche der geschälten Chinesischen Rheumwurzel.
ah Aussenholz, *ih* Innenholz, *r* Holzring, *s* Strahlenkreis, bestehend nach Innen
aus Baststrahlen, nach aussen aus Holzstrahlen. 4—5-fache Vergr.

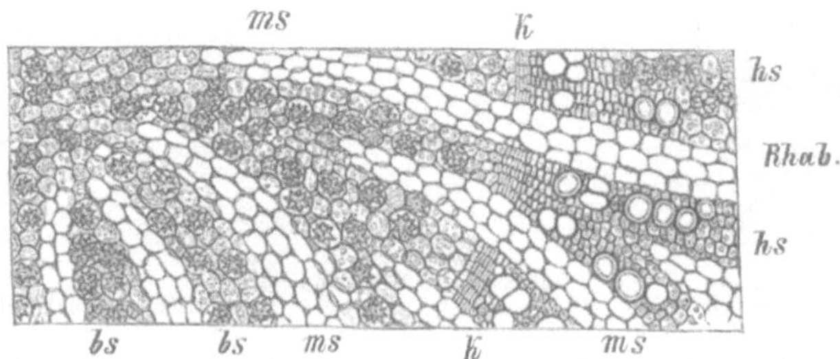

Stück aus einem grösseren Strahlenkreise. *kk* Kambiumring, *bs* Baststrahl, *ms* Markstrahl, *hs* Holzstrahl (unterer Theil). 50-fache Vergr.

Von der Chines. Rhabarber giebt es $^1/_1$-, $^3/_4$- und $^1/_2$-mundirte Sorten und
diese Sorten werden wiederum als Prima-, Secunda- und Tertia-Waare unterschieden. Nach der von der Ph. gegebenen Charakteristik ist nur die $^1/_1$-
oder ganz mundirte Rhabarber (*rhizoma decorticatum*) officinell. Eine
Radix concisa depurata entstammt nie der officinellen Waare und dürfte also
nicht zulässig sein. Die zum Kauen sich eignende *Radix Rhei in cubulis* in
10—7—5—3 mm dicken Würfeln und *Radix Rhei in globulis* in 0,08—0,15
und 0,2 g schweren Kügelchen sind gewöhnlich beste Waare.

3. Persische Rhabarber wird von den Engländern, jedoch nur selten,
nach Deutschland gebracht. Sie ist der Chinesischen nahe verwandt, nur
erhalten wir sie in mehr platten Stücken, ohne Löcher und Durchbohrungen,
sie ist auch schwammiger und leichter.

4. Bucharische Rhabarber, *Radix Rhei Bucharica*, kommt über
Russland und die Türkei nach Deutschland. In Form und Aussehen hat diese

Wurzel, besonders die ganz mundirte, Aehnlichkeit mit der Kron-Rhabarber. Sie hat Durchbohrungen für die Aufhäugeschnur, auch wohl konische Einbohrungen behufs der Prüfung der inneren Substanz, und ist mit Rhabarberpulver abgerieben. Das innere Gefüge ist etwas fasriger und holziger als bei den vorhergehenden Sorten. Obgleich die Pharmakopoe nur die Chinesische Sorte erwähnt, so dürfte die Bucharische ganz mundirte Waare ebenso wie die beste Chinesische in den Gebrauch gezogen werden können.

5. **Java-Rhabarber** oder Javanische Rhabarberwurzel existirt, wie J. H. Schmidt (Ztschr. d. Oesterr. Ap.-Ver. 1878, S. 128) berichtet, in 3 unter sich etwas abweichenden Sorten. Sie ist kegel- oder rübenförmig, an einigen Stellen mit dunkelbrauner Rinde bedeckt, an anderen Stellen weiss und roth marmorirt. Der Querschnitt zeigt vom Centrum nach der Peripherie verlaufende Strahlen nebst rothen concentrischen Ringen. Der Kambiumring ist dicht, dunkelbraun, harzartig, 1,1—1,5 mm dick. Die dem Centrum nahe liegenden concentrischen Ringe sind hellroth und wechseln mit gelben ab. In etwaigen, in Folge des Trocknens entstandenen Spalten finden sich weisse glänzende filzartige Fäden. Die Längsschnittfläche lässt in der Mitte regelmässige, zum Theil mit Chrysophansäure gefüllte Parenchymzellen erkennen. Geruch und Geschmack sind wie bei der Chinesischen Waare, nur die Wirkung soll nach v. Vogelpoel (um $^1/_4$) schwächer sein. Während die Chinesische Waare 12,15—12,24 Proc. Asche ergab, lieferte die Javanische nur 6,27 bis 6,91 Proc. Die Chinesische Waare enthielt Rheotannsäure 2,106 Proc., Chrysophansäure 4,7 Proc., die Javanische dagegen Rheotannsäure 0,43 Proc. und Chrysophansäure 1,646 Proc. Dieser Umstand erklärt die schwächere Wirkung. Diese Javanische Waare ist nicht officinell und wahrscheinlich eine inländische Rhabarberwurzel.

6. Von den nicht officinellen, in Europa erzeugten (inländischen) Rhabarbern, *Radix Rhei nostrātis*, gewöhnlich dem *Rheum Rhaponticum* Linn. auch anderen Rheum-Arten entstammend, unterscheidet man hauptsächlich eine Oesterreichische, eine Französische und eine Englische. Der Anbau ist nicht nur in Oesterreich (Mähren und Ungarn), Frankreich und England, er ist auch in Schweden, in der Türkei und an anderen Orten versucht worden, hier und da ohne befriedigenden Erfolg. Die inländischen Rhabarbersorten sind an Gestalt und Beschaffenheit sehr verschieden, stets 'unansehnlicher, von grünlich oder braungelber oder weisslicher Farbe, theils sehr schwer (Ungarische), theils auch sehr leicht und schwammig (Englische) oder holzigporös (Französische), auf der Bruchfläche rothbraun, oder den guten Sorten ähnlicher, auf dem Querschnitt oft durch einen dunkelen, gewöhnlich braunen, von der Peripherie nicht weit entfernten Kambiumring und durch ein linealisch-strahliges Gefüge gezeichnet, im Centrum nur zuweilen punktförmig marmorirt, wie Fig. *R. n.* angiebt. Die Aussenfläche der Stücke ist nicht netzförmig-maschig. Strahlkreise und Krystalldrusen fehlen oder es sind deren nur wenige. Die Pulver sind röthlich oder bräunlich-gelb. Der Geschmack ist bei einigen entweder sehr schleimig, bei anderen sehr bitter.

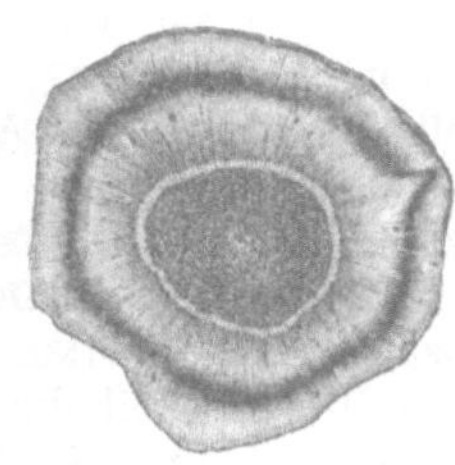

R. n.

Rad. Rhei nostratis. Französische Rhabarber. Durchschnittsfläche. (Nach FERRAND).

Die Englische bildet meist planconvexe, die Oesterreichische und Französische verschiedene Formen.

34*

Die Rhapontica-Wurzel kommt im $^1/_2$-, $^3/_4$- und ganzmundirten Zustande in den Handel und findet man öfters der guten Chinesischen Rhabarberwaare beigemischt. Erst an dem Querschnitt erkennt man sicher diese Waare, welche in der Wirkung und im Gehalt mit der Chin. Rhabarber übereinstimmt. Letztere ist aber $2^1/_2$ mal kräftiger in der Wirkung und auch ihr Gehalt an Arzneistoff ist $2^1/_2$ mal grösser.

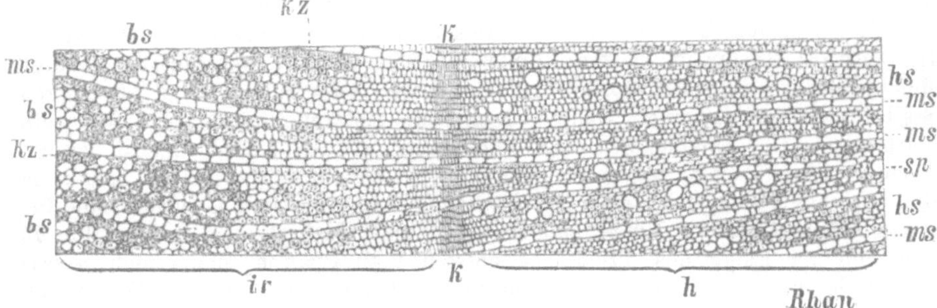

Stück aus dem Querschnitt der Rhapontica-Wurzel (70-mal vergr.). *ir* Innenrinde, *k* Kambium, *h* Holztheil, *hs* Holzstrahl, *ms* Markstrahl, *bs* Baststrahl, *kz* Krystallzelle, *sp* Spiroidzelle.

Optische Prüfung. Man muss sich durch wiederholten optischen Vergleich einen praktischen Blick anzueignen suchen und dann hält es nicht schwer, die gute und echte Waare von der unechten zu unterscheiden. Dass auch im Innern der Stücke Normalität vorhanden sei, ist durch Theilung zu eruiren. Innen schwarze oder schwarzfleckige Rhabarber ist zu verwerfen. Dieselbe ist nicht mit der nöthigen Fürsorge getrocknet. Dann kommen Stücke vor, welche dem Wurmfrasse ausgesetzt waren. Die mit Wurmlöchern versehene Rhabarber ist zu verwerfen. Nun verstehen es die Händler, die Wurmlöcher (durch die Larve eines Borkenkäfers, *Sinodendrum pusillum* bewirkt) mit einem Teige aus Bolus und Rhabarberpulver zu füllen und zu verdecken. Wenn man mit einer Bürste das aufgestreute Pulver beseitigt, so geben sich die gefüllten Löcher leicht zu erkennen. Auch diese Rhabarberwurzel ist zu verwerfen. Eine mit Curcuma bestrichene und für den Anblick ausgebesserte Wurzel ergiebt sich durch Benetzen mit Boraxlösung, welche das Rhabarbergelb nicht verändert, das Curcumagelb aber bräunt. Auch diese Wurzel ist sicher keine gute und muss ebenfalls refüsirt werden.

Bestandtheile. Untersuchungen der Rhabarber auf die Bestandtheile derselben sind von TROMMSDORF, BUCHNER, HERBERGER, HORNEMANN, BRANDES, SCHLOSSBERGER, DÖPPING, SCHROFF ausgeführt. Hiernach ist der vornehmlich wirksame Bestandtheil die in den Zellen der rothen Markstrahlen vorhandene Chrysophansäure, $C_{14}H_6O_2(OH)_2$. Sie ist geruch- und geschmacklos, wird durch Alkalien geröthet und ist in Weingeist und Aether, besonders leicht in Benzol und alkalischen Flüssigkeiten löslich. Ihre Synonymen sind Rumicin, Lapathin, Rhabarbarin, Rhabarbersäure. Chrysophan, $C_{16}H_{18}O_8$, ein in Wasser, Weingeist und Alkalien, nicht in Aether löslicher Bitterstoff, ist zu 1,2—1,4 Proc. vertreten. Ferner sind in der Rhabarberwurzel enthalten: ein gelbes amorphes, in Weingeist und Aether lösliches, in Alkalien mit purpurrother Farbe lösliches Harz, das Erythroretin; ein gelbbraunes, in Weingeist lösliches, in Aether kaum lösliches, in Alkalien mit rothbrauner Farbe lösliches Harz, das Phaeoretin; ein schwarzbraunes, in Weingeist schwer lösliches, in Aether unlösliches, dunkelbraun in Alkalien lösliches, geruch- und geschmackloses Harz, das Aporetin; (ein rothes krystallinisches, mit **Emodin** bezeichnetes Harz ist fraglich); Bitterstoff; Riechstoff; Gerbsäure; Zucker; Stärkemehl; Fettstoff; oxalsaures Calcium (bis zu 7 Proc.); phosphorsaure, schwefelsaure, salzsaure, kohlensaure Salze des Calcium, Magnesium, Natrium und Kalium; Kieselsäure.

Gute Asiatische Rhabarber giebt bis zu $^1/_6$ ihres Gewichtes schwach grauweisse Asche aus, zum grössten Theile aus Calciumcarbonat bestehend.

DRAGENDORFF untersuchte 5 Rhabarbersorten (Ergänzungsband z. Handb. d. pharm. Praxis). Neben anderen Bestandtheilen fand er in denselben

	Moscovit	Chinesisch	Englisch	Sibirisch
Aschentheile	8,27 Proc.	6,32 Proc.	3,20 Proc.	10,38 Proc.
Stärkemehl	8,40 „	6,20 „	16,50 „	11,95 „
Oxalsäure	3,28 „	4,59 „	1,12 „	2,15 „

Freie und auch gebundene Chrysophansäure bildet nach v. SCHROFF den wirkenden Theil der Bestandtheile der Rhabarberwurzel, welche Säure in der Chinesischen Wurzel in grösster Menge vertreten ist.

Verfälschungsmaterial. Hier kommen extrahirte Rhabarber, Curcuma, Stärkemehl, gelber Bolus, gelber Ocher, Gummi, Rhapontica-Wurzel, natürlich nur beim Rhabarberpulver in Betracht. Da das Pulver sowohl der Rhabarberwurzel wie der Rhapontica-Wurzel schwerer als Chloroform ist, so ist die mineralische Falsification durch Bestimmung der Asche zu eruiren, das Stärkemehl durch das Mikroskop. Extrahirte Rhabarber ist zu 50 Proc. ihrer Menge leichter als Chloroform.

Prüfung. Ein Verfahren, das Pulver der echten Rhabarber auf eine Beimischung von Curcuma zu untersuchen, ist von MAISCH angegeben. Man extrahirt das verdächtige Rhabarberpulver mit starkem Weingeist und versetzt das Filtrat mit einer concentrirten Lösung von Borax, wodurch es eine tief rothbraune Farbe annimmt. Uebersättigt man nun die Flüssigkeit mit Salzsäure, so wird sie — wenn das Rhabarberpulver frei von Curcuma war — sogleich hellgelb werden, anderenfalls bleibt die Farbe rothbraun und nimmt nur eine etwas hellere Nüancirung an. Es genügt auch, das Rhabarberpulver nur mit weingeistiger Borsäurelösung zu benetzen. Eine braune Farbenreaction wäre dann ein Beweis gegenwärtiger Curcuma.

Die Verfälschungen des Rhabarberpulvers mit Curcuma und inländischer Rhabarber charakterisiren sich nach HOWIE durch ihr Verhalten gegen Chloroform. Man bringt etwa 0,5 des zu prüfenden Rhabarberpulvers auf ein Stück Schwedisches Filtrirpapier, drückt das Häufchen vermittelst eines Stückes Papier glatt und tröpfelt in die Mitte der Probe vorsichtig soviel Chloroform, dass sich dasselbe höchstens 2 cm breit vom Pulver über das Papier ausbreitet. Lässt man nun das Chloroform verdunsten, so bleibt ein Fleck auf dem Papiere zurück; ist dieser Fleck kaum wahrnehmbar, so hat man feine ostindische Rhabarber vor sich; ist er schön gelb, so entstammt das Rhabarberpulver einer ordinären Sorte Rhabarber, ist er aber dunkelgelb, so weist dies auf Englische Rhabarber hin. Streut man auf den gelben Fleck etwas Boraxpulver, so zeigt sich, wenn Curcuma zugegen gewesen war, beim Befeuchten mit Salzsäure eine Röthung, welche mit Kali schwarz bis grünlichschwarz wird. Auf diese Weise lässt sich noch 0,5 Proc. Curcuma in der Rhabarber nachweisen. Was die oben angegebene Prüfung auf Englische Rhabarber anbelangt, so ist allerdings zu berücksichtigen, dass Ostindische Rhabarber auch einen gelben Fleck giebt, wenn dieselbe ungeschält, wurmstichig oder verdorben ist, allein dieser Fleck ist nie so intensiv gefärbt, wie bei Europäischer Rhabarber, ausserdem deutet eine solche Reaction doch unzweifelhaft darauf hin, dass das untersuchte Pulver, wenn nicht ein verfälschtes, so doch ein solches von einer sehr geringen Qualität Rhabarber ist (HOWIE).

Die Prüfung kann noch auf die Bestimmung der Asche, des Oxalsäure- und des Chrysophansäuregehaltes ausgedehnt werden. Die Asche sollte nicht unter 7 Proc., der Oxalsäuregehalt zu mindestens 3,3 Proc. und der Chrysophansäuregehalt nicht unter 3 Proc. herabgehen. Zur Bestimmung der Chrysophansäure wird die grob zerstossene Wurzel (10 g) mit absolutem Weingeist (circa 100 ccm), welcher mit (8 g) conc. Aetznatronlauge (1,160 spec. Gew.) versetzt ist, in der Wärme extrahirt, der Auszug bis auf $^1/_4$ Vol. abgedampft, mit Essigsäure sauer gemacht und nun eingetrocknet. Der zerriebene Rückstand wird mit kaltem Benzol extrahirt. Der

Benzolauszug hinterlässt eingetrocknet die nur mit Spuren Harz verunreinigte Chrysophansäure.

Die inländische Rhabarber ist gewöhnlich härter und schwer mit dem Federmesser zu schneiden, so dass man zur Erlangung eines Querschnittes eine feine Säge anwenden muss. Befeuchtet man die Querschnittfläche mit Kupfervitriollösung, so treten die feinen Markstrahlen, überhaupt das feinlinienförmige Gefüge klar hervor.

Die Chinesische Rhabarber liefert etwas mehr Asche als die inländische, während sie bei ersterer in lufttrockner Pulverform zu 14—15 Proc. angetroffen wurde, betrug sie bei der inländischen und auch bei der Rhapontica nur 11,5—12,5 Proc. Die Asche ist schwach grauweiss und nicht besonders hygroskopisch. Extrahirte Rhabarber ist schwieriger in Asche zu verwandeln als die nicht extrahirte.

Enthält das Pulver bereits extrahirte Rhabarber, so ist es zum Theil leichter als Chloroform und circa die Hälfte der extrahirten schwimmt am Niveau. Die Aschenmenge ist dann eine entsprechend geringere. Dieselbe beträgt bei extrahirter Waare 8—10 Proc.

Geruch und Geschmack der Rhapontica-Wurzel oder der inländischen Rhabarber sind nur schwächer als bei Chinesischer Waare. Die Farbe ist zuweilen eine hellere, im Inneren aber stärker roth als bei der Chinesischen Wurzel. Der Aufguss ist aus der Rhapontica blasser an Farbe und beim Kauen knirscht sie nicht zwischen den Zähnen.

Chemisches und **physikalisches Verhalten** des Rhabarberaufgusses, dargestellt aus 10 g der Wurzel und 100 ccm dest. Wasser, mit 5 Tropfen Essigsäure versetzt, durch mehrstündige Digestion bei 60—80° C. und Filtration nach mehrstündigem Stehen. Das Filtrat wird in das Filter so oft zurückgegossen, bis es genügend klar abtropft. Mit *Rh.* ist im Folgenden Chinesische Rhabarber, mit *Rhap.* die inländische oder Rhapontica-Wurzel bezeichnet.

Der Aufguss der *Rh.* ist in dicker Schicht gesättigt röthlich braungelb und 2—3-mal intensiver an Farbe als der röthlichgelbe Aufguss von *Rhap.* Ersterer ist schwach bitterlich im Geschmack, letzterer ebenso oder bitterer. Der Aufguss giebt — 1) mit dem 2-fachen Vol. Weingeist gemischt, ferner — 2) mit einem gleichen Vol. Pikrinsäurelösung gemischt, keine Trübungen. — 3) Mit Gerbsäure versetzt erfolgt bei *Rh.* keine, bei *Rhap.* eine äusserst schwache Trübung. — 4) Mercurichlorid erzeugt starke Trübung, welche beim Aufkochen bei *Rh.* dunkler wird, bei *Rhap.* etwas schwindet. — 5) Mercuronitrat bewirkt starke flockige Fällung, welche beim Aufkochen in einen dunkelgrauen Niederschlag übergeht. — 6) Jodjodkalium bewirkt bei *Rh.* starke braune, dann in einigen Minuten bedeutend heller farbig (grünlichgelb) werdende, bei *Rhap.* eine dunkelgrüne und dunkelgrün bleibende starke Trübung. — 7) Kaliummercurijodid ergiebt weder kalt noch beim Aufkochen eine Veränderung. — 8) Silbernitrat trübt mässig und beim Aufkochen tritt Reduction ein. Die mit Silbernitrat versetzte und trübe Flüssigkeit wird durch überschüssiges Aetzammon klar, nur dunkel gefärbt. Beim gelinden Anwärmen tritt dunkle Reduction ein, bei *Rhap.* oft mit grauem Wandbelag. — 9) Ferrichlorid färbt durch Blau in Dunkelgrün bis Dunkelgrünbraun übergehend. — 10) Oxalsäure und Ammoniumoxalat trüben bei *Rh.* mässig, bei *Rhap.* aber nicht oder kaum — 11) Baryumchlorid trübt bei *Rh* etwas, nicht bei *Rhap.* — 12) Kalische Kupferlösung bewirkt beim Aufkochen bei *Rh* sehr dunkle Färbung und kaum Reduction. Nach einem Tage hat sich etwas schwarzer Bodensatz gebildet. Bei *Rhap.* erfolgt Reduction in Form eines chocoladenbraunen Niederschlages. — 13) Aetznatron färbt bei *Rh.* dunkelroth, bei *Rhap.* weniger dunkelfarbig. — 14) Cupriacetat fällt bei *Rh.* sehr dunkelfarbig, bei *Rhap.* weniger dunkelfarbig. — 15) Chininhydrochlorid fällt stark hellgelb. — 16) Salzsäure, auch conc. Schwefelsäure trüben bei *Rh.* stark, bei *Rhap.* sehr mässig. — 17) Salpetersäure trübt bei *Rh.* schwach, nicht bei *Rhap.* — 18) Natriumchloridlösung trübt. — 18) Kaliumjodidlösung trübt nicht. Circa 1 ccm derselben zu 2 ccm Aufguss gegeben, dann bis zum Aufkochen erhitzt und nun mit 10—12 Tropfen Salzsäure versetzt ergiebt eine klare Flüssigkeit, welche durch Einstellen in kaltes Wasser bei *Rh.* stark trübe, bei *Rhap.* entweder nicht trübe oder doch nur so trübe wird, dass ein geringer Grad der Durchsichtigkeit verbleibt.

Von diesen Reactionen geben sub 6, 10, 11, 12, 16 und 18 einen Anhalt die echte von der inländischen Waare zu unterscheiden.

Zur Erkennung der Rhabarberwurzel, der chinesischen und inländischen, gebe man das Pulver (1 g) in einen Reagircylinder, reinige den oberen Theil des Glases mittelst einer Federfahne und schiebe eine Rolle Filtrirpapier von der Länge des Reagircylinders in diesen hinein, so dass die Rolle 1,5—2 cm vom Pulverniveau absteht. Erhitzt man nun das Pulver einige Minuten im Zuge einer Petrollampe, so

findet man die Innenfläche der Papierrolle gelb gefärbt (mit Chrysophansäure), welche
Farbe durch verdünnte Aetznatronlauge in Bordeaux-Roth, durch Aetzammon in dunkles
Rosaroth übergeht. Bei *Rhap.* tritt die Färbung des Papiers sehr schwach ein.

Die aus dem Aufgusse zurückbleibende Masse, mit Wasser abgewaschen und
getrocknet, liefert ein Pulver, dem reinen Rhabarberpulver nicht unähnlich. Wird
nun dieses Pulver mit einem doppelten Vol. absol. Weingeist ausgekocht und heiss
filtrirt, so ist das Filtrat von der Chines Rh. dunkler gefärbt als das Filtrat aus der
inländischen Rh., ersteres nach dem Erkalten trübe, letzteres ziemlich klar. Auf ein
grosses Objectglas ausgegossen und während des Verdunstens unter dem Mikroskop
betrachtet, erblickt man bei der Chines. Rh. die Bildung schöner gelblich-braunrother, punktförmiger bis linsengrosser Rosetten, neben gelben amorphen und krystallinischen, so wie auch farblosen Massen, während in dem Objecte der inländischen
Rhabarber und der Rhapontica gelbe bis gelbrothe sternförmige Krystalle, mit und
ohne gefiederte Strahlen und mit nur wenigen undeutlichen Rosetten ausscheiden. Ein-

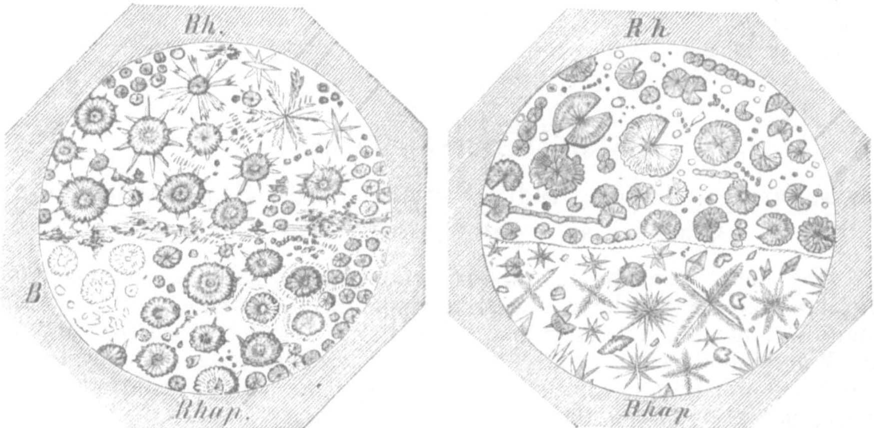

<table>
<tr><td>

Benzol-Auszug aus der mit Wasser extrahirten
Wurzel. Filtrirt auf Glas gegossen und während
der freiwilligen Verdunstung bei 100-facher Vergr.
betrachtet. *Rh* Chin. Rhabarber. *Rhap.* Inländische
Rhabarber und Rhapontica-Wurzel. *B* Rückstand
von darüber fortgelaufenem Filtrat.

</td><td>

Weingeistiger Auszug aus mit Wasser erschöpfter
Wurzel auf Glas abdunstend. *Rh* von Chin. Rha-
barber. *Rhap.* von inländischer Rhabarber oder
bester Rhapontica. 100-fache Vergr.

</td></tr>
</table>

getrocknet sind die Krystallgebilde in beiden Objecten ziemlich einander ähnlich,
man muss also während des Abdunstens des Weingeistes beobachten. Die mit Wasser
extrahirte und gepulverte Wurzel mit dem 2-fachen Vol. Benzol unter Aufkochen
extrahirt, ergiebt ein gelbes, beim Erkalten etwas trübe werdendes Filtrat, welches
auf Glas freiwillig verdunstend ebenfalls gelblichrothbraune Rosetten und gelbe Krystalle ergiebt, welche sich am klarsten bei ihrer Bildung unter dem Mikroskop erkennen lassen. Die vorstehenden Figuren ergeben das Nähere.

Aufbewahrung. Neben der Waare in Würfeln und Kugeln, welche nur
von wenigen Patienten verlangt wird, hält man die Rhabarber zu dünnen
Scheiben geschnitten (zu Aufgüssen), feingeschnitten (zu Species) und feingepulvert vorräthig, das Pulver aber in gut verstopften Gefässen, weil es Feuchtigkeit anzieht und durch Ammoniakdunst dunkler wird. Käufliches Rhabarberpulver sollte nicht verwendet werden, weil es gemeiniglich aus geringer Waare
bereitet ist, oder man hätte es aus guter Hand bezogen. Zur augenblicklichen
Prüfung auf Curcuma genügt es, das Rhabarberpulver mit weingeistiger Borsäurelösung zu benetzen. Eine braune Farbenreaction wäre dann ein Beweis
gegenwärtiger Curcuma. Man vergl. oben, S. 533.

Geschichtliches. Dass den Chinesen schon 2000 Jahre vor Chr. die Rhabarberwurzel ein bekanntes Arzneimittel war, ergiebt sich aus den Schriften
derselben. DIOSKORIDES erwähnt ῥα (rhah) und ῥῆον (rhäon), welches von

den Ufern des Bosphorus nach Griechenland gebracht werde, und PLINIUS spricht von einer Wurzel *Rhacoma*, welche gepulvert so gelb wie Safran sei und vom Pontus euxīnus (dem schwarzen Meere) her nach Italien eingeführt werde. Daher die Namen *Radix pontica* oder *Rhaponticum*.

Anwendung. Rhabarber ist Tonicum, Stomachicum, Digestivum und Purgativum. Sie äussert verschiedene Wirkung je nach der Grösse der Dosis. Kleine Dosen zu 0,2—0,5 g befördern die Verdauung und beschränken einigermaassen die Absonderungen des Darmkanals, grössere Dosen zu 1,0 bis 2,0 g bewirken dagegen ohne Leibschneiden breiige Stuhlgänge. In kleineren Dosen giebt man daher die Rhabarber bei dyspeptischen Zuständen, Magenkatarrh, chronischem Durchfall, Wurmerzeugung, Krankheiten der Leber und Milz etc. Die zuweilen in der Veterinärpraxis vorkommende *Radix Rhapontici* (von *Rheum Rhaponticum* L. in Sibirien) wird durch eine *Radix Rhei nostratis* vollkommen ersetzt.

Radix Sarsaparillae.

Sassaparille; Sarsa. Radix Sarsae; Radix Sassaparillae vel Salsaparillae. *Salsepareille*. *Sarsaparilla*.

Die unter dem Namen Honduras-Sarsaparille eingeführten Wurzeln der im mittleren Amerika einheimischen *Smilax*-Arten. Man wende nur die 70 cm langen und 4 mm dicken Wurzeln nach Beseitigung des Wurzelstockes an. Sie sind ziemlich gleichmässig cylinderförmig, zum Theil der Länge nach gefurcht, meist nicht ästig, von braungrauer Farbe, mitunter fast gelbröthlich. Der dichtgeschlossene braune enge Ring (Kreis) der Innenrinde erscheint auf dem Querschnitte von einem weit breiteren, rein weissen, an Stärkemehl starrenden Rindengewebe umgeben. Der Geschmack der Sarsaparillwurzel ist schleimig, hintennach kratzend.

Smilax officinalis HUMBOLDT und KUNTH.
„   **syphilitica** HUMB.
„   **Sarsaparilla** LINN.
„   **medica** SCHLECHTENDAL.
Fam. **Asparagïnae** JUSS. **Smilacïnae** LINN. Sexualsyst. **Dioecia Hexandria.**

Von diesen und anderen zum Theil noch unbekannten *Smilax*-Arten des wärmeren Amerikas werden die ganzen Wurzeln oder nur die Nebenwurzeln als Sarsaparille in den Handel gebracht. *Smilax*-Arten sind mit Stacheln besetzte, strauchartige Schlinggewächse. Von den verschiedenen im Handel vorkommenden Sarsaparillsorten sind die Honduras- und Lissaboner Sarsaparille am meisten geschätzt. Einsammlungszeit, Art des Trocknens, Verpackung und andere Umstände bringen es mit sich, dass fast eine jede Handelssorte der Sarsaparille wieder von verschiedenem Werthe angetroffen wird.

Die Sarsaparille hat mehrere Merkmale, welche sie charakterisiren und auf deren Verschiedenheit die Unterscheidung und Erkennung der Handelssorten beruhen. Diese Merkmale sind: — 1. das Aeussere der Rinde nach Farbe, Glätte, Furchung; — 2. auf dem Querschnitte die Rinde ein Holzring und im Centrum das Mark. Zwischen Rinde und Holzring liegt die **Kernscheide** (Innenrinde, von der Ph. *Endodermis* genannt). Die relative Breitendimensionen von Rinden-, Holz- und Markschicht bieten wesentliche Merkmale, denen sich die Zellenform der Kernscheide zugesellt. Diese letztere ist aus einer einfachen Schicht zu einem Ringe aneinander gereihter, gelber oder röthlich-gelber, enger, prismatischer Zellen construirt. Das Lumen dieser Zellen erscheint entweder auf dem Querschnitte quadratisch oder keilförmig, und ist die dem Centrum zugewendete Zellenwand, verdickt oder nicht verdickt.

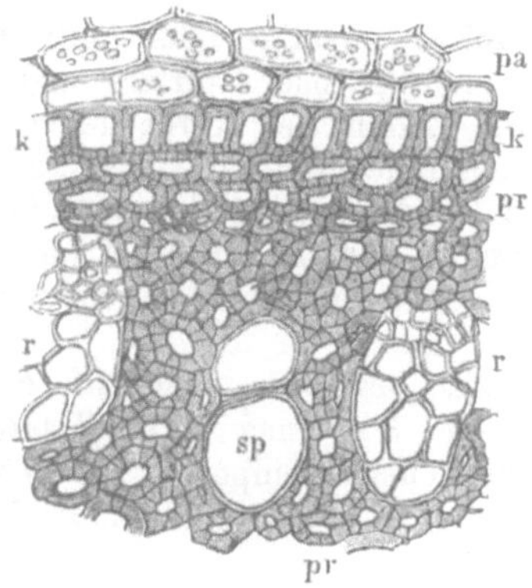

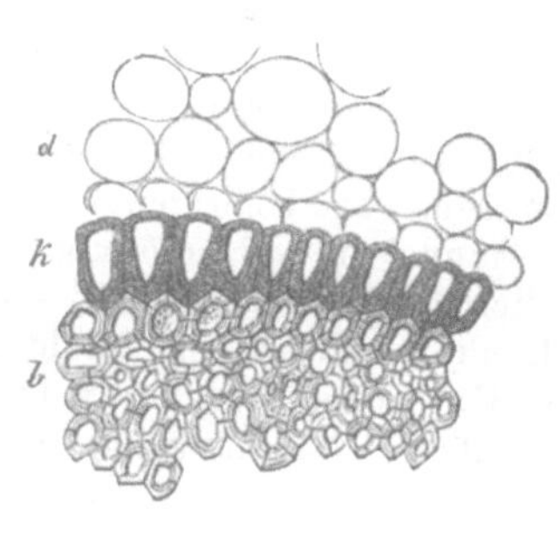

Theil einer 200-mal vergrösserten Querschnittfläche aus der
Honduras-Sassaparille. Ein kleiner Theil des Quer-   Veracruzsarsaparille
schnitts, 200-mal vergr. *kk* Kernscheide, *pr* Prosen-   *d* Gewebe der Mittelrinde, *k* Kernscheide,
chym, *pa* Parenchym der Rinde, Stärkemehl enthal-   *b* Holz.
tend, *sp* Gefässe, *r* unentwickelte Markstrahlen.

Folgende Eigenschaften charakterisiren eine gute brauchbare Sarsaparille. Diese soll lang, walzenförmig, etwa federkieldick, knotenlos, gestreift oder schwach gefurcht sein und auf dem Querdurchschnitte, eine dicke, lückenlose, weisse, mehlige Rinde, ein grosses mehliges Mark und einen dünnen Holzring zeigen. Ferner ist die Wurzel im Allgemeinen leichter als Wasser, auf welchem sie schwimmt.

Im Handel unterscheidet man gebundene Sarsaparille oder in Bündeln, und ungebundene oder lose.

Folgende Sorten 1—6 wurden vordem als officinelle angesehen:

1. Honduras-Sarsaparille. Cylindriche, gestreifte oder schwach gefurchte, 2—5 mm dicke, bräunliche oder graubraune Wurzeln. Der Querschnitt zeigt eine weisse amylumreiche oder hornartige Rinde, welche ebenso dick oder dicker ist, als der von ihr durch einen bräunlichen Ring geschiedene grob-poröse Holzring nebst grossem Mark. Die Zellen der Kernscheide (Innenrinde) sind annähernd quadratisch, gleichförmig, dickwandig. Der Ge-

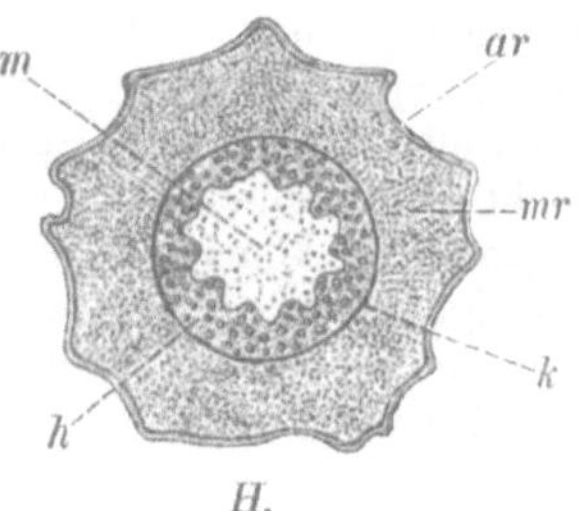

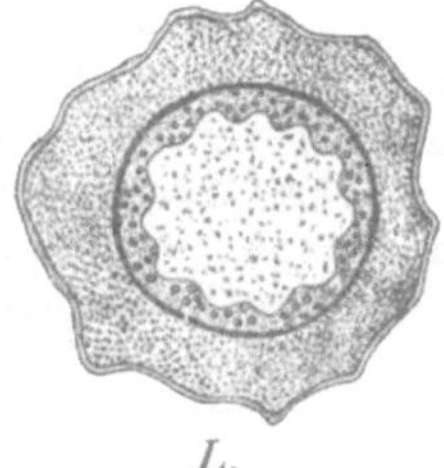

Honduras-Sarsaparile. Querschnitt 3-fache Linear-   Lissabon-Sarsaparille. Querschnitt 3-fache
vergr., *m* Mark, *h* Holz, *ar* Aussenrinde, *mr* Mittel-   Linearvergr.
rinde, *k* Kernscheide oder Innenrinde.

schmack ist anfangs mehlig, später etwas scharf und anhaltend. Diese Sorte kommt gemeiniglich in 1—5 kg schweren Bündeln (Puppen) im Handel vor. Im Innern der Bündel befinden sich die dünneren, schlechter aussehenden Wurzelstücke. Nur diese Wurzel ist nach Angabe der Ph. die officinelle.

2. Lissaboner oder Brasilianische Sarsaparille (Para-Sarsaparille). Meist cylindrische, 2—5 mm dicke, dunkelbraune oder schwärzlichbraune (nie röthliche) Wurzeln mit vielen Würzelfasern oder deren Narben. Im Querschnitt zeigt sich eine röthliche oder blassbräunliche mehlige oder hornartige Rinde, meist dicker als das Holz, ein schmaler fein-poröser Holzring und ein 3—8-mal breiteres Mark als der Holzring. Die Zellen der Kernscheide (Innenrinde), vorwaltend radial gestreckt, sind nach innen weit dickwandiger als nach aussen. Im Uebrigen ist die Wurzel der Honduras ähnlich. Man findet sie im Handel in walzenförmigen, bis 1,5 m langen und bis zu 0,3 m und darüber dicken Bündeln von 15—35 kg Schwere, von unten bis oben mit Reifen oder Ranken umwunden. Nicht officinell.

3. Carācas-Sarsaparille. Häufig erdig bestäubte, schmalfurchige oder streifige, bräunlichrothe oder gelblichbraune, 3—6 mm dicke Wurzeln. Querschnitt: Rinde dick, stets mehlig. Holzring schmal, feinporös. Mark fast 3-mal so dick als das Holz. Zellen der Kernscheide vorwaltend quadratisch, fast gleichmässig dickwandig. Nicht officinell.

Laguayra-Sarsaparille (spr. laguaira) und Angostūra-Sarsaparille scheinen der Caracaswaare verwandt zu sein.

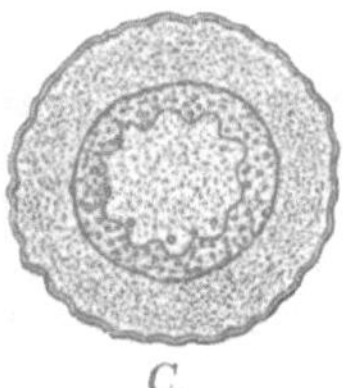

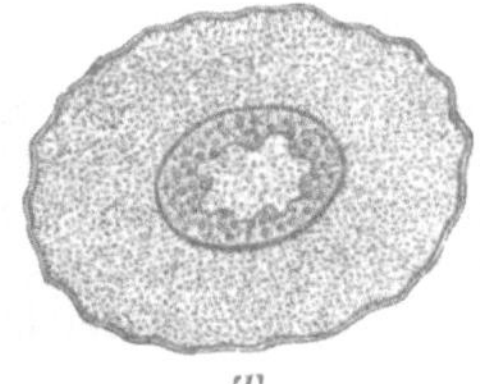

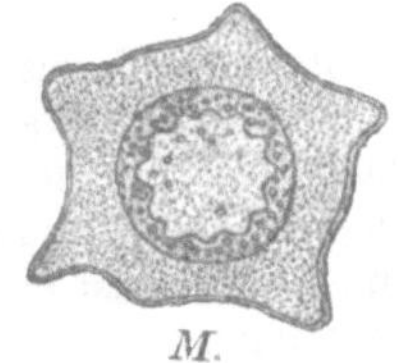

C.

T.

M.

Caracas-Sarsaparille. Querschnitt 2—3-fache Linearvergr.   Tampico-Sarsaparille. Querschnitt, 3-fache Linearvergr.   Manzanilla-Sarsaparille. Querschnitt. 3-fache Linearvergr.

4. Tampīco-Sarsaparille. Meist mit Thon dünn überzogene, gelblich-bräunliche, mässig gefurchte, 4—6 mm dicke Wurzeln. Querschnitt: Rinde dick und mehlig. Holzring schmal und eng, feinporös. Mark klein. Zellen der Kernscheide radial gestreckt, nach innen merklich mehr verdickt als nach aussen. Nicht officinell.

5. Manzanilla-Sarsaparille (spr. mandsenilja). Rehbraune, unregelmässig und scharfkantige, flach furchige, 6—9 mm dicke Wurzeln. Querschnitt: Rinde zusammengefallen, mehlig oder hornartig, dicker als das Holz. Holzring breit und grobporös. Mark mit einzelnen Spiroïden, circa viermal breiter als das Holz. Zellen der Kernscheide vorwaltend tangential gestreckt, nach innen mehr verdickt als nach aussen. Nicht officinell.

6. Jamaika- oder rothmarkige Sarsaparille kommt ohne Knollstock nach Europa. Gelbe oder mennigrothe, tiefgefurchte, 2—5 mm dicke Wurzeln. Querschnitt: Rinde dick, mehlig oder hornartig. Holzring breit, grob porös. Mark röthlich, zweimal so breit als das Holz, mit einzelnen Spiroïden. Nicht officinell.

7. Die über England kommende (rothbärtige), nicht officinelle Jamaika-Sarsaparille ist von der vorbemerkten rothmarkigen Sorte verschieden, und nach Ansicht vieler Aerzte eine ganz vorzügliche (aber theure)

Sorte. Nach dem unten folgenden Verhalten gegen Reagentien, scheint sie nur wenig Smilacin zu enthalten. Nach WIGGERS wird sie nicht in Jamaika gesammelt, sondern daselbst von Guatemala, Columbien und den Vereinigten Staaten ein- und wieder ausgeführt. Sie kommt in losen und spiralig um-

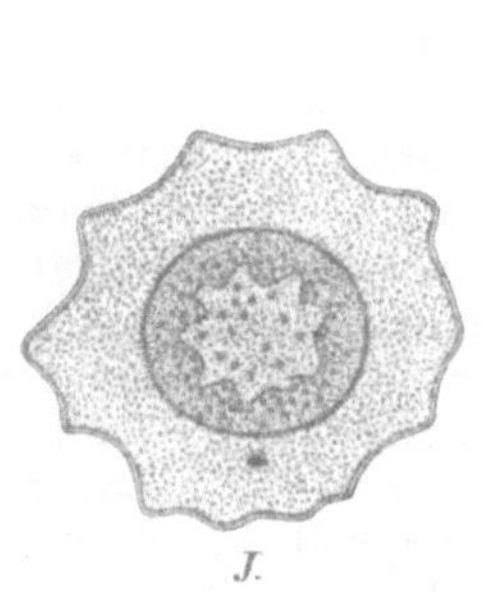

Jamaika-Sarsaparille. Querschnitt. 3—4-fache Linearvergr.

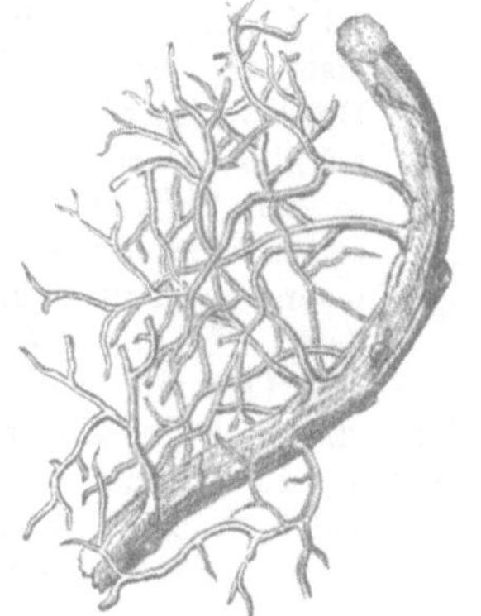

Ein Stück der rothbärtigen Jamaika-
Sarsaparille in natürlicher Grösse.

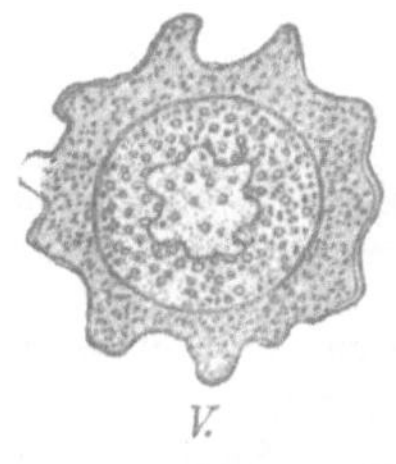

Veracruz-Sarsaparille. Querschnitt. 3-fache Linearvergr.

wickelten Bündeln, ohne Knollstock in den Englischen Handel. Sie ist reichlich mit verästelten dünnen Nebenwurzeln besetzt und desshalb rothbärtig *(redbearded)* genannt. Sie ist ferner orangefarben und mässig gefurcht, die Rinde röthlichbraun, oft hornartig, das Mark mehlig und weiss. Die Mittel- rinde ist eben so breit oder etwas breiter als das Holz und das Mark fast viermal breiter als das Holz. Zellen der Kernscheide auf dem Querschnitte quadratisch. Wässriges derbes Extract giebt sie 32—33 Proc. aus. Der wässrige Aufguss ist fast $2^1/_2$-mal gesättigter an Farbe wie die Aufgüsse der officinellen Sarsaparillwurzel.

8. Veräcruz-Sarsaparille (spr. verakruhs) ist dunkelkastanienbraun, tief- und breit gefurcht, 2—6mm dick, häufig mit Fasern besetzt und mit grauem Thon bedeckt. Querschnitt: Rinde zusammengefallen oder mager, fleischröthlich oder braun, oft hornartig. Holzring breit und grobporös. Mark mit vereinzelten Spiroïden, kaum so dick als der Holzring. Zellen der Kern- scheide radial gestreckt, nach innen viel stärker verdickt. Geschmack etwas bitter. Diese Wurzel wird von der Pharmakopoe verworfen, obgleich sie nach anderen Angaben eine sehr heilkräftige Sarsaparille sein soll. Nicht officinell. Diese 8 Wurzelarten sind bisher in Europa angetroffen worden. Es existiren noch weitere Sorten, welche aber nicht mehr gesammelt werden.

Als **Verfälschungen** werden angegeben die Wurzeln von:

Aralia nudicaulis L. *(Sar-saparilla grisea).* — Dicker. Im Querschnitte nicht weiss. Schwam- miges Gewebe ohne Mark. Mehr oder weniger braunröthlich gefleckt. Geschmack schärfer.

Hemidesmus Indicus (Ost-indische oder Nanary-Sarsaparille). — Dunkelgrau oder dunkelbraun. Durch ringförmige Einschnitte gleichsam gegliedert. Holzkern strahlig. Mark klein.

Carex arenaria, Humŭlus Lupŭlus, Asparăgus offi-cinalis, Agāve Mexicana Herrerĭa Sarzaparilla etc. — Geringe Aehnlichkeit mit der Sarsaparille. Keine starke mehlige Rinde.

Aufbewahrung. Die Sarsaparille wird meist nur geschnitten gebraucht, höchst selten das feine Pulver. Vor dem Zerschneiden sind die etwa gegenwärtigen Rhizomstücke abzuscheiden und zu verwerfen.

Bestandtheile der Sarsaparille sind: flüchtiges Oel (ungefähr 0,03 Proc.), bitteres scharfes Harz 2,5 Proc., Stärkemehl 52 Proc., extractive Stoffe 8,5 Proc., Holzfaser 26 Proc., Smilacin (1,2—1,9 Proc.). — Das Smilacin (Sarsaparill-Saponin, Sarsaparillin, Pariglin, Parillinsäure) kommt auch in der *China nova* vor. Es ist ein indifferenter stickstofffreier Körper, welcher in farblosen, ekelhaft schmeckenden Nadeln krystallisirt. In heissem Wasser (20 Th.), Weingeist (30 Th.) und Aetherweingeist ist es leicht, in

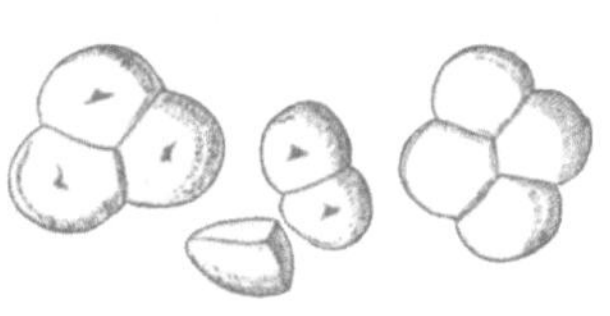

S.

Stärkemehl der Sarsaparille. 500-fache Vergrösserung.

kaltem Wasser wenig löslich, unlöslich in absolutem Aether. Concentrirte Schwefelsäure löst es mit gelber, auf Zutritt von Feuchtigkeit kirschrother Farbe. Seine wässrige Lösung schäumt beim Schütteln, daher es FLÜCKIGER Sarsaparill-Saponin nannte. Kalische Kupferlösung reducirt es, aber nicht kalische Wismuthlösung.

Ed. MARQUIS in Dorpat hat vergleichende Untersuchungen über Sarsaparillwurzeln angestellt und gefunden, dass der Feuchtigkeitsgehalt derselben in Procenten 8—12, die Ausbeute an spirituösem Extract 5—14, an Smilacin 0,54—1,78 (in einem Falle 5,12), an wässrigem Extract 2,6—10,1, an Schleim 2—8, an Stärke 4—4,5 beträgt. Da das specifisch Wirksame in den Sarsaparillwurzeln nach Ansicht MARQUIS's nur dem Smilacingehalte zuzuschreiben ist, so glaubt derselbe sowohl der Veracruzsorte, als der billigsten von allen, und auch der Sarsaparilla von Jamaica den Vorzug zu geben. (Man vergl. unter Anwendung).

Prüfung. Wenn die Güte der Sarsaparilla etwa mit dem Smilacingehalte steigt und fällt, so würde sich zur approximativen Abschätzung das Benetzen der frischen Querschnittsfläche mit conc. Schwefelsäure empfehlen. Eine an Smilacin reiche Wurzel würde sich mit jener Säure (ausgenommen auf den Stärkemehl enthaltenden Theilen) schön roth färben.

Physikalisches und chemisches Verhalten des Aufgusses, dargestellt aus 10g der Wurzel und 100ccm dest. Wasser, mit 5 Tropfen Essigsäure versetzt, durch 4—5-stündige Digestion bei 70—90⁰ C., mehrstündiges Stehen an einem kalten Orte und Filtration. Der Aufguss der officinellen Wurzel (*Sars.*) ist etwas blassgelb, der Aufguss der rothbärtigen Jamaica-Wurzel (*Jam.*) ist gelbbraun. — 1) Mit einem 2—3-fachen Vol. Weingeist gemischt erfolgt eine äusserst geringe Trübung, und — 2) mit gleichem Vol. Pikrinsäure vermischt, bleibt die Flüssigkeit klar. — 3) Gerbsäure bewirkt bei *Sars.* eine stark flockige Fällung, bei *Jam.* aber nur schwache Trübung. — 4) Mercurichlorid trübt nicht, beim Aufkochen aber tritt bei *Sars.* eine schwache Trübung ein. — 5) Mercuronitrat bewirkt bei *Sars.* milchig weissliche Trübung und beim Erhitzen zum Aufkochen tritt schnell eine dunkelgraue Fällung, also Reduction ein, bei *Jam.* ist die Trübung mehr hell graugelblich und beim Erhitzen wird der Niederschlag röthlichgrau, es erfolgt also geringere Reduction. — 6) Jodjodkalium, auch — 7) Kaliummercurijodid, selbst zum Kochen erhitzt, bewirken keine Trübung. — 8) Silbernitrat bewirkt bei *Sars.* eine mässige, bei *Jam.* eine unbedeutende Trübung, welche auf Zusatz von Aetzammon im Ueberschuss klar wird. Beim Aufkochen bilden sich bei *Sars.* durchsichtige Flocken und dann tritt Reduction ein, nicht aber bei *Jam.*, welche kein Smilacin zu enthalten scheint. — 9) Ferrichlorid färbt bei *Sars.* gelbbraun, bei *Jam.* dunkelbraun. — 10) Oxalsäure trübt letztere nicht, erstere nur sehr schwach, Ammoniumoxalat trübt *Sars.* sehr stark, *Jam.* nur schwach. — 12) Baryumchlorid bewirkt bei *Sars.* nur eine Andeutung einer Trübung, bei *Jam.* lässt es die Flüssigkeit klar. — 12) Kalische Kupferlösung wird durch *Sars.* reducirt, nicht durch *Jam.*, wobei die Flüssigkeit nur dunkelfarbig wird. — 13) **Aetznatron** kräftigt die Farbe, lässt die Flüssigkeiten aber klar, Aetzammon trübt bei *Sars.* — 14) **Cupriacetat** trübt bei *Sars.* nicht, beim Aufkochen erfolgt aber starke Trübung, während Cupriacetat dem kalten Aufgusse von *Jam.* zugesetzt, eine schwache Trübung, beim Aufkochen ebenfalls sehr starke Trübung bewirkt. — 15) **Chininhydrochlorid** erzeugt bei *Sars.* eine äusserst geringe, bei *Jam.* aber sehr starke Trübung. Wird der **Aufguss** auf **Glas** gegossen und im Wasserbade eingetrocknet, so erhält man eine mit im durchfallenden Lichte mit der Lupe zu erkennenden krystallinischen, Abscheidungen durchsetzte, keineswegs glänzende Schicht, welche bei *Jam.* bei 100-facher Vergr. aus krystallinischen, sternförmig büscheligen Gebilden dicht zusammengesetzt erscheint. Diese Schicht.zeigt nun um so mehr ausgebildete Krystallgruppen, wenn man dem Aufgusse vor dem Eintrocknen etwas Aetzammon zusetzte. Der Aufguss, zu 4 ccm in einem ca. 12 cm langen kleinfingerweiten Reagircylinder gegeben und 5 Minuten mit Vehemenz geschüttelt, liefert eine Schaumsäule, welche 6-mal höher ist, als der flüssig gebliebene Theil. Die Schaumsäule dauert allmählich kürzer werdend fast 2 Stunden. Bei *Jam.* ist sie nur 5-mal höher als der flüssige Theil.

Nicht zu übersehen ist, dass einige der obigen Angaben bei mancher Wurzel nicht zutreffen werden, weil es eben zu viel Sorten im Handel giebt.

Anwendung. Sarsaparille gilt als Stimulans, Sudoriferum, Depurativum und Alterans. In kleinen Gaben regt sie die Esslust an, belebt die Verdauung und führt zu einem gewissen Wohlbefinden bei cachectischen und sonst im Organismus herunter gekommenen Personen.

Sie geniesst auch einen alten, aber vielseitig angefochtenen Ruf als Heilmittel veralteter syphilitischer, gichtischer, chronisch-rheumatischer, skrofulöser Leiden, bei chronischen Exanthemen etc. Das Smilacin scheint (nach BOECKER) nicht den therapeutischen Werth der Sarsaparille zu bedingen, es soll sein Heilwerth sogar ein sehr unwesentlicher sein. Nach SCHROFF existirt in der Wurzel noch eine Substanz neben dem Smilacin, welche bitterer und kratzender schmeckt, Brechreiz, vermehrte Speichelabsonderung und Pulsminderung bewirkt. Es ist anzunehmen, dass die Sarsaparille dieser Substanz einigen Heilwerth verdankt. Insofern in alter Zeit die Abkochungen der Sarsaparille unter Zusatz von rohem und nie von arsenfreiem Antimonsulfid dargestellt wurden, dabei also kleinere und grössere Spuren Arsenigsäure aus dem Antimonsulfid in die Decocte übergingen, auch Zusätze purgirend wirkender Stoffe geschahen, so lag die Heilwirkung dieser Decocte nicht in der Einbildung, sie war in der That vorhanden, wenn auch die Sarsaparille hier nicht mehr leistete als Rhizoma Graminis, Caricis etc. COLLEDANI lässt bei Asthma zerschnittene Sarsaparille aus Pfeifen rauchen.

Radix Senegae.

Senegawurzel. Radix Polygälae Senĕgae. Radix Polygalae Virginiänae. *Sénégá; Racine de polygala de Virginie. Senega-root.*

Der knorrige, mit zahlreichen Stengelresten und röthlichen Blattschuppen versehene Wurzelkopf der *Polygala Senega*, in Verbindung mit der oberhalb geringelten, höchsten 1,5 cm dicken Wurzel und den wenigen, unter sich auseinanderstehenden, bis zu 20 cm langen einfachen Aestchen derselben. Auf der gelblichen Rinde erhebt sich gewöhnlich ein Kiel, welcher den Wurzelast umgiebt. Auf der entgegengesetzten Seite erheben sich häufig Querwülste. Nach Beseitigung der höchstens 1 mm dicken Wurzel zeigt sich der marklose Holzcylinder an vielen Stellen eingerissen und ausgehöhlt. Die Senegawurzel enthält kein

Stärkemehl, ist von schwach ranzigem Geruche und stark kratzendem
Geschmack.

Polygala Senega Linn. Klapperschlangenwurzel.
Fam. **Polygaleae** s. **Polygalïnae.** Sexualsyst. **Diadelphia Octandria.**

Diese perennirende Pflanze findet sich in den wärmeren Gegenden des
östlichen Nordamerikas. Ihre Wurzel wurde zuerst von Tennent, einem
Schottischen Arzte, gegen den Biss der Klapperschlangen empfohlen. Wie die
Senegawurzel in den Handel gebracht wird, sitzen oft noch Stengelüberreste
daran. Sie hat eine kurze dicke, geringelt runzlige, etwas knotige, 5—15 cm
lange, 3—7 mm dicke Hauptwurzel, mit allmählich dünner werdenden, hin- und
hergebogenen und zum Theil gedrehten Aesten, welche auf der einen Seite in
Folge halbringförmiger Einschnürungen höckerig-wulstig, auf der anderen Seite
in den Krümmungen mit einer scharf hervortretenden, der Länge nach herablaufenden Kante (einem Kiele), welche die Rinde bildet, versehen sind. Die
dünneren Aestchen sind der Länge nach gefurcht und theils höckerig. Die
dickeren Theile der Wurzel sind gelblich, mehr ins Aschgraue übergehend,
die dünneren gelbbräunlich.

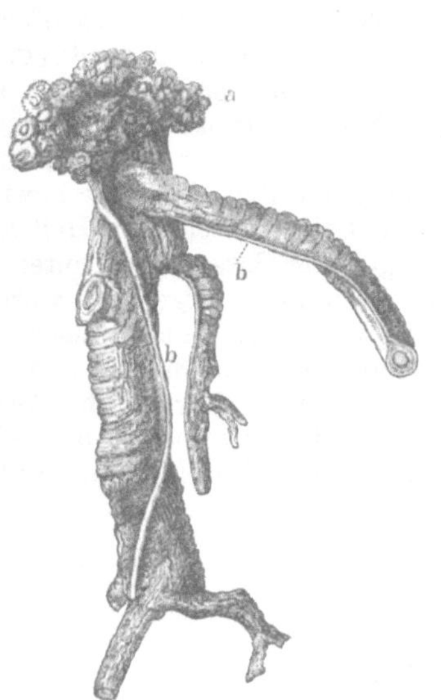

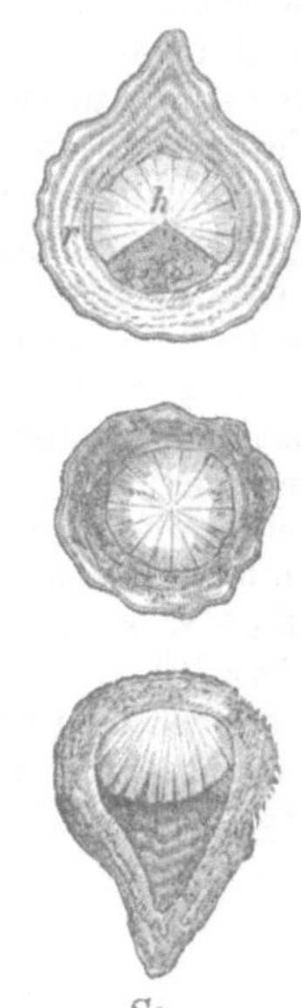

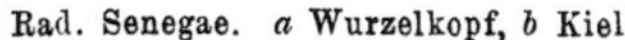

Rad. Senegae. *a* Wurzelkopf, *b* Kiel.   Querschnittsflächen aus verschiedenen Höhen der
                                                   Wurzel. *h* Holz, *r* Rinde.

Im Querschnitt findet man Holz und Bast nach der Seite der Kante (des
Kiels), dagegen die parenchymatösen Theile, hier die zellige Rindenschicht,
nach der anderen (wulstigen) Seite vorwiegend entwickelt. Die Rinde ist
nicht dick, blassbräunlich, gegen die Kante bedeutend dicker und dunkler,
mit abwechselnd helleren und dunkleren Linien, welche nach innen mit der
Holzperipherie, nach aussen nach und nach mit dem Winkel der Kante parallel laufen. Ein dunkler Kambiumring trennt die Rinde von dem breitmark-
strahligen, blassgelben Holze, dessen Ring auf der der Kante entgegengesetzten
Seite nicht geschlossen oder unvollständig ist, so dass er daselbst flach oder
ausgeschnitten erscheint. An den Stellen, wo die Kante fehlt, ist das Holz

stielrund (in den obersten Theilen der Wurzel). Mark fehlt. Die Rindenschicht ist durch eine braune, ringsum gleichdicke, jedoch dünne Korkschicht eingefasst. Die geschnittene Senega ist zur Hälfte leichter, zur anderen Hälfte schwerer als Wasser.

Die Rinde ist der wirksamste Theil der Wurzel. Ihr Geschmack ist anfangs mehlig), bald darauf süsslich säuerlich, hintennach scharf kratzend, einen unangenehmen, ziemlich lange anhaltenden Reiz im Schlunde erregend. Der Geruch ist wenig bemerkbar, tritt aber beim Kochen oder Stossen der Wurzel entschieden als ein ölig-ranziger hervor. Das Pulver erregt Niesen. Die Abkochung der Wurzel ist unbedingt wirksamer als der Aufguss.

Eine Unterschiebung der *Radix Ginseng s. Ninsi* (von *Panax quinquefolius* L.) soll vorkommen, dieselbe ist aber rübenförmig, 0,6—1,8 cm dick, geringelt, im Querschnitt weisslich und strahlig und der Senega nicht ähnlich. Von FLÜCKIGER und Dr. MÜLLER wurde das Rhizom eines Amerikanischen Cypripedium der Senega beigemischt angetroffen. Die Fläche des Querschnitts dieses Rhizoms wird durch Jodwasser nicht blau gefärbt.

Es existirt auch eine falsche Senega, welche in Procedings of the Americ. pharm. Associat. 1882, S. 224 und im Americ. Journ. of Pharm. 1881, S. 387 von GEORGE GOEBEL näher beschrieben ist. Dieselbe bewirkt gekaut Hustenreiz und schmerzliches Brennen im Halse. Der Querschnitt weicht völlig von dem der echten Senega ab. Auch im Aeusseren vermisst man die Charakteristik der letzteren.

Bestandtheile. TTROMMSDORF fand als Bestandtheile in Proc.: wachsartiges Fett 0,746, weiches, mit Fett vermischtes Harz 5,222, scharfes Harz 4,552, Senegin (Saponin) 3,357, äpfelsaures Calcium 1,865, saure äpfels. Calcium 0,671, mit Salzen verunreinigtes Gummi 5,968, Pektin 10,444, Pflanzenfaser 34,316. Verlust 2,648. QUEVENNE fand auch einen eisengrünenden Gerbstoff. Das Senegin nennt derselbe Polygalasäure. Ferner fand man eine flüchtige Fettsäure, Virginsäure. CHRISTOPHSOHN fand 2,3—2,5 Proc. Senegin. REBLING fand 7 Proc. Zucker.

Das Senegin oder Polygalin ist ein weisser, pulverförmiger, geruchloser, an der Luft beständiger, in heissem Wasser und Weingeist leicht löslicher, schwach säuerlicher, in Oelen und Aether unlöslicher Körper von kratzendem Senegageschmacke. Die wässrige Lösung schäumt beim Schütteln. Es ist mit dem Saponin identisch.

Prüfung. Die gepulverte Wurzel lässt sich leicht am Geschmack erkennen und dann durch ihr chemisches und physikalisches Verhalten.

Chemisches und physikalisches Verhalten des gelblichen Aufgusses aus 10 g Senegawurzel, 100 ccm dest. Wasser und 5 Tropfen Essigsäure. Nach mehrstündiger Digestion bei 70—90° C. und mehrstündigem Stehen am kalten Orte wird filtrirt. — 1) Mit dem 2—3-fachen Vol. Weingeist und — 2) mit gleichem Vol. Pikrinsäurelösung erfolgt keine Veränderung. — 3) Gerbsäure bewirkt starke weissliche Trübung. — 4) Mercurichlorid trübt kaum, beim Aufkochen tritt etwas stärkere fluorescirende Trübung ein. — 5) Mercuronitrat trübt stark weissgelblich, beim Aufkochen erfolgt aber keine Reduction. — 6) Jodjodkalium, auch — 7) Kaliummercurijodid trüben nicht. Beim Aufkochen erfolgt durch letzteres Reagens sehr schwache Trübung. — 8) Silbernitrat trübt mässig, Aetzammon macht wieder klar, beim Aufkochen erfolgt aber keine Reduction, die Flüssigkeit ist nur stärker gelb. — 9) Ferrichlorid färbt bräunlichgrün. — 10) Oxalsäure trübt nicht, Ammoniumoxalat trübt unbedeutend. — 11) Bariumchlorid lässt klar. — 12) Kalische Kupferlösung wird beim Erhitzen reducirt. — 13) Aetznatron lässt klar und macht etwas stärker gelb. Aetzammon trübt nicht. — 14) Cupriacetat lässt fast klar, beim Aufkochen tritt aber starke Trübung ein. — 15) Chininhydrochlorid trübt. — 16) Mit einem gleichen Vol. conc. Schwefelsäure gemischt erfolgt tiefrothbraune Färbung. — 17) Der blassgelbe

Aufguss auf ein grosses Objectglas gegossen und am mässig heissen Orte eingetrocknet, ergiebt ein klares, fast farbloses, nicht hygroskopisches Feld mit gelbem klaren Rande. Der innere Raum des Feldes lässt im durchfallenden Lichte kleine krystallinische, hervorragende Abscheidungen erkennen, welche sich auch beim Befühlen bemerkbar machen. — 18) 3—4 ccm des Aufgusses in einen Reagircylinder gegeben und 5 Minuten vehement geschüttelt, ergiebt eine farblose, ca. eine Stunde dauernde Schaumsäule, welche 10 mal höher ist, als der flüssig gebliebene Theil. Mit diesen 18 Actionen wäre wohl die echte Senegawurzel von der unechten zu unterscheiden. Wird die extrahirte Wurzel abgewaschen, getrocknet und mit einem doppelten Vol. absolutem Weingeist gekocht und heiss in ein Filter gegeben, das kaum gelbliche, erkaltet trübe Filtrat auf ein Objectglas gegossen und gegen den Schluss des Abdunstens bei 100-facher Vergr. beobachtet, so erblickt man ein Gruppenbilden aus farblosen, amorphen, krausen Massen und hier und da Fettkügelchen von verschiedener Grösse herumschwimmend.

Geschichtliches. Die von den Indianern S e n e c a genannte Wurzel wurde gegen Schlangenbiss gebraucht. Der Schottische Arzt Tennent versuchte (1733) sie innerlich zu gebrauchen und erlangte bei Brustleiden und entzündlichen Zuständen der Athmungsorgane Heilerfolge.

Anwendung. Senegawurzel gilt als Expectorans, Contrastimulans, Diureticum, Emmenagogum, Vomitivum und Purgativum. Zu starke Dosen belästigen die vorderen Theile der Gurgel und stören die Verdauung, bewirken ein brennendes Gefühl im Magenmunde und Uebelkeit. Man giebt die Wurzel in Pulver, Latwergen, Aufkochen zu 0,5 — 1,0—1,5 g dreistündlich. Das Decoct wird aus 5,0—10,0 g der Wurzel und 100 — 120 g Wasser hergestellt. Das Pulver ist stets mit Haferschleim oder Zuckerwasser zu nehmen. Für Kinder und Greise ist der *Syrupus Senegae* die beste Form zum Nehmen.

Radix Taraxaci cum Herba.

Löwenzahnwurzel mit Kraut. Radix Taraxăci cum herba.
Pissenlit; Dent de lion. Dandelion.

Die ganze Pflanze von *Taraxacum officinale*, zur Zeit des Frühlings, ehe sie blüht, gesammelt und getrocknet.

Taraxacum officinale Weber. Löwenzahn.
Synon. *Leontŏdon Taraxăcum* Linn.
    „ *Taraxacum Dens Leōnis* Desfontaines.
Fam. **Compositae.** Trib. **Cichoraceae.** Sexualsyst. **Syngenesia aequalis.**

Der Löwenzahn ist eine durch ganz Europa wild wachsende perennirende Cichoracee. Die Wurzel ist cylindrisch, daumdick und fusslang, frisch innen weiss, fleischig und weissen Milchsaft ausgebend, nach dem Trocknen aussen dunkelbraun bis schwarzbraun und längsfurchig, innen weisslich und schwammig. Die Blätter sind nur grundständige (Wurzelblätter) und schrotsägeförmig. Der Blüthenschaft bildet eine Röhre und ist nur 1-blüthig (einköpfig). Sobald sich der unentwickelte Blüthenstand zeigt, also vor der Blüthe, wird die ganze Pflanze eingesammelt und getrocknet. Zu dieser Zeit ist die Pflanze am reichsten an Milchsaft.

Im Querschnitt zeigt die trockene Wurzel eine dicke, innen weisse, schwammige Rinde mit zahlreichen dunkleren concentrischen, nach innen dichter stehenden Zonen (Bastringen), welche die Milchsaftgefässe enthalten, durchzogen, ohne Markstrahlen. Durch Vertrocknung des zwischen den Zonen liegenden Parenchyms erscheint das Gefüge concentrisch blätterig. Der Holzkern ist citronengelb, porös und dürr, wenig sichtbar strahlig. Mark verschwindend. Bisweilen findet sich das Holz in mehrere Bündel zertheilt, deren jeder von concentrischen Zonen eingeschlossen ist.

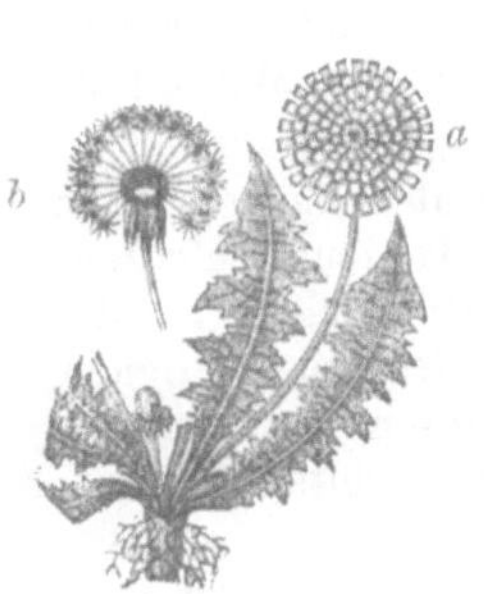

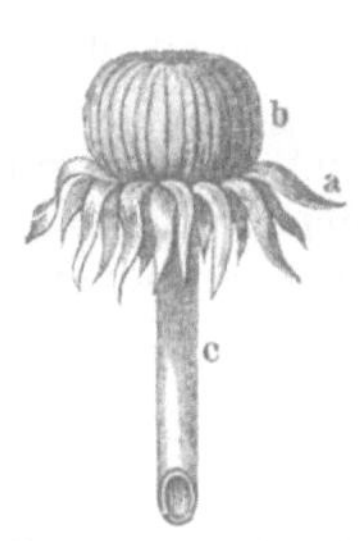

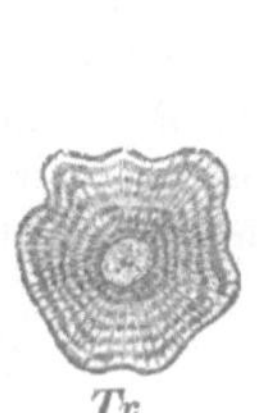

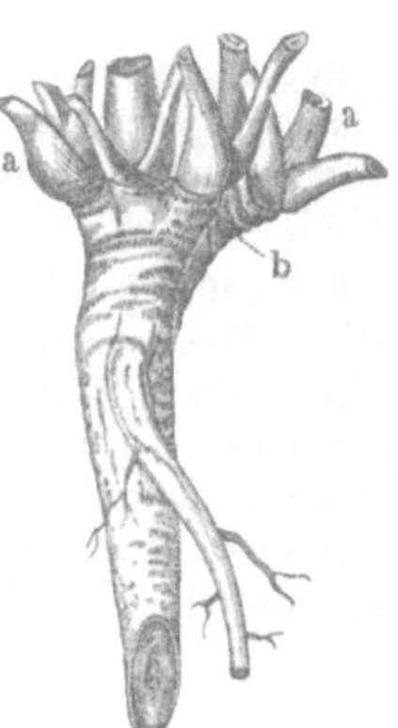

Taraxăcum officināle. a Der Blüthenkorb *(anthodium)* steht auf einem Schaft. b Oberer Theil des fruchttragenden Schaftes mit den gestielten Samenkronen. ¹/₅-Lin. Gr.

N Noch unentwickelter Blüthenstand von *Taraxacum officinale* (natürl. Gr.). a b gekelchter Hüllkelch *(peranthodium calyculatum)*, der äussere (a) zurückgebogen *(reflexum)*. c Oberer Theil des Schaftes.

Tx.

Radix Taraxaci. Querschnitt.

Obere Hälfte einer mehrköpfigen frischen Wurzel von *Taraxacum off.* ¹/₂-lineare Gr. a Stamm- u. Blätterrest, b Wurzelkopf.

Die Wurzel erreicht eine Länge von 30 cm und an ihrer Basis 2,5 cm im Durchmesser. Sie ist walzenförmig, nach der Spitze zu sich allmählich verjüngend, vielköpfig, wenig ästig, längsfurchig, aussen fast schwarzbraun.

Im Frühjahr ist die Pflanze mit Wurzel, wie schon erwähnt wurde, überaus reich an Milchsaft, die Wurzel an Extractivstoff ärmer als das Kraut, im Herbst ist die Wurzel reicher an Extractivstoff als das Kraut. Demnach ist es gleichgiltig, ob die Pflanze im Frühjahre vor dem Aufblühen, oder im Herbst nach dem Verblühen gesammelt wird. Früher liess man nur die Wurzel im Herbst sammeln, weil sie dann an bitterem Extractivstoffe am reichsten war. Natürlich ist der Forderung der Ph. nachzukommen und nur die im Frühjahre vor dem Aufblühen gesammelte *Radix cum Herba* auf Vorrath zu halten. Die Austrocknung geschehe in den ersten Tagen auf dem Boden auf einer vom Wurmfrasse freien Dielung, dann wird das Kraut halb trocken locker in Säcke geschüttet an einem 25—35⁰ C. warmen Orte, z. B. auf dem Backofen beim Bäcker, gebracht, denn nicht gehörig ausgetrocknet, tritt Wurmfrass ein.

Radix Cichorii cum Herba, womit die Wurzel mit dem Kraute verwechselt werden könnte, zeigt auf der Querschnittsfläche der Wurzel eine strahlige Rinde und solchen Holzkern, der Stengel ist nicht hohl und weit länger. Diese Verwechselung ist nur eine angenommene. Ebenso steht es mit dem Kraute und der Wurzel von *Leontŏdon hispĭdus,* welche Pflanze wollig beharte Blätter hat, während die Blätter von der officiellen Pflanze kahl und glatt sind. Da diese Pflanze vor allen anderen allgemein gekannt ist und die Pflanzensammler sie sehr genau kennen, andere ähnliche Pflanzen später zur Blüthe kommen, so ist eine Verwechselung völlig ausgeschlossen. In Pulverform wird diese Droge nie gebraucht.

Bestandtheile. Nach Frickhinger enthalten die Wurzeln Zucker, Mannit, Inulin, Spuren Gerbstoff, Extractivstoff, Schleim, Eiweiss, Salze. Polex will aus dem Milchsafte eine krystallinische bittere Substanz, Taraxacin, abgeschieden haben. Kromayer hat das Taraxacin ebenfalls abgeschieden, konnte es aber nicht krystallisirt erhalten. Den wachsartigen Stoff des Löwenzahnmilchsaftes nennt Kromayer Leontodin, Taraxacerin, welches bei Acholie heilsam sein soll. Das Kraut hat dieselben Bestandtheile wie die Wurzel, auch giebt das trockene Kraut wie die Wurzel 30 Proc. Extract.

Aufbewahrung. Die zerschnittene Pflanze wird nachträglich nochmals bei lauer Wärme getrocknet und dann sofort in passende Blechgefässe eingefüllt, welche dicht zu schliessen sind, damit die Waare vor Wurmfrass geschützt bleibt.

Anwendung. Die Löwenzahnwurzel mit Kraut wurde früher für ein sehr kräftiges Resolvens, Depurativum, Sudorificum, Recreans und Tonicum gehalten, welches seine Wirkung besonders auf die Secretionen des Unterleibes ausübe und Stockungen und Verschleimungen hebe, besonders die Gallensecretionen befördere. Die Aerzte unserer Zeit halten nicht viel von diesem Arzneimittel, aus welchem man ein wässriges Extract bereitet und welches selten im Aufgusse verordnet wird.

Radix Valerianae.

Baldrian.   Rhizōma Valeriānae;   Radix Valeriānae minōris vel montānae.   *Racine de valériane.*   *Valerian.*

Der Wurzelstock von *Valeriana officinalis.* Er ist etwas knollig, bis zu 2 cm dick und 4 cm lang, aufrecht (gerade), am untersten Theile abgestorben *(emortuum)*, dicht besetzt *(confertum)* mit höchstens 2 mm dicken, 20 cm und darüber langen, graubraunen oder bräunlichgelben Wurzeln. Die dickeren Wurzelstöcke sind innen mit Querfächern versehen. Auf dem Querschnitte der Wurzel *(radicem e transverso dissecanti)* erscheint der dünne Holzcylinder von einer weisslichen und viermal breiteren Rinde umschlossen. Die Wurzel hat einen eigenthümlich starken Geruch und einen gewürzhaften süsslichen bitterlichen Geschmack.

Valeriana officinalis Linn. Baldrian.
Fam. **Valerianeae.** Sexualsyst. **Triandria Monogynia.**

Herkommen. Der Baldrian findet sich im mittleren und nördlichen Europa, und existiren davon, je nach dem Standorte, in Form und Grösse mehrere Varietäten *(Valeriana officinalis α major, β minor)*, welche die Baldrianwurzel liefern. In einigen Gebirgsgegenden wird er angebaut. Die Wurzel der auf trocknen, steinigen, bergigen, waldigen Stellen wachsenden Pflanze wird allgemein für kräftiger und wirksamer gehalten und ihr daher der Vorzug gegeben. Von feuchten niedrigen Stellen zeigt die Wurzel dieselben Bestandtheile, sie enthält aber mehr Feuchtigkeit und bedarf daher eine längere Austrocknung, wobei natürlich ein grösserer Theil ihrer flüchtigen Bestandtheile verloren geht. Die erstere verliert circa 70 Proc. Feuchtigkeit beim Trocknen, letztere 80 Proc. Nach sehr feuchten Sommern und nassen Wintern ist die Wurzel aus den feuchten niedrigen Standorten oft ganz unbrauchbar.

Handelswaare. Im Handel kommen mehrere Sorten Baldrianwurzel vor, von welchen man der *Radix Valerianae montana* und *Anglica (optima)* den

Vorzug giebt. Man unterscheidet eine **braune** und eine **gelbe Waare,** welche beiden Sorten die **Ph.** zulässt.

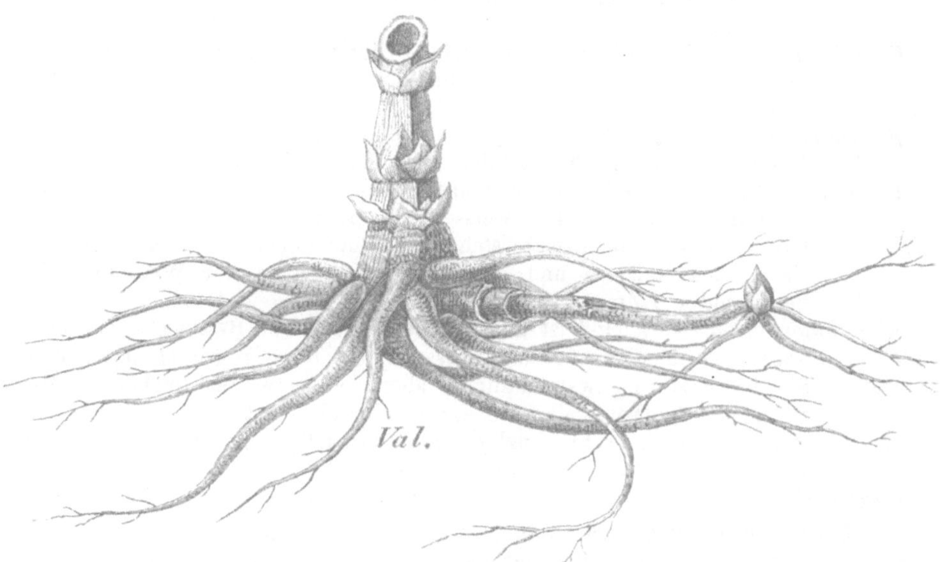

Frische Baldrianwurzel mit Ausläufer.

Charakteristik. Die trockne Baldrianwurzel bildet einen rundlich kurzen oder länglichen, gleichsam abgestutzten, 2,5—4 cm langen Wurzelstock, auf allen Seiten mit vielen langen, strohhalmdicken, stielrunden, feinlängsrunzligen, in einander geflochtenen, zähen, mit kurzen haarförmigen Fäserchen behafteten, auswendig graubräunlichen bis schwarzbräunlichen, innen weisslichen Nebenwurzeln besetzt. Der Geruch tritt bei der frischen Wurzel schwächer als bei der getrockneten hervor und ist eigenthümlich durchdringend widerlich. Der Geschmack ist kampferartig gewürzhaft, etwas scharf und bitterlich.

Die Querschnittfläche des fleischigen oder hornartigen Wurzelstocks zeigt wegen der dicht stehenden Wurzeln einen unregelmässigen Umfang, eine braune Fläche, eine Rinde, circa $\frac{1}{8}$ des Durchmessers dick, das Holz als einen unregelmässigen unterbrochenen Kreis weiss-

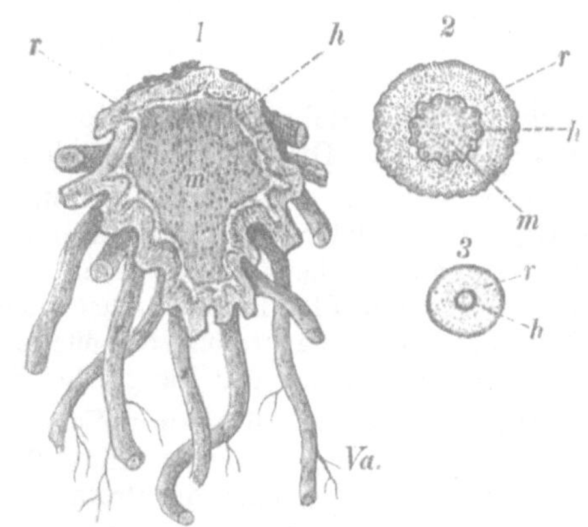

Radix Valerianae. 1. Verticaldurchschnitt des Rhizoms. 2. Querdurchschnitt eines Ausläufers in Wasser geweicht (3-fache lineare Vergr.). 3. Querdurchschnitt einer Nebenwurzel in Wasser geweicht (3-fache lineare Vergr.). *r* Rinde, *h* Kambium, *m* Mark.

licher, durch eine dunkle Linie von der Rinde getrennter Gefässbündel und ein grosses braunes Mark. Die Gefässbündel des Holzes in den Ausläufern stehen in einem regelmässigen Ringe. Die Rinde der Nebenwurzeln ist dick, das Holz hält circa $\frac{1}{6}$ des Durchmessers, Mark ist sehr klein.

35*

Verwechselung. Untergeschoben findet man die Wurzeln von

Valeriana Phu L. *(Rad. Valerianae majoris)*. Wurzelstock fast noch einmal
    so lang, dicht geringelt, nur auf der einen Seite mit Nebenwurzeln
    besetzt.
Valeriana dioica L. Wurzelstock vielmal dünner und weit länger, lang
    gegliedert. Nebenwurzeln sehr dünn und sehr blass an Farbe.
    Schwacher Geruch.
Asclepĭas Vincetoxĭcum L. Wurzelstock oberwärts knotig. Glattbrüchige
    Nebenwurzeln. Farbe gelblich oder schmutzig weiss.
Verātrum album L. Seit einigen Jahren wiederholt zwischen den Baldrian-
    wurzeln angetroffen. Die weisse Nieswurz ist sehr giftig und erkenn-
    bar an den concentrisch stehenden Blattscheiden, einer dunkleren
    Farbe des Rhizoms und einer blasseren Farbe der Wurzeln. Man
    vergl. unter *Rhizoma Veratri.*
Sium longifolium L. Wurzel ist giftig. Diese wurde von Bernbeck (Germers-
    heim) zwischen der frisch eingesammelten Baldrianwurzel angetroffen.
    Sie ist letzterer zwar ähnlich, aber bedeutend schwächer in den
    Wurzeln, überhaupt ist die ganze Wurzel leichter, die Fasern sind
    weniger markig, sehr runzlig, nicht hornartig. Baldriangeruch nicht
    vorhanden. (Arch. d. Pharm. 1880, 2. Hälfte, S. 431.)
Ranuncŭlus-Arten. Den Wurzeln fehlt der Baldriangeruch.

Einsammlung, Pulverung, Aufbewahrung. Im September wird die Baldrianwurzel gegraben, schnell abgewaschen und an der Luft getrocknet. Das
Trocknen muss jedoch an solchen Orten geschehen, zu welchen die Katzen
keinen Zugang haben. Mit heftiger Begierde gehen nämlich diese Thiere dem
Baldriangeruche nach, wälzen sich auf den Wurzeln herum und verunreinigen
diese mit ihren Excrementen. Die gut lufttrockne Baldrianwurzel wird geschnitten, in Blechgefässen, und auch als ein grobes und feines Pulver in
gläsernen Flaschen aufbewahrt. Die zu pulvernde Wurzel wird Stück für
Stück mit einer steifen Haarbürste von Sand und Staub gereinigt, an einem
Orte, dessen Temperatur 30⁰ C. nicht überschreitet, getrocknet und dann
gepulvert. Bei Nichtbeachtung dieser Vorsicht wird man immer ein sandiges
Pulver erhalten. Die Wurzel ist auch vor Sonnen- und Tageslicht zu schützen.

Bestandtheile. Nach Trommsdorf's Analyse enthält die Baldrianwurzel
in 100 Theilen flüchtiges, mit Baldriansäure verbundenes Oel 1,041; Harz
6,25; eigenthümlichen Extractivstoff 12,5; Gummi 9,375; Stärkemehl 1,563;
Pflanzenfaser 69,271. Baldriansäure oder Valeriansäure in der Baldrianwurzel
scheint ein Umsetzungsprodukt des flüchtigen Baldrianöles zu sein. Der Valerian-
säuregehalt nimmt mit der Länge der Zeit zu.

Prüfung. Sowohl die ganze Wurzel wie das Pulver müssen einer Prüfung
unterzogen werden, insofern giftige Wurzeln beigemischt sein können. Bei
der ganzen Wurzel genügt die Prüfung mit Auge und Geruchsinn, beim Pulver
ist die chemisch-physikalische erforderlich.

Chemisches und physikalisches Verhalten des Baldrianwurzel-Auf-
gusses, aus 10 g Wurzel, 5 Tropfen Essigsäure und 100 ccm dest. Wasser, mittelst
zweistündiger Digestion bei 70—90⁰ C. und Filtration bereitet. Der Aufguss ist
hell röthlichgelb. Mit — 1) einem 2—3-fachen Vol. Weingeist, auch — 2) mit
gleichem Vol. Pikrinsäurelösung gemischt, tritt keine Veränderung ein. — 3)
Gerbsäure trübt mässig. —4) Mercurichlorid trübt nicht, beim Aufkochen aber
erfolgt schwache Trübung. — 5) Mercuronitrat trübt stark und beim Aufkochen
tritt zuerst Zusammengehen der Flocken ein und schliesslich erfolgt sehr schwache
Reduction. — 6) Jodjodkalium bewirkt eine sehr starke Dunkelfärbung, aber
keine Trübung. — 7) Kaliummercurijodid lässt klar, auch beim Aufkochen. —

8) **Silbernitrat** bewirkt weissliche Trübung, Ammon macht klar, beim Kochen erfolgt Reduction. — 9) **Ferrichlorid** färbt grünlichbraun. — 10) **Oxalsäure** trübt, **Ammoniumoxalat** etwas stärker. — 11) **Baryumchlorid** erzeugt eine schwache Trübung. — 12) **Kalische Kupferlösung** wird reducirt. — 13) **Aetznatron** lässt klar und färbt kaum dunkler. — 14) **Cupriacetat** trübt, beim Aufkochen sehr stark. — 15) **Chininhydrochlorid** trübt mässig. — 16) **Salzsäure** verändert nicht. — 17) **Conc. Schwefelsäure** ($\frac{1}{2}$ Vol. so eingegossen, dass sie sich am Grunde sammelt) färbt sich an der Berührungsfläche stark dunkel; nach der Mischung erscheint diese dunkler als der Aufguss. — Der Aufguss der Wurzel von **Sium longifolium** ist grün und fast dreimal kräftiger an Farbe, als der Aufguss der echten Baldrianwurzel, giebt — sub 3 mit Gerbsäure kaum eine Trübung. bleibt — sub 4 beim Vermischen und Aufkochen mit Mercurichlorid klar, färbt sich — sub 6 mit Jodjodkalium nicht so dunkel, giebt — sub 10 mit Oxalsäure und Ammoniumoxalat sehr schwache Trübung, wird — sub 13 durch Aetznatron kräftiger farbig, ferner — sub 16 durch Salzsäure so hellfarbig, wie der Aufguss der ächten Baldrianwurzel, — sub 17 färbt sich die Berührungsschicht der Schwefelsäure kaum dunkel und nach der Mischung ist diese bedeutend heller an Farbe als der Aufguss. — Der Aufguss, in welchem weisse Nieswurz vertreten ist, wird besonders mit Gerbsäure, weniger mit Jodjodkalium Trübungen und Niederschläge ergeben. — Die mit einem doppelten Vol. absolutem Weingeist bewirkte Abkochung ist nicht dunkel, sondern nur hellgelb gefärbt und trübt sich erkaltend kaum. Anf Glas gegossen und der freiwilligen Verdunstung überlassen, hinterbleibt eine fast farblose, aus amorphen Massen gebildete Schicht, welche aber bitter schmeckt Die Wurzel des **Sium longifolium** wurde mir von Seiten des Herrn Apotheker C. Bernbeck (Speier) zugesendet, welcher Herr im Archiv der Pharm. 1880, 2. Hälfte S. 431 und ph. Centralhalle 1881 Nr. 6 die näheren Angaben über die Verwechselung mit dieser Wurzel gemacht hat.

Anwendung. Baldrianwurzel gilt als vortreffliches Stimulans, Antepilepticum und Antispasmodicum, auch zuweilen als Vermifugans. Man giebt sie zu 0,5 — 1,0 — 2,0 — 3,0 g im Aufgusse oder als Pulver. Auch den Niesepulvern mischt man das Pulver der Wurzel zu. In dem beliebten Kämpf'schen Visceralklystier kommt dieselbe neben bitteren aromatischen Kräutern ebenfalls in Anwendung. Hysterischen Frauen ist der Baldriangeruch selten ein unangenehmer.

Resina Dammar.

Dammar; Damar; Damarharz; Dammaraputi; Steinharz; Katzenaugenharz. Resīna Dammăra. *Dammar.*

Das Harz der *Dammara alba (Agathis alba)*, *Dammara orientalis*, *Hopea micrantha*, *Hopea splendida* und auch noch anderer im südlichen Indien einheimischer Bäume. Tropfsteinartige, durchsichtige, gelblichweisse Tropfen oder mehrere Centimeter grosse, zum Theil birnförmige, zum Theil keulenförmige Stücke oder unförmliche Massen. Sie ritzen Colophon und geben zerrieben ein weisses geruchloses Pulver aus, welches bei 100° C. nicht erweicht.

Dammarharz ist in Aether, Chloroform, Schwefelkohlenstoff reichlich löslich, weniger in Weingeist und Petrolbenzin.

Dammăra alba Rumph. Weisse Dammaratanne.
Dammara orientalis Lambert. Indische Dammarafichte.
Synon. *Pinus Dammara* W. *Agathis loranthifolia* Salisb.
Fam. **Coniferae, Abietinae.**
Hopĕa (Hoppea) micrantha Vriese.
Hopea splendĭda Vriese.
Fam. **Dipterocarpeae.**

Die Dammarfichte ist auf den Molukken, Java, Borneo einheimisch. Sie erreicht eine Höhe von 30—35 m und ist so reich an Harz, welches tropfend ausschwitzt, dass sie einer mit Eiszapfen und Eismassen bedeckten Fichte des Nordens gleicht. Aus den dicken Auswüchsen der Wurzel fliesst das Harz in Balsamform hervor, bis schliesslich ein solcher Auswuchs eine Harzmasse von 8—10 kg liefert. Die *Hopĕa*-Arten sind in Hinterindien und den dazu gehörigen Inseln einheimisch. Der Name *Dammara*, richtiger *Damara* entstammt dem Malayischen *damar*, Harz.

In den Handel kommt Dammarharz in rundlichen oder unregelmässigen durchsichtigen farblosen wasserhellen oder schwach gelblichen, leicht zerreiblichen Stücken, mit muschliger glasglänzender Bruchfläche. In der Wärme der Hand wird es klebrig, bei 100—105 ⁰ C. beginnt es zu erweichen, bei 120 ⁰ fängt es an zu schmelzen. Spec. Gew. 1,040—1,120. In kaltem wasserfreiem Weingeist und Aether ist es nur theilweise, in kochendem Weingeist ganz löslich, jedoch scheidet in letztere Lösung beim Erkalten ein Theil wieder aus. Petrolbenzin löst das Harz nur in Spuren, etwas mehr in der Siedehitze des Benzins, welches dabei weisslich trübe wird. In fetten und ätherischen Oelen, Benzol, Chloroform, Schwefelkohlenstoff, ist es leicht und vollständig löslich. Conc. Schwefelsäure löst es, sich rothfärbend und klar bleibend. Durch Wasser wird es aus dieser Lösung als ein weissliches Pulver abgeschieden.

Das neuseeländische Dammarharz (von *Dammara australis* DON) ist gelblich bis grünlich, das Amerikanische, aus Südamerika kommend (von *Araucaria Brasiliana* LAMBERT), ist röthlich. Sie liefern etwas härteren Lack als das Ostindische, können aber nicht pharmaceutisch verwendet werden.

HIRSCHSOHN berichtet in seiner Arbeit über das Verhalten der Harze, Gummiharze etc. gegen Lösungsmittel und Reagentien vom Dammar, von welchem er 23 Proben untersuchte, dass es sich in Weingeist, Aether-Weingeist und Aether unvollständig löse, ohne dass der Rückstand Aufquellung erkennen lässt. — Bleiacetat, Ferrichlorid fällen die weingeistige Lösung nicht oder nur unbedeutend und ist der Niederschlag beim Erwärmen löslich. Ammoniak trübt die weingeistige Lösung. — Chloroform löst das Dammarharz vollständig. — Natriumcarbonatlösung giebt farblose Auszüge, welche durch Essigsäure nicht oder nur unbedeutend getrübt werden. — Chlorkalk färbt nicht. — Petroläther löst 77—88 Proc., ebenso Weingeist. — Das in Petroläther nicht lösliche färbt sich mit Schwefelsäure und FRÖHDE's Reagens gelb bis gelbroth und mit Chloral schwach grün.

Dammar besteht aus 2 Harzen, zu 75—85 Proc. aus einem Alphaharz, welches in kaltem Weingeist löslich ist und conc. Schwefelsäure und conc. Salzsäure roth färbt, und aus einem Betaharz (Damarin), welches in kaltem Weingeist schwerlöslich, in kochendem Weingeist leichter löslich ist, aber beim Erkalten ausscheidet. Alkalien lösen es nicht.

Dammar ist ein Bestandtheil einiger Pflaster z. B. des Heftpflasters, ferner wird es zur Darstellung von Lacken gebraucht. Die Dammarlacke oder dammarhaltigen Lacke haben ausgestrichen den Uebelstand weniger hart zu werden als Kopallack, und beim Druck mit dem warmen Finger zu kleben. Die Verwendung der Dammarlacke zum Lackiren der Schilder von Standgefässen, Stühlen und Tischen, überhaupt von Gegenständen, welche häufig mit den Fingern angefasst werden, oder auf welche man sich setzt oder man warme Gegenstände stellt, ist keineswegs zu empfehlen. Dieser Uebelstand schwindet selbst nach Jahren nicht. Wenn ein Apotheker Schilder lackiren lässt, so bedinge er, dass dazu kein dammarhaltiger Lack genommen werden dürfe. Im Uebrigen ist die Probe leicht. Man lackire ein Glasscheibchen und lege dieses nach Verlauf einer Stunde an einen lauwarmen Ort. Wenn nach 5—6 Stunden die kalt gewordene Platte mit dem Finger 3 Minuten gedrückt beim Zurückziehen des Fingers Klebrigkeit wahrnehmen lässt oder die Lackschicht den Abdruck der Hautnerven des Fingers wahrnehmen lässt, so liegt auch ein Dammarlack vor.

Resina Jalapae.

Jalapenharz.   Resīna Jalāpae.   *Résine de jalap.*   *Resin of jalap - root.*

Grob gepulverte Jalappenknollen, 1 Th., werden nach Zusatz von 4 Th. Weingeist unter öfterem Umschütteln 24 Stunden digerirt und nach dem Erkalten ausgepresst. Auf den Rückstand giesse man nochmals 2 Th. Weingeist und verfahre wie vorher.

Nachdem von den gemischten und filtrirten Auszügen der Weingeist durch Abdestilliren beseitigt ist, wasche man das zurückbleibende Harz mit Wasser aus, bis dieses aufhört gefärbt zu sein. Dann trockne man (das Harz) so weit im Wasserbade, dass es zerrieben werden kann.

Es sei von brauner Farbe, durchscheinend an den glänzenden Bruchrändern, leicht zerreiblich, in Weingeist leicht löslich, nicht so in Schwefelkohlenstoff. In 5 Th. warmem Aetzammon muss es sich lösen, welche Lösung erkaltet nicht zu einer Gelatine erstarren darf, und mit Säuren übersättigt muss sie klar bleiben. Wird die Lösung sofort abgedampft, so muss das, was zurückbleibt, in Wasser löslich sein. Vorsichtig aufzubewahren.

Bereitung. Neben circa 35 Proc. durch Wasser ausziehbaren gummösen und zuckerartigen Stoffen finden sich in den Jalapenknollen 10—17 Proc. in Weingeist lösliches Harz. Die Abscheidung dieses Harzes nach Vorschrift der Ph. ist die von jeher gebräuchliche. Sie fordert eine Pulverung der Jalapenknollen und die unmittelbar darauf folgende Extraction mit 90-proc. Weingeist. Das auf diese Weise gewonnene Harz ist mit Zucker und gummösen Stoffen überladen und erfordert ein anhaltendes Auswaschen mit Wasser. Eine neuere Methode (von Gummi empfohlen) besteht darin, die ganzen Jalapenknollen zweimal in kaltem Wasser 2—3 Tage zu maceriren, die durchweichten Knollen zu zerschneiden, an der Luft zu trocknen, zu pulvern und dann mit Weingeist zu extrahiren. Dieser Operationsgang lässt sich dadurch abkürzen, dass man die grob geschnittenen Jalapenknollen durch Maceration mit kaltem Wasser von den extractiven Stoffen befreit, dann auspresst, den Presskuchen in die feinere Speciesform bringt und nun unter Digestion mit Weingeist zweimal extrahirt. Im Ganzen bleibt es sich in Rücksicht auf die Ausbeute an Harz gleich, welcher Methode man den Vorzug giebt.

Ein zweimaliges Aufgiessen von Weingeist und Digeriren in der Wärme genügt zur Erschöpfung der Knollen, wenn nach jeder Digestion die Wurzel scharf ausgepresst wird. Im Uebrigen bedient man sich hier sehr zweckmässig der Deplacirmethode, bei welcher auch weniger Weingeist verbraucht wird. Die zusammengemischten Tincturen setzt man einige Tage bei Seite, decanthirt, filtrirt den trüben Rest unter Nachwaschen des Filters mit Weingeist, bringt sie klar in ein verzinntes Destillirgefäss, giesst etwas destillirtes Wasser zu, und zieht den Weingeist ab. Nachdem der grössere Theil des Weingeistes abdestillirt ist, scheidet sich das Harz in Form einer weichen schmierigen Masse am Grunde der Flüssigkeit ab. Desshalb ist die Destillation aus einem Wasser- oder Dampfbade zu bewerkstelligen. Nach Beseitigung des Weingeistes giesst man den warmen Destillationsrückstand in eine grosse Schale oder einen Topf, spült das Destillirgefäss mit heissem Weingeist nach, setzt etwas kaltes Wasser hinzu und stellt zum Erkalten bei Seite. Nach dieser Zeit giesst man die über dem Harze stehende Flüssigkeit ab, wäscht das Harz unter Kneten und Umrühren mit heissem Wasser so lange aus, bis dieses fast farblos abläuft, und trocknet das Harz unter öfterem Umrühren in gelinder Wärme, bis eine in eine dünne Stange gebrachte Probe nach dem Erkalten nicht die geringste Biegsamkeit zeigt, also völlig spröde bricht. Dann formt man das warme Harz in circa 0,5 cm dicke Stangen. Die Ausbeute richtet sich natürlich nach dem Werthe der verwendeten Jalapenknollen. Aus einer schweren harzreichen Waare beträgt sie selbst 17 Proc., eine magere Waare giebt 8—10 Proc. Die Abscheidung des Harzes aus der Tinctur und das folgende Auswaschen desselben lassen sich bequem ausführen, wenn man den Weingeist von der in eine Porcellanschale gegebenen Tinctur mittelst Dunstsammlers abdestillirt.

Das Wasser, mit welchem die Wurzel macerirt ist, giebt eingedampft ein süsses Extract, ähnlich dem *Extractum Graminis*, ohne purgirende Wirkung. Der von der Harztinctur abdestillirte Weingeist hat einen unangenehmen Geruch und Geschmack. Durch Digestion und Rectification über Kohlen und etwas Natriumcarbonat lässt er sich wieder brauchbar machen.

Die Darstellung des Jalapenharzes im Kleinen bietet in Betracht zu dem Preise des käuflichen Harzes allerdings selten ökonomische Vortheile, jedoch ist sie der sicherste Weg, ein gutes und echtes Jalapenharz zu erlangen. Beim Pulvern der Jalapenknollen erhält man stets eine grössere Remanenz, welche vorzugsweise sehr harzreich ist. Es ist daher ganz vortheilhaft, diese Remanenz anzusammeln und daraus das Harz darzustellen.

Das im Handel vorkommende Harz ist vorherrschend Harz aus stengliger Jalape und Jalapenstengeln (vergl. unter *Tubĕra Jalapae*), daher auch von geringerem Preise. Hinsichtlich der drastischen Wirkung ist das Harz aus Jalapenstengeln dem aus echter Jalape fast gleich, wie dies die physiologischen Versuche des Professor Dr. Bernatzik in Wien ergeben haben.

Eigenschaften. Jalapenharz ist ein sehr zerbrechliches, leicht zerreibliches, sprödes, trocknes, aussen graubraunes, innen dunkelbraunes, auf dem Bruche glänzendes, fast undurchsichtiges, an den Bruchkanten aber durchscheinendes, schwach saures Harz, von schwachem, aber unangenehmem Jalapengeruche und scharfem, im Schlunde stark kratzendem Geschmacke, in 90-proc. Weingeist, Essigsäure, Amylalcohol, auch in Alkali gelöst enthaltendem Wasser völlig löslich, zu 5—6 Proc. in Aether, Schwefelkohlenstoff, Benzol oder Chloroform löslich, und völlig unlöslich in flüchtigen und fetten Oelen, Wasser. Spec. Gewicht 1,146—1,150.

Jalapenharz ist ein Gemenge mehrerer Harze. Der hauptsächlichste und drastisch wirkende Theil ist ein Glykosid, der in Aether unlösliche, in Weingeist lösliche Theil, welcher von Mayer Convolvulin, von Kayser Rhodeoretin ($C_{31}H_{50}O_{16}$) genannt wurde. Letztere Benennung wurde gewählt, weil er sich mit Schwefelsäure rosenroth (ῥόδεος, rosenfarbig, ῥητίνη, Harz) färbt. Er reagirt schwach sauer und ist farb-, geruch- und geschmacklos. Er ist in Wasser fast unlöslich, völlig löslich in Weingeist, Essigäther und Essigsäure, wenig löslich in Amylalkohol, Schwefelkohlenstoff, unlöslich in Aether, weingeistfreiem Chloroform, Benzol, Petroläther. Bei 140° erweicht er, bei 150° schmilzt er zu einer gelblichen Flüssigkeit. Mit Alkalien verbindet er sich und wird daraus als in Wasser lösliches Hydrat (Rhodeoretinsäure oder Convolvulinsäure) abgeschieden. Durch Lösung in Aetzlauge geht also Convolvulin in Convolvulinsäure ($C_{31}H_{54}O_{18}$) über. $C_{31}H_{50}O_{16} + NaOH + H_2O = C_{31}H_{53}NaO_{18}$. Die Convolvulinsäure wird durch verdünnte Mineralsäuren, auch durch Emulsin in der Wärme in Convolvulinol, $C_{13}H_{24}O_3$, und Glykose übergeführt, denn $C_{31}H_{54}O_{18} + 3H_2O = C_{13}H_{24}O_3 + 3C_6H_{12}O_6$ (Glykose). Convolvulinol bildet farblose Krystalle. Diese Säure wirkt wenig purgirend. Der in Aether lösliche Theil des Jalapenharzes ist eine harzartige, sauer reagirende Substanz, welche geringere purgirende Wirkung zeigt. Sie beträgt in dem echten Jalapenharze höchstens 6 Proc. Sie enthält das Jalapin, $C_{34}H_{56}O_{16}$, welches durch Aetzkalilauge in Jalapinsäure, Scammoninsäure, $C_{34}H_{60}O_{18}$, übergeführt wird. Beim Kochen mit verdünnten Säuren oder unter Einwirkung des Emulsins geht das Jalapin in Jalapinol, Orizabinol $(C_{16}H_{30}O_3)_2 + H_2O$ über. Durch Behandeln der weingeistigen Jalapenharzlösung mit thierischer Kohle kann Jalapenharz farblos gemacht werden, verliert aber dadurch an seiner Wirkung.

Das dem Convolvulin in den Jalapenknollen entsprechende Harz in den Jalapenstengeln, *Stipĭtes Jalapae*, den Knollen von *Ipomoea Orizabensis* PELLETAN, und auch in der früheren officinellen Scammoniawurzel (von *Convolvŭlus Scammonia* LINN.) ist das Jalapin (Pararhodeoretin KAYSER's) ein farbloses Glykosid, welches in Weingeist, aber auch in Aether und weingeistfreiem Chloroform löslich ist, kaum sauer reagirt, bei 125° erweicht, bei 150° schmilzt, geruch- und geschmacklos ist, unter Einwirkung verdünnter Mineralsäuren in Zucker und Jalapinol zerfällt etc., wie vorstehend angegeben ist. Jalapin bildet nur den Hauptbestandtheil des Jalapenstengelharzes.

Ein dem Jalapin isomeres Glykosid wurde von SPIRGATIS in dem Turpethin in der Wurzel der *Ipomea Turpethum* R. BROWN erkannt. Durch Einwirkung verdünnter Mineralsäuren zerfällt das Turpethin in Zucker und Turpethol (Turpetholsäure).

Aufbewahrung. In der Reihe der starkwirkenden Arzneikörper.

Prüfung. Der von der Ph. angegebene Modus besteht in der Lösung des Harzes in 5 Th. Aetzammon, welche Lösung erkaltet keine Gallerte bilden darf und beim Uebersättigen mit Säure (Salzsäure) klar bleiben soll. Die ammoniakalische Lösung eingedampft soll einen in Wasser löslichen Rückstand ergeben. Diese aus ERNST SCHMIDT's Lehrb. der pharm. Ch. II, 880, entnommene Prüfung ist nur auf dem Papier entworfen und nicht durch Experiment bestätigt. Aetzammon und Aetzlaugen führen allerdings Convolvulin und Jalapin in Säuren über, und dieser theoretischen Auffassung gemäss müsste auch das Jalapenharz, angeblich aus jenen beiden Körpern bestehend, klar in Laugen und Aetzammon löslich sein. Nun geht die Lösung in Aetznatronlauge in der Wärme leicht, in 10-proc. Aetzammon sehr schwer und nur langsam vor sich und nach vieler Mühe erreicht man schliesslich keine klare, sondern eine trübe, langsam sich klärende Lösung, weil im Jalapenharz noch andere Stoffe als Convolvulin und Jalapin vorhanden sind. Versetzt man die Lösung mit einem Ueberschusse Salzsäure, so resultirt wiederum keine klare, sondern eine trübe Mischung, welche nach 1-tägigem Stehen eine klare Flüssigkeit mit geringem Bodensatze bildet. Bei der mit Salzsäure übersättigten Lösung in Aetznatronlauge schwimmt das Abgeschiedene am Niveau. Ebenso ergiebt die ammoniakalische Lösung einen Verdampfungsrückstand, welcher mit Wasser eine trübe Lösung giebt und beim Stehen einen Bodensatz bildet. Ein sogenanntes gereinigtes Jalapenharz, *Resina Jalapae depurata, Convolvulina* (Handb. d. ph. Praxis II, S. 182), löst sich völlig klar im Aetzammon, aber immer schwierig und langsam. Dieses Präparat resultirt nicht aus der von der Ph. gegebenen Vorschrift, kann also hier nicht in Betracht kommen.

Zur Ausführung der Probe nach Pharm. gebe man in ein Glaskölbchen von 100 ccm Inhalt 1 g des zerriebenen Harzes und 5 g Aetzammon, schliesse mit einem Korke und agitire. Nach Abhebung des Korkes erhitze man bis zum Blasenaufsteigen und den Kolben von der Flamme entfernend, schliesse man denselben sofort mit dem Korke völlig dicht. Nun ist das Gefäss in

dem Zustande, dass man es am Boden wiederholt erwärmen kann, ohne den
Kork öffnen zu müssen. Nach wiederholter Erwärmung und Stehenlassen an
einem Orte von ca. 20° C. durch eine Nacht und einen Tag tritt entweder
volle, aber etwas trübe Lösung oder klare Lösung mit schwachem Bodensatz
ein. Ein Praktiker würde wie folgt verfahren, er würde in einem Reagircylinder 1 g des Harzes unter Erhitzen bis zum Aufkochen in 1 g absolutem
Weingeist lösen und dann diese Lösung mit 5—6 g Aetzammonflüssigkeit vermischen. Die hieraus resultirende milchig-trübe Mischung klärt sich in 24—30
Stunden, nach welcher Zeit sich damit die übrigen Operationen vornehmen lassen.

Nach dem alten Modus, den Gehalt des Harzes an in Chloroform, Aether,
Benzol löslichen Theilen zu bestimmen, erreicht man denselben Zweck, nähmlich die Constatirung des echten Jalapenharzes, denn auch andere Harze sind
in Aetzammon löslich z. B. das Harz der *Stipites Jalapae (Ipomoea orizabensis* LEDAN.), der Turpithwurzel (*Ipomoea Turpethum* R. BR.), der Wurzel von *Ipomoea repens* ROTH, Aloëharz, Koloquintenharz, Gummiguttharz, Guajakharz, Sennaharz. Diese Ammoniakprobe hat also
wenig für sich. Zur Bestimmung des in Chloroform unlöslichen Theiles des
Jalapenharzes verfahre man in folgender Weise.

In einen (weiten) tarirten Probircylinder giebt man 1 g des zerriebenen
Harzes, giesst weingeistfreies, also mit Wasser zweimal stark geschütteltes
und nach dem Absetzen decanthirtes Chloroform (8 g) darauf und erwärmt bis
zum Aufkochen. Das Harz wird weich und backt zusammen. Mit Hilfe einer
starken Stricknadel sucht man die Einwirkung des heissen Chloroforms auf
das Harz zu vervollständigen. Man giesst die Chloroformlösung in eine tarirte
Schale und wiederholt die Behandlung des Harzes mit einer gleichen Portion
Chloroform. Die Chloroformlösung wird abgedunstet und eingetrocknet. Aus
echtem Jalapenharz löst Chloroform höchstens 6 Proc., gewöhnlich 4,5 Proc.
Beträgt der eingetrocknete Auszug mehr als 6 Proc. (0,06 g) so enthält das
Jalapenharz Harze, welche nicht der Jalapenwurzel entstammen.

Verfälschungen. Der hohe Preis des Jalapenharzes verleitet zu Verfälschungen und findet man als Material hierzu angegeben: Aloëharz, Guajakharz, Myrrhenharz, Harz aus Tolubalsam, Agaricumharz, Schellack, Pech, das Harz aus den Wurzeln mehrerer *Ipomoea*-Arten, z. B.
Ipomoea Turpethum, hauptsächlich aber das Harz aus Jalapenstengeln, *Stipites Jalapae*, und der stengligen Jalape, welches letztere in der drastischen Wirkung nicht von dem officinellen Harze verschieden sein soll. Da
viele dieser Harze in Aetzammon löslich sind, so dürfte ein anderer Modus
der Prüfung erwünscht sein und zwar der folgende:

Einfacher Prüfungsgang. Um auf kurzem, aber auch sicherem Wege die Reinheit des Jalapenharzes zu constatiren, bestimme man — 1) mittelst weingeist-
freien Chloroforms den darin löslichen Theil, welcher nicht über 6 Proc. hinausgehen darf. Das mit Chloroform extrahirte Jalapenharz wird getrocknet, zerrieben
und — 2) mit Natriumcarbonatlösung (Na_2CO_3) gemischt und geschüttelt. Diese
Lösung darf sich im Verlaufe einiger Minuten nicht im Geringsten färben, welche
Färbung auf ungenügendes Auswaschen deutet. Gelbe Färbung verräth Aloëharz. —
3) Um nun auf Harze zu reagiren, welche in Chloroform und kalter Natriumcarbonatlösung nicht löslich sind, erhitze man nun das Harz mit der letzteren Lösung zum
Aufkochen, was man einige Male wiederholt. Die Sodalösung muss ungefärbt oder
doch fast ungefärbt bleiben. Eine violette Färbung deutet auf Schellack, eine gelbliche, gelbe, grünliche, auf Guajakharz, Sennaharz, Gummiguttharz, Koloquintenharz,
Colophon etc. Zu übersehen ist nicht, dass das Harz der stengligen Jalape in der
heissen Sodalösung etwas löslich ist, aber die Lösung höchstens blassgelblich färbt.
— Mit diesen, genau genommen, nur 2 Proben, lässt sich die Güte des Jalapenharzes
constatiren, denn es ist keine Verfälschung gekannt, welche diesen beiden Proben
entgehen könnte. Diesen Prüfungsmodus hatte HAGER schon 1872 in seinen „Untersuchungen" Bd. II, S. 257, 258 veröffentlicht, ist also kein neuer.

Anwendung. Jalapenharz, ein starkes Drasticum und Vermifugum, wird als ein die Darmabsonderung anregendes Mittel zu 0,03—0,1 g drei- bis viermal täglich, als Drasticum zu 0,3—0,4—0,6 g in getheilter Dosis, gewöhnlich in Pillen angewendet. Ueber die Wirkung vergl. man unter *Tubera Jalapae.*

Kritik. Die von der Ph. vorgeschriebene Prüfung 'des Jalapenharzes ist theoretisch eine ganz vortreffliche, wenn dieses Harz nur aus Convolvulin und Jalapin bestände. Dass dies nicht der Fall ist, dass auch noch andere Bestandtheile vorhanden sind, hätte man erkannt, wenn man damit experimentirend vorgegangen wäre. Das Resultat ist, dass die Herren Revisoren, laut Vorschrift der Ph. verfahrend, nirgends ein gutes und richtiges Jalapenharz antreffen, wenn dieses auch die beste Waare repräsentirt.

Rhizoma Calami.

Kalmuswurzel. Radix Calămi (aromatĭci); Rhizōma Acŏri.
Racine d'acore (vrai). Acorus-root; Sweet flag-root.

Der von den Wurzeln, den Scheiden (Blattscheiden) und Stengeln befreite, nicht geschälte (nicht entrindete), bis zu 20 cm lange Wurzelstock. Am oberen Theile ist er durch Blattnarben in dreieckige graue Vertiefungen getheilt (in dreieckige graue Felder getheilt, *in lacunaria triangula coloris grisei divisum*), welche mit den braunen Stammstücken abwechseln. Am unteren Theile erheben sich die dunkelbraunen, scharfrandigen, hin- und hergekrümmten Wurzelnarben nur mässig aus der braunen, längsrunzligen Rinde. Auf dem elliptischen, ungefähr 1,5 cm breiten, bräunlichen Querschnitte erscheint der Cylinder, welchen die Gefässbündel bilden, von einer ungefähr dreimal schmäleren, meist etwas dunkleren Rinde umschlossen. Das Kalmusrhizom hat einen gewürzhaften und zugleich eigenthümlichen bitteren Geschmack.

Acorus Calamus LINN. Kalmus.
Fam. **Aroïdeae** JUSS. Trib. **Orontiaceae** BROWN. **Acorïnae** LINK.
Sexualsyst. **Hexandria Monogynia.**

Der Kalmus ist eine aus Asien stammende, perennirende Wasser- und Sumpfpflanze von schilfartigem Aussehen, wurde erst Ende des 16. Jahrh. in Mitteleuropa acclimatisirt. CLUSIUS brachte sie 1574 aus Constantinopel nach

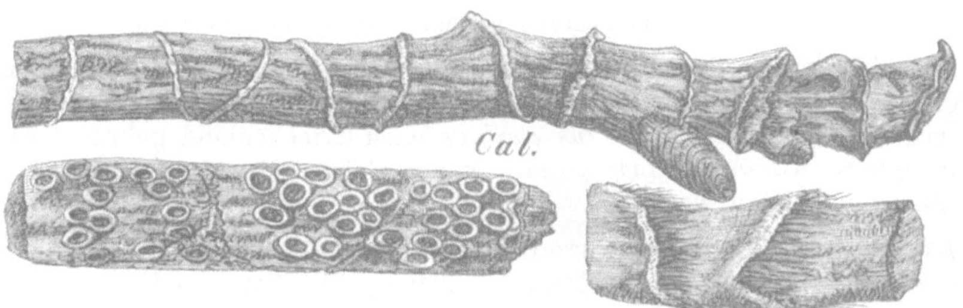

Stücke des Kalmusrhizoms von der Aussenseite betrachtet, natürliche Grösse.

Wien und cultivirte sie daselbst. Jetzt wächst sie bei uns ziemlich häufig in und an Gräben, Seen, Weihern, Flussufern. Ihre Wurzel oder vielmehr ihr Wurzelstock, ein kräftiges, aromatisches, tonisches Arzneimittel, wird im Frühjahr noch vor der Blattentwickelung oder auch im Spätherbste gegraben, abgewaschen, von den Wurzeln, Blattresten und den Resten des Blüthenstengels durch Abschneiden befreit, gewöhnlich der Länge nach durchschnitten und getrocknet. 3,5 Th. frische Wurzel geben 1 Th. trockne.

Vordem war nur das geschälte Rhizom officinell und wurde mit der Schale der kräftigste Theil des Rhizoms beseitigt. Die Aufnahme des nicht geschälten Rhizoms muss also als ein Fortschritt bezeichnet werden.

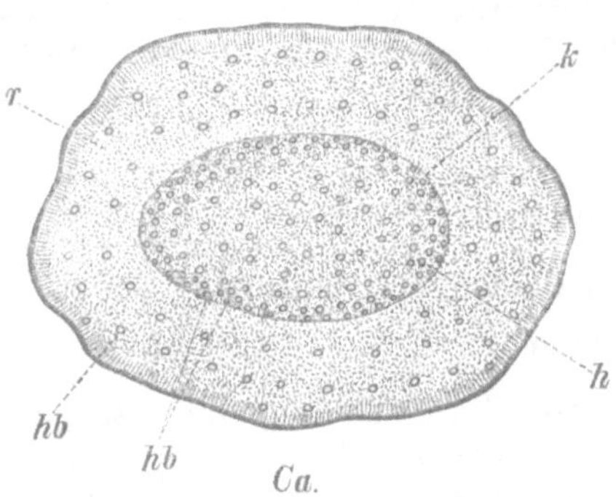

Rhiz. Calami. Querdurchschnitt des ungeschälten Rhizoms. *r* Rinde, *k* Kernscheide, *h* Holz, *hb* Holzbündel (2-fache lineare Vergr.).

Die Querschnittsfläche des ungeschälten Rhizoms ist oval, die Rinde circa $^1/_3$ des Durchmessers dick, voller Poren (Luftröhren) mit zerstreuten Gefässbündeln und durch eine Kernscheide vom Holz getrennt. Das Holze ist ungefähr $^1/_2$-mal so dick als der Durchmesser, porös und mit zerstreuten, gegen die Kernscheide gedrängter stehenden Gefässbündeln.

Die Kalmuswurzel zeichnet sich durch ihren specifischen Geruch und Geschmack aus, so dass Verwechselungen, z. B. mit der Wurzel von *Iris Pseudacörus* LINN., welche geruchlos ist und wegen eines starken Gehalts an eisenbläuendem Gerbstoff scharf zusammenziehend schmeckt, leicht zu erkennen ist.

Aufbewahrung. Das Kalmusrhizom behält beim Aufbewahren lange Zeit seinen Geschmack und Geruch. Man hält es geschnitten, grob und fein gepulvert vorräthig. Das Pulver bewahrt man in Gefässen aus Glas, das geschnittene Rhizom in Blechgefässen. Die getrocknete Wurzel zieht Feuchtigkeit an, die Aufbewahrungsgefässe sind also dicht verschlossen zu halten. Da das Kalmusrhizom flüchtiges Oel enthält, so ist dasselbe in jeder Form auch vor dem Einflusse des Tages- und Sonnenlichtes zu schützen.

Bestandtheile. Der wirksame Bestandtheil ist ein flüchtiges Oel, welches in der trocknen Wurzel 1—1,2 Proc. beträgt. Die Wurzel enthält ferner Stärkemehl, Gummi, scharfes Weichharz und bitteres Hartharz, Extractivstoff, Spuren Gerbstoff, Salze etc. Das Infusum ist trübe und sauer. AUGUST FAUST will aus dem Kalmusrhizom ein stickstoffhaltiges, in Aether lösliches, nicht krystallisirbares Glykosid dargestellt haben. Er nannte es Acörin.

Geschichtliches. Die alten Indier gebrauchten schon die Kalmuswurzel als Arzneimittel. Das von DIOSCORIDES und PLINIUS erwähnte *Acoron*, welches aus *Colchis* und vom *Pontus euxinus* nach Griechenland gebracht wurde, war jedenfalls Κάλαμος ἀρωματικός, von welchem DIOSCORIDES sagt, dass die Pflanze in Indien wachse.

Anwendung. Die Kalmuswurzel ist ein höchst kräftiges aromatisches Arzneimittel, welches als Stomachicum, Tonicum, Stimulans und Carminativum innerliche, auch als Excitans äusserliche Anwendung findet. In Persien und Arabien gilt sie als Aphrodisiacum. Die innerliche Anwendung der Kalmuswurzel würde eine häufigere sein, wenn der Geschmack ein angenehmerer wäre.

Rhizoma Filicis.

Wurmfarnwurzel; Johanniswurzel; Teufelsklaue. Radix Filĭcis maris (cruda). *Racine ou Rhizome de fougère mâle.* *Root of fern male; Male fern rhizome.*

Der ungeschälte, mit den Blattresten (Blattbasen) versehene, von Wurzeln und Spreuschuppen *(paleïs)* befreite, im Spätherbste gesammelte Wurzelstock von *Aspidium Filix mas.* Die kantigen gekrümmten, einige Centimeter langen, etwa 1 cm dicken Blattreste (Blattbasen) zeigen auf dem Querbruche ungefähr 8 scharf umschriebene Gefässbündel im grünlichen mehligen Gewebe. Von diesen (Gefässbündeln) zeigt der Stamm selbst eine grössere Zahl. Das Filixrhizom ist von süsslichem, schwach herbem und scharfem Geschmacke und schwachem Geruche. Ist jedes Jahr zu erneuern.

Aspidium Filix mas SCHWARTZ. Wurmfarn.
Synon. *Polystichum Filix mas* ROTH.
„ *Nephrodium Filix mas* MICHEAUX.
„ *Polypodium Filix mas* LINN.
Fam. **Polypŏdeaceae.** Sexualsyst. **Cryptogamia Filices.**

Das Rhizom des Wurmfarns, welches nur frisch gesammelt von gehöriger Wirksamkeit ist, sollte jeder Apotheker, wenn es angeht, selbst einsammeln und das Pulver des Rhizoms nicht vom Drogisten entnehmen, sondern unter seinen Augen darstellen lassen oder von gewissenhaften Apothekern beziehen. Das vorstehend benannte Farnkraut ist an seinen Wedeln leicht zu erkennen. Dieselben sind zweifach gefiedert, die Fiederchen ungetheilt länglich, stumpf, dabei spitz (aber nicht stachelspitzig) gekerbt. Die kreisrunden Fruchthäufchen überschreiten kaum die Mitte des Fiederchens. Das Rhizom ist lichtbraun, am Ende sanft aufwärts bebogen, die Wedelbasis lichtbraun, aussen abgerundet, innen flach, weder gekielt noch geflügelt. Spreublätter zimmtbraun. Die verwandten Gewächse, welche mit dem Wurmfarn verwechselt werden können, haben theils dreifach gefiederte Wedel (*Polystĭchum spinulōsum* DC., *Asplenium Filix femĭna* BERNH.), oder die fruchttragenden Wedel sind zusammengerollt (*Struthioptĕris Germanica* WILLD.), oder die Wedelbasen sind gekielt (*Asplenium Filix femina. Struthioptĕris Germanica, Aspidium spinulōsum* Sw.). Durchweg sind die Rhizome und Wedelbasen dunkelbraun oder schwarzbraun und dann dünn oder holzig, so dass wenig oder kaum Markiges darin anzutreffen ist. Daher ist eine Verwechselung so leicht nicht möglich.

Am Ende des Herbstes werden die Wurzeln mit allem, was daran hängt, gesammelt, die Spitzen der Wedelbasen, die haarförmigen oder zasrigen Wurzeln und Spreuschuppen, überhaupt alles das, was nichts Markiges einschliesst, beseitigt, abgekratzt und abgeschnitten. Das übrig bleibende ganze Rhizom mit den dunklen Wedelbasen, nach dem Abbrechen der letzteren, zerschneide man nicht, sondern trockne man in ganzer Form an einem dunklen Orte bei lauer Wärme. Nur ein Theil der trocknen Rhizome und Wedelbasen werden zu einem feinen Pulver gemacht und alsbald in gut verkorkten gläsernen Flaschen an einem dunkelen Orte aufbewahrt. Den übrigen Theil der Wedelreste und Rhizome bewahrt man in gut verstopften Gefässen an einem dunkelen Orte

auf, um sie in Pulver zu verwandeln, wenn der stets nur im geringen Umfange zur Hand zu haltende Pulvervorrath zu Ende gehen sollte. Ein 7 Monate altes Pulver sollte man nicht dispensiren. Das Pulver ist frisch von
dunkel grünlichgelber Farbe und sehr schwachem Geruche. Das Rhizom, von
bergigen Anhöhen gesammelt, wird für das wirksamste gehalten. Das Pulver
verliert bei schlechter Aufbewahrung seinen grünlichen Farbenton und dann
soll es unwirksam sein. Jährlich muss das Rhizom durch frische Waare ersetzt werden. Das alte Pulver wird den Viehpulvern in Stelle der Teufelsklaue oder Johanniswurzel beigemischt, denn für diese Zwecke ist es
immer von guter Wirkung. Vordem war nur das von der Rinde befreite
Rhizom officinell, und das mit den Wedelresten und den haarförmigen Wurzeln
besetzte Rhizom Object des Handverkaufs.

Charakteristik. Der frische, verschieden lange, bis zu 2,5 cm dicke,
fleischige leichte Wurzelstock; innen von bräunlichgrüner Farbe, versehen mit

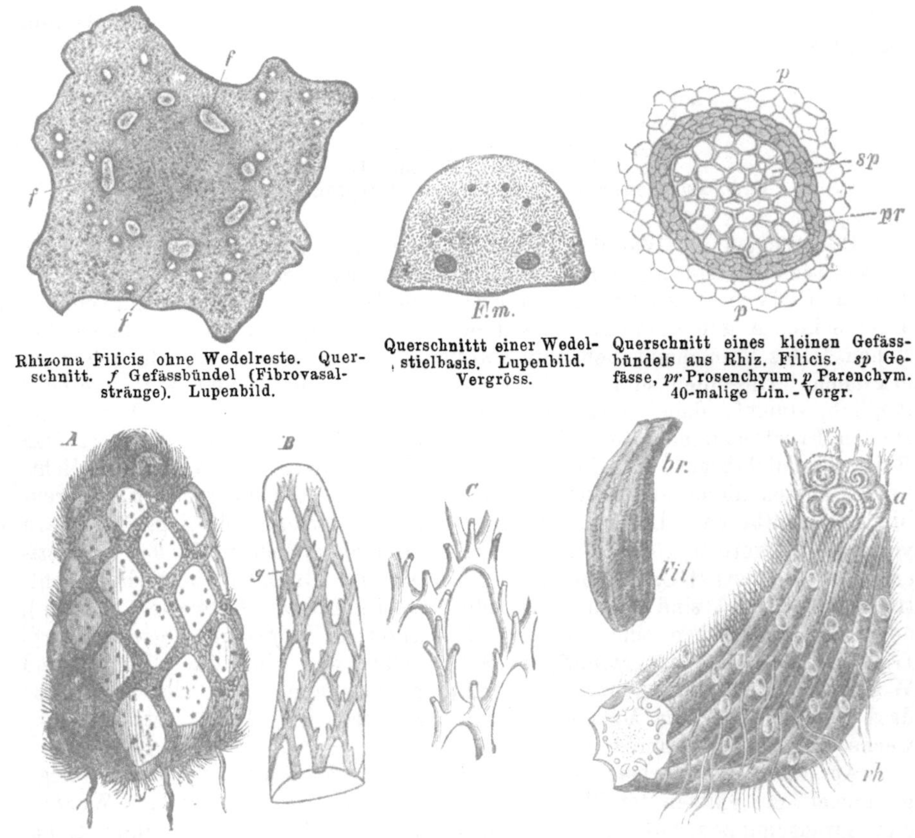

Rhizoma Filicis ohne Wedelreste. Querschnitt. *f* Gefässbündel (Fibrovasalstränge). Lupenbild.

Querschnittt einer Wedel-
stielbasis. Lupenbild.
Vergröss.

Querschnitt eines kleinen Gefäss-
bündels aus Rhiz. Filicis. *sp* Gefässe, *pr* Prosenchyum, *p* Parenchym.
40-malige Lin. - Vergr.

A. vorderes Ende des Filixrhizoms mit den Narben der abgeschnittenen Wedelbasen und den in den Narben wie Punkte
hervortretenden Fibrovasalsträngen. B. Die Fibrovasalstränge
(*g*) an einem gefaulten Filixrhizomstücke zeigend. C. Fibrovasalstrang vergr. (nach SACHS).

Filixrhizom, ¹⁄₃ Grösse. *br* Blattstielrest
(Rest der Wedelbasis) in natürl. Grösse.

zu einem unterbrochenen Ringe geordneten und ziemlich grossen Gefässbündeln
(Fibrovasalsträngen), auf der ganzen Oberfläche dicht bedeckt mit nach einer
Seite gerichteten, aufsteigenden, kantigen, fleischigen, aussen schwarzbraunen,

innen grünen Wedelstiel- (Blattstiel-) Resten, haarförmigen Wurzeln und spreu-
artigen braunen Schuppen, durch welche Merkmale er sich von ähnlichen
Wurzelstöcken unterscheidet; der Geschmack ist süss-bitterlich, der Geruch
eigenthümlich widerlich.

Der Querschnitt des Wurzelstocks hat einen unregelmässigen eckigen
Umfang. Die Rinde ist fast $^1/_4$ des Durchmessers dick, porös, mit zerstreuten
Gefässbündeln. Ein Kreis von 6—12 grösseren Gefässbündeln (Holzbündeln,
Fibrovasalsträngen) bildet das Holz, umschrieben von einem dunkleren Ringe
von einander entfernt stehender Gefässbündel. Das Mark, ca. $^1/_2$ des Durchmessers stark, ist ohne Gefässbündel. Der Querschnitt der Wedelstielbasis
zeigt einen halbstielrunden Umfang, bis zu acht Gefässbündel um das Mark,
von welchen 2 grössere an der flachen Seite liegen. Man vergleiche die
Fignren auf der vorigen Seite (558).

Die Wurzelstöcke von *Aspidium (Polystichum) dilatātum* Spr., *Aspidium spinulōsum* Sw., *A. rigidum* Sw., *A. cristātum* Sw., *A. Filix femĭna*
Sw., *A. Thelyptĕris* Sw. und anderer Polypodiaceen sollen zwischen den
Wurzelstöcken des *Aspidium Filix mas* angetroffen werden, doch weichen sie
in der Art und Form und Grösse der Wurzel und der Wedelreste ab und
sind sie sämmtlich sehr mager, d. h. ihnen fehlt das markige Gewebe, in so
weit, als dasselbe kaum einen halb so grossen Durchmesser aufweist oder nur
in der Andeutung vorhanden ist, diese Polypodiaceen sind in Deutschland
nicht oder nur selten anzutreffen. Diese Wurzelstöcke sind leicht zu erkennen.
Im Uebrigen wirken sie sämmtlich auch bandwurmtreibend.

Bestandtheile. Bock fand in 1000 Th.: 0,4 flüchtiges Oel, 60,0 fettes
Oel (Filixolin), 10,0 Stearin, 40,0 Harz, 100,0 Stärke, 4,0 Pflanzenleim, 35,0
Albumin, 33,0 Gummi, 110,0 Zucker, 100,0 Gerbsäure mit Gallussäure, 21,0
Pektin, 15,0 stärkemehlhaltige Faser, 21,0 Asche, 450,6 Faser und Verlust.
Die Filixgerbsäure (Luck's Tannaspidsäure) zerfällt beim Kochen mit ver-
dünnter Schwefelsäure in Zucker und Filixroth von dunkler Ziegelfarbe.
Die Filixsäure ($C_{14}H_{18}O_5$) ist nach Luck die im Filixextract sich absetzende
kystallisirte Substanz. Sie ist in Wasser nicht löslich. Val. Batso (1826)
will neben der Filixsäure auch ein Alkaloïd, Filicin, angetroffen haben und
hält nur die Säure und das Alkaloïd, welche in jedem Vermifugum aus dem
Filixrhizom vertreten sein müsse, für die bandwurmtreibenden Bestandtheile.
Die Asche des lufttrocknen Rhizoms beträgt 1,9—2,2 Proc.

Das fette Oel, das Harz, auch die Filixgerbsäure und Filixsäure sind die
Bestandtheile, welche die bandwurmtreibende Wirkung äussern. Hieraus er-
klärt sich die schädliche, die Wirkung abschwächende Einwirkung des Ammo-
niaks und die nothwendige Aufbewahrung in dicht geschlossenen Glasflaschen.
Eine ausführliche Besprechung des Filix-Rhizoms findet man im Archiv 1876,
Bd. 9, S. 24 etc. von Krause.

Geschichtliches. Da *Filix* (auch *Felix*) von Virgil, Dioscorides, Gale-
nus u. A. erwähnt wird, so scheinen schon die alten Griechen und Römer
dieses Medicament gekannt und gebraucht zu haben. Dioscorides, Galenus,
Aëtius, Avicenna geben an, dass die Wurzel den Bandwurm tödte und ab-
treibe. Galenus behauptete sogar, dass diese Wurzel Abortus bewirke. Das
Mittel kam später in Vergessenheit und tauchte (1741) als Geheimmittel auf.
Daniel Mathieu, Apotheker in Berlin, machte Wunderkuren damit und auf
Befehl Friederich des Grossen wurde das Geheimmittel gegen eine Jahres-
rente von 600 Mark angekauft. In der Schweiz verkaufte die Wittwe des

Chirurgen NUFFER (1770) das Rhizompulver ebenfalls als Geheimmittel. Die Aerzte WENDT, HUFELAND, besonders HERRENSCHWAND (in dessen Specificis gegen Bandwurm) führten den allgemeinen Gebrauch des Mittels ein.

Anwendung. Das Filixrhizom findet selten in der Abkochung, meist in Pulverform oder auch im aetherischen Extracte als Specificum gegen Bandwurm *(Taenia solium)* und auch gegen andere Eingeweidewürmer Anwendung. Nach HERRENSCHWAND soll man 5,0—8,0 g des Pulvers Morgens und Abends zwei Tage hindurch nehmen, am dritten Tage morgens ein kräftiges Laxans. WALDENBURG lässt des Morgens nach Genuss einer Tasse schwarzen Kaffees drei Dosen des Pulvers (in Latwerge oder Schüttelmixtur), viertelstündlich 4,0 g, und eine Stunde nach der letzten Dosis einen Esslöffel Ricinusöl nehmen. Eine wässrige Abkochung ist ohne wurmtreibende Wirkung.

Rhizoma Galangae.

Galgant.   Radix Galangae (minōris).   *Galanga.   Galangal.*

Rothbraune cylindische hartholzige Stücke von *Alpinia officinarum.* Sie bestehen aus knieförmigen, bis zu 7 cm langen, oft knollig bis zu 2 cm dick angeschwollenen Gliedern, welche in 2—4 rauhfasrigen Schnittflächen endigen und selten mit Stengelresten versehen sind. Die den Stengel umgebenden Blattnarben sind hell-gefranzt. Der grösste Theil des braunen Querschnitts gehört zur Rinde, deren Breite den Durchmesser des aus Gefässbündeln gebildeten und etwas dunkler farbigen Cylinders übertrifft. Das Galangarhizom ist sowohl an Geruch als auch an Geschmack sehr stark gewürzhaft.

Alpinia officinarum FLETCHER HANCE.
Fam. **Zingiberaceae (Scitaminaceae** BROWN). Sexualsyst. **Monandria Monogynia.**

Die Stammpflanze des Galgants, welcher aus China in den Handel gebracht wird, wurde auf Anregung DANIEL HANBURY's (spr. dännjell hännböri)

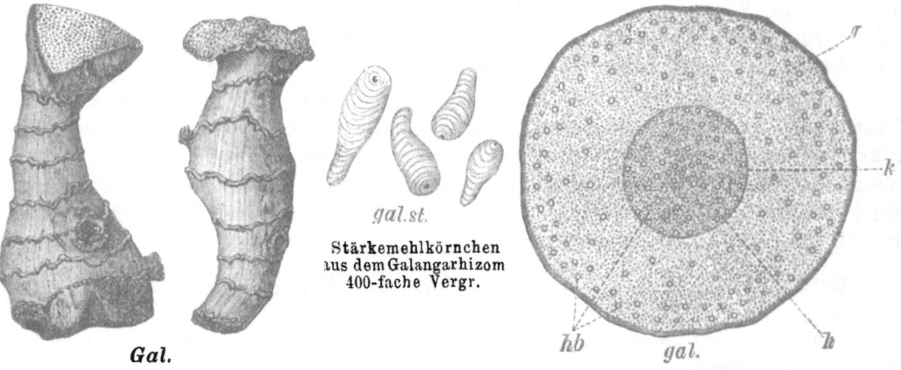

Gal.
Galgant. Natürliche Grösse.
Kleinere Exemplare.

Querschnitt des Galgangarhizoms.
3—4-fache Lin.-Vergr. *r* Rinde, *k* Kernscheide,
h Holz, *hb* Holzbündel.

vor einigen Jahren von Dr. HENRY FLETCHER HANCE (spr. hennri fletscher hennz) auf der Chinesischen Insel Hainan aufgesucht, bestimmt und mit *Alpinĭa officinārum* bezeichnet.

Der Galgant bildet rothbraune, einfache, cylindrische, circa 5 cm lange, 1,0—1,6 cm dicke, häufig knieförmig gebogene, meist wenig- und kurz-ästige, längsstreifige, in circa 8 mm weiten Abständen durch Blattscheidenreste quergeringelte Wurzelstockstücke, mitunter noch mit den Resten abgeschnittener Stengel und Nebenwurzeln versehen. Im Bruche sind sie zimmtfarben, holzig und faserig. Auf dem Querschnitt, welcher eine Kreisfläche bildet, zeigen sie eine zimmtbraune Farbe, eine den dritten Theil des Durchmessers betragende Rindenschicht, durch eine Kernscheide vom Holze getrennt, Holz und Rinde von zerstreuten Gefässbündeln und Oelzellen durchsetzt; ohne Lufträhren. Mark fehlt. Der Geschmack ist gewürzhaft, ingwerähnlich, der Geruch eigenthümlich.

Das nicht officinelle und kaum noch im Europäischen Handel vorkommende *Rhizoma (Radix) Galangae majoris* soll von *Alpinia Galanga* SWARTZ, einer Scitaminee Javas und des südlichen Asiens, kommen. Es ist grösser und 2—3-mal dicker, innen mehlig, schmutzig weiss, mit sehr kleinen Harzzellen, daher nicht braun besprengt. Ein anderes, der officinellen Galgantwurzel beigemischtes Rhizom, falscher Galgant, ist ohne wesentlichen Geschmack und Geruch, dann grösser und aussen glatt und glänzend. *Radix Cypri longi* ist schwärzlich, ohne lichtere Ringe und von zusammenziehendem bitterem Geschmacke. *Radix Cypri rotundi* bildet pflaumgrosse Knollen.

Aufbewahrung. Galgant wird in Speciesform und in geringer Menge als feines Pulver vor Tageslicht geschützt in Blech- oder Glasgefässen vorräthig gehalten.

Bestandtheile sind: flüchtiges Oel (0,6 Proc.), etwas fettes Oel, scharfes Weichharz, Extractivstoff, Gummi, Stärkemehl, Lignin etc. Das über Galgantwurzel destillirte Wasser reagirt alkalisch und enthält kohlensaures Ammon.

Geschichtliches. Der Name *Galanga* soll nach HANBURY von dem Arabischen *khalanian* abgeleitet sein. Galgant ist schon zu Christi Zeiten aus China und Indien nebst Pfeffer nach Aegypten und Griechenland gebracht worden.

Anwendung. Galgant ist ein belebendes Aromaticum, Stomachicum, auch schwaches Sialagogum. Man giebt ihn innerlich zu 0,5—1,0—1,5 g einige Male täglich. Er ist Bestandtheil der *Tinctura aromatica, Species ad morsulos imperatorios*, vieler Zahnfleich- und die Verdauungswege stärkender Kaumittel. Die Landleute geben ihn in Pulverform mit Bier gemischt oder im Aufguss den Kühen ein, bevor diese zum Stier geführt werden.

Rhizoma Graminis.

Queckenwurzel; Graswurzel. Radix Graminis; Stolones Graminis; Rhizoma Agropyri. *Racine de chiendent. Quitch-root.*

Der zerschnittene, strohartige Wurzelstock von *Triticum repens*. Bis zu 0,5 cm lange, 3 mm dicke, glänzend blassgelbe, kantige Stücke zeigen einen Gefässbündel umfassenden Kreis, welcher schmal und hohl ist, umgeben von einem stärkemehlfreien Rindengewebe. Der Geschmack der Queckenwurzel ist süsslich.

Agropyrum repens BEAUVAIS. Quecke. Peede.
Synon. *Triticum repens* LINN.
Fam. **Gramineae.** Sexualsyst. **Triandria Digynia.**

Die Quecke, *Agropyrum repens*, mit ihren langen Stolonen, ist ein überall wucherndes, dem Ackerbauer sehr lästiges Unkraut, welches er im Frühjahr bei Bestellung des Ackers fuhrenweise zusammeneggt. Die Stolonen werden behufs der Verwendung als Medicinkörper abgewaschen, die schlecht aussehenden Theile und Wurzeln entfernt, auf einer Häckselschneide klein geschnitten, theils zu Mellago oder Extract verarbeitet, oder auch getrocknet und an einem trocknen Orte aufbewahrt. Als Verwechselungen giebt man aus alter Unwissenheit die Stolonen von *Triticum caninum* Schreber und *Lolium perenne* Linn. an. Erstere Graminee hat keine Stolonen und letztere sehr kurze. Beide sind nur ihrem Kraute nach etwas dem *Agropyrum repens* ähnlich. 5 Th. frische Quecken geben 2 Th. trockne.

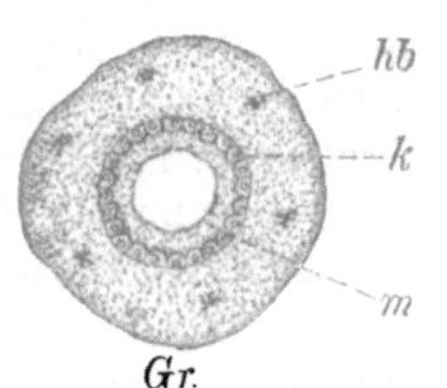

Gr.

Rhizoma Graminis. Querschnitt, 10-fache Lin.-Vergr. *hb* Gefässbündel, *k* Kernscheide, *m* Mark.

Der Querschnitt zeigt eine $^1/_5$ vom Durchmesser dicke, weisse, oft schwammig zerklüftete Rinde, einen von Markstrahlen nicht durchbrochenen schmalen, nach innen nicht scharf abgegrenzten Holzring, zerrissenes oder mehr oder weniger eingeschrumpftes Mark.

Mannit, Schleimstoffe, Extractivstoff, Satzmehl, Kleber, einige Salze, besonders aber Zucker sind Bestandtheile der Queckenwurzel. Die Quecke ist ein höchst unschuldiges Medicament, insofern es mit dem Zucker und zuckerhaltigen Substanzen dieselben Eigenschaften und Wirkungen theilt.

Um es vor Wurmfrass zu schützen, muss das geschnittene Rhizom scharf getrocknet und sofort in dicht zu verschliessende Glas- oder Blechgefässe eingefüllt werden. Als Pulver kommt es nicht in Gebrauch.

Rhizoma Imperatoriae.

Meisterwurzel; Ostritzwurzel.   Radix Imperatorïae; Radix Ostruthii.   *Racine d'imperatoire*; *Racine d'ostruche*.   *Master-wort.*

Das ästige, graubraune, etwas knollige Rhizom von *Imperatoria Ostruthium*. Der bis zu 10 cm lange, 1,5 cm breite, vielfach geringelte, warzige Hauptstamm schickt kleinere Würzelchen und holzige, zu 5 mm dicke Ausläufer aus. Der ungefähr 1 mm breite gelbliche Holzring, welcher das breite Mark einschliesst, ist von einer strahligen Rinde umgeben, welche auf dem Querschnitte des Hauptstammes nur um ein Geringes breiter ist. Das Markgewebe ist besonders mit sehr vielen Balsamgefässen versehen. Geruch, als auch Geschmack der Meisterwurzel sind sehr kräftig und eigenthümlich gewürzhaft.

Imperatoria Ostruthium Linn.
Synon. *Ostruthium officinale* Link.
Peucedănum Ostruthium Koch.
Fam. **Umbelliferae.**   Sexualsyst. **Pentandria Digynia.**

Von dieser perennirenden, auf waldigen Bergen Süddeutschlands, der Schweiz etc. heimischen Umbellifere, welche auch früher angebaut wurde, werden im Frühjahr oder Spätherbst die Haupt- und Nebenwurzelstöcke eingesammelt, getrocknet und in den Handel gebracht. Die Meisterwurzel wird von den Aerzten nicht mehr gebraucht, obgleich sie früher als Universalmittel Geltung hatte, hier und da fordert sie jedoch heute der abergläubische Landmann, um sein Vieh, vielleicht auch seine Person, vor Zauberei zu bewahren.

Der Wurzelstock ist verlängert, bis zu 15 cm lang, nach unten ziemlich walzenrund, nach oben flach gedrückt und breiter werdend, höchstens 2,0 cm breit, gewöhnlich mehrköpfig, von den zahlreichen Wurzelnarben höckerig geringelt, mit starken Längsrunzeln, grau- bis schwärzlichbraun, in der Consistenz hart und spröde. Der Querschnitt durch den Wurzelstockkopf zeigt eine ellipsoïdische Form und ein gelbliches Fleisch, speciell eine weissliche Rindenschicht, etwas breiter als die etwa 1 mm breite Schicht des Holzringes, mit etwas dunkleren, nach Aussen keilförmig verschmälerten Baststrahlen und

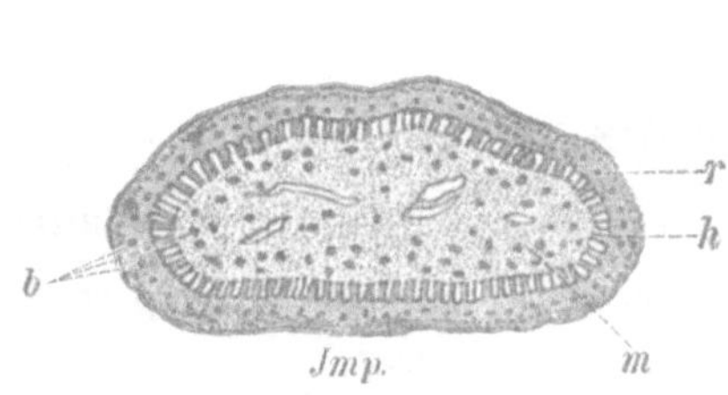

Rhizoma Imperatoriae. Querschnitt (Lupenbild).
r Rinde, *h* Holz, *m* Mark, *b* Balsambehälter.

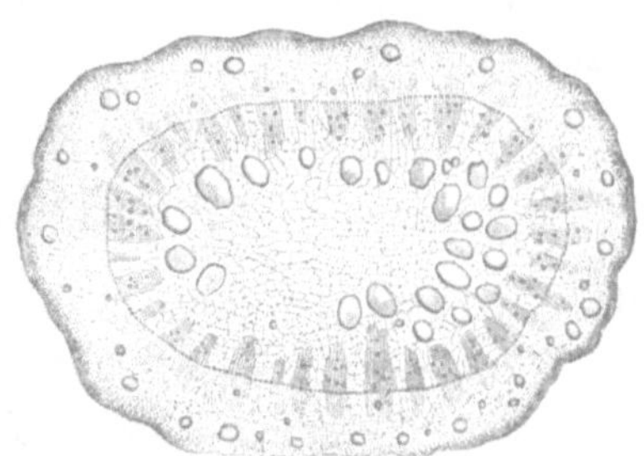

Rhizoma Imperatoriae im Querschnitt, 8-fache
Vergr.

vielen Balsambehältern, ferner ein Holz aus einem Kreise keilförmiger gelblicher Holzbündel zusammengesetzt und ein grosses, von Lücken, aber auch von zahlreichen Balsambehältern durchsetztes Mark. Die Ausläufer des Wurzelstocks sind entfernt knotig-gegliedert, gegen ihre Spitze geringelt, längsrunzlig, circa 4 mm dick und von bräunlicher Farbe.

Der frische Wurzelstock enthält einen Milchsaft. Beim Trocknen verliert er sehr an Geruch und Geschmack. Der Geruch ist angelicaartig, der Geschmack scharf, die Speichelabsonderung anregend. Das Rhizom wird geschnitten, auch in geringer Menge als feines Pulver in Glasgefässen vor Tageslicht geschützt aufbewahrt.

Bestandtheile. Die Meisterwurzel enthält etwas flüchtiges Oel, Stärkemehl, Dextrin und eine besondere krystallisirende, indifferente, stickstofffreie Substanz, Imperatorin ($C_{12}H_{12}O_3$), welche Osann zuerst nachwies und von Wagner mit dem Peucedanin (in der Wurzel von *Peucedänum officinale*) identisch befunden wurde. Imperatorin bildet farblose, glänzende, geruchlose Krystalle von scharfem pfefferartigem Geschmack, welche nicht in Wasser, aber leicht in Weingeist, Aether, fetten und flüchtigen Oelen, Aetzalkalilauge löslich sind, und durch weingeistige Kalilösung unter Hinzutritt von Wasser in Angelicasäure ($C_5H_8O_2$) und Oreoselonalkohol ($C_7H_6O_2$) gespalten werden.

Physikalisches und chemisches Verhalten des wässrigen Aufgusses, bereitet aus 10 g Rhizom, 100 ccm destill. Wasser und 5 Tropfen Essigsäure in der Wärme des Wasserbades. Der Aufguss ist bräunlichgelb. — 1) Mit dem 2—3-fachen Vol. Weingeist erfolgt nur opalisirende Trübung. — 2) Mit einem gleichen Vol. Pikrinsäurelösung, auch — 3) mit Gerbsäure versetzt erfolgt keine Veränderung. — 4) Mercurichlorid lässt klar, beim Aufkochen erfolgt aber schwache Trübung. — 5) Mercuronitrat bewirkt Fällung und beim Aufkochen erfolgt Reduction. — 6) Jodjodkalium und auch — 7) Kaliummercurijodid trüben nicht, letzteres auch nicht beim Aufkochen. — 8) Silbernitrat bewirkt schwache Trübung, Aetzammon macht klar, beim Erwärmen aber erfolgt Reduction. — 9) Ferrichlorid färbt dunkelgrün. — 10) Oxalsäure trübt kaum, Ammoniumoxalat trübt mässig. — 11) Baryumchlorid giebt nur eine Andeutung einer Trübung. — 12) Kalische Kupferlösung wird reducirt. — 13) Natriumhydroxyd färbt kräftig gelb. —

14) Cupriacetat trübt stark. — 15) Chininhydrochlorid trübt. — 16) Mineral-säuren trüben nicht. — 17) Wird mit Aetzammon schwach alkalisch gemacht und dann Calciumchlorid hinzugesetzt, so erfolgt eine Trübung, es ist also auch Calciumoxalat im Rhizom vertreten. Der Aufguss auf Glas gegossen und an einem heissen Orte eingetrocknet, ergiebt eine klare gelbliche amorphe Schicht, welche kaum hygroskopisch ist.

Anwendung. Die Meisterwurzel war vor Zeiten ein Universalmittel und das Remedium divinum HOFFMANN's. Sie galt als Excitans, Carminativum, Diaphoreticum und Sialagogum. Man gab sie zu 0,5 — 1,0 — 2,0 g mehrmals täglich im Aufguss (10 : 100 Aq.) oder in Latwergenform. Heute wird sie von den Aerzten nicht mehr beachtet, ist aber noch hier und da ein beliebtes Volksmittel, besonders ein häufiger Bestandtheil der Viehpulver. Sie dient auch zur Aromatisirung des Schweizer Kräuterkäses.

Rhizoma Iridis.

Veilchenwurzel; Violenwurzel. Radix Irĭdis Florentīnae; Radix Irĕos. *Racine d'iris de Florence*; *Racine de violette*. *Flag - lily-root*; *Flagroot*; *Ireos root*; *Orris root*.

Die Wurzelstöcke von *Iris Germanica*, *Iris pallida*, *Iris Florentina*. Sie sind befreit von Stengeln, Blättern, Wurzeln und der Aussenschicht. Sie bestehen aus 3—5 durch Zusammenziehung (Einschnürung) getrennten, oder in einfacher Reihenfolge abgetheilten oder gabeligästigen, durch eine tiefe Stengelnarbe abgeschlossenen Jahrestrieben (*innovationibus*, Erneuerungen). Die weissen, bis zu 25 cm langen, 4 cm dicken Wurzelstöcke sind grob geringelt, unterhalb an den Austrittstellen der Wurzeln durch braune Punkte gezeichnet. Die auf dem Querschnitte 2 mm breite Rinde ist durch eine dünne Innenrinde von dem blassgelblichen Cylinder, welcher die Gefässbündel enthält, getrennt. Das Irisrhizom hat einen Veilchengeruch und einen gerade nicht gewürzhaften, etwas kratzenden Geschmack.

Iris Germanica LINN. Deutsche Schwertlilie.
Iris Florentina LINN. Florentinische Schwertlilie.
Iris pallida LAMARCK.
Fam. **Irideae** JUSS. Sexualsyst. **Triandria Monogynia.**

Beide Irideen sind im südlichen Europa zu Hause und werden auch daselbst, besonders in Italien, cultivirt. *Iris pallida* liefert besonders grosse Wurzelstöcke (Livornesische Veilchenwurzel). Auch *Iris Germanica* LINN. liefert Veilchenwurzel. Der frische Wurzelstock ist innen weiss, mit gelbrother Rinde überzogen und mit Wurzeln besetzt. Er enthält einen scharfen Stoff, welcher aber beim Trocknen verloren geht. Nachdem Wurzeln und Rinde abgeschnitten und abgeschabt sind, wird er getrocknet und in verschiedenen Sorten von verschiedenem Werthe in den Handel gebracht. Er bildet dann 3 — 8 und mehr cm lange, 2 — 4 cm breite, mehr oder weniger krumme, rundlich - plattgedrückte, knollige, knotige, daumdicke, schwach faltig - gefurchte, von den abgeschnittenen Wurzeln narbige und bräunlich punktirte oder auch glatte, schwere, aussen weisse, innen weissgelbliche, ebenbrüchige, zu 2 — 3 an einander gewachsene, durch Einschnürung oder Krümmung begrenzte Stücke (Jahrestriebe), von angenehmem, beim Erwärmen mehr hervortretendem

Veilchengeruche und schleimig-mehligem, bitterlichem, ein wenig scharfem Geschmacke.

Die Kultur der beiden letzteren, oben angegebenen Irisarten wird vorwiegend im Toscanischen Gebiete, auch in einigen Gegenden des südlichen Frankreichs betrieben. Bei Florence in Italien cultivirt man *Iris Germanica* und *pallĭda*. *Iris Florentina* wird seltener cultivirt.

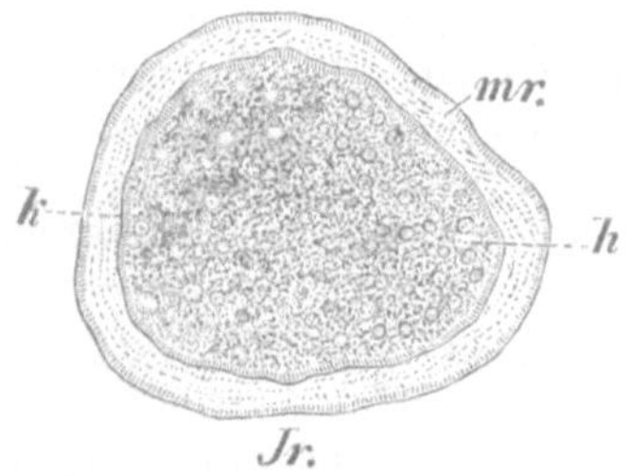

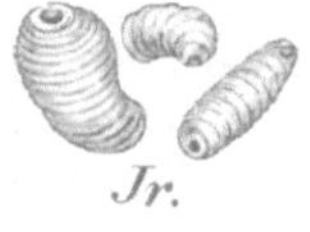

Rhizoma Iridis. Querschnitt. *mr* Mittelrinde,
h Holzkörper, *k* Kernscheide.   Amylumkörnchen aus Rhiz. Iridis Florent.

Der Querschnitt des Rhizoms ist meist schief oval und zeigt ein dichtes, mehliges, weissliches Fleisch mit undeutlicher Kernscheide und zerstreuten Holzbündeln. Das Parenchym besteht aus dickwandigen Zellen, welche zum Theil Schleim, zum Theil Stärkekörnchen einschliessen. Hier und da findet man kleinere Zellen, welche Calciumoxalatkrystalle füllen.

Das frische Rhizom hat einen starken, aber unangenehmen Geruch, welcher beim Trocknen des Rhizoms sich in einen Veilchengeruch umwandelt.

Die aus Livorno kommende, wahrscheinlich der *Iris pallĭda* entstammende Waare, bildet grosse Stücke und hat den feinsten Geruch. Die Waare aus Verona steht im Geruch der vorigen nach. Das Rhizom der in Deutschland heimischen *Iris Germanica* ist weniger weiss und auch schwach im Geruch.

Die Verwechselung mit den Rhizomen von *Iris Pseudacŏrus* wird angegeben, kommt aber gar nicht vor. Diese Rhizome sind innen röthlich.

Aufbewahrung. Man hält die Veilchenwurzel in Form grober Species und als feines Pulver vorräthig. Die Stücke, welche man pulvern will, werden mit einer scharfen Bürste gereinigt, in starke Scheiben geschnitten und an einem nur gelind warmen Orte (25—30⁰ C.) getrocknet. Bei stärkerer Wärme werden sie leicht gelblich und geben dann statt eines weissen, ein gelbliches Pulver, welches verwerflich ist. Das Pulvern geschieht am besten bei trockner Witterung. Als Aufbewahrungsgefässe für das Pulver eignen sich nur gläserne. Gewöhnlich hält man noch folgende Waaren zur Hand:

Radĭces Irĭdis mundātae s. pro infantibus sind die längeren, ausgelesenen, besten Stücke, welche man durch Beraspeln geglättet und abgerundet hat. Sie werden den Kindern, darauf zu beissen, gegeben, um das Hervorbrechen der ersten Zähne zu erleichtern. Um diesem Präparat ein schönes weisses Aussehen zu geben, wird es mit Stärke abgerieben. Man hüte sich vor einem mit Bleiweiss beriebenen. Mit Kreide abgerieben ist es unschädlich.

Iris-Erbsen, *Globŭli Iridis (Pois d'iris de Paris)*, sind erbsengrosse Kügelchen aus der Veilchenwurzel von Drechsler geformt. Mit einer Tinctur aus Mezereumrinde und Canthariden getränkt, dienen sie als Fontanellerbsen.

Bestandtheile sind nach VOGEL: flüchtiges Oel, Harz von brennend scharfem bitterem Geschmack, adstringirender Extractivstoff, Gummi, Stärkemehl und Faserstoff. RASPAIL fand zuerst Calciumoxalat in dem Rhizom. Das frische Rhizom enthält einen scharfen Saft, welcher jedoch beim Trocknen verloren geht, auch hat es keinen Veilchengeruch. Dieser tritt erst wie schon oben bemerkt, in dem trocknen Rhizome auf.

Geschichtliches. Die alten Griechen und Römer bedienten sich des Irisrhizoms zu Zwecken der Parfümerie, und zu Corinth verkaufte man Salben aus Irisrhizom bereitet. THEOPHRAST und DIOSKORIDES erwähnen diese Waare, welche aus Macedonien und Libien in bester Qualität gebracht werde. Man schrieb dem Irisrhizom hypnotische und antispasmodische Eigenschaften zu, besonders aber wurde es bei veralteter Verschleimung der Brustorgane, chronischen Katarrhen, Asthma, Brustwassersucht etc. in Anwendung gebracht. KORTUM veröffentlichte seine Diss. inaug. med. de vera indole et egregia virtute radicis iridis florentinae (Halle, Magdeburg) 1739.

Anwendung. Das Irisrhizom steht im Verdacht, innerlich genommen bei katarrhalischen Leiden nützlich zu sein. Häufig ist seine Anwendung als cosmetisches Mittel in Zahnpulvern, Waschpulvern, Streupulvern. Im frischen, nicht getrockneten Zustande bewirkt das Rhizom Röthung und Entzündung der Haut, während es im getrockneten Zustande zu den unschuldigsten Mitteln gezählt wird.

Rhizoma Tormentillae.

Tormentillwurzel; Ruhrwurzel; Heideckerwurzel; Rothheilwurzel; Blutwurzel. Radix Tormentillae. *Racine de tormentille.*

Tormentille - root.

Der höckerig-knollige, braune, bis zu 8 cm lange, zu 2,5 cm dicke Wurzelstock von *Potentilla Tormentilla*, zum grössten Theile von den langen und über 2 mm dicken Wurzeln befreit. Das harte holzige rothbraune Gewebe ist von sehr derben weissen Holzbündeln durchsetzt. Das Tormentill-Rhizom ist geruchlos. Mit dem 40-fachen Gewichte Wasser gemischt ergiebt es eine braune Flüssigkeit von herbem Geschmacke, welche mit einer sehr kleinen Menge Ferrosulfat versetzt eine blauschwarze Farbe annimmt. Auf Zusatz von Kalkwasser entsteht ein dunkel violetter Bodensatz.

Potentilla Tormentilla SIBTHORP.
Synon. *Tormentilla erecta* LINN.
Fam. **Rosaceae.**   Trib. **Dryadeae.**   Sexualsyst. **Icosandria Polygynia.**

Diese perennirende Rosacee findet sich bei uns häufig an waldigen Orten, auf Wiesen, trocknen Anhöhen. Der Wurzelstock wird im Frühjahre, ehe sich die dreizähligen Wurzelblätter entwickeln, gegraben, gewaschen und nach Beseitigung der fadenförmigen Wurzeln getrocknet.

Das trockne Tormentillrhizom ist dunkel-rothbraun, walzenförmig, mitunter gestreckt, meist gewunden gekrümmt, bis zu 8 cm lang, 1,5—2,5 cm dick, zuweilen von rundlich-knolliger Form und bis zu 3 cm dick, im Uebrigen in Folge zahlreicher, vertiefter Wurzelnarben höckerig und runzelig, nicht aber geringelt, schwer und sehr hart, gleichsam hornartig, von stark adstringirendem Geschmacke und ohne Geruch. Von dem frischen Rhizom ist der Geruch schwach rosenartig. Auf dem Querschnitte ergeben sich eine braunröthliche oder gelbroth-bräunliche, etwas glänzende Fläche, eine Rindenschicht, circa $^1/_{15}$ des Durchmessers dick, darunter gelbliche getrennte Holzbündel in einen oder mehrere Kreise gestellt, welche ein amylumreiches weites Mark einschliessen.

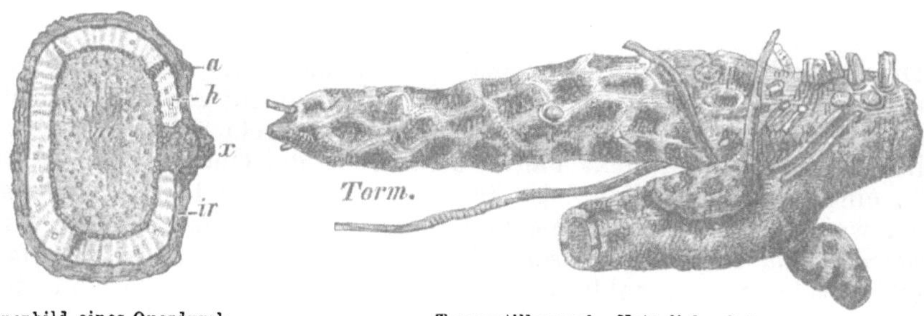

Lupenbild eines Querdurchschnittes des Tormentillrhizoms. *a* Aussenrinde, *ir* Innenrinde, *h* Holzring, *m* Mark, *x* Verzweigung nach einer Wurzel.

Tormentillwurzel. Natürliche Grösse.

Man hält das Rhizom geschnitten, grob und fein gepulvert vorräthig, am besten in Glasgefässen vor ammoniakalischer Luft geschützt.

Bestandtheile sind: Spuren flüchtigen Oels, Harzsubstanz, 15—20 Proc. theils Eisen grün, theils Eisen blau fällenden Gerbstoff, Tormentillroth, Dextrin, Stärkemehl etc. Zahlreiche Zellen enthalten Calciumoxalatdrusen.

Meissner fand (1827) folgende Bestandtheile in Proc. 0,2 Myricin; 0,55 Cerin; 0,45 Harz; 17,4 Gerbstoff, welcher mit Ferrosulfat einen blauen, mit Ferrichlorid aber einen olivengrünen Niederschlag gab; 18,05 Tormentillroth, in Weingeist und in Aether löslich, in Wasser nicht löslich; 2,575 verändertes Tormentillroth; 4,325 Extractivstoff gummöser Beschaffenheit nebst etwas Gerbstoff und Kalksalzen; 28,2 Gummi; 7,7 mittelst Aetzkalis erlangter Extractivstoff; Spuren flüchtigen Oels; 15,0 Faser; 6,45 Feuchtigkeit.

Chemisches und physikalisches Verhalten des wässrigen Aufgusses, bereitet aus 10g Rhizom, 100ccm dest. Wasser, 5 Tropfen Essigsäure in der Wasserbadwärme. Der braungelbe Aufguss mit — 1) dem 2—3-fachen Vol. Weingeist, — 2) mit einem gleichen Vol. Pikrinsäurelösung und — 3) mit Gerbsäure versetzt, erleidet keine Veränderung. — 4) Mercurichlorid bewirkt starke Trübung, welche beim Aufkochen zum Theil schwindet. — 5) Mercuronitrat bewirkt starke Fällung und erleidet beim Erhitzen sofortige Reduction. — 6) Jodjodkalium bewirkt Trübung, nicht aber — 7) Kaliummercurijodid, auch beim Aufkochen nicht. — 8) Silbernitrat trübt stark, Aetzammon macht aber nicht klar, es tritt vielmehr Reduction ein, welche beim Erhitzen vollendet wird. — 9) Ferrichlorid färbt dunkelblaugrün. — 10) Oxalsäure trübt kaum, aber Ammoniumoxalat trübt stark. — 11) Baryumchlorid lässt klar. — 12) Aetznatron färbt dunkel. — 13) Kalische Kupferlösung wird reducirt. — 14) Cupriacetat fällt dickflockig, ebenso — 15) Chininhydrochlorid jedoch hellfarbig oder weisslich. — 16) Salzsäure trübt mässig. — 17) $^1/_4$ Vol, conc. Schwefelsäure bewirkt starke Fällung. — 18) Mit Aetzammon schwach alkalisch gemacht und mit Calciumchlorid versetzt erfolgt starke Trübung.

Der Aufguss auf Glas gegossen und eingetrocknet ergiebt eine klare amorphe glänzende gelbbraune Schicht, welche nicht hygroskopisch ist. Bestrichen mit dünner Ferrichloridlösung tritt blaugrüne Färbung ein.

Anwendung. Die Tormentillwurzel war vor Zeiten ein sehr beliebtes Heilmittel, heute wird sie von den Aerzten (und sehr mit Unrecht) kaum beachtet, mitunter aber im Handverkauf gefordert und vom Publikum als ein Hausmittel bei chronischer Dyssenterie, Durchfall, Ruhr, Haemorrhagien, passiven Schleimflüssen, selbst bei Wechselfieber im Aufguss oder als Pulver zu 1,0—2,0—3,0g genommen. Das mittelfeine Pulver ist ein vorzügliches Zahnpulver.

Rhizoma Veratri.

Weisse Nieswurzel; Krätzwurzel; Germerwurzel. Radix (Rhizŏma)
Verātri albi; Radix Hellebŏri albi. *Racine d'ellebore blanc*;
Racine de varaire. *White hellebore.*

Der dunkelbraune, aufrechte, bis zu 8 cm lange, bis zu 2,5 cm dicke
Wurzelstock von *Veratrum album.* Er ist versehen mit gelblichen, höchstens 30 cm langen und ungefähr 3 mm dicken Wurzeln. Auf dem Querschnitte des Rhizoms erblickt man nicht weit von der Oberfläche (Aussenfläche) eine feine, bräunliche, gezähnte Innenrinde, welche von einem
derben, weisslichen, an Stärkemehl reichen Gewebe umschlossen wird
(endodermis, qua circumdatur tela solida albida, multo Amylo praedita).
Dieses (Gewebe) ist von zahlreichen, kurzen, ungleichmässig verlaufenden
Gefässbündeln durchzogen. Wurzelstock wie Wurzeln sind von anhaltend scharfem und bitterem Geschmacke.
Vorsichtig aufzubewahren.

Veratrum album LINN. Weisser Germer.
Veratrum Lobelianum BERNHARDI.
Synon. *Verātrum album*, Variet. *virĭdiflōrum.*
Fam. **Melanthaceae** BROWN. **Colchicaceae** DeC. Sexualsyst. **Hexandria Trigynia.**
(**Polygamia Monoecia** LINN.)

Diese krautartigen perennirenden Melanthaceen findet man in Menge auf
den Alpenwiesen Oesterreichs, Tyrols, Schlesiens, der Schweiz. Sie liefern
die weisse Nieswurz. Der im Handel vorkommende Wurzelstock ist einfach
oder mehrköpfig und von den kurz abgeschnittenen Stengel- und Scheiden-
resten geschopft, umgekehrt kegelförmig, vertikal, oberhalb 2,5—5 cm dick,

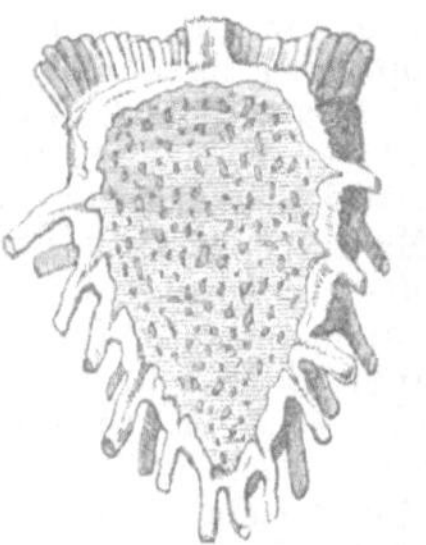

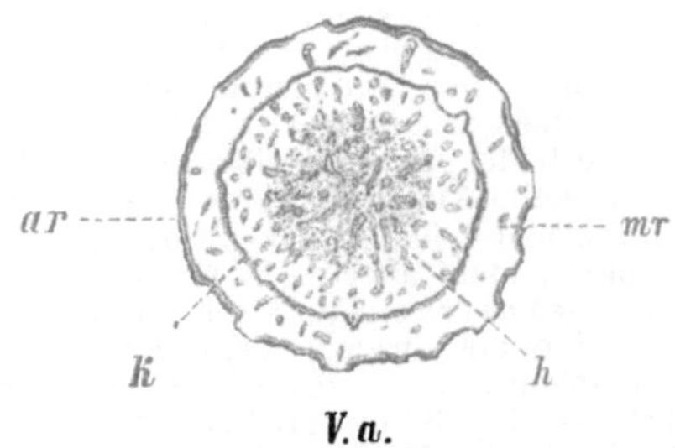

Einfaches Rhizom von Veratrum album mit Wurzel-
ansätzen. Verticaldurchschnitt. ¹/₂ Grösse.

Querdurchschnitt des Rhizoms von Veratrum album.
ar Aussenrinde, *mr* Mittelrinde, *k* Kernscheide,
h Holz.

3—10 cm lang, schwach geringelt, nicht wie bisher mit weisslichen Narben,
herrührend von den vielen in ringförmigen Reihen stehenden Wurzeln
(Nebenwurzeln), bedeckt, sondern mit diesen gelblichen Nebenwurzeln besetzt,
aussen schwärzlich- oder graubraun, innen weisslich, ziemlich hart, bisweilen
der Länge nach gespalten.

Auf dem Querschnitte, dessen Fläche kreisrund erscheint, ist das Rhizom
markig oder fleischig, zuweilen hornartig, mehr oder weniger von Lücken
durchsetzt. Die Rinde, circa $1/_7$ des Durchmessers, ist durch eine dunklere
Kernscheide vom Holze scharf abgegrenzt, mit besonders im Holze zahlreichen
zerstreuten bräunlichen Punkten oder geschlängelten Strichen (Gefässbündeln).

Die weisse Nieswurz ist sehr scharf und giftig. Beim Kauen bleibt eine besondere Empfindung von Trockenheit im Munde, Zusammenziehung der Kehle und Hitze im Gaumen zurück.

Pulverung. Man bereitet das Pulver, welches grau ist, durch Stossen im Freien unter wiederholtem Besprengen mit Weingeist. Der Arbeiter hat hierbei vor Mund und Nase ein feuchtes Tuch oder einen feuchten Pferdeschwamm zu binden. Bei Nichtbeachtung dieser Vorsicht kann er einem gesundheitsschädlichen Niesen verfallen, ja er kann sich sogar eine Lungenentzündung zuziehen. Am besten lässt sich die Pulverung im MOHR'schen Kastenapparat ausführen. Kleine Mengen entnehme man vom Drogisten. Man hält dieses Rhizom nur als feines Pulver vorräthig.

Bestandtheile der weissen Nieswurz sind Veratroïdin($C_{24}H_{37}NO_7$), Jervin ($C_{30}H_{46}N_2O_3$), ein amorpher Bitterstoff (Veratramarin), krystallisirende Jervasäure, Gerbsäure, Fettsubstanz, Harzsubstanz (20 Proc.), gelber Farbstoff, Gummi, Stärkemehl, Kalium-, Calciumsalze, Feuchtigkeit (8 Proc.), Asche (4,5 Proc.).

Im Jahre 1879 schieden WRIGHT und LUFF folgende alkaloïdische Substanzen aus dem Veratrumrhizom ab: krystallis. Pseudojervin ($C_{29}H_{43}NO_7$), kystallisirendes Rubijervin ($C_{26}H_{43}NO_2$), amorphes Veratralbin, und eine geringe Menge einer Base, welche mit weingeistiger Kalilösung Veratrinsäure ausgiebt. Man vergl. ROSETTI's Arbeit, Archiv d. Ph. 1883.

Veratroïdin, zu 0,02 Proc. in dem Rhizom vertreten, ist nicht, wie TOBIEN 1877 fand, identisch mit dem im Sabadillsamen vorkommenden Veratrin, von welchem es sich z. B. dadurch unterscheidet, dass es sich mit Zucker und conc. Schwefelsäure im Contact nicht (wie Veratrin) blau färbt. Vom Veratrin, Sabadillin und Sabatrin unterscheidet es sich dadurch, dass es mit kalter conc. Salzsäure eine schnell vorübergehende Rosafärbung erzeugt, während die anderen angegebenen Alkaloïde damit in der Siedehitze des Wassers eine weinrothe Färbung bewirken.

In den Wurzeln sind die alkaloïdischen Stoffe am reichlichsten vertreten und wirken diese um Vieles stärker als das Rhizom, wie v. SCHROFF durch Experiment festgestellt hat. Desshalb hat die Ph. den Wurzelstock mit den Wurzeln verbunden officinell gemacht, und sind somit die von früher vorhandenen, von allen Wurzeln befreiten Wurzelstöcke und deren Pulver zu verwerfen.

Chemisches und physikalisches Verhalten des wässrigen Aufgusses der weissen Nieswurz, bereitet aus 10g mit 100ccm dest. Wasser und 5 Tropfen Essigsäure in einer Wärme von 80—90⁰ C. Der Aufguss ist blassgelb. — 1) Mit einem 2—3-fachen Vol. Weingeist gemischt, erfolgt nur Opalescenz. — 2) Pikrinsäure lässt klar. — 3) Gerbsäure bewirkt starke Fällung. — 4) Mercurichlorid lässt klar, beim Aufkochen nur eine Andeutung einer Trübung bewirkend. — 5) Mercuronitrat bewirkt weissliche Trübung, welche beim Aufkochen theilweise schwindet. Reduction ist kaum bemerkbar. — 6) Jodjodkalium trübt unter starker Dunkelfärbung. — 7) Kaliummercurijodid trübt höchst unbedeutend, auch beim Aufkochen. — 8) Silbernitrat lässt klar. Nach Zusatz von Aetzammon einige Male aufgekocht, tritt Reduction ein. — 9) Ferrichlorid färbt grünlich-braun. — 10) Oxalsäure trübt nicht, wohl aber Ammoniumoxalat. — 11) Baryumchlorid lässt klar. — 12) Kalische Kupferlösung wird reducirt. — 13) Aetznatron verändert nicht. — 14) Cupriacetat trübt nicht, beim Aufkochen aber tritt starke Fällung ein. — 15) Chininhydrochlorid trübt kaum. — 16) Mit $^1/_3$ Vol. conc. Schwefelsäure im Contact tritt stark rothe Färbung und etwas Trübung ein.

Aufbewahrung. Die bisher officinellen Veratrum-Rhizome, von welchen die Wurzeln abgeschnitten sind, müssen verworfen und durch Wurzelstöcke mit den noch daran sitzenden Wurzeln (Nebenwurzeln) ersetzt werden. Der Standplatz der Nieswurz ist in der Reihe der Arzneistoffe von giftiger Wirkung, der Tabula C. Beim Einfassen und Umfüllen des gepulverten Rhizoms vermeide man möglichst ein Stäuben und vollführe diese Arbeit mit aller Vorsicht und Ruhe, denn der Staub kann ein für die Gesundheit sehr gefährliches Niesen herbeiführen.

In einigen Gegenden Deutschlands wird die gepulverte weisse Nieswurz von dem Publikum (Landvolk) gegen Scabies gebraucht und ist auch schon seit dem 1. Decennium dieses Jahrhunderts im Handverkauf abgegeben worden. Es geschehe dies nur mit der nothwendigen Vorsicht unter der Signatur „Aeusserlich gegen Scabies" oder „Zur Salbenmischung", denn gleichzeitig entnehmen die Käufer auch gestossene Lorbeeren, von welchen sie einzunehmen pflegen. Es müsste dann auch dieser Theil mit seinem deutschen Namen signirt abgegeben werden.

Geschichtliches. Helleborus-Wurzeln wurden schon im Alterthume als Mittel gegen Geisteskrankheiten in Anwendung gebracht und kannte man sehr wohl die emetischen und drastischen Wirkungen. MELAMPUS, der Götterversöhner, heilte die Wahnsinnigen, an Mutterwuth leidenden Proëtiden, von denen eine, IPHIANASSA, seine Gattin wurde, mit Helleboruswurzel und so kam dieses Mittel zu grossem Rufe als Heilmittel Geistig-Gestörter. Die Anwendung als Scabies-Mittel verdanken wir den Franzosen, welche es in den Kriegen von 1800—1813 viel gebrauchten.

Anwendung. Innerlich wird die weisse Nieswurzel kaum noch angewendet. Aeusserlich ist das Pulver in Salbenform ein gegen Krätze wirksames Mittel. Im Handverkauf darf das Pulver wegen seiner giftigen scharfen Wirkung nur mit aller Vorsicht an das Publikum abgegeben werden, welches es zu Salben gegen Krätze und Räude, auch wohl als Brechmittel für Schweine (Dosis 2,0 bis 2,5 g) gebraucht. (Man vergl. unter Aufbewahrung.)

Einige Aerzte halten eine Tagesgabe von 0,2 g als die stärkste, welche keine toxische Wirkung zur Folge hat. Tagesgaben über dieses Quantum hinaus solle man möglichst meiden. Den alten Aerzten galt die weisse Nieswurz als Emeticum und Purgativum, welches sie bei Leiden der Athmungswerkzeuge, Gicht, Nervenleiden etc. in kleinen Dosen anwenden liessen. Man hielt das Veratrin, welches heute als Veratroïdin und Jervin erkannt ist, für den wirkenden Bestandtheil. Ph. Germ. ed. I gab als stärkste Einzelgabe 0,3, als stärkste Tagesgabe 1,2 g an. Heute dürfte dieses Mittel innerlich kaum noch in Anwendung kommen. Es ist ferner ein gewöhnlicher Bestandtheil des Schneeberger-Niesepulvers, welches die Landleute gegen Schnupfen gebrauchen.

Als Gegenmittel gelten concentrirter Kaffeeaufguss, Schleimstoffe, gerbstoffhaltige Mittel, Opium. 2 g des Veratrumrhizoms können den Tod in wenigen Stunden herbeiführen.

Kritik. Der lateinische Text führt uns an eine dunkle Stelle, denn die Ph. sagt: *endodermis etc. dentata, qua circumdatur tela solida, albida, multo Amylo praedita.* In dem deutschen Entwurfe und auch in der deutschen Uebersetzung steht: „Die Endodermis, welche ein derbes weissliches amylumreiches Gewebe einschliesst," welches also mit: *endodermis, quae circumdat telam solidam albidam, multo Amylo praeditam,* hätte übersetzt werden müssen. Zufällig enthält die die Innenrinde umgebende Schicht, welche also zwischen Aussenrinde und Innenrinde liegt, die Mittelrinde, ebenfalls Stärkemehl und ihr Gewebe ist weisslich. Somit hätte die Ausdrucksweise der Ph. eine gewisse Berechtigung, wenn es auch zweifellos ist, dass man das von der Kernscheide umschlossene Holzgewebe als umschlossen von der Innenrinde hat bezeichnen wollen. Pharmakologisch pflegt man hier beim Veratrumrhizom nur von einer Mittelrinde zu sprechen, womit der zwischen Kernscheide und Aussenrinde liegende Theil gemeint ist. Betrachtet man diesen Theil aber schärfer, so findet man die Rinde aus drei Schichten zusammengesetzt, nämlich aus der dunkelfarbigen Aussenrinde, der gelblichweissen Mittelrinde und der den Holzkörper umschliessenden weisslichen Innenrinde.

Rhizoma Zedoariae.

Zittwerwurzel. Radix Zedoarïae. *Zédoaire.* *Zedoary root.*

Querscheiben oder Längsviertel des knolligen Rhizoms der *Curcuma Zedoaria*. Die ersteren erreichen einen Durchmesser von etwa 4 cm und eine Dicke von 1 cm. Die schwach-graue, bis zu 5 mm dicke Rinde hängt dem Gefässbündel enthaltenden, häufig etwas hellfarbigen, nicht gelben, von der Innenrinde scharf abgegrenzten und etwas niedergedrückten Cylinder nicht fest an. Sowohl Geruch wie Geschmack des Zittwerrhizoms sind kampferartig und zugleich bitter.

Curcuma Zedoaria Roscoe.
Synon. *Curcuma Zerumbet* Roxbourgh.
Fam. **Scitamineae** Sprengel. Sexualsyst. **Monandria Monogynia.**

Diese in Ostindien, Bengalen und China nicht nur wild wachsende, sondern daselbst viel angebaute Pflanze liefert in ihrem eiförmigen Rhizom die officinelle Zittwerwurzel, welches, von den Wurzeln und der gelbbraunen Korkschicht befreit, in circa 3,5 cm breiten Querscheiben oder in Längstheile geschnitten in den Handel kommt. Die Zittwerwurzel ist durch Blattnarben oder Blattscheidenreste dicht geringelt oder auch ganz geschält, graubräunlich, zähe, fast hornartig, wenig faserig, an Geruch und Geschmack scharf gewürzhaft, an Kampfer erinnernd.

Die Querschnittsfläche zeigt einen kreisförmigen Umfang, eine Rinde, circa $^1/_8$ des Durchmessers dick, durch eine farbig dunklere Kernscheide vom Holze getrennt, Holz und Rinde mit unregelmässig zerstreuten Gefässbündeln und Harz- oder Oelzellen, ohne Lufträhren und Mark. Stärkemehlkörner theils scheibenförmig, theils länglich.

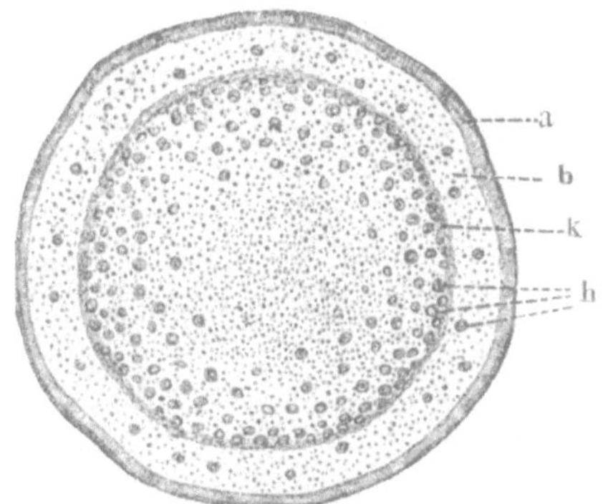

Querschnitt des ungeschälten Rhizoma Zedoariae.
Dreifache Lin.-Vergr. *a* Aussenrinde, *b* Mittelrinde, *k* Kernscheide, *h* Holzbündel.

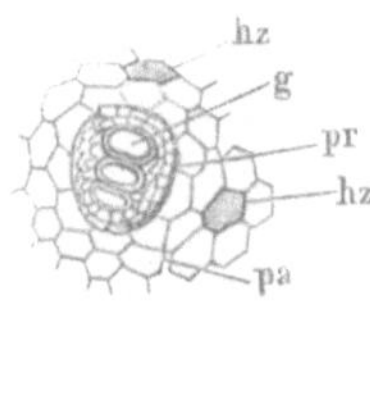

Gefässbündel aus dem Zedoariarhizom. Querschnitt, stark vergr. *g* Spiralgefässe, *pr* Prosenchymzellen, *pa* Parenchym, *hz* Harz- und Oelzellen.

Das Rhizom von *Curcŭma aromatica* Salisb. oder *Zingiber Cassumūnar* Roxb., welches innen hellgelb ist, soll der Zittwerwurzel beigemischt vorkommen.

Dieses Rhizom wird mit *Rhizoma Zedoariae luteum* bezeichnet. Dies ist der Grund, warum die Ph. einen nicht gelben Innenkörper erwähnt.

Die Zittwerwurzel gehört zu den aromatischen Arzneimitteln und wird meist nur geschnitten vorräthig gehalten. Selten nur wird das feine Pulver gebraucht. Man bewahrt sie in Blech- oder Glasgefässen.

Bestandtheile der Zittwerwurzel sind: flüchtiges gewürzhaft und kampferartig schmeckendes Oel 1,5, scharfes Harz 3, Stärkemehl 13, Tragantstoff 9, stickstoffhaltige Materie 4 Proc. etc. Das Stärkemehl hat die Form wie das im Ingwer (s. unten).

Rhizoma Zingiberis.

Ingwer; Ingber.   Radix Zingibĕris.   *Gingembre.*   *Ginger.*

Der handförmigästige, von den Seiten her zusammengedrückte, zu 2 cm breite Wurzelstock von *Zingiber officinale.* Von der grauen Korkschicht ist er nur an den meist knollig-convexen Seiten (-Flächen) befreit. An den übrigen Stellen ist er der Länge nach runzelig und mit wenigen Ringeln geziert. Der körnige Querbruch zeigt zahlreiche braune Oelgefässe, gleichmässig eingesprengt in das graue Gewebe der nur 1 mm breiten Rinde und des aus Gefässbündeln gebildeten Cylinders, welcher auf dem Querschnitte elliptisch und bis zu 2,5 cm breit ist. Das Ingwerrhizom enthält ein sehr kräftiges Arom.

Zingiber officinale ROSCOE.
Synon. *Amomum Zingiber* LINN.
Fam. **Scitamineae.**   Sexualsyst. **Monandria Monogynia.**

Diese ursprünglich in Ostindien wachsende Pflanze liefert die Ingwerwurzel. Sie wird nicht nur daselbst, sondern auch in China und Westindien

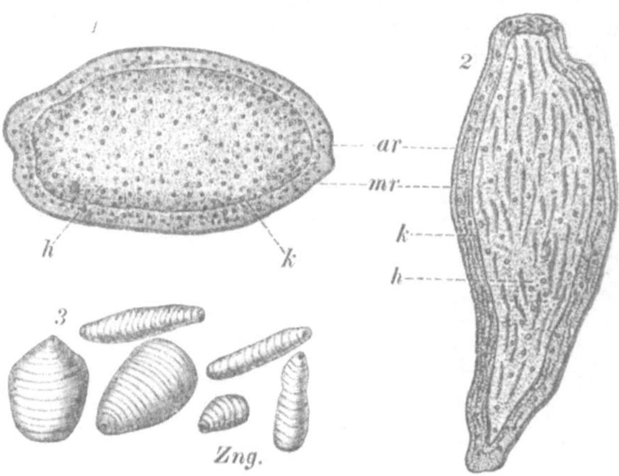

Rhizoma Zingiberis. 1. Querdurchschnit (Lupenbild). 2. Vertikaldurchschnitt. 3. Stärkemehl. 400-fache Lin.-Vergr. *ar* Aussenrinde, *mr* Mittelrinde, *k* Kernscheide, *h* Holz.

häufig angebaut. Man hat verschiedene Sorten Ingwer, von welchen die Jamaikasorte sich durch Geruch und Geschmack auszeichnet. Im Allgemeinen unterscheidet man *Zingiber nigrum* und *Zingiber album.* Ersteres oder C h inesischer Ingwer ist der ungeschälte Wurzelstock, runzlig, graubraun, der Bengalische ist von ähnlicher Farbe, aber nur an den Rändern ungeschält oder nur auf der abgeflachten Ober- und Unterseite geschält. Jamaika-Ingwer (weisser Ingwer) ist ganz geschält und meist mit Kalkmilch gewaschen oder durch Chlor (?) gebleicht. Dieser Ingwer ist schwächer an Arom als der Bengalische und Chinesische.

Der Wurzelstock ist hart, zusammengedrückt oder plattgedrückt, gabelartig verästelt, gegliedert, bis 7 cm lang, 1,5—2,5 cm breit, 1—1,5 cm dick, runzlig, schwärzlich, blassbräunlich oder weiss, je nachdem er mehr oder weniger von der dunkelfarbigen Aussenrinde befreit ist. Der Bruch ist ziemlich eben, mehlig, oder hornartig, wenig faserig, weisslich, fein gelbröthlich punktirt.

Der Querschnitt zeigt eine gelblich weisse ovale Fläche mit markiger fester Substanz. Die Korkschicht ist sehr dünn, die Rinde, ungefähr $^1/_6$ des kleineren Durchmessers dick, ist durch eine Kernscheide in Form einer scharfen Linie vom Holze getrennt; Holz und Rinde mit zerstreuten Gefässbündeln und Oel- oder Harzzellen.

Bestandtheile sind nach BUCHHOLZ flüchtiges Oel (1 Proc.), Weichharz Stärkemehl, Tragantstoff, Gummi, Extractivstoff etc. Mit Piperoïdĕum oder Zingibĕrin hat man das mittelst Aethers ausgezogene Harz benannt. Benzol extrahirt eine harzige, nicht scharf schmeckende Substanz.

Geschichtliches. Der Ingwer wurde schon im Alterthume nach Griechenland und Italien gebracht. Im Sanscrit wird er als *Sringavera* erwähnt. Die alten Griechen nannten ihn *Ζιγγίβερι*, die alten Römer *Zingiber*. DIOSKORIDES beschreibt ihn schon. Im Zolltarif zu Saint-Jean d'Acre (Palestina) vom Jahre 1173 ist Ingwer aufgeführt. MARCO POLO (1280—1290), welcher China und Indien bereiste, lernte die Mutterpflanze kennen. Die Venetianer kauften im Mittelalter den Ingwer in Aegypten auf, um ihn nach Europa zu bringen.

Ingwer ist ein kräftiges Aromaticum, welches wohl häufiger in der Küche, als als Arznei gebraucht wird.

Rotulae Menthae piperitae.

Pfefferminzkuchen; Pfefferminzplätzchen. *Pastilles de menthe.*
Peppermint-kakes; Peppermint-lozenges.

Zuckerplätzchen, zweihundert (200) Theile, werden mit Pfefferminzöl, einen (1) Theil, gelöst in Weingeist zwei (2) Theilen, befeuchtet.

Das Pfefferminzöl in dem Weingeist gelöst giesst man in ein Glasgefäss und dreht dieses so um, dass die innere Gefässwandung damit befeuchtet wird. Aldann schüttelt man nach dem Hineinschütten der Zuckerplätzchen gut um, so dass diese mit der Pfefferminzöllösung vollkommen durchfeuchtet werden. Das Gefäss muss einen Rauminhalt fassen, dass es von den Zuckerplätzchen nur zur Hälfte oder zu $^2/_3$ gefüllt wird.

Diese Pfefferminzplätzchen werden in einem dichtgeschlossenen Glase vor der Einwirkung des Tageslichtes geschützt aufbewahrt.

Saccharum.

Zucker. Sacchărum. *Sucre.* *Sugar.*

Weisse krystallinische Stücke oder weisses krystallinisches Pulver.
Wird der Zucker mit seinem halben Gewichte Wasser zusammengemischt,
so muss er, ohne Rückstand, einen farb- und geruchlosen, rein süss
schmeckenden Syrup ausgeben, welcher sich in jedem Verhältnisse mit
Weingeist klar mischen lässt. Die wässrigen oder weingeistigen Zuckerlösungen dürfen Reagenspapier nicht verändern. Die 5-proc. wässrige
Lösung darf durch Silbernitrat und auch Baryumnitrat kaum getrübt
werden.

Saccharum officinarum LINN. Zuckerrohr.
Fam. **Gramineae.** Trib. **Saccharineae.** Sexualsyst. **Triandria Digynia.**
Beta vulgaris LINN., variëtas **Cicla.** Zuckerrunkel.
Fam. **Chenopodiaceae** VENTENAT. Trib. **Cyclolobeae.** Sexualsyst. **Pentandria
Digynia.**

Geschichtliches. Das Zuckerrohr, *Sacchărum officinārum*, welches den
Indischen oder Colonial-Zucker liefert, wurde schon seit undenklichen Zeiten
in Ostindien cultivirt. Die Kreuzfahrer, besonders aber die Venetianer ver-
pflanzten diese Graminee nach Malta, Cypern, Candia, von wo man sie nach
Sicilien (1148) brachte. Von hier aus wurde sie (im ersten Drittel des 15.
Jahrhunderts) von den Spaniern und Portugiesen nach den Azoren, Canarischen
Inseln und den Inseln des grünen Vorgebirges gebracht und hier mit Vortheil
cultivirt. Von diesen Inseln soll das Zuckerrohr anfangs des 16. Jahrhunderts
nach den Westindischen Inseln und Südamerika verpflanzt worden sein.

Die Zuckerrunkel war ursprünglich in Südeuropa zu Hause, wurde von
den Spaniern nach den Niederlanden verpflanzt und hat von hier aus nach
Deutschland Verbreitung gefunden. Die Entdeckung des Rohrzuckers in der
Runkelrübe verdanken wir dem Berliner Apotheker ANDREAS SIGISMUND
MARGGRAF (1747), jedoch war es dem Prof. der Chemie und Bergcommissar
LAMPADIUS vorbehalten, gegen Ende des vorigen Jahrhunderts die erste
Runkelrübenzuckerfabrik anzulegen. ACHARD stellte 1798 in Preussen den
ersten Rübenzucker fabrikmässig dar.

Der Indische Zucker scheint zuerst zur Zeit ALEXANDER's des Grossen in
Griechenland eingeführt und bis zu den Kreuzzügen hinauf mehr als Arzneisubstanz verwendet worden zu sein. Zur Zeit der Kreuzzüge waren es die
Venetianer, welche den Zucker aus dem Morgenlande nach den Ländern des
mittleren und nördlichen Europas brachten und sich überhaupt um den Anbau
des Zuckerrohrs im südlichen Europa Verdienste erwarben.

Die **Darstellung** des Rohrzuckers aus dem Zuckerrohr ist eine sehr einfache.
Das gelbe reife Zuckerrohr wird an der Wurzel abgeschnitten, in 1 m lange Stücke
zerschnitten, zwischen Walzen ausgepresst, und der Saft, welcher 17—20 Proc. Zucker
enthält, mit etwas Kalkmilch behufs Abstumpfung gegenwärtiger organischer Säuren
versetzt, unter Aufkochen abgeschäumt und bis zum Krystallisationspunkte eingedickt.
Als Brennmaterial hierbei verbraucht man an vielen Orten die Pressrückstände, welche
oft noch 30 Proc. Saft, also gegen 6 Proc. Zucker enthalten.

Die **Darstellung** des Rohrzuckers aus der Runkelrübe erfordert ungefähr
folgende Operationen: 1) Das Abwaschen und Abputzen der Rüben. 2) Sammeln des
Saftes entweder durch Pressen der in Brei verwandelten Rüben oder auf dem Wege
des Centrifugalverfahrens, durch Ausschleuderung des Saftes aus dem Rübenbrei
mittelst der Centrifuge, oder durch Extraction des Rübenbreies mit kaltem Wasser.
3) Bindung des Zuckers an Kalk und Entkalkung der Zuckerkalklösung durch Kohlen-

säure. 4) Reinigung der entkalkten Zuckerlösung mittelst Filtration durch Knochen-kohle. 5) Einkochen des filtrirten Saftes zur Krystallisation.

Da man heute mittelst Aetzkalkes und Aetzbaryts (nach dem Verfahren von SCHEIBLER-SEYFERT) aus den geringen Zuckersorten auf leichte Weise reinen Rohr-zucker herzustellen versteht, sind die geringen Zuckersorten ziemlich aus dem Handel verschwunden. Es werden diese Sorten unten nur angeführt, um sie ihrem Namen nach kennen zu lernen. Ueber das Verhalten des Kalkes und Baryts zur Saccharose vergleiche man unten (S. 577).

Die Abscheidung des reinen Zuckers aus der Melasse und anderen unreinen Zuckersorten geschieht nach dem SCHEIBLER-SEYFERT'schen Elutionsverfahren. Die in gewisser Concentration befindliche Melassenlösung wird bei 40⁰ C. auf 3 Mol. Zucker mit 2 Mol. Aetzkalk innig gemischt und die Mischung bei mittlerer Temperatur sich überlassen. Nach einiger Zeit tritt starke Reaction ein, die Masse erhitzt sich bis auf 125 ⁰ C. und unter Ammoniakentwickelung und Ausstossen von Wasserdämpfen bläht sie sich schwammartig auf und erstarrt dann später zu einer dem Bimstein ähn-lichen porösen Masse (basischem Zuckerkalk). Diese Masse wird in grobes Pulver verwandelt und nun mit verdünntem Weingeist ausgelaugt, welcher die Alkalisalze und die den Zucker verunreinigenden organischen Stoffe löst, sodass reiner Zucker-kalk zurückbleibt. Dieser wird mit Wasserdampf und Kohlensäure zersetzt und die wässrige filtrirte Lösung, welche nur reinen Rohrzucker enthält, auf Raffinade ver-arbeitet. Jener Temperatursteigerung bis auf 125 ⁰ C. liegt die Verbindung des Aetz-kalkes mit Hydratwasser zum Grunde.

Zucker wird von verschiedener Reinheit und Güte in den Handel gebracht. — 1) Raffinade-Zucker nannte man bisher das erste Krystallisations-produkt aus der geläuterten Zuckerlösung, in der Form der bekannten Zucker-hüte. Er bildet ein festes Conglomerat farbloser, höchst kleiner Zuckerkry-stalle. Zur Hebung seiner Weisse versetzen ihn die Fabrikanten mit sehr kleinen Mengen (0,002 Proc.) blauer Farbstoffe, indem sie dem verkochten Klärsel Ultramarin, Berlinerblau, Smalte, Indigocarmin beimischen. Zuweilen wird die angegebene Blaustoffmenge um vieles überschritten. Die Raffinade gilt als der reinste Zucker des Handels, jedoch unterscheidet man auch hier je nach der Reinheit und Weisse die Sorten mit fein, fein mittel, mittel, fein-ordinär, ordinär. Die Zuckersorte, welche die Pharmakopoe vorschreibt, ist feine Raffinade. — 2) Melis-Zucker. Der aus der Raffinade ab-fliessende Syrup wurde entweder einer nochmaligen Klärung unterworfen oder ohne weitere Reinigung zur Krystallisation gebracht. Er lieferte einen etwas weniger weissen Zucker, von etwas gröberen Krystallen und wurde ebenfalls in Hutform in den Handel gebracht. — 3) Lumpenzucker (Lompenzucker, von dem Englischen *lump*, Klumpen) hiess das Krystallisationsprodukt aus dem Syrupe, welcher aus dem krystallisirten Melis abfloss. Diese Zuckerqualität war gelblich-weiss und kam in Blöcken oder in formlosen Stücken in den Handel. — 4) Farin-Zucker (Kochzucker) war entweder zermahlener Lumpenzucker oder aus dem aus den Lumpenformen abtropfenden Syrup bereitet. Die Qualitäten des Farins bestimmte man nach der Farbe (weissen, hellgelben, gelben, braunen Farin). — 5) Syrup (Melasse). Was aus der Krystallisation des Farins aus Colonialzucker abläuft und in seiner Hauptmasse aus unkrystallisir-barem Zucker besteht, kommt als Syrup in den Handel. Er ist dunkelbraun (brauner Lumpen) oder gelblichbraun (heller Lumpen), sehr dickflüssig oder fadenziehend, von süssem, schwach scharfem Geschmack. Er wird jetzt ge-wöhnlich (in Hamburg) mit Stärkezuckersyrup verschnitten, um ihn flüssiger zu machen. Der Indische Syrup ist ein Gemisch oder eine concentrirte Lösung von Rohrzucker (circa 33,3 Proc.), Schleimzucker (6 Proc.), Caramel und Gummi (40 Proc.) und einigen Kali-, Natron- und Kalksalzen (4 Proc.). Die Melasse aus der Runkelrübenzuckerfabrikation ist nicht mehr als Zuckersubstanz verwendbar, denn die Alkalisalze und Caramel sind darin überwiegend. Sie enthält auch Betaïn und Asparaginsäure. Man verarbeitet sie auf Spiritus (welcher wegen seines üblen Geruches und Geschmackes nur zur Fabrikation der Lacke verwendbar ist) oder durch Einäscherung auf Pottasche. — 6) Kandiszucker (Kandelzucker, Zuckerkand) ist Rohrzucker in grossen Krystallen und zwar meist aus Colonialzucker oder aus einem Gemisch desselben mit wenig Rübenzucker bereitet. Rübenzucker allein bildet nämlich mehr lange und platte Krystalle. Die Qualität wird nach der Farbe bestimmt, und man hat einen weissen in fast wasserhellen farblosen Krystallen, gelben und braunen. Ein schwarzer Zuckerkand *(Sucre de Boerhave)* kommt in Frankreich vor. — 7) Krystallzucker bildete grössere oder kleinere, mehr tafelförmige farblose Krystalle aus Rübenzucker, auf der Centrifuge ausgeschleudert und trocken gemacht. Diese Zuckerform hat oft ein sehr hübsches und einen hohen Grad der Reinheit versprechendes Aussehen, ist aber im Allgemeinen (nur wenige Fälle ausgenommen) ein ziemlich unreiner Zucker.

Das **Pulvern** des Zuckers geschieht in der Weise, dass man den besten Hutzucker oder die Raffinade in Stücke zerschlägt an einem warmen Orte bei ungefähr 40—60° C. mehrere Stunden trocknet und erwärmt und dann in einem durch heisses Wasser zuvor etwas erwärmten eisernen oder steinernen Stossmörser in eine etwas weniger denn höchstfeine Pulverform bringt. Das Pulver wird alsbald in porcellanene oder am besten weissblechene Gefässe gebracht und darin an einem trocknen Orte aufbewahrt. Der von dem gemeinen Manne häufig in den Apotheken geforderte Kanarienzucker ist fein gepulverter weisser Zucker. Der fein gepulverte Zucker hat stets einen etwas veränderten Geschmack.

Zuckerarten. Es giebt mehrere Zuckerarten, unter denen folgende die wichtigsten sind: 1) Rohrzucker (Saccharose), 2) Traubenzucker (Dextrose, Glykose, Stärkezucker, Krümelzucker), 3) Schleimzucker (Levulose, Chylariose, Fruchtzucker). Seltner vorkommende Zuckersorten sind: Melitose in der Australischen Manna und dem Safte einiger Eucalyptusarten, Trehalose in der Trehala (einer Mannaart), Mykose im Mutterkorn, Melezitose in der Manna von Briançon und den zuckerartigen Ausschwitzungen der *Pinus Larix.* Ueber Lactose oder Milchzucker vergl. man den folgenden Artikel.

Der Rohrzucker oder die Saccharose, $C_{12}H_{22}O_{11}$, kommt vorwiegend im Zuckerrohr, in der Zuckerhirse *(Andropōgon glycichȳlon)*, dem Zuckerahorn *(Acer saccharĭnum* L.), dem Mais, der Birke, Zuckerrunkelrübe, Mohrrübe, den Melonen, überhaupt in allen süssen, selbst säuerlich-süssen Früchten vor. Bisher ist der Rohrzucker noch nicht künstlich dargestellt worden. Er krystallisirt in Formen des monoklinoëdrischen Systems. Seine Krystalle sind nicht hygroskopisch und haben ein spec. Gewicht von 1,606. In einer Wärme von 170° C. schmilzt der Rohrzucker unverändert zu einer klaren Flüssigkeit, welche einige Zeit in dieser Temperatur erhalten, dann erkaltet eine durchsichtige amorphe Masse (Gerstenzucker) darstellt, welche aber (als ein Gemenge von Saccharose, Dextrose und Levulosan) nach einiger Zeit ihre Durchsichtigkeit verliert und theilweise in den krystallinischen Zustand übergeht (Absterben des geschmolzenen Zuckers). Bei einer Hitze über 210° geht der Zucker allmählich in Caramel über. Zu seiner Lösung erfordert er $^{1}/_{3}$ seines Gewichtes kalten Wassers. In heissem Wasser löst er sich in allen Verhältnissen, in wasserfreiem Weingeist, Aether, Chloroform, Schwefelkohlenstoff, Benzin, Petroläther ist er unlöslich, in wasserhaltigem Weingeist und Aether verhältnissmässig löslich. Wird die concentrirte wässrige Lösung einige Zeit auf ihrem Siedepunkte erhalten, so verliert der Zucker die Eigenschaft zu krystallisiren. In der wässrigen Lösung lenkt der Rohrzucker den polarisirten Lichtstrahl nach rechts ab.

Unter Einwirkung verdünnter Mineralsäuren und der meisten organischen Säuren wird der Rohrzucker in Intervertzucker (Invertzucker, modificirten Zucker), einem Gemenge von Dextrose (Glykose) und Levulose verwandelt.

Rohrzucker	Wasser		Dextrose	Levulose
$C_{12}H_{22}O_{11}$ und	H_2O	ergeben	$C_6H_{12}O_6$ und	$C_6H_{12}O_6$.

Unter Einwirkung der Hefe liefert der Rohrzucker in verdünnter Lösung, nach seiner Verwandlung in Dextrose und Levulose, die Produkte der Gährung, wie Weingeist, Kohlensäure, nebst kleinen Mengen Glycerin und Bernsteinsäure.

Der Rohrzucker geht nicht nur mit den Aetzalkalien, so wie mit Aetzkalk, Aetz-baryt Verbindungen ein, sondern auch mit den Gliedern der Fettsäurereihe und einigen anderen organischen Säuren. Die Barytverbindung ist in Wasser sehr wenig löslich.

Der Zuckerkalk, Calciumsaccharat (Kalksaccharat), von der Formel $C_{12}H_{22}CaO_{12}$ ist in Wasser leicht löslich, in verdünntem Weingeist unlöslich, seine concentrirte wässrige Lösung trübt sich aber beim Erhitzen und gerinnt zu einer dem geronnenen Eiweisse nicht unähnlichen Masse, indem jenes Saccharat in ein basisches Saccharat von der Formel $C_{12}H_{22}CaO_{12}, 2Ca(OH)_2$ übergegangen ist, beim Erkalten rege-nerirt sich jedoch die erstere Verbindung. Wird in die Lösung derselben Kohlen-säure geleitet, so scheidet Calciumcarbonat ab und reiner Rohrzucker bleibt in Lösung. Die concentrirte Calciumsaccharatlösung auf Glastafeln gestrichen und zu farblosen glänzenden Lamellen getrocknet, wird mit dem Namen *Calcaria saccharata* zuweilen als Medicament gebraucht. Eine Rohrzuckerlösung 1—2 Tage hindurch mit 0,5 Proc. Aetzkalk gekocht, erleidet nicht die geringste Veränderung, während sie ohne Kalk ihre Eigenthümlichkeit als Zuckerlösung völlig einbüsst.

Die Verbindung des Zuckers mit Baryterde, der Zuckerbaryt, Baryum-saccharat, $C_{12}H_{22}BaO_{12}$, ist in Wasser unlöslich und wird durch Kohlensäure wie der Zuckerkalk zersetzt. Auf diesem Processe beruht ebenfalls eine Zuckerraffinations-methode.

Die Rohrzuckerlösungen wirken auf Kaliumcupritartrat (kalische Kupfertartrat-lösung) nicht reducirend, wohl aber in kalischer Lösung auf Silberoxyd.

Durch Oxydation wird der Zucker in Oxalsäure, Zuckersäure und Weinsäure verwandelt. Concentrirte Schwefelsäure wirkt auf Zucker verkohlend. Ein Gemisch aus conc. Schwefelsäure und Salpetersäure verwandelt den Zucker in Nitrosaccha-rose, eine stark explosive Verbindung.

Tabelle

der spec. Gewichte von wässrigen Zuckerlösungen bei 17,5 ⁰ C.

Proc. Zucker	Spec. Gewicht	Proc. Zucker	Spec. Gewicht	Proc. Zucker	Spec. Gewicht	Proc. Zucker	Spec. Gewicht
75	1,383	57	1,272	39	1,174	21	1,087
74	1,377	56	1,266	38	1,169	20	1,083
73	1,370	55	1,261	37	1,164	19	1,078
72	1,364	54	1,255	36	1,159	18	1,074
71	1,357	53	1,249	35	1,154	17	1,070
70	1,351	52	1,244	34	1,149	16	1,065
69	1,345	51	1,238	33	1,144	15	1,061
68	1,338	50	1,233	32	1,139	14	1,057
67	1,332	49	1,227	31	1,134	13	1,053
66	1,326	48	1.222	30	1,129	12	1,048
65	1,320	47	1,216	29	1,124	11	1,044
64	1,314	46	1,211	28	1,120	10	1,040
63	1,308	45	1,205	27	1,115	9	1,036
62	1,302	44	1,200	26	1,110	8	1,032
61	1,296	43	1,195	25	1,106	7	1,028
60	1,290	42	1,189	24	1,101	6	1,024
59	1,284	41	1,184	23	1,096	5	1,020
58	1,278	40	1,179	22	1,092	4	1,015

Prüfung des Raffinadezuckers. Eine solche wurde selten für nothwendig erachtet, und dennoch sollte sie beim Einkauf grösserer Mengen Zucker nicht unterlassen und der nicht genügend reine Zucker wenigstens in der Phar-macie nicht verbraucht werden. — Die Ph. hat nur Reactionen auf Chloride und Sulfate angegeben, obgleich Verunreinigungen mit Kalkerde und Baryt, besonders aber mit Invertzucker in Betracht kommen. Die Prüfung wäre hiernach in folgender Ordnung auszuführen: — 1) Man löst circa 10g des Zuckers in 5g heissem destill. Wasser. Die Lösung muss ziemlich klar sein und darf einige Stunden bei Seite gestellt, höchstens einen kaum merklichen Bodensatz in Form eines die Durchsichtigkeit nicht völlig störenden Anfluges gebildet haben. — 2) Ein Theil der mit etwas Wasser verdünnten Lösung mit mehreren Tropfen Aetznatronlauge versetzt und bis zum Aufkochen erhitzt, soll nach dem Erkalten eine höchstens strohgelbe Flüssigkeit bilden. — Eine gelbe oder bräunlichgelbe Farbe deutet einen unreinen, mehr als Spuren Invertzucker enthaltenden Zucker an. — 3) Ein anderer Theil der Lösung, mit Ammoniumoxalatlösung versetzt, darf innerhalb zweier Minuten keine Trübung erfahren und — 4) ein anderer Theil der Lösung, mit Salpetersäure angesäuert und mit Silbernitrat versetzt, höchstens eine sehr entfernte Spur Chlormetall anzeigen. Der Kalkerde haltende wie der Natriumchlorid haltende Zucker sind weniger süss und der letztere ist, wie auch der Glykose enthaltende, hygroskopisch, lässt sich also in Pulverform weniger leicht trocken vorräthig halten. — 5) Spuren Invertzucker oder Glykose wird man sehr häufig in der Raffinade antreffen, so dass die erwärmte Lösung des Zuckers sich nicht immer völlig indifferent gegen kalische Kupferlösung verhält. Diese Prüfung führe man bei einer Temperatur von 40—60⁰ C. aus.

Eine sichere Reaction, durch welche sich Rübenzucker und Colonialzucker von einander unterscheiden lassen, ist nicht bekannt. Wie A. Vogel bestätigt, soll das spec. Gewicht des raffinirten Colonialzuckers etwas grösser sein, ferner eine kochende concentrirte Lösung des Rübenzuckers die blaue Farbe des Indigocarmins in Grün verändern.

Anwendung. Der Zucker ist ein beliebtes, auf die Digestion wohlthätig einwirkendes Vehikel, Constituens und Geschmackscorrigens vieler Arzneimittel. In letzterer Beziehung wird der Zucker in den Fällen, in welchen eine Lösung des Zuckers nicht stattfinden kann, oder in welchen zu grosse Mengen Zucker zur Geschmacksverbesserung erforderlich wären, durch sehr kleine Mengen Chloroform ersetzt. So werden 100,0 g Leberthran durch 5 Tropfen, 1,0 g Chininsulfat in Lösung durch 10 Tropfen Chloroform ausreichend versüsst. Bei Vergiftungen mit Metallsalzen (Grünspan), Mineralsäuren, Aetzlaugen dienen grössere Gaben Zuckerlösung als Antidot. Zuckerpulver wird als Streupulver bei Hornhautflecken und Augenfell bei Menschen und Hausthieren, auf Caro luxurians (sogenanntes wildes Fleisch in Wunden), zum Bereiben der Aphthen (Schwämme) der Kinder, concentrirte Zuckerlösung zum Auspinseln durch Aetzkalk verletzter Augen angewendet.

Saccharum aluminatum, Alaunzucker, ist ein Gemisch aus gleichen Theilen gepulvertem Zucker und gepulvertem Alaun.

Saccharum Lactis.

Milchzucker   Sacchärum Lactis.   *Sucre de lait; Sel de lait;*
Lactine. Sugar of milk.

Weissliche Krystalle oder weisses krystallinisches Pulver, bei 15⁰ C. in 7 Th., bei 100⁰ Wärme in gleichviel Wasser zu einer schwach süss schmeckenden, einem Syrupe nicht ähnlichen Flüssigkeit löslich. Wenn man 0,2 g Milchzucker zu einer siedenden Lösung aus je 4 g Natriumcarbonat und Wasser giebt, so färbt sich die Flüssigkeit gelb. Hinzugesetzte 0,2 g Wismuthsubnitrat werden geschwärzt, wenn man das Sieden 5 Minuten fortsestzt. In einer kochend heissen Mischung, aus 4 g Bleiessig und 2 g Aetzammonflüssigkeit zusammengesetzt, setzt sich nach

Zusatz von 0,2 g Milchzucker ein Niederschlag *(sedimentum subsidat)* von rein weisser, nicht rother Farbe ab. Wenn man 0,2 g Milchzucker auf 1 g flach ausgebreitete Schwefelsäure aufstreut, so darf im Verlauf einer Stunde keine oder höchstens eine röthliche, aber keine braunschwarze Färbung eintreten.

Geschichtliches. Der Milchzucker, ein Bestandtheil der süssen Molken oder der Milch, wurde zuerst 1619 von BARTOLETTI erkannt, jedoch erst 1698 durch TEST's und 1701 durch WERLOSCHNIGG's Schriften über Darstellung und Gebrauch des Milchzuckers bekannter und in den Arzneischatz aufgenommen. THENARD, GAY-LUSSAC und BERZELIUS studirten seine Eigenschaften und chemische Constitution.

Darstellung. Hauptbestandtheile der Milch der Säugethiere sind Fett, Caseïn und Milchzucker. Das Fett (Butter) befindet sich in der Milch in Gestalt kleiner Kügelchen suspendirt, die beiden anderen Bestandtheile sind in Auflösung. Der Milchzuckergehalt variirt zwischen 3—5 Proc. Nachdem aus der Milch das Fett (durch Abrahmen) und dann das Caseïn (der Käsestoff) durch Lab abgeschieden ist, hinterbleibt eine gelbliche Flüssigkeit, die Molken, welche den Milchzucker gelöst enthält und ihn nach dem Eindampfen in Form von krystallinischen Rinden absetzt. In der Schweiz, Baiern, Lothringen wird der Milchzucker bei der Käsebereitung in grossen Mengen als Nebenprodukt gewonnen und durch Wiederauflösen, Abschäumen und Klären der Lösung, wiederholte gestörte Krystallisation und Abwaschen des Krystallmehls gereinigt und nochmals krystallisirt in Form von dicken weissen oder weisslichen, auf der Oberfläche krystallinischen Krusten oder runden und auch walzenförmigen Krystallmassen in den Handel gebracht.

Reinigung. Ist der käufliche Milchzucker nicht rein, etwas gelb, oder giebt er mit 7 Th. Wasser eine sehr trübe Lösung, so löst man 10 Th. desselben in 30 Th. siedendheissem destill. Wasser, filtrirt heiss und vermischt die warme Lösung unter Umrühren bis zum Erkalten mit 25 Th. 90-proc. Weingeist. Der Niederschlag wird in einem leinenen Colatorium gesammelt, ausgepresst, der Presskuchen alsbald zerrieben und bei gelinder Wärme getrocknet. Auf diese Weise erhält man einen reinen und gepulverten Milchzucker.

Pulverung. Aufbewahrung. Der Milchzucker wird nur als feines Pulver, welches nicht hygroskopisch ist, vorräthig gehalten und öfters als ein nicht hyproskopisches und nicht unangenehm schmeckendes Vehikel gebraucht. Die Pulverung geschieht in gleicher Weise wie vom Rohrzucker, S. 578, angegeben ist.

Eigenschaften. Ein reiner Milchzucker bildet geruchlose, harte, weisse, nicht glänzende, 4-seitige rhombische Prismen von schwach süssem Geschmacke, zwischen den Zähnen sandig knirschend, löslich in 1,2 Th. siedend-heissem und 7 Th. kaltem Wasser, unlöslich in Weingeist, selbst in 60-proc. Weingeist, Aether, Chloroform etc. Die wässrige Lösung bildet keinen Syrup.

Milchzucker, Lactose, ist bisher nur in der Milch der Säugethiere angetroffen worden. BOUCHARDAT will Milchzucker in dem Safte von *Achras Sapota* L. aufgefunden haben. Seine Formel ist $C_{12}H_{22}O_{11} + H_2O$. Spec. Gewicht 1,53. In einer Wärme von 150^0 verliert er sein Wasser, bei 170^0 wird er zersetzt. Er lenkt den polarisirten Lichtstrahl nach rechts. Unter Einwirkung organischer Säuren oder verdünnter mineralischer Säuren in der Wärme geht er unter Aufnahme von Wasser in Galactose und Lactoglykose über, welche sich der Glykose ähnlich verhalten, nur leichter krystallisiren und bei der Oxydation durch Salpetersäure Schleimsäure ausgeben.

$$\underset{\text{Milchzucker}}{C_{12}H_{22}O_{11}+H_2O} \quad \text{ergeben} \quad \underset{\text{Galactose}}{C_6H_{12}O_6} \quad \text{und} \quad \underset{\text{Lactoglykose}}{C_6H_{12}O_6}$$

Die Trennung beider, der Galactose von der Lactoglykose, geschieht durch fractionirte Krystallisation aus einem 95—97-proc. Weingeist, worin Lactoglykose weit löslicher ist. Concentrirte Schwefelsäure wirkt bei gewöhnlicher Temperatur nicht auf den Milchzucker, in der Wärme des Wasserbades aber verkohlend (ebenso concentrirte Salzsäure). Salpetersäure verwandelt ihn ihn Oxalsäure und Schleimsäure, es wurde aber hierbei von LIEBIG auch die Bildung von Zuckersäure und Weinsäure beobachtet. Durch Einwirkung eines Gemisches von concentrirter Salpetersäure mit Schwefelsäure entsteht eine in Wasser unlösliche Nitroverbindung, welche, über 100⁰ erhitzt, explodirt. Mit den ätzenden Alkalien geht der Milchzucker Verbindungen ein, aus der wässrigen Lösung durch Weingeist fällbar. Mit Weinsäure verbindet sich der Milchzucker bei 100⁰ C. Milchzucker wirkt auf kalische Kupferlösung reducirend, während aber Glykose 10 Th. Cuprooxyd abscheidet, scheidet Milchzucker nur 7 Th. ab.

Verhalten der Lactose oder des Milchzuckers gegen Reagentien. — 1) Mit verdünnter Aetzalkalilauge bis auf 100⁰ C. erhitzt, färbt sich die Lactoselösung gelbbraun. — 2) Mit kalter concentrirter Schwefelsäure gemischt erfolgt bei gewöhnlicher Zimmertemperatur erst nach Verlauf einer Stunde, also später wie beim Rohrzucker, eine Einwirkung, welche sich durch eine grüne Farbe zu erkennen giebt. — 3) Verdünnte Mineralsäuren setzen sie in der Wärme in Galactose und Lactoglykose um. — 4) Hefe versetzt die Lactose nicht eher in Gährung, bis sich Galactose gebildet hat. — 5) Ammoniakalische Bleiacetatlösung erzeugt in der Milchzuckerlösung kaum eine Fällung. Eine solche verschwindet auf Zusatz von Wasser und kommt auch, die Flüssigkeit ungefärbt lassend, beim Kochen nicht wieder zum Vorschein. Bei Gegenwart von Glykose oder Stärkezucker färbt sich die siedende Flüssigkeit chamoisfarbig oder gelblich. Saccharose erzeugt eine in kaltem Wasser unlösliche, in heissem Wasser lösliche Fällung (Bleisaccharat). Bei Digestionswärme löst Lactoselösung Bleioxyd und bildet damit eine in Wasser lösliche und eine darin unlösliche Verbindung. — 6) Gegen kalische Wismuthtartratlösung und kalische Kupferlösung wirkt Lactose reducirend wie Glykose. Saccharose verhält sich im gleichen Falle indifferent. — 7) Einige Tropfen stark alkalischer Kaliumferricyanidlösung (2 Ferricyanid und 1 Kalihydrat in Wasser gelöst) färben eine Lactoselösung intensiv gelb, welche Färbung auch beim Erwärmen anhält. (Glykose entfärbt dagegen jene kalische Kaliumferricyanidlösung.) — 8) Ammoniakalische Silberlösung mit Lactoselösung gekocht wird unter Abscheidung grauschwarzen Silberoxyds reducirt. Glykose wirkt ebenso, Saccharose verhält sich aber indifferent — 9) Indigocarminlösung mit Lactoselösung unter Zusatz von etwas Natriumcarbonat bis zum Aufkochen erhitzt, verliert die blaue Farbe. Ebenso wirkt Glykoselösung. Saccharoselösung entfärbt nicht. — 10) In Aetzammon unter Kochung gelöst, ergiebt Lactose eine farblose, bei Gegenwart von Glykose (Stärkezucker) aber eine gelbliche bis gelbe Lösung.

Prüfung. Die Ph. lässt nur auf eine Beimischung von Rohrzucker und Stärkezucker prüfen, obgleich der Nachweis einer Indifferenz gegen Silbernitrat (in der Kälte) und Baryumnitrat wie beim Rohrzucker geboten ist, zumalen Verunreinigungen mit Kochsalz und Alaun mehrmals beobachtet wurden. — 1) 2 g des Milchzuckers mit 2,4 g Wasser übergossen und aufgekocht müssen eine farblose klare Lösung ergeben. Die Löslichkeit in gleichviel Wasser, wie die Ph. angiebt, ist nicht zutreffend. Dann giebt man 11,6 g kaltes Wasser hinzu und die Lösung muss sich stundenlang klar erhalten. Blaues Lackmuspapier darf sie nicht röthen. Ein Milchzucker von saurer Reaction ist zu verwerfen. — 2) 1 g des Milchzuckers in circa 5 ccm Aetzammonflüssigkeit, unter Erhitzen bis zum Aufkochen gelöst, muss eine farblose Flüssigkeit ausgeben. Eine gelbliche Färbung deutet auf Stärkezucker. Die Reaction mit Natriumcarbonat und Wismuthsubnitrat ist nur Identitätsreaction und wäre nur anwendbar, um reinen Rohrzucker vom Milchzucker zu unterscheiden. — **3**) Eine Messerspitze gepulverten Milchzuckers in ein Gemisch aus gleichen Vol. Bleiessig und Aetzammonflüssigkeit eingetragen und ein Paarmal aufgekocht muss eine rein weisse Flüssigkeit liefern. Bei Gegenwart von Glykose ist sie chamoisfarben oder gelblich. In einer Mischung aus 4 g Bleiessig und 2 g Aetzammon, wie die Pharmakopoe angiebt, werden kleine Mengen Stärkezucker nicht erkannt, und dies um so weniger, als die Ph. vergessen hat, die Flüssigkeit kochendheiss zu machen oder aufzukochen. — **4**) In einem Porcellanschälchen übergiesst man den Milchzucker mit conc. Schwefelsäure und rührt um. Bei reinem Milchzucker erfolgt im Verlaufe von 1—2 Stunden keine Bräunung, bei Gegenwart von Rohrzucker tritt aber in kurzer Zeit Bräunung und Schwärzung ein. Man kann auch in einem Reagircylinder circa 1 g des gepulverten Milchzuckers mit 3—4 ccm Wasser mischen und dann circa 2 ccm conc. Schwefelsäure so einfliessen lassen, dass sich dieselbe am Grunde der weissen Mischung sammelt. Bei reinem Milchzucker bleibt die Säureschicht klar und farblos und zwischen Säure und Zuckermischung stellt sich auch keine braune Zwischenzone ein. Bei Gegenwart von Stärkezucker bildet sich gewöhnlich nach und nach eine braune Zwischenschicht, bei Gegenwart von nur kleinen Mengen Rohrzucker aber tritt alsbald die braune Zwischenschicht ein und die Säure färbt sich in der Ruhe gelb, dann braun und zuletzt schwarz. — **5**) Die sub 1 gesammelte Lösung des Milchzuckers darf durch Silbernitrat und Baryumnitrat nur schwach opalisirend getrübt werden, es können also entfernte Spuren Chlorid und Sulfat vertreten sein.

Anwendung. Der Milchzucker ist eigentlich kein Medicament, aber, wegen der Eigenschaft nicht hygroskopisch zu sein, in manchen Fällen ein besseres Vehikel als der Rohrzucker. Sehr viele selbst dispensirende Homöopathen machten vordem daraus ihre Pulverchen, welche sie mit theurem Gelde an ihre Kunden abgaben, indem sie von dem Principe ausgingen, dass der Glaube mehr helfe als alle Arznei.

Traube erkannte den Milchzucker als ein angenehm wirkendes mildes eröffnendes Mittel. 9—15 g oder 3—5 Theelöffel soll man in einem Viertelliter warmer Milch lösen und des Morgens nüchtern trinken. Sogar schon nach 2—3 Stunden soll ein dünnbreiiger Stuhlgang erfolgen. (Deutsch. med. Wochenschr. 1881, Nr. 9.)

Kritik. Die Prüfungsvornahme, welche die Ph. vorschreibt, scheint nur das Resultat einer theoretischen Erklärung und nicht eines Experimentes zu sein, denn dann hätte man die Erhitzung der ammoniakalischen Bleisubacetatlösung nicht vergessen anzugeben und auch eine grössere Menge Aetzammonflüssigkeit vorgeschrieben.

Sal Carolinum factitium.

Karlsbadersalz (künstlich zusammengesetztes); Carlsbader-Salz. Sal Carolīnum facticĭum; Sal thermārum Carolinensĭum; Sal thermarum Carolinārum facticĭum.

Es werden 44 Th. getrocknetes (trocknes) Natriumsulfat, 2 Th. Kaliumsulfat, 18 Th. Natriumchlorid und 36 Th. Natriumbicarbonat in feines Pulver verwandelt gemischt.

Ein weisses trocknes Pulver.

6 g des Salzes, in 1 Liter destill. Wasser gelöst, ergeben ein dem Karlsbader ähnliches Mineralwasser.

Santoninum.

Santonin; Santonsäure. Santonīnum; Santonīna; Acĭdum
santonĭcum. *Santonine.* *Santonin.*

Farblose, bitterschmeckende, bei 170⁰ C. schmelzende Krystalltafeln,
welche dem (Tages-) Lichte ausgesetzt gelb werden. Zur Lösung des
Santonins sind 5000 Th. Wasser erforderlich, 44 Th. Weingeist und 4
Th. Chloroform. Werden 5 Th. des Santonins anhaltend mit 4 Th.
Natriumcarbonat, 60 Th. Weingeist und 20 Th. Wasser gekocht, so
nimmt die Flüssigkeit abwechselnd eine rothe und gelbe Farbe an.

Wird Santonin mit 100 Th. Wasser und 5 Th. verdünnter Schwefelsäure aufgekocht, so darf nach längerer Abkühlung das Filtrat, welches
nicht bitter schmeckt, nach Zusatz einiger Tropfen Kaliumchromatlösung
keinen Niederschlag abscheiden.

Vorsichtig und vor (Tages-) Licht geschützt aufzubewahren.
Stärkste Einzelgabe 0,1, stärkste Tagesgabe 0,3g.

Geschichtliches. Das Santonin, eine in dem sogenannten Wurmsamen
(Flores Cinae) vorkommende, krystallisirbare, schwache Säure, wurde 1830
zuerst von KAHLER und ALMS, jedoch unabhängig von einander, beim Verdunsten eines ätherischen Wursamenauszuges erhalten und beobachtet. OBER-
DÖRFFER gab dieser Säure den Namen Santonin, und H. TROMMSDORFF
untersuchte sie 1834 ausführlicher und gab eine Anweisung der Darstellung.
MERK in Darmstadt stellte es zuerst im Grossen dar und ROBERT MAYER's
Dissertation über Santonin (1838) sicherte diesem neuen Wurmmittel die Einführung in den Arzneischatz.

Die **Darstellung** im pharmaceutischen Laboratorium ist nur dann lohnend, wenn
man grössere Mengen des Wurmsamens (*Flores Cinae*) verarbeitet, für welchen Zweck
auch schlechtere und billigere Sorten verwendbar sind. Die Ausbeute beträgt in
diesem Falle 1,5 bis 2 Proc. Aus guter Levantischer Waare hat HAGER in einem
Falle 3,3 Proc. Santonin erhalten.

Es werden 10 Th. zerquetschter Aleppischer Wurmsamen mit 130 Th. Wasser
und 2 Th. Kalkhydrat in einer Destillirblase gekocht (um gleichzeitig das ätherische
Wurmsamenöl zu gewinnen). Hierauf wird das Flüssige abcolirt und der Rückstand
noch einmal mit 60 Th. Wasser und 1 Th. Kalkhydrat ausgekocht. Die durch Absetzenlassen und Coliren geklärten und dann bis auf 15—20 Theile eingeengten Flüssigkeiten werden noch heiss mit Salzsäure bis zur schwach sauren Reaction versetzt
und 5 Tage der Ruhe überlassen. Die auf der Oberfläche sich absetzende harzige
Masse wird entfernt, der aus unreinem Santonin bestehende Bodensatz aber auf einem
Colatorium gesammelt, ausgepresst, zur Entfernung des Harzes und Fettes mit dem
dritter Theil seines Volums Aetzammonflüssigkeit und dann mit Wasser gemischt und
abgewaschen. Diese Operation mit Aetzammon wird schnell ausgeführt und noch einmal wiederholt, die Santoninmasse ausgepresst und nach dem Trocknen bei mässiger
Wärme in der 5-fachen Menge kochend heissem 90-proc. Weingeist gelöst, die Lösung
mit frisch gereinigter und noch feuchter thierischer Kohle digerirt, heiss filtrirt und,
nachdem die Kohle noch mit heissem Weingeist nachgewaschen ist, zur Krystallisation
bei Seite gesetzt. Durch Verdunsten der Mutterlauge im Dunstsammler und Beiseitestellen gewinnt man weitere Krystalle, welche durch nochmaliges Behandeln mit
thierischer Kohle und wiederholtes Krystallisirenlassen aus Weingeist gereinigt werden.
Das Trocknen der Santoninkrystalle wird bei gelinder Wärme unter Abhaltung
des Tageslichtes vorgenommen. Die angeführte Bereitungsart beruht auf der Eigenschaft des Santonins, mit Kalk eine leicht lösliche Verbindung einzugehen, und in
der Zersetzung dieser Verbindung durch Salzsäure. Der vorstehend angegebenen Darstellungsweise ist die von CALLOUD und CERUTTI angegebene zu Grunde gelegt.

Nach Vorschrift TROMMSDORFF's werden 6 Th. contundirter Wurmsamen, 2 Th.

frisch gelöschter Kalk, 12 Th. Weingeist und 12 Th. Wasser in einer Destillirblase gekocht, der überdestillirte Weingeist in die Blase zurückgegossen, dann die Masse stark ausgepresst, der Pressrückstand nochmals mit der vorher angegebenen Menge Wasser und Weingeist gekocht etc. Von den decanthirten Flüssigkeiten werden $3/4$ abdestillirt, die rückständige erkaltete Flüssigkeit wird aber filtrirt, bis zur Hälfte abgedampft, mit verdünnter Essigsäure bis zur sauren Reaction versetzt, einige Male aufgekocht und einige Tage der Krystallisation überlassen. Die ausgeschiedene krystallinische Masse wird mit 45-proc. Weingeist abgewaschen, ausgepresst, getrocknet, mit dem vierten Theil gereinigter Knochenkohle zerrieben, in der 8-fachen Menge Weingeist unter Erhitzen gelöst, heiss filtrirt und zur Krystallisation gebracht.

Eigenschaften. Santonin krystallisirt aus der weingeistigen Lösung in farblosen, perlmutterglänzenden, luftbeständigen, am Tageslichte gelb werdenden, geraden rhombischen Tafeln oder Prismen ohne Geruch und von nur langsam sich entwickelndem bitterlichem Geschmacke. Spec. Gewicht 1,217. Es ist in fast 5000 Th. kaltem, 250 Th. kochendem Wasser, in 45 Th. kaltem, in 3 Th. kochend heissem 90-proc. Weingeist, in 70—80 Th. Aether, in 4 Th. Chloroform, sowie mehr oder weniger in flüchtigen und fetten Oelen löslich. Die Lösungen schmecken stark bitter und sind neutral. Bei 170° C. schmelzen die Krystalle unter Verbreitung eines aromatischen Geruches und erstarren beim langsamen Erkalten zu einer krystallinischen, beim schnellen Erkalten zu einer amorphen Masse, welche, stärker erhitzt, sich nur in kleinen Mengen ohne erhebliche Zersetzung sublimiren lässt. Beim Glühen hinterlässt es keinen Rückstand. Mit Alkalien und alkalischen Erden giebt es Verbindungen, von welchen die des Natriums ($C_{15}H_{18}O_3$, NaHO) in rhombischen farblosen Tafeln krystallisirt, aus der aber beim Kochen, sowie auch durch Säuren das Santonin abgeschieden wird. Kaliumsantonat ist sehr zerfliesslich und alkalisch reagirend. Das Calciumsantonat, in Krusten abscheidend, entspricht der Formel $C_{15}H_{18}O_3$, CaHO. Mit Alkalien im Ueberschuss in Berührung kommend, färbt sich das Santonin vorübergehend roth. In verdünnter weingeistiger Lösung mit Alkalicarbonat gekocht verdrängt Santonin die Kohlensäure, die Flüssigkeit färbt sich vorübergehend carminroth, dann gelb und wird schliesslich farblos. Von Essigsäure wird das Santonin leicht gelöst. Am Lichte färbt es sich schnell gelb und im directen Sonnenlichte zerspringen seine Krystalle in kleinere Stücke, welche mit Weingeist eine gelbe Lösung geben, daraus zwar in farblosen Krystallen wieder zu gewinnen sind, welche aber mit Weingeist wiederum eine gelbe Lösung liefern. Die gelbe Modification des Santonins lässt sich nur durch Auflösen in verdünnter Aetzkalilauge und Fällen mit Salzsäure in den farblosen Zustand zurückführen. Sie wird schon von 2 Th. Chloroform gelöst. Die gelbe Modification ($C_{23}H_{34}O_6$) wird von Sestini mit Photosantonin oder Photosantonsäure bezeichnet, und soll ihre Bildung mit einer theilweisen Zersetzung des Santonins unter Bildung von Ameisensäure und anderen Produkten verbunden sein. In Schwefelsäure löst sich Santonin anfangs farblos und Wasser scheidet aus dieser Lösung das Santonin unverändert ab. Die am Sonnenlichte gefärbte Lösung scheidet beim Verdünnen mit Wasser neben Santonin eine braunrothe Harzsubstanz (Santoniretin) aus (Trommsdorff). Conc. Salpetersäure führt das Santonin in Oxalsäure, Bernsteinsäure und in Nitrosantonin, eine durch Wasser als weisses Gerinsel fällbare bittere Substanz, über.

Aufbewahrung. Wegen der Eigenthümlichkeit des Santonins, im Lichte gelb zu werden, ist es nothwendig, dasselbe in einem verschlossenen Glase, welches in ein dunkles Gefäss gestellt ist, aufzubewahren und zwar abgesondert neben anderen starkwirkenden Stoffen, in der Reihe der Tabula C.

Prüfung. Als Verfälschungen des Santonins sind angegeben in Plättchen geformtes Arabisches Gummi, Borsäure, Salicin, Natriumsantonat, Strychnin, Brucin. Letztere sind in der That einige Male vorgekommen und nöthigen zur Vorsicht. Behufs der Prüfung werden — 1) ca. 0,3 g des Santonins mit 2 ccm Chloroform übergossen und geschüttelt. Ungelöst bleiben Gummi, Natriumsantonat, Borsäure, Salicin etc. — 2) Erhitzt man auf einem Platinblech, so darf nach dem Glühen kein Rückstand bleiben (Gummi, Borsäure, Natriumsantonat). Bei Gegenwart von Borsäure würde auch die weingeistige Lösung mit grüner Flamme brennen. — 3) Etwa 0,2 g des gut durchschüttelten Santonins werden mit 5—6 ccm Wasser, welchem 5 Tropfen Essigsäure zugesetzt sind, erwärmt, im Verlaufe einer halben Stunde mehrere Male durchschüttelt und dann die eine Hälfte des kalten Filtrats mit Gerbsäurelösung, die andere Hälfte mit einem gleichen Volumen Pikrinsäurelösung versetzt. Es darf in dem einen wie dem anderen Falle keine Trübung oder Fällung erfolgen (Alkaloïde). Diese Reactionen sind sehr scharf und ersetzen die von der Ph. angegebene Probe, ein kleines Quantum Santonin mit Wasser, welches mit 5 Proc. verdünnter Schwefelsäure versetzt ist, aufzukochen und die erkaltete Flüssigkeit, welche nicht bitter schmecken soll, mit Kaliumchromat zu versetzen. Ein gelber Niederschlag, welcher aber in saurer Flüssigkeit nicht sofort, sondern erst nach und nach entsteht, würde auf Strychnin deuten. Es ist dann auch Strychninchromat gegenwärtig, wenn sich der Niederschlag in conc. Schwefelsäure mit vorübergehend blauer Farbe lösen würde. Ein etwa nach einer halben Stunde entstehender Niederschlag zeigt Brucin an, wenn sich die Flüssigkeit zugleich gelbroth färbt. Andere Alkaloïde würden durch diese Probe nicht zur Erkennung kommen, wesshalb der zuerst angegebenen Methode das Vorrecht gebührt. — 4) Eine geringe Menge Santonin wird mit conc. Schwefelsäure übergossen und agitirt. Es löst sich ohne Färbung. Bei Gegenwart von Salicin erfolgt sofort eine rothe Färbung der Säure. Eine andere Färbung deutet auf andere Glykoside, Brucin und andere fremde organische Basen. — Mit diesen Reactionen dürften alle möglichen Verfälschungen oder Beimischungen erkannt werden. Es liegt hier nicht immer die Absicht der Verfälschung von Seiten der Drogisten vor, wohl aber ein Versehen. Ein Salicingehalt war z. B. durch einen Lehrling des Drogisten in das Santonin hineingebracht in Folge undeutlich geschriebener Signatur, wie sich bei näherer Untersuchung herausstellte. Desshalb habe ich schon in den früheren Commentaren Salicin als Beimischung oder Verfälschung des Santonins angegeben.

Anwendung. Das Santonin ist der kräftigste Bestandtheil des Wurmsamens und wird zu 0,03 — 0,05 — 0,1 g zwei- bis viermal täglich gegen Spulwürmer *(ascarĭdes)* und Springwürmer *(oxyūres)* gegeben. Es ist dabei von auffallendem Einflusse auf Gehirn und Sehwerkzeuge, insofern sich nach wiederholten Gaben vorübergehend Zusammenhangslosigkeit der Gedanken und Chromatopsie (Gelb- und Grünsehen) einstellen, bei dem einen Individuum eher als bei dem anderen. Bei dem einen findet sich Mydriasis, bei dem anderen Myosis ein. Der alkalische Harn wird nach dem Gebrauch von Santonin purpurroth, der saure Harn dagegen orangegelb, oft selbst die Haut und die Conjunctiva gelb gefärbt. Kindern muss es mit Vorsicht gegeben werden, denn starke Gaben (0,2 — 0,5 g) können Vergiftungssymptome, selbst den Tod zur Folge haben. Man kann es den Kindern ganz, in Krystallen, eingehüllt in eine gekochte gebackene Pflaume oder mit etwas Apfelbrei oder auch in Trochisken geben. Um sich vor Unglück zu bewahren, befolge man folgende Tabelle auf das Genaueste. Dieselbe stimmt mit derjenigen im Commentar zur Ph. Germ. ed. 1 aufgestellten überein.

Kindern von	1—2 Jahren	0,025 g	Vormittags	2 Dosen	
„ „	3—4 „	0,025 g	„	3 „	
„ „	5—6 „	0,05 g	„	2 „	
„ „	7—8 „	0,05 g	„	3 „	
„ „	9—11 „	0,05 g	„	4 „	
„ „	12—14 „	0,05 g den Tag über		5 „	
„ „	15—16 „	0,05 g	„	6 „	

(rechts, längs: 2-stündlich 1 Dosis.)

Pharmakopoca Germanica normirt die stärkste Einzeldosis zu 0,1, die Gesammtdosis auf den Tag zu 0,3 g.

Als Antidota des Santonins sind Chloroform- und Aether-Inhalationen, neben Laxantia und Emetica empfohlen worden.

Sapo jalapinus.

Jalapenseife. Sapo jalapĭnus; Resīna Jalapae saponāta.
Savon de jalap. Soap of jalap.

Jalappenharz und medicinische Seife, je 4 Th., in 8 Th. verdünntem Weingeist gelöst, dampfe man unter beständigem Umrühren soweit ab, bis sie 9 Th. ausmachen.

Sie sei von braungelber Farbe und in Weingeist löslich. Auf Zusatz von 2 oder 3 Th. Wasser ergebe sie eine trübe, mit 10—20 Th. Wasser eine fast klare Lösung, aus welcher sich kein Harz abscheiden darf.

Eine gut und genau bereitete Jalapenseife ist von Extractconsistenz und löst sich in einer vielfachen Menge Wasser zu einer gelben opalisirenden, also fast klaren Flüssigkeit. In Mixturen mit säuerlich oder sauer reagirenden Bestandtheilen erleidet die Lösung eine theilweise Zersetzung und Harzpartikel scheiden sich nach und nach ab, sich am Niveau der Flüssigkeit in Form unansehnlicher Krümel an die Gefässwandung ansetzend. Dieses Präparat ist nur in Pillen oder in einfach wässriger Lösung mit Syrupus Sacchari am passenden Orte. Wenn der Arzt Jalapenseife einer wässrigen Mixtur beimischen lässt, so verabsäume man nicht, ihn auf den vorbemerkten Umstand aufmerksam zu machen. Kommen zu der Mixtur Extracte oder kleinere Mengen Tincturen, welche fast immer von saurer Reaction sind, so findet an und für sich schon eine Zersetzung der Seife statt, und die kleinen Mengen frei gewordener Fettsubstanz unterstützen dann die Harzabsonderung.

Als Reizmittel giebt man die Jalapenseife zu 0,1—0,2—0,3 g zwei- bis viermal täglich, als Purgativum zu 0,3—0,6—1,0 zwei- bis dreimal den Tag über.

Sapo scammoniatus ist ein ähnliches Präparat, aus Scammoniumharz bereitet, so auch *Sapo cum Gutti.*

Sapo kalinus.

Kaliseife. Sapo kalĭnus. *Savon mou; Savon de potasse.*
Soap of potash.

Aetzkalilauge, 135 Theilen, setze man nach und nach 100 Th. Leinöl zu unter beständigem Umrühren und halbstündiger Erhitzung im Wasserbade. Nachdem hierauf 25 Th. Weingeist und, sobald die Masse gleichförmig geworden ist, 200 Th. destill. Wasser nach und nach zugegossen sind, setze man die Erhitzung fort, bis sich ein durchsichtiger, in heissem Wasser, ohne Oel abzuscheiden, löslicher Seifenleim gebildet hat. Diesen dampfe man unter Umrühren im Dampfbade ab, bis der Weingeist verflüchtigt ist und das Gewicht der Seife 150 Th. beträgt.

Bräunlich-gelbe, durchsichtige, weiche, schlüpfrige Masse von sehr schwachem, nicht widerlichem Geruche, von beigemischten Körnchen frei und in Wassser und Weingeist löslich.

Diese Seife werde immer dispensirt, wenn nicht mit klaren Worten *Sapo kalinus venalis* vorgeschrieben ist.

Sapo kalinus venalis.

Weiche Seife; Schmierseife; Grüne Seife; Schwarze Seife. Sapo virĭdis; Sapo kalīnus venālis; Sapo niger. *Savon mou; Savon vert;* *Savon noir. Barrel-soap; Dutch-soap.*

Wenn der Arzt nicht ausdrücklich *Sapo kalinus venalis* vorschreibt, so ist stets die Kaliseife, *Sapo kalinus*, zu dispensiren. Diese Anordnung der Ph. übersehe man nicht.

Die bei jedem Detail-Krämer zu erlangende Schmier- oder grüne Seife ist eine Kaliseife aus Gemischen von Rüböl mit Leinöl, Thran, besonders Hanföl bereitet, welche neben dem als Saponificationsprodukt vorhandenen Glycerin meist auch einen Ueberschuss von Aetzkali enthält und mittelst Eisenvitriols, Blauholzabkochung, Eisentannats, Indigos und anderer Farbesubstanzen mehr oder weniger gelb- oder dunkelgrün gefärbt ist. Hanföl giebt eine schöne grüne Seife ohne künstliche Färbung. Es wird als ein Zeichen der Güte angesehen, wenn sich in der grünen Seife weissliche, senfkorn- bis linsengrosse Abscheidungen suspendirt befinden, welche aber in der officinellen Kaliseife nicht vorhanden sein dürfen. Zur Erzeugung dieser Körnchen setzen die Seifensieder der Kaliseife etwas Natrontalgseife, oft wohl gar angefeuchtete granulirte Schlämmkreide hinzu.

Die grüne Seife besteht aus durchschnittlich 50 Proc. Wasser, 40 Proc. Fettsäure, 8 Proc. Kali mit etwas Natron und 2 Proc. Unreinigkeiten. Ihr Gebrauch ist nur ein äusserlicher.

Warum die Ph. für diese käufliche Seife ein reineres Substitut einsetzte, dürfte sich dahin erklären, dass die käufliche Seife nicht selten aus schlechten Thransorten bereitet, übermässig Alkali enthält, mit Wasserglas verfälscht, mit Stärkemehl vermischt, genug in einem sehr schlechten Zustande vorkommt.

Die Vorschrift, welche die Ph. giebt, ist leicht ausführbar, denn die Verseifung des Leinöles mit einem Ueberschuss Kalilauge und dem Weingeistzusatze geht in der Wärme des Wasser- oder Dampfbades glatt von Statten. Damit hat die Seifenmasse ein Gewicht von 255 Th., von welchen also 105 Th. durch Abdampfen zu beseitigen sind. Trotzdem lässt die Ph. 200 Th. Wasser zusetzen, um sie wieder durch Abdampfen zu beseitigen. Der Zweck dieses Zusatzes ist, die vollständige Verseifung zu sichern und durch die dadurch nothwendig werdende längere Erhitzung eine Ueberführung des überschüssigen Aetzkalis in Carbonat, also eine Herabmilderung der Schärfe der Seife zu erreichen. Die Vorschrift schliesst sich der fabrikmässigen Darstellung an, bei welcher ein Vor- und ein Nachsieden stattfindet. Hier liegen die Umstände jedoch in anderer Lage, denn der Weingeistzusatz macht unter Beihilfe der Siedetemperatur die Verseifung ziemlich schnell perfect und ein Nachsieden ist überflüssig.

Die Erhitzung der Lauge mit dem Oele und dem Weingeist geschieht am besten in einem Kolben, in welchem die Mischung durch Schütteln schärfer ausführbar ist und in welchem Gefässe die Verseifung schneller herbeigeführt auch leicht erkannt werden kann, denn nach vollendeter Verseifung schwimmen keine Oelkügelchen an der Oberfläche der Masse. Die durchsichtige Seifenlösung kann nun in eine tarirte Porcellanschale ausgegossen, der Kolben mit etwas Wasser oder Weingeist nachgespült und der Weingeist im Dunstsammler (Bd. I, S. 664) zu ca. $^3/_4$ seiner Menge gesammelt werden. Hierauf dampfe man unter bisweiligem Umrühren möglichst langsam soweit ab, bis der Rückstand 150 Th. beträgt. Die langsame Abdampfung hat nur den Zweck, das überschüssige Aetzkali im Contact mit der Luft in Carbonat überzuführen, welchen Zweck die Ph. wahrscheinlich durch den Zusatz von 200 Th. Wasser und die dadurch nöthig werdende längere Verdampfungszeit zu erreichen sucht. Man vergl. auch weiter unten über den Kaliumcarbonatgehalt der Schmierseife.

Die Kalilauge kann nicht durch Natronlauge ersetzt werden, weil Natron mit den Fettsäuren starre und austrocknende Seifen bildet, hier aber die Darstellung einer weichen und nicht austrocknenden Seife der Zweck ist. Bei der Darstellung im Grossen verwendet man gewöhnlich $^2/_3$ Kalilauge und $^1/_3$ Natronlauge, um die Seife billiger herzustellen, oder man verseift mit Natronlauge und salzt mit Kaliumchlorid oder Kaliumsulfat aus. Diese ausgesalzene Schmierseife ist aber milchig gelblich teigig und nicht durchscheinend und auch nicht schön gleichmässig in der Masse. Eine solche Seife ist nicht als *Sapo kalinus venalis* verwendbar. Da die Erfahrung ergeben hat, dass die Verseifung sich schneller vollzieht, wenn die Lauge etwas Kaliumcarbonat enthält, so setzt man solches beim Sieden der Masse hinzu. Daher kommt der Gehalt von Kaliumcarbonat in der käuflichen Seife. Die richtige Consistenz beim Einsieden der Schmierseife erkennt man an dem sogenannten Blättern, die Bildung handgrosser Plättchen an der Oberfläche der heissen Masse und damit, dass man auf Glas eine Portion der Masse aufstreicht. Diese Masse muss sich erkaltet in Plattenform abziehen lassen.

Der Zusatz von Natronwasserglas verändert in keiner Weise Consistenz und Durchsichtigkeit der Schmierseife. Ferner soll man die Natronseife aus Oelen und Thran mit einem Gemenge von Kalialaun und Kochsalz aussalzen und auch Stärkekleister zur Verdünnung der Schmierseife anwenden, ohne dass diese Fabrikate bei der technischen Verwendung beanstandet werden. Es existirt sogar eine weisse Schmierseife, eine Wasserglascomposition, welcher man die besten Eigenschaften der Seife vindicirt. Nach einer Analyse von Scheelhass besteht diese weisse Schmierseife, welche nicht als *Sapo kalinus venalis* pharmaceutisch verwendbar ist, in Proc. aus 12 Fettsäure, 18,07 Kieselsäure; 7,12 Natron; 2,84 Glycerin und 59,95 Wasser.

Anwendung. Die Schmierseife fand seit dem Jahre 1833, zu welcher Zeit Pfeuffer's Behandlung der Krätze mit Seife bekannt wurde, nur eine äusserliche Anwendung, besonders als Reinigungs- und Krätzmittel. In neuerer Zeit haben Aerzte darauf hingewiesen, dass man in einer guten Schmierseife auch ein vorzügliches Mittel besitze, chronische scrofulöse Lymphdrüsenanschwellungen zur Resorption zu bringen, überhaupt Drüsenanschwellungen durch Einreiben mit der Schmierseife zu beseitigen. Auch chronische Exsudationen der Phthisiker hat man damit beseitigt. Bei chronischen indolenten syphilitischen Drüsenschwellungen, Bubonen, wo die Behandlung mit Quecksilber nicht anwendbar war, ferner bei pleuritischen, perityphlitischen, peri- und parametritischen Exsudaten hat man Erfolge durch Einreibung mit der

Schmierseife erlangt. Diese ersetzt also in vielen Fällen die äusserliche Anwendung von Quecksilber- und Jodpräparaten ohne die Nachtheile derselben. Es wird 1—2—3-mal täglich eingerieben, es muss aber die Einreibestelle verlegt werden, sobald die Haut Röthung zeigt, im anderen Falle würde eine Entzündung der Hautstelle eintreten. Diese neue Verwendung der Schmierseife ist wohl der Grund, warum die Pharmakopoe eine Vorschrift zur Darstellung gab. Dem Arzte ist somit ein Medicament von stets ziemlich gleicher Zusammensetzung geboten.

Kritik. In der Vorschrift wird *balneum aquae* und *balneum vaporis* erwähnt. Ob damit zwei verschiedene Bäder bezeichnet sind, bleibt der Auffassung des Lesers überlassen. Ebenso steht es mit dem *viscum saponis*, welches nicht existirt, womit aber das bezeichnet wird, was der Fabrikant Seifenleim nennt. Die *granula admixta* sind ebenfalls unbekannte Körper, welche bisher wohl Niemand der Seife zugemischt hat, oder hat zumischen können, womit aber wahrscheinlich die *granula*, die weisslichen Körnchen, gemeint sind, welche man in der käuflichen Schmierseife gewöhnlich antrifft, aber schwerlich aus der käuflichen Seife in die pharmaceutisch hergestellte hinüber wandern dürften.

Da es eine Menge verschiedener Schmierseifen giebt, wie man aus der Commentation ersieht, so musste die Ph. wenigstens eine Angabe über Aussehen und Farbe der käuflichen Schmierseife machen. Da sie dies nicht gethan hat, so wäre es dem Apotheker überlassen, die Schmierseife, wie er sie vom Detaillisten empfängt, zu verwenden und auf die von mir gemachten Bemerkungen, dass diese oder jene Schmierseife nicht pharmaceutisch verwendbar sei, keine Rücksicht zu nehmen.

Sapo medicatus.

Medicinische Seife.   Sapo medicātus s. medicinālis;   Sapo natrĭco-oleacĕus.   *Savon médicinal.   Medicinal soap.*

Aetznatronlauge, 120 Th., im Wasserbade heiss gemacht, setze man nach und nach hinzu: 50 Th. Schweinefett und 50 Th. Olivenöl, welche vorher durch Zusammenschmelzen gemischt worden sind. Dann erhitze man unter Agitiren eine halbe Stunde hindurch. Hierauf versetze man mit 12 Th. Weingeist und sobald die Masse eine gleichmässige geworden ist, setze man nach und nach 200 Th. destill. Wasser und, wenn nöthig, kleine Portionen Aetznatronlauge hinzu und setze das Erhitzen fort, bis ein durchsichtiger Seifenleim entstanden ist, welcher, in Wasser gelöst, nichts Fettes abscheidet.

Nunmehr setze man eine Flüssigkeit, welche aus 25 Th. Natriumchlorid und 3 Th. rohem Natriumcarbonat, gelöst, in 80 Th. desill. Wasser, besteht und filtrirt ist, hinzu und erhitze unter Agitiren weiter, bis sich die Seife vollständig abgeschieden hat.

Die von der Lauge befreite Seife wasche man wiederholt mit geringen Mengen destill. Wasser ab und trockne sie, anfangs behutsam, dann sehr stark ausgepresst und in Stücke geschnitten, an einem lauwarmen Orte.

Sie sei weiss, nicht ranzig, in Wasser und Weingeist löslich.

Diese Lösungen dürfen weder durch Schwefelwasserstoff verändert werden, noch auf Zusatz von Mercurichlorid einen farbigen Niederschlag fallen lassen.

Geschichtliches. Seife findet man schon im alten Testament (Jesaias) erwähnt. Plinius (im 1. Jahrh. nach Chr.) bemerkt, dass die beste Seife aus Holzasche und Ziegentalg bereitet werde, und dass sich die Deutschen einer harten und weichen Seife bedienten. GALENUS (im 2. Jahrh.) rühmt die deutsche Seife als die beste. In den deutschen Haushaltungen wurden bis 1825 Seifen hergestellt durch Aescherlauge (Holzasche mit Aetzkalk gemischt und mit Wasser ausgezogen) mit dem Abfalle von Fettsubstanzen. Die Seifenkochverständigen waren meist Frauen. Eine rationelle Darstellung der Seife griff erst Platz, nachdem der Französische Chemiker CHEVREUIL 1823 seine Forschungen über die chemische Zusammensetzung der Fette und den Vorgang der Verseifung veröffentlicht hatte. Die Sodafabrikation wurde hierauf ein wesentlicher Stützpunkt für den immensen Aufschwung der Seifenfabrikation, welche seit 1830 dauernd an Umfang zunahm.

Theoretisches. Mit Seife bezeichnet man Verbindungen der Fettsäuren mit alkalischen Basen und je nach der Art der Fettsäure giebt es z. B. Natriumstearat oder Natriumstearinat, Natriumoleat oder Natriumoleïnat, Natriummargarat oder Natriummargarinat, Natriumoleostearat etc. Diese Verbindungen erzeugt man durch Erhitzen von Lösungen des Aetznatrons mit Fettsubstanzen. Letztere sind verschiedene Gemische von Stearin, Oleïn, Palmitin etc., besonders Fettsubstanzen, welche ihrer Constitution nach zusammengesetzten Aethern gleichen und sich in eine Fettsäure und in Glycerin zerlegen lassen. Man nennt sie daher Glyceride. Glycerin ($C_3H_8O_3$) ist ein dreisäuriger Alkohol, man findet es in den natürlichen Fetten mit 3 Mol. der Fettsäure verbunden. Stearin ist z. B. ein Triglycerinäther, dreifach stearinsaures Glycerin und zwar sind in dem Glycerin die 3 Atome Wasserstoff durch 3 Mol. der Fettsäure vertreten. Die Chemiker unterscheiden diese dreifachfettsauren Glyceride durch die Bezeichnung Tristearin, Trioleïn, Tripalmitin, weil man auf künstlichem Wege das Glycerin auch mit 1 und 2 Mol. der Fettsäure verbinden kann, welche Verbindungen man mit Monostearin, Distearin, Monoleïn etc. bezeichnet.

Wird nun das Glycerin aus einem fettsauren Glycerid durch ein Oxyd der Alkalimetalle abgeschieden und verbindet sich die Fettsäure mit dem Alkalimetall, so entsteht ein fettsaures Alkalimetallsalz, die Seife. Der Process hierbei wird Verseifung, Saponification, Seifenbildungsprocess, genannt. Da Alkaliseifen ferner die Eigenthümlichkeit haben, sich nicht in den Lösungen der Alkalisalze mit mineralischen Säuren aufzulösen, so lässt sich die Abscheidung der Seife von dem Glycerin und etwaigem überschüssigem Alkali ohne Schwierigkeit durch das sogenannte Aussalzen bewerkstelligen.

$$
\begin{array}{llll}
\text{Stearin (Tristearin)} & & & \\
\text{Stearinsäureglycerinäther} & \text{Natriumhydroxyd} & \text{Glycerin} & \text{Natriumstearinat} \\
CH_2 \,.\, C_{18}H_{35}O_2 & & CH_2 \,.\, OH & \\
\quad | & & \quad | & \\
CH \ \,.\, C_{18}H_{35}O_2 & \text{und } 3NaOH \text{ geben} & CH \ \,.\, OH & \text{und } 3NaC_{18}H_{35}O_2 \\
\quad | & & \quad | & \\
CH_2 \,.\, C_{18}H_{35}O_2 & & CH_2 \,.\, OH &
\end{array}
$$

Consistente Fettsäuren, wie Stearinsäure und Palmitinsäure, geben härtere Seifen als die flüssigen Fettsäuren, wie Oleïnsäure. Andererseits sind die Natronseifen härter und weniger hygroskopisch als die Kaliseifen. Die harten Seifen des Handels sind Natronseifen, bereitet aus Talg, Schweinefett, Olivenöl, Palmöl etc., die weichen oder Schmierseifen sind dagegen Kaliseifen, bereitet aus trocknenden Fetten, wie Thran, Hanföl, Leinöl, und nicht trocknenden Oelen, wie Rüböl, Leindotteröl etc. Die Harze der Pinusarten geben mit den Alkalien seifenähnliche Verbindungen, welche den schlechten Seifensorten des Handels beigemischt werden. So kommt auch eine Harztalgseife in den Handel. Cocosseife ist eine Natronseife aus Cocosöl, welches hauptsächlich aus Cocinsäure, Laurinsäure, Myristinsäure etc. und Oleïn besteht. Diese Seife ist gewöhnlich stark wasserhaltig.

Unter **Kernseifen** versteht man ausgesalzene wasserarme Natronseifen. Sie enthalten höchstens 20 Proc. Wasser. **Geschliffene** Seifen sind nur wasserreicher als die Kernseifen. Sie enthalten neben freiem Natriumbicarbonat bis zu 60 Proc. Wasser. Diese Seifen bezeichnet man auch mit **gefüllte Seifen** (Eschweger Seife, Schweizerseife). Eine gute **Hausseife** (*Sapo domesticus*) ist eine Natronkernseife aus Talg bereitet, **grüne Seife** (*Sapo viridis*) eine Schmierseife aus Kali und Hanföl, **schwarze Seife** (*Sapo niger*) eine ähnliche Kaliseife aus schlechten Fettstoffen und Fettabfällen, gefärbt mit Blauholzabkochung, Eisenvitriol etc. Die **Spanische oder Venedische Seife** (*Sapo Hispanicus s. Alicantinus s. Venĕtus*) ist eine Natronseife aus Olivenöl, in Süd-Frankreich fabricirt. **Oleïnseife** ist Natriumoleïnat, ein Nebenproduct bei der Stearinkerzendarstellung. Die **Toiletten-** oder **cosmetischen Seifen** sind meist Natronseifen mit Cocosnussöl hergestellt. Sie lassen ein Aussalzen nicht zu. Man unterscheidet sie auch als **chemische Seifen**. Die Maschine zum Formen in Tafeln ist eine sogenannte **Pilirmaschine** und die geformte Seife nennt man **gestossene** oder **pilirte Seife**. **Transparente Seifen** sind wasserfreie Natronseifen in wenig Weingeist gelöst. Die Erhartung erfolgt nach Wochen. **Glycerinseifen** sind in wenig Glycerin gelöste und erhartete Natronseifen. Eugen Dieterich bringt auch seit einigen Jahren eine **dialysirte Seife** (für die Darstellung des Opodeldocs) in den Handel, eine Seife, wie sie reiner nicht existirt. Der Genannte fand, dass die Seife eine Colloïdsubstanz ist, dass sie in Folge der Dialyse weicher wird und daher nicht gepulvert werden kann. Werden 5 Th. Aetznatronlauge von 1,160 spec. Gew. mit 4 Th. Fettsubstanz oder fast gleiche Gewichtsmengen Aetznatronlauge von 1,2 spec. Gew. und Fettsubstanz in der Wärme behandelt, so bildet sich eine Seife in Form eines dicklichen Schleimes, welchen man **Seifenleim** nennt und die II. Ausgabe der Ph. Germ. mit *Viscum saponis* bezeichnet. Wird dieser mit einer Kochsalzlösung gemischt und bis zum Aufkochen erhitzt (ausgesalzen), so entzieht die Kochsalzlösung dem Seifenleim nicht nur das abgeschiedene Glycerin, überschüssige Natronlauge und diejenigen Salze, welche in der Aetznatronlauge als Verunreinigungen vorhanden waren, sondern auch einen Theil des Wassers, und die Seife, das fettsaure Natrium, scheidet sich als eine undurchsichtige, beim Erkalten starr und hart werdende Masse oberhalb der Salzlösung (Unterlauge) ab. Dies ist ungefähr das Verfahren eine gute Seife darzustellen, welches sich von der **Schnellseifenfabrikation** dadurch unterscheidet, dass man bei dieser den Fettstoff mit sehr concentrirter Aetznatronlauge versiedet und die Seifenmasse in Formen giesst, wo sie erstarrt. Zwar lassen sich Talg und andere Fette durch concentrirte Laugen nur schwierig und langsam verseifen, aber ein Zusatz von Cocosnussöl erleichtert dem Fabrikanten den Process, indem dieser Fettstoff auch mit concentrirten Aetzlaugen sich schnell verseift und diese Eigenschaft auf die gegenwärtigen anderen Fettstoffe überträgt. Eine Seife dieser Art enthält nicht nur viel Wasser, auch die verunreinigenden Salze aus der Natronlauge und alles Glycerin. Die Stücke der Seife bezeichnet man im Handel mit „Riegel".

Darstellung der **medicinischen Seife**. Für medicinische Zwecke benutzt man eine Natronseife, welche aus reineren Fettsubstanzen bereitet und möglichst eine reine fettsaure Natriumverbindung ist. Unsere Pharmakopoe hat als Fettsubstanz das Provenceröl und Schweinefett gewählt. Dass man auch eine reine Aetznatronlauge bei der Verseifung anzuwenden hat, gebietet die Vorsicht, denn die Pharmakopoe fordert, dass sich die Seifenlösung gegen Schwefelwasserstoff indifferent verhalten solle. Da das käufliche Aetznatron gewöhnlich etwas eisenhaltig ist, so dürfte es auch die damit bereitete Seife werden. Kupferne und zinnerne Geräthschaften sind ebenfalls zu vermeiden.

Die Vorschrift der Ph. ist eine vorzügliche. Die Verseifung geschieht bequemer in einem Glaskolben, welcher ein inniges Durchschütteln der Lauge mit dem Fette zulässt. In einer porcellanenen Schale muss wiederholt heftig umgerührt werden, um eine möglichst innige Mischung des Fettes mit der Lauge zu erreichen. In einem Kolben setzt man das Fett und den Weingeist ungetheilt zur Lauge, in einer Schale oder einem Kessel muss das Fett nach und nach hinzugesetzt werden. Durch heftiges Rühren mit einem hölzernen oder eisernen Spatel werden in der Schale Fett und Lauge gehörig gemischt. Man lässt 6—8 Stunden im Dampfbade stehen und wiederholt das Umrühren öfter, damit eine Absonderung des nicht verseiften Fettes nicht stattfindet, denn eine Lauge und eine darauf schwimmende Fettschicht geben keine Seife. Im Glaskolben vollzieht sich in der circa 70—80° C. heissen Mischung aus Lauge, Oel und Weingeist bei starker Durchschüttelung die Verseifung im Verlaufe einer halben Stunde. Im Kolben erkennt man die vollendete Verseifung durch einfache Schau von aussen. Die im Kessel befindliche Mischung erfordert hierzu besondere Vornahmen. Bei vollständiger Verseifung des Fettes ist der Seifenleim durchsichtig und homogen. Wäre er trübe, so kann 1) ein Mangel an Wasser, 2) ein Uebermaass von Fett oder 3) von Aetzalkali die Ursache sein. Im ersten und letzteren Falle giebt er mit wenig warmem destill. Wasser vermischt eine ziemlich klare, in dem zweiten und wichtigsten Falle aber eine trübe Mischung, und dann müsste man noch etwas dünne Aetznatronlauge zusetzen. Um eine vollständige Saponification zu sichern, ist es rathsam, den im Kessel befindlichen Seifenleim noch 2 Stunden im Wasserbade zu lassen, dann aber mit der alkalischen Natriumchloridlösung zu vermischen und unter bisweiligem Umrühren weiter zu erhitzen, bis sich die Seifenmasse an der Oberfläche der Flüssigkeit in der Ruhe sofort ansammelt. Bei grossen Quantitäten ist es richtiger, die Seifenmasse mit der Salzlösung in einen eisernen Kessel zu geben und einige Male aufzukochen, um eine scharfe Abscheidung der Seife von der Salzlösung schnell herbeizuführen.

Die Pharmakopoe schreibt zum Aussalzen reines (officinelles) Natriumchlorid und nicht Kochsalz vor, denn dieses enthält nur zu häufig kleine Mengen Chloride des Magnesiums und Calciums, welche eine Verunreinigung der Seife mit Kalk- und Magnesiaseife veranlassen würden. Dass man in Stelle des reinen Natriumchlorids eine Lösung von Kochsalz, welche mit Natriumcarbonat stark alkalisch gemacht aufgekocht und filtrirt ist, anwenden kann, liegt auf der Hand. Der von der Ph. vorgeschriebene Natriumcarbonatzusatz zum reinen Natriumchlorid scheint nur aus Vorsicht, wegen etwaiger Verwendung von Kochsalz angeordnet zu sein, denn mit dem Aussalzungsprocess steht er in keiner Verbindung. Weil ferner Brunnenwasser Salze der Erden gelöst enthält, so darf immer nur destill. Wasser in Anwendung kommen. Nachdem man Seifen- und Kochsalzlösung gut durchrührt und bis zur Scheidung der Seife aufgekocht hat, lässt man die Abscheidung der Seife in der Wärme des Wasserbades allmählich vor sich gehen und stellt dann das Ganze bei Seite. Nach Verlauf eines halben Tages nimmt man die auf der Unterlauge schwimmende Seife heraus, zerbröckelt sie, spült sie mit destill. kaltem Wasser wiederholt ab, hüllt und drückt sie in ein leinenes Colatorium und presst sie anfangs sehr behutsam unter einem beschwerten Brette, hierauf unter der Presse allmählich stark aus. Den Presskuchen schneidet man in dünne Scheiben, welche, im Trockenschrank bei gelinder Wärme vollständig ausgetrocknet, zum Th. in kleine Stücke, zum Theil in ein feines Pulver verwandelt werden. 100 Th. Fettsubstanz geben ca. 106 Th. trockne Seife aus.

Pulverung. Der Seifenstaub wirkt ätzend auf die Schleimhäute, daher soll der Arbeiter, welcher die Pulverung besorgt, ein feuchtes Tuch vor Nase und Mund binden, auch eine Staubbrille aufsetzen oder eine Staubkappe über den Kopf ziehen.

Eigenschaften. Gut ausgetrocknet in Stücken, so wie auch gepulvert bildet die medizinische Seife eine weisse, wenig hygroskopische, fast geruchlose oder schwach seifig riechende, in Weingeist völlig klar, in Wasser fast klar lösliche, schwach alkalisch reagirende Substanz. Sie besteht annähernd aus 91 Proc. Fettsäure, 7 Proc. Natron und 3 Proc. Wasser.

Aufbewahrung. Man bewahrt medicinische Seife ausgetrocknet in kleinen Stücken (zur Bereitung des Opodeldocs), die gepulverte Seife aber in gut verschlossenen Glas-Gefässen.

Prüfung. Hat die Seife einen ranzigen Geruch, so war entweder ein ranziges Fett zu ihrer Darstellung verwendet, oder das Fett war nicht vollständig verseift. Giebt etwa das Pulver mit Sublimatlösung gemischt eine rothbräunliche Mischung, so enthält es überschüssiges Aetznatron, und die Seife war schlecht ausgewaschen. Nach längerer Zeit der Aufbewahrung geht das Aetznatron in kohlensaures über, welches bei der Auflösung in starkem Weingeist ungelöst bleibt. Die weingeistige Lösung darf auf Zusatz von Schwefelwasserstoffwasser weder sich färben, noch einen Niederschlag erzeugen. Die Seife in Stücken muss sich leicht zu Pulver zerreiben lassen, womit die genügende Austrocknung constatirt wird.

Anwendung. Eine innerliche Anwendung zu Heilzwecken zu (0,1—0,3—0,6 g zwei- bis viermal täglich) kommt kaum noch vor, wohl aber in Pillenmassen, die passende Consistenz zu erlangen. Die Seife soll die Gallen- und Darmsecretion fördern. In starken Gaben bewirkt sie Uebelkeit, Erbrechen und Dyspepsie. Als Gegengift bei Vergiftungen mit Säuren wendet man sie nur da an, wenn ein anderes Mittel nicht gleich zur Hand ist. Aeusserlich dient sie zur Reinigung und Erweichung der Haut, in Klystieren und Suppositorien (zu 1,0—2,0—4,0 g) zur Beförderung der Sedes.

Saturationes.

Brausetränke; Saturationen. *Potions gazeuses. Effervescent potions; Saturations.*

Wird eine Saturation verschrieben, deren Bestandtheile nicht angegeben sind, so ist *Potio Riveri* zu dispensiren.

Ueber die Bereitungsweise der *Potio Riveri* (richtiger *Riverii*) vergleiche man Bd. II, S. 487. Die Saturationen, welche nicht River'scher Trank sind, beanspruchen ein *modus faciendi*, auf folgenden Punkten beruhend: 1) Eine der saturatorischen Substanzen, Säure oder Alkalicarbonat, wird in der Wassermenge, welche die Saturation ausfüllen soll, gelöst oder damit verdünnt und eine Flasche damit angefüllt, hierauf die andere saturatorische Substanz in Stücken, Pulver oder Lösung allmählich dazu gegeben. — 2) Die Mischung geschieht unter sanfter Agitation der nicht geschlossenen Flasche. — 3) Eine Colatur oder Filtration darf nicht stattfinden.

Damit die Saturation klar und frei von Staubtheilen erhalten werde, ist es nothwendig, saturatorische Substanzen von möglichster Reinheit zur Hand zu halten. Die am häufigsten vorkommenden Saturationen sind diejenigen aus Kaliumcarbonat und Essig, dann diejenigen aus Kaliumcarbonat und Citronensaft. Die Kaliumcarbonatlösung, *Liquor Kalii carbonici*, stelle man auf das niedrigste specifische Gewicht (1,330—1,331), welches auch die Pharmakopoe fordert, und man erhält damit eine Lösung, von welcher 20 Th. ziemlich genau 100 Th. Essig saturiren.

Es saturiren:				Es saturiren:			
Acetum	Liq. Kali carb.		Kali carb. perfecte sicc.	oder	Liq. Kali carb.		Acetum
100,0	—	20,0	1,0 —	„	—	3,0 —	15,0
90,0	—	18,0	2,0 —	„	—	6,0 —	30,0
80,0	—	16,0	3,0 —	„	—	9,0 —	45,0
70,0	—	14,0	4,0 —	„	—	12,0 —	60,0
60,0	—	12,0	5,0 —	„	—	15,0 —	75,0
50,0	—	10,0	6,0 —	„	—	18,0 —	90,0
40,0	—	8,0	7,0 —	„	—	21,0 —	105,0
30,0	—	6,0	8,0 —	„	—	24,0 —	120,0
20,0	—	4,0	9,0 —	„	—	27,0 —	135,0
10,0	—	2,0	10,0 —	„	—	30,0 —	150,0

Frisch gepressten Citronensaft verdünne man entweder mit soviel Wasser, dass er die saturatorische Stärke des Essigs hat; $^1/_5$ seines Gewichts Wassers wird gewöhnlich ausreichen, oder man verdünnt 8,5—9,0 Th. Citronensaft bis auf 10 Th., dann sind die vorstehenden Tabellen auch für den Citronensaft giltig.

Sebum ovile.

Hammeltalg; Schöpsentalg. Sevum ovillum (ovīle).
Suif. Suet; *Tallow.*

Weisses festes, bei ungefähr 47⁰ C. klar schmelzendes, eigenthümlich, aber nicht ranzig riechendes Talg von *Ovis Aries*. Wird 1 Th. Talg mit 1 Th. Weingeist erhitzt und zusammengeschüttelt, so muss die nach dem völligen Erkalten klar abgegossene Flüssigkeit auf Zusatz einer gleichen Menge Wasser klar bleiben und auch Reagenspapier nicht verändern. In einem gleichen ʹGewichte Petrolbenzin löst sich das Talg langsam, aber aus der längere Zeit in einem geschlossenen Gefässe beiseite gestellten Lösung scheidet der grösste Theil in Krystallen aus.

Ovis Aries LINN. Schaaf, Hammel.
Mammalia ruminantia (Wiederkäuer).

Das Fett der Wiederkäuer auf der nördlichen Erdhälfte ist bei gewöhnlicher Temperatur hart und das des Schaafes am härtesten, hat aber die unangenehme Eigenschaft, sehr schnell ranzig zu werden. Das (der) Talg wird aus den die Nieren und das Netz umlagernden Fettgefässen, nach dem Abwaschen mit Wasser und Zerscheiden, durch Ausschmelzen, Coliren und Auspressen gewonnen. Dieses Nierentalg, Schöpsen- oder Hammeltalg genannt, ist das weisseste, wird aber schnell ranzig, dann folgt in dieser Eigenschaft das Ziegentalg oder Bockstalg (*Sebum hircīnum*). Hirschtalg (*Sebum cervīnum*) und Rindertalg (*Sebum bovīnum s. taurīnum*) sind zwar weniger weiss, werden aber auch weniger leicht ranzig. Das Nierentalg der jungen (1 bis 2jährigen) Rinder zeichnet sich, in der Wärme des Wasserbades ausgeschmolzen, durch Milde seines Geschmackes, grössere Weisse und geringere Neigung zum Ranzigwerden vor dem Talge älterer Rinder aus. Es wird daher besonders allein und in Verbindung mit Kakaoöl zu Pomaden und cosmetischen Mitteln gebraucht. Talg wird an einem kalten Orte aufbewahrt, das für den Handverkauf bestimmte aber in Tafeln ausgegossen.

Besorgt man die Ausschmelzung des Hammeltalges selbst, so ist es wesentlich, das Nierentalg der frischgeschlachteten Schaafe zu verwenden und nach dem Abwaschen das Wasser zu beseitigen, das geschmolzene Talg bei 50—60⁰ zwei Stunden zu erhalten, damit die wässrige Feuchtigkeit zum Absetzen Zeit gewinnt, denn feuchtes Talg wird schneller ranzig als nicht feuchtes. Ranziges Talg giebt die freie Fettsäure, welche den ranzigen Zustand bedingt, an heissen Weingeist ab, welcher dann Lackmuspapier röthet. Die Lösung in Petrolbenzin und das Ausscheiden nach längerem Stehen ist dem Talge und anderen ähnlichen starren Fetten eigen. Das Hammeltalg muss mit der 6-fachen Menge Petrolbenzin bei 40⁰ C. eine klare farblose Lösung geben, was bei einigen ähnlichen Fetten und feuchtem Talge nicht der Fall ist. Die erkaltete Lösung wird weisslich trübe. Der in heissem Weingeist nichtlösliche Theil des Hammeltalges bildet eine rein weisse, sehr leichte pulverige Masse. Die Lösung in der 8—10-fachen Menge Petrolbenzin, auf ein Objectglas in dünner Schicht ausgegossen, bildet nach einigen Stunden eine weisse Schicht, welche unter dem Mikroskope aus undurchsichtigen kleinen Krystallen innerhalb einer durchsichtigen amorphen Schicht besteht. Andere starre Fettmassen geben unter denselben Verhältnissen keine undurchsichtigen Krystalle.

Frisches Hammeltalg schmilzt zwischen 45 und 47⁰ C. und erstarrt bei 35—36⁰ C. Der Schmelzpunkt alten Hammeltalges und auch der Erstarrungspunkt desselben liegt nm 3—4⁰ höher. Die Aussenfläche des erstarrten Talges ist glatt, die Bruchfläche zeigt aber krystallinische Fügung. Es ist in 42 Th. siedendem absol. Weingeist und in 80 Th. siedendem 90-proc. Weingeist löslich. Es besteht aus 70 Proc. Stearin und Palmitin und 30 Proc. Elaïn.

Das spec. Gew. schwankt zwischen 0,940 und 0,960. Je härter das Talg, um so specifisch schwerer ist es. Rindertalg ist leichter. Ranziges Hammeltalg ist gewöhnlich von gelblicher Farbe, während frisches reines Hammeltalg rein weiss ist. Fremde Talgarten, z. B. Stillingiatalg (von *Stillingia sebǐfěra*) sind gewöhnlich nicht rein weiss und geben mit warmem Petrolbenzin trübe Lösungen.

Rindertalg schmilzt zwischen 42 und 44⁰ C. und erstarrt bei 33—34⁰ C. Dasselbe schliesst mehr denn 30 Proc. Elaïn ein. Das spec. Gew. des Nierentalges ist 0,920—0,925, also bedeutend geringer, denn dasjenige des Hammelnierentalges.

<hr>

Secale cornutum.

Mutterkorn; Roggenmutter. Secāle cornūtum; Fungus Secālis; Clavus secalīnus; Ergŏta. *Ergot de seigle; Charbon du seigle; Seigle noir. Ergot; Ergottedrye; Blighiedcorn.*

Der mit *Claviceps purpurea* benannte Pilz, zu einer Zeit gesammelt, wo er nach geschehener Entwickelung ausruht *(tempore quo ex incrementis capiendis requiescit)*. Er ist von rundlich dreikantiger Form, oft gekrümmt, höchstens 40 mm lang und 6 mm dick. Seine dunkelvioletten oder schwarzen, am untersten Theile helleren, oft eingesunkenen *(latera desidentia?)* und meist zerrissenen Seiten spalten sich bis auf das innere, weisse oder röthliche Gewebe auf, welches von mildem Geschmack *(saporis mollis)* und festem Gefüge ist. Wird das gepulverte Mutterkorn mit 10 Th. siedendem Wasser übergossen, so muss es einen eigenthümlichen, aber nicht ammoniakalischen, noch ranzigen Geruch ausdunsten. Das gepulverte Mutterkorn darf nur mittelst Aethers völlig

ausgezogen in Anwendung kommen.   Stärkste Einzelgabe 1,0g, stärkste Tagesgabe 5,0g.

Claviceps purpurea TULASNE.
Cryptophўta, Subclassis **Fungi.** Tribus **Ascomicētes.**
Fam. **Pyrēnomycētes** (Kernpilze).

Clavĭceps purpurĕa TULASNE, Mutterkornpilz, purpurfarbener Nagelkopf, wuchert auf verschiedenen Gramineen (z. B. auf Arten von *Agropўrum, Alopecūrus, Avēna, Dactўlis, Hordĕum, Lolĭum, Poa, Triticum*), besonders auf den Aehren des Roggens (*Secāle cereāle*), welcher hier in den folgenden Abbildungen vergegenwärtigt ist. Dieser Kernpilz durchläuft drei wesentlich unterschiedene Entwickelungsstadien. Im ersten Stadium tritt er zur Zeit der Roggenblüthen als sogenannter Roggenhonigthau auf, nämlich als ein zäher, gelblicher, süsser Schleim von unangenehmem Geruche, so dass ihn die Bienen nicht einmal aufsuchen; dagegen lockt er andere Insekten, wie Ameisen, besonders aber einen kleinen Käfer, *Rhagonўcha melanūra* FABRICIUS, an, was die Ansicht aufkommen liess, dass dieser Käfer

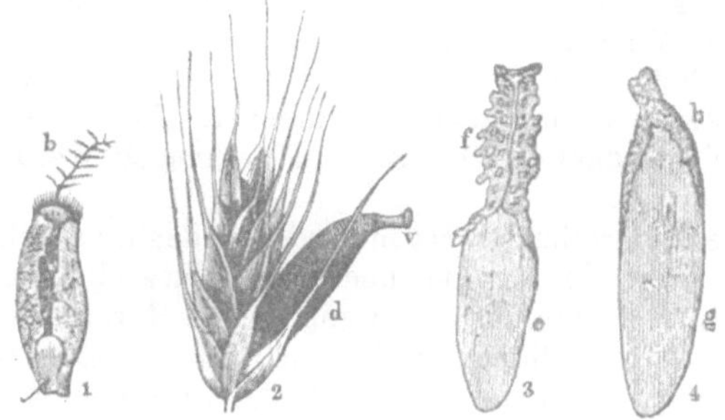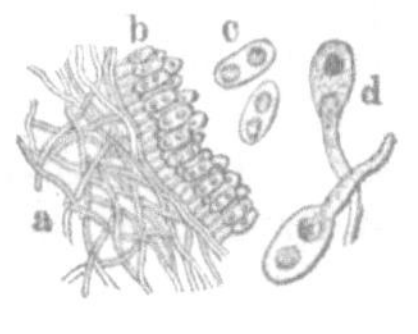

1. Roggenfrucht, von Hyphen durchsetzt und ein Mycelium bildend (Verticaldurchschnitt, 1$^1|_2$-fache Linearvergr.). *a* Ansatz des sterilen Fruchtlagers (*sclerotium*).
2. Aehrentheil des Roggens mit einem Mutterkorn (*sclerotium*). Natürl. Grösse.
3. Steriles Fruchtlager, steriles Stroma oder Sclerotium (*e*), als Mütze das Spermogonium (Sphacelia-Lager) tragend. Verticaldurchschnitt (4-fache Linearvergr.).
4. Dasselbe mehr entwickelt. *g* Sclerotium, *b* Sphacelia-Lager. Verticaldurchschnitt (1$^1|_2$-fache Linearvergr.).

ab Ein Theil der Schnittfläche aus dem Spermogonium (vergr.); *a* Hyphen; *b* Keimhaut (*hymenium*) mit Spermatien oder Stylosporen: *c* Spermatien; *d* Keimschläuche treibende Spermatien (sämmtl. vergrössert).

die Ursache zur Bildung des Mutterkornes gebe. Jener Honigthau lagert auf dem Fruchtknoten oder in dessen nächster Nähe und ist auch das Zersetzungsprodukt der chemischen Bestandtheile des Fruchtknotens, dessen Stärkemehl verschwindet und dessen Gewebe eine völlige Auflockerung zu erkennen giebt.

Dieser Honigthautropfen, in welchem man mit dem Mikroskop unzählige Spermatien (Stylosporen) beobachtet, ist ein Secret, eine Absonderung eines Myceliums (Trieblagers), dessen Hyphen (Fäden, Flocken) den unteren Theil des jugendlichen Fruchtknotens allseitig durchziehen. Zugleich ist der ursprüngliche Fruchtknotenkörper umgeformt, denn er zeigt innen Lücken und aussen verschieden gewundene Falten und Vertiefungen, welche ein Spermogoniumlager (*spermogonium*) darstellen. Aus der zelligen Schlauchschicht oder Keimhaut (*hymenium spermatophŏrum*), welche jene Falten und Vertiefungen auskleidet, erheben sich gedrängt stehende basidienähnliche Schläuche (*sterigmăta; basidĭa*), an deren Spitze sich eine Kette kleiner länglich-ovaler Zellen (*spermatĭa; stylospŏrae*) abschnüren. Mycelium und

38*

Spermatien erscheinen nach dem Austrocknen der klebrigen Flüssigkeit wie
ein weisses, den Fruchtknoten bedeckendes Pilzgewebe. LEVEILLÉ hielt dieses
Gebilde für einen eigenen Pilz, den er *Sphacelia segĕtum* nannte. Nach Ansicht Einiger sind die Spermatien nicht keimfähig, nach Anderen können sie
auf geeignetem Medium, z. B. einem feuchten Roggenfruchtknoten, keimen und
wiederum das Muttermycelium bilden. LEVEILLÉ's *Sphacelia segetum* ist der
Mutterkornpilz in seinem ersten Entwickelungsstadium.

Das zweite Entwickelungsstadium der *Claviceps purpurĕa* liefert in
einem sterilen Stroma das officinelle Mutterkorn.

Der Fruchtknoten ist bis auf seine Spitze von dem Mycelium in seinem
elementaren und anatomischen Aufbau total zerstört und daher seine Entwickelung abgebrochen. In seinem Grunde entsteht nun aber durch Anschwellung und Verdichtung der Mycelienfäden ein innen weisslicher, aussen dunkel
violetter Kern, ein steriles Fruchtlager *(stroma sterĭle)*, von DECANDOLLE für
einen besonderen Pilz, *Sclerotium Clavus*, gehalten, welcher, aus den Spelzen
der Aehre hervorwachsend, an seiner Spitze das verschrumpfende und ver-
trocknende Spermogonium, sowie Ueberreste der Fruchtknotenspitze wie ein
Mützchen emporhebt. Das officinelle Mutterkorn ist also ein Pilzfruchtlager
(stroma), ein Sclerotiumstroma. Beim Einsammeln fällt das schmutzig-
gelbe vertrocknete Spermogonium (Mützchen) gewöhnlich ab.

Das sterile Fruchtlager ist beim Weizen und der Gerste von weit
gedrungenerer, kürzerer und dickerer Form, auch unförmlicher. Auch dieses
ist officinell, denn die Ph. sagt nicht, dass es vom Roggen gesammelt werden
müsse.

Eine weitere Entwickelung des Sclerotiumstroma in der Getreideähre scheint
nicht stattzufinden, dagegen tritt es in das dritte und letzte Entwickelungsstadium ein, wenn es im Herbst oder
Frühjahr auf günstigen Boden (auf
feuchten Sand, humöse Erde höchstens
mit wenig feuchtem Moose bedeckt)
gelangt. Nach Verlauf mehrerer
Wochen löst sich die violette Ober-
flächenschicht des Stroma hier und da
in Läppchen ab, welche sich umlegen,
und an den entblössten Stellen ent-
spriessen kleine weisse Knöpfchen,
welche sich anfangs graugelb, dann
schmutzig-violett färben und zu dünnen
glänzenden, blass-violetten, 3 — 4 cm
langen Stielchen, 1-, seltener 2 - warzige Knöpfchen an der Spitze tragend,
erheben. Diese Knöpfchen mit dem
Stielchen sind die eigentlichen Pilz-
früchte und bilden den Kernpilz *(py-
rēnomŷces)*, welchen FRIES als besonderen Pilz ansah und *Cordĭceps*

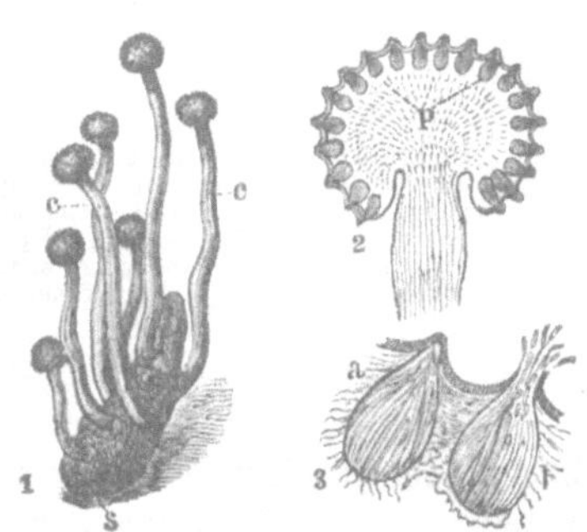

Claviceps purpurea im dritten Entwickelungsstadium.
1. Sclerotium mit Pilzfrüchten (natürl. Grösse).
s Sclerotiumlager (steriles), *c* fruchtbares Cordiceps-
lager.
2. Ein Cordicepsköpfchen vergrössert im Verticaldurchschnitt, Perithecien (*p*) zeigend.
3. Zwei Perithecien stark vergrössert, 8-sporige
Sporenschläuche enthaltend. *a* noch geschlossene
Perithecie, *b* geöffnete Perithecie, Sporen aus-
werfend.

purpurĕa nannte.

Alle drei Entwickelungsstufen dieses Kernpilzes fasste TULASNE, welcher
dieselben erforschte, mit dem Namen *Claviceps purpurea* zusammen. Lässt
man auch die Namen *Sphacelia segĕtum* LEVEILLÉ, *Sclerotium Clavus* DC.
und *Cordiceps purpurea* FRIES gelten, so sind die Entwickelungsstadien der
Claviceps purpurea kurz angedeutet, wenn wir sagen: das erste Entwickel-

ungsstadium besteht in der Sphaceliabildung, das zweite Stadium in der Sclerotiumbildung, das dritte in der Cordicepsbildung.

Jene Cordicepsknöpfchen oder fertilen Fruchtlager sind dicht von Wärzchen bedeckt und enthalten unter jedem Wärzchen einen eiförmigen Fruchtbehälter (Perithecie, *perithecium*), welcher mit zahlreichen, gegen den Scheitel convergirenden, linienförmigen, 8-sporigen Schläuchen (Sporenschläuchen, *asci*, *thecae*), gefüllt ist. Bei der Reife öffnet sich jede Perithecie mit einem Loche inmitten des deckenden Wärzchens, aus dem oberen Ende des Sporenschlauches (Aske) treten die fadenförmigen Sporen in Bündeln zusammenhängend aus und schieben sich durch die Perithecienöffnung nach Aussen. Nach FLÜCKIGER's Angabe kann ein Sclerotium 20—30 Kernpilzchen tragen, welche mehr denn eine Million Sporen entwickeln.

„Die **Charakteristik**, welche die Pharmakopoe von dem officinellen Mutterkorn, dem sterilen Stroma des Mutterkornpilzes, giebt, ist vortrefflich und bedarf keiner weiteren Besprechung." Dies sagte ich in der Commentation zum Mutterkorn, denn Ph. Germ. ed. I charakterisirte dieses in folgender Weise:

„Unfruchtbare, stumpf-dreikantige, meist gekrümmte, nach beiden Enden oder nur nach oben verschmälerte, dreifurchige Pilzfruchtlager, von violettschwärzlicher Farbe, oft bereift, innen etwas blass, nicht selten an der Spitze mit einem Anhängsel, einer schmutzig weissen weichen Mütze, versehen; sie sind ungefähr 2,5 cm lang und bis zu 3 mm breit."

„Das Mutterkorn werde nur den Aehren des Roggens, Secalis cerealis L., entnommen."

Die Charakteristik, welche die Ph. Germ. ed. II giebt, ist so unbotanisch aufgefasst, dass es schwer hält, sich in derselben zurecht zu finden. Man vergl. K r i t i k.

Einsammlung. Ueber die Zeit der Einsammlung geht die Pharmakopoe mit Stillschweigen hinweg. Gerade die Zeit und Art der Einsammlung ist bei dem vorliegenden Medicament von Wichtigkeit, insofern es die pharmaceutische Pflicht gebietet, jedes Medicament von bester Wirkung vorräthig zu halten. Es bleibt nun nichts weiter übrig, als hier dasselbe mitzutheilen, was in dieser Beziehung von mir bereits im Commentar zur Ph. Bor. ed. VII, 1865, erwähnt ist:

Nach meinen Erfahrungen hat sich das circa eine Woche vor der Ernte des Roggens eingesammelte Mutterkorn stets vorzüglich w i r k s a m gezeigt, und weiss ich, dass das Mutterkorn anderer Apotheken, welche es vom Drogisten bezogen, von den Hebeammen nicht gelobt wurde. Die Einsammlung von den noch nicht liegenden Halmen ist zwar wenig ergiebig, doch die Wichtigkeit des Medicaments erfordert sie. Beim Reinigen der Roggenfrucht auf der Dreschtenne wird das Mutterkorn in Massen gewonnen, dies scheint aber nicht heilkräftig genug zu sein. Diese Waare ist es auch, welche in die Hände der Drogisten gelangt. Viele Apotheker gehen mit ihren Familien vor der Ernte des Roggens spazieren und sammeln dabei das Mutterkorn, gewiss der einfachste und sicherste Weg, zu einer guten Waare zu gelangen. Das eingesammelte Mutterkorn wird auf Papier im S c h a t t e n am lauwarmen Orte langsam getrocknet und, wenn es hart und trocken bricht, in dicht zu verstopfenden Flaschen oder Blechgefässen aufbewahrt. Nicht gehörig trocknes unterliegt dem Milbenfrasse. Im contundirten Zustande wird es ranzig.

Pulverung. Da sich herausgestellt hat, dass sich das vom fetten Oele befreite Mutterkorn in Pulverform bei der Aufbewahrung in dicht geschlossenen Flaschen dauernd gut und wirksam erhält, so lässt die Ph. nur das Pulver dispensiren, welches mittelst Aethers vollkommen erschöpft, also vom fetten Oele völlig frei ist. Von vielen Apothekern wird dieses Pulver mit *Secale cornutum pulv. exoleatum s. purificatum s. rectificatum* signirt.

Die Entfettung des Mutterkornpulvers geht auf dem Wege der Verdrängung leicht vor sich. In ein passendes Gefäss D, welches unten mit Baumwolle oder Glaswolle einigermaassen locker geschlossen ist, giebt man das Pulver und darauf so viel Aether, dass das Pulver damit durchtränkt wird. In dieser Verfassung lässt man den geschlossenen Apparat einen Tag stehen, um dann die Deplacirung vorzunehmen. Man giesst den Aether durch den Trichter T auf, so dass der Aether 6—10 cm über der Pulvermasse hinausreicht. Wenn die Aetherschicht verschwunden ist, wird eine neue Aetherschicht aufgegossen, so dass die zweite Schicht die in dem Pulver verbliebene verdrängt. Nur dann ist die Arbeit am Ende, wenn ein Tropfen des abtropfenden Aethers auf Papier nach dem Verdunsten nichts Fettes erkennen lässt. Zu dieser Entfettung gehört eine Aethermenge, welche ziemlich das 4-fache Vol. der Pulvermasse ausmacht. Am Schlusse lockert man die Masse in D mit einem Glasstabe auf, verkorkt das Ausflussende des Trichters D dicht, setzt in die Eingussöffnung einen Kork mit einem gebogenen Glasrohre, stellt den Trichter D in einen Topf mit Wasser von circa 35 ⁰ C. und destillirt den Aether langsam ab, das Wassser im Topfe durch allmähliches Nachgiessen von kochendheissem Wasser auf einer Temperatur von 35—40 ⁰ C. erhaltend. Diese Destillation kann so ohne Feuerung oder Erhitzung mit Flamme ausgeführt werden. Auch das Abdestilliren des Aethers, um diesen für eine nächste gleiche Operation zu sammeln, kann in gleicher Weise aus einem Kolben

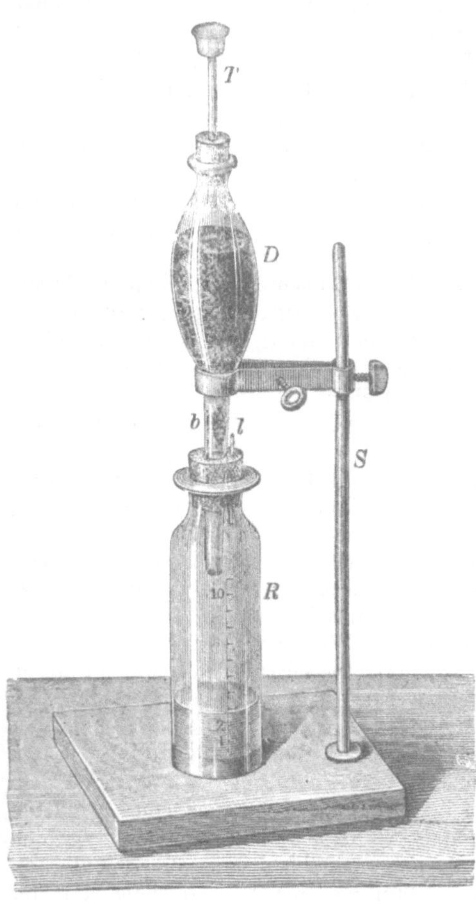

Vorrichtung zur Entfettung des Mutterkornpulvers mittelst Aethers auf dem Wege der Verdrängung. D Gefäss mit dem Pulver, an der unteren Oeffnung mit Baumwolle locker geschlossen. T Trichter zum Eingiessen des Aethers, l Lufttröhrchen aus Glas für den Recipienten R.

gefahrlos vorgenommen werden. Die Vorlage stellt man in ein Gefäss mit Eiswasser oder kaltem Wasser. Dieser Aether kann zu keinem anderen Zwecke verwendet werden. Das rückständige Oel ist giftig, aber ein vorzügliches Maschinenschmieröl.

Nachdem der Aether aus der Pulvermasse zu mindestens $3/4$ seiner Menge abdestillirt ist, wird das Gefäss D unten und oben geöffnet einen halben Tag an einen warmen Ort gelegt, dann das Pulver in eine Porcellanschale geschüttet und an einem lauwarmen Orte unter bisweiligem Umrühren erhalten, bis der Aethergeruch geschwunden ist. Dann wird das erkaltete Pulver in Flaschen gefüllt.

Zu den Infusen wird nur ganzes und für jeden Fall zuvor zu grobem Pulver contundirtes Mutterkorn verwendet. Besser ist, wenn der Arzt consentirt, in Stelle des ganzen Mutterkornes $^2/_3$ des entfetteten Pulvers zu den Aufgüssen zu verwenden. Contundirtes oder grobgepulvertes Mutterkorn wird nach wenigen Wochen ranzig und verdirbt, kann also nicht vorräthig gehalten werden.

Bestandtheile des Mutterkornes sind noch nicht genau erforscht. WIGGERS fand in Proc. 35 fettes Oel; 1 krystallisirbares Fett; 1,24 Ergotin, 1,5 Zucker; 7,7 Osmazom; 2,3 rothen Farb- und Extractivstoff; 1,4 Eiweiss; 4,6 Fungin; 0,7 Cerin und Salze. Der wässrige heisse Aufguss des Mutterkorns ist röthlich und reagirt sauer.

WINKLER hat in dem Mutterkorn beim Behandeln mit Aetzkalk durch Destillation einen mit Secalin bezeichneten Stoff gefunden, welcher nach seiner Ansicht ein Alkaloïd ist, aber nach neueren Prüfungen (LUDWIG's) mit Methylamin oder Propylamin, welche sich durch den Heringsgeruch kennzeichnen, identisch ist. Diese Stoffe sind jeden Falles im Mutterkorn nicht vorgebildet vorhanden. Den Zucker im Mutterkorn nannte E. MITSCHERLICH Mikōse ($\mu\tilde{v}\kappa o\varsigma$, Pilz). Er hat mit Mannit Aehnlichkeit und krystallisirt. Stärkemehl ist im Mutterkorn nicht vorhanden.

Im Mutterkorn sind zwei alkaloïdische Stoffe aufgefunden, Ergotin und Ecbolin. Ergotin wurde 1831 von WIGGERS, Ecbolin 1864 von WENZELL aufgefunden, von letzterem das Ergotin näher bestimmt.

Die unreinen Alkaloïde sind unter dem Namen Ergotin therapeutisch in Anwendung gekommen.

TANRET wies (1876) ein flüchtiges, krystallisirendes, sich schnell veränderndes Alkaloïd, Ergotinin, im Mutterkorne nach, zu 0,1 Proc. darin vertreten. DRAGENDORFF und PODWISSOTZKY fanden etwas später folgende Bestandtheile, welche sie als die physiologisch wirkenden bezeichneten: 1) Sclerotinsäure, stickstoffhaltig und an Kali, Natron und Kalkerde gebunden. Sie ist geruch-, geschmack- und farblos, in Wasser leicht löslich und im Mutterkorn zu 4 Proc. vertreten. 2) Scleromucin, ein durch Weingeist aus seiner wässrigen Lösung fällbarer Schleimstoff, zu 2—3 Proc. im Mutterkorn vertreten. Ergotin, Ecbolin und Ergotinin hält DRAGENDORFF für unbestimmte Gemische, welche ein Alkaloïd enthalten. Er fand sie von geringer Wirkung. Ferner wies dieser Chemiker folgende Farbstoffe nach: Sclererythrin (rothes amorphes Pulver), Pikrosclerotin (bitterschmeckende alkaloïdische Substanz, dem Sclererythrin anhängend), Fuscosclerotinsäure (gelbbraun, stickstofffrei, wie die Sclerotinsäure wirkend, nur schwächer), Sclerojodin (braun, amorph), Scleroxanthin (krystallisirt), Sclerokrystallin (krystallisirt, ist gelblich und das Anhydrid des Scleroxanthins).

Methylamin, Trimethylamin, Ammoniaksalze, Milchsäure etc., welche man auch im Mutterkorn angetroffen hat, scheinen Zersetzungsproducte zu sein, entstanden während der Analyse oder in Folge starker Trocknung oder zu starker Wärme.

Prüfung. Diese erstreckt sich hauptsächlich auf das Mutterkornpulver. Weil die Ph. sagt, dass nur *pulvis aethere prorsus exhaustus*, also das mittelst Aethers völlig erschöpfte Pulver zur Dispensation gelangen müsse, so darf es auch kein Fett mehr enthalten. Da jedes Ding eine Grenze hat, so dürfte wohl eine entfernte Spur Fett zugelassen werden, aber nur eine sehr unbedeutende Spur. Das in den Apotheken gehaltene Pulver enthält meistens mehr als Spuren, sogar 2—4 Proc. Fett. Die Prüfung besteht darin, von dem Pulver auf weissem Schreibpapier eine lockere scheibenförmige Schicht (1,3 cm im Durchmesser, 1,5 mm dick) zu breiten, dieselbe in der Mitte etwas dünner zu machen und nun in die Mitte behutsam 3 — 5 Tropfen Aether zu giessen, so dass nur die Pulverschicht davon getränkt wird. Nach dem Abdunsten des Aethers, was in 15 — 20 Minuten geschehen ist, klopft man die Pulverschicht ab und die Stelle, wo sie lag, muss im durchfallenden Lichte keine Spur Fett, kann aber einen Fettrand zeigen, welcher im auffallenden Lichte gelblich erscheint und im durchfallenden Lichte nur einen schwachen Fettrand in Form einer Linie erkennen lässt. Bei 1,5 Proc. Fettgehalt ist dieser Rand fast braungelb, etwa bis zu 1,5 mm breit und auf dem Felde der Scheibe finden sich einige durchscheinende Punkte. Bei 2,5 Proc. Fettgehalt ist das Scheibenfeld reicher an durchscheinenden Stellen und der Fettrand fast 2 mm breit. Dass keine Spur eines Fettrandes vorliegen dürfe, wäre wohl eine zuweit gehende Forderung.

Das entfettete Pulver ist kaum specifisch leichter als Chloroform (1,490 spec. Gew.), das nicht entfettete aber leichter und schwimmt, wenigstens der dunklere Theil der Schale, am Niveau des Chloroforms. Je heller das Pulver, je mehr es einer weisslichgrauen Asche ähnlich ist, um so besser und vollständiger ist es entfettet. Jod färbt das Pulver weder violett oder blau, noch sind Stärkekörnchen, auch keine diesen ähnliche Gebilde unter dem Mikroskop zu erkennen.

Altes schlecht aufbewahrtes Mutterkornpulver enthält Ammonsalz. Zur Prüfung rührt man in einem kleinen, nicht tiefen Schälchen das Pulver mit Aetznatronlauge zusammen, legt ein Blatt Filtrirpapier, welches in seiner Mitte mit einem Tropfen Mercuronitratlösung getränkt ist, darauf und stellt an einem lauwarmen Orte beiseite. Innerhalb einer halben Stunde darf keine Schwärzung der mit der Mercuronitratlösung genässten Stelle eintreten.

DRAGENDORFF bestimmt den Werth des Mutterkornes aus dem Scleromucingehalt, welcher mindestens zu 2 Proc. im nicht entölten und zu mindestens 1,4 Proc. im entölten Mutterkorn vertreten sein muss. Man extrahirt mit Wasser, beseitigt etwa vorhandenes Fett mittelst Petroläthers, dunstet zur Syrupdicke ein und vermischt mit einem gleichen Vol. Weingeist. Der Niederschlag wird mit 45-proc. Weingeist ausgewaschen, bei 120° getrocknet, gewogen und schliesslich eingeäschert. Das Gewicht des getrockneten Niederschlages minus Aschenmenge ergiebt die Scleromucinmenge. Aus dem Filtrate vom Scleromucin soll man durch Weingeist die Sclerotinsäure fällen und damit ähnlich wie mit dem Scleromucin verfahren und auch ihre Menge berechnen.

Physikalisches und chemisches Verhalten des filtrirten blassgelblichen Aufgusses, bereitet aus 10 g entöltem Mutterkornpulver, 100 ccm dest. Wasser und 15 Tropfen Essigsäure. Beim Vermischen mit — 1) einem mehrfachen Vol. Weingeist tritt opalisirende Trübung ein, ebenso mit — 2) Pikrinsäure. — 3) Gerbsäure trübt stark. — 4) Mercurichlorid trübt. Die Trübung verschwindet nicht beim Aufkochen. — 5) Mercuronitrat erleidet sofort Reduction unter starker Fällung. — 6) Jodjodkalium trübt, auch in der ammoniakalischen Flüssigkeit. — 7) Kaliummercurijodid bewirkt mässige Trübung, welche beim Aufkochen schwindet und beim Erkalten wieder eintritt. — 8) Silbernitrat trübt stark. Ammon macht die Flüssigkeit ziemlich klar, und beim Aufkochen scheiden weissliche Flocken ab ohne sichtliche Reduction, welche erst nach wiederholtem Aufkochen zur Andeutung gelangt. — Ferrichlorid färbt blass grünlich braun. — 10) Oxalsäure trübt kaum, wohl aber Ammoniumoxalat. — 11) Baryumchlorid deutet nur eine Trübung an. — 12) Aetzammon trübt schwach, Aetznatron trübt kaum oder nur unbedeutend. — 13) Kalische Kupferlösung wird selbst beim Aufkochen nicht reducirt. — 14) Cupriacetat lässt klar, aber beim Erwärmen tritt starke Trübung ein. — 15) Chininhydrochlorid lässt klar. — 16) Aurichlorid bewirkt starke Trübung. Nach dem Aufkochen macht Salzsäure wieder klar. Es ist also keine Reduction eingetreten. — 17) Concentrirte Schwefelsäure verhält sich indifferent.

Geschichtliches. Die Chinesen scheinen das Mutterkorn schon im Alterthum als Medicament und Abortivmittel benutzt zu haben. In Deutschland scheint es seit CARL des Grossen Zeiten ein Volksarzneimittel gewesen zu sein, obgleich erst in der Mitte des 16. Jahrhunderts ein Frankfurter Gelehrte, ADAM LONICER, das Mittel beschreibt und als ein die Entbindung erleichterndes Mittel bespricht. JOH. THALIUS rühmt 1588 das Mutterkorn als ein den Blutfluss hemmendes Mittel *(ad sistendum sanguinem)*. CASPAR BAUHIN (1623) nennt das Mutterkorn *Secale luxurians*. Die in Folge des Genusses von Mutterkorn enthaltenden Brotes entstehende Kriebelkrankheit erwähnen und beschreiben die Professoren der Universität Marburg (1597). CASPAR SCHWENK-FELD hebt die Giftigkeit des Mutterkornes in seinem *Theriotrophaeum Silesia-cum* (1604) hervor. Nach dieser Zeit entwickelte sich eine ungemein umfang-reiche Literatur über diesen Arzneistoff, welcher zugleich als die Ursache der mitunter in Gegenden Deutschlands herrschenden Kriebelkrankheit etc. an-gesehen wurde. CAMERARIUS erwähnt (1688) ebenfalls, dass die deutschen Hebammen das Mutterkorn zur Förderung der Geburtswehen gebrauchen.

Anwendung. Das Mutterkorn ist ein die Wehen förderndes und haemo-statisches Mittel. Man giebt das entölte Mutterkorn zu 0,2—0,4—0,7 g 3- bis 5-mal täglich in Mixturen, Pulvern, Aufguss, Abkochung (3,0—5,0 : 100 Aq.) zur Erzeugung von Uteruscontractionen, künstlicher Frühgeburt, zur Ver-stärkung der Wehenthätigkeit, bei Blutungen (Uterinblutungen, Hämoptoë), Samenfluss, chronischem Tripper, Leukorrhöen, Purpura (Fleckfieber), Blasen-lähmung, Lungenphthysis etc. Das Mittel ist ein Emmenagogum, dürfte also im Handverkauf nicht abgegeben werden, jedoch findet man es von unserer Pharmakopoe nicht einmal unter den *Separandis* aufgeführt, obgleich sie als stärkste Einzelgabe 1,0, als stärkste Tagesgabe 5,0 angiebt. (Vom entölten Mutterkorne sollte der Arzt als stärkste Einzelgabe 0,8 g, als stärkste Tages-gabe nur 4,0 g annehmen). Man gebe es im Handverkauf mit Vorsicht ab. Die Gaben für einen Geburtsakt sind 3—4 Pulver, jedes Pulver 0,7 g ent-haltend, alle 10 Minuten ein Pulver zu geben.

Ob der Genuss des Mutterkornes für sich oder im Brote die Ursache der meist tödtlich verlaufenden Kornstaupe oder Kriebelkrankheit *(Raphania, Ergotismus)* ist, ist zwar nicht mit Sicherheit zu behaupten, jedoch wahr-scheinlich.

Ein mehr bis 15-tägiger Gebrauch bei Tagesgaben von 2,0 g des ent-ölten Mutterkornes hat keine üblen Nachwirkungen zur Folge gehabt. Nach starken Gaben von 3—5 g treten toxische Erscheinungen ein, wie verlang-samte Blutcirculation, Mydriasis, schwacher, aber harter Puls, Erbrechen, Geistesschwäche, blasses Gesicht, Krämpfe, Delirien, Erkalten der Extremitäten, Collaps, Tod.

Als Gegenmittel gelten, wenn nöthig, zuerst Brechmittel, dann Kaffee-aufguss, besonders gerbstoffhaltige Substanzen, Chinarinde, Opium, *Tinct. aromatica.*

Auch äusserlich wird das Pulver bei Blutungen gebraucht, so wie im Klystier zur Beförderung der Wehen (1,5—2 g zu 150 ccm).

Kritik. An dem Artikel *Secale cornutum*, wie ihn die Ph. vorlegt, giebt es eine Menge Aussetzungen, abgesehen von der unbotanischen Fassung, welche ein Ueber-setzen zu einer schwierigen Aufgabe macht. Dass der Pilz je nach der Graminee, auf welcher er gefunden wird, von verschiedener Wirkung ist, wurde wiederholt nach-gewiesen. Trotzdem erwähnt die Ph. nicht die Pflanze, von welcher er zu entnehmen ist, und sie erklärt also damit jede Art Mutterkorn, wie und wo es angetroffen wird, für officinell. Die Wirkung des Weizenmutterkornes z. B. ist 150-procentig, die des Roggenmutterkornes als 100-procentig angenommen.

Die Zeit der Einsammlung wird mit *tempore, quo ex incrementis capiendis re-*

quiescit angedeutet. Ob die Uebersetzung, welche wir oben versuchten, eine zutreffende ist, wollen wir hoffen.

Im Texte ist die Rede von *latera desidentia* (still und müssig verharrende Seiten). Man kann hier einen Druckfehler annehmen, doch werden *latera dissidentia* (sich auseinanderziehende oder verschobene Seiten) durch das folgende *discissa* unzulässig. *Latera descendentia* erscheint passender, denn ein- oder niedergesunkene oder sich senkende oder eingebogene Seiten kommen vor.

Dass nur das mittelst Aethers vollkommen extrahirte, das entfettete Mutterkornpulver zur Dispensation kommen dürfe, musste, um diese neue und sehr wichtige Anordnung mehr in die Augen fallend zu machen, in einem besonderen Alinea untergebracht werden. So aber schliesst diese Anordnung den Hauptsatz und mancher Apotheker dürfte dieselbe übersehen haben.

Dass auch dieses Pulver zu den Aufgüssen und Decocten zu verwenden oder nicht zu verwenden sei, hätte nicht unerwähnt bleiben sollen, um so mehr, als die Wirkung der entölten Waare eine bedeutend stärkere ist als diejenige der nicht entölten, der Arzt auch stets von einer Gabengrösse auszugehen pflegt.

Dass zur Aufbewahrung des Pulvers, über sein abweichendes und verschiedenes Aussehen etc. keine Andeutung oder Bemerkung gemacht ist, wird man sehr vermissen, insofern bei Apothekenrevisionen nun die individuelle Ansicht des Revisors die maassgebende bleiben dürfte, obgleich sie eine irrthümliche sein kann.

Schliesslich scheint die Tagesdosis auf das Pulver bezogen etwas zu hoch gegriffen, denn sie entspricht 7,6g des nicht entfetteten Mutterkornes. Ob sie sich nur auf das nicht entfettete bezieht, lässt sich nicht herauslesen, obgleich sie für dieses die passende Grösse (5g) ist. Die angegebene Dosisgrösse muss somit sowohl auf die entölte wie nicht entölte Waare bezogen werden.

Semen Colchici.

[Zeitlosensamen.   Semen Colchĭci.   *Semences de colchique.*
Colchicum seeds.

Die Samen von *Colchicum autumnale.* Sie sind höchstens 3 mm gross, mit sehr feinen Punkten gezeichnet, fast kugelig, durch den Nabelpolster (Nabelwulst) etwas zugespitzt. Die harte braune Samenschale umschliesst einen strahligen grauen Eiweisskörper verbunden mit einem sehr kleinen Keime *(embryo).* Die Samen sind von sehr bitterem Geschmacke.

Vorsichtig aufzubewahren.

Colchicum autumnale Linn. Herbstzeitlose. Wiesensafran.
Fam. **Melanthaceae** R. Brown. **Colchicaceae** DeC. Sexualsyst. **Hexandria Trigynia.**

Diese perennirende Giftlilie finden wir in mehreren Gegenden Deutschlands und des südlichen Europas auf feuchten Wiesen und Triften. Sie hat als Mittelstock eine Knollzwiebel *(bulbotuber)*, welche im Herbst nach dem Abmähen der Wiesen die Blumen, in dem darauf folgenden Frühling aber erst die Blätter und dann die Frucht hervortreibt, welche bei Beginn des Sommers (Juni) zur Reife gelangt.

Die Frucht der Zeitlose besteht in einer länglich eirunden, an der Spitze dreitheiligen, mit 3 tiefen Furchen gezeichneten, aufgeblähten, aufrechten Kapsel, welche eigentlich aus 3 bis zur Mitte zusammengewachsenen einfächrigen Carpellen besteht. Sie schliesst eine Menge kleiner weisslicher hirsekorngrosser, fast kugelrunder Samen ein, welche getrocknet gelbbraun oder dunkelbraun, feingrubig-punktirt (feinrunzlig), an der einen Seite mit einem starken Nabelstreifen *(raphe)* versehen, übrigens trocken sehr hart sind. Das Albumen ist

hornartig, blassgrau, von concentrisch-strahliger Fügung und umschliesst in
dem abgerundeten Ende den kleinen Embryo. In der ersten Zeit nach der
Einsammlung sind sie auf der Oberfläche schmierig und klebrig, so dass sie
an einander kleben, wenn man sie in der Hand zusammenpresst. Der Geschmack ist unangenehm bitter und scharf, Geruch ist kaum vorhanden.

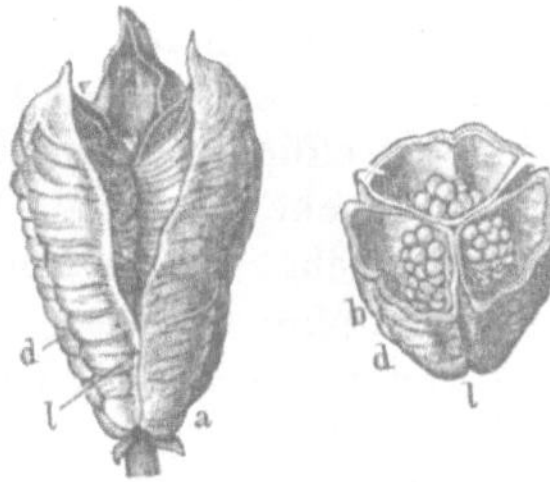
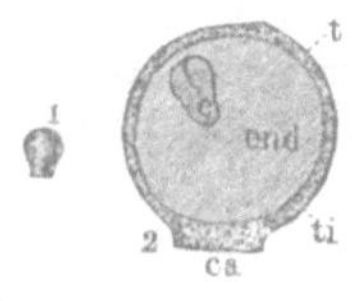

Frucht aus drei Carpellen bestehend. *v* Bauchnaht,   1. Samen von natürl. Grösse. 2. (Vergr.) Höhendurch-
d Rückennaht, *l* Wandnaht.   schnitt. *e* Embryo, *end* Inneneiweiss, *t* äussere,
   ti innere Samenhaut, *ca* Samenschwiele.

Einsammlung, Aufbewahrung. Der Colchicumsamen wird im Juni eingesammelt, auf einem Tuche ausgebreitet unter Abschluss des Sonnenlichtes
an einem nur lauwarmen Orte getrocknet und in dicht geschlossenen Glasgefässen vor Sonnenlicht geschützt in der Reihe der starkwirkenden Arzneistoffe aufbewahrt. Bei guter Aufbewahrung bewahren sie wohl 3—4 Jahre
hindurch ihre wirkende Kraft. Unreife und blassfarbige Samen sind zu verwerfen,
ebenso Samen, welche man nur in Holzkästen über 1 Jahr hinaus aufbewahrte.

Pulverung. Die Zeitlosensamen sind sehr hart und wegen ihres hornartigen Eiweisses schwer zu pulvern. Sie werden nur ganz vorräthig gehalten
und, wenn sie in Anwendung kommen, zuvor auf einer Kaffeemühle geschroten
und dann durch Zerstossen nur in ein sehr grobes Pulver verwandelt, um da
raus die officinellen Auszüge zu machen. In feiner Pulverform kommen sie
nicht in Anwendung.

Bestandtheile. Die trocknen Samen enthalten im 100 Th. bis 0,28 Colchicin,
20 Eiweiss, 12 gummiähnlichen Stoff, 10 Schleimzucker, 8—10 fettes Oel, 4
harzähnliche Substanz, 25 braunen Extractivstoff, 18 Faserstoff. G. BLEY fand
in 100 Th. Samen: 0,209 Colchicin; 5,0 Traubenzucker; 7,0 Eiweiss; 6,0
fettes Oel; 1,5 Weichharz; 45,0 Extractivstoff; Spuren Gallussäure, Veratrinsäure, gelben Farbstoff; 35,0 Faserstoff und Wasser. JOHANNSON bestimmte
(1874) den Colchicingehalt auf maassanalytischem Wege und bestimmte 1,27
Proc. Colchicin. HAERTEL erschöpfte ganze Samen mit Weingeist und sammelte nur 0,2 Proc., aus gepulverten Samen aber weniger. Es dürfte also
HÜBLER's Angabe (siehe weiter unten) zutreffend sein.

Das Colchicin ($C_{17}H_{23}NO_6$) wurde von GEIGER und HESSE zuerst gefunden. Es ist bitter, sehr giftig und nicht krystallisirbar (gemeiniglich erhält
man es amorph). Nach OBERLIN ist es ein gemengtes Produkt, welches aus
einem neutralen krystallisirbaren Körper, Colchiceïn, und einem Harz
besteht.

HÜBLER erhielt bei Behandlung des Colchicins mit verdünnter Schwefelsäure eine krystallisirbare Säure, welche er Colchiceïn nennt und wie das
Colchicin von der Formel $C_{17}H_{21}NO_5$ (also $C_{17}H_{23}NO_6 — H_2O = C_{17}H_{21}NO_5$)
zusammengesetzt fand. Nach HÜBLER's Versuchen zu urtheilen, scheint das
Colchicin seinen Sitz in der Samenschale zu haben. An der Luft soll Colchicin ausser Wasser auch Ammoniak ausgeben und, z. B. in Colchicoresin

übergehen. Auch die Colchicinderivate sollen eine gleiche Wirkung bewahren. ZEISEL stellte (1883) krystallisirtes Colchicin her, welches mit Salzsäure behandelt sich in Colchiceïn, Apocolchiceïn und Chlormethyl spaltete. Das Apocolchiceïn soll sich mit Säuren und Basen verbinden können.

Geschichtliches. DEMETRIOS PEPAGOMENOS, griech. Arzt im 13. Jahrh., welcher auf Befehl des Kaisers MICHAEL PALAEOLOGOS eine Abhandlung über Podagra schreiben musste, rühmte *Colchicum* unter der Benennung *Hermòdactÿlus* besonders als Mittel gegen Gicht. Später fanden SENNERT, FERNELIUS, WANT und andere Aerzte dieses Mittel als ein vortrefflich gichtwidriges. STÖRCK (1763) empfahl es gegen Wassersucht und chronische Katarrhe, WILHELM (1721) gegen die Pest, WILLIAMS gegen rheumalische Schmerzen mit Kupferausschlag im Gesicht. HADEN schätzte es als Antiphlogisticum. 1718 erschien G. W. WEDEL's Exper. curiosa de colchico veneno et alexipharmaco (Jena) und 1721 C. L. WILHELM's Colchicum etc. (Leipzig).

Anwendung. Die Zeitlosensamen gelten als Diureticum, Drasticum, Sedativum, Antirheumaticum und Antarthriticum und gehören zu den narkotischen Mitteln. In wiederholten kleinen Gaben erzeugen sie Ekel, Erbrechen und Abführen, in starken Gaben blutige Stuhlgänge, Magenentzündung und heftige Wirkungen auf das Nervensystem. · Sie wirken vermindernd auf die Zahl der Pulsschläge. Man giebt sie zu 0,1—0,5 g in Form der Tinctur, eines Weinauszuges etc. als ein specifisches Mittel gegen Gicht und Rheumatismus. Viele Aerzte halten nicht viel von der Wirkung in letzterer Beziehung, weil sie mit den Präparaten aus der früher angewendeten Zwiebel und den Blüthen der Herbstzeitlose nicht die erwünschten Erfolge erzielten. Die jetzt allein in Anwendung kommenden Samen zeichnen sich durch einen bestimmten Gehalt wirksamer Stoffe aus und gewähren daher auch Präparate von schärfer begrenztem und stets gleichem Gehalte, so dass diese auch eine sichere Wirkung erwarten lassen.

Semen Foenugraeci.

Bockshornsamen; Griechischer Heusamen; Feine Grete; Fenumgräkum. Semen Feni Graeci; Semen Trigonellae. *Semence de fenugrec. Fenugreek.*

Die Samen von *Trigonella Foenum Graecum.* Sie sind graugelblich oder bräunlich, flach rhombisch oder unregelmässig gerundet, 3—5 mm lang, zu 2 mm dick, und durch eine oft diagonale Furche in zwei ungleiche Theile getheilt. In der kleineren Hälfte ruht das dicke Wurzelchen des gelben Keimes, welches in die Ebene der Samenlappen und nach deren Ränder aufwärts gebogen ist. Dieser Keim lässt sich, in Wasser aufgeweicht, in eine farblose feste schleimige Haut und eine dünne zähe gelbliche Samenhaut zerlegen. Alle diese Gewebe ermangeln des Stärkemehles. Der Bockshornsamen hat einen eigenthümlichen unangenehmen Geschmack, oft auch einen bitterlichen Geschmack und einen eigenthümlichen Geruch.

Trigonella Foenum Graecum LINN. Kuhhornklee. Bockshorn.
Fam. **Papilionaceae (Leguminosae).** Sect. **Lotoïdëae s. Trifolieae.**
Sexualsyst. **Diadelphia Decandria.**

Dieses im südlichen Europa, Nord-Afrika und warmen Asien einheimische, im Voigtlande und in Thüringen angebaute, einjährige krautartige Hülsengewächs wird in Oesterreich, Ungarn und der Türkei cultivirt. Seine Samen, von welchem die gegen 8 cm lange sichelförmige Hülsenfrucht 15—20 Stück enthält, sind gegen 3 mm lang und circa 2 mm dick. Sie haben eine fast

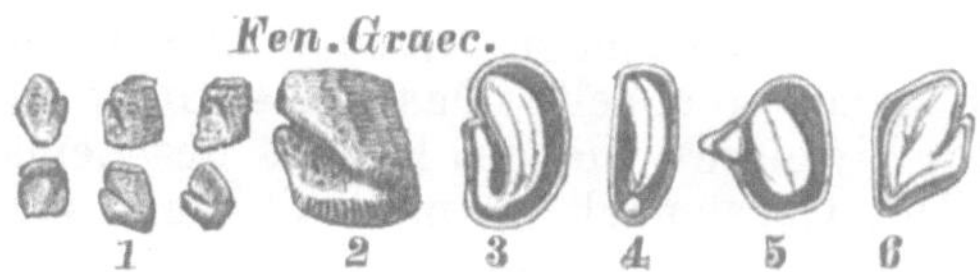

Fenumgräcumsamen. 1. In natürlicher Grösse, 2. vergrössert, 3. und 6. im Höhendurchschnitt parallel der Seitenfläche, 4. im Höhendurchschnitt, parallel mit der Bauchfläche, 5. Querdurchschnitt.

glatte, gelbe, bräunliche oder grünlichgelbe Oberfläche. Der Geruch ist zwar melilotenähnlich, aber gerade nicht angenehm und sehr andauernd. Im Uebrigen vergleiche man die von der Pharmakopoe gegebene Charakteristik und die Abbildung.

Der Bockshornsamen wird in Südeuropa und Nordafrika als Speise verbraucht und findet bei uns hauptsächlich als ein vorzügliches Viehfutter Verwendung. Da er wegen seiner Härte beim Pulvern Schwierigkeiten bietet, kommt er meist im gepulverten Zustande in den Handel. Dieses Pulver ist von gelblicher Farbe und kann, wenn es nicht von Spinnengewebe, Schimmel oder Pilzfäden durchsetzt ist, unbedenklich in der Veterinärpraxis angewendet werden, jedoch ist es auf eine Verfälschung mit Stärkemehl-haltigen Stoffen (mittelst Jodlösung) und auf Beimischung mineralischer Stoffe zu prüfen (durch Einäscherung). Das Pulver muss an einem trocknen Orte in dichten Holzkästen aufbewahrt werden.

Bestandtheile. Der Bockshornsamen enthält Spuren flüchtigen Oeles (Cumarin?), fettes Oel (5 Proc.), Legumin, gelben Farbstoff, etwas Gerbstoff, Schleim (28 Proc.), bitteren Stoff. Mit Eisenlösung färbt sich das Pulver schwarzbraun. Mit der 10-fachen Menge heissem Wasser bildet es einen dicken Schleim. Die Aschenmenge beträgt 7 Proc.

Geschichtliches. Foenumgräcumsamen war schon in alten Zeiten ein Viehfutter. PORCIUS CATO (geb. 234 v. Chr.), jener tapfere Römer, welcher das *ceterum censeo, Carthaginem esse delendam* in die Welt setzte, rühmte diesen Samen als Nährmittel der Stiere. KARL der Grosse befahl sogar den Anbau des Bockshorns (812). Die medicinischen Kräfte des Samens werden geglaubt und sind wohl nicht vorhanden.

Anwendung. Die Beweggründe der Reception des völlig obsoleten Bockshornsamens in die Pharmakopoe sind nicht ersichtlich. Zwar benutzt der Apotheker diese überaus billige Droge zur Darstellung der Viehpulver, sie kann auch zu schleimigen Umschlägen verwendet werden und wird zuweilen vom Landwirth in den Apotheken als Mittel bei Druse der Pferde gefordert, dennoch geht man zu weit, ihr den Werth eines Arzneimittels beizulegen. In Egypten und Asien benutzt man den Bockshornsamen häufig noch als Gewürz- und Nahrungsmittel, besonders um Fettleibigkeit zu erzeugen. Früher galt er als Heilmittel bei entzündlichen Zuständen der Schleimhäute, auch äusserlich in schleimigen Breiumschlägen auf Geschwüren und Geschwülsten. Die alten Griechen sollen ihn vorzugsweise bei Milzleiden, die alten Römer bei Lungenschwindsucht angewendet haben. Das Pulver auf den Kopf gestreut, soll die Läuse tödten.

Semen Lini.

Leinsamen.   *Semence de lin; Grains de lin.*   *Linseed; Flax-seed.*

Der Samen von *Linum usitatissimum.* Die convexen Flächen der
braunen oder gelblichen, glänzenden, dünnen Samenhaut sind eiförmig,
4—6 mm lang und stumpf genabelt. Das weisse oder schwach grünliche
Gewebe sowohl des Eiweisses wie des Keimes des Leinsamens sind frei
von Stärkemehl. Der Geschmack ist mild, ölig und nicht ranzig.

Linum usitatissimum Linn. Flachs. Lein.
Fam. **Lineae** s. **Linoideae.**   Sexualsyst. **Pentandria Pentagynia.**

Die Samen dieser aus dem Oriente stammenden, bei uns viel angebauten
Pflanze, welche uns in ihrem Baste die Leinenfaser liefert, sind bis fast zu
5 mm lang, circa 1 mm dick, länglich eiförmig, zusammengedrückt, am Grunde
etwas stumpf, oben zugespitzt, aussen glatt und glänzend, braun, geruchlos,

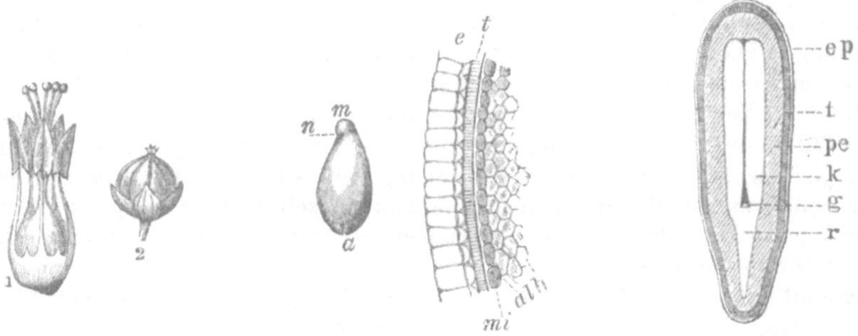

Linum usitatissimum.

1. Blüthe von Kelch- und Kro- nenblättern befreit (vergrössert). 2. Kapselfrucht mit dem blei- benden Kelche.	*a* Leinsamen (2¹/₂-fache Vergr.), *n* Nabel, *m* Mikropyle, *e* Epithel, *t* äussere Samenhaut, *mi* innere Sa- menhaut, *alb* Eiweiss.	Längsdurchschnitt eines Leinsamens (10-fache Linearvergröss.). *ep* Epi- thel, *t* Samenhaut, *pe* Ausseneiweiss (Perisperm), *k* Kotyledonen, *g* Knösp- chen, *r* Würzelchen des Embryo.

von unangenehm süsslich-schleimigem Geschmacke. Sie bestehen aus einer
braunen glänzenden Samenschale, aus mehreren Zellschichten zusammengesetzt,
und einem ölreichen weissen Kern. Die äusserste Zellschicht der Samenschale (Epithel, Epidermalgewebe) ist aus prismatischen, mit Schleim gefüllten Zellen zusammengesetzt und liefert beim Einweichen in Wasser den
Schleim. Der Leinsamen wird im August geerntet. Eine Vermischung mit
den Früchten von *Lolium arvense* Schrader, welches sich als Unkraut auf
Leinfeldern findet, ferner mit Samen von *Chenopodium*-Arten, *Silene*-Arten,
sind leicht zu erkennen, indem diese Früchte mit den Leinsamen wenig Aehnlichkeit haben.

Bestandtheile. Der Leinsamen enthält circa 25 Proc. fettes trocknendes
Oel und 15 Proc. trocknen, dem Osmazom ähnlichen Schleim. Letzterer reagirt
sauer, wird durch Weingeist in weissen flockigen Striemen gefällt und giebt
mit Bleizucker und Bleiessig weisse Niederschläge.

Pulverung. Aufbewahrung. Von dem bei 25 bis 35⁰ C. getrockneten
Leinsamen dürfen nicht zu grosse Mengen des Pulvers angefertigt und auf-
bewahrt werden, weil dieses einen ranzigen Geruch und Geschmack annimmt.
Es wird ein Vorrath von 300 bis 500 g in einem Apothekengeschäft von

mittlerem Umfange genügen. Eine Selbstentzündung des Leinsamenmehles, wie solche schon beobachtet ist, tritt bei so geringen Mengen nicht ein, andererseits conservirt sich dasselbe in gut geschlossenen Weissblechgefässen am besten. Ein ranzig riechendes Pulver dispensire man nicht.

Unter dem Namen Leinmehl, *Farina Lini* (in Pulver verwandelter Leinsamen), sollte nicht, wie es häufig Gebrauch ist, Leinkuchenpulver (Bd. II, S. 480) dispensirt werden, im pharmaceutischen Handverkauf jedoch kann unter der Bezeichnung Leinmehl das Pulver der Leinkuchen verabfolgt werden. Zu Speciesmischungen für den innerlichen Gebrauch wird der Leinsamen ganz, d. h. nicht zerquetscht verwendet.

Anwendung. Das Pulver der Leinsamen wird zu erweichenden, schmerzlindernden Umschlägen gebraucht. Für den innerlichen Gebrauch und zu Injectionen kommen Leinsamenschleim und Leinsamenabkochung vor.

Leinsamenschleim, *Mucilago Lini seminis*, bereitet man zweckmässig durch Uebergiessen der ganzen Leinsamenkörner mit der 50-fachen Menge lauwarmen Wassers und eine halbstündige Maceration, die Leinsamenabkochung, *Decoctum Lini seminis*, aus 1 Th. des ganzen (nicht zerquetschten) Samens und 25 Th. heissem Wasser unter einer halbstündigen Digestion im Dampfbade.

Da Umschläge auf zarte Körpertheile nachtheilige Wirkungen äussern, wenn das Leinsamenpulver ranzide geworden ist, so hat man ein Leinsamenpulver, welches mittelst Schwefelkohlenstoffes entölt ist (*Semen Lini pulveratum exoleatum*), empfohlen. Für diese Fälle wird der Apotheker auch ein frisches Leinsamenpulver herstellen lassen, wenn der Arzt es verlangt. Das entölte Pulver würde einen 4fachen Preis beanspruchen, was dem Publikum wieder nicht angenehm sein dürfte. Im Falle entöltes Pulver verlangt wird, kann man Placentae Lini in Pulver verwandeln und auf dem Verdrängungswege mit Aether oder Schwefelkohlenstoff extrahiren, in einer Weise, wie oben unter *Secale cornutum* (S. 598) angegeben ist.

Semen Myristicae.

Muskatnuss. Nux moschata; Nuces moschatae; Nucista.
Muscade; Noix de muscade. Nut-meg.

Die Samenkerne der *Myristica fragrans*. Sie sind stumpf-eiförmig oder annähernd kugelig, ungefähr 3 cm lang und fassen höchstens 2 cm im Durchmesser. Der etwas weniger convexe Theil der Oberfläche, welche bräunlich und mit einem hellgrauen Pulver bestreut und runzelig ist, pflegt von einer seichten Furche durchzogen zu sein. Die Schnittfläche ist durch das Eindringen brauner Streifen in das weisse mehlige Gewebe ungleichmässig gefeldert oder gefleckt. Geruch und Geschmack sind gewürzhaft.

Myristica fragrans Houttuyn. Muskatbaum.
Synon. *Myristica moschata* Thunberg.
Fam. **Myristiceae.** Sexualsyst. **Dioecia Monadelphia.**

Der Muskatnussbaum, *Myristica fragrans* Houttuyn, (spr. hauttein), liefert die Muskatblüthe, Macis, und die Muskatnuss. Letztere ist der von der lederartigen braunen Samenschale und den Samenmantel (*Macis*) befreite

Samenkern. In bester Qualität wird sie von den Molucken gebracht. Sie ist
rundlich oder etwas länglich rund, 2—2,6 cm lang, 1,3—2 cm dick, an dem
einen Ende mit einer dem Nabel entsprechenden Erhabenheit, am anderen
mit vertieftem Hagelfleck (*chalāza*), beide durch eine Furche verbunden,
schwer, auswendig hellaschgrau oder bräunlich weiss (mit Kalk bestäubt),
unregelmässig leicht gefurcht oder netzartig gerunzelt, innen aber dicht, röthlich oder gelbbraun, mit geaderter Zeichnung, mehr oder weniger bräunlich.

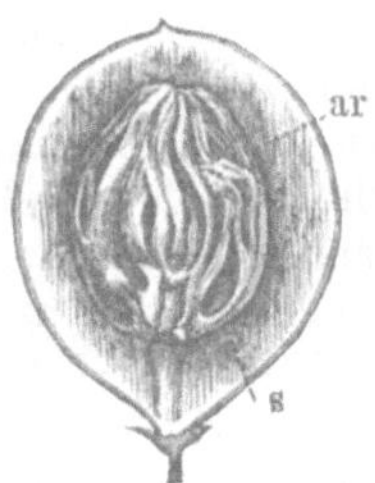

Beerenartige Frucht der Myristica fragrans (²|₄ Grösse,
das Pericarpium im Längsdurchschnitt). *ar* Samenmantel (arillus), *s* Samen.

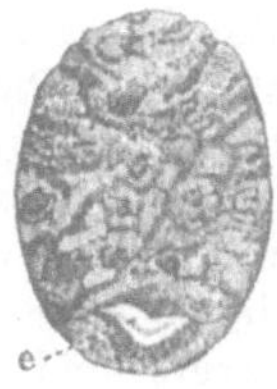

Samen der Myristica fragrans, im Längsdurchschnitt,
das ölig-fleischige orange-gelbe, durch eindringende
braune Strahlen marmorirte Albumen *(albumen
ruminatum)* zeigend. *e* Embryo.

weiss marmorirt, glänzend wie mit Oel getränkt, von bitterlichem, sehr gewürzhaftem, erwärmendem, fettigem Geschmacke, und von starkem, angenehm
gewürzhaftem Geruche. Verwerflich sind sehr glatte oder durchlöcherte oder
wurmstichige, angefressene, leicht zerbrechliche, innen hohle, schwach
riechende Nüsse (Rompennüsse) oder aussen dunkelfarbige Nüsse. Ebenso
auch die sogenannten wilden oder männlichen Muskatnüsse, welche vorzugsweise von der Insel Bourbon versandt werden und von *Myristica fatua*
HOUTTUYN herkommen. Diese Nüsse sind weit länger (3—4 cm lang) als dick
und auch grösser. Ihr Geschmack und Geruch ist etwas schwächer. Die
echten Muskatnüsse pflegt man auch wohl zum Unterschiede weibliche zu
nennen. Die Prüfung der Muskatnüsse auf Güte lässt sich am einfachsten
vermittelst ihres spec. Gewichtes ausführen. Man macht eine kalte Lösung von
1 Th. ausgetrocknetem Kochsalz in 8 Th. Wasser, deren spec. Gewicht bei
15° = 1,080 ist. Nüsse, welche in dieser Lösung nicht ganz untersinken,
sind nicht besonders, die aufschwimmenden sogar ganz verwerflich. Das
spec. Gew. der besten Nüsse erreicht 1,100, das der mittleren Sorte fast 1,090.
Die beste Sorte müsste demnach schon in einer Lösung aus 1 Th. Kochsalz
in $7\frac{1}{3}$ Th. Wasser untersinken.

Die Muskatnüsse werden in Blech- oder Glasgefässen aufbewahrt. Das
Pulver daraus bereitet man im Winter und hebt es in kleinen, gut verstopften
Glasflaschen auf.

Bestandtheile. 500 Theile Muskatnüsse enthalten nach BONASTERE:
stearinähnlichen Körper 120, ein butterähnliches gefärbtes Elain 38, flüchtiges
Oel 30, Säure 4, Satzmehl 12, Gummi 6, holzigen Rückstand 270 (Verlust 20).
Durch Destillation gewinnt man aus den guten Nüssen $\frac{1}{30}$—$\frac{1}{20}$ flüchtiges
Oel. Das Stearopten dieses Oels ist von JOHN Myristicin, von GMELIN
Muskatkampfer genannt worden. Extrahirt man das fette Oel der Nüsse
mit kaltem Weingeist, so hinterbleibt ein weisses Fett, Myristin (myristicin-
saures Glycerid).

Geschichtliches. Die Muscatnüsse und Muscatblüthen scheinen schon vor
Chr. Geburt nach Griechenland und Italien gebracht worden zu sein, denn
PLAUTUS (Römischer Komiker, geb. 254 v. Chr.) macht im 3. Acte seines

Pseudolus (Betrüger) Bemerkungen, welche sich auf dieses Gewürz beziehen lassen. In den Schriften des SCRIBONIUS LARGUS, DIOSCORIDES, PLINIUS werden *Macer*, *Macas*, *Macir* erwähnt, womit wohl die Muscatnuss oder Muscatblüthe gemeint sein dürfte. Die von den Arabern nach Kleinasien und Constantinopel später gebrachten „Indischen Nüsse" sind jedenfalls die *Nuces moschatae* gewesen.

Anwendung. Die Muskatnüsse sind selten Bestandtheile der Medicamente. Sie gelten als ein aromatisches Stimulans. In der Küche der Hauswirthschaft werden sie als Gewürz gebraucht. Die Dosis ist auf 0,5 — 1,0 — 1,5 g zu bemessen. Zu Cataplasmen und Zahnlatwergen ist stets mittel-feines Pulver zu verwenden.

Semen Papaveris.

Mohnsamen. Semen Papavĕris. *Semence de pavot*; *Pavot blanc*. *Poppy seeds*.

Die Samen von *Papaver somniferum*. Sie sind weisslich, nierenförmig, 1 mm lang, mit stark convexen, zierlich und netzförmig genervten Seiten. Die dünne zähe Samenhaut schliesst ein weisses Stärkemehl-freies Gewebe des Eiweisskörpers und des Keimes ein, welches von mild-öligem Geschmacke ist.

Papaver somniferum, varietas **album** LINN. Weisser Mohn.
Synon. *Papaver officinale* GMELIN.
Fam. **Papaveraceae.** Sexualsyst. **Polyandria Polygynia.**

Die Samen der weissen oder Persischen Spielart, dieser bei uns überall cultivirten Pflanze, sind kleine, nierenförmige, weissliche, netzadrige, geruchlose Körner von süsslich fettem Geschmacke. Sie enthalten fast 50 Proc. fettes trocknendes Oel, 15 Proc. Proteïnsubstanz, 20 Proc. gummiähnlichen Stoff. Man bewahrt sie in hölzernen Gefässen. Der blaue Mohnsamen ist dem weissen übrigens ähnlich, nur mit einer schwärzlichen Samenhaut bedeckt. Die völlig reifen Samen werden (im August) gesammelt und der Vorrath davon alljährlich erneuert. Der weisse Mohnsamen enthält keine narkotischen Stoffe, wohl aber der blaue, wenn auch nur in sehr entfernten Spuren.

Sind die Samen über ein Jahr alt, so müssen sie nothwendig durch Samen frischer Ernte ersetzt werden. Durch das Alter werden sie nicht nur sehr hart, sie nehmen auch einen ranzigen Geschmack an.

Pap.
1. Mohnsamen. Lupenbild.
2. Höhendurchschnitt eines Mohnsamens. *h* Aussensamenhaut, *a* Albumen, *c* Samenlappen, *w* Würzelchen.

Der Mohnsamen wird nur ganz (zu Emulsionen), nie gepulvert angewendet.

Semen Sinapis.

Schwarzer Senfsamen.   Semen Sināpis; Semen Sinapĕos nigrae.
Moutarde noire.   *Mustard seeds.*

Die Samen der *Brassica nigra.* Durch die dünne kleienartige braune,
oft graue Samenhaut lässt sich das in die Rinne der gefalteten Keim-
lappen aufwärts gebogene Würzelchen erkennen. Die netzadrigen gru-
bigen Samen sind beinahe kugelig und halten 1 mm im Durchmesser.
Beim Kauen schmecken sie anfangs mild ölig, schwach säuerlich, hierauf aber brennend scharf. Diese Schärfe dunstet stark hervor aus der
gelblichen, sauer reagirenden Emulsion, welche durch Reiben des Senfsamens mit Wasser hergestellt wird. Wird der gepulverte Samen mit
der 50-fachen Menge Wasser gekocht, so darf das erkaltete Filtrat auf
Zusatz von Jod sich nicht blau färben.

Brassica nigra KOCH. Schwarzer Senf.
Synon. *Sinapis nigra* LINN.
Fam. **Cruciferae.** Sexualsyst. **Tetradynamia Siliquosa.**

Diese einjährige Crucifere wächst zwar durch ganz Europa wild, dennoch
wird sie behufs der Ernte ihrer Samen viel, besonders im westlichen Deutschland und Holland, angebaut.

Der trockne Samen ist oval rundlich, circa 1 mm im Durchmesser, rothbraun, auf der Oberfläche fein netzadrig und feingrubig, innen eiweisslos und
gelb. Der Holländische schwarze Senf ist bei uns hauptsächlich im Handel
und, obgleich unansehnlich, eine vorzügliche Waare. Das Russische Senfmehl oder Sarepta-Senfmehl ist das (schöngelbe) Pulver der vom fetten
Oele befreiten und entschälten Samen von *Sināpis juncĕa* MAY. Es kann in
Stelle des schwarzen Senfmehls verwendet werden, ist jedoch nicht officinell.
Das Englische Senfmehl ist selten ein reines Senfpulver. Man hüte sich vor
einer Verwechselung mit den Samen von *Sinapis alba* varietas *seminibus
nigris*, so wie verschiedenen *Brassica*- und anderen Abarten. Diese sind weit
grösser (circa 2 mm im Durchmesser) und glatter, und entwickeln, mit Wasser
zerrieben, keinen scharfen Senfgeruch und Ge-
schmack. Die Samen von *Sinapis arvensis* L.
sind dunkler, eher etwas grösser und fast glatt
oder feiner punktirt als der schwarze Senfsamen.

Der schwarze Senfsamen ist fast kugelförmig,
1 mm dick, sehr feinnetzig oder grubig geadert,
rothbraun oder grau, eiweisslos. Der hakenförmig
gekrümmte Embryo besteht aus zwei Samenlappen,
welche am Mittelnerven zusammengefaltet sind.
Der innere Samenlappen ist dünner als der
äussere. Dieser letztere ist nach Aussen stark
gewölbt und das Würzelchen ruht innerhalb der
Falte des inneren Samenlappens.

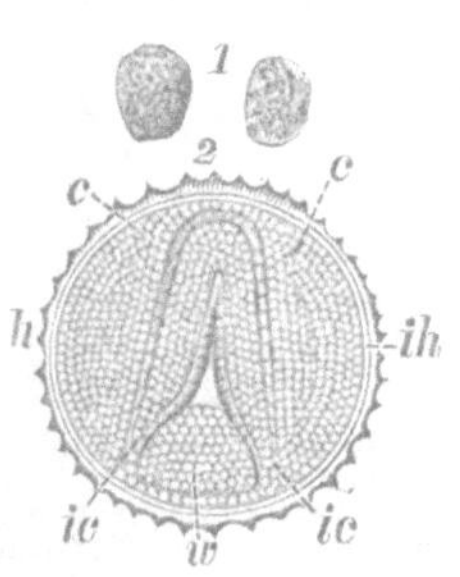

Sinap.

1. Zwei schwarze Senfsamen, Lupenbild. 2. Querschnittfläche. *h* äussere Semenhaut, *ih* innere Samenhaut, *c* äusserer Samenlappen, *ic* innerer Samenlappen, *w* Würzelchen.

Der schwarze Senf wird fast nur als grobes
Pulver, Senfmehl, gebraucht. Bei längerer
Aufbewahrung in dieser Form (nach 14 Tagen
circa) verliert er einen grossen Theil seiner Schärfe. Aus diesem Grunde

halte man nie zuviel gepulvert vorräthig. Das Pulver bewahrt man in gläsernen oder blechernen Gefässen. Durch Auspressen des fetten Oeles verliert der schwarze Senf nichts an Wirkung. Es wird daher auch

Semen Sinapis pulveratum exoleatum, Pulvis Sinapis concentratus, in grober und auch feiner Form von EUG. DIETERICH zu Helfenberg bei Dresden in den Handel gebracht. Dass dieses Pulver kräftiger und schneller wirkt ist erklärlich, denn das fette Oel repäsentirt in dem Senfsamenpulver einerseits ein Verdünnungsmaterial, andererseits deckt es die Samenpartikel gegen die Einwirkung des Wassers.

Der schwarze Senf enthält 20 Proc. fettes, als Speiseöl verwendbares Oel. Das flüchtige, reizende, schwefelhaltige Senföl bildet sich erst unter Einwirkung von Wasser aus Bestandtheilen des Senfes. Das Nähere hierüber sehe man unter *Oleum Sinapis* Bd. II, S. 428 nach.

Das Senfsamenpulver darf nicht zu alt sein, nicht bei starker Wärme getrocknet sein, nicht mit heissem Wasser angerührt werden, wenn es die die Haut rothmachende Schärfe gehörig entwickeln soll. Das einfache Anrühren mit lauwarmem Wasser und 15 Minuten Zeit der Ruhe genügen.

Die **Prüfung**, ob ein schwarzer Senfsamen des Handels keine erhebliche Mengen fremder Samen beigemischt enthält oder ob ein Senfpulver nicht zu alt und daher zur Verwendung als Rubefaciens unbrauchbar ist, besteht einfach darin, dass man ca. 3 g des Samens in einem Mörser zerreibt und das Pulver mit etwas Wasser zu einem Brei mischt, den man nach Verlauf von 10 Minuten auf den Rücken der Hand legt. Im Verlaufe von circa einer Viertelstunde muss sich das bekannte brennende Gefühl auf der Haut einfinden oder der Brei muss den Geruch nach Senföl stark entwickeln.

Den ganzen Senfsamen kann man auch nach seiner resp. Schwere prüfen. Auf Schwefelkohlenstoff muss er schwimmen und von je 20 Körnchen darf nur ein Körnchen untersinken. In Salzsäure von 1,124 spec. Gewicht muss $3/4$ der Körnermenge untersinken und nur $1/4$ am Niveau verbleiben. Wenn sie alle untersinken, so ist die Waare um so besser. Die sogenannten tauben Körner schwimmen nämlich am Niveau. Um eine Scheidung von Sand oder Schieferpulver von den Samen zu erreichen, ist Chlorform anzuwenden, in welchem die mineralischen Beimischungen, auch Stärkemehlsubstanzen zu Boden sinken, während der Samen am Niveau verbleibt. Stärkemehlhaltige Substanzen werden durch Jodlösung angezeigt. Ferner giebt das Gewicht der Körnerzahl auch einen Anhaltspunkt. 100 Körnchen guter Waare wiegen 0,11—0,12 g, wenn noch junger Samen vorliegt, bis 0,13 g. Ein Gewicht von 0,15 g deutet schon auf eine Beimischung von Samen der *Brassica sativa* und anderer Samen.

Das Pulver oder die zerriebenen Samen lassen sich chemisch prüfen, indem man das Pulver in einem kleinen Schälchen mit gleichviel lauwarmem Wasser mischt, eine Scheibe Filtrirpapier auflegt, so dass dieselbe 0,5—0,7 cm vom Niveau des Breies entfernt liegt, in die Mitte des Papiers 1—2 Tropfen dünner Silbernitratlösung giebt uud nun einen Trichter überstülpt, so dass der Rand des Trichters auf dem Rand des Schälchens ruht und dadurch das Papier dicht schliessend angedrückt wird. Die Operation geschieht an einem schattigen Orte. Nach Verlauf von genau einer Stunde (bei gewöhnlicher Temperatur) muss die genässte Stelle des Papiers gebräunt sein. Tritt eher starke Bräunung ein, so ist dies ein gutes Zeichen. Um Irrthum auszuschliessen, nässt man von demselben Papier ein Stückchen mit der Silberlösung und legt es an einen finstern Ort. Manches Papier bräunt sich nämlich von selbst mit der Silberlösung benetzt. Der Brei muss dann schliesslich noch stark nach Senf riechen und blaues Lackmuspapier röthen.

Anwendung. Der schwarze Senfsamen wird nur in Pulverform zur Darstellung von sogenannten Senfpflastern gebraucht. Das grobe Pulver wird mit lauwarmem Wasser zu einem weichen Breie angerührt und das Senfpflaster ist bereitet. Muss es in der Apotheke bereitet und auf Leinen aufgestrichen werden, so ist es zweckmässsig, eine nur geringe Menge Roggen- oder

Weizenmehl hinzuzumischen, um der Masse Tenacität zu geben. Vor der Application wird dann das Pflaster mit Wasser befeuchtet, worüber der Bote zu instruiren ist. 100 Th. Senfpulver erfordern 75 Th. Wasser, oder 10 g erfordern 7,5 ccm Wasser um einen dicken Brei zu bilden.

An manchen Orten ist das Publikum noch gewöhnt, kleine Mengen Senfteig oder Senfpflaster in der Apotheke zu fordern. Für diesen Fall ist das Vorräthighalten folgender Mischung bequem: Man mischt 140 g grobes Senfpulver mit 100 g kaltem destillirtem Wasser und nach Verlauf einer halben Stunde (nicht eher) mischt man ein fertiges Gemisch aus 20 g Senfspiritus, 30 g Glycerin und 15 g Wasser hinzu. Die Signatur ist *Cataplasma sinapinatum*. Dieses Gemisch schimmelt nicht und lässt sich circa zwei Wochen in guter Verfassung aufbewahren. Das Aufbewahrungsgefäss ist ein Porcellantopf mit porcellanenem Deckel. Der Gebrauch des Senfcataplasma als Rubefaciens datirt erst vom Anfange dieses Jahrhunderts. Heute hat das Senfpapier den Senfteig ziemlich verdrängt, viele Aerzte geben aber dem Senfteige den Vorzug.

Das mit Wasser angerührte Pulver des schwarzen, aber nicht entölten Senfes ist ein excellenter Geruchzerstörer, besonders zur Beseitigung des Moschusgeruches, welchem Ammon zu Grunde liegt. Der Dunst des Senföles bindet das Ammon und wirkt somit auf Moschusgeruch vernichtend. Gerüche saurer Natur vermag Senföldunst nur schwer zu zerstören, das Pulver des schwarzen Senfes wurde aber auch von F. Schneider (pharm. Centralh. 1877, S. 118) als ein Zerstörer vieler unangenehmer saurer Gerüche, wie des Baldrians, Thrans etc. empfohlen. Zur Reinigung der Geräthschaften von diesen Gerüchen soll man etwas des Pulvers mit Wasser mischen etc.

Semen Strychni.

Krähenaugen; Brechnuss; Strychnossamen. Nux vomĭca; Nuces vomĭcae. *Noix vomiques. Poison-nuts.*

Die scheibenförmigen, häufig verbogenen Samen von *Strychnos Nux vomica*. Ihr Durchmesser beträgt 25 mm und ihre Dicke erreicht höchstens 5 mm. Sie sind mit weichen, graugelben, bisweilen grünglänzenden Haaren besetzt. Die in Wasser eingeweichten Samen können im Verlaufe der oft zugeschärften Randlinie in die beiden Hälften des hornartigen, stärkemehlfreien Eiweisskörpers gespalten werden, welche Hälften zwei dünne, 5 mm lange Samenlappen und ein keulenförmiges Würzelchen einschliessen. Die Strychnossamen sind von sehr bitterem Geschmacke.

Vorsichtig aufzubewahren. Stärkste Einzelgabe 0,1 g, stärkste Tagesgabe 0,2 g.

Strychnos Nux vomica Linn.
Fam. **Strychnaceae.** Sexualsyst. **Pentandria Monogynia.**

Dieser auf der Küste von Koromandel, auf Ceylon, Malabar einheimische Baum oder baumartige Strauch hat Früchte von der Grösse einer Orange mit fester, glatter, gelber Schale und mit gallertartigem saurem essbarem Fleische gefüllt. Sie enthalten 8—15 Samen, welche getrocknet unter dem Namen Brechnüsse oder Krähenaugen in den Handel kommen. Diese sind rund scheibenförmig, zuweilen etwas verbogen, ungefähr 2,3 cm breit, 2,5—4,5 mm dick, auf beiden Seiten flach, am Rande leistenartig verdickt, im Mittelpunkt mehr oder weniger deutlich genabelt, graugelb, überzogen mit einem dichten Filze, bestehend aus seidenglänzenden kleinen, von der Mitte nach der Peripherie zu anliegenden Haaren, mit fest ansitzender Samenschale, sehr hartem, hornartigem, weissem Eiweisskörper, durch eine fast bis zur Peripherie verlaufende Spalte, der Flächenausdehnung nach, so in 2 Hälften getrennt, dass

diese nur an der Peripherie zusammenhängen. Der Geschmack ist sehr bitter.
Im Handel existiren verschiedene Sorten, nach ihrem Herkommen benannt.
Von diesen steht die Bombay-Waare oben an. Ihr Aussehen, die seiden-

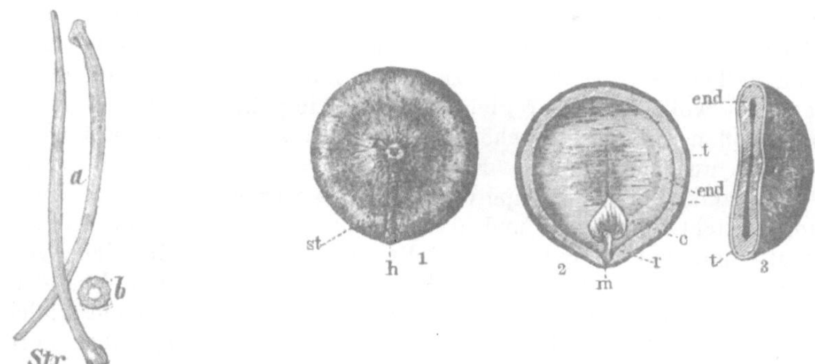

a Haar vom Strychnossamen. 70-fache Lin.-Vergr. b Durchschnittfläche.

Semen Strychni. 1. Samen in natürl. Grösse. h Nabel (hilum), st Samenschwiele (strophiŏla), z innerer Nabel (chalaza). 2. Der Same im Längsdurchschnitt, m Nabel und Micropyle, r Wurzelchen, c Kotyledonen, t Samenhaut (testa), end Inneneiweiss. 3. Querdurchschnitt.

artige Behaarung ist eine kräftigere, auch der Alkaloïdgehalt ist der stärkere,
3,3—4 Proc. Die Cochinchina-Waare (Cochin-Strychnos) zeigt eine etwas
geringere Behaarung und der Alkaloïdgehalt schwankt zwischen 3,0 und 3,5
Proc. Die Madras-Waare ist unbedeutend behaart und auch weniger
kräftig in ihrem Aussehen. Ihr Alkaloïdgehalt schwankt zwischen 2,6 und
3,3 Proc. Eine vierte unbenannte (wahrscheinlich durch Aussuchen der
schlechteren Samen gesammelte) Waare bestand aus stark verbogenen und
unbedeutend behaarten Samen. Ihr Alkaloïdgehalt wurde zu 2,7 Proc. befunden (Dunstan).

Aufbewahrung. Der Strychnossamen ist giftig. Er wird mit Vorsicht
neben anderen narkotischen Stoffen geraspelt, grob- und feingepulvert, das
Pulver in geschlossenen Flaschen aufbewahrt.

Pulverung. Das Pulvern der Strychnossamen ist wegen der zähen hornartigen Consistenz des Eiweisskörpers etwas schwierig, und die meisten Apotheker entnehmen daher die geraspelte und gepulverte Droge von dem Drogisten. Da der Preis der gröblich zerkleinerten Samen den zweifachen, der
feingepulverten selbst den fünffachen Preis der rohen Droge erreicht, so liegt
auf der einen Seite der Vortheil der Selbstzerkleinerung auf der Hand, auf
der anderen Seite ist der Werth als Medicament wohl zu beachten. Die zerkleinerte Form lässt Verfälschung zu, und am Ende weiss man nicht, in welcher
Art und durch welche Mittel die Zerkleinerung bewirkt wurde. Die Einen
weichen zuerst die Brechnüsse in Branntwein oder Wasser ein und trocknen
sie hierauf, die Anderen wenden eine zu starke Hitze zum Trocknen an oder
rösten sie wohl gar, Andere wieder weichen sie in heissem Wasser ein und
entfernen die Samenhaut oder überziehen sie mit Traganthschleim und trocknen
sie dann. Diese und vielleicht noch andere Manipulationen verdünnen oder
entziehen zum Theil dem Samen wirksame Stoffe oder verändern diese in
ihrer Beschaffenheit und Wirksamkeit. Die Schwierigkeit des Pulverns über-
windet man um vieles, wenn man die Samen in einem Siebe mehrere Stunden
der Einwirkung der Wasserdämpfe von 100⁰ aussetzt, bis sie gewissermassen
weich geworden sind. Dann zerstösst man sie zu kleinen Stücken, welche

man scharf trocknet und in ein feines Pulver verwandelt. Man erreicht auch
denselben Zweck, wenn man die Samen einige Tage in den Trockenofen legt,
dann im Stossmörser in der Art durchstösst, dass sie theils zerbrechen, theils
Risse bekommen. Nun bringt man sie in die Hitze eines Wasserbades, indem
man sie in einen Kessel des sogenannten Dampfapparats schüttet und zuweilen
umrührt. Hier trocknen sie in ein Paar Tagen so vollständig, dass ihre Pulverung aufhört eine schwierige zu sein. Zuerst stösst sich die Samenhaut ab,
welche ein wolliges Pulver giebt. Wenngleich dieselbe nichts von den wirksamen Stoffen enthält, so gehört sie dennoch zu dem groben Pulver, welches
die Samen ausgeben sollen. Ein Entfernen dieses wolligen Pulvers, wodurch
die Wirksamkeit des Samenpulvers vermehrt werden würde, ist von der Pharmakopoe nicht angedeutet und daher auch im Anfange der Pulverung nicht
statthaft, und erst am Schlusse der Pulverung wird der im Siebe verbleibende
wollige Theil beseitigt. Eine Scheidung der gepulverten Masse durch das
Sieb in feines und grobes Pulver ist auch ebensowenig erlaubt, vielmehr muss
die Art der Pulverung bis auf den letzten Rest durchgeführt werden. Bei
dem Abschlagen des feineren Pulvers bleibt der ganze haarige oder wollige
Theil zurück und er wird dann in eine Feuerung geworfen, um ihn sicher zu
beseitigen. Die Selbstbereitung des Pulvers der Strychnossamen
ist, wie aus den gemachten Bemerkungen folgt, eine Pflicht des Apothekers, obgleich sie von der Pharmakopoe nicht gefordert wird. Dass ein
Apotheker das Pulver von einem anderen gewissenhaften Apotheker kaufen
darf, unterliegt keinem Bedenken. Das Strychnossamenpulver hat eine
hellgrüne Farbe. Eine schmutzig graue oder eine bräunliche deutet auf
schlechte Bereitung oder verwerfliche Beimischungen, zu welchen verschiedene
bittere Stoffe, sowie auch die gepulverte schwarze und weisse Niesswurz gehören. Die längere Berührung des Pulvers mit der blossen Haut ist bei manchen Personen nicht ohne Einwirkung, indem dadurch Blasen oder Ausschlag
hervorgebracht werden. Beim Pulvern hat der Stösser sich zu hüten, von
dem Staube aufzuathmen.

Bestandtheile der Strychnossamen. Sie bestehen in 2—3 Alkaloïden von sehr
giftiger Wirkung, nämlich in dem Strychnin, Brucin und Igasurin, dann
einem festen, in der Wärme flüssigen Oele (4 Proc.), einem in Weingeist und
einem in Aether löslichen Harze, Zucker (5—6 Proc.), Extractivstoff, Eiweiss,
Igasursäure. Dunstan und Short fanden 1877 in der Bombay-Waare 3,46,
in ordinärer 3,14, 1883 aber 3,9 Proc. Alkaloïd, in der Cochin-Waare 1877
gegen 3,04, 1883 sogar 3,6, Proc., 1877 in der Madras-Waare 2,74 und 1883
sogar 3,15 Proc. Alkaloïd. In einer gepulverten Waare fanden sie 3,57 Proc.,
während Dragendorff als höchsten Gehalt nur 2,88 Proc. antraf. Im Allgemeinen nimmt man den Gehalt zu 2—2,6 Proc. an. Strychnin umfasst meist
$^2/_3$, Brucin $^1/_3$ der Alkaloïdmenge (Hager).

Die Alkaloïde scheinen an Igasursäure gebunden zu sein. Igasurin
hat Desnoix erkannt, doch andere Chemiker vermochten diese Base, vielleicht
ein Uebergangsalkaloïd zwischen Strychnin und Brucin oder auch ein Gemisch
derselben, nicht aufzufinden, während Schützenberger das Igasurin sogar als
ein Gemenge von 9 verschiedenen Alkaloïden erkannt haben will. Dieser
Chemiker hält auch das Strychnin für ein Complex von 3 Alkaloïden.

Eine quantitative Bestimmung der Alkaloïde ist leicht, insofern dieselben
aus der stark schwefelsauren Lösung durch Pikrinsäure scharf gefällt werden.
1,0 g Pikrinat entsprechen annähernd 0,62 Alkaloïd (Strychnin und Brucin).

Geschichtliches. Serapion (zu Alexandrien) oder dessen Sohn Johann
(Arzt zu Bagdad im 9. Jahrh.) soll den Strychnossamen zuerst als Arzneisub-

stanz angewendet haben. Vordem vergiftete man die wilden Thiere damit. Die alten Araber sollen ihn gegen Schlangenbiss angewendet haben. In Deutschland beschrieb zuerst VALERIUS CORDUS (1540) dieses Mittel. Bis Ende des 18. Jahrh. wurde es nur selten und mit grosser Vorsicht angewendet, bis HANNSTRÖM es gegen Dysenterie empfahl und HUFELAND damit schöne Heilerfolge erzielte. MATTHIOLUS (in Rom 1520) berichtet zuerst über den Tod einer Frau in Folge dieses Mittels. FOUQUIER brachte es besonders in Aufnahme, indem er aus den Experimenten MAGENDIE's und DELILE's den Schluss zog, dass es in den Krankheiten, in welchen die willkürliche Bewegung fehlt (Lähmungen), wirksam sein müsse. Die Heilerfolge ergeben das Richtige dieser Auffassung.

Anwendung. Strychnossamen gilt als bitteres Tonicum, Tetanicum und Antiparalyticum. Man giebt ihn zu 0,025—0,05—0,075—0,1 g ein- bis zweimal den Tag über bei Verdauungsschwäche, Magenkrampf, nervösem Erbrechen, chronischen Magenkatarrhen, krampfhafter Verstopfung, Ruhr, Durchfall, Cholera, vielen Schwächeleiden der Urogenitalwerkzeuge, verschiedenen Leiden des Nervensystems, Neuralgien, Lähmungen. Die Wirkung bethätigt sich zuvörderst auf das Rückenmark unter Steigerung der sensibelen Nerven, bei grösseren Dosen Starrkrampf *(tetănus)* und den Tod herbeiführend. Die Pharmakopoe normirt die Dosis maxima zu 0,1, die Gesammtdosis auf den Tag zu 0,2 g. Im Klystir giebt man den Strychnossamen zu 0,2—0,4—0,6 g. Hier wäre die Dosis maxima wohl zu 0,5 g anzunehmen.

Pferden und Rindern wird der gepulverte Strychnossamen zu 2,0—2,5—3,0 g zwei- bis dreimal täglich gegeben, kleineren Hausthieren in ähnlichen Gaben wie bei Menschen. Für Thiere, welche blind zur Welt kommen, ist der Strychnossame ein sehr heftiges Gift.

Als Antidote gelten Magenentleerung, Chloralhydrat, Kaffee, Gerbstoffe. Zu Infusen und Decocten ist stets das grobe Pulver zu verwenden.

Species.

Theegemische.   Species.

Die Substanzen, welche zur Darstellung der Species Verwendung finden, sind durch Zerschneiden oder Raspeln oder auch durch Zerstossen möglicht gleichmässig zu zerkleinern. Das beim Zerkleinern entstehende feinere Pulver ist zu beseitigen.

Bei den Theegemischen, aus welchen Aufgüsse und Abkochungen bereitet werden, sind Siebe mit 4—6 mm weiten Maschen anzuwenden, die Theegemische aber, welche zur Füllung von Kräutersäckchen verbraucht werden, wolle man durch Siebe, versehen mit 2—3 mm weiten Maschen, durchschlagen. Zur Darstellung von Umschlägen sind die Species in ein grobes Pulver zu verwandeln.

Kritik. Diese Anweisung existirte vordem nicht und gab die Vorschrift gewöhnlich an: *concisa, contusa (corpora)* für die Species zu Aufgüssen und Abkochungen ; *minutim concisa, contusa* für die Kräutersäckchen und *grosso modo pulverata* für die zu Umschlägen bestimmten Species. Diesen eingebürgerten Modus verlässt unsere Ph. und überlässt in den meisten Fällen dem Apotheker die Verwendungsart der Species zu errathen. Nach den pharmaceutischen Grundsätzen, welche wahrlich nicht von gestern ihr Entstehen herschreiben, soll jede Vorschrift genau angeben, was ihr zugehört. Wer könnte hieran eine Aussetzung machen? Durch das Vorgehen der Ph. statt *aqua destillata* nur *Aqua,* statt 90-proc. Weingeist nur *Spiritus* zu setzen, auch durch diese Species-Anweisung sehen wir die pharmaceutische Ordnung stellenweise derangirt. Der Receptar vermag nicht immer aus dem Recept die Verwendung der Species zu erkennen.

Species aromaticae.

Aromatische Kräuter.   Specĭes aromatĭcae; Species pro Cucŭpha.
Espèces aromatiques.   Aromatic herbs.

Pfefferminze, Quendel, Thymian, Lavendelblüthen, von
jedem zwei (2) Theile, Gewürznelken und Cubeben, von jedem
einen (1) Theil werden gemischt.

Die Kräuter und Blüthen sind in die feine Speciesform zu bringen und
Gewürznelken und Cubeben werden in grober Pulverform zugemischt. Dies
sind Species zu Kräutersäckchen. Die aromatischen Species werden in Glasgefässen, am besten in Blechgefässen aufbewahrt.

Species emollientes.

Erweichende Kräuter; Umschlagkräuter.   Species ad Cataplasma;
Pulvis emollĭens.   *Espèces émollientes; Farine émolliente.*
Herbs of emollient cataplasm (poultice).

Altheeblätter, Malvenblätter, Steinklee, Kamillen und
Leinsamen, von jedem einen (1) Theil. Sie werden zu einem groben
Pulver zerstossen gemischt.

Aufbewahrung in dicht geschlossenen Blechgefässen. Milbenfrass ist abzuhalten.

Species laxantes.

Eröffnungsthee; Gesundheitsthee; Saint-Germainthee; Species
laxantes St. Germain; Species purgativae. *Espèces purgatives;*
Thé de Saint-Germain; Thé de santé; Poudre de longue vie.
Laxative species; Tea of senna; Senna tea.

Sennesblätter sechszehn (16) Th., Fliederblumen zehn
(10) Th., Fenchel fünf (5) Th., Anis fünf (5) Th., gereinigter Weinstein vier (4) Th.
Zunächst feuchte man die zerschnittenen Sennesblätter (mit Wasser)
an, dann streue man den Weinstein möglichst gleichmässig darüber und
nun mische man. Nach dem Trocknen setze man die übrigen (Substanzen) hinzu.

Der St. Germain-Thee (spr. zengschermeng) ist ein beliebtes Volksmittel
geworden. Der heutige Thee unterscheidet sich von dem vordem officinellen
dadurch, dass er keine mit Weingeist extrahirten Sennesblätter enthält, welche
man für nicht Leibschneiden verursachend schätzte, und dass man den Weinstein erst beim Dispensiren zumischte.
Zur Befeuchtung von 160g Sennesblätter in kleiner Form geschnitten

(nicht die käuflichen kleingeschnittenen Sennesblätter) genügen 80 ccm destill. Wasser, welchem man noch 6g Gummischleim zuzusetzen pflegt. Die durch Rühren und Drücken in den Händen gut und gleichmässig gefeuchteten Sennesblätter werden in fingerdicker Schicht ausgebreitet und nun darüber der gepulverte Weinstein mittelst eines sogenannten Theesiebes gleichmässig ausgestreut, aufgedrückt, dann sanft durch Rühren gemischt und nun am lauwarmen Orte trocken gemacht, um schliesslich die Fliederblumen in klein geschnittener Form, die Samen aber nur oberflächlich contundirt beizumischen.

Diese Theemischung ist in Glasgefässen aufzubewahren und vor dem Einfassen, so wie vor der Dispensation jedes Mal umzuschütteln.

1 — 2 gehäufte Theelöffel der Species reichen zu einer Tasse heissen Wassers aus. Nach halbstündigem Stehen wird durch ein Theesieb gegossen und die Colatur getrunken. Diese Species verdanken wir der Französischen Pharmacie, die heutige Vorschrift schliesst sich jedoch in der Weise der Darstellung dem als Geheimmittel vorkommenden Hamburgerthee an. Vielleicht wird nun dadurch dieses Geheimmittel beseitigt.

Species Lignorum.

Holzthee; Blutreinigungsthee. Specĭes ad decoctum Lignōrum; Species Guajăci compositae. *Espèces sudorifiqes*. *Species of wood-drink*.

Guajakholz fünf (5) Th., Hauhechelwurzel drei (3) Th., mundirtes Süssholz und Sassafrasholz, von jedem ein (1) Th., mische man.

Dieser Holzthee ist von grober Speciesform laut Angabe der Ph. sub *Species*, obgleich hier die feinere Speciesform dem Zwecke mehr entspricht.

Species pectorales.

Brustthee. Species ad Infūsum pectorāle; Species Althaeae compositae. *Espèces pectorales*; *Fleurs pectorales*. *Cough-species*; *Pectoral tea*.

Altheewurzel acht (8) Th., Süssholzwurzel drei (3) Th., Veilchenwurzel ein (1) Th., Huflattigblätter vier (4) Th., Wollblumen und Anis, von jedem zwei (2) Th., mische man.

Spiritus.

Weingeist; Spiritus. Spiritus Vini rectificatissĭmus; Alcŏhol Vini. *Alcohol réctifié*. *Réctified spirit*.

Farblose, klare, flüchtige, leicht entzündliche, mit wenig leuchtender Flamme brennende, neutrale, eigenthümlich riechende und brennend schmeckende Flüssigkeit.

Ihr spec. Gewicht sei 0,830—0,834, welches einem Gehalte von 91,2—90 Volumentheilen (Aethyl-)Alkohol entspricht.

Der Weingeist muss sich in jedem Verhältnisse mit Wasser mischen lassen, ohne dass Trübung entsteht. Werden 50 g, versetzt mit 10 Tropfen Aetzkalilauge, bis auf ungefähr 5 g eingedampft, so darf sich nach Uebersättigung mit verdünnter Schwefelsäure kein Geruch nach stinkendem Oele, welches in deutscher Sprache Fuselöl genannt wird, entwickeln. Gleiche Volume Schwefelsäure und Weingeist, vorsichtig in einem Reagircylinder übereinander geschichtet, dürfen keine rosenfarbige Zwischenzone entstehen lassen. Werden 10 g des Weingeistes mit 20 Tropfen der volumetrischen Kaliumhypermanganatlösung gemischt, so darf die rothe Farbe der Flüssigkeit sich nicht eher als nach längerer Zeit (nach 20 Minuten) in Gelb verwandeln. Der Weingeist darf weder durch Schwefelwasserstoffwasser, noch durch Aetzammon gefärbt, noch beim Verdunsten einen Rückstand hinterlassen.

Geschichtliches. Weingeistige Getränke sind seit den ältesten Zeiten gebraucht worden, aber die Abscheidung der weingeistigen Flüssigkeit durch Destillation (was man früher Brennen nannte) scheint erst den Arabern im 11. Jahrh. bekannt gewesen zu sein. Ein Arabischer Arzt, ALBUKASIS zu Cordova, erwähnt zuerst das Abdestilliren des Weingeistes aus dem Weine. Nach und nach wurde die Darstellung des Weingeistes, welcher hauptsächlich als Medicament diente, bekannter. RAIMUND LULL sagte von dem gebrannten vegetabilischen Lebensmerkur, dass er der letzte Trost des menschlichen Körpers sei. Er nannte den stärksten Weingeist Alkohol (das Feinste). Im 14. Jahrh. wurde der Branntwein, aus Wein destillirt, schon ein Genussmittel und bedeutender Handelsartikel. Später bereitete man den Branntwein aus Getreidesamen, und seit Einbürgerung der Kartoffel liefert dieser stärkemehlreiche Körper ein hauptsächliches Material zur Weingeistbereitung.

Bildung des Weingeistes oder Aethylalkohols ($C_2H_5 . OH$ oder C_2H_6O). Seine Darstellung beruht als Product der geistigen Gährung nach einer älteren Ansicht in dem Zerfallen des Traubenzuckers ($C_6H_{12}O_6$) unter Beihülfe eines Ferments, wie Hefe und anderer Proteïnkörper, in Weingeist (C_2H_6O) und Kohlensäureanhydrid (CO_2). — $C_6H_{12}O_6$ zerfallen in $2C_2H_6O$ und $2CO_2$. — Rohrzucker und andere Zuckerarten gehen nach jener Ansicht erst in Fruchtzucker über, ehe sie der Umwandlung in Weingeist und Kohlensäure unterliegen. Das theoretische Radical des Aethylalkohols, welcher ein einwerthiger Alkohol ist, bildet Aethyl, C_2H_5, der Aethylalkohol ist also das Hydroxyd $= C_2H_5 . OH$.

Nach PASTEUR's Versuchen sind die bei der weinigen Gährung auftretenden Substanzen, wie Weingeist, Propylalkohol, Butylalkohol, Amylalkohol, Kohlensäure, Glycerin, Bernsteinsäure, Produkte aus der Hefe, während deren Bildung und Wachsthum sie entstehen. Sie sind also nicht Umbildungstheile des Zuckers, sondern Zucker und die Proteïnkörper geben aus ihren elementaren Stoffen das Material zur Bildung, Entwickelung und zum Wachsthum der Hefezellen, und die Hefezellen sind die Erzeuger des Weingeistes, der Kohlensäure etc.

Darstellung. Der meiste Weingeist wird aus stärkemehlhaltigen Stoffen, wie Kartoffeln. Getreidesamen. erzeugt, indem man das Stärkemehl zuerst in Dextrin und dieses durch Einwirkung des Diastas in Fruchtzucker und Traubenzucker und endlich Zucker und Hefe in Weingeist umsetzt. Das Diastas bildet sich in grösster Menge beim Keimen der Gerstenkörner, daher zur Umwandlung des Stärkemehls in

Gummi und Zucker Gerstenmalz (im Keimungsprocesse unterbrochener Gerstensamen)
verwendet wird.

Die Darstellung des Weingeistes aus Getreide oder Kartoffeln zerfällt in zwei
Operationen. Die erste bezweckt die Umwandlung des Stärkemehles in Stärkegummi,
Invertzucker und Weingeist und besteht in dem Einmaischen und Gähren. Die
zweite Operation besteht in der Abscheidung des gebildeten Weingeistes durch Destillation. Das Einmaischen geschieht durch Anrühren oder Einteigen des geschro-
tenen Malzes nebst 3—4 Th. gemahlenen Getreidesamens mit warmem Wasser, um
das Stärkemehl in Zucker zu verwandeln, welcher Process durch allmähliches Zugiessen
von warmem Wasser (Gaarbrennen) unterstützt wird. Die zuckerhaltige warme
Flüssigkeit (Würze) wird durch Wasserzusatz abgekühlt (zugekühlt), damit die saure
Gährung nicht Platz greife und sie durch Zusatz von Hefe bei ungefähr 22° C. in die
weingeistige Gährungsthätigkeit versetzt werden kann. Die Gährung geht unter
Trübung und Schaumbildung vor sich. Aus der gegohrenen Flüssigkeit wird ein sehr
wässeriger Weingeist (Lutter) abdestillirt und dieser nochmals destillirt. Den bei
letzterer Operation zuerst übergehenden stärkeren Weingeist nennt man Vorlauf,
das später Destillirende den Nachlauf, das in der Destillirblase Zurckbleibende
Phlegma (Schlempe). Durch besondere Vorrichtungen (Dephlegmatoren), in welchen
die wässrigen Theile des aus dem Destillationsgefässe aufsteigenden Weingeistdampfes
Abkühlung und Verdichtung erfahren, so dass sie in das Destillationsgefäss zurück-
rinnen, der Weingeistdampf aber in das Kühlgefäss gelangt, wird eine Trennung
des stärkeren Weingeistes von dem wässrigen und auch die Beseitigung des Fuselöls,
welches noch weniger flüchtig ist als Wasser, erreicht.

Die Kartoffeln werden gekocht und zerrieben uud dann mit ¹/₂₀ Malz eingeteigt.
Das weitere Verfahren ist dem soeben angegebenen ähnlich.

Der gewonnene Weingeist ist ein Gemenge von Weingeist und Wasser, er enthält aber noch flüchtiges Oel (Fermentol) und andere riechende Stoffe, welche, je
nach den zur Weingeistbereitung verwendeten Materialien, verschieden sind und
durch Geruch und Geschmack das Geschlecht des Weingeistes verrathen Im Rum,
Cognac, Franzbranntwein sind die gedachten Stoffe von angenehmem Geruche und
Geschmacke. Unangenehm und widrig ist dagegen das Fuselöl des Weingeistes,
welchen man aus Getreide, Kartoffeln und Weintrestern bereitet. Das Entfuseln
geschieht durch Zusätze, wie Chlorkalk, Aetzkalk, fettes Oel, Seife, Kohle, über
welche der Weingeist abgezogen, abdestillirt wird. Diese Zusätze haben entweder
den Zweck, die lästigen Riechstoffe des Weingeistes zu zersetzen oder aufzunehmen.
Das Fuselöl ist nicht so flüchtig als der Weingeist und bleibt bei wiederholter
Destillation in der Wärme des Wasserbades in dem wässerigen Destillationsrück-
stande. Auch durch Zusatz von übermangansaurem Kalium werden die Fermentole
zerstört.

Weingeistabfälle. Im Handel bezieht man jetzt überall einen fuselfreien,
reinen Weingeist mit 90 Maassprocenten wasserfreiem Weingeistgehalte, so dass die
Darstellung eines reinen Weingeistes aus rohem kaum noch im pharmaceutischen
Laboratorium vorkommt, es sammeln sich aber eine Menge Weingeistabfälle an,
welche wieder brauchbar gemacht werden müssen. Im Allgemeinen lässt sich aus
diesen Weingeistabfällen kein reiner Weingeist abscheiden, wenn sie nicht zuvor
alkalisch gemacht und mit Holz- und Knochenkohle digerirt werden. Weingeistreste
aus der Bereitung der narkotischen Extracte enthalten sogar oft noch Spuren Alkaloïde,
wenn diese auch nach den Lehrbüchern der Chemie in der Wärme des kochenden
Wassers als nicht flüchtig bezeichnet sind. Es ist im Ganzen rathsam, den aus Wein-
geistresten dargestellten gereinigten Weingeist nur zu Spiritusarten, welche äusserliche Anwendung finden, zu verbrauchen. Will man einen rohen fuseligen Weingeist
reinigen, so verdünne man ihn mit Wasser auf ein spec. Gew. von 0,86—0,87, macerire
ihn 1—2 Tage unter bisweiligem Umrühren mit frisch gebrannter zerstampfter Holzkohle und destillire ihn aus dem Dampf- oder Wasserbade. Alle übrigen Entfuselungs-
mittel, wie Kalk, Chlorkalk, Seife, Oel etc. erfüllen unvollständig den Zweck oder
verändern den Weingeist.

Den Weingeist zu entwässern, bedient man sich des entwässerten geschmolzenen
Chlorcalciums, des Aetzkalks, kohlensauren Kalium, des trockenen essigsauren Kalium, des entwässerten schwefelsauren Kupfers. Von diesen wasserentziehenden Substanzen sind Chlorcalcium und Aetzkalk die wirksamsten, die anderen entziehen dem
Weingeist das Wasser nur bis zu einem gewissen Punkte. Behufs Darstellung des
absoluten Weingeistes im Grossen bedient man sich des Aetzkalkes, im Kleinen des
Chlorcalciums. Ein Theil frisch geschmolzenes und gepulvertes Chlorcalcium wird
in die Destillirblase, welche zwei Theile eines starken entfuselten Weingeistes enthält, geschüttet. Unter öfterem Umrühren stellt man einen Tag bei gut geschlossenem

Gefässe bei Seite, bringt dann die Blase in das Wasser- oder Dampfbad und destillirt, so lange etwas übergeht. Dem Blasenrückstand, welcher einen Theil des Weingeistes (in Stelle des Krystallwassers) hartnäckig zurückhält, giesst man etwas Wasser zu und destillirt, so lange (wässriger) Weingeist übergeht. Das Destillat aus der ersten Operation hat ungefähr ein spec. Gew. von 0,810. Man destillirt es in gleicher Weise, wie vorhin angegeben, nochmals über die Hälfte seines Gewichts geschmolzenen Chlorcalciums, fängt aber das zuerst übergehende $1/10$ und die zuletzt übergehenden $2/10$ für sich auf, da sie gemeiglich specifisch schwerer als die mittleren $7/10$ des Destillats sind. Bei der Destillation eines sehr starken Weingeistes mit 2 bis 5 Proc. Wassergehalt geht zuerst ein schwächerer Weingeist über, indem das Wasser zum Theil in dem Weingeistdampfe abdunstet. Obige $7/10$ des Destillats haben meist ein spec. Gew. von 0,798—0,800 bei 17,5° C. und enthalten circa 98,5 Volumprocente Weingeist. Um sie fast wasserfrei zu machen, müssten sie nochmals mit geschmolzenem Chlorcalcium behandelt werden.

Der im Handel als „absoluter Alkohol" vorkommende Weingeist, welcher durch Maceration mit Aetzkalk und Destillation entwässert ist, enthält 97—98 Volumprocente wasserfreien Weingeist. Um diesen Weingeist fast wasserfrei zu machen, macerirt man ihn 8—10 Tage mit Aetzkalk in nussgrossen Stücken und unterwirft ihn einer fractionirten Destillation, wie vorhin angegeben ist.

Die Weingeistdarstellung ist in den letzten 20 Jahren eine sehr umfangreiche aber auch in sofern eine verschiedene geworden, als man es versteht, Cellulose und ähnliche Stoffe, in Traubenzucker zu verwandeln. Man bereitet z. B. aus Stoffen, welche Lichenin, Inulin, Cellulose, Dextrin etc. enthalten, wie aus Flechten, Moosen, Holzsägespänen, Papier, Stroh, Heu, Blättern Weingeist. Es liegt sogar nicht fern, dass man auch einen mineralischen Weingeist im Grossen herstellen wird, denn BERTHELOT wies bereits (1855) nach, dass sich aus ölbildendem Gase (Aethylen, C_2H_4) und Wasser Weingeist bilden lasse, denn $C_2H_4 + H_2O = C_2H_6O$. Dazu kommt, dass sich Aethylen aus Acetylen (C_2H_2) und Wasserstoff bildet, Acetylen sich direct aus Kohlenstoff und Wasserstoff bilden lässt. Es sind damit also Wege angedeutet, auf welchen die Darstellung eines Mineralweingeistes möglich wird.

Aufbewahrung. Weingeist ist eine flüchtige und in der Wärme sich stark ausdehnende Flüssigkeit, welche an einem kühlen Orte (im Keller) und in Glasflaschen, die mit guten Kork- oder Glasstopfen verschlossen sind, aufzubewahren ist. Die Flaschen sind nie bis zum Halse voll zu füllen, auch stelle man nie volle Flaschen in einen wärmeren Raum, ohne sie zuvor zu öffnen und nur oberflächlich wieder mit dem Stopfen zu schliessen. Der Weingeist ist auch leicht entzündlich, wesshalb man das Einfassen desselben bei Licht zu vermeiden hat, und wenn es dabei doch geschehen muss, so stelle man das Licht mehrere Schritte entfernt.

In dem Dispensirraume dürfen Weingeist (*Alcohol*) und *Aqua* nicht neben einanderstehen, denn auch schon auf diesem Wege ist eine tödtliche Vergiftung in Folge der Verwechselung vorgekommen.

Eigenschaften. Der wasserfreie Weingeist, absoluter Alkohol, Aethylalkohol, bildet eine farblose, dünnflüssige, sehr bewegliche Flüssigkeit. Sein spec. Gew. ist bei 0° C. $= 0,8095$, bei 15,5° C. $= 0,7939$, bei 20° C. $= 0,792$. Er siedet bei 78° C. und erstarrt selbst nicht bei — 90° C. Sowohl der käufliche absolute Weingeist wie auch der officinelle 90-proc. Weingeist wirken genossen giftig, selbst tödtlich, mit Wasser verdünnt berauschend. Er besitzt eine starke Verwandschaft zum Wasser und nimmt dieses mit Begierde auf. Der Geschmack ist brennend, weil der Weingeist den feuchten Theilen des Mundes Wasser entzieht. Er ist leicht verbrennbar und verbrennt mit bläulicher, kaum leuchtender, nicht russender Flamme zu Kohlensäure und Wasser. Er ist ferner leicht entzündlich, auch sein Dampf. Seine Verbrennungswärme ist $= 7183$ Wärmeeinheiten (Petroleum entwickelt 11000 bis 12000 Wärmeeinheiten). Er wiedersteht der Fäulniss und Gährung, in Folge der Aufnahme des Wassers oder der Feuchtigkeit der der Fäulniss fähigen Stoffe. Beim Vermischen des Weingeistes mit Wasser entwickelt sich Wärme, und das Gemisch hat ein geringeres Volumen, als Wasser und Weingeist vor

Vergleichende Tabelle

welche den Gehalt an wasserfreiem Weingeist, sowohl dem Gewichte, als wie dem Maasse nach, in hundert Theilen Weingeist von bestimmtem specifischem Gewicht angiebt. (Nach STAMPFER).

Spec. Gewicht 15° C.	100 Maass enthalten		100 Gewichtstheile enthalten Weingeist	Spec. Gewicht 15° C.	100 Maass enthalten		100 Gewichtstheile enthalten Weingeist
	Weingeist	Wasser			Weingeist	Wasser	
1,0000	0	100	0,00	0,9328	51	52,73	43,47
0,9985	1	99,05	0,80	0,9308	52	51,74	44,41
0,9970	2	98,11	1,60	0,9288	53	50,74	45,37
0,9956	3	97,17	2,40	0,9267	54	49,74	46,33
0,9942	4	96,24	3,20	0,9247	55	48,74	47,29
0,9928	5	95,30	4,00	0,9226	56	47,73	48,26
0,9915	6	94,38	4,81	0,9205	57	46,73	49,24
0,9902	7	93,45	5,62	0,9183	58	45,72	50,21
0,9890	8	92,54	6,43	0,9161	59	44,70	51,20
0,9878	9	91,62	7,24	0,9139	60	43,68	52,20
0,9867	10	90,72	8,06	0,9117	61	42,67	53,19
0,9855	11	89,80	8,87	0,9095	62	41,65	54,20
0,9844	12	88,90	9,69	0,9072	63	40,63	55,21
0,9833	13	88,00	10,51	0,9049	64	39,60	56,23
0,9822	14	87,09	11,33	0,9026	65	38,58	57,25
0,9812	15	86,19	12,15	0,9002	66	37,54	58,29
0,9801	16	85,29	12,98	0,8978	67	36,51	59,33
0,9791	17	84,39	13,80	0,8954	68	35,47	60,38
0,9781	18	83,50	14,63	0,8930	69	34,44	61,43
0,9771	19	82,60	15,46	0,8905	70	33,39	62,50
0,9761	20	81,71	16,29	0,8880	71	32,35	63,58
0,9751	21	80,81	17,12	0,8855	72	31,30	64,64
0,9741	22	79,92	17,96	0,8830	73	30,26	65,72
0,9731	23	79,09	18,79	0,8804	74	29,20	66,82
0,9721	24	78,13	19,63	0,8778	75	28,15	67,93
0,9711	25	77,23	20,47	0,8752	76	27,09	69,04
0,9700	26	76,33	21,31	0,8725	77	26,03	70,16
0,9690	27	75,43	22,16	0,8698	78	24,96	71,30
0,9679	28	74,53	23,00	0,8671	79	23,90	72,43
0,9668	29	73,62	23,85	0,8644	80	22,83	73,59
0,9657	30	72,72	24,70	0,8616	81	21,76	74,75
0,9645	31	71,80	25,56	0,8588	82	20,68	75,91
0,9633	32	70,89	26,41	0,8559	83	19,61	77,09
0,9620	33	69,96	27,27	0,8530	84	18,52	78,29
0,9607	34	69,04	28,14	0,8500	85	17,42	79,51
0,9595	35	68,12	29,01	0,8470	86	16,32	80,72
0,9582	36	67,20	29,88	0,8440	87	15,23	81,96
0,9568	37	66,26	30,75	0,8409	88	14,12	83,22
0,9553	38	65,32	31,63	0,8377	89	13,01	84,47
0,9538	39	64,37	32,52	0,8344	90	11,88	85,74
0,9522	40	63,42	33,40	0,8311	91	10,76	87,04
0,9506	41	62,46	34,30	0,8277	92	9,62	88,37
0,9490	42	61,50	35,18	0,8242	93	8,48	89,72
0,9473	43	60,58	36,09	0,8206	94	7,32	91,08
0,9456	44	59,54	37,00	0,8169	95	6,16	92,45
0,9439	45	58,61	37,90	0,8130	96	4,97	93,89
0,9421	46	57,64	38,82	0,8089	97	3,77	95,35
0,9403	47	56,66	39,74	0,8046	98	2,54	96,83
0,9385	48	55,68	40,66	0,8000	99	1,28	98,38
0,9366	49	54,70	41,59	0,7951	100	0,00	100,00
0,9348	50	53,72	42,53				

der Mischung hatten. Mischt man z. B. 49,8 ccm Wasser mit 53,9 ccm absolutem Weingeist, so beträgt die Mischung nach Austritt der frei werdenden Luftbläschen nicht 103,7 ccm sondern nur 100 ccm. Je mehr Wasser er enthält, je specifisch schwerer ist er. Insofern der Weingeist weit mehr Kohlensäureanhydrid und atmosphärische Luft in Resorption zu halten vermag als Wasser, diese Eigenschaft aber um so mehr einbüsst, je mehr Wasser er enthält, so erfolgt beim Vermischen des Weingeistes mit Wasser eine nur kurze Zeit andauernde Trübung, welche durch die kleinen frei werdenden Luftbläschen, welche nach dem Niveau steigen, gebildet wird. Wirken oxydirende Substanzen auf den Weingeist ein, so geht er zunächst in Aldehyd, Aethylaldehyd ($CH_3 . CO . H$) über und dann in Essigsäure, worauf die Schnellessigfabrikation beruht (vergl. Bd. I, S. 6). Wirken concentrirte Säuren auf Weingeist ein, so resultirt meist eine Aetherisirung, z. B. Salzsäure bildet Aethylchlorid, Salpetersäure Aethylnitrit, Schwefelsäure Aethylsulfat. Weingeist löst einige Mineral-Salze leicht, andere nicht.

Der Weingeist, welchen die Pharmakopoe mit dem einfachen Namen *„Spiritus“* belegt, hat ein spec. Gew. von 0,830—0,834 und enthält 91,2 bis 90 Volumprocente wasserfreien Weingeist.

Prüfung. Eine solche wird immer nothwendig, wenn auch der Weingeist farblos ist. Zur Nachweisung kommt — **1)** eine völlige Flüchtigkeit. Wie jedes Ding eine Grenze hat, so ist die völlige Flüchtigkeit nicht mit aller Schärfe aufzufassen. Auf ein grosses reines Objectglas, welches auf einer warmen Stelle des Wasserbades wagerecht liegt, giebt man auf einunddieselbe Stelle nach und nach 4—6 Tropfen des Weingeistes. Hinterbleiben nur Randlinien des Fleckes, welche im schräg auffallenden Lichte mit blossem Auge schwer erkannt werden, so ist genügende Flüchtigkeit anzunehmen. Erscheinen diese Linien unter dem Mikroskope bei 100-facher Vergr. aus krystallinischem Gefüge zusammengesetzt, so dürfte Beanstandung vielleicht nothwendig sein. Sind sie aus amorphen Tröpfchen zusammengesetzt, so zeigen sie eine Aufbewahrung in Holzgefässen an. Sind die Randlinien sowohl im auffallenden, wie im durchfallenden Lichte mit blossem Auge erkennbar, so kann der Weingeist nicht pharmaceutisch verwendet werden. Andeutungen dieser Randlinien sind objectlos und bei gutem Verhalten in den folgenden Proben ist der Weingeist für völlig flüchtig zu erachten. — **2)** Ein Vol. des Weingeistes wird mit 2—3 Vol. dest. Wasser verdünnt und gut durchschüttelt. Nach dem Verschwinden der Luftbläschen muss eine völlig klare, farblose und auch nicht opalisirend schimmernde Flüssigkeit resultiren. Der in Fässern aus Fichtenholz oder in ausgepichten Fässern gestandene Weingeist enthält nicht selten Spuren Harz, welche sub 1 möglicher Weise übersehen sein können, aber hier sub 2 durch Opalescenz der Mischung zur Erkennung kommen. — **3)** Ein Fuselgeruch ergiebt sich beim Zerreiben einiger Tropfen zwischen den Handflächen. Noch besser tritt (nach Goebel) dieser Fuselgeruch hervor, wenn man 25—30 ccm Weingeist in einem Schälchen mit 10—15 Tropfen Aetzkaliflüssigkeit mischt (hierdurch darf sich der Weingeist nicht gelb färben), dann bis auf circa 4—5 g abdunstet, und diesen Rückstand in einer kleinen Flasche mit überschüssiger verdünnter Schwefelsäure übergiesst. Diese letztere Methode der Prüfung würde auch eine Maskirung des Fuselgeruchs erkennen lassen. Man destillirt nämlich den rohen Weingeist über etwas Chlorkalk oder Kaliumhypermanganat, oder Schwefelsäure und Natriumacetat, durch welche Mittel das Fuselöl (Amylalkohol) in Valeriansäure-Amyläther, Essigsäure-Amyläther etc. verwandelt wird und nun in Stelle des Fuselgeruchs ein angenehmer Fruchtäthergeruch tritt. Die Ph. lässt 50 g

Weingeist zu dieser Probe verwenden, dann hätte sie aber auch die Kalilauge auf 25 Tropfen vermehren sollen, um etwaige Aether sicher zu zersetzen. Die Kalilauge ist heute nur halb so viel Kali-haltig als zu der Zeit, wo GOEBEL diese Probe aufstellte und welcher daher auf 30 ccm nur 10 Tropfen der Lauge verwenden liess. — **4)** Um mit aller Sicherheit die Abwesenheit fremder organischer Stoffe zu erkennen, sollen 12 ccm des Weingeistes mit 20 Tropfen der volumetrischen Kaliumhypermanganatlösung gemischt werden. Die rothe Farbe der Flüssigkeit darf erst nach 20 Minuten in Gelb übergehen. Dieser Zeitraum ist zu hoch gegriffen, und da der Weingeist stets in Holzgefässen gelagert hat, so wären höchstens 15 Minuten genügend zur Conservirung der rothen Farbe und nur selten wird diese Farbe 20 Minuten hindurch bestehen. — **5)** Da auch Runkelrübenspiritus (aus der Runkelrübenmelasse bereitet) in den Handel kommt, welcher aber ein höchst unangenehm schmeckendes und riechendes Fermentol enthält, dieser Spiritus nie pharmaceutisch angewendet werden darf, so hat die Ph. auch eine Reaction darauf angegeben. Man erkennt denselben durch die Probe sub 3, besonders aber beim Vermischen mit einem gleichen Volumen reiner conc. Schwefelsäure, mit welcher er eine rosenrothe Färbung zu geben pflegt. Die Ph. lässt auf eine Schicht Schwefelsäure eine Schicht des Weingeistes aufgiessen. An der Berührungsfläche darf dann keine rosenrothe Färbung eintreten. Letztere Probe ist besonders für Mischungen des reinen Weingeistes mit Runkelrübenspiritus geeignet. — **6)** Obgleich sub 1 jeder Gehalt an Salzen und Metallen scharf erkannt wird, so dürfte es nicht überflüssig sein metallische Beimischungen, herrührend von den Destillirgefässen, durch Vermischen mit Schwefelwasserstoffwasser zu entdecken. Es darf weder eine Färbung noch Fällung eintreten. — **7)** Hätte der Weingeist eine Lagerung in Fässern aus gerbstoffhaltigem Holze erlitten, so wird er sich beim Vermischen mit Aetzkalilauge, wie auch sub 3 angedeutet ist, gelb färben. Die Ph. lässt diese Reaction mit Aetzammon ausführen. — In den meisten Fällen dürften die 4 zuerst angegebenen Proben genügen, einen reinen Weingeist zu erkennen. Bei einer vollständigen Prüfung wäre noch die Indifferenz gegen Silbernitrat zu bestätigen. Zu 4 ccm Weingeist giebt man 2—3 Tropfen Silberlösung und kocht einige Male auf. Es darf weder eine gelbe Färbung noch eine Reduction eintreten (gewisse Aetherverbindungen, welche gegen Kaliumhypermanganat circa 15 Minuten hindurch Indifferenz zeigen).

Spiritus aethereus.

Hoffmannstropfen; Aetherweingeist; Liquor; Krampftropfen. Liquor anodȳnus minerālis Hoffmanni; Spriritus sulfurico-aetherĕus. *Liqueur anodyne de Hoffmann; Alcool sulfurique éthéré; Alcool d'éther. Spirit of ether; Cramp-drops.*

Man mische einen (1) Th. Aether mit drei (3) Th. Weingeist. Es sei eine klare, farblose, neutrale, völlige flüchtige Flüssigkeit von 0,807—0,811 spec. Gew. In einem graduirten Glasgefässe mit einem gleichen Vol. der Kaliumacetatflüssigkeit zusammengeschüttelt muss der Aetherweingeist sein halbes Volumen an ätherhaltiger Flüssigkeit absondern.

Die Prüfung, welche die Ph. angiebt und wohl selten nothwendig sein dürfte, besteht in der Löslichkeit des Kaliumacetats in Weingeist und in der Nichtmischbarkeit des Aethers mit dieser Salzlösung. Die Scheidung ist nur eine unvollkommene, denn etwas Aether bleibt in der Kaliumacetatflüssigkeit gelöst und der über derselben sich ansammelnde Aether hält eine reichliche Menge Weingeist zurück.

Die Aufbewahrung geschieht in mit Glasstopfen und Deckelkapsel versehenen Glasflaschen.

Spiritus Aetheris nitrosi.

Weingeistiges Aethylnitrit; Versüsster Salpetergeist. Spirĭtus nitrōso-aetherĕus; Spiritus nitrĭco-aetherĕus; Spiritus Nitri dulcis. *Esprit de nitre dulcifié; Ether azoteux alcoolisé; Alcool nitrique éthéré. Spirit of nitrous ether; Sweet spirit of nitre.*

Achtundvierzig (48) Th. Weingeist mit zwölf (12) Th. Salpetersäure gemischt lasse man 12 Stunden beiseite stehen, dann in eine Retorte gegossen destillire man, bis 40 Theile übergegangen sind. Diese mit gebrannter Magnesia neutralisirt rectificire man nach Verlauf von 24 Stunden aus dem Wasserbade.

Klare, farblose oder blassgelbliche, angenehm ätherisch riechende, süsslich und brennend schmeckende, völlig flüchtige Flüssigkeit von 0,840—0,850 spec. Gewicht. Sie lässt sich klar mit Wasser mischen. Wird die Flüssigkeit mit einer frisch bereiteten concentrirten Ferrochloridflüssigkeit gemischt, so entsteht eine Flüssigkeit von schwarzbrauner Farbe.

10 g mit 3 Tropfen der volumetrischen Kaliumhydroxydlösung versetzt, dürfen keine saure Reaction zeigen.

Er werde über einigen Kaliumtartratkrystallen aufbewahrt.

Geschichtliches. Schon RAIMUND LULLUS (im 13. Jahrh.) hat einen versüssten Salpetergeist dargestellt. BASILIUS VALENTINUS (im 15. Jahrhundert) erzeugte ihn durch Destillation eines Gemisches aus Salpetersäure und Weingeist. 1681 bereitete KUNKEL zuerst den Salpeteräther, im Jahre 1742 wurde jedoch die richtige Darstellungsweise desselben durch den Franzosen NAVIER bekannt. DUMAS und BOULLAY zerlegten ihn in seine Elemente und zeigten, dass der Salpeteräther salpetrigsaures Aethyloxyd enthalte, also Aethylnitrit sei. LULLIUS stellte den versüssten Salpetergeist aus entwässerten (calcinirtem) Eisenvitriol, Salpeter und Alaun, ana 2 Th., und 2—3 Th. starkem Weingeist her. Das Destillat entsäuerte er mittelst gebrannten Weinsteines und Zinnobers, von jedem 1 Th. Diese Bereitung sei nur angeführt, um ein Bild von den Arbeiten der Chemiker im 13. Jahrhundert zu gewinnen.

Theoretischer Vorgang. Der versüsste Salpetergeist ist eine weingeistige Lösung des salpetrigsauren Aethyls nebst kleinen Mengen Aldehyd-Essigäthers, Ameisensäureäthers, Blausäureäthers etc. Das salpetrigsaure Aethyl (Salpetrigsäure-Aethyläther, Salpetrigsäure-Aether, Aethylnitrit) entsteht stets bei Einwirkung von Salpetersäure auf Weingeist. Unterwirft man eine Mischung aus Salpetersäure und Weingeist (oder aus salpetersaurem Kalium, Schwefelsäure und Weingeist) der Destillation, so wird auf Kosten des Sauerstoffes der Salpetersäure (HNO_3) ein Theil des Weingeistes unter Bildung verschiedener Oxydationsprodukte, wie Aldehyd, Ameisensäure, Essigsäure, Kohlensäure, Oxalsäure, Propionitril u. a. zerlegt, und die restirende salpetrige Säure (HNO_2) verbindet sich mit einem entsprechenden Theile des Weingeistes (Aethylhydroxyd, Aethyloxydhydrat, Aethylalkohol, $C_2H_5 . OH$) zu salpetrigsaurem Aethyl oder Aethylnitrit ($C_2H_5 . O . NO$). Die Salpetrigsäure entsteht aus der Salpetersäure unter Bildung von Aldehyd (Acetaldehyd, Aethylaldehyd, $CH_3 . CO . H$), indem 1 At. Sauerstoff der Salpetersäure 1 Mol. Wasserstoff der Hälfte des Weingeistes entzieht, Wasser bildend und den Weingeist in Aldehyd verwandelnd. Lassen wir 2 Mol. Weingeist und 1 Mol. Salpetersäure auf einander wirken, so gewinnen wir nach den obigen Angaben:

$$\underset{\text{Aethylalkohol}}{2C_2H_5 . OH} \quad \text{und} \quad \underset{\text{Salpetersäure}}{HNO_3} \quad \text{geb.} \quad \underset{\text{Aldehyd}}{CH_3 . CO . H} \quad \text{und} \quad \underset{\text{Wasser}}{2H_2O} \quad \text{und} \quad \underset{\text{Aethylnitrit}}{C_2H_5 . O . NO}$$

Diese Zersetzung des Weingeistes wird umgangen, wenn man Salpetersäure mit dem Weingeist gemischt über Kupferspäne destillirt. Dann gewinnman ein Destillat, welches den Namen Aethylnitrit eher verdient, als das nach Vorschrift der Ph. gewonnene, welches neben einer Menge anderer Aether nur etwas Aethylnitrit enthält. Da dieses Präparat meist nur als Geschmackscorrigens in Anwendung kommt, so ist auch die Vorschrift der Ph. genau zu befolgen. Es ist sogar zweckmässig, dass das Präparat nicht zu reich an Aethylnitrit sei. Im anderen Falle erleidet es in manchen Arzneimischungen eine Zersetzung, welche nicht selten von der Entwickelung gasiger Produkte, die ein Zersprengen der dicht verkorkten Glasgefässe herbeiführen, begleitet ist.

Darstellung. Diesem vorstehend erwähnten Umstande trägt unsere Pharmakopoe Rechnung und lässt sie wie auch die erste Ausgabe derselben das Präparat aus einem Gemisch von 1 Theil einer Salpetersäure von 1,185 spec. Gewicht und der vierfachen Menge 90-proc. Weingeist darstellen. Nach älteren Vorschriften verwendete man eine rauchende Salpetersäure oder ein Gemisch aus Kaliumnitrat, Schwefelsäure und Weingeist. Hier stellte sich nicht selten während der Destillation eine so heftige Einwirkung der Salpetersäure auf den Weingeist ein, dass unter rapider Entwickelung gasiger Produkte das Destillationsgefäss auseinander gesprengt und zertrümmert wurde. Dieser Fall liegt bei der Darstellung nach der Vorschrift unserer Pharmakopoe ziemlich fern und ist mit aller Sicherheit ausgeschlossen, wenn die Destillation aus dem Wasserbade stattfindet und der Apparat nicht luftdicht geschlossen ist. Da die Vorschrift über die Weise der ersten Destillation keine nähere Bestimmung getroffen hat, so ist dieser Gegenstand einer Besprechung werth.

Die Destillation kann aus Retorte oder Glaskolben, welcher enweder mit gläsernem Helme oder einem gebogenen Glasrohre als Dämpfleitungsrohr versehen ist, geschehen. Das eine oder das andere Destillationsgefäss wird mit einem LIEBIG'schen Kühler verbunden, die Vorlage aber nicht völlig dicht angelegt. Verwendet man eine Retorte mit Kolbenvorlage (siehe Bd. I, S. 142), so darf eine dichte Lutirung noch viel weniger stattfinden, es ist überhaupt eine Lutirung gar nicht nothwendig.

Die Destillation aus dem Sandbade oder über freiem Feuer (Weingeistflamme, Leuchtgasflamme, Petroleumflamme bei einem Kolben, welcher auf einem Drahtnetz steht) muss bei allmählich verstärkter Temperatur geschehen. Die Feuerung muss so eingerichtet sein, dass man ihre Vermehrung und Verminderung in der Gewalt hat. Die Verminderung muss sofort eintreten, wenn die Einwirkung der Salpetersäure auf den Weingeist an Heftigkeit zunimmt, und sich gefärbte Dämpfe in dem Destillationsgefässe bemerkbar machen. Bei der Erhitzung im Wasserbade ist man dieser peinlichen Ueberwachung der

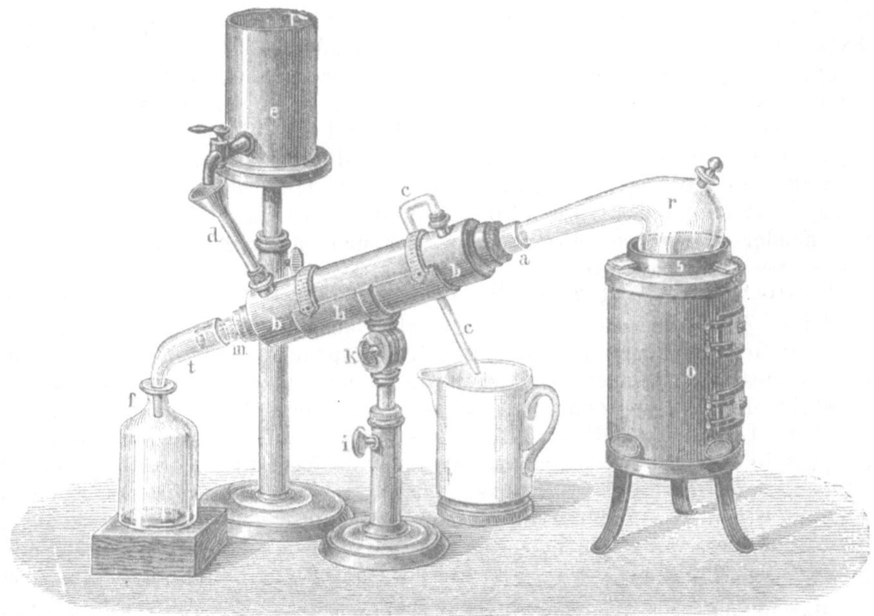

Retorte (*r*) verbunden mit dem LIEBIG'schen Kühler (*b*) und Vorlage (*f*). Retorte im Sandbade auf einem Windofen stehend.

Destillationsoperation ganz enthoben, denn bei 95⁰ fängt das Gemisch aus Salpetersäure und Weingeist an überzugehen, und bei 100⁰ kocht es ruhig weiter, — bis zu Ende. Die folgende Rectification wird wiederum am sichersten und bequemsten (der Vorschrift gemäss) in dem Wasserbade ausgeführt. An vielen der pharmaceutischen Dampfapparate befindet sich ein blecherner Rohraufsatz mit trichterförmiger Erweiterung und einem Klappenventil. Die Construction dieser Vorrichtung ist in beistehender Abbildung wiedergegeben, aus welcher sich die Anwendung des Dampfbades von selbst ergiebt. Bei Ermangelung dieser Vorrichtung empfiehlt sich die Anwendung einer sogenannten Wasserkapelle. Diese Geräthschaft entspricht der Sandkapelle und ist wie diese besonders geeignet zur Aufnahme von Retorten oder Kolben zu Destilliroperationen. Sie

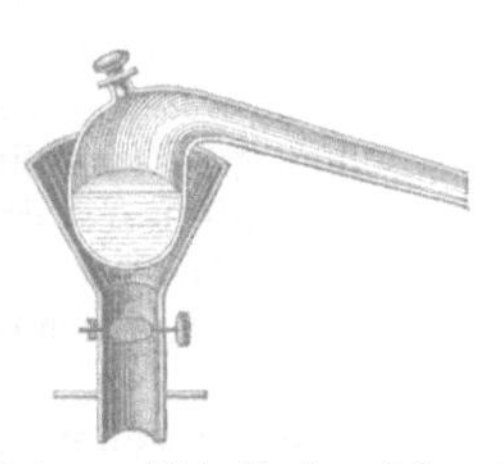

Aufsatz von Weissblech auf dem sogenannten Dampfapparat behufs Destillation aus einer Retorte.

besteht aus einem Hohlgefäss aus verzinntem Kupfer- oder Eisenblech und ist innen mit einer 18—20-fach geschlitzten Manchette *(m)* von dünnem Blech versehen, deren Lappen sich nach Umständen biegen oder auch biegen lassen, so dass die einzusetzende Retorte, wenn sie auch von verschiedener Grösse ist, einen festen Stand erhält. Die folgende Zeichnung giebt ein Bild der Durchschnittsfläche der Kapelle mit Retorte *(r)* und Wasser *(w)*. Die Retorte ist durch die Manchette *(mm)* gehalten. Seitlich ist ein Tubulus *(e)* zum Ein- oder Nachgiessen von Wasser oder zum Einsetzen eines Thermometers. Theils

um das Gewölbe der Retorte und die Wurzel ihres Halses vor Abkühlung zu
schützen, theils um die Zerstreuung von Wasserdampf zu mindern, ist die
Kapelle mit einem Deckel *(d)* versehen. Eine Kapelle von der 6-fachen
Durchmessergrösse der umstehenden Abbildung kann Retorten aufnehmen, aus

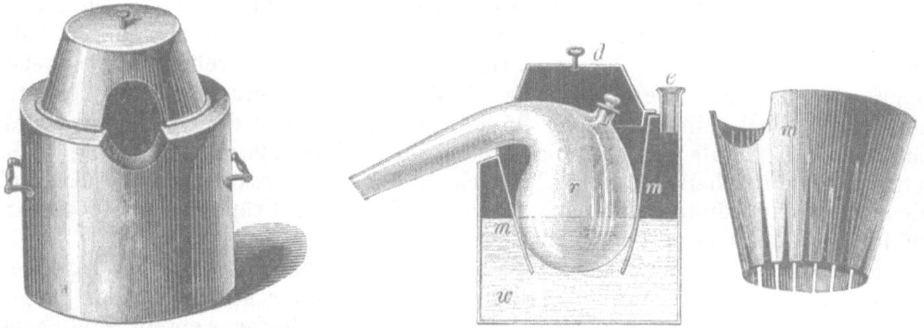

Aeussere Ansicht einer Wasser-
kapelle. ¹|₆ Grösse des Durchmessers.
Wasserkapelle mit Retorte und Wasser im
Durchschnitt. ¹|₆ Grösse des Durchmessers.
Manchette der Wasser-
kapelle.

welchen sich 200—500 g des versüssten Salpetergeistes destilliren lassen. In
dieser Wasserkapelle sind als Wärmeträger auch Glycerin oder Gemische aus
Glycerin und Wasser oder Calciumchloridlösung verwendbar.

Es frägt sich nun, ob eine Rectification überhaupt umgangen werden kann,
zumalen nach einer Destillation aus dem Wasserbade. Die Frage muss mit
„nein" beantwortet werden, denn wenn man nach der Vorschrift der Pharmakopoe bei Anwendung von 100 Th. Weingeist ein Destillat von 83,3 Th.
sammelt, so ist dasselbe einerseits nicht von der vorschriftsmässigen Eigenschwere, andererseits ist es immer etwas sauer und erfordert eine Behandlung
mit Magnesia, abgesehen davon, dass das Rectificat beim Aufbewahren einem
Sauerwerden dennoch unterliegt. Auch ist das erste Destillat aus der weingeistigen Säuremischung nicht immer von gleicher Beschaffenheit, bald ist es
farblos, bald gelblich, bald ist es specifisch schwerer, bald leichter, je nachdem die Destillation langsamer oder schneller eingeleitet, bei einer Wärme
unter 100⁰ oder bei 100⁰ C. zu Ende geführt oder ein Weingeist mit einem
Gehalt von 91 oder nur 90 Proc. verwendet wurde. Die Destillation aus dem
Wasserbade muss nothwendig so lange dauern, als noch in Pausen von circa
zwei zu zwei Minuten ein Tropfen in die Vorlage niederfällt. Bricht man die
Destillation eher ab, so wird nur zu leicht das Rectificat ein geringeres spec.
Gewicht aufweisen, als die Pharmakopoe fordert. Es ist eben an der Vorschrift der Pharmakopoe nicht viel zu ändern oder zu verbessern, sie muss
stricte befolgt werden. Vor der Rectification wird die Magnesia durch
Filtration gesondert. Ueber Magnesia darf die Rectification nicht
erfolgen, denn dieser Act würde eine bedeutende Zersetzung des Aethyl-
nitrits zur Folge haben. Ein Entsäuern und Entwässern mit trocknem Kaliumcarbonat, wie dies von manchem Apotheker geschieht, liefert ein anderes
Präparat und nicht das officinelle. Durch die Rectification wird das erste
Destillat von einem grossen Theile des giftigen Aethylcyanids (Cyanäthyl,
Propionitril, C_3H_5N oder $C_2H_5 . CN$) befreit, welches bei 97⁰ C. überdestillirt,
während die Rectification aus dem Wasserbade gewöhnlich bei 90—95⁰ C.
vorsichgeht.

Man versteht auch einen versüssten Salpetergeist, welcher kaum Spuren
Aldehyd enthält, darzustellen, doch ist ein solcher nicht officinell, im Ge-

schmack, Geruch und innerem Gehalt auch abweichend. Vorschriften dazu haben LIEBIG und KOPP gegeben. Nach der LIEBIG'schen Methode wird in verdünnten Weingeist ein anhaltender Strom Salpetrigsäure geleitet, letztere aus 1 Th. Stärkemehl und 10 Th. Salpetersäure von 1,3 spec. Gewicht unter Erwärmen entwickelt. Nach KOPP setzt man einem Gemisch aus wässriger Salpetersäure und Weingeist Kupferblechschnitzel zu und destillirt. Um einen versüssten Salpetergeist vorbemerkter Art zu gewinnen, giebt man 6 Th. Salpetersäure von 1,178 bis 1,2 spec. Gewicht und 30 Th. verdünnten Weingeist (0,890—0,900 spec. Gewicht) nebst 1 Th. Kupferschnitzel in eine Retorte und destillirt bei gelinder Wärme 25 Th. ab, nimmt aber die Rectification des entsäuerten Destillats aus dem Wasserbade vor. Hier entsteht die nöthige Salpetrigsäure zum Theil durch die Einwirkung der Salpetersäure auf das Kupfer. Diese Destillate sind, wohl bemerkt, dem officinellen Präparat nur scheinbar ähnlich, mit demselben aber nicht identisch.

Eigenschaften. Der versüsste Salpetergeist ist eine klare, völlig flüchtige, farblose oder äusserst schwach gelbliche, neutrale oder schwach sauer reagirende Flüssigkeit von angenehmem, ätherischem, Borsdorfer Aepfeln ähnlichem Geruche und mehr oder weniger süsslichem, erwärmemdem, dem Geruche entsprechendem Geschmacke, von 0,840—0,850 spec. Gewicht, welche sich mit einer wässrigen Lösung des Ferrochlorids oder auch des Ferrosulfats grünlich dunkelbraun oder schwarzbraun färbt. Mit der atmosphärischen Luft und Wasser in Berührung entstehen in dem versüssten Salpetergeist freie Essigsäure, Spuren Stickoxyd und Salpetersäure. Wurde bei seiner Darstellung eine chlorhaltige Salpetersäure genommen, so hinterlässt er, über etwas Silbernitratlösung abgebrannt, Chlorsilber. Auch Spuren Cyanwasserstoffsäure sind im versüssten Salpetergeiste vertreten, so dass er mit Silbernitrat eine opalisirende Trübung giebt. Andere Bestandtheile neben Aethylnitrit sind Aldehyd, wesshalb er auch durch Aetzkali gebräunt wird, Essigäther, Ameisenäther etc.

Salpeteräther, salpetriger oder salpetrigsaurer Aether, **salpetrigsaures Aethyl**, Salpetrigsäure-Aethyläther, Aethylnitrit, *Aether nitrosus* ($C_2H_5 . O . NO$ oder $C_2H_5NO_2$) ist rein eine farblose, gemeiniglich gelbliche, sehr flüchtige und leicht entzündliche Flüssigkeit, welche nach Reinetten und Ungarwein riecht und angenehm süsslich und eigenthümlich stechend schmeckt. Sein spec. Gewicht ist nach LIEBIG bei $+15^0 = 0,947$. Er siedet bei $+15$ bis 20^0 C. Der atmosphärische Sauerstoff und Wasser disponiren ihn sich zu zersetzen. Der Salpeteräther ist in 50 Th. Wasser löslich, mit Weingeist in jedem Verhältnisse mischbar.

Aufbewahrung. Man bewahre den versüssten Salpetergeist in kleinen (25 bis 50 ccm fassenden) Gläsern mit Korkstopfen und thierischer Blase dicht verschlossen und vor Licht geschützt an einem kühlen Orte auf. Wirft man in jedes Fläschchen noch 2—4 Krystalle des neutralen weinsauren Kalium, so hält sich die Flüssigkeit ganz vorzüglich und bleibt neutral. Sollte diese überhaupt stark sauer geworden sein, so lässt sie sich durch Schütteln mit einigen zerriebenen Kaliumtartratkrystallen repariren.

Die **Prüfung** erstreckt sich hauptsächlich auf die physikalischen Eigenschaften des versüssten Salpetergeistes, auf Farblosigkeit, wobei ein kleiner Stich ins Gelbliche nachgegeben wird, auf Geruch, Geschmack und specifisches Gewicht. Der Aethylnitritgehalt ist ein ausreichender, wenn 2—3 ccm einer concentrirten Ferrosulfatlösung (1 Th. kryst. Ferrosulfat gelöst in 2 Th. warmem Wasser) mit 4—5 ccm der Aetherflüssigkeit gemischt nach Zusatz von mehreren Tropfen conc. Schwefelsäure eine schwarz-braune Farbe annehmen. Hier tritt zum Theil eine ähnliche Reaction auf Salpetersäure mittelst Ferrosulfats ein, wie sie schon S. 13 und 179, Bd. I, besprochen ist. Die Ph. lässt zu dieser Reaction eine frisch bereitete Ferrochloridlösung verwenden. Will man diese anwenden, so gebe man 1 g Eisenpulver zu 5 ccm Salzsäure und filtrire nach dem Auflösen des Eisens, welches unter Schäumen vor sich geht. — Ferner soll die Aethylnitritflüssigkeit neutral oder nur unbedeutend säuerlich sein, so dass 3,3 g derselben nach Zusatz eines Tropfens der volumetrischen Kaliumhydroxydlösung und nach dem Umschütteln keine saure Reaction zeigen. Die völlige Flüchtigkeit wird in derselben Weise wie beim Weingeist (S. 622), durch Verdampfen einiger Tropfen auf einem Glasscheibchen, geprüft. Im auffallenden, aber nicht im durchfallenden Lichte mit blossem Auge leicht erkennbare Randlinien müssen bei dem über Kaliumtartrat aufbewahrten Präparate zugelassen werden.

Anwendung. Der versüsste Salpetergeist wird, wie schon oben erwähnt ist, hin und wieder, jedenfalls sehr selten, als Geschmackscorrigens angewendet. Man hält ihn für ein Diureticum und setzt ihn besonders Mischungen des Copaivabalsams hinzu oder giebt ihn einfach gemischt mit Copaivabalsam, wo er als Diureticum und Geschmackscorrigens zugleich dient. Aeusserlich wendet man ihn in Gurgelwässern bei aphthösen und anginischen Affectionen an.

Spiritus Angelicae compositus.

Zusammengesetzter Engelwurzelspiritus; Theriakgeist; Angelica-spiritus. (Loco) Spiritus theriacalis. *Alcoolat de thériac composée. Esprit thériacal. Spirit of treacle.*

Zerschnittene Angelicawurzel sechzehn (16) Th., zerschnittene Baldrianwurzel und zerstossene Wachholderbeeren, von jedem vier (4) Th. Nach Zusatz von fünfundsiebenzig (75) Th. Weingeist und hundertfünfundzwanzig (125) Th. destillirten Wassers macerire man vierundzwanzig Stunden hindurch. Nach gehöriger Durchmischung destillire man hundert (100) Th. ab, in welchen man schliesslich zwei (2) Th. Kampfer auflöse.

Klare farblose Flüssigkeit von 0,890—0,900 spec. Gewicht.

Vor 150 Jahren bis gegen 1800 war der *Spiritus theriacalis* ein weingeistiges Destillat aus Theriak, Safran und Myrrhen, in welchem man Kampfer gelöst hatte. Man gebraucht den Theriakgeist zu 20—30 Tropfen als belebendes, magenstärkendes, schweisstreibendes Mittel, auch äusserlich gegen Rheuma.

Bei niedriger Temperatur wird dieser Spiritus trübe, in Folge der Abscheidung ätherischen Oeles, bei mittlerer Temperatur aber wieder klar.

Spiritus camphoratus.

Kampferspiritus; Kampfergeist. *Esprit de vin camphré; Alcool camphré. Spirit of camphor.*

Ein (1) Th. Kampfer, sieben (7) Th. Weingeist und (2) Th. destill. Wasser.

Der Kampfer wird in kaltem, also nicht erwärmtem Weingeist gelöst und dann das Wasser zugesetzt.

Klare farblose nach Kampfer stark riechende und schmeckende Flüssigkeit, aus welcher der Kampfer mittelst Wassers in Flocken abgeschieden wird. Spec. Gewicht 0,885—0,889.

Die Lösung des Kampfers in 90proc. Weingeist vollführt sich bei gewöhnlicher Temperatur und unter bisweiligem Umschütteln ziemlich schnell. Hatte man von Schmutztheilen freie Kampferstücke verwendet, so ist eine Filtration selten nöthig. Dieselbe geschieht nicht durch Papier, sondern durch ein Bäuschchen Baumwolle oder Glaswolle.

Spiritus Cochleariae.

Löffelkrautspiritus. *Esprit (alcoolat) de cochléaria.* *Spirit of scurvygrass.*

Löffelkraut acht (8) Th., Weingeist und destill. Wasser, von jedem drei (3) Th.

Das frische blühende zerschnittene Kraut destillire man nach Zusatz des Weingeistes und Wassers, bis man vier (4) Th. abgezogen haben wird.

Farblose, klare, eigenthümlich riechende, brennend und kratzend schmeckende Flüssigkeit von 0,908—0,918 spec. Gewicht.

Wird 1 g Bleiacetat, in 5 ccm Wasser gelöst, mit 5 ccm Löffelkrautspiritus gemischt und mit soviel Aetz-Kalilauge versetzt, dass das zuerst abgeschiedene Blei wieder in Lösung übergeht, so muss diese Mischung, bis zum Aufkochen erhitzt, eine dunkle Färbung annehmen und bald darauf einen schwarzen Niederschlag absetzen.

Die Darstellung des Löffelkrautspiritus findet in dem Monat Mai, der Blüthezeit des Krautes, *Cochlearia officinalis* Linn., statt. Das nähere sehe man unter *Herba Cochleariae* Bd. II, S. 56 und 57 nach.

Nach Winkler, dem wir eine genaue Untersuchung des Löffelkrautes verdanken, kann man durch Mischung von 500 Th. rectificirtem Weingeist mit 1 Th. flüchtigem Löffelkrautöl das Präparat *ex tempore* darstellen. Das *Oleum Cochleariae*, welches schwefelhaltig ist und erst durch wässrige Maceration entsteht, wird in der Art gewonnen, dass man 100 Th. zerschnittenes frisches blühendes Löffelkraut nebst 7 Th. gepulvertem gelbem Senfsamen mit 300 Th. lauwarmem Wasser übergiesst, einen halben Tag macerirt und dann destillirt. Zur vollständigen Abscheidung des flüchtigen Oels löst man in dem Destillat etwas Kochsalz. Man erhält 0,2 Proc. Oel, welches leichter als Wasser ist.

Die Destillation des Löffelkrautspiritus geschieht, aber immer erst nach einer mehrstündigem kalten Maceration, aus dem Wasserbade, oder unter Hineinleiten von Wasserdampf in die Mischung von Kraut, Wasser und Weingeist. Bei längerer Aufbewahrung verliert der Löffelkrautspiritus sehr an seiner Schärfe, er ist daher nach einer über zwei Jahre hinausgehenden Aufbewahrung durch frisch bereiteten zu ersetzen.

Eine gute Prüfung auf Löffelkrautölgehalt hat die Ph. angegeben. Das Kali entzieht dem Oele den Schwefelgehalt und auf diesem Wege erfolgt die Abscheidung von schwarzbraunem Schwefelblei. Ein Spiritus, welcher dieser

Probe nicht genügt, ist zu verwerfen. Uebrigens lässt sich die Güte des Spiritus auch durch Geruch und Geschmack. mit Sicherheit erkennen.

Ueber die Anwendung vergleiche man unter *Herba Cochleariae*.

Kritik. Hoffentlich wird dem Verf. der Vorschrift bekannt gewesen sein, dass das Löffelkrautöl zum Theil das Product eines Gährungsactes und ursprünglich nur in unbedeutender Menge im Kraute fertig gebildet vorhanden ist, dass sich zur Erlangung eines kräftigen Löffelkrautspiritus eine vorherige wässrige Maceration empfiehlt. Bei der Bereitung des Angelicaspiritus ordnete man auch eine Maceration an. Warum konnte man dies nicht im vorliegenden Falle thun? Eine einstündige Maceration hätte der theoretischen Ansicht und den Resultaten der Erfahrung genügt.

In Betreff des lateinischen Textes, welcher nur zu oft den chemischen und botanischen Auffassungen wiederstreitet, können wir es nicht unterlassen, darauf hinzuweisen, dass das Kraut destillirt werden soll. *Herbam recentem etc. destilla!*, allerdings nach Zusatz von Wasser und Weingeist, diesen beiden destillirbaren Stoffen. Ob vordem je in einer Ph. eine solche Ausdruckweise vorgekommen sein mag? Wir bezweifeln es. Ebenso wird kein Bleimetall gefällt (*ut Plumbum primo praecipitatum resolvatur*) sondern ein bleihaltiger Körper (*praecipitatum plumbeum*). Die im gewöhnlichen Leben übliche Sprache passt nicht für ein wissenschaftliches Werk. Diese Mahnung bezieht sich auch auf *colorem obscurum ducat*. *Color obscurus*, ein oft wiederkehrender Ausdruck, ist kein Ausdruck für „d u n k l e F a r b e" denn *obscurus, a, um* schliesst das in sich, was schattig, ohne Licht ist. Wir könnten demnach den Neger als einen *homo obscurus* bezeichnen! Lag doch hier *nigricans* zur Hand. Der lateinische Uebersetzer musste wissen, dass niemals ein Römischer Schriftsteller je *color obscurus* für *color nigricans* gesetzt hat. Man durfte nur das erste beste lateinische Lexicon aufschlagen.

Spiritus dilutus.

Verdünnter Spiritus; Verdünnter Weingeist. Spirĭtus Vini rectifĭcātus; Spiritus Vini dilūtus. *Alcool dilulé. Proof spirit.*

W e i n g e i s t s i e b e n (7) Th. mische man mit d e s t i l l. W a s s e r d r e i (3) Theilen. Diese Mischung enthält 67,5—69,1 Volumprocente oder 59,8—61,5 Gewichtsprocente Weingeist. Sie sei klar, farblos und habe ein spec. Gewicht von 0,892—0,896.

Die Aussetzungen, welche im vorigen Commentar der Vorschrift der Ed. I, Ph. Germ., angeheftet werden mussten, sind von der Ed. II als zutreffend erkannt und die nöthige Correctur angebracht worden.

· In das Standgefäss wägt man gemeiniglich Weingeist und Wasser nach dem von der Vorschrift angegebenen Verhältniss ein und bemerkt die Höhe jeder Flüssigkeitsschicht ausserhalb an dem Gefässe durch einen Feilstrich oder eine aufgeklebte Papiermarke. Dass beide Flüssigkeiten auch die Temperatur des Lokals (des Kellers), wo man die Mischung vorzunehmen pflegt, haben müssen, versteht sich von selbst. Die obigen Gewichtsverhältnisse, in Volumverhältnisse umgesetzt, geben für eine Temperatur von 15—17° C. folgende annähernde Resultate:

Weingeist	Wasser	verd. Weingeist	Weingeist	Wasser	verd. Weingeist
42,25 ccm und	15 ccm geb.	50 g	507,0 ccm und	180 ccm geb.	600 g
84,5 ccm „	30 ccm „	100 g	591,5 ccm „	210 ccm „	700 g
126,75 ccm „	45 ccm „	150 g	676,0 ccm „	240 ccm „	800 g
169,0 ccm „	60 ccm „	200 g	760,5 ccm „	270 ccm „	900 g
253,5 ccm „	90 ccm „	300 g	845,0 ccm „	300 ccm „	1000 g
338,0 ccm „	120 ccm „	400 g	1690,0 ccm „	600 ccm „	2000 g
422,5 ccm „	150 ccm „	500 g	2535,0 ccm „	900 ccm „	3000 g

Spiritus Formicarum.

Ameisenspiritus. Spirītus Formicārum. *Alcoolat de fourmis*;
Esprit de fourmis. Formic spirit.

Man mische siebenzig (70) Th. Weingeist, sechsundzwanzig
(26) Th. destill. Wasser und vier (4) Th. Ameisensäure.

Farblose, klare, sauer reagirende Flüssigkeit. Dieselbe lässt auf
Zusatz von Bleiessig weisse fedrige Krystalle von Bleiformiat fallen
und fällt aus einer heissen Silbernitratlösung metallisches Silber aus.
Spec. Gewicht 0,894—0,898.

In dieser Vorschrift müssen wir einen erfreulichen Fortschritt verzeichnen,
insofern nun die Waldameisen, welche für die Waldcultur von hohem Werthe
sind, in Deutschland vor Vernichtung gewahrt werden. Allerdings wird noch
dieser und jener „kluge Mann" sich den Ameisenspiritus in gewohnter Weise,
durch Digestion dieser Thiere mit Spiritus, darstellen, es ist aber die Vernichtung im Grossen eingestellt. Erst seit einem Decennium erkannten die
Forstmänner den Nutzen dieser Thiere, wie diese die Waldbäume vor Käfer-
und Raupenfrass schützen. Will man ein Getreidefeld z. B. vor dem Korn-
wurm schützen, so streue man einen Ameisenhaufen auf dem Felde aus. Die
Naturgeschichte dieses nützlichen Thieres sehe man im Commentar zur ersten
Auflage dieser Ph. unter *Spiritus Formicarum*, welche damals eine *Tinctura
Formicarum* war, nach.

Der Siedepunkt der Ameisensäure liegt bei 99—100° C. Da der wasserhaltige Weingeist bei 88—90° C. schon übergeht, so wurde nur ein geringer
Theil der Ameisensäure aus den Ameisen in den Weingeist übergeführt. Durch
Mischung der Säure mit dem wässrigen Weingeist wird nicht nur ein besseres,
auch ein im Gehalt stets sicheres Präparat erlangt.

Der richtige Gehalt (1 Proc.) an Ameisensäure (vergl. Bd. I, S. 96) kann mit
volumetrischer Alkalilösung bestimmt werden. 9,2 g des Ameisenspiritus erfordern 2 ccm dieser Alkalilösung zur Neutralisation. Die Bleireaction ist
bereits Bd. I, S. 95, erwähnt und über die Silberreaction ist noch zu erwähnen, dass sie in saurer, aber nicht in ammoniakalischer Lösung ausführbar ist.

Der Ameisenspiritus dient zu reizenden belebenden Einreibungen. Er ist
gleichzeitig ein mildes Rubefaciens.

Spiritus Juniperi.

Wacholdergeist: Wachholderspiritus. Spirītus Junipĕri.
Alcoolat (esprit) de genièvre. Spirit of juniper.

Wachholderbeeren fünf (5) Th., Weingeist und destillirtes
Wasser, von jedem fünfzehn (15) Th. Die zerriebenen Wachholderbeeren macerire man mit dem Weingeist und dem Wasser 24 Stunden
hindurch, darauf ziehe man durch Destillation zwanzig (20) Th. ab.

Klare farblose Flüssigkeit, nach den Stoffen, aus welchen sie besteht, riechend und schmeckend. Spec. Gewicht 0,895—0,905.

Da dieser Spiritus nur das flüchtige Oel der Wacholderbeeren gelöst enthält, so liegt kein Grund vor, welcher der Darstellung ex tempore durch Mischung von Wacholderbeeröl mit verdünntem Weingeist entgegenstände. Da die Wacholderbeeren höchstens 1,5 Proc. Oel ausgeben, so würde eine nach eintägigem Stehen filtrirte Lösung von 1,5 g *Oleum Juniperi baccarum* in 395 g verdünntem Weingeist und 5 g destill. Wasser den destillirten *Spiritus Juniperi* sehr wohl repräsentiren. Dies sei nur ein Vorschlag, welchen eine künftige Ausgabe der Ph. acceptiren könnte.

Spiritus Lavandulae.

Lavendelspiritus. Spirĭtus Lavandŭlae. *Alcoolat (esprit) de lavande. Spirit of lavender.*

Lavendelblüthen fünf (5) Th., Weingeist und destillirtes Wasser, von jedem fünfzehn (15) Th. macerire man 24 Stunden hindurch, dann ziehe man durch Destillation zwanzig (20) Th. ab.

Klare, farblose, angenehm nach Lavendelblüthen riechende Flüssigkeit von 0,895—0,905 spec. Gewicht.

Eine filtrirte Lösung von 2 g des superfeinen Lavendelöls in 395 g verdünntem Weingeist und 5 Th. destill. Wasser giebt ein Präparat von weit sichererem Gehalte als das Destillat über trockne Blüthen, welche anfangs 2 Proc., nach längerer Lagerung kaum 0,5 Proc. Oel enthalten, dann also ohne allen Werth sind.

Spiritus Melissae compositus.

Melissengeist; Karmelitergeist. Aqua Carmelitārum. *Alcoolat (esprit) de mélisse; Eau de mélisse des Carmes; Eau de Carmes. Compound spirit of balm.*

Melissenblätter vierzehn (14) Th., Citronenschale zwölf (12) Th., Muskatnuss sechs (6) Th., Zimmtkassie und Gewürznelken, von jedem drei (3) Th. Nach dem Zerschneiden und Zerstossen übergiesse man sie mit hundertfünfzig (150) Th. Weingeist und zweihundertfünfzig (250) Th. destillirtem Wasser Hierauf ziehe man durch Destillation zweihundert (200) Th. ab.

Klare, farblose, gewürzhaft riechende und schmeckende Flüssigkeit von 0,900—0,910 spec. Gewicht.

Der Carmelitergeist wurde 1611 von den barfüssigen Carmelitern der *rue de Vaugirard* zu Paris als Geheimmittel in den Handel gebracht. Die oben gegebene Vorschrift ist der Hauptsache nach der Französischen Pharmakopoe entnommen. Das Mittel wird vom Publikum innerlich und äusserlich gebraucht. In der jetzt vorliegenden Vorschrift hat man den Coriandersamen, gewiss zum Vortheil der Composition, beseitigt.

Spiritus Menthae piperitae.

Englische Pfefferminzessenz. Spiritus Menthae piperītae Anglĭcus.
Essence de menthe Anglaise.   Essence of peppermint.

Pfefferminzöl, einen (1) Theil, löse man in Weingeist, neun
(9) Th., auf.

Klare, farblose, nach Pfefferminze riechende und schmeckende
Flüssigkeit von 0,836—0,840 spec. Gewicht.

Essence of peppermint (nicht *Spirit of peppermint*) war ursprünglich,
vor circa 40 Jahren, ein in England patentirtes Geheimmittel, mit jungen
Spinatblättern grün gefärbt, auch mit einem schwächeren Weingeist bereitet.
Die Hamburgische Pharmakopoe (1852) nahm die Vorschrift hierzu auf, ohne
jedoch auf die künstliche Färbung Rücksicht zu nehmen.

Im Handverkauf hat diese Mischung als angenehmes erfrischendes Aromaticum unter dem Namen Pfefferminztropfen Eingang gefunden.

Spiritus saponatus.

Seifenspiritus.   Spirĭtus Sapōnis.   *Alcoolé de savon*; *Essence de
savon.   Spirit of soap.*

Olivenöl sechszig (60) Th., Aetz-Kaliflüssigkeit siebenzig
(70) Th., Weingeist dreihundert (300) Th., destillirtes Wasser
einhundertsiebenzig (170) Th.

Das Oel werde mit der Aetzkaliflüssigkeit und dem vierten Theil
der vorgeschriebenen Menge Weingeist im Wasserbade anhaltend gekocht,
bis eine verseifte Flüssigkeit erlangt ist, von welcher eine kleine Menge
mit Wasser und Weingeist vermischt nicht getrübt werden darf. Nachdem nun die durch Verdampfen verloren gegangene Menge Weingeist ersetzt
und die übrigen drei (?) Theile desselben, so wie auch das destill. Wasser
hinzugegossen worden sind, filtrire man die erkaltete Mischung.

Klare, gelbe, alkalisch reagirende Flüssigkeit, welche beim Zusammenschütteln mit Wasser heftig schäumt. Spec. Gewicht 0,925—0,935.

Dem *Spiritus saponatus* begegnen wir zuerst im Dispensatorium Borusso-
Brandenburgicum 1781. Die Vorschrift liess 8 Th. Spanische Seife, 6 Th.
Kaliumcarbonatlösung und 16 Th. Weingeist mischen, digeriren und filtriren.
Auf diese einfache Weise stellte man eine Kaliseifenlösung her, welche wohl
alkalisch, aber nicht ätzend wirkte.

Unsere Ph. geht (nach 100 Jahren) von dieser höchst praktischen Methode
ab und lässt direct eine Kaliseifenlösung herstellen. Das Molekulargewicht
des Olivenöls dürfte die Zahl 860 ausfüllen und das Molekulargewicht einer
Aetzkaliflüssigkeit von 1,144 spec. Gew. mit 16,66 Proc. Kaliumhydroxyd-
Gehalt würde sich auf 336 berechnen

1 Mol. Olivenöl		3 Mol. Kaliumhydroxyd	Oliv. Oel		Lauge
860	:	$(3 \times 336 =)$ 1008	= 60	:	73,3

Auf 60 Th. Olivenöl würden also mindestens 73,3 Th. Kali-Lauge von

1,144 spec. Gew. erforderlich sein. Hätte diese nur ein spec. Gew. von 1,142, so würden 75 Th., und bei einem spec. Gew. von 1,146 etwa 72 Th. der reinen und nicht Kaliumcarbonat enthaltenden Lauge erforderlich sein. Bei Darstellung des Seifenspiritus ist also auf die Stärke der Lauge Rücksicht zu nehmen, oder besser ein Ueberschuss anzuwenden, um die Saponification perfect zu machen und den Ueberschuss des Aetzkalis mit Natriumdicarbonat zu beseitigen, denn Aetzkali darf der Seifenspiritus nicht enthalten, welche Mahnung anzugeben die Ph. wahrscheinlich vergessen hat. Man verfahre daher in folgender Weise:

In einen geräumigen Kolben giebt man 120 g Provenzeröl, 155 g Aetzkalilauge von 1,144—1,146 spec. Gew. (oder 160 g Lauge von 1,142—1,143 spec. Gew.) und 300 g Weingeist. Die wohl durchschüttelte Mischung lässt in der Wärme des Wasserbades von circa 80 ° C. wegen Gegenwart des Weingeistes eine schnelle Verseifung zu. Dem Kolben setzt man einen Kork mit einem circa 20 cm langen engen Glasrohre auf, in welchem sich die Weingeistdämpfe verdichten und zurückfliessen. So wie völlige Lösung des Oeles eingetreten ist, die stark geschüttelte Flüssigkeit klar erscheint, ist auch die Saponification beendigt. Man setzt nun den etwa verdampften und den Rest des Weingeistes (300 g) und noch 8—10 g feingepulvertes Natriumdicarbonat hinzu. Unter Schütteln wird das überschüssige Aetzkali in Carbonat verwandelt und während dem Erkalten hat sich etwas Kalium- und Natriumcarbonat abgesetzt, welche durch Decanthation der klaren Flüssigkeit und durch Filtration des trüben Restes beseitigt werden. Der klaren Flüssigkeit setzt man nun 320—325 Th. destill. Wasser hinzu.

Hier ist angenommen, dass die Aetzlauge den Anforderungen der Ph. entspricht und nur kleine Spuren Carbonat enthält, im anderen Falle wäre die Lauge in grösserer Quantität anzuwenden. Die über 140 Th. verwendete Laugenquantität selbstverständlich von dem zuletzt zuzusetzenden Wasserquantum in Abzug zu bringen. Von den 340 Th. Wasser ist also die über 140 Th. verbrauchte Lauge abzuziehen. 20 Th. der Lauge entsprechen ferner genau 5 Th. Natriumdicarbonat. Das Mol. Gew. des Olivenöls zu 860 ist im Durchschnitt berechnet und steigt oft bis 880 und geht auch wieder auf 840 herab.

Kritik. Die Vorschrift der Ph. ist eine neue und soll wahrscheinlich eine Verbesserung der früher geltenden Vorschriften darstellen. Der Autor scheint nicht in der Lage gewesen zu sein, das Resultat der Vorschrift nach Wesen und Beschaffenheit zu erkennen. Betrachten wir die vor 100 Jahren von dem *Dispensatorium Borusso-Brandenburgicum* gegebene Vorschrift, so müssen wir dieselbe als eine kunstgerechte anerkennen, während die heutige Vorschrift etwas Verworrenes und Unsicheres darbietet. Der Seifenspiritus soll eine wässerig - weingeistige Lösung einer perfecten Kaliseife aus Olivenöl sein, in welcher weder Oel oder eine Fettsäure noch Aetzkali gelöst anzutreffen sind. Nun ist das Olivenöl ein variabeles Gemisch aus Oleïn und Palmitin, deren Mol. Gew. weit aus einander gehen, und die Aetzkalilauge ist auch von variabelem Gehalte. Daher kann es kommen, dass z. B. bei starkem Oleïngehalte und gehaltreicher Kalilauge ein Verseifungsproduct resultirt, welches viel freies Aetzkali enthält und wegen seiner ätzenden Eigenschaft, auf zarten Hautstellen eingerieben, heftige Entzündung verursacht.

Die vor 100 Jahren gegebene Vorschrift verwandelt die Olivenöl - Natronseife in Olivenöl - Kaliseife und ein Gehalt an kaustischem Kali war sicher ausgeschlossen. Musste der Autor der Vorschrift der heutigen Ph. nicht erwägen, dass Olivenöl und Aetzkalilauge in ihren Zusammensetzungen keine Beständigkeit zeigen, sie also verschiedene Mol. Gew. beanspruchen, dass bei einer Differenz der Mol. Gew. ein einziges unabänderliches Gewichtsverhältniss zur Seifenbildung ein Unding ist? Mit seiner Vorschrift documentirt jener Autor sichtlich einen bedauerlichen Rückschritt, wo man einen Fortschritt erwartet hatte. Im Uebrigen hat Eugen Dieterich zu Helfenberg beobachtet, dass eine dialysirte Oelseife neutral ist.

Spiritus Sinapis.

Senfspiritus.   Spiritus Sināpis.   *Essence (alcoolé) de moutarde.*
Spirit of mustard.

Senföl, einen (1) Th., löse man in neunundvierzig (49) Th.
Weingeist auf.
Klare, farblose, nach Senföl riechende Flüssigkeit von 0,833—0,837
spec. Gewicht.

Diese seit 35 Jahren in den Gebrauch gekommene Mischung oder Lösung
hat die Eigenthümlichkeit, nach einigen Wochen der Aufbewahrung sehr an
Schärfe zu verlieren.   Es ist desshalb zu empfehlen, nur kleine Mengen vorräthig zu halten und ein- bis zweiwöchentlich die Mischung zu erneuen.   Man
wendet diese in der Weise an, dass man Fliess- oder Filtrirpapier oder Leinwand in doppelter Lage damit durchnässt und gegen die Hautstelle drückt,
welche man reizen und röthen will; der Senfspiritus ist nämlich ein sehr
flüchtiges Rubefaciens.   Er werde vor Tageslicht geschützt aufbewahrt.

Das Fläschchen, worin der Senfspiritus im Handverkauf abgegeben wird,
signire man mit „*Senfspiritus*" und darunter mit „*Vorsicht!*"

Es ist auch nothwendig, den Käufer des Senfspiritus zu mahnen, bei der
Anwendung eine frei brennende Lichtflamme fernzuhalten.

Da die Ph. ein *caute servetur* hier nicht für nöthig hielt, obgleich der
Genuss eines Theelöffels Senfspiritus eine Hals- und Magenentzündung herbeiführen kann, so wolle man der Signatur des Standgefässes auf jeder Seite
wenigstens ein ✕ zufügen, z. B. ✕ Spirit. ✕, um bei der Verabfolgung
Sinapis
vor Vergreifen gesichert zu sein.

Spiritus Vini Cognac.

Konjak; Cognac; Franzbranntwein; Weinsprit.   Spirĭtus Vini
genuīnus; Spiritus Vini Cognacensis.   *Esprit de vin de Mont-*
pellier; Cognac.   French-brandy; Brandy.

Eine Flüssigkeit, durch Destillation aus dem Weine bereitet.   Sie
ist klar, gelb und von angenehmem spirituösem Geruch und Geschmack.
Der daraus durch Destillation erlangte Weingeist muss frei von dem
stinkenden Oele sein, welches in Deutscher Sprache mit Fuselöl bezeichnet wird, auch darf er nicht sauer sein.   Spec. Gew. 0,920—0,924.
Der Congnac muss 46—50 Gew. Proc. Aethyl-Alkohol enthalten.

Pharmacopoea Slesvico-Holsatica 1831 und *Ph. Saxonica 1837* hatten
den Cognac officinell gemacht, doch da dieser Spiritus meist als ein durch
Mischung hergestelltes Kunstproduct erkannt wurde, fand er von Seiten der
später erschienenen Pharmacopöen wenig Beachtung und dies auch wohl mit
Recht, insofern reine Waare kaum zu erlangen ist.   Der echte Cognac ist
ein durch Destillation aus Wein oder vergohrenen Resten und Abfällen aus
der Weinbereitung gewonnener Weingeist.   Er wird besonders im mittleren

und südlichen **Frankreich** dargestellt und in den Handel gebracht. Die Franzosen unterscheiden einen Esprit de vin de **Montpellier** vom Esprit de vin du **Nord**, welcher letztere einen Weingeist aus Runkelrübenmelasse bezeichnet und nicht als Cognac verwendbar ist.

Der Weingeistgehalt ist ein verschiedener. Die besseren Sorten enthalten 54—60 Volumenprocente. Das Weinarom ist nicht ein und dasselbe. Die guten und besseren Weine liefern auch den besser aromatisirten Franzbranntwein. Umfangreich ist die Darstellung desselben auf künstlichem Wege und zwar durch Destillation von reinem Kartoffelweingeist über **Drusenöl**, **Weinöl**, **Cognacöl** (Oleum Vini Gallici, Oenanthäther, Weinfermentol). Dieses wird aus den Weintrestern (Drusen) dargestellt. Man verdünnt die Trester mit Wasser, versetzt sie mit ungefähr $\frac{1}{2}$ Proc. Schwefelsäure und destillirt unter Einleiten von Wasserdampf. 2500 Th. Trestern liefern 1 Th. Weinöl. Durch Destillation mit Wasser wird es gereinigt. (Der Rückstand aus der Destillation aus Trestern wird noch auf Weinstein und Drusenschwarz verarbeitet.) 15 Liter 55proc. reiner Weingeist über 1g Weinöl aus dem Wasserbade destillirt liefern einen farblosen reinen Cognac von feinem Weingeruch. Jeder Apotheker ist, da Oleum Vini Gallici von den Drogisten bezogen werden kann, in der Lage, sich einen guten Cognac darzustellen. Dieser Cognac wird dann gewöhnlich mit einigen ccm Galläpfeltinctur und Tinctur aus gebranntem Zucker versetzt, so dass eine gelbliche Farbe eintritt.

Da der Franzbranntwein in eichenen Fässern bewahrt und versendet wird, so ist er gewöhnlich blassgelblich bis gelb gefärbt und enthält er Spuren Gerbsäure. Mitunter ist er durch eine Spur Glanzruss tingirt.

Es kommen auch noch in anderer Weise dargestellte künstliche Franzbranntweine in den Handel. Diese Franzbranntweine genügen als Getränk und Hausarzneimittel, können aber nicht zum Verschneiden weingeistarmer Weine und bei Darstellung der Schaumweine verwendet werden.

Sehr häufig setzen die Weinhändler den Franzbranntwein zusammen aus 1000g Weingeist (90-proc.), 600—700 g dest. Wasser, 3,5 g Spiritus Aetheris nitrosi, 2g Tinct. aromatica, 10 Tropfen Aether aceticus, 0,2g Tannin; oder aus 1000g Weingeist, 600g Wasser, 3g Spirit. Aeth. nitrosi, 1g Aether acetic., 10g Tinct. Gallar. und 5g Tinct. Fuliginis splendentis. Diese und ähnliche Vorschriften habe ich schon vor 50 Jahren angetroffen und auch in 'dem Werke „die neuesten Pharmakopöen Nord-Deutschlands" erwähnt.

Cognacessenzen zur Darstellung des Franzbranntweines durch Mischung sind unter Aether cocoïnus, Aether pelargonicus, Spiritus Aetheris nitrosi im Handb. d. pharm. Praxis angegeben.

Echten Franzbranntwein erkennt man angeblich an dem Geruch. Man füllt ein Weinglas damit, leert das Glas wieder, so dass nur noch circa 5 Tropfen zurückbleiben. Unter Wenden des Glases lässt man diesen Rest freiwillig verdunsten. Der specifische Weingeruch wird nach Verlauf von 10—12 Stunden zu erkennen sein. Bei nicht echten Sorten verschwindet der Geruch im Verlaufe von 4—8 Stunden, es kann jedoch ein längere Zeit dauernder Geruch mit dem eines echten Cognacs keine Aehnlichkeit haben.

Eine andere Untersuchungsmethode ist, 0,5 Liter mit circa 10,0g Aetzammon zu versetzen, nach Verlauf eines Tages aus einer gläsernen Retorte in der Wärme des Wasserbades circa 20ccm durch Destillation zu sammeln, dann den Rückstand in der Retorte in einem offenen Gefässe bis zur Trockne abzudampfen. Der trockne Rückstand darf bei reinem Cognac nicht über 0,04g betragen. Mit etwas Kohlenpulver gemischt auf glühendes Platinblech gegeben, darf er nicht unter Verpuffung verbrennen. Das vorhin bemerkte Destillat darf mit Silbernitrat versetzt und gelind erwärmt auf dieses nicht sofort, sondern erst nach einigen Minuten reduzirend einwirken.

Eine dritte Prüfung ist die unter Weingeist S. 622 erwähnte Methode, 10—20g mit Aetzkali zu versetzen. einzudampfen und dann mit verdünnter Schwefelsäure zu übersättigen. Es muss ein reiner Weingeruch hervortreten. Um im Cognac Fuselöl nachzuweisen, verfahre man nach dem im Ergänzungsbande zum Handbuch der ph. Praxis, S. 1116 und 1117 angegebenen Methode.

Die Aufbewahrung fordert Abschluss des Sonnen- oder Tageslichtes.

Stibium sulfuratum aurantiacum.

Goldschwefel; Antimonsulfid; Fünffach-Schwefelantimon; Sulfaurat.
Sulphur stibiatum aurantiacum; Sulphur auratum Antimonii.
Soufre doré d'antimoine; Sulfure antimonique. Golden sulphur
(of antimony).

Feines, orangegelbes, geruchloses Pulver, aus welchem in einem Glascylinder erhitzt unter Zurücklassung von schwarzem Schwefelantimon Schwefel sublimirt.

Mit 20 Th. Wasser zusammengeschüttelt, ergiebt der Goldschwefel ein Filtrat, welches Silbernitrat nicht verändert. In 200 Th. Aetz-ammonflüssigkeit muss sich der Goldschwefel bei gelinder Wärme lösen, so dass nur ein geringer Rückstand verbleibt. In Schwefel-ammonium-Flüssigkeit muss er sich leicht lösen. Der Nieder-schlag aus dieser Lösung durch Ansäuern mittelst Salzsäure bewirkt und wiederholt mit Wasser ausgewaschen, werde ungetrocknet mit einer 10-fachen Menge 5-proc. Ammoniumcarbonat-Lösung zusammen-geschüttelt. Das sofort gewonnene Filtrat, mit Salzsäure angesäuert, darf auf Zusatz von Schwefelwasserstoffwasser nicht gelb gefärbt werden..

Vor Licht geschützt aufzubewahren.

Geschichtliches. Goldschwefel (Antimonpentasulfid) wurde zuerst in der ersten Hälfte des 15. Jahrh. von BASILIUS VALENTIN durch Kochen des schwarzen Schwefelantimons mit Aetzlauge und Fällen aus dieser Lösung mit Essig dargestellt, dann durch LAUBER 200 Jahre später in den Arzneischatz eingeführt. Die Auffindung einer guten Darstellung des Goldschwefels, welcher wahrscheinlich wegen seines Arsengehaltes grossen Ruf als Arzneistoff hatte, heute aber nahe daran ist, im Arzneischatz sein Bürgerrecht zu verlieren, hat seitdem die Pharmaceuten vielfach beschäftigt. Man fällte den Goldschwefel gewöhnlich aus Lösungen, welche Natriumsulfantimoniat oder Kaliumsulfantimo-niat, oft aber noch verschiedene Mengen Antimonoxyd, Antimontrisulfid und höhere Schwefelungsstufen der Alkalien enthielten. Die Lösungen gewann man theils durch Auslaugen von Schmelzgemischen des schwarzen Schwefel-antimons und Schwefels mit einem kohlensauren Alkali oder auf nassem Wege durch Auflösen derselben in alkalischen Laugen. Der in dieser Art gewon-nene Goldschwefel war daher niemals ein constantes Präparat und bald mehr bald weniger mit freiem Schwefel, Antimonoxyd, Antimontrisulfid, Arsen etc. verunreinigt. Seitdem jedoch SCHLIPPE (1837) die Darstellung des leicht kry-stallisirbaren Natriumsulfantimoniats, der Salzverbindung aus Schwefelnatrium und Antimonsulfid, lehrte, fällt man den Goldschwefel aus der Lösung dieses Salzes mittelst einer Säure. Auf diese Weise erhält man bei einiger Vorsicht das Präparat stets von derselben chemischen Zusammensetzung und ziemlich frei von Verunreinigungen, besonders frei von Arsen, damit aber auch verlor es an seiner Wirkung.

Darstellung. Antimon verbindet sich mit Schwefel in zwei verschiedenen Verhältnissen, zu Antimontrisulfid oder Dreifach-Schwefelantimon, Sb_2S_3, welches als schwarzes Schwefelantimon, Grauspiessglanzerz, in der Natur fertig gebildet und in krystallinischer Form angetroffen wird, auch früher in amorpher Form als rothes Schwefelantimon (*Stibium sulfuratum rubĕum*) officinell war, und zu Fünffach-Schwefelantimon oder Antimonpentasulfid, Sb_2S_5, welches als Goldschwefel, *Stibium sulfuratum aurantiăcum*, noch officinell ist und im vorliegenden Kapitel behandelt wird.

Die zur Darstellung dieser letzteren Schwefelverbindung unten angeführte Vorschrift der letzten *Ph. Borussica* zerfällt in zwei Theile, nämlich in die Darstellung des sogenannten SCHLIPPE'schen Salzes, des Natriumsulfantimoniats, Natriumantimonsulfids, $Na_3SbS_4 + 9H_2O$, und dann in die Fällung des Antimonpentasulfids oder Fünffach-Schwefelantimons (Sb_2S_5) daraus mittelst Schwefelsäure. Das SCHLIPPE'sche Salz kann auf trocknem Wege, leichter aber noch auf nassem Wege dargestellt werden. Es zeichnet sich durch die Fähigkeit aus, aus wässriger Lösung in grossen Krystallen anzuschiessen. Daher ist seine Gewinnung in reinem Zustande eine leichte. Es bildet alkalisch reagirende, fast farblose, gewöhnlich etwas gelblich oder grünlich gefärbte, in der Wärme zerfliessende, dreiseitige Pyramiden (Tetraëder), welche in gleichviel heissem und 3 Th. kaltem Wasser löslich, in Weingeist aber unlöslich sind. Im guten abgetrockneten Zustande halten sich die Krystalle längere Zeit, feucht aber bei Zutritt der atmosphärischen Kohlensäure und des Sauerstoffs bedecken sie sich bald mit braunem Dreifach-Schwefelantimon (Kermes) unter gleichzeitiger Bildung von kohlensaurem, antimonsaurem und unterschwefligsaurem Natrium. Eine ähnliche Zersetzung erleidet die wässrige Lösung. Es müssen daher die Lösungen dieses Schwefelsalzes alsbald zur Krystallisation befördert werden. Das Abdampfen derselben geschieht in blanken eisernen Kesseln oder porcellanenen Schalen unter anhaltendem Kochen und ohne Umrühren, so dass der Zutritt der Luft zur Salzlösung durch eine Wasserdampfschicht gleichsam gehindert ist. Die gewonnenen Krystalle spült man mit einer filtrirten Lösung, kalt bereitet aus 2 Th. Aetzkalk, 6 Th. krystall. kohlensaurem Natrium und 150 Th. dest. Wasser, oder einer stark verdünnten Aetznatronlauge ab, lässt sie abtropfen und trocknet sie, zwischen Fliesspapier ausgebreitet schnell ab, aber unter Vermeidung künstlicher Wärme. Dieses Abtrocknen ist behufs der Darstellung des Goldschwefels nicht nothwendig, denn man löst das Salz alsbald in Wasser.

Die Preussische Pharmakopoe gab folgende Vorschrift zur Darstellung des SCHLIPPE'schen Salzes und des Goldschwefels:

Siebenzig (70) Th. rohes krystall. kohlensaures Natrium werden in zweihundertfünfzig (250) Th. Wasser in einem eisernen Kessel gelöst und der kochend heissen Lösung unter beständigem Umrühren sechsundzwanzig (26) Th. frisch gebrannter Kalk, mit achtzig (80) Th. Wasser zu einem Brei gelöscht, dann sechsunddreissig (36) Th. lävigirtes schwarzes Schwefelantimon und sieben (7) Th. sublimirter Schwefel, die beiden letzteren zu einem innigen Gemisch zusammengerieben, hinzugesetzt. Alles wird unter beständigem Umrühren und unter wiederholtem Ersatz des verdampfenden Wassers gekocht, bis die graue Farbe gänzlich verschwunden ist, und nun filtrirt. Der Rückstand wird mit einhundertfünfzig (150) Th. Wasser nochmals aufgekocht, filtrirt und mit heissem Wasser gut abgewaschen. Die gewonnenen (filtrirten) Flüssigkeiten werden zur Krystallisation gebracht und die Krystalle mit stark verdünnter Aetznatronlauge abgewaschen.

Von diesen Krystallen (dem sogenannten SCHLIPPE'schen Salze) löst man vierundzwanzig (24) Th. in hundert (100) Th. destill. Wasser, filtrirt, wenn es nöthig ist, verdünnt die Lösung mit sechshundert (600) Th. destill. Wasser und giesst sie in ein erkaltetes Gemisch, aus neun (9) Th. Schwefelsäure und zweihundert (200) Th. destill. Wasser bereitet. Den Niederschlag bringt man auf ein Filter, wäscht ihn auf demselben mit destill. Wasser vollständig aus, drückt ihn zwischen Fliesspapier und trocknet ihn an einem dunklen lauwarmen (25° C.) Orte.

Diese Vorschrift entspricht der von MITSCHERLICH gegebenen Erklärung über die Bildung des Natriumsulfantimoniats, nach welcher neben der Entstehung dieses Schwefelsalzes die Bildung von unlöslichem antimonsaurem Natrium, Natriummetantimoniat ($NaSbO_3$) einhergeht

Antimontrisulfid	Schwefel	Natriumhydroxyd	Natriumsulfantimoniat	Natriummetantimoniat
$4Sb_2S_3$ und	$8S$ und	$18NaHO$ geben	$5Na_3SbS_4$ und	$3NaSbO_3$
Schwefelantimon		Aetznatron	SCHLIPPE'sches Salz	metantimonsaures Natrium

Natriumsulfantimoniat	Schwefelsäure	Natriumsulfat	Antimonpentasulfid	Hydriumsulfid
$2Na_2SbS_4$ und	$3H_2SO_4$ geb.	$3Na_2SO_4$ und	Sb_2S_5 und	$3H_2S$
SCHLIPPE'sches Salz		schwefelsaures Natrium	Goldschwefel	Schwefelwasserstoffgas

Natriumoxyd (NaO) geht also in Natrium über, indem es seinen Sauerstoff an eine entsprechende Menge Antimon abgiebt, dieses in Antimonsäure verwandelt, und das Natrium sich mit Schwefel und dem Dreifach-Schwefelantimon zu dem Natriumsulfantimoniat constituirt. Das richtigste Verhältniss von Antimontrisulfid, Schwefel und Alkali ist jedenfalls dasjenige, welches in der Praxis die grösste Ausbeute an Natriumsulfantimoniat gewährt. Nach meinen Erfahrungen ist es das folgende: 36 Antimontrisulfid, 9 Schwefel, 75 krystall. kohlensaures Natrium, 26 Aetzkalk. Während die Vorschrift der *Ph. Bor.* an Schlippe'schem Salze 55—57 Th. liefert, gewährt das letztere Verhältniss 59—61 Th.

Eine Bedingung der möglichst grössten Ausbeute an Natriumsulfantimoniat ist die Gegenwart von überschüssigem Alkali, damit die Bildung eines Natriumpolysulfurets, welches ohne alle Basicität auch die Umsetzung des Antimontersulfid in Antimonpentasulfid nicht unterstützt, soviel als möglich ausgeschlossen bleibt.

Werden Aetzkalk, Antimontrisulfid, Schwefel und Natriumcarbonat zusammen mit Wasser gekocht, so entzieht die Kalkerde dem Natriumsalze die Kohlensäure, und es entstehen kohlensaures Calcium und Aetznatron oder Natriumhydroxyd. Die anfangs grauschwarze Mischung wird allmählich dunkel leberbraun und zuletzt wird der trübe ungelöste Theil der gelblichen Flüssigkeit hellgrau, endlich weissgrau oder graugelblich oder hellgraugrün, je nach der Reinheit des Kalkes und des rohen Schwefelantimons, denn in dem aus kohlensaurem und antimonsaurem Calcium bestehenden Bodensatze finden sich auch die Schwefelverbindungen des Kupfers, Bleies, Eisens, Mangans, welche Metalle theils im rohen Schwefelantimon, theils in der Kalkerde angetroffen werden. Das Arsen, ein fast stetiger Begleiter des rohen Schwefelantimons und des Schwefels, geht wie das Antimon parallele Verbindungen ein und ist theils als arsensaures Calcium im Bodensatze, theils als Natriumsulfarseniat in der Lösung. Letzteres bleibt in der Mutterlauge des krystallisirten Natriumsulfantimoniats. Um es von den Krystallen des letzteren Salzes gänzlich fortzubringen, geschieht das Abspülen derselben mit verdünnter Natronlauge.

24 Theile der Natriumsulfantimoniatkrystalle sollen nach der Vorschrift in Wasser gelöst und in 9 Th. reiner Schwefelsäure, welche mit vielem Wasser verdünnt ist, eingegossen werden. Es entweicht Schwefelwasserstoff unter Aufschäumen, schwefelsaures Natrium entsteht, und Antimonpentasulfid (Sb_2S_5) fällt nieder, wie im vorstehenden Schema angegeben ist. Auf 25 Th. des feuchten Natriumsulfantimoniat nehme man besser 10 Th. reiner Schwefelsäure.

Damit während der Fällung Schwefelsäure stets im Ueberschusse bleibe, soll die Schwefelsalzlösung in die Säure gegossen werden und nicht umgekehrt. Ist dagegen das Schwefelsalz der Säure gegenüber im Ueberschuss, so wirkt es theilweise auflösend auf das Präcipitat, und dieses wird missfarbig. Darum muss stets ein Ueberschuss reiner Schwefelsäure in Anwendung kommen. Englische Schwefelsäure würde den Niederschlag bleihaltig machen. — 100 Th. des krystallisirten und noch etwas feuchten Natriumsulfantimoniats geben circa $37^1/_2$ Th. Goldschwefel aus.

Betreffend die praktische Ausführung der Goldschwefeldarstellung nach der angegebenen Vorschrift wäre folgendes zu erwähnen. Das Kochen von Natriumcarbonat (75), Kalk (26), Schwefel (9) und Antimontrisulfid (36) mit Wasser (circa 350) geschieht in einem eisernen Kessel unter Umrühren mit einem hölzernen Spatel über freiem Feuer. Die Dauer des Kochens beträgt 2—3 Stunden, vorausgesetzt, dass das verwendete schwarze Schwefelantimon lävigirt war. Nimmt man dagegen nur ein sehr fein gepulvertes, so ist es rathsamer, den Aetzkalk durch Besprengen mit warmem Wasser in Calciumhydroxyd zu verwandeln, mit der gut ausgeführten Mischung aus Schwefel und Antimontrisulfid zu versetzen und mit der hinreichenden Menge Wasser zu einer dünnen breiigen Flüssigkeit anzurühren. Diese kocht man unter Umrühren und Ersatz des verdampfenden Wassers eine volle Stunde uud setzt hierauf das krystall. kohlensaure Natrium, gelöst in seiner 3·fachen Menge heissem Wasser, allmählich hinzu, kocht dann noch eine Stunde, nach welcher Zeit unzersetztes schwarzgraues Schwefelantimon in der Masse nicht mehr zu erkennen sein wird, und colirt durch ein leinenes, vorher nass gemachtes Colatorium. Den Rückstand im Colatorium übergiesst man mit circa 100 Th. heissem Wasser, kocht ihn eine Viertelstunde hindurch und colirt, den Rückstand im Colatorium mit etwas warmem Wasser nachwaschend. Die Colaturen (ungefähr 450 Th. betragend) werden sofort filtrirt und in demselben wieder gereinigten Kessel ohne Umrühren soweit eingedampft, bis ein Tropfen der Flüssigkeit auf eine kalte Porcellanfläche übertragen, in einer Minute Krystalle abscheidet. Die Flüssigkeit giebt man nun in ein glattes Porcellangefäss, welches man dicht zudeckt und an einem kalten Orte beiseite stellt. Nach ungefähr 24—30 Stunden engt man die von den Krystallen abgegossene Mutterlauge um fast $^2/_3$ ihres Volumens ein und bringt sie zur Krystallisation. Eine dritte Krystallisation ist meist wenig lohnend.

Die in einem tarirten Deplacirtrichter gesammelten, mit verdünnter Natronlauge abgewaschenen Schwefelsalzkrystalle lässt man abtropfen und bestimmt ihr Gewicht. Auf je 50 Th. der noch feuchten Krystalle nimmt man 19—20 Th. reiner concentrirter Schwefelsäure. In einen gehörig geräumigen, grossen Steintopf (Präcipitirtopf) giebt man die 20fache Menge der Säure destill. Wassers und mischt unter Rühren mit einem Holzstabe die Säure dazu. In einen andern Topf giebt man die Schwefelsalzkrystalle und übergiesst sie mit der 3fachen Menge heissem dest. Wasser. Ist die Lösung trübe, so wird sie schnell filtrirt, mit ihrem 4fachen Volumen kaltem destill. Wasser verdünnt und nun unter Umrühren in die verdünnte Säure eingegossen. Da eine Entwickelung von Schwefelwasserstoffgas stattfindet, so hat man sich vor Einathmung desselben zu hüten. Man nimmt die Präcipitation daher an einem zugigen freien Orte oder unter einem Schornsteine vor. Den Niederschlag bringt man auf ein Colatorium oder in einen Spitzbeutel (welchen man vorher mit Wasser nass gemacht hat) und wäscht ihn so lange mit destill. Wasser aus, bis das Abtropfende mit Baryumsalzlösung aufhört, eine Trübung zu erzeugen. Nach dem Ablaufen der Abwaschflüssigkeit faltet man das Colatorium zusammen oder bindet den Spitzbeutel zu und legt ihn zwischen zwei Bretter, von welchen man das obere nach und nach mit Gewichten beschwert. Endlich breitet man den Niederschlag auf Fliesspapier aus und trocknet ihn in einem Spansiebe, sorgsam vor Staub geschützt, an einem schwach lauwarmen, aber schattigen Orte. Getrocknet wird er in einem porcellanenen Mörser zerrieben und alsbald in kleinere Standgefässe unter Rütteln eingefüllt.

Die Darstellung des Goldschwefels im pharmaceutischen Laboratorium kann nur dann ausgeführt werden, wenn man einen Ort für die Fällung hat, wo das stinkende Schwefelwasserstoffgas nicht lästig fällt. Sie wird von demjenigen ausgeführt, welchem an der Erlangung eines reinen Präparats gelegen ist, denn das selbst dargestellte Präparat ist immer theurer als das aus einer chemischen Fabrik bezogene.

Einen Goldschwefel für die Veterinairpraxis pflegt man durch Kochung darzustellen: von 6 Th. Aetzkalk, welchen man durch Besprengen mit Wasser in Kalkhydrat verwandelt hat, und 1 Th. krystall. Soda, 6 Th. schwarzem Schwefelantimon und 2 Th. Schwefel in 50 Th. Wasser in einem gusseisernen Gefässe unter Umrühren, bis die Flüssigkeit eine dunkelbraune Farbe annimmt. Sowie die Stoffe chemisch thätig werden, findet ein Aufschäumen der Flüssigkeit statt. Man colirt, kocht den breiigen Rückstand noch einmal mit 50 Th. Wasser aus und colirt zu der ersteren Abkochung. Die Colaturen werden, bis ungefähr auf 200 Th. mit gemeinem Wasser verdünnt, absetzen gelassen, decanthirt und in die hinreichende Menge (16 Th.) roher Salzsäure, welche mit der 20fachen Menge Wasser verdünnt ist, gegossen. Die Ausbeute beträgt wenig mehr als das verwendete schwarze Schwefelantimon. Der auf diese Weise gewonnene Goldschwefel enthält stets etwas Schwefel beigemischt, wesshalb er auch heller an Farbe ist.

Die Darstellung auf trockenem Wege besteht darin, dass man in einem eisernen Grapen 10 Th. entwässertes Natriumsulfat mit 3 Th. Kohlenpulver gemischt bis zur Schmelzung erhitzt, nun unter Umrühren nach und nach ein Gemisch aus 5 Th. feingepulv. schwarzem Schwefelantimon und 1 Th. trocknem gewaschenem sublimirtem Schwefel einträgt und die Schmelzung fortsetzt, bis die graue Farbe geschwunden ist. Die auf Eisenblech ausgegossene Schmelze wird mit dest. Wasser ausgekocht, die heiss filtrirte Lösung zur Krystallisation gebracht und das auf diese Weise gewonnene SCHLIPPE'sche Salz mit dünner Natronlauge abgewaschen und in filtrirter Lösung in überschüssige verdünnte Schwefelsäure eingetragen. Den chemischen Vorgang erklären folgende Schemata

$$\underset{\text{Natriumsulfat}}{Na_2SO_4} \quad \text{und} \quad \underset{\text{Kohle}}{4C} \quad \text{ergeben} \quad \underset{\text{Natriumsulfid}}{Na_2S} \quad \text{und} \quad \underset{\text{Kohlenoxydgas}}{4CO}$$

$$\underset{\text{Natriumsulfid}}{3Na_2S} \quad \text{und} \quad \underset{\text{Antimontrisulfid}}{Sb_2S_3} \quad \text{und} \quad \underset{\text{Schwefel}}{2S} \quad \text{ergeben} \quad \underset{\text{Natriumsulfantimoniat}}{2Na_3SbS_4}.$$

Nach einer alten officinellen Vorschrift des vorigen Jahrhunderts wurden je 10 Th. Antimonium crudum und Stangenschwefel mit 40 Th. Pottasche zu einem gleichmässigen Pulver gemischt, dann geschmolzen, auf Blech ausgegossen, erkaltet gepulvert, mit Wasser unter Kochung extrahirt und die filtrirte Lösung durch einen Ueberschuss verdünnter Schwefelsäure gefällt. Dieser Goldschwefel enthielt oft bis zu 6 Proc. Arsensulfid, wurde aber auch nur in sehr kleinen Gaben angewendet.

Eigenschaften. Officineller Goldschwefel, Antimonpentasulfid, bildet ein zartes, sehr feines, gesättigt orangerothes, geruch- und geschmackloses, beim Glühen völlig flüchtiges, beim mässigen Erhitzen in schwarzes Antimontrisulfid und Schwefel zerfallendes Pulver, unlöslich in Wasser und Weingeist, völlig löslich in Aetzkalilauge und Schwefelammoniumflüssigkeit, sowie der 200-fachen Menge 10-proc. Aetzammon. Chlorwasserstoffsäure löst ihn beim Erwärmen unter Schwefelwasserstoffentwickelung und Hinterlassung von Schwefel und Bildung von Antimontrichlorid. Mit der Luft in Berührung unterliegt er einer allmählichen Oxydation unter Bildung kleiner Mengen Antimonoxyd und Schwefelsäure. Bei gleichzeitiger Einwirkung des Lichtes ist dieser Oxydationsprocess gesteigert, weil Sonnenlicht den Sauerstoff der Luft ozonisirt. Da bei der Behandlung des Goldschwefels in der Wärme mit Schwefelkohlenstoff, Terpentinöl, Chloroform er an diese Lösungsmittel Schwefel abgiebt und in amorphes Trisulfid übergeht, so ist er gleichsam als eine Verbindung von Trisulfid mit 2 Atomen Schwefel zu betrachten. In der Kälte entziehen diese Lösungsmittel nur etwa beigemischten Schwefel. Die Formel ist Sb_2S_5, das Mol. Gew. $= 404$. Dass der längere Zeit aufbewahrte Goldschwefel bis zu 2 Proc. Antimonoxyd und bis zu 3 Proc. Schwefelsäure einzuschliessen pflegt, in Folge Contactes mit dem Sauerstoffe der Luft, ist oben schon erwähnt worden.

Aufbewahrung. Lichteinwirkung macht den Goldschwefel heller und der Sauerstoff der Luft leitet eine allmähliche Oxydation ein, so dass sowohl etwas Antimonoxyd als auch etwas freie Schwefelsäure entstehen. Dieser Akt tritt um so kräftiger ein, wenn das Tageslicht gleichzeitig einwirkt. Da es nun evident erkannt ist, dass der geringe Gehalt an Antimonoxyd das arzneilich wirkende Princip des Goldschwefels bildet, so hat die Ph. ganz richtig die Prüfung entsprechend vorgeschrieben. Man bewahre den Goldschwefel in geschlossenem Gefäss, aber vor der Einwirkung des Tageslichtes geschützt.

Prüfung. Diese ist der Prüfung gegenüber, welche die erste Ausgabe der Ph. forderte, eine sehr gekürzte. — 1) Das Filtrat aus der Zusammenschüttelung von 1 Th. Goldschwefel mit 20 Th. Wasser, soll sich gegen Silbernitrat indifferent verhalten, also frei sein von Salzsäure und Natriumsulfid. — 2) Die Lösung von 0,05 g Goldschwefel in 10 g Aetzammon, unter gelinder Anwärmung bewirkt, soll nur eine sehr geringe Menge Unlösliches (Antimonoxyd, Schwefel) ergeben. Die sehr geringe Menge des Unlöslichen abzuschätzen, ist dem Experimentirenden überlassen. — **3**) Die Lösung in **Schwefelammoniumflüssigkeit** (0,1g in 5ccm) soll eine vollständige sein. Der durch Salzsäure daraus gefällte Niederschlag, mit Wasser ausgewaschen und dann mit **Ammoniumcarbonatlösung** geschüttelt, soll ein Filtrat ergeben, welches mit Salzsäure übersättigt auf Zusatz von **Schwefelwasserstoffwasser** sich nicht gelb färben darf (Schwefelarsen). — Eine zwar scharfe, aber umständliche und theils widrige Operation! —

Als Ersatz der Reaction sub 3 genügt einfach, circa 0,3g des Goldschwefels mit 1,5g zerfallenem oder verwittertem Ammoniumcarbonat, wie man es an den Aussenflächen der Stücke des flüchtigen Salzes antrifft, zu zerreiben (Ammoniumbicarbonat löst nur Schwefelarsen), mit 5—6ccm Wasser zu übergiessen und unter bisweiligem Schütteln eine Stunde zu maceriren, dann zu filtriren. Einige ccm des Filtrats nach und nach mit Salzsäure übersättigt, müssen eine klare farblose Flüssigkeit ergeben. Eine gelbliche bis gelbe Färbung oder Trübung würde Schwefelarsen anzeigen. Im Anfange des Zusatzes der Säure tritt gewöhnlich schwache Trübung ein, in Folge Ausscheidung des in Lösung übergegangenen Antimonoxyds, welches aber zuletzt durch die überschüssige Salzsäure wieder zur vollen Lösung kommt. Steht jenes Ammoniumbicarbonat nicht zur Hand, so nehme man 2g Natriumbicarbonat und macerire 1½ Stunde. Die Ph. nimmt an, dass aus dem Schwefelarsen Arsenigsäure geworden sein könne und nun diese in Schwefelarsen überzuführen schreitet sie zur Lösung in Schwefelammonium und zur Fällung aus dieser Lösung mittelst Salzsäure. Nun ist aber der Bestand des Schwefelarsens innerhalb des Antimonpentasulfids ziemlich gesichert, so dass nach Jahren immer noch Theile des Arsens als Sulfid vertreten sind. Schwefelarsen hat innerhalb des Antimonpentasulfids eine grössere Beständigkeit als im isolirten Zustande. — Als Ersatz der Prüfung der völligen Löslichkeit in Schwefelammonium lässt sich auch Aetznatronlösung (0,1g : 3—4 ccm) verwenden. Unter Agitiren erhitzt man bis zum Aufkochen.

Der Goldschwefel enthält einige Zeit aufbewahrt stets Spuren freier Schwefelsäure und Antimonoxyd, das wässrige Filtrat wird also mit Baryumsalz immer eine schwache Trübung ergeben und Natriumbicarbonat wird in gelinder Wärme Antimonoxyd (SbO_3) lösen und beim Sättigen mit einer Säure wieder fallen lassen. Dasselbe muss in Weinsäurelösung klar löslich sein. Bleibt bei Behandlung des Goldschwefels mit Schwefelammonium ein schwarzer oder brauner Bodensatz ungelöst, so können Schwefelblei, Schwefeleisen etc. als Verunreinigungen vorliegen. Die Prüfung auf Arsen kann auch nach dem Biltz'schen Modus, wie im folgenden Artikel angegeben ist, zur Ausführung kommen. Die Behandlung des Goldschwefels mit Natriumbicarbonat zur Lösung des Schwefelarsens hat man für unthunlich bezeichnet, weil nur der Natriummonocarbonatgehalt des Bicarbonats das Lösungsmittel bilde. Es handelt sich hier aber nur um den Nachweis und die Lösung von Spuren Schwefelarsens, welche sich in der geringen Menge des im Bicarbonat vorhandenen Monocarbonats und des sich in der wässrigen Lösung des Bicarbonats unter Freilassen von Kohlensäure stets bildenden Monocarbonats vollständig lösen, wenn die Maceration eine Stunde dauert. Mit Rücksicht darauf, dass die Ph. bis zu 0,5 Proc. Schwefelarsen im grauen Schwefelantimon zulässt, hätte sie im vorliegenden Falle dem Goldschwefel als Medicament immerhin entfernte Arsenspuren zulassen und eben desshalb dieser Natriumbicarbonatsverwendung den Vorzug einräumen sollen, wenn etwa entfernte Spuren damit nicht zu entdecken wären. Mir glückte es stets entfernte Spuren Schwefelarsen mit dem Natriumbicarbonat nachzuweisen.

Anwendung. Seitdem man in die Stelle der Arzneikörper rein chemische Körper einsetzte, man aus den Schwefelantimonpräparaten das Arsen verbannte, können diese ihren alten Heilwerth nicht mehr behaupten. Selbst der berühmte Arzt Hebra glaubt, dass die Wirkung des reinen Goldschwefels über die des feinen Streusandes nicht hinausgehe. Was er bei katarrhalischen und kroupösen Leiden leistet, verdankt er seinem geringen Gehalt an Antimonoxyd. **Daher wird es erklärlich, wenn dem Arzte das schlecht aufbewahrte Präparat lieber ist, als das sorgsam bewahrte. Man giebt den Goldschwefel zu 0,05—0,1—0,2g alle 2—3 Stunden. Zu vermeiden sind Mischungen mit Säuren, sauren Syrupen, Metallsalzen, Alkalien.**

Obgleich mit Calomel in Mischung eine Zersetzung nicht ausbleibt, so wird diese Mischung dennoch von manchen Aerzten verordnet *(Pulvis et Pilulae Plummeri)*, selbst der verstorbene grosse Augenarzt GRAEFE schuf ein *Pulvis antiscrophulosus* mit Calomel und Goldschwefelgehalt.

Stibium sulfuratum nigrum.

Schwefelspiessglanz (Spitzglas); Schwarzes oder graues Schwefelantimon. Antimonium nigrum s. crudum. *Sulfure d'antimoine (naturel). Grey antimony-ore; Silver-glance; Black antimony; Crude antimony; Sulphuret of antimony.*

Grauschwarze, strahlig-krystallinische Stücke von 4,6—4,7 spec. Gewicht.

Gepulvert mit 10 Th. Salzsäure gekocht muss es sich unter Schwefelwasserstoffentwickelung in soweit lösen, dass 0,5 Proc. ungelöst zurückbleiben.

Geschichtliches. Andeutungen über Antimonmetall macht bereits PLINIUS im 3. Kapitel des 23. Buches seiner *Historia naturalis* (1. Jahrh. n. Chr.), jedoch erst dem gelehrten Benedictinermönch BASILIUS VALENTIN (gegen Ende des 15. Jahrh.) war es vorbehalten, das Antimonmetall aus dem Schwefelantimon darzustellen, und das Verfahren der Darstellung in seinem „*Currus triumphalis antimonii*" bekannt zu machen. Das schwarze Schwefelantimon kennt man schon seit den ältesten Zeiten. Die Frauen der alten Hebräer und Griechen sollen sich damit die Augenbrauen geschwärzt, die alten Griechen es äusserlich als Adstringens und Siccativ gebraucht haben. Den Alchymisten war Antimon dämonischen Herkommens, sie hielten es für die Mutter des Goldes und trieben daher damit endlosen chemischen und medicinischen Unfug, besonders sollen die Mönche des Mittelalters sich, um ihrem Keuschheitsgelübde leichter nachleben zu können, der Antimonpräparate im Uebermaass bedient haben, so dass viele zu Grunde gingen und Franz II. (1515 bis 1547) in Frankreich ein Verbot des Antimongebrauchs gegen die Mönche (ἀντὶ μόναχος) erlassen musste. Dass in dieser Zeit der Name *Antimoine* oder *Antimonium* aufgekommen sei, ist nicht richtig, denn BASILIUS VALENTIN nennt 80 Jahre früher sein neu entdecktes Metall *Antimonium*, ja selbst in der lateinischen Uebersetzung der Werke GEBER's (im 8. Jahrh.) soll der Name Antimonium gebraucht sein. Nach einer anderen und wohl der richtigeren Version soll BASILIUS VALENTIN beobachtet haben, dass die Schweine durch Schwefelantimon fett werden, dass also das Schwefelantimon (wohl wegen seines Arsengehaltes) Wohlleibigkeit und Gesundheit fördere. Desshalb empfahl er den Gebrauch desselben seinen Confratres. Da die Mönche davon häufig im Uebermaass Gebrauch machten und viele starben, betrachtete man das Spiessglanzmetall als „Mönchsgift" und nannte es Antimonium (Gegenmönch).

Vorkommen. In der Natur findet man es als Grauspiessglanzerz, Antimonglanz, meist in strahlig- oder blättrig-krystallinischen Massen, begleitet von Kalkspath, Schwerspath, Quarz, Schwefelkies. Häufig ist es gepaart mit Schwefelblei (Zinkenit, Plagionit), mit Schwefelkupfer (Kupferantimonglanz) und anderen Schwefelmetallen (Fahlerzen).

Gewinnung. Wegen seiner Leichtschmelzbarkeit (bei 450⁰ C.) lässt es sich durch Saigerung von den Bergarten sondern. Diese besteht darin, dass man in den Hüttenwerken das Erz in irdenen Krügen, welche über andere in die Erde eingegrabene Krüge, gestellt und deren Böden siebartig durchlöchert sind, durch Umlegen von Feuer schmilzt. Das leicht schmelzende Schwefelantimon fliesst in die unteren Krüge und die nicht oder schwerer schmelzbare Bergart bleibt in den oberen Krügen zurück. Mitunter saigert man es auch wohl in schräg liegenden irdenen Röhren in der Art wie das Wismuthmetall aus. Das meiste und beste Schwefelantimon wird in Spanien und Ungarn gefördert. Rosenau in Ungarn liefert ein fast arsen- und bleifreies, aber etwas eisenhaltiges, England sogar zuweilen ein reines Schwefelantimon.

Handelswaare. 1) Das im Handel vorkommende schwarze Schwefelantimon, *Stibium sulfuratum Hungaricum*, bildet mehr oder weniger breite oder abgestumpft kegelförmige, graue, glanzlose Kuchen oder Stücke, innen metallglänzend graphitfarben. Es ist abfärbend und zerreiblich, zerrieben schwärzer und beinahe glanzlos. Die ziemlich gleichmässige Bruchfläche zeigt ein strahlig-krystallinisches Gefüge mit bündelförmigen und parallelen Strahlen. Da sein Schwefelarsengehalt 0,3—0,5 Proc. beträgt, es somit den Anforderungen der Ph. entspricht, so ist auch diese Waare die beste.

Das *Antimonium crudum* kommt zu verschiedenen Preisen in den Handel, je nach dem Fundorte und seiner Reinheit. Die gewöhnlichen Verunreinigungen sind die Schwefelverbindungen des Arsens, Bleies, Kupfers und Eisens, auch das gerühmte arsenfreie Rosenauer Schwefelantimon ist nicht ganz frei von Arsen, es enthält aber doch sehr wenig davon und ist bis auf wenig Schwefeleisen ziemlich oder ganz frei von Blei und Kupfer. Wegen seiner Arsenarmuth sollte man es verwerfen. Auch Schleiz liefert ziemlich reine und arsenarme Schwefelantimone. Im Allgemeinen ist das rohe Schwefelantimon um so reiner, je grobstrahliger und ausgebildeter sich das Krystallgefüge zeigt. Die Gegenwart der fremden Schwefelmetalle verhindert mehr oder weniger die Krystallbildung. Da die Drogisten besonders die Ungarische Waare auf Lager haben, so ist dieselbe auch jederzeit erreichbar. Unsere Ph. geht nicht mehr die Wege, welche seit 1835 die Pharmakopöen einzuschlagen pflegten, indem diese den Schwefelarsengehalt verpönten, obgleich dieser Gehalt einen wesentlichen Antheil an der Schwefelantimonwirkung hat. Die Ph. normirt einfach diesen Gehalt bis höchstens zu 0,5 Proc. Für die Veterinärpraxis dürfte übrigens ein Gehalt bis zu 1 Proc. das Mittel nicht verwerflich machen.

2. *Stibium sulfurātum lǟvigātum* lävigirtes oder höchst feingepulvertes Schwefelantimon, ist die für den innerlichen Gebrauch bei Menschen bestimmte Waare, bei welcher ebenfalls ein Gehalt bis zu 0,5 Proc. Schwefelarsen zugelassen wird. Da dieses vordem officinelle Präparat arsenfrei sein musste, so kann dasselbe wegen seiner Wirkungslosigkeit nicht mehr in Anwendung kommen, es muss entweder mit arsenreichem Schwefelantimon gemischt oder besser gänzlich verworfen werden. In der Rosenauer Waare fanden sich 0,098 Proc. (HAGER) und 0,15 Proc. (REICHARD und WACKENRODER), in der Schleizer Waare 0,648; 0,152; 0,04, in der Waare aus Harzgerode 0,235 Proc. As_2S_3 (WACKENRODER). Diesen Ergebnissen gegenüber dürfte dem Ungarischen Schwefelantimon wegen eines Schwefelarsengehaltes bis zu 0,5 Proc. wohl der Vorzug eingeräumt werden, insofern die Ph. nicht erwähnt, die vorbemerkte Waare wegen zu geringem oder mangelndem Arsengehalt zu verwerfen.

Zur Darstellung des lävigirten Schwefelantimons werden die

besten stark krystallisirten Stücke des käuflichen Schwefelantimons fein gepulvert und dann lävigirt, was entweder mit Hilfe von Wasser in einer Reibmaschine, auf dem Reibsteine oder in einem Porcellanmörser geschieht. Im letzteren Falle ist die Vorrichtung, wie sie unter *Ungt. Hydrargyri cinereum* beschrieben ist, zu empfehlen. Durch wiederholtes Abschlämmen sondert man die feineren Theile von den gröberen, um diese letzteren aufs Neue zu lävigiren und zu schlämmen.

Eigenschaften. Das gute graue oder schwarze Schwefelspiessglanz bildet abfärbende, stahlgraue, metallisch-glänzende, auf dem Bruche deutlich und kräftig hervortretend strahlig-krystallinische Massen von 4,5—4,8 spec. Gew. Es ist nicht sehr hart, aber spröde und giebt ein schwarzgraues, schwach glänzendes Pulver. Noch unter der Glühhitze (bei ca. 450° C.) schmilzt es. Vor dem Löthrohre auf Kohle schmilzt es sehr schnell und verflüchtigt sich beim weiteren Erhitzen unter Entwickelung von Dämpfen der Schwefligsäure in Gestalt weisser Antimonoxyddämpfe, welche die Kohle weiss beschlagen. Durch seine leichte Schmelzbarkeit unterscheidet es sich von dem ihm ähnlichen, aber sehr schwer schmelzbaren Manganhyperoxyd (Braunstein). Das durch Lävigation dargestellte Pulver ist grauschwarz, wenig glänzend und zwischen den Fingern unfühlbar, dabei geruch- und geschmacklos.

Concentrirte Salzsäure löst es in der Wärme unter Schwefelwasserstoffgasentwickelung auf und bildet damit Antimonochlorid. Von concentrirter Schwefelsäure wird es im Sieden unter Entwickelung von Schwefligsäuredampf in Antimonisulfat verwandelt. Salpetersäure verwandelt es unter gleichzeitiger Abscheidung von Schwefel in unlösliches Antimonantimoniat. Mit der hinreichenden Menge Kalisalpeter verpufft, liefert es antimonsaures, salpetrigsaures und schwefelsaures Kalium. Es besteht aus 1 Mol Antimon und 3 At. Schwefel, daher nennt man es auch 3-fach Schwefelantimon, Antimontersulfuret, Antimontrisulfid. Weil es mit den Sulfureten der Alkalimetalle Verbindungen eingeht, so ist es eine Sulfosäure.

Von dem Antimontrisulfid giebt es zwei Modificationen, nämlich eine **schwarze krystallinische** und eine **braunrothe amorphe.** Die letztere Modification entsteht beim schnellen Abkühlen des geschmolzenen schwarzen Schwefelantimons, oder sie fällt aus den antimonoxydhaltigen Salzlösungen auf Zusatz von Schwefelwasserstoff. Der sogenannte **Mineralkermes** enthält die amorphe Modification. Die Formel ist Sb_2S_3. Mol. Gew. 340.

Aufbewahrung. Eine Hauptsorge bleibt die Abschliessung des Sonnenund Tageslichtes, insofern dasselbe, wenn auch sehr unbedeutend, eine Oxydation einleitet. Im directen Sonnenlichte geht die Oxydation rapide vor sich, so dass sich ein Geruch nach Schwefligsäure entwickelt.

Prüfung. Dieselbe bezweckt die Erkennung, dass im Schwefelantimon nicht über 0,5 Proc. Schwefelarsen, welches in Salzsäure nicht löslich ist, enthalten sind, denn die mehr als 0,5 Proc. Schwefelarsen enthaltende Waare darf nicht als Arzneimittel für Menschen in Anwendung kommen. Zu einer specielleren Prüfung diene folgende Angabe:

Ein Eisengehalt macht das Schwefelantimon nicht verwerflich, Kupfer und Blei können in mässigen Spuren vorhanden sein. Man löst von dem feingepulverten Schwefelantimon circa 2,5 g in einem Kölbchen unter Digestion in circa 25,0 ccm reiner Salzsäure. Nachdem die Schwefelwasserstoffentwickelung aufgehört hat, lässt man erkalten, sammelt den ungelöst gebliebenen Theil, Schwefelarsen, unter Decanthation, Vermischen mit verdünnter Salzsäure und Filtration, und vermischt die gesammelte Lösung mit einem gleichen Volumen Weingeist. Hierdurch wird alles gegenwärtige Bleichlorid abgeschieden. Nachdem man durch Erhitzen den Weingeist aus der vom Bleichlorid abfiltrirten Lösung verdampft hat, verdünnt man mit Wasser, filtrirt von dem ausgeschiedenen Algarothpulver ab und versetzt das Filtrat mit Aetzammon im Ueberschuss. Eisen fällt als brauner Niederschlag, und die davon abfiltrirte Flüssigkeit ist mehr oder weniger blau, je nach der Menge des gegenwärtigen Kupfers. Liegt es nicht in der Absicht, über den Eisengehalt sich zu informiren, so versetzt man die mit Weingeist gemischte Lösung mit einem starken Ueberschuss Aetzammon und filtrirt. Einen anderen Theil der salzsauren Lösung des Schwefelantimons versetzt man mit concentrirter Salzsäure und etwas Stannochlorid und erhitzt bis zum Aufkochen. Bei etwaiger Gegenwart von Arsen scheidet sich dieses in dunkelbraunen Flocken aus.

Die Bestimmung des Arsens nach BILTZ geschieht in folgender Weise. 1,5 g feinzerriebenes Spiessglanz und 6 g chlorfreies Natriumnitrat werden innig gemischt und in kleinen Portionen in einen glühenden Porcellantiegel nach jeder Verpuffung eingetragen. Man erhitzt zur Schmelzung und rührt um. Die Schmelze besteht aus Natriummetantimoniat und Natriumarseniat. Die zerriebene Schmelze wird mit 15 g Wasser ausgekocht, filtrirt, das Filtrat mit Salpetersäure so oft angesäuert und aufgekocht, als rothe salpetrige Dämpfe (aus Natriumnitrit) entweichen. (Nun kann man zur quantitativen Bestimmung des Arsens schreiten.) BILTZ lässt zu dem Filtrat 10 Tropfen 5 proc. Silbernitratlösung mischen und auf die klare (filtrirte) Flüssigkeit einige Tropfen Aetzammon auffliessen. Bei Gegenwart geringer Menge Arseniat erfolgt an der Berührungsfläche eine weissliche, jedoch bei mehr als 0,1 Proc. Arseniat eine röthliche bis rothe Trübung von Ag_3AsO_4 (Silberarseniat). Diese umständliche Probe beim natürlichen grauen Spiessglanz anzuwenden, um qualitativ zu bestimmen, lohnt wohl nicht, denn die Reaction tritt immer ein.

Anwendung. Da das schwarze, von Arsen fast ganz reine Schwefelantimon seine in früheren Zeiten sehr gerühmte Heilwirkung nicht zeigen wollte, so hat die 2. Auflage der Ph. nach den alten Verhältnissen zurückgegriffen und das bis zu 0,5 Proc. Schwefelarsen enthaltende Mineral officinell gemacht. Man giebt es zu 0,3—0,5—1,0 g zwei- bis dreimal des Tages bei Hautleiden, Skrofulose etc. Es geht im Ganzen mit Ausnahme eines Theiles des Schwefelarsengehaltes so unverändert mit den Faeces fort, wie es eingenommen wird. Für die Veterinärpraxis ist es nur nöthig, ein mittelfein gepulvertes Schwefelantimon vorräthig zu halten. Hier sind übrigens Fälle bekannt geworden, wo ein arsenreiches (bis zu 2 Proc. Schwefelarsen enthaltendes) Schwefelantimon von schädlichen Folgen begleitet war und die Hausthiere durch Vergiftung eingingen. Pferden giebt man es bei Druse und mangelnder Fresslust. Schweinen (eine Messerspitze auf das Futter) bei mangelnder oder zu verstärkender Fresslust und als Antaphrodisiacum. Zu einigen Kunstfeuersätzen wird es mitunter angewendet. Dabei hat man, wenn chlorsaures Kalium in der Mischung ist, die auf Bd. II, S. 152 u. 153 gegebene goldene Regel nicht ausser Acht zu lassen.

Strychninum nitricum.

Salpetersaures Strychnin. Strychninnitrat. *Nitrate (azotate) de strychnine. Nitrate of strychnia.*

Farblose, sehr bittere Krystallnadeln. Sie sind in 90 Th. kaltem Wasser, in 3 Th. siedendem Wasser und auch in 70 Th. kaltem und 5 Th. siedendem Weingeist auflöslich. Ein Stückchen Strychninnitrat, in siedendheisse Salzsäure untergetaucht, theilt derselben eine dauernd rothe Farbe mit.

Strychninnitrat mit Salpetersäure zusammengerieben muss sich gelb und nicht roth färben. Schwefelsäure darf es nicht färben. Aus der gesättigten wässrigen Lösung des Strichninnitrats werden durch Kalium-

chromat rothgelbe Krystallchen ausgeschieden, welche, mit Schwefelsäure in Berührung gebracht, eine blaue bis violette Farbe annehmen.
Höchst vorsichtig aufzubewahren. Stärkste Einzelgabe
0,01g, stärkste Tagesgabe 0,02g.

Geschichtliches. Das Strychnin ist ein Alkaloïd, welches sich zu $2/_3$ bis
$3/_4$ Proc. in dem Samen von *Strychnos nux vomica* (Brechnüssen), bis zu $1^1/_2$
Proc. in dem Samen von *Strychnos Ignatii* (Ignatiusbohnen), in dem Holze
und *Strychnos colubrina* und in einem Gifte *Upas tieuté* aus *Strychnos tieuté*
(spr. tiöteh) findet. Es wurde zuerst 1818 von Pelletier und Caventou
(spr. kavangtu) aus den Strychnossamen dargestellt.

Darstellung. Strychnossamen sind für die Strychnindarstellung das billigste
Material. In denselben findet sich das Strychnin neben einer Menge schleimiger,
extraktiver, färbender Stoffe, Harz, Fett etc., stets begleitet von zwei anderen
Alkaloiden, dem Brucin und dem Igasurin, an Pflanzensäuren, besonders Milchsäure gebunden. Durch Ausziehen der zerkleinerten Brechnüsse in der Wärme mit
Weingeist oder Wasser, oder verdünnter Säure erhält man Lösungen, aus welchen
man das Strychnin mittelst der Alkalien fällt. Die geraspelten oder mit Branntwein
gekochten, dann getrockneten und gepulverten Strychnossamen werden zwei- bis
dreimal mit 30proc. Weingeist ausgekocht. Der Auszug wird, nachdem der Weingeist daraus abdestillirt, mit Bleizuckerlösung gefällt, das in der Flüssigkeit gelöst
gebliebene Bleioxyd mittelst Schwefelwasserstoffs beseitigt ist, filtrirt und bis auf die
Hälfte vom Gewichte der Strychnossamen eingedampft, mit $1/_{60}$ vom Gewicht der
Strychnossamen gebrannter Magnesia vermischt, eine Woche bei Seite gestellt, dann
der Niederschlag gesammelt, getrocknet und mit Weingeist extrahirt. Aus der weingeistigen Lösung wird der Weingeist zum Theil abdestillirt. Strychnin scheidet sich
krystallinisch ab, Brucin und die übrigen Strychnosalkaloïde bleiben in der Mutterlauge gelöst. Das Strychnin wird in verdünnter Salpetersäure aufgelöst, aus welcher
Lösung zuerst Strychninnitrat, aus der Mutterlauge aber das Brucinnitrat aus-
krystallisirt. Die Reinigung des Strychninnitrats geschieht durch Umkrystallisiren.
1000 Th. Strychnossamen liefern auf diese Weise 4 bis 5 Th. Strychninnitrat (und
ebensoviel Brucinnitrat). Eine andere brauchbare Bereitungsmethode besteht in
Kochung und Extraction der zerkleinerten Brechnüsse mit Wasser, welches $1/_2$ Proc.
Schwefelsäure enthält, Coliren und Eindampfen der Brühen zur dünneren Mellago-
dicke und Vermischen des Rückstandes mit einem 6fachen Vol. warmem Weingeist
(0,850 spec. Gew.), welcher ungefähr $1/_{20}$ von der in Arbeit genommenen Menge
Brechnüsse Bleizucker gelöst enthält. Das Flüssige wird vom Niederschlage abfiltrirt,
dieser noch mit warmem verdünntem Weingeist abgewaschen und hierauf von den
weingeistigen Flüssigkeiten der Weingeist abdestillirt. Aus dem dabei bleibenden
flüssigen Rückstande fällt man das Strychnin mittelst gebrannter Magnesia oder
Calciumhydroxyd. Aus den St. Ignatiusbohnen, welche $1^1/_2$ Proc. Strychnin enthalten, ist die Darstellung ergiebiger und vortheilhaft, wenn man diese Waare billig
kaufen kann.

Mit den Säuren giebt das Strychnin meist krystallisirbare, neutrale und
saure, mehr oder weniger leicht lösliche Salze von sehr bitterem Geschmacke.
Das gebräuchlichste Strychninsalz ist das salpetersaure, $C_{21}H_{22}N_2O_2$, NHO_3.
Man bereitet es am besten nach Wittstein's Vorschrift. 10 Th. Strychnin werden
von 6,3 Th. Salpetersäure (1,185 spec. Gew.) mit Wasser verdünnt genau gesättigt.
Die Verwendung einer nicht gehörig verdünnten Säure wirkt nachtheilig auf
das Strychnin. Ein Ueberschuss von Säure ist auch zu vermeiden, denn er
würde beim Einengen der Lösung nicht nur die Bildung eines sauren Salzes,
sondern auch das Ausscheiden etwas gelblicher Krystalle herbeiführen. (Aus
der letzten Mutterlauge fällt man das Strychnin mit Aetzammon und hebt es
zur ferneren Bereitung eines Strychninsalzes auf.) Die Krystalle sammelt man
in einem Papierfilter, lässt sie abtropfen und trocknet sie durch Pressen
zwischen Fliesspapier bei einer lauen Wärme. Bei einer Wärme über 60^0
werden sie gelblich. Die Ausbeute beträgt aus 10 Th. Strychnin fast 12 Th.

Da in dem Strychninsalze das Strychnin, nicht aber die Säure der therapeutisch wirksame Stoff ist und das salpetersaure Salz vollständig genügt,

so hat unsere Pharmakopoe weder das essigsaure, noch das chlorwasserstoff-saure Strychninsalz recipirt. Diese Salze bereitet man durch Auflösen des Strychnins in den entsprechenden verdünnten Säuren bis zur Neutralisation und Eindampfen im Wasserbade zur Krystallisation. Das essigsaure Salz, *Strychninum aceticum*, verliert beim Abdampfen seiner Lösung und dem Ab-trocknen seiner Krystalle etwas Essigsäure. In Stelle der Strychninsalze das Nitrat zu dispensiren dürfte wohl nicht Beanstandung finden.

Eigenschaften. Salpetersaures Strychnin bildet luftbeständige, zarte, meist büschelförmig verwachsene, farblose, seidenglänzende, kleine nadelförmige oder stärkere säulenförmige, völlig neutrale Krystalle, ohne Geruch, aber von sehr bitterem Geschmack, (langsam) löslich in 90 Th. kaltem, in 2—3 Th. kochend heissem Wasser, in 70 Th. kaltem, in 5 Th. siedendem 90-proc. Weingeist in 110 Th. Weingeist von 0,815—0,816 spec. Gewicht, unlöslich in Aether. Beim Erhitzen wird es zuerst gelb, bläht sich dann auf und verpufft unter Zurücklassung von Kohle, die zuletzt ohne Rückstand verbrennt. Heisse conc. Salzsäure färbt Strychninnitrat roth, conc. Salpetersäure färbt es gelb, conc. Schwefelsäure löst das Strychninitrat farblos, welche Lösung auf Zusatz von sehr wenig Kaliumchromat oder Kaliumdichromat eine vorübergehend violett-blaue Farbe annimmt.

Strychnin, dieses kräftig basische Alkaloïd, scheidet aus seiner weingeistigen Lösung in wasserfreien kleinen, farblosen, rhombischen Krystallen aus. Es ist ge-ruchlos, unter Zersetzung sublimirbar. In Wasser ist es wenig löslich, macht aber dasselbe stark bitterschmeckend. Es fordert circa 7000 Th. kaltes, 2500 heisses Wasser, 200 Th. kalten und 20 Th. heissen 90procentigen Weingeist, 7 Th. Chloro-form, 180 Th. Amylalkohol, 150 Th. Benzol zu seiner Auflösung. In Aether und wasserfreiem Weingeist ist es fast unlöslich, löslich aber in fetten und flüchtigen Oelen. Es zeigt eine gewisse Starrheit gegen seine Lösungsmittel, so dass diese sich nur allmählich damit sättigen. In den Lösungen der fixen Alkalien ist es unlöslich. Durch conc. Salpetersäure wird Strychnin gelb, reines nur gelblich gefärbt, im gleich-zeitigen Contact mit Kaliumbichromat und conc. Schwefelsäure wird es vorübergehend schön violett und durch Bleihyperoxyd in der Lösung von etwas Salpetersäure ent-haltender conc. Schwefelsäure dunkelblau gefärbt. Conc. Schwefelsäure wirkt nicht verändernd auf Strychnin und nur lösend, Strychninchromat färbt sich aber mit conc. Schwefelsäure vorübergehend violettblau. Aus seinen Lösungen wird es durch Alkalien, Gerbsäure, Jodkalium und Schwefelcyankalium weiss, durch Platin- und Goldlösungen gelb gefällt.

Bei starker Erhitzung verkohlt es, und geglüht verbrennt es ohne Rückstand.

Das salpetersaure Strychnin bezieht man im Handel verhältnissmässig bil-liger als das Strychnin. Bedarf man dieses letztere zur Darstellung anderer Strychninsalze, so fällt man es aus der wässrigen Lösung des Nitrats durch Na-triumcarbonat.

Für Stychnin bestätigten Nichol-son und Abel die Formel $C_{21}H_{22}N_2O_2$. Mol. Gew. 334. Die Formel für das Nitrat ist $C_{21}H_{22}N_2O_2, NHO_3$. Mol. Gew. 397.

Brucin färbt Salpetersäure roth bis blutroth; Curarin, welches ähn-liche Reaction wie Strychnin giebt, färbt conc. Schwefelsäure roth; Anilin, wel-ches mit verdünnter Schwefelsäure und Kaliumdichromat eine blaue Färbung er-zeugt, wird durch Alkali im flüssigen Zustande abgeschieden. Die Reactionen des Strychnins werden gestört, wenn es Brucin und andere fremde Alkaloïde ent-hält. Ueber die Reaction des Nataloïns vergl. man Bd. I, S. 284.

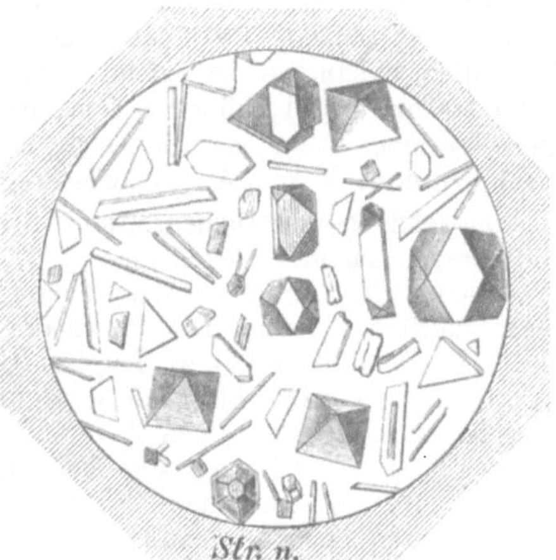

Wässrige Strychninnitratlösung in lauer Wärme
eingetrocknet 100fache Vergr.

Schützenberger hält das Strychnin für ein Gemenge von 3 verschiedenen Alkaloïden von den Formeln $C_{20}H_{22}N_2O_2 - C_{21}H_{22}N_2O_2 - C_{22}H_{22}N_2O_2$. Wenn man eine wässrige Lösung des Strychninnitrats auf einem Objectglase eintrocknet, so erhält man in der That Krystalle, welche 3 verschiedene Formen zeigen (Hager). Schützenberger leitete die 3 Alkaloïde aus dem chemischen Verhalten ab, und dürfte er sich nicht im Irrthume befinden, da auch die Krystallform Anhaltspunkte darbietet. Aus weingeistiger chloroformiger Lösung krystallisirt das Salz in schönen sternförmigen Krystallgruppen und büschelendigenden Strahlen.

Aufbewahrung. Strychnin und seine Salze gehören zu den sogenannten direkten Giften und werden also neben Arsenik, Sublimat etc. aufbewahrt.

Prüfung. Die Prüfung, welche die Ph. vorschreibt, besteht in Identitätsreactionen und in dem Nachweise der Abwesenheit von Brucin. Wird Strychninnitrat mit Salpetersäure geschüttelt, so darf sich diese allenfalls gelb, aber nicht roth färben, welche Farbe eine Verunreinigung mit Brucin angiebt. — Die Reinheit des Strychninnitrats ergiebt sich zum Theil aus der dauernd farblosen Lösung in kalter conc. Schwefelsäure (Brucin färbt anfangs rosenroth, das krystallinisch ähnliche Narcotin färbt in einigen Minuten gelb bis roth). — Wird eine conc. wässrige Lösung des Strychninnitrats mit conc. Kaliumchromatlösung versetzt (eine dunkelbraune Färbung deutet auf Morphin), so scheidet gelbes Strychninchromat aus. Man sammelt dieses im genässten Filter und giebt von der gelben feuchten Masse eine linsengrosse Menge in ein Porcellanschälchen. Giebt man nun in dieses etwas conc. Schwefelsäure und bringt diese mit dem Strychninchromat in Contact, so erfolgt sofort die blauviolette, aber schnell sich ändernde Färbung. Diese Reaction durch Contact mit Kaliumdichromat und Schwefelsäure zu bewirken, erfordert Routine. Obgleich diese Reaction nur Identitätsreaction ist, so wird sie bedeutend abgeändert, wenn fremde Alkaloïde gegenwärtig sind. Anzuschliessen wäre noch die Probe auf fremde Alkaloïde. Etwas des Strychninnitrats mit Hülfe einiger Tropfen Schwefelsäure in Wasser gelöst, darf durch eine Lösung des Kaliumbicarbonats nicht getrübt werden. Eine Trübung würde auf eine Beimischung von China- und einigen anderen Alkaloïden schliessen lassen. Man kann auch eine lauwarm gesättigte wässrige Lösung des Strychninnitrats mit einem doppelten Vol. Aetzammon versetzen. Es muss eine klare farblose Flüssigkeit resultiren, welche erst später Strychnin abscheidet. Andere Alkaloïde würden alsbald eine Trübung erleiden.

Die Ph. sagt, dass Strychninnitrat mit Salpetersäure zusammengerieben gelb werden müsse. Da wohl immer noch höchst entfernte Spuren Brucin den Krystallen anhängen, so erfolgt beim Contact der Strychninkrystalle mit der Salpetersäure von 1,185 spec. Gew. meistens eine gelbe Färbung. Sollte diese gelbe Färbung aber nicht eintreten, so wäre die Identität des Strychninnitrats (nach Nicholson und Abel) keineswegs zu bezweifeln.

Anwendung und **Dispensation.** Strychnin gilt als Tonicum, Stomachicum, Antiparalyticum und Tetanicum.

0,01 g Strychninnitrat ist schon eine starke Gabe, und 0,08 g können sogar tödtlich wirken. Die Pharmakopoe normirt die stärkste Gabe zu 0,01, die Gesammtgabe auf den Tag zu 0,02 g. Uebliche Gaben sind 0,002—0,005—0,008 g zwei- bis dreimal täglich. Wird es in Mixturen oder Tropfen verordnet, so hat man sich davon zu überzengen, dass das Strychnin auch völlig gelöst sei und eine Ausscheidung nicht eintreten kann. In allen Fällen ist es zuvor zu einem feinen Pulver zu zerreiben und als ein Zusatz zu flüssigen Medicamenten ohne Anwendung von Wärme so lange mit dem Lösungsmittel zu schütteln, bis es völlig gelöst ist. Ist im Verlauf einer Stunde keine völlige Lösung erfolgt, so ist dies dem Arzte mitzutheilen, damit nicht etwa der letzte Theelöffel mit dem ungelösten Strychnin dem Kranken Verderben bringe. Zu Salben wird das Strychnin zuvor mit einigen Tropfen Mandelöl fein gerieben. Die Wirkung ist eine solche in concentrirtester Form, wie sie unter *Semen Strychni* angegeben ist. Intoxicationssymptome sind Starrkrampf, dann kurze keuchende Respiration, sehr gesteigerte Reizbarkeit der Haut, Stimmritzenkrampf, Respirationsbeschwerden, Rückenkrampf, Apoplexie, Tod, welcher jedoch durch Tracheotomie (Eröffnung der Luftröhre durch Schnitt) verhütet werden soll. Gegenmittel sind Salze des Morphins (in Gaben zu 0,02) in *Aqua Amygdal. amar.* gelöst, Chloralhydrat (innerlich zu 2,0—4,0 und zugleich hypodermatisch), Chloroformdampf-Einathmen, Riechen an Amylnitrit, innerlich Kaliumbromid, auch Gerbsäure, Magnesia sollen die Wirkung abschwächen. Intoxication durch äusserliche Anwendung des Strychnins wird durch gleiche Anwendung eines Morphinsalzes gehoben (2 Th. Strychninsalz erfordern durchschnittlich 1 Th. Morphinsalz). Die Dosis für eine endermatische Anwendung ist 0,003—0,005 g. In subcutanen Injectionen wird 0,1 g Strychninnitrat in 10,0—15 g Wasser gelöst. Injectionsdosis von dieser Lösung (!) ist 0,15—0,3—0,5 g. Die wässrigen Lösungen verderben nicht, wenn sie mit bisdestillirtem Wasser bereitet sind. Nach zwei Jahren sind sie noch klar und farblos.

Styrax liquidus.

(Gereinigter) flüssiger Storax. Styrax liquĭdus; Styrax liquidus depuratus; Balsămum storacĭnum depurātum. *Styrax liquide.*

Liquid storax. Balsam of storax.

Die durch Auskochen und Auspressen der inneren Rinde von *Liquidambar orientalis* bereitete Masse. Sie ist kleberig, vom Spatel nur langsam abfliessend, wohlriechend und von grauer Farbe. Im Wasser sinkt der Storax selbst in der Wärme unter und nur einige wenige farblose Tröpfchen steigen zum Niveau.

Vom Storax 100 Th., in 100 Th. Weingeist in der Wärme gelöst, ergeben eine trübe, graubraune, sauer reagirende Flüssigkeit. Wird diese erkaltet von den Unreinigkeiten abfiltrirt und eingedampft, so dürfen sich nur 70 Th. eines braunen halbflüssigen Rückstandes ergeben, in welchem sich erst nach längerer Zeit Krystalle bilden. Dieser Rückstand löst sich bis auf wenige Flocken in Aether und Schwefelkohlenstoff, nicht aber in Petrolbenzin.

Zum Gebrauche ist der Storax durch Lösen in seinem halben Gewichte Benzol und Abdampfen zu reinigen.

Liquidambar orientale Miller. Storaxbaum.
Synon. *Liquidambar imberbe* Aiton
Fam. **Balsamiflŭae** Blume. **Styracifluae.** Sexualsyst. **Monoecia Polyandria.**

Nach·den sorgfältigen Nachforschungen Hanbury's kommt der flüssige Storax von vorbenanntem platanenähnlichem Baume, welcher im südwestlichen Kleinasien (besonders auf Cypern) und Nordsyrien schöne dichte Wälder bildet und eine Höhe von circa 10 m erreicht.

Der flüssige Storax wird nicht durch Auspressen und Auskochen der inneren Rinde bereitet, wie angegeben wird, sondern nach Angabe Flückiger's mit Hilfe warmen Wassers aus der Rinde ausgeschmolzen. Von dem Balsam werden die Rindenstücke in Pferdehaarsäcke abgeschöpft, dann ausgepresst. Die Pressrückstände werden als Storax, *Styrax calamīta*, *Styrax vulgāris*, in den Handel gebracht, kommen aber kaum nach Deutschland, indem sie wohl in den griechisch-katholischen Kirchen zum Räuchern verbraucht werden. Was als Storax bei uns in den Handel kommt, ist meist Kunstprodukt, Gemische aus Rindenpulver und flüssigem Storax. Vor circa 50 Jahren kam der Storax in Form von Körnern oder Stücken, verpackt in Rohr, Schilf, Palmblättern, in den Handel, daher die adjectivische Bezeichnung *calamīta* oder *calamitus* (*calāmus*, Rohr). Früher brachte man die Rinde des Storaxbaumes unter dem Namen *Cortex Thymiamătis* (ϑυμίαμα, Räucherwerk), in neuerer Zeit eine ähnliche chocoladenbraune Rinde in kleinen Bruchstücken unter dem Namen *Cortex Styrăcis* in den Handel, beide Drogen scheinen aber heute daraus gänzlich verschwunden zu sein.

Der rohe flüssige Storax bildet einen wie Terpenthin consistenten, kaum fliessenden, an der Oberfläche, welche mit der Luft in Berührung ist, braunen, in seiner inneren Masse braungrauen, undurchsichtigen Balsam von angenehm benzoëartigem Geruche und scharfem, kratzendem, aromatischem Geschmacke. In eine Flamme hineingehalten brennt er spritzelnd ohne Flamme zu fangen. Spec. Gew. 1,112—1,115. Bei Verlust seines Feuchtigkeitsgehaltes (durch Austrocknen, beim Erwärmen) wird er braun und klar. An der Luft trocknet er in dickerer Schicht nicht aus, in dünnerer Schicht erst nach längerer Zeit, zeigt aber immer beim Drücken mit dem Finger eine gewisse Klebrigkeit. In Weingeist ist er zum grösseren Theile löslich und giebt er damit eine trübe Lösung. Ebenso unvollständig löslich ist er in Terpenthinöl, Benzin, Petroläther, Chloroform. Das Verhalten gegen Wasser hat die Ph. näher angegeben.

Depuration. In ein geräumiges cylindrisches Hafenglas giebt man 500 g des Storax und stellt an einen lauwarmen Ort, so dass sich die Masse auf 35—40° C. erwärmt. Dann misst man circa 300 ccm Steinkohlenbenzin ab und unter Umrühren mit einem erwärmten Stabe und allmählichem Zugiessen des Benzols bewirkt man die Mischung. Nach Vollendung derselben schliesst man das Hafenglas mit einem Deckel und stellt es an einen Ort von 20—25° C. Wärme. Zur Sicherheit stellt man das Glas in einen eisernen mit Leinen ausgelegten Topf. Hier setzt sich der feuchte Theil des Storax ab. Nach Verlauf von 10 Stunden (die Nacht über) colirt man decanthirend durch trockene Leinwand in eine Abrauchschale, welche man in den Dunstsammler (Bd. I, S. 644) einstellt. Nachdem durch Destillation circa $^3/_4$ des Benzols gesammelt sind, setzt man das Abdampfen unter bisweiligem Umrühren an freier Luft (im Wasserbade von 80—90° C.) fort, bis der Benzolgeruch geschwunden ist und eine kleine Probe mit dem Spatel einer Weingeistflamme genähert nicht mehr schnell Flamme fängt. Dass während der Destillation keine Flamme (brennende Cigarre) genähert werden darf, wolle man nicht übersehen.

Die Reinigung mit Weingeist hätte denselben Zweck erreichen lassen und ist dabei eine weniger gefährliche. Uebrigens hatte sich diese Reinigungsmethode mit wasserfreiem Weingeist schon seit 30 Jahren eingebürgert und kann nur die Beseitigung der wässrigen Theile bei der Reinigung mittelst Benzols als Grund der Einführung dieser letzteren Methode aufgefasst werden. Der mittelst wasserfreien Weingeistes gereinigte Storax ersetzt den mittelst Benzols gereinigten. Es kann also der erstere, wenn er vorräthig wäre, unbedingt dispensirt werden. Ein Unterschied besteht nur insofern, dass, wie schon bemerkt wurde, bei der Reinigung mit Benzol Spuren Feuchtigkeit aus dem Präparate ausgeschlossen bleiben, während das mit Weingeist gereinigte bis zu 0,5 Proc. Feuchtigkeit einschliessen kann. Die neueste Französische Pharmakopoe führt nur einen colirten Styrax als gereinigt an.

Bestandtheile. Der flüssige Storax enthält mehrere wohl charakterisirte Substanzen: Styrol (10—15 Proc.), Styracin, Zimmtsäure (10—15 Proc.). Styrol oder Cinnamol wurde 1831 von BONASTRE zuerst abgeschieden, aber von ED. SIMON näher untersucht. Es scheint der wichtigste Träger des Geruchs und Geschmacks des flüssigen Storax zu sein.

Werden 20 Th. flüssiger Storax mit 15 Th. krystallisirtem Natriumcarbonat und 200 Th. Wasser der Destillation unterworfen, so sammelt sich das Cinnamol in Form einer gelblichen, leicht beweglichen Flüssigkeit auf dem Destillat. Durch Rectification kann es farblos erhalten werden, verwandelt sich aber dabei zum Theil in Metastyrol, eine isomere, bei gewöhnlicher Temperatur feste, amorphe, geruch- und geschmacklose Substanz, welche durch längere Einwirkung einer Hitze von 320^0 wieder in Styrol übergeht. Styrol oder Cinnamol (C_8H_8) bildet eine klare, farblose, dünnflüssige, nach Benzol und Naphtalin riechende Flüssigkeit von 0,924 spec. Gew., welche bei 146^0 siedet, in Wasser sehr wenig löslich ist, sich aber mit wasserfreiem Weingeist, Chloroform, Benzol, Aether, Oelen in allen Verhältnissen mischen lässt. Es ist ein Kohlenwasserstoff, welcher in einem gleichen Verhältniss zur Zimmtsäure steht wie Benzol zur Benzoësäure, und entsteht bei der Destillation eines Gemenges aus Zimmtsäure und Baryumoxyd.

$$\underset{\text{Zimmtsäure}}{C_9H_8O_2} \text{ und } \underset{\text{Baryumoxyd}}{BaO} \text{ geben } \underset{\text{Cinnamol}}{C_8H_8} \text{ und } \underset{\text{Baryumcarbonat}}{CBaO_3}$$

Styracin, welches 1827 von BONASTRE aufgefunden und von FRÉMY und SIMON näher untersucht wurde, ist Zimmtsäure-Styryläther $\left.{C_9H_7O \atop C_9H_9}\right\}O$. Wird flüssiger Storax mit Wasser destillirt, so destillirt auch Styrol über. Wird nun dem Rückstande die Zimmtsäure mittelst Natriumcarbonatlösung oder verdünnter Natronlauge entzogen und das rückständige Harz mit kaltem Weingeist behandelt, so hinterbleibt Styracin (Zimmtsäurecinnamyläther, Zimmtsäurephenylallylester), welches man aus Aether, heissem Weingeist oder Benzol umkrystallisirt. Es bildet farblose, geschmack- und geruchlose, bei 45^0 schmelzende Krystalle, welche nach der Schmelzung lange Zeit flüssig bleiben. Es ist in Wasser unlöslich, in 25 Th. kaltem und 3 Th. kochendem Weingeist, sowie in 5 Th. Aether löslich. Durch oxydirende Substanzen wird es in Bittermandelöl und Benzoësäure umgesetzt, durch Einwirkung von Kaliumhydroxyd in Zimmtalkohol (Styron, Styrylalkohol) und Zimmtsäure zerlegt. Ausserdem schied v. MILLER 1876 noch einen Aether aus dem Styrol ab und nennt ihn Zimmtsäurephenylpropylester. Derselbe fand auch noch weitere Aether auf, ohne sie speciell zu benennen. Chem. Centralbl. 1876, S. 309, 310.

Cinnamol, Styrol, Phenyläthylen, Vinylbenzol $= C_8H_8$ oder $C_6H_5-CH=CH_2$. Zimmtsäure (Phenylacrylsäure $= C_9H_8O_2$ oder $C_6H_5 . CH=CH . COOH$. Styracin oder Zimmtsäurecinnamylester $= {C_6H_5 . CH=CH-CO \atop C_6H_5 . CH=CH-CH_2} > O$. Zimmtsäurephenylpropylester $= \begin{vmatrix} COO-CH=CH-C_6H_5 \\ CH_2-CH_2-CH_2-C_6H_5 \end{vmatrix}$

Prüfung. Mit gleichviel Weingeist behandelt, dürfen nur circa 70 Proc. in Lösung übergehen. Bei einer Verfälschung mit Terpenthin würden mehr denn 70 Proc. in den Weingeist übergehen. Nähert man den Storax auf einem Spatel der Flamme, so entzündet er sich nicht, er fängt nicht Flamme, sondern nur die von der Flamme direct berührten Theile verbrennen spritzelnd.

Häufig wird der flüssige Storax mit den Terpenthinen einiger *Larix-* und *Pinus-*Arten verfälscht. Der Nachweis dieser Verfälschung lässt sich auch in folgender Weise erlangen. In einen Reagircylinder giebt man eine gewisse Menge (5,0 g) des Storax, lässt im Wasserbade schmelzen, giebt dann ein halbes Volumen absoluten Weingeist hinzu und bewirkt die Mischung durch Schütteln. Hierauf versetzt man mit einem mehrfachen Volumen Petroläther, durchschüttelt die Flüssigkeitsschichten kräftig, lässt absetzen und decanthirt die Petrolätherschicht. Dieses Ausschütteln mit Petroläther geschieht noch zweimal. Die Petrolätherlösung wird nun in einem tarirten Glasschälchen mit **senkrechter** Wandung oder in Ermangelung eines solchen Gefässes in einem Kölbchen im Wasserbade abgedampft. Der Rückstand nach dem Abdampfen (Styrol + Styracin) ist farblos, bläulich opalisirend und von angenehmem Geruch. Bei Gegenwart von Terpenthin ist er gelblich und von dem unverkennbaren Geruch nach Terpenthin. Im Uebrigen löst sich der mit einem Terpenthin verfälschte Storax in absolutem Weingeist in der Wasser-badwärme klarer und mit dunkelbrauner Farbe, während guter Storax sich trübe graubraun löst. Der Storax ist leichter als Chloroform. Der durch Lösen in Benzol **gereinigte Storax** wird sich im Benzol stets klar lösen.

Bei der **Dispensation** oder viel mehr beim **Abwägen** bedient man sich einer kleinen tarirten Glasscheibe, auf welche man den Storax mittelst eines scharfen Spatelmessers aufstreicht. Mittelst desselben Messers lässt sich dann die Masse von der Glasscheibe abnehmen und in den Mixturmörser, worin die Lösung z. B. unter Agitiren bewirkt werden soll, übertragen.

Anwendung. Nur der gereinigte Storax kommt zur Dispensation.

Storax wurde schon von den alten Griechen und Juden als ein Räuchermittel verbraucht, und noch heute ist er Bestandtheil unserer Räucherkerzen, Räucheressenzen etc. In späterer Zeit gebrauchte man ihn in Frankreich und England innerlich bei katarrhalischen Leiden und äusserlich auf schlecht eiternde Wunden und schlaffe Geschwüre, ähnlich wie den Perubalsam.

Vor fünf Jahren wurde er von VON PASTAU als Krätzmittel in Stelle des theuren Perubalsams empfohlen. PASTAU's Krätzmittel ist, *Rp. Styrăcis liquĭdi 30,0; Spiritus Vini 10,0; Olei Olivarum 60,0. Leni calore conquassando misce, ut fiat linimentum.* — Die AUSPITZ'sche **Storaxseife** gegen Krätze: *Rp. Styracis liquidi depurati 30,0; Sebi taurīni, Olei Cocŏis aa. 15,0; Liquoris Kali caustici 25,0. Digerendo sapo efficiatur, cui admisceantur Balsami Peruviani 2,0 vel 2,5.* — Das *Linimentum contra scabiem* WUNDERLICH's ist ein Gemisch aus gleichen Theilen des flüssigen Storax und Mohnöls, und das *Balsamum antiscabiosum* HEBRA's ein Gemisch aus gleichen Theilen flüssigem Storax und Perubalsam.

Succus Juniperi inspissatus.

Wachholdermus; Kaddigmus; Johandelbeerensaft. Roob Junipĕri. *Rob de genièvre. Rob of juniper-berries.*

Auf einen (1) Th. zerstossene **frische Wachholderbeeren** giesse man **vier (4) Th. kochendheissen destill. Wassers** auf. Unter wiederholtem Umrühren 12 Stunden beiseite gestellt, presse man aus. Die Colatur bringe man durch Abdampfen zur Dicke eines dünnen Extractes.

Der Saft sei dunkelbraun, von süsslich gewürzhaftem, jedoch nicht empyreumatischem Geschmacke, in gleichviel Wasser nicht klar löslich. Der blanke Eisenstab, welchen man in diese vorher mit Salzsäure angesäuerte Lösung eintaucht, darf sich innerhalb einer halben Stunde nicht mit einem Kupferhäutchen überziehen.

Der eingedickte Wachholdersaft bildet eine schwärzlichbraune dicke Mellago, welche mit Wasser eine trübe braune Lösung giebt und einen süssen, hinterher bitterlichen Wachholdergeschmack hat. Die Infusion kann im Extrahirfasse ausgeführt werden. Die dünnen, ausgepressten Brühen engt man anfangs unter beständigem Umrühren über gelindem Kohlenfeuer in einem zinnernen (nicht kupfernen) Kessel ein und dampft sie zuletzt im Dampfbade ab. Besser ist es, das Abdampfen über freiem Feuer ganz zu unterlassen. Frische, reife Wachholderbeeren, welche man im August sammelt, geben gegen 35 Proc. eingedickten Saft. In gut verkorkten Flaschen am kühlen schattigen Orte hält er sich gut.

Im Handel bezieht man diesen Wachholdersaft zu einem so billigen Preise, dass die Darstellung im pharm. Laboratorium nicht lohnt. Seine Bestandtheile sind: circa 35 Proc. Fruchtzucker, 2 Proc. Harz, 0,2 Proc. flüchtiges Oel, ferner 10 Proc. gummiartige Substanz, 4 Proc. albuminöse Schleimsubstanz. Den vom Drogisten entnommenen Wachholdersaft muss man auf Empyreuma durch Geruch und Geschmack und auf Kupfer mittelst blanken Eisens oder Zinks in der von der Ph. angegebenen Weise prüfen. Im Uebrigen vergl. man unter *Fructus Juniperi*, Bd. II, S. 14.

Succus Liquiritiae.

Lakriz; Lakritzensaft. Succus Liquiritĭae crudus; Extractum Glycyrrhīzae crudum. *Suc (jus) de réglisse.* *Juice of licorice.*

Das durch Kochung und Auspressen aus den Wurzeln der *Glycyrrhiza glabra* dargestellte und in die Form kleiner Stangen oder glänzend schwarzer Massen gebrachte Extract von sehr süssem Geschmacke. 100 Th. desselben, bei 100⁰ C. eingetrocknet, dürfen nicht weniger denn 83 Th. hinterlassen. Wenn man den lufttrockenen Lakrizensaft mit Wasser bei einer 50⁰ C. nicht überschreitenden Wärme wiederholt auszieht, so darf der im Wasserbade ausgetrocknete Rückstand nicht 25 Proc. übersteigen. Unter dem Mikroskope darf er (der Lakrizensaft) keine Stärkemehlkörnchen erkennen lassen.

Succus Liquiritiae depuratus.

Gereinigter Lakriz; Gereinigter Lakritzensaft. Extractum Glycyrrhīzae depurātum.

Er werde durch kalte Extraction des Lakritzensaftes und durch Eindampfen der klaren Flüssigkeit bereitet.

Dickes, braunes, in Wasser klar lösliches Extract.

Der rohe Lakritzensaft, wie er im Handel vorkommt, ist ein durch Auskochen mit Wasser und Auspressen gewonnener, durch Coliren gereinigter und bis zur Trockne eingedickter Saft der Wurzeln verschiedener GlycyrrhizaArten. Er wird in Italien, Spanien, Frankreich, Griechenland, Russland, auch bei uns in Deutschland bei Bamberg bereitet. Gemeiniglich wird er in Form von 10—15 cm langen, 1,5—2,5 cm dicken Stangen, in Lorbeerblättern verpackt, in den Handel gebracht. Italien liefert die beste Qualität, besonders sind die Calabrischen Sorten von den Pharmaceuten geschätzt, wenngleich sie im Preise am höchsten stehen. Man unterscheidet diese Sorten nach den Besitzern der Siedereien oder nach den Ausfuhrorten, z. B. Corigliano (spr. koriljáno), Rossano, Cassano, Policano, Abruzzo, Puglia (spr. pulja), Basilicata,

Langusso, S. Raft, R. de Rosa, Barracco, Martucci (spr. martuttschi), B. Ferrara. Von diesen Sorten, deren einzelne Stangen gemeiniglich auch mit dem entsprechenden Namen gestempelt sind, zeichnet sich Barracco durch einen grösseren Gehalt an reinem Safte aus. Barracco-Waare ist desshalb auch stets die theuerste Sorte. Angebote der Kaufleute für einen sehr billigen Lakritzensaft, welche zeitweise aufkommen, nehme man stets mit Reserve auf. Diese Waare hat sich immer als Falsification erwiesen, denn seit Dextrin und Stärkezucker im Handel billig anzutreffen sind, lässt sich die Lakritzenwaare sehr billig herstellen.

Eigenschaften des rohen oder käuflichen Lakritzensaftes. Dieser reagirt in seinen Lösungen etwas sauer und enthält 50—70 Proc. reine, in kaltem Wasser lösliche glycyrrhizinhaltige Extractsubstanz (incl. 10—15 Proc. Krümelzucker) und 16—40 Proc. unlöslichen Rückstand. Dieser letztere besteht aus 6—9 Proc. Glycyrrhizin, verbunden mit Kalk- und Talkerde-Salzen, 10—15 Proc. Satzmehl, etwas Eisenoxyd, Holzfaser. Als Verfälschungen findet man Mehl, Kirschgummi, Dextrin, Gummi arabicum, Stärkezucker, Stärkemehl, Gyps. Eine selten vorkommende, aber unangenehme Verunreinigung ist Kupfer, oft in Form von Geschabsel, so dass es im Bruche des Lakritzen sichtbar ist. Es rührt diese Verunreinigung von den kupfernen Kesseln her, in welchen der Saft eingekocht wird und die noch in einigen Fabriken im Gebrauch sind. Beim Depuriren auf dem gewöhnlichen Wege bleibt das Kupfer in dem Rückstande theils metallisch, theils mit dem Glycyrrhizin in unlöslicher Verbindung. Diese Verunreinigung kommt nur in schlechten Sorten vor.

Prüfung des rohen Lakritzensaftes. Der Apotheker wird stets der besseren Waare den Vorzug geben, wenn sie auch die theurere ist.

Barracco-, auch Silia-Waare haben sich bis jetzt am reinsten bewiesen, dagegen hatte Martucci-Waare ihren Ruf eingebüsst, indem sie mit Dextrin oder löslicher Stärke verfälscht viel vorgekommen war. Behufs der Untersuchung werden 10g des Lakritzensaftes in dünne Scheibchen geschnitten, bei 100^0 C. getrocknet (Feuchtigkeitsverlust 10—17 Proc.) und gepulvert und mit 40 bis 50^0 warmem destill. Wasser unter Digestion behandelt, so lange dieses etwas löst. Man bringt dann das Ungelöste in ein getrocknetes tarirtes Filter, wäscht es mit Wasser ab und trocknet es. Beträgt dieser trockne Rückstand weniger als 15 Proc., so ist die Waare verdächtig, und ist eine Verfälschung mit einer in Wasser löslichen Substanz (Dextrin, Stärkezucker) zu vermuthen. Beträgt er dagegen mehr als 25 Proc., so gehört die Waare nicht zu der besten. Soweit reicht die von der Ph. vorgeschriebene Prüfung. Das wässrige Extract wird eingedampft und, wenn es Syrupsconsistenz erlangt hat, mit absolutem Weingeist unter starkem Umrühren wiederholt extrahirt, bis dieser beim Abgiessen wenig gefärbt erscheint. Der ungelöst bleibende Rückstand wird getrocknet. Er darf nicht mehr als 50 Proc. betragen, muss stark braun gefärbt sein und einen schwachen Lakritzengeschmack haben. Beträgt er mehr, ist er auch von grauer oder sehr hellbrauner Farbe, so ist er verdächtig. Er kann in Arabischem Gummi, Dextrin oder löslicher Stärke bestehen, jedoch hält es schwer, die Identität dieser Substanzen nachzuweisen, weil im Lakritzensaft verwandte Stoffe an und für sich vorhanden sind.

Ein guter Lakrizensaft darf in dem Rückstande, welchen man nach dem Behandeln mit kaltem Wasser erlangt, auf mikroskopischem Wege weder unveränderte, noch aufgespaltene Stärkemehlkörnchen, noch Gewebetrümmer erkennen lassen, wenn auch die Lösung mit Jodlösung versetzt blaue Abscheidungen liefert. Der Englische Lakritz enthält gewöhnlich Stärkemehl, oft Kartoffelstärkemehl, während man in der Französischen Waare wiederholt Weizenmehl angetroffen hat.

Der Glycyrrhizingehalt sollte nicht unter 10 Proc. hinabgehen. Er beträgt in den guten Sorten 10—18 Proc. Einen Stärkemehlgehalt in Körnchen bis zu 5 Proc. sollte man nicht beanstanden, denn ein solcher sichert die Festigkeit und das Trockenbleiben der Stangen. Der Aschengehalt darf über 7,5 Proc. nicht hinausgehen, gewöhnlich beträgt er 5—6 Proc. Das Glycyrrhizin ist gleich einer Säure an Kalk- und Bittererde gebunden. Die Bestimmung des Glycyrrhizins lässt sich, wenn sie nöthig erscheint, in folgender Weise ausführen: Der mit einer kalten Mischung aus 20 Th. Wasser und 5 Th. Aetzammon aus 5 Th. Lakriz bewirkte und durch Nachwaschen mit etwas Wasser bewirkte Auszug wird mit verdünnter Schwefelsäure bis zum starken Ueberschuss versetzt. Nach eintägigem Stehen wird der Niederschlag gesammelt, mit (präparirtem) Bleioxyd gemischt, nach mehrstündigem Stehen eingetrocknet, zu Pulver zerrieben, nun mit einem Gemisch aus 40 Th. Weingeist und 10 Th. Aetzammon kalt extrahirt und der Auszug eingedampft, getrocknet und gewogen. Sollte der Auszug bleihaltig sein, so müsste er mit Schwefelwasserstoff vom Blei befreit werden. Das Resultat ist zwar kein reines Glycyrrhizin, denn dann hätte man es auch mit Aether behandeln müssen, die Verunreinigungen sind nur von dem Umfange, um den Verlust auszugleichen.

Bei diesen Prüfungen kommt man zwar zu keinen total sicheren Resultaten, sondern nur zu Anhaltspunkten, die aber alle Zweifel verschwinden machen, wenn man eine gute Sorte und die fragliche, jede für sich, in der 50-fachen Menge kaltem Wasser löst, filtrirt und nun beide Lösungen in gleich weiten Cylindergläsern gegen das Licht besieht, sowie auch ihren Geschmack prüft. Die Lösung der gefälschten Sorte wird weniger süss und durchsichtig heller sein. Einen zu geringen Glycyrrhizingehalt wollen einige Apotheker einer zu starken Hitze beim Eintrocknen des Lakrizensaftes zuschreiben, obgleich das Glycyrrhizin (früher Glycyon genannt) eine Hitze von 150^0 C., ohne zersetzt zu werden, aushält. Allerdings wird es durch tagelanges Kochen bei $100—150^0$ C. in das bitterschmeckende Glycyrretin übergeführt, doch dürfte das Abdampfen des Lakrizensaftes immer unter 100^0 C. und in kurzer Zeit stattfinden. Ein Mangel an der Glycyrrhizinmenge macht den Lakrizensaft immer verdächtig, und bitterlich schmeckender wäre zu verwerfen.

Im Allgemeinen hat sich herausgestellt, dass alle zu auffallend billigem Preise angebotenen, sowie die Lakritzensorten, welche Klumpen oder weiche Massen bilden, stets Falsificate sind. Sie sollten nie gekauft werden.

Ueber die Analyse des Lakritzensaftes findet man eine Anweisung von C. L. Diehl, in Hoffmann's pharm. Rundschau I, 31 und in der Zeitschrift für analyt. Chemie von Fresenius 1883, S. 622.

H. P. Madsen hat 8 Handelssorten Lakritzen der Untersuchung unterworfen (*Investigations on Succus Glycyrrhizae particularly as regards the amount of gum contained by* H. P. Madsen. *Copenhagen 1881*). Das Resultat dieser Untersuchung ergiebt folgende Tabelle auf Seite 658.

Depurirung des Lakritzensaftes. Die vorige Ausgabe der Ph. gab folgende Anweisung:

„Lakriz wird in einem Extrahirfasse, in welchem man eine Schicht auf die andere und Stroh dazwischen legt, mit einer solchen Menge kaltem gemeinem Wasser übergossen, dass er davon bedeckt ist; alsdann werde er sechsunddreissig Stunden lang macerirt. Nachdem hierauf die Flüssigkeit durch einen Hahn abgelassen ist, wird die Maceration auf dieselbe Weise so oft als nöthig mit einer neuen Menge Wasser wiederholt. Die durchgeseihten, vollkommen klaren Flüssigkeiten dampfe man im Dampfbade zu einem dicken Extracte ab."

Lakritzensorten	Feuchtigkeits-gehalt Proc.	In Wasser unlös-liche, getrock-nete Theile Proc.	Extract-Gehalt im trocknen Zu-stande Proc.	Aschentheile Proc.	Fruchtzucker-gehalt Proc.	Arabingehalt Proc.	Mit Weingeist aus dem Extract gefällt Proc.
A ⎫	16,50	17,95	65,55	12,41	14,48	3,32	31,00
B ⎪	15,00	25,40	59,60	9,13	15,17	4,36	33,10
C ⎪ hart glänzend und	12,60	25,15	62,25	6,26	15,11	2,43	30,10
D ⎬	14,35	21,10	64,55	6,60	11,09	1,52	26,65
E ⎪ zerreiblich	14,50	34,50	51,00	6,06	10,09	10,49	45,60
F ⎪	11,45	26,95	61,60	14,23	10,82	9,13	43,00
G ⎭	10,50	37,50	52,00	6,34	7,33	8,39	30,50
H gewöhnl. Extractform	31,56	Spuren	68,44	7,27	12,84	1,19	19,00
Von HAGER untersucht							
Barracco I	12,30	20,88	64,67	6,56	13,22	3,68	32,34
Barracco II	11,92	22,19	63,87	7,12	14,69	4,23	30,82
Sorte in unförmlichen							
Massen	19,28	15,37	70,88	5,23	19,37	1,36	22,25

Von allen Depurirungsmethoden des Lakritzensaftes, die vorgeschlagen sind, ist vorstehende auf S. 657 angeführte eine vorzügliche, nur die angegebene Macerationszeit ist zu kurz.

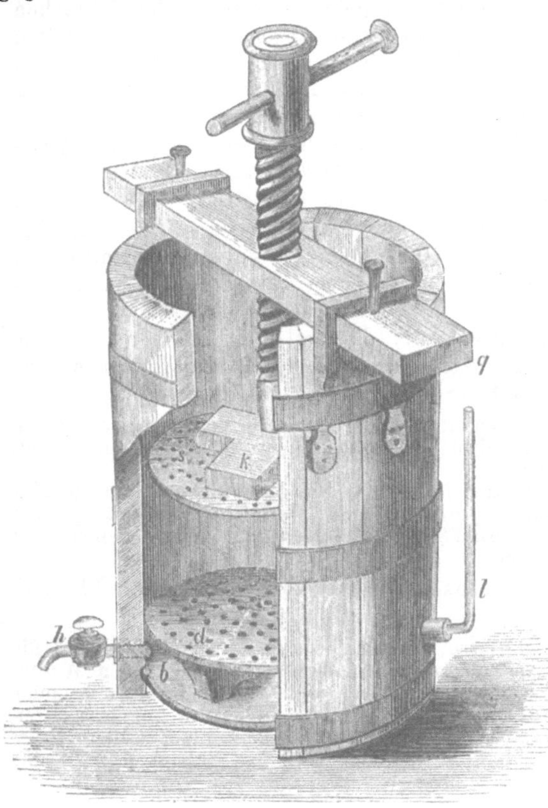

HAGER'sches Extrahirgefäss.

Als Extractionsgefäss ist das Bd. I, S. 656 beschriebene Extrahirfass bequem und passend. Auf den Siebboden *d*, der mit Leinwand überzogen ist, wird eine 1 cm hohe Schicht Strohhalme ausgebreitet, welche parallel zu einander liegen und durch Beschneiden mit der Scheere die der Weite des Fasses entsprechende Länge erhalten haben. Auf diese Strohschicht werden die Stangen Lakritzensaft neben einander so gelegt, dass sie sich mit ihren Seiten gerade nicht eng berühren und ihre Längen sich mit denen der Strohhalme kreuzen. Auf die Lakritzenschicht wird wieder eine ungefähr 4 mm dicke Strohschicht, auf diese eine Lakritzenstangenschicht und so fort eingelegt. Auf die oberste Lakritzenstangen-schicht kommt endlich noch eine Schicht Stroh, dann der Siebboden *s* und die Schraube wird bis an diesen herabgedreht. Dann giesst man ein kaltes und möglichst kalkfreies, besser destillirtes Wasser in das Fass, bis das Niveau desselben etwa 2 mm höher als der Siebboden *s* reicht. Es ist ein an Glycyrrhizin reicher Auszug gesichert, wenn man je 1 Liter Wasser 5 g Aetzammon zusetzt.

Man lässt nun das Fass unbedeckt an einem luftigen kühlen Orte im Sommer 3—4, im Herbst und Frühling 5—6, im Winter 7—8 Tage ruhig stehen. Dann zapft man die Lösung ab, lässt sie auch vollständig aus dem Hahne abtropfen, und giesst nun behutsam aufs Neue eine ähnliche Portion kaltes Wasser auf, lässt, je nach der Lufttemperatur, 2, 3, 4 Tage stehen und zapft ab. Mit dieser zweiten Extraction ist der rohe Lakritzensaft erschöpft. Die Stangen desselben findet man dann zwischen dem Stroh nur noch eine aus Satzmehl bestehende Masse bildend, die beim Drücken mit den Fingern zerfällt, ohne einen dunkelen braunschwarzen Kern zu enthalten. Sollte letzteres der Fall sein, so wäre die Extraction nicht vollendet.

Es kommt vor, dass wenn man den Aufguss mehrere Tage stehen lässt, seine Oberfläche etwas Schimmel ansetzt. Man verhütet dies meist, wenn man das Fass unbedeckt an einen kühlen (10—15 ⁰ C.) und luftigen Ort stellt, überhaupt wenn man die Darstellung in die kältere Jahreszeit verlegt.

Jener Schimmelansatz, der übrigens auf die Güte des Präparats ohne Einfluss ist, scheint oft seinen Ursprung aus dem Strohe abzuleiten, denn er tritt kaum auf, wenn man statt der Strohschichten aus dünnen geschälten Weidenruthen geflochtene Scheiben zwischen den Lakritzen legt. Dieses Weidengeflecht ist überhaupt weit reinlicher als Stroh. Es lässt sich leicht reinigen und eine lange Reihe von Jahren für denselben Zweck verwenden, es lässt sich auch bei den Extractionen, die mit Schleimstoffen zu kämpfen haben, in Gebrauch ziehen. Während reines Stroh in grossen Städten oft schwierig zu beschaffen ist, hat man jene Scheiben aus Weidengeflecht stets zur Hand.

Die klare oder durch eintägiges Absetzenlassen geklärte und colirte Lakritzensaftlösung lässt man 1—2 Tage absetzen, decanthirt und colirt sie und dampft sie endlich im Wasser- oder Dampfbade (nicht über freiem Feuer) bis zur gewöhnlichen Extractdicke ein.

Die Ausbeute richtet sich ganz nach der Güte des rohen Lakritzensaftes. Sie schwankt zwischen 60—90 Proc. Ueber die Verfälschungen des rohen Saftes vergleiche man das oben S. 656 u. 657 gesagte.

Das gereinigte Extract ist in Wasser klar löslich, giebt damit eine dunkelbraune süsse Lösung und macht erst nach mehrstündigem Stehen einen äusserst geringen Bodensatz.

═══════

Sulfur depuratum.

Gewaschene Schwefelblumen; Gereinigter Schwefel; Depurirter Schwefel. Flores Sulphŭris loti. Sulfur depurātum s. lotum.
Soufre lavé; Fleur de soufre lavée. Washed sulphur.

Durch ein Sieb geschlagener sublimirter Schwefel, einhundert (100) Th., reibe man mit 70 Th. destill. Wasser und 10 Th. Aetzammonflüssigkeit zusammen. Diese Mischung stelle man unter öfterem Durchmischen einen Tag hindurch beiseite, dann schlage man sie völlig ausgewaschen und getrocknet durch ein Sieb.

Gelbes, trocknes, geruch- und geschmackloses Pulver.

42*

Der gereinigte Schwefel erhitzt, muss bis auf einen unbedeutenden Rückstand verbrennen. In erhitzter Aetznatronlauge löst er sich. Mit Wasser gefeuchtet darf er blaues Lackmuspapier nicht röthen. Mit 20 Th. Aetzammon digerirt muss er ein Filtrat ausgeben, welches mit Salzsäure angesäuert nicht gelb werden darf, auch nicht nach Zusatz von Schwefelwasserstoffwasser.

Depurirung. Gereinigte Schwefelblumen sind vorzugsweise für den innerlichen Gebrauch bestimmt. Da dem käuflichen sublimirten Schwefel stets Schwefelsäure und in Folge davon auch Feuchtigkeit anhängt, er auch mehr oder weniger mit ungehörigen Substanzen von der Verpackung herrührend, wie Papierschnitzeln, Holzsplittern, Bindfaden etc., vermischt ist, er endlich von einer Verunreinigung mit Arsen (Schwefelarsen und Arsenigsäure) selten frei befunden wird, so sollen die Verunreinigungen mit den chemischen Substanzen durch Digestion mit ammoniakalischem Wasser, die mechanischen Verunreinigungen mittelst Durchschlagens des gewaschenen und getrockneten Schwefels durch ein Haarsieb beseitigt werden. In der Praxis hat sich diese Reinigungsmethode als eine vortreffliche erwiesen. 100 Th. Schwefelblumen sollen nach der Vorschrift mit einem ziemlich reichlichen Ueberschusse und zwar mit 10 Th. der 10procentigen Aetzammonflüssigkeit, verdünnt mit 70 Th. destillirtem Wasser, einen Tag hindurch maceriren. Als Macerationsgefäss dient ein Steintopf mit Holzdeckel, bei Arbeit mit kleineren Mengen ein kurzhalsiger Glaskolben. Da der sublimirte Schwefel schwierig Wasser annimmt und daher die Mischung durch Umrühren oder durch Schütteln nur unvollständig erreicht wird, so besprengt man ihn, zuvor durch ein Sieb geschlagen, in einer grossen porcellanenen Reibschale zuerst mit $^1/_5$ seines Gewichtes heissem destill. Wasser unter Reiben und Drücken mit dem hölzernen Pistill, trägt ihn dann in das Macerirgefäss ein und mischt ihn hier mit dem übrigen Wasser und dem Salmiakgeist. Nach öfterem Umrühren oder Umschütteln und eintägiger Maceration vermischt man ihn mit circa der 4-fachen Menge destill. Wasser und bringt die breiige Masse in einen leinenen Spitzbeutel (Bd. II, S. 294 Abbildung), kleine Mengen auf ein leinenes Colatorium. Hierbei ist der mit dem Wasser anfangs durchlaufende Schwefel wieder zurückzugiessen. Nachdem man zuletzt mit destill. Wasser bis zur gänzlichen Beseitigung freien Ammons nachgewaschen hat, lässt man abtropfen, befreit den Schwefel wo möglich durch nur gelindes Pressen von der grösseren Menge der ihm anhängenden Feuchtigkeit und breitet ihn in dünnen Schichten in Spansieben auf Leinwandtüchern aus. Das Trocknen geschieht bei einer Temperatur von 25—35 ⁰ C., höchstens 40 ⁰ C. Zuletzt wird er völlig erkaltet durch ein Haarsieb geschlagen. Bei Anwendung eines Spitzbeutels muss nothwendiger Weise der Schwefel noch einmal aus demselben herausgenommen und wiederum in einem Topfe mit Wasser zerrührt werden. Im anderen Falle würde man den Zweck des Auswaschens nur schwer erreichen. In einem nicht ausreichend ausgetrockneten Schwefel, auch bei nicht sorgfältiger Aufbewahrung erzeugt sich in dem gewaschenen Schwefel wieder Schwefelsäure. Man muss in diesem Falle wieder auswaschen. Ein völliges Austrocknen ist nothwendig.

Eigenschaften. Die gereinigten Schwefelblumen bilden ein völlig trockenes, feines, geruch- und geschmackloses Pulver von citronengelber, aber blasserer Farbe als die käuflichen Schwefelblumen.

Prüfung. Die wesentlichsten Prüfungsmomente, welche die Pharmakopoe angiebt, bezwecken — 1) den Nachweis einer Verunreinigung mit Arsen. Man übergiesst circa 1,0 g der gereinigten Schwefelblumen mit circa 3 ccm

Salmiakgeist und 2 ccm Wasser, erwärmt nach und nach bis zum Aufkochen, verdünnt mit etwas Wasser und filtrirt. Das Filtrat soll, mit Salzsäure übersättigt, sich in keiner Weise verändern, sich nicht gelb färben (kein Schwefelarsen fallen lassen). Dann setzt man zu der sauren etwa farblos und klar gebliebenen Flüssigkeit ein halbes Vol. Schwefelwasserstoffwasser, um das etwa als Arsenigsäure vorhandene Arsen in Schwefelarsen überzuführen. Auch durch Schwefelwasserstoffwasser darf im Verlaufe einer halben Stunde keine Gelbfärbung noch ein gelber Niederschlag entstehen. — 2) Die Prüfung bezweckt ferner den Nachweis der gänzlichen Abwesenheit oder auch der Anwesenheit höchst unbedeutend kleiner Mengen fixer oder solcher Stoffe in dem Schwefel, welche nicht Schwefel sind. Der Schwefel soll sich nicht nur vollständig in (der 5—6 fachen Menge) Aetznatronlauge (unter Beihilfe gelinder Erwärmung) lösen, er soll auch angezündet höchstens unter Hinterlassung eines äusserst kleinen Rückstandes verbrennen. Fixe Verunreinigungen, welche vorkommen, sind: Thon, Sand, Calciumsulfat. — 3) Es sollen die gereinigten Schwefelblumen von Schwefelsäure frei sein. Angefeuchtet und auf blaues Reagenspapier gedrückt, soll dieses nicht geröthet werden.

Aufbewahrung. Der gereinigte Schwefel ist im gut trocknen Zustande in Glas- oder Porcellangefässen, welche möglichst dicht geschlossen sind, auch geschützt vor Sonnen- und Tageslicht aufzubewahren. Ein etwas feuchter Schwefel bildet sehr bald wieder Spuren Schwefelsäure und dies um so schneller und stärker unter der Einwirkung des hellen Tageslichtes.

Anwendung. Gereinigter sublimirter Schwefel gilt als Stimulans, Diaphoreticum, Purgativum, Alterans und Antipsoricum.

Im Magen scheint der Schwefel keine Veränderung zu erleiden, in den tiefer liegenden Verdauungswegen zum Theil in alkalische Schwefelmetalle und in Schwefelwasserstoff überzugehen. Der grössere Theil geht durch die Faeces unverändert fort. Der durch die Lungen und die Haut sich absondernde Schwefelwasserstoff reizt diese gelind und regt sie zu vermehrter Thätigkeit an. Im Ganzen ist die Wirkung des Schwefels eine gelind reizende. Man giebt ihn als gelindes Abführmittel zu 0,5—1,5—3,0 g bei hämorrhoidaler Stuhlverstopfung, ferner bei katarrhalischen Leiden, die Schleimhäute der Luftwege zur Schleimabsonderung anzuregen, endlich als diaphoretisches Mittel zu 0,5—1,0 g. Aeusserlich gebraucht man ihn gegen Krätze und andere Hautleiden. Die technische Anwendung ist eine vielseitige. Mischungen von Schwefel mit Chlorkalk explodiren, und ist Schwefel behufs Darstellung pyrotechnischer Präparate mit chlorsaurem Kalium zu mischen, so beherzige man die Bd. II, S. 153 angegebene Vorsichtsmaassregel. Ueberhaupt meide der Arzt die Mischungen von Schwefel mit oxydirenden Substanzen, wie Chlorkalk und Kaliumhypermanganat. Solche Mischungen haben sich beim Aufbewahren theils explosiv, theils entzündlich erwiesen.

Die Mercier'sche Kurmethode bei Diphtheritis, zwei verschiedene Pulver A und B zu mischen und einzugeben und zu insuffliren, sei wegen der Gefährlichkeit erwähnt. Die Pulver A bestehen jedes aus 0,25 Schwefel und 0,05 Kohle, die Pulver B aus 0,2 Kaliumchlorat (Kalium chloricum) und 0,05 Kohle. Die Darstellung des letzteren Pulver darf nicht durch Reiben im Mörser geschehen, sondern nur durch Mischung mit einer Gänse-Federfahne (!).

Sulfur praecipitatum.

Schwefelmilch; Präcipitirter Schwefel. Lac Sulphŭris. *Soufre précipité*; *Lait de soufre*; *Magistère de soufre.* *Precipitated sulphur*; *Milk of sulphur.*

Feines, gelblich-weisses, nicht krystallinisches Pulver, welches in einem offenen Gefässe erhitzt ohne Rückstand verbrennt. Der präcipitirte Schwefel, mit Wasser befeuchtet, darf Lackmuspapier nicht röthen. Mit 20 Th. Aetzammonflüssigkeit digerirt muss er durch Filtration eine Flüssigkeit ergeben, welche mit Salzsäure angesäuert sich nicht gelb färben darf, selbst nicht nach Zusatz von Schwefelwasserstoffwasser.

Geschichtliches. Schon GEBER (im 8. Jahrh.) kannte das Verfahren, aus einer Schwefelkaliumlösung mittelst Säuren Schwefel zu fällen. Die alten Chemiker befolgten verschiedene Darstellungsmethoden. Man stellte sich bald die Schwefelverbindungen durch Schmelzung der Pottasche mit Schwefel oder durch Kochung der kaustischen Alkalien mit Schwefel dar und wandte zur Fällung des Schwefels verschiedene Säuren, wie Essigsäure, Schwefelsäure, Salzsäure an.

Darstellung. Obgleich die Schwefelmilch-Darstellung 1000 Jahre alt und unendlich vielmal ihre praktische Ausführung gefunden hatte, so waren die Landespharmakopöen der letzten Zeit noch nicht in der Lage, tadelsfreie Vorschriften zu geben. Eine ziemlich gute Vorschrift gab die letzte Ausgabe der *Pharmacopoea Borussica*, welche Vorschrift nach einigen Seiten hin verbessert ungefähr folgenden Wortlaut hatte:

„12,5 Theile frisch gebrannter Kalk in einem eisernen Kessel mit 75 Th. gemeinem Wasser in einen Brei verwandelt, werden erst mit 25 Th. (sublimirtem) Schwefel und dann mit 250 Th. Wasser vermischt. Die Mischung wird nun unter beständigem Umrühren und unter Ersatz des verdampfenden Wassers eine Stunde lang gekocht und durch einen leinenen Spitzbeutel filtrirt, der Rückstand aber nochmals mit 150 Th. Wasser eine halbe Stunde gekocht, in den Spitzbeutel gebracht und mit heissem Wasser abgewaschen. Die gesammelte Colatur setzt man in gut verstopfter Flasche einige Tage bei Seite, filtrirt und verdünnt sie mit soviel destill. Wasser, dass sie circa 600 Th. beträgt. Diese Flüssigkeit bringt man nun in ein geräumiges Gefäss und setzt ihr unter Umrühren allmählich 33 Th. reiner Salzsäure (1,124 spec. Gew.), verdünnt mit 66 Th. destillirt. Wasser, oder soviel von dieser verdünnten Säure hinzu, dass die Flüssigkeit nur noch schwach alkalisch reagirt. Nach dem Absetzen wird sofort die überstehende Flüssigkeit abgegossen, der Niederschlag mit destill. Wasser gemischt und die Flüssigkeit nach einiger Zeit wieder klar abgegossen. Enthält der gefällte Schwefel Eisen, so setzt man ihm 3 Th. Salzsäure mit 12 Th. Wasser verdünnt hinzu und rührt gut um. Dann bringt man das Gemisch in einen Spitzbeutel, wäscht den Schwefel mit destill. Wasser aus, trocknet ihn an einem lauwarmen Orte (von 25 — 35⁰ C.) und zerreibt ihn. Enthält aber der Schwefelniederschlag kein Eisen, so bringt man ihn sofort in den Spitzbeutel und behandelt ihn, wie vorhin bemerkt ist."

Der chemische Vorgang ist folgender:

Wird Aetzkalk (Calciumoxyd CaO) unter Beihilfe von Wasser mit Schwefel gekocht, so entstehen 5fach-Schwefelcalcium und unterschwefligsaures oder thioschwefelsaures oder dithionigsaures Calcium (Calciumhyposulfit, Calciumthiosulfat).

Calciumhydroxyd		Schwefel	Calciumpentasulfid		Calciumthiosulfat		Wasser
$3CaH_2O_2$	u.	$12S$ geb.	$2CaS_5$	u.	CaS_2O_3	u.	$3H_2O$

Es geben nämlich 2 Mol. Calciumoxyd ihren Sauerstoff an 2 Atome Schwefel ab, welcher damit Thioschwefelsäure ($H_2S_2O_3$) bildet, und das Calcium verbindet sich mit den übrigen 10 At. Schwefel zu dem in Wasser leicht löslichen 5fach-Schwefelcalcium (Calciumquinquiessulfuret, Calciumpentasulfid). Beim weiteren Kochen erleidet das leicht lösliche Calciumthiosulfat insofern eine Zersetzung, als daraus, unter

Abscheidung von Schwefel, das in Wasser schwerer lösliche schwefligsaure Calcium (Calciumsulfit, $CaSO_3$), entsteht.

unterschwefligsaures Calcium   schwefligsaures Calcium
oder Calciumthiosulfat   oder Calciumsulfit   Schwefel

CaS_2O_3 zerfällt in $CaSO_3$ und   S

Ist ein entsprechender Ueberschuss von Kalkerde gegenwärtig, so wird dieser letztere Schwefel in ganz derselben Weise wie bei Beginn der Kochung zur Bildung von mehrfach geschwefeltem Calcium und thioschwefelsaurem Calcium verbraucht, bei ungenügender Menge Kalkerde aber findet sich dieser ausgeschiedene Schwefel in dem unlöslichen Rückstande aus der Kochung. Ist endlich die Kalkerde in grossem Ueberschusse gegenwärtig, so entsteht eine entsprechende Menge Calciumoxysulfuret, eine schwer lösliche Verbindung von Calciumquinquiessulfuret mit Calciumhydroxyd ($CaS_5, 5CaO_2H_2$).

Wäre durch Kochung von Kalkerde und Schwefel mit Wasser in einem richtigen Verhältnisse eine Lösung von Calciumquinquiessulfuret erzeugt, und diese würde mit einer genau bemessenen Menge Salzsäure (HCl) zersetzt, so entstehen Calciumchlorid und Schwefelcalcium-Schwefelwasserstoff, Calciumhydrosulfid, Calciumsulfhydrat (H_2CaS_2) und Schwefel wird abgeschieden. Erstere beiden Verbindungen bleiben hierbei in dem Wasser gelöst. Das Calciumhydrosulfid oder Calciumsulfhydrat reagirt alkalisch.

Calciumpentasulfid   Chlorwasserstoff   Calciumchlorid   Calciumhydrosulfid   Schwefel

$2CaS_5$ und $2HCl$ geben $CaCl_2$ und H_2CaS_2 und   8S

Der Wasserstoff des Mol. Chlorwasserstoffsäure oder Salzsäure verbindet sich, indem das Chlor mit der Hälfte des Calciums zu Calciumchlorid zusammentritt, mit 1 At. Schwefel zu Schwefelwasserstoff, der aber nicht entweicht, sondern mit 1 At. Einfach-Schwefelcalcium verbunden als Calciumhydrosulfid in Lösung bleibt. Setzt man nun noch mehr Salzsäure hinzu, so fällt kein Schwefel aus, sondern es entweicht nur Schwefelwasserstoff.

Calciumhydrosulfid   Chlorwasserstoff   Calciumchlorid   Schwefelwasserstoff

H_2CaS_2 und $2HCl$ geben $CaCl_2$ und   2HS

Aus dem Calciumpentasulfid fallen immer nur 4 At. Schwefel aus, das 5. At. Schwefel wird zur Bildung von Schwefelwasserstoff und 1fach-Schwefelcalcium, Calciummonosulfid (CaS) verbraucht.

Der ungelöste Rückstand aus der Kochung enthält etwas schwefligsaures Calcium (Calciumsulfit), die Silicate und andere Unreinigkeiten des gebrannten Kalkes (wie Schwefeleisen, Schwefelmangan) und, je nach der Menge der angewendeten Kalkerde, entweder freien Schwefel oder Calciumoxysulfuret. Die Lösung des Calciumquinquiessulfurets enthält den grösseren Theil des schwefligsauren Calcium gelöst, welche während der Fällung mit Salzsäure, so lange die Flüssigkeit alkalisch reagirt, nicht berührt wird.

Die Vorschrift zu einer rationellen und auch praktischen Darstellung der Schwefelmilch wäre den theoretischen und praktischen Verhältnissen entsprechend folgende:

Von einem guten und gut gebrannten Kalk übergiesst man 500 Th. in einem geräumigen eisernen Kessel mit circa 300 Th. warmem Wasser und lässt ihn zerfallen. Sollten sich dann einige nicht zerfallene Stücke darunter finden, so sammelt man dieselben, wägt sie und restituirt sie durch ein entsprechendes Gewicht besserer Kalkstückchen. Man giebt nun den sublimirten Schwefel, 1000 Th., hinzu nebst circa 12000 Th. gemeinem heissem Wasser und kocht eine volle Stunde hindurch, vom ersten Aufwallen an gerechnet, wobei man fortwährend, aber mit Ruhe, mit einem Holzspatel umrührt und hin und wieder das verdampfte Wasser durch Nachgiessen restituirt. Die ganze Menge des Gemisches darf den Kessel nur zu $^2/_3$ anfüllen. Man nimmt nun vom Feuer, lässt den Kessel 10 Minuten in Ruhe stehen, decanthirt die Flüssigkeit in einen Steintopf und übergiesst den Rückstand im Kessel mit circa 8000 Th. heissem Wasser, kocht einige Male auf, decanthirt die Flüssigkeit wie vorhin in denselben Steintopf und wäscht das Ungelöste auf einem Colatorium mit etwas Wasser nach. Die gemischten Flüssigkeiten werden nach dem Erkalten filtrirt. Ein Hinstellen derselben durch einige Tage hat keinen Zweck. Nach dem Erkalten filtrirt, setzen sie nichts mehr ab, wenigstens nichts bei mittlerer Temperatur. Das Filtrat verdünnt man hierauf mit circa 6000 Th. filtrirtem Wasser und lässt aus einer Flasche, in welcher sich 915 Th. der 25proc. reinen Salzsäure verdünnt mit der doppelten Menge filtrirten Wassers befinden, die Säure mit Hilfe einer engen, zu einem Heber gebogenen Glasröhre in der Art einfliessen, dass der Strahl nur die Dicke des gewöhnlichen Bindfadens hat und man die Schwefelflüssigkeit mittelst eines Stabes in einer fortwährenden Bewegung erhält. Hierbei entwickelt sich wenig Schwefelwasserstoff, welcher nur da frei wird, wo am Berührungspunkte momentan die Säure dem gelösten Calciumsulfuret gegenüber im Ueberschuss ist. Die Lösung des Calciumquinquiessulfurets ist rothgelb, die des Caliumsulfhydrats oder Calciumhydrosulfids farblos. Sobald also Farblosigkeit der Flüssigkeit eintritt, inhibirt man den Zufluss der Säure. Jene 915 Th. der 25 procentigen Salzsäure reichen ganz sicher aus, die Fällung zu vollenden. Die Farbe der Flüssigkeit prüft man in der Weise, dass man von letzterer mit einem kleinen recht weissen Porcellanschälchen aufnimmt und betrachtet. Man kann auch, wenn circa 2700 Th. der verdünnten Säure eingeflossen sind, eine Probe filtriren und sehen, ob auf Zusatz von Säure noch eine Fällung stattfindet. Eine nur opalisirende Trübung lässt man unberücksichtigt. Anfangs fällt der Schwefel gelb, nach und nach immer blasser, zuletzt ganz weiss nieder. Die Fällungsoperation, obgleich bei derselben wenig Schwefelwasserstoff entweicht, nimmt man im Freien und an einem zugigen Orte oder in einem gut ziehenden Kamin vor. Nach geschehener Fällung lässt man einige Augenblicke absetzen, decanthirt dann sofort und mischt eine grössere Menge filtrirtes Wasser in den Niederschlag, lässt absetzen, decanthirt und wiederholt dies noch einige Male. Die decanthirte Flüssigkeit hat einen stinkenden Geruch. Man sammelt sie in einer Tonne und giesst sie vor dem Thore oder sonst an einem Orte weg, wo sie weder Menschen, Thieren noch Vegetabilien lästig wird, oder man sammelt sie in einem offenen Fasse und zersetzt sie durch allmähliches Zugiessen von Schwefelsäure, wobei man über dem Rande des Fasses ein brennendes Licht hält. Der entweichende Schwefelwasserstoff verbrennt.

Der 3—4 mal durch Decanthation abgewaschene Schwefelniederschlag wird in einen Spitzbeutel gegeben und das etwa anfangs trübe Ablaufende wiederholt in den Spitzbeutel zurückgegossen, bis das Wasser klar abtropft. Durch Aufgiessen filtrirten Wassers wäscht man nun so lange aus, bis das Abtropfende mit Bleizuckerlösung nicht mehr gefärbt wird. Dann bringt man den Niederschlag in einen Topf, rührt ihn daselbst mit 3 Th. verdünnter reiner Salzsäure an, lässt ihn einige Stunden stehen, mischt ihn mit vielem Wasser, lässt absetzen, decanthirt und giebt ihn in den Spitzbeutel zurück, um ihn zuerst mit gemeinem Wasser so lange auszuwaschen, bis das Ablaufende blaues Reagenspapier nicht mehr verändert. Endlich wäscht man mit destill. Wasser nach, bis das Abtropfende durch Silbernitratlösung nicht mehr getrübt wird. Nach dem Abtropfen bindet man den Spitzbeutel zu, legt ihn zwischen 2 Bretter, von welchen man das obere nach und nach mit Steinen beschwert, damit das Wasser allmählich aus dem Niederschlag ausgedrückt werde. Man breitet letzteren dann auf Leinwand in Spansieben aus und trocknet ihn nur bei lauer Wärme. Durch ein Sieb geschlagen, hebt man ihn in gut verstopften Glasgefässen auf. Das Austrocknen darf, wie schon bemerkt, nur durch eine lauwarme, 35° C. nie überschreitende Temperatur bewirkt werden. In 2 Tagen dürfte der Schwefel trocken sein. Präcipitirter Schwefel, dem etwas Feuchtigkeit anhängt, nimmt bei längerer Aufbewahrung einen schwachen Schwefelwasserstoffgeruch an und eine geringe säuerliche Reaction.

Wird statt der Kalkerde Kali- oder Natronlauge mit Schwefel gekocht, wie es nach alten Vorschriften geschah, so enthält die Lösung des geschwefelten Alkalimetalls thioschwefelsaures Alkali, aus welchem, bei der Zersetzung mit einer Säure, Thioschwefelsäure frei gemacht wird. Diese vermag nicht im freien Zustande zu bestehen und zerfällt in Schwefligsäuregas und Schwefel — $H_2S_2O_3$ geben SO_2 und S und H_2O. — Der in der Flüssigkeit gleichzeitig vorhandene Schwefelwasserstoff zersetzt die Schwefligsäure unter Abscheidung von Schwefel und Bildung von Pentathionsäure.

Schwefligsäureanhydrid	Schwefelwasserstoff	Wasser	Schwefel	Pentathionsäure
$4SO_2$ und	$3H_2S$ geben	$2H_2O$ und	$2S$ und	$H_2S_5O_6$

Giesst man eine Lösung eines geschwefelten Alkalimetalls, welches thioschwefelsaures Salz enthält, in ein überschüssiges Säuremaass, so entsteht das stinkende Wasserstoffbisulfid oder Wasserstoffsupersulfid (H_2S_2), welches sich dem niederfallenden Schwefel beimischt und sich durch Abwaschen nicht vollständig beseitigen lässt. Erzeugt man das geschwefelte Alkalimetall durch Schmelzung, so entsteht gleichzeitig nicht thioschwefelsaures Salz, sondern ein schwefelsaures. — $4K_2O$ und $16S$ geben $3K_2S_5$ und K_2SO_4.

Der aus Schwefelalkalimetallen gefällte Schwefel ist gewöhnlich schmutzig grau (Otto schreibt die Ursache dem Kupfergehalt des Kalis zu), der aus Calciumquinquiessulfuret ist gelblichgrauweiss, eisenhaltiger hat einen grünlichen Farbenton.

Eigenschaften. Der präcipitirte Schwefel ist ein höchst fein zertheilter amorpher Schwefel von gelblichweisser, äusserst schwach ins Graue spielender Farbe, ohne Geschmack und fast geruchlos, beim Drücken unter den Fingern nicht knirschend wie der sublimirte Schwefel. Gut ausgetrocknet, verändert er sich an der Luft kaum, erst nach sehr langer Aufbewahrung nimmt er eine schwach saure Reaction an. Beim Erhitzen schmilzt er zu gewöhnlichem Schwefel und verflüchtigt sich so weit, dass nur eine höchst kleine Spur einer fixen Substanz (Kalkerde) zurückbleibt.

Die **Prüfung**, welche die Pharmakopoe vorschreibt, bezweckt den Nachweis folgender Punkte: — 1) völliger Flüchtigkeit beim Glühen, es ist also ein unbedeutender Rückstand nicht zugelassen. Hieraus lässt sich die Vermuthung ableiten, dass eine Maceration in verdünnter Salzsäure bei der Bereitung von den Verfassern der Pharmakopoe in Aussicht genommen ist. — 2) Abwesenheit freier Säure, welche Schwefelsäure oder Salzsäure sein kann. Erstere entsteht bei langer Aufbewahrung einer nicht genügend trocknen Schwefelmilch durch freiwillige Oxydation an der Luft, die andere hält der Schwefel in Spuren zurück, wenn er nicht genügend ausgewaschen wurde. — 3) Die Abwesenheit von Schwefelarsen und Arsenigsäure, welche in ammoniakalischer Flüssigkeit leicht löslich sind. Der ammoniakalische Auszug würde demnach bei Gegenwart von Schwefelarsen in einigen Tropfen auf Glas abgedampft einen Verdampfungsrückstand hinterlassen oder besser mit Salzsäure angesäuert, entweder eine gelbe Farbe annehmen oder eine gelbe Trübung erleiden (Schwefelarsen) oder nach dem Ansäuren mit S a l z s ä u r e auf Zusatz von S c h w e f e l w a s s e r s t o f f w a s s e r sich gelb färben oder trüben (Arsenigsäure).

Aufbewahrung. Luft und Sonnenlicht sind möglichst abzuhalten, der präcipirte Schwefel ist also in dicht geschlossenen Glasgefässen am schattigen Orte aufzubewahren.

Anwendung. Dieselbe ist meist eine innerliche in den Fällen, wie vom *Sulfur depuratum* angegeben ist, nur in weit geringerer oder $^1/_3 — ^1/_2$ so grosser Dosis. Aeusserlich kommt er zuweilen in Schlund- und Kehlkopfpulvern, Gurgelwässern (als Prophylacticum gegen Croup und Diphtheritis) in Anwendung. Mischungen mit *Kalium chloricum* erfordern dieselbe Vorsicht, wie schon S. 153 u. 661 erwähnt ist.

Sulfur sublimatum.

Sublimirter Schwefel; Schwefelblumen. Sulphur sublimātum; Flores Sulphŭris. *Fleurs de soufre. Flowers of sulphur; Sublimed sulphur.*

Darf beim Erhitzen nur 1 Proc. Rückstand hinterlassen.

Geschichtliches und **Vorkommen.** Der Schwefel ist seit den ältesten Zeiten gekannt, Moses erwähnt ihn schon in seiner Genesis. Er findet sich in allen drei Naturreichen, in dem Mineralreiche theils frei, d. h. gediegen, theils in chemischer Verbindung mit vielen anderen Stoffen, besonders mit Metallen als Kiese, Glanze, Blenden, mit Sauerstoff als Schwefelsäure, gebunden an Calcium, Baryum u. a., als Schwefelwasserstoff in vulkanischen Dämpfen. Viele Pflanzentheile, wie Senfsamen, Knoblauch, Stinkasant, die Proteïnkörper etc. enthalten Schwefel. Im Thierreiche findet man ihn z. B. in den Haaren, Eiern etc.

Handelssorten. Der Schwefel kommt im Handel in zweierlei Formen vor, entweder in cylindrischen bis zu 4 cm dicken Stücken von krystallinischem Gefüge als Stangenschwefel, *Sulfur citrinum*, *Sulfur in baculis*, oder in Form eines lockeren Pulvers aus kleinen rhombischen Krystallen oder mikroskopisehkleinen, zu mehreren an einander hängenden Tröpfchen bestehend, als Schwefelblumen oder sublimirter Schwefel, *Flores Sulfuris*, *Sulfur sublimatum*, ferner als gereinigte Schwefelblumen, *Sulfur depuratum* und als präcipitirter Schwefel, *Sulfur praecipitatum*.

Gewinnung des Schwefels. Einige vulkanische Gegenden Italiens (Sicilien, bei Girgenti, Neapel, Toskana), Radoboy in Kroatien, Mähren, Polen, Hannover (Lüneburg) liefern den besten Schwefel. Daselbst findet man ihn meist gediegen, gewöhnlich im Kalk und Thonmergel abgelagert. Ein solcher ist beinahe arsenfrei, während der aus Schwefelerzen gewonnene sich stark arsenhaltig zeigt. Der gediegene Schwefel scheint aus dem Schwefelwasserstoff entstanden zu sein, welcher theilweise zu schwefliger Säure verbrannte. Diese letztere und unveränderter Schwefelwasserstoff, sich mischend, zersetzten sich unter Austausch ihrer Bestandtheile. Sie bildeten Wasser und schieden Schwefel ab.

Art und Menge der Beimischungen des Schwefels ändern die Abscheidungs- oder Gewinnungsart. Schwefelreiches Material wird durch Ausschmelzen, schwefelarmes durch Destillation zu Gute gemacht. Im ersteren Falle schmilzt man den Schwefel in gusseisernen Kesseln oder in passenden Schachtöfen und erhält ihn bei einer Temperatur von 130 bis 140° so lange flüssig, bis die erdigen Beimischungen sich am Boden abgelagert haben. Dann schöpft oder zapft man den Schwefel in Formen. Die vollständigste Abscheidung des Schwefels geschieht durch Destillation. Irdene Krüge, welchen dicht unter dem weiten Halse eine abwärts geneigte Röhre eingefügt ist, werden zu 12 bis 16 in einem liegenden Ofen in der Weise auf Untersätzen von Ziegeln aufgestellt, dass sowohl ihre Mündungen als auch die angesetzten Röhren aus dem Ofen hervorragen. Jede Röhre verbindet ihren Krug mit einer Vorlage, welche ein ähnlicher Krug ist, über dessen Boden ein kurzes Abflussrohr den flüssigen Schwefel in ein untergestelltes, mit Wasser angefülltes Fass leitet. Der als Retorte dienende Krug wird mit dem Schwefelerze durch den aus dem Ofen hervorragenden Hals beschickt, dieser durch Aufkittung einer Thonplatte geschlossen und der Ofen geheizt. Zuerst verdichtet sich der dampfförmige Schwefel in der Vorlage, welche aber bald die Schmelztemperatur des Schwefels erreicht, so dass dieser abfliesst. Der Rohschwefel wird durch Destillation oder Sublimation in Stangenschwefel oder Schwefelblumen verwandelt. Der Apparat besteht in 2 gusseisernen Kesseln und 1 bis 2 Kammern aus Steinwerk, welche unter sich durch Kanäle oder Röhren luftdicht communiziren. In dem einen Kessel wird der Rohschwefel erhitzt. Aus ihm steigen durch einen Kanal die Schwefeldämpfe in die Kammer, wo sie sich in Form der Schwefelblumen verdichten. Ist die Erzeugung des Stangenschwefels der Zweck der Operation, so werden die Wände der Kammer bis über 111,5° C. erhitzt. Die Speisung des Kessels geschieht durch einen zweiten etwas höher liegenden Kessel (Vorwärmer), in welchem der rohe Schwefel geschmolzen und durch Absetzenlassen von den erdigen Beimischungen gereinigt wird. Die erdigen Rückstände kommen als grauer Schwefel, Rossschwefel, *Sulfur griseum s. caballinum*, in den Handel.

Das wichtigste Schwefelmetall zur Darstellung des Schwefels ist Schwefelkies (2fach-Schwefeleisen), welches in Böhmen, Schlesien, Schottland, Schweden in grossen Massen vorkommt. Es giebt beim Erhitzen die Hälfte seines Schwefels ab. Der Schwefeleisenrückstand wird auf Eisenvitriol verarbeitet.

Zu pharmaceutischen Zwecken findet meist nur der sublimirte Schwefel, Schwefelblumen, Anwendung. Er enthält zuweilen Schwefelselen, gewöhnlich aber Schwefelarsen und Arsenigsäure, erdige Verunreinigungen, immer aber Schwefelsäure, welche sich durch Oxydation des Schwefels an der Luft oder aus verbrennendem Schwefeldampf bei der Sublimation gebildet hat. Diese hygroskopische Säure, welche den Schwefeltheilchen adhärirt, ist Ursache, dass diese ein feuchtes Pulver bilden und einen säuerlichen Geschmack haben. Selenhaltiger Schwefel ist selten, arsenhaltiger dagegen wird viel angetroffen. Schwefelselen ist eine ganz unschädliche Verunreinigung. Dem Schwefel ertheilt es einen orangerothen, das Schwefelarsen einen sattgelben Farbenton. Alle diese Verunreinigungen haben, wenn sie gering sind, keine Bedeutung, sofern der Schwefel zu äusserlichen und innerlichen Mitteln in der Veterinärpraxis oder zur Darstellung der Schwefelleber zum Baden Verwendung findet. Der Stangenschwefel ist immer weniger rein als der sublimirte.

Eigenschaften. Der Schwefel ist hart, geschmacklos und von hellgelber Farbe, welche bei Zunahme der Temperatur intensiver, bei Abnahme der Temperatur blässer ist, und bei 50^0 Kälte soll er (nach SCHÖNBEIN) sogar fast farblos sein. Bei gewöhnlicher Temperatur ist er ohne Geruch. Der Stangenschwefel hat nur einen schwachen eigenthümlichen Geruch, wenn er gerieben wird. Beim Reiben wird er negativ electrisch. Stangenschwefel lässt beim Erwärmen oder in der warmen Hand gehalten ein knisterndes Geräusch hören und zerfällt dabei zuweilen in Stücke (wahrscheinlich in Folge geringer Wärmeleitungsfähigkeit oder die durch die Wärme in dem Schwefel erregte Electricität wird nicht fortgeleitet und veranlasst das gegenseitige Abstossen der Theilchen). Das spec. Gewicht des krystallisirten Schwefels ist 2,045, die Dampfdichte bei 500^0 6,666. Er schmilzt bei 111^0 zu einer dünnen gelblichen Flüssigkeit. Weiter erhitzt wird er braungelb und dickflüssiger, sodann plötzlich rothgelb und über 250^0 so dick, dass er kaum fliesst. Fährt man fort die Temperatur zu steigern, so wird er wieder flüssig, behält aber die rothe Farbe bei. Bei 420^0 geräth er ins Sieden und verwandelt sich in dunkel orangegelbe Dämpfe, welche sich, mit kalter Luft vermischt, zu Schwefelblumen verdichten. Wenn man stark erhitzten geschmolzenen Schwefel plötzlich abkühlt, so bleibt er tagelang knetbar weich, braun und durchsichtig (amorpher Schwefel). Bei langsamer Abkühlung krystallisirt der geschmolzene Schwefel in braungelben, schiefen rhombischen Säulen. Aus seiner Auflösung in Schwefelkohlenstoff krystallisirt er in hellgelben Rhombenoktaëdern. Der Schwefel ist also dimorph. Die Form des krystallisirten, gediegenen und der durch Sublimation erhaltenen Krystalle entspricht der letzteren Krystallform. In der amorphen Form und in den beiden erwähnten Krystallformen präsentirt sich der Schwefel in 3 verschiedenen allotropischen Zuständen, deren Entstehung von verschiedenen Temperaturmaassen abhängig ist. Dass vorkommende auffallende Farben des Schwefels, wie Blau, Schwarz etc., durch andere allotropische Zustände veranlasst werden, ist bis jetzt nicht festgestellt.

Angezündet verbrennt er an der Luft mit blauer Flamme und erstickendem Geruche, welcher von gebildeter anhydrischer Schwefligsäure (SO_2) herrührt.

Der Schwefel ist in Wasser unlöslich, in fetten und flüchtigen Oelen, Weingeist, Aether, Chloroform in geringer Menge löslich, unter Vermittlung von Wärme löslicher. Schwefelkohlenstoff löst ihn in grösster Menge.

Prüfung. Der sublimirte Schwefel darf nur bis zu 1 Proc. fixe Mineralstoffe enthalten, was durch Erhitzen und Abbrennen von circa $2 g$ zu erforschen ist. Der nie fehlende Arsengehalt kommt nicht in Betracht.

Um das Arsen im Schwefel nachzuweisen, versetze man den ammoniakalischen Auszug aus dem Schwefel, nach starker Uebersättigung mit Salzsäure, mit Schwefelwasserstoffwasser und erwärme etwas. Die etwa daraus erfolgende gelbe Trübung sollte nur eine geringe sein.

Verfälschungen mit Gypspulver, Thonerde und dergleichen sind vorgekommen. Sie würden beim Erhitzen des Schwefels als Glührückstand verbleiben. Mit conc. Schwefelsäure angerieben und erwärmt findet bei Gegenwart organischer Substanzen eine Schwärzung statt. Behufs Prüfung auf Selengehalt kann man $4 g$ mit ebensoviel reiner Salpetersäure und 2—3 mal soviel reiner Salzsäure in einem geräumigen Kölbchen durchschütteln und bis zum Aufschäumen erhitzen, hierauf unter gelindem Erwärmen und bisweiligem Agitiren mehrere Minuten digeriren, dann mit etwas Wasser verdünnen und filtriren. Giebt das Filtrat auf Zusatz von Natriumsulfit einen zinnoberrothen

Niederschlag (welcher beim Erwärmen zusammenfällt und bläulichschwarz wird), so ist derselbe Selen. Selenhaltiger Schwefel ist übrigens eine seltenere Waare.

Ueber die Anwendung des Schwefels siehe unter *Sulfur depuratum*, S. 661. Zu Feuersätzen eignet er sich nicht und muss hierzu stets der depurirte gewaschene Schwefel verwendet werden. Ueber die Vorsicht beim Mischen mit Salpeter, Kaliumchlorat etc. vergl. man S. 153 u. 661.

Summitates Sabinae.

Sadebaumspitzen; Sadebaum; Sevenkraut. Herba s. Summitätes s. Cacumĭna Sabīnae. *Sabine. Savine.*

Die Zweigspitzen der wildwachsenden oder angebauten *Juniperus Sabina.* Sie sind schuppenartig eingehüllt von 3 oder 4 Reihen angedrückter oder stumpfer oder etwas abstehender und zugespitzter, bis zu 3 mm langer, auf dem Rücken mit einer Oelfurche versehener Blättchen. Die dunkelblauen oder braungrauen, unregelmässig schrumpfigen Beeren sind von ungefähr 5 mm im Durchmesser und enthalten sehr häufig 2 Samen. Diesen Früchtchen, welche mitunter den Zweigspitzen beigemischt angetroffen werden, ist noch mehr als den Blättchen jenes Arom eigen, welches diese (letzteren) sehr stark ausduften sollen *(dicuntur exhalare)*.

Vorsichtig aufzubewahren. Stärkste Einzelgabe 1,0 g, stärkste Tagesgabe 2,0 g.

Sabina officinalis Garcke. Sadebaum, Sevenbaum.
Synon. *Juniperus Sabina* Linn.
Fam. **Coniferae** Juss. (Trib. **Cupressĭnae**). Sexualsyst. **Dioecia Monadelphia**.

Dieser 1—3 m hohe Strauch ist im südlichen Oesterreich, der Schweiz, im südlichen Europa und Sibirien, Kleinasien, Kaukasus etc. zu Hause. Bei uns in Deutschland wird er häufig in Gärten und Baumanlagen gezogen. Die Aeste sind gegenüberstehend, gedrängt, zahlreich, sehr biegsam, aufsteigend angebogen. Die jüngeren frucht- und blüthentragenden Zweige sind officinell. Diese sind von den 3—7 mm langen, dunkelgrünen, glänzenden, 3—4 zeilig gestellten Nadelblättchen dicht bedeckt. Theils sind die Blättchen (die jüngeren) klein, stumpf, rautenförmig, schuppenartig-dachziegelförmig, fest angedrückt, auf dem Rücken, in der Mitte der Rückenlinie, mit einer vertieften Oeldrüse versehen, und bilden etwa 2,5 mm dicke, in Folge der 4-zeiligen Stellung vierseitige Zweige; theils sind die Blätter (die älteren) länger (5—7 mm lang), dünner, nadelförmig spitz, doch nicht stechend, oben hohl und bläulich, mehr oder weniger abstehend. Beide Blattvarietäten finden sich in der Regel auf derselben Pflanze, bald die eine vorherrschend (*Sabina tamariscifolia*) bald die andere (*Sabina cupressĭna*). Die Spitzen der Aeste mit den Blättern werden im April und Mai mit den Fruchtzapfen (Beeren) eingesammelt, an einem schwach lauwarmen Orte getrocknet und theils in Speciesform gebracht, theils auch in grobes und feines Pulver verwandelt. 4 Theile frische Sadebaumspitzen geben 1 Theil trockene. Man sollte den Vorrath nach 1—2 Jahren immer wieder erneuern.

Der Geruch der Sabina ist terpentinähnlich, narkotisch, der Geschmack stark harzig, bitterlich, brennend.

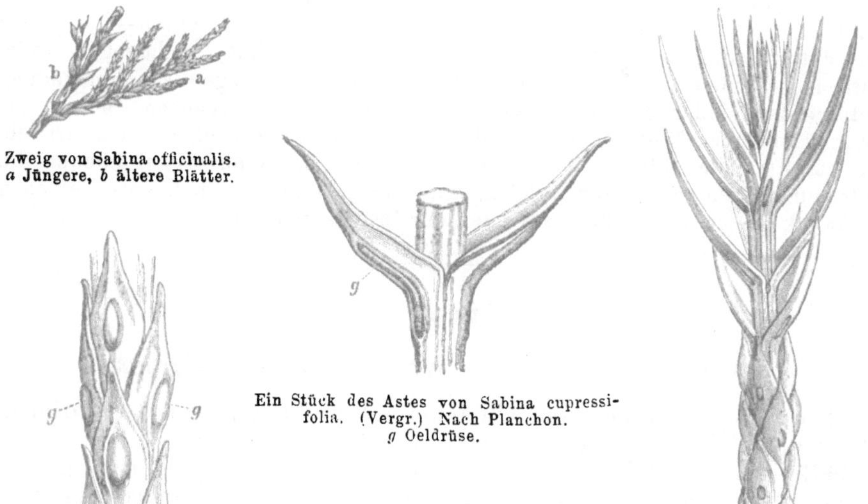

Zweig von Sabina officinalis.
a Jüngere, *b* ältere Blätter.

Ein Stück des Astes von Sabina cupressifolia. (Vergr.) Nach Planchon.
g Oeldrüse.

Ein Stück des Astes von Sabina tamariscifolia. (Vergr.) *g* Oeldrüsen.

Ein Zweigstück von Juniperus Virginiana. (Vergr.) Nach Planchon.

Verwechselungen und Verfälschungen sind nicht selten, besonders mit:

Junipĕrus Virginiāna L. Baumartig. Abstehende Aeste. Blätter s t e c h e n d, 2-, 3- und 4reihig, und mit einer einfachen R ü c k e n f u r c h e, in ihrem unteren Theile mit eirunder Oeldrüse, sonst den Sabinablättern sehr ähnlich, auch in der Wirkung, nur schwächer von Geruch.

Juniperus Bermuthiāna L. Der vorstehenden *Juniperus Virginiana* ähnlich, hat nur längere Blätter. (Rothes wohlriechendes Holz.)

Cupressus sempervĭrens L. Leicht zu erkennen. Jüngere Aestchen 4-eckig oder vierkantig, Blätter weitläufig stehend, auf dem Rücken mit zwei Längsfurchen, so dass sie gleichsam einen Höcker haben, sonst s t u m p f, 4zeilig, ziegelförmig angedrückt, an älteren Aesten, abstehend. Sehr schwacher Geruch.

Juniperus Phoenicĕa L., in Süd-Europa einheimisch, hat keine zugespitzten Blätter und die Oeldrüse ist länglich vertieft. Die Aestchen sind stielrund, die Blättchen angedrückt, rundlich-rhombisch, auch aussen stark gewölbt. Wird oft der officinellen Waare untergeschoben.

Bestandtheile. Nach Gardes enthält die Sabina: Gerbsäure, Chlorophyll, Extractivstoff, Harz, flüchtiges Oel, Kalksalze. Die Zweige enthalten circa 2 Proc., die Fruchtzapfen aber bis zu 10 Proc. flüchtiges Oel, daher dieselben (als *baccae*) nach Wunsch der Ph. beigemischt sein sollen.

Aufbewahrung. Man hält die Sadebaumspitzen in geschnittener, grobgepulverter und wenig in feingepulverter Form in dicht geschlossenen Glasgefässen vorräthig. Vor Einwirkung des Tageslichtes sind sie sorgsam zu bewahren, im anderen Falle sofort eine Verharzung des flüchtigen, dem Terpentinöle isomeren Oeles eintritt.

Anwendung. Die Sadebaumspitzen bewirken innerlich in Gaben zu 2—3 g genommen heftige Magenentzündung. Sie werden selten und meist nur im Aufgusse angewendet.

Sie sind ein sehr kräftiges Emmenagogum, wesshalb sie im Handverkauf nicht ohne Weiteres abgegeben werden dürfen. Man giebt sie zu 0,3—0,6—1,0g bei Mutterblutungen, atonischen Leukorrhöen, Sterilität, gichtischen rheumatischen Leiden. Auf die kranke Haut applicirt, erregen sie Entzündung und werden daher äusserlich zur Zerstörung von Kondylomen, sowie zur Reizung schlaffer Wunden angewendet. Die stärkste Einzelgabe normirt die Ph. zu 1,0, die stärkste Tagesgabe zu 2,0g. Im Handverkauf können die Sadebaumspitzen nur gegen Bescheinigung an sichere oder bekannte Personen zu Zwecken der Veterinärpraxis oder der Insectentödtung abgegeben werden.

Syrupi.

Syrupe.   Zuckersäfte.   Syrŭpi.   *Sirops.*   *Syrups.*

Die Syrupe werden, wenn ein anderes Verfahren nicht vorgeschrieben ist, in der Weise bereitet, dass man den Zucker nach dem angegebenen Verhältnisse in destill. Wasser oder den anderen nöthigen Flüssigkeiten bei gelinder Wärme löst und hierauf bis zum einmaligen Aufkochen erhitzt.

Ehe man den Syrup colirt oder filtrirt, setze man soviel destill. Wasser hinzu, als nöthig ist, um das Gewicht, welches für den zu bereitenden Syrup vorgeschrieben ist, zu erlangen.

Jedweder Syrup muss mit Ausnahme des Mandelsyrups klar sein.

Eigenschaften. Die medicinischen Syrupe sind dückflüssige, in einem gewissen Verhältnisse mit Zucker gesättigte Pflanzenaufgüsse, Pflanzensäfte, Auflösungen medicinischer Substanzen etc. Sie sollen nur eine solche Menge Zucker gelöst enthalten, dass dieser während der Aufbewahrung nicht herauskrystallisirt, aber auch wiederum soviel, als zur längeren Conservation des Syrups selbst nöthig ist. Die Syrupe sind klare Flüssigkeiten, ausgenommen Mandelsyrup.

Bereitung. Man hat zwei Methoden der Bereitung der Syrupe. Man löst den Zucker auf zweierlei Weise in den Flüssigkeiten, nämlich, entweder durch Digestion im vollheissen Wasserbade oder durch ein einmaliges Aufkochen. Letzteres Verfahren schreibt, mit Ausnahme bei der Bereitung des Mandelsyrups, auch unsere Pharmakopoe vor, weil man die Erfahrung gemacht hat, dass der aufgekochte Syrup nicht nur klarer ausfällt, sondern sich auch besser hält. Dagegen lassen sich keine Einwendungen machen, es dürfte aber bei den Syrupen mit Wein und weingeistigen Flüssigkeiten die Digestion im geschlossenen Gefäss das richtigere Verfahren sein. Durch die Kochung werden im Allgemeinen alle die Keime und Stoffe zerstört, welche eine freiwillige Gährung oder ein Schimmeln der Syrupe beim Aufbewahren veranlassen.

Um klare Syrupe zu erhalten, ist die Verwendung klarer, wenn nöthig filtrirter Flüssigkeiten und ein raffinirter reiner Zucker unumgänglich. Die Art des raffinirten Zuckers ist ein wesentliches Moment zur Erlangung eines klaren Syrups. Die gewöhnliche feinste Raffinade ist mit Berlinerblau, Smalte, Ultramarinblau versetzt, um dem Zucker ein höchst weisses Ansehen zu geben. Die Syrupe aus diesem Zucker sind nie recht klar und machen Bodensätze, wenn auch unbedeutende. Man wähle daher zur Darstellung der Syrupe beste

Melissorte oder Krystallzucker. Es wäre sehr zweckmässig, wenn die pharmac. Drogisten eine nicht mit Blaufarbe versetzte Raffinade auf Lager hielten.

Um nun die von der Ph. vorgeschriebene, sehr lästige Filtration der Syrupe zu umgehen, verwende man vor allen Dingen filtrirte Flüssigkeiten, einen nicht gebläuten Zucker und versetze je 1000 g des aufzukochenden Syrups mit einem halben Bogen Filtrirpapier, in kleine halbpfenniggrosse Stücke zerzupft. Auf diese Fasermasse schlagen sich alle trübenden Theile nieder, so dass die einfache Colirung durch Leinen genügt, einen klaren Syrup zu erlangen.

Zu der Kochung der Syrupe nimmt man nie eiserne, gewöhnlich aber zinnerne oder gut verzinnte Gefässe, bei Syrupen aus gefärbten Fruchtsäften (besonders aus Himbeersaft) jedoch blanke kupferne Kessel, weil diese Säfte in zinnernen missfarbig werden. Man schlägt den Zucker in kleinere Stücke, übergiesst ihn in dem Kessel mit der Flüssigkeit genau nach dem Gewichtsverhältnisse, welches die Vorschrift angiebt, durchrührt öfters mit einem hölzernen Spatel und setzt nur dann, wenn die Zuckerstücke zerfallen sind, den Kessel auf ein lebhaftes Kohlenfeuer. Man beachte hierbei wohl, dass der Kessel nur zur Hälfte gefüllt sein darf und man auf die beginnende Aufkochung sorgsam Acht haben soll. Im Beginn der Kochung steigt die Zuckerlösung gewöhnlich in Folge Freiwerdens absorbirter Luft schäumend hoch und bei gefülltem Kessel natürlich über den Rand. Sobald das Steigen beginnt, nimmt man den Kessel einen Augenblick vom Feuer und setzt ihn wieder auf dasselbe, bis die Flüssigkeit auf ihrer Oberfläche in mässige ruhige Wallung geräth. Man nimmt sie nun sofort vom Feuer und giesst sie nach einer Pause von circa 10 Minuten durch ein trocknes reines wollnes oder leinenes Colatorium. Das Gefäss mit der Colatur wird (vor Insekten geschützt) mit demselben Colatorium, welches hier nicht ausgedrückt wird, und darüber mit einem grossen Papierbogen bedeckt, einen Tag an einem kalten Orte bei Seite gestellt. Mit dem Spatel rührt man nur im Anfange der Erhitzung, um die Lösung des Zuckers zu befördern. Ist letztere vollendet, so lässt man das Aufkochen folgen, wobei ein Umrühren nicht statthaft ist. Von den Syrupen, welche beim Beginn der Kochung stark schäumend aufsteigen, ist besonders der Rhabarbersyrup und Altheesyrup, auch der Himbeersyrup zu merken.

Wo man viel Syrupe zu kochen hat, hängt man über dem Kessel eine Scheibe oder Platte aus Weissblech so auf, dass dieselbe 2—3 cm tief unter dem Kesselrande ruht. Kocht der Syrup heftig auf und die Schaummasse berührt die Platte, so werden die Bläschen in ihrer Form gestört und der Syrup kocht nicht über, der Schaum tritt zurück.

Aufbewahrung. Der fertiggestellte und erkaltete colirte Syrup ist — 1) in das völlig ausgetrocknete Standgefäss zu giessen. Es darf sich also in dem letzteren weder ein Rest des alten Syrupvorrathes befinden, es muss auch ausgewaschen und dann völlig ausgetrocknet sein. Ein alter Rest kann den frischen Syrup zur Gährung oder zum Verderben disponiren, und Wassertropfen in dem Gefäss sammeln sich auf der Oberfläche des specifisch schwereren Syrups, erzeugen daselbst eine Verdünnung und geben eine Veranlassung zum Ansatz von Schimmel oder zur Gährung. Wären einige Tropfen Wasser in dem Gefäss und man schüttelt den Syrup nach dem Einfüllen gut durch, so dass das wenige Wasser mit dem Syrup völlig gemischt wird, so scheint damit die Vorsicht des Austrocknens ausgeglichen, es kann aber dieser Tropfen nicht gekochten Wassers noch solche Keime enthalten, welche die Haltbarkeit des Syrups gefährden. — 2) Der Syrup muss völlig erkaltet sein, ehe er in

das Standgefäss eingefüllt wird. Warme Syrupe füllen nämlich den nicht gefüllten Theil des Gefässes mit Wasserdunst, der sich verdichtend auf der
Oberfläche des Syrups in Tropfen ansammelt und dort die Schimmelbildung
begünstigt.

Aufbewahrungsgefässe für Syrupe sind Glasflaschen von weissem Glase,
damit man durch Beschauen sich jeder Zeit von dem Zustande ihres Inhalts
überzeugen kann. Sie werden mit Glaskapseln oder Korkstopfen geschlossen.
Glasstopfen sind hier ganz unpraktisch, weil der daran krystallisirende Zucker
sie zu fest in die Flaschenhälse einkittet. Der Aufbewahrungsort ist der
Keller. Sind die Flaschen nur zum Theil gefüllt, und ist der Syrup frei von
Weingeist oder Wein, so verdirbt er nicht selten, indem er kahmig wird.
Man verhütet dies, wenn man gelegentlich die Flaschen sanft umkehrt und
rüttelt, damit die wässrige Dunstschicht beseitigt wird.

Die Art des Zuckers ist für die Haltbarkeit des Syrups wesentlich.
Indischer raffinirter Zucker giebt die haltbarsten Syrupe, weil die unausbleib-
liche Umwandlung eines Theiles in Fruchtzucker sehr langsam vorschreitet
und dabei nur unbedeutend trübende Abscheidungen stattfinden. Der Runkelrübenzucker dagegen geht nach Ansicht einiger Chemiker leichter in Fruchtzucker über, und der Syrup wird dabei auch trübe. Für diesen Fall ist es
gerathen, den Syrup noch einmal aufzukochen und, nach Beseitigung des oben
sich zusammenziehenden schmutzigen Schaumes, zu coliren. Heutigen Tages
stellt man übrigens einen Runkelrübenzucker dar, der höchst rein ist und auch
in den meisten chemischen und physikalischen Beziehungen dem Indischen
Rohrzucker sehr nahe kommt.

Da die heutige Ph. die Syrupe zuckerärmer darstellen lässt, so sind diese
an einem nicht zu warmen Orte, sondern an einem Orte noch unter mittlerer
Temperatur (16—18° C.) aufzubewahren. Bei mittlerer Temperatur geht ein
zuckerarmer Syrup zu leicht in Gährung über.

Klärung der Syrupe. Zuweilen werden klare Sprupe beim Aufbewahren
trübe. Eine nochmalige Aufkochung und Giessen durch ein Colatorium hebt
den Uebelstand meist, aber nur eine Zeit lang. Es ist hier sehr zweckmässig,
dem Syrup vor dem Aufkochen zerzupftes reines weisses Fliesspapier (1 Bogen
auf 2000 g) zuzusetzen, wie oben angegeben ist.

Geschichtliches. Syrup, *syrŭpus*, leitet sich von σι'ρω (süro), ich ziehe,
und ὄπος (opos), Saft ab. Nach einer anderen Ansicht soll sich das Wort
Syrup von *Siruph, Sirab, Scharab* ableiten lassen, welche arabischen Wörter
Trank bedeuten. Da die Araber die Erfinder der Syrupe sind, so ist diese
etymologische Erklärung auch wahrscheinlich die richtigere. Im Spanischen
bezeichnet *xarabe* (spr. charabe) ebenfalls Syrup. Die Syrupe sind schon in
den ältesten Zeiten als Medicament angewendet worden, jedoch erst mit den
Jahren um 1500 wurden die aus Zucker hergestellten Syrupe in die Arznei-
bücher und Pharmakopoen aufgenommen. In Frankreich besonders florirten
die medicinischen Syrupe und füllen auch noch heutigen Tages die französische
Pharmakopoe.

Syrupus Althaeae.

Eibischsaft. Altheesaft. *Sirop de guimauve. Syrup of althea.*

Zehn (10) Th. zerschnittene Eibischwurzel, mit destill.
Wasser abgewaschen, alsdann mit 5 Th. Weingeist und 250 Th.

destill. Wasser übergossen, macerire man unter öfterem Umrühren drei
Stunden hindurch, dann colire man ohne auszupressen. In 200 Th. der
Colatur löse man 300 Th. Zucker, auf dass 500 Th. Syrup werden. Er
sei etwas gelblich.

Wenn in der vorstehenden Vorschrift nicht die Aufkochung besonders
erwähnt ist, so hat dies seinen Grund in der für die Bereitung der Syrupe
unter der Ueberschrift *Syrupi* (S. 670) bereits gegebenen Anordnung. Da
während der Erhitzung und einmaligen Aufkochung 10 Th. Wasser verdunsten,
so setze man den 200 Th. Colatur 10 Th. destill. Wasser und die vorgeschriebene Menge Zucker hinzu. Dicht vor dem Coliren dem Syrup die ver-
dunstete Menge Wasser hinzuzusetzen nöthigt zur Tara des Kochgefässes und
zur Wägung, und würde das kalte Wasser geronnene Albuminoïdstoffe zum
Theil wieder in Lösung bringen, also den Zweck der Kochung schädigen.
Da der Altheesyrup beim Aufkochen stark schäumt, so darf das Kochgefäss
nur halb gefüllt sein.

Der Altheesyrup ist eine dickfliessende, schleimige, aber klare, etwas
gelblich gefärbte Flüssigkeit. Ein mit warmem Wasser bereiteter Aufguss der
Altheewurzel giebt einen zu schleimigen fadenziehenden, ein Auspressen der
Colatur einen trüben Syrup. Die Colatur des Altheeaufgusses ist erschwert,
der Syrup wird auch nicht schön klar, wenn die Altheewurzel nicht vorher
durch Abwaschen von Staub und Pulver befreit ist. Desshalb schreibt die
Pharmakopoe eine mit kaltem Wasser abgewaschene Altheewurzel vor. Das
Abwaschen geschieht durch Einrühren der geschnittenen Wurzel in kaltes
Wasser und dann sofortiges Eingiessen in einen blechernen Durchschlag. Der
Altheesyrup wurde vordem wegen zu geringen Zuckergehaltes sehr leicht
kahmig oder setzte Schimmel an, besonders in nur zum Theil gefüllten Flaschen.
Der Syrup nach der heute giltigen Vorschrift ist dagegen sehr zuckerreich
und ist also besser zu conserviren. Auffallend besser lässt sich der mit
Indischem Zucker bereitete conserviren. Anzurathen ist die Aufbewahrung in
kleineren ganz gefüllten Flaschen. Man füllt den Zuckersaft in starke weisse
Medicinflaschen von 150—200 ccm Rauminhalt bis zur Flaschenmündung und
verschliesst die Flasche sanft mit einem Spitzkorke, so dass dadurch noch
einige Tropfen des Syrups aus der Flasche verdrängt werden. Die gefüllten
Flaschen stellt man ohne Tectur an einen nicht zu kalten trocknen Ort. In
dieser Art aufbewahrt hält sich der Saft länger denn 3 Monate gut. Sollte
sich um den äusseren Kork etwas Schimmel angesetzt haben, so ist dieser
leicht zu entfernen.

Syrupus Amygdalarum.

Mandelsyrup. Syrupus emulsīvus. *Sirop d'amandes*; *Sirop
d'orgeat*. *Almond-syrup*.

Süsse Mandeln, 50 Th. und bittere Mandeln, 10 Th., zerstosse man entschält und abgewaschen nach Zusatz von 120 Th. destill.
Wasser, sodass eine Emulsion entsteht. In einer Colatur von 130 Th.
löse man durch einmaliges Aufkochen 200 Th. Zucker, welchen man
10 Th. Pomeranzenblüthenwasser zugesetzt hat, so dass es 340
Th. Syrup werden. Er sei weisslich.

Die Mandeln werden, nach Beseitigung der Bruchstücke, abgewogen einen halben Tag in kaltem Wasser geweicht, um sie dann leicht von der Samenhaut zu befreien, und dann mit der vorgeschriebenen Menge Wasser kunstgerecht zur Emulsion gemacht. Die Auflösung des Zuckers soll durch einmalige Aufkochung geschehen, während die Autoren der Ed. I der Ph. der Ansicht waren, dass die Lösung des Zuckers bei gelinder Wärme geschehen müsse, etwa in der Wärme des Wasserbades. Beim Aufkochen, auch schon bei einer Wärme von 85^0 C., sagte man, würde das Eiweiss der Emulsion coaguliren, welcher Umstand die nächste Ursache sei, dass sich der fertige Mandelsyrup bald oder später schichten würde unter Absetzen einer oberen rahmartigen Schicht. Da hier in einer geringen Menge Colatur viel Zucker gelöst werden soll, so ist es rathsam, den Zucker nicht in grossen Stücken, sondern zerstossen zu verwenden. Dieser Syrup ist reich an Fermenten, wesshalb er, besonders in der wärmeren Jahreszeit, auch sehr zum Gähren neigt. Es ist daher zu seiner Conservation erforderlich, dass er bis zum stärksten Maasse mit Zucker gesättigt sei. Trotzdem lässt die heutige Ph. auf 140 Th. Flüssigkeit nur 200 Th. Zucker verwenden, während Ed. I auf 120 Th. Emulsion 200 Th. Zucker vorschrieb. Der heutige Mandelsyrup scheint also weniger haltbar als der früher dargestellte, dennoch bewahrt er am kühlen Orte Beständigkeit, wie die Erfahrung ergiebt. Die Neigung zum Gähren wird besonders durch einen Zusatz von etwas Arabischem Gummi zurückgehalten. 3 Th. auf 50—60 Th. Syrup genügen; ein grösserer Zusatz macht, dass der Syrup, mit Wasser gemischt, weniger lactescirt. Empfehlenswerth ist auch ein Glycerinzusatz.

Bei längerer Ruhe scheidet sich der Mandelsyrup, neben auskrystallisirendem Zucker, in eine obere rahmartige und eine untere mehr durchscheinende Schicht. Vor dem Dispensiren muss man ihn desshalb umschütteln. Rathsam ist es, ihn nicht im Dispensirlokal zu halten, sondern für den jedesmaligen Gebrauch aus dem Keller zu holen. Der heutige Mandelsyrup erfordert wegen seines geringen Zuckergehaltes einen kalten Aufbewahrungsort. Auch wäre die Aufbewahrung in mehreren kleinen und ganz gefüllten Gefässen vorzuziehen.

Syrupus Aurantii Corticis.

Pomeranzensyrup; Pomeranzenschalensyrup. *Sirop d'écorces d'orange amère. Syrop of orange peel.*

Zerschnittene Pomeranzenschale fünf (5) Th. macerire man in 45 Th. edlem Weisswein. Die Colatur davon, 40 Th., muss nach Zusatz von 60 Th. Zucker 100 Th. Syrup ausgeben, welchen man nach dem Erkalten filtrire. Er sei gelblich-braun.

Die Filtration dürfte wohl meist umgangen werden, indem man die Colatur des weinigen Auszuges, welche man in der Presse sammelt, nach 2 tägigem Beiseitestehen filtrirt. Das Resultat aus diesem Verfahren stimmte mit demjenigen aus der Vorschrift der Ph. völlig überein, sowohl in Betreff der Farbe, als in Betreff des Geschmackes und des Geruches. Dass zur Darstellung des Syrups nur die *Flavedo corticis Aurantii* zu verwenden ist, übersehe man nicht. Dieser Syrup hält sich sehr gut und wird in der vornehmen Praxis viel gebraucht.

Syrupus Aurantii Florum.

Pomeranzenblüthensyrup. Loco Syrŭpi Capillōrum Venĕris.
Sirop de fleur d'oranger. *Syrup of orange flowers.*

Man erhitze 60 Th. Zucker mit ungefähr 20 Th. destill. Wasser
bis zum Aufkochen. Diese Lösung gebe erkaltet durch Zusatz von
20 Th. Pomeranzenblüthenwasser 100 Th. Syrup, welcher filtrirt
werden muss, aus. Er sei farblos.

Man hat ein 3 faches Pomeranzenblüthenwasser, von welchem man 10 Th.
filtrirt einem aus 60 Th. Zucker und 30 Th. destill. Wasser durch Kochung
und Colatur klar hergestellten Syrup einfach zumischt, um einen klaren
Pomeranzenblüthensaft zu gewinnen. Hätte man eine mit blauem Farbstoff
versetzte Raffinade verwendet, so ist eine Filtration des Syrups natürlich nicht
zu umgehen. Auch dieser Syrup ist ärmer an Zucker als der vordem officinelle
Syrup, seine Haltbarkeit demnach eine kürzere. Man mache also nicht zu
viel vorräthig.

Syrupus Cerasorum.

Kirschsyrup. Syrŭpus Cerăsi (Cerasōrum). *Sirop de cerises.*
Cherry - syrup.

Saure schwarze Kirschen mit den Kernen zerstossen stelle
man in einem bedeckten Gefässe unter öfterem Umrühren bei einer
Wärme von ungefähr 20° C. beiseite, bis eine herausgenommene filtrirte
kleine Portion mit $\frac{1}{2}$ Volumen Weingeist gemischt keine Trübung erleidet. 35 Th. der nun durch Auspressen gesammelten Flüssigkeit,
mit 65 Th. Zucker versetzt müssen 100 Th. Syrup ausgeben. Er sei
dunkelpurpurroth.

Fruchtsyrupe. Die fleischigen und saftigen Früchte enthalten Pektinstoffe,
welche die Ursache sind, dass der frische Fruchtsaft schleimig ist, sich nicht
filtriren lässt und, mit Zucker gekocht, beim Erkalten zu einer Gallerte (Gelée)
erstarrt. Wenn ein zu einem Syrup gemachter Fruchtsaft noch Pektinstoffe
enthält, so schimmelt er sehr bald und verdirbt.
Die Pektinstoffe oder Gallertsubstanzen reihen sich den Zuckerarten
an, sind jedoch unfähig zu krystallisiren. Die Grund- oder Muttersubstanz
derselben bezeichnet man mit Pektose. Aus den Fruchtsäften lassen sie sich
durch Weingeist fällen, geben mit Wasser schleimige Lösungen, mit Alkalien,
Zucker und anderen Stoffen gallertartig gestehende Verbindungen und werden
durch Einwirkung von Alkalien, Säuren, besonders aber durch das in den
Fruchtsäften in unlöslicher Form vorhandene Ferment, Pektase genannt, in
Parapektin, Metapektin, Pektosinsäure, Pektinsäure, Parapektinsäure, Metapektinsäure übergeführt, von welchen Körpern einige in Wasser unlöslich sind
oder damit gallertartige Verbindungen bilden. Der Name Pektin stammt von
dem Griechischen $\pi\acute{\eta}\gamma\omega$, dicht machen, $\pi\eta\varkappa\tau\acute{\eta}$, das Gerinnenmachende, Ver-
dickte. In den sauren Fruchtsäften wird das Pektin durch Gährung haupt-
sächlich in Metapektinsäure verwandelt, welche weder durch Weingeist

43*

gefällt wird, noch mit Wasser oder Zuckerlösungen gallertartig gesteht. Wie es scheint, wird das Pektin durch die Einwirkung der Pektase zuerst in Pektosinsäure, diese in Pektinsäure und die Pektinsäure in Metapektinsäure verwandelt.

Die Pektinstoffe müssen erst in den Fruchtsäften zerstört werden, um letztere zur Bereitung von Syrupen geschickt zu machen. Dies geschieht durch die Gährung. Die Kirschen, Himbeeren, Maulbeeren, Berberizenbeeren, Johannisbeeren etc. werden zerquetscht oder zerdrückt in einem unbedeckten hohen irdenen Topfe oder bei grösseren Mengen in einem hölzernen Fasse an einen temperirten Ort von ungefähr 20 bis 25⁰ C. (am besten in der Kräuterkammer) bei Seite gestellt. Täglich rührt man einmal mit einem hölzernen Spatel sanft um. Nach 4, bei kühler Witterung aber nach 5 Tagen ist die Gährung gemeiniglich vollendet, es findet dann keine Gasentwickelung mehr statt, die Oberfläche der zuerst breiigen, dann ziemlich dünnflüssig gewordenen Masse beginnt einen leisen Schimmelanflug ansetzen zu wollen, und darüber finden sich die Essigfliegen ein. Setzt man den zerquetschten Früchten ungefähr 2 Proc. Zucker hinzu, so geht nicht nur die Gährung prompter vor sich, die Farbe des Saftes scheint auch weniger zu leiden und der gegohrene ausgepresste Saft lässt sich, nach 1—2 Tage langem Absetzenlassen, leichter filtriren. Enthält der Saft noch unzersetzte Pektinstoffe, so scheidet er mit einer concentrirten Bittersalzlösung entweder Flocken ab, oder er gelatinirt damit, oder der filtrirte Saft erleidet beim Vermischen mit einem gleichen Volumen 90-procentigem Weingeist eine

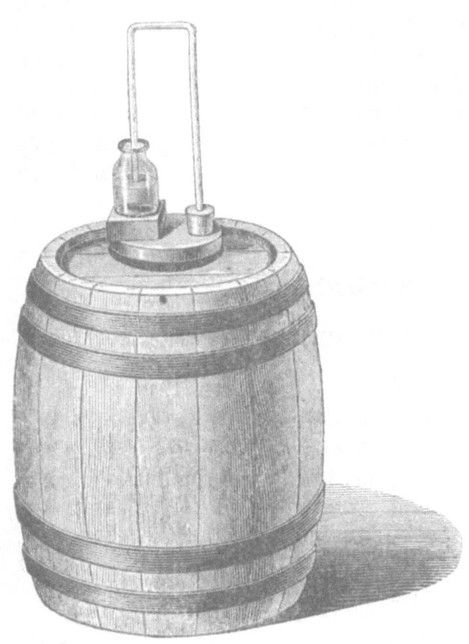

Gährfass.

starke Trübung. Die Ph. fordert, dass schon $^1/_2$ Vol. Weingeist keine Trübung mehr erzeugen darf.

Wenn man nur mässige Mengen der Früchte in Arbeit nimmt, so ist es besser die Gährung geschlossen vor sich gehen zu lassen, weil dieselbe reinlicher ist und ihr Ende genau erkannt werden kann. Zu diesem Behufe hält man sich ein Gährfass, welches im oberen Boden ein circa 7 cm weites zirkelrundes Loch hat, in welches ein hölzerner, am Rande mit Kautschuk umlegter Holzstopfen eingesetzt wird. Der Holzstopfen hat ein Bohrloch, um in dieses einen Kork mit einem 2 winkelig gebogenen Glasrohre einzusetzen. Die Oeffnung des äusseren Schenkels des Glasrohres lässt man 1 cm unter Wasser münden. Wird das Fass mit der zerquetschten Fruchtmasse zu $^2/_3$ — $^3/_4$ angefüllt und mit dem Glasrohre, wie vorhin angegeben, versehen, so entweicht im Laufe der Gährung aus diesem nur Kohlensäuregas. Die Gährung ist vollendet, wenn in dem vorgelegten Wasser keine Gasblasen mehr aufsteigen. Man kann, wie leicht einzusehen ist, jedes andere Fass, eine Flasche oder

sonst ein Gefäss, das dicht ist und dicht geschlossen werden kann, als Gährfass benutzen.

Der nach der Gährung durch Auspressen gewonnene Saft wird an einem
kühlen Orte 2 Tage der Ruhe überlassen und dann decanthirt und filtrirt,
wobei man sich hütet, den feinen Bodensatz (Pektase) in das Filter zu bringen,
welcher die Poren des Papiers verstopft. Das Filtrirpapier muss übrigens
locker sein und ist nothwendig vor dem Gebrauche mit Wasser anzufeuchten.
Sollte die Filtration sich schwierig machen, so setzt man (nach MARQUARDT)
etwas abgerahmte Milch hinzu und schüttelt damit kräftig durcheinander.
Durch das in Folge der gegenwärtigen Säure gerinnende Kaseïn werden die
feinen trübenden Stoffe eingehüllt. Man kann auch zerzupftes reines weisses
Fliesspapier hinzusetzen und damit kräftig umschütteln, um denselben Zweck
zu erreichen. Hat man sehr grosse Quantitäten des Fruchsaftes zu filtriren,
so ist es rathsam, den Saft mit $1/2$ Volumprocent abgerahmter Milch zu versetzen, in einem blanken kupfernen Kessel einmal aufzukochen und dann circa
zwei Tage absetzen zu lassen. Der Saft filtrirt dann ungemein schnell.

Wesentlich ist es, dass der Gähract glatt ohne Störung verläuft, denn
wird derselbe in Folge eintretender zu niedriger Temperatur verzögert, so
zeigt der Fruchtsaft auffallend geringe Dauerhaftigkeit und die daraus bereiteten
Syrupe werden mit der Zeit trübe und machen eine zweite Kochung nöthig.
Die Temperatur halte man möglichst auf $20-30^0$, und vermeide man eine
Abkühlung auf 15^0 C.

Es ist in der Praxis nicht selten erwünscht, nicht den ganzen grossen
Vorrath des Fruchtsaftes auf einmal mit Zucker zu einem Syrup zu verkochen,
vielmehr einen grösseren Theil des Saftes zu conserviren und nach Bedarf in'
Syrup zu verwandeln. Man erhitzt den mit einem Zusatz von 2 Proc. Zucker
vergohrenen Fruchtsaft, um die absorbirte Luft zu entfernen, in einem blanken
kupfernen Kessel bis auf 80^0 C. und füllt ihn, wenn er bis auf 50^0 C. abgekühlt ist, in vorgewärmte Brunnen- oder Weinflaschen, so dass der Spitzkork
beim Aufsetzen noch einen Theil des Saftes verdrängt, oder besser man verbindet dies Verfahren mit der APPERT'schen Methode, und füllt den filtrirten Saft
auf die Flaschen bis 2,5 cm unter die Flaschenmündung. Die Flaschen werden
nun auf eine Strohlage, welche den Boden eines Kessels bedeckt, gestellt,
dann der Kessel mit kaltem Wasser bis an den Hals der Flaschen gefüllt
und darin allmählich, dann eine Stunde bis auf $80-90^0$ C. erhitzt, alsbald
mit guten Pfropfen dicht verschlossen und letztere durch Ueberbinden mit
Bindfaden besonders befestigt, später auch wohl mit einer Mischung aus
Paraffin und Wachs oder Flaschenlack verpicht. Auch kann man den filtrirten
kalten Saft in einem Mineralwasserapparat bei einem Drucke von $1,5-2$
Atmosphären über dem gewöhnlichen Luftdruck mit Kohlensäure sättigen und
in starke Flaschen abfüllen.

Kirschsyrup. Der gemeine Sauerkirschbaum, *Prunus Cerăsus*
LINN., variětas *austēra* (*Rosacĕae, Icosandria Monogynia*) liefert die sauren
schwarzen Kirschen, Weichseln, Morellen. Gegen Mitte des Monats
Juli werden die reifen sauren Kirschen eingesammelt. Sie geben durch Pressen
$55-60$ Proc. eines sauren purpurrothen, durch Alkalien grün werdenden
Saftes.

Der Saft enthält freie Aepfelsäure, Citronensäure, Pektinstoff, Kalkerde-
salze. Die Samenkerne enthalten Amygdalin, Emulsin, Eiweiss, phosphorsaure
Kalkerde.

Behufs Verarbeitung auf Kirschsyrup sollen die sauren Kirschen sammt
den Samenkernen zerstampft werden. Dies lässt sich sehr leicht durch Zer-

quetschen mittelst eines Quetschwalzwerkes, wie sich desselben die Destillateure bedienen, ausführen. Das Zerstampfen im steinernen Mörser (ein eiserner darf nicht angewendet werden, der kupferne oder messingene muss sehr blank gescheuert sein) ist wegen des Spritzens des Saftes eine recht unangenehme Arbeit. Man umgeht sie, wenn man die Kirschen, in ihrem Fruchtfleische zerdrückt, durch einen verzinnten Durchschlag reibt und die zurückbleibenden Kerne besonders zerquetscht. Man bereitet den Kirschsyrup alljährlich.

Was nun den Kirschsaft speciell betrifft, so darf der käufliche, mit 5 bis 6 Proc. Weingeist versetzte nicht zur Darstellung des Syrups Verwendung finden. Die Kochung des Syrups geschieht in einem blanken kupfernen (nicht in einem verzinnten oder zinnernen) Kessel (vergl. unter *Syrupi* S. 670). Der Kirschsyrup hält sich fast zwei Jahre gut. Bei noch längerer Aufbewahrung geht er bei starker Concentration unter Ueberführung des Rohrzuckers in Krümelzucker in eine starre krystallinische Masse über.

Syrupus Cinnamomi.

Zimmtsyrup. Syrŭpus Cinnamōmi. *Sirop de canelle.* *Syrup of cinnamom.*

Grob gepulverte Zimmtrinde, 10 Th., macerire man zwei Tage in 50 Th. Zimmtwasser. 40 Th. der filtrirten Colatur müssen nach Zumischung von 60 Th. Zucker 100 Th. Syrup ausgeben, welchen man erkaltet filtrire. Er sei klar und röthlichbraun.

Syrupus Ferri jodati.

Eisenjodürsyrup; Ferrojodidsyrup. Syrupus Jodēti ferrosi. *Sirop de jodure de fer. Syrup of jodide of iron.*

Gepulvertem Eisen, 20 Th., mit 300 Th. destill. Wasser übergossen, füge allmählich hinzu 41 Th. Jod. Unter öfterem Agitiren bewirke man bei gelinder Wärme die Lösung, welche man auf 650 Th. in eine Porcellanschale eingeschütteten Zucker filtrire.

Durch Erhitzen bis zum einmaligen Aufkochen müssen 1000 Th. Syrup hergestellt werden.

Anfangs sei er fast farblos, später gelblich. 100 Th. des Syrups enthalten 5 Th. Ferrojodid.

Erklärungen über die Darstellung der Ferrojodidlösung findet man unter *Ferrum jodatum* Bd. I, S. 713, 714. Zu der Filtration der Ferrojodidlösung verwende man ein nur kleines und vorher mit Wasser durchnässtes Filter.

Der frische Ferrojodidsyrup ist fast farblos oder schwach grünlichgelb und klar. Nach einiger Zeit wird er in Folge Bildung kleiner Spuren Ferrijodids gelber und behält auch diese Farbe bei vorschriftsmässiger Aufbewahrung. Im anderen Falle wird er mehr und mehr braun, und es bildet sich ein ocherfarbener ferrioxydhaltiger Bodensatz. Ein brauner und bodensatzhaltiger Syrup darf nicht dispensirt werden und ist als ein verdorbener zu erachten.

Behufs einer vorschriftsmässigen Aufbewahrung fülle man den

noch heissen Syrup in zuvor stark erwärmte, lange, starke, weisse Glasflaschen (Stockgläser) von höchstens 50,0 ccm Capacität, von welchen jede Flasche einen circa 5 cm langen starken Eisendraht enthält, verkorke dicht, tectire mit feuchter Blase und hänge sie innerhalb eines Fensterrahmens, welcher von der Sonne beschienen wird, auf.

Der Eisendraht sei circa 1 mm dick und vorher durch Abreiben mit Sand gereinigt, weil er gewöhnlich aus der Fabrik mit Fettsubstanz berieben in den Handel gebracht wird und auch mit einer schwachen Ferrooxydschicht überzogen ist. Passend sind starke blanke Stricknadeln, welche man durchbrochen in den Syrup wirft.

Was den Ferrojodidgehalt des Syrups betrifft, so waltet auch in der oben gegebenen Vorschrift dieselbe genaue Berechnung vor, wie man unter *Ferrum jodatum* nachsehen kann. Der Syrup enthält genau 5 Proc. Ferrojodid. Der Signatur zwei $\times \times$ einzuverleiben ist anzurathen. Man vergleiche auch in letzterer Beziehung unter *Spiritus Sinapis*, S. 636.

Ferrojodid gehört zu den energisch wirkenden Mitteln und es hätte der *Syrupus Ferri jodati* der Vorsicht halber den Arzneistoffen der Tabula C zugezählt werden sollen. Die Dosis des Syrups ist 1,0—1,5—3,0 g, als eine sehr starke Dosis für Kinder bis 10 Jahren können 3,0, für erwachsene Personen 5,0 g (1 Theelöffel) angesehen werden. Sollte der Arzt diese Dosis überschreiten, so mache man ihn darauf aufmerksam. Dies ist in Elsass-Lothringen und überhaupt an der Französischen Grenze wohl zu beachten (!), weil der Ferrojodidsyrup der Französischen Pharmakopoe nur 0,5 Proc. Ferrojodid enthält.

Der Ferrojodidsyrup der *Ph. Austiaca* enthält 12 Proc., derjenige der *Ph. Danica* 10 Proc. und der der *Ph. Neerlandica* sogar 20 Proc. Ferrojodid. Dass man bezüglich des Gehaltes starkwirkender Arzneistoffe in den neueren Pharmakopöen nicht eine annähernde Uebereinstimmung zu erzielen suchte, wird den Autoren keinen Dank und kein Lob einbringen, ihnen vielmehr der Vorwurf der Mikropsychie und Mikrommatie gemacht werden.

Syrupus Ferri oxydati solubilis.

Eïsensyrup. Syrŭpus Ferri oxydāti solubĭlis; Syrŭpus ferrātus. *Sirop de fer. Syrup of iron.*

L ö s l i c h e s E i s e n s a c c h a r a t *(Ferr. oxyd. saccharat. solubile)*, destill. W a s s e r u n d Z u c k e r s y r u p mische man zu g l e i c h e n Theilen. Er sei dunkelrothbraun. Er enthält 1 Proc. Eisen.

Ueber löslichen Eisenzucker findet man Bd. I, S. 719 u. f. die näheren Angaben, daselbst erfahren wir aber auch, dass der Eisenzucker nicht der richtigen Constitution entspricht und der daraus bereitete Syrup nicht die nöthige Klarheit und den geforderten Gehalt an Eisen aufweisen wird. Die Vorschrift, welche die erste Ausgabe der Ph. gab, ergab ein befriedigendes Resultat und wollen wir dieselbe mit einigen nothwendigen Abänderungen hier vortragen:

Man nehme: flüssiges E i s e n c h l o r i d 32 Th. (spec. Gewicht 1,282) und w e i s s e n S y r u p 20 Th. Nachdem sie gemischt sind, setze ihnen unter Umrühren allmählich 64 Th. A e t z n a t r o n l a u g e (circa 1,162 spec. Gewicht) hinzu und stelle 24 Stunden unter Abhaltung des Tageslichtes bei Seite. Alsdann giesse die klare Flüssigkeit allmählich in 460 Th. k o c h e n d e s d e s t i llirtes Wasser, rühre die noch einige Minuten im Kochen erhaltene Flüssigkeit um und stelle zum Absetzen einen Tag bei Seite. Auf den Niederschlag giesse nach dem Abgiessen der darüberstehenden Flüssigkeit aufs Neue destillirtes Wasser, alsdann sammle ihn in einem Filter, wasche ihn mit destillirtem Wasser nur so lange aus, als das Wasser farblos abfliesst und noch eine ziemlich starke alkalische Reaction zeigt. Den durch Abtropfen vom grössten Theile des Wassers befreiten Niederschlag mische in einem porcellanenen Gefäss mit 90 Th. zerstossenem Zucker zusammen und digerire ihn im Dampfbade, unter Ersatz des durch Verdampfung verminderten Wassers und unter Ausschluss des Tageslichtes, zwei Stunden. Nach dem Erkalten setze man noch soviel weissen Syrup hinzu, dass die Mischung 300 Theile beträgt. Wäre kein Eisenverlust eingetreten, so kann man die Mischung bis auf 320 Th. auffüllen.

Der Eisensyrup muss in dünner Schicht klar und kastanienbraun sein und einen süssen und äusserst geringen styptischen Eisengeschmack haben. Da er bei längerer Aufbewahrung (in Folge der Sättigung des Alkalis durch die Kohlensäure der Luft) ein Ferrihydrat abscheidet, welches sich lange Zeit in dem Syrup suspendirt erhält, so soll man zur Entdeckung dieser Ausscheidung, welche den Eisensyrup verwerflich macht, diesen mit 5 Th. destillirtem Wasser verdünnen. Innerhalb einer halben Stunde würde sich der Bodensatz dem Auge kenntlich machen. Ein solcher getrübter Syrup lässt sich in den meisten Fällen corrigiren, wenn man ihn mit einigen Tropfen Natronlauge alkalisch macht und wiederum aufkocht.

Hundert Th. des Syrups sollen einen Th. Eisen oder fast vier Th. Eisenoxydterhydrat enthalten.

Man giebt den Eisensyrup zu 3,0—5,0—10,0 g zwei- bis viermal täglich rein, nie in Mixturen und anderen Arzneistoffen, oft aber in Verdünnung mit *Syrupus Aurantii florum.*

Syrupus Ipecacuanhae.

Ipekakuanhasyrup.   *Sirop d'ipécacuanha.*   *Syrup of ipecacuanha.*

Einen (1) Th. zerstossene Ipecacuanha (Brechwurzel) macerire man zwei Tage hindurch in 5 Th. verdünntem Weingeist und 40 Th. destill. Wasser. 40 Th. der Colatur müssen nach Zusatz von 60 Th. Zucker 100 Th. Syrup ausgeben, welcher nach dem Erkalten zu filtriren ist. Er sei gelblich.

Syrupus Liquiritiae.

Süssholzsyrup.   Syrupus Glycyrrhīzae.   *Sirop de réglisse.*
Syrup of liquorice.

Zerschnittene mundirte Süssholzwurzel, 20 Th., macerire man 12 Stunden hindurch in 10 Th. Aetzammonflüssigkeit und 100 Th. destill. Wasser. Die durch Auspressen erlangte Flüssigkeit bis zum einmaligen Aufkochen erhitzt bringe man durch Abdampfen im Dampfbade bis auf 10 Th. Diese versetze man mit 10 Th. Weingeist. Nach 12-stündigem Beiseitestehen füge man der durch Filtration gesammelten Flüssigkeit Zuckersyrup bis zur Ausfüllung von 100 Th. hinzu. Er sei braun.

Da der vordem officinelle Süssholzsyrup in der wärmeren Jahreszeit wegen seines Honiggehaltes leicht in Gährung überging, hat die heutige Ph. eine anscheinend praktische Abänderung getroffen, an welcher nur zu tadeln wäre, dass der Geschmack minder angenehm ist und circa 17 Th. einer dünnen Flüssigkeit mit 45 Proc. Weingeistgehalt mit 83 Th. eines zuckerarmen Syrups gemischt werden sollen. Das Resultat ist ein sehr dünner Syrup. Wenn man jener weingeistigen Flüssigkeit einen Syrup aus 40 Th. Wasser und 70 Th. Zucker zumischt, so dürfte jener leidige Umstand beseitigt sein und der Syrup sich auch vortrefflich im Sommer conserviren. Will man den Geschmack angenehmer machen, so mische man 17 Th. des weingeistigen Filtrats mit 43 Th. consistentem Zuckersyrup und 40 Th. gereinigtem Honig. Diese Mischung wäre nur im Handverkauf verwendbar.

Durch den Zusatz von Aetzammon zum Wasser wird alles Glycyrrhizin der Süssholzwurzel in Lösung übergeführt, das überschüssige Ammon beim Abdampfen des Aufgusses durch Verflüchtigung beseitigt. Diese Abänderung der früher giltigen Vorschriften ist als ein Fortschritt zu bezeichnen. Uebrigens ist das Eindampfen des Auszuges in der Wasserbadwärme auszuführen, denn bei einer voll 100° C. starken Wärme würde eine Zersetzung des Ammoniumglycyrrhizinats und ein Abscheiden des Glycyrrhizins die Folge sein, der Zweck der Bereitungsweise also verfehlt werden.

Syrupus Mannae.

Mannasyrup. *Sirop de manne. Syrup of manna.*

Reine Manna, 10 Th., in 40 Th. destill. Wasser gelöst, filtrire man. Diese filtrirte Lösung muss, nach Zumischung von 50 Th. Zucker, 100 Th. Syrup ausgeben, welchen man nach dem Erkalten filtrire. Er sei gelblich.

Man löse 10 Th. Manna in 30 Th. warmem destill. Wasser, versetze die Lösung mit 7 Th. 90-proc. Weingeist, lasse einen Tag an einem lauwarmen Orte absetzen und filtrire dann. Das Filtrat beträgt 43—44 Th. Man versetze mit contundirtem Zucker, 59—58 Th., und nach dem Auflösen koche man einmal auf. Auf diese Weise erhält man 100 Th. eines klaren und sehr dauerhaften, kaum 5 Proc. Weingeist enthaltenden Syrups, natürlich nur für den Handverkauf und muss der leicht schimmelnde Syrup, nach Vorschrift der Ph. für die Receptur reservirt werden. — Auch ein Fortschritt!

Syrupus Menthae.

Pfefferminzsyrup. Syrupus Menthae piperītae. *Sirop de menthe poivrée. Syrup of peppermint.*

Zerschnittene Pfefferminzblätter, 10 Th., mit 5 Th. Weingeist benetzt, macerire man in 50 Th. destill. Wasser einen Tag hindurch. 40 Th. der nicht durch Auspressen gesammelten Colatur müssen nach Zusatz von 60 Th. Zucker 100 Th. Syrup ausgeben, welcher erkaltet zu filtriren ist. Er sei grünlich-braun.

Da dieser Syrup selten gebraucht wird und an seiner Haltbarkeit viel gelegen ist, so wären 10 Th. der Blätter mit 8 Th. Weingeist zu benetzen und dann in 42 Th. Wasser zu maceriren, das Macerat zu filtriren und im Umfange von 37,5 Th. mit 65 Th. Zucker einmal aufzukochen. Die Colatur beträgt dann 100 Th. und conservirt sich gut.

Syrupus Papaveris.

Beruhigungssaft. Syrupus Capĭtum Papavĕris; Syrupus Diacodĭi. Syrupus Diacodĭon. *Sirop diacode.* *Syrup of poppies.*

Zerschnittene Mohnfrüchte, 10 Th., mit 5 Th. Weingeist benetzt, digerire man eine Stunde hindurch im Dampfbade in 50 Th. destill. Wasser. 35 Th. der filtrirten Colatur müssen, nach Zusatz von 65 Th. Zucker, 100 Th. Syrup ausgeben, welcher erkaltet zu filtriren ist. Er sei bräunlich-gelb.

Dieser Syrup wird sich andauernd gut conserviren, wenn man die 5 Th. Weingeist in 7 Th. umsetzt.

Im Handverkauf gebe man von diesem Syrup nicht über 30 g ab, denn grössere Mengen kleinen Kindern eingegeben dürften nicht ohne Nachtheil bleiben.

Syrupus Rhamni catharticae.

Kreuzdornbeerensyrup. Syrŭpus Spinae cervīnae; Syrupus domestĭcus. *Sirop de nerprun.* *Syrup of buckthorn.*

Frische Kreuzdornbeeren werden zerstosssen unter öfterem Umrühren in einem bedeckten Gefässe bei ungefähr 20° C. beiseite gestellt, bis eine kleine entnommene Portion filtrirt mit ¹/₂ Vol. Weingeist gemischt sich nicht mehr trübt. Von der durch Auspressen gesammelten und filtrirten Flüssigkeit müssen 35 Th., nach Zumischung von 65 Th. Zucker, 100 Th. Syrup ausgeben. Er sei violettroth.

Ende September und Anfangs Oktober giebt es reife Kreuzdornbeeren. Sie werden zerquetscht und, wie unter *Syrupus Cerasi*, S. 676, angegeben ist, der Gährung überlassen. Der ausgepresste, von den Pektinstoffen befreite Saft wird nach 2-tägigem Stehenlassen filtrirt und, wenn er sich dabei widerspenstig zeigen sollte, wie unter *Syrupus Cerasi* erwähnt ist, klar gemacht. 100 Th. Beeren geben 110—120 Th. eines bitterlich schmeckenden, rothvioletten Syrups. Vergl. auch unter *Fructus Rhamni catharticae* Bd. II, S. 20.

Syrupus Rhei.

Rhabarbersaft. *Sirop de rhubarbe.* *Syrup of rhubarb.*

Zerschnittene Rhabarberwurzel 10 Theile, grobgepulverte Zimmtrinde 2 Th., Kaliumcarbonat 1 Th. macerire man 12 Stunden hindurch in 100 Th. destill. Wasser. 80 Th. der ausgepressten und filtrirten Colatur müssen nach Zumischung von 120 Th. Zucker 200 Th. Syrup ausgeben. Er sei braunroth.

Der nach dieser Vorschrift bereitete Rhabarbersaft conservirt sich lange Zeit sehr gut. Beim ersten Aufkochen des Syrups bei der Bereitung pflegt er in Folge des Entweichens der Kohlensäure des Kaliumcarbonats stark aufzuschäumen. Das Kochgefäss werde deshalb nur halb angefüllt.

Syrupus Rubi Idaei.

Himbeersyrup.   *Sirop de framboises.*   *Syrup of raspberry.*

Frische zerdrückte Himbeeren stelle man in einem bedeckten Gefässe bei ungefähr 20° C. unter öfterem Umrühren beiseite, bis eine herausgenommene filtrirte kleine Portion durch $^1/_2$ Vol. Weingeist nicht mehr getrübt wird.

35 Th. der durch Auspressen gewonnenen, filtrirten Flüssigkeit müssen nach Zusatz von 65 Th. Zucker 100 Th. Syrup ausgeben. Er sei roth.

Dieser Syrup ist der beliebteste unter den Fruchtsyrupen, wesshalb bei seiner Bereitung vorzugsweise viel Sorgfalt verwendet wird. Er soll nicht nur klar, sondern auch von schön rother Farbe sein. Dies erreicht man, wenn man die zerquetschten Himbeeren der geschlossenen Gährung, wie oben Seite 676 unter *Syrupus Cerasi* angegeben ist, unterwirft und den filtrirten Saft mit Zucker zum Syrup macht. Die Kochung zum Syrup wird in einem blanken kupfernen Kessel vorgenommen, in einem zinnernen Kessel verliert der Saft sehr an seiner Farbe. Bei der Filtration des Saftes wollen die Reste gewöhnlich nicht durch das Filter laufen. Man soll sie dann auf eine der Seite 677 unter *Syrupus Cerasi* angegebenen Methoden von den trüben Theilen befreien, worauf sie leichter filtriren. In Betreff der Aufbewahrung des Saftes auf längere Zeit, ist die Imprägnation desselben mit Kohlensäure unter 2 Atmosphärendruck (über dem gewöhnlichen Druck) besonders zu empfehlen. 100 Th. Himbeeren geben fast 55 Th. filtrirten Saft oder 150 Th. Syrup.

Im Handel kommt jetzt häufig ein Himbeersyrup vor, welcher ganz oder zum Theil Kunstprodukt, d. h. ein mit etwas Himbeerwasser und Weinsäure versetzter und mit Fuchsin oder Rosanilin, auch wohl mit Cochenille tingirter Zuckersyrup ist. Ein solcher Syrup verräth sich gewöhnlich schon durch seinen Farbenton. Behufs Nachweises der Färbung mit Anilinroth hatte die 1. Ausg. der Ph. eine 1867 von HAGER angegebene Reaction aufgenommen. Vermischt man bei gewöhnlicher Temperatur 1 Volumen des Himbeersyrups mit einem halben Volumen der reinen officinellen Salpetersäure oder Salzsäure, so bleibt der echte Syrup mindestens $^1/_2$ Stunde roth, der anilinrothhaltige wird aber sehr rasch gelb. Aetzammonflüssigkeit und Himbeersaft zu gleichen Volumen gemischt, geben eine violette Flüssigkeit mit einem Strich ins Grünliche, der anilinrothhaltige Syrup aber wird zuerst rosa, dann gelblich und nach einigen Minuten fast farblos. Man kann dem künstlich gefärbten Syrup das Anilinroth durch Ausschütteln mit Amylalkohol entziehen, auch diesen Farbstoff auf Zephirwolle oder weisse Seide, welche man in dem Syrup macerirt, niederschlagen. Durch Waschen mit Wasser lässt sich der Farbstoff von der Wolle oder Seide nicht wieder wegnehmen. Eine Färbung mit Coccionella erkennt man an dem rothen Niederschlage durch Bleizuckerlösung, welche im Himbeersaft eine blaue Fällung erzeugt. Ein mit Anilinroth gefärbter Syrup kann auch arsenhaltig sein, weil dieses Pigment oft arsenhaltig im Handel vorkommt. Der Nachweis des Arsens geschieht bündig nach HAGER's oder der in dieser Ph. üblichen Methode.

Syrupus Senegae.

Senegasyrup; Syrŭpus Senĕgae. *Sirop de polygala de Virginie. Syrup of senega.*

Zerschnittene Senegawurzel, 5 Th., macerire man 2 Tage hindurch in 5 Th. Weingeist und 45 Th. destill. Wasser. 40 Th. der ausgepressten und filtrirten Colatur müssen, nach Zusatz von 60 Th. Zucker, 100 Th. Syrup ausgeben, welcher erkaltet zu filtriren ist. Er sei gelblich.

Syrupus Sennae.

Sennesblättersyrup; Sennasyrup. *Sirop de séné. Syrup of senna.*

Zerschnittene Sennesblätter, 10 Th., und Fenchelsamen, 1 Th., mit 5 Th. Weingeist befeuchtet, digerire man im geschlossenen Gefässe 20 Minuten hindurch mit 45 Th. destill. Wasser. 35 Th. der ohne Auspressen gesammelten Colatur müssen, nach Zumischung von 65 Th. Zucker, 100 Th. Syrup ausgeben. Er sei braun.

Wenn **Syrupus Sennae cum Manna** verordnet wird, ist eine Mischung aus gleichen Theilen *Syrupus Sennae* und *Syrupus Mannae* zu dispensiren.

Syrupus simplex.

Zuckersyrup; Weisser Syrup. Syrŭpus Sacchări. *Sirop de sucre. Syrup.*

Zucker, 60 Th., müssen nach Zusatz von 40 Th. destill. Wasser 100 Th. Syrup ausgeben, welcher erkaltet zu filtriren ist. Er sei farblos.

Wie schon oben unter *Syrupi* Bd. II, S. 670 erwähnt ist, enthalten die raffinirten oder weissesten Zuckersorten blaue Farbstoffe. Diese setzen sich allmählich ab und bilden dann in den Standgefässsen blaue Bodensätze. Aus diesem Grunde schreibt die Ph. eine Filtration dieses (und der anderen Syrupe) vor. Der nach Vorschrift der vorliegenden Ph. bereitete Zuckersyrup ist ein dünner und filtrirt leicht, der nach Vorschrift der 1. Ausgabe der Ph. aus 40 Th. Wasser und 72 Th. Zucker bereitete Syrup würde minder leicht durch Filterpapier hindurchgehen. Hier empfiehlt sich auf je 2000 g Syrup 1 Bogen Flitrirpapier in kleine Stückchen zerzupft zuzumischen, dann aufzukochen und zu coliren, wenn man nämlich die Filtration umgehen will.

Talcum.

Talk; Talkstein; Speckstein (Seifenstein). Talcum Venĕtum. *Talc; Talc de Venise; Craie de Briançon. Soap-stone; Talc; Talck.*

Ein Magnesiumsilicat in Pulverform. Weisses krystallinisches, sich fettig anfühlendes Pulver von 2,7 spec. Gewicht. In einem gläsernen Cylinder erhitzt darf es sich durch Glühung nicht verändern.

Der Talkstein ist ein Mineral, aus Magnesicumsilicat (circa 64 Proc. Magnesia und 36 Proc. Kieselsäure) bestehend, von annähernd 2,7 spec. Gewicht. Für den pharmaceutischen und cosmetischen Gebrauch wird nur der weisse Talkstein benutzt und als ein feines Pulver vorräthig gehalten. Dieses Pulver fühlt sich fettig an, ist sehr zart und weich. Unter dem Mikroskop erscheinen die Partikel des Pulvers als farblose durchsichtige Plättchen.

Der feingepulverte Talkstein ist ein unschädliches Streupulver und Schminkmittel und auch ein gewöhnlicher Bestandteil der weissen und rothen Schminken. Er hält die Haut geschmeidig. Man gebraucht ihn als Einstreupulver in Stiefel und Handschuhe, als Zusatz zu Seifen, Maschinenschmiermitteln etc.

Da der ganze Stein sich auf der Drehbank leicht behandeln lässt, so macht man daraus Stopfen für Säuregefässe und Chlorentwickelungsapparte, auch Gasbrenner.

Eine sehr weisse und weichere Art Talksteim kommt als Briançoner oder Französische Kreide (Schneiderkreide) in den Handel zum Zeichnen auf Tuch, Seide, Leder, Glas etc.

In der Pharmacie wird der gepulverte Talkstein bisweilen zum Conspergiren der Pillen gebraucht. Als Volksmittel findet er als Streupulver auf wunde Hautstellen und bei Verbrennungen Anwendung. Er bildet ferner einen Bestandtheil des *Pulvis salicylicus cum Talco.*

Tartarus boraxatus.

Boraxweinstein. Kali tartarĭcum boraxātum; Cremor Tartări solubĭlis; Tartărus solubĭlis. *Crème de tartre soluble; (Tartrate borico-potassique); Tartre boraté. Soluble tartar; Boratet tartar.*

Zu zwei (2) Th. Borax, in einer porcellanenen Schale in zwanzig (20) Th. destill. Wasser gelöst, schütte man fünf (5) Th. gepulverten gereinigten Weinstein.

Man stelle diese Mischung unter öfterem Umrühren in ein Dampfbad, bis der Weinstein in Lösung übergegangen ist. Die filtrirte Flüssigkeit verwandle man durch Abdampfen bei gelinder Wärme in eine zähe Masse, so dass sie erkaltet zerrieben werden kann. Dieselbe trockene man zu Bändern ausgezogen völlig aus und mache sie, bevor sie erkaltet, zu einem Pulver.

Weisses, amorphes, an der Luft feucht werdendes, sauer schmeckendes und reagirendes Pulver, welches sich in gleichviel Wasser löst.
Diese Lösung wird durch Essigsäure oder sehr wenig verdünnte Schwefelsäure nicht verändert und scheidet nach Zusatz von Weinsäure nach
einiger Zeit einen krystallinischen Bodensatz aus. Das mit etwas
Schwefelsäure befeuchtete Salz färbt die Weingeistflamme grün. Erhitzt
bläht es sich auf und entwickelt nach gebranntem Zucker riechende
Dämpfe und hinterlässt verkohlt einen alkalinischen Rückstand.

Die 10-proc. Lösung darf durch Schwefelammonium nicht verändert werden, auch nicht, mit Aetzkalilauge erhitzt, Ammon entwickeln. Dieselbe (Lösung) darf weder durch Ammoniumoxalat,
noch nach Zusatz einiger Tropfen Salpetersäure durch Baryumnitrat gefällt werden. Auf Zusatz von Silbernitrat darf sie nur eine
leichte Opalescenz annehmen.

Der Boraxweinstein wurde 1732 zuerst von Le Fevre, einem Arzte zu
Ulm, dargestellt. Lemery gab eine Vorschrift, nach welcher 1 Th. Borax
und 2 Th. Weinstein in 12 Th. Wasser gelöst wurden etc.; später nahm man
3 Th. Weinstein. Unsere Pharmakopoe hat das Mittel von 2 und 3 Th. Weinstein acceptirt, aber die Quantität des Wassers, welche zur Lösung des Borax
und Weinsteins verwendet werden soll, in derselben Höhe gelassen, wie sie
auch zur Lösung von 2 Th. Borax und 6 Th. Weinstein ausreicht. Auf 2 Th.
Borax und 5 Th. Weinstein reichen 15 Th. destillirtes Wasser zur Lösung
vollständig aus und liefern eine Flüssigkeit, welche sich leicht filtriren lässt.
Wird ein kalkhaltiger Weinstein verarbeitet, so muss die Lösung zwei Tage
an einem kalten Orte stehen, um dem Calciumtartrat Zeit zum Absetzen zu
gewähren.

Die **Darstellung** des Boraxweinsteines bietet keine Schwierigkeit, um so
weniger, je reinere Materialien man dazu verarbeitet. Eine Bedingung bei
der Bereitung ist die Vermeidung aller metallenen Geräthschaften. Statt 20 Th.
Wasser nehme man nur 15—16 Theile. Das Abdampfen und Eintrocknen
geschieht in einem porcellanenen Gefässe, und mittelst eines Glasstabes oder
eines porcellanenen Spatels rührt man um. Das Austrocknen des Boraxweinsteins erfordert besondere Sorgfalt. In derselben Schale, in welcher man eindampft, kann man auch das Austrocknen vornehmen, indem man die weiche
glasige Masse noch warm in recht dünne Flocken zerzupft, die Schale mit
Papier bedeckt und im Trockenschrank bei einer Temperatur von ungefähr
40 bis 50⁰ C. eine Woche stehen lässt. Die Stücken werden dann sämmtlich
zerbrochen, um die Ueberzeugung zu gewinnen, dass auch innerhalb die
glasige (amorphe) Form total geschwunden ist. Wäre dies nicht der Fall, so
lässt man noch einige Tage austrocknen. Mit einem scharfen eisernen Spatel
lässt sich dann das an den Wandungen Sitzende leicht abstossen. Man zerreibt nun die noch warme Masse in einem warmen procellanenen Mörser und
bringt das Pulver alsbald in starke Flaschen, welche man dicht verkorkt und
tectirt. So hält es sich gut trocken. Die noch glasigen Stücke zu Pulver
zerrieben, sind gemeiniglich auch Ursache, dass die Masse begieriger Feuchtigkeit anzieht und zu einer festen harten Masse zusammenfliesst. Aus 20 Th.
Borax und 50 Th. Weinstein erhält man fast 60 Th. Boraxweinstein.

In neuerer Zeit ist von der Firma Gehe & Co. in Dresden, auch ein *Tartarus boraxatus in lamellis* von sehr schönem Aussehen in den Handel gebracht worden. Ein solches Präparat erhält man durch Austrocknen der auf
Glasplatten ausgestrichenen concentrirten Lösung.

Eigenschaften. Der Boraxweinstein bildet, völlig ausgetrocknet und zerrieben, ein amorphes weisses (nicht ganz ausgetrocknet ein gelblich weisses) Pulver. Er ist völlig geruchlos und von stark saurer Reaction. An der Luft zieht er Feuchtigkeit an. Mit gleichviel Wasser giebt er eine anfangs etwas trübe, später klar werdende Lösung. Die Lösungen setzen mit der Zeit etwas Weinstein ab und schimmeln. Weingeist löst den Boraxweinstein nur zu einem sehr geringen Theile. Beim Erhitzen schmilzt er, hierauf tritt starkes Aufblähen und dann Verkohlung ein, wobei die Weinsäure den nach gebranntem Zucker riechenden Dampf ausstösst.

Obgleich der Boraxweinstein auf den Namen einer chemischen Verbindung nicht den geringsten Anspruch machen kann, so hat man dennoch vielseitig versucht, ihm eine chemische Formel zu geben, wobei man der Borsäure der Weinsäure gegenüber eine basische Stellung anwies. Nach der Französischen Pharmakopoe wird ein borsaurer Weinstein und zwar aus 4 Th. Weinstein und 1 Th. Borsäure dargestellt, welcher sehr sauer, aber nicht hygroskopisch ist.

Prüfung. Die 10-proc. Lösung des Boraxweinsteins darf weder durch Schwefelammonium, noch auch mit Ammon neutralisirt, durch Ammoniumoxalatlösung, ferner nach Zusatz von etwas Salpetersäure auch nicht durch Baryumnitrat getrübt werden. Fällung oder Trübung oder Färbung würden im ersteren Falle metallische Verunreinigungen, weissliche Trübungen in den letzteren Fällen Kalkerde und Sulfate anzeigen. Mit Kalilauge erwärmt, darf er kein Ammon entwickeln. Hier verfährt man in der Weise, wie auf S. 242 angegeben und durch Abbildung erklärt ist. Silbernitrat soll die 10-proc. Lösung höchstens schwach opalisirend machen, Chloride dürfen also nur in sehr entfernten Spuren vorhanden sein.

Anwendung. Die Wirkung des Boraxweinsteins ist eine combinirte, der des Weinsteins und des Borax entsprechende. Man giebt ihn zu 0,5—1,0 bis 2,0 g alle 2—3 Stunden als gelind eröffnendes und diuretisches Mittel, als Abführmittel zu 5,0—7,5—10,0 g täglich drei- bis viermal. Aeusserlich hat man ihn in wässriger Lösung bei juckenden Hautausschlägen und als Verbandmittel carcinomatöser Geschwüre angewendet.

Tartarus depuratus.

Weinstein; Kaliumbitartrat; Kaliumhydriumtartrat; Saures weinsteinsaures Kali; Kalium bitartaricum purum; Cremor Tartări; Crystalli Tartari. *Crème de tartre*; *Bitartrate de potasse*; *Surtartrate de potasse.* *Cream of tartar*; *Wine-stone*; *Acid tartrate of potash.*

Weisses, krystallinisches, zwischen den Zähnen knirschendes Pulver von säuerlichem Geschmacke, löslich in 192 Th. kaltem und in 20 Th. heissem Wasser, nicht aber in Weingeist. In Kaliumcarbonatlösung ist es unter Aufbrausen, und auch in Aetznatronlauge löslich. Beim Erhitzen *(fervefactus sal)* verkohlt es unter Ausstossen des Geruches nach verbranntem Zucker zu einer grauschwarzen Masse, welche mit Wasser übergossen eine alkalische Flüssigkeit liefert. Wird diese Flüssigkeit filtrirt mit Weinsäure im Ueberschusse versetzt, so scheidet unter Aufbrausen ein krystallinischer, in Aetznatronlauge löslicher Niederschlag aus.

5 g des Salzes, mit 100 g Wasser zusammen durchschüttelt und filtrirt, ergeben eine Flüssigkeit, welche mit Salpetersäure versetzt durch Baryumnitrat nicht verändert, und auf Zusatz von Silbernitrat nur schwach opalisirend getrübt werden darf. Das in Aetzammon gelöste und mit Schwefelammonium versetzte Salz darf sich nicht verändern. Wird 1 g des Salzes mit 5 g verdünnter Essigsäure eine halbe Stunde durchschüttelt, beiseite gestellt, dann mit 25 g Wasser vermischt, so erhält man durch Filtration eine Flüssigkeit, welche auf Zusatz von 8 Tropfen Ammoniumoxalat-Lösung innerhalb einer Minute keine Veränderung ergeben darf. Der mit Aetznatronlauge erhitzte Weinstein darf kein Ammon entwickeln.

Vorkommen. Der Weinstein findet sich in mehreren saftigen sauren Früchten, vorzüglich in den Weintrauben und den Tamarinden, auch findet man ihn in den Blättern und Ranken des Weinstockes. Während der Gährung der jungen Weine, besonders bei der sogenannten stillen Gährung, wo der Wein alkoholreicher wird, setzt sich der Weinstein an die Wandungen der Fässer in krystallinischen Krusten an. Die Französischen und Rhein-Weine, hauptsächlich die sauren Weine, setzen den meisten Weinstein ab. Er ist zweifach weinsaures Kalium (Kaliumhydriumtartrat), verunreinigt mit Hefentheilen, Farbstoffen, extractiven Stoffen, weinsaurem Calcium, Pflanzenresten, Holzstückchen. Aus rothen Weinen erhalten wir ihn in rother Farbe, aus weissen Weinen in schmutzig weisser oder bräunlich weisser Farbe. Der rohe Weinstein wurde früher in der Pharmacie zur Darstellung der Stahlkugeln gebraucht. Ein stark mit Sand, Thon, Gyps und anderen fremden Salzen verunreinigter roher Weinstein ist keine seltene Waare.

Handelswaare. Im Handel kommen zwei Arten des gereinigten Weinsteins vor.

1) Der Venedische gereinigte Weinstein, *Tartarus depuratus Venetianus s. albus*, *Crystalli Tartari*, bildet weisse, harte, rhombische, zu Krusten vereinigte Krystalle und enthält 2—10 Proc. Calciumtartrat. Er ist daher in 200 Th. Wasser von mittlerer Temperatur nicht vollständig löslich. Als Verunreinigungen enthält er unbedeutende Spuren Kupfer oder Blei, auch zuweilen Eisen.

Er wird im südlichen Europa, besonders im südlichen Frankreich, durch Reinigung des rohen Weinsteins im Grossen dargestellt. Dieser wird, in kupfernen oder bleiernen Bassins in kochendem Wasser gelöst, daraus durch einen Zusatz von Thon, welcher frei von Kalkerde ist, der Farbstoff gefällt, die Lösung durch Eiweiss geklärt und zur Krystallisation gebracht. Durch Umkrystallisiren werden die Krystalle gereinigt. An den Seitenwandungen der Krystallisirbottige schiesst der reinere, am Boden der weniger reine und kalkreichere Weinstein an. Das Calciumtartrat krystallisirt mit den Weinsteinkrystallen zugleich und giebt diesen ein milchiges Aussehen.

Dieser Weinstein war vor 20 Jahren nur allein im Handel. Er wird als „gereinigter Weinstein" im pharmaceutischen Handverkauf nur als Pulver, welches weit weisser denn das des kalkfreien Weinsteins ist, verbraucht. Ehe man ihn pulvert, schlägt man durch ein gröberes Sieb den Staub ab, erwärmt die Krystalle im Trockenschrank oder im Wasserbade und stösst sie noch warm in einem reinen, ebenfalls erwärmten Mörser. Erwärmt sind die Krystalle weniger hart und weit leichter zu pulvern.

2) Französischer Weinstein, *Tartarus depuratus Gallicus*, ist etwas weniger rein weiss wie der Venedische, enthält auch mehr Calciumtartrat.

Behufs der Depurirung giebt man ihm, weil etwas billiger im Preise, häufig den Vorzug.

3) **Kalkfreier Weinstein**, *Tartarus depuratus pulv. albissimus Ph. Germ.* Dieser officinelle Weinstein bildet ein weisses krystallinisches Pulver und ist fast frei von Calciumtartrat. Er ist vollständig löslich in 200 Th. Wasser von mittlerer Temperatur und 15—20 Th. siedendem Wasser. Vor seiner Anwendung ist er durch ein Sieb zu schlagen, weil er oft mit grösseren Krystallen untermischt ist.

Der kalkfreie Weinstein wird seit 20 Jahren im südlichen Europa aus dem gereinigten, aber kalkhaltigen Weinstein im Grossen dargestellt. Die Art seiner Darstellung wurde zuerst von STÜRENBURG angegeben. Sie bestand darin, dass man den gepulverten Weinstein mit ($1/_{10}$) stark verdünnter Salzsäure und dann mit Wasser auswusch und trocknete. Die Salzsäure löst nämlich die Kalkerde, zugleich aber auch etwas Weinstein. War dieser nicht höchst fein gepulvert, so blieb dennoch Kalkerde darin zurück, denn letztere ist mit der Masse des Weinsteinkrystalls innig durchmischt. Diese Reinigungsmethode wurde anfänglich in den pharmaceutischen Laboratorien ausgeführt, natürlich mit vielem Verlust (8—12 Proc. vom Gewicht des Weinsteins), da es nicht der Mühe lohnte, die in den Auswaschflüssigkeiten vorhandene Weinsäure zu Gute zu machen. Der darauf im Grossen dargestellte kalkfreie Weinstein enthielt gemeiniglich etwas Eisenoxyd, weil man wahrscheinlich eine eisenhaltige Salzsäure gebrauchte. Jetzt kommt er völlig oder doch fast kalk- und eisenfrei im Handel vor. Die mit Salzsäure versetzte kochende Weinsteinlösung wird während des Erkaltens durch ein Rührwerk in steter Bewegung gehalten, damit sich keine grossen Weinsteinkrystalle bilden können. Der Weinstein setzt sich als Krystallmehl ab, welches mit etwas Wasser abgewaschen und dann mittelst der Centrifugalmaschine trocken gemacht wird. Die salzsäurehaltigen Mutterlaugen werden immer wieder angewendet und dann daraus die Weinsäure mit Kalkerde als Calciumtartrat abgeschieden und dieses Salz schliesslich auf Weinsäure verarbeitet.

Eigenschaften. Der fast kalkfreie Weinstein, *Tartărus depurātus* unserer Pharmakopoe, ist ein weisses krystallinisches, nicht hygroskopisches Pulver, geruchlos, von säuerlichem Geschmack, löslich in 20 Th. kochend heissem und in 200 Th. kaltem Wasser, unlöslich in Weingeist. Trocken verändert er sich nicht an der Luft, feucht aber und in seiner Lösung wird nach längerer Zeit seine Weinsäure zersetzt, und er verwandelt sich zum Theil in kohlensaures Kalium. Durch Hitze zersetzt und geglüht, hinterlässt er kohlensaures Kalium mit Kohle gemischt.

Der Weinstein besteht aus 1 Mol. Weinsäure und 1 At. Kalium. Die Formel ist $C_4H_5O_6K$. Mol. Gew. 188. Die theoretischen Formeln des neutralen und sauren Kaliumtartrats lauten dann:

Kaliumtartrat (neutrales)	Kaliumhydriumtartrat od. saures Kaliumtartrat (Weinstein)
CH . OH—CO . OK	CH . OH—CO . OK
|	|
CH . OH—CO . OK	CH . OH—CO . OH

Aufbewahrung. Der Apotheker ist gezwungen 2 Sorten Weinstein zur Hand zu halten, einen fein gepulverten *Tartarus depuratus venalis*, aus Venedischem Weinstein bereitet, und einen *Tartarus depuratus*, das Salz laut Pharmakopoe, möglichst kalkfrei. Die Aufbewahrung erfordert nur Schutz vor ammoniakalischer Luft.

Prüfung. Der officinelle Weinstein soll 1) frei von Schwefelsäure und möglichst frei von Salzsäure, 2) frei von Blei, Kupfer und Eisen, 3) kalkfrei, 4) ammonfrei sein. — 1) Man schüttele circa 1 g des Weinsteines mit 20 ccm destill. Wasser und versetze mit Salpetersäure (1 g) bis zur Auflösung. Diese Lösung darf durch Baryumnitrat nicht im geringsten, durch Silbernitrat nur unbedeutend opalisirend getrübt werden. — 2) Die Lösung in

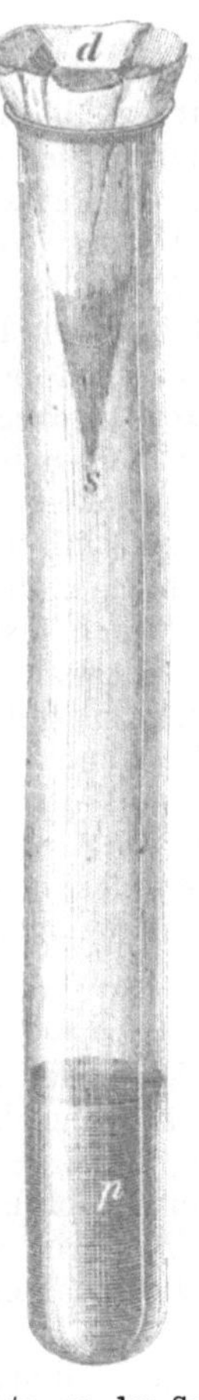

überschüssigem Aetzammon darf weder durch Schwefelammonium eine dunkle Färbung oder Trübung, noch — 3) durch Ammoniumoxalat eine weisse Trübung erfahren. Bei letzterer Reaction ist ein Zeitraum von 1 Minute bis zum Eintritt der Trübung zugelassen. Damit ist angedeutet, dass der Kalkerdegehalt nur in entfernten Spuren bestehen darf. Ein völliges Freisein von Kalkerde wäre eine fast unerfüllbare Forderung bei der Handelswaare, welche Forderung allerdings irrthümlicher Weise von der 1. Ausgabe der Ph. aufgestellt war. — 4) Der Weinstein soll ammonfrei sein. Man giebt in einen Reagircylinder circa 1 g des Weinsteins nebst 2,5—3 ccm Aetznatronlauge, mischt und setzt dem Cylinder eine Düte aus Filtrirpapier, an ihrem unteren Ende mit Mercuronitratlösung gefeuchtet, auf und erwärmt die Mischung im Wasserbade. Eine Schwärzung der Düte darf nicht eintreten.

Den Calciumtartratgehalt kann man auch mikroskopisch erkennen, wenn man die 3—4 proc. wässrige Lösung auf einem Objectglase eintrocknet, so findet man in dem mit schönen rhombischen Krystallen ausgefüllten Objectfelde einzelne wenige Stellen mit weniger durchsichtigen oder dunklen krümlichen oder körnigen Krystallgruppen.

Anwendung. Der Weinstein gilt als mildes Diureticum, Purgativum und Catharticum mit der Wirkung der Kalisalze. Seine Wirkung ist z. B. der des essigsauren Kalium ähnlich, auch er verwandelt sich wie dieses auf dem Wege der Assimilation in kohlensaures Kalium. Der Weinstein wird in kleinerer Dosis als antiphlogistisches und diuretisches, in grösserer Dosis (10,0—15,0 g) als gelindes kühlendes Abführmittel in entzündlichen und hydropischen Leiden und bei Brust- und Lebercongestionen, Hämorrhoidalleiden etc. angewendet. In der Technik findet der gereinigte Weinstein Verwendung zur Wollenfärberei, zur Darstellung von Beizen in der Färberei, zum Blanksieden und Verzinnen, zur Darstellung des weissen und schwarzen Flusses etc., in der Pharmacie zur Darstellung verschiedener Salze.

Dütenaufsatz, an der Spitze *s* mit Mercuronitrat befeuchtet, zum Nachweise von Ammonsalz in *p*, welche Flüssigkeit mit Natronlauge versetzt ist.

Tartarus natronatus.

Seignettesalz (spr. zenjettsalz); Rochellesalz (spr. roschellsalz); Natronisirter Weinstein; Kalium-Natriumtartrat. Natro-Kalium tartaricum; Sal polychrestum Seignetti; Soda tartarata. *Tartrate de potasse et de soude; Sel de Seignette de la Rochelle. Tartarated soda.*

Farblose, durchsichtige Säulen, in 1,4 Th. Wasser zu einer neutralen Flüssigkeit löslich, welche Flüssigkeit auf Zusatz von Essigsäure einen weissen krystallinischen, in Salzsäure und auch in Aetznatronlauge leicht löslichen Niederschlag ausscheidet. Im Wasserbade zerfliessen sie zu einer farblosen Flüssigkeit, welche in stärkerer Hitze Wasser verliert und einen Geruch nach gebranntem Zucker ausdunstend in eine schwarze Masse übergeht. Diese nun mit Wasser ausgezogen liefert eine alkalische Flüssigkeit, welche beim Verdunsten einen weissen, die Flamme gelbfärbenden Rückstand hinterlässt.

Die 10-proc. wässerige Lösung darf weder durch Schwefelammonium, noch durch Ammoniumoxalat, noch auch nach Zusatz von Salzsäure und nach der Beseitigung des ausgeschiedenen Weinsteins durch Schwefelwasserstoffwasser, sowie durch Baryumnitrat verändert werden. Die Lösung mit Salpetersäure angesäuert darf sich auf Zusatz von Silbernitrat nur opalisirend trüben.

Der natronisirte Weinstein darf mit Aetznatronlauge erhitzt, Ammon nicht ausdunsten.

Geschichtliches. Das Kaliumnatriumtartrat wurde im Jahre 1672 von Peter Seignette (spr. zenjett), Apotheker in Rochelle, zuerst dargestellt und von ihm als Geheimmittel verkauft. Geoffroi (spr. schŏfrŏa) und Boulduc (buldück) entdeckten, unabhängig von einander, die Darstellung, welche sie 1731 veröffentlichten, Scheele aber unterschied 1774 zuerst die Bestandtheile dieses Doppelsalzes genauer.

Darstellung. Das Kaliumnatriumtartrat ist ein Doppelsalz, welches aus weinsaurem Kalium und weinsaurem Natrium besteht und mit 4 Mol. Wasser in grossen gut ausgebildeten Krystallen anschiesst. Seine Darstellung ist ohne alle Schwierigkeit, wenn zumalen reine Materialien dazu verwendet werden.

In einen geräumigen steinzeugenen Topf, nöthigenfalls in einen zinnernen Kessel, wirft man 4 kg krystall. Natriumcarbonat in ganzen Krystallen, dazu 5 kg gepulverten gereinigten Weinstein und übergiesst die Salze mit 25 Liter destill. Wasser. Man lässt einige Stunden stehen, rührt mit einem reinen Holzstabe einige Male um und stellt das Gefäss an einen warmen Ort; hin und wieder wird immer wieder umgerührt. Unter allmählichem Entweichen von Kohlensäure geht die Verbindung vor sich, langsamer, wenn man nicht stärker erwärmt, schneller beim Erhitzen. Wenn die Kohlensäureentwickelung nachlässt, erhitzt man stärker, entweder im Sandbade bis zum Aufkochen oder im Dampfbade einige Stunden hindurch bis auf 80—90° C., um die Kohlensäure möglichst zu beseitigen. Es ist nähmlich hier ein Ueberschuss an Natriumcarbonat vorhanden, um die Ausscheidung der Kalkerde, welche als Tartrat im Weinstein vertreten ist, als Carbonat zu erreichen. Da Calciumcarbonat im Wasser mit freier Kohlensäure etwas löslich ist, so ist die Erhitzung behufs Austreibung der Kohlensäure nicht zu umgehen.

$$\underset{\substack{\text{Weinstein}\\376}}{2C_4H_5KO_6 = 2 \times 188} \qquad \underset{\substack{\text{kryst. Soda}\\286}}{Na_2CO_3 + 10H_2O = 286} \qquad = \qquad \underset{\text{Weinstein}}{5\,kg} \quad : \quad \underset{\text{kryst. Soda}}{3,8\,kg}$$

44*

Würden total reine Substanzen verarbeitet werden, so würden 3,81 kg kryst. Soda oder Natriumcarbonat auch ausreichen, mit 5 kg Kaliumbitartrat das neue Doppelsalz darzustellen. Nach dem Erhitzen stellt man zwei Tage an einen kalten Ort zum Absetzenlassen des Calciumcarbonats bei Seite, filtrirt dann, dampft die klare Lösung in porcellanenen oder zinnernen Gefässen so weit ein, bis ein Tropfen auf eine kalte Glasplatte gebracht und agitirt, kleine Krystallchen absondert, und stellt zur Krystallisation beiseite. Die Lösungen des Kalium-Natriumtartrats setzen, nebenbei bemerkt, beim Eindampfen keine Krystallhäutchen ab. Um schöne, grosse, ausgebildete Krystalle zu erlangen, treibt man die Concentration nicht zu weit, sondern wiederholt dieselbe mit den Mutterlaugen öfter. Enthält der Weinstein Eisen, so leitet man in die letzte Mutterlauge Schwefelwasserstoff oder digerirt sie mit gereinigter thierischer Kohle. Die zuletzt anschiessenden Krystalle sind stets etwas gefärbt. Aus der letzten Mutterlauge kann man auch durch Salzsäure Weinstein ausfällen.

Den chemischen Vorgang bei Darstellung des Kaliumnatriumtartrats erklärt folgendes Schema:

Kaliumhydriumtartrat,   kryst.   Kohlensäure-
saures Kaliumtartrat   Natriumcarbonat   Kaliumnatriumtartrat   anhydrid   Wasser

$$2C_4H_5KO_6 \text{ u. } Na_2CO_3 + 10H_2O \text{ geben } 2(C_4H_4KNaO_6 + 4H_2O) \text{ und } CO_2 \text{ und } 3H_2O$$

$$376 \qquad\qquad 286 \qquad\qquad\qquad 2 \times 282 = 564$$

Die theoretische Ausbeute beträgt (376 : 564 = 100 : 150) also 150 Th. Seignettesalz aus 100 Th. Weinstein, wenn sich derselbe im völlig trockenen und reinen Zustande befand.

In den chemischen Fabriken verwendet man rohen Weinstein und das aus andren Arbeiten als Nebenproduct gesammelte Calciumtartrat, welches mittelst Kaliumcarbonats zersetzt wird. Das Nähere sehe man im Commentar zur 1. Ausg. der Ph. Bd. II. S. 777 nach.

Eigenschaften. Das officinelle Kaliumnatriumtartrat bildet grosse, klare, farblose, rhombische (dem regulären Krystallsysteme angehörende), vielfach abgeflächte Krystalle von mildsalzigem, bitterlichem, kühlendem Geschmacke, welche an der Luft beständig sind und nur in warmer Luft Neigung zum Verwittern zeigen, und von 1,78 spec. Gew. Beim Erwärmen (bei 38° C.) schmelzen sie zuerst in ihrem Krystallwasser und hinterlassen nach dem Austrocknen beim Erhitzen bis zum Glühen, einen nach gebranntem Zucker riechenden Dampf ausstossend, ein Gemenge aus Natrium- und Kaliumcarbonat und Kohle. Das krystallisirte Salz ist in $1^1/_2$ Th. kaltem und halbsoviel heissem Wasser, kaum in Weingeist löslich. Die wässrige Lösung ist völlig neutral. Säuren fällen aus seiner Lösung Weinstein aus. Beim längeren Liegen an der Luft verwittert es nur unvollständig, im gepulverten Zustande schneller und vollständiger. Seine Zusammensetzung entspricht der Formel:

$$\left.\begin{array}{l} CH.OH - CO.OK \\ | \\ CH.OH - CO.ONa \end{array}\right\} + 4H_2O. \quad \text{Mol. Gew. 282.}$$

Prüfung. Da auch fremde Krystallsubstanzen (z. B. Alaun, Borax, Glaubersalz) den Kaliumnatriumtartratkrystallen beigemischt sein können, so sind etwa 1 Dutzend Krystallbruchstücke zu mischen, zu zerreiben und durch Lösung in 9 Th. Wasser zur Prüfung geschickt zu machen. — 1) Das Seignettesalz muss von Kalksalzen frei sein und auf Zusatz von Ammoniumoxalat keine Trübung ergeben. Es muss ferner — 2) von metallischen Verunreinigungen völlig frei sein und wird daher in seiner Lösung mit Schwefelammonium geprüft. — 3) Es muss frei von Sulfaten und — 4) möglichst frei von Chloriden sein, und darf die mit Salpetersäure sauer gemachte verdünnte (und erwärmte) Lösung durch Baryumnitrat ganz und gar nicht, durch Silbernitrat nur opalisirend getrübt werden. Da Baryum und Silber mit Weinsäure schwer lösliche Salze bilden, so muss mit Salpetersäure angesäuert werden, damit dadurch aber nicht Weinstein abgeschieden werde und zu Irrungen Anlass gebe, ist die Lösung mit Wasser zu verdünnen und etwas zu erwärmen, um sie klar zu erhalten. — 5) Da man im Natriumcarbonat des Handels Arsen angetroffen hat, so lässt unsere Ph. das Seignettesalz auch auf diese giftige Verunreinigung prüfen, indem sie vorschreibt, die Lösung mit Salzsäure zu versetzen und den abgeschiedenen Weinstein zu beseitigen. Da Schwefelwasserstoff das Arsen nur aus stark salzsaurer Lösung abscheidet, so musste im Texte gesagt werden, die Salzsäure im Ueberschusse oder in reichlicher Menge zuzusetzen, oder bis zur Lösung des wenigen sich ausscheidenden Weinsteins. Da sie letzteren durch Filtration beseitigen lässt, so liegt nur eine viel Natriumchlorid, wenig Kaliumchlorid und reichlich Weinsäure enthaltende Lösung vor, aus welcher H_2S schwerlich in den ersten Stunden Spuren Arsen als Sulfid abscheiden dürfte. Auf 10g oder ccm der 10-proc. Salzlösung gebe man 4g oder ccm Salzsäure (1,124 spec. Gewicht) und setze zu der daraus resultirenden klaren Flüssigkeit ein gleiches Vol. Schwefelwasserstoffwasser. Eine rein gelbe Färbung oder Trübung im Verlaufe einer Stunde deutet auf Arsen. — 6) Das Salz soll kein Ammoniumsalz enthalten. Man übergiesst eine Priese des zerriebenen Salzes in einem Reagircylinder mit Aetznatronlauge und erwärmt, nachdem man ein Dütchen mit Mercuronitratlösung befeuchtet aufgesetzt hat. Man wolle diese schon erwähnte Reaction auf S. 690 nachsehen.

Aufbewahrung. Das krystallisirte Kaliumnatriumtartrat wird in gläsernen oder porcellanenen Gefässen aufbewahrt, in welchen ein Verwittern des Salzes so leicht nicht eintritt. Man hält es auch als Pulver vorräthig, denn es wird zuweilen in Pulvermischungen verordnet und ist ein Bestandtheil des *Pulvis aërophorus laxans*. Das Pulver stellt man in der Weise dar, dass man die Krystalle in einem porcellanenen Mörser in ein grobes Pulver verwandelt, dieses auf Porcellantellern ausbreitet, in einer Wärme, welche aber 25 ^{0} C. nicht erreicht, einen Tag (14—15 Stunden) austrocknen lässt und dann zu einem feinen Pulver zerreibt. Es soll nur das adhärirende Wasser aus der Mutterlauge verdunstet werden. Eine Wärme von 30^0 kann schon eine Schmelzung verursachen.

Anwendung. Dieses Salz fördert die Digestion in Gaben zu 0,5—1,0—2,0g einige Male des Tages. Als Abführmittel giebt man es zu 5,0—10,0—15,0g 2—3-mal den Tag über. In Mixturen vermeide man saure Beimischungen.

Kritik. Mit der Prüfung (sub 5) auf Arsen (vorausgesetzt, dass diese Auffassung die richtige ist) war man auf einen Abweg gekommen. Es kann dies nicht auffallen, denn an dieser Ph. war z. B. auch ein Apotheker stellenweise Mitarbeiter, welchem die Verschiedenheit der Arsenigsäure und Arsensäure eine *terra incognita* blieb, denn er erklärte den von mir eingeführten Nachweis des Arsens auf mikroskopischem Wege und die von mir angegebene Resistenz des Ammoniumarseniats gegen Wärme für Unsinn, hielt auch darüber Vorträge vor Apothekern, ohne auf Widerspruch zu stossen. Uebrigens wird es Niemandem einfallen, die Falsa oder Mängel in der Ph. auf Rechnung der ausgezeichneten Apotheker und Chemiker zu setzen, welche an der Berarbeitung der Ph. mehr oder weniger betheiligt waren. Diese Falsa haben sich wohl nur durch Uebersehen und ungenügende Correctur eingeschlichen.

Tartarus stibiatus.

Brechweinstein; Weinsteinstibiat; Kaliumantimontartrat; Kalium-Antimonyltartrat. Tartărus stibiātus; Tartarus emetĭcus. Stibio-Kalium tartaricum. *Emétic*; *Tartre stibié*; *Tartrate de potasse et d'antimoine*. *Emetic tartar*; *Tartarated antimony*.

Weisse Krystalle oder krystallinisches Pulver, welches etwas verwittert. Es ist in 17 Th. kaltem, in 3 Th. siedendem Wasser, nicht in

Weingeist löslich. Beim Erhitzen verkohlt es. Die wässrige Lösung ist von schwach saurer Reaction und von süsslichem widrigem Geschmacke; auf Zusatz von Kalkwasser ergiebt sie einen weissen Niederschlag; mit Salzsäure angesäuert und Schwefelwasserstoff hineingeleitet, lässt sie einen rothbraunen Niederschlag fallen.

Ein halbes Gramm Brechweinstein in 10g kalter Salzsäure gelöst und mit 2 Tropfen frisch gesättigtem Schwefelwasserstoffwasser versetzt, darf während 4-stündigem Beiseitestehen weder sich gelb färben noch eine Fällung erleiden.

Vorsichtig aufzubewahren. Stärkste Einzelgabe 0,2g, stärkste Tagesgabe 0,5g.

Geschichtliches. Der Brechweinstein ist schon seit dem 16. Jahrhundert bekannt, jedoch wurde er 1631 durch HADRIAN VON MYNSICHT, einen Arzt zu Schwerin in Mecklenburg, bekannter, welcher Arzt die Darstellung aus *Crocus metallorum* und Weinstein in einem von ihm veröffentlichten *Thesaurus chemicomedicus* angab. GLAUBER beschrieb 1648 seine Darstellung aus *Vitrum Antimonii* oder *Flores Antimonii* und Weinstein. Das Verfahren der Darstellung, welches heute befolgt wird, beruht auf den Angaben und Erfahrungen LOSSONE's (1786) und BUCHOLZ's (1806).

Darstellung. Eine Vorschrift zur Darstellung eines reinen und den Anforderungen der Pharmakopoe entsprechenden Brechweinsteins ist folgende:

400g Antimonoxyd und 500g kalk- und eisenfreier Weinstein werden in einem porcellanenen Gefäss mit 5 Litern destill. Wasser übergossen und 2 Stunden im Dampfbade digerirt, wobei man zuweilen mit einem Glasstabe umrührt und das durch Verdampfung verloren gehende Wasser wieder ersetzt. Alsdann dampft man bis auf das Volumen von 4 Litern ein, filtrirt die fast kochend heisse Lösung und stellt sie zur Krystallisation bei Seite. Durch Einengen der Mutterlauge und Beiseitestellen gewinnt man weitere Mengen Krystalle. Das vorgeschriebene Antimonoxyd wird aus reiner Antimontrichloridlösung durch Wasser gefällt und dann mit überschüssiger Natriumcarbonatlösung digerirt, zuletzt mit Wasser ausgewaschen und getrocknet.

Nach der Berechnung müssten auf 500 Th. Weinstein nur 388,3 Th. Antimonoxyd verwendet werden:

$$\left.\begin{array}{c} \text{2 Mol. Kaliumbitartrat} \\ 2C_4H_5KO_6 \\ 2 \times 188 = 376 \end{array}\right\} : \left\{\begin{array}{c} \text{Antimonoxyd} \\ Sb_2O_3 \\ 292 \end{array}\right\} = \quad \begin{array}{c} \text{Weinstein} \\ 500 \text{ Th.} \end{array} : \quad \begin{array}{c} \text{Antimonoxyd} \\ x\,(=388,3) \end{array}$$

Der Ueberschuss Antimonoxyd ist ohne Einfluss auf das Präparat, da eben nur immer Brechweinstein entsteht, während ein Ueberschuss von Kaliumweinstein in Folge der Erhitzung eine verhältnissmässige Menge einer syrupähnlichen, also nicht krystallisirbaren Verbindung des weinsauren Kalium mit neutralem weinsaurem Antimon erzeugt. Durch Zusatz von Antimonoxyd wird dieses amorphe Antimontartrat in Antymonyl-Kaliumtartrat übergeführt. Da ein völlig arsenfreies Präparat gefordert wird, so ist auch nur ein arsenfreies Antimonoxyd in Arbeit zu nehmen, denn durch Umkrystallisiren lässt sich der Brechweinstein nicht arsenfrei machen, weil die Arsenigsäure mit dem Kaliumbitartrat eine dem Kaliumantimontartrat oder Brechweinstein isomorphe Verbindung eingeht (man vergl. unten) und isomorphe Körper gleichzeitig krystallisiren. Die Krystallisation geht leicht von Statten. Sollten die aus der zweiten und dritten Krystallisation gewonnenen Krystalle nicht völlig farblos sein, so löst man sie in der 4-fachen Menge kochendem destill. Wasser und stellt die Lösung zur Krystallisation bei Seite. Die Operationen sind in porcellanenen oder gläsernen Gefässen auszuführen, das Umrühren geschieht mit einem Porcellan- oder Glasstabe.

Wenig günstig ist die Darstellung mit kalkhaltigem Weinstein, welche bis zur Erzielung eines kalkfreien Präparats gemeiniglich ein dreimaliges Umkrystallisiren nöthig macht. Ein eisenhaltiger Weinstein giebt ein gelbliches Präparat, welches nur durch wiederholtes Umkrystallisiren farblos gemacht werden kann.

Pulverung. Der Brechweinstein wird als ein sehr feines Pulver vorräthig gehalten. Das Pulvern grösserer Mengen, was nur in steinernen oder porcellanenen Mörsern vorgenommen werden darf, ist eine sehr beschwerliche Arbeit.

Sie kann sehr leicht umgangen werden, wenn man das Salz aus seiner Lösung mittelst Weingeistes fällt. 2 Th. des krystallisirten Salzes löst man in 5 bis 6 Th. kochendem destill. Wasser und giesst die heisse (wenn nöthig filtrirte oder colirte Lösung unter Umrühren in 5 Th. Weingeist. Unter andauerndem Umrühren lässt man kalt werden, bringt den weissen Salzbrei in ein leinenes Colatorium, presst ihn sanft aus und trocknet ihn, auf Fliesspapier ausgebreitet und vor Staub geschützt, an einem lauwarmen Orte. Aus der Flüssigkeit sammelt man den Weingeist im Dunstsammler (Bd. I, S. 664) oder durch Destillation. Der Destillationsrückstand ist giftig und daher an einem Orte zu beseitigen, wo er Menschen und Thieren nicht Nachtheil bringt, aber nicht in Gruben der Aborte. Der durch Weingeist gefällte Brechweinstein bildet mikroskopische, rhombische Tafeln und Säulen und ist für das unbewaffnete Auge ein lockeres schneeweisses Krystallmehl. Da $^5/_6$ des Weingeistes wiedergewonnen werden und in der Fällungsflüssigkeit nur unbedeutende Mengen Brechweinstein verbleiben, deren Sammlung nicht lohnt, da ferner das oben erwähnte Salz aus Arsenigsäure und Weinstein in verdünntem Weingeist weit löslicher ist, als der Brechweinstein, so ist die Fällung des letzteren durch Weingeist ganz besonders der Empfehlung werth.

Aethiologie der Brechweinstein-Darstellung. Die Weinsäure ist zweibasisch und vieratomig, welche mit Metallen zwei Reihen Salze bildet, von welchen diejenigen mit 1 Atom Metall (z. B. Weinstein) sauer, die mit 2 Atomen Metall neutral sind. Bei Einwirkung einer mehratomigen Base tritt in die Stelle des zweiten basischen Wasserstoffatoms eine sauerstoffhaltige Gruppe, welche im Brechweinstein SbO ist und, analogen Fällen entsprechend, die Benennung Antimonyl erhalten hat, welches als monovalentes und trivalentes Radical auftritt.

Zur Gewinnung des Antimonoxyds (Sb_2O_3), welches also als Antimonyl (SbO) in das Kaliumhydriumtartrat eintritt, wird eine Lösung des Antimoniochlorids oder Antimontrichlorids ($SbCl_3$) mit 20-facher Menge Wasser verdünnt, der Niederschlag, das sogenannte Algarothpulver ($Sb_4O_5Cl_2$), mit dünner Natriumcarbonatlösung digerirt und dadurch demselben das Chlor und auch die Arsenigsäure, welche dem Algarothpulver gewöhnlich anhängt, entzogen.

Algarothpulver		Natriumcarbonat		Antimonoxyd		Natriumchlorid		Kohlensäureanhydrid
$Sb_4O_5Cl_2$	und	Na_2CO_3	geben	$2Sb_2O_3$	und	$2NaCl$	und	CO_2

Das Algarothpulver besteht aus kleinen Mengen Chlorid und einer grossen Menge Oxyd des Antimons ($SbCl_3$ und Sb_2O_3). Wird das Antimontrichlorid direct mit Natriumcarbonat behandelt, so würde Metantimonigsäure (SbO.OH) ausscheiden, welche unter dem Einflusse des Wassers und der Wärme bald in Antimontrioxyd übergeht. Durch Verdünnung des Antimontrichlorids mit Wasser scheidet ein von fremden Metallen freies Algarothpulver aus, welches nach dem Auswaschen zuerst mit Wasser, dann mit Natriumcarbonatlösung ein reines Antimontrioxyd sichert.

Wie Antimonoxyd mit Weinstein verbunden den Brechweinstein als Kalium-Antimonyltartrat darstellt, so kann auch Arsenigsäure (As_2O_3) als Arsenyl (AsO) in den Weinstein eintreten und Arsenyl-Kaliumtartrat bilden. Wenn das Antimonoxyd arsenhaltig war, so wird man auch im Brechweinstein Arsenyl-Kaliumtartrat antreffen.

Weinstein oder Kalium- hydriumtartrat	Brechweinstein oder Antimonyl- Kaliumtartrat	Arsenyl-Kaliumtartrat
CH.OH — CO.OK	CH.OH — CO.OK	CH.OH — CO.OK
|	|	|
CH.OH — CO.OH	CH.OH — CO.O(SbO)	CH.OH — CO.O(AsO)

Die Formeln für Antimonyl-Kaliumtartrat lassen noch folgende Gestaltungen zu: $C_2H_2(OH)_2$ COOK.COOSbO oder $C_4H_4SbKO_7$.

Das Arsenyl-Kaliumtartrat bildet, aus Wasser krystallisirt, glänzende, farblose, theils dem Antimonyl-Kaliumtartrat ähnliche Krystalle, theils rhombische Tafeln, durch Weingeist gefällt nur rhombische Tafeln, oft mit rechtwinkliger Abstumpfung, welche auch in verdünntem Weingeist löslich sind.

Eigenschaften. Krystallisirter Brechweinstein oder weinsaures Antimonyl-Kalium bildet nicht grosse, farblose, wasserhelle, nach einiger Zeit trübe und mürbe werdende, rhombische Octaëder oder Tetraëder, gepulvert ein sehr

weisses Pulver aus Krystallbruchstücken bestehend, mit Weingeist niedergeschlagen ein lockeres schneeweisses Pulver aus mikroskopischen, octaëdrischen
und tetraëdrischen Krystallen bestehend. Der Geschmack ist etwas süss,
hintennach ekelhaft metallisch. Der Brechweinstein ist in 2 Th. kochendem
und 14—15 Th. kaltem Wasser, nicht in Weingeist löslich. Die Lösung
reagirt sauer und lässt sich nicht lange ohne Zersetzung aufbewahren.

Das Trübwerden der Krystalle an der Luft rührt von einem theilweisen
Verlust an Krystallwasser ($^1/_2$ Proc.) her. Bei 108° C. verlieren sie ihr
Krystallwasser und bis 200° C. erhitzt, verliert das Salz aus seiner wasserfreien Constitution noch $^1/_2$ Mol. Wasser (indem die Weinsäure in Metawein-
säure übergeht). Bei weiterem Erhitzen entwickeln sich brenzliche Produkte
und Antimonoxyddämpfe. In verschlossenen Gefässen erhitzt, hinterbleibt eine
pyrophorische Masse aus Antimon, Kalium und Kohle bestehend. In seinen
Lösungen wird der Brechweinstein durch die meisten Metallsalze, Salze der
Erden, Gerbsäuren, freie Alkalien zersetzt.

Das Antimonyl-Kaliumtartrat erhält die empirische Formel $C_4H_4SbKO_7$ +
$0,5H_2O$. Mol. Gew. 334. (Sb = 122.)

Aufbewahrung. Da der Brechweinstein wie das Brechweinsteinpulver an
der Luft Krystallwasser abdunstet, so bewahre man ihn abgesondert neben
anderen starkwirkenden Substanzen der Tabula C in gut verstopften Flaschen
oder Gläsern.

Prüfung. Nur eine Prüfung auf Verunreinigung mit Kaliumarsenotartrat
oder kurz auf Arsenigsäuregehalt wird von der Ph. angegeben. Diese Prüfung
ist zugleich eine so sonderbare, dass man sie mit Misstrauen auffassen wird.
Die Probe beruht aber in der Indifferenz des Antimonoxyds in stark salz-
säurehaltiger Lösung gegen H_2S, während Arsenigsäure in stark salzsäure-
haltiger Lösung sofort durch H_2S in Arsenosulfid übergeführt wird. Diese
Probe hat BILTZ zum Autor und steht mit der ähnlichen Probe zum Nachweise von Arsen im Kaliumnatriumtartrat im erheblichen Widerspruch (man
vergl. S. 693 und Kritik). Da ein frisch bereitetes Schwefelwasserstoffwasser
erforderlich ist, so dürfte diese ganz gute Probe doch keine bequeme sein.
Man führe sie ganz genau laut Vorschrift der Ph. aus. Eine andere Probe
auf Arsen werde ich unten anführen.

Ist eine weitere Prüfung des Brechweinsteins erforderlich, so verfahre man in
folgender Weise: In einem Fläschchen wird 1g des gepulverten Salzes mit 15,0 ccm
destill. Wasser von 15—20° C. übergossen und geschüttelt. Es resultirt eine klare
oder ziemlich klare, sauer reagirende Lösung. Verunreinigungen, wie Weinstein,
weinsaures Calcium, bleiben ungelöst. Theile der Lösung mit etwas Essigsäure sauer
gemacht, sollen durch Lösungen des salpetersauren Baryums oder Chlorbaryums, des
salpetersauren Silbers, des oxalsauren Ammoniums und des Ferrocyankaliums nicht
getrübt werden, widrigen Falles liegen Verunreinigungen mit schwefelsauren, salzsauren
Salzen, Calcium- und Metallsalzen (Kupfer-, Eisensalze) vor. (Silberlösung ist nur
in einigen wenigen Tropfen zuzusetzen.)

Die bequemste Methode des Arsennachweises besteht nach einem neueren Verfahren HAGER's darin, ungefähr 0,5g des feingepulverten Brechweinsteins
mit 10 Tropfen Aetzammon und 2 ccm Weingeist in einem Reagirglase zu mischen,
nach 5 Minuten weitere 2 ccm Weingeist dazuzugiessen und gut zu durchschütteln.
Nach Verlauf von 10 Minuten wird filtrirt und das Filtrat so oft in das Filter zurück-
gegeben, bis das Abtropfende total klar ist. Das auf 2 ccm eingedampfte Filtrat
versetzt man mit 15 Tropfen arsenfreier Salzsäure und 10 Tropfen Oxalsäurelösung, giebt davon mit Hilfe eines Glasstabes 2 Tropfen auf eine blanke Fläche eines
Messingstreifens und erhitzt anfangs mässig über dem Cylinder einer Petrollampe,
nach dem Verdampfen des Tropfens stark, bis die Oxalsäurereste fast verschwunden
sind. Zuletzt spült man mit Wasser ab. Ein kaum erkennbarer Fleck wäre nicht
zu beachten, ein rother oder permanganatrother Fleck zeigt eine reichliche Menge
Arsen an. Diese Probe ist eine sehr scharfe, desshalb sollte auch ein wenig in die
Augen fallender Fleck unbeachtet bleiben. Das oben erwähnte Filtrat darf auch nicht

eine Spur trübender Theile enthalten, wenn es das beabsichtigte Resultat gewähren soll.

Ueber den Nachweis des Arsens neben Antimon hat HAGER bereits schon 1871
(pharm. Centralhalle 1871, S. 157) eine sichere Methode angegeben. Werden Arsensäure
oder Phosphorigsäure oder Antimonoxyde in einem Reagirglase mit einem Ueberschusse
dünner Aetzkalilauge übergossen, dazu ein Stück arsenfreien Zinks gegeben und erhitzt,
so findet keine Arsenwasserstoff-, oder Phosphorwasserstoff- oder Antimonwasserstoff-
Entwickelung statt, auch dann nicht, wenn man das Zink auf Arsensäure und Phosphorigsäure zugleich in alkalischer Lösung einwirken lässt. Nur Arsenigsäure, welche allein in
dem Brechweinsteine vertreten sein kann, entwickelt unter diesen Verhältnissen Arsenwasserstoff und tingirt mit Silbernitrat genässtes Pergamentpapier dunkelbraun, auch
dann noch, wenn Extractivstoffe, Weingeist, Aetzammon gegenwärtig sind, das Ammon
macht sogar die Reaction sehr brillant, indem es dem Papiere Metallglanz giebt. Um
die Wasserstoffentwickelung lebhaft zu machen, setzt HAGER etwas Magnesiumband hinzu.

Antimonoxyd mit Kalilauge und Zink im Contact wird als metallisches Antimonium abgeschieden und ist zugleich Arsenigsäure gegenwärtig, so wird diese während der Zeit der matallischen Antimonabscheidung nicht berührt, sobald aber alles
Antimon abgeschieden ist, tritt die Entwickelung des Arsenwasserstoffes ein und die
Bräunung des Silbernitratpapieres geht vor sich. Auf dieses Verhalten stützt sich
die Prüfung des Brechweinsteines auf Arsengehalt. Arsen vertritt bekanntlich als
Arsenyl die Stelle des Antimonyls, und bildet Kaliumarsenyltartrat ($C_4H_4K[AsO]O_6$
$+ 0,5H_2O$). Man gebe 0,4—0,5 g Brechweinstein in Pulverform in einen 12—14 cm
langen Reagircylinder, dazu 6—7 ccm Aetzkalilauge (1,16 spec. Gew.), 2 erbsengrosse
Stückchen Zink und 2—3 Stückchen Magnesiumband, erhitze über dem Zuge einer
Petrollampe oder besser im Wasserbade, so dass eine etwas lebhafte Gasentwickelung
eintritt und erhalten bleibt. Nach 5—6 Minuten gebe man noch ein Stückchen Zink
und Magnesiumband nebst einem erbsengrossen Stück Salmiak hinzu, schliesse den
oberen Theil des Cylinders mit einem lockeren Bäuschchen Baumwolle, agitire und
setze den gespaltenen Kork mit eingeklammertem Pergamentpapierstreifen, welcher
mit Silbernitrat benetzt ist, locker auf und stelle den Cylinder mit seinem unteren
Theile eine Stunde hindurch in lauwarmes (35—45°C.) Wasser. Giebt man kein
Salmiakstückchen hinzu, so muss die Digestionszeit auf 2 Stunden ausgedehnt werden,
wenn die Bräunung des Papiers nicht im Verlaufe der ersten Stunde eingetreten
sein sollte.

Anwendung. Der Brechweinstein ist Vomitivum, Purgativum, Expectorans,
Contrastimulans und Revulsivum je nach der Grösse der Gaben. In sehr
kleinen Gaben (0,005—0,0075—0,01 g) wirkt er vermehrend auf die Thätigkeit der Secretionsorgane der Verdauungswege, besonders der Schleimhäute,
und bethätigt diese Wirkung auch auf die Absonderungsprocesse der Haut,
der Lungen und Nieren. In etwas grösseren Gaben (0,03 — 0,05 — 0,075 g)
erzeugt er Ekel, Erbrechen, Durchfall, in grossen Gaben Entzündung der
Theile, mit welchen er in Berührung kommt, Magen- und Dünndarmentzündung
und den Tod. Ein langer anhaltender Gebrauch hat eine chronische Intoxication zur Folge. Aeusserlich auf der Haut erregt er pustelartige Entzündungen und Ausschwitzungen. In kleinen Gaben von 0,003—0,007 g zwei- bis
dreistündlich giebt man ihn als Expectorans und Sudorificum in katarrhalischen
Leiden, gastrischen Fiebern etc., in Gaben von 0,01 — 0,02 als Nauseosum
bei Hypochondrie, Hysterie, Delirien, ferner bei Entzündungszuständen 'der
Lungen, des Brustfells, Herzbeutels, der Hirnhäute etc., in Gaben von
0,05—0,1 g als Brechmittel. Aeusserlich wendet man ihn in Einspritzungen,
besonders als Ableitungsmittel, in Salben und Pflastern an. Gegenmittel sind
gerbsäurehaltige Substanzen.

In den arzneilichen Zusammensetzungen sind gerbstoffhaltige Substanzen,
Säuren, Chloride, Bromide, Jodide, Alkaloïde, Schwefelmetalle zu vermeiden.
Farbige Frucht- und Blüthensyrupe werden vom Brechweinstein in der Farbe
modificirt, *Syrupus Rubi Idaei* wird z. B. violett, *Syrupus Violarum* grünlich gefärbt.

Terebinthina.

Terpenthin; Terpentin; Lärchenterpentin; Venetianischer Terpentin. Terebinthĭna laricĭna; Terebinthĭna Larĭcis; Terebinthina Venĕta; Terebinthina commūnis. *Térebenthine du méléze (de Briançon, de Venise)*; *Térébenthine Suisse (ou fine)*. *Venice turpentine*; *Turpentine (of larch)*.

Der harzige Saft der Abietinen, vorzüglich von *Pinus Pinaster* und *Pinus Laricio*, dessen (deren) Säfte aus 70—80 Proc. Harz und 30 bis 45 Proc. Terpentinöl bestehen. Terpentin ist dickflüssig, von eigenthümlichem Geruche und bitterem Geschmacke. Der krystallinische trübe Bodensatz, welcher darin meist angetroffen wird, löst sich in der Wärme des Wasserbades im Terpentin klar auf. Ist dies geschehen, so hat der Terpentin eine gelbbräunliche Farbe, trübt sich aber in kurzer Zeit *(brevi)* wiederum. Mit der 5-fachen Menge Weingeist liefert er eine klare Flüssigkeit, welche angefeuchtetes Reagenspapier stark röthet.

Pinus Pinaster SOLANDER. Seestrandfichte.
Synon. *Pinus marĭtĭma* LAMARCK.
Pinus silvestris LINN. Kiefer, Föhre.
Pinus Laricio POIRET. Lärchenkiefer.
Pinus Cembra LINN. Zirbelkiefer.
Abies excelsa DC. Rothtanne.
Abies pectināta DC. Weisstanne, Edeltanne.
Larix decidŭa MILLER.
Synon. *Pinus Larix* LINN. Lärchenbaum, Leerbaum.
Larix Europaea DC.
Fam. **Conifĕrae** JUSS. Trib. **Abietĭnae.** Sexualsyst. **Monoecia Diandria (Monadelphia.)**

Handelswaare. Substanzen, besonders weiche oder dickflüssige, welche aus verwundeten Pflanzentheilen ausfliessen und hauptsächlich Lösungen von Harzstoffen in flüchtigen Oelen sind, pflegt man natürliche Balsame zu nennen. Die Terpentine sind solche natürlichen Balsame von verschiedenen Coniferen. Die gebräuchlichen sind: 1) der gemeine Französische und Deutsche Terpentin und 2) der Venedische.

1) Der Französische oder Burgundische Terpentin (*Terebinthina communis s. Gallica*) kommt von *Pinus marĭtĭma* LAM. (Strandfichte), welche an den Küsten Süd-Europas und besonders in den südlicheren Provinzen Frankreichs wächst. Auch andere Fichtenarten, wie *Pinus Picĕa* L., *Pinus Pinaster* AITON, *Pinus silvestris* L., *Pinus Austriăca* L., *Picea excelsa* LINK, liefern in Frankreich und Deutschland den gemeinen Terpentin. Derselbe ist dem äusseren Ansehen nach dem gemeinen Honige sehr ähnlich, trübe, sehr dickflüssig, körnig, weisslich oder gelblichweiss, zuweilen auch grüngelblich, von eigenthümlichem, starkem, balsamischem Geruche. Er enthält Harz, flüchtiges Oel und Wasser. Wenn er lange Zeit steht, so scheidet er sich zuweilen in einen oberen durchsichtigen und einen unteren trüben Theil, welche Theile sich unter Umrühren leicht wieder zu einer homogenen Masse vereinigen. Kunstprodukte, dargestellt durch Mischung in der Wärme und Agitiren aus weissem Pech, Terpentinöl und Wasser, scheiden beim Stehen Wasser ab und sind nicht körnig. Häufig enthält der gemeine Terpentin Stücke von Rinden, Holz, Blättern. Einen solchen giesst man durch einen blechernen

Durchschlag. Man bewahrt ihn in starken hölzernen Fässern oder in Steintöpfen im Keller. Als Standgefäss in der Apotheke eignet sich am besten
ein eiserner Topf mit Henkel, in welchem für den steten Gebrauch ein eiserner
Spatel verbleibt.

In Deutschland sammelt man den Terpentin in der Weise, dass man ungefähr
eine Spanne über dem Boden in den Stamm eines alten starken Baumes eine Höhlung
ausstemmt, in welcher sich der Terpentin sammelt. In Frankreich schlägt man ein
Stück Rinde sammt Splint los und sammelt den aus dieser Wunde ausfliessenden
Balsam in Töpfen. Durch Einlegen von Blechstreifen in die Wunde erhält der Terpentin die Richtung, in den Topf zu fliessen.

2) Der Venetianische Terpentin, *Terebinthina Venĕta*, fliesst aus
dem verwundeten Stamme der Lärchentanne, *Larix decidua* MILLER (Synon.
Pinus Larix LINN.). Derselbe ist gelblich, durchsichtig, dickflüssig und von
angenehmerem Geruche als der gewöhnliche Terpentin. Er besteht aus Harz
und flüchtigem Oele. Er wird in der Schweiz, in Frankreich und Süd-Deutsch-
land viel gewonnen, indem man den Stamm der Lärchentanne anbohrt und
den ausfliessenden Balsam sammelt. Starke Stämme geben den klarsten
Terpentin. Um seine Güte zu prüfen, bringt man einige Tropfen auf eine
porcellanene Tasse und lässt einige Tage an einem warmen Orte stehen. Es
muss ein klarer spröder Rückstand bleiben. Uebrigens ist diese Sorte völlig
in Weingeist, sowie in Chloroform und Benzol klar löslich. Die Drogisten
halten auch einen depurirten Terpentin, die nur pharmaceutisch verwendbare Waare, auf Lager.

3) Neben diesem Venedischen Terpentin kommen auch zu uns der ähnliche Kanadabalsam (*Terebinthina s. Balsămum Canadense*) von *Abĭes
balsamĕa* DC., der Karpathische Terpentin oder Cedro-Balsam, von
Pinus Cembra L. und der Ungarische von *Pinus Pumilio* HAENKE. Der
sehr theure, nicht bitter schmeckende Chios-Terpentin muss den Harzen
zugezählt werden.

Bestandtheile. Diese durchsichtigen Terpentine enthalten 15—30 Proc.
flüchtiges Oel, verschiedene Harze, wie Pininsäure, Silvinsäure, Pimarsäure,
Abietinsäure, auch wohl etwas Bernsteinsäure. Nach MALY sind Pimarsäure,
Pininsäure und Silvinsäure nicht vorhanden, und hält er sie für unreine
Abietinsäure.

Der officinelle Terpentin scheint sowohl der Venetianische als
auch der Französische zu sein, denn nach der Charakteristik, welche die
Ph. angiebt, dass der Terpentin nur aus Harz und Terpentinöl besteht, kann
nur der Venetianische als officineller angenommen werden, doch mit der Bemerkung von den krystallinischen Ausscheidungen und in Rücksicht auf die
Anführung der Mutterpflanze *Pinus Pinaster* ist auch der Französische
Terpentin der officinelle. Da die Einkaufspreise bedeutend divergiren, so
musste die Ph. eine bestimmtere und keine Zweifel zulassende Anweisung geben.

Im Handverkauf gebe man für Heilzwecke nach altem Gebrauch den
Französischen, mit *Terebinthĭna commūnis* signirten Terpentin ab. In der
Receptur verwende man nur den Venetianischen, gewöhnlich mit
Terebinthĭna laricĭna signirten Terpentin, besonders in Pillen oder Mixturen.

Anwendung. Terpentin gilt innerlich genommen als Stimulans, Anticatarrhale, Haemostaticum, Anticalculosum und Anthelminticum, äusserlich als
Antineuralgicum. Man giebt ihn innerlich zu 0,5—1,0—2,0 g einige Male des
Tages in Pillen, Bissen, Emulsionen. Um gute, sich conservirende Pillen zu
erlangen, mischt man dem Venetianischen Terpentin $^1/_5$ seines Gewichtes
gelbes Wachs zu. Die häufigere Anwendung des Terpentins ist eine äusserliche, auch ist er häufiger Bestandtheil von Salben und Pflastern. Der

Venetianische Terpentin ist auch ein gewöhnlicher Bestandtheil von Lacken und Firnissen.

Kritik. Da die Terpentin-Arten in ihrem Wesen und ihren Einkaufspreisen sehr verschieden sind und sie sich in ihrer Verschiedenheit seit 500 Jahren eingeführt haben, so musste die Pharmakopoe, welche sich stets sicher und bestimmt auslassen muss und soll, die officinelle Waare genau präcisiren, und nicht die zu dispensirende Waare dem Belieben und den Ansichten des Apothekers überlassen. Unter den letzteren Verhältnissen wäre ja eine Pharmakopoe überflüssig. Hier finden wir *brevi* (für *brevi tempore*) angewendet. Wenngleich CICERO sich dieser Ausdrucksweise häufig bediente, so dürfte sie in einer Ph. wohl nicht am richtigen Platze sein.

Thymolum.

Thymol; Thymylalcohol; Thymolkampfer; Thymiansäure; Thymolĕum; Thymōlum; Acidum thymĭcum. *Thymol*; *Acide thymique*. *Thymol*; *Thymic acid*.

Ansehnliche, farblose, durchscheinende, nach Thymian riechende und gewürzhaft schmeckende Krystalle, welche in einer Wärme von 50—52⁰ C. schmelzen, bei einer Hitze von 228—230⁰ sieden. In Wasser geworfen sinken sie zu Boden, geschmolzen schwimmen sie auf dem Wasser. Sie sind löslich in weniger denn dem gleichen Gewichte Weingeist, Aether, Chloroform, in 2 Th. Aetznatronlösung und in 1100 Th. Wasser. Mit den Wasserdämpfen verflüchtigen sie sich leicht.

In der 4-fachen Menge Schwefelsäure gelöst, ergiebt Thymol eine gelbliche, bei gelinder Erwärmung schön rosenroth werdende Flüssigkeit. Wird dieselbe in das 10-fache Volumen Wasser eingegossen und digerirt man mit einem Ueberschusse Bleiweiss, so nimmt das daraus gewonnene Filtrat auf Zumischung einer äusserst geringen Menge Ferrichlorid eine schöne violett-blaue Farbe an. Die wässrige Lösung lässt, wenn Bromdampf hineingeleitet wird, einen weissen Niederschlag fallen.

Die wässrige Lösung muss neutral sein und darf durch Ferrichlorid keine Färbung annehmen. Thymol muss sich im offenen Gefässe dem Wasserbade überlassen verflüchtigen.

Geschichtliches. Thymol ist vor einem Decennium, als man um Erlangung guter Antiseptica sich eifrig bemühte, in den Arzneischatz eingeführt worden. Vor 3 Decennien kannte man diesen Körper, welchen man nicht allein im Thymianöle, auch im flüchtigen Monardaöle (von *Monārda punctata*), dann im Oele der Samen von *Ptychōtis Ajŏwan* DC. (Umbelifere) aufgefunden hat. LALLEMAND hat diesen Körper besonders chemisch studirt, auch ARPPE, DOVERY, HAINES, STENHOUSE, JUNGFLEISCH, ENGELHARDT, WIEDEMANN haben damit eingehend gearbeitet.

Es bildet sich das Thymol durch Oxydation aus Cymol und Thymen. OSCAR WIDMANN stellte es auf künstlichem Wege aus dem Cuminol her.

Darstellung. Ein farbloses Thymianöl (*Oleum Thymi*) wird der Destillation bis zu einer Temperatur von 230⁰ C. unterworfen. Wenn der Retorteninhalt einen Temperaturgrad von 210⁰ C. erreicht hat, wird die Destillation abgebrochen, der Retorteninhalt, fast nur aus Thymol und wenig Thymén bestehend, in einen tarirten Glaskolben eingegossen, mit ⁹/₁₀ seines Gewichts reiner oder gleichviel concentrirter Aetznatronlauge (1,332 spec. Gew.) und einem doppelten Gewicht Weingeist gemischt, dann einen halben Tag hindurch einer Digestionswärme von 50⁰ C. ausgesetzt.

Hierauf wird der Weingeist abdestillirt und der Rückstand in offener Schale in der Wärme des Wasserbades erhitzt, um einen Thymènrest abzudunsten. Der Rückstand wird nun mit verdünnter Salzsäure im Ueberschusse versetzt, unter Einwirkung verminderter Wärme das Thymol in eine Krystallmasse verwandelt, abgesondert und wenn nöthig durch thierische Kohle unter Erwärmen entfärbt. Ist die oben erwähnte Mischung aus Tymol, Natronlauge und Weingeist gefärbt, so ist es rathsam, dieselbe alsbald mit thierischer Kohle zu behandeln.

Nach LALLEMAND lässt sich aus dem Destillat noch Thymol abscheiden, wenn man es mit 20-proc. Natronlauge schüttelt, das aufschwimmende Cymol und Thymen absondert und die Natronlösung mit Salzsäure zersetzt. Aus dem Monardaöl und dem Oele der *Ptychotis Ajowan* destillirt man bis zu 200° C. das Flüchtige ab und stellt den Rückstand im Contact mit Luft haltend bei Seite, wobei sich das Thymol nach und nach absondert.

Eigenschaften. Thymol bildet farblose, wasserhelle, schief rhombische Prismen von eigenthümlichem thymianähnlichem Geruche und scharf brennendem gewürzhaftem Geschmack, ist schwerer als kaltes Wasser, geschmolzen auf dem Wasser schwimmend, löslich in circa 1100 Th. kaltem Wasser, leichtlöslich in Weingeist, Aether, Chloroform, Benzol, flüchtigen und fetten Oelen, Essigsäure, Lösungen der Alkalien z. B. in 2 Th. Aetznatronlauge von 1,160 spec. Gewicht. Es schmilzt bei 50° C. und siedet bei 230° C. Aus seiner Verbindung mit den Alkalien wird es durch Kohlensäure abgeschieden. Das Thymol des Handels bildet meist krystallinische Massen und Brocken, theils gut ausgebildete Krystalle. In seiner wässrigen Lösung verdampft es mit den Wasserdämpfen.

Thymol erfordert 1100 Th. Wasser von gewöhnlicher Temperatur zur Lösung, doch bleibt die in der Wärme von 50—60° hergestellte Lösung in 999 Th. Wasser auch beim Erkalten bis +10° C. noch klar. Glycerin nimmt bei gelinder Wärme 1 Proc. Thymol auf und bleibt beim Erkalten klar. Die Mischungen mit Fetten, Oelen, Vaseline, Wachs sind bei gelinder Wärme auszuführen, so dass das Thymol von diesen Stoffen gelöst wird. Es löst sich in der 4-fachen Menge conc. Schwefelsäure in der Kälte mit gelblicher, beim Erwärmen rosenrother Farbe. Thymol ist ein Cymophenol $\left(= C_6H_3\,(OH) < {}^{CH_3}_{C_3H_7} \right)$ wie auch Carvacrol und von folgender Constitution:

$$
\begin{array}{ccc}
\text{Thymol} & \text{Carvacrol} & \text{Thymol} \\
\text{C}.\text{CH}_3 & \text{C}.\text{CH}_3 & \\
\text{HC}\quad\text{CH} & \text{HC}\quad\text{COH} & C_6H_3 - \begin{array}{l} OH. \\ CH \\ CH < {}^{CH_3}_{CH_3} \end{array} \\
\text{HC}\quad\text{COH} & \text{HC}\quad\text{CH} & \text{oder} \\
\text{C}.\text{C}_3\text{H}_7 & \text{C}.\text{C}_3\text{H}_7 & C_6H_3 . CH_3 . C_3H_7 . OH
\end{array}
$$

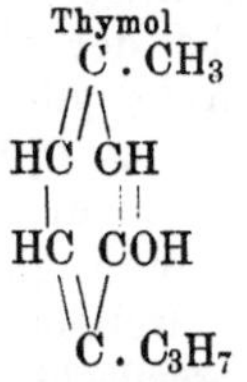

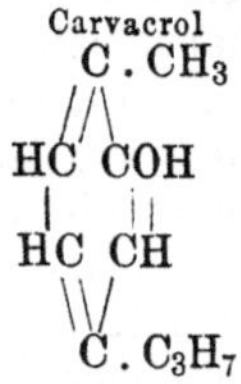

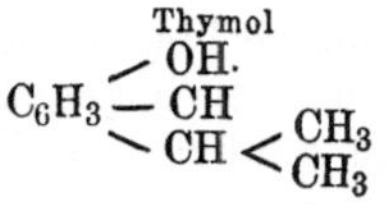

Thymol ist isomer mit Carvol, Carvacrol, Cuminalkohol.

Prüfung. Reactionen auf Thymol. HAMMARSTEN und ROBBERT berichten, dass man die Probeflüssigkeit mit Eisessig und conc. Schwefelsäure versetzen und dann erwärmen soll. Es tritt selbst noch bei 1-millionfacher Verdünnung eine dauernde roth-violette Färbung ein, welche weder durch Säureüberschuss noch durch Kochung zerstört wird. Thymol allein mit der 4-fachen Menge conc. Schwefelsäure gemischt ergiebt eine meist gelbliche, dann rosarothe Färbung, welche allmählich in Rothviolett übergeht. Diese Reaction wird bedeutend verschärft, wenn man eine Spur Rohrzucker zusetzt, sie tritt jedoch nicht immer ein und wird durch die Gegenwart einer Menge Substanzen, besonders mehrerer ätherischen Oele gestört.

Zur Isolirung des Thymols aus wässriger Lösung empfehlen die obengenannten Chemiker einen Zusatz von Salzsäure und Ausschütteln mit Aether. Im Vergleich zum Phenol verhält sich Thymol gegen Reagentien abweichend, während Thymol in kaltem Glycerin fast unlöslich ist, wird Phenol oder Carbolsäure von 2 Vol. Glycerin vollständig gelöst. Was also Thymol beim Schütteln mit 2—3 Vol. Glycerin abgiebt, ist wahrscheinlich Phenol. Ferrichlorid reagirt nicht auf Thymol, und Bromwasser oder Bromdampf geben keine krystallinische Fällung wie mit Phenol, sondern nur eine milchige Trübung. Diese beiden Reagentien können also entscheiden, ob Thymol oder Phenol vorliegt. Natriumhypochlorit mit Anilin versetzt verursacht eine Blaufärbung, welche Reaction sowohl bei Thymol wie Phenol zutrifft. Natriumhypochlorit mit Aetzammon erzeugt mit Phenol eine Blaufärbung, mit Thymol eine grüne, später in Blaugrün, nach 4—5 Tagen in Roth übergehende Färbung. Sie tritt bei einer Verdünnung von 1 : 3000 noch ein. MILLON's Reagens färbt rothviolett, welche Färbung auch nicht in der Siedehitze schwindet. (Rep. d. analyt. Ch. 1882, S. 42.)

Giesst man die Lösung des Thymols in der 4-fachen Menge conc. Schwefelsäure zunächst in ein 10-faches Vol. Wasser, setzt dann eine überschüssige Menge Bleiweiss hinzu und digerirt eine halbe Stunde, so färbt sich das Filtrat auf Zusatz von wenig Ferrichlorid violettblau.

Aufbewahrung. Thymol ist als ein sich langsam verflüchtigender Körper in dicht geschlossenen Gefässen, und als Phenolkörper vor Sonnenlicht geschützt aufzubewahren. Auf der Signatur zwei zur Vorsicht mahnende Kreuze (⤬⤬) anzubringen, ist rathsam.

Anwendung. Thymol gleicht in seinem Verhalten als Arzneikörper dem Phenol (Carbolsäure), doch ist seine Wirkung keine kräftigere, sondern eine etwas schwächere. Einige Aerzte halten die antiseptische und desinfective Wirkung des Thymols für unerheblich, insofern sie damit keine vorwiegenden Heil-Erfolge zu erzielen vermochten. Der weit angenehmere Geruch und Geschmack, dann die geringere Giftigkeit, waren Grund, dem Thymol in vielen Fällen den Vorzug vor dem Phenol zu geben und sollte man es auch in allen den Fällen heranziehen, in welchen die Carbolsäure nicht vertragen wird. Uebrigens wendete man es nicht in denselben Gaben wie die Carbolsäure an, sondern man versuchte es sogar meist in weit schwächerer Gabe.

Thymol verbindet sich wie Phenol mit dem Zellgewebe der thierischen Haut und macht es gegen Fäulniss sicher, es ist also ein Antisepticum. Man giebt es in ähnlichen Fällen wie die Carbolsäure innerlich zu 0,05—0,075 bis 0,1 zwei- bis dreistündlich, so dass die Tagesgabe 0,5—1,0 ausfüllt. Die Maximal-Einzelgabe ist 0,1, die Maximal-Tagesgabe 0,5. Man giebt es in Emulsion, gelöst in Glycerin und Tincturen oder mit der dreifachen Menge Wachs zusammengeschmolzen und mit organischem Pulver gemischt in Pillenform bei abnormen fermentativen Verdauungsvorgängen, Magenerweiterung, Diphtheritis, Blennorrhöen etc., in zwei- und dreimal stärkerer Gabe als Fiebermittel, bei Gelenkrheumatismus etc. Aeusserlich wendet man es an, als Verbandmittel unter Zusatz von etwas Weingeist in 50—100—200 Th. Wasser gelöst, wo es antiseptisch wirkend die Vernarbung befördert. FÜLLER empfiehlt es besonders (in 1000 Th. Wasser gelöst) zum Waschen bei Verbrennungen, oder in 100 Th. Leinöl gelöst zum Bepinseln der Brandwunden (alle 10—15 Minuten). Es erweist sich schmerzlindernd, so dass die Patienten die Waschung oder Pinselung damit immer wieder fordern. Bei der Behandelung bildete sich aus den Hautresten, dem Secrete und dem Thymol-Oele ein Ueberzug, welcher erst abfiel, nachdem darunter die Heilung beendet war. Die Heilungsdauer betrug 3—4 Wochen (Wien. med. Wochenschrift 1880, Nr. 6. Med. Neuigk. 1880, S. 72). In fettem Oele gelöstes Thymol subcutan injicirt bewirkt unerträgliche Schmerzen. Zum Heilen der absterbenden Pocken bewährte sich Schwimmer's *Unguentum epuloticum* aus Thymol (2,0), Leinöl (40,0) und Kreide (60,0), welches auch im Ergänzungsbande (S. 1169) der pharm. Praxis ohne Beifügung des Namens Schwimmer angegeben ist.

Das Thymol dient vorzugsweise, wenn man nicht nöthig hat, auf die geringen Mehrkosten Rücksicht zu nehmen, bei Lister's antiseptischem Verbande im Verhältnisse von 1 Theil zu 20 Th. Glycerin und 100 Th. Wasser. Diese Mischung greift die chirurgischen Instrumente nicht an und stumpft die Hand des Operateurs nicht ab. Sie ist besonders geeignet zu örtlicher Anwendung, hat keinen so unangenehmen Geruch wie Carbolsäure, ist dabei wirksamer und kann in kleineren Mengen angewandt werden. Hauptsache ist, dass das Thymol auch ein echtes ist. Es dürfen daher die Identitätsreactionen von Seiten des Pharmaceuten nie unterlassen werden.

Thymol und Kampher gemischt verflüssigen sich in ähnlicher Weise wie eine Mischung des Chloralhydrats mit Kampher. Prof. Leyden empfahl Thymolinhalationen (0,25 : 500,0 Aq.) gegen putride Bronchitis und Küster gegen Keuchhusten.

Tincturae.

Tinkturen. *Teintures. Tinctures.*

Die Tinkturen werden, wenn ein anderes Verfahren nicht vorgeschrieben ist, in der Weise bereitet, dass man die klein geschnittenen oder gröblich gepulverten Substanzen in geschlossener Flasche, nachdem die zum Ausziehen geeignete Flüssigkeit aufgegossen ist, an einem schattigen Orte bei ungefähr 15° C. unter öfterem Agitiren eine Woche hindurch macerirt. Alsdann sondere man die Flüssigkeit durch Coliren oder — wenn es nöthig sein sollte — durch Auspressen von dem ungelösten Rückstande ab und filtrire sie nach dem Absetzen. Während der Filtration wolle man möglichst die Verdunstung verhindern.

Tinkturen sind nur klar zu dispensiren.

Mit **Tinktur** bezeichnet man im Allgemeinen dünnflüssige, klare, gefärbte, weingeistige oder ätherhaltige Auszüge aus Arzneistoffen, zum Unterschiede von Elixir, unter welchem Namen man einen dickflüssigen oder concentrirteren Auszug oder eine Extractlösung versteht.

Durch vergleichende Versuche hat sich herausgestellt, dass man durch längere Maceration eine Tinktur von derselben Beschaffenheit gewinnt, als durch Digestion. Die Maceration ist desshalb vorzuziehen, weil die filtrirten Tinkturen gewöhnlich klar bleiben, die durch Digestion gewonnenen Tinkturen dagegen beim Aufbewahren meist Bodensätze machen. In der Wärme löst der Weingeist nämlich viele Stoffe auf, die sich nach dem Erkalten zwar nicht sogleich, aber später abscheiden, auch wohl durch Wärme verändert werden.

Die Methode der Bereitung der Tinkturen durch Deplacirung, für welche man seiner Zeit schwärmte, fand mit Recht nicht den Anklang, den ihre Urheber für dieselbe beanspruchten. Durch Maceration wird der Arzneistoff völlig erschöpft, die Tinkturen werden stets von gleicher Beschaffenheit und haltbar gewonnen, der Verlust an Weingeist ist mit Rücksicht auf das Auspressen gering, und das Verfahren selbst bietet nie Schwierigkeiten. Die Bereitung der Tinkturen durch Deplacirung erfordert viel Umsicht und lange Praxis, weil sie in Folge der Verschiedenheit der Struktur und sonstigen Beschaffenheiten der zu extrahirenden Stoffe von vielerlei ungünstigen Umständen begleitet ist, dass man nur in wenigen Fällen den regelmässigen Verlauf der Operation im Voraus bestimmen kann. Die Tinkturen sind weniger haltbar, indem sie später Bodensätze machen, und geschieht die Verdrängung der Tinktur durch Wasser, so findet auch eine theilweise Verdünnung derselben statt, weil ein Diffundiren beider sich berührenden Flüssigkeiten in einander nicht ausbleibt. Aus letzterem Grunde ist der Verlust an Weingeist grösser. Wollte man die Verdrängung der Tinktur durch Weingeist ausführen, so wäre damit keine Sparsamkeit verbunden. Einige Tinkturen lassen sich übrigens gar nicht durch Deplacirung bereiten.

Bei der Macerationsmethode kann ein Verlust an weingeistiger Flüssigkeit nicht stattfinden, weil das Macerationsgefäss iu Form einer Flasche mit einem Stopfen geschlossen wird. Bei der Digestion wird das Gefäss mit feuchter Blase überbunden und dann diese durch einen Nadelstich perforirt, damit der in Folge der Wärmeanwendung sich ausdehnende Weingeist oder der Weingeistdampf das Gefäss nicht auseinandersprengt. Bei einer Digestions-Temperatur von 35—40 ⁰ C. kann in einem mit Blase geschlossenen Gefäss nur eine geringe Menge Weingeist durch Verdunstung verloren gehen.

Die nach dem Auspressen sofort filtrirten Tinkturen machen sehr bald Bodensätze, und man ist genöthigt, die Filtration zu wiederholen. Diesem Uebelstande begegnet man dadurch, dass man die Colatur erst 4—5 Tage an einem kühlen Orte stehen lässt, ehe man zur Filtration schreitet.

Die **Filtration** geschieht durch Fliesspapier, das gefältelte Filter macht man so gross, dass sein Rand circa 5 mm unter dem Trichterrande zu liegen kommt. Das Filter hält man durch öfteres Nachgiessen möglichst voll, und den Trichter hält man während des Filtrirens mit einem Glasdeckel, einer Glasscheibe, einem abgesprengten Kolbenboden bedeckt, um eine Verdunstung der Tinktur möglichst zu verhüten.

Die **Aufbewahrung** der Tinkturen geschieht am zweckmässigsten in gläsernen Flaschen mit Kork- oder Glasstopfen. Der Korkstopfen verdient bei den weingeistigen und Aether haltenden Tinkturen den Vorzug. Ein passender Standort ist der Raum, dessen Temperatur sich ziemlich gleich bleibt, die mittlere Temperatur nicht überschreitet, und der von direktem Sonnenscheine nicht durchleuchtet wird. Hat man nicht eine besondere Tinkturenkammer zur Disposition, so ist der Keller der beste Aufbewahrungsort. Die Standgefässe werden nur bis zu $1—1\frac{1}{2}$ Finger breit unter den Stopfen angefüllt, denn der Weingeist dehnt sich schon um wenige Grade der Temperatur so aus, dass er ganz gefüllte und zugleich dicht geschlossene Flaschen leicht zersprengt. Da die meisten Tinkturen flüchtige Stoffe, ätherische Oele und Harz enthalten, so ist das Abhalten des Tageslichtes ein zu beachtendes Erforderniss.

Bereitung. In Betreff der Bereitung ist zu bemerken, dass die Arznei-substanz, welche mit Weingeist ausgezogen werden soll, gehörig zer-kleinert sein muss (Rinden, Samen, Harzsubstanzen in grober Pulverform oder kleiner Speciesform, Kräuter in gewöhnlicher Speciesform, Wurzeln und Rhizome in feiner Speciesform) und dass das Gefäss, in welchem die Tinktur angesetzt wird, in jedem Falle mit dem Namen der Tinktur und dem Datum, an welchem die Maceration oder Digestion ihren Anfang nimmt, zu versehen ist. Die Signatur wird auf die Wandung des Gefässes geklebt. Das übliche Anheften der Signatur auf den Kork des Ansetzgefässes mittelst einer Nadel ist zu tadeln.

Kritik. Da die Tinkturen, welche Alkaloïde enthalten, bei längerer Aufbewahrung immer Absätze machen, welche Alkaloïd enthalten, der Alkaloïdgehalt der Substanz auch möglichst ganz in die Tinktur überzuführen ist, so gaben diese Umstände von selbst die Nothwendigkeit an die Hand, die Bereitung der Tinktur entsprechend einzurichten. Welches Hinderniss stände entgegen, wenn man dem Weingeiste 1 Proc. Essigsäure hinzumischte? Selbst der Geschmack hätte dadurch keine auffallende Veränderung erlitten. Der Chinatinktur hätte man sogar 1,5 Proc. Säure zusetzen sollen. In Betreff der Tinkturendarstellung ist die Ph. zum Theil auf dem Standpunkte alter Zeit verblieben und nur darin vorgeschritten, dass sie der Maceration das Vorrecht gab und sie die Tinkturen der starkwirkenden Körper als 10-proc. Tinkturen recipirte.

Tinctura Absinthii.

Wermuthtinktur. *Teinture d'absinthe.* *Wormwood tincture.*

Aus einem (1) Th. Wermuthkraut und fünf (5) Th. verdünntem Weingeist zu bereiten. — Eine bräunlich-dunkelgrüne, sehr bittere Tinktur mit dem Geruche nach Wermuth.

Tinctura Aconiti.

Eisenhuttinktur. Tinctura Aconīti tubĕris. *Teinture d'aconit.* *Tincture of aconite.*

Aus einem (1) Th. zerstossenen Eisenhutknollen und zehn (10) Th. verdünntem Weingeist zu bereiten. — Eine braungelbe Tinktur ohne besonderen Geruch und Geschmack.

Vorsichtig aufzubewahren. Stärkste Einzelgabe 0,5g, stärkste Tagesgabe 2,0 g.

Die trocknen Akonitknollen werden behufs Darstellung der Tinktur in ein grobes Pulver verwandelt. Je nach der Grösse ihres Zuckergehaltes beträgt die Tinkturausbeute 9,3—9,6 Theile. Das specifische Gewicht der Tinktur variirt zwischen 0,905—0,910, der Aconitingehalt gemeiniglich zwischen 0,05—0,08 Proc. Die stärkste Einzeldosis ist von der Pharmakopoe zu 0,5g, die Gesammtdosis auf den Tag zu 2,0g normirt. Die *Ph. Austriaca, Hungarica* bereiten diese Tinktur in doppelter Stärke und zwar aus 1 Th. Knollen und 5 Th. verdünntem Weingeist, *Ph. Danica, Norwegica* bereiten die Tinktur aus 1 Th. *Herba Aconiti* und 10 Th. verdünntem Weingeist, *Ph. Helvetica* und *Franco-Gallica* aus 1 Th. Kraut und 5 Th. verd. Weingeist, *Ph. Rossica* aus 1 Th. Knollen und 10 Th. verdünntem Weingeist, also der deutschen Vorschrift entsprechend.

Kritik. Die Maximal-Gaben, welche für die Tinktur normirt und kaum halb so gross sind, wie sie die 1. Ausgabe der Ph. anordnete, nöthigen uns zur Kritik. Wenn nicht zu bestreiten ist, dass die Wirkung der Tinktur eine schnellere und kräftigere ist als diejenige der ganzen Substanz, welche der Tinktur zu Grunde liegt, so musste doch immer eine annähernde Uebereinstimmung erzielt werden. Gab man als Maximalgaben der *Tubera Aconiti* 0,1—0,5 an, so musste man für die Tinktur etwa 0,8 bis 4,0 als Maximalgaben aufstellen. Wo bleibt die Akribie, diese Grundlage einer Ph., von welcher Akrisie stets fern bleiben soll?!

Tinctura Aloës.

Aloëtinktur. Tinctura Alŏes. *Teinture d'aloès.* *Tincture of aloes.*

Aus einem (1) Th. Aloë und fünf (5) Th. Weingeist zu bereiten. — Eine grünlich-dunkelbraune, sehr bittere Tinktur.

Tinctura Aloës composita.

Zusammengesetzte Aloëtinktur; Lebenselixir. Elixirium ad longam vitam; (Elix. Proprietatis); Elixirium Suecicum; Elixirium Jernitzii. *Teinture d'aloès composée*; *Elixir de longue vie.* *Compound tincture of aloes*; *Elixir of long life.*

Zu bereiten aus sechs (6) Th. Aloë, je einem (1) Th. Rhabarber, Enzianwurzel, Zitterwurzel, Safran und zweihundert (200) Th. verdünntem Weingeist.

Gelblich- oder roth-braune Tinctur von dem Geruche, wie er dem Safran oder der Aloë eigen ist, von gewürzhaftem, sehr bitterem Geschmacke und mit Wasser in jedem Verhältnisse ohne Trübung mischbar.

Diese Tinktur soll allem Anscheine nach das Lange-Lebens-Elixir ersetzen, es fehlt ihr aber der Lärchenschwamm und der opiumhaltige Theriak, sie kann daher dieses Elixir nur sehr unvollkommen ersetzen.

Das Lange-Lebens-Elixir, welches sich immer noch einer grossen Popularität erfreut und sicher die sporadischen Hämorrhoiden zu einer endemischen Krankheit gemacht hat, ist ursprünglich eine Nachbildung des *Elixir praeservativum contra pestem*, welches zum Unterschiede noch Kampfer enthielt. Der Schwedische Arzt HJÄRNE († 1724) wird als Urheber des Lebenselixirs angesehen.

Tinctura amara.

Bittere Magentropfen. *Teinture amère.* *Compound tincture of gentian.*

Zu bereiten aus je drei (3) Th. Enzianwurzel und Tausendgüldenkraut, zwei (2) Th. Pomeranzenschalen, je einen (1) Th. unreifer Pomeranzen und Zitterwurzel und fünfzig (50) Th. verdünntem Weingeist. — Grünlich-braune, gewürzhaft riechende und schmeckende bittere Tinktur.

Tinctura Arnicae.

Arnikatinktur. *Teinture d'arnica.* *Tincture of arnica.*

Zu bereiten aus einem (1) Th. Arnicablüthen und zehn (10) Th. verdünntem Weingeist. — Bräunlich-gelbe bittere Tinktur, nach Arnikablüthen riechend.

Tinctura aromatica.

Aromatische Tinktur; Gewürztinktur. Tinctura Cinnamomi composita. *Teinture aromatique; Essence céphalique (de Bonferme). Compound tincture of cinnamom.*

Zu bereiten aus fünf (5) Th. Zimmt, zwei (2) Th. Ingwer, je einem (1) Th. Galgant, Gewürznelken, Cardamom und fünfzig (50) Th. verdünntem Weingeist. — Braunrothe, stark gewürzhaft riechende und schmeckende Tinktur.

Tinctura Asae foetidae.

Stinkasanttinktur. *Teinture d'ase foetida. Tincture of assafoetida.*

Zu bereiten aus einem (1) Th. Stinkasant und fünf (5) Th. Weingeist. — Gelblich- oder braunrothe Tinktur.

Tinctura Aurantii.

Pomeranzentinktur; Pomeranzenschalentinktur. Tinctura Aurantii corticis. *Teinture d'écorces d'orange amère. Tincture of orange peel.*

Zu bereiten aus einem (1) Th. Pomeranzenschale und fünf (5) Th. verdünntem Weingeist. — Röthlich- oder gelb-braune Tinktur, von Geruch und Geschmack der Pormeranzenschale.

Hier kommt *Flavēdo corticis Aurantii* zur Verwendung. Da sich auch eine *Tinctura Aurantii pomorum immaturorum* eingeführt hat, so wäre die früher gebräuchliche Signatur: *Tinctura Aurantii corticis* immer noch am richtigen Orte gewesen.

Tincturae Benzoës.

Benzoëtinktur. *Teinture de benjoin. Tincture of benzoin.*

Aus einem (1) Th. Benzoë und fünf (5) Th. Weingeist zu bereiten. — Röthlich- oder braun-gelbe, nach Benzoë riechende Tinktur. Mit Wasser gemischt entsteht eine milchige, sehr saure Flüssigkeit.

Tinctura Calami.

Kalmustinktur. *Teinture d'acore. Tincture of calmus.*

Zu bereiten aus einem (1) Th. Kalmusrhizom und fünf (5) Th. verdünntem Weingeist. — Bräunlich-gelbe, nach dem Rhizom riechende und bitter-gewürzhaft brennend schmeckende Tinktur.

Tinctura Cannabis Indicae.

Indischhanftinktur. Tinctūra Cannăbis Indicae. *Teinture de chanvre Indien. Tincture of Indian hemp.*

Einen (1) Th. Indischhanfextrakt löse man in neunzehn (19) Th. Weingeist. — Dunkelgrüne, eigenthümlich narkotisch riechende, sehr bittere Flüssigkeit, welche schon durch eine unbedeutende Menge Wasser getrübt wird, und mit gleichviel Wasser verdünnt eine milchige Flüssigkeit ausgiebt, aus welcher in kurzer Zeit eine reichliche Menge Harz abscheidet.

Vorsichtig aufzubewahren.

Wie unter *Extractum Cannăbis Indĭcae*, Bd. I, S. 684, 685 nachzusehen ist, wären als stärkste Einzelngabe 2,0 g, als stärkste Tagesgabe 8,0 g von dieser Tinktur anzunehmen.

Die Französische Pharmakopoe lässt diese Tinctur aus 1 Th. Kraut und 5 Th. verdünntem Weingeist, *Ph. Rossica* aus 1 Th. Kraut und 10 Th. Weingeist bereiten.

Tinctura Cantharidum.

Spanischfliegentinktur. Cantharidentinktur. *Teinture de cantharides. Tincture of cantharides.*

Zu bereiten aus einem (1) Th. Canthariden und zehn (10) Th. Weingeist. — Grünlich-gelbe, brennend schmeckende und nach Canthariden riechende Tinktur.

Vorsichtig aufzubewahren. Stärkste Einzelgabe 0,5 g, stärkste Tagesgabe 1,5 g.

Die Cantharidentinktur wird aus grob gepulverten Canthariden bereitet. Sie hat ein specifisches Gewicht von 0,833—0,838. Die festen Bestandtheile betragen durchschnittlich 2 Proc. Die stärkste Einzelndosis normirt die Pharmakopoe zu 0,5, die Gesammtdosis auf den Tag zu 1,5 g. Im Handverkauf darf die Cantharidentinktur nicht abgegeben werden, in der Veterinärpraxis nur als äusserliches Mittel in Mischung mit Linimenten oder flüssigen Einreibungen unter der Signatur: „Aeusserlich".

Tinctura Capsici.

Spanischpfeffertinktur. Tinctūra Pipĕris Hispanici. *Teinture de poivre e Guinée. Tincture of capsicum.*

Zu bereiten aus einem (1) Th. Capsicumfrüchten (Spanischem Pfeffer) und zehn (10) Th. Weingeist. — Röthlich-gelbe, brennend schmeckende Tinktur ohne besonderen Geruch.

Tinctura Castorei.

Bibergeiltinktur. Tinctūra Castorĕi Canadensis. *Teinture de castoréum.* *Tincture of castor.*

Zu bereiten aus einem (1) Th. Bibergeil und zehn (10) Th. Weingeist. — Dunkelrothbraune, stark nach Bibergeil riechende Tinktur. Mit der 4—5-fachen Menge Wasser vermischt, giebt sie eine milchige lehmfarbene Flüssigkeit aus, aus welcher beim Zusammenschütteln reichlich Harz abgeschieden wird, während der flüssige Theil fast farblos und klar wird.

Das spec. Gew. ist sehr verschieden und hält sich auf 0,840—0,860. *Tinctura Castorĕi Sibirici* ist nicht officinell, wird aber mitunter gefordert.

Beide Castoreumtinkturen sind physikalisch verschieden, wenn auch scheinbar ähnlich. *Tinctura Castorei Canadensis* ist schwächer von Geruch, macht in Wasser getröpfelt dieses sehr milchig und bräunlich-weiss, auf Zusatz von einer Portion Aetzammonflüssigkeit wieder klar, fast durchsichtig und braun, dagegen macht die *Tinctura Castorei Sibirici*, in Wasser getröpfelt, dieses gelblich und nur opalescirend, aber auf Zusatz von Aetzammonflüssigkeit wird dasselbe klarer und gelb, bisweilen kaum röthlich. Weitere Unterscheidungsmerkmale findet man unter *Castoreum* angegeben.

Tinctura Catechu.

Katĕchutinktur. *Teinture de cachou.* *Tincture of catechu.*

Zu bereiten aus einem (1) Th. Catechu und fünf (5) Th. verdünntem Weingeist. — Dunkelroth-braune Tinktur. Sie ist nicht durchsichtig, sie wäre denn breit (dünn) ausgegossen, von nicht besonderem Geruche, sehr zusammenziehendem Geschmacke und von saurer Reaction. Auf Zusatz von Ferrichlorid nimmt sie eine schmutziggrüne, mit etwas wenigem Kaliumchromat erhitzt eine dunkel kirschrothe Farbe an.

Tinctura Chinae.

Chinatinktur. *Téinture de quinquina (gris).* *Tincture of cinchona.*

Zu bereiten aus einem (1) Th. Chinarinde und fünf (5) Th. verdünntem Weingeist. — Rothbraune, sehr bitter schmeckende Tinktur.

Tinctura Chinae composita.

Zusammengesetzte Chinatinktur. Elixir robŏrans Whyttii.
Teinture de quinquina composée; Teinture tonique (roborante) de Whytt; Elixir amer de Whytt. *Compound tincture of cinchona.*

Zu bereiten aus sechs (6) Th. Chinarinde, je zwei (2) Th. Pomeranzenschalen und Enzianwurzel, einem (1) Th. Zimmt und fünfzig (50) Th. verdünntem Weingeist. — Rothbraune, gewürzhaft und sehr bitter schmeckende, nach Zimmt und Pomeranzenschalen riechende Tinktur.

Tinctura Chinioïdini.

Chinioïdintinktur; Chinoïdintinktur.   *Teinture de quinoïdine.*
Tincture of quinoidine.

Man löse zehn (10) Th. Chinioïdin in 85 Th. verdünntem Weingeist und fünf (5) Th. Salzsäure, dann filtrire man. — Dunkelbraune, nur in dünner Schicht durchsichtige, sehr bittere Tinktur von einem nicht besonderen Geruche. Wird dieselbe, Wasser und Aetzammonflüssigkeit zu gleichen Volumen zusammengemischt, so scheidet Chinioïdin aus, die Flüssigkeit bleibt aber gelblich.

Die Anwendung der Chinoïdintinktur, wie überhaupt des Chinoïdins, verdankt die Medicin der Pharmacie. Apotheker wendeten sie zuerst in den Jahren 1830—1832 mit Erfolg gegen intermittirende Fieber an. Sie thaten dies, wie auch später die Aerzte, ohne Rücksicht auf die physikalischen Beschaffenheiten des Chinoidins. Die einfache weingeistige Lösung in den Magen gebracht, schied, in Berührung mit der Magenfeuchtigkeit, das harzähnliche Chinoidin aus, welches gewöhnlich Erbrechen erzeugte, oder es erfolgte nur eine theilweise Lösung des Chinoidins, welche dem kranken Körper zu Gute kam, das übrige wurde in Menge mit den Faeces unbenutzt abgesondert. Die Wirkung ist daher erhöht, und das Mittel wird besser vertragen, wenn es durch eine Säure in den löslichen Zustand übergeführt ist. Nachdem HAGER in der ersten Auflage seines *Manuale pharmaceuticum* Vorschriften zu *Tinctura Chinoidini composita* gegeben hatte, welche auf 10 Th. Chinoidin circa 5 Th. reine officinelle Salzsäure behufs Lösung nehmen liessen, acceptirte die Preussische Pharmakopoe denselben Modus für die einfache Chinodintinktur. Die 1. Ausgabe der Pharmakopoe folgte darin getreulich, vermochte aber noch nicht, sich vom 90proc. Weingeist zu trennen. Die 2. Ausgabe ist nun dem im vorigen Commentar gegebenen Rathe gefolgt. Der verdünnte Weingeist macht die Tinktur zum Einnehmen geeigneter, ein 45-proc. Weingeist hätte dem Zwecke noch besser gedient.

Die Dosis ist in der fieberfreien Zeit täglich 3 Mal je zwei Theelöffel voll. Bei Recidiven verspricht die Verbindung der Tinktur mit *Tinctura aromatica ana* vortrefflichen Heilerfolg. Als Geschmackscorrigens genügen auf 10g der Tinktur 5 Tropfen Chloroform.

Tinctura Cinnamomi.

Zimmttinktur. Tinctura Cassïae cinnamomëae. *Teinture de canelle. Tincture of cinnamon; Tincture of cassia.*

Zu bereiten aus einem (1) Th. Zimmtrinde und fünf (5) Th. verdünntem Weingeist. — Roth-braune, wie Zimmt süsslich-gewürzhaft, etwas herbe schmeckende Tinktur.

Tinctura Colchici.

Zeitlosentinktur. Tinctura Semĭnis Colchĭci. *Teinture de colchique.*
(de semences). *Tincture of colchicum seeds.*

Zu bereiten aus einem (1) Th. Zeitlosensamen und zehn (10)
Th. verdünntem Weingeist. — Gelbe, bittere Tinktur ohne besonderen Geruch.

Vorsichtig aufzubewahren. Stärkste Einzelgabe 2,0 g,
stärkste Tagesgabe 6,0 g.

Bei Bereitung dieser Tinktur sehe man darauf, dass der sehr harte
Samen gut gepulvert sei. Am besten zermalmt man ihn auf einer Kaffeemühle,
stösst ihn noch einmal im Stossmörser und schlägt ihn durch ein grobes Pulversieb. Zerstossener Samen, welcher bereits lange gelegen hat, darf nicht verwendet werden. Die Tinktur aus 1 Th. Samen und 5 Th. verd. Weingeist
schreibt vor: die Französische Ph., *Ph. Austriaca, Ph. Neerlandica.* Das
Verhältniss von 1 : 10 haben unsere Ph. und *Ph. Suecica, Danica, Norwegica* und *Rossica* acceptirt.

Die Maceration ist an einem schattigen Orte auszuführen und die fertige
Tinktur an einem schattigen Orte vorsichtig aufzubewahren. Das helle
Tageslicht wirkt jedenfalls auf das Colchicin zersetzend, denn eine im Tages-
lichte längere Zeit aufbewahrte Tinktur ist fast ohne Wirkung. Das spec.
Gewicht ist 0,898—0,901. Die Pharmakopoe normirt die stärkste Gabe zu
2,0, die Gesammtgabe auf den Tag zu 6,0 g.

Tinctura Colocynthidis.

Koloquintentinktur. Tinctūra Colocynthĭdis. *Teinture de coloquinte.*
Tincture of colocynth.

Zu bereiten aus einem (1) Th. Koloquintenfrucht mit Samen
und zehn (10) Th. Weingeist. — Gelbe, sehr bitterschmeckende
Tinktur ohne besonderen Geruch.

Vorsichtig aufzubewahren. Stärkste Einzelgabe 1,0 g,
stärkste Tagesgabe 3,0 g.

Tinctura Croci.

Safrantinktur. *Teinture de safran. Tincture of saffron.*

Zu bereiten aus einem (1) Th. Safran und zehn (10) Th. verdünntem Weingeist. — Dunkelpomeranzengelbe Tinktur von Geruch
und Geschmack des Safrans.

Die Abgabe einer grösseren Menge dieser Tinktur (16—30 g) im Handverkaufe ist mit Vorsicht auszuführen. Man vergleiche Bd. I, S. 617.

Tinctura Digitalis.

Fingerhuttinktur.   Tinctūra Digitālis.   *Teinture de digitale.*
Tincture of digitalis.

Zu bereiten aus einem (1) Th. trockener Digitalisblätter und
zehn (10) Th. verdünntem Weingeist. — Dunkelgrüne, nach Digitalisblättern riechende und bitter schmeckende Tinktur.
Vorsichtig aufzubewahren. Stärkste Einzelngabe 1,5 g,
stärkste Tagesgabe 5,0 g.

Die Maceration und die Aufbewahrung der Digitalistinktur müssen
an einem Orte geschehen, welcher eine Einwirkung des Tageslichtes auf die
Tinktur nicht zulässt. Das Licht übt nämlich einen zerstörenden Einfluss auf
die wirksamen Digitalisbestandtheile aus. Die Colatur nach der Maceration
beträgt aus 10 Th. Digitalis 104—105 Th. Die stärkste Einzelndosis normirt die
Pharmakopoe zu 1,5, die Gesammtdosis auf den Tag zu 5,0 g, also verhältnissmässig bedeutend geringer als von den Digitalisblättern. Wie sub Kritik
unter *Tinctura Aconiti* angedeutet ist, kommt die Ph. in dem Maasse der
Einzeldosis der dort ausgesprochenen Ansicht nach, aber in der Tagesdosis
bleibt sie zu sehr zurück, denn sie normirt für *Folia Digitalis* eine Tagesdosis zu 1,0 g und für die $^1/_{10}$-Tinktur mit nur 5 g.

Tinctura Ferri acetici aetherea.

Aetherische essigsaure Eisentinktur; Stahltropfen; KLAPROTH's
Eisentinktur.   Tinctura Martis Klaprothii; Tinctūra Ferri acetīci
aetherĕa.   *Teinture de fer acétique éthéré; Teinture éthéré d'ace-*
tate de fer; Teinture de Klaproth; Ether acétique martial de
Klaproth.   Tincture of acetate of iron.

Zu Ferriacetatflüssigkeit, achtzig (80) Th., mische man, unter
möglichster Vermeidung der Wärme, zwölf (12) Th. Weingeist und
acht (8) Th. Essigäther.
Klare, dunkelbraunrothe, nur zu dünner Schicht (breit) ausgegossen
durchsichtige, nach Essigäther riechende Flüssigkeit von säuerlich zusammenziehendem herbem Geschmacke, welche in jeder beliebigen Menge
mit Wasser gemischt nicht getrübt wird. Spec. Gew. 1,044—1,046. Sie
enthält 4 Proc. Eisen. Vor Licht geschützt aufzubewahren.

Die Haltbarkeit dieser Eisentinktur steht mit der Beschaffenheit der Ferriacetatlösung in enger Beziehung. Man vergleiche darüber die Commentation
unter *Liquor Ferri acetici* (Bd. II, S. 226). Es ist dieses Präparat vor jeder
Erwärmung zu bewahren, daher wird es auch gut sein, Weingeist und Essigäther erst zu mischen und die kalte Mischung dann allmählich in kleinen
Portionen der möglichst kalten Eisenlösung zuzusetzen. Mischt man den Weingeist allein zu, so findet immer eine bemerkbare Erwärmung statt. Für die
Aufbewahrung wählt man einen recht kühlen und finsteren Ort.

Das specifische Gewicht der Tinktur ist 1,044—1,046. Diese Tinktur ist vor Einwirkung des Lichtes, der Wärme und der Kälte zu schützen, theils um die Bildung von Ferroacetat zurückzuhalten, theils ein Trübewerden oder Gelatiniren zu verhüten. Die Dosis umfasst 20—30—50 Tropfen 1—2 mal täglich.

Kritik. „Das Vermeiden der Wärme in Folge der Mischung" giebt die Ph. mit *calorem evitans* wieder, womit doch nur die Nichtanwendung von Wärme bezeichnet wird, dass also Wärmeanwendung zu vermeiden sei. *Calorem e mixtione provenientem evitans* wäre zu sehr der Physik anheimgefallen, welcher gegenüber der sprachliche Autor der Ph. bekanntlich stets eine gewisse Abneigung an den Tag legt. Das *quam maxime* zwischen *calorem* und *evitans* deutet nur einigermaassen auf die Wärme in Folge der Mischung hin.

Tinctura Ferri chlorati aetherea.

Aetherische Eisenchloridtinktur. Spiritus Ferri chlorāti aetherĕus; Liquor anodȳnus martiātus; (in Stelle der) Tinctura tonĭco-nervīna Bestuscheffii; Spiritus Aethĕris ferrātus. *Teinture éthérée de perchlorure de fer. Aethereal tincture of chloride of iron; (Tincture of sesquichloride of iron).*

Ferrichloridflüssigkeit ein (1) Th., Aether zwei (2) Th. und Weingeist sieben (7) Th. setze man gemischt in weissen, nicht völlig gefüllten, mit Kork gut verschlossenen (Glas-)Flaschen den Sonnenstrahlen aus, bis die Farbe gänzlich geschwunden ist. Diese (Flaschen) an einen schattigen Ort gestellt, öffne man zuweilen, bis ihr Inhalt wieder eine gelbe Farbe angenommen hat.

Klare, gelbe, nach Aether riechende, brennend und zugleich nach Eisen schmeckende *(sap. ferruginantis)* Flüssigkeit. Mit Wasser verdünnt und mit gelbem Kaliumferrocyanid oder rothem Kaliumferricyanid versetzt, lässt sie einen blauen, mit Aetzammonflüssigkeit aber einen schwarzen und mit Silbernitrat-(Lösung) einen weissen Niederschlag fallen. Spec. Gew. 0,850—0,854.

Aus einer beiseite gestellten Mischung aus 10 ccm der Tinktur und 10 ccm Kaliumacetatflüssigkeit müssen sich 3 ccm ätherische Flüssigkeit abscheiden.

Im Jahre 1725 bereitete ein Russischer General, BESTUSCHEFF, als er sich zu Kopenhagen aufhielt, ein ähnliches Präparat, natürlich auf weitschweifigem alchymistischem Wege. KLAPROTH gab 1782 eine einfachere Bereitungsweise an, die jetzt dahin abgeändert ist, dass statt des damaligen weingeisthaltigen Aethers Aether und Weingeist in Anwendung kommen und ein Präparat von bestimmterem Eisengehalte erzielt wird. Die Mischung wird in weissen, cylindrischen, verstopften Flaschen (langen Eau de Cologne-Gläsern) dem Sonnenlichte ausgesetzt, bis sie ganz farblos geworden ist. Diese Flaschen müssen von starkem Glase, dürfen auch nur zu $2/3$ ihres Rauminhaltes gefüllt und endlich mit Korken dicht geschlossen sein, welche durch Maceration in Weingeist oberflächlich vom Gerbstoff befreit sind. Glasstopfen schliessen erfahrungsgemäss weniger dicht und lassen besonders ätherhaltigen Flüssigkeiten reichlichen Spielraum für die Abdunstung.

Der Bleichungsprocess, durch das Sonnenlicht bewirkt, besteht in dem Zerfallen des Ferrichlorids in Ferrochlorid und Chlor, welches letztere, mit einem entsprechenden Theile des Weingeistes Aethylchlorid bildet und die Entstehung von etwas Aldehyd veranlasst. Da das (wasserfreie) Ferrochlorid farblos ist, so resultirt auch eine farblose Lösung. Wird diese nun an einen schattigen Ort gestellt, und lässt man durch Oeffnen der Stopfen atmosphärischen Sauerstoff hinzutreten, so nimmt das Ferrochlorid wieder etwas Sauerstoff auf, es bildet sich etwas Oxychlorid des Eisens, welches die Flüssigkeit gelblich färbt. Ist die Ferrichloridlösung von nicht stärkerem Salzgehalte als die Vorschrift fordert, so scheidet sich auch kein Ferrochlorid ab, ist sie aber sehr stark oxychloridhaltig, so macht sie mit der Zeit einen ochrigen Bodensatz. Diese Tinktur, welche selten in Anwendung kommt und bezüglich der Wirkung durch andere Eisentinkturen besser ersetzt wird, müssen wir als ein Vermächtniss der vor 150 Jahren auf hohem Kothurn einherschreitenden Alchymistik betrachten, den zu beseitigen eine Aufgabe der Autoren der neueren Pharmakopöen hätte sein sollen. Die Tinktur wird zu 10—30 Tropfen 2—3-mal täglich bei Chlorose, Nervenschwäche und anderen Schwächeleiden innerlich angewendet.

Kritik. In diesem Artikel stossen wir auf *lagenae albae*. Da es auch aus Milchglas und Porcellan fabricirte Flaschen giebt, was den Autoren der Ph. völlig unbekannt gewesen sein muss, so war der Zusatz *vitreae* unerlässlich.

Tinctura Ferri pomata.

Aepfelsaure Eisentinktur.   Tinctura Martis pomāta;   Tinctura Malātis Ferri.   *Teinture de malate de fer.   Tincture of malate of iron.*

Aepfelsaures Eisenextract, ein (1) Th., gelöst in neun (9) Th. Zimmtwasser, filtrire man. — Schwarzbraune Flüssigkeit mit Zimmtgeruch und mildem Eisengeschmack. In jedem Verhältnisse mit Wasser gemischt, darf sie sich nicht trüben.

Die Extractlösung stelle man zwei Tage bei Seite, ehe man zur Filtration schreitet. Vordem wurde weingeistiges Zimmtwasser verwendet, welches die Haltbarkeit der Tinktur sicherte. Ob die heutige Tinktur alle Zeit Beständigkeit zeigen wird, muss die Erfahrung lehren.

Tinctura Gallarum.

Galläpfeltinktur.   *Teinture de noix de galle.   Tincture of galls.*

Zu bereiten aus einem (1) Th. Galläpfeln und fünf (5) Th. verdünntem Weingeist. — Gelblich-braune, sehr stark zusammenziehend und herbe schmeckende, sauer reagirende Tinktur, welche mit Wasser in jedem Verhältnisse gemischt keine Trübung erleidet und auf Zusatz von Ferrisalzen einen blauschwarzen Niederschlag ausscheidet.

Tinctura Gentianae.

Enziantinktur. *Teinture de gentiane.* *Tincture of gentian.*

Zu bereiten aus einem (1) Th. Enzianwurzel und fünf (5) Th. verdünntem Weingeist. — Gelblich- oder braun-rothe, sehr bitter-schmeckende Tinktur vom Geruch der Wurzel.

Tinctura Iodi.

Jodtinktur. *Teinture d'iode.* *Tincture of jodine.*

Einen (1) Th. Jod löse man ohne Wärmeanwendung in einer mit Glasstopfen geschlossenen Flasche in zehn (10) Th. Weingeist.

Dunkelroth-braune Flüssigkeit, nach Jod riechend und in der Wärme ohne Rückstand flüchtig. Spec. Gew. 0,895—0,898.

Werden 2 g Jodtinktur mit 25 ccm Wasser, 0,5 g Kaliumjodid und etwas volumetrischer Stärkemehlflüssigkeit versetzt, so müssen zur Bindung des (freien) Jods 13,8—14,3 ccm Natriumthiosulfat-lösung erforderlich sein.

Vorsichtig aufzubewahren. Stärkste Einzelgabe 0,2 g, stärkste Tagesgabe 1,2 g.

Die Lösung des Jods in Weingeist geschieht durch Maceration und öfteres Umschütteln in einer Flasche mit Glasstopfen. In 3 Tagen ist die Lösung sicher vollendet. Ein reines Jod, wie es heut officinell ist, hinterlässt keinen Bodensatz, welcher als ein Zeichen eines unreinen Jods anzusehen ist. Nach längerer Zeit der Aufbewahrung erleidet die Jodtinktur eine kleine Umänderung. Unter Zersetzung von Weingeist entstehen Spuren Jodwasserstoffsäure, Jodoform, Aldehyd und Aethyljodid, welche jedoch höchstens 5 Proc. des Jods in Anspruch nehmen.

Die **Prüfung**, welche die Ph. angiebt, ist überflüssig, wenn das Jod trocken und rein war und einen Bodensatz nicht hinterliess. Die Prüfung ist wohl nur eine Controle, welche der Revisor ausübt. Sie stützt sich auf folgende Formel, welche schon S. 123 (Bd. II) besprochen ist.

Natriumthiosulfat $(2\times248=496)$	Jod $(2\times127=254)$	Natrium-jodid	Natrium-tetrathionat	Wasser
$2(Na_2S_2O_3 + 5H_2O)$ und	$2J$ geben	$2NaJ$ und	$Na_2S_4O_6$ und	$10H_2O$.

2 g der Tinktur sollen 0,1828 g Jod enthalten (denn $11:1 = 2\,g:0,1828\,g$). Wenn die mit Stärkelösung versetzte Lösung des Jods in Kaliumjodidlösung mit der volumetrischen $^1/_{10}$-Natriumthiosulfatlösung versetzt wird, bis Entfärbung eintritt, so erfordern 0,1828 g Jod 14,4 ccm der Thiosulfatlösung (denn $254 : 20\,000 = 0,1828 : 14,4$). Da die Ph. nur 13,8—14,3 ccm zulässt, so gewährt sie einen reichlichen Jodverlust.

Aufbewahrung. Jodtinktur ist abgesondert unter den Arzneimitteln der Tabula C, ferner in Glasflaschen mit Glasstopfen und einer Glaskapsel darüber an einem kühlen und vor Sonnenlicht geschützten Orte aufzubewahren, um den Uebergang in HJ, Jodoform, Aethyljodid, Aldehyd etc. zurückzuhalten. Im Handverkauf gebe man sie nur an Erwachsene oder sichere Personen, welche mit der Art der äusserlichen Anwendung und der Giftigkeit des Jod-dunstes bekannt gemacht sind.

Anwendung. Innerlich findet die Jodtinktur selten Anwendung und dann zu 0,1—0,15—0,2 g (3—5—8 Tropfen) 2—4-mal täglich in schleimigem Getränk. Die stärkste Einzelgabe normirt die Ph. zu 0,2, die stärkste Tagesgabe zu 1,0 g (während die entsprechenden Maximalgaben des Jods zu 0,05 und 0,2 g normirt sind). Ein mehrere Wochen anhaltender Gebrauch hat meist Schwindsucht zum Resultat.

Mischungen der Tinktur mit Wasser, welches Jod abscheidet, mit Gerbstoff enthaltenden Flüssigkeiten, welche Jod resorbiren und in der Wirkung mindern, und mit Metallsalzen und Metallsalzlösungen sind zu meiden. Aeusserlich wird die Tinktur viel gebraucht zu Pinselungen (mittelst Pinsels aus Glaswolle) bei Degenerationen der Haut, entzündlichen Drüsenanschwellungen, Hospitalbrand, Lupus, Erysipelas, Croup (auf den Kehlkopf), Panaritien, skrofulöser Photophobie, erfrorenen Gliedern (Pernionen), Pharyngitis etc. Ferner in Umschlägen, Mundwässern, Gurgelwässern, zu Inhalationen etc.

Kritik. Die medicinischen Kräfte, welche bei der Fassung der Ph. obwalteten, scheinen ebenfalls dem Regime der Akribie nicht unterstellt worden zu sein, denn der Schatten der Akrisie fällt auch über die Maximalgaben nur zu oft hinweg. Während die Ph. die Maximalgaben des Jods zu 0,05 und 0,2 g normirt, misst sie dieselben in der $^1/_{10}$-Jodtinktur zu 0,02 und 0,1 g ab, also nur halb so gross. Wenn auch die Tinktur eine schnellere kräftigere Wirkung in Aussicht stellt, so musste doch eine gewisse Uebereinstimmung oder eine Annäherung erzielt und die Gaben der $^1/_{10}$-Tinktur zu 0,4 und 1,6 g normirt werden. Sollten die Aerzte diese Differenz noch nicht erkannt haben?

Tinctura Ipecacuanhae.

Ipekakuanhatinktur; Brechwurzeltinktur. *Teinture d'ipécacuanha.*
Tincture of ipecacuanha.

Zu bereiten aus einem (1) Th. Brechwurzel und zehn (10) Th. verdünntem Weingeist. — Röthlich- oder braun-gelbe, bitterlich schmeckende Tinktur. Vorsichtig aufzubewahren.

Tinctura Lobeliae.

Lobeliatinktur. *Teinture de lobélie. Tincture of lobelia.*

Zu bereiten aus einem (1) Th. Lobelienkraute und zehn (10) Th. verdünntem Weingeist. — Braun-grüne Tinktur von geringem besonderem Geruche und widerlich-scharfem Geschmacke.

Stärkste Einzelgabe 1,0, stärkste Tagesgabe 5,0 g.

Diese Tinktur galt eine Zeit lang als Specificum bei asthmatischen Beschwerden. Man giebt sie zu 0,5—1,0—1,5 g (12—24—36 Tropfen) einige Male des Tages, oder beim Asthmaanfalle die mittlere Dosis. Die stärkste Einzelgabe hat die Ph. zu 1,0 g, die stärkste Tagesgabe zu 5,0 g normirt. Aerzte und Apotheker in Grenzorten mögen nicht übersehen, dass die Tinktur nach *Ph. Austriaca, Gallica, Hungarica* 1 : 5, *Ph. Britica, Neerlandica* 1 : 8, *Ph. Danica, Norvegica, Rossica* und *Suceica* 1 : 10 bereitet wird.

Kritik. Als man die Maximalgaben normirte, hatte man wahrscheinlich die Tinktur, 1 : 5 bereitet, im Sinne, denn wenn auch die Lobelie kein unschuldiges Medicament ist, so sind davon 0,15—0,3—0,5 g oder in der 10-proc. Tinktur 1,5—3,0—5,0 g Gaben, welche ohne Beschwerde ertragen werden. *Ph. Austriaca* hat, trotzdem sie eine 1:5-Tinktur recipirte, keine Maximaldosis angegeben. Nur für diese Tinktur können die Maximalgaben der *Ph. Germanica* als passende acceptirt werden. Dass letztere Ph. sich hier im Irrthume befindet, wird klar, wenn man damit die Maximaldodis der Opiumtinktur vergleicht. Trotz Normirung der Maximalgaben versetzte man die Tinktur nicht in die Reihe der Tabula C.

Tinctura Moschi.

Moschustinktur.   *Teinture de musc.   Tincture of musk.*

Sie ist aus einem (1) Th. Moschus und je fünfundzwanzig (25) Th. verdünntem Weingeist und destill. Wasser in der Weise zu bereiten, dass dem mit dem Wasser zusammengeriebenen Moschus der Weingeist zugesetzt wird. — Röthlich-braune, stark und durchdringend nach Moschus riechende, mit Wasser in jedem Verhältnisse ohne Trübung mischbare Tinktur.

Der bei der Filtration aus 10 g Moschus gewonnene Rückstand mit 100 g 45-proc. Weingeist und 10 Tropfen Aetzammon gemischt und auf 50—60° C. erwärmt, dann nach dem Erkalten filtrirt, liefert noch eine für Parfümeriezwecke brauchbare Essenz.

Tinctura Myrrhae.

Myrrhentinktur.   *Teinture de myrrhe.   Tincture of myrrh.*

Zu bereiten aus einem (1) Th. feingepulverter Myrrhe und fünf (5) Th. Weingeist. — Röthlich-gelbe, nach Myrrhen riechende, bitter, brennend, gewürzhaft schmeckende Tinktur. Durch Wasserzusatz giebt sie eine milchige Flüssigkeit aus.

Tinctura Opii benzoica.

Benzoësäurehaltige Opiumtinktur; Schmerzstillendes Elixir.
Tinctura Opii camphorata; Elixir paregoricum. *Elixir parégorique.*
Compound tincture of camphor.

Zu bereiten aus je einem (1) Th. gepulvertem Opium und Anisöl, zwei (2) Th. Kampfer, vier (4) Th. Benzoësäure und 192 Th. verdünntem Weingeist. — Bräunlich-gelbe, nach Anisöl und Kampfer riechende, kräftig, gewürzhaft und süsslich schmeckende, sauer reagirende Tinktur. Sie enthält in 100 g das Lösliche, aus 0,5 g Opium, was 0,05 g Morphin annähernd entspricht.
Vorsichtig aufzubewahren.

Dieses der Dubliner Pharmakopoe entstammende Medicament ist in England bei Hysterie und krampfhaften Leiden ein beliebtes Hausmittel geworden. Trotz des geringen Opiumgehaltes hat es unsere Pharmakopoe in der Tabula C belassen, um vielleicht auch damit anzudeuten, dass es mit Vorsicht abzugeben sei. Dosis: 30—40—50 Tropfen zwei- bis viermal des Tages.

Tinctura Opii crocata.

Safranhaltige Opiumtinktur. Tinctura Opii crocāta; Laudānum liquĭdum Sydenhāmi; Vinum Opii compositum. *Teinture d'opium vineuse safranée. Gouttes de Sydenham.*

Zu bereiten aus dreissig (30) Th. gepulvertem Opium, zehn (10) Th. Safran, je zwei (2) Th. Gewürznelken und Zimmtrinde und je 150 Th. verdünntem Weingeist und destill. Wasser. — Sehr dunkelgelbe, verdünnt reingelbe, nach Safran riechende, bitter schmeckende Tinktur. Spec. Gew. 0,980—0,984.

Sie enthält in 100 g das Lösliche aus 10 g Opium, was 1 g Morphin entspricht.

40 g der safranhaltigen Opiumtinktur, 10 g Aether und 1 g Aetzammonflüssigkeit (gewogen) gebe man in ein Gefäss, schüttele kräftig um, verschliesse dasselbe und stelle es 12 Stunden bei einer Wärme von 10—15⁰ C., bisweilen umschüttelnd, beiseite. Dann bringe man den Inhalt des Gefässes in ein sehr kleines tarirtes Filter (von 8 cm Durchmesser), wasche die nach dem Ablaufen der Flüssigkeit zurückbleibenden Morphinkrystalle zweimal mit einer Mischung aus je 2 g verdünntem Weingeist, Wasser und Aether aus und trockene sie mit dem Filter bei 100⁰ C. Das Gewicht dieses Morphins darf nicht weniger denn 0,38 g betragen.

Vorsichtig aufzubewahren. Stärkste Einzelgabe 1,5 g, stärkste Tagesgabe 5,0 g.

Der Erfinder dieser Zusammensetzung ist Thomas Sydenham, ein berühmter Englischer Arzt des 17. Jahrhunderts. Das Wort *Laudanum* hat Paracelsus zum Autor. Ist es von dem lateinischen *laudare* abgeleitet, so muss es *laudānum* accentuirt werden. Dass dies Wort aus *ladānum* gebildet sei, ist unwahrscheinlich, man findet jedoch auch *laudānum*.

Die Vorschrift der Ph. bezeichnet einen Fortschritt, weil sie in Stelle des stets verschieden zusammengesetzten Xeres-Weines eine bestimmte Mischung aus Weingeist und Wasser vorschreibt. Nun wird das specifische Gewicht der Tinktur stets sicher erlangt werden. Die Maceration daure 8 Tage.

Bereitet man diese Tinktur selbst und aus einem mindestens 10 Proc. Morphin enthaltenden Opium, so ist die umständliche und materialverzehrende Morphinbestimmung überflüssig und nur noch eine Sorge des Apothekenrevisors. Was von dem Bestimmungs-Modus nach Vorschrift der Ph. zu halten ist, wurde schon unter Opium, Bd. II, S. 447 und 448, angegeben, und dürfte ein Gehalt von 0,38 g in 40 g der Tinktur nur erreicht werden, wenn man ein Opium mit 10,6—11 Proc. Morphingehalt oder in Stelle von 30 Th. etwa 31,5—32 Th. eines Opiums mit genau 10 Proc. Morphin zur Darstellung der Tinktur verwendet. Die Flüssigkeitsmenge in der gegebenen Vorschrift wächst zu 330 Th. an und diese enthalten dann bei Verwendung eines 10-proc. Opiums nur 0,363 g Morphin. (Man vergl. Kritik.) Hätte die Ph. gesagt, dass 40 g der Tinktur mindestens 0,36 g Morphin ausgeben müssten, so wäre sie auch der Wirklichkeit näher getreten.

Will man die Hager'sche Methode befolgen, so mische man 25 g der Tinktur nach dem Verdampfen bis auf 20 g mit 2 g Calciumhydroxyd (aus 2 Th. Aetzkalk und 1 Th. warmem Wasser bereitet), und 10 ccm Wasser. Nach halbstündiger Di gestion bei 40—50⁰ C. filtrire man und wasche den Rückstand mit 10 ccm Wasser nach, versetze das Filtrat mit 2,2 g gepulvertem Salmiak, 5—6 g Aether, schüttele kräftig um und stelle an einen kühlen Ort von +5 bis 10⁰ C. oder in ein Kühlbad, eine Schicht Wasser, in welche man mehrere Krystalle Glaubersalz und Natronsalpeter oder Kochsalz gegeben hat. Nach 3-stündigem Stehen bei dieser Temperatur, oder bei einer Wärme von 15—18⁰ nach 6-stündigem Stehen decanthirt man die Aether-schicht, versetzt sie durch eine gleiche Menge Aether, schüttelt einige Male kräftig durcheinander, stellt wieder je nach der Temperatur 1½—3 Stunden beiseite. Nach dem Decanthiren der Aetherschicht sammelt man den Niederschlag in einem im ge-trockneten Zustande tarirten Filter, wäscht mit etwas Wasser nach, trocknet und wägt. Die Morphinmenge muss mindestens 0,223 g betragen. Wenn man nach dem Prüfungsmodus der Ph. in 40 g mindestens 0,35 g Morphin erlangt, so entspricht die Tinktur auch der Vorschrift.

Aufbewahrung. Diese Opiumtinktur erhält ihren Platz neben der *Tinctura Opii simplex*. Sie erfordert wie diese Schutz vor Tageslicht.

Anwendung. Man vergleiche unter *Opium*, S. 450. Man giebt diese Tinktur in gleichen Mengen wie *Tinct. Opii simplex*. Aeusserlich dient sie in Augenwässern, Umschlägen, Klystieren, Linimenten, Salben. Die Wirkung des Opiums combinirt sich in dieser Tinktur mit der stimulirenden Wirkung des Safrans und der Gewürze. Stärkste Gabe 1,5, stärkste Tagesgabe 5,0.

Kritik. Wie wenig man ein Nachdenken bei Aufstellung dieser Vorschrift und Normirung ihres Morphingehaltes für nöthig hielt, ergiebt sich einfach aus der Rech-nung. Opium giebt 67—68 Proc. an den wässrigen Weingeist ab, der Safran circa 80 Proc. und die Gewürze 40 Proc. Die 300 Th. wässriger Weingeist wachsen in der Tinktur zu 330 Th. heran, welche bei 10-proc. Opium also 3 Th. Morphin enthalten, folglich enthalten 40 g der Tinktur nicht 0,38 g, sondern (330:3 = 40:x =) 0,363 g Morphin, wenn also die Analyse mit Verlust mindestens 0,355 g Morphin aus 40 g Tinktur er-gäbe, so dürfte damit der richtige Gehalt angegeben werden.

Tinctura Opii simplex.

Einfache Opiumtinktur; Opiumtinktur. Tinctura Thebaïca; Tin-ctura Meconii. *Teinture d'opium*; *Teinture thébaïque*. *Tincture of opium*.

Zu bereiten aus einem (1) Th. gepulvertem Opium und je fünf (5) Th. verdünntem Weingeist und destill. Wasser.

Röthlich-braune, nach Opium riechende, bitter schmeckende Tinktur. Spec. Gewicht 0,974—0,978.

In 100 g ist das Lösliche aus annähernd 10 g Opium enthalten, welches fast 1 g Morphin entspricht.

Wenn man 40 g der Tinktur in gleicher Weise wie von der *Tinctura Opii crocata* vorgeschrieben ist, prüft, so dürfen sie nicht weniger denn 0,38 g Morphin ausgeben.

Vorsichtig aufzubewahren. Stärkste Einzelgabe 1,5 g, stärkste Tagesgabe 5,0.

„Eine durch Digestion bereitete Opiumtinktur lässt sich schwer, eine durch Maceration dargestellte leicht filtriren, und gepulvertes Opium wird durch Ma-ceration um keinen Deut an seinen wirksamen Bestandtheilen weniger erschöpft. Diese Erfahrungen, welche die Verfasser der 6. und 7. Ausg. der Preussischen Pharmakopoe wohl zu verwerthen wussten, scheinen den Verfassern der *Ph. Germanica* nicht bekannt gewesen zu sein."

Dies ist der Wortlaut des Monitum, welches im vorigen Commentar zu der 1. Ausgabe der Ph. einen Platz erhielt. Die 2. Ausgabe hat davon Notiz genommen.

Das Opium giebt circa 66,6 Proc. an den verdünnten Weingeist ab, der Rückstand, welcher auszupressen ist, enthält immer noch Opiumalkaloïd. Man werfe ihn daher nicht weg, sondern sammle ihn mit den andern Opiumabfällen, um später gelegentlich das Morphin daraus zu sammeln. Im Uebrigen haben hier dieselben Aussetzungen einen Platz, wie solche unter der *Tinct. Opii crocata* erwähnt sind. Das spec. Gewicht ist richtiger auf 0,975—0,980 zu normiren, wie die Erfahrung ergiebt.

Was nun die **Prüfung** anbetrifft, so hat die Ph. ohne weitere Erwägung einfach auf die der *Tinctura Opii crocata* verwiesen, denn zu dieser Tinktur wird ja eine gleiche Opiummenge verwendet! Die Verhältnisse stehen hier nun etwas anders, denn die aufzugiessende weingeistig-wässerige Flüssigkeit, im Umfange von 100 Th., nimmt aus 10 Th. des Opiums mit 10 Proc. Morphingehalt ca. 6,8 Th. auf, wächst also zu 106,8 Th. an, in welchen mindestens 1 Th. Morphin enthalten sein müssen. In 40 g sind also (106,8 : 1 = 40 : x =) 0,374 g Morphin und nicht 0,38 enthalten. Wenn also nach dem von der Ph. angegebenen Prüfungsmodus mindestens 0,35 Morphin nachgewiesen werden, so dürfte die Tinktur nicht zu beanstanden und vorschriftsmässig hergestellt sein. Dies mögen die Herren Apothekenrevisoren beachten.

Die **Anwendung** der vielgebrauchten Opiumtinktur entspricht den unter *Opium* gemachten Angaben. Man giebt die Tinktur zu 0,2—0,3—0,6 g (5—10—15 Tropfen). Die gewöhnliche Dosis sind 10 Tropfen. Kindern unter 1½ Jahren ist die Tinktur selbst in kleiner Gabe ein Gift, welches besonders das Gehirn tangirt. Die beliebten sogenannten Reisetropfen (*Tinct. Opii* und *Tinct. Strychni ana*) sind mit Vorsicht (unter Erlaubniss eines Arztes) nur an bekannte und sichere Leute in kleiner Menge (2—3 g) abzugeben. Von denselben ist die mittlere Dosis = 20 Tropfen 1- bis höchstens 2-mal täglich bei Krampfanfällen, Leibschneiden, Koliken, Durchfall, Ohnmacht, Seekrankheit, auch als Mittel gegen Zahnschmerz in den hohlen Zahn zu bringen. Stärkste Einzelgabe der Opiumtinktur 1,5, stärkste Tagesgabe 5,0 g.

Kritik. Dieselbe hat hier einen ähnlichen Wortlaut, wie wir ihn sub Kritik zur *Tinct. Opii crocata* S. 719 antreffen.

Tinctura Pimpinellae.

Bibernelltropfen; Pimpinelltinktur.   *Teinture de saxifrage.*
Tincture of pimpernel-root.

Zu bereiten aus einem (1) Th. Bibernellwurzel und fünf (5) Th. verdünntem Weingeist. — Bräunlich-gelbe, nach Bibernellwurzel riechende, widerlich-kratzend schmeckende Tinktur.

Diese Tinktur war früher ein beliebtes Mittel gegen Heiserkeit und sind bei den ersten Symptomen von katarrhalischen und diphtheritischen Halsaffectionen auf Zucker zu 20—40 Tropfen zu nehmen.

Tinctura Ratanhae.

Ratanhatinktur.   *Teinture de ratanhia.*   *Tincture of ratanhy.*

Zu bereiten aus einem (1) Th. Ratanhawurzel und fünf (5) Th. verdünntem Weingeist. — Dunkelrothe, verdünnt himbeerfarbene, geruchlose, stark zusammenziehend und herb schmeckende Tinktur.

Tintura Rhei aquosa.

Wässrige Rhabarbertinktur.   Tinctura Rhei aquōsa; Tinctura Rhabarbări aquōsa; Anĭma Rhei.   *Teinture de rhubarbe.*
Tincture of rhubarb.

100 Th. Rhabarberwurzel, je 10 Th. Borax und Kaliumcarbonat, 900 Th. destill. Wasser, 150 Th. Zimmtwasser und 90 Th. Weingeist.

Die nicht zu kleingeschnittene und durch Absieben vom Pulver befreite Rhabarberwurzel, den Borax und das Kaliumcarbonat übergiesse man mit dem koch'endheissen destill. Wasser, stelle in einem geschlossenen Gefässe eine Viertelstunde beiseite und mische dann den Weingeist hinzu. Nach Verlauf einer Stunde seihe man durch ein wollenes Tuch, den nicht gelösten Theil nur sanft ausdrückend. Schliesslich mische man zu je 850 Th. der Colatur das Zimmtwasser hinzu.

Kräftig-roth-braune, nur in dünner Schicht durchsichtige Tinktur, welche mit Wasser gemischt sich nicht trübt, vom Geruch und Geschmack der Rhabarberwurzel.

Die Rhabarbertinktur, vor 12 Jahren nach den Vorschriften der Pharmakopöen bereitet, gehörte stets zu den kleinen Leiden des Apothekers, denn dieser mochte auch dazu die beste Rhabarber verwenden und die Tinktur mit der grössten Sorgfalt bereiten, so blieb sie beim Aufbewahren dennoch nicht klar, entweder sie machte Bodensätze, oder sie wurde trübe oder setzte wohl selbst Schimmel an. Vorschriften in reichlicher Anzahl, welche ein haltbareres und in seinem Gehalt von der vorschriftsmässigen Tinktur nicht abweichendes Präparat liefern sollten, kamen zu Tage, fanden aber stets eine verschiedene Beurtheilung, was natürlich war, weil die Rhabarber eine gewisse Verschiedenheit in ihren quantitativen Bestandtheilen aufweist. Früher setzte man behufs Extraction der Rhabarber dem Wasser Kaliumcarbonat hinzu, das Kali bildet aber mit mehreren Bestandtheilen in der Rhabarber Verbindungen, welche sich allmählich abscheiden und andere Bestandtheile auf sich niederschlagen. Wie Hager im Commentar zu den norddeutschen Pharmakopöen 1853 nachwies, liefert Natriumcarbonat eine weit länger klar bleibende Rhabarbertinktur und sollte nach ihm die conservirende Wirkung des Borax auch nur in dem Natrongehalt desselben aufzusuchen sein.

Der Borax, als Conservationsmittel der Rhabarbertinktur, ist von unserem grossen Scheele zuerst empfohlen worden, und schrieben auch einige der älteren Pharmakopöen, zuletzt die Hamburger Ph. vom Jahre 1852, einen

Boraxzusatz vor, während viele Apotheker, nach anderen Pharmakopöen arbeitend, heimlich einen Boraxzusatz machten und die mangelhafte Vorschrift ihrer Pharmakopoe durch Hinzugeben einer unschuldigen Arzneisubstanz modificirten.

Allen diesen Künsteleien und Experimenten machte die Vorschrift der 1. Ausgabe unserer Pharmakopoe ein Ende. Die Vorschrift selbst ist vom Herrn Hofapotheker FISCHER zu Dresden bearbeitet und empirisch geprüft. Die Vorschrift der heute giltigen Ph. weicht von derjenien der 1. Ausg. der Ph. nicht wesentlich ab. Man befolge sie genau, und man wird ein Präparat erhalten, welches bei sorgfältiger Aufbewahrung in kleineren, ganz gefüllten Flaschen, sich lange Zeit vortrefflich hält.

Ueber den Umfang der Colatur hätte eine Angabe gemacht werden können. Die Colatur muss, in Erwägung der Fassung der Vorschrift, jedenfalls mindestens 850 Th. betragen, so dass nach Zumischung des Zimmtwassers 1000 Th. fertiger Tinktur resultiren.

Tinctura Rhei vinosa.

Weinige Rhabarbertinktur. (Tinctura Rhei Darelii); Tinctura Rhei dulcis; Elixir Salūtis; Vinum Rhei. *Teinture de rhubarbe de Darel; Teinture vineuse de rhubarbe; Elixir de salut. Compound tincture of rhubarb.*

Man bereite eine Tinktur aus Rhabarber acht (8) Th., Pomeranzenschalen zwei (2) Th., Kardamom einem (1) Th., Xeres-Wein hundert (100) Th., in welcher der 7. Theil ihres Gewichtes Zucker zu lösen ist. Gelb-braune Tinktur, welche durch Zusatz eines Alkali sich braunroth färbt. Sie hat einen Cardamomgeruch, einen süssen gewürzhaften Geschmack und lässt sich mit Wasser mischen, ohne dass sie sich im geringsten trübt.

Die Ph. fordert eine klare Tinktur, welche in Folge der Maceration auch leichter zu erreichen sein dürfte. Man löse den grob zerstossenen Zucker in der ausgepressten Colatur und durchrühre dieselbe mit kleinen Fliesspapierschnitzeln (400—500 g Colatur mit $^1/_3$—$^1/_2$ Bogen Filtrirpapier), stelle eine Woche bei Seite, die ersten zwei Tage zuweilen recht kräftig umschüttelnd. Dann filtrire man.

Tinctura Scillae.

Meerzwiebeltinktur. *Teinture de scille. Tincture of squill.*

Zu bereiten aus einem (1) Th. (trockner) Meerzwiebel und fünf (5) Th. verdünntem Weingeist. — Gelbe Tinktur von schwachem Geruch und widerlich bitterem Geschmack.

Tinctura Strychni.

Krähenaugentinktur; Strychnostinktur. Tinctura Nucis vomĭcae.
Teinture de noix vomique. Tincture of nux vomica.

Zu bereiten aus einem (1) Th. Strychnossamen und zehn (10) Th. verdünntem Weingeist. — Gelbe, sehr bittere Tinktur.

Einige Tropfen derselben auf einer Porcellanplatte abgedunstet, hinterlassen einen Rückstand, welcher sich auf Zusatz von Salpetersäure gelbroth färbt.

Vorsichtig aufzubewahren. Stärkste Einzelgabe 1,0 g, stärkste Tagesgabe 2,0 g.

Zur Extraction sind grobgepulverte Strychnossamen zu verwenden.

Die Strychnostinktur der Französischen, Ungarischen und Oesterreichischen Pharmakopoe ist zweimal so alkaloïdreich als nach unserer Pharmakopoe. *Ph. Neerland.* bereitet sie 1 : 6. *Ph. Danica, Norvegica, Suecica, Rossica* 1 : 10. Man giebt sie zu 0,15—0,3—0,5 g (3—6—10 Tropfen) zwei- bis dreimal täglich. Die stärkste Dosis hat die Pharmakopoe zu 1,0, die Gesammtdosis auf den Tag zu 2,0 g normirt. 10,0 g enthalten 0,06—0,07 g Alkaloïd, 30 Tropfen circa 0,0015 g. Die Aufbewahrung geschieht nach Tabula C.

Tinctura Valerianae.

Baldriantinktur. *Teinture de valériane. Tincture of valerian.*

Zu bereiten aus einem (1) Th. Baldrianwurzel und fünf (5) Th. verdünntem Weingeist. — Röthlich-braune Tinktur von starkem Geruch und Geschmack nach Baldrian.

Tinctura Valerianae aetherea.

Aetherische Baldriantinktur. Tinctura Valeriānae aetherĕa.
Teinture éthérée de valeriane. Ethereal tincture of valerian.

Zu bereiten aus einem (1) Th. Baldrianwurzel und fünf (5) Th. Aetherweingeist *(Spiritus aethereus).* Gelbe Tinktur von Geruch und Geschmack nach den Stoffen, aus welchen sie bereitet ist.

Tinctura Veratri.

Weiss-Nieswurztinktur. Tinctura Verātri albi; Tinctura Hellebŏri albi. *Teinture d'ellebore blanc; Teinture de varaire.*
Tincture of white hellebore.

Zu bereiten aus einem (1) Th. Veratrumrhizom und zehn (10) Th. verdünntem Weingeist. — Röthlich dunkelbraune, bitter und kratzend schmeckende Tinktur. Vorsichtig aufzubewahren.

46*

Früher bereitete man diese Tinktur aus 1 Th. Rhizom und 5 Th. Weingeist. Wenn also in irgend einer Apotheke die Tinktur aus früherer Zeit vorhanden ist, so muss sie beseitigt werden.

Ph. Rossica lässt diese Tinktur ebenfalls 1 : 10 bereiten, dagegen wird diese nach den Vorschriften der *Ph. Austriaca* und *Franco-Gallica* wie 1 : 5 hergestellt.

Die Anwendung ist meist eine äusserliche, z. B. zum Bestreichen psorischer oder scabiöser Hautstellen, Chloasma-Flecken (Leberflecken), Flechten mit bacterischem Untergrunde. Innerlich giebt man sie zuweilen, aber sehr selten bei Brustleiden, Gicht, Nervenaffectionen (als emetisches Purgativum) zu 0,25—0,5—0,75 g (6—12—20 Tropfen) ein- bis zweimal am Tage. Als stärkste Einzelgabe nehme man 2,0 g, als stärkste Tagesgabe 6,0 g an.

Tinctura Zingiberis.

Ingwertinktur.   *Teinture de gingembre.*   *Tincture of ginger.*

Zu bereiten aus einem (1) Th. Ingwer und fünf (5) Th. verdünntem Weingeist. — Braungelbe, brennend schmeckende und nach Ingwer riechende Tinktur.

Tragacantha.

Tragant.   Gummi Tragacantha.   *Gomme adragante.*   *Tragacanth.*

Der zu Plättchen und bandartigen oder sichelförmigen Streifen erhärtete und aus den kleinen Stammstücken aufgefangene Schleim vieler in Klein- und Vorder-Asien wachsenden *Astragalus*arten, wie *Astragalus ascendens*, *A. leioclados*, *A. brachycalyx*, *A. gummifer*, *A. microcephalus*, *A. pycnocladus*, *A. verus*. Auszuwählen sind die Sorten (*notae*), welche aus weissen, gestreiften, durchscheinenden, 1—3 mm dicken und mindestens 0,5 cm breiten Stücken bestehen.

Tragant schwillt, mit Wasser übergossen, stark an. Gepulvert, mit 50 Th. Wasser gemischt, ergiebt er einen trüben, schlüpfrigen, faden Schleim, welcher auf Zusatz von Aetznatronlauge gelb wird. Wird dieser Schleim mit Wasser verdünnt und filtrirt, so nimmt der im Filter verbleibende mit Jod conspergirte Rückstand eine schwarzblaue Farbe an, nicht aber wird die abgelaufene Flüssigkeit (das Filtrat) durch Jodwasser blau.

Astragalus verus Olivier.
Astragalus Creticus Lamark.
Astragalus gummifer Labillardière etc.
Fam. **Leguminosae.** Trib. **Papilionaceae.** Sexualsyst. **Diadelphia Decandria.**

Diese und andere, bereits von der Ph. genannten strauchartigen Leguminosen sind im Orient zu Hause. *Astragalus Creticus* auf Kreta und den Griechischen Inseln lieferte früher allein den Tragant. In den Monaten Juni und Juli wird der Tragant gesammelt. Theils quillt er freiwillig aus dem Stamme, theils aus aufgeritzten Stellen desselben hervor. Besonders giebt die verwundete Wurzel eine gute Ausbeute.

Handelswaare. Die Handelswaare aus dem Orient ist selten eine sortirte und gewöhnlich ein Gemisch von schlechter farbiger mit guter Waare. In zweiter Hand geschieht die Sortirung, so dass 5—6 Sorten No. 0, No. I, II, III, IV, V angeboten werden. Die beiden ersteren im Handel vorkommenden Sorten bestehen aus 1—5 cm langen draht-, faden-, sichel-, wurmförmigen, verschieden in einander gewundenen, auch breiten flachen Stücken von milchweisser oder gelblichweisser Farbe. Die Sorten II—V (naturell) sind gelblich, röthlich, bräunlich oder grau. Die weisse Waare, No. 0 und I (*Tragacantha electa*) ist die officinelle. Man unterscheidet nach der Gestalt der Stücke die **wurmförmige**, **Morea-** oder **Vermicelle-Sorte** in fadenförmigen, wurmartig gedrehten Stücken. Diese kommt aus Griechenland. Die in breiten abgeplatteten Stücken ist die **Smyrnaer** Sorte, welche aus dem Orient gebracht wird. Der **Syrische** Tragant bildet starke stielrunde, verschieden gedrehte oder gebogene Stücke. Der **Persische** oder **Traganton** (No. V) ist meist von brauner Farbe.

Bestandtheile. Der Tragant besteht aus sogenanntem Bassorin, welches sich im Wasser nicht auflöst, sondern damit nur gallertartig aufschwillt, aus löslichem Gummi, Stärkemehl und geringen Mengen anorganischer Salze. Nach GIRAUD und MASING besteht er in Procenten aus 60 Pectinkörpern, 8—10 löslichem Gummi, 3 Cellulose, 2—3 Stärkemehl, 3 Mineralstoffen und Spuren Stickstoffkörpern, circa 20 Wasser. Durch längeres Kochen wird er löslicher in Wasser, aber weniger schleimig. In seinem chemischen Verhalten schliesst er sich dem Gummi und den Kohlehydraten an.

MASING (Archiv der Pharm. 1880, 2. Hälfte) fand im lufttrocknen Tragant 10—12 Proc. Feuchtigkeit, 2,5—3,5 Proc. (selten über 5 Proc.) Asche und 15—25 (auch 27—42) Proc. in Wasser lösliche Substanz. In einigen Zellen beobachtet man unter dem Mikroskop kuglige oder halbkuglige Stärkemehlkörnchen von 15—20 mmm Durchmesser. Das spec. Gew. guten Tragants schwankt zwischen 1,460 und 1,470.

Pulverung und **Verwandlung in Schleim.** Ein guter Tragant giebt ein weisses Pulver. Durch Trocknen bei gelinder, über 40° C. nicht hinausgehender Wärme macht man ihn zum Pulvern geschickt. Eine Wärme von 50—100° macht ihn etwas gelblich. Soll das Pulver zu einem Schleime angerührt werden, so zerrühre man es zuvor in einem Mörser und setze auf einmal unter Umrühren die 20fache Menge Wasser zu. Wird das Wasser allmählich und in kleineren Portionen zugemischt, so quillt er ungleichmässig auf und seine gleichmässige Vertheilung im Wasser wird schwierig. Mit der oben angegebenen Menge Wasser quillt er allmählich zu einem derben Schleime auf.

Prüfung. Verfälschungen des ganzen Tragants sind leicht zu erkennen. Gepulverter Tragant, der eine vielseitige Verfälschung zulässt, wird — **1)** mit Chloroform (spec. Gew. 1,490) geschüttelt und beiseite gestellt. Nach Verlauf einer Stunde erscheint die Chloroformschicht trübe, aber 99 Proc. des Pulvers ruhen am Niveau des Chloroforms und höchstens $^1/_3$ Proc. darf am Grunde liegen. — **2)** Das mit 50 Th. Wasser geschüttelte Tragantpulver darf nicht sauer reagiren und muss in der Ruhe transparent sein. — **3)** Diese sub 2 erlangte Mischung mit 2,0 Guajakharztinktur gemischt, darf im Verlaufe von 3 Stunden nicht blau werden (PLANCHE). Die beiden letzteren Reactionen würden auf Kirschgummi und Arabisches Gummi hindeuten. — **4)** Etwa 0,1 g Tragantpulver mit Wasser und mit kalischer Kupferlösung gemischt, darf bis zum Aufkochen erhitzt nicht reducirend wirken, die blaue Farbe muss unverändert bleiben. — **5)** Die **Asche** besteht meist aus Kalkerde und muss weiss sein. Die Menge derselben beträgt gewöhnlich 2,4—3,8 Proc. und dürfte über 4 Proc. selten und nur bei ordinärer Waare hinausgehen.

Da die Partikel des feinen Tragantpulvers sich durch Formlosigkeit auszeichnen, so wären beigemischte Stärkemehlkörnchen, Krystallkörper (Milchzucker) unter dem Mikroskop leicht zu erkennen.

Anwendung. Tragant ist in der Receptur als Consistenz- und Bindemittel eine werthvolle Substanz für Bissen, Pillen, Bacillen. Hier muss man in Bezug zur Bestimmung der Consistenz der Masse für die Aufsaugung der Feuchtigkeit immer eine gewisse Zeit gewähren, z. B. 5—10 Minuten. Zur Pillenmassenconsistenz erfordert 1 Th. gepulverter Tragant, 1 Th. Wasser oder 3 Th. Glycerin oder 3 Th. Syrupus simplex. Besonders verdient die Mischung mit verdünntem Glycerin, einem Gemisch aus gleichen Theilen Glycerin und Wasser, Beachtung, denn die Masse lässt sich austrocknen und behält dauernd eine gewisse Weichheit, ohne dass sie zum Schimmeln disponirt. Nur allein mit Wasser gemischt trocknet er zu steinharten Massen aus. Für manche Mischungen ist das Hartwerden erwünscht, z. B. für Räucherkerzchen, Räucherbacillen, Moxen. Für diese Fälle wird auch ein stärkerer Tragantzusatz verwendet. Ein Tragantschleim zu Pastillen, Tabletten etc. wird aus 1 Th. Tragantpulver und 50 Th. Wasser oder besser 50 Th. verdünntem Glycerin unter Schütteln bereitet. Wird Tragant als Ersatz des Gummi Arabicum gewünscht, z. B. in Emulsionen, Mixturen, so wäre 1 Th. Tragant gleich 15 Th. Gummi Arabicum anzunehmen. Als Arzneisubstanz kommt Tragant selten zur Verwendung, z. B. zu Klystieren. Hier ist 1 Th. auf 100 Wasser zu nehmen.

Trochisci.

Pastillen; Trochisken. Pastilli. *Pastilles*; *Tablettes.* *Lozenges*; *Troches.*

Zur Bereitung der zuckerhaltigen Pastillen werde die ganze Menge Arzneisubstanz mit so viel Zucker innig gemischt, dass die daraus bereitete Pastille 1 g schwer ausfallen muss, dann verwandle man sie unter vorsichtigem Zusatze von verdünntem Weingeiste in ein feuchtes Pulver, welches durch Zusammenpressen eine zusammenhängende Masse liefert. Aus diesem Pulver formire man die geforderte Anzahl von Pastillen.

Zur Bereitung der cacaohaltigen Pastillen mache man die Cacaomasse, aus gleichviel Cacao und Zucker bestehend, im Dampfbade flüssig und vermische davon eine solche Menge mit der anzuwendenden Arzneisubstanz, dass jede Pastille 1 g schwer ausfällt. Aus der halberkalteten Masse werde nun die geforderte Zahl Pastillen formirt.

Trochiscus, das Griechische τροχίσκος, Rädchen, Kügelchen, und Diminutiv von τροχός, Rad; *pastillus* (auch zuweilen *pastillum*) soll Diminutiv von *panis* sein (wahrscheinlicher Diminutiv von παστός, bestreut). *Trochisci* und *pastilli* scheinen schon den alten Griechen und Römern bekannt gewesen zu sein. Horaz und Plinius erwähnen *pastilli*, wohlriechende Kügelchen zum Auf- und Zwischenstreuen, sowie zum Kauen, dem Athem einen angenehmen Geruch zu ertheilen.

Die Darstellung der Pastillen giebt die Ph. an. Bei manchen Pastillen mit Zucker wird die Darstellung einer plastischen Masse erforderlich werden.

In diesen Fällen genügen zur Bindung auf 100 g feines Zuckerpulver 0,05—0,08 g Tragant mit Wasser zu einem Schleime gemacht, oder 0,2—0,3 g Arabisches Gummi. Die Trocknung der Zuckerpastillen geschehe bei einer Wärme von 20—30° C. Im Uebrigen sei auf HAGER's Technik der pharm. Receptur, S. 179 u. f. verwiesen, wo man auch die bezüglichen Instrumente abgebildet findet.

Substanzen, welche auf Zucker verändernd einwirken oder welche durch Zucker eine Veränderung erleiden, müssen mit Cacaomasse in Pastillenform gebracht werden. Ob nun auch in diesen Fällen Chocoladenmasse (Cacao und Zucker ana) verwendbar ist, muss speciell erwogen werden. Mit Zucker nicht mischbar sind saure Salze, chemisch neutrale, aber sauer reagirende Salze, Silbersalze, Ferrisalze, Mercurisalze, Wismuthsalze, Antimonsalze. Ist dem Arzneistoffe eine saure oder alkalische Reaction eigen, so ist nur die Anwendung von Cacao rathsam.

Die verschiedenen Pastillen werden gewöhnlich fabrikmässig hergestellt in den Handel gebracht und immer von vorzüglicher Beschaffenheit.

Trochisci Santonini.

Wurmpastillen; Santoninpastillen. Tabulae s. Pastilli Santonini. *Tablettes ou Pastilles de santonine. Santonin lozenges.*

Pastillen mit 0,025 g Santoningehalt.

Diese Pastillen werden selten mit Zucker, meist mit Chocoladenmasse (Zucker und Cacao ana) hergestellt. Die Pastillen mit 0,025 g Gehalt sind jetzt die officinellen, d. h. wenn der Arzt die Santoninpastillen ohne nähere Angabe vorschreibt, so sind nur diejenigen mit 0,025 g Santoningehalt zu dispensiren. Die von BURK in Stuttgart fabricirten tragen die von HAGER im vorigen Commentar empfohlene Signaturen oder Zeichen:

$\overline{\overline{S}}$ und $\overline{S}$ Man giebt
0,05 0,025.

Kindern von		1—2 Jahren		Vormittags	2 Pastillen	à 0,025 g	Santon.
,,	,,	3—4	,,	,,	3	,, à 0,025 g	,,
,,	,,	5—6	,,	,,	4	,, à 0,025 g	,,
,,	,,	7—8	,,	,,	5	,, à 0,025 g	,,
,,	,,	9—11	,,	,,	6	,, à 0,025 g	,,
,,	,,	12—14	,,	den Tag über	8	,, à 0,025 g	,,

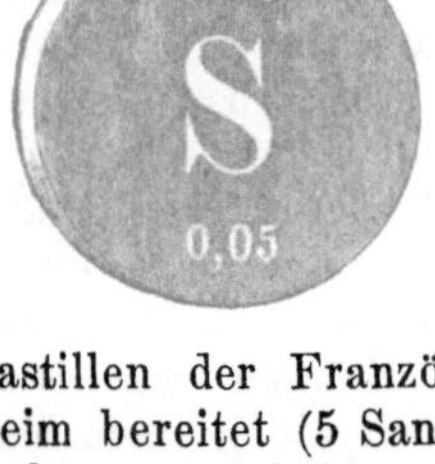

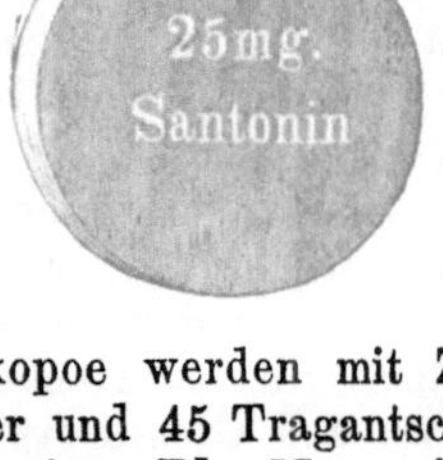

Die Pastillen der Französischen Pharmakopoe werden mit Zucker und Tragantschleim bereitet (5 Santonin, 500 Zucker und 45 Tragantschleim). Sie sind 1,0 g schwer und jede enthält 0,01 g Santonin. *Ph. Norvegica* lässt sie aus Zucker mit Tragantschleim (à 0,03 g Sant.) zu 0,5 g schwer, *Ph. Austriaca* aus Zucker (à 0,05 g Sant.) 1 g schwer, *Ph. Suecica* wie die Französische Ph. (aber à 0,03 g Sant.) 0,5 g schwer, *Ph. Neerlandica* aus Cacao 5, Zucker 4 und Santonin 1 (à 0,06 g Sant.), *Ph. Danica* aus Chocoladenmasse (à 0,03 g Sant.) 0,6 g schwer, *Ph. Rossica* aus Zucker, Tragantschleim und Vanillentinktur (à 0,03 g Sant.) circa 0,7 g schwer bereiten.

Beim Abgeben im Handverkauf ist einige Vorsicht anzurathen und wären nicht mehr Zeltchen zu verabfolgen, als eine Tagesdosis für ein Kind beträgt.

Tubera Aconiti.

Eisenhutknollen; Akonitknollen.   Tŭběra Aconīti.   *Racine d'aconit.   Aconite root.*

Die rübenförmigen Knollen von *Aconitum Napellus*. Sie sind ungefähr 6 g schwer, am oberen Theile höchstens 2 cm dick, 3—8 cm lang und verlaufen meist sehr allmählich in eine einfache Spitze. Oberhalb zeigen sie einen kurzen Stengelrest oder Knospenrest. Auf der graubraunen, stark längsrunzligen Oberfläche treten zahlreiche Stellen hervor, aus welchen Nebenwurzeln austreten (Austrittsstellen der Nebenwurzeln). Das innerliche, weissliche Gewebe ist mehlig oder körnig. Die Knollen sind von scharfem zusammenziehendem Geschmacke.

Vorsichtig aufzubewahren. Stärkste Einzelgabe 0,1 g, stärkste Tagesgabe 0,5 g.

Aconitum Napellus LINN.
Fam. **Ranunculaceae.** Sexualst. **Polyandria Polygynia.**

Die *Pharmacopoea Borussica* ed. VII (1862) hatte in Stelle der *Herba Aconiti* die Knollen von *Aconītum Napellus* L. aufgenommen. Grund dazu gab eine Abhandlung des Prof. SCHROFF in Wien (Prager medicin. Vierteljahrsschr. 1854), nach dessen Behauptung die Wirksamkeit der gedachten Knollen die des Krautes um das Sechsfache überrage. Nach ihm sind alle die Knollen der Akonitarten, welche unter dem Rubrum *Aconītum Napēllus* L. rangiren, die wirksamsten, denen die aus der Reihe des *Aconitum variegātum* L. mit Einschluss des *Aconitum Cammărum* L. weit nachstehen. Die Knollen des in Gärten gezogenen *Aconitum Stoerkiānum* REICHENBACH, ferner des *Aconitum Anthŏra* L., sowie die etwa durch den Handel aus Asien zu uns gebrachten, aber sehr kleinen Knollen von *Aconitum heterophyllum* WALLROTH, welche wenig oder kein Akonitalkaloïd zu enthalten scheinen, ebensowenig die von *Aconitum ferox* WALLROTH auf dem Himalaya gesammelten, durch Grösse und Schwere, und durch starken Akonitalkaloïdgehalt ausgezeichneten Knollen, sollten sie etwa im Handel nach Deutschland gebracht werden, sind nicht die officinelle Waare und dürfen nicht in Anwendung kommen!

Wie die Akonitarten über der Erde je nach ihren Standpunkten auf den Gebirgshöhen variiren und verwandte Arten ihre Formen in einander übergehen lassen, so geschieht dies auch mit den Theilen in der Erde. Daher kommt es, dass die im Handel vorkommenden Knollen von *Aconitum Napellus* in Form und Grösse etwas differiren, jedoch nie in dem Maasse, dass sie die Erkennung ihrer Abstammung erschwerten. Dagegen ist schwer zu

unterscheiden, ob die Knollen während, vor oder nach der Blüthe gesammelt
sind, was aber in Bezug auf die daraus zu fertigenden Präparate von grossem
Einfluss ist. Die Akonitknolle, welche während
der Blüthe der Pflanze noch Stärkemehl enthält,
treibt eine Nebenknolle, mit welcher sie durch
einen Querast zusammenhängt. Diese Nebenknolle oder jüngere Knolle ist reich an Stärkemehl und entwickelt die Knospe für die Pflanze
des nächsten Jahres. Während der Blüthezeit
schwindet allmählich das noch vorhandene
Stärkemehl der alten Knolle, die Stärkemehlkörnchen werden weniger und kleiner und verhältnissmässig wächst der Zuckergehalt. Das
Stärkemehl der jungen Knolle beginnt nach
der Blüthe allmählich in Zucker überzugehen,
welcher Umwandlungsprocess auch den Winter
über vorschreitet. Daher kommt es, dass die
Akonitknollen, vor der Blüthe gesammelt, den
grössten, nach der Blüthe den geringsten,
während der Blüthe einen geringen Zuckergehalt ergeben. Demnach kann es nicht auffallen, wenn man eine Ausbeute an weingeistigem Extracte zu 16—36 Proc. gefunden
hat. Da der Akaloïdgehalt der Knollen nicht
mit dem Zuckergehalt wächst, derselbe in der
einzelnen Knolle nach seiner Bildung ziemlich

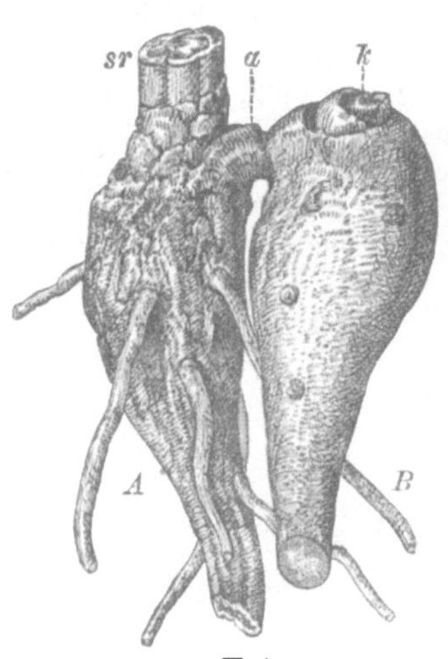

T. Ac.

Frische Knollen von *Aconitum Napellus* L.
Natürl. Grösse. *A* alte oder vorjährige
Knolle, *B* deren Tochterknolle oder
diesjährige Knolle. *sr* Stengelrest, *a*
knollentragender Ast, *k* Terminalknospe.

gleich bleibt, so darf es auch nicht auffallen, wenn in 16 Theilen eines weingeistigen Extracts aus den Knollen nicht mehr Akonitin enthalten ist, als ein
anderes Mal in 36 Th. Man vergl. auch unter Extract. Aconiti, Bd. I,
S. 678 u. f.

Man erkennt die zur Blüthezeit gesammelten Knollen daran, dass die
ältere Knolle mit dem Stengelreste vorzugsweise runzlig und innen noch ziemlich fleischig, die jüngere Knolle mit der Knospe aber wenig runzlig oder
ganz voll, glatt und rund, und auf der Bruchfläche mehlig ist. Ist dagegen
die jüngere Knolle bereits im Begriff, stark runzlig zu werden, hat sie auf
der Bruchfläche bereits gelbere und zähere Stellen, oder ist die ältere Wurzel
sehr schwammig und hohl, so kann man mit einiger Sicherheit annehmen, dass
die Knollen am Ende des Sommers oder im Herbste eingesammelt wurden.

Schwierigkeit macht das Trocknen der Knollen, welche in grösster
Menge auf den Alpen des südlichen Deutschlands eingesammelt werden. Das
Trocknen muss man möglichst beschleunigen. Man erreicht dies, wenn der
Trockenort nicht nur einige Grade über die gewöhnliche oder mittlere
Temperatur erwärmt, sondern wenn er auch von einem fortwährenden Luftzuge durchstrichen wird. Findet der letztere Fall nicht statt, so tritt in den
saftigen Knollen der Umwandlungsprocess des Stärkemehls in Zucker ganz
besonders hervor, und solche Knollen werden dann nach dem schärferen
Trocknen innen hornartig. Als ein Zeichen der Güte nimmt man eine mehlige
oder mehlig-körnige Bruchfläche oder einen stark beissenden Staub an, welcher
beim Pulvern der Knollen entsteht. Dieser Staub wird nämlich an den
stärkemehlreicheren beobachtet. Die Bruchfläche trifft man zu verschieden an,
dünnblätterig, körnig, seifig, theils hohl, je nach Alter und der angewendeten
Trockenwärme. Die folgenden Abbildungen der Querschnitte beziehen sich

auf frische Waare, denn in trockner Waare ist die Zeichnung eine stark
verzerrte.

Charakteristik. Eine wenig befriedigende Beschreibung der im Handel
vorkommenden Akonitknollen hat die Pharmakopoe gegeben. Diese haben
eine rübenförmige Gestalt, sind 5—8 cm lang, oberhalb der Länge entsprechend
2—2,5 cm dick, meist zu zweien von verschiedenem Alter an einander hängend,
aussen wenig bewurzelt oder mit einigen Narben, von abgeschnittenen Wurzeln
herrührend, versehen, graubraun bis dunkelbraun. Die ältere, mit dem Stengelreste versehene Knolle ist stark runzlig, magerer und leichter, zuweilen innen
schwammig oder lückig, die jüngere daran hängende, oberhalb mit einer

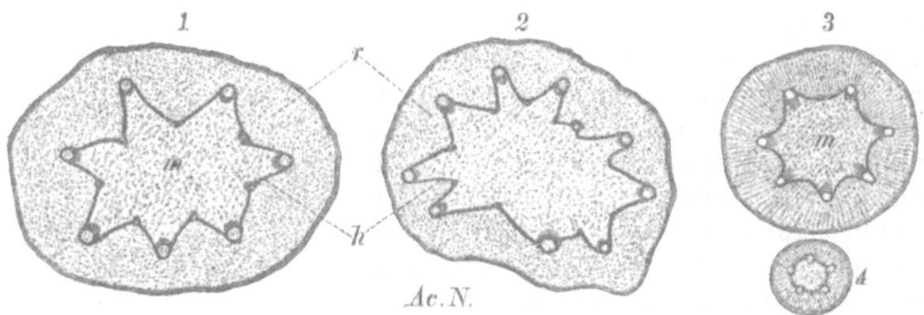

Querschnitt der trocknen und in Wasser geweichten oder frischen Tochterknolle von Aconitum.
Napellus. 1 und 2 aus dem oberen Theile zweier Knollen, 3 aus dem mittleren, 4 aus dem
unteren Theile einer Knolle. *r* Rinde, *h* Holz, *m* Mark. (3-fache Lin. Vergr.)

Knospe gekrönte Knolle ist wenig runzlig, meist voller, schwerer, innen dicht
und weisslich. Der Querschnitt der jüngeren Knolle zeigt eine dicke Rinde,
welche von dem weissen Marke durch eine etwas dunklere schmale, zu 5 bis
8 längeren oder kürzeren Zipfeln sternförmig ausgezogene Kambiumschicht
getrennt ist. Innerhalb jeder Ecke eines Zipfels, sowie vor jedem Winkel
der Kambiumlinie befinden sich ein, zuweilen auch zwei grössere Holzbündel.
Der Geschmack ist brennend scharf, während der Geschmack der nicht
officinellen Knollen meist wenig oder kaum scharf zu nennen ist.

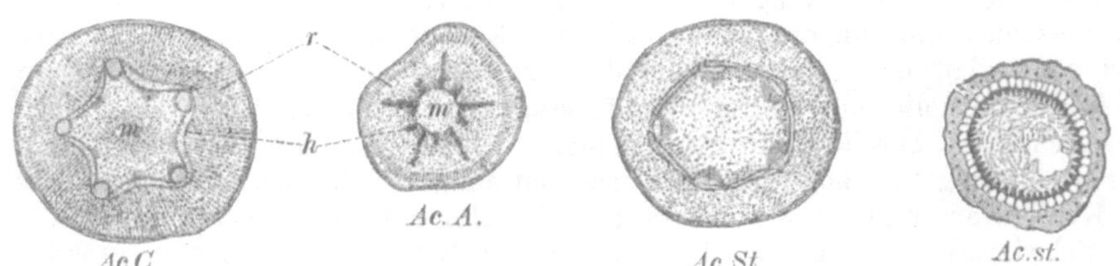

Ac. C. Querschnitt der frischen oder in Wasser geweichten Tochterknolle von
Aconitum Cammarum, 3-fache Linear-Vergr. *Ac. A.* von Aconitum Anthora L.,
3-fache Linear-Vergr. *Ac. St.* von Aconitum Stoerkianum, 4-fache Linear-Vergr.
r Rinde, *h* Holz, *m* Mark.

Querschnitt eines Stengel-
restes von der Knolle von
Aconitum Napellus in
Wasser geweicht.

Nicht officinelle Akonitknollen. Knollen anderer Akonitarten sind auffallend
kleiner, schmächtiger und unansehnlicher, haben entweder eine dick-
und kurzbauchige Rübenform (*A. variegat.*) oder nicht bauchige, mehr stab-
ähnliche Form (*A. Stoerkeanum*). Sie zeigen ferner die sternförmig, in spitze
Zipfel sich ausdehnende Kambiumlinie nicht. Eine unregelmässig sternförmige
Ausschweifung des Kambiumringes kann, genau genommen, nicht immer als
Erkennungszeichen der Knollen von *Aconitum Cammärum* angesehen werden,
weil sie auch an einzelnen Knollen des *A. Napellus* angetroffen wird. Bei
der Prüfung muss man nothwendig Querschnitte aus verschiedener Höhe der

Knolle machen. Die Knollen der bei uns in den Gärten gezogenen Napelloïden sind oft von der Länge der Knollen der wildwachsenden, oberhalb aber von weit geringerem Umfange, im Ganzen dürftiger, auch ist gemeiniglich die jüngere Knolle beinahe so runzlig als die ältere, häufig mit daran hängenden kleinen Tochterknollen. Kleine oder dünne, innen braune oder braunfleckige, durchweg magere, auch die der Länge nach zerschnittenen, ferner wurmfrassige Knollen müssen verworfen werden. Eine sehr ausführliche Beschreibung der Asiatischen Akonitknollen findet man in *Procedings of the American pharmaceutical Association 1881, pag. 170—183.*

ARTHUR MEYER giebt folgende Uebersicht der Aconitarten:

I. Ein Rhizom hat
Aconitum Lycoctonum L.
II. Giftige Knollen haben
a. mit gelben Blüthen
Aconitum Anthora L.
b. mit blauen Blüthen
α. *Europäische*
Aconitum Napellus L.
Aconitum paniculatum LAM.

Aconitum variegatum L.
Aconitum Stoerkianum Rchb.
β. *Nicht in Europa wachsende*
Aconitum ferox WALLICH.
Aconitum uncinatum L.
Aconitum Fischeri Rchb.
III. Nicht giftige Knollen liefert
Aconitum heterophyllum WALLICH.

Handelswaare. Jede Handelswaare der vorliegenden Droge ist mit Vorsicht zu acceptiren, denn ich traf die echten Napellus-Knollen selten durchweg unvermischt mit anderen Knollen an. Entweder bestanden sie nur aus fremden Akonitknollen oder sie waren damit mehr oder weniger vermischt. Der Alkaloïdgehalt dieser Waare differirt zwischen 0 und 2 Proc., so dass oft alle Arzneikraft fehlt. Würde man die Knollen nur von der blühenden Pflanze sammeln, so würde dadurch eine sichere Arzneiwaare erlangt werden.

Bestandtheile. In 5 Sorten trockner Akonitknollen hat HAGER angetroffen: 0,6 — 1,24 Akonitalkaloïde, 10—25 Proc., Stärkemehl, 10—25 Proc. Fruchtzucker, 5—8 Proc. extractive Stoffe, 2—3 Proc. Harz, 3—5 Proc. einer fettem Oele ähnlichen Substanz, Akonitsäure, Citronensäure, Aepfelsäure, in der Asche Sulfate und Carbonate des Kalium, Natrium und Calcium. Die grösseren Mengen Zucker wurden in den alten Knollen, die grösseren Mengen Stärkemehl in den jüngeren Knollen angetroffen.

GEIGER und HESSE schieden zuerst (1833) das Akonitin aus den Knollen (zu 0,3—0,4 Proc.) ab und PLANTA gab demselben (1850) die Formel $C_{30}H_{47}NO_7$. Dieses Akonitin ist verschieden von dem in den Indischen Knollen des mit Bish bezeichneten Akonits, dessen Alkaloïd Namen wie Pseudo-Akonitin, Napellin (nach WIGGERS), Nepalin (nach FLÜCKIGER) oder Englisches Akonitin erhielt und der Formel $C_{33}H_{43}NO_{12}$ (nach WRIGHT) entspricht. Das Akonitin (GEIGER's und HESSE's) ist reichlich im *Aconitum Napellus* vertreten, in anderen Akonitum-Knollen entweder nicht oder in geringerer Menge vorhanden, oder es ist durch ein anderes Alkaloïd, welches nicht Akonitin ist, ersetzt. In den Knollen des *Aconitum Napellus* ist das Akonitin nach HÜBSCHMANN von Acolyctin, nach T. und H. SMITH von Aconellin begleitet, welches letztere JELLET als identisch mit Narcotin bezeichnet. Im *Aconitum Lycoctonum* fehlt (nach HÜBSCHMANN) das Akonitin, es seien aber darin Acolyctin und Lycoctonin, ebenfalls Alkaloïde, vorhanden. Hieraus ersieht man die Nothwendigkeit, nur die Knollen von *A. Napellus* in den Gebrauch zu nehmen, da sie durch keine verwandten Knollen ersetzt werden können.

Die Japanischen Akonitknollen (*A. ferox*) sind ebenso giftig wie die Napellus-Knollen, dürfen aber, weil sie abweichende Alkaloïde enthalten, nicht in Stelle der letztern verwendet werden.

Nach LABORDE liefert das in Frankreich vegetirende *Aconitum Napellus* alkaloïdreichere Knollen als das in der Schweiz und Süd-Deutschlad vegetirende.

Das in den Ostindischen Atees-Knollen (*A. heterophyllum* WALLICH, *A. Atees* ROYLE) vorhandene Alkaloïd, Atesin, soll nicht giftig sein. Man vergl. Ergänzungsband z. Handb. d. pharm. Praxis, S. 55, 56.

Akonitin ($C_{30}H_{47}NO_7$) wird durch Pikrinsäure und Platinichlorid nur in concentrirter Lösung gefällt. Phosphormolybdänsäure fällt hellgelb flockig, Jodjodkalium kermesfarben, Kaliummercurijodid, Kaliumcadmiumjodid weiss, Aurichlorid gelb, Mercurichlorid weiss (anfangs käsig, später krystallinisch); Gerbsäure bewirkt Trübung, welche bei Gegenwart von Salzsäure stärker ist, beim Erwärmen schwindet, beim Erkalten aber wieder erscheint. Ammon, Aetzkali, Alkalimonocarbonate fällen weisses Aconitin, löslich in einem Ueberschuss Ammon, Alkalibicarbonate fällen nur in der Wärme. HUSEMANN bemerkt hierzu, dass diese Reactionen nicht als sichere aufzufassen seien. (Die Pflanzenstoffe von A. und TH. HUSEMANN, HILGER 1882, S. 627.)

Chemisches und physikalisches Verhalten des Aufgusses, bereitet aus 10 g Akonitknollen, 100 ccm dest. Wasser und 10 Tropfen Essigsäure durch Digestion bei 70—90° C. und durch Filtration nach 12-stündigem Beiseitestehen. Der Aufguss ist gelbbraun. Versetzt mit — 1) dem 2—3-fachen Vol. Weingeist erfolgt schwache Trübung (bei alten Knollen keine Trübung), — 2) mit dem doppelten Vol. Pikrinsäurelösung erfolgt keine Trübung, wohl aber auf Zusatz einer reichlichen Menge verdünnter Schwefelsäure. — 3) Gerbsäure trübt stark, — 4) Mercurichlorid trübt nicht, beim Aufkochen erfolgt schwache Trübung. — 5) Mercuronitrat erzeugt hellfarbigen Niederschlag, jedoch tritt beim Aufkochen kaum Reduction ein. — 6) Jodjodkalium trübt stark (der Niederschlag hat bei 80—100-facher Vergr. die Form zerrissener Häute). — 7) Kaliummercurijodid bewirkt starke Opalescenz, beim Aufkochen starke Trübung. — 8) Aurichlorid trübt, beim Aufkochen erfolgt aber keine Reduction. — 9) Platinichlorid trübt nicht, auch nicht beim Aufkochen. — 10) Kaliumcadmiumjodid trübt. Beim Aufkochen schwindet die Trübung und die Flüssigkeit wird klar. — 11) Silbernitrat trübt. Ammonzusatz macht klar und beim Aufkochen tritt wieder Trübung und dann Reduction ein. — 12) Ferrichlorid färbt braungrün. — 13) Oxalsäure trübt, Ammoniumoxalat trübt stark. — 14) Baryumchlorid trübt nicht. — 15) Aetzammon, Natriumcarbonat, Aetznatron bewirken nur eine Andeutung einer Trübung. — 16) Kalische Kupferlösung wird beim Erwärmen reducirt. — 17) Cupriacetat trübt nicht oder nur schwach, beim Aufkochen erfolgt aber starke hellgrüne Fällung. — 18) Chininhydrochlorid trübt nicht. — 19) Mit einem Drittelvolumen conc. Schwefelsäure gemischt, erfolgt dunkle gelbbraune Färbung. — 20) Mit etwas Calciumchlorid und dann mit etwas Aetzammon versetzt, erfolgt starke schleimflockige Trübung. — Der Aufguss auf Glas gegossen und an einem heissen Orte eingetrocknet, ergiebt eine gelbbräunliche klare Schicht ohne Ausscheidungen. Der Auszug mit Aether, welcher mit wenig Essigsäure versetzt ist, giebt auf Glas abgedunstet ein Feld von Krystallconglomeraten mit Fettkügelchen durchsetzt.

Aufbewahrt werden die Akonitknollen ganz und als feines Pulver in der Reihe der Tabula C. neben anderen starkwirkenden und narkotischen Vegetabilien in hölzernen oder weissblechenen Gefässen, das Pulver in Glasgefässen vor Tageslicht geschützt.

Geschichtliches. Die alten Griechen kannten schon das giftige Akonitkraut (ἀκόνιτον), auch die alten Römer. Die Indier und Chinesen gebrauchen es zum Vergiften wilder Thiere. In Europa kam dies Gewächs in Vergessenheit, bis 1671 der berühmte in Polen lebende Arzt und Botaniker, MARTIN BERNHARD, beobachtete, dass das Maass der Giftigkeit, überhaupt dieselbe von dem Orte und dem Erdreiche abhängt, wo die Pflanze vegetirt. Dies mache es erklärlich, wie manche Völker die Knollen als Nahrungsmittel gebrauchen. Um 1760 war es STÖRCK in Wien, welcher das Akonitkraut in den Arzneischatz einführte.

Anwendung. Napell-Akonitknollen gelten als Narcoticum, Diureticum und Diaphoreticum, deren Wirkung sich besonders auf das Rückenmark erstreckt und durch Lähmung des Herzens den Tod herbeiführt. Innerlich in grösserer Dosis genommen, erfolgen Kopfschmerz, Gesichtsschmerz, dann Kriebeln (von der Zungenspitze ausgehend, sich über die Körpertheile verbreitend und später auf dem Rücken auslaufend), vermehrte Speichelsecretion, vermehrte Harnsecretion, ausdauernde Minderung der Herz- und Gefässthätigkeit, Störung der Respiration, Gefühl des Zusammengeschnürtseins von Brust und Hals, Muskelschwäche und Schlaffheit in den Gelenken etc. Man giebt Akonit bei Neuralgien (in Folge von Erkältungen), Gicht, Rheuma, als Mittel gegen Eiterresorption. In das Auge gebracht, auch innerlich genommen, bewirkt Akonit Erweiterung der Pupille. Aeusserlich wendet man Akonit ähnlich wie Conium an.

Man giebt die gepulverte Akonitknolle zu 0,025—0,05—0,1 g alle drei bis vier Stunden. Die stärkste Gabe normirt die Pharmakopoe zu 0,1, die Gesammtgabe auf den Tag zu 0,5 g.

Tubera Jalapae.

Jalapenknollen. Radix Jalāpae. *Jalap.*

Die Knollen der *Ipomoea Purga*. Sie sind meist birnenförmig oder etwas verlängert, von weniger denn 1 cm im Durchmesser bis die Grösse einer Faust überschreitend, meist mit kurzer Spitze auslaufend, am oberen Theile kurze, wenige mm dicke Stengelreste tragend. Die runzlige, höckrige, graubraune Oberfläche zeigt weder Blattnarben noch Nebenwurzeln. Das sehr dichte Gewebe bricht glatt, mehlig oder hornartig, weder holzig noch faserig. In diesem weisslichen oder graubräunlichen Gewebe erblickt man dunkle Harzzellen in concentrischen Zonen geordnet und nicht durch strahlenförmige Gefässbündel durchbrochen. Die Jalapenknollen sind von fadem, hintennach kratzendem Geschmacke und häufig von rauchigem Geruche. 100 Th. derselben, in gleicher Weise, wie unter Resina Jalapae beschrieben ist, behandelt, müssen mindestens 10 Th. Harz von der Beschaffenheit, wie daselbst angegeben ist, ausgeben (enthalten). Vorsichtig aufzubewahren.

Convolvulus Purga WENDEROTH.
Synon. *Ipomoea Purga* HAYNE.
Fam. **Convolvulaceae.** Sexualsyst. **Pentandria Monogynia.**

Diese Convolvulacee ist ein ausdauerndes, wild wachsendes und cultivirtes Gewächs in den Wäldern am östlichen Abhange der Mexikanischen Gebirgszüge. Seit $1\frac{1}{2}$ Decennien wird sie in Ostindien angebaut. Sie liefert in den knolligen Verdickungen und Auswüchsen ihres unterirdischen Hauptstammes und der Nebenstämme die Jalapenknollen, welche im frischen Zustande mit harzreichem Milchsafte angefüllt sind und ganz oder gespalten, im Schatten, auch auf Horden in Rauchfängen oder über Holzfeuer getrocknet und in den Handel gebracht werden. Den Namen J a l a p e erhielt die Wurzel oder Knolle von der Stadt Xalapa (Yalapa) im Gebiete der Republik Mexiko, von wo sie zuerst 1609 nach Europa gebracht wurde. Im Handel unterscheidet man nach der Gestalt der Knollen r u n d l i c h e und g e s t r e c k t e Formen. Ein gekürztes Referat aus den „p h a r m a k o l o g i s c h e n S t u d i e n über die k n o l l i g e und s t e n g e l i g e J a l a p a des H a n d e l s“, einer umfassenden Arbeit des verehrungswürdigen Prof. Dr. BERNATZIK in Wien, dürfte die beste Commentation zu *Tubera Jalapae* sein.

A. Rundliche Formen. — **1)** Kugelige, ellipsoïdische, ei- oder birnförmige Stücke von Wallnuss- bis Hühnereiergrösse, dicht fein-gerunzelt, ohne tiefe und weite Einsenkungen und ohne Wülste, meist dunkelbraun bis schwarzbraun, compakt, hart, schwer, der Schnitt von einem schwarzen Randsaume begrenzt, im Wasser stark aufquellend. Durch Trocknen verlieren sie durchschnittlich 8,8 Proc. Sie liefern mit 90-proc. Weingeist eine weingelbe Tinktur. Harzgehalt durchschnittlich 17,0 Proc. Ein entwickelter Wurzelknollen ergab, obgleich sehr hart und schwer, fast 2,3 Proc. weniger Harz. Es kann also eine gute Jalapa 15 Proc. Harz ausgeben. — **2)** Runde, längliche oder birnförmige Stücke unter Wallnussgrösse. Es sind die dürftig entwickelten jüngeren Wurzelknollen. Beim Trocknen verlieren sie durchschnittlich 10,23 Proc. Die Tinktur ist weingelb. Harzgehalt durchschnittlich 8,13 Proc. — **3)** Wurzelknollen der Mehrzahl nach birn- und dattelförmig, nach dem einen Ende stark verschmälert und zugespitzt, nach dem anderen basisartig erweitert, von verschiedener Grösse, meist ohne feine und dichte Runzelung, dagegen glatt, etwas glänzend, mit flachen, häufig tiefgehenden Einsenkungen und unregelmässigen Wülsten versehen, graubraun-röthlich bis schwarz-

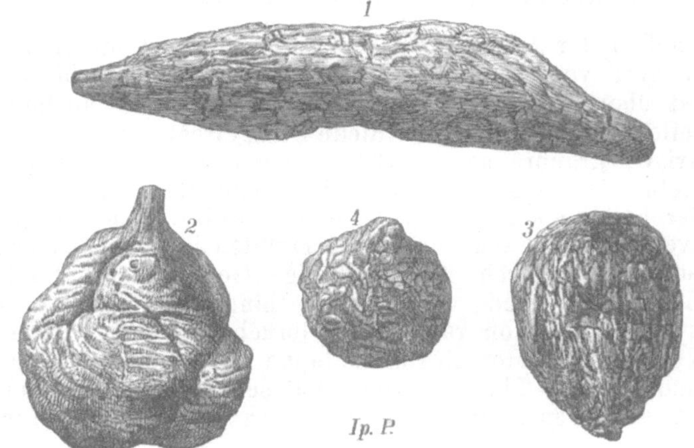

Knollen der Ipomoea Purga oder Convolvulus Purga. 1 spindelförmige, 2 und 3 birnförmige, 4 kugelige.

braun, meist von dichter Struktur, hart, aber minder schwer als die Sorte 1 und am Schnitte mit weissgrauem Saume. Die lichteren Stücke zeigen gewöhnlich eine lockere. Struktur. Trockenverlust circa 10 Proc. und Harzgehalt durchschnittlich 12,35 Proc. Kleinere Knollen ergaben nur 8,25 bis 8,33 Proc. Harz. — **4)** Stark geschrumpfte Stücke, häufig von Birnenform, mit tiefen und weiten Einsenkungen und entsprechenden Wülsten, auf der Oberfläche fast glatt, braunschwarz, ziemlich dicht und hart, gedörrten Birnen sehr ähnlich. Sie scheinen junge, saftreiche, stark genährte Wurzeltheile zu sein, welche in Folge des Eintrocknens stark zusammenschrumpften. Harzgehalt durchschnittlich 8,16 Proc. Die Tinktur ist braunroth. Wahrscheinlich über Holzflamme getrocknete Waare.

B. Gestreckte Formen. — **1)** Spindelförmige und cylindrische Stücke von der Stärke des kleinen Fingers bis zu der eines Daumens und darüber, 4—8 cm lang, mit auffallender Längsrunzelung, in der Mitte oder von dieser nach dem einen oder nach beiden Enden hin angeschwollen. Struktur ziemlich dicht. Sie sind graubraun, stellenweise roth- bis schwarzbraun, am

Schnitte fast immer mit glänzend schwarzem Randsaume versehen. 11,07 Proc.
Harzgehalt. — 2) Stenglige Jalape (nicht mit den Jalapenstengeln zu verwechseln). Ebenso lange, verhältnissmässig aber dünne und biegsame, zuweilen unregelmässig um die Achse gedrehte Stücke mit tiefen Längsrunzeln
und scharf ausgeprägten Längsriefen, im Bruche matt mit schwer kenntlichem
Randsaume und deutlich faserigem Gefüge. Sie sind die unterirdischen Stengeltheile, häufig mit knolligen Auftreibungen und Knollenansätzen. Sie liefern circa
10 Proc. Harz. — 3) Die Jalapenstengel, falsche Jalape, *Stipĭtes
Jalāpae*, sind jenes Material, womit zwar die Jalapenknollen nicht gefälscht
werden können, dessen Harz aber zur Verfälschung des Jalapenharzes dient.
Sie kommen von verschiedener Dicke, Schwere und Farbe vor und scheinen
Stücke einer cylindrischen oder spindelförmigen Wurzel oder eines Rhizoms
zu sein. Harzgehalt durchschnittlich 10,48 Proc.

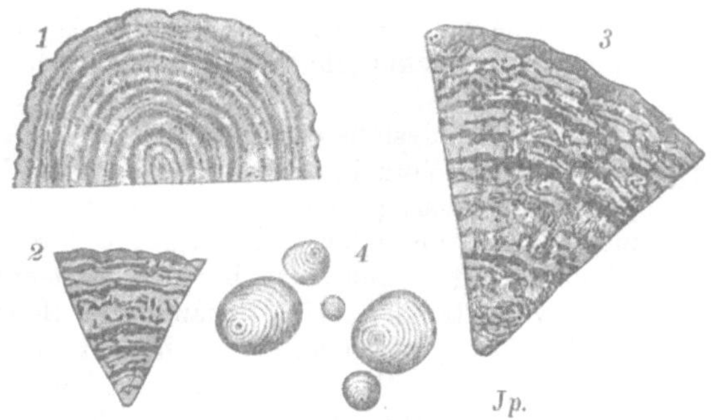

1. Hälfte einer Querschnittfläche von spindelförmigen Jalapenknollen (Ausläufer).
Natürliche Grösse. 2. Querschnitt (etwas vergr.). 3. Ausschnitte einer Querschnitte einer grossen Jalapenknolle. 4. Stärkemehlkörner der Jalapenknolle.
(300-fache Vergr.).

Der Querschnitt (Querbruch) der echten Jalapenknolle zeigt eine dünne
Rinde, vom Holzkörper durch einen dunklen Harzring gesondert, und
einen helleren Holzkörper mit concentrischen zahlreichen dunkelbraunen
Ringen, welche neben den Gefässbündelgruppen die Harzzellen enthalten. Die Amylumkörner sind sehr durchsichtig, haben eine bald einfache,
bald doppelt hufeisenförmige oder spornförmige Spalte und zeigen bei genügender Vergrösserung deutliche Schichtung. Die Amylumkörner der
Jalapenstengel sind um den vierten Theil so gross, als die der echten Jalape,
undurchsichtig, ohne concentrische Schichtung und zeigen nur eine
spärliche Spaltbildung.

Verfälschungen. Prüfung. Es kommen nicht nur sehr häufig knollige Theile
von anderen mit der *Convolvulus Purga* verwandten und nicht verwandten
Pflanzenarten als Jalape in den Handel, die Jalapenknollen sind auch häufig
mit solchen fremden knolligen Theilen, ferner mit künstlichen Nachbild-
ungen, getrockneten Birnen etc. untermischt. Die gekaufte Waare ist
also in allen Fällen zu mustern, was am erfolgreichsten geschieht, wenn man
jede verdächtige Knolle mit einem Beile durchschlägt. Die concentrischen
Harzringe der Schnitt- und Bruchfläche bleiben das beste Erkennungsmittel
der wahren Jalapenknolle. Wer diese Schnitt- oder Bruchfläche einige Male
mit Aufmerksamkeit betrachtet hat, dürfte nicht mehr getäuscht werden. Wie
schon bemerkt ist, kommt die falsche Jalape, die Wurzel von *Ipomoea
Orizabensis*, kaum als Verfälschung vor. Der Querschnitt derselben zeigt
in Kreisen angeordnete, starke, deutlich poröse Gefässbündel, welche

auf der **Bruchfläche als Fasern** hervortreten und die Wurzel holzig erscheinen lassen. Harzarme falsche Jalapenwurzeln sind die **Neu-Orleans-Jalape, gefingerte Jalape,** Wurzeln sowohl von *Mirabilis Jalapa*, als auch von *Ipomoea Jalapa* PURSH. Die Wurzel der letzteren Convolvulee kommt auch als *Radix Mechoacannae albae s. Rad. Jalapae albae s. Rad. Rhabarbari Indici* in den Handel und ist leicht **an der hellen Farbe zu er**kennen. Mitunter findet man Knollen, welchen ein Theil ihres Harzes durch Einweichen in Weingeist entzogen ist. Diesen fehlt die dunkle Harzmasse in den Runzeln, oder sie sind auf ihrer ganzen Aussenfläche mit äusserst dünner Harzschicht überzogen. Das **Pulver der Jalape** ist etwas leichter als Chloroform (1,490 spec. Gewicht) und dieses färbt sich nicht beim Schütteln damit.

Bestandtheile. Gute Jalape enthält getrocknet in 100 Th. 10—15 Harz, 0,3—0,5 flüchtiges Oel, 3—5 Weichharz, 15—25 Zucker, 10—15 braunen Extractivstoff, 5—10 (bis 18 nach FLÜCKIGER) Stärkemehl, 7—10 Feuchtigkeit, 8—12 Faserstoff. Bei reichem Zuckergehalte tritt der Amylumgehalt zurück und umgekehrt.

Die Pharmakopoe fordert mindestens einen Harzgehalt von 10 Proc. Das Harz wird aus der **gepulverten** Wurzel mit warmem starkem Weingeist (durch Deplacirung) ausgezogen, vom Auszuge der Weingeist abgedampft, der Verdampfungsrückstand mit Wasser geknetet und ausgewaschen und das übrig bleibende Harz getrocknet und gewogen. Ob in dem Jalapenpulver auch das Pulver der Jalapenstengel vertreten ist, erfährt man durch Behandeln des gewogenen Harzes mit Chloroform, wie man unter *Resina Jalapae* nachlesen kann, und aus den Amylumkörnern. Man kann auch das Knollenpulver deplacirend mittelst absoluten Weingeistes extrahiren und den Auszug in einem genau tarirten Schälchen mit dem doppelten Vol. heissem destillirtem Wasser mischen. Das ausgeschiedene Harz setzt sich an die Wandung des Gefässes an, und kann nach dem Abwaschen mit Wasser in seiner Lage getrocknet werden. Ueber die Zusammensetzung des Harzes vergl. man auch unter *Resīna Jalapae*, S. 551, 552.

Die **physiologischen Versuche** BERNATZIK's mit den Jalapenknollen und dem Harze derselben ergaben das eigenthümliche Verhältniss, dass die **Wurzel** relativ wirksamer als das aus ihr gewonnene Harz ist. Denn da zu einer diarrhöischen Entleerung vom Harze 0,085, vom Knollenpulver aber schon 0,36 g hinreichen, so ergiebt sich, dass letzteres bei einem Harzgehalte von 10 Proc. nahezu $2^1/_3$ mal, und bei 15 Proc. Harz fast $1^3/_5$ mal wirksamer als das Harz ist. Der Grund der stärkeren Wirkung des Pulvers der Knolle ist in dem Gehalte an flüchtigem Oele zu suchen, welches Oel dem Harze fehlt und purgirende Wirkung zeigt. Die Wirkung der den gebackenen Birnen ähnlichen Knollen ist um vieles geringer.

BERNATZIK sonderte aus dem mit thierischer Kohle in der weingeistigen Lösung entfärbten Jalapenharze das in Aether lösliche schmierige Harz, KAISER's **Para-Rhodeoretin,** und das in Aether unlösliche Harz, KAISER's **Rhodeoretin** oder MAYER's **Convolvulin,** und stellte damit physiologische Versuche an, aus denen sich die **Wirkungslosigkeit des Para-Rhodeoretins** ergab. Daraus schloss der Verfasser, weil sich die unter **B. 2.** erwähnten spindelförmigen stengligen Stücke trotz ihres Harzreichthums von unverhältnissmässig geringerer Wirkung zeigten, dass das Harz der stengligen Jalape besonders reich an jenem wirkungslosen Theile sein müsse, welche Erwartung sich auch bestätigt hat. Während aus dem Harze der echten Jalape 5,82 Proc. Para-Rhodeoretin abgeschieden werden konnten, erhielt man aus dem Harz der stengligen Jalape fast 20 Proc.

Es ergiebt sich hieraus, dass die unterirdischen Stengeltheile in ihrer Entwickelung und Bildung der Knollen einen beträchtlichen Theil des Harzes gleichsam im unfertigen Zustande, als Para-Rhodeoretin, enthalten, aus welchem sich unter Gegenwart der Zuckertheile bei fortschreitender Vegetation das wirksame Rhodeoretin aufbaut.

Das reine, vollkommen weisse, geruch- und geschmacklose Rhodeoretin (Convolvulin) wirkte um Vieles schwächer als das rohe Jalapenharz. Während die mittlere Dosis für letzteres zu 0,17 g gefunden wurde, fand man sie vom Rhodeoretin zu 0,216 g. Einen Erklärungsgrund dieses Verhaltens scheint der Verfasser in dem grösseren Widerstande zu finden, welchen das reine Harz, das Rhodeoretin, der lösenden Einwirkung der Verdauungsflüssigkeiten entgegensetzt. Die feinere Vertheilung, in welcher sich das Harz in dem Knollenpulver befindet, erklärt auch die grössere Wirksamkeit dieses letzteren.

In der Wirkung gleich stehen nach den Versuchen: 0,17 g officinelle *Resina Jalapae*; 0,216 g Rhodeoretin; 1,16 g feingepulverte Jalapenknolle mit 15 Proc. Harz; 1,5 g der letzteren mit 10 Proc. Harz.

Die wässrigen Auszüge der Jalape und die Waschwässer des rohen Harzes sind ohne alle Wirkung. (Diese Beobachtung habe ich schon vor 30 Jahren gemacht, indem ich durch Vermischen des gereinigten wässrigen Extracts der Jalapenknolle mit Bier, ein der Braunschweiger Mumme ähnliches Getränk darstellte, welches, in Masse genossen, nie laxirend wirkte. (HAGER.)

Das Harz der Jalapenstengel, *Stipites Jalapae* (von *Ipomoea Orizabensis* PELL.) wurde von MAYER Jalapin genannt, zum Unterschiede vom Convolvulin, dem Harze der knolligen Jalape. Es stimmt in Eigenschaften und chemischem Verhalten mit dem Harze des Scammoniums überein. Die mittlere Gabe des Harzes der Jalapenstengel ergab sich zu 0,169 g, stimmt also mit der des Harzes aus der knolligen Jalapenwurzel überein. An Wirkung gleich sind: 0,17 g rohes Harz; 0,2 g reines Jalapin; 1,5 g Jalapenstengelpulver.

Das durch Behandeln mit thierischer Kohle in der weingeistigen Lösung entfärbte Jalapenstengelharz, das reine Jalapin, ist (im Gegensatze zum Rhodeoretin oder Convolvulin) in Aether leicht löslich, ebenso in Chloroform und Benzol, schwierig dagegen in Steinöl und Terpentinöl. Die mittlere Dosis des reinen Jalapins wurde zu 0,197 g gefunden, stimmt also mit der des Rhodeoretins ziemlich überein.

Aus allen Versuchen geht unzweideutig hervor, dass Harz und Pulver der Jalapenstengel dem Harze und Pulver der knolligen Jalape in der Wirkung nicht nachstehen, dagegen das Harz der Jalapenstengel das des Scammoniums übertrifft, dass die Nebenwirkungen (Bauchgrimmen, Leibschneiden etc.) der Jalapenstengel weder heftigere noch andere sind, als die der knolligen Jalape. Ebenso entstanden aus dem Gebrauch der Jalapenstengel keine stärkeren Reizungen des Magens und des Darmkanals. Im Uebrigen hat die Jalape, wie andere drastische Purgirmittel (Aloë, Senna), nach geschehener Wirkung Verstopfung zur Folge.

Das Harz der Jalapenstengel ist somit an Wirkung dem Harze der knolligen Jalape ziemlich gleich, wenn aber die Dosis der gepulverten echten Jalape = 1,5 bis 2,0 g ist, so müsste die der gepulverten Jalapenstengel auf 2,0—2,5 g erhöht werden.

Anwendung. Die Jalape wird nur als feines oder mittelfeines Pulver angewendet, als ein die Darmsecretionen anregendes Mittel zu 0,1—0,2—0,3 g zwei- bis dreimal täglich, als Purgans zu 0,5—1,0, als Drasticum zu 1,0—2,0 bis 2,5 g auf einmal. Als Laxir- oder Abführpulver für Erwachsene im Handverkauf giebt man Dosen zu 2,0—2,5 g, für junge Leute von 13—15 Jahren 1,5—2,0 g.

Tubera Salep.

Salep. Radix Salep. *Salep.*

Kuglige oder birnenförmige Knollen verschiedener Orchydeen des Orients und unseres Landes *(domesticae)*, wie *Orchis mascula, O. militaris, O. Morio, O. ustulata, Anacamptis pyramidalis, Platanthera bifolia.* Von den zur Zeit der Blüthe oder kurz darauf ausgegrabenen Knollen werden diejenigen, welche Stengel tragen, beseitigt, die übrigen in siedendes Wasser untergetaucht, abgerieben und getrocknet. Alsdann sind die Knollen 0,5—2 cm dick, bis höchstens zu 4 cm lang, auf der Oberfläche meist etwas rauh, von heller bräunlichgrauer oder gelblicher Farbe, am Scheitel die Narbe der Stengelknospe zeigend. Das innere, auch nicht dunkele Gewebe ist sehr hart und hornartig. Die gepulverten Salepknollen ergeben mit 50 Th. Wasser gekocht einen faden Schleim, welcher erkaltet ziemlich starr ist und auf Zusatz von Jod blau wird.

Orchis mascula Linn. Männliches Knabenkraut. **O. militaris** L. Halmblüthiges K. **O. Morio** L. Synon. *O. femina*. **O. ustulata** L. Brandblüthiges K. etc. etc. **Anacamptis pyramidalis** Rich. Synon. *Orchis pyramidalis* Linn. Straussstendel. **Platanthera bifolia** Richard. Bisam-Knabenkraut. Synon. *Orchis bifolia* Linn., *Habenaria bifolia* R. Br.
Fam. **Orchideae.** Sexualsyst. **Gynandria Monandria.**

Die Salepknollen, von welchen man eine (grössere, bräunliche) P e r s i - s c h e (Levantische oder Orientalische) und eine (kleinere, weissere) D e u t s c h e Sorte unterscheidet, werden von verschiedenen Orchisarten gesammelt. Die oben angegebenen Orchisarten haben meist ungetheilte, kuglige bis länglichrunde Wurzelknollen, welche man bei uns im Juli und August nach der Blüthe, wenn der Stengel welk wird, sammelt, nach Beseitigung der **alten stengeltragenden Knollen** gut abwäscht, mehrere Minuten in kochend heisses Wasser legt (um das Stärkemehl in den Knollen zu gelatiniren), dann mit einem leinenen Tuche zur Entfernung des Epiblems abreibt, auf Fäden zieht und hierauf in einer Temperatur von 50—60⁰ C. trocknet. Auch von Orchisarten mit handförmigen Knollen, z. B. *Orchis maculāta*, *latifolia*, *sambucĭna* wird Salep gesammelt. Der unangenehme Geruch der frischen Knollen verliert sich durch das Brühen und Trocknen. Salep besteht aus 1—2,5 cm langen, 6—12 mm dicken, läng- lich runden, rundlichen, seltener handförmigen, meist etwas platten, netzartig r a u h e n oder r u n z l i g e n (Levantische Sorte) oder m e h r g l a t t e n (Deutsche),

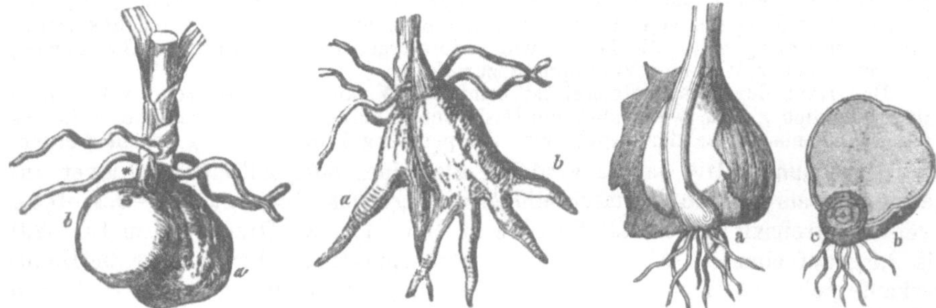

Doppelknolle von Orchis **Morio**.
Eirunde Knollen.
a alte Knolle, *b* jüngere.

Handförmige Orchisknolle.

Zwiebel (Knollzwiebel) **von Colchicum autumnale.** Seitenständig. *a* zum Theil von dem braunen Tegment befreit, *b* Querdurchschnitt, *c* die zur neuen Knoll- zwiebel auswachsende Achse.

weisslichen, gelblichen oder grauen, mehr oder weniger hornähnlich durch- scheinenden, schweren, sehr harten Knollen, welche sich sehr schwer pulvern lassen und ein schmutzigweissliches, schleimig und fadeschmeckendes Pulver geben. Die L e v a n t i s c h e S o r t e bildet grössere Knollen. Gemeiniglich sind die Knollen durchbohrt und auf Baumwollenfäden gereiht.

Die K n o l l e n b e s t e h e n aus einer stärkemehlfreien Rinde und einem Holz mit stärkemehlhaltigem Parenchym. Kernscheide fehlt. 1 Th. der fein- gepulverten Salepknollen muss mit 50 Th. kochendem Wasser eine Gallerte, mit 100 Th. kochendem Wasser einen trüben flüssigen Schleim geben, in welchem die trübenden Theile längere Zeit suspendirt bleiben. Ueber die Dar- stellung des Salepschleimes vergl. unter *Mucilago Salep*, Bd. II, S. 313.

Bestandtheile. Die Salepknollen enthalten 15—30 Proc. Stärkemehl, 40—50 Proc. Bassorin-ähnliches Gummi, 5—6 Proc. Eiweisssubstanz, 1—2 Proc. Zucker. In verdünntem und starkem Weingeist ist Salep unlöslich.

Die 1. Ausgabe der Pharmakopoe, auch Ph. Austriaca warnten vor einer Verfälschung mit Colchicumzwiebeln. Eine solche wurde vor vielen Jahren von Mettenheimer beobachtet und zwar soll die Colchicumknolle der Salepknolle ähnlich künstlich präparirt gewesen sein. Die Colchicumknolle ist in ihrer natürlichen Form der Salepknolle nicht ähnlich, dann weniger hart wie diese, giebt auch mit Wasser keinen Schleim und hat einen bitteren Geschmack. Zur besseren Orientirung ist eine Abbildung der Colchiumzwiebel beigegeben.

Pulverung. Die Verwandlung der Salepknollen in ein möglichst feines und gut aussehendes Pulver erfordert zunächst ein Absieben der trocknen Knollen und die Beseitigung aller Stücke von dunklerer oder schmutziger Farbe und der ungehörigen Substanzen, welche aus der Verpackung herrühren. Alsdann wird die Waare mit kaltem Wasser übergossen und unter heftigem Agitiren abgewaschen. Nachdem die Knollen ungefähr eine Stunde mit dem Wasser in Berührung waren, sammelt man sie in einen Durchschlag und breitet sie nach dem Abtropfen über ein leinenes Tuch aus. Nach dem Abtrocknen hält man sie einen Tag hindurch in einer Wärme von 30—40° C. und verwandelt sie endlich in ein feines Pulver.

Um das Saleppulver in Schleim oder Gallerte überzuführen, zerreibt man es mit der 4—5-fachen Menge kaltem Wasser und mischt dann sofort das übrige Wasser in kochend heissem Zustande hinzu. 1 Th. Salep giebt mit 100 Th. Wasser nach dem Erkalten einen dickfliessenden Schleim, mit 40—50 Th. Wasser eine Gallerte.

Geschichtliches. Den Salep kannte schon Dioscorides und scheint er von jeher im Orient als kräftigendes Mittel der Reconvalescenten in Anwendung gekommen zu sein. Vor Mitte des vorigen Jahrhunderts war es Geoffroy, welcher zuerst das Verfahren bekannt machte, wie man die Orchis-Knollen in Salep verwandeln könne. Eine Beschreibung des Saleps veröffentlichte zuerst P. T. Larpow: De orchide. Diss. inaug. Rostochiae, 1747.

Anwendung. Salepknollen sind mehr Nahrungsmittel als Arzneistoff und dienen zur Umhüllung anderer Arzneistoffe in Form des Schleimes und der Gelatine in Gaben zu 1—3—5 g ein- bis dreistündlich bei hectischen und atrophischen Leiden, Diarrhoe, Ruhr, Strangurie, Leiden der Luftwege, Katarrhen u. s. w. Im Orient dient Salep als Nahrungsmittel, welchem man eine den Geschlechtstrieb aufregende Wirkung zuschreibt.

Kritik. Welche Gründe mögen vorgelegen haben, die Behandlung der Salepknollen nach Einsammlung derselben zu beschreiben, und mitzutheilen, dass sie mit destillirtem Wasser (*Aqua* bedeutet laut Vorrede der Ph. stets destill. Wasser) abgewaschen werden. Dies dürfte wohl Niemand glauben. Hätte man *aqua* gesetzt, so hätte man damit Wasser im Allgemeinen bezeichnet. Da man ferner sichtlich den Ciceronischen Styl zu einem pharmaceutischen zu machen bestrebt war, so wählte man z. B. für die Bezeichnung einheimisch das Wort *domesticus*, welches man pharmaceutisch nur mit häuslich — das Haus betreffend — übersetzen kann. Die übertropische Ausdrucksweise passt doch für eine Ph. nicht, gleichviel ob Cicero, Livius, Caesar und andere geistreiche Römer sich dieses Ausdruckes für einheimisch bedienten. Dies musste doch dem lateinischen Autor gesagt werden. Der Botaniker und Pharmaceut von echtem Korn hätte das Wort *vernaculus* oder *indigenus* für einheimisch gesetzt, wenn er das Wort *Germania* umgehen wollte. Die Oesterr. Ph. spricht z. B. nur von einer *planta indigĕna*, denn dieser Ausdruck ist der in der Botanik von jeher gebräuchliche.

━━━━━━

Unguenta.

Salben. Unguïna; Pomāta. *Pommades*; *Onguents*. *Ointements*.

Bei Bereitung der Salben verfahre man in der Weise, dass man die schwerer schmelzbaren Theile für sich oder nach Zusatz von etwas der leichter schmelzbaren Substanzen schmelzt und dann erst die leichter schmelzenden der geschmolzenen Masse nach und nach zusetzt, in welcher Weise man jede unnöthige Vermehrung der Wärme vermeiden kann.

Die nur aus Wachs oder Harz mit Fett oder Oel zusammengesetzten Salben rühre man nach dem Zusammenmischen der einzelnen geschmolzenen Bestandtheile, dauernd bis zum völligen Erkalten um. Die wasserhaltigen Substanzen mische man unter Umrühren den erkaltenden Salben hinzu. Sind pulverige Substanzen hinzuzumischen, so wende man diese höchst fein gepulvert, nöthigen Falles mit Wasser geschlämmt in der Weise an, dass man sie zuvor mit wenig Oel oder der geschmolzenen Salbe gleichmässig verreibt.

Extracte oder Salze werden nicht eher den Salben beigemischt, als nachdem sie mit wenig Wasser zusammengerieben oder in Wasser gelöst sind. Auszunehmen ist der Brechweinstein, welcher in ein höchst feines trocknes Pulver verwandelt zuzumischen ist.

Alle Salben müssen von gleichmässiger Beschaffenheit *(compositionis aequabilis*, von gleichmässiger Zusammensetzung!) sein und dürfen keinen ranzigen Geruch haben, noch Schimmelansatz zeigen.

Wenn wir den Zweck des vorstehenden Artikels auch als einen willkommenen, vielleicht auch nöthigen bezeichnen müssen, so können wir uns aber auch nicht verhehlen, dass man darin vieles vermisst, was erwähnt werden musste, wenn wir den Artikel zu dem Allgemeinen über Salben in Beziehung bringen. Für die Darstellung der in der Ph. aufgeführten Salben reicht er völlig aus. Wer sich über die Bereitung der Salben im Allgemeinen und besonders in der Receptur informiren will, findet das Gewünschte in der Technik der Receptur von H. Hager, 1884, S. 209 u. f.

Unguentum basilicum.

Königssalbe; Basilicumsalbe. Unguentum Terebinthīnae resinōsum; Unguentum tetrapharmăcum. *Onguent royal*; *Onguent de résine*. *Resin ointment*.

Baumöl 45 Th., gelbes Wachs, Kolophon und Schöpsentalg, von jedem 15 Th., und Terpentin 10 Th. — Sie muss eine gelbbraune Farbe haben.

Kolophon wird mit der Hälfte des Baumöls über Kohlenfeuer zuerst geschmolzen und gemischt, dann das übrige Baumöl, Talg und Wachs hinzugegeben und wenn bei nur geringem Kohlenfeuer die Schmelzung und Mischung erfolgt ist, setzt man den Terpentin hinzu, rührt um und giesst die halb erkaltete Mischung in die Standgefässe.

Die Königssalbe ist Maturativum und Suppurativum (die Eiterung zu Ende führend und fördernd). In Mischungen dient sie gewöhnlich als Excipiens für reizende Soffe.

Unguentum Cantharidum.

Spanischfliegensalbe; Kantharidensalbe; Reizsalbe. Cerātum Cantharĭdum; Unguentum irrītans. In Stelle des Unguentum ad Fonticŭlos. *Onguent de cantharides*; *Pommade épispastique.*
Ointment of cantharides.

Zwei (2) Th. grobgepulverte Canthariden, mit acht (8) Th. Olivenöl übergossen, digerire man zehn Stunden im Dampfbade, dann filtrire man das durch Auspressen gesammelte Oel. Aus 7 Theile des filtrirten Oeles und 3 Th. gelbem Wachse bereite man eine Salbe. Sie sei von gelber Farbe.

Bei der Bereitung dieser Salbe ist daran zu erinnern, dass man die Digestion in porcellanenen, also nicht metallenen Gefässen vorzunehmen hat, und die Filtration der öligen Colatur durch ein Papierfilter geschieht, welches dicht vor der Operation an einem warmen Orte ausgetrocknet ist, dass ferner das mit gelbem Wachse in der Wasserbadwärme zusammengeschmolzene Filtrat bis zum Erkalten umzurühren ist. Letzterer Punkt verdient eine Erörterung. Die Salbe muss laut der sub *Unguenta* gegebenen Anweisung bis zum Erkalten agitirt werden, damit sie nicht stückig werde, d. h. weichere, zerdrückte, lufthaltige Salbentheile nicht mit durchscheinenden, scheinbar härteren, luftfreien Theilen oder Stücken durchmischt seien. Würde die geschmolzene Salbe in einem Mörser, wie dies häufig geschieht, bis zum Erkalten agitirt werden, so würde sich die Salbenmasse mit einer reichlichen Menge atmosphärischer Luft vermischen, welche mit ihrem Ammon- und Sauerstoffgehalt nicht ermangelt, in der Salbe Rancidität anzubahnen und die Dauer der Salbe abzukürzen. Da die Pharmakopoe ein Agitiren in einem Mörser nicht anordnet, sondern nur von einem Umrühren bis zum Erkalten spricht, so kann der in das Standgefäss eingegossenen, unter sanftem Umrühren mit einem Spatel bis zum Erkalten bereiteten Salbe die Eigenschaft einer vorschriftsmässig bereiteten nicht abgesprochen werden. Jedenfalls wird diese Salbe weniger Luft enthalten und weniger schnell der Rancidität zuneigen.

Da diese Salbe der Basilicumsalbe nicht unähnlich, dazu eine giftige Salbe ist, so ist es zweckmässig der Signatur die warnenden: ✕ *Ungt.* ✕ zuzufügen. Man gebe diese Salbe im Handverkauf stets mit Vorsicht und mit Signatur ab.

Die Kantharidensalbe wird zum Offenhalten von Vesicatorstellen, Eiterung von Wunden und Fontanellen gebraucht.

Unguentum cereum.

Wachssalbe. Unguentum cerĕum (s. Cerae); Unguentum simplex.
Cerat simple; *Cerat de Galien. Simple ointment*; *Wax-salve.*

Zu bereiten aus sieben (7) Th. Olivenöl und drei (3) Th. gelbem Wachse.

Vor einem Decennium konnte man nur durch eine mit weissem Wachs hergestellte Ceratsalbe befriedigt werden, obgleich HAGER schon in seinem vor 30 Jahren verfassten Commentar zu den Pharmakopoen Nord-Deutschlands den Kampf gegen das weisse Wachs in Salben aufgenommen hatte. Erst die 1. Ausg. der Ph. Germ. stimmte HAGER's Ansichten ausnahmsweise bei und ersetzte das weisse Wachs durch das dem Ranzigwerden weniger ausgesetzte gelbe Wachs. Die 2. Ausgabe ist ebenfalls dabei verblieben.

Das Umrühren bis zum Erkalten ist in gleicher Weise auszuführen, wie unter Ungt. Cantharid. S. 741 angegeben ist.

Unguentum Cerussae.

Bleiweisssalbe. Unguentum Plumbi subcarbonici s. Plumbi hydrico-carbonici; Unguentum **album** simplex. *Onguent de céruse*; *Pommade de carbonate de plomb*; *Onguent blanc de Rhazis*; *Onguent de Tornamira*. *Ointment of carbonate of lead*; *White-lead-salve*.

Zu bereiten aus drei (3) Th. Bleiweiss und sieben (7) Th. Paraffinsalbe. Es sei eine sehr weisse Salbe.

Die Bleiweissalbe ist eine sehr weisse Salbe, in welcher weder mit dem Auge, noch beim Zerreiben zwischen den Fingern Bleiweisspartikel zu unterscheiden sind. Man bereitet die Salbe in der Art, dass man in einem warmen Mörser circa 1 Th. Paraffinsalbe flüssig macht und damit 3 Th. gepulvertes Bleiweiss (Cerussaoxyd) so lange zerreibt, bis dieses völlig präparirt ist oder eine Probe, auf der Haut auseinandergestrichen, keine Bleiweisskörnchen erkennen lässt. Dann wird das übrige Quantum Paraffinsalbe dazu gemischt. Diese Salbe wird nicht ranzig. Früher wurde das Bleiweiss mit Fett gemischt und dieser Salbe waren daher auch alle die Eigenschaften der Bleisalben, schnell ranzig zu werden, auch wohl einen gelben Farbenton anzunehmen, eigen. Dieses unangenehme Verhalten kann nun in der Mischung des Bleiweisses mit Mineralfetten nicht mehr eintreten, denn letztere bewahren völlige Indifferenz gegen das Bleisubcarbonat. Hier müssen wir einen Fortschritt anerkennen. Zur Sommerzeit verwende man zu dieser Salbe die starrere Paraffinsalbe (aus 15 Paraffin und 35 Paraffinöl).

Bezüglich der Anwendung sind dieselben Bedenken zu erwägen, wie sie unter *Ungt. plumbicum* erwähnt wurden. Auf kleine Hautstellen (Brandwunden) angewendet dürfte sie keine Vergiftung zur Folge haben.

Unguentum Cerussae camphoratum.

Bleiweisssalbe mit Kampfer; Gekampferte Bleiweisssalbe. *Onguent blanc camphré. Camphorated white-salve.*

Zu bereiten aus 95 Th. Bleiweisssalbe und 5 Th. gepulvertem Kampfer. — Weisse nach Kampfer riechende Salbe.

Zweckmässig ist es, den zerriebenen Kampfer (5 Th.) in der Paraffinsalbe (66,5 Th.) im Wasserbade zu lösen und dann aus dieser Lösung in der unter *Ungt. Cerussae* angegebenen Weise mit dem Bleiweiss (28,5 Th.) die

Salbe fertig zu stellen. Da dieselbe selten gebraucht wird, so genügen für
ein mittleres Apothekengeschäft 105 g auf meist 5—8 Monate. Bei gutem
Verschluss verdirbt sie nicht und erleidet auch keinen Kampferverlust (durch
Verdunstung).

Unguentum diachylon.

Diachylon-Salbe; Hebra'sche Bleisalbe; Hebra'sche Salbe; Hebra-Salbe. *Onguent d'Hebra.* *Hebra's ointment.*

Fünf (5) Th. Bleipflaster, durch Auswaschen vom Glycerin und
durch Stellen in das Wasserbad vom Wasser befreit, dann mit fünf (5)
Th. Olivenöl bei gelinder Wärme im Wasserbade zusammengeschmolzen, rühre man bis zum völligen Erkalten um. Die fertige Salbe rühre
man, nachdem sie einige Stunden beiseite gestanden hat, wiederum um.
— Es sei eine fast weisse Salbe.

Das Umrühren muss hier im Mörser mittelst Pistilles ausgeführt werden,
um gleichsam eine Mischung mit atmosphärischer Luft zu erzielen, denn nur auf
diese Weise erlangt die Salbe eine genügende Weisse. Die sub *Ungt.*
Cantharid. erwähnten Bedenken bezüglich des Umrührens müssen hier beiseite
gestellt werden.

Nach Vorschrift der 1. Ausg. der Ph. wurde diese Salbe aus gleichen
Theilen Bleipflaster und Leinöl zusammengesetzt, welcher Zusammensetzung
man besondere Heilkräfte für Wunden und wunde Hautstellen beilegte. Er-
fahrene Aerzte glauben nicht, dass Olivenöl das Leinöl ersetzen könne. Früher
wurde diese Salbe nur bereitet, wenn sie gefordert wurde. Die jetzt geltende
Bereitungsweise erfordert längere Zeit. Es ist daher in den Apotheken, wo
diese Salbe selten zur Dispensation gelangt, der bequemste Weg, um sie
ex tempore zu bereiten, ein vom Glycerin und Feuchtigkeit befreites Bleipflaster, *Emplastrum Lithargyri siccatum*, vorräthig zu halten.

Unguentum Glycerini.

Glycerinsalbe; Einfaches Glycerolat. Unguentum Glycerīnae; Glycerolātum simplex. *Glycérée d'amidon.* *Glycerine of starch.*

Einem (1) Th. gepulvertem Tragant, mit fünf (5) Th. Weingeist zerrieben, mische man fünfzig (50) Th. Glycerin hinzu. Diese
Mischung erhitze man im Dampfbade. — Eine weisse, durchscheinende,
gleichmässige Salbe.

Diese Zusammensetzung ist der früher officinellen Glycerinsalbe nur äusserlich ähnlich. Auf Wunden und wunde Hautstellen ist sie nicht verwendbar,
denn sie erzeugt Brennen, was die früher officinelle Salbe (bestehend aus
2 Stärke, 1 Wasser und 10 Glycerin) nicht bewirkte, sie ist also nur als
Vehiculum solcher Substanzen verwendbar, welche in die unverletzte Haut
eingerieben werden. In Salben gegen Decubitus scheint sie desshalb nicht
passend, und gerade zu Salben gegen Durchliegen wurde *Ungt. Glycerinae*
viel gebraucht. Ferner hat sich herausgestellt, dass Glycerin die Resorption
der Arzneistoffe durch die Haut nicht fördert, eher abschwächt.

Die Consistenz des Glycerolats nach Vorschrift der Ph. ist nicht die genügend starre, weshalb viele Apotheker die vorliegende Vorschrift mit derjenigen der 1. Ausgabe der Ph. combiniren und z. B. 1 Tragant, 5 Stärkemehl, 5 Weingeist und 50 Glycerin mischen und erhitzen. In eine Infundirbüchse giebt man den Tragant in feinster weisser Pulverform, mischt ihn mit dem Weingeist und setzt dann unter Umrühren das Glycerin allmählich hinzu. Nun stellt man die Büchse in ein Wasser- oder Dampfbad und setzt das Rühren fort, bis die gewünschte Consistenz eintritt. Setzt man Stärkemehl hinzu, so ist dasselbe ebenfalls in feiner Pulverform zuerst mit dem Tragant zu mischen. Wegen des letzteren Zusatzes kann sich ja der Receptar mit dem Arzte besprechen. Dieses Glycerolat conservirt sich zwar viele Wochen hindurch bezüglich seiner Consistenz, dennoch bleibt die Frage zu beantworten, ob der Apotheker dieses Präparat vorräthig halten muss oder ob er es *ex tempore* bereiten darf. Die letztere Frage würde ich mit „ja“ beantworten.

Unguentum Hydrargyri album.

Weisse Quecksilbersalbe; Weisse Präcipitatsalbe. Unguentum Praecipitāti albi; Unguentum Hydrargȳri amidāto-bichlorati; Unguentum ad scabiem Zelleri; Unguentum Hydrargyri ammoniati. *Pommade antipsorique de Zeller; Onguent d'oxychlorure ammoniacal de mercure. Ointment of ammoniated mercury.*

Zu bereiten aus **einem (1)** Theile weissem **Quecksilberpräcipitat** und **neun (9)** Th. **Paraffinsalbe.** — Eine weisse Salbe.

Der im Salbenmörser zerriebene weisse Präcipitat wird mit circa einem Th. geschmolzener Paraffinsalbe durch Reiben mit dem Pistill zu einer unfühlbaren Masse präparirt und dann mit den übrigen Theilen der Paraffinsalbe gemischt. Letztere muss die gehörige Consistenz haben, im anderen Falle würde sich der Präcipitat nach und nach zu Boden senken. Man vergl. unter *Ungt. Paraffini.*

Diese Salbe verdirbt so leicht nicht, dennoch ist die Bereitung *ex tempore* anzurathen, da sie nur selten verordnet wird. Im Handverkauf gebe man sie (in Mengen zu 15—30 g) mit Vorsicht ab. Man gebraucht sie mitunter gegen Scabies und kann bei Bereiben grösserer Hautstellen damit eine Vergiftung die Folge sein.

Unguentum Hydrargyri cinereum.

Graue Quecksilbersalbe; Mercurialsalbe. Unguentum Hydrargȳri cinerĕum; Unguentum Neapolitānum; Unguentum mercuriāle. *Onguent gris; Pommade mercurielle. Ointment of mercury.*

Dreizehn (13) Th. **Schweinefett** schmelze man bei gelinder Wärme mit **sieben (7)** Th. **Schöpsentalg** zusammen. **Drei (3)** Th. der völlig erkalteten Mischung verreibe man mit **zehn (10)** Th. **Quecksilber.**

Man mische das Metall in sehr kleinen Portionen in der Weise zu, dass man eine neue Quantität erst dann zusetzt, wenn ohne optische Beihilfe keine Quecksilberkügelchen mehr zu erkennen sind. Zuletzt wird der Rest der Talgmischung hinzugesetzt und das Ganze auf das Genauste gemischt.

Bläulich-graue Salbe, in welcher mit blossem Auge (ohne optische Beihilfe) keine Quecksilberkügelchen zu erkennen sind.

Drei Gramme der Salbe müssen nach Beseitigung des Fettes mittelst Aethers fast 1,0 g Quecksilber ausgeben.

Die 2. Ausg. der Ph. giebt eine Vorschrift, welche von derjenigen der 1. Ausg. dahin abweicht, dass sie etwas mehr Talg zumischen und das Quecksilbermetall nicht mit alter Mercursalbe, sondern mit der für die Salbe bestimmten Talgmischung verreiben lässt, nach dem Princip, dass sich eine kleinere Portion Metall leicht mit dem Fette tödten lasse und um so leichter, wenn sie mit getödtetem Metalle in Contact kommt. Wesentliche Umstände, welche die Tödtung des Metalls fördern, sind in erster Linie die völlige Abwesenheit von Feuchtigkeit oder Wasser, denn nur eine Spur derselben genügt, die Adhärenz des Fettes an die Metallkügelchen zu hindern. Man verwende also Schweinefett und Talg, welche keine Spur Feuchtigkeit enthalten. Man bewirke die Schmelzung beider Fette und stelle sie einen Tag an einen warmen Ort, so dass sie im geschmolzenen Zustande verbleiben und etwaige Spuren

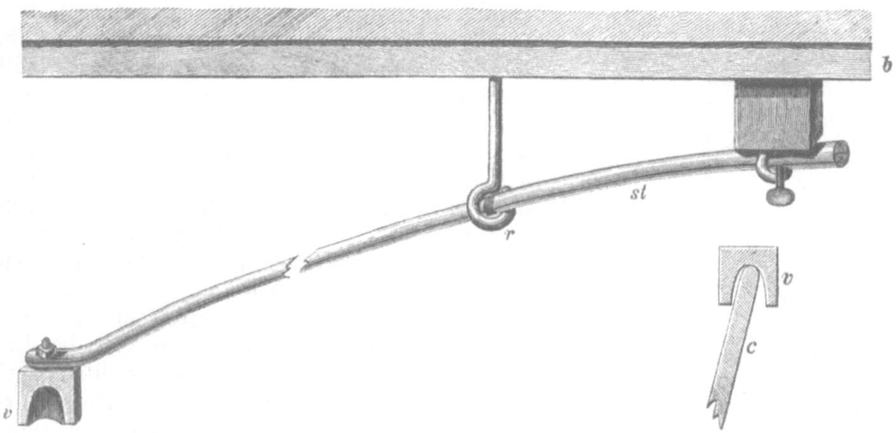

Druckstange.

Wasser absetzen können. Ein zweiter wichtiger Umstand ist eine gelinde Wärme und Halbflüssigkeit der Fettmasse. Da man sich vor Quecksilberdunst hüten muss, so verbrauchten einige Apotheker ein flüssiges Oel für die Verreibung. Daher stammt auch die Ansicht, dass das fette Oel der Pekannüsse (*Carya olivaeformis* NUTTAL in Louisiana einheimisch) die Extinction des Quecksilbers besonders fördere.

Die erwähnten Umstände treten in sofern zurück, als man heute nicht mehr eine Salbe fordert, in welcher selbst bei 4—6-facher Vergrösserung keine sichtbaren Metallkügelchen zu erkennen sind, sondern eine Salbe genügt, in welcher nur das unbewaffnete, also das blosse Auge keine Metallkügelchen erkennen darf, diese Kügelchen also einen 5—7 mal grösseren Durchmesser aufweisen können. Damit ist die unangenehme und lästige Darstellung der grauen Mercurialsalbe in eine leicht auszuführende umgewandelt, welche Darstellung sich auch um so leichter vollzieht, wenn man die beiden vorhin erwähnten Umstände beachtet.

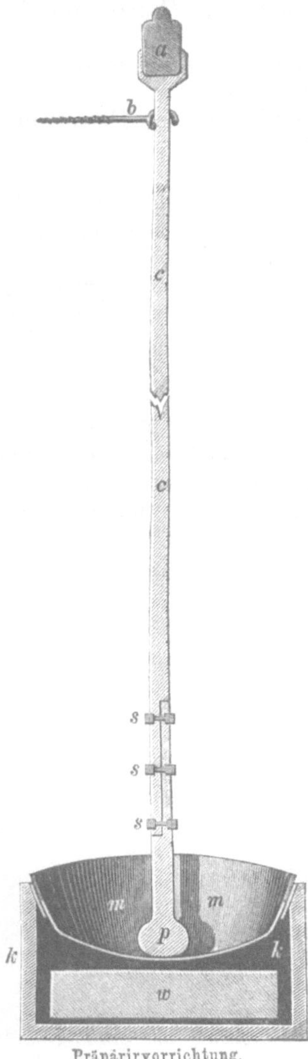

Präparirvorrichtung.

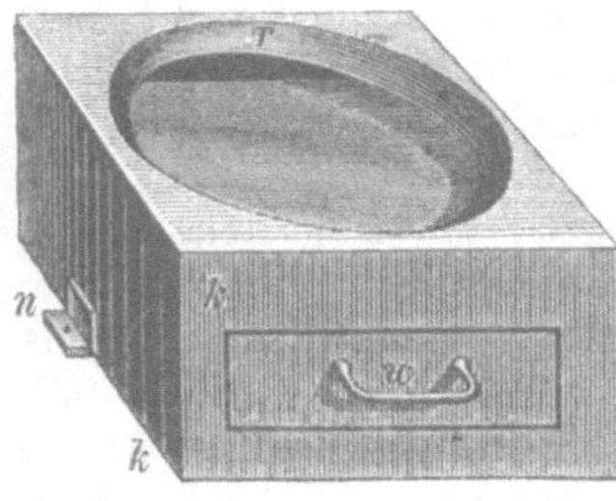

Die Extinction des Quecksilbers mit der Fettmasse geht, wie angegeben ist, um so leichter vor sich, wenn letztere sich in einem halbflüssigen Zustande befindet. Man erreicht dies, wenn man den Mörser oder den Kessel, worin diese Arbeit vorgenommen wird, gelind erwärmt. Die Erwärmung darf natürlich nur eine Höhe von höchstens 30° C. erreichen. Will man ein Erwärmen der Masse aus Vorsicht auf die Gesundheit des Arbeiters vermeiden, so lässt sich die Halbflüssigkeit erreichen, wenn man auf 1000,0 Quecksilber und 150,0 Talgmischung 50,0 Provenceröl (im Winter 140,0 mit 60,0 Oel) nimmt. Die Menge des Oels wird der später zuzusetzenden Fettmenge, welche dann aus 120 Th. Fett und 80 Th. Talg herzustellen ist, abgezogen. Richtiger ist die Befolgung der Vorschrift der Ph. Als Reibegefäss eignet sich ein eiserner Kessel mit möglichst glattem Boden und ein entsprechend geformtes Pistill aus hartem Holze. Das Ermüdendste beim Reiben ist der Druck, den der Arbeiter gleichzeitig auf das Pistill auszuüben hat. Zweckmässig ist daher die gebräuchliche Druckstange, welche ungefähr 3 m lang ist und an einem Balken der Zimmerdecke festsitzt. In der Hülse v bewegt sich lose das obere Ende c des mittelst Stange verlängerten Pistills. Durch den Ring r (S. 745) wird die Stange niedergehalten. Da das Umgehen mit Quecksilber in Zimmern oder geschlossenen Räumen der Gesundheit äusserst schädlich ist, auf der anderen Seite aber ein gelindes Erwärmen die Extinction des Quecksilbers ausserordentlich unterstüzt, so ist folgende Vorrichtung zu empfehlen. Sie lässt sich nicht nur ohne grosse Kosten herstellen, sie lässt sich auch an dem ersten besten passenden Orte, wo die Quecksilberdünste von einem leisen Luftzuge fortgeführt werden, ohne besondere Umstände anbringen. Der Griff des Pistills p wird durch eine 2,0—2,5 m lange Stange c verlängert, deren oberes Ende mit einem circa 5,0 kg schweren Gewichte a beschwert ist. Gehalten wird die Stange durch den Ring b, in welchem sie sich nur lose bewegt. Die Reibung zu erleichtern, bestreicht man die innere Seite des Ringes mit Oel. Der Ring b ist in den Pfosten der Wand oder den oberen

Querbalken eines Thürfutters eingeschraubt. Den Kessel m setzt man in die Oeffnung eines hölzernen Kastens k, welche mit einem eisernen oder blechernen Ringe r belegt ist. Der Kasten k hat an der Seite ein offenes Feld, in welches man den Wärmer w bequem hineinschieben kann. Der Wärmer ist ein blechernes Hohlgefäss, in welches man entweder heisses Wasser oder heissen Sand giebt. Mittelst der Bleche n und einiger Nägel giebt man dem Kasten k auf einem Stuhle oder einer Waarenkiste einen festen Standpunkt. Die soeben beschriebene Vorrichtung ist wegen ihrer Einfachheit und ihrer billigen Anschaffung eine wirklich praktische und auch brauchbar beim Präpariren des Schwefelantimons, des Kalomels etc.

Vor allen Dingen gebe man anfangs nie zuviel Metall zu der Fettmasse und setze das Reiben ohne Unterlass fort, indem eine Person den Arbeiter hin und wieder ablöst.

Man hat Aether und Terpentinöl als Hülfsmittel, welche die Extinction des Quecksilbers befördern, im Anfange der Arbeit zugesetzt. Ein Aetherzusatz ist nicht zu verachten, macht aber die Salbe eigenthümlich riechend, und ein Terpentinölzusatz ist verwerflich. Es ertheilt dieser nicht nur der Salbe eine die Haut reizende Eigenschaft, sondern er wirkt auch nur anfangs extingirend, und später scheint er der Extinction äusserst hinderlich zu sein, wie dies die Praxis ergiebt. Man befolge die Vorschrift der Ph. und setze das Quecksilber in kleinen Portionen (2—4 ccm) hinzu.

Ist man genöthigt, die Arbeit eine Nacht stehen zu lassen und am anderen Morgen erst wieder fortzusetzen, so reibe man vor Beginn der Arbeit nicht in der Masse, ehe diese nicht erwärmt ist. Im anderen Falle drückt man aus der starren kalten Masse grössere Quecksilberkügelchen heraus. In der Winterkälte ist dies besonders zu beherzigen.

Das Quecksilber ist getödtet, wenn eine kleine Portion der Masse, auf Wachspapier glatt und dünn ausgestrichen, keine glänzenden Metallkügelchen mehr erkennen lässt. Nun wird das halberkaltete Schmelzgemisch aus Fett und Talg der Quecksilbermasse untergemischt.

Ist man genöthigt, die Quecksilbersalbe auf Quecksilbergehalt oder ungehörige Beimischungen zu prüfen, so löst man sie mit Benzin und wäscht das Ungelöste mit Aether ab. Das specifische Gewicht der officinellen Quecksilbersalbe ist 1,33—1,35, es wird also ein haselnussgrosses Stück der Salbe, mittelst der Weingeistflamme an seiner Oberfläche angeschmolzen, innerhalb einer Schicht des officinellen *Liquor Kalii carbonici* schwimmen, aber nach Verdünnung von 10 g des Liquors mit 10 Tropfen (0,6 g) Wasser bestrebt sein, darin unterzusinken. Da an Fettsubstanzen Luft beharrlich adhärirt, so ist die Probe unter wiederholtem sanftem Schütteln auszuführen.

Hier kann ich nicht unterlassen zu erwähnen, dass man die Fettmasse mit dem Quecksilber behufs der Extinction des letzteren sich in einigen Laboratorien oft wochenlang herumtreiben sieht, obgleich in dem geschlossenen Raume mehrere Menschen arbeiten. Mir erscheint dies eine äusserst sträfliche Fahrlässigkeit gegen die Gesundheit anderer Menschen; 5 kg der Salbe können in 12—15 Stunden fertig gemacht werden. Es kommen zwar Fälle vor, wo die Extinction des Quecksilbers erst nach 2—3 Tagen erreicht wird. Die Erklärung dieses sonderbaren Umstandes hat man in einem Wasser- oder Feuchtigkeitsgehalt der Fett- oder Quecksilbersalbenmasse aufzusuchen. Entweder war aus Versehen Wasser in die Masse gespritzt, oder man hatte die eiskalte Masse in die erwärmte und mit Feuchtigkeit überladene Luft des Laboratoriums gebracht. Es ist, wie oben angegeben, eine wesentliche Be-

dingung, dass die Fettmasse, welche zum Verreiben verwendet wird, frei
von Feuchtigkeit sei.

Laut Forderung der Ph. darf die Mercursalbe nicht ranzig riechen. Nun
ist es eine besondere Eigenthümlichkeit dieser Salbe, in 2—3 Wochen in den
ranziden Zustand überzugehen und um so schneller, wenn Schöpsentalg einen
Bestandtheil bildet. Die Mischung von 13 Th. Fett mit 7 Th. Schöpsentalg
wird besser ersetzt durch 12 Th. Fett und 8 Th. Rindertalg. Einen geringen
ranzigen Zustand dieser Salbe wird kein erfahrener Apotheker beanstanden,
weil er eben ein unvermeidlicher ist.

Unguentum Hydrargyri rubrum.

Rothe Quecksilbersalbe; Rothe Präcipitatsalbe. Unguentum
Praecipitati rubri. *Pommade d'oxyde rouge de mercure*; *Pommade
de Lyon*. *Ointment of red oxide of mercury.*

Zu bereiten aus einem (1) Th. Mercurioxyd und neun (9) Th.
Paraffinsalbe. — Rothe Salbe.

Mercurioxyd ergiebt mit thierischen oder pflanzlichen Fetten keine dauernden, mit mineralischen Fetten aber dauerhafte Mischungen. Da diese Salbe
häufig als Augensalbe in Anwendung kommt, so verwende man zu ihrer Bereitung das nicht krystallinische Ausscheidungen zulassende *Ungt. Paraffini
rigĭdum*.

Unguentum Kalii iodati.

Jodkaliumsalbe; Kaliumjodidsalbe; Kropfsalbe. *Onguent (Pommade) d'iodure de potassium*. *Ointment of jodide of potassium.*

Zwanzig (20) Th. Kaliumjodid in zehn (10) Th. destill.
Wasser gelöst mische man 170 Th. Paraffinsalbe hinzu. — Weisse
Salbe.

Die Vorschrift giebt zu wenig Wasser an, denn eine theilweise Verdunstung desselben beim Aufbewahren lässt sich nicht verhindern, Kaliumjodid
scheidet in kleinen Krystallen aus und die Salbe erscheint beim Einreiben auf
die Haut wie eine Mischung aus Sand und Fett. Dass man an diesen Umstand nicht dachte, ergiebt wiederum die wiederholt vermisste Akribie, welche
aber das Fundament der Bearbeitung einer Ph. bilden soll und muss, denn
Akrisie ist allezeit zurückzuhalten. Statt 10 Th. nehme man 12,5—15 Th.
Wasser.

Da nicht gesagt ist, dass die Salbe nur auf Verlangen zu bereiten ist,
so hätte man doch daran denken sollen, dass die schwere wässrige Salzlösung
nach und nach in der Salbe, sobald etwas mehr Temperatur als 15° C. hinzutritt (z. B. im Sommer) sich niedersenkt und sich am Grunde der Mischung
ansammelt. Es ist daher vor jeder Dispensation mit einem Spatel heftig
umzurühren. Endlich verwende man zur Bereitung der Salbe in der wärmeren Jahreszeit die starrere Paraffinsalbe. Dass das Mineralfett sich wenig
eignet zu Mischungen mit wässrigen Salzlösungen, wegen der starken Abstinenz

dieses Fettes gegen Wässriges, hätte man einerseits bei Aufstellung der Vorschrift wohl in Erwägung ziehen sollen, andererseits musste man erwägen, dass die Paraffinsalbe bei der Hautwärme schmilzt und in diesem Zustande auch die wässrige Beimischung absondert. Die Haut wird fettig und die abgesonderte Salzlösung ausser dem Bereiche der Absorption durch die Haut versetzt. Obgleich sich diese Salbe nicht gelb noch braun färbt, was man ja vermeiden wollte, so ist sie ohne rechten medicinischen Werth.

Kritik. Die Autoren der Ph. mussten bei Acception einer Vorschrift zu den Salben die Fragen stellen: 1) Hat die Composition die gehörige Consistenz? — 2) Bleibt die Mischung constant? — 3) Eignet sie sich zu den beabsichtigten medicinischen Zwecken? — 4) Können Ausscheidungen stattfinden? — 5) Wenn Ausscheidungen eintreten, ist dann die Salbe noch dem Zwecke der Anwendung entsprechend? — Ob sich die Autoren der Ph. diese Fragen immer stellten, bleibt fraglich, wie wir bei der rothen Quecksilbersalbe und hier bei der Kaliumjodidsalbe klar und deutlich sehen. Man scheint mit derselben Leichtigkeit vorgegangen zu sein, wie z. B. bei der Angabe des Mindestgehaltes an Morphin bei den Opiumtincturen.

Unguentum leniens.

Cold-Cream (spr. kohld-crihm); Rosen-Cold-Cream. Unguentum Aquae Rosae; Unguentum emolliens; Unguentum Cetacěi; Unguentum refrigěrans. *Cérat cosmétique*; *Crème froide*; *Crème céleste*.
Cold-cream; *Ointment of rose water*.

Aus 4 Th. weissem Wachs, 5 Th. Wallrat, 32 Th. Mandelöl und 16 Th. destill. Wasser zu bereiten. Je 50 g dieser Salbe mische man einen Tropfen Rosenöl hinzu. — Weisse weiche Salbe.

Cold-Cream ist die Englische Bezeichnung für „kalter Rahm". Es ist ein beliebtes Mittel der Pflege der Haut, also ein Cosmeticum, von welchem das Publikum fordert, dass es eine sehr weisse Salbe sei. Dies ist der Grund, warum man hier das weisse Wachs nicht entbehren zu können glaubte. Wegen des Gehalts an weissem Wachs, welches seine Disposition zur Rancidität sehr bald auf die mit ihm gemischten Fettstoffe überträgt, ist ein Vorräthighalten des Cold-Creams auf länger denn 30 Tage nicht räthlich. Zur Erzeugung einer leuchtenden Weisse hält man den 10. Theil des Mandelöls zurück, um diesen Theil der agitirten und erkalteten Salbe unter Agitiren besonders zuzusetzen. Andere Ph. lassen nur den 5. Th. der Fettmasse Wasser zusetzen, wodurch eine constanter bleibende Salbe erlangt wird. Mancher setzt der Mischung nach *Ph. Germ.* 2,5 Proc. *Sapo med. puv.* hinzu, welcher Zusatz die Consistenz der Salbe fördert und die Abscheidung des Wassers hindert.

Die Parfümhändler unterscheiden Rosen-, Kampfer-, Mandel-, Veilchen-Cold-Cream, indem sie statt des Rosenöls Kampfer, äth. Mandelöl, infundirtes Veilchenöl zusetzen, jedoch hüten sie sich, eine solche umständliche Vorschrift, wie sie unsere Pharmakopoe giebt, zu befolgen. Sie fabriciren nämlich den Cold-Cream in der Art, dass sie einfaches Cocosöl mit dem bezeichneten Parfüm mischen. Der Rosen-Cold-Cream ist z. B. ein wohl agitirtes Gemisch aus 92,5 g Cocosöl, 7,5 g Rosenwasser (in welchem auch wohl 0,25 g *Sapo medicat. pulv.* oder auch Borax gelöst sind) und 3—4 Tropfen Rosenöl.

Hauptsächllche Anwendung findet Cold-Cream bei aufgesprungener oder rauher Haut auf Gesicht und Händen, bei wunden Brustwarzen.

Die Salbe, welche man längere Zeit aufbewahren will, bedeckt man mit einer Schicht Rosenwasser, welches mit 15 Proc. Weingeist gemischt ist. Vor der Dispensation wird diese Schicht Flüssigkeit abgegossen. Sie hält die atmosphärische Luft ab und verhindert auf diese Weise ein Ranzigwerden.

Das *Cold-Cream* der Franz. Ph. 1884 besteht in Grammen aus 60 Wallrat, 30 Weiss-Wachs, 215 Mandelöl, 60 Rosenwasser, 15 Benzoëtinctur und 10 Tropfen Rosenöl. Das Wasser und die Tinctur werden zuvor für sich gemischt und durch Leinen colirt. Diese Composition giebt ein elegantes Präparat. Die Nord-Amerik. Ph. setzt das Präparat aus 50 Mandelöl, 10 Wallrat, 10 Weiss-Wachs und 30 Rosenwasser zusammen.

Unguentum Paraffini.

Paraffinsable; Mineralfett; (Vaseline; Cosmoline; Petreoline; Petroleïne; Pimeleïne); Unguentum Paraffīnae s. minerāle. *Onguent de Paraffine*; *Petroleïne*. *Mineral-salve*; *Paraffine-salve*; *Ointement of Paraffine*.

Zu bereiten aus einem (1) Th. starrem Paraffin und vier (4) Th. flüssigem Paraffin. — Die Salbe sei weiss, durchscheinend, salbensteif und schmelze bei einer Wärme von 35—45° C. Unter dem Mikroskope erscheint sie von kleinen Krystallen durchsetzt.

Mit Aufnahme dieser Salbe, welche sich gegen fast sämmtliche chemische Körper bei gewöhnlicher Temperatur indifferent verhält, glaubte man, einen Fortschritt gethan zu haben. Dieser Fortschritt ist nicht zu leugnen, nur hätte man die Salbe so componiren müssen, dass ihr die Neigung, bei Sommertemperatur halbflüssig zu werden, und dem Paraffin die Neigung, dann in grösseren Krystallen auszuscheiden, genommen wäre, auch musste ihr die Eigenschaft gegeben werden, mit wässrigen Lösungen constante Mischungen zu bilden. Diesen Anforderungen wäre man entgegengekommen, wenn man der Mischung etwas mehr Paraffin und circa 5 Proc. Wachs eingefügt hätte.

Wesentlich ist die Verwendung eines Paraffins, dessen Schmelzpunkt nahe an 80° C. und auch darüber liegt.

Das unter der Bezeichnung Vaseline in den Handel kommende *Ungt. Paraffini* ist nicht anwendbar, denn nur zu häufig enthält es freie Säure (Sulfosäure). Erst nach dem man sich von der Abwesenheit dieser Säure überzeugt hat, kann die farblose oder weisse Vaseline in Gebrauch genommen werden. Die Prüfung geschieht durch Digestion von 5g Vaseline mit 10g Aetzammon bei circa 30° C. durch 3—5 Stunden. Nach der Filtration durch ein gefeuchtetes Filtrum, dampfe man das Filtrat ein. Ein Rückstand ist auf seine Bestandtheile zu untersuchen.

Im Uebrigen haben die Paraffinfabriken ein vorzügliches *Unguentum Paraffini* auf Lager, wie die Firma J. F. OTTO zu Frankfurt a. O., CARL HELLFRISCH & Co. in Offenbach a. M., EUGEN DIETERICH zu Helfenberg bei Dresden. Ob nun diese Firmen diese Salbe nach Vorschrift der Ph. herstellen, oder ob sie dieselbe in einer den Ansprüchen mehr sich fügenden Zusammensetzung auf den Markt bringen, weiss man nicht. Hiervon abgesehen, gebe ich eine Vorschrift zur Salbe, welche in warmer Jahreszeit starr bleibt und sich mit Salzlösungen mischen lässt, auch eine Ausscheidung grösserer oder säulenförmiger Paraffinkrystalle verhindert.

Unguentum Paraffini rigidum wird aus 15 Th. Paraffin, 2 Th. Weiss-Wachs und 40 Th. Paraffinöl bereitet. Diese Salbe bildet in ihrer Masse mehr kleinkörnige Krystalle, während diese bei Abwesenheit des Wachses stabförmig sind, bei 100-facher Vergrösserung circa 2 mm lang. In Stelle des Weiss-Wachses darf nicht Japanisches Wachs genommen werden. In den Fällen, in welchem Wachs zu vermeiden ist, ersetze man es durch Paraffin.

Unguentum Plumbi.

Bleisalbe; Bleicerat; Kühlsalbe. Unguentum plumbicum; Unguentum saturnīnum; Cerātum Satūrni; Unguentum Goulardi. *Cérat saturné. Cérat de Goulard. Ointment of subacetate of lead; Cooling salve.*

Zu bereiten aus 92 Th. Schweinefett und 8 Th. Bleiessig. — Weisse Salbe.

Früher war auch weisses Wachs ein Bestandtheil dieser Salbe. Da dieses Wachs, wie HAGER nachwies, die Disposition zum Ranzigwerden auf die Fette überträgt, besonders bei Gegenwart von Bleipräparaten, so liess man in der 1. Ausgabe der Ph. das Weiss-Wachs beiseite und wählte gelbes Wachs, welches natürlich die Salbe gelblich machte, welche Färbung aber nicht constant blieb und einem Schmutzig-Weisslich Platz machte, was natürlich von Seiten der Aerzte und des Publikums häufig beanstandet wurde. Im Glauben das Richtige zu treffen, lässt die 2. Ausgabe der Ph. das Wachs gänzlich beiseite und schreibt nur *Adeps* vor, obgleich eine Mischung des Fettes mit Paraffin sehr nahe lag. In Stelle des Fettes ein *Ungt. Paraffini* zu verwenden, ist hier übrigens nicht am Platze, denn auf Brandwunden z. B. wirkt diese Salbe nicht schmerzlindernd. Thierisches Fett ist hier besonders geeignet. Da man diese Salbe ferner von mehr starrer Consistenz wünscht, so dürfte Paraffin hier das beste Consistenzmittel sein.

Die Salbe nach Vorschrift der Ph. geht oft mehrere Phasen der Färbung durch, je nach Art des Fettes, welches eben nicht immer von gleicher Beschaffenheit ist und je nach Nahrung der Schweine Stoffe enthalten, welche mit dem Blei verschiedene Färbungen eingehen. Dass die Salbe zuerst an der Oberfläche sehr weiss erscheint, mag seinen Grund in dem Zutritte der Luftkohlensäure oder des Ammoniumcarbonatdunstes haben. Dann kann der Umstand eintreten, dass die Salbe im Innern gelb wird. Hier ist eben ein Stoff daran schuld, welcher in dem Fette der Schweine vorhanden ist, welche mit Eicheln, Erbsen und anderen Hülsensamen gefüttert sind. Nach einer Woche schwindet jedoch diese gelbe Farbe und möglicher Weise wird im Gegensatz die weisse Aussenfläche gelb. Eine in ihrer Masse gelb gewordene Salbe setze man 1—2 Wochen an einen kalten Ort, bis sich das Gelb verloren hat. Bei der Mischung der Salbe wende man stets ein von Fettsäuren freies gutes Schweinefett und niemals Wärme, auch keine metallenen Spatel an. Von einer Seite wurde der Vorschlag gemacht, den Bleiessig vor dem Zumischen auf sein halbes Volumen abzudampfen. Dadurch wird nämlich ein Theil der Essigsäure des Bleiessigs verdampft, welcher Theil in der Mischung mit dem Fette frei zu werden pflegt und die Glyceride des Fettes anreizt, sich zu zersetzen und Fettsäure freizulassen. Dieses Verfahren lässt sich umgehen und praktisch modificiren, wie sich dies aus der folgenden Vorschrift ergiebt.

Unguentum plumbicum venale. Um für den Handverkauf eine schön weisse und genügend starre Bleisalbe herzustellen, verfahre man in folgender Weise. In einem Porcellanmörser präparirt man unter Reiben 4 Th. eines reinen Bleiweisses mit 1,5—2 Th. Wasser, mische dasselbe mit der Fettmasse, bestehend aus 82 Th. S c h w e i n e f e t t und 10 Th. P a r a f f i n, und mische alsdann, jedoch erst nach Verlauf von 4·—6 Stunden, 5 Th. B l e i e s s i g unter allmählichem Einträpfeln und unter kräftigem Agitiren mit dem Pistill hinzu. Diese Salbe fällt gewöhnlich sehr weiss aus und bleibt auch weiss. Im anderen Falle stellt man sie 1—2 Wochen beiseite und mache für den augenblicklichen Gebrauch eine gleiche Mischung in kleiner Quantität mit einem anderen Schweinefette. Bezüglich der Wirkung auf Brandwunden erwies sich gerade diese Salbe den Wünschen entsprechend.

Eine andauernde Anwendung dieser Salbe auf wunde Körpertheile und Wunden vermeide man, denn Vergiftungen sind die Folge, wie Kopfschmerz, Schmerz in einzelnen Theilen der Extremitäten, Trockenheit im Halse, Leibesverstopfung etc.

Unguentum Plumbi tannici.

Gerbsaure Bleisalbe; Bleitannatsalbe; Salbe gegen das Durchliegen. (Autenrieth'scher Umschlag). Unguentum ad decubītum.
Pommade de tannate de plomb. Ointment of tannate of lead.

Ein (1) Th. G e r b s ä u r e reibe man mit z w e i (2) Th. B l e i e s s i g zu einem gleichmässigen Breie zusammen, aus welchem mit s i e b e n - z e h n (17) Th. S c h w e i n e f e t t eine Salbe gemacht werde. — Blassgelbliche Salbe. Sie werde nur z u r D i s p e n s a t i o n dargestellt.

Unguentum Autenriethii, Pommade d'Autenrieth, ist eine Salbe mit Brechweinstein, welche also mit 'der vorstehenden nicht zu verwechseln ist. Der Autenrieth'sche Umschlag gegen Decubitus besteht aus noch feuchtem Bleitannat-Niederschlage, bereitet aus 70 Th. Cort. Quercus im Decoct, versetzt mit 35 Th. Bleiessig. Der ausgedrückte Niederschlag wird mit 7 Weingeist gemischt, so dass 100 Th. Masse gesammelt werden.

Unguentum Rosmarini compositum.

Rosmarinsalbe; Nervensalbe. Unguentum Rorismarīni composĭtum;
Unguentum nervīnum. *Baume nerval; Pommade nervale.*
Nervine balsam.

Zu mischen aus 16 Th. S c h w e i n e f e t t, 8 Th. S c h ö p s e n t a l g und je 2 Th. g e l b e m W a c h s und M u s c a t n u s s ö l. Der fertigen Salbe mische man hinzu je 1 Th. R o s m a r i e ö und W a c h h o l d e r b e e r ö l. — Gelbliche Salbe.

Unguentum Sabinae.

Sadebaumsalbe. Unguentum Sabīnae. *Cérat de sabine.*
Ointment of savin.

Zu bereiten aus einem (1) Th. Sadebaumextract und neun
(9) Th. Wachssalbe. — Braune Salbe.

Diese höchst selten gebrauchte Salbe bereite man nur ex tempore. Das
Extract wird mit wenig Wasser zu einer Mellago verrieben und dann mit der
Wachssalbe gemischt.

Unguentum Tartari stibiati.

Pockensalbe. Unguentum stibiatum; Unguentum Stibio-Kali
tartarici. *Pommade stibiée; Pommade d'Autenrieth. Ointment of*
tartarated antimony.

Zu bereiten aus zwei (2) Th. Brechweinstein und acht (8) Th.
Paraffinsalbe. — Es sei eine weisse Salbe.

Der Brechweinstein wird trocken, wie er ist, im Porcellanmörser zu einer
staubfeinen Masse zerrieben und dann mit der Paraffinsalbe gemischt. Auch
diese Salbe hält man nicht oder doch nur selten vorräthig und bereitet sie
meist *ex tempore.*

Unguentum Terebinthinae.

Terpentinsalbe. Unguentum Terebinthīnae. *Onguent digestif*
simple. Ointment of turpentine.

Zu bereiten aus gleichen Theilen Terpentin, gelbem Wachs
und Terpentinöl. — Weiche gelbe Salbe.

Terpentin und Wachs werden im Wasserbade geschmolzen, aus dem Bade
entfernt und nach einer Abkühlung bis auf 50—60⁰ C. mit dem durch Stellen
an einen lauwarmen Ort auf circa 30—35⁰ C. erwärmten Terpentinöle, unter
Umrühren mit einem Spatel, gemischt. Wenn die Beschaffenheit des Schildes
der Standbüchse es erlaubt, so führt man die Mischung und Schmelzung in
dem Standgefässe aus, vorausgesetzt, dass im Terpentin und im Wachse sich
keine verunreinigenden Partikel vorfinden. In diesem Falle wird ein Coliren
durch Leinen nothwendig.

Unguentum Zinci.

Zinksalbe; Weisse Augensalbe. *Pommade d'oxyde de zinc.*
Ointment of zinc.

Zu bereiten aus einem (1) Th. rohem Zinkoxyd und neun (9) Th. Schweinefett. — Weisse Salbe.

Das Zinkoxyd wird mit gleich viel des Schweinefettes in dem erwärmten Salbenmörser höchst fein zerrieben und dann mit dem übrigen Fette vermischt. Man verwende nur ein bleifreies Zinkweiss, das sogenannte Schneeweiss. Die mit bleihaltigem Zinkweiss bereitete Salbe nimmt im Verlaufe zweier Wochen eine gelbliche widrige Farbe an und ist nicht dispensirbar.

Veratrinum.

Veratrin. Veratrium; Veratria; Veratrīna. *Vératrine. Veratria.*

Weisses lockeres Pulver; an siedendes Wasser giebt es nur sehr wenig ab. Das Filtrat *(id, quod filtrando effeceris)* ist von scharfem, nicht bitterem Geschmacke. Rothes Reagenspapier bläut es nur langsam. Veratrin ist löslich in 4 Th. Weingeist, 2 Th. Chloroform, weniger in Aether, welche Lösungen von starker alkalischer Reaction sind. Mit verdünnter Schwefelsäure und verdünnter Salzsäure ergiebt das Veratrin Lösungen von bitterem und scharfem Geschmack. Mit siedender Salzsäure giebt es eine rothe Lösung aus. Wird es mit 100 Th. Schwefelsäure zusammengerieben, so ist die Folge, dass dieselbe mit grüngelber Farbe fluorescirt, welche Farbe bald darauf in Roth übergeht. Wird eine dünne Schicht des in Schwefelsäure gelösten Veratrins mit gepulvertem Zucker überstreut, so nimmt sie eine gelbe, (dann) grüne, zuletzt blaue Farbe an, welche nach Verlauf einer Stunde blass zu werden anfängt.

Sehr vorsichtig aufzubewahren. Stärkste Einzelgabe 0,005, stärkste Tagesgabe 0,02 g.

Geschichtliches. Das Veratrin wurde 1818 von Meissner und 1819 von Pelletier und Caventou (spr. päl'tieh und kawangtu) entdeckt, jedoch erst 1855 von Merck krystallisirt dargestellt. Man findet dieses Alkaloïd begleitet von Sabadillin, Sabatrin, Veratridin (in Wasser lösliches Veratrin) in dem Sabadillsamen (*Fructus Sabadillae*, von *Verātrum officinale* Schlechtendal, *V. Sabadilla* Schiede, *Asagraea officinalis* Lindley), und, begleitet von Jervin, nur zu geringen Mengen in den Rhizomen von *Veratrum album* und *Veratrum Lobelianum* Bernhard, nach Percy auch in dem Rhizom von *Veratrum viride* vor. Im Sabadillsamen ist es bis zu 0,75 Proc. vorhanden. Schmidt, Köppen, Wright (spr. reit), Luff, Bosetti, Merk u. A. haben dieses Alkaloïd näher untersucht und studirt.

Die Darstellung des Veratrins im pharmaceutischen Laboratorium ist nicht lohnend. Das Pulvern des Sabadillsamens und auch das Trocknen und Zerreiben der Niederschläge erfordern eine grosse Vorsicht. Der Staub dieser Substanzen erzeugt nicht nur Entzündung der Augen, er erregt auch ein die Gesundheit gefährdendes Niesen und Entzündung der Schleimhäute der Luftwege.

Nach Merck werden die vom Fruchtgehäuse befreiten und gepulverten Samen mit Wasser, welches mit Salzsäure angesäuert ist, ausgekocht, der Auszug zur Syrupsdicke eingedampft und behufs Abscheidung der Veratrumsäure so lange mit Salzsäure vermischt, als dadurch ein Niederschlag entsteht. Das Filtrat wird mit Kalk gefällt, der Niederschlag mit Weingeist behandelt, die weingeistige Lösung abgedunstet, der Rückstand in verdünnter Essigsäure gelöst, mit Ammon das Veratrin gefällt, dieses in Aether gelöst. Die ätherische Lösung hinterlässt beim Verdunsten das Veratrin als krystallinisches Pulver. Das Veratrin krystallisirt schwer. Durch freiwilliges Verdunsten seiner weingeistigen Lösung erhält man es in farblosen prismatischen Krystallen. Man vermischt das Sabadillsamenpulver auch mit Calciumhydroxyd und extrahirt mit Weingeist. Von der Tinktur wird der Weingeist abdestillirt, der Rückstand mit verdünnter Salzsäure ausgezogen, der Auszug mittelst Aetzammons gefällt etc.

Eigenschaften. Veratrin besteht aus mehreren Pflanzenbasen. Es ist ein heftiges Gift. Rein bildet es ein weisses, geruchloses, brennend scharf, aber nicht bitter schmeckendes Pulver, welches stäubend ein heftiges Niesen erregt. Es ist leicht löslich in Weingeist, weniger löslich in Aether und fast unlöslich in kaltem Wasser. 100 Th. kalter 90 proc. Weingeist lösen 30 Th., ebensoviel wasserfreier Weingeist 60 Th., 100 Th. officineller Aether 8—10 Th., 100 Th. Chloroform 55 Th. Veratrin. Diese Lösungen reagiren alkalisch. Amylalkohol und Benzol lösen es leicht, schwieriger Glycerin, fette Oele, Petrolbenzin. Bei 115 ^{0} C. schmilzt es zu einer ölähnlichen Flüssigkeit, welche beim Erkalten zu einer gelben durchscheinenden Masse erstarrt. In verschlossenen Gefässen lässt es sich zum Theil sublimiren. An der Luft erhitzt, verbrennt es mit leuchtender Flamme und hinterlässt, auf dem Platinbleche verkohlt, nach heftigem Glühen keinen Aschenrückstand. Salpetersäure färbt das Veratrin gelb. Charakteristisch ist folgende Reaction: In concentrirter Salzsäure löst sich das Veratrin in der Kälte farblos, beim allmählichen Erwärmen aber wie eine Kaliumpermanganatlösung oder schön dunkelroth (Trapp), welche Färbung sich wochenlang erhält und nach Masing noch bei 0,00017 g Veratrin erhalten wird. In conc. Schwefelsäure löst es sich mit gelber Farbe, welche nach 5 Minuten in Orange, dann in Blutroth und nach 25 Minuten in Carminroth übergeht. Setzt man der frisch bereiteten Schwefelsäure-Lösung einige Tropfen Bromwasser hinzu, so entsteht sofort eine Purpurfärbung. Bestreut man eine dünne Schicht der Lösung in Schwefelsäure mit Rohrzuckerpulver, so tritt eine grüne, dann blau werdende Färbung ein, welche nach und nach erblasst. Diese Reaction erfolgt auch, wenn man das mit Zucker vermischte Alkaloïd mit Schwefelsäure zusammenreibt. Rauchende Salzsäure färbt kirschroth. Die Salze des Veratrins sind bitter, leicht löslich in Wasser, aber schwer krystallisirbar. Die ätzenden und kohlensauren Alkalien fällen das Veratrin aus seinen neutralen, letztere nicht aber aus den sauren Lösungen. Ueberschüssiges Aetzammon wirkt etwas lösend auf den Niederschlag, nicht die fixen Aetzalkalien.

Dem Veratrin gab man die Formel $C_{32}H_{52}N_2O_8$ nach G. Merck, $C_{34}H_{21}NO_6$ nach Couerbe, $C_{30}H_{24}NO_6$ nach Pelletier und Dumas. In den Jahre 1878 und 1879 fanden Wright und Luff, dass das officinelle Veratrin ein Complex mehrerer Alkaloïde sei. Dieselben sind z. B. krystallinisches Veratrin (Cevadin oder Merck's Veratrin) von der Formel $C_{32}H_{49}NO_9$, Veratridin (wasserlösliches Veratrin) ebenfalls von der Formel $C_{32}H_{49}NO_9$, Cevadillin (wahrscheinlich Weigel's Sabadillin) von der Formel $C_{34}H_{53}NO_8$, Veratroïn, $C_{55}H_{92}N_2O_{16}$ etc.

Aufbewahrung. Das Veratrin wird unter den Giften aufbewahrt. Beim Einfassen und Abwägen hat man ängstlich ein Stäuben zu vermeiden, denn es bewirkt ein fürchterliches Niesen, welches gefährlich werden kann. **Dies beachte man!**

Prüfung. Die Reinheit des Veratrins ergiebt sich zunächst aus den von der Ph. und auch unter „Eigenschaften" angegebenen Identitätsreactionen, dann aus der fast völligen Unlöslichkeit in kaltem Wasser und der völligen Löslichkeit in mit Salzsäure angesäuertem Wasser, sowie in Aether. Auf Platinblech muss das Veratrin völlig verbrennen, ohne irgend einen Rückstand zu hinterlassen. Ein solcher ist gewöhnlich Kalkerde. Die in Aether und absolutem Weingeist ana bewirkte Lösung, welche fast farblos sein muss, auf Glas aufgetropft, liefert nach dem freiwilligen Abdunsten eine weissliche, im schrägauffallenden Lichte bläulich und gelb fluorescirende Schicht, unter dem Mikroskope betrachtet keine erkennbaren Krystalle einschliessend. Wird diese Lösung mit Essigsäure im schwachen Ueberschuss versetzt und auf Glas aufgetropft der freiwilligen Verdunstung überlassen, so resultirt unter dem Mikroskop betrachtet, ein klares durchsichtiges farbloses amorphes Feld von Sprüngen durchsetzt. Finden sich in demselben Krystallgebilde oder dunkle oder wenig und nicht durchsichtige Partikel in reichlicher Menge, so ist das Veratrin auch kein genügend reines. Einige wenige solcher Partikel sollten nicht beanstandet werden. Diese beiden letzteren Proben und die Schwefelsäure- und Salzsäure-Reaction dürften im Allgemeinen genügen. 0,02 g Veratrin in 3 Tropfen Essigsäure oder verdünnter Schwefelsäure und 20 ccm Wasser gelöst müssen sich gegen Gerbsäure indifferent verhalten.

Anwendung. Veratrin ist ein drastisches Purgans, zugleich Antiphlogisticum und Analgeticum, in grossen Gaben ein tödtendes Gift. Man wendet es nur selten innerlich in Gaben zu 0,0015—0,003—0,005 g zwei- bis dreimal täglich gegen rheumatische Leiden, Neuralgien, Wassersucht etc. an, äusserlich und endermatisch zu 0,005—0,05 g bei Neuralgien, in subcutanen Injectionen zu 0,001—0,003 g (0,05 Veratrin gelöst in 5,0 Spiritus dilutus und 5,0 destill. Wasser) an. Unsere Pharmakopoe normirt die stärkste Einzeldosis zu 0,005, die Gesammtdosis auf den Tag zu 0,02 g. Man ersieht aus diesen Dosen, dass die Dispensation des Veratrins alle Vorsicht beansprucht.

Der Staub durch die Nase eingesogen bewirkt heftiges Niesen, überhaupt ist die Wirkung auf die Schleimhäute des Mundes und der Nase eine heftig reizende. Auf die Haut äusserlich angewendet wirkt es ebenfalls sehr reizend. In mässigen Gaben innerlich genommen bewirkt es Uebelkeit, Erbrechen, Koliken, starke Stuhlausleerungen, Verminderung des Herzschlages, der Respiration, der Körpertemperatur etc. Es stumpft das Gefühlsvermögen ab, und beschwichtigt die Reizbarkeit der Muskeln. Die Ausscheidung erfolgt auf dem Darmwege, Harnwege und den Athmungswegen unter Vermehrung des Stuhlgangs, der Harnabscheidung und Schleimabsonderung der Bronchien. Die Wirkungen haben viel Aehnlichkeit mit denen des Akonitins.

Vinum.

Wein. *Vin. Wine.*

Einheimische und ausländische, sowohl weisse als rothe, besonders auch süsse Weine, sämmtlich aus Weintrauben bereitet.

Vitis vinifëra Linn. Weinstock.
Fam. **Ampelideae.** Sexualsyst. **Pentandria Monogynia.**

Wein ist der gegohrene Saft der Weintrauben, der Früchte von *Vitis vinifĕra* L. Die erste Ausgabe der Pharmakopoe specialisirte keinen Wein, den sie in den pharmaceutischen Gebrauch gezogen wissen wollte, sondern stellte drei Bezeichnungen für drei Weinsorten hin, von denen die beiden ersten das Epitheton „edel" erhalten haben. Damit war gesagt, dass sowohl vom Weiss- wie Rothwein nur eine sehr gute Sorte zu verwenden sei. Mit Xereswein bezeichnete sie wohl nur einen guten Spanischen Wein, denn bekanntlich ist das Territorium bei Xeres de la frontera unweit Cadix zu wenig umfassend, um den in England und auf dem Continent verbrauchten Xereswein zu erzeugen. Die zweite, vorliegende Ausgabe fasst die Weinarten nach der einfachsten Weise auf, so dass selbst der gewöhnlichste Wein auch die Berechtigung, pharmaceutisch verwendet zu werden, erlangt, während sie in den zusammengesetzten Medicinweinen nur einen edlen Weisswein und einen Xeres- (spr. cheres) oder Spanischen Wein, welchen die Engländer *Sherry* (spr. scherri) nennen und künstlich und natürlich hergestellt unter diesem Namen in den Handel bringen, vorschreibt.

Für den pharmaceutischen Verbrauch geeignete oder „edle" Weine sind:

1. Deutsche Weine.
    a. Weisse Rheinweine, *Vina Rhenana alba*: Bodenheimer, Hochheimer, Johannisberger, Laubenheimer, Markebrunner, Nierensteiner, Rüdesheimer, Rohrbacher, Durbacher, Markgräfler.
    b. Rothe Rheinweine, *Vina Rhenana rubra:* Asmannshäuser, Niederingelheimer, Oppenheimer etc.
    c. Weisse und rothe Pfälzer- und Haardweine (Birkweiler, Hambacher, Freinsheimer, Wachenheimer, Deidesheimer, Königsbacher Riesling, Forster sind Weissweine).
2. Französische Weine, *Vina Gallica*.
    a. Weisse Burgunderweine: Chablis, Montrachet, Pouilly etc.
    b. Rothe Burgunderweine: Chambertin, Clos-Vougeot, Nuits, Volnay etc.
    c. Weisse Bordeauxweine: Graves, Haut Barsac, Haute Preignac, Loupiac etc.
    d. Rothe Bordeauxweine: Graves, Medoc (Pouillac, St. Julien, Margaux, Cantenac) etc.
3) Spanische Weine, *Vina Hispanica:* Xeresweine (Engl. Sherry — spr. scherri, *Vinum Xerense*), Malaga (*Vinum Malacense*), Madera oder Madeira (*Vinum Madeirense*), Pedro-Ximenes etc. Vom Xeres-Wein giebt es 2 Sorten, Moscatello oder Muskateller und Pedro Ximenes. Letzterer wird bei Guadalcazar (Granada) gewonnen.
4) Griechische Weine. Die aus Chios, Cypern, Samos bezogenen gelten als die besten Griechischen Weine. Auch der aus Candia bezogene Malvasier war sehr geschätzt. Jetzt existiren in Athen mehrere Weinhandlungen, welche vortreffliche Weine liefern. Besonders Burk in Stuttgart, auch J. F. Menzer in Neckargemünd und andere Firmen haben diese Griechischen Weine auf Lager. Rothweine sind Camarite, Corinther, Vino di Bacco, Misistra, Achaja, Homer (Euböa), Agamemnon (Patras); Weissweine sind Elia, Kalliste, Vino Santo (Santorin), Achaija Malvasier, Moscato, Odysseus (Cephalonia), Achilles (Patras), Helena (Cephalonia), Nestor (Achaija). Diese Weine sind sehr gut und billig. Vino Santo, Misistra und Achaija sind Süss-Weine, welche den Xereswein vollständig ersetzen.

Darstellung. Die reifen Weintrauben werden zerquetscht und ausgepresst (gekeltert). Den daraus gewonnenen Saft, Most, welcher 10—30 Proc. Traubenzucker, ferner Schleim, Eiweiss, Weinsäure, Citronensäure, Aepfelsäure, theils an Kali und

Kalkerde gebunden, enthält, lässt man bei 15—18⁰ C. gähren. Die Schalen der Wein-
beeren enthalten Pektin, Extraktivstoff, Cellulose, die der rothen auch Farbstoff und
Gerbsäure. Der Saft der blauen oder rothen Beeren ist nicht gefärbt. In Folge der
Gährung des Saftes aber mit den rothen Schalen erhält man Rothwein. Sobald die
weinige Gährung nachlässt, füllt man den Wein auf andere Fässer, damit er sich
unter einer gelinden Nachgährung völlig kläre. Je weingeistreicher der Wein
wird, um so mehr setzt er seinen Weinsteingehalt ab. Nach geschehener Nachgährung
sticht man den Wein auf geschwefelte Fässer ab und lässt ihn in diesen lagern.
Das Schwefeln der Fässer geschieht deshalb, um die Oxydation des Weingeistes zu
Essigsäure zu verhindern. Durch das Lagern erhält der Wein in Folge einer un-
merklichen Nachgährung sein Bouquet oder Blume, welche den Charakter des
Weines ausmacht. Um den Wein gut vor dem Einflusse der Luft zu schützen, füllt
man ihn auf Flaschen. In nicht ganz gefüllten Flaschen und Fässern, in feuchte
oder zu warmen Kellern wird der Wein kahmig, fade- und sauerschmeckend. Trüben
Wein schönt man mit Hausenblase, indem dieser Leim mit der Gerbsäure zu einer
unlöslichen Verbindung zusammengeht, die Hefentheile einschliesst und mit sich zu
Boden führt. Die Deutschen Weine und Rheinweine enthalten oft viel freie Weinsäure, welche man durch Zusatz von neutralem weinsaurem Kalium theilweise daraus
entfernt.

Der Unterschied der Weine wird theils durch das Klima, welches die Trauben
reift, durch den Boden, welcher die Mutterpflanze nährt, und durch die Behandlung
des Traubensaftes bedingt.

Madeira und Malaga sind meist, die anderen Spanischen Weine nicht selten
Kunstprodukte. Madeirawein wird nur noch in winzigen Mengen in seinem Vaterlande erzeugt, kann also nicht in grosser Menge echt im Handel vorkommen. Weil
die Spanischen Weine weingeistreich sind, ergeben sich daraus auch dauerhafte
pharmaceutische Präparate.

Bestandtheile. Gewöhnliche Bestandtheile der Weine sind Traubenzucker,
Glycerin, Schleim, Eiweiss, Extractivstoff, Farbstoff, Gerbstoff, Aepfelsäure,
Bernsteinsäure, Weinsäure, Buttersäure, theils frei, theils an Kali und Kalkerde gebunden, dann schwefelsaure, chlorwasserstoffsaure Kali-, Natron-, Kalk-
erde-, Talkerde- und Thonerde-Salze, Riechstoffe (Bouquet), Oenantäther. Der
Weingeistgehalt beträgt in Maassprocenten bei den Rheinweinen 8—10,
bei den Französischen Weinen 10—12, bei den Spanischen Weinen
16—20, bei den Griechischen Weinen 12—18; die beiden letzteren enthalten wenig freie Säure, die Spanischen am wenigsten.

Bei **Prüfung** der Weine auf schädliche Beimischungen hat man sein Augen-
merk auf Metalle, besonders Blei zu richten. Hierbei ist aber zu beachten,
dass einige Weine mit Schwefelammonium sich dunkler färben. Eine andere
Verunreinigung ist Alaun, dessen Bestandtheile oft in den Weinen in geringer
Menge von Natur aus vertreten sind.

Für pharmaceutische Zwecke ist es gleichgültig, ob der Wein ein natürlicher oder nach irgend einer der im Folgenden erwähnten Methoden ver-
besserter ist. Die in neuerer Zeit üblichen und wichstigsten Methoden der
Most- und Weinverbesserung sind folgende:

1) Das Chaptalisiren (Verfahren CHAPTAL's) besteht in einem Zusatz
von Zucker (Rohr- oder Traubenzucker) zu zuckerarmem Moste und Entziehung
einer über 0,6 Proc. hinausgehenden Säuremenge mittelst gepulverten Marmors.
Die Burgunderweine sind meist chaptalisirt.

2) Das Gallisiren (Verfahren GALL's) besteht in Zusatz von Zucker und
Wasser zu zuckerarmem und säurereichem Moste. Hier wird also der über
0,6 Proc. hinausgehende Säuregehalt nicht beseitigt, sondern durch Verdünnung
mit Wasser auf das nothwendige Maass herabgedrückt, um das Product als
Wein zu sammeln.

3) Das Petiotisiren (Verfahren PETIOT's) besteht darin, die Trester
mit Zuckerwasser gähren zu lassen und das Product als Wein zu sammeln.

4) Das Scheelisiren (nach SCHEELE, dem Entdecker des Glycerins, so

genannt) besteht darin, den Wein durch einen mässigen Glycerinzusatz mundiger und haltbarer zu machen.

Die Farbe der Rothweine ist in den allermeisten Fällen durch Zusatz des Saftes der Heidelbeeren oder Fliederbeeren, welcher mit einem halben Volum Weingeist vermischt ist, oder einer Tinktur aus den Blüthen der *Althaea rosea* CAVANILLES (den *Flores Malvae arboreae*), den rothen Rüben, Cornelkirschen etc. belebt. Als Weinverfälschung kann eine Färbung dieser Art nicht angesehen werden, da dadurch der Wein für den Weinbauer erst verkäuflich wird. Die sogenannte Weincouleur des Handels ist gewöhnlich jener mit Weingeist versetzte und filtrirte Saft der Heidelbeeren.

Das specifische Gewicht der Weine variirt je nach Grösse des Weingeist- und Extractgehaltes. Bei den Deutschen Weinen hält es sich zwischen 0,993 bis 1,005, bei den Französischen zwischen 0,993—0,998, bei den guten Spanischen zwischen 0,995—1,005 bei 15 ° C. In der Pharmakopoe kommt bei keinem Präparat mit Wein das spec. Gewicht in Betracht.

Die Prüfung des Weines, ob echt, ob unrein etc., hier zu besprechen, übersteigt die Grenzen des Raumes für unsere Commentationen. Eine Prüfung ist jedenfalls deshalb nicht von unserer Pharmakopoe erwähnt, weil Geruch und Geschmack ausreichen, einen Wein nach seiner Güte zu beurtheilen. Dass hierin Erfahrung die nöthige Anweisung giebt, ist eine bekannte Sache. Die verschiedenen Verfahren der Prüfung findet man im Handb. der pharm. Praxis und im Ergänzungsbande unter *Vinum* angegeben.

Vinum camphoratum.

Kampferwein. *Vin camphré.* *Camphorated wine.*

Zu einem (1) Th. Kampfer, gelöst in einem (1) Th. Weingeist, setze man unter Umschütteln allmählich drei (3) Th. Gummiarabicumschleim und fünfundvierzig (45) Th. edlen Weisswein. — Weisslich-trübe Flüssigkeit, welche man vor dem Dispensiren umschütteln muss.

Obgleich der Kampferwein eine Emulsion darstellt und ein Verreiben des Kampfers mit dem Gummischleim und Weingeist nothwendig erscheint, so gelangt man zu einem gleichen Ziele, wenn man den Kampfer in einer Flasche in dem Weingeiste löst, dann den Gummischleim an der Innenseite der Glaswand sanft abwärts fliessen lässt, so dass er sich unter der Kampferlösung ansammelt, dann plötzlich kräftig schüttelt und nun den Wein zumischt und wiederum 5 Minuten hindurch kräftig schüttelt. Der Weisswein, welchen man hier verwendet, sollte mindestens 12 Vol.-Proc. Weingeist enthalten. Wäre dies nicht der Fall, so versetze man ihn mit der fehlenden Menge absolutem Weingeist.

Vor dem Dispensiren dieses Kampferweines muss jedes Mal kräftig umgeschüttelt werden.

Der Kampferwein wird innerlich zu 1,0—2,0—3,0 g (1—2 Theelöffel) z. B. bei Cholera, Hydrophobie, torpiden Nervenfiebern gegeben. Aeusserlich dient er in Umschlägen bei torpiden Geschwüren, Darmrupturen, bei Ruptura perinaei und anderen Verletzungen der Genitaltheile in Folge der Geburt etc. Die letztere Anwendung wurde von SCHOELLER empfohlen.

Vinum Chinae.

Chinawein.   *Vin de quinquina.*   *Wine of yellow-cinchona.*

Je 100 Th. Chinarindentinctur und Glycerin und 300 Th. Xereswein zusammengemischt stelle man drei Wochen beiseite und filtrire alsdann. — Er sei klar und braunroth.

Dieser Wein wird sich sicher besser halten als derjenige nach der früheren Vorschrift, welcher gewöhnlich Bodensätze mit Alkaloïdgehalt bildete. Der Glycerinzusatz ist etwas übermässig gross. Um sicher eine Bodensatzbildung auszuschliessen setze man zu je 400 Th. des Chinaweins 1,5 g Salzsäure hinzu.

Der Chinawein in dieser Zusammensetzung ist von angenehmerem Geschmacke aber von geringerem Chinarindengehalte. Während 500 Th. des früheren Weines 25 Th. Rinde entsprachen, entspricht eine gleiche Menge des heute officinellen Weines nur 20 Th.

Vinum Colchici.

Zeitlosenwein; Zeitlosensamenwein.   *Vin de colchique.*   *Wine of colchicum.*

Einen (1) Th. grobgepulverten Zeitlosensamen, mit zehn (10) Th. Xereswein übergossen, macerire man acht Tage, dann presse man aus und filtrire die Colatur. — Er sei klar und von gelbbrauner Farbe.

Vorsichtig aufzubewahren.   Stärkste Einzelgabe 2,0 g, stärkste Tagesgabe 6,0 g.

Ein Hauptumstand bei der Bereitung dieses Weines ist die frische Pulverung der Samen. Man schrotet dieselben erst auf der Kaffeemühle und stösst sie dann zu einem gröblichen Pulver. Ein Zusatz von 5 Tropfen Essigsäure zu je 100 g des Weines, wäre zweckmässig gewesen. Der Zeitlosenwein ist abgesondert und auch einigermaassen vor Tagelicht geschützt aufzubewahren.

Die stärkste Einzelndosis normirt die Pharmakopoe zu 2,0, die Gesammtdosis auf den Tag zu 6,0 g. Im Allgemeinen giebt man den Colchicumwein zu 10—20—30 Tropfen 3- bis 4 mal täglich bei Rheumatismus und Arthritis. Da dieser Wein häufig mit *Tinct. Guajaci* gemischt dispensirt wird, so sei bemerkt, dass die aus der Mischung erfolgende Blaufärbung eine nicht dauernde ist.

Vinum Ipecacuanhae.

Brechwurzelwein.   *Vin d'ipécacuanha.*   *Wine of ipecacuanha.*

Einen (1) Th. grobgepulverte Ipecacuanhawurzel (Brechwurzel), mit zehn (10) Th. Xereswein übergossen, macerire man acht Tage, dann presse man aus und filtrire die Colatur. — Er sei klar und von gelbbräunlicher Farbe.

Vorsichtig aufzubewahren.

Der Ipecacuanhawein hat die Eigenthümlichkeit, nach längerer Zeit der Aufbewahrung einen geringen Bodensatz zu bilden. Obgleich letzterer wirksame Stoffe der Ipecacuanha enthält (vielleicht ein Emetinkalitartrat), so muss er dennoch durch Filtration beseitigt werden, denn die Pharmakopoe fordert einen klaren Wein. Hier ist ein Zusatz von 4 Tropfen Essigsäure zu 100 g des Weines geeignet, den Bodensatz zu verhindern.

Man giebt diesen Wein zu 0,5—1,0—1,5 g (10—20—30 Tropfen) einige Male den Tag über als Expectorans bei Bronchial-Katarrhen, bei Dysenterie, Dyspepsie, und in Verbindung mit Opiumtinctur gegen Cholera.

Vinum Pepsini.

Pepsinwein.   Vinum peptĭcum; Essentia Pepsīni.   *Vin de pepsine.*   *Peptic wine.*

Man reibe 50 Th. Pepsin mit 50 Th. Glycerin und 50 Th. destillirtem Wasser zu einem dünnen Breie zusammen und setze 1845 Th. edlen Weisswein und 5 Th. Salzsäure hinzu. Diese Mischung stelle man sechs Tage unter öfterem Umschütteln beiseite und filtrire dann. — Es sei eine klare gelbliche Flüssigkeit.

Das Pepsin wurde zuerst in der Weinform vor 30 Jahren in den Handel gebracht. In dieser Form befindet es sich wegen des gegenwärtigen Weingeistes im inactiven Zustande, welcher aber beim Verdünnen mit Wasser oder Magensaft, sofort in den activen Zustand übertritt. Man vergl. unter *Pepsinum*.

Die Vorschrift, welche die Ph. giebt, verdient allen Beifall, indem sie sich derjenigen nach der 1. Ausgabe, welche HAGER zum Autor hatte, eng anschliesst, vielleicht wäre die Vermehrung der Säure von 5 Th. auf 6 Theile zweckentsprechender gewesen.

Die **Aufbewahrung** fordert Schutz vor Tageslicht, welches nach längerer Zeit die peptische Kraft vernichtet.

Eine **Prüfung** des Pepsinweines wäre in der Weise, wie S. 457 u. 462 angegeben ist, auszuführen. In Stelle von 0,1 g Pepsin nehme man 4 g Pepsinwein, ferner 100—140 ccm Wasser, 2,5 g Salzsäure und 10 g weiches gekochtes Eiweiss. Innerhalb 6 Stunden muss bei 35—40° C. Lösung des Eiweisses eingetreten sein.

Man nimmt bei Verdauungsbeschwerden von dem Weine 1—2 Esslöffel, und um den Katzenjammer zu verhindern oder zu heben, alle halbe Stunden einen mässigen Löffel voll 4—6 mal.

Vinum stibiatum.

Brechwein.   Vinum emetĭcum; Vinum Stibio-Kali tartarici; Vinum antimoniāle.   *Vin émétique.*   *Antimonial wine.*

Ein (1) Th. Brechweinstein, gelöst in 250 Th. Xeres-Wein, filtrire man. Er sei klar, von braungelber Farbe.

Vorsichtig aufzubewahren.

Der Brechwein, mit gutem Xereswein bereitet, conservirt sich gut. Im Handverkauf, wo er oft gefordert wird, darf er niemals abgegeben werden. Die Dosis Brechwein als Brechmittel ist gleich 20,0—30,0—40,0 g in zwei bis drei Portionen viertelstündlich.

Zincum aceticum.

Essigsaures Zink ; Zinkacetat. Zincum acetïcum. *Acétate de zinc.*
Acetate of zinc.

Weisse glänzende Plättchen, löslich in 2,7 Th. kaltem, in 2 Th. heissem Wasser und auch in 35,6 Th. Weingeist. Die wässrige säuerliche Lösung wird auf Zusatz von Ferrichlorid dunkelroth gefärbt, und auf Zusatz von Aetzkalilauge lässt sie einen weissen, in einem Ueberschusse dieser Lauge löslichen Niederschlag fallen. Dieselbe (Lösung) wird durch Schwefelwasserstoffwasser ebenfalls weiss gefällt.

Die 10-proc. wässrige Lösung muss auf reichlichen Zusatz von Schwefelammonium einen rein weissen Niederschlag fallen lassen. Das Filtrat darf abgedampft keinen feuerbeständigen Rückstand hinterlassen. Das Zinkacetat mit Schwefelsäure gelinde erhitzt darf sich nicht schwarz färben. Dasselbe in 3 Th. Wasser gelöst mit Wasser verdünnt *(si aqua diluere perrexeris)* darf sich nicht oder doch nur wenig trüben. Vorsichtig aufzubewahren.

Geschichtliches. Dieses Salz war vor hundert Jahren schon gekannt, gerieth in Vergessenheit, wurde aber durch RADEMACHER wieder in Erinnerung gebracht.

Die **Darstellung** nach Vorschrift der Ph. Bor. ed. VII bestand darin, dass man 20 Th. käufliches Zinkoxyd mit 50 Th. destill. Wasser zerrieb, dann circa 100 Th. verdünnter Essigsäure und ein Stückchen reines Zink hinzusetzte und im Wasserbade einige Stunden erhitzte. Die heiss filtrirte Lösung stellte man zur Krystallisation bei Seite. Die Mutterlauge concentrirte man durch Abdampfen, um sie ebenfalls durch Beiseitestellen in Krystalle zu verwandeln.

Das käufliche Zinkoxyd ist nicht immer genügend rein, es enthält kleinere oder grössere Spuren der Oxyde des Bleies, Kupfers, Kadmiums (ein etwa eisenhaltiges Zinkoxyd nehme man nicht erst in Arbeit). Um diese Verunreinigungen abzuscheiden, soll der Flüssigkeit ein Stückchen Zinkmetall zugesetzt werden. Dem Anscheine nach ist dies ganz richtig, denn das Zink deplacirt die gedachten Metalle aus ihren Lösungen, in dem vorliegenden Falle aber schwierig, weil; abgesehen von der ungehörigen Concentration der Flüssigkeit, Zinkoxyd und Essigsäure in einem Verhältnisse in Anwendung kommen, in welchem sie eine neutrale Verbindung eingehen. Statt des Erwärmens der Flüssigkeit bis zum Auflösen des Zinkoxyds ist eine mehrtägige Digestion mit dem Zinkstückchen erforderlich, will man des Erfolges ganz sicher sein. Ist dagegen die Flüssigkeit etwas sauer, so findet bei Gegenwart von metallischem Zink eine lebhaftere chemische Reaction statt, welche sich bei der Reduction der fremden Metalle bethätigt und deren Abscheidung sicherer bewirkt. Die Lösung des käuflichen Zinkoxyds in der Essigsäure geht übrigens nicht so schnell vor sich, wie man glauben sollte. Ist selbst das Zinkoxyd gut zerrieben, so gehen bei Anwendung einer gelinden Wärme bis zur Lösung einige Stunden hin. Bei dem Auflösen von Zinkoxyd in Essigsäure löst diese, wenn ersteres im Ueberschuss vorhanden ist, überschüssiges Zinkoxyd, andererseits verdunstet beim Abdampfen der Lösung des essigsauren Salzes etwas Essigsäure, und es entsteht gleichsam ein schwach basisches Salz, man muss daher unter Umständen die filtrirte Lösung etwas mit freier Essigsäure ansäuern.

In einem Glaskolben giebt man 10 Th. zerriebenes Zinkweiss, 40 Th. destill. Wasser und 55 Th. verdünnte Essigsäure. Nach mehrstündiger Digestion giebt man

2 Th. Zinkmetall dazu und stellt das Ganze unter bisweiligem Agitiren 2 Tage hindurch an einen warmen Ort, um dann die Lösung noch warm zu filtriren. Das Filtrat enthält in $3^1/_2$ Th. circa 1 Th. krystallisirtes Salz. Es wird also behufs einer ergiebigen Krystallisation bis circa auf ein halbes Volum in einer Porcellanschale langsam abgedampft und, nachdem man noch 2 Th. verdünnte Essigsäure zugesetzt hat, bedeckt an einen kalten Ort gestellt. Man darf auch nicht zuweit eindampfen, weil man dann ein Salz mit geringerem Krystallwassergehalte erhält. Die Krystalle bringt man in einen Deplacirtrichter, dessen Abflussrohr man mit nassgemachter Baumwolle locker geschlossen hat, und lässt abtropfen. Die Mutterlauge dampft man fast auf ihr halbes Volum ein und bringt sie zur Krystallisation. Sämmtliche Krystalle werden auf einer flachen Schüssel gesammelt und ausgebreitet, mit Fliesspapier bedeckt an einen Ort von gewöhnlicher Temperatur (17—20° C.) hingestellt, zuweilen umgerührt und dann einige Stunden an einen Ort gebracht, welcher eine Temperatur von circa 30° C. hat. Eine höhere Temperatur oder längere Einwirkung einer Temperatur von 30° C. würde ein Verwittern der Krystalle verursachen. Man kann auch die feuchten Krystalle zwischen Fliesspapier unter sanftem Drücken abtrocknen, es ist damit aber der Verlust des Fliesspapiers verbunden.

Die Darstellung des Zinkacetats durch Wechselzersetzung von Bleiacetat und Zinksulfat steht ökonomisch zurück und erfordert eine Menge Cautelen zur Erlangung eines reinen Salzes.

Eigenschaften. Zinkacetat bildet feine sechsseitige oder grosse fettiganzufühlende, farblose, perlmutterglänzende, schiefe, rhombische Tafeln von blättrigem oder schuppigem Aussehen, von sehr schwachem Essigsäuregeruche und ekelhaft metallischem Geschmacke. An der Luft verwittern die Krystalle etwas. 1 Th. erfordert 3 Th. kaltes, $^1/_2$ Th. heisses Wasser, 30 Th. kalten und 2 Th. heissen 90 proc. Weingeist zur Lösung. Die Zinkacetatkrystalle schmelzen bei 100° C. unter Verlust einer geringen Menge Essigsäure, erstarren dann und werden bei 195° wiederum flüssig unter Ausgabe von schuppenförmigem sublimirtem Zinkacetat. Die Lösungen reagiren schwach sauer. Die Formel des officinellen Zinkacetats ist: $Zn (C_2H_3O_2)_2 + 2H_2O$; Mol. Gew. 219,2; oder $+ 3H_2O$. Mol. Gew. 237,2.

Aufbewahrung. Zinkacetat steht in der Reihe der Arzneikörper, welche nach Tabula C abgesondert aufzubewahren sind. Das Aufbewahrungsgefäss ist ein Glas mit Kork- oder Glasstopfen.

Prüfung. Identitätsreaction ist die Rothfärbung der Lösung durch Ferrichlorid, welche Färbung die im Salze vertretene Essigsäure bewirkt. Wird ein Zinksalz mit Aetzalkali versetzt, so scheidet Zinkhydroxyd (ZnO_2H_2) in Gallertform aus, welches durch einen Ueberschuss Aetzlauge in Lösung übergeht und gekocht in Lösung verharrt, wenn diese concentrirt ist. Im verdünnten Zustande scheidet beim Kochen der grössere Theil Zinkoxyd aus (Kadmiumhydroxyd und Magnesiumhydroxyd, deren Salze als Verunreinigungen auftreten, sind in Aetzlauge nicht löslich). Schwefelwasserstoff fällt das Zink aus seinen Lösungen in organischen Säuren als weisses Schwefelzink (ZuS), (während Kadmium als gelbes, Blei als schwarzbraunes Sulfid ausscheiden). Von den folgenden Prüfungsactionen kann die sub 1 durch die sub 5 ersetzt werden.

Zur Prüfung soll — 1) die 10 proc. wässrige Lösung mittelst Schwefelammoniums im Ueberschuss nur rein weisses Zinksulfid ausscheiden (Kadmium fällt gelb, Blei dunkelbraun, Eisen schwarz). — 2) Das Filtrat, welches Ammoniumacetat und Schwefelammonium enthält, darf erhitzt keinen Rückstand hinterlassen. Man gebe 3—4 Tropfen des Filtrats auf Glas und verdampfe über dem Zuge einer Petroleumlampe oder durch Placirung an einen heissen Ort. Ein schwacher Anflug als Rückstand bleibt selten aus, nur muss die Durchsichtigkeit des Glases nicht aufgehoben sein. Ein Rückstand deutet auf Chloride, Sulfate, Salze der Alkalimetalle und der Erdmetalle.

— **3**) Man giebt etwas des Zinkacetates in ein Reagirglas und übergiesst mit Schwefelsäure. Selbst bei gelinder Erwärmung darf weder Bräunung noch Schwärzung eintreten, was auf Säuren, welche nicht Essigsäure sind, auch auf andere fremde organische Stoffe deuten würde. — **4**) Zu erforschen, ob das Salz auch nicht zuviel basisches Acetat enthält, soll die Lösung in 3 Th. Wasser beim Verdünnen mit mehr Wasser keine oder doch nur eine sehr unbedeutende Trübung erleiden. — **5**) Um der Fällung durch Schwefelammonium aus dem Wege zu gehen, kann man einen angenehmeren Weg einschlagen: Wird die Zinkacetatlösung mit Ammoniumcarbonatlösung versetzt, so erfolgt ein voluminöser weisslicher Niederschlag von Zinkcarbonat, welcher sich auf weiteren Zusatz von Ammoniumcarbonat wiederum löst (Kadmiumoxyd, Bleioxyd lösen sich nicht). Wird der klaren ammoniakalischen Lösung nun ein Tropfen Phosphorsäure zugesetzt, so erfolgt bei Gegenwart von Magnesiumsalz bald oder nach kurzer Zeit ein weisser Niederschlag von Ammonium-Magnesiumphosphat.

    Anwendung. Zinkacetat ist Emeticum, Antispasmodicum und Adstringens, nur von milderer Wirkung als Zinksulfat. Es findet seltene Anwendung, äusserlich in Augenwässern, Einspritzungen, gegen Hautkrankheiten, innerlich als Brechmittel und Antihystericum, sowie als specifisches (?) Mittel gegen Veitstanz, und von den Anhängern des Rademacher'schen Heilverfahrens gegen Delirium tremens, bei Gehirnleiden, Neuralgien, Kopfrose, Zahnschmerz. Man giebt es zu 0,05—0,1—0,15—0,2 g drei- bis viermal täglich, als Brechmittel zu 0,5—1,0—1,5 g. Rademacher nannte das Zinkacetat ein *Narcoticum minerale*, welches mit Opium Aehnlichkeit habe und beruhigend und schmerzlindernd wirke.

    Kritik. Wenn die Reaktionen mit Schwefelammonium und Schwefelwasserstoff umgangen werden konnten, hätte die auf dem Fortschritte sich bewegen wollende Pharmakopoe dies thun müssen. Der Autor dieses Artikels muss ein besonderer Liebhaber der stinkenden Schwefelverbindungen gewesen sein, welche man wegen ihrer Gesundheits-Schädlichkeit hätte meiden sollen.

    ImTexte begegnen wir einem *perrexeris*, das zu übersetzen ein Kunststück ist. Wahrscheinlich wollte man *porrexeris* sagen, denn *porrigere* bedeutet ausdehnen, darreichen.

Zincum chloratum.

Chlorzink; Zinkchlorid.   Zincum muriaticum s. chlorātum; Lapis zincicus.   *Chlorure de zinc.*   *Chloride of zinc.*

Weisses, an der Luft zerfliessliches Pulver oder weisse Stäbchen (*perticula*, kleine Stange, kleiner langer Stock), in Wasser und Weingeist leicht löslich. Beim Erhitzen schmelzen sie und verflüchtigen sich in Form weisser Dämpfe, so dass ein nur während des Glühens gelber Rückstand hinterbleibt. Die wässrige Lösung reagirt sauer und lässt auf Zusatz von Schwefelammonium einen weissen Niederschlag fallen. Dieselbe (wässrige Lösung) giebt sowohl auf Zusatz von Silbernitrat, als auch von Aetzammonflüssigkeit weisse Niederschläge, welche in einem Ueberschusse dieser Flüssigkeit löslich sind.

Zinkchlorid in gleichviel Wasser gelöst muss klar und farblos sein. Der flockige Niederschlag, welcher auf Zusatz der 3-fachen Menge Weingeist entsteht, muss auf Zugabe eines Tropfen Salzsäure schwinden. Die mit Salzsäure versetzte 10-proc. wässrige Lösung

darf weder durch Baryumnitrat getrübt, noch durch Schwefelwasserstoffwasser gefärbt werden. Ein Gramm des Zinkchlorids,
in 10 ccm Wasser und 10 ccm Aetzammonflüssigkeit gelöst, muss
eine klare Flüssigkeit ausgeben, welche durch einen Ueberschuss
Schwefelwasserstoffgases einen rein weissen Niederschlag ausgeben muss, dann filtrirt und abgedampft und geglüht keinen Rückstand
hinterlassen darf.

Vorsichtig aufzubewahren.

Geschichtliches. Die Alchymisten bereiteten das Zinkchlorid durch
Destillation eines Gemisches aus Mercurichlorid und Zink und nannten die in
der Vorlage sich ansammelnde wachsähnliche Masse Zinkbutter, *Butyrum
zinci*. Durch Destillation bei Glühhitze von reinem wasserfreiem Calciumchlorid und wasserfreiem Zinksulfat kann es rein und wasserfrei gewonnen
werden, ferner durch Erhitzen von Zinkspänen in Chlorgas.

Die **Darstellung** des Zinkchlorids für den therapeutischen Gebrauch kann auf
verschiedene Weise ausgeführt werden. Die einfachste Darstellungsweise ist, gleiche
Molecüle Zinkoxyd und Salzsäure auf einander wirken zu lassen. Unter starker
Wärmeentwickelung entstehen Zinkchlorid und Wasser

$$\underset{\text{Zinkoxyd}}{ZnO} \quad \text{und} \quad \underset{\text{Chlorwasserstoffsäure}}{2HCl} \quad \text{geben} \quad \underset{\text{Zinkchlorid}}{ZnCl_2} \quad \text{und} \quad \underset{\text{Wasser}}{H_2O}$$

Wird statt des Zinkoxyds kohlensaures genommen, so entweicht gleichzeitig Kohlensäure. — Wird Zinkmetall mit Salzsäure behandelt, so entsteht Zinkchlorid unter
Entwickelung von Wasserstoff.

$$\underset{\text{Zink}}{Zn} \quad \text{und} \quad \underset{\text{Chlorwasserstoffsäure}}{2HCl} \quad \text{geben} \quad \underset{\text{Zinkchlorid}}{ZnCl_2} \quad \text{und} \quad \underset{\text{Wasserstoff}}{H_2}.$$

Da das käufliche Zinkoxyd oder Zinkweiss nicht ganz rein ist und häufig Spuren
Kupferoxyd, Kadmiumoxyd, Bleioxyd enthält, so wird das Gemisch aus Zinkoxyd,
Wasser und Salzsäure mit etwas metallischem Zink versetzt, welches aus jenen
fremden, in Lösung übergegangenen Metalloxyden die Metalle abscheidet. Die auf
die eine oder andere Weise gewonnene Zinkchloridlösung wird erst nach dem völligen
Erkalten filtrirt. Da eine conc. Lösung dieses Chlorids das Fliesspapier in eine
weiche pappige Masse verwandelt (pergamentirt), so dass die Filter zerreissen und
auch die Lösung mit organischer Materie verunreinigt wird, so geschieht die Filtration
durch grobgepulvertes Glas oder Glaswolle, aber nicht Asbest, denn dieser giebt
Bestandtheile an das Zinkchlorid ab. Bei Darstellung grösserer Quantitäten lässt
man die Lösung klar absetzen und decanthirt. Den Rest verdünnt man mit Wasser
und filtrirt.

Die Lösung des Zinks oder Zinkoxyds geschieht in einem Kolben, das Abdampfen zur Trockne in einem porcellanenen Kasserol unter Umrühren mit einem
Glas- oder Porcellanstabe. Wenn die Salzmasse breiig wird, darf man nur eine gelinde Erwärmung anwenden, im anderen Falle verdunstet Chlorwasserstoff. Die
trockne Masse, welche begierig Feuchtigkeit anzieht, wird mit einem erwärmten
porcellanenen Pistill zu einem gröblichen Pulver zerrieben und noch warm in warme
kleine Flaschen gefüllt.

Während des Eindampfens findet immer eine geringe Zersetzung statt. Unter
Entweichen von etwas Chlorwasserstoff bildet sich Zinkoxyd, welches sich mit dem
unzersetzten Zinkchlorid zu einem basischen Chloride, Zinkoxychlorid, verbindet.
Daher kommt es oft, dass die klare Lösung nach dem Eintrocknen ein Salz giebt,
welches sich nicht völlig klar löst. Geschieht das Eintrocknen mit der oben angegebenen Vorsicht, indem man gegen das Ende der Operation nur eine gelinde
Erwärmung anwendet, so löst sich die Salzmasse auch ziemlich klar. Im Falle sie
sich trübe löst, feuchtet man sie mit Wasser, welches durch Salzsäure angesäuert
ist, an und trocknet nochmals bei gelinder Wärme ein. — Bisweilen schmelzt man
das Zinkchlorid und giesst die flüssige Masse in erwärmte Lapisformen aus. Die
Chlorzinkstangen werden sofort in Stanniol dicht eingehüllt und in trockne, gut zu
verstopfende Gläser eingeschlossen.

Unsere Pharmakopoe verlangt ein weisses Salz, also kein grauweissliches.
Die letztere Färbung ist gemeiniglich einer Filtration durch Fliesspapier oder den Staubtheilen, welche in die Salzlösung gefallen sind, zuzuschreiben. Man hat also das

Abdampfen an einem staubfreien Orte vorzunehmen und auch die Berührung der
Salzlösung mit organischen Substanzen zu verhüten. Sollte das Präparat grau aus-
fallen, so übergiesst man es mit einer Mischung aus 1 Th. Salpetersäure und 3 Th.
Salzsäure und dampft es nochmals zur Trockne ein.

Aufbewahrungsgefässe sind 20—30 ccm haltende weisse weithalsige Gläser, weil
der Gebrauch des Salzes ein geringer ist und in einem kleinen Glase nur eine kleine
Menge feucht werden kann. Die Flaschen werden mit trocknen weichgedrückten
Korken geschlossen und die Korke nach einigen Tagen nochmals tiefer in die Flaschenhälse hineingeschoben. Man tectirt dann mit feuchter Blase und bewahrt die Flaschen
mit Vorsicht oder abgesondert auf. Eine Aufbewahrung über Aetzkalk empfiehlt
sich. Passende Aufbewahrungsgefässe sind die Gläser mit Glasdeckel, Kautschuk-
ring und Metallschraubenverschluss.

Eigenschaften. Zinkchlorid bildet ein geruchloses, sauer reagirendes,
weisses, krystallinisches Pulver oder solche Stäbchen von ätzendem, salzigem,
ekelhaft metallischem Geschmacke. An der Luft zieht es mit Begierde Wasser
an und zerfliesst zu einer klaren Flüssigkeit. Bei 115^0 C. schmilzt es zu
einer klaren Flüssigkeit, welche beim Erkalten zu einer grauweissen Masse
erstarrt. Beim Erhitzen bis zum Glühen stösst es dicke weisse Dämpfe von
Zinkchlorid und Chlor aus und eine gelblichweisse Masse, aus Zinkoxyd und
Zinkchlorid bestehend, bleibt zurück, ein Theil Zinkchlorid sublimirt in weissen
Nadeln. In Wasser, Weingeist und Aether ist das Zinkchlorid leicht löslich.
Die Lösungen sind in Folge eines Rückhaltes von Zinkoxychlorid meist etwas
trübe. Aus der wässrigen syrupsdicken Lösung scheidet sich das Chlorzink
in kleinen, sehr leicht zerfliesslichen, octaëdrischen Krystallen ($ZnCl_2 + H_2O$)
ab. Mit Zinkoxyd bildet es basische Chloride; mit Ammoniumchlorid bildet
es **Zinksalmiak**, Ammoniumzinkchlorid, welches in sechsseitigen Prismen
krystallisirt und durch seine Eigenschaft Kupferoxyd und Eisenoxyd aufzulösen,
nicht nur beim Reinigen kupferner und eiserner Gefässe, sondern auch beim
Verzinnen kupferner Gefässe brauchbar ist. Zinkchlorid erhält die Formel
$ZnCl_2$. Mol. Gew. 136,2. Krystallisirt erhält es die Formel $ZnCl_2 + H_2O$.
Mol. Gew. 154,2.

Prüfung. Diese erstreckt sich auf fremde Metalle wie Kadmium, Eisen,
Mangan, Kupfer, Chloride der Metalle der Erden und Alkalien, Zinkoxychlorid.

1) Die Lösung in gleichviel Wasser soll klar und farblos sein. Eisen
würde gelb färben, und eine trübe Lösung deutet auf Zinkoxychlorid. Da
dieses immer in Spuren vertreten ist, so verlangt die Ph. etwas, was der
Erfahrung widerspricht. Eine schwache Trübung kann daher nicht beanstandet
werden. Zinkchloridstäbchen geben stets eine schwach trübe Lösung. —
2) Die sub 1 gewonnene Lösung, mit der dreifachen Menge Weingeist vermischt, soll einen flockigen Niederschlag (Zinkoxychlorid) erzeugen, welcher
aber durch einen Tropfen Salzsäure sofort verschwinden muss. Würde dies
nicht geschehen, so ist eine zu starke Menge des Oxychlorids vertreten.
Diese beiden Prüfungsmomente sub 1 und 2 stehen miteinander im Wider-
spruche, denn wenn der Weingeist Ausscheidung bewirkt, so wird auch die
wässrige Lösung nicht total klar ausfallen. Richtiger wäre der Prüfungsmodus,
wenn 1g des Zinkchlorids, gelöst in eben so viel Wasser, eine nur soweit
trübe Lösung ausgeben darf, dass ein Tropfen Salzsäure genügt sie klar zu
machen, und dass in dieser Lösung, nach Zumischung von 3 Vol. Weingeist,
keine flockige Ausscheidung erfolgen darf. — 3) Die 10-proc. wässrige Lösung
darf durch Baryumnitrat nicht getrübt werden (Sulfate), und auch nach
Zusatz einiger Tropfen Salzsäure — 4) durch Schwefelwasserstoffwasser weder getrübt noch gefärbt werden (Kadmium, Arsen trüben oder
färben gelb, Kupfer, Blei schwarz oder braun. Ein Zusatz von einigen Tropfen
Salzsäure ist anzurathen, um das etwa vorhandene Oxychlorid für Schwefel-

wasserstoff intact zu machen.) — **5**) 1 g des Zinkchlorids, in einem Gemisch aus ana 10 ccm Wasser und Aetzammonflüssigkeit gelöst, muss eine klare Lösung ausgeben (starke Spuren Kadmium, Blei und Eisen würden, wenn gegenwärtig, als Hydroxyde ausscheiden und trübe machen. — **6**) Wird nun diese Lösung mit einem Ueberschusse Schwefelammonium versetzt, so fällt weisses Schwefelzink nieder. (Dieses wäre gelb, grau oder bräunlich gefärbt, wenn Kadmium, Blei, Kupfer, Eisen in Spuren vertreten wären.) Das Filtrat aus dieser Fällung darf eingedampft keinen Rückstand hinterlassen (Salze der Alkalien, Erden). Das Abdampfen von circa 1 g des Filtrats und das Glühen geschieht am besten in einem Platinschälchen. Einen bleibenden, kaum auffallenden Anflug sollte man nicht beanstanden, denn die totale Flüchtigkeit ist eine Seltenheit.

Anwendung. Zinkchlorid ist Antispasmodicum, schwaches Adstringens und sicheres Causticum. Es ist das ätzendste der officinellen löslichen Zinksalze. Man gebrauchte es früher bei Syphilis, skrofulösen Leiden, Krebs, chronischen Hautausschlägen, Epilepsie, Veitstanz, heute schätzt man mehr seine caustischen Eigenschaften und wendet es fast nur äusserlich gegen Krebs-Geschwüre als Aetzmittel an. Die 1. Ausgabe der Pharmakopoe normirte die stärkste Gabe zu 0,015, die Gesammtgabe auf den Tag zu 0,1 g. Innerliche Gaben sind 0,0025—0,005—0,01 g. Aeusserlich dient das von selbst zerflossene Salz in den hohlen Zahn gebracht als Zahnschmerzmittel. v. Bruns empfahl es zuerst in der Form der Aetzstifte (Zinkstifte, *Lapis zincicus*), bestehend aus reinem Zinkchlorid oder mit Salpeter in verschiedenen Verhältnissen gemischt und in die Stabform gebracht. Mit Mehl oder Eibischwurzelpulver und Wasser gemischt macht man Aetzpasten daraus, welche man bei Krebsgeschwüren, syphilitischen Drüsenanschwellungen, Hospitalbrand, Blutschwamm *(fungus haematodes)*, Telangiektasie (Endenerweiterung der Blut- und Lymphgefässe) etc. anwendet. Die Lösungen dienen zu Pinselungen des Pharynx, Larynx, zu Augenwässern, Einspritzungen in die Urethra etc.

Kritik. Aus dem Texte liest man nur heraus, dass das Zinkchlorid entweder in Pulverform oder in Stäbchenform gehalten werden müsse, während eine jede dieser Formen einen Werth hat. In der Ordnung wäre es gewesen, wenn man den Apotheker verpflichtet hätte, beide Formen vorräthig zu halten. Die Prüfung sub 1 und 2 lässt den Mangel der Erwägung erkennen. Eine Prüfung auf Ammoniumchlorid hätte ein erfahrener Autor auch nicht übersehen — oder er hätte diese häufige Verunreinigung nicht als eine nebensächliche betrachtet.

Zincum oxydatum.

Zinkoxyd; Flores Zinci. *Oxyde de zinc; Blanc de zinc.*
Zinc - white.

Weisses, feines, amorphes, in Wasser unlösliches, in verdünnter Essigsäure lösliches Pulver, welches beim Glühen vorübergehend eine gelbe Farbe annimmt.

Das mit Wasser zusammengeschüttelte Zinkoxyd ergiebt ein Filtrat, welches sich auf Zusatz des Baryumnitrats und auch des Silbernitrats höchstens opalisirend trüben darf. Dasselbe muss sich in 10 Th. verdünnter Essigsäure, aber nicht unter Aufbrausen lösen. Wird diese Lösung mit einem Ueberschusse Aetzammonflüssigkeit versetzt, so muss eine klare und farblose Lösung erfolgen, welche durch Ammoniumoxalat und auch durch Natriumphosphat nicht getrübt werden, aber mit **Schwefelwasserstoffwasser** überschichtet nur einen rein weissen Niederschlag fallen lassen darf.

Geschichtliches. Im Jahre 1735 lehrte HELLST zuerst die Darstellung des Zinkoxyds durch Glühen des Zinkmetalls an der Luft, v. CRELL 1776 die Fällung desselben aus dem Zinkvitriol durch ein Alkali.

Darstellung. Man pflegte früher ein auf trocknem Wege bereitetes Zinkoxyd, *Zincum oxydatum via sicca paratum, Flores Zinci*, und ein auf nassem Wege bereitetes Zinkoxyd, *Zincum oxydatum via humida paratum* zu unterscheiden. Das erstere bereitete man in der Weise, dass man in einem Hessischen Tiegel, welcher schief in einen Windofen gestellt war, Zink zum Schmelzen brachte und glühte, bis sich das Metall entzündete, wobei es sich unter gelblich- und bläulich-weisser Flamme mit dem aus der Luft zutretenden Sauerstoff verband und in Zinkoxyd verwandelte. Mit einem eisernen Löffel nahm man das Oxyd aus dem Tiegel, um die Oberfläche des Metalls für den Zutritt des Luftsauerstoffs wieder frei zu machen und den Oxydationsprocess zu erneuern. Was sich vom Zinkoxyd in Form wolliger Flocken an den Rand des Tiegels ansetzte, nannte man *Lana philosophica*. Diesem Zinkoxyd waren mehr oder weniger Zinksuboxyd, metallisches Zink und auch die Oxyde fremder Metalle, mit welchem das Zink verunreinigt ist, beigemischt. Das käufliche Zinkweiss (siehe den folgenden Artikel) ist ein auf ähnlichem Wege bereitetes, aber weit reineres Zinkoxyd.

Das officinelle ist ein reines Zinkoxyd und zwar das auf nassem Wege bereitete. Es wird aus der Zinksulfatlösung zunächst als Zinkcarbonat durch kohlensaures Alkali abgeschieden und durch Erhitzen von Hydratwasser und Kohlensäure befreit.

Eine filtrirte und heiss gemachte Lösung von 90 Th. reinem krystallisirten Zinksulfats in 300 Th. destill. Wasser wird allmählich unter Umrühren einer kochend heissen, filtrirten Lösung von 100 Th. reinem krystallisirtem Natriumcarbonat in 1000 Th. destill. Wasser zugesetzt, der dadurch entstandene Niederschlag nach einigen Stunden mit destill. Wasser vollständig ausgewaschen, getrocknet und endlich durch mässige Glühung von Kohlensäure und Wasser befreit.

Hier hat man in erster Linie auf die Verwendung eines sehr reinen schwefelsauren Zinkoxyds und eines reinen kohlensauren Natrium zu sehen und beim Auswaschen und Glühen des Präcipitats Schmutz und Staub ängstlich fern zu halten. Im anderen Falle resultirt sehr leicht ein gelbliches oder graues Präparat.

Werden kalte Lösungen des schwefelsauren Zinks und des kohlensauren Natrium zusammengemischt, so wird einfach kohlensaures Zink in Form eines schleimig gallertartigen Niederschlages ausgeschieden, welches aber bald freiwillig einen Theil Kohlensäure fahren lässt und in basisches Zinkcarbonat übergeht. Wird die Natronsalzlösung der Zinklösung zugesetzt, so dass vorübergehend das schwefelsaure Zink mit einer ungenügenden Menge kohlensaurem Natrium in Berührung kommt, so bilden sich verschiedene basische Zinksulfate, welche sich dem Niederschlage beimischen und wegen ihrer Schwerlöslichkeit nicht nur zum Theil der Einwirkung des ferner zugesetzten Natriumcarbonats entgehen, die selbst auch schwierig durch Auswaschen zu entfernen sind. Aus diesem Grunde wird die Zinksalzlösung der Lösung des Natriumcarbonats zugesetzt, so dass durch die stäte vorwiegende Menge des Natriumcarbonats die völlige Zersetzung des Zinksalzes gesichert ist. Aus demselben Grunde wird auch das Natriumcarbonat im Ueberschusse, nämlich 100 Th. auf 90 Th. Zinkvitriol, zur Fällung angewendet, obgleich gleiche Mengen der krystallisirten Salze zu ihrer gegenseitigen Zersetzung genügen.

Wird die schwefelsaure Zinklösung der kochend heissen Lösung des Natriumcarbonats zugesetzt, so entsteht sofort unter Entweichen von Kohlensäure ein basischkohlensaures Zink in Form eines weissen dichteren Niederschlages ($Zn_3H_4CO_7$), welcher sich um Vieles leichter auswaschen lässt, als der voluminöse Niederschlag aus kalten Flüssigkeiten.

Hat man nun das basisch-kohlensaure Zink soweit ausgewaschen, bis das Abtropfende, mit Baryumsalzlösung versetzt, ungetrübt bleibt, so trocknet man es entweder auf Fliesspapier in Spansieben oder auf porcellanen Schüsseln im Trockenschrank, oder auf kürzestem Wege in einem porcellanen Kessel im Dampfbade, wobei man es bisweilen mit einem Porcellanstabe umrührt und auflockert.

Die letzte Operation der Zinkoxyddarstellung besteht in der Austreibung der Kohlensäure und des Hydratwassers aus dem Niederschlage. Früher geschah dieselbe durch Glühen in einem bedeckten Hessischen Tiegel, da jedoch die Kohlensäure nur schwach an Zink gebunden ist und schon bei 250° C. davon völlig getrennt wird, so ist es praktischer, statt des Tiegels einen kurzhalsigen Glaskolben anzuwenden, wie dies von MOHR vorgeschlagen wurde. Einen trocknen Glaskolben füllt man zu $1/3$ seines Raumes mit dem zerriebenen, gut ausgetrockneten, basisch-kohlensauren Zink, stellt ihn etwas erwärmt auf den Windofen und erhitzt ihn durch ein sehr mässiges Kohlenfeuer, welches sich um anderthalb Spannen tiefer als der Kolbenboden befindet. Hin und wieder ergreift man den Kolben mit der von einem Tuche umwickelten Hand und mischt durch Schütteln seinen sehr beweglichen pulverigen Inhalt. Dies ist nothwendig, weil das Zinkpräparat ein schlechter Wärmeleiter ist. Etwa im Kolbenhalse hängende Theilchen des Zinkniederschlages müssen mit einer Federfahne abgestossen werden, damit sie der Entkohlensäuerung nicht entgehen. Das Präcipitat in Pulverform ist in kurzer Zeit fertig gebrannt, in Stücken aber erfordert es bei 3-mal längerer Zeit eine weit stärkere Hitze. Sobald der Kolbeninhalt an Beweglichkeit verliert und das Pulver sich dichter an die Wandung des Gefässes anlegt, ist man dem Ende der Operation nahe. Mit einem Stäbchen holt man eine Probe heraus, schüttet sie in ein Probirgläschen mit destill. Wasser und übergiesst sie dann mit verdünnter Schwefelsäure. Es müssen hier Gesicht und Ohr entscheiden. Ein Aufschäumen oder ein vernehmbares Geräusch der Mischung zeigt noch Kohlensäure an, welche übrigens mit den wenigen aufsteigenden Luftbläschen nicht verwechselt werden darf. Schüttet man die heisse Probe unmittelbar in die Säure, so macht sich natürlich ein Zischen vernehmbar, das zu Täuschungen Veranlassung giebt. Hat man einen Ofen, der Kohlenstaub und Flugasche durch ein seitliches Rohr ableitet, so kann das Brennen des Präparates auch in einer dünnen Porcellanschale vorgenommen werden. Hin und wieder rührt man mit einem Spatel um. 100 Th. krystallisirtes Zinksulfat geben gegen 28 Th. Zinkoxyd aus.

Aus seinen Salzlösungen wird Zinkoxyd auch durch die Aetzalkalien abgeschieden, von letzteren ist jedoch ein starker Ueberschuss zu vermeiden, weil er Zinkoxyd auflöst. Aus Zinksulfat und Aetznatron entstehen Natriumsulfat und Zinkhydroxyd. $2NaOH$ und $ZnSO_4$ geben Na_2SO_4 und $Zn(OH)_2$. Durch Erhitzen wird das Zinkhydroxyd vom Wasser befreit und Zinkoxyd bleibt als Rückstand. Ein solches Präparat unterscheidet sich durch eine grössere Dichte von dem aus dem basischen Zinkcarbonat hergestellten. Da auch das Zinkhydroxyd durch Erhitzen von seinem Wassergehalte befreit werden muss, so gewährt die Darstellung auf diesem Wege keinen Vortheil. Daher pflegt man das reine Zinkoxyd nur aus dem basischen Zinkcarbonat, gewonnen durch Mischung heisser Lösungen des Natriumcarbonats und Zinksulfats, herzustellen. Die chemische Constitution des basischen Zinkcarbonats wird sehr verschieden befunden, je nachdem bei der Bildung desselben niedere oder höhere Temperatur oder dünnere oder concentrirtere Lösungen Einfluss ausübten.

| Zinksulfat | Natriumcarbonat | basisches Zinkcarbonat | | Kohlensäure- |
| $3 \times 287,2$ | 3×286 | (Zinksubcarbonat) | Natriumsulfat | anhydrid |

$3ZnSO_4 + 7H_2O$ u. $3(Na_2CO_3 + 10H_2O)$ geb. $ZnCO_3 + 2Zn(OH)_2$ u. $3(Na_2SO_4 + aq)$ u. $2CO_2$

Beim Glühen oder Erhitzen des basisch-kohlensauren Zinks wird Kohlensäure und Wasser ausgetrieben, und reines Zinkoxyd bleibt zurück.

| basisches Zinkcarbonat | | Zinkoxyd | Kohlensäureanhydrid | Wasser |

$ZnCO_3 + 2Zn(OH)_2$ zerfällt in $3ZnO$ und CO_2 und $2H_2O$

Eigenschaften. Das reine officinelle Zinkoxyd bildet ein etwas lockeres, geruch- und geschmackloses, weisses amorphes Pulver mit einem leisen Stich ins Gelbliche. An der Luft zieht es etwas Kohlensäure an. Es ist sehr feuerbeständig, wird beim Erhitzen citronengelb, nimmt aber beim Erkalten seine weisse Farbe wieder an. Nach dem Glühen leuchtet es noch eine halbe Stunde im Dunkeln. In der Weissglühhitze schmilzt es zu einem gelblichen Glase. Auf der Kohle vor dem Löthrohre wird es reducirt und verdampft unter Zurücklassung eines gelben, nach dem Erkalten weissen Beschlages. In Wasser ist es unlöslich, leicht löslich aber in verdünnten Säuren. Aus seiner Salzlösung wird es durch Aetzkali als Hydroxyd gefällt. Die Lösungen der kaustischen Alkalien lösen es unter Bildung von Zinkat (Natriumzinkat) Na_2ZnO_2. In Wasser ist es fast unlöslich (100000 Th. Wasser lösen 1 Th. Zinkoxyd), ertheilt aber dem damit geschüttelten Wasser deutliche alkalische Reaction.

Dieses Zinkoxyd ist nur für den innerlichen Gebrauch bestimmt und wird auch dispensirt, wenn der Arzt *Flores Zinci* für den innerlichen Gebrauch verordnet.

Aufbewahrung. Zinkoxyd zieht aus der Luft bis zu einem gewissen Punkte Kohlensäure an, besonders wenn es Feuchtigkeit enthält. Man füllt daher das fertige Präparat sofort in Flaschen, welche man mit guten Korkstopfen dicht verschliesst.

Die **Prüfung** des Zinkoxyds bezweckt — 1) die Constatirung einer sorgfältigen Bereitung und zwar des vollständigen Auswaschens des Niederschlages. Es soll das mit einigen Grammen des Zinkoxyds geschüttelte Wasser ein Filtrat ergeben, welches weder durch Baryumnitrat (Zinksulfat), noch — 2) durch Silbernitrat (Zinkchlorid) getrübt wird. Auf 2g Zinkoxyd nehme man circa 20 ccm destill. Wasser. — 3) Es soll sich ferner das Zinkoxyd in 10 Th. verdünnter Essigsäure ohne Aufbrausen (Kohlensäureentwickelung) lösen (Abwesenheit von Calciumsulfat, Baryumsulfat, welche in Essigsäure unlöslich sind). — 4) Diese essigsaure Lösung darf durch einen Ueberschuss Aetzammon nicht getrübt werden (Bleihydroxyd, Thonerde), sie muss völlig klar und farblos (Kupferspuren) bleiben. — 5) Diese ammoniakalische Lösung mit Ammoniumoxalat versetzt, darf keine Trübung erleiden (Kalkerde) und muss auch — 6) auf Zusatz von Natrimphosphat klar bleiben, also keine Trübung (Magnesia) ergeben. — 7) Wird diese ammoniakalische Lösung ferner in einem Reagircylinder mit Schwefelwasserstoffwasser überschichtet, so darf an der Stelle, in welcher sich beide Flüssigkeiten berühren, nur eine rein weisse Trübung eintreten. Wäre diese Trübung eine farbige, so liegt auch eine Verunreinigung mit fremden Metallen (Eisen, Kupfer, Kadmium etc.) vor. Diese Reactionen genügen, die Reinheit des Zinkoxyds zu erkennen. Ein Zinkoxyd, welches geglüht erkaltet einen gelblichen Farbenton bewahrt, enthält kleine Spuren Eisen, welche bei der Reaction mit Schwefelwasserstoff nicht erkannt werden, wenn statt einer braunen Färbung gewöhnlich eine blassgelbliche eintritt, welche man leicht übersieht.

Anwendung. Zinkoxyd gilt als Antispasmodicum, Antisudorificum, Antidiarrhoïcum, Absorbens, Adstringens und Resolvens. Es wird durch die Säuren des Magens gelöst, aber auch bald wieder durch die gegenwärtigen Proteïnstoffe zersetzt. Es entsteht ein Zinkalbuminat, welches von den Venen aufgenommen wird. Die physiologische Wirkung scheint eine Verminderung der festen Stoffe des Blutes zu sein, und nach langem und starkem Gebrauch tritt Blutmangel und Hinfälligkeit ein. Man giebt das Zinkoxyd zu 0,05—0,1 —0,2—0,3 g, zuweilen bis zu 0,5 g bei vielen krampfhaften Leiden und verschiedenen Neuralgien, Magenkrampf, Epilepsie, gegen profusen Schweiss, bei gastrischen Leiden, Sodbrennen, Diarrhoe etc. GUBLER empfahl, es mit Natriumbicarbonat vermischt anzuwenden. Aeusserlich dient es als mildes Adstringes bei Ekzemen, Intertrigo (wunder Haut in Folge des Reitens etc.), Hautjucken etc., verbunden mit Schleim zu Injectionen in die Harnröhre bei Leukorrhoe, Blenorrhoe etc.

Zincum oxydatum crudum.

Rohes oder käufliches Zinkoxyd; Zinkweiss; (Weisses Nichts.)
Zincum oxydatum venale; Flores Zinci; (Nihilum album);
Cerussa zincica. *Blanc de zinc. Zinc-white.*

Weisses feines amorphes, in Wasser unlösliches Pulver, welches nur während des Glühens eine gelbe Farbe annimmt.

In verdünnter Essigsäure soll es ohne Aufbrausen löslich sein und der durch Aetznatronlauge in dieser Lösung erzeugte Niederschlag muss sich in einem Ueberschusse dieser Lauge zu einer klaren farblosen Flüssigkeit auflösen. 0,2 g des Zinkoxyds, in 2 g verdünnter Essigsäure gelöst, darf nach dem Erkalten mit Kaliumjodid versetzt keine Veränderung erleiden.

Man hüte sich, es innerlich anzuwenden.

Geschichtliches. Das auf trocknem Wege als Nebenproduct bei der Messingdarstellung gewonnene Zinkoxyd wird schon von PLINIUS mit *Cadmia* bezeichnet. Die feinere und weissere Art dieses Nebenproducts nannte DIOSKORIDES *Pomphŏlyx*, die Alchymisten des Mittelalters *Lana philosophica* und wegen der Aehnlichkeit mit Schneeflocken *Nix alba*, woraus die Bezeichnung *Nihĭlum album* entstanden sein soll.

Das von unserer Pharmakopoe recipirte „rohe Zinkoxyd" ist ein auf trocknem Wege bereitetes Zinkoxyd (vergl. oben S. 768). Das Verlangen nach einer deckenden weissen und haltbaren Anstrichfarbe in Stelle des giftigen Bleiweisses leitete schon COURTOIS (1780), dann GUYTON DE MORVEAU (1783), später den Engländer ATKINSON (1796) und MOLERAT (1808) auf die Verwendung des auf trocknem Wege dargestellten Zinkoxyds zu Deckfarben. Die Fabrikation im Grossen durch COURTOIS und ROUQUETTE (1842) blieb jedoch ohne Erfolg, und erst dem Maler LECLAIRE in Paris (1844) gelang es, nach jahrelangen Versuchen, das Zinkoxyd im Grossen darzustellen und als Ersatz von Bleiweiss in den Handel zu bringen.

Darstellung. Nach dem LECLAIRE'schen Verfahren werden in Oefen von der Gestalt der Schlesischen Zinköfen 10—12 Muffeln aufgestellt. Der aus den Muffeln aufsteigende Zinkdampf verbrennt sofort an der Luft zu Zinkoxyd, welches in besonderen Condensationskammern aufgefangen wird. Oder man erhitzt Zinkmetall in Retorten aus Glashafenmasse, welche galeerenartig in einem Flammenofen liegen und den Retorten der Leuchtgasfabriken ähnlich sind, bis zum Weissglühen. Der aus den Retorten austretende Zinkdampf wird durch einen circa 300° C. heissen Luftstrom verbrannt und der gebildete Zinkoxydstaub in die Condensationskammern übergeführt. Es giebt übrigens noch andere Verfahrungsarten der Zinkweissdarstellung, z. B. Erhitzung des Zinkmetalls in überhitztem Wasserdampf, welcher unter Freilassung seines Wasserstoffs das Zink in Oxyd überführt.

Handelswaare. Die Gesellschaft Vieille Montagne (in Belgien und dem westlichen Deutschland) liefert das reinste und beste Zinkweiss, welches mit „Schneeweiss" bezeichnet wird. Die Sorte Zinkweiss No. 1 ist immer noch für den pharmaceutischen Gebrauch verwendbar. Das Zinkweiss der Oberschlesischen Zinkhütten ist weniger rein und enthält die Oxyde des Bleies, Kadmiums und oft auch des Kupfers als Verunreinigungen, abgesehen von einem starken Gehalt an grauem Zinksuboxyd. Die Verfasser unserer Pharmakopoe scheinen nur das vorhin erwähnte Zinkweiss der Vieille Montagne als das officinelle acceptiren zu können, denn es soll sich in Essigsäure leicht und vollständig lösen. Im Interesse des Apothekers liegt es, sich die reinste Sorte Zinkweiss mit der Bezeichnung „Schneeweiss" zu beschaffen, da der Unterschied im Preise mit der Sorte No. 1 ein unwesentlich höherer ist. Ein bleihaltiges Zinkoxyd giebt z. B. eine sehr bald ranzig und gelblich werdende Zinksalbe.

Eigenschaften. Diese stimmen mit denjenigen des reinen Zinkoxyds überein. Das rohe oder sogenannte käufliche Zinkoxyd muss sehr weiss sein und darf nichts enthalten, was in Wasser löslich und in verdünnter Essigsäure unlöslich wäre.

Aufbewahrung. Da das Zinkweiss sowohl etwas Feuchtigkeit als auch etwas Kohlensäure aus der Luft aufnimmt, so ist es zweckmässig, es in verstopften Glasflaschen mit nicht zu enger Oeffnung aufzubewahren.

Prüfung. Das Zinkweiss kann als Verunreinigungen enthalten: Bleioxyd, Kadmiumoxyd, Kupferoxyd, Zinksuboxyd, abgesehen von etwaigen Verfälschungen mit Kreide, weissem Thon oder Baryumsulfat. Nach der Pharmakopoe soll es sich — 1) in Essigsäure (1,0g Oxyd in 6,0g verdünnter Essigsäure) vollständig ohne Aufbrausen lösen. Ungelöst würden Thon und Baryumsulfat bleiben und als ein grauer Bodensatz würde sich während der Lösung Zinksuboxyd erkennen lassen. Es soll ferner — 2) die mit verdünnter Essigsäure bewirkte Lösung auf Zusatz von Aetznatronlauge einen weissen Niederschlag geben, welcher aber durch einen Ueberschuss dieser Aetzlauge wieder in Lösung übergehen muss. Nicht gelöst werden Kreide, Thon. Es hätte zunächst ein Geruch nach Ammon auf Zusatz von Aetzkali erwähnt werden müssen. — 3) Die Prüfung auf Bleigehalt geschieht mittelst Jodkaliumlösung, welche man der essigsauren Zinkweisslösung zusetzt. Ein gelber Niederschlag oder solche Trübung ist Bleijodid. — 4) Eine Prüfung auf Ammon mittelst Aetznatronlauge sollte man nicht unterlassen, denn ein von Bleioxyd oder Kadmiumoxyd in seiner Weisse gebrochenes Zinkweiss wird nicht selten mit ammoniakalischem Wasser befeuchtet und dann getrocknet, wodurch jene Oxyde in weisse Hydrate verwandelt werden.

Das rohe Zinkoxyd enthält immer kleine Mengen Carbonat, es wird also beim Uebergiessen mit Essigsäure immer ein kleines Geräusch in Folge entweichender Kohlensäure wahrgenommen werden, besonders wenn man den Reagircylinder mit seiner Oeffnung an das Ohr legt. Die Ph. scheint nur das sichtbare Aufbrausen, nicht das nur hörbare, mit *non effervescens* bezeichnet zu haben, welcher Umstand wohl zu beachten ist.

Eine Prüfung auf Arsen hat die Ph. übersehen. Hierzu schüttele man circa 2g des Zinkoxyds mit circa 2g Aetzammon und 3—4g Wasser, erwärme etwas und filtrire. Das Filtrat dampfe man bis auf 1—1,5ccm Rückstand ab, vermische mit circa 1,5ccm Salzsäure und etwas (0,1g) Oxalsäure. Zwei Tropfen davon auf blankes Messingblech gegeben und im Zuge einer mit sehr kleiner Flamme brennenden Petrollampe langsam verdampft, dann etwas stärker erhitzt, dürfen nach dem Abwaschen mit Wasser keinen grauen oder dunklen Fleck zurücklassen. Zeigt sich ein grauer Fleck, so kann man von dem Zinkoxyd etwas in stark überschüssiger Salzsäure lösen und 1—2 Tropfen auf Messingblech eintrocknen und erhitzen. Resultirt hier nach dem Abwaschen kein Fleck, so ist das Arsen nur in sehr entfernten Spuren (zu $^1/_{100\,000}$—$^1/_{150\,000}$) vorhanden, also ohne nachtheiligen Einfluss bezüglich der Verwendung des Zinkoxyds als äusserliches Mittel. Diese Methode des Arsennachweises ist die sogenannte Messingmethode oder Kramatomethode.

Anwendung. Wenn der Arzt zum innerlichen Gebrauch *Flores Zinci* oder *Zincum oxydatum* verordnet, so ist stets das reine, auf nassem Wege bereitete Zinkoxyd zu dispensiren, auch ist letzteres zu äusserlichen Mitteln zu verwenden, wenn der Arzt *Zincum oxydatum*, nicht aber *Flores Zinci* oder *Zincum oxydatum venale* vorschreibt.

Das Zinkweiss soll nur zur Zinksalbe und zur Bereitung einiger Zinkverbindungen Verwendung finden. An manchen Orten fordert das niedere Publikum Bleiweiss zum Einstreuen der wunden Hautstellen bei kleinen Kindern. Es empfiehlt sich für diesen Zweck, das durch ein Sieb geschlagene Zinkweiss statt des giftigen Bleiweisses abzugeben.

Zincum sulfocarbolicum.

Carbolschwefelsaures Zinkoxyd; Phenylschwefelsaures Zink; Zinksulfocarbolat; Zinksulfophenylat. Zincum sulfo-phenolicum s. sulfo-phenylicum. *Sulfophenate de zinc. Sulphophenate of zinc.*

Farblose, durchsichtige, an der Luft leicht verwitternde Säulen oder Täfelchen, welche sich in einem doppelten Gewichte Wasser und auch in Weingeist leicht zu säuerlich reagirenden Flüssigkeiten lösen, welche auf Zusatz von Ferrichlorid eine violette Farbe annehmen.

Die 10-proc. wässrige Lösung werde durch verdünnte Schwefelsäure, auch durch Ammoniumoxalat nicht, durch Baryumnitrat nur sehr wenig getrübt. Dieselbe (Lösung) lasse, mit Schwefelammonium im Ueberschuss versetzt, einen weissen Niederschlag fallen und gebe dann filtrirt eine Flüssigkeit aus, welche einen bei starker Hitze flüchtigen Rückstand hinterlassen muss.

100 Th. hinterlassen beim Glühen 14,6 Th. Zinkoxyd als Rückstand. Vorsichtig aufzubewahren.

Geschichtliches. Das Zinksulfophenylat wurde 1867 von E. Menzner in Leipzig (in Kolbe's Laboratorium) dargestellt, einige Jahre darauf in den Arzneischatz aufgenommen und von einigen Aerzten Englands vorzugsweise gerühmt. Sulfophenylsäure an Kalium und Natrium gebunden kommt im Harne der Säugethiere vor.

Darstellung. Man giebt 100 Th. reine geschmolzene krystallisirte Carbolsäure und 110 Th. der reinen höchst concentrirten Schwefelsäure in einen Kolben und stellt das durch Schütteln bewirkte Gemisch an einen warmen Ort von circa 50°C. Nach drei- bis viertägiger Digestion stellt das warme Gemisch eine dickliche, schwach gelbliche Flüssigkeit dar, welche beim Erkalten zu einer krystallinischen Masse erstarrt und ein Gemisch von Sulfocarbolsäure oder Phenolschwefelsäure und freier Schwefelsäure ist. In einer nicht mehr denn zehnfachen Menge destillirtem Wasser gelöst, versetzt man die Flüssigkeit behufs Abstumpfung der Säure nach und nach mit 225 Th. oder der genügenden Menge Baryumcarbonat, welches zuvor zu einem Pulver zerrieben und mit Wasser zu einem Breie angerührt ist. (Man nimmt in Stelle des Baryumcarbonats häufig Calciumcarbonat.) Unter Kohlensäureentwickelung bildet sich Barymsulfophenylat, eine in Wasser und Weingeist lösliche Verbindung, ferner Baryumsulfat, welches sich dem geringen Ueberschusse von Baryumcarbonat beimischt. Nach mehrstündiger Digestion bringt man das Ganze auf ein mit Wasser genässtes Doppelfilter und wäscht mit heissem destill. Wasser nach. Das Filtrat wird nun entweder als Flüssigkeit direct mit der Zinksulfatlösung versetzt oder im Wasserbade eingedampft und ausgetrocknet. Von dem weissen, als Verdampfungsrückstand verbleibenden Salzpulver, dem trocknen Baryumsulfocarbolat, reservirt man einen kleinen Theil und löst je 100 Th. in 350 Th. destill. Wasser, filtrirt und setzt 70 Th. kryst. Zinksulfat, welche in 200 Th. destill. Wasser gelöst sind, soweit hinzu, dass man eine kleine Menge dieser Lösung reservirt. Nachdem man umgerührt und einige Stunden hat absetzen lassen, verdünnt man circa 10 Tropfen der Flüssigkeit mit 5 bis 6 ccm destill. Wasser, filtrirt und prüft das in zwei Hälften getheilte Filtrat hier mit Zinksulfatlösung, dort mit Baryumsulfocarbolatlösung, um die nöthige Zumischung von der einen oder der anderen Flüssigkeit zu erforschen. Ein sehr geringer Zinksulfatüberschuss ist erwünscht, um der vollständigen Fällung des Baryts gesichert zu sein. Die mittelst eines doppelten und vorher mit Wasser durchfeuchteten Filters von dem Niederschlage befreite Flüssigkeit wird unter Umrühren im Wasserbade eingedampft, bis ein Tropfen auf eine kalte Glasscheibe übertragen, Krystalle absetzt, und nun zur Krystallisation bei Seite gestellt etc. Das Eintrocknen des Baryumsalzes, das Wiederauflösen und Filtriren der Lösung ist dann nothwendig, wenn das *Acidum carbolicum* kein *purissimum* war. 100 Th. Phenol geben circa 290 Th. Zinksulfophenylat aus. Durch Umkrystallisiren aus Weingeist, Behandeln mit thierischer Kohle lässt sich ein nicht rein farbloses Sulfophenylat reinigen.

Die Carbolsäure, Phenylsäure, Phenylalkohol, Phenol ($C_6H_5 . OH$ oder C_6H_6O) giebt mit Schwefelsäure einen zusammengesetzten Aether, die Sulfophenylsäure oder Phenylschwefelsäure oder Phenolsulfosäure ($C_6H_6SO_4$ oder $C_6H_4 . SO_3H . OH$). Sulfophenylsaures Baryum, welches mit $4H_2O$ krystallisirt, setzt sich mit schwefelsaurem Zink in schwefelsaures Baryum und sulfophenylsaures Zink um.

$$\underset{\text{2 Mol. Phenol (2}\times\text{94)}}{2C_6H_5 . OH} \quad \text{und} \quad \underset{\text{2 Mol. Schwefelsäure (2}\times\text{49)}}{2H_2SO_4} \quad \text{geben} \quad \underset{\text{Wasser}}{2H_2O} \quad \text{und} \quad \underset{\text{2 Mol. Sulfophenolsäure (2}\times\text{174)}}{2\left(SO_2 < {OC_6H_5 \atop OH}\right)}$$

$$\underset{\substack{\text{2 Mol. Sulfophenylsäure oder}\\\text{Carbolsulfosäure (348)}}}{2\left(SO_2 < {OC_6H_5 \atop OH}\right)} \quad \text{und} \quad \underset{\substack{\text{Baryumcarbonat}\\(98,5)}}{BaCO_3} \quad \text{geben} \quad \underset{\substack{\text{Baryumsulfophenylat}\\(414,5)}}{{SO_2 < {OC_6H_5 \atop O_2Ba} \atop SO_2 < OC_6H_5}} \quad \text{und} \quad \underset{\substack{\text{Kohlensäure-}\\\text{anhydrid}}}{CO_2} \text{ u. } H_2O$$

$$\underset{\text{Baryumsulfophenylat (414,5)}}{{SO_2 < {OC_6H_5 \atop O_2Ba} \atop SO_2 < OC_6H_5}} \quad \text{und} \quad \underset{\text{kryst. Zinksulfat (287,2)}}{ZnSO_4(+7H_2O)} \quad \text{geb.} \quad \underset{\text{Zinksulfophenylat (411,2)}}{{SO_2 < {OC_6H_5 \atop O_2Zn} \atop SO_2 < OC_6H_5}} \quad \text{und} \quad \underset{\text{Baryumsulfat}}{BaSO_4}$$

Die Mischung aus Schwefelsäure und Phenol bildet bei gewöhnlicher Temperatur Sulfophenolsäure, wenn sie aber der Wirkung der Wärme ausgesetzt wird, so geht diese Säure in die isomere Parasulfophenolsäure über, deren Salze sich nur durch schwerere Löslichkeit von der Orthosäure unterscheiden. In dem Zinksulfophenolat ist demnach die Parasulfophenolsäure vertreten.

Eigenschaften. Zinksulfophenylat, carbolschwefelsaures oder phenylsulfosaures Zink bildet farblose, kaum nach Carbolsäure riechende, scharf metallisch schmeckende, durchsichtige, rhombische, säulenförmige bisweilen quadratische und octaëdrische, an der Luft allmählich verwitternde Krystalle von schwachsaurer Reaction, löslich in 2 Th. Wasser von mittlerer Temperatur und 5 Th. 90-procentigem Weingeist. Die Krystalle enthalten 8 Mol. Krystallwasser, die Formel ist also: $(C_6H_4 . SO_3 . OH)_2 Zn + 8H_2O$. Mol. Gew. 555,2.

Aufbewahrung. Wegen des Verwitterns und auch des nachtheiligen Einflusses des Sonnenlichtes, welches die Krystalle mit der Zeit gelblich tingirt, wenn nicht eine absolut reine Carbolsäure zur Darstellung verwendet wurde, bewahre man das Salz in gut verstopften Glasgefässen vor Tageslicht geschützt neben *Zincum sulfuricum*, also in der Reihe der Arzneikörper der Tabula C, auf.

Prüfung. Dieselbe erstreckt sich zunächst auf eine Verunreinigung mit Baryum- und Calciumsalz und Zinksulfat. — 1) Die 10-proc. wässrige Lösung würde auf Zusatz verdünnter Schwefelsäure bei Gegenwart von Baryumsulfophenylat eine Trübung (Baryumsulfat), — 2) bei einer Verunreinigung mit Calciumsulfophenylat durch Ammoniumoxalat ebenfalls eine Trübung (Calciumoxalat) erleiden. — 3) Aus der mit etwas Aetzammon alkalisch gemachten Lösung wird durch einen starken Ueberschuss Schwefelammonium das Zink als Schwefelzink ausgefällt und das Filtrat (aus Ammoniumsulfocarbolat, Schwefelammonium und Wasser bestehend) soll eingedampft und stark erhitzt, keinen Rückstand hinterlassen. Man giebt einige Tropfen auf ein Objectglas und dampft unter Hin- und Herbewegen über dem Zuge einer Petrollampe ab und erhitzt stark, so lange Dämpfe aufsteigen. Ein Anflug als Rückstand, welcher die Durchsichtigkeit des Glases kaum stört, muss acceptirt werden, denn ein total flüchtiger Rückstand, so, dass auf dem Glase keine Spur zurückbleibt, ist selten zu erlangen. — 4) Der Gehalt von circa 14,6 Proc. Zinkoxyd, welcher dem Salze mit 8 Mol. Krystallwasser entspricht, wird durch Glühen von 1 g Salz im Porcellantiegel erforscht. Der Glührückstand wird sich zwischen 0,14—0,15 g halten. Behufs Beförderung der Ausglühung durchtränkt man die verkohlte erkaltete Masse mit einigen Tropfen reiner Salpetersäure und wiederholt die Glühung. — Wenn das Präparat, circa 0,2 g, in 1,5 g absolutem Weingeist unter Erwärmung bis zum Aufkochen gelöst und mit einem gleichen Vol. Aether gemischt, eine klare farblose Flüssigkeit ergiebt, so ist das Präparat sicher ein reines, wenn sich zugleich die wässrige Lösung durch Ferrichlorid rein violett färbt.

Anwendung. Carbolschwefelsaures Zink vereinigt in sich die Wirkungen des Zinksulfats und der Carbolsäure und wirkt weniger toxisch ein als die reine Carbolsäure. Seine Anwendung ist meist nur eine äusserliche zu Umschlägen, Verbänden, Augenwässern, Injectionen in derselben Dosis wie *Zincum sulfuricum*. Die Injectionen in die Urethra setzen sich aus 0,1—0,25 bis 0,5 auf 100, in die Vagina aus 0,25—0,5—1,0 auf 100 zusammen (gegen Gonorrhoe, Blennorrhagien).

Zincum sulfuricum.

Schwefelsaures Zink; Zinksulfat; Reiner weisser Vitriol; Reiner Zinkvitriol. Vitriolum album purum. *Sulfate de zinc*; *Cuperose blanche*; *Vitriol blanc*. *Sulfate of zinc*.

Farblose, an der Luft langsam verwitternde Krystalle, löslich in 0,6 Th. Wasser, nicht löslich in Weingeist. Die wässrige Lösung reagirt sauer, ist von scharfem ekelhaftem Geschmacke, giebt auf Zusatz von Baryumnitrat einen weissen, in Salzsäure unlöslichen Niederschlag. Durch Aetznatronlauge wird sie anfangs gefällt, aber auf Zumischung eines Ueberschusses (der Lauge) erfolgt eine klare farblose Flüssigkeit, welche auf Zusatz von Schwefelwasserstoff wiederum einen weissen Niederschlag fallen lässt.

Die 5-proc. wässrige Lösung darf durch Silbernitrat nicht getrübt werden, dieselbe darf sich weder nach dem Erhitzen mit Chlorwasser und Salzsäure auf Zusatz von Kaliumsulfocyanid roth färben, noch durch Schwefelwasserstoff eine Veränderung erleiden.

Ein Gramm des Salzes muss mit 10 ccm Wasser und 5 ccm Aetzammonflüssigkeit vermischt eine klare Lösung geben, welche durch Natriumphosphat nicht verändert wird, muss aber mit Schwefelwasserstoff im Ueberschuss versetzt einen weissen Niederschlag fallen lassen, worauf die davon filtrirte Flüssigkeit abgedampft und geglüht keinen Rückstand hinterlassen darf. Das Salz, mit Aetznatronlauge übergossen, dunste kein Ammon aus, und auch seine wässrige Lösung mit einem Ueberschusse verdünnter Schwefelsäure versetzt, darf nach Zusatz von Zinkmetall und volumetrischer Stärkelösung keine blaue Farbe annehmen.

Vorsichtig aufzubewahren. Stärkste Einzelgabe 1,0 g.

Geschichtiches. Der Zinkvitriol war schon im 14. Jahrhundert bekannt. Seit dem 16. Jahrhundert wird er zu Goslar im Harz aus den Zinkerzen des Rammelsberges dargestellt. Theophrast Paracelsus lehrte in der ersten Hälfte des 16. Jahrhundets den käuflichen Zinkvitriol durch Digestion mit gekörntem Zink zu reinigen. Erst 1735 entdeckte Brandt in Schweden die Darstellung des Zinkvitriols durch Auflösen von Zink in Schwefelsäure.

Die **Darstellung** des rohen Zinkvitriols ist eine sehr einfache, wenn auch verschiedene. Man röstet z. B. die Schwefelzink (Zinkblende) enthaltenden Erze, wobei das Schwefelzink sich zu schwefelsaurem Zink oxydirt, $(ZnS + 4O = ZnSO_4)$, laugt mit Wasser aus, kocht die geklärten Laugen in bleiernen Pfannen ein und lässt sie

dann in hölzernen Bottigen krystallisiren. Die Krystalle werden in kupfernen Kesseln
in ihrem Krystallwasser geschmolzen, abgeschäumt und dann, durch Abdampfen von
einem grossen Theile des Krystallwassers befreit, in hölzerne Fässer gebracht, wo man
sie bis zum halben Erstarren umrührt. Durch Eindrücken der weichen Masse in
Formen und völliges Erstarren erhält man sie in Hutzucker ähnlichen Massen, welche
als weisser Vitriol in den Handel kommen und in der Kattundruckerei Verwendung finden, auch als Augenstein in den Apotheken abgegeben werden.

Der Zinkvitriol ist kein reines Zinksulfat, sondern enthält mehr oder weniger
die schwefelsauren Salze des Eisens, Kupfers, Mangans, Calcium, Magnesium. Die
Abscheidung des Magnesiumsulfats ist besonders sehr schwierig und umständlich.
Durch Krystallisation ist die Scheidung nicht möglich, denn die Sulfate des Zinks
und des Magnesium sind isomorph, und isomorphe Salze krystallisiren gleichzeitig.

Die **Darstellung** des reinen Zinkvitriols in der Praxis geschieht immer aus
Zinkmetall durch Auflösen in verdünnter Schwefelsäure. Da ist weder ein reines
Zinkmetall noch eine reine Schwefelsäure erforderlich. Gewöhnliche Begleiter des
Zinks sind Eisen, Kupfer, Blei, Kadmium, welchen sich häufig Mangan, Zinn, Arsen,
Kohlenstoff, Schwefel, selten Antimon, Nickel und Kobalt anschliessen. Kupfer, Blei,
Kadmium, Zinn, Antimon bleiben ungelöst, wenn das Zink im Ueberschusse der Säure
dargeboten wird, oder sie werden aus ihrer Lösung durch Zink abgeschieden. Arsen
und Antimon entweichen dabei zum Theil als Wasserstoffverbindungen, zum Theil
werden sie in ihrer elementaren Form abgeschieden. Kohlenstoff und Schwefel entweichen gleichfalls als stinkende Gase in Form von Kohlenwasserstoff und Schwefelwasserstoff. Nur Eisen und Mangan werden mit dem Zink zugleich gelöst, so auch
Nickel und Kobalt.

Die schwefelsaure Zinklösung, welche wir also durch Digestion von überschüssigem Zink mit verdünnter Schwefelsäure gewinnen, enthält, wie aus dem so
eben Gesagten folgt, Eisen und möglicher Weise auch Mangan, Nickel und Kobalt
in Form schwefelsaurer Oxydulsalze. Die Oxydule oder Protoxyde dieser Metalle
sind eben so kräftige Basen wie das Zinkoxyd, nicht aber die Oxyde. Da auch die
Oxydulsalze dieser Metalle dem Zinksalze meist isomorph sind und sich durch
Krystallisation nicht abscheiden lassen, so werden die Oxydule in Oxyde verwandelt,
um sie dann durch Zinkoxyd zu fällen. Die Oxydation geschieht entweder durch
Chlor oder durch eine Chlor abgebende Flüssigkeit, oder durch Sauerstoff abgebende
Substanzen, wie Salpetersäure, Bleihyperoxyd. Die letzteren sind weniger in der
Praxis gebräuchlich, meist geschieht die Verwandlung der Oxydule in Oxyde durch
Einleiten von Chlor. Man leitet das Chlorgas, aus Braunstein und Salzsäure entwickelt, in die filtrirte erwärmte Zinklösung, bis diese einen Chlorgeruch aushaucht.
Das Verfahren hierbei ist dasselbe, wie bei Darstellung des Chlorwassers. Man füllt
mit der Salzlösung weisse Flaschen zu $2^{1}/_{3}$ ihres Raumes an, leitet Chlorgas hinein,
und wenn sich der leere Raum der Flasche mit grünem Chlorgase gefüllt hat, schüttelt
man durcheinander. Waltet nach dem Schütteln freies Chlor nicht vor, so wiederholt
man das Einleiten des Gases. Sonnenlicht ist von der gechlorten Salzlösung fernzuhalten, weil es auf das gebildete Eisenoxyd reducirend wirken würde. Die Abscheidung des Ferri- und Manganioxyds, sowie der Niccoli- und Cobaltioxyde wird
durch Zinkhydroxyd bewirkt. Aus circa dem 15. Theile der Zinklösung fällt man
mittelst einer heissen Lösung des kohlensauren Natrium basisch-kohlensaures Zink,
mit welchem man die Zinklösung macerirt.

Bei der Bereitung des salpetersauren Bleioxyds aus Mennige gewinnt man nicht
unbeträchtliche Mengen Bleihyperoxyd, welche man bequem zur Beseitigung des
Eisens aus der schwefelsauren Lösung verwenden kann. Auf circa 20 Th. gelösten
Zinkmetalls nimmt man 1 Th. Bleihyperoxyd, welches man, mit etwas Wasser angerieben, der warmen Zinklösung zusetzt. Man digerirt unter bisweiligem Umrühren
einen Tag, fällt dann (bei Abschluss des Sonnenlichtes) das entstandene Ferrioxyd
durch mit Wasser angeriebenes käufliches Zinkoxyd unter Maceration, filtrirt etc.
Der Vortheil dieses Verfahrens liegt darin, dass die Salzlösung von Chlorzink frei
bleibt, man also bei der Krystallisation reines Zinksulfat gewinnt, von welchem man
die anhängende Mutterlauge nicht wegzuwaschen nöthig hat.

In Bezug der Darstellungsweise des reinen Zinksulfats ist noch Folgendes zu
beachten. 2 Th. Zink erfordern 3 Th. Engl. Schwefelsäure zur Lösung. Damit das
Zink stets der Schwefelsäure gegenüber im Ueberschusse verbleibe, nimmt man 3 Th.
Zink auf 4 Th. Säure. Die Auflösung des Zinks geht anfangs bei gewöhnlicher
Temperatur vor sich, sobald aber die nicht genügend verdünnte Schwefelsäure ziem-
lich mit Zink gesättigt ist, zeigt sich die Säure inactiv und zu ihrer völligen Sättigung
ist dann die Anwendung von Wärme nothwendig. Man stellt daher das Gefäss von
Steingut oder Porcellan, worin die Auflösung vorgenommen wird, in ein Sandbad, das

man erwärmt, oder stellt an einen warmen Ort, bis die Einwirkung der Säure auf das Zink aufhört. Die Auflösung geht schnell vor sich, wenn man eine mit 6 Th. Wasser verdünnte Schwefelsäure anwendet. Man beachte wohl, dass der bei dem Auflösungsakte sich entwickelnde Wasserstoff Kohlenwasserstoff, Schwefelwasserstoff und Arsenwasserstoff mehr oder weniger enthält, und dass diese Wasserstoffverbindungen der Gesundheit sehr schädlich sind. Es ist die Pflicht des Laboranten, die Auflösung des Zinks an einem zugigen oder freien Orte vorzunehmen. Der Zinklösung, welche man auf völlige Abwesenheit des Eisens geprüft hat, setzt man, ehe man sie zum Krystallisationsakte geschickt macht, etwas verdünnte reine Schwefelsäure zu, um sie theils recht klar zu erhalten, theils etwa gegenwärtiges Chlorzink zu zersetzen. Aus der schwach angesäuerten Salzlösung scheiden übrigens erfahrungsgemäss sehr schön gebildete Krystalle aus. Die Ziuklösung wird soweit eingeengt, bis ein Tropfen davon, auf ein Glasscheibchen gebracht, beim Erkalten eine Menge kleiner Krystalle abscheidet oder sich ein Salzhäutchen zeigt. Man stört die Krystallisation durch sanftes Umrühren, wenn die Erlangung nadelförmiger Krystalle beabsichtigt wird. Dass beim Behandeln der Zinksulfatlösung alle metallenen Geräthschaften zu vermeiden sind, versteht sich von selbst. Die letzte Mutterlauge macht man dadurch zu Gute, dass man sie mit käuflichem Zinkoxyd abstumpft, eindampft und als rohen Zinkvitriol verbraucht.

Die Krystalle bringt man locker in ein Deplacirgefäss und lässt sie in demselben abtropfen. Stammen sie aus einer Lösung, welche Chlorzink, Natron u. dergl. enthält, so müssen sie natürlich mit etwas Wasser abgewaschen werden. Das Trocknen der Krystalle darf nur bei einer Temperatur von 25, höchstens 30º C. geschehen. Bei einigen wenigen Graden mehr schmelzen sie in ihrem Krystallwasser; das Trocknen darf aber auch nicht zu lange währen, da die Krystalle dann an ihrer Oberfläche verwittern.

Man stellt das reine Zinksulfat auch durch Auflösen des rohen Zinkoxyds in verdünnter Schwefelsäure dar.

Der Vorgang beim Auflösen des Zinks ist folgender. Die verdünnte Schwefelsäure löst das Zink unter Zersetzung von Wasser und Entwickelung von Wasserstoffgas auf.

Zink		Schwefelsäure		Zinksulfat		Wasserstoff
Zn	und	H_2SO_4	geben	$ZnSO_4$	und	2H

Das Eisen ist als Ferrosulfat ($FeSO_4$) in der Zinklösung vertreten. Durch Chlor wird es in Ferrisalz und in Ferrichlorid (Fe_2Cl_6) verwandelt —

Ferrosulfat		Chlor		Ferrisulfat		Ferrichlorid
$6FeSO_4$	und	6Cl	geben	$2Fe_2(SO_4)_3$	und	Fe_2Cl_6.

Bei der Oxydation durch Bleihyperoxyd giebt letzteres den nöthigen Sauerstoff an das Protoxyd oder Oxydul des Eisens ab und wird zu Bleioxyd, welches sich als unlösliches schwefelsaures Blei abscheidet. — PbO_2 und $2FeSO_4$ und $2H_2SO_4$ geben $Fe_2(SO_4)_3$ und $PbSO_4$ und $2H_2O$.

Eigenschaften. Reines krystallisirtes schwefelsaures Zink bildet farblose, gerade rhombische Prismen oder aus der gestörten Krystallisation kleine Nadeln von scharfem, ekelhaftem, metallisch salzigem Geschmacke, welche an der Luft oberflächlich verwittern, in der Wärme in ihrem Krystallwasser schmelzen und nach Verdampfung des Krystallwassers in der Glühhitze fast alle Schwefelsäure verlieren und Zinkoxyd zurücklassen. Beim Austrocknen wird 1 Mol. Krystallwasser hartnäckig zurückgehalten, und mit Verdampfung desselben tritt gleichzeitig eine theilweise Verflüchtigung von Schwefelsäure ein. Die Krystalle lösen sich in 1,3 Th. kaltem Wasser, und in weniger denn 0,5 Th. heissem Wasser, indem sie zugleich in ihrem Krystallwasser schmelzen. Sie enthalten 7 Mol. Krystallwasser. Ihre Formel ist daher $ZnSO_4 + 7H_2O$. Mol. Gew. 287,2.

Werden die Lösungen des Salzes in der Wärme zur Krystallisation gebracht, so schiesst dasselbe in schiefen rhombischen Prismen mit weniger (2, 5 und 6) Mol. Krystallwasser an. Mit den schwefelsauren Salzen der Alkalimetalle geht das Zinksulfat verschiedene krystallisationsfähige Verbindungen ein. Diese bilden sich, wenn die neutrale Zinksulfatlösung mit einer unzureichenden Menge Alkali gefällt wird. Die Krystalle des Zinksulfats und

Magnesiumsulfats mit gleichem Krystallwassergehalte sind isomorph, unterscheiden sich aber durch ihr Verhalten gegen Lackmuspapier, insofern sich Magnesiumsulfat gegen dasselbe indifferent verhält.

Aufbewahrung. Zinksulfat ist in der Reihe der starkwirkenden Körper, der Tabula C., in geschlossenen Glas- oder Porcellangefässen aufzubewahren und stets vorsichtig zu handhaben, zumalen es dem Bittersalze sehr ähnlich ist.

Prüfung. Die 5proc. wässrige Lösung des Zinksulfats soll — 1) durch Silbernitrat keine Trübung erleiden (Chlorid). — 2) mit Chlorwasser und nur wenig Salzsäure versetzt nach dem Aufkochen und Erkalten durch Kaliumsulfocyanid, Kaliumrhodanid, keine rothe Färbung annehmen (Eisen). Eine schwache unbedeutende Röthung sollte man nicht beanstanden. Kaliumferrocyanid im Ueberschuss zugesetzt würde eine blaue Fällung bei Gegenwart von Eisensalz bewirken. Die Kochung der mit Chlorwasser und Salzsäure versetzten Lösung bezweckt die Ueberführung des Ferrosalzes in Ferrisalz (Ph. Centralhalle 1880, No. 52). — 3) Ein Theil der vorstehenden gechlorten Flüssigkeit darf durch Schwefelwasserstoff keine Veränderung erleiden. Aus der sauren Lösung würden Kadmium als gelbes Schwefelkadmium, Blei, jedoch nur bei Gegenwart von wenig Salzsäure, als schwarzbraunes Schwefelblei ausscheiden oder eine braune Färbung bewirken. — 4) 1 g Zinksulfat gelöst in 10 ccm Wasser und vermischt mit 10 ccm Salmiakgeist muss eine klare Flüssigkeit ergeben (Bleisalz würde eine trübe Flüssigkeit verursachen). Diese ammoniakalische Lösung soll auf Zusatz von Natriumphosphat nicht verändert werden (Magnesiumsulfat). Nun verhalten sich die Zinksalze und Magnesiumsalze in vielen Reactionen ähnlich und glaubt mancher, dass auf Zusatz des Natriumphosphats zur ammoniakalischen Zinklösung die Ausscheidung von Zinkphosphat eintreten müsse. Dies geschieht nur in concentrirten Zinksalzlösungen, aber nicht in der Verdünnung, welche die Pharmakopoe vorschreibt. — 5) Die sub 4 gewonnene klare ammoniakalische Zinklösung ist mit Schwefelwasserstoff im Ueberschuss zu behandeln, d. h. dieses Gas ist in die Lösung einzuleiten, so lange eine Ausscheidung des rein weissen Schwefelzinks stattfindet, also solange dieses Gas gebunden wird. Wäre der Niederschlag nicht rein weiss, aber gelblich, so liegt eine Verunreinigung mit Kadmium vor (Schwefelkadmium ist in Schwefelammonium nicht unlöslich), wäre er grau bis bräunlich, so kann Blei, Eisen und andere Metalle als Verunreinigungen vorliegen. — 6) Das vom weissen Niederschlage sub 5 gesammelte Filtrat soll farblos (Kadmium färbt gelb) sein und abgedampft und stark erhitzt keinen Rückstand hinterlassen. Ein selbst in der Glühhitze nicht flüchtiger Rückstand des Filtrats, welches hauptsächlich Ammoniumsulfat enthält, deutet auf Sulfate der Alkalimetalle, des Calcium, Magnesium und auch Kadmium. Werden einige Tropfen des Filtrats auf Glas abgedampft und erhitzt, so muss ein die Durchsichtigkeit des Glases nicht störender geringer Belag als unvermeidlich aufgenommen werden. — 7) Das Zinksulfat mit Natronlauge übergossen darf kein Ammon entwickeln. Man halte entweder einen mit Mercuronitrat benetzten Glasstab darüber oder verfahre in der Weise, wie S. 177 und 690 angegeben und mit Abbildung illustrirt worden ist. — 8) Um eine etwaige Verunreinigung mit irgend einem Nitrate zu erforschen, soll die wässrige Zinksulfatlösung reichlich mit verdünnter Schwefelsäure und etwas Zinkmetall und volumetrischer Zinkjodidstärkelösung versetzt werden. Eine eintretende blaue Farbe würde auf Nitrat deuten. Der Zusatz von Zinkmetall soll die freigemachte Salpetersäure in Salpetrigsäure überführen und diese wirkt zersetzend auf das Zinkjodid in der Amylumlösung und Jod wird frei, welches das Amylum blau färbt. Diese

Farbe kann selbst durch eine kleine Spur Salpetrigsäure herbeigeführt werden. Diese Prüfungsaction lässt sich auch durch die auf S. 145 und 146 vorgeschlagene ersetzen. In einen Reagircylinder giebt man eine Messerspitze Zinksulfat und ein Körnchen Natriumchlorid, übergiesst mit conc. Schwefelsäure und setzt eine Düte aus Filtrirpapier auf, welche an ihrer Spitze mit Kaliumjodid oder Zinkjodidstärkelösung gefeuchtet ist, und erhitzt den Boden des Cylinders. Bei Gegenwart von Nitrat oder Nitrit wird sich die Dütenspitze (mit Kaliumjodidlösung) braun oder (mit Zinkjodidstärkelösung) blau färben.

Anwendung. Zinksulfat ist ein kräftiges Emeticum und Nauseosum, in kleinen Mengen auch Antispasmodicum und Adstringens. Seine Wirkung ist der des Zinkoxyds also ähnlich, aber adstringirender und ätzender. Man giebt es zu 0,005 — 0,01 — 0,03 g als umstimmendes Nauseosum und als krampfstillendes Mittel, zu 0,3 — 0,5 — 1,0 g als Brechmittel. Aeusserlich wird es als Adstringens zu Einspritzungen (in die Urethra zu 0,5 — 1,0 auf 100,0 Wasser), Waschungen, Augenwässern etc. angewendet.

Als stärkste Dosis als Nauseosum gelten 0,06, die Gesammtdosis auf den Tag zu 0,3 g. Laut Pharmakopoe ist die Erbrechen bewirkende Maximaldosis 1,0 g.

Der Zinkvitriol wird häufig im Handverkauf unter Namen wie:

Weisser Vitriol, weisser Kupferrauch
(Weiss-Kupferroth), Augenstein,
weisser Galitzenstein (Kalitzenstein)

Zum Nachweis von Salpeter- und Salpetrigsäure. *c* Reagircylinder, *ts* Düte aus Filtrirpapier, bei *s* entweder mit Kaliumjodid- oder mit Zinkjodidstärkelösung genässt.

gefordert und von dem Publikum zur Darstellung von Augenwässern für Menschen und Thiere gebraucht. Hier habe ich in meinem Leben schon mehrere Male einen die Gewissenhaftigkeit eines Apothekers wenig ehrenden Abusus beobachtet, besonders in Orten, wo zwei oder mehrere Apotheken sich befinden, nämlich dem Publikum für den Betrag einer kleinen Münze eine solch grosse Menge rohen Zinkvitriols (ohne Signatur und in gewöhnlicher Papierdüte) zu verabfolgen, dass man für 0,10 Mark auf 100 Mann Augenwasser fabriciren könnte. Das Publikum weiss sehr wohl, dass von dem Zinkvitriol nur ein bohnengrosses Stück in einer Tasse Wasser zu lösen ist, um ein Augenwasser zu erhalten. Das übrige Quantum des Zinkvitriols wird daher unsignirt in einer schlechten Papierdüte bei Seite gelegt und für ein anderes Mal der Augenwasserbereitung aufbewahrt. Die Aehnlichkeit des rohen Zinkvitriols mit Stücken weissen Zuckers giebt zu Vergiftungen Gelegenheit, welche allerdings meist nur ein starkes Erbrechen zur Folge haben. Um Schaden zu verhüten, gebe man den zu Augenwässern bestimmten Zinkvitriol erstens in Gestalt des reinen Zinksulfats und zweitens nur zu Pulvern zerrieben, und endlich nur in so kleinen Mengen ab, als zur 3—4 maligen Darstellung von Augenwasser ausreicht, also für 0,10 Mark höchstens 4,0 g. Dass eine gedruckte Signatur mit „Augenstein" und darunter gesetztem Kreuz (†) nicht fehlen sollte, folgt aus der Vorsicht, welche bei Abgabe stark wirkender Arzneien gefordert ist.

Reagentien.

Lösungen zu volumetrischen Prüfungen.

Tabelle der Symbole und Atomgewichte der einfachen Körper, welche in der Pharmacie Beachtung finden.

Verzeichniss der stärksten Gaben der Arzneikörper, welche der Arzt in der Verordnung nicht ohne Beifügung eines Ausrufungszeichens überschreiten darf.
(Tab. A, a.)

Verzeichniss der stärksten Gaben der officinellen und nicht officinellen stark- oder giftig wirkenden Arzneikörper.
(Tab. A, b.)

Verzeichniss der Gifte, welche an einem verschlossenen Orte sehr vorsichtig aufzubewahren sind.
(Tabula B.)

Verzeichniss der Arzneistoffe, welche von den übrigen zu trennen und vorsichtig aufzubewahren sind.
(Tabula C.)

Tabelle der spec. Gewichte officineller Flüssigkeiten,
welche bei den Apothekenrevisionen geprüft werden müssen.

Löslichkeitstabelle.

Sachregister,
1. Französisches, 2. Englisches, 3. Lateinisches und Deutsches.

Reagentien.

Unter Reagentien versteht man Stoffe, welche, mit anderen Stoffen in Berührung gebracht, irgend auffallende Veränderungen erleiden oder herbeiführen, aus welchen man die Gegenwart der letzteren Stoffe mit Sicherheit erkennt. Die Veränderungen dieser Art nennt man Reactionen.

Die Brauchbarkeit der Reagentien hängt von ihrer Reinheit und Güte ab. Die Reinheit ist eine selbstverständliche Bedingung. Die Zahl der Reagentien für die Untersuchung pharmaceutischer Objecte ist nur eine geringe, und es sollen auch hier zunächst diejenigen Erwähnung finden, von welchen unsere Pharmakopoe vorschreibt, dass sie von dem Apotheker vorräthig gehalten werden.

1. **Acidum aceticum dilutum,** die officinelle verdünnte Essigsäure. Aufzubewahren in einer Glasflasche mit Glasstopfen. Man gebraucht diese Säure zum Ansäuren von Flüssigkeiten, in welchen man die Anwesenheit mineralischer Säuren vermeiden will, ferner zur Unterscheidung der oxalsauren Kalkerde von der phosphorsauren Kalkerde, welche letztere in verdünnter Essigsäure löslich ist, und auch zur Entdeckung des freien Ammons, indem Essigsäuredunst und Ammongas bei gegenseitiger Berührung sichtbare Nebel bilden. Diese wenig sichere Reaction auf Ammon ersetzte HAGER durch ein mit Mercuronitratlösung genässtes Filtrirpapier, welches durch Ammondunst geschwärzt wird. (Bd. II, S. 177 u. 325.) In neutralen Acetatlösungen erzeugt Ferrichlorid dunkelrothe Färbung.

2. **Acidum hydrochloricum.** Die officinelle Salzsäure mit ungefähr 25 Proc. Säuregehalt. Aufzubewahren in einer Glasflasche mit Glasstopfen und Glaskapsel. Sie findet Anwendung als ein specielles Reagens auf Silbersalz und Mercurooxydlösungen, mit welchen sie sich zu unlöslichen Chloriden verbindet; ferner zur Entdeckung freien Ammons (wie die Essigsäure), zur Erkennung von Hyperoxyden, mit welchen sie Chlor entwickelt, endlich zum Ansäuren von Flüssigkeiten, welche mit Schwefelwasserstoff geprüft werden sollen.

3. **Acidum nitricum.** Die officinelle Salpetersäure mit ungefähr 30 Proc. Säuregehalt. Sie wird in einer Glasflasche mit Glasstopfen aufbewahrt. Anwendung findet diese Säure zum Oxydiren und Auflösen von Metallen und denjenigen Oxyden, welche mit Chlorwasserstoff schwer lösliche oder unlösliche Verbindungen eingehen, ferner, jedoch in concentrirterer Form, zum Freimachen des Jods aus Jodwasserstoffsäure und Jodmetallen. Für letzteren Zweck ist in den meisten Fällen die Verwendung von Ferrichloridflüssigkeit nicht nur geeigneter, sondern auch bequemer. Auf Salpetersäure dienen als Reagens concentrirte Schwefelsäure im Contact mit Ferrosulfat, auch Brucin, welches

roth gefärbt wird, oder Kupfermetall wegen Entwickelung von Stickoxyd, welches im Contact mit Luft in gelbrothen Untersalpetersäuredampf übergeht. Auch der unter *Zincum sulfuricum* S. 779 angegebene Modus mit der Filtrirpapierdüte und Zinkjodidstärkelösung genässt, lässt die Salpetersäure leicht erkennen.

4. **Acidum nitricum fumans**, rauchende Salpetersäure, dient zu Identitäts-Reactionen der fetten Oele, als Ersatz der Elaïdinprobe mittelst Kupfers und 30-proc. Salpetersäure. Man hüte sich die Dämpfe der rauchenden Säure aufzuathmen.

5. **Acidum oxalicum**, Kleesäure, Oxalsäure, in trockner Form. Sie soll auf Platinblech (beim Erhitzen) ohne Rückstand verdunsten *(Acidum, quod in lamina platinea residuo nullo exhalatur)*. Man hält sie auch in 20 Th. destillirtem Wasser gelöst zur Hand. Sie dient oft als Sauerstoff aufnehmendes oder desoxydirendes Mittel und als Reagens auf die an organische Säuren gebundene Kalkerde.

6. **Acidum sulfuricum**, concentrirte reine Schwefelsäure von 1,836—1,840 spec. Gew. Sie wird in Glasflaschen mit Glasstopfen und Glaskapsel aufbewahrt. Sie wird zur Zersetzung vieler Verbindungen, zur Abscheidung anderer Säuren, zur Prüfung einiger Alkaloïde, welche sich darin farblos oder unter Färbung lösen, zum Nachweise von Rohrzucker, Milchzucker, Arabischem Gummi, welche sich mit der Säure schwärzen und verkohlen, endlich beim Nachweise der Salpetersäure mit Beihilfe von Ferrosulfat angewendet.

7. **Acidum sulfuricum dilutum**, die officinelle verdünnte Schwefelsäure. In einer Glasflasche mit Glasstopfen aufzubewahren. Die verdünnte Schwefelsäure ist ein specielles Fällungsmittel der Baryterde, Strontianerde und des Bleioxyds, auch gebraucht man sie, um andere gebundene Säuren frei zu machen.

8. **Acidum tannicum.** Eine filtrirte Lösung von 1 Th. der officinellen Galläpfelgerbsäure in 19 Th. destill. Wasser. Da diese Lösung schimmelt, so löse man die Gerbsäure in 17 Th. destill. Wasser und 3 Th. Weingeist. Aufbewahrung in einer Glasflasche mit Korkstopfen, weil Glasstopfen von der abtrocknenden Lösung fest in die Flaschenhälse eingekittet werden. Die Gerbsäure ist ein specielles Reagens auf Eisen in Lösungen und erzeugt auch in den wässrigen Lösungen der Alkaloïde Niederschläge. Bei der Verwendung als Eisenreagens ist es oft nöthig, die zu untersuchende Flüssigkeit, wenn sie sehr sauer ist, durch Ammoniumcarbonat abzustumpfen, so dass eine nur schwach saure Reaction verbleibt. Gegenwärtige Oxalsäure hindert diese Reaction.

9. **Acidum tartaricum**, Weinsäure, in 4 Th. destill. Wasser gelöst, wenn sie gebraucht wird. Die Lösung hält sich nicht und muss daher im Falle des Gebrauchs ex tempore dargestellt werden. Reagens auf Kali und Kaliumsalze.

10. **Aether.** Der officinelle Aether von 0,724—0,728 spec. Gew., aufbewahrt in einer Glasflasche mit Glas- oder besser Korkstopfen. Er dient meist als Auflösungsmittel gewisser Substanzen. Behufs Auflösung der aus den Verbindungen abgeschiedenen Haloïde Brom und Jod, ist Chloroform oder Schwefelkohlenstoff weit geeigneter.

11. **Ammonium carbonicum**, Ammoniumcarbonat. Es wird 1 Th. dieses Salzes (um es in Monocarbonat überzuführen) in einer Mischung aus 3 Th. Wasser und 1 Th. Aetzammonflüssigkeit gelöst zur Hand gehalten. Diese Lösung dient als Reagens auf Salze der Erden und mehrerer Metalle. Die Lösung des Ammoniumcarbonats zu 1—2 Tropfen auf einem Objectglase abgedampft und erhitzt, darf keinen Rückstand hinterlassen

(man vergl. unter *Manganum sulfuricum*, Bd. II, S. 284). Verwittert oder als Bicarbonat dient es als Lösungsmittel des Schwefelarsens (neben Schwefelantimon).

12. Ammonium chloratum, Salmiak, Ammoniumchlorid, gelöst in 9 Th. destillirtem Wasser. Aufbewahrung in Flasche mit Korkstopfen. In reichlicher Menge vertreten, verhindert er die Fällung von Magnesia und Zinkoxyd durch die fixen Alkalicarbonate.

13. Ammonium oxalicum, Ammoniumoxalat, gelöst in 19 Th. destill. Wasser. Specielles Reagens auf Kalkerde in essigsaurer, neutraler oder ammoniakalischer Lösung. Man stellt die Lösung auch durch Lösen und Mischen von 25,0g Salmiakgeist, 9,0g krystallisirter Oxalsäure und 85,0g destill. Wasser dar. Ein geringer Ammonüberschuss ist ohne Nachtheil. Aufbewahrung in Flasche mit Glasstopfen.

14. Aqua Calcariae, das klare officinelle Kalkwasser. Aufbewahrung in einer Flasche mit Kautschukstopfen. Reagens auf freie Kohlensäure, Oxalsäure, Weinsäure.

15. Aqua chlorata, das officinelle Chlorwasser. Aufbewahrung vor Licht und Luft geschützt. Es ist Reagens auf Jod mit Hilfe von Stärkemehl und dient besonders als Oxydationsmittel. Wenn eine schnelle kräftige Oxydation nöthig ist, so entwickele man das Chlor aus Kaliumchlorat und Salzsäure. Man kann dann das Gas direct in die Flüssigkeit leiten, in welcher die Oxydation zu bewerkstelligen ist. Chlorwasser dient auch als Reagens auf einige Alkaloïde, wie Morphin, welches z. B. in Chlorwasser gelöst und mit etwas Kaliumcyanid versetzt eine carminrothe Färbung giebt.

16. Aqua hydrosulfurata, Schwefelwasserstoffwasser. Ein mit Schwefelwasserstoffgas (H_2S) gesättigtes destillirtes Wasser, aufzubewahren vor Luft und Licht geschützt in Flaschen mit Kautschukstopfen und Tectur, abgesondert von den anderen Reagentien. Schwefelwasserstoff ist ein vielgebrauchtes Reagens auf Metalle, deren Oxyde damit Schwefelmetalle und Wasser bilden (aus H_2S und MO werden MS und H_2O). Je nachdem die Schwefelmetalle in einer Säure oder einem Alkali löslich sind, können sie auch nur entstehen, wenn im ersterem Falle die Säure oder im anderen Falle das Alkali eine Abstumpfung oder Neutralisation erfahren hat. Daher ist es wesentlich, ob man die Fällung des Metalls als Schwefelmetall in einer sauren oder einer alkalischen oder neutralen Flüssigkeit vornimmt.

Aus einer schwach sauren Flüssigkeit werden z. B. durch Schwefelwasserstoff gefällt:

a. als sogenannte elektropositive Schwefelmetalle: Quecksilber, Silber, Kupfer, Wismuth, sämmtlich schwarz, Blei dunkelbraun, Kadmium gelb; aus stark saurer Flüssigkeit fällt Blei nicht aus.

b. als sogenannte elektronegative Schwefelmetalle (solche, welche mit den Schwefelverbindungen der Alkalimetalle salzartige Verbindungen eingehen): Antimon orangeroth, Arsen gelb, Zinn gelb oder braun, Gold und Platin schwarzbraun. Die Schwefelverbindungen der Reihe *b* sind in Schwefelammoniumflüssigkeit löslich.

Aus einer neutralen oder alkalischen Lösung werden durch Schwefelwasserstoff gefällt als Schwefelmetalle: Eisen, Nickel und Kobalt schwarz, Mangan fleischfarben, Zink weiss.

Blei, Wismuth, Silber, Quecksilber, Kupfer und Kadmium können auch aus neutralen und alkalischen Lösungen, Gold, Platin, Arsen, Zinn, Antimon aus neutralen Flüssigkeiten durch Schwefelwasserstoff niedergeschlagen werden.

Bei Anwendung des Schwefelwasserstoffs als Reagens ist es nothwendig, ihn im Ueberschusse den zu untersuchenden, nicht zu concentrirten Flüssigkeiten zuzusetzen. Enthalten diese Ferrioxyd oder Schwefligsäure, Salpetrigsäure, Jodsäure, Chlorsäure, Chlor, Jod im freien Zustande, so wird zugleich Schwefel ausgeschieden, wobei sich Ferrooxyd, (aus der schwefligen Säure) Schwefel und Wasser, Stickstoffoxyd, Jodwasserstoff etc. abtrennen oder bilden. Die Reaction des Schwefelwasserstoffs auf die Metalle tritt nur erst dann ein, wenn jene Substanzen zersetzt oder in andere Verbindungen verwandelt sind.

Für die Verwendung bei Prüfungen der Arzneisubstanzen ist im Allgemeinen Schwefelwasserstoffwasser d. h. ein mit Schwefelwasserstoffgas gesättigtes Wasser geeignet. Wasser vermag sein 3-faches Volumen des Gases zu absorbiren. Das Gas ist farblos und auch das damit geschwängerte Wasser muss farblos sein. Man giebt in eine Flasche a, welche circa 150 Th. Wasser fassen kann, 10 Th. Schwefeleisen, setzt einen zweimal durchborten Kautschukstopfen mit Gasleitungsrohr und Trichterrohr auf und legt eine Flasche b vor, welche ungefähr zu $^2/_3$ ihres Rauminhaltes mit 150 Th. destillirtem, vorher durch Aufkochen von atmosphärischer Luft befreitem Wasser gefüllt ist. Das H_2S-Gas entwickele man aus Schwefeleisen am besten mit einer reinen Salzsäure (1,124 spec. Gewicht), welche mit einem halben Vol. Wasser verdünnt ist. Salzsäure hindert eher die Entwickelung von Arsenwasserstoff, wenn das Schwefeleisen, wie gewöhnlich, Schwefelarsen enthält.

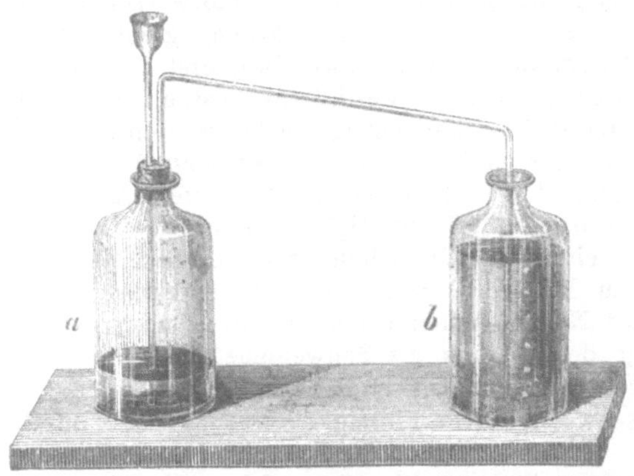

Einfacher Apparat zur Darstellung des Schwefelwasserstoffwassers, Chlorwassers etc.

In kalter Jahreszeit stellt man die Flasche a in ein Becken, um bei träger Gasentwickelung durch Eingiessen von lauwarmem Wasser anwärmen zu können. Durch das Trichterrohr (Sicherheitsröhre) giesst man in mässigen Portionen 10 Th. Englische Schwefelsäure, vorher mit 50 Th. Wasser verdünnt. Die Operation nimmt man an einem schattigen freien Orte oder unter einem gut ziehenden Schornsteine vor. Zuweilen (nach Verlauf von je zwei bis drei Stunden) versucht man durch Verschliessen der Vorlage mit dem Daumen und kräftiges Umschütteln, ob das Wasser mit Gas gehörig gesättigt ist. Im Falle des Nichtgesättigtseins wird der Daumen nach dem Schütteln durch den äusseren Luftdruck gegen das Innere der Flasche gedrückt.

Ein Uebelstand ist die nicht lange Dauer des Schwefelwasserstoffwassers, und gerade der Pharmaceut bedarf desselben vielleicht nur alle 4—8 Wochen einmal, wenn er Waaren bekommt und dieselben auf Reinheit untersucht. Bei einem so seltenen Verbrauch ist das Schwefelwasserstoffwasser zuvor auf Güte zu prüfen, indem man einige ccm Bleizuckerlösung mit Wasser verdünnt und nun mit einigen ccm des Schwefelwasserstoffwassers versetzt. Die Flüssigkeit muss sich dunkelbraun färben. Ist das Wasser in Folge ausgeschiedenen Schwefels trübe, so ist es auch nicht mehr verwendbar. Um nun ein haltbares Präparat zu erlangen, hat man verschiedene Vorschläge gemacht, z. B. an Stelle des Wassers Weingeist mit Schwefelwasserstoff zu sättigen. Obgleich der Weingeist das 6-fache seines Volumens des Gases absorbirt (Wasser absorbirt sein 2,5faches Volumen), so ist das Präparat nichts weniger denn haltbar. Man hat auch Apparate zusammengestellt, um nach Erforderniss Schwefelwasserstoffgas zu entwickeln, indem man das in einem Porcellansiebe liegende Schwefeleisen innerhalb der Entwickelungsflasche beliebig in die verdünnte Säure hinabschiebt oder aus dieser herauszieht, jedoch functionirt eine solche Vorrichtung einige Male, nach einigen Wochen sind die Schwefeleisenstücke mit einer Oxydschicht überdeckt und zeigen sich dann gegen die Säure träge und indifferent.

Der KIPP'sche Apparat hat die Einrichtung der GAY-LUSSAC'schen Zündlampe, so dass er zu jeder Zeit beliebige Mengen Schwefelwasserstoff ausgiebt, jedoch bleibt er des vorerwähnten Umstandes wegen nur in dem Falle ein sehr bequemer Apparat, wenn er mindestens den 2. oder 3. Tag in Function gesetzt werden kann.

In neuerer Zeit hat man die Beobachtung gemacht, dass das aus Schwefeleisen entwickelte Schwefelwasserstoffgas oft Arsenwasserstoff enthält, von welchem es nicht durch Waschen mittelst Salzsäure befreit werden kann. Somit empfiehlt sich die Entwickelung aus anderen arsenfreien Sulfiden. Zu diesen rechnen wir das aus reinem Zink bereitete Schwefelzink oder Schwefelcalcium, Schwefelbaryum. Ein bequemes Material für die Schwefelwasserstoffgas-Entwickelung gewinnt man durch Erhitzen eines Gemisches aus 100 Th. reinem Zinkoxyd, 10 Th. Aetznatron und 40 Th. präcipitirtem Schwefel in einem porcellanenen Tiegel, welcher zur Hälfte seines Rauminhaltes gefüllt und mit Deckel geschlossen ist. Dieses Schwefelzink bildet ein graugelbes Pulver. Bequemer sind die Schwefelzinkbacillen, welche man mit den Fingern erfassen und in den Tubus der folgenden Apparate, mit verdünnter Schwefelsäure beschickt, einschieben kann (S. 786).

Schwefelzink, Schwefelzinkbacillen. Zur Darstellung mischt man 100 Th. des reinen Zinkoxyds mit 45 Th. präcipitirtem Schwefel und trägt dieses Gemisch in eine in einem porcellanenen Kasserol befindliche siedende Lösung von 15 Th. Aetznatron in 150 Th. destill. Wasser nach und nach in 4—5 Portionen ein und setzt das Sieden unter Umrühren mit einem Glasstabe noch eine halbe Stunde fort. Nach dieser Zeit verdünnt man mit Wasser und sammelt den Bodensatz in einem leinenen Colatorium und wäscht ihn mit Wasser aus. Durch Zusammenrollen des Colatorium und Drücken wird die Feuchtigkeit möglichst entfernt und dann die Masse auf porcellanenen Tellern ausgebreitet an einem lauwarmen Orte getrocknet oder mit $^1/_{10}$ Vol. gepulvertem weissem Bolus und etwas Zucker gemischt und in 0,4—0,5 cm dicke Stäbchen geformt, welche in gleicher Weise ausgetrocknet werden.

Um nun zu jeder Zeit ein reines arsenfreies Schwefelwasserstoffgas herzustellen, bediene man sich der folgenden oder einer anderen entsprechenden Vorrichtung und wende Schwefelzink als Schwefelwasserstoff-Material an:

Ein doppelt tubulirter Stehkolben (*a*) von circa 150 ccm Rauminhalt ist mit ungefähr 60 ccm verdünnter Schwefelsäure oder verdünnter Salzsäure gefüllt. Der Tubulus *b* dient zum Eintragen von Schwefelzink, Schwefelkalk oder Schwefeleisen und ist mit einem Kautschukstopfen geschlossen. Auf den anderen Tubulus *c* ist ein Waschgefäss mit Gasleitungsrohr aufgesetzt. Der

gläserne Cylinder, welcher als Waschgefäss dient und bis zur Hälfte seines Rauminhaltes mit Wasser gefüllt wird, ist durch den Kautschukstopfen h mit dem
umgebogenen Rohre f und den Kautschukstopfen e mit dem Gasleitungsrohre g
abgeschlossen. Der Apparat steht auf einer Holzscheibe und wird durch ein
Gummiband festgehalten; dadurch hat er einen festen Stand und ist er vor dem
Umwerfen gesichert. Ueber den Apparat wird eine Glasglocke, welche innen
mit farbigem Papier ausgelegt ist, gesetzt. Soll er erhitzt werden, um die
Gasentwickelung zu fördern, so lässt sich der Gummiring leicht beseitigen.

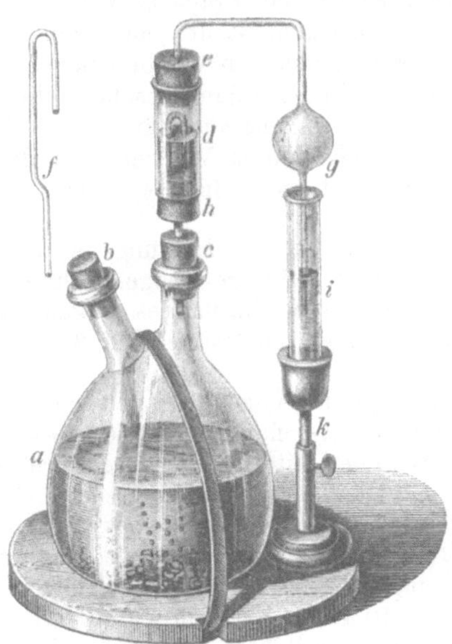

HAGER's Apparat zur Bereitung des Schwefelwasserstoffs ex tempore.

Zum Gebrauch giebt man durch den Tubulus b je nach Erforderniss
0,5—1,0—2,0 g Schwefelzink oder Schwefeleisen in kleinen Stücken und leitet
das sich entwickelnde Gas in Wasser oder verdünnten Weingeist. Ist eine
schnelle Gasentwickelung erwünscht, so kann diese durch ein gelindes Erwärmen auf 35—40° C. leicht bewerkstelligt werden. Nach dem Gebrauche
schliesst man das Gasleitungsrohr g mit Wasser ab und setzt den Apparat
unter die Glasglocke. Enthält der Apparat 60 ccm verdünnte Schwefelsäure,
so können nach und nach in Summa 10,0 g Schwefelmetall eingetragen werden,
es kann also ein solcher Apparat in einer Apotheke von mittlerem Umfange
länger als ein Jahr genügen, ehe er einer neuen Füllung bedarf. Wendet
man Schwefeleisen an, so verwende man nicht verdünnte Schwefelsäure sondern
verdünnte Salzsäure, ein Gemisch aus 40 ccm der reinen Säure von
1,124 spec. Gew. mit 20 ccm destill. Wasser. Diese lässt die Entwickelung
von Arsenwasserstoff nicht oder doch kaum zu, soweit wenigstens meine Versuche diese Wahrnehmung zuliessen.

Der POHL'sche Apparat hat folgende Einrichtung: Eine starke weisse
Literglasflasche A mit weitem Halse wird über die Hälfte mit einer Mischung
aus 1 Th. conc. Engl. Schwefelsäure und 8—10 Th. Wasser gefüllt. Die
Flasche ist mit einem Stopfen B aus vulkanisirtem Kautschuk (oder auch
Kork) mit 2 Bohrlöchern geschlossen. In das eine Bohrloch steckt man dicht
einen 7—8 mm dicken Glasstab G (oder ein entsprechend starkes unten ge-

schlossenes Glasrohr oder einen starken Messingdraht). Der Glasstab ist oberhalb matt geschliffen und trägt unterhalb mittelst eines Platindrahtes einen siebartig durchlöcherten mit Schwefeleisenstücken gefüllten Korb R aus sogenanntem Hartkautschuk. Damit Schwefeleisenpartikel durch den Korb nicht in die Säure fallen, ist dieser innen mit Leinwand bekleidet. In dem zweiten Bohrloche des Stopfens steckt das offene 2 mm weite Glasrohr a, mittelst durchbohrter Korkstopfen durch das ca. 15 mm weite und 150 mm lange Glasrohr b, gefüllt mit lockerer Baumwolle, und das zweimal gebogene Rohr c verlängert. Letzteres ist durch einen Kautschukverband h mit dem Glasrohre e verbunden, welches mit seinem unteren Ende in einer Flasche in Wasser mündet, um beim Nichtgebrauche des Apparats den Eintritt der atmosphärischen Luft abzuschneiden. Das Rohr mit Baumwolle gefüllt vertritt hier die Waschflasche. Je nachdem man durch Herauf- oder Hinunterschieben des Stabes G den Korb mit dem Schwefeleisen in die verdünnte Säure eintaucht oder aus dieser heraushebt, kann man die Schwefelwasserstoffentwickelung vermehren, vermindern oder unterbrechen.

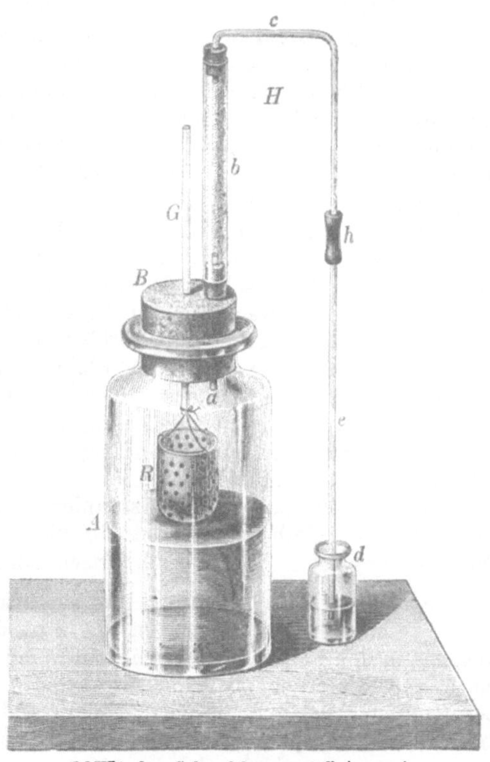

POHL'scher Schwefelwasserstoff-Apparat.

Die Entwickelung des Schwefelwasserstoffgases aus Schwefeleisen durch Einwirkung verdünnter Salzsäure oder Schwefelsäure erklären folgende Schemata

Schwefeleisen		Salzsäure		Hydriumsulfid		Ferrochlorid
FeS	und	$2HCl$	geben	H_2S	und	$FeCl_2$

Eisensulfid		Schwefelsäure		Schwefelwasserstoff		Ferrosulfat
FeS	und	H_2SO_4	geben	H_2S	und	$FeSO_4$

Ein Waschen des Gases ist nothwendig, weil dieses unter Aufbrausen entweicht und dabei kleine Tröpfchen der Flüssigkeit mit sich reisst. Das aus Schwefeleisen entwickelte Gas enthält immer etwas freien Wasserstoff. Schwefelwasserstoffwasser in Berührung mit dem Sauerstoff der Luft wird in der Art zersetzt, dass sich der Wasserstoff zu Wasser oxydirt und Schwefel abscheidet.

Schwefelwasserstoff		Sauerstoff		Wasser		Schwefel
H_2S	und	O	geben	H_2O	und	S

Die Brauchbarkeit des Schwefelwasserstoffwassers ergiebt sich schon durch den Geruch beim Oeffnen der Flasche. Die Manier, die Nase dicht über der Flaschenöffnung zu halten und auf diese Weise den Geruch zu prüfen, unterlasse man, denn Schwefelwasserstoffgas ist ein Gift für die Lungen. Die Aufbewahrung grösserer Mengen Schwefelwasserstoffwassers geschieht in ganz gefüllten, mit Korken und Siegellack oder einfach mit Kautschuk-

stopfen dicht geschlossenen Flaschen unter Wasser im Keller und an einem
dunklen Orte.

17. **Argentum nitricum**, Silbernitratlösung. Laut Ph. soll die volume-
trische Lösung, *Liquor Argenti nitrici volumetricus* (siehe d.) verwendet werden.
Sonst genügte eine (nicht zu filtrirende) Lösung von 1 Th. Silbernitrat
in 20—30 Th. destill. Wasser. Aufbewahrung in Flasche mit Glasstopfen.
Zur Reaction damit genügen immer nur wenige Tropfen. Mit Chlor, Brom,
Jod und Cyan giebt die Silberlösung Niederschläge, unlöslich in Säuren und
Wasser. (Jodsilber ist in Aetzammonflüssigkeit unlöslich, Chlor-, Brom-, Cyan-
silber darin löslich.) Die Reaction auf Chlor etc. nehme man nur in der mit
Salpetersäure sauer gemachten Flüssigkeit vor. Schwefelsäurehaltige Flüssigkeiten müssen, wenn man sie auf einen Chlorgehalt prüfen will, stark verdünnt werden, denn schwefelsaures Silber ist ein schwer lösliches Salz. In
neutralen oder schwach sauren Flüssigkeiten erzeugt die Silberlösung mit
Arsensäure einen rothen oder rothbraunen Niederschlag (mit Arsenigsäure
und Phosphorsäure in neutralen Flüssigkeiten einen eigelben Niederschlag).
Ameisensäure reducirt das Silbersalz zu metallischen Silber in Form eines
schwarzen Pulvers, indem sie sich zu Wasser und Kohlensäure oxydirt, Aldehyd
reducirt das Silbersalz unter Bildung eines glänzenden Metallspiegels (in Glasgefässen) ohne Gasentwickelung.

Zu der Benetzung des Fliesspapiers beim Nachweise von Arsenwasserstoff
(nach HAGER's Methode) wendet die Ph. eine 50-proc. Silbernitratlösung an.
Diese Lösung ist in jedem Falle frisch oder ex tempore herzustellen.

18. **Baryum nitricum**, Baryumnitratlösung. Eine filtrirte Lösung
von 1 Th. Baryumnitrat in 19 Th. destill. Wasser. Sie dient als
Reagens in den Fällen, wo man in einer und derselben Flüssigkeit auf Schwefelsäure und hinterher mit Silbernitrat auf Chlor prüfen, oder wenn man in
Lösungen der Salze des Bleies, Silbers und Quecksilberoxyduls Schwefelsäure,
sowie auch Phosphorsäure, Borsäure erkennen will. Die Darstellung des
Baryumnitrats geschieht durch Sättigen reiner verdünnter Salpetersäure mit
kohlensaurem Baryum, Filtriren und Krystallisation. Die Lösung des Nitrats
bildet beim Aufbewahren nicht selten Schleimflocken und muss durch Filtration
wieder klar oder rein gemacht werden. Baryumchlorid reagirt schärfer auf
Schwefelsäure als das Nitrat.

19. **Benzolum**, Benzol (C_6H_6). Die Pharmakopoe versteht unter *Ben-
zōlum* nur das reine Steinkohlenbenzol, welchem der Name Benzol von den
Chemikern von jeher gegeben wurde und welches nicht mit dem Petrolbenzin
zu verwechseln ist. Aufbewahrung in Flasche mit Korkstopfen.

Das Steinkohlenbenzol ist eine farblose, leicht bewegliche, nicht unangenehm riechende, leicht entzündliche und mit russender Flamme brennende
Flüssigkeit, welche bei 81—82^0 siedet und bei — 5^0 erstarrt. Seine elementare Zusammensetzung entspricht der Formel C_6H_6. Bei Einwirkung von
concentrirter Salpetersäure tauscht es H gegen NO_2 aus und wird zu Nitrol-
benzol ($C_6H_5[NO_2]$), jene mit Mirbanessenz bezeichnete und als künstliches
Bittermandelöl bekannte Substanz. Das Benzol ist ein häufig angewendetes
Auflösungsmittel für Alkaloïde. Ueber seine Erkennung und Prüfung vergl.
Bd. I, S. 451.

20. **Bismuthum subnitricum**, Wismuthsubnitrat. (Man vergl. Bd. I,
S. 455 u. f.). Es dient in alkalischer Lösung als Reagens auf Traubenzucker
(Glykose), auch auf Harnzucker. Den *Liquor Bismuthi tartarici kalinus*
stellt man her aus 10 Wismuthsubnitrat, 10 Weinsäure, 50 Wasser und soviel

Aetzkalilauge, bis eine klar bleibende Lösung erfolgt. (Man vergl. Handb. d. ph. Praxis I, S. 609).

21. **Bromum**, Brom, wird in ähnlichen Verhältnissen wie Chlorwasser gebraucht. Mit Phenol und Thymol giebt Brom Niederschläge. Da die Aufschliessung des Bromgefässes umständlich ist, man sich vor Bromdämpfen schützen muss, so ist es bequemer ein Bromwasser oder eine Brombromkaliumlösung zur Hand zu halten. Die *Aqua bromata* ist eine Lösung von 2,5 Th. Brom in 100 Th. destill. Wasser, der *Liquor Kalii bromobromatum* eine Lösung von 5 Th. Kaliumbromid, und 5 Th. Brom. in 90 Th. destill. Wasser. Die eine wie die andere Flüssigkeit ist in dicht mit Glasstopfen geschlossener Flasche vor Tageslicht geschützt aufzubewahren. Den Glasstopfen bestreicht man mit Paraffinsalbe.

22. **Calcium chloratum**, Calciumchlorid, gelöst in 9 Th. destill. Wasser. Es dient als Reagens auf Oxalsäure in ammoniakalischer oder neutraler Lösung (man vergl. unter Glycerin).

23. **Calcium hydricum**, Calciumhydroxyd, Kalkhydrat, stellt man her, wenn man 2 Th. Aetzkalk mit 1 Th. heissem destillirtem Wasser übergiesst. — $CaO + H_2O = Ca(OH)_2$. — Unter Erhitzung zerfällt hier der Kalk zu Pulver, welches man in dicht mit Gummistopfen geschlossener Flasche aufbewahrt.

24. **Calcium sulfuricum**, Calciumsulfat. Eine mit Wasser bewirkte möglichst gesättigte Lösung des schwefelsauren Calcium. Aufbewahrung in Flasche mit Korkstopfen. Man reibt circa 10 g Marienglas oder gebrannten Gyps zu einem sehr feinen Pulver, übergiesst in einer Flasche mit 500 g destillirtem Wasser und stellt unter bisweiligem Umschütteln mehrere Tage bei Seite. Dann filtrirt man. 500 Th. der Lösung enthalten wenig über 1 Th. wasserleeren Calciumsulfats.

Diese Lösung benutzt man zur Unterscheidung von Baryt- und Kalkerde, d. h. setzt man sie zu einer Flüssigkeit, welche ein Baryt- und Kalksalz zugleich in Lösung enthält, so wird sich eine Trübung von Barytsulfat einstellen.

25. **Carboneum sulfuratum**, Schwefelkohlenstoff. Beim Verdampfen darf diese Flüssigkeit keinen Rückstand hinterlassen. Um ihn vom Schwefel zu befreien, schüttle man ihn mit Quecksilbermetall. Aufbewahrung in Glasflasche mit Korkstopfen. Der Schwefelkohlenstoff wird wie Chloroform bei der Reaction auf freies Jod, resp. der Abscheidung desselben durch Chlorwasser oder Ferrichlorid gebraucht, er löst das Jod mit violetter Farbe. Er dient ferner bei einigen Alkaloïden als Lösungsmittel.

26. **Charta exploratoria caerulea**, blaues Reagenspapier, Lackmuspapier, mit Lackmuslösung getränktes Papier. Dasselbe bringt EUGEN DIETERICH zu Helfenberg bei Dresden neben dem rothen Lackmuspapier von vorzüglicher Qualität in den Handel.

27. **Charta exploratoria rubra**, rothes Reagenspapier, geröthetes Lackmuspapier.

Beide Reagenspapiere (Probepapiere) werden vor ammoniakalischen und vor sauren Dämpfen geschützt aufbewahrt. Das blaue Reagenspapier, Lackmuspapier, wird in folgender Weise bereitet. 10 Th. Lackmus *(Lacca musica)* werden zerrieben in 100 Th. destill. Wasser und 5 Th. Aetzammon macerirt, nach 24 stündigem Stehen der Aufguss filtrirt und damit weisses, nicht oder nur wenig geleimtes Papier in Streifen gefärbt und dann getrocknet.

Das rothe Reagenspapier stellt man wieder dadurch her, dass man trockne Streifen des blauen Lackmuspapiers durch eine Mischung aus 1 Th. officineller

Phosphorsäure und 100 Th. destillirtem Wasser zieht und trocknet. Man bewahre es in dicht geschlossenen Gläsern vor Licht geschützt.

Das Lackmuspapier, welches nicht zu dunkel gefärbt sein darf, ist ein Reagens zur Entdeckung freier Alkalien und Säuren. Das blaue Papier wird von Säuren und den meisten Metallsalzen geröthet, das rothe dagegen durch freie Alkalien, kohlensaure Alkalien und Erden, basische Metallsalze gebläut. Durch desoxydirende Stoffe wird Lackmus mehr oder weniger entfärbt, wie z. B. durch Schwefelwasserstoff, Schwefelwasserstoff-Schwefel-Ammonium, ammoniakalische Ferrosalze, Chlor, unterchlorigsaure Salze. Weit bequemer ist der Gebrauch der Lackmustinkturen, von welchen man einen Tropfen in ein Porcellanschlächen giebt und dann mittelst eines Glasstabes 1—2 Tropfen der zu prüfenden Flüssigkeit dazumischt.

Die blaue Reagirtinktur *(Tinctura exploratoria caerulea)* wird durch Maceration von 1 Th. Lackmus in 90 Th. Wasser und 20 Th. Weingeist bereitet. Die filtrirte Tinktur wird dann noch mit soviel Wasser verdünnt, bis eine Probe in ein Reagirgläschen gebracht, fast durchsichtig erscheint. Die blaue Tinktur mit $^1/_3$ Proc. offic. Phosphorsäure versetzt liefert die rothe Reagirtinktur *(Tinctura explorotoria rubra)*.

28. **Charta exploratoria lutea,** gelbes Reagenspapier, Kurkumapapier. Grobgepulverte Kurkuma wird mit dem 15-fachen kaltem destillirtem Wasser übergossen und nach zweistündiger Maceration in einem Colatorium unter gelindem Auspressen gesammelt, in ammonfreier Luft übertrocknet und nun mit erwärmtem Weingeist auf dem Deplacirwege extrahirt, so dass die Tinktur das dreifache der Kurkuma beträgt. Mit der Tinktur werden Streifen Fliesspapiers getränkt, welches zuvor mit stark verdünnter Salzsäure (1 Salzsäure, 25 Wasser, 5 Weingeist) ausgewaschen und getrocknet ist. Nach dem Abtrocknen an einem schattigen Orte hebt man das mit Karkumaaufguss getränkte Papier in dicht geschlossenen Gläsern vor Licht geschützt auf. Es dient als Reagenspapier auf freies Alkali und auf Borsäure. Durch Alkali wird die gelbe Farbe in Braun, durch Borsäure in Rothbraun umgeändert. Diese Farbenveränderung tritt besonders nach dem Abtrocknen des Papiers vor die Augen. Auch neutrale Salze mit schwach alkalischer Reaction bräunen das Papier.

29. **Chloroformium,** Chloroform. Es dient entweder als Auflösungsmittel oder beim Nachweise des freien Jods in wässrigen Flüssigkeiten. Es ist in Wasser unlöslich und entzieht demselben das darin gelöste Jod vollständig, sich als eine rothviolette Flüssigkeit am Grunde der wässrigen Flüssigkeit abscheidend. Ist ein weingeistfreies Chloroform anzuwenden, so muss das officinelle durch Schütteln mit lauwarmem Wasser und Decanthation vom Weingeist befreit werden. Das decanthirte Chloroform kann durch Schütteln mit einigen Calciumchloridkrystallen nöthigen Falles von der Feuchtigkeit befreit werden.

30. **Ferrum sulfuricum,** krystallisirtes Ferrosulfat. Das mittelst Weingeistes aus der Lösung abgeschiedene und gut abgetrocknete Salz. Wird eine Lösung nothwendig, so ist diese allezeit *ex tempore* mit 2 Th. destill. Wasser zu bereiten. Es wird dieses Salz meist zum Nachweise der Nitrate benutzt. Das früher übliche Ammonium-Ferrosulfat hielt sich in wässriger Lösung in mit Gummistopfen geschlossener Flasche im Tageslichte ziemlich gut.

31. **Hydrargyrum bichloratum,** Mercurichlorid. Eine Lösung von 1 Th. Quecksilberchlorid in 19 Th. destill. Wasser. Sie dient als Reagens z. B. auf niedere Oxydationsstufen verschiedener Körper, wie z. B. auf Stannosalz, Phosphorigsäure, Unterphosphorigsäure. Die Reaction besteht in der Ausscheidung von regulinischem Quecksilber (meist in Form eines

grauen Pulvers). Sie ist ferner ein Reagens auf freies Ammoniak, mit welchem es einen weissen Niederschlag giebt, und auf Jodmetalle, mit welchem es rothe Niederschläge erzeugt. Endlich dient es zur Erkennung der Monocarbonate neben Bicarbonaten der fixen Alkalien z. B. in den Seifen.

32. Kalium chromicum flavum, gelbes Kaliumchromat, in 9 Th. destill. Wasser gelöst. Es erleidet die Chromsäure des Salzes in saurer Lösung eine Reduction zu grünem Chromoxyd durch Schwefelammonium, Schwefligsäure, (in der Wärme) durch Oxalsäure, Weinsäure, Ferrosulfat, Weingeist etc. Einen gelben Niederschlag giebt es mit Bleisalzen, Baryumsalzen, einen rothen Niederschlag mit Mercurosalzen, einen rothgelben mit Strychninsalzen etc. Beim Titriren mit Silberlösung dient Kaliumchromat zur Erkennung der Endreaction.

33. Kalium ferricyanatum, Kaliumferricyanid, Ferridcyankalium, rothes Blutlaugensalz. Eine nur für den jedesmaligen Bedarf darzustellende Lösung von 1 Th. des mit etwas Wasser abgewaschenen Salzes in 9 Th. destillirtem Wasser. Die Lösung hält sich nur bei Abschluss des Tageslichtes. Sie ist ein specielles Reagens auf Ferrosalz oder den entsprechenden Haloidverbindungen, mit welchen es eine tief blaue Färbung oder Fällung hervorbringt. In Ferrisalzhaltigen Flüssigkeiten bewirkt sie nur eine tiefere Braunfärbung. Ferner dient Kaliumferricyanid zur Prüfung eines Chininsalzes auf eine Beimischung von Morphin- und Strychninsalzen. Vergl. Bd. I, S. 529.

Die Darstellung des Ferridcyankalium geschieht nach E. REICHARD kurz und schnell nach der Formel.

Kaliumferrocyanid (422)   Brom (80)   Kaliumferricyanid (329)   Kaliumbromid (119)

$$K_4(Cfy)_2 + 3\,aq \quad \text{und} \quad Br \quad \text{geben} \quad K_3Cfdy \quad \text{und} \quad KBr$$

Kaliumferrocyanid   Brom   Kaliumferricyanid   Kaliumbromid

$$\text{od.} \quad K_4Fe(CN)_6 \quad \text{und} \quad Br \quad \text{geben} \quad K_3Fe(CN)_6 \quad \text{und} \quad KBr$$

Auf 422,0 gelbes Blutlaugensalz sind also 80,0 Brom erforderlich. In Stelle des Broms kann auch Chlor angewendet werden.

Der Kaliumferrocyanidlösung wird in kleinen Mengen die bemerkte Menge oder soviel Brom unter Umrühren und Schütteln zugesetzt, bis die Flüssigkeit aufhört, durch Ferrichloridlösung blau gefärbt zu werden. Die Salzlösung wird, nachdem man sie von dem etwa überschüssigen Brom decanthirt hat, unter Abschluss des Tageslichtes zur Krystallisation gebracht.

34. Kalium ferrocyanatum, Kaliumferrocyanid, Ferrocyankalium, gelbes Blutlaugensalz. Eine filtrirte Lösung von 1 Th. des Salzes in 9 Th. destill. Wasser. Sie dient zur Entdeckung des Ferrioxyds in Lösungen, indem sie damit einen blauen Niederschlag (Berlinerblau) erzeugt. Kupferoxyd fällt es rothbraun, die übrigen Metalloxyde meist weisslich oder weiss.

35. Kalium jodatum, Kaliumjodid. Eine Lösung in 9 Th. destill. Wasser, nur im nöthigem Falle herzustellen. Sie dient als Reagens auf freies Chlor, Blei, Quecksilber, als Auflösungsmittel des Jods.

36. Kalium permanganicum, Kaliumpermanganat. Die volumetrische Lösung, die Lösung von 1g des Salzes in 1000ccm destill. Wasser, aufbewahrt in einer Flasche mit Glasstopfen. Sie dient als Reagens auf Stoffe, welche eine Neigung haben sich höher zu oxydiren, z. B. auf Ferrooxyd, Schwefligsäure, Unterschwefligsäure (Thioschwefelsäure), viele organische Substanzen. In solchen Fällen verschwindet die schön bläulich-purpurrothe Farbe der Lösung des Reagens meist unter Abscheidung von Manganoxydhydrat, welches in saurer Flüssigkeit aber in Lösung bleibt.

Zur Darstellung werden 100 Th. Kalilauge mit 33,3 Proc. Kaliumhydroxydgehalt, durch Eindampfen concentrirter gemacht, mit 30 Th. Manganhyperoxyd und 28 Th. Kaliumchlorat, als feines Pulver, durch Schütteln gemischt, eingetragen und das Ganze unter Umrühren zur Trockne eingedampft, dann schwacher Rothgluth ausgesetzt, so dass aber nicht Schmelzung eintritt, welche das gebildete Manganat zersetzen würde. Die erkaltete Masse wird mit Wasser extrahirt und die Lösung im Vacuum eingedampft zur Krystallisation gebracht, aus welcher das Salz in schwarzgrünen rhombischen Krystallen hervorgeht. Das Kaliummanganat wird in heissem Wasser gelöst und durch Einleiten von Kohlensäure in Permanganat übergeführt. Dieser Act erfolgt auch durch Kochung der Kaliummanganatlösung.

$$\underset{(3\times 87,2)}{\overset{\text{Manganhyperoxyd}}{3MnO_2}} \quad \text{und} \quad \underset{(6\times 56)}{\overset{\text{Kaliumhydroxyd}}{6KOH}} \quad \text{und} \quad \underset{(122,5)}{\overset{\text{Kaliumchlorat}}{KClO_3}} \quad \text{geb.} \quad \underset{(3\times 197,2)}{\overset{\text{Kaliummanganat}}{3K_2MnO_4}} \quad \text{und} \quad \overset{\text{Kalium-chlorid}}{KCl}$$

$$\overset{\text{Kaliummanganat}}{3K_2MnO_4} \quad \text{u.} \quad \overset{\text{Kohlensäureanhydrid}}{2CO_2 + aq.} \quad \text{geb.} \quad \overset{\text{Kaliumpermanganat}}{K_2Mn_2O_8} \quad \text{u.} \quad \overset{\text{Manganhyperoxydhydrat}}{H_2MnO_3} \quad \text{u.} \quad \overset{\text{Kaliumcarbonat}}{2K_2CO_3}$$

oder

$$3K_2MnO_4 \quad \text{und} \quad \overset{\text{Wasser}}{3H_2O} \quad \text{geben} \quad K_2Mn_2O_8 \quad \text{und} \quad H_2MnO_3 \quad \text{und} \quad \overset{\text{Kaliumhydroxyd}}{4KOH}$$

37. **Kalium sulfocyanatum**, Schwefelcyankalium, Kaliumthyocyanid, Kaliumsulfocyanid, Kaliumrhodanid, Rhodankalium.

Eine Lösung von 1 Th. Rhodankalium in 19 Th. destill. Wasser. Sie dient als Reagens auf Ferrisalze mit Mineralsäuren, deren stark verdünnte Lösung durch das Reagens blutroth gefärbt wird.

Die Darstellung ist folgende: 18 Th. entwässertes gelbes Blutlaugensalz, 15 Th. trocknes Kaliumcarbonat und 13 Th. Schwefelblumen werden innig gemischt und geschmolzen. Aus der Schmelze wird das Rhodankalium mittelst Weingeistes extrahirt und die Lösung zur Krystallisation befördert. Die Formel des Salzes ist CN.SK oder KCsy oder KCyS. Mol. Gew. 97. Man vergl. unter *Acidum boricum* Bd. I, S. 66.

38. **Liquor Ammonii caustici**, Aetzammonflüssigkeit,

in einer Glasflasche mit Glasstopfen und darüber gestülpter Glaskapsel aufzubewahren. Die Aetzammonflüssigkeit dient zum Neutralisiren saurer Flüssigkeiten, zur Fällung der Thonerde, des Ferrioxyds, Bleioxyds und anderer Basen, zur Lösung der Oxyde des Kupfers, Zinks, Kadmiums, Silbers, Nickels, Kobalts, des Silberchlorids. Durch Aetzammon werden nicht gefällt: Ferrooxyd, Manganooxyd, und Magnesia bei Gegenwart von Ammoniumsalzen, Ferrioxyd bei Gegenwart von Weinsäure, Citronensäure, Zucker etc. Sie ist ein Reagens auf Cuprioxyd, welches sie mit blauer Farbe löst. Nickelooxyd löst sie ebenfalls mit blauer, aber weniger intensiver Farbe.

39. **Liquor Ammonii sulfurati**, Liquor Ammonii hydrosulfurati,

Schwefelammonium, Hydrothionammonium, Schwefelwasserstoff - Schwefelammonium, Ammoniumsulfhydrat. Diese Flüssigkeit wird von den anderen Reagentien abgesondert in gut verstopfter und tectirter Flasche aufbewahrt. Man gebraucht sie zur Fällung derjenigen Metalle, welche nur aus neutralen oder alkalischen Flüssigkeiten als Schwefelmetalle fällbar sind, wie Eisen, Mangan, Zink, Nickel, Kobalt, ferner zur Fällung des Chromoxyds und der Thonerde (welche nicht als Schwefelverbindungen, sondern als Oxyde ausscheiden). Durch dasselbe werden auch gefällt: phosphorsaure und oxalsaure Salze der Kalk-, Baryt-, Strontian und Thonerde. Ferner dient die Flüssigkeit zur Trennung des Schwefelantimons, Schwefelzinns, Schwefelarsens und der Schwefelverbindungen des Goldes und Platins von den anderen Schwefelmetallen, welche in ihr nicht löslich sind.

Die Bereitung der Schwefelammoniumflüssigkeit besteht in dem Einleiten gewaschenen Schwefelwasserstoffgases in Aetzammonflüssigkeit, welche mit einem gleichen Volumen destill. Wasser verdünnt ist. so andauernd, bis Bittersalzlösung nicht mehr getrübt wird, also das Ammon vollständig in Schwefelwasserstoff-Schwefelammonium verwandelt ist. Der Apparat hat die Zusammensetzung, wie die Apparate zur Darstellung des Schwefelwasserstoffwassers. Bei der Darstellung im Winter ist eine gelinde Erwärmung des Gasentwickelungsgefässes auf 30—40° C. erforderlich. Abschluss hellen Tages- oder Sonnenlichtes ist nothwendig. Ein Waschen des Schwefelwasserstoffgases ist ebenfalls nothwendig, denn leitet man das Gas direkt in die Vorlage, so wird meist auch etwas Schwefeleisen in selbige hinübergerissen. Die Operation ist an einem freien schattigen Orte oder unter einem gut ziehenden Schornsteine vorzunehmen. Die gefertigte Flüssigkeit wird alsbald in 50—100-Grammflaschen mit Glasstopfen, welcher mit Parraffinsalbe bestrichen ist, gefüllt und mit feuchter Blase tectirt, dann im Keller aufbewahrt. Frisch bereitet ist sie farblos oder schwach gelblich, mit der Luft in Berührung kommend wird sie gelb, unter Bildung von Ammoniumdisulfid und Ammoniumthiosulfat (unterschwefligsaurem Ammonium), alsdann scheidet Schwefel aus und es entsteht durch freiwillige Oxydation Ammoniumsulfat. Im letzteren Falle ist die Flüssigkeit nicht mehr als Reagens verwendbar.

$$\underset{\text{Ammoniak}}{NH_3} \quad \text{und} \quad \underset{\text{Schwefelwasserstoff}}{H_2S} \quad \text{geben} \quad \underset{\text{Ammoniumsulfhydrat.}}{NH_4SH}$$

$$\underset{\text{Ammoniumsulfhydrat}}{4NH_4SH} \quad \text{und} \quad \underset{\text{Sauerstoff}}{O_5} \quad \text{geb.} \quad \underset{\text{Ammoniumdisulfid}}{(NH_4)_2S_2} \quad \text{und} \quad \underset{\text{Ammoniumthiosulfat}}{(NH_4)_2S_2O_3} \quad \text{und} \quad \underset{\text{Wasser}}{2H_2O}$$

$$4NH_4SH \quad \text{und} \quad O_{10} \quad \text{geb.} \quad \underset{\text{Ammoniumsulfat}}{2(NH_4)_2SO_4} \quad \text{und} \quad \underset{\text{Schwefel}}{2S} \quad \text{und} \quad 2H_2O$$

40. Liquor Ferri sesquichlorati, Ferrichloridlösung. (Zum Gebrauch als Reagens eignet sich die officinelle Ferrichloridlösung mit einem gleichen Vol. Wasser verdünnt). Mit Bernsteinsäure oder Benzoësäure giebt Eisenchlorid Niederschläge, färbt sich mit Essigsäure, Ameisensäure, Schwefelcyanwasserstoffsäure und Meconsäure tief blutroth, mit Carbolsäure in wässriger Lösung blauviolett, Morphinsalze färbt es blau, mit Gallus-Gerbsäure giebt es violettschwarze Niederschläge, mit vielen Gerbstoffen der Vegetabilien grüne oder braungrüne Niederschläge oder solche Färbungen.

41. Liquor Kalii acetici, Kaliumacetatlösung, dient zur Fällung der Weinsäure in saurer Lösung, des Platinichlords bei Gegenwart von Chloriden, der Ueberchlorsäure, Pikrinsäure, des Aluminiumsulfats, als Zusatz zu Magnesiumsalzen, um diese durch Schwefelammonium oder Aetzammon nicht fällbar zu machen.

42. Liquor Natri caustici, Aetznatronflüssigkeit, Natriumhydroxydlösung. Die officinelle Aetznatronlösung. Dieses Reagens fällt die meisten basischen Oxyde aus den Lösungen, auch diejenigen, welche in Aetzammonflüssigkeit löslich sind; löslich in Aetznatronlauge sind aber Thonerde, Zinkoxyd, Chromoxyd, Antimonoxyd, Bleioxyd u. a. Häufig wird Aetznatronlauge als Reagens oder vielmehr als Austreibungsmittel des Ammons benutzt. Eine Flüssigkeit oder eine Substanz, welche ein Ammoniumsalz enthält und mit der Aetznatronlauge übergossen wird, entwickelt Ammon, welches um einen darüber gehaltenen, mit Essigsäure oder verdünnter Salzsäure benetzten Glasstab sichtbare Dämpfe bildet, oder einen darüber gehaltenen, mit Mercuronitrat benetzten Glasstab schwärzt.

Man bewahrt sie in einer Flasche mit polirtem kurzem Glasstopfen, welcher mit Paraffinsalbe bestrichen ist oder mit Gummistopfen.

43. Magnesium hydricum pultiforme, Magnesiumhydroxyd in Breiform. Der Niederschlag aus 3 Th. Magnesiumsulfat, gelöst in 20 Th. destill. Wasser, auf Zusatz von Aetznatronlauge erzeugt, mit Wasser gut ausgewaschen und dann mit Wasser vermischt, so dass die Mischung 10 Th. beträgt.

44. Magnesium sulfuricum, Magnesiumsulfat. Eine Lösung von 1 Th. krystallisirtem Magnesiumsulfat in 9 Th. destill. Wasser. Dient als Prüfungsmittel der Alkalibicarbonate und des Ammoniumsulfhydrats

(Schwefelammonium), durch welche sie keine Zersetzung oder Fällung erleidet.
In ammoniakalischer Lösung dient das Magnesiumsulfat als ein Reagens auf
Phosphorsäure und Arsensäure, welche damit weisse krystallinische Nieder-
schläge geben.

45. Natrium aceticum, Natriumacetat in 4 Th. Wasser gelöst. Wird
selten gebraucht, ist daher besser ex tempore herzustellen.

46. Natrium carbonicum, Natriumcarbonat. Eine filtrite Lösung von
1 Th. des kryst. Salzes in 4 Th. destill. Wasser. Die Anwendung
dieses Reagens ist eine vielseitige. Es wird zum Neutralisiren saurer Flüssigkeiten, zur Zersetzung der Metallsalze, zur Fällung der Metalloxyde, der
Erden gebraucht. Die Erden und Metalloxyde werden als kohlensaure Salze
gefällt (jedoch Ferrioxyd und Thonerde nicht als kohlensaure Verbindungen).
Gewöhnlich fällt man mit kohlensaurem Natrium die Erden aus ihren Lösungen,
aus welchen vorher durch Schwefelwasserstoff oder Schwefelammonium Metalle
gefällt worden sind.

47. Natrium, Sodium, Natrium ($Na = 23$), ein silberweiss-glänzendes,
geschmeidiges Leichtmetall, von der Consistenz, dass es sich mit dem Messer
leicht schneiden lässt, an der Luft sich langsam oxydirend, schmilzt bei $95,6^0$ C.,
entzündet sich beim Schmelzen an der Luft und verbrennt mit gelber Flamme
unter Hinterlassung von Natriumoxyd. Bei Abschluss der Luft erhitzt verdampft es bei Rothglühhitze. Der Dampf ist farblos (der des Kalium grün.)
Auf kaltes Wasser geworfen oder in Berührung mit Feuchtigkeit gebracht,
zersetzt es das Wasser unter Wasserstoffentwickelung mit explosiver Heftigkeit,
ohne sich zu entzünden (Kalium entzündet sich sofort), jedoch auf heisses
Wasser geworfen erfolgt sofort Entzündung mit explosiver Heftigkeit. Spec.
Gewicht 0,972.

Natrium und seine Salze färben die Flamme gelb, welche Färbung durch
ein blaues Glas betrachtet vollständig resorbirt wird, so dass z. B. bei Gegenwart von Kalium nur dessen violette Farbe zu erkennen ist. Die Flammenreaction wird bei den Salzen gewöhnlich dadurch bewirkt, dass man das Salz
in Weingeist löst und diesen dann anzündet.

Wie es in den Handel gebracht wird, bildet es kleine fingerdicke Stangen
oder Stücke oder Würfel. Unter Petroleum oder Petrolbenzin bewahrt man
es in Gläsern mit Glasstopfen und Deckelkapsel auf. Rud. Boettger empfahl
die Natriumstücke durch Eintauchen in geschmolzenes Paraffin mit Paraffin
zu überziehen und mit dieser Umhüllung in trockenen Gläsern aufzubewahren.
Um ein mit Kruste bedecktes Natrium zu reinigen, empfiehlt Rud. Boettger
folgendes Verfahren: Man bringt Natrium in eine Weingeist enthaltende Schale
so lange, bis sich eine rein metallische Oberfläche gebildet hat; hierauf schnell
in eine zweite Schale mit chemisch reinem Petroleumäther, endlich aus dieser
Schale in eine dritte Schale, welche eine gesättigte Lösung von chemisch
reinem Naphthalin in Petroleumäther enthält, in welcher Flüssigkeit sich das
Natrium unverändert hält.

Man gebraucht das Natrium theils zur Darstellung des Natriumamalgams,
theils zur Reduktion von Schwermetalloxyden, und bei Prüfung verschiedener
ätherischer Oele.

Das Operiren mit grösseren Mengen Natrium im chemischen
Laboratorium fordert stets Vorsicht. Das Laboratorium Crace
Calvert's wurde durch eine Explosion in Folge der Behandlung
des Chloroforms mit Natrium in ein Chaos verwandelt.

48. **Natrium phosphoricum,** Natriumphosphat. Eine filtrirte Lösung des officinellen phosphorsauren Natrium in 19 Th. destill. Wasser. Dient als Reagens auf Magnesia in ammoniakalischer Lösung.

49. **Natrium sulfurosum,** Natriumsulfit ($Na_2SO_3 + 6H_2O$). Soll zum Gebrauch in 9 Th. dest. Wasser gelöst werden. Es bildet farblose prismatische, an der Luft verwitternde Krystalle, welche leicht in Wasser löslich sind. Die Lösung hat einen kühlenden, schwach alkalischen Geschmack, reagirt auch schwach alkalisch. An der Luft verwandelt es sich langsam in Sulfat, in der Hitze wird es zersetzt in Natriumsulfat und Schwefelnatrium. Man gebraucht dieses Salz zuweilen als Desoxydationsmittel.

50. **Solutio Amyli,** Stärkelösung. Wenn sie gebraucht wird, so soll sie aus einem Stückchen Oblatenmasse *(massa signatoria)* durch Schütteln mit kochendem dest. Wasser und Filtration hergestellt werden. Dieser umständlichen Operation geht man häufig aus dem Wege, wenn man sich einfach des Waizenstärkemehlpulvers bedient, welches auch die Oblatenmasse ersetzt, von welchem Pulver man ein Priesschen in die Flüssigkeit (in welcher Jod nachgewiesen werden soll) einschüttet und dann schüttelt. Uebrigens wird der Stärkeschleim dargestellt durch Anrühren von 1 Th. Stärke mit 1 Th. kaltem Wasser und dann durch Mischen mit circa 150 Th. kochendem destill. Wasser. Versetzt man diesen Schleim mit einigen Tropfen Chloroform, so hält er sich Wochen hindurch brauchbar. Die von der Ph. angegebene Filtration geht langsam und unvollständig vor sich. Bei manchen Reactionen genügt der Zusatz von etwas Stärkepulver und Umschütteln, das Jod zu binden.

51. **Solutio Jodi,** Jodlösung. Die volumetrische Jodlösung soll in Anwendung kommen. Sie dient als Reagens auf Stärkemehl, auch zur Erkennung von Schwefligsäure und Thioschwefelsäure in ihren mit Essigsäure sauer gemachten Lösungen. Die im Commentar häufig erwähnte Jodjodkaliumlösung ist aus 2,5 g Jod, 5,0 g Jodkalium in 93,0 g destill. Wasser herzustellen. Sie dient zum Nachweis der Alkaloïde, welche mit Jod Niederschläge geben.

52. **Spiritus,** 90-proc. Weingeist. Es ist wesentlich, dass der auf einer Glasscheibe zu einigen Tropfen abgedampfte Weingeist keinen sichtbaren Rückstand hinterlässt. Er wird häufig als Lösungsmittel und zu Flammenreactionen angewendet.

53.. **Spiritus absolutus,** 98—99-proc. Weingeist oder Aethylalkohol. Er bildet eine farblose, dünnflüssige, sehr bewegliche Flüssigkeit von 0,795 bis 0,800 spec. Gewicht. Auf Glas abgedampft darf er keinen erkennbaren Rückstand hinterlassen.

54. **Stannum raspatum,** Raspelspäne des Zinns. Dieses Metall löst sich in der Wärme in Salzsäure unter Wasserstoffentwickelung. Salpetersäure oxydirt das Metall zu Metazinnhydroxyd, welches weder in Salpetersäure, noch in Salzsäure löslich ist. Königswasser löst es bei gelinder Wärme klar auf. Kali-, auch Natronlauge lösen das Metall unter Wasserstoffentwickelung.

55. **Zincum.** Völlig arsenfreies Zinkmetall. Es muss mit verdünnter reiner Schwefelsäure ein Wasserstoffgas ausgeben, welches auf Silbernitrat nicht verändernd einwirkt. Es kommt in circa 3 Millim. dicken Stäben oder auch in tropfenförmigen Stückchen in den Handel. Damit seine glänzende Oberfläche erhalten bleibt, ist es in gut verstopften cylindrischen Gläsern aufzubewahren. Verdünnte Salzsäure, verdünnte Schwefelsäure, auch Aetzalkalilauge lösen es unter Wasserstoffentwickelung, verdünnte Salpetersäure unter Freiwerden von Stickstoffmonooxyd (N_2O), conc. Salpetersäure unter Entwickelung von Stickstoffdioxyd (N_2O_2). Dieses reine Zink ist in Säuren schwieriger lös-

lich als das unreine Zink. Um die Lösung zu fördern genügt ein Contact mit Platindraht.

Das metallische Zink dient zum Nachweise der Säuren des Arsens, der Oxyde des Antimons, der Phosphorigsäure, Schwefligsäure nach der oben bemerkten Methode, ferner zum Nachweise des Arsens nach der Methode von MARSH und HAGER aus saurer Lösung, sowie nach der Methode von HAGER aus alkalischer Lösung (ph. Centralh. 1871, S. 157) ferner zur Ausscheidung von Kupfer, Antimon, Zinn aus sauren Lösungen.

Die vorerwähnte Methode HAGER's des Arsennachweises in alkalischer Lösung beruht darauf, dass bei gelinder Wärme Zink in einer Lösung der Arsensäure, Phosphorigsäure, der Antimonoxyde in überschüssiger Kaliumhydroxydlösung kein Arsenwasserstoff, Antimonwasserstoff, Phosphorwasserstoff entwickelt und nur Arsenigsäure die Bildung von Arsenwasserstoff zulässt, dass Antimonoxyd eine Wasserstoffentwickelung zulässt, aber das Antimon metallisch abgeschieden wird, dass bei gleichzeitiger Gegenwart der Arsenigsäure erst dann Arsenwasserstoff auftritt, nachdem alles Antimon abgeschieden ist.

Im Laufe der Commentation sind noch einige Reagentien herangezogen, welche nach folgenden Anweisungen herzustellen sind:

Acidum oxalicum solutum, Oxalsäure, Kleesäure, eine Lösung in 19 Th. destill. Wasser, Reagens auf pflanzensaure Calciumsalze.

Acidum picrinicum solutum, Pikrinsäure, Trinitrophenol, $C_6H_2(NO_2)_3OH$, eine bei mittlerer Temperatur gesättigte wässrige Lösung. Sie dient zum Nachweise der Proteïnstoffe, vieler Alkaloïde in schwach saurer Lösung.

Liquor Baryi chlorati, Baryumchlorid, eine Lösung in 9 Th. Wasser. Sie ist ein schärferes Reagens auf Schwefelsäure oder Sulfate als Baryumnitratlösung.

Liquor Cadmio-Kalii jodati, Kalium-Cadmiumjodid, eine Lösung von 10 Th. Cadmiumjodid und 10 Th. Kaliumjodid in 60 Th. destill. Wasser. Dient als Reagens auf Alkaloïde.

Liquor Chinini hydrochlorici, Chininhydrochlorid, eine bei mittlerer Temperatur gesättigte wässrige Lösung des Chininhydrochlorids. Sie dient zur Erkennung von Gerbstoffen und gerbstoffähnlicher Körpern.

Liquor Cupri acetici, Cupriacetat, in 15 Th. destill. Wasser gelöst.

Liquor Cupri kalicus volumetricus, kalische Kupferlösung. Es werden 34,65 g kryst. Kupfervitriol in 200 ccm destill. Wasser gelöst, mit einer kalten Lösung von 150 g Kaliumtartrat in 450 ccm Aetznatronlauge von 1,160 spec. Gew., und 150 g Glycerin versetzt und bis auf das Vol. eines Liters mit dest. Wasser verdünnt. Diese Lösung ist dauernd. 1 ccm entspricht 0,005 g Trauben- oder Harnzucker oder 0,0067 g Milchzucker.

Liquor Hydrargyri nitrici oxydulati, Mercuronitrat, eine Lösung von 10 Th. kryst. Mercuronitrat in 2 Th. Salpetersäure (1,185 spec. Gew.) und 50 Th. destill. Wasser. Dient als Reagens auf reducirende Pflanzenstoffe und auf Ammongas.

Liquor Kalii jodo-jodati, Jodjodkalium, eine Lösung von 5 Th. Kaliumjodid und 2,5 Th. Jod in 93 Th. destill. Wasser. Dient als Reagens auf Alkaloïde. Schwierig oder nicht gefällt werden Solanin, Coffeïn, Theobromin (Digitalin). Coffeïn fällt nur in saurer Lösung. Dieses Reagens wird auch durch *Liq. Jodi volumetric.* S. 800 ersetzt.

Liquor Mercuri-Kalii jodati volumetricus, Kaliummercurijodid, MAYER's Reagens, eine Lösung von 13,55 g Mercurichlorid und 50 g Kaliumjodid in destill. Wasser bis auf das Vol. eines Liters verdünnt. Dient als Reagens auf Alkaloïde. Um die vollständige Fällung zn sichern, ist ein Erhitzen bis auf 80—90° C. und Erkaltenlassen nothwendig (HAGER). Ein Cubikcentimeter des Reagens fällt (nach MAYER) aus schwach schwefelsaurer oder schwach salzsaurer Lösung:

Akonitin	0,0268	Chinidin	0,0120	Narkotin	0,02130
Atropin	0,0145	Cinchonin	0,0102	Nikotin	0,00405
Brucin	0,0233	Coniin	0,00416	Strychnin	0,01670
Chinin	0,0108	Emetin	0,0189	Veratrin	0,02690
		Morphin	0,0200		

Ausser diesen bekannten Alkaloïden fällt das Reagens auch die übrigen Alkaloïde, nicht aber Caffeïn, Colchicin, (Digitalin), Theobromin.

FLÜCKIGER nennt dieses Reagens WINCKLER's Reagens.

Volumetrische Flüssigkeiten

bei 15 ^{0} C.

In dem von Dr. Ewald Geissler 1884 herausgegebenen Grundriss der pharmaceutischen Maassanalyse (Octav, 138 Seiten. Berlin, Verlag von Julius Springer) findet der in diesem Theile der analytischen Chemie nicht hinreichend Bewanderte die nöthigen Anweisungen, welche hier zu widerholen der Raum fehlt. Auch das Handbuch der qualitativen chem. Analyse etc. von Dr. Arthur Meyer (Berlin 1884) enthält die bezüglichen Anweisungen zur Darstellung und zum Gebrauch der volumetrischen Lösungen.

Hervorzuheben ist, dass die Normal-Lösungen stets den vorgeschriebenen Gehalt aufweisen müssen. Nur in den grösseren Apothekengeschäften kommen die volumetrischen Prüfungen häufiger vor, nicht aber in den kleineren Apotheken, in welchen einige der volumetrischen Flüssigkeiten sogar Decennien hindurch unbenutzt stehen werden und nicht in den Gebrauch kommen. Der Gehalt einiger der Lösungen erleidet bei längerem Stehen eine Veränderung und wird daher für den jedesmaligen Gebrauch zuvor eine Prüfung und Stellung auf den richtigen Gehalt nothwendig.

Um dieser Prüfung nun sicher zu genügen, überhaupt zur sicheren Titerstellung bedarf man Primärtiter (Urtiter), welche unstreitig Calciumcarbonat und Oxalsäure am besten repräsentiren, beide sind im reinen Zustande und trocken leicht zu erlangen und herzustellen. Das officinelle *Calcium carbonicum* trocknet man in der Wasserbadwärme zwei Tage hindurch und die reine Oxalsäure in trocknen Krystallen, welche sich im Platintigel erhitzt völlig flüchtig erweist und frei von Ammoniumoxalat ist, kann ohne weitere Vorbereitung in den Gebrauch genommen werden. Wären die Krystalle feucht, so trockne man sie einen Tag hindurch über Schwefelsäure.

Calciumcarbonat erhält die Formel $CaCO_3$, Mol. Gew. 100. Calcium ist zweiwerthig und die Kohlensäure zweibasisch. Ein halbes Mol. entspricht also einem Mol. Chlorwasserstoff (HCl) und einem Mol. Kaliumhydroxyd (KHO).

Oxalsäure erhält die Formel $C_2O_2(OH)_2 + 2H_2O$, Mol. Gewicht 126. Sie ist zweibasisch, es entspricht also ein halbes Mol. einem Mol. Kaliumhydroxyd (KHO).

Zur Darstellung der Normal-Oxalsäure werden 63 g der trocknen Krystalle in destill. Wasser gelöst und die Lösung bis auf das Vol. eines Liters oder 1000 ccm verdünnt. Normal-Oxalsäure dient als Grundlage zur Titerstellung sowohl der alkalimetrischen und acidimetrischen, als auch der Oxydations- und Reductions-Normallösungen. In gut mit Gummistopfen geschlossener Flasche am schattigen Orte hält sich die Normal-Oxalsäure unverändert.

Die Ph. geht von Primärtitern nicht aus und schreibt eine Titerstellung der Normallösungen vor, welcher die Chemiker selten consentiren dürften. Viele Apotheker werden die Normallösungen vom Drogisten beziehen, denjenigen aber, welche an die Herstellung derselben selbst herangehen, sei gerathen, sowohl Calciumcarbonat, als auch Oxalsäure als Primärtiter zu acceptiren und die übrigen Normallösungen denselben anzupassen, also zunächst die Normaloxalsäure herzustellen, dann die Normal-Kaliflüssigkeit, derselben folgend Normal-Salzsäure, Normalsilberlösung und so fort.

Die Titrirungen nach der Ph. sind im Allgemeinen sehr einfache und dürfte zu ihrer Ausführung eine einfache Ausgussbürette z. B. Gay Lussac's genügen, deren Handhabung einfach und bequem ist. In dem Geissler'schen Grundrisse der pharm. Maassanalyse finden wir die verschiedenen Vorrichtungen zur Ausführung der Maassanalyse bildlich dargestellt, so auch in meinem Werke „Untersuchungen" (1871). In letzterem habe ich S. 21, Bd. I, näher ausgeführt, dass die Anwendung der Normallösungen die Berechnungen des Procentgehaltes einer Substanz überflüssig machen, wenn man von dieser nur $1/10$ Aequivalent in Grammen ausgedrückt zur Bestimmung verwendet. Will man z. B. den Procentgehalt der Potasche an reinem Kaliumcarbonat bestimmen, so wäge man davon 6,9 g ab, denn von K_2CO_3 ist das Mol. Gew. 138, die Hälfte davon oder das Aequivalent zur Normalsalzsäure ist $= 69$. Zur Neutralisation der kochendheissen Lösung von 6,9 g in Wasser würden genau 100 ccm der Normal-Salzsäure erforderlich sein, wenn die Potasche nur aus K_2CO_3 bestände. Erfordert die Lösung nur 60 ccm der Normalsalzsäure, so wäre die Potasche nur 60 procentig. Man theilt die Lösung von 6,9 g der Potasche in zwei gleiche Theile oder Volume und titrirt jeden Theil für sich, um die erste Prüfung dann durch die zweite zu controliren.

Dieses einfache Vorgehen zur Bestimmung des Procentgehaltes wird von der Ph. nicht befolgt, obgleich die praktische Seite davon nicht zu verkennen ist.

Man glaubte mit Einführung der volumetrischen Methode bei Prüfung der Arzneistoffe einen Fortschritt gethan zu haben, obgleich es nahe lag, der stathmetometrischen den Vorzug zu geben, denn die erstere hat einen grossen Werth, wenn sich die Prüfungen vielmals wiederholen, während die letztere für die seltenen Fälle der Prüfung die bequemere ist. Man vergl. Handbuch der pharm. Praxis von Hager, Bd. II, S. 1273 u. f.

Acidum hydrochloricum volumetricum.

Normalsalzsäure.

146 g der Salzsäure von 1,124 spec. Gewicht bis zur Ausfüllung eines Liters mit destill. Wasser verdünnt.

1 g reines, frisch geglühten Natriumcarbonats erfordere 18,8 ccm dieser Normalsäure zur Sättigung.

Die officinelle Salzsäure von 1,124 spec. Gew. entspricht der Formel $HCl + 6{,}08 H_2O$. Mol. Gew. 146, es ist also diese volumetrische Flüssigkeit eine Voll-Normal-Salzsäure, von welcher 100 ccm entsprechen 1000 ccm der Zehntel-Normalsilberlösung, 100 ccm der Normal-Kaliumhydroxydlösung. Sicherer und bequemer vollzieht sich die Stellung der Salzsäure auf den richtigen Gehalt mittelst Calciumcarbonats, welches bei $110 - 120^0$ C. ausgetrocknet ist. 1 g desselben beansprucht 20 ccm Normalsalzsäure. Hätten nun z. B.

schon 19,8 ccm der Säure zur Sättigung von 1 g $CaCO_3$ ausgereicht, so wären 980 ccm der Säure auf (19,8 : 20 = 980 : x) 989,9 ccm zu verdünnen, oder wären zur Sättigung von 20 ccm der Säure 1,08 g Calciumcarbonat erforderlich gewesen, so sind die übrigen 980 ccm auf (1 : 1,08 = 980 : x =) 1058,4 ccm zu verdünnen.

Richtiger verfährt man unter Beihilfe der Normal-Oxalsäure, eine Normalkalilösung herzustellen und mit dieser die Salzsäure auf den richtigen Titer einzustellen. Gleiche Volume Normalkali und Normalsalzsäure müssen sich sättigen (HCl u. KOH geb. KCl u. H_2O). Normalsalzsäure wird in einer Flasche mit Glasstopfen und Deckelkapsel aufbewahrt.

Liquor Amyli volumetricus.

Volumetrische Stärkelösung. Zinkjodid-Stärkelösung.

4 Th. Stärkemehl, 20 Th. Zinkchlorid werden mit 100 Th. destill. Wasser unter Ersatz des verdampften Wassers bis zur völligen Lösung des Stärkemehles gekocht. Dann setze man 2 g reines trocknes Zinkjodid hinzu und filtrire die bis zu einem Liter verdünnte Flüssigkeit.

Sie sei farblos und nur schwach opalisirend.

Diese Flüssigkeit dient nur als Indicator, lässt sich also durch jede andere Stärkelösung ersetzen. Die Ph. gab nur desshalb eine Vorschrift zur Darstellung, um eine dauernd conservirbare Flüssigkeit zu erlangen. Zinkchlorid und Zinkjodid hindern eine elementare Zersetzung des Stärkemehlschleimes. Die Zugabe der Bezeichnung *volumetricus* geschah wohl nur aus dem Grunde, um damit die Verwendung dieses Liquors anzudeuten.

2 g Zinkjodid stellt man aus 0,54 g oder mehr Zinkmetall und 1,5 g Jod mit 20 ccm Wasser übergossen durch Digestion her. Die decanthirte Flüssigkeit enthält 2 g Zinkjodid.

Die Stärkelösung dient als Indicator bei der jodometrischen Titrirung, welche mit der $^1/_{10}$-Normal-Jodlösung und der $^1/_{10}$-Normal Natriumthiosulfatlösung ausgeführt wird. Man vergl. unter *Liquor Jodi volumetricus.*

Liquor Argenti nitrici volumetricus.

Einzehntel-Normal-Silberlösung.

17 g *Argentum nitricum fusum* in destill. Wasser gelöst und bis auf das Vol. eines Liters verdünnt.

Diese Lösung ist eine $^1/_{10}$-Normal-Silberlösung, denn $AgNO_3 = 170$. 100 ccm derselben entsprechen 10 ccm der Normal-Salzsäure. Sie dient zur Bestimmung des Chlors, Jods und Broms und deren Salze. Die Normirung des Silbergehaltes ist nicht nothwendig, wenn ein gutes officinelles Silbernitrat verwendet wird. Als Indicator dient Kaliumchromat, welches man in kleiner Menge der zu titrirenden Flüssigkeit, welche weder sauer noch stark alkalisch sein darf, zusetzt, und welches dann das freie Silbersalz als rothes Silberchromat anzeigt. Das Vol. der freien Silberlösung, welches das Chromat beansprucht, ist zu 0,1—0,12 ccm anzunehmen und in Abzug zu bringen.

Die Silberlösung hält sich in einer Flasche mit Glasstopfen an einem dunklen Orte oder in dunkler Umhüllung unverändert.

Liquor Jodi volumetricus.

Einzehntel-Normal-Jodlösung.

12,7g reines trocknes Jod und 20g Kaliumjodid werden in destill. Wasser gelöst und bis auf das Vol. eines Liters verdünnt.

Das Atomgewicht des Jods ist 127, die volumetrische Jodlösung also eine Zehntel-Normal-Jodlösung. Um sie auf den richtigen Titer einzustellen, bedient man sich der Zehntel-Natriumthiosulfat-Lösung, 10 ccm der Jodlösung werden durch 10 ccm der Natriumthiosulfatlösung (siehe dieselbe S. 805) entfärbt; als Indicator dient die volumetrische Stärkelösung. Wären zur Entfärbung von 10 ccm einer Jodlösung 10,5 ccm der Natriumthiosulfatlösung erforderlich gewesen, so müssten 990 ccm der Jodlösung auf $(10 : 10,5 = 990 : x =) 1039,5$ ccm verdünnt werden. Ist die Thiosulfatlösung nicht zur Hand, so stelle man sie zuerst her und dann die Jodlösung.

Auf jodometrischem Wege bestimmt man Thioschwefelsäure, Schwefligsäure, Schwefelwasserstoff, Schwefel, Antimon-, Arsen-, Zinn-, Silber-, Kupfer-, Eisen- etc. Oxyde, Chlor, Brom, Chlorsäure, Bromsäure, Jodsäure etc. (Man vergl. unter *Liquor Kalii arsenicosi.*)

Das Jod oxydirt indirect das Natriumthiosulfat zu Natriumtetrathionat unter Bildung von Natriumjodid. $2Na_2S_2O_4$ und J_2 geben $Na_2S_4O_6$ und $2NaJ$.

Die volumetrische Jodlösung ist in einer Flasche mit Glasstopfen und Deckelkapsel am schattigen Orte oder in dunkler Umhüllung aufzubewahren. Mit der Länge der Zeit erleidet sie eine geringe Veränderung unter Bildung von Jodwasserstoff. Eine alte Lösung ist also auf ihren Gehalt zu prüfen und zwar nach Zusatz von etwas Stärkelösung mittelst volumetrischer Natriumthiosulfatlösung.

Liquor Kalii bromati volumetricus.

Einzwanzigstel-Normal-Kaliumbromid-Lösung.

5,94g reines trockenes Kaliumbromid in destill. Wasser gelöst und auf das Volumen eines Liters verdünnt.

Die Formel des trocknen Bromids ist KBr, das Mol. Gew. = 119 (Br = 80), die Lösung ist also eine Einzwanzigstel-Normal-Kalium-Bromid-Lösung. Die Frage, warum die Ph. nicht 5,95, sondern nur 5,94g des Bromids (119 . 20 = 5,95) lösen lässt, beantwortet sich dahin, dass sie wahrscheinlich das Atomgewicht des Broms im Widerspruch zur Praxis mit 79,9 annimmt. Dann hätte sie aber auch das Atomgewicht des Kalium mit 39,12 auffassen können und sie hätte dann 119 als Mol. Gew. des Kaliumbromids acceptirt. Vielleicht liegt ein Rechenfehler vor, oder man wollte den Titer um ein geringes abschwächen.

Dieses $^1/_{20}$-Normal-Kaliumbromid wird zur Bestimmung der verflüssigten Carbolsäure, *Acidum carbolicum liquefactum*, angewendet. Werden nämlich je 50 ccm dieser $^1/_{20}$-Normal-Lösung und der $^1/_{100}$-Normal-Kaliumbromatlösung gemischt und mit 5 ccm conc. Schwefelsäure versetzt, so wird soviel Brom frei, dass 0,0469 g Phenol in Tribromphenol, $C_6H_2Br_3 \cdot OH$ übergeführt werden. Wäre noch freies Brom vorhanden, also nicht gebunden, so würde auch auf Zusatz der Zinkjodid enthaltenden Stärkelösung eine blaue Färbung eintreten. Bei diesen Reactionen kommen folgende Schemata zur Geltung:

5 Mol. Kaliumbromid $(5 \times 119 = 595)$		Kaliumbromat (167)		6 Mol. Schwefelsäure $(6 \times 98 = 588)$		6 Mol. Kaliumhydriumsulfat (Kaliumdisulfat)
$5KBr$	und	$KBrO_3$	und	$6H_2SO_4$	geben	$6KHSO_4$

6 At. (3 Mol.) Brom $(6 \times 80 = 480)$		Wasser		Phenol (94)	6 At Brom $(6 \times 80 = 480$		Phenoltribromid	Bromwasserstoff
u. $6Br$	und	$3H_2O$	‖	$C_6H_5 \cdot OH$	u. $6Br$	geb.	$C_6H_2Br_3 \cdot OH$	und $3HBr$

Je 100 ccm $^1/_{20}$-Normal-Kaliumbromid- und $^1/_{100}$-Kaliumbromatlösung geben auf Zusatz der Schwefelsäure 0,480 g Brom aus, je 50 ccm jener Lösungen also 0,24 g Brom. Da 94 Th. Phenol 480 Th. Brom in Anspruch nehmen, sich damit verbinden, so werden 52 ccm der Mischung aus 1 g verflüssigter Carbolsäure oder aus 0,909091 g reinem Phenol mit Wasser bis auf ein Volumen von 1000 ccm verdünnt 0,0473 g Phenol einschliessen und diese Menge würde 0,2415 g Brom, um Tribromid zu bilden, absorbiren. Würde die gebotene Menge von 0,24 g Brom nicht absorbirt werden, die Flüssigkeit mit der Zinkjodidstärkelösung eine blaue Farbe annehmen, so würde auch weniger denn 0,909091 g Phenol gegenwärtig sein, die verflüssigte Carbolsäure nicht die genügende Menge Phenol enthalten. In 51,6 ccm der Verdünnung von 1 g verflüssigter Carbolsäure auf das Vol. eines Liters sind 0,046909 g Phenol enthalten. Die Ph. giebt auch in der folgenden Vorschrift sub *Liq. Kalii bromici vol.* 0,0469 g an.

Die ganze Probe oder der Titer ist auf dem Papiere gemacht, denn die reine officinelle Carbolsäure besteht nicht aus trocknen Krystallen, sondern ist eine Krystallmasse mit 4—6 Proc. Feuchtigkeit. Nehmen wir 5 Proc. Feuchtigkeit an, so enthalten 51,6 ccm jener Verdünnung nicht 0,046909 sondern nur 0,044564 g Phenol, also zu wenig, um das frei werdende Brom aus dem Gemisch von je 50 ccm Normal-Kaliumbromid und Normal-Kaliumbromat nach Zusatz der Schwefelsäure zu binden. Da jetzt eine Carbolsäure in losen Krystallen in den Handel kommt, diese meist noch bis zu 0,6 Proc. Wasser enthält, so dürfte bei Verwendung dieses Phenols der von der Ph. vorgeschriebene Titer zutreffen. Uebrigens passen für eine Pharmakopoe keine nur auf Papier mit der Schreibfeder entworfene und zusammengestellte Reactionen, diese sollen *in praxi* ausgeführt sein. Sie sollen angewendet den gewissenhaften Apotheker nicht zu einem gewissenlosen umstempeln. Dass dies Folge der von der Ph. angegebenen Reaction sein kann und wird, liegt klar vor Augen. Dem Apotheker können wir nur anrathen bei Darstellung der flüssigen Carbolsäure 104—105 Th. der eine Krystallmasse bildenden Carbolsäure in 6 oder 5 Th. Wasser zu lösen. Die gegenwärtige Säure in losen Krystallen wirft übrigens die Vorschrift zur flüssigen Säure als eine höchst unpraktische über den Haufen, d. h. eine Mischung aus 100 Th. Phenol mit 20 Th. Wasser ist alle Zeit eine flüssige, nicht aber eine Mischung aus 100 Th. Phenol und 10 Th. Wasser.

Da diese Kaliumbromidlösung nur für den Apothekenrevisor Werth hat, so dürften davon 100 ccm Vorrath auf Jahre hin genügen.

Liquor Kalii bromici volumetricus.

Einhundertel-Normal-Kaliumbromat-Lösung.

Man löse 1,667 g reinen trocknen Kaliumbromats in destill. Wasser und verdünne bis zum Volumen eines Liters.

Je 50 ccm dieser Lösung und der Kaliumbromidlösung zusammengemischt und mit 5 ccm Schwefelsäure (1,836—1,840 spec. Gew.) versetzt, geben soviel Brom aus, dass 0,0469 g Carbolsäure als Tribromphenol gebunden werden.

Ueber die Anwendung und den Werth dieser Lösung ist S. 801 das Nähere angegeben. Der Phenolgehalt, welchen die Ph. notirt, bezieht sich auf 51,6 ccm der Lösung von 1 g flüssiger Carbolsäure in Wasser bis zum Volumen eines Liters verdünnt.

Kaliumbromat erhält die Formel $KBrO_3$ und das Mol. Gew. 167 ($Br = 80$), es ist also die volumetrische Lösung eine Hundertel-Kaliumbromatlösung. Sie verhält sich somit zu der Zwanzigstel-Kaliumbromidlösung, wie in dem oben angegebenen Schema verzeichnet ist.

Da diese Lösung nur zur Bestimmung der flüssigen Carbolsäure Verwendung findet, so genügen 100 ccm, diese Bestimmung 2-mal vorzunehmeh. Man löse daher 0,167 g des Salzes in Wasser und verdünne die Lösung bis auf das Volumen von 100 ccm. Aus der Vorschrift der Ph. ersieht man, dass das übliche Atom- und Molecular-Gewicht des Kaliumbromats nicht zur Anwendung gekommen ist. Man vergleiche die unter *Liq. Kalii bromati volumetr.* gemachten bezüglichen Bemerkungen.

Kaliumbromat, *Kalium bromicum*, $KBrO_3$, wird als Nebenproduct bei der Darstellung des Kaliumbromids gewonnen.

Kaliumhydroxyd   Brom   Kaliumbromid   Kaliumbromat   Wasser

$6KHO$ und $6Br$ geb. $5KBr$ und $KBrO_3$ und $3H_2O$.

Es krystallisirt in Formen des regulären Systems, schmilzt bei 350° C., Sauerstoff ausgebend, dann aber durchströmt die Masse ein Blitz und die Sauerstoffentwickelung findet in explosiver Vehemenz statt. Kaliumbromat ist in 16—17 Th. kaltem Wasser, nicht in Weingeist löslich. Dieser Umstand erlaubt die Darstellung eines reinen, von Kaliumbromid freien Salzes. Um nun sicher ein reines Salz zur Lösung in Wasser zu erlangen, zerreibe man eine angemessene Portion und übergiesse sie mit der 5-fachen Menge verdünnten Weingeistes. Nach mehrstündiger Maceration sammle man das Salz in einem Filter, wasche mit etwas 90-proc. Weingeist nach und trockene das Pulver scharf aus. Noch warm wägt man die nöthige Menge ab und löst sie in Wasser.

Liquor Kalii hydrici volumetricus.

Normal-Kaliumhydroxyd-Lösung; Normal-Kalilösung.

Reine von Kohlensäure freie Aetzkalilauge, von welcher 1 g Oxalsäure 15,9 ccm zur Neutralisation erfordern.

Das Kaliumoxyd erhält die Formel K_2O und das Mol. Gew. 94, das Kaliumhydroxyd die Formel KOH und das Mol. Gew. 56. Die volumetrische Lösung ist somit eine volle Normal-Kaliumhydroxydlösung, denn 63 (Oxalsäure) : 1000 = 1 : 15,873. Einfach ist die Titerstellung bei Anwendung der Normal-Oxalsäure. Man verdünnt entweder 600 ccm der officinellen Aetzkalilauge bis auf das Volumen von 980—990 ccm oder löst 60 g Aetzkali in Stangen in Wasser und verdünnt bis auf 980 ccm oder das Vol. eines Liters.

10 ccm Normaloxalsäure oder Normalsalzsäure werden mit Lackmus tingirt und mit der Kalilösung versetzt und gemischt, bis das Lackmusblau restituirt ist. Das Volumen der hierzu verwendeten Kalilösung ist dann auf dasjenige der Normalsäure zu stellen. Werden z. B. 9,5 ccm Kalilösung auf 10 ccm Normalsäure verbraucht, so sind 950 ccm der Kali-Lösung bis auf 1000 ccm zu verdünnen. Um sicher zu gehen, stelle man die Probe nochmals mit 20 ccm der Normalsäure an.

Spuren Carbonat müssen zugelassen werden, wäre die Lauge aber stark carbonathaltig, so verwandle man 10—12 g Aetzkalk mittelst 5—6 ccm heissen destill. Wassers in Hydroxyd, mische dasselbe der verdünnten Lauge oder der Lösung von 60 g Aetzkali in 900 ccm destill. Wasser hinzu, digerire einige Stunden, lasse absetzen, decanthire den folgenden Tag, verdünne den Bodensatz mit einem halben Vol. Wasser und filtrire diesen Rest durch Papier.

Die Lösung dient meist zu acidimetrischen Titrirungen. Man bewahrt sie in Flaschen mit Gummistopfen oder mit Glasstopfen, welche mit Paraffinsalbe bestrichen sind, nachdem die trockene innere Fläche des Halses mit Paraffinsalbe berieben worden ist.

Liquor Kalii permanganici volumetricus.

Volumetrische Permanganat-Lösung; Chamäleon-Lösung.

Man löse 1 g Kaliumpermanganat in destill. Wasser und verdünne auf das Volumen eines Liters.

0,1 g sehr reinen Eisendrahtes, in verdünnter Schwefelsäure gelöst, muss 56,2 ccm dieser Lösung bis zum Hervortreten der rothen Farbe in Anspruch nehmen.

Diese Lösung hat nur einen empirischen Titer, denn die in der Analyse übliche Zehntel-Permanganatlösung enthält im Liter 31,64 g Kaliumpermanganat und entspricht jeder ccm derselben 0,0056 g Eisenmetall. Zur Richtigstellung dieser empirischen Permanganatlösung schreibt die Ph. vor, eine gewisse Menge Eisen in Ferrosalz zu verwandeln und mit der Permanganatlösung das Ferrosalz in Ferrisalz überzuführen, wie dies das weiter unten angegebene Schema erklärt. In ein Glaskölbchen von 60—100 ccm Rauminhalt giebt man 0,1 g Eisendraht, welchen man vor dem Abwägen mit Sand blank gerieben hat, und dazu die verdünnte Schwefelsäure. Um nun während der Lösung des Eisens die Bildung von Ferrisalz fern zu halten, setze man dem Kölbchen dicht einen Kork mit spitzwinkelig gebogenem engem Glasrohr auf, dessen äusserer Schenkel die Länge der Höhe des Glaskölbchens hat, und stelle beiseite. Auf diese Weise erschwert man den Zutritt der atmosphärischen Luft. Man kann auch den Kolben mit einem Gummiblatte schliessen, in welches man eine Stecknadel einsenkt, so dass ein Austritt der Luft gestattet ist. Man kann ferner etwas mehr Säure in den Kolben und einige Natriumcarbonatkrystalle dazugeben, auf welche Weise die Luft aus dem Kolben verdrängt und durch Kohlensäure ersetzt wird. Eine Ferrioxydbildung kann auch dadurch beseitigt werden, wenn man nach der Lösung des Eisens auf 10 Minuten ein Zinkstück in die Lösung stellt, dann zurück zieht und die daransitzende Eisenlösung mit Wasser abwäscht, so dass das Waschwasser in die Eisenlösung abfliesst. In eine Ausguss-Bürette giebt man 60 ccm der Permanganatlösung, davon zunächst circa 40 ccm zu der Eisenlösung und dann in kleineren Volumen, so lange eine Entfärbung eintritt. So wie eine Rosafärbung bleibend wird, ist die Titrirung beendet. Wären dazu nun 53 ccm der Lösung verbraucht, so wären 900 ccm der Permanganatlösung auf (53 : 56,2 = 900 : x =) 954,28 ccm zu verdünnen. Nach Forderung der Ph. sollen nämlich auf 0,1 g Eisen in Lösung 56,2 ccm der Permanganatlösung verbraucht werden.

Das Kaliumpermanganat macht in der wässrigen Lösung gewöhnlich kleine Bodensätze. Man löse daher unter wiederholten Schütteln 1,2 g desselben in circa 970—1000 ccm destill. Wasser und stelle nach der Lösung einige Stunden beiseite, um dann vorsichtig zu decanthiren.

Die am schattigen Orte in mit Glasstopfen versehener Flasche bewahrte Permanganatlösung hat eine Dauer von mindestens zwei Monaten. Nach dieser Zeit erfordert sie eine neue Titerstellung.

Die Permanganatlösung ist eine oxydirende Probeflüssigkeit, entsprechend der Jod-Lösung. Als reducirende Probeflüssigkeiten stehen denselben gegenüber Oxalsäurelösung und Natriumthiosulfatlösung. Die Oxydimetrie basirt auf der Anwendung der Permanganatlösung. Sie erstreckt sich besonders auf die Be-stimmung der Eisenverbindungen.

$$\underset{\text{(10 Mol.) Ferrosulfat}}{10FeSO_4} \quad \text{und} \quad \underset{\text{Schwefelsäure (verd.)}}{9H_2SO_4} \quad \text{und} \quad \underset{\text{Kaliumhypermanganat}}{2KMnO_4} \quad \text{geben} \quad \underset{\text{Kaliumhydriumsulfat (Bisulfat)}}{2KHSO_4}$$

$$\text{und} \quad \underset{\text{Manganosulfat}}{2MnSO_4} \quad \text{und} \quad \underset{\text{Ferrisulfat}}{5Fe_2(SO_4)_3} \quad \text{und} \quad \underset{\text{Wasser}}{8H_2O}.$$

Die Reaction auf Oxalsäure ergiebt folgendes Schema:

$$\underset{\text{Oxalsäure}}{5C_2O_2(OH)_2} \text{ u. } \underset{\text{Schwefelsäure}}{3H_2SO_4} \text{ u. } \underset{\text{Kaliumpermanganat}}{2KMnO_4} \text{ geb. } \underset{\text{Kohlensäureanhydrid}}{10CO_2} \text{ u. } \underset{\text{Manganosulfat}}{2MnSO_4}$$

$$\text{und} \quad \underset{\text{Kaliumsulfat}}{K_2SO_4} \quad \text{und} \quad \underset{\text{Wasser}}{8H_2O}.$$

Bei den Reactionen mit Permanganat ist nicht zu übersehen, dass es aus Chlorwasserstoff, Bromwasserstoff, Jodwasserstoff, Chlor, Brom und Jod frei macht

$$\underset{\text{Kaliumpermanganat}}{KMnO_4} \text{ u. } \underset{\text{Chlorwasserstoff}}{8HCl} \text{ geb. } \underset{\text{Manganochlorid}}{MnCl_2} \text{ u. } \underset{\text{Kaliumchlorid}}{KCl} \text{ u. } \underset{\text{Wasser}}{4H_2O} \text{ u. } \underset{\text{Chlor}}{5Cl}.$$

Weingeist, Aethylalkohol, wird durch Permanganat in Essigsäure übergeführt.

$$\underset{\text{Aethylalkohol}}{3C_2H_6O} \text{ u. } \underset{\text{Kaliumpermanganat}}{4KMnO_4} \text{ geb. } \underset{\text{eigenthümlicher Niederschlag}}{KH_3Mn_4O_{10}} \text{ u. } \underset{\text{Kaliumacetat}}{3C_2H_3KO_2} \text{ u. } \underset{\text{Wasser}}{3H_2O}.$$

Liquor Natrii chlorati volumetricus.

Einzehntel-Normal-Natriumchlorid-Lösung.

Man löse 5,85 g reines trocknes Natriumchlorid in destill. Wasser und verdünne bis zum Volumen eines Liters.

10 ccm dieser Flüssigkeit, mit einigen Tropfen Kaliumchromatlösung versetzt, müssen bis zum Eintritte einer röthlichen Färbung 10—10,1 ccm der Zehntel-Normal-Silberlösung erfordern.

Das trockne reine Natriumchlorid erhält die Formal NaCl und das Mol. Gew. 58,5. Mithin ist diese Natriumchloridlösung eine Zehntellösung, dem-nach müssen sich gleiche Volume derselben und der Zehntel-Normalsilber-lösung decken. Als Indicator dient Kaliumchromat, welches die freie Silber-lösung in Anspruch nimmt unter Bildung rothen Silberchromats. Daher kommt es, dass 0,1—0,12 ccm Silberlösung für diese Chromatbildung in Rechnung zu setzen sind. 10 ccm der Natriumchloridlösung werden 10,1 ccm Silberlösung bis zur bemerklichen Rothfärbung erfordern. Hätten z. B. 10 ccm Natriumchloridlösung bis zur Rothfärbung 9,8 ccm Silberlösung erfordert, so sind 9,7 ccm anzunehmen und 970 ccm dieser Natriumchloridlösung auf (9,7 : 10 = 970 : x =) 1000 ccm zu verdünnen. Durch eine zweite Probe controlirt man dann die Richtigkeit der ersten.

Das Natriumchlorid wird vor der Lösung zerrieben und im Wasser- oder Dampfbade scharf getrocknet, noch warm abgewogen und in destill. Wasser gelöst. Diese Lösung ist bei guter Aufbewahrung eine unendlich dauernde.

Liquor Natrii thiosulfurici volumetricus.

Zehntel-Normal-Natriumthiosulfatlösung. Zehntel-Natrium-hyposulfitlösung.

Man löse 24,8 g Natriumthiosulfat in destill. Wasser und verdünne bis zum Volumen eines Liters.

Es müssen 0,3 g Jod 23,6 ccm dieser Flüssigkeit zur Entfärbung erfordern.

Natriumthiosulfat krystallisirt rein und in gut ausgebildeten monoklinen Krystallen: es erhält die Formel $Na_2S_2O_3 + 5H_2O$, Mol. Gew. 248. Somit ist die vorstehende Lösung eine Zehntel-Normallösung. Sie dient zu Desoxydations- oder Reductionsanalysen. Die Titerstellung wird mittelst Jods bewerkstelligt nach dem Schema:

2 Mol. Natriumthiosulfat (2×248)   2 At. Jod (2×127)   Natriumjodid   Natriumtetrathionat   Wasser

$$2(Na_2S_2O_3 + 5H_2O) \quad \text{und} \quad 2J \quad \text{geb.} \quad 2NaJ \quad \text{und} \quad Na_2S_4O_6 \quad \text{und} \quad 10H_2O.$$
$$\qquad (496) \qquad\qquad\qquad (254)$$

0,3 g Jod erfordern also von der Zehntel-Normal-Natriumthiosulfatlösung (1 Mol. in g = 10000 ccm, also 254 : 20000 = 0,3 : 23,62) 23;62 ccm. Gegen Chlor und Brom verhält sich das Natriumthiosulfat ähnlich

$$2(Na_2S_2O_3 + 5H_2O) \quad \text{und} \quad 2Cl \quad \text{geben} \quad Na_2S_4O_6 \quad \text{und} \quad 2NaCl.$$

Als Indicator dient in diesen Fällen Stärkelösung, welche Zinkjodid enthält. Die Natriumthiosulfatlösung muss mit der volumetrischen Jodlösung im Titer harmoniren, d. h. gleiche Volume beider Flüssigkeiten agiren gemischt so auf einander, dass die Jodlösung entfärbt wird und die Mischung auf weiter zugesetztes Jod nicht mehr entfärbend wirkt. Zur Prüfung und zu der Einstellung der Natriumthiosulfatlösung benutze man die Zehntel-Normal-Jodlösung.

Das Natriumthiosulfat zerreibe man zu grobem Pulver und trockne es 4—5 Stunden im Exsiccator über Schwefelsäure, dann wäge man ab und löse in Wasser auf. Die Lösung hält sich besonders gut, wenn man ihr pro Liter 5 g Ammoniumcarbonat zusetzt, wie Mohr empfiehlt. Vor dem Einflusse des Tages- und Sonnenlichtes ist sie sorgfältig zu schützen, denn dieser würde eine allmähliche Zersetzung der Thiosulfatlösung veranlassen.

Solutio Phenolphtaleïni.

Phenolphtaleïnlösung.

Man löse 1 g Phenolphtaleïn in 100 g verdünntem Weingeist. Farblose Lösung.

Diese Lösung wird als Indicator bei Abwesenheit der Carbonate zur acidimetrischen und alkalimetrischen Analyse verwendet, ist aber nicht anwendbar bei Gegenwart von Ammoniumsalzen. Das Phenolphtaleïn muss übrigens sehr rein sein, wenn es den indicatorischen Zweck erfüllen soll. Die Ph. fordert eine farblose Lösung, dennoch dürfte eine schwache Nüancirung ins Gelbliche nicht zu verhindern sein, denn es ist eine Eigenthümlichkeit dieses Körpers, sich in Wasser farblos, in Weingeist aber mit gelblicher Farbe zu lösen.

Phenolphtaleïn wurde von E. Luck (1877) als Indicator empfohlen. Von Bayer wurde es im Jahre 1874 entdeckt und zuerst hergestellt.

Dieser Indicator zeigt in wässriger und angesäuerter Lösung, wenn er völlig rein ist, keine Färbung, wird aber durch freies Alkali intensiv purpurroth. Diese Färbung tritt sehr schnell ein. Selbst in 100000-facher Verdünnung tritt auf Einwirkung der geringsten Menge Alkali Rothfärbung noch deutlich erkennbar ein. Zutritt freier Säure, so wie auch freie Kohlensäure bewirken wieder Entfärbung. Wegen dieser Entfärbung durch Kohlensäure muss bei den alkalimetrischen Arbeiten die carbonathaltige Flüssigkeit kochend heiss erhalten werden. Auch grosser Ueberschuss an Aetzalkali bewirkt Entfärbung. Von der weingeistigen Phenolphtaleïnlösung giebt man zu 20—50 ccm der zu titrirenden Flüssigkeit 3—5 Tropfen. In saurer Flüssigkeit tritt hierbei anfangs eine schwache Opalescenz ein, welche aber bald schwindet.

Phenolphtaleïn, $C_{20}H_{14}O_4$ oder $C_6H_4 < {CO - C_6H_4(OH) \atop CO - C_6H_4(OH)}$, bereitet man durch Mischung von 10 Th. Phenol. mit 5 Th. Phtalsäureanhydrid und 4 Th. concentrirter Schwefelsäure und Erhitzen bis fast auf 120° C., in welcher Temperatur das Gemisch einen halben Tag erhalten wird. Dann wird die erkaltete Masse mit heissem Wasser ausgewaschen, in Aetznatronlauge gelöst und aus dieser Lösung das Phenolphtaleïn mittelst Essigsäure ausgefällt. Die Schwefelsäure wirkt als Wasser anziehende Substanz.

$$\underset{\text{Phtalsäureanhydrid}}{C_6H_4 < {CO \atop CO} > O} \quad \text{und} \quad \underset{\text{Phenol}}{2C_6H_5 \cdot OH} \quad \text{geben} \quad \underset{\text{Phenolphtaleïn}}{C_6H_4 < {CO - C_6H_4(OH) \atop CO - C_6H_4(OH)}} \quad \text{und} \quad H_2O.$$

Es ist ein gelblich-weisses krystallinisches Pulver, schmilzt bei 250—253° C., ist wenig löslich in Wasser, leicht löslich mit blassgelblicher Farbe in Weingeist und mit purpurrother oder fuchsinartiger Farbe in Alkalilaugen. Wird letztere Lösung mit Zinkstaub gemischt und erhitzt, so geht es in das farblose Phenolphtalin, $C_{20}H_{16}O_4$, über.

Tinctura Coccionellae.

Cochenilletinctur.

Man macerire 3 g gepulverte Cochenille in 50 ccm Weingeist und 200 ccm destill. Wasser und filrire dann.

Sie sei rothgelb. Diese Tinktur dient als Indicator zur Unterscheidung kohlensaurer Alkalien.

Diese Tinktur ist ein Indicator, welcher mit Vorsicht in Anwendung zu bringen ist. Man meide sie, wenn Essigsäure, Ameisensäure, Aluminiumsalze, Eisensalze und überhaupt Schwermetallsalze als Verunreinigungen in den Carbonaten gegenwärtig sind. Sie wird dann durch Lackmustinktur besser ersetzt. Diese Tinktur wird durch Alkalien violett gefärbt, ist aber gegen Kohlensäure indifferent.

Tabelle

der chemischen Zeichen, Mischungs- und Atomgewichte der einfachen Stoffe,
welche in der Pharmakopoe vorkommen.

Einfache Stoffe	Symbole	Mischungs-gewicht	Atomgewicht
Aluminium	Al	13,7	27,4
Argentum	Ag	108	108
Arsenicum	As	75	75
Aurum	Au	197	197
Baryum	Ba	68,5	137
Bismuthum	Bi	210	210
Borum	Bo	11	11
Bromum	Br	80	80
Cadmium	Cd	56	112
Calcium	Ca	20	40
Carbonium	C	6	12
Chlorum	Cl	35,5	35,5
Chromium	Cr	26,3	52,6
Cuprum	Cu	31,7	63,4
Ferrum	Fe	28,0	56,0
Hydrargyrum	Hg	100	200
Hydrogenium	H	1	1
Jodum	I	127	127
Kalium	K	39	39
Lithium	Li	7	7
Magnesium	Mg	12	24
Manganum	Mn	27,5	55
Natrium	Na	23	23
Nitrogenium	N	14	14
Oxygenium	O	8	16
Phosphorus	P	31	31
Platinum	Pt	98,7	197,4
Plumbum	Pb	103,5	207
Silicium	Si	14	28
Stannum	Sn	59	118
Stibium	Sb	122	122
Strontium	Sr	43,8	87,6
Sulfur	S	16	32
Uranium	Ur	60	120
Zincum	Zn	32,5	65

Tabelle A, a

enthaltend

die stärksten Dosen (Maximal-Dosen) der Arzneimittel für einen er-
wachsenen Menschen, welche der Arzt beim Verschreiben zum innerlichen Gebrauche nicht überschreiten darf, es sei denn, dass er ein
Ausrufungszeichen (!) hinzufügt.

(Nach der Pharmacoposa Germanica, editio altera. 1882.)

	Maximale Einzelgabe (g)	Maximale Tagesgabe (g)
Acetum Digitalis	2,0	10,0
Acidum arsenicosum	0,005	0,02
„ carbolicum	0,1	0,5
Apomorphinum hydrochloricum	0,01	0,05
Aqua Amygdalarum amararum	2,0	8,0
Argentum nitricum	0,03	0,2
Atropinum sulfuricum	0,001	0,003
Auro-Natrium chloratum	0,05	0,2
Cantharides	0,05	0,15
Chloralum hydratum	3,0	6,0
Codeïnum	0,05	0,2
Coffeïnum	0,2	0,6
Cuprum sulfuricum	1,0	—
Extractum Aconiti	0,02	0,1
„ Belladonnae	0,05	0,2
„ Cannabis indicae	0,1	0,4
„ Colocynthidis	0,05	0,2
„ Digitalis	0,2	1,0
„ Hyoscyami	0,2	1,0
„ Opii	0,15	0,5
„ Scillae	0,2	1,0
„ Strychni	0,05	0,15
Folia Belladonnae	0,2	0,6
„ Digitalis	0,2	1,0
„ Stramonii	0,2	1,0
Fructus Colocynthidis	0,3	1,0
Gutti	0,3	1,0
Herba Conii	0,3	2,0
„ Hyoscyami	0,3	1,5
Hydrargyrum bichloratum	0,03	0,1
„ bijodatum	0,03	0,1
„ cyanatum	0,03	0,1
„ jodatum	0,05	0,2
„ oxydatum	0,03	0,1
„ „ via humida paratum	0,03	0,1
Jodoformium	0,2	1,0
Jodum	0,05	0,2
Kreosotum	0,1	0,5
Lactucarium	0,3	1,0
Liquor Kalii arsenicosi	0,5	2,0
Morphinum hydrochloricum	0,03	0,1
„ sulfuricum	0,03	0,1
Oleum Crotonis	0,05	0,1
Opium	0,15	0,5
Phosphorus	0,001	0,005
Physostigminum salicylicum	0,001	0,003
Pilocarpinum hydrochloricum	0,03	0,06
Plumbum aceticum	0,1	0,5
Santoninum	0,1	0,3
Secale cornutum	1,0	5,0
Semen Strychni	0,1	0,2
Strychninum nitricum	0,01	0,02
Summitates Sabinae	1,0	2,0
Tartarus stibiatus	0,2	0,5
Tinctura Aconiti	0,5	2,0
„ Cantharidum	0,5	1,5
„ Colchici	2,0	6,0
„ Colocynthidis	1,0	3,0
„ Digitalis	1,5	5,0
„ Jodi	0,2	1,0
„ Lobeliae	1,0	5,0
„ Opii crocata	1,5	5,0
„ „ simplex	1,5	5,0
„ Strychni	1,0	2,0
Tubera Aconiti	0,1	0,5
Veratrinum	0,005	0,02
Vinum Colchici	2,0	6,0
Zincum sulfuricum	1,0	—

Tabelle A, b.

Maximal-Dosen

starkwirkender Arzneimittel, welche der Arzt beim Verschreiben zum innerlichen Gebrauch für Erwachsene nicht überschreiten darf, es sei denn, dass er ein Ausrufungszeichen (!) hinzufügt.

| | Gramme | | | Gramme | |
---	Einzel-gabe	Gabe auf den Tag	---	Einzel-gabe	Gabe auf den Tag
cetum Colchici sem . . .	2,0	6,0	*Calcium jodatum	0,25	1,0
ʒetum Digitalis	2,0	10,0	Cantharides	0,05	0,15
ʒidum arsenicosum . . .	0,005	0,02	*Chininum arsenicicum . . .	0,02	0,1
ʒidum carbolicum . . .	0,1	0,5	*Chloralum Crotonis . . .	1,5	5,0
cid. hydrocyanic. (2-proc.)	0,05	0,2	— hydratum crystallisatum	3,0	6,0
cidum oxalicum	0,5	1,5	Codeïnum	0,05	0,2
cidum picrinicum. . . .	0,5	1,5	Coffeïnum	0,2	0,6
conitinum	0,004	0,03	*Colchicinum	0,005	0,02
ether phosphorat. (1 in 200)	2,5	10,0	*Coniinum	0,001	0,003
mmonium bromatum . .	3,0	10,0	*Cuprum aceticum	0,1	0,4
mmonium jodatum . . .	0,5	2,5	*Cuprum bichloratum . . .	0,05	0,25
mylenum nitrosum . . .	0,15	1,0	*Cuprum oxydatum nigrum .	0,5	1,5
nemoninum.	0,1	0,5	*Cuprum sulfuricum. . . .	0,1	0,4
nilinum sulfuricum . . .	0,25	1,0	Cuprum sulfur. (als Brechmittel)	1,0	—
nthrakokali	0,75	5,0	*Cuprum sulfuric. ammoniatum	0,1	0,4
piolum	0,5	1,5	*Curare.	0,005	0,02
pomorphinum hydrochloric.	0,01	0,05	*Digitalinum	0,005	0,02
— in subcutaner Injection.	0,01	—	Extract. Aconiti	0,02	0,1
qua Amygdalarum amar. .	2,0	8,0	Extract. Belladonnae . . .	0,05	0,2
qua Lauro-Cerasi . . .	2,0	8,0	Extract. Cannabis Indicae .	0,1	0,4
rgentum chlorato-ammoniat.	0,02	0,1	Extract. Colocynthidis . .	0,05	0,2
rgentum nitricum. . . .	0,03	0,2	*Extract. Conii	0,15	0,6
rgentum oxydatum . . .	0,02	0,1	Extract. Digitalis	0,2	1,0
rsenium jodatum	0,02	0,05	*Extract. Elaterii	0,1	0,3
ssacu (Succ. Hurae Brasil.)	0,5	5,0	*Extract. Fabae Calabaricae.	0,02	0,06
tropinum	0,001	0,003	*Extract. Gelsemii liquid.. .	0,5	2,5
tropinum sulfuricum . . .	0,001	0,003	*Extract. Gratiolae	0,6	2,0
tropinum valerianic. . .	0,002	0,006	Extract. Hyoscyami . . .	0,2	1,0
uro-Natrium chloratum . .	0,05	0,2	*Extract. Lactucae	0,6	2,5
urum chloratum	0,02	0,08	*Extract. Nicotianae . . .	0,2	1,0
urum jodatum.	0,025	0,1	Extract. Opii	0,15	0,5
aryum chloratum	0,12	1,5	*Extract. Pulsatillae . . .	0,2	1,0
aryum jodatum	0,1	1,0	*Extract. Sabinae	0,2	1,0
ismuth. nitric. crystallisat.	0,3	1,5	Extract. Scillae.	0,2	1,0
romalum hydratum . . .	0,75	4,0	*Extract. Secalis cornuti . .	0,5	2,0
romum in wässriger Lösung	0,05	0,1	*Extract. Stramonii	0,1	0,4
rucinum.	0,1	0,3	*Extract. Strychni aquosum .	0,2	0,6
utylo-Chloralum hydratum .	1,5	5,0	Extract. Strychni (spirituos.)	0,05	0,15
alcaria subphosphorosa . .	0,75	3,0	*Extract. Toxicodendri . .	0,05	0,25

| | Gramme | | | Gramme | |
---	Einzelgabe	Gabe auf den Tag	---	Einzelgabe	Gabe auf den Tag
*Ferrum jodatum	0,5	3,0	*Natrium santonicum	0,8	2,5
Folia Belladonnae	0,2	0,6	*Natrium subphosphorosum	0,5	2,5
Folia Digitalis	0,2	1,0	*Nicotinum	0,003	0,01
Folia Hyoscyami	0,3	1,5	*Oleum Amygdalar. aeth.	0,05	0,2
*Folia Nicotianae	0,25	1,0	*Oleum animale aethereum	1,25	5,0
* — — zum Klystier	2,5	—	Oleum Crotonis	0,05	0,1
Folia Stramonii	0,2	1,0	*Oleum Jatrophae Curcadis	0,05	0,3
*Folia Toxicodendri	0,4	1,2	*Oleum phosphoratum	1,25	5,0
Fructus Colocynthidis	0,3	1,0	*Oleum Sabinae aeth.	0,2	1,0
*Fructus Sabadillae	0,25	1,0	*Oleum Sinapis (verdünnt)	0,01	0,05
Gutti	0,3	1,0	Opium	0,15	0,5
Herba Conii	0,3	2,0	*Oxalium	0,15	1,0
Herba Hyoscyami	0,3	1,5	Phosphorus	0,001	0,005
*Herba Pulsatillae sicca	1,0	6,0	Physostigminum salicylicum	0,001	0,003
*Hydrargyrum bibromatum	0,03	0,12	*Picrotoxinum	0,01	0,05
— bichloratum (corrosiv.)	0,03	0,1	Pilocarpinum hydrochloricum	0,03	0,06
Hydrargyrum biiodat. (rubr.)	0,03	0,1	Plumbum aceticum	0,1	0,5
*Hydrargyrum bromatum	0,75	1,5	*Plumbum jodatum	0,6	2,0
Hydrargyrum cyanatum	0,03	0,1	*Podophyllinum	0,1	0,5
Hydrargyrum iodat. (flavum)	0,05	0,2	*Propylaminum	0,5	2,5
* — nitricum oxydulatum	0,015	0,06	*Radix Belladonnae	0,1	0,4
*Hydrargyrum oxydulat. nigr.	0,25	1,0	*Radix Hellebori viridis	0,3	1,2
Hydrargyrum oxydat. (rubrum)	0,03	0,1	*Radix Hydrocotyles Asiat.	0,25	0,75
— — via humida paratum	0,03	0,1	*Resina Jalapae	1,0	3,0
Iodoformium	0,2	1,0	*Resina Scammoniae	1,0	3,0
Iodum (in einfacher Lösung)	0,05	0,2	*Rhizoma Veratri	0,3	1,2
*Kalium bichromicum	0,02	0,1	Santoninum	0,1	0,3
*Kalium chromicum	0,025	0,15	*Scammonium	0,8	1,6
*Kalium bromatum	5,0	15,0	Secale cornutum	1,0	5,0
*Kalium cyanatum	0,03	0,15	*Semen Hyoscyami	0,3	1,2
*Kalium jodatum	2,0	8,0	*Semen Sabadillae	0,3	2,0
*Kalium sulfuratum	0,5	2,0	*Semen Stramonii	0,25	1,0
Kreosotum	0,1	0,5	Semen Strychni	0,1	0,2
Lactucarium	0,3	1,0	*Stannum chloratum	0,05	0,5
*Liquor Hydrargyri nitrici oxydulati	0,1	0,5	*Stibium arsenicosum	0,003	0,01
Liquor Kalii arsenicosi	0,5	2,0	*Stibium sulfurat. rubeum	0,2	1,0
*Liquor Natrii carbolici	0,25	4,0	*Strychninum	0,01	0,02
*Liquor Saponis stibiati	2,0	10,0	Strychninum nitricum	0,01	0,02
*Morphinum	0,03	0,1	*Sulfur jodatum	0,2	1,5
*Morphinum aceticum	0,03	0,1	Summitates Sabinae	1,0	2,0
Morphinum hydrochloricum	0,03	0,1	*Syrupus Ferri jodati	7,5	30,0
Morphinum sulfuricum	0,03	0,1	Tartarus stibiatus	0,2	0,5
*Narceïnum	0,1	0,5	Tinctura Aconiti	0,5	2,0
*Narcotinum	0,3	1,5	*Tinctura Belladonnae	1,0	4,0
*Natrium arsenicicum	0,005	0,015	Tinctura Cantharidum	0,5	1,5
			Tinctura Colchici	2,0	6,0

	Gramme			Gramme	
	Einzel-gabe	Gabe auf den Tag		Einzel-gabe	Gabe auf den Tag
ιctura. Colocynthidis . .	1,0	3,0	Tubera Aconiti	0,1	0,5
.ctura Digitalis	1,5	5,0	Veratrinum	0,005	0,02
ιctura Digitalis aetherea .	1,0	4,0	Vinum Colchici	2,0	6,0
ιctura Gelsemii (1 : 10) .	2,0	6,0	*Zincum aceticum	1,5	3,0
ιctura Iodi	0,2	1,0	*Zincum chloratum	0,015	0,1
ιctura Lobeliae	1,0	5,0	*Zincum cyanatum (sine ferro)	0,02	0,1
ιctura Opii crocata . .	1,5	5,0	*Zincum lacticum	0,06	0,3
ιctura Opii simplex . .	1,5	5,0	*Zincum sulfuricum	0,06	0,3
ιctura Stramonii . . .	1,0	3,0	— — (als Brechmittel) .	1,0	—
ιctura Strychni	1,0	2,0	*Zincum valerianicum . . .	0,06	0.3
ιctura Toxicodendri . .	1,0	3,0			

Nota. Die Maximal-Dosis ist für Kinder und für Menschen über 65 Jahren eine verhältnissmässig kleinere. Man erfährt dieselbe, wenn man die oben angegebenen Gewichtsmengen mit folgenben Zahlen multiciplirt:

Alter von 1—2 Jahren 0,1   Alter von 11—13 Jahren 0,5
„ „ 2—4 „ 0,15   „ „ 14—16 „ 0,66
„ „ 5—7 „ 0,2   „ „ 17—19 „ 0,75
„ „ 8—10 „ 0,3   „ „ 65—80 „ . . . . 0,8.

* Die mit einem Stern bezeichneten sind zwar nicht in der Maximalgabentabelle der Pharmacopoea Germ. aufgeführt, geben aber die usuelle Maximaldosis an. Ueberschreitet der Arzt dieselben, so möge der Apotheker den Zusatz des Ausrufungszeichens fordern, um sich vor gerichtlichen Verfolgungen zu sichern.

Tabelle B

enthaltend

die gewöhnlich Gifte genannten Arzneimittel, welche unter Verschluss und **sehr vorsichtig** aufzubewahren sind (laut Ph. Germ. ed. II).

Acidum arsenicosum.
Atropinum sulfuricum.
Hydrargyrum bichloratum.
„ bijodatum.
„ cyanatum.
„ jodatum.
„ oxydatum.
„ „ via humida paratum.
„ praecipitatum album.
Liquor Kalii arsenicosi.
Phosphorus.
Physostigminum salicylicum.
Strychninum nitricum.
Veratrinum.

Tabelle C

enthaltend

diejenigen Arzneimittel, welche von den übrigen getrennt und **vorsichtig** aufzubewahren sind (laut Ph. Germ. ed. II).

Acetum Digitalis.
Acidum carbolicum.
„ „ liquefactum.
„ chromicum.
„ hydrochloricum.
„ „ crudum.
„ nitricum.
„ „ fumans.
„ sulfuricum.
„ „ crudum.
Amylium nitrosum.
Apomorphinum hydrochloricum.
Aqua Amygdalarum amararum.
Argentum nitricum.
„ „ cum Kalio nitrico.
Auro-Natrium chloratum.
Bromum.
Cantharides.
Cerussa.
Chloralum hydratum.
Chloroformium.
Codeïnum.
Collodium cantharidatum.
Cuprum oxydatum.
„ sulfuricum.
„ „ crudum.
Euphorbium.
Extractum Aconiti
„ Belladonnae.
„ Cannabis indicae.
„ Colocynthidis.
„ Digitalis.
„ Hyoscyami.
„ Opii.
„ Sabinae.
„ Scillae.
„ Strychni.
Folia Belladonnae.
„ Digitalis.
„ Stramonii.
Fructus Colocynthidis.
Gutti
Herba Conii.
„ Hyoscyami.
Hydrargyrum chloratum.
„ „ vapore paratum.
Jodoformium.
Jodum.
Kali causticum fusum.

Kalium jodatum.
Kreosotum.
Lactucarium.
Liquor Kali caustici.
„ Natri caustici.
„ Plumbi subacetici.
Lithargyrum.
Minium.
Morphinum hydrochloricum.
„ sulfuricum.
Natrium jodatum.
Oleum Crotonis.
„ Sinapis.
Opium.
Pilocarpinum hydrochloricum.
Plumbum aceticum.
„ „ crudum.
„ jodatum.
Pulvis Ipecacuanhae opiatus.
Radix Ipecacuanhae.
Resina Jalapae.
Rhizoma Veratri.
Santoninum.
Semen Colchici.
„ Strychni.
Summitates Sabinae.
Tartarus stibiatus.
Tinctura Aconiti.
„ Cannabis indicae.
„ Cantharidum.
„ Colchici.
„ Colocynthidis.
„ Digitalis.
„ Jodi.
„ Ipecacuanhae.
„ Opii benzoïca.
„ „ crocata.
„ „ simplex.
„ Strychni.
„ Veratri.
Tubera Aconiti.
„ Jalapae.
Vinum Colchici.
„ Ipecacuanhae.
„ stibiatum.
Zincum aceticum.
„ chloratum.
„ sulfocarbolicum.
„ sulfuricum.

Tabelle

über

die zwischen + 12 ⁰ bis 25 ⁰ eintretenden Veränderungen der bei den Revisionen der Apotheken festzustellenden specifischen Gewichte officineller Flüssigkeiten.

Bei denjenigen Flüssigkeiten deren spec. Gewicht bei + 15⁰ nicht auf eine einzige Zahl beschränkt ist, sondern sich innerhalb gewisser Grenzen bewegen darf, ist eine Schwankung in gleicher Höhe bei jedem der Temperaturgrade zwischen + 12⁰ bis + 25⁰ gestattet.

	15⁰	12⁰	13⁰	14⁰	15⁰	16⁰	17⁰	18⁰	19⁰	20⁰	21⁰	22⁰	23⁰	24⁰	25⁰
Acidum aceticum dilutum .	1,041	1,042	1,042	1,041	1,041	1,040	1,040	1,039	1,039	1,038	1,038	1,037	1,037	1,036	1,036
Acidum hydrochloricum . .	1,124	1,125	1,125	1,124	1,124	1,124	1,123	1,123	1,122	1,122	1,122	1,121	1,121	1,120	1,120
Acidum nitricum.	1,185	1,187	1,186	1,185	1,185	1,184	1,183	1,183	1,182	1,181	1,181	1,180	1,179	1,179	1,178
Acidum phosphoricum . . .	1,120	1,121	1,121	1,120	1,120	1,120	1,119	1,119	1,119	1,118	1,118	1,118	1,117	1,117	1,117
Acidum sulfuricum	1,836—1,840	1,841	1,840	1,839	1,838	1,837	1,836	1,835	1,834	1,833	1,832	1,830	1,829	1,828	1,827
Acidum sulfuricum dilutum .	1,110—1,114	1,114	1,113	1,113	1,112	1,112	1,111	1,111	1,110	1,110	1,109	1,109	1,108	1,108	1,107
Aether	0,724—0,728	0,728	0,727	0,727	0,726	0,725	0,724	0,723	0,722	0,721	0,719	0,718	0,717	0,716	0,715
Aether aceticus	0,900—0,904	0,904	0,904	0,903	0,902	0,901	0,900	0,900	0,899	0,898	0,897	0.896	0,896	0,895	0,894
Chloroformium	1,485—1,489	1,492	1,490	1,489	1,487	1,485	1,483	1,481	1,479	1,477	1,475	1,473	1,472	1,470	1,469
Glycerinum	1,225—1,235	1,232	1,231	1,230	1,230	1,229	1,229	1,228	1,228	1,227	1,227	1,226	1,225	1,225	1,224
Liquor Aluminii acetici . .	1,044—1,046	1,046	1,046	1,046	1,045	1,045	1,045	1,044	1,044	1,044	1,044	1,043	1,043	1,043	1,043
Liquor Ammonii acetici . .	1,032—1,034	1,034	1,034	1,033	1,033	1,033	1,033	1,032	1,032	1,032	1,032	1,031	1,031	1,031	1,031
Liquor Ammonii caustici . .	0,960	0,961	0,961	0,960	0,960	0,960	0,959	0,959	0,959	0,959	0,958	0,958	0,958	0,958	0,957
Liquor Ferri acetici . . .	1,081—1,083	1,082	1,082	1,082	1,082	1,081	1,081	1,081	1,081	1,080	1,080	1,080	1,080	1,079	1,079
Liquor Ferri sesquichlorati .	1,280—1,282	1,283	1,282	1,282	1,281	1,281	1,280	1,280	1,280	1,279	1,279	1,279	1,278	1,278	1,278
Liquor Ferri sulfurici oxydati	1,428—1,430	1,431	1,430	1,430	1,429	1,428	1,428	1,427	1,426	1,426	1,425	1,424	1,424	1,423	1,422
Liquor Kali caustici . . .	1,142—1,146	1,145	1,145	1,144	1,144	1,143	1,143	1,143	1,142	1,142	1,141	1,141	1,140	1,140	1,140
Liquor Kalii acetici . . .	1,176—1,180	1,179	1,179	1,178	1,178	1,178	1,177	1,177	1,176	1,176	1,176	1,175	1,175	1,174	1,174
Liquor Kalii carbonici . . .	1,330—1,334	1,333	1,333	1,332	1,332	1,332	1,331	1,331	1,330	1,330	1,330	1,329	1,329	1,328	1,328
Liquor Natri caustici . . .	1,159—1,163	1,162	1,162	1,161	1,161	1,160	1,160	1,159	1,159	1,158	1,158	1,157	1,157	1,156	1,156
Liquor Plumbi subacetici .	1,235—1,240	1,239	1,239	1,238	1,238	1,238	1,237	1,237	1,236	1,236	1,236	1,235	1,235	1,234	1,234
Mixtura sulfurica acida . .	0,993—0,997	0,997	0,997	0,996	0,995	0,995	0,994	0,993	0,992	0,991	0,990	0,989	0,989	0,988	0,987
Spiritus	0,830—0,834	0,834	0,834	0,833	0,832	0,831	0,830	0,830	0,829	0,828	0,827	0,826	0,826	0,825	0,824
Spiritus aethereus	0,807—0,811	0,811	0,811	0,810	0,809	0,808	0,807	0,806	0,805	0,805	0,804	0,803	0,803	0,802	0,801
Spiritus Aetheris nitrosi . .	0,840—0,850	0,847	0,846	0,846	0,845	0,844	0,844	0,843	0,842	0,841	0,840	0,839	0,838	0,837	0,836
Spiritus dilutus	0,892—0,896	0,896	0,896	0,895	0,894	0,893	0,893	0,892	0,891	0,890	0,889	0,888	0,887	0,887	0,886
Tinctura Opii crocata . . .	0,980—0,984	0,983	0,983	0,982	0,982	0,981	0,981	0,980	0,980	0,979	0,979	0,978	0,977	0,977	0,976
Tinctura Opii simplex . . .	0,974—0,978	0,978	0,977	0,976	0,976	0,975	0,975	0,974	0,974	0,973	0,973	0,972	0,972	0,971	0,971

Tabelle

über

die Löslichkeit chemischer Präparate in Wasser, Weingeist und Aether bei + 15 ° in zum praktischen Gebrauche abgerundeten Zahlen.

	Wasser	Weingeist	Aether
Acidum benzoïcum	400	—	—
„ boricum	30	20	—
„ carbolicum	20	—	—
„ citricum	1	1	50
„ pyrogallicum	3	—	—
„ salicylicum	600	—	—
„ tannicum	5	2	—
„ tartaricum	1	4	—
Alumen	12	—	—
„ ustum	25	—	—
Aluminium sulfuricum	2	—	—
Ammonium carbonicum	4	—	—
„ chloratum	4	—	—
Argentum nitricum	1	12	—
Atropinum sulfuricum	1	3	—
Auro-Natrium chloratum	2	—	—
Borax	18	—	—
Bromum	40	—	—
Chininum bisulfuricum	12	35	—
„ hydrochloricum	40	4	—
„ sulfuricum	800	90	—
Codeïnum	80	—	—
Coffeïnum	80	50	—
Cuprum sulfuricum	4	—	—
Ferrum lacticum	50	—	—
„ sulfuricum	2	—	—
Hydrargyrum bichloratum	20	3	4
„ bijodatum	—	130	—
„ cyanatum	20	20	—
Jodoformium	—	50	6
Jodum	5000	10	3
Kalium aceticum	0,5	2	—
„ bicarbonicum	4	—	—
„ bromatum	2	200	—
„ carbonicum	1	—	—
„ chloricum	20	130	—
„ jodatum	1	12	—
„ nitricum	5	—	—
„ permanganicum	25	—	—

	Wasser	Weingeist	Aether
Kalium sulfuricum	12	—	—
„ tartaricum	2	—	—
Lithium carbonicum	150	—	—
Magnesium sulfuricum	1	—	—
Manganum sulfuricum	2	—	—
Morphinum hydrochloricum	25	50	—
„ sulfuricum	20	—	—
Natrium aceticum	3	30	—
„ benzoïcum	2	—	—
„ bicarbonicum	15	—	—
„ bromatum	2	5	—
„ carbonicum	2	—	—
„ chloratum	3	—	—
„ jodatum	1	3	—
„ nitricum	2	50	—
„ phosphoricum	10	—	—
„ salicylicum	1	6	—
„ sulfuricum	4	—	—
Physostigminum salicylicum	150	12	—
Plumbum aceticum	3	30	—
„ jodatum	2000	—	—
Saccharum	0,5	—	—
„ lactis	7	—	—
Santoninum	5000	50	—
Strychninum nitricum	100	100	—
Tartarus boraxatus	1	—	—
„ depuratus	200	—	—
„ natronatus	2	—	—
„ stibiatus	20	—	—
Thymolum	1200	1	—
Veratrinum	—	4	—
Zincum aceticum	3	40	—
„ sulfocarbolicum	2	2	—
„ sulfuricum	1	—	—

Bichlorure de mercure II 80.
Bichromate de potasse II 136.

Bicyanure de mercure II 98.
Bijodure de mercure II 86.
Bisulfate acide de quinine 521.
Bitartrate de potasse II 687.

Blanc de baleine 517.
— de bismuth 455.
— de plomb 513.
— de zinc II 767, II 771.

Bois amer II 194.
— doux II 517.
— de Gayac II 192.
— de Quassia II 194.
— de Surinam II 194.
Bol blanc 464.
Borate de soude 465.
Borax 465.
Brome 469.

Bromure d'ammonium 305.
— de potassium II 138.
— de sodium II 327.
Bromhydrate d'ammoniaque 305.
Bulbe de squille 472.
Bugrane II 520.

C.

Cachou 504.
Caffeïne 559.
Calomel à la vapeur II 90.
Calomel II 90.
Camphre 489.
Canelle de Chine 596.
Cantharides 492.
Capsique II 5.
Capsules de pavots II 17.

Carbonate d'ammoniaque 311.
— de chaux 479.
— de fer sucré 709.
— de lithine, lithique II 264.
— de magnesie II 274.
— de peroxyde de fer 701.
— de potasse II 142, cru II 148.
— de soude II 331.
— de soude acide II 322.
Cardamomes II 7.
Carrageen 497.

Cascarille 575.
Castoréum 500.

Cerat cosmétique II 749.
— de Galien II 741.
— de Goulard II 751.
— de sabine II 753.
— saturné II 751.
— simple II 741.

Cérosolène 448.
Céruse blanche 513.
Cétine 517.
Chacrille 575.

Chanvre Indien II 51.
Charbon du seigle II 594.
— végétal 495.

Chardon bénit II 53.
Chaux caustique 477.
— vive 477.
Chloral (Chloral hydrate) 540.
Chlorate de potasse II 151.
Chlore liquide 375.

Chlorhydrate d'apomorphine 347.
— de morphine II 299.
— de pilocarpine II 474.
Chloride de soude II 339.

Chloroaurate de sodium 425.
Chloroforme 545.

Chlorure ammonique 319.
— d'ammonium 319.
— de chaux 474.
— de fer (liquid) hémostatique II 231.
— d'or et de sodium 425.
— de sodium II 339.
— de zinc II 764.

Chromate acide de potasse II 136.
Chymosine II 457.
Ciguë II 57.
Cire blanche 506.
— jaune 508.

Citrate de fer et de quinine 523.
— de magnesie granulaire II 277.
— normal 86.

Citronelle 777.
Cochléaria II 55.
Codéine 556.

Cognac II 636.
Collodion 563.
— cantharidal (cantharidé, vesicant) 569.
— elastique 573.

Colophane 573.
Coloquinte II 11.
Condurango 599.
Confection de séné 629.
Copaiba 431.

Coton dépuré II 41.
Cousso 757.
Craie de Briançon II 685.
Cranson II 55.

Crème de bismuth Quesneville 464.
— céleste II 749.
— froide II 749.
— de tartre II 687.
— — — soluble II 685.

Créosote II 181.
Cubèbes 617.
Cumin de près II 9.
Cuperose blanche II 775.
— verte 747.
Cyanure de mercure II 98.

D.

Dammar II 549.
Decocté faible de Zittmann 626.
Decocté forte de Zittmann 626.

Decoctions 625.
Dent de lion II 544.
Deutochlorure de fer liquide II 231.
— de mercure II 80.
Deutojodure de mercure II 86.

E.

Eau 351.
Eau d'amandes amères 358.
— blanche 398.
— de canelle 385.
— de chaux 370.
— chlorée 375.
— destillée 385.
— — de rose 400.
— de fenouil 394.
— de fleurs d'orange 392.
— forte 155.
— de goudron 396.
— de Goulard 398.
— de laurier-cerise 356.
— de mélisse II 633.
— — — des Carmes II 633.
— de menthe crépue 395.
— — — poivrée 395.
— mercurielle 303.
— phéniquée 374.
— de saturne 398.
— végéto-minerale 398.
— de Villate II 223.

Ecorce d'aune noire 601.
— de bourdaine (de bourgène) 601.
— de chêne 611.
— de Condurango 599.
— de limons 606.
— d'oranges amères 604.
— de racine de grenadier 608.

Electuaire lenitif 629.

Elixir amer 629.
— — de White II 709.
— de longue vie II 706.
— d'oranges composé 630.
— parégorique II 717.
— pectorale du roi de Danemark 630.
— de salut II, 722.
— viscéral d'Hoffmann 630.

Emplâtre adhésif 634.
— agglutinatif 634.
— blanc cuit 640.
— de cantharides 638.
— de céruse 640.
— diachylon gommé 646.
— épispastique 638.
— mercuriel 641.
— de Nuremberg 640.
— perpetuel de Janin 639.
— de plomb composé 646.
— de savon 648.
— simple 642.
— vésicatoir 638.

Emplatres 631.
Ergot de seigle II 594.

Englisches Register.

Lateinisches und Deutsches Register.

—

A.

D.

Limonie, wilde II 485.
Linde, Lindenblüthen 763.
Lindenkohle 495.
Liniment, flüchtiges II 201.
Linimentum ammoniato - camphorat.
II 201.
— ammoniatum II 201.
— contra ambustiones 373.
— Chloroformii 551.
— saponato-camphoratum II 202.
— — — liquidum II 205.
— terebinthinatum II 205.
— volatile II 201.
Linksweinsäure 246.
Linsenstärkemehl 343.
Linum usitatissimum II 606.
Liquidambar orientale, imberbe II 651
Liquor (Tropfen) II 623.
— adstringens (escharoticus) II 223.
— Aluminii acetici II 206.
— aluminosus benzoïno - carboli-
satus 301.
— aluminosus benzoïnatus 301.
— Ammonii acetici II 210.
— — anisatus II 214.
— — caustici II 214, II 792.
— — — duplex II 215.
— — hydrosulfurati II 792.
— — sulfurati II 792.
— Amyli volumetricus II 799.
— anodynus martiatus II 713.
— — mineralis Hoffmanni II 623.
— — vegetabilis 281.
— Argenti nitrici volumetricus II
799.
— Baryi chlorati II 796.
— Cadmio-Kalii jodati II 796.
— Chinini hydrochlorici II 796.
— Chlori 375.
— Citratis bismuthico - ammoniaci
464.
— corrosivus II 223.
— Cupri acetici II 796.
— Cupri kalicus volumetricus II 796.
— escharoticus II 223.
— Ferri acetici II 223.
— — jodati 713.
— — muriatici oxydati II 231.
— — oxychlorati II 228.
— — peroxychlorati II 228.
— — sesquichlorati II 231, II 793.
— — sulfurici oxydati II 239.
— Hydrargyri nitrici oxydulati II
796.
— Jodi volumetricus II 800.
— Kali caustici II 243.
— Kalii acetici II 246, II 793.
— — arsenicosi II 248.
— — bromati volumetricus II 802.
— — bromici volumetricus II 802.
— — carbonici II 252.
— — hydrici volumetricus II 802.
— — jodo-jodati II 796.

Liquor Kalii permanganici volume-
tricus II 803.
— Mercuri-Kalii jodati volumetri-
cus II 796.
— Mindereri II 210.
— Natri caustici II 253, II 793.
— Natrii chlorati volumetricus II
804.
— — silicici II 256.
— — thiosulfurici volumetricus
II 805.
— Plumbi subacetici II 258.
— Sodii Silicatis II 256.
— Sulfatis ferrici II 239.
— Terrae foliatae Tartari II 246.
— vitriolorum Villate II 223.
Liquores volumetrici II 797.
Lithargyrum II 261.
Lithion, kohlensaures II 264.
Lithium carbonicum II 264.
Lithoncarbonat II 264.
Lithonum carbonicum II 264.
Lixivium causticum II 243.
Lobelacrin II 65.
Lobelia inflata II 63.
Lobeliasäure II 65.
Lobeliatinctur II 716.
Lobelie, aufgeblasene II 63.
Lobelienkraut II 63.
Lobelin II 65.
Löffelkraut II 55.
Löffelkrautspiritus II 630.
Löwenzahn II 544.
Löwenzahnextract 706.
Löwenzahnwurzel mit Kraut II 544.
Lorbeerbaum, Lorbeeren II 16.
Lorbeeröl (Loröl) II 397.
Lotio plumbea 398.
Luftdichter Verschluss II 738.
Lumpenzucker II 575.
Lupulin, Lupulinum II 31.
Lycoperdon Bovista II 25.
Lycopodium II 267.
— clavatum II 267.
— complanatum 244.
Lytta vesicatoria 492.

M.

Macén II 403.
Macisöl II 402.
Magenelixir, Hoffmann's ches 630.
Magensaft II 459.
Magenschleimhaut II 459.
Magentropfen, bittere II 706.
Magisterium Benzoës 47.
— Bismuthi 455.
Magnesia II 274.
— alba II 274.
— Anglica, schwere, Henry Mag-
nesia II 270.
— gebrannte II 270.
— usta II 270.
— weisse II 274.
Magnesium carbonicum II 274.
— — cystallisatum II 276.

Magnesium citric. effervescens II 277
— — — granulat. II 277.
— hydrico-carbonicum II 274.
— hydricum pultiforme II 793.
— kohlensaures II 274.
— schwefelsaures II 278.
— sulfuricum II 278.
— — siccum pulveratum II 28
Magnesiumcitrat, brausendes II 277
— granulirtes II 277, 278.
Magnesiumhydroxyd, breiförmige
II 793.
Magnesiumsubcarbonat II 274.
Magnesiumsulfat II 278.
Magnesit II 771, II 275.
Maiapfel II 485.
Maisstärkemehl 343.
Malabarzimmt 598.
Mallotus Philipinensis II 178.
Malva rotundifolia 761, 777.
— neglecta 761, 777.
— silvestris 760, 777.
Malve, wilde 760, 777.
Malvenblätter 776.
Malvenblüthen 760.
Malz 657, Malzessig 2, 5.
Mandeln, bittere 328.
— süsse 330.
Mandelöl II 359.
Mandelsyrup II 673.
Mangan, schwefelsaures II 282.
Manganoxydul, schwefelsaures II 28
Manganosulfat II 282.
Manganosumsulfat II 282.
Mangansulfat II 282.
Manganum sulfuricum II 282.
Manna II 286.
Manna-Esche II 286.
Mannasyrup II 681.
Mannit II 288.
Marienglas 478, 488.
Marmor 477, 480.
Matricaria Chamomilla 753.
Meconidin II 442.
Meconium II 439.
Meconsäure II 444.
Medulla Sassafras II 199.
Meersalz II 339.
Meerschaum II 270.
Meerzwiebel 472.
Meerzwiebelessig 25.
Meerzwiebelextract 704.
Meerzwiebelsaft II 452.
Meerzwiebelsauerhonig II 452.
Meerzwiebeltinctur II 722.
Meilerverkohlung 21, 495.
Meisterwurzel II 562.
Mekonin II 444.
Mekonoïsin II 444.
Mel II 290.
— album, crudum II 290.
— depuratum, despumatum II 2
— rosatum II 295.
— virgineum, vulgare II 290.
MelaleucaLeucadendron, minor II 3

Weisstanne II 698.
Weizenstärkemehl 337.
Wenderoth II 733.
Wermuth II 49.
Wermuthbitter II 50.
Wermuthextract 677.
Wermuthtinctur II 705.
Wiener Tränkchen II 113.
Wiesenerz 164.
Wiesensafran II 602.
Wintergrünöl 192.
Wismut, metallisches 457.
    — basisches salpetersaures 455.
Wismutglanz, Wismutocher 457.
Wismuthydriumnitrat 455.
Wismutsubnitrat 455.

Wohlverleih, Wohlverleihblüten 750.
Wolferleiblumen 750.
Wollkrautblumen 764.
Woulf'sche Flaschen 156.
Würfelspath 488.
Würze 5.
Wundbaumwolle II 41.
Wunderbaum, gemeiner II 420.
Wundschwamm II 25.
Wurmfarn, Wurmfarnwurzel II 557.
Wurmfarnextract 693.
Wurmpastillen II 727.
Wurmsamen 754.
Wurus II 178.

X.

Xantorrhoea hastilis 48, 68.
Xereswein II 757.
Xylocassia 598.
Xyloidin 565.

Z.

Zahnkitt 182.
Zeitlosensamen II 602.
Zeitlosentinctur II 711.
Zeitlosenwein II 760.
Ziegentalg II 593.
Zimmt 596.
    — Chinesischer 596.
    — Brasilianischer 598.
    — Ceylon 598.
Zimmtkassie 596.
Zimmtkassienöl II 381.
Zimmtöl II 381.
Zimmtsäure 48, 57, 455.
    — Benzyläther 441.
    — -Styryläther II 653.
Zimmtsyrup II 678.
Zimmttinctur II 710.
Zimmtwasser (einfaches) 385.
Zincum II 795.
    — aceticum II 762.
    — chloratum II 764.
    — muriaticum II 764.
    — oxydatum II 767.
    — — crudum II 770.
    — — via humida, sicca paratum II 768.
    — — venale II 770.
    — sulfocarbolicum II 773.
    — sulfophenylicum II 773.
    — sulfuricum II 775.
Zingiber officinale II 572.
Zingiberin 573.
Zink metallisches, reinstes II 795.
    — essigsaures II 762.
    — phenylschwefelsaures II 773.

Zink schwefelsaures II 775.
Zinkchlorid II 764.
Zinkjodidstärkelösung II 799.
Zinkoxyd II 767.
    — käufliches (rohes) II 770.
    — carbolschwefelsaures II 773.
    — schwefelsaures II 775.
Zinksalbe II 751.
Zinkstifte II 767.
Zinksulfat II 775.
Zinksulfocarbolat II 773.
Zinksulfophenylat II 773.
Zinkvitriol, roher II 775.
    — reiner II 775.
Zinkweiss II 770.
Zinn, Raspelspäne II 795.
Zinnober II 77.
Zirbelkiefer II 698.
Zittmann'sches Dekokt, mildes 626.
    — — starkes 626.
Zittwersamen 754.
Zittwerwurzel II 571.
Zottenblume 790.
Zucker II 574.
Zuckerahorn II 576.
Zuckerkalk II 577.
Zuckerkand II 576
Zuckerrohr II 574.
Zuckerrunkel II 574.
Zuckerrübenessig 2.
Zuckersäfte II 670.
Zuckersyrup II 684.
Zugpflaster 646.
Zug- und Heilpflaster 646.
Zunderlöcherschwamm II 24.
Zweischraubenpresse II 360.